Tratado de Cuidados Paliativos

Tratado de Cuidados Paliativos

Directores

María Belén Domínguez Fuentes

Facultativa Especialista de Área, Servicio de Medicina Interna
y Cuidados Paliativos, Unidad de Cuidados Paliativos,
Hospital Universitario Puerto Real, Cádiz.

Marina Martín Zamorano

Facultativa Especialista de Área, Servicio de Medicina Interna,
Enfermedades Infecciosas, Cuidados Paliativos y Transicionales,
Complejo Hospitalario Universitario Puerta del Mar-San Carlos, Cádiz.

María Eugenia de la Hoz Adame

Facultativa Especialista de Área, Servicio de Medicina Interna
y Cuidados Paliativos, Unidad de Cuidados Paliativos,
Hospital Universitario Puerto Real, Cádiz.

Víctor Joaquín Rivas Jiménez

Facultativo Especialista de Área, Servicio de Medicina Interna y Cuidados
Paliativos, Hospital Universitario de Jerez, Jerez de la Frontera, Cádiz.

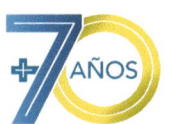 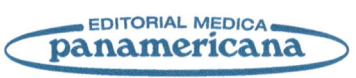

Desde 1953 formando Profesionales de la Salud

Buenos Aires - Bogotá - Madrid - México
www.medicapanamericana.com

Las ciencias de la salud están en permanente cambio. A medida que las nuevas investigaciones y la experiencia clínica amplían nuestro conocimiento, se requieren modificaciones en las modalidades terapéuticas y en los tratamientos farmacológicos. Los autores de esta obra han verificado toda la información con fuentes confiables para asegurarse de que esta sea completa y acorde con los estándares aceptados en el momento de la publicación. Sin embargo, en vista de la posibilidad de un error humano o de cambios en las ciencias de la salud, ni los autores, ni la editorial o cualquier otra persona implicada en la preparación o la publicación de este trabajo, garantizan que la totalidad de la información aquí contenida sea exacta o completa y no se responsabilizan por errores u omisiones o por los resultados obtenidos del uso de esta información. Se aconseja a los lectores confirmarla con otras fuentes. Por ejemplo, y en particular, se recomienda a los lectores revisar el prospecto de cada fármaco que planean administrar para cerciorarse de que la información contenida en este libro sea correcta y que no se hayan producido cambios en las dosis sugeridas o en las contraindicaciones para su administración. Esta recomendación cobra especial importancia con relación a fármacos nuevos o de uso infrecuente.

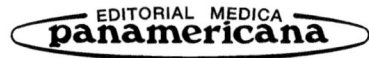

EDITORIAL MÉDICA panamericana

Visite nuestra página web:
http://www.medicapanamericana.com

ARGENTINA
Maipú 1300, piso 3 (C1006ACT)
Ciudad Autónoma de Buenos Aires, Argentina
Tel.: (54-11) 5031-6919
e-mail: cinfo@medicapanamericana.com

COLOMBIA
Carrera 7a A. N.º 69-19 - Bogotá DC - Colombia
Tel.: (57-1) 235-4068
e-mail: infomp@medicapanamericana.com.co

ESPAÑA
Sauceda, 10 - 5ª planta - 28050 Madrid, España
Tel.: (34-91) 131-78-00
e-mail: info@medicapanamericana.es

MÉXICO
Av. Miguel de Cervantes Saavedra, n.º 233, piso 8, oficina 801
Col. Granada, Alcaldía Miguel Hidalgo
CP 11520 Ciudad de México, México
Tel.: (52-55) 5250-0664
e-mail: infomp@medicapanamericana.com.mx

Imagen de portada: © Ismael Tinoco Racero

ISBN: 978-84-1106-141-4 (Versión impresa + Versión digital)
ISBN: 978-84-1106-142-1 (Versión digital)

© 2025, EDITORIAL MÉDICA PANAMERICANA, S.A.U.
Sauceda, 10 - 5ª planta - 28050 Madrid - España Depósito legal:
M-25075-2024
Impreso en España

Coordinadores

José María Cabral García
Facultativo Especialista de Área, Psicólogo Clínico, Servicio de Hospitalización Domiciliaria y Cuidados Paliativos, Hospital San Lázaro, Sevilla.

María del Carmen Francisco López
Médica de Recursos Avanzados de Cuidados Paliativos, Equipo de Soporte de Cuidados Paliativos, Hospital Universitario de Jerez, Jerez de la Frontera, Cádiz.

Antonia González Quiñones
Enfermera, Servicio de Medicina Interna y Cuidados Paliativos, Equipo de Soporte de Cuidados Paliativos, Hospital Universitario Puerto Real, Cádiz.

Manuel José Mejías Estévez
Médico Especialista en Medicina Familiar y Comunitaria, Unidad de Cuidados Paliativos, Hospital Universitario Virgen del Rocío, Sevilla. Coordinador del Plan Andaluz de Cuidados Paliativos de la Junta de Andalucía.

María del Carmen Palomar Muñoz
Facultativa Especialista de Área, Servicio de Medicina Interna, Enfermedades Infecciosas, Cuidados Paliativos y Transicionales, Complejo Hospitalario Universitario Puerta del Mar-San Carlos, Cádiz.

Eduardo Segura Fernández
Facultativo Especialista de Área, Servicio de Medicina Interna, Enfermedades Infecciosas, Cuidados Paliativos y Transicionales, Complejo Hospitalario Universitario Puerta del Mar-San Carlos, Cádiz.

Laura Torezano González
Especialista en Medicina Familiar y Comunitaria, Servicio de Medicina Interna y Cuidados Paliativos, Equipo de Soporte de Cuidados Paliativos Domiciliarios, Hospital Universitario de Jerez, Jerez de la Frontera, Cádiz.

Colaboradores

Alarcón Manoja, María
Facultativa Especialista de Área, Servicio de Rehabilitación, Complejo Hospitalario Universitario Puerta del Mar-San Carlos, Cádiz.

Álvarez Álvarez, Roberto
Psicólogo experto en Psicooncología y Psicología Paliativa, Equipo de Soporte Hospitalario, Hospital de Getafe, Madrid.

Atiénzar Esteban, María Isabel
Facultativa Especialista de Área, Servicio de Pediatría, Unidad de Cuidados Paliativos Pediátricos, Hospital Universitario Son Espases, Palma, Illes Balears.

Baena Morales, Aurora
Especialista en Medicina Familiar y Comunitaria, Servicio de Medicina Interna y Cuidados Paliativos, Equipo de Soporte de Cuidados Paliativos Domiciliario, Hospital Universitario de Jerez, Jerez de la Frontera, Cádiz.

Balbuena Mora-Figueroa, Pilar
Enfermera, Servicio de Medicina Interna y Cuidados Paliativos, Equipo de Soporte de Cuidados Paliativos y Registro de Voluntades Vitales Anticipadas, Hospital Universitario Puerto Real, Cádiz.

Bátiz Cantera, Jacinto
Especialista en Medicina Familiar y Comunitaria, Director del Instituto para Cuidar Mejor, Hospital San Juan de Dios Santurtzi, Vizcaya.

Beato Zambrano, Carmen
Facultativa Especialista de Área, Servicio de Oncología Médica, Hospital Universitario Virgen Macarena, Sevilla.

Bernal Rodríguez, Miriam
Facultativa Especialista de Área, Servicio de Medicina Interna y Cuidados Paliativos, Unidad de Cuidados Paliativos, Hospital Universitario Puerto Real, Cádiz.

Borreiros Rodríguez, Elena
Facultativa Especialista de Área, Servicio de Anestesia y Reanimación, Unidad del Dolor, Complejo Hospitalario Universitario Puerta del Mar-San Carlos, Cádiz.

Brozos Vázquez, Elena María
Facultativa Especialista de Área, Servicio de Oncología Médica, Hospital Clínico Universitario de Santiago de Compostela, A Coruña.

Cabeza Serrano, Álvaro
Facultativo Especialista de Área, Servicio de Neumología, Hospital Universitario Puerto Real, Cádiz.

Camacho Jurado, Francisco Javier
Facultativo Especialista de Área, Servicio de Cardiología, Unidad de Insuficiencia Cardíaca, Hospital Universitario Puerto Real, Cádiz.

Camacho Molina, Alejandra
Facultativa Especialista de Área, Servicio de Medicina Interna, Complejo Hospitalario Universitario Puerta del Mar-San Carlos, Cádiz.

Casado Blanco, Mariano
Jefe de Servicio de Laboratorio Forense, Instituto de Medicina Legal y Forense, Badajoz.

Castilla Ortiz, Rosario
Facultativa Especialista de Área, Unidad de Enfermedades Infecciosas, Hospital Universitario Puerto Real, Cádiz.

Castillo Padrós, Manuel
Facultativo Especialista de Área, Unidad de Cuidados de Soporte y Paliativos, Hospital Universitario Nuestra Señora de Candelaria, Santa Cruz de Tenerife.

Correa Matos, Marta
Facultativa Especialista de Área, Servicio de Medicina Interna, Enfermedades Infecciosas, Cuidados Paliativos y Transicionales, Complejo Hospitalario Universitario Puerta del Mar-San Carlos, Cádiz.

De Ingunza Barón, Lourdes María
Facultativa Especialista de Área, Servicio de Oncología Radioterápica, Complejo Hospitalario Universitario Puerta del Mar-San Carlos, Cádiz.

De la Cruz López, María Inmaculada
Enfermera del Equipo de Soporte de Cuidados Paliativos Domiciliario, Servicio de Medicina Interna, Enfermedades Infecciosas, Cuidados Paliativos y Transicionales, Complejo Hospitalario Universitario Puerta del Mar-San Carlos, Cádiz.

De la Flor Fuentes, Antonia María
Enfermera, Coordinadora de Cuidados de la Unidad de Gestión Clínica Medina-Paterna, Distrito Sanitario Bahía de Cádiz-La Janda, Unidad de Calidad, Hospital Universitario Puerto Real, Cádiz.

De los Reyes Vázquez, Santiago Manuel
Médico Residente, Servicio de Medicina Interna, Enfermedades Infecciosas, Cuidados Paliativos y Transicionales, Complejo Hospitalario Universitario Puerta del Mar-San Carlos, Cádiz.

Díaz Gómez, Alfredo Luis
Facultativo Especialista de Área, Servicio de Medicina Interna, Unidad de Ecografía Clínica, Complejo Hospitalario Universitario Puerta del Mar-San Carlos, Cádiz.

Domínguez Cantero, Marcelo
Facultativo Especialista de Área, Servicio de Farmacia Hospitalaria, Hospital Universitario Puerto Real, Cádiz.

Domínguez Fuentes, María Belén
Facultativa Especialista de Área, Servicio de Medicina Interna y Cuidados Paliativos, Unidad de Cuidados Paliativos, Hospital Universitario Puerto Real, Cádiz.

Domínguez Rivas, María José
Facultativa Especialista de Área, Coordinación de Trasplantes, Servicio de Medicina Intensiva, Hospital Universitario Puerto Real, Cádiz.

Durán Alonso, Juan Carlos
Director Médico, Facultativo Especialista de Área, Unidad de Geriatría, Hospital San Juan Grande, Jerez de la Frontera, Cádiz.

Echeverría López, Marina
Facultativa Especialista de Área, Servicio de Pediatría, Unidad de Cuidados Paliativos Pediátricos, Hospital Universitari Son Espases, Palma, Illes Balears.

Fénix Caballero, Silvia
Facultativa Especialista de Área, Servicio de Farmacia Hospitalaria, Hospital Universitario Puerto Real, Cádiz.

Fernández Ávila, María Luisa
Facultativa Especialista de Área, Servicio de Medicina Interna, Unidad de Enfermedades Infecciosas, Hospital Universitario Puerto Real, Cádiz.

Fernández Caballero, María Dolores
Enfermera, Servicio de Medicina Interna y Cuidados Paliativos, Equipo de Soporte de Cuidados Paliativos, Hospital Universitario Puerto Real, Cádiz.

García Abreu, Tania
Facultativa Especialista de Área, Servicio de Anestesiología y Reanimación, Hospital Quirónsalud, Valencia. Colaboradora Docente, Facultad de Medicina, Universidad de Cádiz.

García de Paso Mora, María
Facultativa Especialista de Área, Servicio de Pediatría, Unidad de Cuidados Paliativos Pediátricos, Hospital Universitari Son Espases, Palma, Illes Balears.

García Gil, Daniel
Facultativo Especialista de Área, Servicio de Medicina Interna, Unidad de Ecografía Clínica, Complejo Hospitalario Universitario Puerta del Mar-San Carlos, Cádiz.

García Llana, Helena
Doctora en Psicología Clínica y de la Salud, Profesora del Centro de Estudios Superiores Cardenal Cisneros (adscrito a la Universidad Complutense de Madrid) y de la Universidad Internacional de La Rioja.

García Salvador, Isidro
Enfermero, Servicio de Oncología, Hospital Universitario Doctor Peset, Valencia.

García Villanego, Luis
Enfermero Gestor de Casos de Residencias de Mayores, Distrito Bahía de Cádiz-La Janda, Cádiz.

Garrido Ruiz, Raquel
Facultativa Especialista de Área, Servicio de Hematología y Hemoterapia, Hospital Universitario Puerto Real, Cádiz.

Gómez González, María Begoña
Facultativa Especialista de Área, Servicio de Neurología, Hospital Universitario Puerto Real, Cádiz.

González Moreno, Félix Francisco
Psicólogo experto en Psicología Paliativa, Equipo de Atención Psicológica y Social, Complejo Hospitalario Universitario Puerta del Mar-San Carlos, Cádiz.

González Otero, Joaquín
Enfermero, Servicio de Urgencias de Atención Primaria, Dispositivo de Cuidados Críticos y Urgencias, Distrito Bahía de Cádiz-La Janda, Cádiz.

González Quiñones, Antonia
Enfermera, Servicio de Medicina Interna y Cuidados Paliativos, Equipo de Soporte de Cuidados Paliativos, Hospital Universitario Puerto Real, Cádiz.

Guaycochea, Santiago Samuel
Médico Especialista en Medicina del Dolor, Sanatorio Otamendi y Miroli, Buenos Aires, Argentina. Presidente de la Asociación Argentina para el Estudio del Dolor.

Hoyos Brea, Ana María
Facultativa Especialista de Área, Servicio de Hematología y Hemoterapia, Hospital Universitario Puerto Real, Cádiz.

Jaén Olasolo, Javier
Jefe de Servicio de Oncología Radioterápica, Complejo Hospitalario Universitario Puerta del Mar-San Carlos, Cádiz.

Jamal Reche, Ismael
Psicólogo experto en Psicooncologia y Psicología Paliativa, Departamento Asistencial, Equipo de Atención Psicológica y Social, Fundación Cudeca, Benalmádena, Málaga.

Jiménez García, Mónica
Trabajadora Social. Centro San Camilo, Tres Cantos, Madrid.

Jiménez Millán, Ana Isabel
Facultativa Especialista de Área, Servicio de Endocrinología y Nutrición, Hospital Universitario Puerto Real, Cádiz.

Jordá Martí, Susana
Enfermera, Servicio de Pediatría, Unidad de Cuidados Pediátricos y Cronicidad Compleja Infantil, Hospital Universitari Son Espases, Palma, Illes Balears.

León Grima, María del Mar
Enfermera Gestora de Casos de Residencias de Mayores, Distrito Bahía de Cádiz-La Janda, Cádiz.

Lojo Cruz, Cristina
Facultativa Especialista de Área, Servicio de Medicina Interna y Cuidados Paliativos, Hospital Universitario de Jerez, Jerez de la Frontera, Cádiz.

López Tinoco, Elena
Facultativa Especialista de Área, Servicio de Medicina Interna, Enfermedades Infecciosas, Cuidados Paliativos y Transicionales, Complejo Hospitalario Universitario Puerta del Mar-San Carlos, Cádiz.

Lozano Loaiza, Eva María
Facultativa Especialista de Área, Servicio de Medicina Interna, Unidad de Cuidados Paliativos, Hospital de la Línea de la Concepción, Cádiz.

Macías de la Flor, María del Carmen
Enfermera, Servicio de Medicina Interna, Enfermedades Infecciosas, Cuidados Paliativos y Transicionales, Complejo Hospitalario Universitario Puerta del Mar-San Carlos, Cádiz.

Manzanas Gutiérrez, Ana
Enfermera, Servicio de Cuidados Paliativos, Hospital Universitario Marqués de Valdecilla, Santander, Cantabria.

Martín Mateos, Antonio J.
Jefe de Servicio de Otorrinolaringología, Complejo Hospitalario Universitario Puerta del Mar-San Carlos, Cádiz.

Martín Muñoz, José María
Psicólogo experto en Psicooncologia y Psicología Paliativa, Servicio de Cuidados Paliativos, Hospital Universitario Reina Sofía, Córdoba.

Mejías Estévez, Manuel José
Médico Especialista en Medicina Familiar y Comunitaria, Unidad de Cuidados Paliativos, Hospital Universitario Virgen del Rocío, Sevilla. Coordinador del Plan Andaluz de Cuidados Paliativos de la Junta de Andalucía.

Montoro Ballesteros, Francisca de los Ángeles
Médica Especialista, Servicio de Neumología, Complejo Hospitalario Universitario Puerta del Mar-San Carlos, Cádiz.

Mora Delgado, Juan
Facultativo Especialista de Área, Servicio de Medicina Interna y Cuidados Paliativos, Hospital Universitario de Jerez, Jerez de la Frontera, Cádiz.

Morales González, María
Facultativa Especialista de Área, Servicio de Neumología, Hospital Universitario Punta de Europa, Algeciras, Cádiz.

Ochoa Delgado, Carlos Mario
Médico Interno Residente, Especialidad de Medicina de Familia y Comunitaria, Hospital Universitario Punta de Europa, Algeciras, Cádiz.

Palomar Muñoz, María del Carmen
Facultativa Especialista de Área, Servicio de Medicina Interna, Enfermedades Infecciosas, Cuidados Paliativos y Transicionales, Complejo Hospitalario Universitario Puerta del Mar-San Carlos, Cádiz.

Parejo Espinar, Montserrat
Psicóloga experta en Psicooncologia y Psicología Paliativa, Servicio de Oncología, Hospital Universitario Puerto Real, Cádiz. Asociación Española Contra el Cáncer.

Pérez Corona, Juan Luis
Enfermero de Práctica Avanzada en Heridas Crónicas Complejas, Área de Gestión Sanitaria de Jerez, Costa Noroeste y Sierra de Cádiz, Jerez de la Frontera, Cádiz.

Pimentel Diniz, Sofía
Facultativa Especialista de Área, Servicio de Neumología, Hospital Universitario Puerto Real, Cádiz.

Ponce Pacheco, Ana María
Enfermera de Práctica Avanzada en Procesos Oncológicos, Hospital de Día de Onco-Hematología, Hospital Universitario Puerto Real, Cádiz.

Ramírez Yesa, Daniel
Facultativo Especialista de Área, Servicio de Medicina Interna, Hospital Universitario Punta de Europa, Algeciras, Cádiz.

Resa López, Francisco Javier
Médico Especialista en Medicina Familiar y Comunitaria, Unidad de Cuidados Paliativos, Hospital Hestia Madrid.

Ríos Sánchez, Esmeralda
Facultativa Especialista de Área, Servicio de Farmacia Hospitalaria, Hospital Universitario Puerto Real, Cádiz.

Roca Rodríguez, María del Mar
Facultativa Especialista de Área, Servicio de Endocrinología y Nutrición, Complejo Hospitalario Universitario Puerta del Mar-San Carlos, Cádiz.

Rodríguez Fernández-Viagas, Cristina
Facultativa Especialista de Área, Servicio de Medicina Interna, Unidad de Enfermedades Infecciosas, Hospital Universitario Virgen de las Nieves, Granada.

Rodríguez González, Pablo
Psicólogo especializado en procesos de duelo, psicooncología y violencia de género. Psicoterapeuta, Terapia con Pablo, Burgos.
Profesor Asociado, Universidad Europea Miguel de Cervantes, Valladolid.

Romero Montero, Elisa
Enfermera, Equipo de Soporte de Atención Domiciliaria, Fundación Cudeca, Benalmádena, Málaga.

Romero Ortega, Pedro
Facultativo Especialista de Área, Servicio de Medicina Física y Rehabilitación, Complejo Hospitalario Universitario Puerta del Mar-San Carlos, Cádiz.

Romero Palacios, Alberto
Jefe de la Unidad de Enfermedades Infecciosas, Servicio de Medicina Interna, Hospital Universitario Puerto Real, Cádiz.

Ruiz Pau, Concepción
Especialista en Anestesiología, Reanimación y Terapia del Dolor, Hospital Universitario Puerto Real, Cádiz.

Ruiz Torreras, Inmaculada
Psicóloga Social. Responsable del Departamento de Voluntariado de la Fundación Cudeca, Benalmádena, Málaga.

Said Criado, Ismael
Facultativo Especialista de Área, Servicio de Urgencias, Hospital Álvaro Cunqueiro, Vigo, Pontevedra.

Salido de Andrés, Enrique
Facultativo Especialista de Área, Unidad de Gestión Clínica San Luís, Sevilla.

Sánchez Benítez, Mercedes
Facultativa Especialista de Área, Servicio de Neumología, Hospital Universitario Puerto Real, Cádiz.

Segura Fernández, Eduardo
Facultativo Especialista de Área, Servicio de Medicina Interna, Enfermedades Infecciosas, Cuidados Paliativos y Transicionales, Complejo Hospitalario Universitario Puerta del Mar-San Carlos, Cádiz.

Sierra García, Francisca
Trabajadora Social, Equipo de Atención Psicosocial, Fundación DomusVi, Sevilla.

Sifuentes Díaz, Eduardo
Facultativo Especialista de Área, Servicio de Medicina Interna, Hospital Universitario Punta de Europa, Algeciras, Cádiz.

Tinoco Gardón, Raquel
Facultativa Especialista de Área, Servicio de Medicina Interna y Cuidados Paliativos, Unidad de Cuidados Paliativos, Hospital Universitario Puerto Real, Cádiz.

Torezano González, Laura
Especialista en Medicina Familiar y Comunitaria, Servicio de Medicina Interna y Cuidados Paliativos, Equipo de Soporte de Cuidados Paliativos Domiciliarios, Hospital Universitario de Jerez, Jerez de la Frontera, Cádiz.

Trinidad Martín-Arroyo, José Manuel
Facultativo Especialista de Área, Servicio de Anestesia y Reanimación, Unidad del Dolor, Complejo Hospitalario Universitario Puerta del Mar-San Carlos, Cádiz.

Vallés Martínez, Pilar
Enfermera, Área de Gestión Sanitaria Campo de Gibraltar Oeste, Centro de Salud Sur Saladillo, Algeciras, Cádiz.

Vázquez Gandullo, Eva
Facultativa Especialista de Área, Servicio de Neumología, Complejo Hospitalario Universitario Puerta del Mar-San Carlos, Cádiz.

Vílchez López, Francisco Javier
Facultativo Especialista de Área, Servicio de Endocrinología y Nutrición, Complejo Hospitalario Universitario Puerta del Mar-San Carlos, Cádiz.

Villatoro Reyes, Álvaro
Psicólogo, Servicio de Pediatría, Unidad de Cuidados Paliativos Pediátricos y Cronicidad Compleja Infantil, Hospital Universitari Son Espases, Palma, Illes Balears.

A nuestros pacientes, que nos regalan grandes lecciones de vida, fortaleza, amor y dignidad, y nos motivan diariamente a seguir creciendo como profesionales.

A nuestras familias, que comprenden la dedicación que este trabajo exige, por su apoyo constante en nuestro día a día y en la culminación de este proyecto.

Usted importa por lo que es. Importa hasta el último momento de su vida, y haremos todo lo que esté a nuestro alcance no solo para ayudarle a morir en paz, sino también, para que mientras viva lo haga con dignidad

Cicely Saunders

Prólogo

Una mirada paliativa

Una visión que nos sumerge en la tradición de la empatía, la clínica, la escucha, la humanización, y, a la vez, la modernidad hacia lo nuevo, lo tecnológico, lo sorprendente…, todo ello al servicio de un objetivo: ser mejores personas para poder desde el equipo profesional, atender con excelencia, calidad y calidez, tanto a los enfermos y familiares como por supuesto, a nuestros profesionales sanitarios, sin olvidar el autocuidado a nosotros mismos.

El lema del Día Mundial de los Cuidados Paliativos que se celebró el 12 de octubre de 2024: *Diez años desde la resolución de la OMS sobre cuidados paliativos: ¿cómo vamos?*, sirvió de nuevo de análisis para enfatizar que según el Atlas Mundial de Cuidados Paliativos de la Organización Mundial de la Salud y la Wordlwide Hospice Palliative Care Alliance, solo el 12 % de los adultos y niños que necesitan esta mirada de atención, la pueden recibir. La Sociedad Española de Cuidados Paliativos y la Asociación Española de Enfermería de Cuidados Paliativos abanderaron el mensaje aportando, entre otras cuestiones primordiales, que hasta el 60 % de las personas que tienen necesidades complejas de atención, no pueden recibir la atención especializada necesaria por equipos o unidades específicas creadas para tal fin.

Los cuidados paliativos, aunque mantienen el espíritu de atender desde todas las esferas (física, emocional, social, espiritual, bioética), son además esa mirada que advierte de las necesidades que están y las que probablemente vendrán. Los tiempos han cambiado, y los cuidados paliativos continúan siendo la voz que llama sobre la realidad de los más vulnerables, de los que sufren. Explican y gritan que cada vez estamos ante una realidad en la que la mirada paliativa aporta valor a la persona y a la sociedad, ayudando a la equidad de acceso de los recursos, donde la correcta aplicación no solo mejora la vida y la calidad de vida de todos los implicados (pacientes, familias, profesionales, sociedad en general), sino que permite optimizar los recursos sanitarios limitados en todos los escenarios: públicos, privados, centros de salud, ambulatorios, domicilios, residencias, hospitales, etc.

Ser el mejor paliativista implica formación y motivación constantes desde el espíritu de lo que es la esencia de las Ciencias de la Salud: diagnosticar y valorar, tratar, curar, acompañar, aliviar…. No es sólo atender al moribundo en los últimos días o semanas, sino sobre todo aportar las gafas para una planificación preventiva y anticipada de la atención, siempre junto a los mejores cuidados y tratamientos disponibles. Solo así es posible afrontar con garantías la parte del sufrimiento que es potencialmente evitable, dando herramientas para que cada persona, desde su propio rol, pueda hacer su camino lo mejor posible, con sus tiempos, fantasmas, miedos o heridas.

Porque para una persona paliativista ninguna felicidad es equiparable a la que se siente o expresa cuando se es activo espectador, acompañante, de la última etapa de vida de otra persona (el sentido del círculo de la vida). Este libro, pretende aportar las respuestas desde todas las esferas a las posibles preguntas a las que se enfrentan los profesionales sanitarios, ayudando a encontrar la mejor manera para que el último baile de la vida, y la vida misma, tengan su propia banda sonora.

Disfrútenlo y no dejen de bailar.

Manuel J. Mejías Estévez
Coordinador del Plan Andaluz de Cuidados Paliativos
de la Junta de Andalucía 2023-2024

Prefacio

El creciente envejecimiento poblacional, unido a los avances científico-técnicos, han dado lugar a un número cada vez mayor de pacientes con patología oncológica evolucionada y enfermedades crónicas en estadios avanzados que necesitan cuidados en las etapas finales de la vida. Ofrecer una atención sanitaria de calidad a estos pacientes y a sus familias, constituye un reto que adquiere cada día una mayor importancia para el sistema sanitario y para la sociedad en su conjunto. La respuesta a este desafío se encuentra en la filosofía del cuidado paliativo, un intento por restablecer el rol tradicional de médicos y enfermeros: «curar a veces, aliviar frecuentemente, confortar siempre».

Los Cuidados Paliativos son una disciplina emergente, con una evolución significativa en las últimas décadas y cuya importancia se ha revalorizado en tiempos de pandemia. Exige no solo un profundo conocimiento médico, sino también una sensibilidad especial hacia el padecimiento humano y la dignidad del paciente. La mirada compasiva, holística y atenta a las necesidades de cada individuo que propone esta disciplina, demuestra ser una herramienta clave en el alivio del sufrimiento. Se basan en el control de los síntomas, el apoyo emocional, la comunicación con el enfermo y la familia, así como en el desarrollo de cambios organizativos que permitan el trabajo interdisciplinar y la continuidad asistencial a lo largo de la enfermedad.

Este *Tratado de Cuidados Paliativos* nace con la idea de ofrecer una guía exhaustiva, actualizada y práctica para aquellos profesionales de la salud que, desde distintas áreas, enfrentan el reto de acompañar a las personas en una de las etapas más delicadas de su vida. Ha sido cuidadosamente elaborado por un equipo de autores expertos en cada materia, especialistas comprometidos y con gran experiencia en cuidados paliativos, proporcionando una visión integral y multidisciplinar.

El contenido está dividido en siete secciones, abarcando desde los principios básicos, historia, filosofía y organización de los cuidados paliativos, hasta los cuidados en pacientes oncológicos, no oncológicos y pediátricos, control de síntomas y terapias de soporte. Además, incluye un bloque dedicado al papel de la enfermería en este ámbito, un bloque sobre el abordaje psicosocial y otro sobre aspectos éticos y legales.

Como aspectos más novedosos destacamos la incorporación de los cuidados paliativos tempranos y en patologías específicas, así como la incorporación las competencias digitales y la ecografía clínica como herramientas de creciente utilidad.

La imagen de la portada nos la regala Ismael Tinoco, médico enamorado de Cádiz, como gran parte de los autores de esta obra. Se trata de una garita de la muralla de Cádiz, que representa la esencia de este tratado: que los cuidados paliativos sean refugio, guía y luz en el ocaso de la vida.

Queremos agradecer el trabajo de todos los que nos han precedido y guiado en este camino. A nuestros maestros y referentes en el ámbito de los cuidados paliativos, quienes con su ejemplo y dedicación nos han inspirado y enseñado el verdadero significado del cuidado y la compasión. Agradecemos especialmente a la Dra. Amparo Mogollo Galván, la Dra. Concha Ruiz Pau, la Dra. Carmen Francisco López y el Dr. José Luis Pérez Ramírez, cuyas enseñanzas, tanto profesionales como humanas, han dejado una huella imborrable en nuestra manera de entender y practicar la medicina paliativa. Cada uno de ellos, a través de su experiencia y humanidad, ha contribuido significativamente al avance de esta disciplina y ha dejado un legado que seguirá inspirando a las generaciones venideras.

Esperamos que esta obra sirva como una guía indispensable, no solo para la adquisición de conocimientos, sino también como un recurso que estimule la reflexión y el compromiso con una atención centrada en la persona.

Los directores

Índice

SECCIÓN III. CONTROL DE SÍNTOMAS EN CUIDADOS PALIATIVOS 211

Coordinador: Manuel José Mejías Estévez

SECCIÓN IV. CUIDADOS PALIATIVOS EN PATOLOGÍAS ESPECÍFICAS 357

Coordinador: Eduardo Segura Fernández

SECCIÓN V. ENFERMERÍA EN CUIDADOS PALIATIVOS — 471

Coordinadora: Antonia González Quiñones

SECCIÓN VI. ABORDAJE PSICOSOCIAL EN CUIDADOS PALIATIVOS — 567

Coordinador: José María Cabral García

SECCIÓN VII. ASPECTOS ÉTICOS Y LEGALES AL FINAL DE LA VIDA   695

Coordinadora: María del Carmen Francisco López

Generalidades

I

Definición, historia y filosofía

1

J. Mora Delgado y C. Lojo Cruz

OBJETIVOS

- Reconstruir la trayectoria histórica del surgimiento y desarrollo de los cuidados paliativos.
- Conocer el contexto social y filosófico que permitió el nacimiento y la continuidad de este fenómeno.
- Entender la vinculación existente entre los cuidados paliativos y el desenvolvimiento de otro tipo de movimientos sociales.
- Reconocer la importancia de la perspectiva histórica de los cuidados paliativos en nuestro desempeño en la actualidad.

DEFINICIÓN

La Organización Mundial de la Salud (OMS) adoptó, en un documento clave para el desarrollo de los cuidados paliativos publicado en 1990, la definición propuesta por la Asociación Europea de Cuidados Paliativos como el «cuidado total activo de los pacientes cuya enfermedad no responde a tratamiento curativo. El control del dolor y de otros síntomas y de problemas psicológicos, sociales y espirituales es primordial». Destacaba que los cuidados paliativos no debían limitarse a los últimos días de vida, sino que debían aplicarse progresivamente a medida que avanza la enfermedad y en función de las necesidades de pacientes y familias.

> **!** Posteriormente, la OMS ha ampliado la definición de cuidados paliativos: «Enfoque que mejora la calidad de vida de pacientes y familias que se enfrentan a los problemas asociados con enfermedades amenazantes para la vida, a través de la prevención y alivio del sufrimiento por medio de la identificación temprana e impecable evaluación y tratamiento del dolor y otros problemas, físicos, psicológicos y espirituales».

La definición se completa con los siguientes principios sobre los cuidados paliativos:

- Proporcionan alivio del dolor y otros síntomas.
- Afirman la vida y consideran la muerte como un proceso normal.
- No intentan acelerar ni retrasar la muerte.
- Integran los aspectos espirituales y psicológicos del cuidado del paciente.
- Ofrecen un sistema de soporte para ayudar a los pacientes a vivir tan activamente como sea posible hasta la muerte.
- Ofrecen un sistema de soporte para ayudar a la familia a adaptarse durante la enfermedad del paciente y en el duelo.

- Utilizan una aproximación de equipo para responder a las necesidades de los pacientes y sus familias, incluyendo soporte emocional en el duelo, cuando esté indicado.
- Mejoran la calidad de vida y pueden también influenciar positivamente en el curso de la enfermedad.
- Son aplicables de forma precoz en el curso de la enfermedad, en conjunción con otros tratamientos que pueden prolongar la vida, como quimioterapia o radioterapia, e incluyen aquellas investigaciones necesarias para comprender mejor y manejar situaciones clínicas complejas.

Los cuidados paliativos pretenden dar una respuesta científica, profesional, humana y coordinada a las necesidades del paciente en situación avanzada, a su familia y/o personas cuidadoras. Deben realizarse desde la perspectiva de una atención integral, que incluye la situación avanzada de pacientes con enfermedad oncológica y no oncológica, a cualquier edad.

> El objetivo de esta atención integral y coordinada es favorecer que el paciente viva con dignidad la última etapa de la vida, tratando de conseguir que se produzca sin un sufrimiento insoportable, conservando la capacidad para transmitir los afectos en los últimos momentos, ofreciendo al paciente la posibilidad de tomar decisiones sobre su cuerpo y su propia vida, y respetando las convicciones y valores que han guiado su existencia. Igualmente, favorecer que la familia tenga el apoyo psicoemocional y una atención adecuados a su situación.

FILOSOFÍA DE LOS CUIDADOS PALIATIVOS

La medicina paliativa afirma la vida y reconoce que el morir es un proceso normal, inherente al vivir. No busca ni acelerar ni posponer la muerte. La medicina paliativa se desarrolló como una reacción a la medicina moderna altamente tecnificada, como respuesta a la necesidad de brindar a los pacientes terminales un acompañamiento profesional interdisciplinario altamente cualificado y personalizado, atento a los detalles y sensible, que tome en cuenta la totalidad de las dimensiones tanto del paciente como de su familia.

La medicina paliativa es un intento por restablecer el rol tradicional de médicos y enfermeros: «curar a veces, aliviar frecuentemente, confortar siempre». No está dominada por la «tiranía de la curación». Para conseguir sus objetivos, cuenta con las siguientes herramientas:

- Control de síntomas: saber reconocer, evaluar y tratar adecuadamente los numerosos síntomas que aparecen y que inciden directamente sobre el bienestar de los pacientes. Mientras algunos se podrán controlar (dolor, disnea, etc.), en otros será preciso promocionar la adaptación del enfermo a estos (debilidad, anorexia, etcétera).
- Apoyo emocional y comunicación con el enfermo, familia y equipo terapéutico, estableciendo una relación profesional, adecuada, sincera y honesta.
- Cambios en la organización que permitan el trabajo interdisciplinar y una adaptación flexible a los objetivos cambiantes de los enfermos, así como la continuidad asistencial en el proceso de atención a lo largo de su enfermedad, hasta el fallecimiento y posterior atención al duelo de la familia.
- Equipo interdisciplinario, ya que es muy difícil plantear los cuidados paliativos sin un trabajo en equipo que disponga de espacios y tiempos específicos para ello, con formación especial y apoyo adicional.

Tal y como muestra la **figura 1-1**, los cuidados paliativos deberían comenzar en las fases tempranas del diagnóstico de una enfermedad que amenaza la vida, simultáneamente con los tratamientos activos. De la misma forma, incluso en las fases finales de la enfermedad, en las que el tratamiento es predominantemente paliativo, puede existir un espacio destinado a los cuidados para prolongar la vida. Por otro lado, el duelo puede requerir atención durante una fase prolongada.

EVOLUCIÓN HISTÓRICA

La historia está inevitablemente asociada con las personas que llevan sus nombres. Se debe tener en cuenta que este breve resumen no cubre a todos los profesionales de la medicina paliativa. Vaya para todos ellos el reconocimiento y felicitación de los autores.

Los primeros indicios

Durante el Paleolítico, el período más largo en la historia de la humanidad (más de 600.000 años), los avances científicos, sociales y culturales ocurren a un ritmo lento, en relación con el estilo de vida nómada, que obligó a las tribus a desplazarse periódicamente, en una búsqueda incesante de recursos naturales para atender sus necesidades más básicas (clima fisiológicamente aceptable, caza, pesca, recolección y agua).

El nomadismo representaba un estilo de vida que difícilmente favorecía el desarrollo de algo tan poco útil desde la perspectiva de la mentalidad de los pueblos primitivos como

los cuidados paliativos. Es más que probable que los hombres primitivos ni siquiera tomaran conciencia de la necesidad de los cuidados paliativos, dada la corta esperanza de vida y sumidos en la supervivencia diaria. En ese contexto, ante situaciones tan comprometedoras para el mantenimiento de las dinámicas de los grupos tribales como nacimientos con anomalías o enfermedades que iban más allá de problemas leves o pequeñas heridas de flecha o hacha, eran asesinados o abandonados.

El concepto *paliativo* necesita ser reinterpretado en el contexto de las culturas primitivas, dado que incluso las enfermedades infectocontagiosas agudas o las heridas gangrenosas también podían causar la muerte, con una agonía más corta o más larga que requería fundamentalmente de cuidados paliativos. En el contexto de las culturas primitivas, los cuidados paliativos deben ser considerados como una actividad que va más allá de los límites estrictos de los procesos crónicos incurables.

En el marco de las culturas mesolíticas comenzaron a desarrollarse los cuidados más cercanos o equivalentes a lo que hoy se consideran cuidados paliativos. La forma de pensamiento que les ayudó a explicar los fenómenos naturales en general y los hechos directamente relacionados con los procesos de vida, salud y muerte se denominó *animismo*, que consistía en la atribución de un alma o espíritu a todas las cosas, ya fueran animadas o inanimadas (árboles, piedras, estrellas, animales, agua, etcétera).

En este complejo proceso, el dolor y particularmente la muerte constituyen un misterio insondable, difícil de interpretar y asimilar, pero que el hombre enfrenta de una u otra manera: unos controlan el dolor y asumen la muerte del moribundo, y otros alargan persistentemente la vida a través de los cuidados y la tecnología a su alcance.

Históricamente, los pueblos primitivos representan la infancia de la humanidad. Para comprender la situación inmadura de las sociedades primitivas, es necesario considerar el concepto de desarrollo histórico como un reflejo de construcción y progreso de la conciencia humana, del conocimiento que el hombre tiene de sí mismo, incluyendo las enfermedades crónicas y/o terminales (que sin duda son las más difíciles de asimilar). En estas condiciones, se entienden las dificultades para controlar los tiempos en todos los frentes:

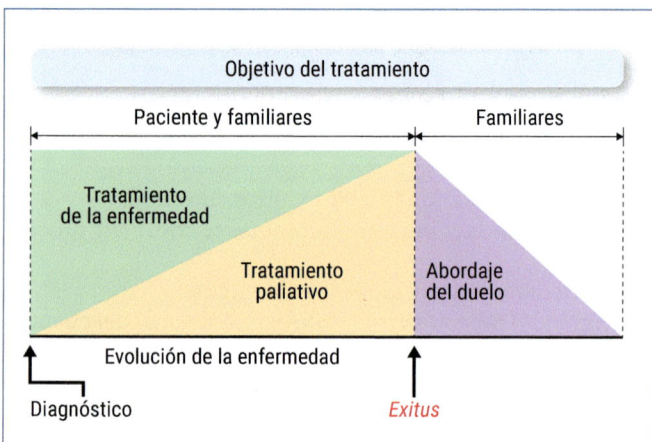

Figura 1-1. Cuidados paliativos durante la evolución de la enfermedad.

la duración del parto, los períodos de cierto tipo de enfermedades, el paso de una fase a otra del crecimiento humano.

En definitiva, el sistema animista otorga a cada persona un rol y, en consecuencia, favorece socialmente la cooperación en beneficio del grupo humano, para alcanzar los objetivos de la tribu: la supervivencia y la satisfacción de necesidades, como las dos caras de una misma moneda. La principal manifestación de las enfermedades terminales se originaba en el dolor y, posiblemente, en algún deterioro funcional. La causa solía ser un espíritu maligno anidado en la zona donde aparecía el dolor, y este se mitigaba mediante la realización de diferentes técnicas rituales para que el espíritu abandonara el cuerpo.

Cuando el culto a los muertos aparece en el Paleolítico medio, en muchos casos los cuidados paliativos se integran en ritos de transición y, aún en vida, se ponen en práctica ritos de transición al otro mundo que, guiados por el chamán o mago, preparan al moribundo para su desenlace, según las creencias animistas de cada tribu.

En definitiva, la planificación de los cuidados paliativos, que por su naturaleza exige un orden secuencial y ritual del proceso, quizá no se concretó hasta las fases finales del Paleolítico (Paleolítico superior o reciente, 50.000-10.000 años antes de Cristo), coincidiendo con los primeros cultos a los muertos y el nacimiento de los ritos funerarios.

De la tradición hipocrática a los primeros hospicios medievales

En la antigua Grecia (siglos IV y V antes de Cristo), la tradición hipocrática no recomendaba el trato con enfermos incurables y/o terminales. Esto se debía a que el padecimiento de este tipo de enfermedades era interpretado como un castigo impuesto por los dioses a los seres mortales. Cualquier tipo de trato significaría entonces un desafío a la pena impuesta por las divinidades.

En un texto del libro hipocrático *Sobre el arte,* ya puede vislumbrarse un claro rechazo a lo que hoy se reconoce como encarnizamiento terapéutico: «la medicina tiene por objeto librar a los enfermos de sus dolencias, aliviar los accesos graves de las enfermedades y abstenerse de tratar a aquellos que ya están dominados por la enfermedad, puesto que en tal caso se sabe que el arte no es capaz de nada».

Esta abstención al tratamiento fútil se basaba en una distinción entre dos tipos de enfermedades: las tiquéticas, o producidas al azar, y las ananquéticas, o de mortalidad inevitable. Las primeras podían ser tratadas mediante el «arte médico», mientras que el tratamiento de las segundas, además de ser inútil, podía significar una ofensa hacia los dioses o un pecado contra la naturaleza. En la medicina hipocrática, por ende, no existe ninguna asistencia específica destinada a los moribundos.

Varios siglos después, el emperador Constantino, influenciado por su madre Santa Elena, legaliza la religión cristiana con el Edicto de Milán (año 313), y empiezan así a aparecer instituciones cristianas inspiradas en los principios de caridad evangélica, a las que se les dio el nombre de hospitales y hospicios. El primer registro de la palabra latina *hospitium* (*xenodochium* en su versión griega) se utilizaba para designar el «sentimiento cálido experimentado por huésped y anfitrión». Más tarde fue usado para nombrar a los espacios físicos en los cuales esa sensación era experimentada (dando lugar a las palabras *hospicio* y *hospital*). A partir del siglo IV comienzan a aparecer las primeras instituciones cristianas, inspiradas en los principios de la caridad evangélica, que llevaron este nombre. Primero en territorio bizantino, luego en Roma y finalmente por toda Europa. Estas instituciones son consideradas los primeros hospicios u hospitales.

En el año 400, Fabiola, una joven romana perteneciente a la ilustre familia de los Flavianos, que había sido discípula de san Jerónimo, funda en Ostia, cerca de Roma, un hospital enorme en el que eran atendidos gratuitamente todos los que necesitaban de consuelo espiritual y material, y que llegaban a dicho puerto romano desde África y Asia. Hasta aquí se puede comprobar cómo el establecimiento del concepto cristiano de ayuda permite el desarrollo de estos lugares (hospederías, hospicios, hospitales), donde los cuidados son practicados de una forma más o menos institucionalizada (**Tabla 1-1**).

Durante la Edad Media surgieron un sinfín de establecimientos dedicados a albergar a los peregrinos, por lo que eran situados sobre las rutas más transitadas (por nombrar algunos ejemplos: el Camino de Santiago en España, el Hospital de

Tabla 1-1. Algunos precedentes históricos del movimiento *hospice*

Siglo	Año	Lugar	Tipo de centro	Representante
V	400	Ostia	Hospicio en el Puerto de Roma	Fabiola, discípula de san Jerónimo
XII	—	Europa	Hospicios y hospederías medievales	Caballeros Hospitalarios
XVII	1625	Francia	Lazaretos y hospicios	San Vicente de Paúl y las Hijas de la Caridad
XIX	1842	Lyon	*Hospices* o *calvaries*	Jean Granier, la Asociación de Mujeres del Calvario
XIX		Prusia	Fundación Kaiserwerth	Pastor Filinder
XIX	1879	Dublín	Our Lady's Hospice	Madre Mary Alkenhead y las Hermanas Irlandesas de la Caridad
XIX	1872	Londres	The Hostel of God (Trinity Hospice) St. Luke's Home y otras *protestant homes* (casas portestantes)	Fundaciones protestantes
XX	1909	Londres	St. Joseph's Hospice	Hermanas Irlandesas de la Caridad
XX	1987	Londres	St. Christpher's Hospice	Cicely Saunders
XX	1975	Montreal	Unidad de cuidados paliativos del Royal Victoria Hospital	Malfour Mount

San Marcos en León, la Abadía de Samos en Orense y el Castillo de los Templarios en Ponferrada).

En estos lugares existía una finalidad caritativa antes que clínica, característica que va a ser propia de los hospicios premodernos. Quienes llegaban allí ocasionalmente lo hacían gravemente enfermos o moribundos. Allí eran acogidos, se les brindaba alimento y se intentaba curar todo aquello que fuera lógicamente alcanzable para el desarrollo científico-clínico de la época. Sin embargo, debido al escaso conocimiento en el trato de las enfermedades, la mayoría moría sin remedio, siendo cuidados hasta su muerte con un acompañamiento que ponía el énfasis en el bienestar espiritual de la persona. Se puede ver, entonces, que los hospicios medievales no fueron en sí mismos un espacio dedicado exclusivamente al cuidado de los moribundos, sino un lugar de tránsito en el cual eventualmente las personas morían.

En el siglo XII, san Bernardo de Claraval (1090-1153), monje cisterciense francés, habla de los *hospices* como lugares para los peregrinos. Posteriormente, san Vicente de Paul (1581-1660), sacerdote francés volcado en el cuidado de los pobres, promueve la creación de numerosos hospicios por toda Francia para atender a gente con escasos recursos económicos. Además funda dos congregaciones: la Congregación de los Sacerdotes de la Misión en el año 1624, también conocida como los Padres Paúles o Lazaristas, dedicada al trabajo con personas pobres del campo de los alrededores de París, ayudándoles a obtener comida y vestido; y la Orden de las Hijas de la Caridad en el año 1633, con la ayuda de santa Luisa de Marillac. Esta última asociación seglar estableció un programa de preparación que duraba 5 años, basado en la experiencia hospitalaria y en visitas domiciliarias.

Este recorrido histórico debe ser comprendido en relación con la actitud frente a la muerte y los moribundos. En el comienzo de la Edad Media hay una actitud ante la muerte que presenta, a grandes rasgos, tres características distintivas: la primera es que la muerte se espera; en segundo lugar, la muerte es una ceremonia pública y organizada, y finalmente, se resuelve de una forma sencilla (ceremonial), despojada de dramatismos y emociones excesivas.

Al mismo tiempo se da un desarrollo progresivo en el cual se borra la diferencia entre la iglesia y el cementerio en cuanto a la cuestión de la sepultura de los muertos, a la vez que hay un pasaje desde una «promiscuidad» en la relación entre los vivos y los muertos hacia una sucesiva progresión de prohibiciones eclesiásticas. Como puede verse, destaca el autor, los individuos estaban tan familiarizados con la muerte ajena como lo estaban con la suya (por esto mismo la llama domesticada, porque no representa una ruptura con la continuidad de la vida social).

A medida que se acerca el siglo XIII, la muerte pasará progresivamente de tener una familiaridad tradicional a ser más dramática y personal. Esta familiaridad tradicional contiene implícita una idea de destino colectivo. El ser humano padece en la muerte las leyes de su especie y no existía una búsqueda por trascenderlas.

Cuatro fenómenos facilitan este pasaje:

• Los cambios en la representación del juicio final: se puede ver que en el mito religioso cristiano, en un comienzo, no hay lugar para las responsabilidades individuales. Esto cambia a partir del siglo XII, con nueva iconografía, en la cual los justos y los condenados son separados mediante un juicio. En el siglo XII, la inspiración apocalíptica y la evocación del gran retorno son más o menos borradas. La idea de juicio se vuelve mucho más fuerte, a la vez que el libro cósmico del inventario de las buenas y malas acciones del universo (*liber vitae*) se convierte en un libro de cuentas individual. Sin embargo, el momento en que se cierra el balance no es el momento de la muerte, sino el último día del mundo al final de los tiempos. Hay un rechazo a asimilar el fin del ser con la disolución física. Si bien se creía en un más allá después de la muerte, este no iba hasta la eternidad infinita.

• La forma en que la pelea entre Satán y la Trinidad, que en los siglos XII y XIII se realizaba en el fin de los tiempos, es llevada ahora a la habitación del enfermo. Dios pasa a la vez de ser un juez a ser un árbitro y testigo. En una segunda interpretación, el juicio final es reemplazado por una última prueba en la cual el moribundo debe evitar caer en la tentación de la desesperación de sus faltas, de la «vana gloria» de sus buenas acciones o del amor apasionado a las cosas y los seres. Se establece a su vez una relación mucho más estrecha entre la muerte y la biografía particular de cada individuo, pasando la muerte a ser un momento de condensación de toda la vida, en la cual el moribundo le da un sentido definitivo.

• La aparición del cadáver en el arte y la literatura. La descomposición pasa a ser vista en la poesía como un fracaso del ser humano. Entre los siglos XII y XV, se produjo una reconciliación entre tres categorías de representación mental: la muerte, el conocimiento de cada uno de su propia biografía y el apego apasionado a las cosas y los seres que se poseyeron en vida. La muerte se convirtió en el sitio en el cual el hombre adquirió mayor conciencia de sí mismo.

• La individualización de las sepulturas. En la Roma antigua, en un comienzo se conservaba la identidad de la tumba y la memoria del difunto mediante inscripciones, que desaparecen durante la época cristiana (a causa de confiar el cuerpo del difunto a la Iglesia). Sin embargo, a partir de los siglos XII y XIII comienzan a reaparecer en las tumbas de personajes ilustres (santos), junto con la efigie (evocación del beatificado reposando a la espera del paraíso), llegando en el siglo XVII a pasar del completo anonimato a la breve inscripción y el retrato realista. A su vez, en el siglo XIII se desarrollaron una serie de placas con inscripciones que traducían la voluntad de individualizar el lugar de la sepultura y perpetuar así la identidad del difunto. Justo con estas placas, en sus testamentos, los difuntos preveían (en vida) servicios religiosos perpetuos para la salvación de sus almas.

Por lo tanto, entre los siglos XI y XIII se realizó una transformación histórica que se puede captar en el espejo de la muerte. La persona de la Edad Media se resignaba, sin demasiada pena, a la idea de que todos los seres humanos son mortales. Por su parte, los occidentales se reconocen a sí mismos en su muerte: han descubierto la muerte propia. Hay una clara tendencia a la individualización del morir, en la cual el moribundo aún no es despojado de su propia muerte.

Esto explica en parte el hecho de que los hospicios pasaran progresivamente de ser un lugar de tránsito para peregrinos, con fines caritativos, a ser lugares dedicados exclusivamente al cuidado de los moribundos, mayoritariamente aquellos que se encontraban en los escalafones más bajos de la sociedad. Se puede ver entonces cómo el cuidado de las personas en el final de la vida se encuentra estrechamente vinculado a las actitudes frente a la muerte y los moribundos, que se manifiestan en una época y lugar determinados.

El movimiento *hospice*

La primera vez que la palabra *hospice* se refiere específicamente al lugar dedicado al cuidado del moribundo es en el año 1842 en Lyon, fecha en la que Mme. Jeanne Garnier, con la ayuda de dos amigas suyas viudas, constituye la asociación de Mujeres del Calvario, cuyo objetivo era aliviar y consolar a enfermos incurables. A través de esta asociación, se crean diversos hospicios o *calvaries* en diversas ciudades francesas. El hospicio construido en París en 1874, desde el año 1971 se llama Maison Medicale Jeanne Garnier, y hoy sigue siendo una prestigiosa institución dedicada al tratamiento paliativo de enfermos con cáncer en fase avanzada. Inspirándose en la obra de Jeanne Garnier, en el año 1899 Anne Blunt Storrs funda el Calvary Hospital en Nueva York. Hoy día sigue siendo una prestigiosa institución dedicada de forma exclusiva a brindar cuidados paliativos a pacientes adultos con cáncer avanzado, prestando asistencia hospitalaria, ambulatoria y domiciliaria.

Sin relación ya con las Mujeres del Calvario, en el año 1879, la madre Mary Aikenhead, fundadora de las Hermanas Irlandesas de la Caridad, establece en Dublín Our Lady's Hospice, cuyo objetivo principal era el cuidado de moribundos. Después llevó la orden a Inglaterra, y en Londres, en 1905, funda el St. Joseph's Hospice, una de las instituciones en las que trabajó Cicely Saunders.

Cicely Saunders, líder de la medicina paliativa contemporánea, observa que la tendencia es esconder al moribundo su verdadero pronóstico, reemplazar la casa por el hospital como lugar para morir y no permitir un despliegue emocional en público después de una pérdida. Estos fenómenos demuestran que, como sociedad, no se ha encontrado la manera de hacer frente y de asumir nuestra mortalidad y la del resto.

Cicely Saunders nació en 1918, en Barnet, al sur de Londres, en una familia acomodada donde no era bien visto que estudiara enfermería, por lo que inicia en Oxford sus estudios de Política, Filosofía y Economía. En 1939, con la separación de sus padres y el inicio de la Segunda Guerra Mundial, estudia enfermería y concluye sus estudios en el año de 1944, en la escuela del St. Thomas's Hospital Nightingale School de Londres. Siempre fue una excelente enfermera, pero esta actividad resultaba perjudicial para su salud, ya que presentaba problemas de espalda. Los médicos le aconsejaron que realizara en otro tipo de tareas.

Toma la decisión de ingresar de nuevo en Oxford, esta vez para estudiar trabajo social. Conoce en 1947 a David Tasman, un polaco judío que se encontraba con un cáncer avanzado en fase terminal. David tenía entonces 40 años de edad. Saunders le atendía profesionalmente como trabajadora social, pero su relación se convirtió en enamoramiento mutuo y en una de las más determinantes influencias de lo que más tarde sería el *hospice*.

David encontró el sentido de su vida y el de su enfermedad hablando con Saunders de cómo ayudar a otros enfermos que estuvieran en similares circunstancias. Juntos comenzaron a pensar que hacía falta un sitio diferente a un hospital para atender a pacientes terminales, tratar el dolor, donde fueran cuidados con más amor, ayudados por personal capacitado para atender otras necesidades.

Al morir David, Cicely pone en marcha el proyecto que tenían en mente. Al tiempo que realizaba su labor como trabajadora social, ayudaba por las tardes como voluntaria en St. Luke's Home for the Dying Poor (llamado posteriormente St. Lukes Hospital), una casa para moribundos llevada por religiosas en Bayswater, Londres.

En St. Lukes, Saunders dedicó una especial atención a la lectura de memorias anuales del centro. En ellas se recogían muchos comentarios del fundador, el Dr. Howard Barrett, sobre el tipo de trabajo que allí se realizaba. Estas ideas Saunders las reconoce como de la mayor influencia en los planes iniciales del St. Christopher's. No contenta con dedicar las tardes a los enfermos, pidió permiso para trabajar como enfermera también por las noches. El Dr. Barret le contestó que si lo que de verdad quería era ayudar a los enfermos, debía estudiar Medicina. Con 33 años, vuelve a las aulas de nuevo y estudia en el St. Thomas's Hospital Medical School. A los 40 años, en 1957, se gradúa como médico.

Entre 1958 y 1965, trabaja e investiga sobre el cuidado de los enfermos terminales en el St. Joseph's Hospice de Londres, uno de los *hospices* de las Hermanas Irlandeses de la Caridad. Esos 7 años de trabajo fueron cruciales. Allí escuchaba a los pacientes, tomaba notas, hacía registros y monitorizaba los resultados de control del dolor y otros síntomas de los pacientes. En St. Lukes's había observado que los enfermos tomaban opiáceos regularmente cada 4 horas. Introduce esta práctica en St. Joseph y ayuda a las religiosas a ser más eficaces en el cuidado de estos pacientes. Su método de trabajo y sus resultados comienzan a ser conocidos por muchos.

En 1961, nace la fundación St. Cristopher's Hospice, que trabajó y discutió las bases y objetivos de su actividad hasta 1965. Pero es en el año 1967, en el mes de julio, cuando se abre el primer *hospice* en Sydenham, al sur de Londres, con el nombre de St. Cristopher. Dos años más tarde incorpora los cuidados domiciliarios dependientes de la institución y pone en marcha el movimiento *hospice*, que daría lugar a lo que hoy se conoce como cuidados paliativos, y que proporciona una atención total, activa y continuada a los pacientes y sus familias por parte de un equipo multidisciplinario, no con la finalidad de alargar a toda costa la supervivencia del paciente terminal, sino de mejorar su calidad de vida y cubrir todas sus necesidades.

 El nombre *hospice* se mantuvo. Se prefería un nombre intermedio entre hospital y hogar, ya que reflejaba bien la idea de lo que se pretendía conseguir: un lugar para los enfermos y sus familias que contara con la capacidad científica de un hospital y el ambiente cálido y la hospitalidad de un hogar.

La idea moderna de *hospice* fue llevada a Estados Unidos por la Dra. Saunders, quien fue profesora invitada en la Escuela de Enfermería de la Universidad de Yale, donde pronunció sus célebres palabras: «Usted importa por lo que usted es. Usted importa hasta el último momento de su vida y haremos todo lo que esté a nuestro alcance no solo para que muera de manera pacífica, sino también para que, mientras viva, lo haga con dignidad».

Algunas de las personas que intervinieron en el proyecto tienen hoy renombre internacional. Por citar algunos, junto con Saunders, en la planificación del hospital, intervino el psiquiatra Colin Murray Parkes desde 1965. Sus trabajos sobre los aspectos psicológicos del enfermo en situación terminal han contribuido decisivamente a mejorar la atención al moribundo. También el Dr. Robert Twycross entra a formar parte del equipo de Saunders en 1971, pero ya estaban en contacto en el St. Joseph´s Hospice cuando Twycross aún era estudiante de Medicina.

La otra mujer destacada en el resurgir del movimiento paliativo es Elizabeth Kübler-Ross. Nació en Suiza, fue profesora de Psiquiatría de la Universidad de Chicago y comenzó en Estados Unidos la atención sistemática de los enfermos terminales. Propuso modos de aproximación a sus ansiedades. De ahí surgió su primer libro *Sobre la muerte y los moribundos*, publicado en 1969. En él describe los cinco estadios psicológicos en los pacientes terminales, durante el proceso que finaliza con la muerte, donde predominan sucesivamente diferentes emociones, como negación, aislamiento, rabia, negociación y depresión. La doctora Elizabeth Kübler-Ross reafirmó la idea de la Dra. Saunders, pero añadió el concepto de brindar el servicio del *hospice* a domicilio, así la gente no iría al *hospice*, sino que el *hospice* iría a las personas.

Esta forma de trabajar desarrollada por Saunders fue imitada por otras personas en el Reino Unido, y surgen así nuevos centros que también se llamaron *hospices*. Aunque ella no quiso crear ninguna asociación, los programas que surgieron se englobaron con el nombre de movimiento *hospice*.

Pero el desarrollo de este movimiento no se basó únicamente en centros de hospitalización, sino que surgen otras formas de trabajar en cuidados paliativos, que después serían imitadas por otros países. Desde 1970 se desarrollan tres formas de intervención que determinaron el desarrollo de los cuidados paliativos en Gran Bretaña:

- Los equipos de atención domiciliaria: gracias a dos organizaciones caritativas privadas, la Fundación Macmillan (Macmillan Cancer Relief), que promovió desde sus comienzos el entrenamiento específico de equipos en cuidados paliativos, y La Fundación Marie Curie (Marie Curie Cancer Care), cuyos comienzos fueron sobre todo para proporcionar un importante soporte social mediante enfermeras para noches y casas de acogida para enfermos con cáncer.
- Los centros de día: su desarrollo se inició en la ciudad de Sheffield, con el Dr. Wilkes, que llevó desde la medicina general al mundo hospitalario esta idea para los pacientes oncológicos.
- Los equipos de soporte hospitalario: la integración del movimiento *hospice* en el sistema sanitario público fue cos-

tosa, atravesando años difíciles en la segunda mitad de la década de 1980. La crisis económica hizo peligrar muchos *hospices* que se mantenían solo de donativos y legados. La solución fue la concertación de estos centros con la sanidad pública, que normalmente se hace cargo al menos del 50 % de los gastos de asistencia. El propio *hospice* se encarga del resto de la financiación y la asistencia, está habitualmente libre de gastos para los pacientes y sus familias. En los hospitales generales y centros oncológicos del Sistema Nacional de Salud, en 1980, se crearon los primeros equipos de soporte especializados en el control de síntomas (*hospital based terminal care*). Estos equipos desarrollan importante un trabajo como consultores de otros servicios hospitalarios en los que se atienden enfermos de cáncer avanzado. Además de colaborar con los tratamientos que se requieran, ellos mismos se encargan normalmente de la gestión de situación en el momento del alta hospitalaria.

Los cuidados paliativos en Norteamérica

Estados Unidos

Saunders visitó la Universidad de Yale en 1963, donde impartió su conferencia sobre el concepto de cuidados globales a estudiantes de Medicina, enfermeras, trabajadores sociales y capellanes. A partir de este momento, se dan una serie de acontecimientos que desembocaron en el movimiento *hospice* de Estados Unidos.

En 1969 fueron publicados los primeros trabajos de la psiquiatra suiza, afincada en Estados Unidos, Elisabeth Kübler-Ross, quien parte de más de 500 entrevistas con pacientes moribundos, y aporta una nueva visión sobre la psicología del paciente y las fases emocionales que atraviesa a lo largo de la enfermedad terminal hasta la muerte.

En 1974, en Branford, Connecticut, comienza a funcionar el primer *hospice* de América (el Connecticut Hospice), ofertando primero cuidados tipo *hospice* en el domicilio. En Estados Unidos, los cuidados se desarrollan más en el domicilio del paciente que en instituciones (a diferencia del Reino Unido, donde, en sus comienzos, todo parecía girar en torno al hospital). Estos programas de atención domiciliaria se basan principalmente en el trabajo realizado por equipos de enfermeras, aunque si quieren ser certificados oficialmente, deben ofrecer también servicios médicos, cuidados continuados y la posibilidad de ingreso en centros médicos.

El movimiento de los cuidados paliativos en Estados Unidos también es pionero en la introducción de este tipo de cuidados en otro tipo de patologías como el sida, especialmente en enfermos jóvenes. Estos pacientes pueden experimentar tales fluctuaciones en su estado de salud que hacen que durante largos períodos no requieran cuidados paliativos.

En 1994, los servicios tipo *hospice* atendieron a más de 340.000 pacientes, y en la actualidad, hay aproximadamente 2.400 programas *hospice* en Estados Unidos.

Canadá

Históricamente, en Canadá los cuidados paliativos se desarrollaron para satisfacer las necesidades locales. Surgieron como resultado de la rápida expansión de los programas de tratamiento del cáncer en la década de 1970. El movimiento de cuidados paliativos tipo *hospice* comenzó con la creación de unidades de cuidados paliativos en un entorno hospitalario.

En 1974, la primera unidad de cuidados paliativos abrió en el St. Boniface General Hospital, en Winnipeg. Poco tiempo después, con Belfaur Mount, se abre la segunda unidad de cuidados paliativos en el Hospital Royal Victoria de Montreal, en Quebec. Posteriormente, los programas de cuidados paliativos se desarrollaron como divisiones de grandes organizaciones u organismos. Las sociedades *hospice* basadas en voluntarios comenzaron a desarrollarse poco después.

A mediados de la década de 1980, los sistemas de salud comenzaron a utilizar términos como agudo, crónico, geriátrico o paliativo para definir una categoría de pacientes. Estos nuevos términos demandaban unas necesidades especializadas. Los cuidados paliativos se convirtieron rápidamente en un movimiento social ampliamente aceptado, reformando conceptos de salud para encontrar un equilibrio entre la «alta tecnología» de los cuidados intensivos, con «alto contacto» de los cuidados paliativos.

El primer instituto universitario para la investigación y educación en los cuidados paliativos se creó en la Universidad de Ottawa en 1983. Las bases para la creación de una asociación nacional se iniciaron en 1987 en la Conferencia Nacional de Cuidados Paliativos, celebrada en Ottawa. En ese momento, solo había tres organizaciones provinciales para los cuidados paliativos, pero ninguna nacional. Como resultado de las reuniones celebradas durante la conferencia, los grupos provinciales acordaron comenzar a trabajar para la creación de una asociación nacional.

La Asociación Canadiense de Cuidados Paliativos (CPCA) se estableció formalmente como una organización caritativa nacional en noviembre de 1991. En 2001, pasó a llamarse Asociación Canadiense de Cuidados Paliativos Hospice (CHPCA). En abril de 2002, la CHPCA publicó la *Guía de cuidados paliativos hospice*, basada en los principios nacionales y las normas de práctica. Esta guía es reconocida como un documento histórico que proporciona información relativa a las normas aceptadas a nivel nacional de la práctica de cuidados paliativos. El modelo se ha utilizado ampliamente en Canadá y también ha atraído la atención de la comunidad de cuidados paliativos *hospice* internacional.

Los cuidados paliativos en Europa

En Europa, los cuidados paliativos se desarrollan a partir de finales de la década de 1970. Los trabajos de Vittorio Ventafridda en Milán sobre el tratamiento del dolor en el cáncer, el establecimiento de la Asociación Europea de Cuidados Paliativos (EAPC) y el desarrollo de políticas institucionales por algunos gobiernos han sido algunos de los hechos más determinantes en su desarrollo.

El anestesista italiano Vittorio Ventafridda funda en 1977, junto con Virgilio Florián, la Fundación Florián, cuyo objetivo es asistir y ayudar a los pacientes con enfermedades terminales. En la década de 1980, con la ayuda de esta fundación desarrolló un programa para continuar los cuidados en el domicilio a los pacientes con enfermedades terminales. Este programa se extendió a otras 14 instituciones y además se convirtió en un punto de referencia para el Programa de Alivio del Dolor por Cáncer de la OMS. Otra de sus importantes aportaciones a este campo de la medicina fue ser uno de los principales autores de la escalera analgésica para el manejo del dolor en el cáncer de la OMS, que ha sido traducida a más de 28 idiomas y se aplica en todo el mundo.

En *España*, en la década de 1980, un grupo de profesionales, entre los que se encontraba el doctor Jaime Sanz Ortiz, se dan cuenta de que existe una forma diferente de tratar al paciente terminal, por lo que deciden viajar a distintos hospitales del Reino Unido (Royal Mariden, St. Joseph's Hospice y St. Christopher's Hospice) para conocer de cerca una realidad que ya funcionaba en ese país por aquel entonces.

Pero el resultado de esta inquietud de una parte de la comunidad médica en la década de 1980 fue desigual, y solo algunos tuvieron el apoyo de los responsables sanitarios casi desde el principio. La primera unidad de cuidados paliativos en España, iniciada en 1982, fue reconocida oficialmente en octubre de 1987 por la dirección del Hospital Marqués de Valdecilla (Santander), promovida por Jaime Sanz Ortiz. En el año 1985, este mismo médico publica en la revista *Medicina Clínica* el primer trabajo en la literatura médica española que aborda el tema del enfermo en fase terminal.

En este afán por conocer este movimiento de cuidados paliativos, los doctores José Porta Sales (médico de medicina interna en Lérida) y Xavier Gómez Batiste (de oncología médica del Hospital Santa Creu en Vic, Barcelona) viajan a Londres entre los años 1986 y 1987, permaneciendo 3 y 6 meses, respectivamente, en el St. Christopher's Hospice. A raíz de aquel viaje, Cataluña fue la siguiente comunidad autónoma en implantar este tipo de cuidados.

El Dr. Juan Sanmartín desarrolla, desde 1988, en La Coruña, la asistencia domiciliaria del enfermo oncológico con enfermedad progresiva.

En mayo de 1989, se funda la Sociedad Catalano-Balear de Cuidados Paliativos. En 1990, el Departament de Sanitat de Cataluña inicia, junto con la OMS, un plan de cuidados paliativos en Cataluña para el período 1990-1995 como programa piloto de dicha organización, siendo los coordinadores el Dr. Javier Gómez Batiste, la Sra. María Dolores Fontanals y el Dr. José María Borrás. Este programa resultó determinante para el desarrollo de la medicina paliativa en Cataluña, en el resto de España y también en toda Europa, ya que se trataba de un programa piloto de la OMS que resolvía con éxito la incorporación de los cuidados paliativos al sistema público de salud, tanto en la atención domiciliaria como en la hospitalaria.

El doctor Marcos Gómez Sancho, tras permanecer en Italia con el profesor Ventaffrida durante 4 meses en el Instituto del Cáncer de Milán, en mayo de 1989 crea la Unidad de Cuidados Paliativos del Hospital El Sabinal, en Las Palmas de Gran Canaria.

La Dra. Susana Pascual Lavería comienza a desarrollar la medicina paliativa en el Hospital de la Cruz Roja de Málaga en febrero de 1990. En octubre de 1990, Antonio Pascual, del Servicio de Oncología y Hematología del Hospital Clínico Universitario de Valencia (profesor García-Conde), inicia, junto a la psicóloga Pilar Barreto, la atención específica para los pacientes con enfermedad terminal.

El equipo del Dr. Gumersindo Pérez-Manga, del Servicio de Oncología Médica del Hospital Gregorio Marañón de Madrid, también ha publicado varios estudios como producto de su trabajo con pacientes oncológicos desde 1980. En el Hospital La Paz, la psicóloga Pilar Arranz atendía en el Servicio de Hematología las necesidades psicoemocionales que se generan en los familiares y en el enfermo abocado a morir, así como el equipo del profesor Manuel González Barón, responsable del Servicio de Oncología Médica, ha trabajado varios años en la asistencia paliativa del paciente oncológico en fase terminal realizando varios trabajos de revisión.

El Grupo de Estudios de Bioética y Ciencias de la Salud de Zaragoza, dirigido por el Dr. Rogelio Altisent y la Dra. Pilar Torrubia, médicos de familia, promueven en 1990 la realización de un curso anual de medicina paliativa.

El 8 de enero de 1992 se funda en Madrid la Sociedad Española de Cuidados Paliativos (SECPAL), que reúne a diversos profesionales sanitarios que, en su tarea diaria, atienden a pacientes con enfermedades incurables. También en esta década de 1990, el Dr. Carlos Centeno, actual director del Servicio de Medicina Paliativa de la Clínica Universidad de Navarra, con una importante labor docente e investigadora, participó en la puesta en marcha del primer equipo de cuidados paliativos de Castilla y León en Valladolid, y completó su formación en medicina paliativa con una estancia en la Universidad de Alberta (Canadá). En 2012 puso en marcha, como investigador principal, el Observatorio Global de Cuidados Paliativos Atlantes, que desde el año 2022 es centro colaborador de la OMS para el seguimiento y desarrollo de los cuidados paliativos.

La Fundación Cudeca (acrónimo de cuidados del cáncer) nace en 1992 del compromiso personal de Joan Hunt. Ella y su marido se habían retirado a la Costa del Sol, y unos cuantos años más tarde, tras el fallecimiento de su marido en 1991, en la recién creada Unidad de Cuidados Paliativos del Hospital de La Cruz Roja, se marcó el objetivo vital de mejorar los recursos y la atención médica, psicológica y humana a los enfermos terminales en la provincia, creando el primer *hospice* de España. Comenzó a captar fondos y a formar un equipo de profesionales para visitar a pacientes de cáncer en sus domicilios. En 2003, se abrió la Unidad de Día en Benalmádena (Málaga), seguida de la Unidad de Hospitalización en 2005.

En noviembre de 1993, el Ministerio de Sanidad publica la *Guía de cuidados paliativos* de la SECPAL. En febrero de 1994, tiene lugar el I Congreso Internacional de Cuidados Paliativos en Madrid. En julio de 1994, aparece el primer número de la revista *Medicina Paliativa*, primera publicación periódica de cuidados paliativos en lengua castellana. En ese mismo año, Xavier Gómez Batiste y un grupo de colaboradores establecen los principios básicos para la planificación e implementación de los servicios de cuidados paliativos, publicándolos en *Medicina Paliativa*. En diciembre de 1995, tienen lugar en Barcelona simultáneamente el IV Congreso de la Asociación Europea de Cuidados Paliativos y el I Congreso de la Sociedad Española de Cuidados Paliativos.

En febrero de 1998, se estableció un convenio con la Asociación Española contra el Cáncer (AECC), gracias al cual se consiguió dotar a numerosos hospitales con unidades móviles de atención domiciliaria, además de prestar atención en los propios hospitales mediante la colaboración de voluntarios.

En 1999, el Pleno del Senado aprobó una moción por la que se instaba al Gobierno a que, desde el respeto a las competencias autonómicas establecidas y a las medidas puestas en marcha por las diferentes comunidades autónomas, elaborase un plan nacional de cuidados paliativos. En el Pleno del Consejo celebrado en diciembre del año 2000, se aprobó el documento, elaborado por dicho grupo, denominado Plan de cuidados paliativos, bases para su desarrollo. La Orden de San Juan de Dios crea diversas unidades de cuidados paliativos, y en el año 1991 funda la primera unidad pediátrica de cuidados paliativos en España, en el hospital San Juan de Dios de Barcelona.

Finalmente, la Ley 16/2003, de 28 de mayo, de Cohesión y Calidad del Sistema Nacional de Salud incluyó, específicamente, la atención paliativa a enfermos terminales como prestación, tanto de atención primaria como de atención especializada.

Los cuidados paliativos en Latinoamérica

Los cuidados paliativos en Latinoamérica se iniciaron en estrecha relación con la clínica de dolor, especialmente impulsados por la campaña de la OMS «Alivio del dolor por cáncer» de 1982. Varios de los programas se iniciaron como programas o clínicas de dolor para pacientes con cáncer, y posteriormente se fueron ampliando a cuidados paliativos para pacientes con otras patologías.

En este camino ha sobresalido el Dr. Eduardo Bruera, que puede considerarse el mentor, gestor y motor de los cuidados paliativos en la región. Actualmente, todos los países cuentan con algún grado de desarrollo de cuidados paliativos.

La primera reunión de latinoamericanos interesados en el desarrollo de los cuidados paliativos a nivel regional ocurrió en San Nicolás (Argentina) en 1990. La Asociación Latinoamericana de Cuidados Paliativos se constituyó en 2001. En abril de 2017, se creó la Red Latinoamericana de Asociaciones Nacionales de Cuidados Paliativos. En 2018, se aunaron las asociaciones española y portuguesa, confiriendo un carácter iberoamericano a la red.

Argentina

Los primeros equipos hospitalarios nacieron a finales de la década de 1980 (Udaondo). El primer programa de cuidados paliativos, siguiendo los lineamientos de la OMS, comenzó en Buenos Aires en 1985, con el trabajo de la Fundación Prager-Bild. En septiembre de 1986, se celebró, en la Academia Nacional de Medicina en Buenos Aires, la Primera Conferencia Internacional sobre *Hospice* y Cuidados Paliativos.

Durante la misma época, en marzo de 1985, en la ciudad de San Nicolás, el Dr. Roberto Wenk, trabajando especialmente con voluntarios de la Liga Argentina de Lucha contra el Cáncer (LALCEC), creó el denominado Programa Argentino de Medicina Paliativa. La base fundamental de ese programa fue la docencia y el cuidado paliativo domiciliario, siguiendo las normas de la OMS.

Simultáneamente nacen otras iniciativas pioneras en diferentes ciudades: Buenos Aires, Rosario, Córdoba y Mar del Plata. A esto siguió, en 1991, el Programa Pallium, liderado por Gustavo de Simone.

En 1992, se crearon equipos de cuidados paliativos pediátricos en el Hospital Gutiérrez y Hospital Garraham. En 1994, la Fundación FEMEBA (Federación Médica de la Provincia de Buenos Aires) y el programa argentino iniciaron un programa de asistencia, educación e investigación.

En 1994, se creó la Asociación Argentina de Medicina y Cuidados Paliativos (AAMyCP). En julio de 1990, en San Nicolás, se realizó el Primer Curso Internacional de Control de Dolor y Medicina Paliativa.

En enero de 1994, se obtuvo la figura legal de sociedad científica sin fines de lucro con personería jurídica. A partir de aquí, fueron surgiendo otros equipos en las principales ciudades del país y comienzan a crearse servicios de cuidados paliativos en los hospitales dependientes de la Universidad de Buenos Aires, así como en diferentes hospitales de la ciudad de Buenos Aires y del interior del país.

En el año 2000, después de largas gestiones, se llega a la firma de un convenio de colaboración recíproca entre el Ministerio de Salud y la AAMyCP, y se redactan las normas de organización y funcionamiento de los cuidados paliativos, aprobadas por la Resolución 934/2001 del Ministerio de Salud de la Nación, incorporándose esta al Programa Nacional de Garantía de Calidad de la Atención Médica, e iniciando el proceso de categorización de servicios.

En el ámbito de la ciudad de Buenos Aires, en 2006 se crea el Programa de Residencia Interdisciplinaria de Cuidados Paliativos y en 2011 avanza la aprobación de la especialidad de medicina paliativa.

Bolivia

En el año 1997, Antonio Canaviri inauguró la Unidad de Dolor del Centro de Salud Obrero de La Paz, dando inicio al abordaje del alivio del dolor para pacientes con cáncer avanzado. En 2006, se creó la Fundación A mí sí me importas, del programa Paliativos Sin Fronteras de Bolivia.

En 2009, Daniel Mercado y Claudio Navarro iniciaron un programa de atención domiciliaria en el Centro de Salud Jesús Obrero de El Alto. En ese mismo año, Els van Hoecke fundó el Servicio de Enseñanza Técnica y Capacitación Integral (SENTEC), con sede en Oruro, e inició actividades de diseminación en cuidados paliativos. En 2012, se creó la Asociación Alianza Boliviana de Cuidados Paliativos.

Brasil

En 1980, se anexó el primer servicio de cuidados paliativos al servicio de dolor en el Hospital de Clínicas de Porto Alegre, coordinado por Miriam Martelete. En 1983, Antonio Camargo creó el servicio ambulatorio de Santa Casa de Misericórdia, en São Paulo. En el Instituto Nacional de Cáncer, en Río de Janeiro, Evaldo Abreu creó el *Programa de atendimento ao paciente fora de possibilidade terapêutica* (1986), que se transformó en unidad de cuidados paliativos en 1998 por el liderazgo de Magda Rezende. En el mismo año, Tereza Schoeller abrió el Serviço de Cuidados Paliativos do Cepom, en Florianópolis.

En el 2002, se incluyeron los cuidados paliativos en el Sistema Único de Salud, que obliga la prestación de cuidados paliativos en los servicios oncológicos. En 1997, se fundó la Associação Brasileira de Cuidados Paliativos, y en 1997, la Academia Nacional de Cuidados Paliativos.

Chile

A finales de la década de 1980 surgieron equipos aislados con Bernardo Lilallú (Temuco), Eduardo Rabat (Coquimbo/La Serena) y Lea Derio y Raúl Vásquez (Hospital Barros Luco). En 1990, Agustín Espejo y Maritza Velasco crearon la Unidad Alivio del Dolor y Cuidados Paliativos en el Hospital Militar (Santiago).

Ese mismo año, Ángela Fernández, Germán Acuña y Pedro Urrea (Concepción-Arauco) iniciaron la red de médicos generalistas, cuidados domiciliarios y los hospitales Coronel, Lota y Arauco. Posteriormente, se incorporaron el Hogar de Cristo y el Hospital Grant Benavente. En 2005, se incluyeron los cuidados paliativos en la Ley de garantías explícitas en salud para pacientes con patología oncológica. En 1990, se creó la Asociación Chilena para el Estudio del Dolor.

Colombia

Tiberio Álvarez fundó en 1980 la Clínica de Alivio del Dolor y Cuidados Paliativos, en Medellín, dando comienzo a los cuidados paliativos en el país y la región.

En 1987, Isa Fonnegra creó la Fundación Omega para brindar apoyo a familiares y pacientes con enfermedades terminales en Bogotá. En 1988, Liliana De Lima creó el primer hospicio en La Viga (Cali) con el apoyo de Pedro Bejarano.

El Instituto Nacional de Cancerología comenzó en 1995 la primera especialidad médica en cuidados paliativos de la región. En 1996, se creó la Asociación Colombiana de Cuidados Paliativos.

Costa Rica

En 1990, se crea la Clínica de Cuidados Paliativos del Hospital Nacional de Niños, liderada por Lisbeth Quesada Tristán en San José, y el Comité de Cuidados Paliativos del Hospital Max Peralta de Cartago. En 1991, inició la unidad de cuidados paliativos de Alajuela, e Isaías Salas fundó la Clínica del Dolor del Hospital Calderón Guardia (San José), que en 1999 se convirtió en el Centro Nacional de Dolor y Cuidados Paliativos.

En 1998, se promulgó la Ley 7756 de beneficios para el cuidador de una persona en condiciones paliativas, que fue modificada posteriormente. En el 2006, se creó la Asociación Costarricense de Medicina Paliativa y Medicina del Dolor.

Ecuador

En 1995, el padre Alberto Redaelli inició la Unidad de Cuidados Paliativos en la Fundación Amigos Benefactores de Enfermos Incurables en Quito, y en 1997, creó la Fundación

Ecuatoriana de Cuidados Paliativos y el Centro Médico San Camilo (2000). En 1998, Nancy Lino inició la enseñanza de cuidados paliativos en la Universidad Estatal de Guayaquil, y en el año 2000 convirtió el Servicio de Tratamiento de Dolor del Instituto Oncológico Nacional Dr. Juan Tanca Marengo de Guayaquil en el Servicio de Cuidados Paliativos y Manejo del Dolor. En 2018, la Asociación Ecuatoriana de Cuidados Paliativos recibió la personería jurídica.

El Salvador

El Hospital Divina Providencia, fundado por las Hermanas Carmelitas Misioneras de Santa Teresa (1966), se redefinió institucionalmente en 2002 para iniciar un programa de cuidados paliativos, con un equipo integrado por la hermana María Julia García, la hermana Margarita Molina, Marvin Colorado, Carlos Reyes y Carlos Rivas.

En 2009, Rolando Larin Lovo inició los cuidados paliativos pediátricos con la creación de la Clínica del Dolor y Cuidados Paliativos en el Hospital Nacional de Niños Benjamín Bloom. En 2006, se fundó la Asociación Salvadoreña para el Estudio, Tratamiento del Dolor y Cuidados Paliativos.

En 2016 surgió la Fundación de Medicina Paliativa de El Salvador (PALIAMED), con Ángel Díaz Alvarenga (presidente) y Mario López Saca (vicepresidente). Esta fundación creó en 2019 el Hospice La CIMA (Centro de Medicina Paliativa).

Guatemala

En Guatemala, los cuidados paliativos comenzaron en 1998 con Estuardo Giovani Sánchez, quien inició un programa de atención domiciliaria. El Instituto Nacional de Cancerología y la Unidad Nacional de Oncología Pediátrica comenzaron a funcionar simultáneamente en 2005 a cargo de Eva Duarte y Silvia Rivas, respectivamente. En 2003, se creó la Asociación Guatemalteca de Dolor y Cuidados Paliativos.

Honduras

Los cuidados paliativos se iniciaron como unidad de cuidados paliativos en el Centro de Cáncer Emma Romero de Callejas en 2002, con Miriam Chávez. Posteriormente, se unieron Carlos Rico y Tulio Velázquez, iniciando un programa de visitas domiciliarias. En 2006, se creó la Sociedad Hondureña para el Estudio y Tratamiento del Dolor.

México

En México, en el año 1972 se inaugura la Unidad de Medicina del Dolor en el Instituto Nacional de Ciencias Médicas y Nutrición Salvador Zubirán. En 1976, se instala la Clínica del Dolor en el Hospital General de México Dr. Eduardo Liceaga, por el Dr. Miguel Herrera Barroso. En 1979, nace la Asociación Nacional para el Estudio y Tratamiento del Dolor en la ciudad de Guadalajara.

En 1981, se inicia la primera clínica multidisciplinaria del dolor en el Instituto Nacional de Cancerología (INCan), y en noviembre de 1988, se introduce a México por el INCan el primer embarque de morfina, procedente de Alemania,

bajo el cargo del Dr. Juan Ignacio Romero Romo, médico psiquiatra, quien desarrolla en 1989 el primer programa académico de cuidados paliativos en el INCan. Se firma la declaración mexicana de alivio del dolor en cáncer y en 1990 se reconoce como política oficial de importancia dentro de la salud pública.

El 19 de octubre de 1992, en el *Diario Oficial de la Federación* (DOF), se asigna a la Clínica del Dolor del Hospital General de México Dr. Eduardo Liceaga como Centro Nacional de Capacitación en Terapia del Dolor (acuerdo Nº 106 DOF), hecho que generó la divulgación del tratamiento del dolor a nivel nacional. En 1992, Gustavo Montejo crea la Unidad de Cuidados Paliativos del Hospital Civil de Guadalajara.

Panamá

La Asociación HOSPES Pro-Cuidados Paliativos fue fundada en 1992 por Teresita Méndez, Myrna Mclaughlin y Julio Santamaría. En 1996, Mario Julio Garibaldo coordinó la creación del Programa de Cuidados Paliativos y Clínica de Alivio del Dolor en el Instituto Oncológico Nacional.

En 2010, se creó el Programa Nacional de Cuidados Paliativos del Ministerio de Salud, coordinado por Gaspar Da Costa. En 2014, se creó el primer equipo de cuidados paliativos en el Hospital Geriátrico de la Caja de Seguro Social, liderado por la Dra. Cecilia Donderis y el Dr. Luis Cornejo. La Asociación Panameña de Cuidados Paliativos se creó en 2015.

Paraguay

En 1995, el equipo interdisciplinario conformado por Víctor Mariano Solalinde, Amado Gill, Gustavo Guggiari, Silvia Sforza, Roberto Reichert, Rosa Rodríguez, Lourdes Cardozo y Raquel Molina inició el Servicio de Cuidados Paliativos en el Instituto Nacional del Cáncer, bajo la coordinación de Vicente Millot. En 2006, se convirtió en el Departamento de Cuidados Paliativos y Dolor.

En el año 2000, Elena de Mestral creó el equipo médico móvil de cuidados paliativos en el Hospital de Clínicas. En 2004, Aldo Trento fundó el Hospice Clínica Divina Providencia de la Fundación San Rafael. La Asociación Paraguaya de Medicina y Cuidados Paliativos se fundó en 1995.

Perú

En 1989, se inició la atención de cuidados paliativos dentro de la Unidad de Dolor del Hospital de la Policía, por iniciativa de Raymundo Cordero Lujan y María Berenguel Cook. En 1994, Félix García inició su prestación dentro de la Unidad de Terapia del Dolor del EsSalud Almenara. En 1999, María Berenguel fundó el primer Servicio de Medicina Paliativa y Tratamiento del Dolor del Instituto Nacional de Enfermedades Neoplásicas. En 2013, se creó la Sociedad Peruana de Cuidados Paliativos.

República Dominicana

En 1988, Rosa Martínez de Paredes, Rosa Emilia Sánchez Pérez, Aminta Thornan y Gloria Castillo crearon el Programa

Dominicano de Cuidado Paliativo y Control del Dolor por Cáncer del Instituto Oncológico Dr. Heriberto Pieter. Francisco y Diane Sabado fundaron el primer hospicio, Fundación Corazón Del Siervo, en 1999.

En 2012, se crea la Unidad de Cuidados Paliativos Oncopediátricos en el Hospital Infantil Dr. Robert Reid Cabral, dirigida por Wendy Gómez García. En 2011, se creó la Asociación Dominicana para el Estudio y Tratamiento del Dolor y Cuidados Paliativos.

Uruguay

La Asociación Española Primera de Socorros Mutuos creó el primer equipo privado en 1985 en Montevideo, promovido por Héctor Morse. En 1989, se creó la unidad llamada Hospi-Saunders. En el año 1994, se formó un equipo de cuidados paliativos multidisciplinario en el Servicio de Oncología Clínica del Hospital de Clínicas, coordinado por Roberto Levin,

con actividades asistenciales y docentes. En 2001, se creó la Sociedad Uruguaya de Medicina y Cuidados Paliativos.

Venezuela

En 1988, Bárbara Carlés de Márquez creó la Unidad de Dolor y Cuidados Paliativos del Hospital Dr. Miguel Pérez Carreño. En 2000, se fundó la Unidad de Cuidados Paliativos en el Hospital José María Vargas con Patricia Bonilla.

En el año 2001, surgieron el Servicio de Cuidados Paliativos del Instituto de Oncología Luis Razetti de Caracas y la Unidad de Dolor y Cuidados Paliativos de la Clínica Padre Machado. En el mismo año, se incluyeron los cuidados paliativos en el Programa del Control del Cáncer y se creó la Fundación de la Asociación Venezolana de Cuidados Paliativos. En 2003, se iniciaron los cuidados paliativos pediátricos con Carolina Kamel. En 2010, se creó la Sociedad Venezolana de Cuidados Paliativos.

PUNTOS CLAVE

- La OMS define los cuidados paliativos como el «enfoque que mejora la calidad de vida de pacientes y familias que se enfrentan a los problemas asociados con enfermedades amenazantes para la vida, a través de la prevención y alivio del sufrimiento por medio de la identificación temprana e impecable evaluación y tratamiento del dolor y otros problemas, físicos, psicológicos y espirituales».
- La filosofía de los cuidados paliativos se basa en el control de síntomas, el apoyo emocional y la comunicación con el enfermo, la familia y el equipo terapéutico, así como en los organizativos que permitan el trabajo interdisciplinar y la continuidad asistencial a lo largo de la enfermedad.
- En el marco de las culturas mesolíticas comenzaron a desarrollarse los cuidados más cercanos o equivalentes a lo que hoy se consideran cuidados paliativos a través del animismo.
- A partir del siglo IV, comienzan a aparecer las primeras instituciones cristianas, inspiradas en los principios de la caridad evangélica, consideradas los primeros hospicios.
- Durante la Edad Media, surgieron un sinfín de establecimientos dedicados a albergar a los peregrinos, que posteriormente se establecieron como hospicios.

- La primera vez que la palabra *hospice* se refiere específicamente al lugar dedicado al cuidado del moribundo es en el año 1842, en Lyon, fecha en la que Mme. Jeanne Garnier constituye la asociación de Mujeres del Calvario.
- Después llevó la orden a Inglaterra, y en Londres, en 1905, funda el St. Joseph's Hospice, donde trabajó Cicely Saunders. Otra mujer destacada en el resurgir del movimiento *hospice* es Elizabeth Kübler-Ross, que comenzó en EE. UU. la atención sistemática de los enfermos terminales.
- En Europa, los cuidados paliativos se desarrollan a partir de finales de la década de 1970. Los trabajos de Vittorio Ventafridda sobre el tratamiento del dolor en el cáncer, el establecimiento de la Asociación Europea de Cuidados Paliativos y el desarrollo de políticas institucionales fueron algunos de los hechos más determinantes.
- Los cuidados paliativos en Latinoamérica se iniciaron en estrecha relación con la clínica de dolor, especialmente impulsados por la campaña de la OMS «Alivio del dolor por cáncer» de 1982. Varios de los programas se iniciaron como programas o clínicas de dolor para pacientes oncológicos, y posteriormente se fueron ampliando a cuidados paliativos para pacientes con otras patologías.

BIBLIOGRAFÍA

Acuña C. Cuidados Paliativos en Costa Rica. Rev Ter. 2017;11:15-25.

Allende S, Verástegui E. El ABC en medicina paliativa. México: Editorial Médica Panamericana; 2014.

Ariès P. Morir en occidente: desde la Edad Media hasta nuestros días. Goldstein V, trad. Buenos Aires: Adriana Hidalgo; 2007.

Bushatsky M, Sarinho ESC, Lima LS, Faria JH, Baibich-Faria T. Cuidados paliativos en pacientes fora de possibilidade terapêutica. Rev Bioethikos. 2012;6:399-408.

Centeno Cortés C, Hernasanz de la Calle S, Arnillas Gómez P. Historia del movimiento hospice. El desarrollo de los cuidados paliativos en España. En: Gómez Sancho M, ed. Medicina paliativa en la cultura latina. Madrid: Arán; 1999. p. 301-16.

De Mestral E, Rivarola J. Historia de la Bioética en Paraguay. An Fac Cienc Méd. 2014;47:61-70.

Del Río MI, Palma A. Cuidados paliativos: historia y desarrollo. Boletín Escuela de Medicina U.C., Pontificia Universidad Católica de Chile. 2007;32:16-22.

Domínguez-Marín AD. Cuidados paliativos. Sus orígenes y su llegada a México. Rev del Hosp Juá México. 2017;83:64-5.

Doyle D. Palliative medicine in Britain. Omega. 2007;56:77-88.

Gibbs JSR, McCoy ASM, Gibbs LME, Rogers AE, Addington-Hall JM. Living with and dying from heart failure: the role of palliative care. Heart. 2002;88 Suppl 2:ii36-9.

González JS, Ruiz MC. The cultural history of palliative care in primitive societies: An integrative review. Rev Esc Enferm. 2012;46:1015-22.

Grady PA, Knebel AR, Draper A. End-of-life issues in AIDS: the research perspective. J R Soc Med. 2001;94:475-9.

Hanks G, Forbes K. Dame Cicely Saunders, OM, DBE, FRCP, FRCN. 2005;118.

Laín Entralgo P. Historia de la medicina. Barcelona: Salvat; 1989.

Luna J. Prehistoria y medicina. Arch Boliv Hist Med. 2000;6:29-33.

Mertehikian A. Historia de los cuidados paliativos. MEDPAL, Interdisciplina y Domicilio. 2007.

Oransky I. Elisabeth Kübler-Ross. Lancet. 2004;364:1120.

Parkes CM. The dying adult. BMJ. 1998;316:1313-5.

Pastrana T, De Lima L, Sánchez-Cárdenas M, Van Steijn D, Garralda E, Pons-Izquierdo JJ, et al. Atlas de cuidados paliativos de Latinoamérica 2020. 2ª ed. International Association for Hospice and Palliative Care; 2021.

Paz S, Clark D. Palliative care in Colombia. Prog Palliat Care. 2005;13:75-83.

Sanz J. Historia de la medicina paliativa. Med Pal Madrid. 1999;6(2):82-8.

Saunders C. Foreword. En: Doyle D, Hanks G, McDonald N, eds. Oxford Textbook of Palliative Medicine. 2ª ed. Oxford: Oxford University Press; 1998.

Saunders C. The evolution of palliative care. J R Soc Med. 2001;94(9):430-2.

Saunders C. Hospice: a global network. J R Soc Med. 2002;95:468.

Sociedad Española de Cuidados Paliativos. Historia de los Cuidados Paliativos y el Movimiento Hospice. [Internet]. SECPAL; 1997. Disponible en: https://www.secpal.com/secpal_historia-de-los-cuidados-paliativos-1

Twycross R. Medicina paliativa: filosofía y consideraciones éticas. Acta Bioethica. 2000;6:27-46.

Twycross RG. Choosing when to die and how. Lancet. 1980;2:645.

Ventafridda V, De Conno F, Blumhuber H. Palliative care in Europe. J Pain Symptom Manage. 1993;8:369-71.

Williams AM, Crooks VA, Whitfield K, Kelley M-L, Richards J-L, DeMiglio L, et al. Tracking the evolution of hospice palliative care in Canada: a comparative case study analysis of seven provinces. BMC Health Serv Res. 2010;10:147.

World Health Organization. WHO Definition of Palliative Care. [Internet]. WHO; 2013.

Perspectiva de muerte y aspectos socioculturales

2

P. Rodríguez González

OBJETIVOS

- Analizar los aspectos socioculturales que rodean al hecho de morir.
- Comprender cómo la herencia sociocultural de cada persona influye en la muerte de la persona.
- Aprender cómo la muerte se afronta de diferentes maneras en función de los factores socioculturales.
- Reflexionar sobre cómo se afronta el hecho de la muerte en las diferentes culturas.

INTRODUCCIÓN

Para lograr aproximarse al hecho de morir y poder entender los aspectos que influyen en este proceso vital, inherente a la vida, es preciso realizar un pequeño acercamiento a cómo ha vivido la humanidad y cómo este hecho ha influido en la evolución no solo de la persona, sino también de la sociedad.

Asimismo, resulta necesario entender cómo los cambios sociales y culturales de la humanidad han ido influyendo en el desarrollo de la mente, tanto individual como colectiva, de las personas y en el hecho de morir. Cabe añadir otro factor que resulta de una influencia ineludible en el proceso de morir, la tecnificación de la sociedad, de la medicina y de la muerte.

Tal como se habrá intuido ya, se hará referencia a la muerte como evento individual, lo que incluye todos los aspectos internos, subjetivos, psíquicos e individuales de cada persona. También se hará referencia al hecho de morir, entendido como un hecho individual, ajeno a la voluntad de la persona, puesto que es algo que le sucede a toda la humanidad (individual y colectiva), algo que se hace y que no responde, en muchos casos, a un acto voluntario de la persona.

Por otro lado, también se referenciará el acto de morir como un acontecimiento en el que la persona puede tener un papel activo previo y durante el mismo, ya que puede llegar a tomar decisiones al respecto, desde el mero hecho de acercarse a la idea de la propia muerte y la mortalidad, pasando por la aceptación del proceso de morir, como un hecho inherente a la existencia de la persona, y llegando hasta la vivencia experiencial de la muerte, conllevando una desvinculación de la propia vida, la existencia, y aceptando la finitud y la continuidad de la vida, con la trascendencia de esta.

En último lugar, se hablará del proceso de morir, entendido desde su concepción filosófica, es decir, el curso o la serie de fenómenos sucesivos, vinculados entre sí, que llegan a constituir un sistema, una unidad o una totalidad. Desde los inicios de la tanatología, con Elisabeth Kübler-Ross, se comenzó a hablar de las cinco fases en el proceso de la muerte (fases que luego fueron adaptadas para la conceptualización del proceso de duelo).

La muerte forma parte de la vida, es algo inherente a ella y, desde los inicios de la humanidad, la persona ha mostrado su interés e inquietud por este hecho. Se han investigado en profundidad los aspectos relativos a los ritos funerarios de la prehistoria, de tal forma que se ha llegado a la conclusión de que para los ancestros más antiguos no existía una idea abstracta de la mortalidad, sino algo más pragmático, hasta los hallazgos de los restos de la Sima de los Huesos de Atapuerca (Burgos). En este caso, existe una hipótesis fundada de que los restos fueron hallados en esa localización debido a un entierro deliberado.

Sucede lo mismo en los restos de la cueva Rising Star en Sudáfrica, donde se encontraron 15 cuerpos que, se presupone, fueron enterrados en dicha localización también de manera deliberada. A partir del Neolítico, comienzan a encontrarse diferencias con respecto a dichos rituales funerarios en función de los poblados, por lo que parece que, a partir de esa etapa, comienzan a existir diferencias culturales con respecto a los ritos funerarios y, por lo tanto, también con respecto a la idea de mortalidad. De este modo, se encuentran casos arqueológicos documentados de enterramientos, incineraciones, enterramientos individuales y grupales, diferencias con respecto a la postura del cuerpo y ofrendas enterradas con el mismo. Todo esto deja entrever cómo la mortalidad y la muerte han sido unas de las inquietudes más ancestrales de la humanidad.

Por lo tanto, la muerte ha sido una preocupación, un pensamiento presente en las mentes más primitivas de nuestros antepasados y una idea que, en mayor o menor medida, ha atravesado el aparato cognitivo y emocional y que, como personas, sigue estando presente de alguna manera en la actualidad.

CONTEXTUALIZACIÓN DE LA VIDA Y LA MUERTE EN LA SOCIEDAD ACTUAL

El progreso y la evolución se han ido apoderando de la sociedad actual, de tal modo que dicho progreso se ha convertido en un motor, en un impulso y, del mismo modo, en el fin del ser humano. Se vive una crisis existencial profunda como personas y como sociedad, en la que se han ido perdiendo ciertos aspectos fundamentales de la cultura, la tradición y la identidad humana.

Actualmente las personas forman parte de un sistema que se caracteriza por la persecución ansiosa y angustiosa de principios instaurados por la sociedad, así como también por la consecución de objetivos de manera compulsiva. Se han convertido, como personas, en motor y alimento de la sociedad, trabajan para consumir y consumen para poder seguir trabajando y que el mundo continúe girando, encerrados en una rueda de hámster que te atrapa y te empuja a continuar corriendo sobre la misma. Se han convertido en explotadores y explotados en un mismo ente. De este modo, se podría proyectar y extrapolar este principio a la propia identidad como humanidad, de tal forma que se persiguen objetivos personales, retos individuales y colectivos, con la esperanza de alcanzar la satisfacción personal, la experiencia definitiva que otorgue sentido a la experiencia alienada por la propia persecución de los objetivos.

De este modo, las personas se encierran en sí mismas dentro de ese ciclo, persiguen la mejora constante, sintiéndose permanentemente insatisfechas a consecuencia de que «nunca es suficiente».

De manera progresiva, se han ido focalizando en la persecución ansiosa de esa mejora constante, mejora «que tiene calidad superior a otra cosa o que sobresale en una cualidad». Es decir, la propia palabra mejora implica que se parte de una cualidad negativa, o buena, y se busca una cualidad positiva o mejor. Aquí es donde entra en juego la dictadura de la felicidad, en la que se profundizará más adelante.

Se trata de un nuevo sistema de creencias basado en que, como personas, no pueden estar mal, no pueden sufrir, porque les han enseñado, y ya forma parte de la herencia cultural (parece que incluso instaurada en el genoma), que hay que disfrutar constantemente, que se ha venido a la vida para ser felices.

Nadie dice en ningún momento que se vaya a sufrir a lo largo de la existencia por diversos motivos, no se educa para ello, no existe una pedagogía del sufrimiento como algo propio e inherente en la existencia y mucho menos se acerca a la idea de la mortalidad.

Esto conlleva que las personas se encuentren en polos opuestos, antagónicos y muy distantes entre ellos, así como al mismo tiempo se da una polarización al respecto: si estás bien, no puedes estar mal; es más, no tienes derecho a estar mal, no es algo que te pueda suceder a ti como persona. Más allá se encuentra el tremendo sentimiento de injusticia al respecto, porque no es algo que «debería» pasar, ya que va radicalmente en contra del principio básico de la vida: disfrutar y ser feliz.

De este modo, se está educando a un ejército de personas que no aceptan el sufrimiento, que lo expulsan de su vida tratando de ser ignorantes al respecto, no siendo conscientes de una parte del acto de vivir, que es el acto de sufrir. Y para poder huir de dicho sufrimiento, hay que embarcarse en una búsqueda constante de la felicidad, la mejora de la persona, del crecimiento personal y de la satisfacción personal. El ciclo se mantiene.

> Como personas no se puede estar mal, no se puede sufrir, porque se ha enseñado, y ya forma parte de la herencia cultural, que hay que disfrutar constantemente, que se ha venido a la vida para ser felices.

Es preciso considerar que la mayor expresión de experiencia de sufrimiento que existe en el imaginario mental como humanidad es la mortalidad, afrontar la propia muerte es el mayor sufrimiento que se siente que se puede experimentar como personas. Se produce de nuevo un alejamiento no solo del sufrimiento en sí mismo, sino de todo lo relacionado con él, entre ellos el de la muerte como idea de sufrimiento. Muchas personas que presentan ideas de hipocondría, que tienen ansiedad anticipatoria relacionada con problemas de salud, en último término, tienen miedo a la muerte.

En este punto emerge otro de los aspectos inherentes a la muerte que pueden generar sufrimiento, la incertidumbre. Las personas se encuentran ante una paradoja: la muerte es la única certeza del acto de vivir, y en cambio, es un hecho que genera una enorme incertidumbre al ser humano.

Las personas, a lo largo de la historia de la humanidad, han ido haciendo frente a la incertidumbre con diversos mecanismos, unos individuales, personales y subjetivos, y otros sociales o colectivos. Dentro de estos últimos, se encontrarían elementos y herencias culturales, como ciertos ritos, entre ellos las creencias religiosas y espirituales, que, en un plano antropológico y social, serían un punto de anclaje para la humanidad en el que apoyarse como personas y como sociedad para poder afrontar dicha incertidumbre.

Hay que añadir que, además, estas creencias espirituales o religiosas aportan al ser humano una experiencia de sentido, puesto que pueden llegar a ayudar en situaciones de mayor crisis existencial que se pueden llegar a afrontar, resolviendo ciertos vacíos existenciales y aportando un poco de luz o respuestas ante ciertas preguntas que las personas se plantean en determinados momentos de la vida. Ante una enfermedad grave e incurable, ante el fallecimiento de un ser querido, es habitual que las personas no solo se encomienden a sus creencias religiosas, sino que también busquen en ellas un sentido a la experiencia de enfermedad y de final de vida.

De este modo, la experiencia de mortalidad se convierte en una vivencia de incertidumbre, de inestabilidad e inseguridad. Hay varias fuentes de inseguridad y de miedo para el ser humano, el espacio, el océano y la oscuridad, todas ellas por el hecho de no saber, de no conocer qué es lo que hay en ellas. Lo mismo sucede con la muerte; genera inseguridad porque no hay ninguna certeza de lo que hay después de ella. En la línea que se comentaba anteriormente, la religión y las creencias espirituales aportan una experiencia de sentido y un punto de anclaje ante esa incertidumbre.

La vida está vinculada con la luz, la seguridad y la estabilidad, implica además un sentido de permanencia y de inmanencia con respecto a esa idea de certidumbre, las personas tienen la seguridad de que mañana seguirán vivas. En contraposición, la muerte simboliza la oscuridad, la incertidumbre y el desconcierto, además de una experiencia inherente de sufrimiento ante la misma.

De este modo, al estar sumidos en una sociedad que empuja a la consecución de objetivos, a la persecución de la felicidad momentánea, efímera y permanente al mismo tiempo, se ha de expulsar todo lo que conlleve un mínimo de sufrimiento en ella, más aún cuando en la sociedad se encuentra vinculada la idea de mortalidad con la idea de sufrimiento.

Cabe añadir en este punto que, además, la muerte supone el fin de la existencia, el mayor duelo que ha de afrontar el ser humano, y, con una perspectiva egocentrista, también supone el fin de todo. Si una persona se acaba, se acaba su visión del mundo, se acaba su propia realidad. Esta desvinculación hacia el entorno es una fuente de sufrimiento en sí misma, como realidad, como experiencia y como proceso.

 En una sociedad que persigue la felicidad, la muerte, entendida como modo de sufrimiento, debe ser evitada.

La sociedad actual, profundamente tecnificada, basada en la inmediatez y en la construcción de la identidad individual en los espejos de la colectividad, basa la existencia y el devenir en los raíles que marcan ciertos *checkpoints* (puntos de control) impuestos por diversas presiones sociales y culturales que se transmiten tanto a nivel familiar como social.

Hay que añadir que la identidad individual en la actualidad se encuentra profundamente distorsionada e influenciada no solo por dicha presión social, por esos mandatos que se heredan y se aprenden, sino también por las expectativas que las dinámicas sociales depositan sobre las personas.

De este modo, también se dan ciertas premisas inmutables que son inherentes al hecho de vivir e inseparables de él, como el hecho de que por el mero acto de vivir se ha de disfrutar de la vida, se ha de vivir una vida plena, dotada de sentido, al mismo tiempo que se trata de perseguir los objetivos que impone la sociedad desde la herencia cultural a la que cada persona está sometida.

Vivir hoy en día ya no se considera un beneficio, un privilegio del que no todas las personas disfrutan, sino que supone un derecho heredado ante el cual la persona no tiene ninguna responsabilidad más que vivir. Se ha abandonado la responsabilidad de vivir, de dirigir la vida para que sean otros mecanismos los que la dirigen, al margen del libre albedrío, y en pos de hacer la vida más sencilla, aparentemente, no cuestionando ciertos principios que se asumen irreflexivamente.

De esta manera y a modo de conclusión de este epígrafe, vivir se ha convertido en un derecho del que se disfruta y del que algunas personas no se responsabilizan, siguiendo los raíles de la consecución compulsiva de objetivos (bien sean materiales o inmateriales, incluyendo el crecimiento personal), y es también un hecho tecnificado y deshumanizado, un falso reflejo de lo que se podría llegar a ser, de cómo se podría llegar a vivir, eliminando el sufrimiento de la vida y, por lo tanto, alejándose de la muerte.

LA MUERTE EN LA SOCIEDAD ACTUAL

La muerte no solo es un hecho inherente a la vida, también es un acto que se realiza y un proceso que se transita. Se vive para morir, morir no es el fin, no es el objetivo que socialmente se inculca, vivir es el propio fin de la vida, vivir entendido como el hecho de disfrutar cada segundo de la existencia, basada en la experimentación efímera de momentos de felicidad y la persecución de los cánones y objetivos que culturalmente se heredan.

De este modo, la muerte se encuentra totalmente alejada y ajena del acto de vivir, al mismo tiempo que vivir se constituye como un hecho, y no como un acto, eliminando la propia responsabilidad en ambos procesos, siendo algo que se da por el hecho de existir, y la muerte es algo que sucede por voluntad ajena como personas.

La sociedad ha evolucionado de manera frenética hacia una tecnificación no solo en pro de un progreso de la sociedad, sino también de las personas. Esta tecnificación ha influido en el desarrollo psicoemocional, produciendo un distanciamiento con las propias emociones y una gran crisis de empatía y compasión para con el resto de las personas.

En este sentido, la tecnología ha ayudado y colaborado en el progreso en muchas áreas de la humanidad, pero tiene una contrapartida, ya que ha hecho que actualmente muchas personas prefieran el contacto a través del mundo digital más que un contacto cara a cara con el otro.

Este contacto puede llegar a incomodar a la persona, puesto que supone un acercamiento real y, por lo tanto, una mirada profunda de la persona que se tiene enfrente y viceversa, la persona que está enfrente puede percibir a los otros de manera real, sin ningún «filtro» de ningún tipo de red social. Gracias a esta tecnificación profunda de la sociedad, la persona se puede sentir desnuda, sin ningún tipo de protección ni defensa que la pueda proteger y, por lo tanto, también se sentirá desprotegida ante la mirada del otro.

Este distanciamiento personal, este encerramiento individual, se ha visto acrecentado tras la pandemia por la enfermedad de coronavirus de 2019, incrementando el distanciamiento y la desconfianza hacia el otro. En este sentido, se ha producido una agudización de la alteridad hacia el otro, con una *desresponsabilización* hacia la otra persona, que lleva a un aumento del cuidado del propio ego, de un modo desmedido, y una despreocupación hacia el otro.

El distanciamiento del otro y el aumento de la alteridad hacia el otro no solo afecta a la esfera social de la persona, sino que también alcanza el concepto y constructo de salud, implicando la salud en su máxima expresión. Los hospitales y los cuidados se hallan cada vez más tecnificados, centrados en el alargamiento de la vida y en el tratamiento y erradicación de la enfermedad. Esta tecnificación promueve una disociación entre la persona y la enfermedad, de tal forma que la tecnificación y el progreso médico ayudan a establecer tratamientos más eficaces, eficientes y efectivos, yendo cada vez más dirigidos hacia un tratamiento diana, personalizado para la persona, en principio. Realmente dicha personalización no va dirigida a la persona, sino a la patología individual de la persona. El tratamiento individualizado tiene en cuenta marcadores, indicadores sobre la patología de la persona, así como también sobre sus características médicas, si bien olvida el resto de los factores que la persona trae en su maleta de vida. Estos elementos son importantes para poder retomar la humanización de la salud.

> ❗ Se ha producido un aumento del distanciamiento del otro que afecta a la salud, generando procesos de morir más tecnificados.

Las plantas de los hospitales tienen a disposición del personal asistencial múltiples técnicas, múltiples tecnologías, para poder abordar la enfermedad de las personas y, actualmente, se parecen más a un futuro distópico que a un lugar donde se acompaña a las personas en su enfermedad. Las personas se encuentran encamadas, con múltiples cables conectados a diferentes partes de su cuerpo, y son objeto de tratamientos, de tal forma que el tratamiento de la enfermedad y el abordaje de la salud se convierten más en una planta de montaje o reparación que en un centro sanitario.

Dichas plantas de hospitales cuentan con un control de enfermería que, a su vez, guarda más relación con una sala de control de una planta de fabricación que con una unidad central en la que poder coordinar a los distintos pacientes que se encuentran ingresados en ese momento. Por suerte, detrás de esa unidad central se encuentran personas, que cuidan de la esfera humana del paciente.

De este modo, se ha de reflexionar sobre estos aspectos y cómo pueden influir en los tratamientos médicos, cómo se aplican estos y la manera en que se ha ido dejando de lado el aspecto humano de los cuidados en pos de prolongar la vida y tratar a las personas como cuerpos en reparación.

En este sentido, es importante no obviar esta parte tan importante de los tratamientos médicos, sino poder complementarla con otro abordaje más biopsicosocial y sistémico de la persona, mirando al otro, aceptando la alteridad como algo inherente al ser humano y desde una aceptación incondicional, empatía y autenticidad de la persona, tanto de la que se tiene enfrente como de la propia persona.

Resulta importante, como personal sanitario, distanciarse un poco de dicha tecnificación de los cuidados, olvidarse de los marcadores y los parámetros, de los tratamientos, de la adherencia a los mismos, y tratar de acercarse más al otro, desde su alteridad, conociendo su historia de vida, su historia familiar y todo lo que conlleva su biografía.

Se ha hablado hasta ahora de cómo la sociedad hipertecnificada en la que se vive y que impone no solo dicha tecnificación en aspectos de la persona tan trascendentales, naturales y humanos, como es la muerte, sino que también impone una visión de la vida en términos de problema-solución. Y además, también habría que añadir que se camina hacia una sociedad de la inmediatez con una necesidad cada vez más imperiosa de rapidez en el acto de vivir. En este sentido, se considerará que la tecnificación se ha convertido en una suerte de atmósfera que rodea la existencia, por lo que, aunque no se mencione de aquí en adelante, se ha de tener en cuenta que sigue estando ahí; no se la verá, pero estará implícita.

Se seguirá avanzando en este punto. La concepción de la vida, del propio mundo y de todo lo que hay alrededor, en términos simplistas de problema-solución, conlleva una no profundización en el acto de vivir, de tal modo que las personas terminan «pasando de puntillas por la vida» y acaban construyendo su manera de vivir la vida y de relacionarse con el mundo desde esta premisa, percibiendo que absolutamente todo en esta vida ha de tener (desde la más estricta obligatoriedad) una solución.

Es cierto que en muchos ámbitos de la persona esta premisa puede ser extremadamente útil para afrontar determinadas situaciones. Si bien es verdad que hay aspectos del hecho de vivir que no pueden reducirse a dichos términos, entre ellos el sufrimiento, el dolor, la enfermedad y la muerte. Son cuatro hechos que se escapan en muchas ocasiones al control del ser humano, por lo que no se llega a aceptar la alteridad de dichos hechos y, por lo tanto, a algunas personas les puede resultar difícil aceptarlos.

En este sentido se habla en términos de aceptación de lo inevitable, de lo más inherente al acto de vivir, y se diferencia de la resignación entendiendo la aceptación como un acto con un papel activo por parte de la persona, y la resignación, como un abandono voluntario. La aceptación cursará con un abandono al sufrimiento, al dolor, a la enfermedad o a la muerte, y dicho abandono será una tarea que afrontar dentro de dicha aceptación, y no algo pasivo.

> El sufrimiento, el dolor, la enfermedad y la muerte son hechos que escapan al control del ser humano, generando dificultades para aceptarlo en algunas personas.

> La muerte es un proceso natural que debemos aceptar como inevitable, no un problema a resolver.

La muerte es un hecho natural en la evolución y progreso de la persona, algo inherente, como ya se ha mencionado, al acto de vivir. No es un problema a resolver, no es algo a superar ni a sobrellevar, es un hecho, un proceso y un acto a afrontar y aceptar. La tecnificación de la muerte empuja a hacer todo lo posible como seres humanos para evitarla, desde la desnaturalización de ese hecho inherente hasta la tecnificación de la misma hasta el extremo, y lograr que sea un procedimiento médico-técnico más, y no algo que forma parte de la vida. Porque al considerarla un procedimiento, se la aleja del hecho de vivir, y también, lógicamente, se la aleja del propio aparato emocional, de tal forma que ese distanciamiento ayuda a seguir progresando en la vida, centrándose en los objetivos lejanos a la idea del final, de la muerte. Al alejarse de esta idea, también entroncando con el concepto de la alteridad de la propia idea, se aleja del sufrimiento, del dolor, y eso permite continuar centrándose en vivir, en lo positivo y en el progreso y la tecnificación, de tal forma que se acaba constituyendo un ciclo o un círculo que se va retroalimentando hasta el infinito.

Sociedad, vida y muerte se encuentran no solo relacionadas, sino también entrelazadas, puesto que a través de la sociedad se van transmitiendo la herencia cultural, la manera de vivir y de afrontar la vida (que no la muerte); son mandatos que se integran en el propio funcionamiento automático, inherente a la manera de vivir, y que se traduce en cómo se relacionan las personas con su entorno, con las creencias y valores, y con ellas mismas como personas. Esta relación estrecha entre estos constructos genera ciertas implicaciones para la manera de concebir y construir la propia muerte.

En función de la sociedad en la que se esté, se vivirá la muerte de una determinada manera, con los principios y axiomas de dicha cultura social; si bien esto no supone un elemento estático e inamovible, puesto que es posible verse influidos, gracias también a la globalización, de otras múltiples y diversas culturas. Esta influencia con otras culturas permite también poder presenciar la diversidad con respecto a un hecho tan natural y tan influido por la herencia cultural como es la muerte.

En este punto, hay que añadir un aspecto más a la exposición relacionada con el momento social en la actualidad. La sociedad actual se encuentra sumida, además, en una profunda crisis existencial, y es que la humanidad se tambalea a consecuencia de lo que se podría denominar una inherente «dictadura de la felicidad».

Se ha expuesto cómo la muerte se ha ido desnaturalizando y cómo se la ha ido expulsando desde la alteridad de un fenómeno natural e inherente al hecho de vivir. También se ha hablado de la vorágine social en la que se vive, que se basa en la persecución de la mejora constante y del progreso a nivel personal, físico, psicológico, emocional, espiritual, de salud, etc., y en general, en todos los ámbitos de la persona. De este modo, la tecnificación de la sociedad se convierte en un medio para lograr esa dictadura de la felicidad mencionada en varias ocasiones, un medio y un fin al mismo tiempo que aleja a las personas y las convierte en presos de un panóptico circular y cíclico del que resulta complicado escapar y evitar, al menos, dentro de la sociedad.

 Para evitar la muerte a toda costa, se tiende a hacer todo lo humanamente posible tecnificándola, convirtiéndola en un procedimiento médico en lugar de un proceso natural.

Pero ¿cuál es la implicación de la dictadura de la felicidad para la concepción de la muerte en la sociedad actual? Resulta sencillo de exponer y difícil de explicar. Al estar inmersos en dicha dictadura, sin ser conscientes de ello, esta atrapa a las personas en una persecución del bienestar, entendiéndolo como una huida, evitación o tratamiento del malestar.

Se entiende también el tratamiento del malestar no cómo una búsqueda del bienestar o de la salud, o una resolución de un problema o de una dificultad, sino que cognitivamente se convierte en un mecanismo de huida y, por lo tanto, de desterramiento de la idea del sufrimiento o del dolor como inherente al acto de vivir.

Es preciso considerar que, siguiendo la concepción y la herencia sociocultural actual, la muerte está expulsada del mundo de significados y del propio ser y, por lo tanto, se considera el mayor acto de sufrimiento que se puede experimentar (cabría también subir un escalón en la escala de sufrimiento, y morir en una sensación de soledad podría ser la mayor expresión de dolor y sufrimiento para el ser humano).

De este modo, se podría considerar, de manera metafórica, la vida y la existencia de la persona como un camino, un recorrido que se transita y, al mismo tiempo, se construye en función de la herencia familiar, cultural y social, en base a los mandatos que se van transmitiendo a lo largo del desarrollo psicoevolutivo y que se va integrando en la identidad individual y social como personas.

En este camino que es la existencia de la persona o del ser humano, habrá tramos más intrincados, más difíciles de transitar e incluso en los que se llegará a un camino sin salida, por lo que habrá que buscar alguna alternativa. No se trata de considerar que se ha de avanzar constantemente, puesto que no es el fin; el fin es el camino en sí mismo, no llegar al destino.

La dictadura de la felicidad impone el mapa del terreno, el mapa de ruta del camino indicando por dónde se ha de transitar y por dónde no, o los recovecos que hay que evitar, e impone por último el destino al que se ha de llegar.

Cabría añadir en este punto que la propia dictadura de la felicidad también se puede considerar que acaba imponiendo la necesidad de trascendencia de la persona. Si bien es algo que se podría considerar inherente al ser humano, desde el inicio de la existencia y el desarrollo de la mente, es cierto que esta necesidad en la sociedad actual se ve reforzada como una necesidad de dentro hacia fuera.

En los ancestros, la trascendencia era un acto más natural, y no un fin que perseguían, si bien en la sociedad actual, dicha trascendencia tiene connotaciones más sociales, de aprobación social y de la construcción de la identidad en base a los principios sociales y los mandatos que se transmite desde esa dictadura de la felicidad.

Siendo un tanto reduccionistas se podría decir que se persigue la trascendencia para construir la identidad como más allá de las personas mismas, del propio ego, para sentir la aprobación social y la consideración de la sociedad hiperconectada e hipertecnificada, además de transitar el acto de vivir con dicho objetivo, objetivo que puede servir de distracción a la persona y llevarla a la no aceptación de la mortalidad como algo inherente, e incluso a la existencia de sí misma como no significativa, puesto que perseguir dicho objetivo de trascendencia la llevará a distraerse de la existencia en sí misma.

Hasta aquí, se han expuesto las implicaciones del acto de morir en la sociedad actual, considerándola un acto tecnificado y desnaturalizado, no siendo un fin, sino algo a evitar por parte de la persona, alejándola todo lo posible de la mente a través de la dictadura de la sociedad que impone ciertos mandatos.

LA IDEA DE LA MORTALIDAD EN EL SER HUMANO

La idea de la muerte siempre ha acompañado al ser humano, desde los ancestros prehistóricos, si bien es cierto que, a lo largo de la evolución de la sociedad, ha ido desarrollándose de manera diferente en función de la influencia de los cambios sociales que se han ido produciendo. En la sociedad actual, se mantiene la idea de muerte presente desde la época moderna, siendo un concepto de mortalidad más como una ruptura con la vida que como un hecho que forma parte de ella. No obstante, se profundizará en esta idea más adelante.

La muerte es un constructo que ha ocupado intensas reflexiones desde los orígenes, y el producto de estas ha ido evolucionando a lo largo de la historia hasta el momento actual. La reflexión sobre la muerte o la mortalidad conlleva la reflexión sobre la propia vida. En este sentido, pensar en la muerte implica pensar en la vida y, desde un punto de vista más individual, al pensar en la vida se activan ciertos pensamientos, cuestionamientos e inquietudes más vinculadas con el existencialismo.

Afrontar, por lo tanto, la reflexión sobre la muerte llevará, como personas, a reflexionar y pensar sobre la vida, cavilaciones que dirigirán hacia una revisión de la propia vida, repasando cómo ha sido el tránsito por ella, los errores cometidos y la correspondiente búsqueda del perdón (interno y externo), entre otras cuestiones vitales que se plantean.

Un tema implicado en ellas, y que se podría considerar de manera individualizada, sería la reflexión sobre el sentido de la vida de la persona y que llevará a esta, afrontando la muerte, a replantearse no solo cuál ha sido el sentido de su vida, sino también cuál es el sentido de la vida. Esta será una reflexión difícil para la persona, puesto que conllevará el cuestionamiento y replanteamiento de ciertos principios y valores existenciales y morales, así como la deconstrucción y nueva construcción de estos. Dichos valores adquiridos a lo largo del desarrollo psicoevolutivo no serán aplicables en este momento, por lo que se hará necesario el proceso mencionado.

La muerte consiste en un cuestionamiento de la vida, del devenir de la existencia, de los principios existenciales que han ido guiando la vida a lo largo del proceso de desarrollo hasta el momento actual y, a consecuencia de ello, la persona sentirá que los pilares sobre los que se apoyaba su existencia se ven cuestionados, se tambalean y no podrá apoyarse en ellos.

Es en este punto en donde comienza a configurarse la crisis existencial que supone la muerte. En este plano existencial, la muerte puede significar una ruptura, una ruptura con lo que ha venido siendo la manera de transitar por la vida, puesto que los pasos que, como personas, se iban dando hasta ahora ya no podrán darse, puesto que se ha de afrontar el final de la existencia, y se llega al final del camino, ya no hay camino por andar. Y en cierta manera, ya solo queda sentarse y mirar atrás, mirar atrás y reflexionar sobre cómo ha sido el camino, sobre cómo se ha caminado o transitado, sobre las veredas que se podrían haber escogido y no se escogieron, y sobre las que sí se escogieron y que se podrían no haber escogido.

Se abre en este punto un cuestionamiento sobre las propias decisiones, sobre lo que llevó a tomar una decisión determinada en un momento preciso de la existencia, los motivos y las causas de dicha decisión, los pensamientos más profundos que se pudieron tener en ese determinado momento y que llevaron a tomar ese camino decisional. En este punto, la persona trata de reconciliarse con su vida, consigo misma y con sus decisiones, aceptando lo que fue y lo que no fue, así como también aceptando el hecho de lo que pudo haber sido y no fue, de tal forma que se abre un proceso de duelo sobre las decisiones no tomadas o las veredas no escogidas.

Al hacer una revisión de lo que fue el tránsito de la vida, se produce una apertura hacia la exploración de las relaciones significativas de la persona a lo largo de su vida, apertura que será mediada también por las relaciones presentes y, ante todo, por la relación consigo misma.

Se trata de un proceso de indagación y reflexión sobre la manera en que se han ido construyendo esas relaciones, abriéndose el proceso de meditación sobre los conflictos que se han afrontado con dichas personas y con la persona en crisis existencial en sí misma, así como también se traza una historia de las relaciones más significativas de la persona. En dicha reflexión, la persona afronta un proceso de reconciliación y de búsqueda de perdón.

La reconciliación con uno mismo llega a consecuencia del cuestionamiento del comportamiento de la propia persona en la relación, reflexionando sobre las cosas que se podrían haber hecho diferentes, así como también sobre las cosas que no se hicieron. De este modo, la persona afronta un proceso de culpa y búsqueda de perdón en sí misma, y también en la otra persona.

Este proceso de revisión supone una ruptura para la persona con su propia identidad y su propio ego, llevándola a adquirir otra mirada o perspectiva de sí misma, de sus relaciones y de las personas implicadas en ellas. Debido a esta ruptura con su propio ego o *self*, la persona deberá liberarse de ciertas actitudes hacia sí misma, así como hacia la forma en la que se ha relacionado con la otra persona y la posición en que se ha situado en la relación.

 La revisión de la vida supone una ruptura de la propia identidad y del ego, adquiriendo otra mirada o perspectiva de sí misma como persona.

La ruptura implica adoptar una nueva mirada con respecto a las relaciones que ha establecido la persona a lo largo de su desarrollo vital y con respecto a la propia vida, al propio ser y a la construcción del mundo y de su mundo interno de significados.

Por este motivo, la muerte para el individuo supone una crisis tan profunda, siendo el mayor duelo que ha de afrontar la persona, el duelo por la propia vida. La ruptura que se produce con la conciencia de la mortalidad implica un acto de desvinculación, un acto de liberarse y dejar ir de ciertos aspectos vitales. Es un acto duro que la persona ha de transitar con todas las dificultades que ello conlleva, con la implicación de una crisis existencial y emocional y las reacciones consecuentes. La ruptura producida se da en varias esferas de la persona; entre ellas, se produce una ruptura con la propia vida, con el mundo y la realidad, con su mundo de significados, con las relaciones personales y consigo misma.

De este modo, la primera ruptura que afronta la persona es la ruptura con la propia vida, lo que supone transitar un camino hasta lograr asimilar y aceptar la propia mortalidad como un hecho no solo inherente, sino próximo en el tiempo, un hecho fuera del control de la conducta de la persona, resultando ser algo en cierto sentido imprevisto, incontrolable y que supone una fuente de incertidumbre para la persona.

La muerte se convierte en una certeza plagada de incertidumbre, puesto que sume a la persona en una sensación de falta de control sobre su propia vida y su propia muerte y, ante una situación así, la persona trata de establecer una cierta sensación de control sobre aspectos que sí puede controlar, como, por ejemplo, los aspectos médicos o sanitarios implicados, los relativos a sus cuidados o a las relaciones con otras personas.

Esta ruptura con la propia vida supone hacer una despedida de lo que ha sido transitar por su vida, reconciliándose, como se ha visto anteriormente, consigo misma, con su entorno y con lo que ha significado su vida para esa persona.

Este proceso de duelo, esta despedida, no puede hacerse sin que se vea sacudido el aparato emocional de la persona, por lo que es frecuente que haya reacciones de tristeza, angustia, rabia, impotencia, frustración, culpa, entre otras, y que la persona necesite expresarlas y verbalizarlas, que haya alguien que escuche, que sea testigo de lo que ha sido su vida y de lo que ha supuesto para esa persona, lo que conlleva, en definitiva, paliar el sentimiento de soledad ante la propia muerte.

En este punto, es necesario matizar que el nacimiento y la muerte son actos que se realizan en los que las personas están solas, puesto que son las propias personas las que nacen (aunque se esté rodeado de los progenitores, el equipo asistencial, etc.) y las que mueren. En principio, el resto de las personas del entorno continuarán con su vida una vez que las personas en cuestión no puedan hacerlo con las suyas (*yalom*).

> ! La conciencia de la propia muerte supone una ruptura con la vida, exige asimilar la mortalidad como algo cercano en el tiempo.

Esta primera ruptura con la vida dirigirá a otra ruptura, la relativa al mundo, puesto que, una vez que una persona deja de existir, el mundo también lo hará. Las personas construyen el mundo y la realidad de una forma egocéntrica, a través de sus ojos, y desde esta perspectiva el mundo existe, puesto que la propia persona existe, de tal modo que, una vez que se cierren los ojos definitivamente, el mundo dejará de existir.

Esto conlleva otro proceso de duelo, con todo lo que rodea a la persona, generando incluso un sentido de trascendencia y de pertenencia en ella, puesto que, ante esta ruptura, la persona será consciente de que forma parte de algo más grande que ella misma, de la vida en sí misma, así como también será consciente de que puede trascender su existencia porque es innegable que las personas dejan una huella en el mundo y a su alrededor.

Desvincularse del mundo no constituye un trastorno disociativo ni de despersonalización ni de desrealización, sino que será un hecho a afrontar y un acto de responsabilidad hacia la propia vida y la propia construcción del mundo. Al despedirse, al hacer el duelo, la persona está permitiendo que el mundo continúe, que el mundo siga independientemente de que la persona siga en él o no, de tal modo que esta despedida será el camino a transitar para dejar ir, para permitir que siga existiendo a pesar de la no existencia de la persona.

Siguiendo esta ruptura con el mundo, estaría la ruptura con el propio mundo de significados de la persona. Todas las personas construyen una serie de significados relativos al mundo que les rodea, a la vida, a las relaciones. Se trata de la manera individual, personal y subjetiva que cada persona tiene de afrontar la vida, el devenir en el mundo, las relaciones y todo lo que conlleva transitar la vida.

En este sentido, al afrontar la propia mortalidad, la persona ha de realizar una resignificación o reestructuración de significados, puesto que la muerte sacude todas las esferas de la persona, y esta sacudida supone una ruptura también con este mundo de significados.

Las prioridades de la persona pueden verse alteradas, puesto que la crisis existencial y vital de la muerte conlleva unas exigencias para la persona en el ámbito mental, entre otras, que harán que sea necesario, preciso e irremediable asumir una nueva concepción del mundo y de la vida.

En este punto estarían incluidos los valores, la moral, la manera de pensar el mundo y de construirlo en la mente de la persona. Por ejemplo, una persona que considera que el mundo es un lugar justo en el que si uno hace cosas buenas le pasan cosas buenas, tendrá que reubicar este principio y resignificarlo, puesto que puede percibir la muerte como un castigo por haber obrado mal o bien, como un hecho injusto al que se le ha sometido sin saber muy bien por qué y sin que tenga ningún sentido para la persona.

La construcción mental que se tiene del mundo y de la realidad supone un andamiaje para la manera de situarse en la vida y el mundo, es la estructura y los anclajes que sostienen el devenir y la manera de transitar no solo la vida, sino también la muerte, por lo que esta deconstrucción y consecuente reconstrucción de nuevos significados supondrá una crisis existencial en sí misma para la persona.

Otra ruptura subsecuente será la ruptura con las personas del entorno de la persona que afronta el final de su vida, de tal modo que es frecuente que estas relaciones adquieran otro significado para la persona y esta necesite establecer su vida más allá de dichas relaciones, resolviendo asuntos inconclusos, dejando aspectos resueltos y manteniendo conversaciones con un alto grado de intimidad con las personas de su alrededor.

De nuevo, la persona estará realizando un acto de responsabilidad para las demás personas, al dejarlas seguir, al animarlas a hacerlo, no porque sus seres queridos necesiten su autorización para continuar, sino porque así es como se reubica el vínculo con la persona fallecida, promoviendo un mejor ajuste y adaptación en el proceso de duelo de las personas supervivientes. Será necesario para la persona un acto de reconciliación y perdón con las personas a las que considera que dañó en algún momento de su vida, lo que implicará lo mencionado anteriormente: la persona realizará una revisión de su devenir, de su tránsito no solo en la vida, sino también en las relaciones significativas que ha mantenido con su entorno. Habrá personas con las que no pueda mantener este diálogo reparativo, y la persona que está afrontando la muerte podrá hacerlo de manera simbólica o bien aceptando el hecho de que no podrá darse esa conversación, asumiendo por perdida la relación con esa persona.

Por último, una ruptura especialmente importante que se produce en este momento es la ruptura con la persona en sí misma. Aceptar la propia mortalidad conlleva un ejercicio de sucesivas rupturas, tal como se ha visto anteriormente, de tal forma que dichas rupturas conllevan dejar atrás el propio ego de la persona, para abrazar de alguna manera el resto de esferas de su vida y de su muerte. De manera transversal, en las sucesivas rupturas estaría presente la ruptura con el propio yo, dejar atrás el ego de la persona y, al mismo tiempo que se va resquebrajando la persona, irá construyendo un nuevo *self*, un nuevo yo, integrando los cambios que se van produciendo a consecuencia de las rupturas sucesivas.

De este modo, no es que la persona cambie de manera radical, sino que son cambios sutiles que va encontrando la persona en sí misma. Por ejemplo, al hacer una revisión de vida, puede hallar matices de ella misma que hasta entonces no había percibido, lo cual la llevará a integrar en sí misma dichos matices, si decide que sea así, o bien a rechazarlos de su identidad.

Aceptar la mortalidad implica que la persona se acercará a su identidad más profunda y más existencial. En un momento así, lo existencial adquiere mayor importancia y las prioridades se ven modificadas, de tal forma que esos significados que la persona tenía sobre sí misma, sobre el mundo y el resto de las esferas influirán de manera directa sobre la propia identidad, aportando matices diferentes. Habrá aspectos de sí misma y roles que ha ido desempeñando de los que tendrá que despedirse, por lo que se producirá un proceso de duelo subsecuente y específico con respecto a ese rol desempeñado o a esa parte de sí misma de la que se desprenderá la persona. Al mismo tiempo que la persona se va desvinculando y liberando de ciertos aspectos de su vida, sus relaciones y el mundo, hará lo mismo con los aspectos de sí misma y con su propia identidad.

> El acto de morir implica varias rupturas:
>
> • Ruptura con la vida.
> • Ruptura con el mundo.
> • Ruptura con el entorno.
> • Ruptura con la persona en sí misma.

Hay que tener en cuenta que, en todas estas esferas afectadas, se producirán subsecuentes procesos de duelo al respecto, por lo que será necesario que se produzca una despedida de algún tipo, bien interna, bien simbólica, bien compartida con otra persona. Y para que se dé una despedida, debe darse un saludo; por lo tanto, la persona, antes de desvincularse de esas esferas, mientras afronta las rupturas mencionadas, ha de decir «hola» a los aspectos que supongan esa ruptura.

La manera en que las personas hacen este ejercicio simbólico de saludo de aspectos que ya han sucedido o que se han vivido, o que están integrados en la manera de ver el mundo, es a través de la realización de una revisión, revisión que podrá producirse bien de manera íntima o bien de manera compartida, en función de las necesidades de cada persona. A modo de conclusión, se podría decir que las crisis que se producen, con las subsecuentes rupturas, deberán ser revisadas en un acto simbólico de saludo y despedida.

ASPECTOS SOCIALES DE LA MUERTE

El proceso de morir tiene marcadas connotaciones sociales. Las personas se construyen en base al reflejo que los demás les proporcionan de sí mismas, en base también al vínculo que establecen con las figuras de referencia, por lo que la identidad, la manera de situarse en el mundo y la manera de relacionarse con las demás personas se ve directamente mediada por factores sociales. La muerte no está ajena a estos factores.

Como crisis existencial para la persona y para su entorno, la muerte supone cierta ambivalencia para el entorno social, de tal forma que, en el proceso de morir, la personas de alrededor pueden considerar que se trata de un hecho íntimo y subjetivo, un acto para vivir de manera privada con las personas más cercanas del entorno.

A pesar de este carácter íntimo, una vez se produce la muerte, el duelo tiene otras connotaciones sociales, puesto que es frecuente que se personen en el velatorio y el ritual de despedida algunas personas del entorno social más amplio. Esta ambivalencia resulta interesante, puesto que parece que en esos momentos previos a la muerte de la persona, en lo que se podría denominar como el padecimiento o la situación de final de vida, es frecuente que en el ámbito social se produzca un acercamiento y haya presencia de personas que forman parte del entorno social periférico o más alejado. Durante la muerte, en la situación de los últimos días, ese círculo social se estrecha y parece que estarán presentes especialmente las personas que pertenecen al entorno más íntimo y cercano. Una vez que la persona muere, se vuelve a ampliar de nuevo ese círculo, llegando, en algunos casos, a ampliarse más todavía que en la fase del final de vida.

De este modo, es posible observar cómo, en este proceso de morir, se producen cambios y movimientos sociales en el entorno (más cercano o periférico) de la persona que lo afronta. Tomando como base esta perspectiva social del proceso de morir, se ha de considerar que hay varios participantes en ella, varios actores que pueden jugar un rol o un papel importante. No resulta extraño que una persona, al final de la vida, solicite reunirse con determinadas personas, poder tener con ellas una conversación, posiblemente una despedida y, al mismo tiempo, un legado. En el contexto de cuidados paliativos y de final de vida, cuando la muerte no sucede de manera violenta o repentina, se produce un proceso social en el que estas personas serán partícipes y testigos de la muerte de la persona.

En este sentido, conviene tener en cuenta que el carácter social de la muerte también viene definido por el hecho de que, para estas personas, allegadas de la persona en el proceso de morir, la persona morirá y dejará de existir. Por este motivo, para ellas se produce también una ruptura, la ruptura del duelo, en el plano relacional, pero también una pérdida más individual, que es la pérdida de la parte de su identidad que se encontraba vinculada a esta persona. En este plano, se produce un impacto de la muerte en el plano social y relacional de la persona que ha muerto, así como también en el de la persona que comienza su proceso de duelo.

La muerte, además de ser un proceso individual, también tiene esferas sociales implicadas, además de las mencionadas anteriormente, puesto que se produce un proceso social de morir en el que se dan diferentes despedidas con personas con las que se ha estado vinculada de alguna manera, que incluyen desde familiares cercanos, amigos, compañeros de trabajo y personal asistencial de la unidad implicada.

Para favorecer la correspondiente despedida, antiguamente se velaba el cuerpo en la habitación de la casa familiar donde había fallecido, velatorio por el que pasaban personas del entorno social, para despedirse, además de para acompañar a la familia en esos momentos duros. Se trata de una respuesta social de apoyo y acompañamiento, de compartir el dolor entre las personas para las que la muerte de la persona ha supuesto una ruptura dolorosa.

En la actualidad, esta respuesta social está sufriendo una transición a una respuesta más individualizada y al mismo tiempo deshumanizada. Los velatorios actuales han pasado de realizarse en el entorno habitual de la persona, cargado de simbología relacionada con la vida de la persona, con su existir y con su historia biográfica, además de con aspectos de su identidad importantes, y también con aspectos relacionados con la intimidad de la persona, a realizarse en entornos cada vez más aséptico-personalizados, contextos asépticos vestidos de personalización para la persona que fallece, produciéndose una especie de sistema de réplicas con pequeños detalles individualizados.

También siguen manteniéndose ciertos aspectos sociales, actualizados, de tal forma que es frecuente que las personas cercanas hagan *post* (textos escritos que se publican en Internet), *stories* (historias con contenidos audiovisuales para Instagram) y publicaciones en diferentes redes sociales, para compartir el dolor y la noticia del fallecimiento.

El aspecto social de la muerte está sobre la mesa y genera un impacto tanto en la persona que se encuentra en el proceso de morir como en el entorno social que se verá afectado también por ello. Los factores sociales expuestos hasta ahora dejan entrever cómo la muerte tiene un impacto en la sociedad y en el entorno social de la persona que fallece. También este impacto se genera en la comunidad, desde un punto de vista más macro.

> **!** La muerte también tiene un carácter social en tanto en cuanto las personas allegadas a la persona que fallece deberán pasar por la ruptura del duelo.

Pero ¿cuál sería este impacto en la comunidad? En algunas regiones de España todavía se ponen en los portales, en las viviendas, en los paneles de anuncios en los pueblos, las esquelas de las personas fallecidas, así como también en los periódicos continúa existiendo la sección de obituarios.

El hecho de que la comunidad sea testigo de que uno de sus miembros fallecerá promoverá que las personas pertenecientes a la misma se vean no solo conmovidas por el dolor de la muerte, sino también por la idea de la propia mortalidad, ya que ser conocedores de esto hace cuestionarse la propia existencia, la propia vida, así como el devenir. De tal forma que se genera un espacio de reflexión en las personas de la comunidad para comenzar el proceso de duelo, y se abre, aunque sea de manera más sutil, un espacio para reflexionar sobre el sentido de la vida y para hacer una revisión de la vida de cada una de ellas. Así, la muerte también se convierte en un proceso social, más concretamente, el duelo social o comunitario.

ASPECTOS PSICOLÓGICOS DE MORIR

Indudablemente la muerte produce un impacto psicológico o emocional en la persona. En este apartado, se ofrecerán algunos apuntes sobre ello. La propia muerte supone el mayor duelo que ha de afrontar la persona, y esto supone despedirse, y dentro del mismo proceso, también saludar a la vida. En ella, se despiertan ciertas inquietudes existenciales o espirituales que también se abordarán en este apartado.

El hecho de afrontar la propia muerte supone una ruptura con la vida, con la historia biográfica de la persona y también con la propia identidad. Despedirse de la propia vida, hacer una revisión de vida y así revisitar, caminar de nuevo el devenir de la persona, cuestionarse el modo en que se ha relacionado con las demás personas significativas de su entorno, así como también con el entorno, con el mundo, en el sentido de cómo ha transitado el camino de la vida, conlleva cierto grado de arrepentimiento y reconciliación consigo mismo.

Es frecuente que, ante este proceso, la persona pueda presentar sintomatología en cierto grado similar a la de un trastorno depresivo, si bien guarda más relación con síntomas de un proceso de duelo y, al mismo tiempo también, del síndrome de desmoralización.

Despedirse conlleva, además del hecho de revisitar y de tener ciertas preocupaciones sobre cómo será la muerte y lo que sucederá después, tanto en el ámbito interno de la persona como en el externo (en relación con su entorno), tener ciertas reacciones de tristeza, melancolía, nostalgia, rabia, impotencia, culpa, etc., una variedad de reacciones emocionales que la persona deberá gestionar para poder transitar por el proceso de morir hasta encontrar la paz. No todo el mundo encontrará esta paz, puesto que dependerá de cómo se ha vivido, de cómo se está viviendo este proceso y el sentimiento de angustia y ansiedad ante cómo se vivió, lo que se pudo haber hecho y no se hizo, y ciertos aspectos de la vida de la persona. Todo ello puede generar cierta desazón a la hora de afrontar la muerte.

La persona que afronta el proceso de morir también ha de hacer frente a la ruptura con su historia biográfica, puesto que afrontar la muerte conlleva poner fin a la historia de vida, aunque bien es cierto que no es del todo así. Las personas son como habitaciones de una casa, y las que pasan por la vida de estas dejan una huella en ella, de tal forma que decoran esa habitación que sería la propia vida.

Al vivir, se deja una huella indeleble en las personas que acompañan en el tránsito de parte del camino de la vida, por lo que existe cierto grado de continuidad con respecto a la vida, más allá de la propia muerte. La persona puede llegar a alcanzar este punto en el que podrá establecer su vida más allá de su muerte, planteándose cómo quiere ser recordada, la huella que ha dejado y que le gustaría dejar en las personas significativas de su entorno, generando un sentido de pertenencia, así como también un sentido de trascendencia con respecto a su existencia.

Si la persona es capaz de llegar a este punto, es probable que sienta cierta paz y una menor angustia existencial, mejorando su calidad de vida e incluso generando un efecto positivo en las personas de su alrededor, promoviendo una mejor adaptación al proceso de duelo. Realizar una revisión de vida resulta un proceso que no se resolverá, en el que no se pondrá fin a ello, porque el proceso continúa una vez que la persona afronte el proceso de morir; es un proceso que tendrá una continuidad en el legado de la persona.

Hacer la revisión de vida, afrontar el revivir situaciones vividas, conlleva un cuestionamiento y un proceso reflexivo sobre la propia identidad de la persona. Las personas construyen su identidad en base al reflejo que ofrecen las figuras de referencia en la infancia, a través del proceso de diferenciación de la adolescencia, en un proceso de construcción contra la identidad de los progenitores y en un proceso de integración en la adultez. La identidad se va construyendo hasta el proceso de morir.

El acto de morir es un acto de amor, en el que la persona podrá descubrir, redescubrir y reconectar con aspectos de sí misma que puede que no hubiese visto hasta entonces o que le ayuden a darle un sentido a cómo ha transitado la vida.

Hay un antes y un después en la existencia de la persona a través del proceso de morir, en la identidad de esta persona. Es un momento en que la persona se construye a sí misma a través de los descubrimientos o el refuerzo de aspectos de sí misma que, al hacer la revisión de vida, puede llegar a encontrar. También es un proceso de ruptura, puesto que se es y ya no se será; la propia identidad se acaba tras el acto de morir. Aunque se deje una huella indeleble en los demás, la identidad no puede seguir reconstruyéndose en los seres queridos de la persona, si no es con ella, por lo que se ha de producir una despedida de sí misma.

También cabe añadir que hay pérdidas de roles y de aspectos de la identidad durante el proceso de morir, por lo que es posible hablar de ciertas transiciones de rol en ella, haciendo un proceso de duelo al respecto, en los aspectos de la identidad o en los roles perdidos.

> **!** El proceso de morir, desde el punto de vista psicológico, conlleva la realización de una revisión de vida como un mecanismo que ayuda a la persona a afrontar la ruptura con la propia vida.

Antes se mencionaba que en este proceso de morir pueden despertarse ciertas inquietudes existenciales o espirituales, entre las que se podrían mencionar las siguientes:

- Necesidad de ser reconocido como persona.
- De volver a leer su vida.
- De encontrar sentido a la existencia y al devenir, la búsqueda de sentido.
- De liberarse de la culpabilidad, de perdonarse.
- De reconciliación, de sentirse perdonado.
- De establecer su vida más allá de sí misma.
- De continuidad, de un más allá.
- De auténtica esperanza, no de ilusiones falsas, la conexión con el tiempo.
- De expresar sentimientos y vivencias religiosas.
- De amar y ser amado.

Será necesario, por tanto, ofrecer un acompañamiento espiritual a la persona, teniendo a esta como centro, al margen del modelo biomédico y asumiendo un modelo más integrador, para poder ayudarla a alcanzar una menor angustia existencial o espiritual y, por lo tanto, mejorando su estado emocional en un proceso tan difícil como es la propia muerte.

LA MUERTE EN LOS DISTINTOS CONTEXTOS CULTURALES

Se vive en una sociedad cada vez más globalizada y con un mayor y más inmediato acceso a cualquier tipo de información, de tal forma que es posible encontrar personas que afronten el proceso de morir desde diferentes enfoques en función del contexto cultural y religioso que la persona profese.

En este sentido, resulta interesante analizar y reflexionar cómo es la perspectiva de la muerte en función del contexto cultural.

La muerte en el contexto occidental

En el contexto occidental, es posible ser testigos de múltiples variaciones y con diferentes matices, si bien es cierto que el proceso de morir se encuentra marcado por la tradición judeocristiana que se profesa en esta cultura. Desde esta tradición, se considera la muerte como una transición hacia otra vida, hacia un más allá en el que se producirá un juicio de cómo ha vivido la persona y, por lo tanto, podrá tener acceso a un final determinado u otro.

Se dejará de lado el trasfondo moral para abordar especialmente dos aspectos. Por un lado, el hecho de que la muerte se considera una transición, un paso hacia otra vida, por lo que puede vivirse el proceso de morir desde la paz de saber que más allá de esta existencia existe alguna otra vida, a la que se tendrá acceso. En definitiva, se consigue dar un sentido de continuidad no solo a la persona que afronta el proceso de morir, sino también a sus allegados. La muerte como una transición, en la que no se acaba la vida, sino que continúa de otra manera, iniciando una nueva vida, como un acto de afrontamiento de la ruptura que produce el proceso de morir, una manera de mitigar el impacto de esta ruptura y un proceso de establecimiento de una trascendencia en la persona.

Por otro lado, también hay que tener en cuenta otro punto importante sobre el proceso de morir, el juicio sobre cómo se ha vivido, y poder alcanzar el perdón, a través del proceso de la extremaunción en la tradición cristiana, proceso de encontrar el perdón en el agente espiritual y de reconciliación consigo misma en la persona que afronta el proceso de morir. Este hecho resulta un paso importante para poder afrontar la transición del proceso de morir en paz.

En determinadas partes de la cultura occidental, es posible encontrar pequeñas variantes culturales. Hay sociedades que viven el proceso de morir desde este juicio, desde la reconciliación, encontrar el perdón y perdonar, y poder transcender esta vida para pasar a otra vida, más allá. No obstante, este paso es doloroso tanto para las personas que afrontan el proceso de morir como para sus allegadas, de tal forma que hay culturas en las que la muerte se vive con manifestaciones de dolor intenso y, en cambio, en las culturas anglosajonas se vive más como una celebración de la vida. En este sentido, los rituales de despedida de la persona se basan en cómo la persona ha vivido y en las cosas que han sido importantes para ella, dejando un poco de lado el acto de perdón y reconciliación para abrazar el proceso de vivir de la persona. Asimismo, los rituales de despedida también son algo diferentes, ya que en ellos se comparte no solo el dolor, sino también recuerdos emotivos de la persona. Se comparten cánticos y canciones, y las personas queridas hablan recordando a la persona que ha fallecido.

La muerte en el judaísmo

Con respecto a esta tradición, la muerte está marcada por tres opciones al afrontar el proceso de morir de la persona, relacionada con su alma:

- El alma, una vez que la persona muere, espera la aparición del mesías que, cuando llegue, unificará el cuerpo con el alma, superando el juicio final.
- El alma se queda en el cuerpo hasta que se produzca el entierro y, una vez que la persona sea enterrada, mediante un ritual de purificación, el alma se separa del cuerpo.
- El alma se pudre con el cuerpo.

Al igual que sucede de otra manera en el cristianismo, la muerte viene determinada por cómo se ha vivido, de tal forma que, si se siguen determinados preceptos del judaísmo, puede cuidarse la relación con Dios, de tal forma que así podrá alcanzarse el más allá judaico.

Con respecto a los rituales tras el fallecimiento, el duelo viene marcado por una serie de pasos en la tradición hebrea:

- *Aninut*: es el período de tiempo que transcurre entre el fallecimiento de la persona y su entierro, que deberá ser lo más breve posible, respetando el *sabbat*. Se lava el cuerpo de forma ritual por miembros de la comunidad hebrea. El entierro se conforma de oraciones, salmos y palabras hacia el ser querido, de una manera austera, sin decoración floral, los hombres han de cubrir su cabeza en señal de respeto, y este proceso se reserva a las personas más allegadas a la persona fallecida.
- *Schiwa*: esta fase hace referencia a los siete días posteriores al entierro de la persona fallecida. Es un período de tiempo en el que se retiran los espejos de la casa, la familia entra en un proceso de reposo y en los tres primeros días no se reciben visitas en la casa. Tras estos días comienzan las muestras de apoyo social.
- *Scheloschim*: esta fase hace referencia a los 30 días siguientes, tras los cuales se da por finalizado el proceso de duelo, a no ser que la persona fallecida sea el hijo, en cuyo caso los padres mantienen el duelo durante 11 meses. En este tiempo, la familia reza por el fallecido en la sinagoga cada semana.
- Aniversario: en la fecha del primer aniversario se enciende una vela por el difunto y la familia reza en la sinagoga.

La muerte en el islam

El concepto de la muerte en el islam es un concepto profundo y no exento de complejidad, que se basa en la premisa de que la persona ha de vivir sometiéndose a la voluntad de Alá, como una actitud ante la vida, un modo de vivir conforme a estas creencias.

Según estas creencias las personas, a lo largo de su desarrollo, adquieren los constructos del bien y el mal y, cuando fallece la persona, en la tumba, las almas se dividen en dos grupos según el concepto de Alá: unas almas serán castigadas y encarceladas, mientras que otras serán conducidas hacia la felicidad. Tras esto, se pasa a otra etapa vital en la persona, el eterno, etapa en la que el alma viaja al jardín o al fuego, que culminará en el día del juicio final. De nuevo la muerte es una transición de un mundo a otro, en función de cómo ha transcurrido la vida de la persona, si bien es cierto que, en el islam, el carácter punitivo de lo que sucede tras la muerte está bastante marcado, por lo que la parte de la transmisión de aspectos de conducta a través de las creencias adquiere una importancia fundamental.

Durante el proceso de morir, en el momento en que la persona fallece, se encuentra rodeado de sus familiares y amigos y recitan junto a él, en voz baja, la profesión de fe, para que esto sea lo último que diga. Tras esto, y al producirse el último aliento, que es cuando el alma abandona el cuerpo, se procede a los rituales de lavado y cuidado del cuerpo, se recita una oración, bien cuando la persona fallecida está en el féretro o bien ya en el cementerio, y se ha de proceder con la máxima rapidez a la inhumación del cuerpo, estando prohibida la incineración y los actos de lamento excesivos, además de que el cuerpo ha de mirar a La Meca.

El duelo en el islam está representado por el color blanco, y se denomina *hidaad*, un período de 3 días durante el que queda prohibida la vestimenta ostentosa y las joyas. Si el fallecido es el marido, el duelo durará 4 meses y 10 días, durante los cuales la viuda no podrá contraer matrimonio, mudarse ni utilizar joyas. Si la persona fallecida es una esposa, el hombre solo deberá estar en duelo durante 3 días, sin restricciones con respecto a establecer un nuevo matrimonio.

La muerte en el hinduismo

Para los hindúes, la muerte se vive como una liberación, puesto que supone alcanzar el *moshka*, y así, la liberación del ciclo de las reencarnaciones, por lo que la muerte constituye un hecho natural que se vive como una transición de nuevo.

Una vez que la persona fallece, los familiares le cierran los ojos y la boca, y se enciende una lámpara para que alumbre el cuerpo durante 3 días, período de tiempo en el que la familia no debe tener ningún contacto con el fallecido. Pasados esos días, la familia comenzará a rezar, le colocarán a la persona fallecida unas joyas y depositarán su cuerpo sobre una camilla de madera para llevarla hasta el lugar de la cremación. Una vez allí, se oficia una ceremonia por parte del familiar masculino más cercano a la persona y, en la camilla, se unta el cuerpo de una sustancia llamada *ghee*, la persona encargada de la ceremonia se afeita por completo la cabeza y se colocan telas y flores sobre la persona fallecida.

Tras esto, se coloca el cuerpo sobre unos tablones y se lleva hasta los peldaños aledaños al Ganges, mientras se recita un mantra y se sumerge a la persona fallecida en el río para purificarlo y limpiar su alma. Luego le quitan las telas y las joyas depositadas con anterioridad, y se le deja con una capa blanca si es hombre y roja si es mujer.

Posteriormente, se procede a un rito de cremación en el que se registra primero al fallecido y, luego, acuden al templo de Shiva, donde hay una llama que arde de manera permanente y se toma fuego de allí. Se dan cinco vueltas alrededor de la persona fallecida (por los cinco elementos) y se introducen las llamas en la pira para que arda. Finalmente se toma el corazón en el caso de los hombres, y la cadera en el caso de las mujeres, para lanzarlos al río, estando el cuerpo todavía en llamas.

Tras esto, comienza el proceso de duelo, que se caracteriza por un abandono de la vida social de la familia y del afeitado y cuidado del cabello en las mujeres, y tras 10 días, la familia ha de bañarse en el río Ganges, donde los hombres se afeitan y cambian sus túnicas por unas blancas y las mujeres se lavan el pelo.

La muerte en el budismo

En el budismo, se considera importante que la persona, cuando vaya a fallecer, sea consciente de ello, y los allegados han de ayudar para tal fin, algo que en la sociedad occidental se entiende como una fuente de sufrimiento y/o malestar emocional.

Hay que tener en cuenta que, en esta tradición, se considera la muerte como un evento que forma parte de la vida cíclica y no se la teme, puesto que se considera un acto natural, universal e inevitable. En este sentido, para los budistas, la muerte se considera el inicio de otra vida, hasta llegar al nirvana, por lo que los ritos funerarios budistas son ritos de paso. La persona que afronta el hecho de morir ha de leer *El libro de los muertos*, que le dará claves para afrontar el estado entre dos vidas, entre la muerte y el renacimiento (bardo), y que así le ayudará a alcanzar el nirvana. Es cierto que, en el transcurso de este proceso, que ha de prolongarse durante 49 días, la persona que afronta el hecho de morir puede fallecer, y se ofrecerán a su espíritu alimentos y bebida.

Previamente a la incineración, los dolientes pueden recibir visitas por parte de familiares y amigos en la casa de la familia donde se están realizando estos ritos funerarios, y algunos asistentes pueden hacer un honor especial al muerto, convirtiéndose en monjes y «madres blancas». Los hombres habrán de afeitarse la cabeza y ponerse las vestimentas tradicionales, y las mujeres deberán ponerse vestimentas blancas y no podrán tener ningún tipo de contacto con ningún hombre. Las mujeres han de permanecer cerca del ataúd y sostener un hilo blanco que representa el camino que deberá seguir la persona fallecida.

Tras esto, se lleva a cabo la cremación y, 1 semana después de esta, se celebra una ceremonia en honor a la persona fallecida. Cuando se cumplen los 49 días, se realiza otra ceremonia de despedida. Además, en algunas ocasiones, se hace una ceremonia también cuando se cumple el año del fallecimiento y cada 7 años durante 49 años.

Sensación de continuidad

Como se ha observado a lo largo del análisis de estos factores culturales relativos a la muerte, en todos ellos se trata de dar un sentido de continuidad a la vida, a modo de más allá en las tradiciones cristiana, hebrea e islámica, y a modo de ciclo de vida en las tradiciones hinduista y budista. La sensación de continuidad es importante, puesto que mitiga el dolor que supone la muerte como hecho que pone a las personas en contacto con la propia mortalidad y con el hecho de que al final de la vida se produce una ruptura con respecto a esta.

Esta sensación de continuidad trasciende, por tanto, los aspectos socioculturales que puedan estar presentes en el acto de vivir y el hecho de morir de la persona, es un elemento fundamental de la vida y la muerte de las personas, desde nuestros ancestros.

PUNTOS CLAVE

- La muerte es un proceso, un acto o un hecho de responsabilidad de la persona que conlleva una ruptura con respecto a varias esferas de la persona: la vida, la relación con el mundo, la relación con otras personas y una ruptura consigo misma como persona en sí.
- Desde el punto de vista social, también se produce un proceso de morir, en el que la persona no solo deja de existir para sí misma, sino también en la construcción mental de las otras personas significativas en su vida.

- Conlleva el establecimiento de un sentimiento de continuidad por parte de la persona que afronta la muerte y también por parte del entorno de la persona.
- En las diferentes tradiciones socioculturales, está presente una sensación de continuidad de la vida, estableciendo la vida más allá de la persona que fallece, a través de los distintos elementos socioculturales implicados.

BIBLIOGRAFÍA

Andrés-Rupérez MT. El concepto de la muerte y el ritual funerario en la prehistoria. Cuadernos de Arqueología de la Universidad de Navarra. 2003;11:13-36.

Bayés R. Afrontando la vida, esperando la muerte. Madrid: Alianza Editorial; 2006.

Benito E, Barbero J, Payás A. El acompañamiento espiritual en cuidados paliativos. Una introducción y una propuesta. Madrid: Editorial Arán; 2008.

Brena Ramos VM. La muerte según los filósofos, en la vida cotidiana y en la formación de enfermeras. Educere. 2020;24:503-12.

Han B. Ausencia. Acerca de la cultura y la filosofía del Lejano Oriente. Buenos Aires: Caja Negra; 2019.

Han BC. Muerte y Alteridad. Barcelona: Editorial Herder; 2018.

Holland J, Lewis S. La cara humana del cáncer. Barcelona: Herder; 2003.

Kübler-Ross E. Sobre la muerte y los moribundos. Nueva York: Macmillan Publishing Company; 1972.

Lince-Rivera I, Pérez AM, Jiménez S, Kunzel A, Lastra MA, Laurens LM. Creencias islámicas respecto a la muerte y análisis sobre su impacto en la donación humana. Universitas Médica. 2018;59:1-6.

Marín Guzmán R. El estudio de la muerte en el islam: una filosofía de la vida. Humanidades. 2016;6:455-502.

Olària Puyoles CR. La muerte como rito trascendental. Los ritos funerarios del epipaleolítico-mesolítico y su probable influencia en el mundo megalítico. Quaderns de Prehistòria i Arqueologia de Castelló. 2003;23:85-106.

Pérez Sales P. Psicología y psiquiatría transcultural: Bases prácticas para la acción. Bilbao: Desclée de Brouwer; 2004.

Yalom ID. Psicoterapia existencial. Barcelona: Herder; 2010.

Wynne L. Spiritual care at the end of life. Nurs Stand. 2013;28:41-5.

Situación actual a nivel mundial 3

M. R. Castillo Padrós

OBJETIVOS

- Entender las diferentes respuestas y grados de desarrollo profesional de la atención a las personas con enfermedades avanzadas en los diferentes países y sociedades, en función de sus distintas realidades sociales y culturales.
- Conocer las normas, leyes y apoyos nacionales e internacionales que soportan el desarrollo de la disciplina de cuidados paliativos como respuesta a las necesidades asistenciales de personas con enfermedades avanzadas.
- Reflexionar sobre la necesidad de continuar el proceso de cambio y la adaptación de la disciplina de cuidados paliativos, estableciéndose como un cuerpo de conocimiento sólido y homogéneo, conocido y reconocible por profesionales y usuarios.

INTRODUCCIÓN

Brindar los cuidados paliativos óptimos y equitativos es un desafío internacional, a pesar de lo cual existen pocas comparaciones que examinen los desafíos en su expansión a lo largo de las líneas de salud pública entre países que comparten desafíos similares, pero tienen diferentes contextos de atención médica.

Más allá de algunas diferencias obvias en la organización de los cuidados paliativos, se puede identificar un conjunto de problemas comunes subyacentes. En la mayor parte de modelos dominantes de prestación de cuidados paliativos en países avanzados, su evaluación ha demostrado una atención excelente hacia el final de la vida, pero siguen existiendo deficiencias importantes.

Lograr un enfoque de salud pública en los cuidados paliativos requiere un consenso internacional sobre el significado y la población objetivo de los cuidados paliativos, el reemplazo de la comprensión basada en el pronóstico vital como indicador del derecho a los cuidados paliativos por un enfoque basado en las necesidades y el desarrollo de una base sólida de evidencia que permita defender ante los principales proveedores de salud (públicos y privados) su equidad y sostenibilidad.

En los países desarrollados, el aumento de la esperanza de vida conlleva un importante incremento del grupo poblacional de edad avanzada que padece generalmente enfermedades crónicas. La progresión de estas enfermedades crónicas y/o las complicaciones de las mismas serán habitualmente las responsables del deterioro de su calidad de vida y declive físico que conllevará, como causa última, su fallecimiento.

En este proceso, estarán presentes con frecuencia problemas potencialmente generadores de sufrimiento y que precisarían una evaluación y tratamiento específico. Esta rea-

lidad social motivará, por un lado, una elevada sobrecarga del sistema sanitario por pacientes de edades cada vez más avanzadas, con multimorbilidad y elevadas necesidades y, por otro, una medicina poco humanizada y fragmentada por la necesaria especialización de los profesionales.

Como respuesta a este escenario, se ha considerado imprescindible la formación de equipos asistenciales, con diferentes grados de especialización, que proporcionen una asistencia centrada en optimizar los cuidados necesarios para mejorar la calidad de vida del paciente manteniendo su autonomía, con intervenciones que se consideren proporcionales para su situación clínica y aporten verdadero valor.

En estas sociedades, los cuidados paliativos representan una de las respuestas necesarias a los retos asistenciales a los que se enfrentan, motivados por la evolución demográfica, el desarrollo y la organización técnico-científica de la medicina actual.

A consecuencia de los cambios y necesidades expuestas, en las últimas décadas los cuidados paliativos han sufrido un importante desarrollo y evolución, destacando desde el punto de vista clínico:

- El incremento del volumen de pacientes atendidos en los diferentes recursos asistenciales.
- El aumento de la proporción de pacientes con enfermedades avanzadas no oncológicas.
- La incorporación a estos programas de pacientes desde fases tempranas o anteriores de su enfermedad, y no solo en el final de vida. Los desafíos planteados por esta nueva realidad clínica han llevado, además de al incremento de recursos, a plantear la necesidad de una formación específica y homogénea que sea capaz de asegurar que los conocimientos de los profesionales son los adecuados para proporcionar una correcta calidad asistencial.

EVOLUCIÓN DE LAS DISTINTAS DEFINICIONES DE CUIDADOS PALIATIVOS

La *Organización Mundial de la Salud* (OMS), en 1990, entiende estos como: «el cuidado total activo de los pacientes cuya enfermedad no responde a tratamiento curativo. El control del dolor y de otros síntomas, así como la atención de aspectos psicológicos, sociales e incluso espirituales, es primordial. La meta de los cuidados paliativos es conseguir la mejor calidad de vida de los pacientes y sus familias».

Esta definición se desarrolla en una serie de principios de los cuidados paliativos:

- Proporcionar alivio del dolor y otros síntomas.
- Afirmar la vida y considerar la muerte como un proceso normal.
- No intentar acelerar ni retrasar la muerte.
- Integrar los aspectos espirituales y psicológicos del cuidado del paciente.
- Ofrecer un sistema de soporte para ayudar a los pacientes a vivir tan activamente como sea posible hasta su muerte.
- Ofrecer un sistema de soporte para ayudar a la familia a adaptarse durante la enfermedad del paciente y en el duelo.
- Utilizar una aproximación de equipo para responder a las necesidades de los pacientes y sus familias, incluyendo el soporte emocional en el duelo cuando esté indicado.
- Mejorar la calidad de vida puede también influenciar positivamente en el curso de la enfermedad.
- Ser aplicables de forma precoz en el curso de la enfermedad, en conjunción con otros tratamientos que pueden prolongar la vida, como quimioterapia o radioterapia, e incluyen aquellas investigaciones necesarias para comprender mejor y manejar las situaciones clínicas complejas.

En el ámbito europeo, el *Subcomité Europeo de Cuidados Paliativos de la Comunidad Económica Europea* (CEE), en 1991, define los cuidados paliativos como: «la asistencia continuada y total de los pacientes y sus familias por un equipo multiprofesional cuando la expectativa no es la curación. La meta fundamental es dar calidad de vida al paciente y su familia, sin intentar alargar la supervivencia. Debe cubrir las necesidades físicas, psicológicas, espirituales y sociales del paciente y sus familiares. Si es necesario, el apoyo debe incluir el proceso de duelo».

La *Estrategia en Cuidados Paliativos del Sistema Nacional de Salud*, aprobada en 2007, en el documento de su publicación, incluye un glosario de términos que define los cuidados paliativos como: «enfoque que mejora la calidad de vida de pacientes y familias que se enfrentan a los problemas asociados con enfermedades amenazantes para la vida, a través de la prevención y alivio del sufrimiento por medio de la identificación temprana e impecable evaluación y tratamiento del dolor y otros problemas, físicos, psicológicos y espirituales».

En 2009, la *Asociación Europea de Cuidados Paliativos* (EAPC) elaboró el libro blanco de recomendaciones sobre normas para los cuidados paliativos en Europa, en el que definen los cuidados paliativos como la atención activa y total del paciente cuya enfermedad no responde al tratamiento curativo. El control del dolor, de otros síntomas y de los problemas sociales, psicológicos y espirituales es primordial. Los cuidados paliativos son interdisciplinarios en su enfoque, y abarcan al paciente, la familia y la comunidad en su ámbito. En cierto sentido, los cuidados paliativos consisten en ofrecer el concepto más básico de atención: el de satisfacer las necesidades del paciente donde sea que se le atienda, ya sea en el hogar o en el hospital. Los cuidados paliativos afirman la vida y consideran el morir como un proceso normal; no se apresura ni pospone la muerte. Se propone preservar la mejor calidad de vida posible hasta la muerte.

MARCO NORMATIVO Y DOCUMENTOS DE REFERENCIA

Se analiza a continuación el marco normativo y los documentos de referencia.

A nivel internacional

- El *Consejo de Europa* ha abordado en sus resoluciones y recomendaciones el derecho a recibir atención al final de la vida:
  - La Resolución 613 (1976), sobre los derechos de los enfermos y moribundos, reclama el deseo de los enfermos terminales a morir en paz y dignidad.
  - La Recomendación 779 (1976) considera que el médico debe hacer todos los esfuerzos para aliviar el sufrimiento.
  - La Resolución sobre el respeto a los derechos humanos (1995) solicita a los Estados que concedan preferencia a la creación de establecimientos de cuidados paliativos.
  - La Recomendación 1418 (1999), sobre protección de los enfermos en la etapa final de su vida, aboga por la definición de los cuidados paliativos como un derecho y una prestación más de la asistencia sanitaria. Esta recomendación hace énfasis en la necesidad de reconocer y proteger el derecho a los cuidados paliativos.
  - La Recomendación 24 (2003), sobre la organización de los cuidados paliativos, reconoce que dicha prestación debe desarrollarse más en Europa, y recomienda a los Estados la adopción de políticas, legislación y otras medidas necesarias para alinear un marco coherente e integral para las políticas nacionales sobre cuidados paliativos. Igualmente, señala que es crucial la creación, en los Estados miembros, de un clima en el que se reconozca la importancia de los cuidados paliativos, y subraya que es una responsabilidad de los gobiernos garantizar que los cuidados paliativos sean accesibles a todos los que los necesiten.
  - En su *Report* | Doc. 14657 | 29 Octubre 2018, *The provision of palliative care in Europe* establece que los cuidados paliativos son fundamentales para mantener la dignidad humana y forman parte de los derechos para la salud del ser humano, instando a las autoridades sanitarias de los países miembros de la Comunidad Europea a dedicar a estos los recursos que sean necesarios. En su punto 7.5.2, se insta al reconocimiento de los cuidados paliativos como una especialidad médica.
- La *OMS* ha redactado de forma reiterada informes técnicos, instando a los Estados miembros a establecer acciones para controlar el dolor relacionado con el cáncer mediante

la provisión de cuidados paliativos, recomendando el uso y la disponibilidad de opioides, proponiendo estrategias para el control de síntomas o revisando el tratamiento del dolor por cáncer en los niños. En su novena sesión plenaria del 24 de mayo de 2014, entre otras demandas, insta a los Estados miembros a:

- Formular, reforzar y aplicar políticas de cuidados paliativos en apoyo del fortalecimiento integral de los sistemas de salud, con miras a incorporar en la totalidad del proceso asistencial unos servicios de asistencia paliativa basados en criterios científicos, costo-eficaces y equitativos en todos los ámbitos.
- Asegurar, en el ámbito nacional, una financiación y una asignación adecuadas de los recursos humanos, en particular para la formulación y aplicación de políticas de cuidados paliativos, programas de formación y capacitación e iniciativas de mejora de la calidad.
- Incluir los cuidados paliativos como componente integral dentro de los programas de educación continua y formación ofrecidos a los dispensadores de atención, dependiendo de sus respectivas funciones y responsabilidades, de conformidad con los principios siguientes:
  ▪ Formación básica y educación continua integrada sistemáticamente como elemento clave en todos los planes de estudios de las facultades de Medicina y escuelas profesionales de Enfermería. Formará parte de la formación en el servicio, será impartida a quienes dispensan cuidados en el primer nivel de atención, incluidos los profesionales sanitarios, los cuidadores que atienden las necesidades espirituales de los pacientes y los trabajadores sociales.
  ▪ Formación intermedia a todos los trabajadores sanitarios que habitualmente trabajan con pacientes afectados por enfermedades potencialmente mortales (por ejemplo, profesionales de los servicios de oncología, enfermedades infecciosas, pediatría, geriatría y medicina interna).
  ▪ Formación especializada en cuidados paliativos para facilitar la preparación a los profesionales que ulteriormente se encargarán de dispensar una atención integral a pacientes con necesidades que van más allá del tratamiento de síntomas corrientes.
- La *Oficina Europea de la Organización Mundial de la Salud* ha desarrollado diferentes publicaciones que evidencian y apoyan la puesta en marcha de programas de atención a pacientes en fase de situación avanzada y terminal.

A nivel nacional

- *Real Decreto 63/1995 de 20 de enero*, sobre ordenación de prestaciones sanitarias del Sistema Nacional de Salud: dentro de las prestaciones sanitarias, se hace referencia a la eliminación o disminución del dolor y el sufrimiento, y a la atención domiciliaria de los pacientes inmovilizados o terminales.
- *Plan Nacional de Cuidados Paliativos. Bases para su desarrollo* (18 de diciembre de 2000): su fin consistía en garantizar el derecho legal e individual de los enfermos en situación terminal a la asistencia, en cualquier lugar, circunstancia o situación. Su objetivo general era mejorar la calidad de vida de enfermos en situación terminal y sus familias, de manera racional, planificada y eficiente, garantizando los cuidados paliativos según los principios rectores del Sistema Nacional de Salud.
- *Ley 16/2003, de 28 de mayo, de Cohesión y Calidad del Sistema Nacional de Salud.* En sus artículos 12 (atención primaria) y 13 (atención especializada), hace referencia a la atención paliativa a enfermos terminales como prestación sanitaria del Sistema Nacional de Salud.
- El 10 de mayo de 2005, la *Comisión de Sanidad del Congreso de los Diputados* aprobó una proposición no de ley instando al Gobierno a evaluar la situación de los cuidados paliativos en España, a aplicar el Plan Nacional de Cuidados Paliativos del año 2000 y a fomentar la creación de unidades de cuidados paliativos por parte de las comunidades autónomas, entre otras acciones.
- El *Real Decreto 1030/2006, de 15 de septiembre,* por el que se establece la cartera de servicios comunes del Sistema Nacional de Salud y el procedimiento para su actualización: su fin es garantizar la equidad y la accesibilidad a una adecuada atención sanitaria en el Sistema Nacional de Salud. En este Real Decreto, se incluye como prestación sanitaria del Sistema Nacional de Salud la atención paliativa a enfermos terminales, describiendo como su objetivo terapéutico la mejora de la calidad de vida, con respeto a su sistema de creencias, preferencias y valores. Cita cómo, en las situaciones que lo precisen, y particularmente en los casos complejos, se facilitará la atención por servicios especializados.
- *Estrategia en Cuidados Paliativos del Sistema Nacional de Salud* (17 de mayo 2007): se enmarca en el Plan de Calidad del Sistema Nacional de Salud, entre cuyos objetivos se incluye mejorar la atención de los pacientes con enfermedades prevalentes de gran carga social y económica. Es el resultado de una gran cooperación institucional que se dirige a mejorar la calidad de la atención prestada a los pacientes en situación avanzada/terminal y sus familiares, promoviendo una respuesta integral y coordinada de todo el sistema sanitario a sus necesidades y respetando su autonomía de valores. Como objetivo principal, se marca establecer compromisos apropiados viables y medibles por parte de las comunidades autónomas, para contribuir a la homogeneidad y mejora de los cuidados paliativos en el Sistema Nacional de Salud, para cuyo logro despliega sus líneas de acción que se basan en la respuesta integral y coordinada del sistema a todos los pacientes donde y cuando lo necesitaran.
- *Unidad de cuidados paliativos. Estándares y recomendaciones* (2009, Ministerio de Sanidad y Política Social): su objetivo es poner a disposición de las administraciones públicas sanitarias, gestores (públicos y privados) y profesionales, unos criterios para su organización y gestión, así como para su diseño y equipamiento, contribuyendo con ello a la mejora en las condiciones de seguridad y de calidad de su práctica. Recomienda que el personal médico de las unidades de cuidados paliativos sea un especialista (anestesiología y reanimación, geriatría, medicina de familia y comunitaria, medicina interna, oncología, etc.), con formación avan-

zada en cuidados paliativos, proponiendo que rote por los distintos recursos de la red de cuidados paliativos y reciba entrenamiento cruzado con otras disciplinas y modalidades de atención conexas.

- *Evaluación de la Estrategia en Cuidados Paliativos del Sistema Nacional de Salud* (2012, Ministerio de Hacienda y Administraciones Públicas, Agencia Estatal de Evaluación de las Políticas Públicas y la Calidad de los Servicios): reconoce el valor y la importancia de la estrategia como generadora de un consenso entre las administraciones y los principales actores implicados en los cuidados paliativos, estableciendo un marco significativo de referencia que ha servido de hito y de impulso al desarrollo de los cuidados paliativos. Una de sus primeras recomendaciones es abordar los cuidados paliativos en España desde una perspectiva de sistema, y no de piezas desarticuladas, para incorporar al conjunto la producción teórico-práctica del país. Recomienda asimismo adjuntar un plan de formación con criterios más homogéneos, de manera que esta incida de manera más equitativa en el conjunto del sistema, y revisar los criterios de especificidad de los recursos considerados como específicos de cuidados paliativos en consonancia con los estándares internacionales.
- *Estrategia en Cuidados Paliativos del Sistema Nacional de Salud. Actualización 2010-2014*: revisa la estrategia de 2007, estableciendo como su misión mejorar la calidad de la atención prestada a los pacientes en situación avanzada y terminal y sus familiares, promoviendo la respuesta integral y coordinada del sistema sanitario a sus necesidades y respetando su autonomía y valores. Como objetivos, recoge establecer compromisos apropiados, viables y medibles por parte de las comunidades autónomas para contribuir a la homogeneidad y mejora de los cuidados paliativos en el Sistema Nacional de Salud. Entre sus recomendaciones, expone la necesidad de incluir de forma progresiva una formación específica de posgrado (área de capacitación específica [ACE], diploma de acreditación avanzada o equivalente) por parte del Ministerio de Educación y Ciencia y del Ministerio de Sanidad, Política Social e Igualdad, para la incorporación de profesionales a los equipos específicos de cuidados paliativos.
- *Cuidados Paliativos Pediátricos en el Sistema Nacional de Salud: Criterios de Atención* (2014, Ministerio de Sanidad, Servicios Sociales e Igualdad): como objetivos específicos, planteaba definir los aspectos principales que distinguen la atención en cuidados paliativos pediátricos, analizar la situación de la atención paliativa pediátrica en España y establecer una serie de criterios de atención para impulsar, promover y facilitar la atención paliativa pediátrica en todo el territorio español. Como recomendación específica, planteaban que las comunidades autónomas incluyeran en el plan de formación en cuidados paliativos un apartado específico de cuidados paliativos pediátricos en todos sus niveles (básico, intermedio y avanzado).
- *Ley Orgánica 3/2021, de 24 de marzo, de regulación de la Eutanasia*: en su artículo 8, relativo al procedimiento a seguir por el médico responsable cuando exista una solicitud de prestación de ayuda para morir, describe cómo el médico responsable, en el plazo máximo de 2 días naturales, una vez verificado que se cumplen los requisitos previstos, realizará con el paciente solicitante un proceso deliberativo sobre su diagnóstico, sus posibilidades terapéuticas y los resultados esperables, así como sobre posibles cuidados paliativos.
- El *Código de Ética y Deontología Médica del Consejo General de Colegios Oficiales de Médicos* establece la corrección de la adecuación de una práctica clínica que tenga en cuenta la proporcionalidad de las actuaciones que propone, exponiendo estas en el capítulo VII, artículo 36: Atención médica al final de la vida.
- El reconocimiento expuesto de los cuidados paliativos como una necesidad básica dentro del Sistema Nacional de Salud ha llevado al desarrollo de *planes integrales de cuidados paliativos en las diferentes comunidades autónomas,* aprobándose además, en la mayoría de estas, leyes autonómicas relativas a los cuidados necesarios para mantener la dignidad de una persona en el final de su vida.

RECURSOS FORMATIVOS Y ASISTENCIALES DE CUIDADOS PALIATIVOS

Se analizan a continuación los recursos formativos y asistenciales.

En Europa

La última evaluación del desarrollo de cuidados paliativos en Europa se realizó en 2019 en forma de *atlas, elaborado por la EAPC,* con el objetivo de proporcionar un análisis actualizado sobre el desarrollo y la integración en todo el continente. Para realizar este atlas, llevaron a cabo inicialmente una revisión sistemática para identificar los indicadores de ámbito nacional más utilizados sobre el desarrollo de cuidados paliativos, siendo posteriormente estos indicadores calificados por un comité de expertos internacionales mediante un estudio tipo Delphi, y recopilados los datos relacionados con estos a partir de diferentes bases de datos y encuestas.

Como resultado de este trabajo el atlas presenta un conjunto de informes que destacan datos clave sobre políticas nacionales, uso de medicamentos, educación y provisión de servicios de cuidados paliativos, ofreciendo un análisis comparativo entre países. La conclusión general de este trabajo es que las políticas sanitarias desarrolladas en los últimos años han promovido un vigoroso desarrollo de los cuidados paliativos en toda Europa, aunque persisten las desigualdades entre países y subregiones.

El presidente de la EAPC en ese momento, Philip Larkin, destacaba que había indicadores claros de desarrollo, especialmente en cuidados paliativos para niños y neonatología y educación, que indicaban que estos estaban comenzando a integrarse en los planes de estudio para ayudar a preparar a los profesionales para el futuro. Asimismo, reflexionaba que nunca se puede ser complacientes con el desarrollo de los cuidados paliativos. Se necesita un esfuerzo europeo concertado para apoyar a aquellos para quienes los cuidados paliativos están en sus inicios y para fortalecer los esfuerzos a favor de la equidad y el acceso a los cuidados paliativos para todos.

Cada año mueren en Europa 4.428.663 personas por problemas graves relacionados con la salud, de las cuales 138.913

son niños. El acceso a los cuidados paliativos aliviaría en gran medida el sufrimiento de estos pacientes.

La EAPC recomienda dos servicios de cuidados paliativos especializados cada 100.000 habitantes (un equipo de atención domiciliaria y un equipo hospitalario). La provisión de cuidados paliativos sigue siendo inequitativa con la mayoría de los servicios disponibles en Europa occidental. Destacan Austria e Irlanda (2,2 y 1,9 servicios por cada 100.000 habitantes, respectivamente), seguidos de Luxemburgo, Bélgica y Suecia. Con respecto a Europa central y del este, Lituania, Polonia, Eslovenia, Estonia, Israel y Hungría tienen las proporciones más altas. Los países que informaron del mayor número absoluto de servicios especializados fueron Alemania (914) y el Reino Unido (860).

La mayoría de los países europeos (76 %) han adaptado sus leyes generales de salud y han incluido los cuidados paliativos como una prestación sanitaria obligatoria, como un derecho del paciente o incluso como un derecho humano. Los cuidados paliativos están incluidos en la lista de servicios sanitarios de atención primaria en 36 países (71 %). Grecia garantiza los cuidados paliativos en el primer artículo de la Ley de Atención Primaria de Salud, mientras que otros países cubren los cuidados paliativos en la legislación general. Ocho países tienen una ley nacional específica de cuidados paliativos. Los planes nacionales de cuidados paliativos están disponibles en casi todos los países de Europa occidental, excepto en los Estados más pequeños o en el Reino Unido y Bélgica, donde existe una forma diferente de abordar la política de salud.

En países políticamente descentralizados, como España, Suiza o la República Checa, las autoridades regionales promueven estrategias de cuidados paliativos. Polonia fue uno de los primeros países de Europa del este en tener un programa nacional de cuidados paliativos, y en Rusia se ha desarrollado recientemente un subprograma especial sobre desarrollo de cuidados paliativos incluido en el programa estatal de salud «Desarrollo de la atención médica en Rusia». Otros países como Alemania no cuentan con un plan o estrategia nacional, pero sí con una ley equivalente de hospicio y cuidados paliativos (diciembre de 2015), que se está implementando cuidadosamente.

En cuanto a la formación, los problemas o carencias más habituales en los diferentes países europeos son la ausencia de un proceso de especialización oficial y la escasa presencia en las universidades de formación específica en cuidados paliativos. Alrededor de la mitad de los países europeos (29/51) cuentan con un proceso oficial de acreditación o formación médica por parte de las autoridades nacionales competentes. Sin embargo, el reconocimiento varía desde que se reconozca como una especialidad separada hasta una subespecialidad, o como un campo especial de competencia o ACE. El más frecuente en Europa es el área de competencia específica (13/51), mientras que solo 11 países informan de cuidados paliativos como subespecialidad, y cinco lo tienen como especialidad específica.

Hasta la fecha, solo 15 países reportan ratios de médicos de cuidados paliativos acreditados que superan la ratio de un médico por cada 100.000 habitantes, identificándose proporciones particularmente altas en Alemania, Eslovenia, Finlandia, Rumanía y Bélgica.

La formación en cuidados paliativos se incluye cada vez más en las facultades de Medicina de los países europeos. Sin embargo, el porcentaje de facultades de Medicina por país y la forma en que se enseña varían mucho.

Solo nueve países informan que la enseñanza de cuidados paliativos es una materia obligatoria específica en todas las facultades de Medicina (Austria, Reino Unido, Bélgica, Estonia, Francia, Alemania, Luxemburgo, República de Moldavia y Suiza). Algunos más aseguran impartirla en más de la mitad de sus facultades de Medicina. Otros siete países informan que se enseña obligatoriamente en combinación con otras materias (por ejemplo, cuidados paliativos y oncología) a todos los estudiantes de Medicina. Solo muy pocos países ofrecen más de 20 horas de enseñanza de cuidados paliativos y práctica clínica obligatoria para todos los estudiantes de Medicina.

Aunque 22/51 países incluyen la enseñanza de cuidados paliativos en alguna de sus formas en todas las escuelas de Enfermería de su país, esta enseñanza normalmente se incluye como un módulo en otra materia, y solo se enseña como una materia específica obligatoria en Francia, Austria y Polonia. Solo siete países ofrecen la posibilidad de prácticas clínicas en una unidad específica de cuidados paliativos, y solo Hungría, Islandia y Polonia informan tener prácticas en las escuelas de Enfermería en todo el país. Todavía hay 15 países que no ofrecen ninguna enseñanza de cuidados paliativos en dichas escuelas.

La *EAPC*, establecida en 1988, es una organización que tiene como objetivo avanzar, influir, promover y desarrollar los cuidados paliativos en Europa. Desde sus inicios, la EAPC se ha convertido en la principal organización de cuidados paliativos en este territorio, proporcionando un foro para todos aquellos que trabajan o están interesados en los cuidados paliativos en toda Europa y en el resto del mundo.

Actualmente, la EAPC tiene 55 asociaciones miembros de 34 países europeos y también tiene miembros individuales de 52 países en el ámbito mundial. La revista *Palliative Medicine* es el medio de expresión de la EAPC, siendo una de las de mayor prestigio mundial sobre esta disciplina (con un índice de impacto de 5.731).

En Latinoamérica

De forma similar a la evaluación del desarrollo de cuidados paliativos en Europa, llevada cabo en 2019 en el citado *atlas de la EAPC*, se elaboró en 2020 el *Atlas de desarrollo de los Cuidados Paliativos en Latinoamérica* por parte de la International Association for Hospice and Palliative Care (IAHPC). Entre los principales hallazgos, se observó un aumento en el número de equipos de cuidados paliativos totales, con 2,6 equipos/servicios por millón de habitantes (rango entre 24,50 y 0,58), que continúan siendo insuficientes para la creciente necesidad. La mayoría de estos equipos (44,8 %) funcionan en el ámbito hospitalario exclusivamente, un tercio (30,3 %) son equipos mixtos y el 24,6 % son exclusivos del primer nivel de atención.

Los equipos móviles constituyen el modelo predominante (1,63/millón de habitantes), y los servicios de hospicio (*hospice care*), los más escasos. Los equipos de cuidados paliativos pediátricos representan el 7,9 % de los servicios reportados. Como describe el atlas, en Latinoamérica, a pesar de las tradiciones o herencias culturales que aparentan homogeneidad, existe una gran heterogeneidad entre los países de la región y dentro de los propios países. Los cuidados paliativos se desarrollarán dentro del contexto de las condiciones particulares y sus situaciones nacionales específicas (Tabla 3-1).

La mayoría de los países de la región son clasificados por el Banco Mundial como países de ingreso mediano, salvo Chile, Panamá y Uruguay, que pertenecen a la categoría de países de ingreso alto. El índice de cobertura sanitaria varía entre el 55 % (Guatemala) y el 80 % (Uruguay). El 75 % de la población muere por enfermedades no trasmisibles, y varía entre el 59 % (Guatemala) y el 85 % (Chile y Uruguay). El nivel económico del país guarda una estrecha relación con el alto gasto per cápita en salud.

Los cuidados paliativos en Latinoamérica se iniciaron en estrecha relación con la clínica de dolor, especialmente impulsados por la campaña de la OMS de «alivio del dolor por cáncer» de 1982. Varios de los programas que ahora son de cuidados paliativos en los países se iniciaron como programas o clínicas de dolor para pacientes con cáncer, y posteriormente se fueron ampliando a cuidados paliativos para pacientes con otros diagnósticos y condiciones. La primera reunión de latinoamericanos interesados en el desarrollo de los cuidados paliativos de ámbito regional ocurrió en San Nicolás, Argentina, en 1990. La *Asociación Latinoamericana de Cuidados Paliativos* (ALCP) se constituyó en el año 2001 (Fig. 3-1).

En España

Según el *atlas elaborado por la EAPC* en 2019, España dispone de 260 recursos específicos de cuidados paliativos, de los cuales 100 son unidades de cuidados paliativos domiciliarios, 88 equipos de soporte o consulta hospitalaria y 63 unidades específicas de hospitalización. Estos datos establecen una ratio de 0,6 servicios de cuidados paliativos por cada 100.000 habitantes, por debajo de la media europea de 0,8/100.000, relegando a España al puesto 31 de los 51 países analizados. En el ámbito pediátrico, se disponía de ocho recursos domiciliarios y dos hospitalarios específicos. En cuanto a recursos formativos, se describe la presencia de la enseñanza de los cuidados paliativos en 22 facultades de Medicina y 69 de Enfermería.

Este trabajo exhaustivo realizado en el ámbito europeo resalta además la ausencia en España de una ley nacional de cuidados paliativos (aprobada por 8 países de 51) y de una formación especializada en este campo (presente como ACE, especialidad o subespecialidad en 29 de los 51 países).

Según la estimación plasmada en el atlas, sobre una mortalidad en ese año de 418.000 personas, unas 129.000 hubieran precisado asistencia por parte de un recurso específico de cuidados paliativos. De estas, solo la recibieron 51.000, por lo que 78.000 quedaron expuestas a una situación de final de vida con posible sufrimiento asociado. Por su parte, la

Tabla 3-1. Equipos asistenciales de cuidados paliativos en Latinoamérica

País*	Total de equipos		Exclusivamente intrahospitalarios		Exclusivamente extrahospitalarios		Equipos mixtos	
	Total de equipos	Tasa por millón de habitantes	Total	Tasa por millón de habitantes	Total	Tasa por millón de habitantes	Total	Tasa por millón de habitantes
Argentina	482	10,79	422	9,44	39	0,87	21	0,47
Bolivia	20	1,78	8	0,71	9	0,80	3	0,27
Brasil	198	0,94	68	0,32	16	0,08	114	0,54
Chile	244	13,41	12	0,66	70	3,85	162	8,90
Colombia	79	1,60	40	0,81	20	0,40	19	0,38
Costa Rica	73	14,74	1	0,20	52	10,50	20	4,04
Ecuador	78	4,63	42	2,49	34	2,02	2	0,12
El Salvador	25	3,90	21	3,28	3	0,47	1	0,16
Guatemala	11	0,64	5	0,29	3	0,17	3	0,17
Honduras	6	0,64	0	0,00	3	0,32	3	0,32
México	120	0,92	41	0,31	29	0,22	50	0,38
Panamá	55	13,21	10	2,40	36	8,65	9	2,16
Paraguay	24	3,48	3	0,43	21	3,04	0	0,00
Perú	19	0,58	11	0,34	4	0,12	4	0,12
Rep. Dominicana	16	1,47	6	0,55	10	0,92	0	0,00
Uruguay	85	24,50	9	2,59	20	5,76	56	16,14
Venezuela	27	0,83	0	0,00	20	0,62	7	0,22

* No se recibieron datos de Cuba y Nicaragua. Adaptada de: Pastrana T, De Lima L, Sánchez-Cárdenas M, Van Steijn D, Garralda E, Pons JJ, et al. Atlas de cuidados paliativos en Latinoamérica 2020. [Internet]. 2ª ed. Houston: IAHPC Press; 2021.

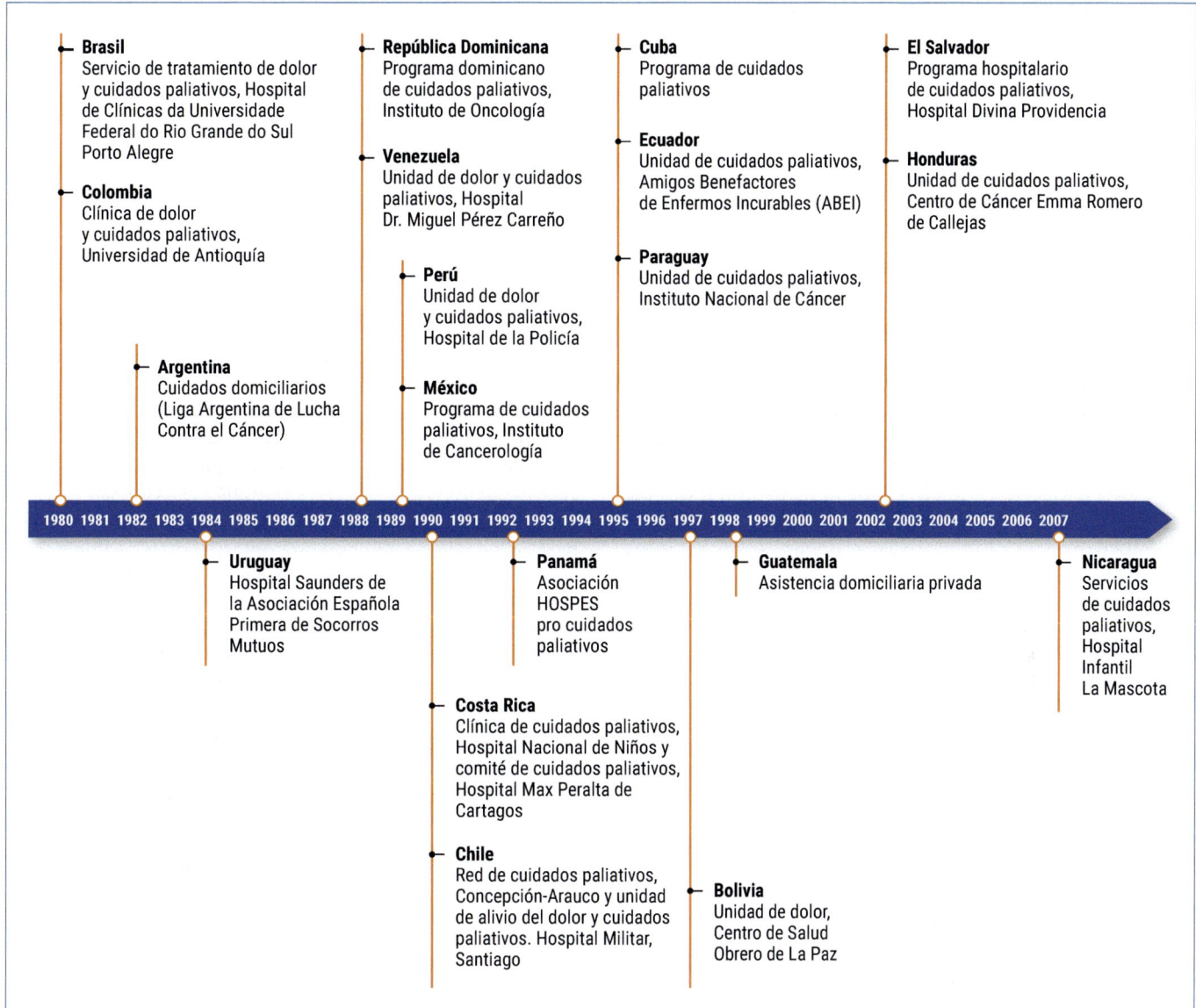

Figura 3-1. Desarrollo de cuidados paliativos en Latinoamérica.

Sociedad Española de Cuidados Paliativos (SECPAL) estima que únicamente un 50 % de las personas que los necesitan reciben actualmente asistencia por parte de unidades específicas, existiendo además importantes diferencias o inequidades entre las comunidades autónomas.

El 8 de enero de 1992, en Madrid, se funda y se registra la *SECPAL* con el fin de impulsar esta disciplina en España y como nexo de unión de todos los profesionales que trabajan en este ámbito. Desde su nacimiento, se han llevado a cabo 12 congresos nacionales y 14 jornadas internacionales, y se han desarrollado diversos grupos de trabajo, que han publicado numerosos documentos y guías. Asimismo, se han preparado boletines de difusión periódica y se ha creado una revista propia, *Medicina Paliativa* (en su volumen 22, número 2), con un factor de impacto de 0,212, siendo referente de lo publicado en castellano en cuidados paliativos. Esta revista acaba de renovar el sello de calidad de la Fundación Española para la Ciencia y la Tecnología (FECYT) y se le ha otorgado recientemente la mención en buenas prácticas editoriales en igualdad de género. En 2021, se creó dentro de SECPAL la *Sociedad Española de Medicina Paliativa* (SEMPAL) para dar respuesta y soporte a las necesidades específicas del colectivo médico.

RECONOCIMIENTO INTERNACIONAL DE LOS CUIDADOS PALIATIVOS COMO ESPECIALIDAD O ÁREA ESPECÍFICA

La profesora Sheila Payne, en ese momento presidenta de la EAPC, argumentaba en el prefacio del documento *Specialisation in Palliative Medicine for Physicians in Europe 2014. A supplement of the EAPC Atlas of Palliative Care in Europe* cómo la educación especializada y el reconocimiento de médicos con experiencia en medicina paliativa son las piedras angulares para garantizar que los pacientes tengan acceso a una atención de alta calidad y al manejo de los síntomas a lo largo de la trayectoria de su enfermedad y durante la fase de muerte.

En el momento de la elaboración del atlas (el año 2014), 18 países de Europa contaban con un programa oficial de especialización en medicina paliativa (en el atlas de 2019, se identifican 29 países) en forma de especialidad propia independiente, subespecialidad o ACE. Los profesionales que acceden a programas de subespecialidad o ACE en esos países deben poseer una especialidad clínica obtenida previamente. En cinco de los países, puede ser cualquier especialidad clínica, mientras que ocho establecen una lista de especialidades habilitantes o experiencia profesional previa en atención primaria (2 años) y dos países incluyen otras especialidades clínicas. La duración de la formación clínica varía, siendo uno o dos años el período más frecuente. Existía una clara tendencia a establecer la formación especializada como condición obligatoria para obtener un puesto clínico en cuidados paliativos en los sistemas nacionales de salud, pero en ese momento no era obligatorio en la mayoría de los países (**Fig. 3-2**).

Fuera de Europa, otros países cuentan con un programa oficial de especialización en cuidados paliativos como: Estados Unidos, Canadá, Australia y Nueva Zelanda.

Casos a destacar por nuestra proximidad cultural son los ejemplos existentes en Latinoamérica, recogidos por la Fundación Atlantes y la ALCP. En la segunda edición del *Atlas de cuidados paliativos de Latinoamérica 2020,* con el objetivo de evaluar el grado de desarrollo de los cuidados paliativos en América Latina, presentan información de 17 países cuyo idioma oficial es el español o el portugués. Ocho países cuentan con el reconocimiento de medicina paliativa como especialidad y/o subespecialidad. Adicionalmente existe formación de posgrado como diplomados, maestrías y cursos en varios países. Solamente Honduras y la República Dominicana no cuentan actualmente con ningún tipo de formación (**Tabla 3-2**).

Hay que destacar, como muestra de la importancia atribuida a los cuidados paliativos, que adicionalmente cinco países tenían en ese momento (2020) una ley nacional al respecto.

El cuerpo de conocimiento específico de los cuidados paliativos ha sido acreditado tanto en el ámbito internacional como en España, siendo soportado por evidencias suficientes que demuestran que mejora los resultados en salud, con gran satisfacción de los usuarios (pacientes y familias), y además esta práctica se desarrolla de forma coste-efectiva para el sistema sanitario.

Teniendo en cuenta las diferentes razones y recomendaciones citadas a lo largo de este capítulo, la SECPAL está preparando, con el soporte de otras sociedades científicas, como la Sociedad Española de Anestesiología, Reanimación y Terapéutica del Dolor (SEDAR), la Sociedad Española de Geriatría y Gerontología (SEGG), la Sociedad Española de Hematología y Hemoterapia (SEHH), la Sociedad Española de Médicos de Atención Primaria (SEMERGEN), la Sociedad Española de Medicina de Familia y Comunitaria (SEMFyC), la Sociedad Española de Médicos Generales y de Familia (SEMG), la Sociedad Española de Medicina Interna (SEMI), la Sociedad Española de Oncología Médica (SEOM) y la Sociedad Española de Oncología Radioterápica (SEOR), la solicitud para la creación de un programa de especialización en forma de un ACE en cuidados paliativos, reuniendo los criterios descritos en el Real Decreto 589/2022, de 19 de julio.

La aprobación de un ACE en cuidados paliativos supondría una profundización en el cuerpo de competencias de las especialidades vinculadas a esta disciplina, mejorando la calidad y seguridad de la atención a un conjunto específico de personas, aquellas que padecen una enfermedad en fase avanzada y/o terminal. El conjunto de profesionales con esta nueva capacitación se establecerían como un soporte y apoyo para otros niveles de atención, atendiendo a problemas de especial complejidad, proporcionando los conocimientos y medios para que sus cuidados se desarrollen en la ubicación que los pacientes y sus familias elijan, formando parte de un sistema integrado e integral que contribuya a evitar la fragmentación de la asistencia sanitaria.

En España, los cuidados paliativos se encuentran plenamente integrados en el ámbito asistencial, aunque existen claras desigualdades entre las comunidades autónomas, con programas y servicios heterogéneos que impiden alcanzar el grado de cobertura que se estima necesario por parte de las diferentes organizaciones competentes, entre ellas la OMS.

Los diferentes recursos de cuidados paliativos distribuidos en las diferentes comunidades autónomas desempeñan, además de su labor asistencial, tareas de investigación y docencia en pregrado y posgrado, específicamente para médicos residentes de otras especialidades, siendo competentes para asumir la formación médica especializada precisa en caso de la aprobación de esta ACE.

CUIDADOS PALIATIVOS EN OTRAS REALIDADES SOCIOCULTURALES

Se analizan a continuación otras realidades socioculturales de los cuidados paliativos.

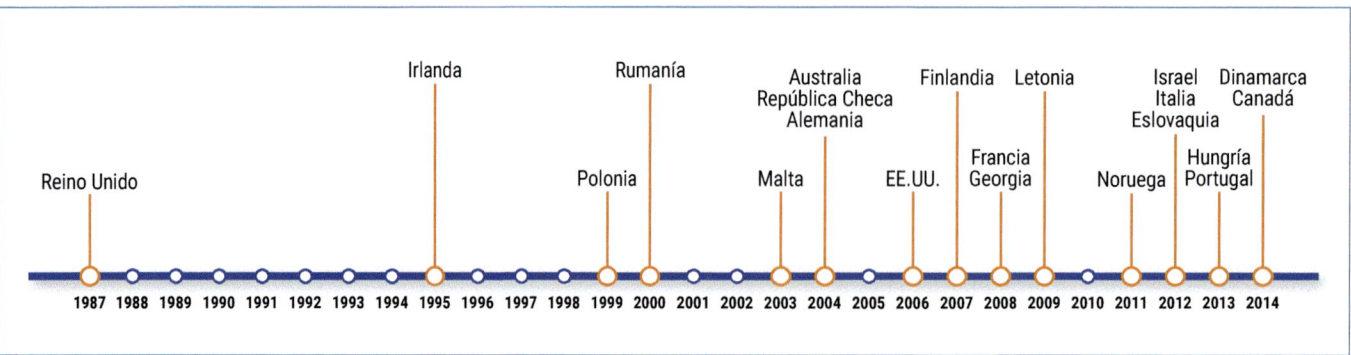

Figura 3-2. Línea temporal del establecimiento de formación especializada en cuidados paliativos.

Tabla 3-2. Formación especializada en cuidados paliativos en Latinoamérica

País	Año	Título
Argentina	2006	Especialista en Cuidados Paliativos
	2010	Especialista en Medicina Paliativa
	2015	Médico Pediatra Especialista en Medicina Paliativa
Brasil	2011	Área de atuagáo em Medicina Paliativa
Colombia	1998	Especialista en Medicina del Dolor y Cuidados Paliativos
Costa Rica	2008	Especialista en Medicina Paliativa
Ecuador	2018	Especialista en Cuidados Paliativos
México	2012	Alta Especialidad en Medicina Paliativa
	2016	Especialista de Medicina Paliativa y del Dolor
	2019	Especialista en Medicina Paliativa
Paraguay	2016	Especialista en Medicina Paliativa y Soporte Oncológico
	2020	Especialista en Cuidados Paliativos
Venezuela	2009	Especialista en Medicina Paliativa

Adaptada de: Pastrana T, De Lima L, Sánchez-Cárdenas M, Van Steijn D, Garralda E, Pons JJ, et al. Atlas de cuidados paliativos en Latinoamérica 2020. [Internet]. 2ª ed. Houston: IAHPC Press; 2021.

En Estados Unidos de América

El desarrollo de los cuidados paliativos en Estados Unidos (EE. UU.) tiene una íntima relación con el que se ha llevado a cabo en Inglaterra, dado que este parte de la visita de dos profesionales relevantes de este país, Florence Wald y, posteriormente, Balfour Mount al Saint Cristopher´s Hospice, dirigido por Dame Cicely Saunders. A pesar de este origen, existen claras divergencias posteriores en su desarrollo, dadas, entre otras, las diferencias entre los sistemas de salud de EE. UU. e Inglaterra, que a menudo se postulan como polos opuestos.

EE. UU. tiene un sistema sanitario basado en gran medida en la contratación de seguros de salud por parte de los individuos o los empleadores, y un modelo de pago de «tarifa por servicio». El seguro privado patrocinado por el empleador se generalizó después de la Segunda Guerra Mundial. Los programas de seguros financiados por el Gobierno han estado en funcionamiento desde la década de 1960, con Medicaid (50 asociaciones federal-estatales), que cubre los servicios de atención médica para algunas personas pobres o casi pobres, y Medicare (federal), que brinda cobertura casi universal a las personas mayores (de 65 años o más). Junto a estas estructuras, se encuentra la Administración de Salud de Veteranos (VHA), operada por el Departamento de Asuntos de Veteranos de EE. UU., que constituye el único servicio de atención médica integrado y financiado con fondos públicos en el país.

En EE. UU., los cuidados paliativos se desarrollaron inicialmente a través de la creación del *hospice* (el primero en Connecticut en 1975), fundándose la National Hospice and Palliative Care Organisation en 1978. El modelo *hospice* sigue siendo la forma más ampliamente disponible de atención paliativa, brindada principalmente como un servicio de enfermería basado en la comunidad, habiéndose visto favorecido su desarrollo por su inclusión en el sistema de provisión cubierto por Medicare en 1982. Esto permite que las personas mayores de 65 años accedan a cuidados paliativos si tienen un pronóstico de menos de 6 meses y aceptan renunciar a los tratamientos centrados en la enfermedad.

Ha habido un aumento de 110 veces en la prestación de servicios en 30 años, con alrededor del 44,6 % de los fallecidos recibiendo algún nivel de cuidados paliativos en 2011. Aparte del *hospice,* la otra forma en que se proporcionan cuidados paliativos en EE. UU. es a través de programas formales de medicina paliativa. Estos se desarrollaron mucho más tarde que los hospicios, exclusivamente en el sector hospitalario. A diferencia del modelo *hospice,* este tipo de atención se puede proporcionar al mismo tiempo que los tratamientos curativos. En 2015, el 90 % de los grandes hospitales con más de 300 camas tenían un programa de cuidados paliativos especializados.

En los países en desarrollo

La OMS estima que hubo aproximadamente 56,4 millones de muertes en 2015, de las cuales el 70 % se debieron a enfermedades no transmisibles. Asimismo, se estima que 40 millones de personas en todo el mundo necesitan cuidados paliativos anualmente, de los cuales casi el 80 % vive en países en desarrollo. Desafortunadamente, solo alrededor del 14 % de dicha población tiene acceso a servicios de cuidados paliativos al final de la vida. La OMS, en su publicación *On progress to-wards the Sustainable Development Goals (SDG)-3,* describe como una vía para mejorar la calidad de vida y el bienestar el facilitar el desarrollo de los servicios de cuidados paliativos, incluyendo el acceso a los analgésicos como la morfina como algo esencial.

La morfina se ha descrito como uno de los fármacos esenciales en en el listado de la OMS, pero su disponibilidad en los países en desarrollo es escasa. Solo el 0,03 % del total de opiáceos equivalentes a la morfina distribuidos en todo el mundo en un año se suministra a los países en desarrollo, donde vive el 83 % de la población total. Por ejemplo, Haití recibe solo el 1 % de sus necesidades de analgésicos, mientras que EE. UU. importa 31 veces la cantidad de analgésicos que necesita. El proceso de oferta y demanda también se ve obstaculizado por la opiofobia y las regulaciones que prohíben la prescripción de opioides en muchos países en desarrollo, ya sea por temor a las drogas adictivas por parte de las autoridades o por no reconocer la necesidades de los menos privilegiados. El contraste entre países ricos y pobres parece mucho mayor en el «control del dolor» que en cualquier otra faceta de la práctica médica. Por lo tanto, las personas de los países de ingresos bajos y medianos que necesitan cuidados paliativos al final de la vida a menudo mueren con dolor y sufrimiento.

El acceso a los cuidados paliativos en los países en desarrollo se ha visto obstaculizado por varios factores, como la descrita falta de disponibilidad de analgésicos (morfina y otros opioides) y otros fármacos relacionados, el propio coste de los cuidados paliativos establecidos en hospitales, la falta de guías o protocolos adecuados, la falta de consideración como un servicio prioritario e incluso un sistema de creencias socioculturales que no contempla la necesidad de los cuidados paliativos. La creación de un servicio de cuidados paliativos en los países de ingresos bajos presenta varios desafíos, que incluyen la falta de financiación y un sistema de atención de la salud que carece de las instalaciones, las tecnologías y los recursos humanos necesarios para ejecutar los servicios especializados en general.

La mayoría de las veces los sistemas sanitarios de los países en desarrollo son financiados con fondos públicos, siendo estos exiguos y con mínima capacidad de cobertura o cartera de servicios. Por lo tanto, no hay asignación de fondos públicos o recursos institucionales y no hay reembolso por los servicios prestados a través de los programas de seguro de salud en los que estos funcionan.

La implantación de los cuidados paliativos en los países en desarrollo precisaría obtener el apoyo de las organizaciones sanitarias mundiales para obtener la financiación y formación adecuada, apoyando cambios legislativos si fueran precisos, dirigidos a minimizar las barreras existentes. Sería precisa, además, la colaboración de centros especializados de los países que tienen experiencia y recursos, para ayudar a capacitar a los proveedores de atención médica en los países en desarrollo con la creación de guías clínicas adaptadas a sus necesidades y los medios de los que disponen. Del mismo modo, se puede desarrollar una asociación multilateral y público-privada para ayudar a los países de bajos ingresos a producir los productos farmacéuticos necesarios y otros suministros esenciales para los cuidados paliativos. Tales estrategias mostraron resultados prometedores con los medicamentos para el virus de la inmunodeficiencia humana (VIH)/sida y la tuberculosis y, por lo tanto, también se podrían intentar replicar en el caso de los cuidados paliativos.

De manera similar, los servicios basados en la comunidad con modelos de atención domiciliaria han tenido éxito en entornos de bajos recursos. Muchos modelos de este tipo han sido iniciados con éxito en países en desarrollo, como India, Malawi, Tanzania, Kirguistán y Myanmar, involucrando a las familias y los voluntarios de la comunidad.

Los medicamentos para cuidados paliativos, incluidos los que alivian el dolor, están incluidos en la lista de medicamentos esenciales de la OMS y en la lista de medicamentos esenciales para niños de la OMS. Los cuidados paliativos están reconocidos en mandatos y estrategias mundiales clave sobre la cobertura sanitaria universal, las enfermedades no transmisibles y los servicios de salud integrados y centrados en las personas. Las directrices de la OMS para el tratamiento farmacológico y radioterapéutico del dolor por cáncer en adultos y adolescentes se publicaron en 2019.

En 2014, la primera resolución mundial sobre cuidados paliativos, la resolución WHA67.19 de la Asamblea Mundial de la Salud, instó a la OMS y a los Estados miembros a mejorar el acceso a los cuidados paliativos como componente central de los sistemas de salud, con énfasis en la atención primaria de salud y la comunidad/atención domiciliaria. El trabajo de la OMS para fortalecer los cuidados paliativos se centra en las siguientes áreas:

- Integrar los cuidados paliativos en todos los planes de sistemas de salud y de control de enfermedades mundiales pertinentes.
- Evaluar el desarrollo de los servicios de cuidados paliativos.
- Desarrollar directrices y herramientas sobre cuidados paliativos integrados en todos los grupos de enfermedades y ámbitos de atención, abordando cuestiones éticas relacionadas con la prestación de cuidados paliativos integrales.
- Ayudar a los Estados miembros a mejorar el acceso a los medicamentos para cuidados paliativos mediante la mejora de las reglamentaciones nacionales y los sistemas de suministro.
- Dar un enfoque especial en los cuidados paliativos para las personas que viven con el VIH.
- Promover un mayor acceso a los cuidados paliativos para los niños (en colaboración con Unicef).
- Monitorizar el acceso global a los cuidados paliativos y evaluar el progreso realizado en los programas de cuidados paliativos.
- Desarrollar indicadores para evaluar los servicios de cuidados paliativos.
- Fomentar los recursos adecuados para los programas de cuidados paliativos y la investigación, especialmente en países con recursos limitados, y construir evidencia de modelos de cuidados paliativos que sean efectivos en países en desarrollo.

CONCLUSIONES

Si bien los cuidados paliativos se consideran como un derecho humano en el ámbito mundial, existen claras disparidades entre los países, con diferentes grados de desarrollo económico en cuanto al acceso y la utilización de estos servicios. El cambio de modelo asistencial, centrado en una integración temprana o cuidados de soporte, y la inclusión de otras enfermedades crónicas o pacientes con fragilidad por múltiple morbilidad supone un desafío para los patrones clásicos de «enfermedad terminal» sobre los que se basan los modelos existentes de cuidados paliativos. En consecuencia, muchas personas no reciben la atención que necesitan, siendo este un problema humanitario y de salud pública mundial.

La resolución acordada en la *World Health Assembly* de 2014 insta a sus Estados miembros a integrar los cuidados paliativos de manera más efectiva en sus sistemas de atención sanitaria mediante políticas nacionales para:

- Apoyar el desarrollo de servicios basados en evidencia.
- Ampliar las iniciativas de mejora de la calidad.
- Ampliar el apoyo de familiares y cuidadores voluntarios.
- Asegurar que los profesionales sanitarios, en general, reciban una formación básica en cuidados paliativos.

Esta resolución se complementó con un informe de la *Worldwide Palliative Care Alliance*, que el mismo año establece que el campo de actuación de los cuidados paliativos debe incluir condiciones crónicas potencialmente generadoras de sufrimiento, así como aquellas que limitan la vida o amenazan la vida, y que no debe haber un límite de pronóstico en su inicio, abogando por su instauración en función de las necesidades individuales.

A pesar de que existe un cierto consenso internacional sobre los elementos necesarios para brindar cuidados paliativos óptimos, estos se organizan de diferentes maneras en función de los distintos contextos socioculturales en los que se integran. La comparación entre naciones es necesaria para desarrollar mejores modelos de atención que puedan abordar los rápidos incrementos en las necesidades de cuidados paliativos, superando las barreras para su implementación.

La integración de los cuidados paliativos en la atención sanitaria convencional de forma global se denomina *enfoque de salud pública en cuidados paliativos*, y se ha descrito como una tercera etapa evolutiva en el desarrollo de estos después del desarrollo clínico (etapa uno) y la expansión organizativa (etapa dos).

Este planteamiento de los cuidados paliativos como un problema de salud pública está asociado íntimamente con su reconocimiento como un área de conocimiento específica o una especialidad sanitaria, algo para lo que, como se ha expuesto, existe un claro consenso internacional.

En este contexto, la *SECPAL* organizó el 21 de marzo de 2023 la jornada *La educación en cuidados paliativos, esencial para la salud pública*. El objetivo del encuentro era abrir un espacio de reflexión sobre la necesidad de unificar criterios para garantizar la formación en cuidados paliativos en los profesionales y en los alumnos que, en un futuro próximo, se encontrarán en su práctica diaria con personas que requerirán una respuesta asistencial adecuada y de calidad ante un proceso de enfermedad avanzada o de final de vida.

En sus conclusiones, el presidente de la SECPAL, Juan Pablo Leiva, recordó que, como profesionales de cuidados paliativos «estamos trabajando en un ámbito que no solo es una disciplina sanitaria, sino también un derecho humano», defendiendo la necesidad de actuar como «activistas docentes, con una mirada tanto sanitaria como social que inspire a las personas que tenemos cerca para que puedan comprender esta visión, para que puedan influir y poco a poco transformar la sociedad desde la gestión, la asistencia, la investigación y la docencia».

 PUNTOS CLAVE

- Los cuidados paliativos se consideran como un derecho humano en el ámbito mundial, aunque existen claras disparidades entre los países con diferentes contextos económicos y socioculturales en cuanto a su desarrollo, modelo asistencial, acceso y utilización de estos servicios.

- En los países desarrollados, se está atravesando un momento de transición entre el modelo clásico de atención a la enfermedad terminal y el fin de vida centrado en enfermedades oncológicas a un modelo de integración temprana, sin limitación temporal, basado en necesidades y extendido a cualquier patología avanzada.

- El enfoque de los cuidados paliativos como una necesidad de salud pública, con su integración en la atención sanitaria convencional de forma global, supone un avance evolutivo en su desarrollo. Se precisa para ello la implementación de políticas integrales de atención paliativa, un mayor y mejor desarrollo de docencia e investigación en cuidados paliativos, el reconocimiento de estos como un área de capacitación específica o especialidad, una gestión centrada en su adecuada implementación y el establecimiento de alianzas y sinergias para lograr estas metas.

BIBLIOGRAFÍA

Arias-Casais N, Garralda E, Rhee JY, De Lima L, Pons JJ, Clark D, et al. EAPC Atlas of Palliative Care in Europe 2019. [Internet]. Vilvoorde: EAPC Press; 2019. Disponible en: http://hdl.handle.net/10171/56787

Asamblea del Consejo de Europa. Resolución 613 (1976). Consejo de Europa; 1976.

Asamblea del Consejo de Europa. Recomendación 779 (1976). Consejo de Europa; 1976.

Asociación Española de Pediatría. Libro Blanco de las ACES Pediátricas 2021. [Internet]. Lúa Ediciones; 2021. Disponible en: https://www.aeped.es/documentos/libro-blanco-las-aces-pediatricas-2021

Bajwah S, Oluyase AO, Yi D, Gao W, Evans CJ, Grande G, et al. The effectiveness and cost-effectiveness of hospital-based specialist palliative care for adults with advanced illness and their caregivers. Cochrane Database Syst Rev. 2020;9:CD012780.

Benítez-Rosario MA, Asensio A. Fundamentos y objetivos de los cuidados paliativos. Aten Primaria. 2002;29:50-2.

Biasco G, Centeno C, Bolognesi D. Specialisation in Palliative Medicine for Physicians in Europe 2014. A supplement of the EAPC Atlas of Palliative Care in Europe. [Internet]. EAPC Press; 2014. Disponible en: https://www.eapcnet.eu/wp-content/uploads/2021/03/Specialisation-in-Palliative-Medicine-for-Physicians-in-Europe-2014.pdf

Boland J, Johnson MJ. End-of-life care for non-cancer patients. BMJ Support Palliat Care. 2013;3:2-3.

Buisán R, Delgado JC. El cuidado del paciente terminal. [Internet]. An Sist Sanit Navar. 2007;30:103-12. Disponible en: https://scielo.isciii.es/scielo.php?pid=S1137.662.7200700.060.0008&script=sci_abstract

Cancer pain relief and palliative care. Technical Report Series: 804. Ginebra: World Health Organization; 1994.

Consejo General de Colegios Oficiales de Médicos. Atención médica al final de la vida. En: Código de Deontología Médica: Guía de Ética Médica. [Internet]. CGCOM; 2011. Cap. 7; art. 36. Disponible en: https://www.cgcom.es/sites/main/files/files/2022-03/codigo_deontologia_medica.pdf

Cortes Generales. Diario de Sesiones del Congreso de los Diputados. [Internet]. 2005;277:15. Disponible en: https://www.congreso.es/web/guest/busqueda-de-publicaciones?p_p_id=publicaciones&p_p_lifecycle=0&p_p_state=normal&p_p_mode=view&_publicaciones_mode=mostrarTextoIntegro&_publicaciones_legislatura=VIII&_publicaciones_id_texto=(CDC200.505.100277.CODI.)#(Página15)

Cuidados Paliativos Pediátricos en el Sistema Nacional de Salud: Criterios de Atención. [Internet]. Ministerio de Sanidad, Servicios Sociales e Igualdad; 2014. Disponible en: https://www.sanidad.gob.es/ca/organizacion/sns/planCalidadSNS/pdf/01-Cuidados_Paliativos_Pediatricos_SNS.pdf

Elsner F, Centeno C, De Conno F, Ellershaw J, Eychmuller S, Filbet M, et al. Recomendaciones de la Asociación Europea de Cuidados Paliativos (EAPC) para el desarrollo de la especialidad en Medicina Paliativa. Informe del Grupo de Trabajo de la EAPC para la formación médica. Med Pal. 2010;17:103-17.

Estrategia en Cuidados Paliativos de Canarias 2018-2021. [Internet]. Servicio Canario de Salud. Gobierno de Canarias; 2018. Disponible en: https://www3.gobiernodecanarias.org/sanidad/scs/content/fc0c627a-9955-11e8-af08-1371a99b8da0/Estrategia_Cuidados_Paliativos_SCS.pdf

Estrategia en Cuidados Paliativos del Sistema Nacional de Salud. [Internet]. Madrid: Ministerio de Sanidad y Consumo; 2007. Disponible en: https://www.sanidad.gob.es/organizacion/sns/planCalidadSNS/pdf/excelencia/cuidadospaliativos-diabetes/CUIDADOS_PALIATIVOS/estrategiaCuidadosPaliativos.pdf

Estrategia en Cuidados Paliativos del Sistema Nacional de Salud: Actualización 2010-2014. [Internet]. Ministerio de Sanidad, Servicios Sociales e Igualdad; 2011. Disponible en: https://www.sanidad.gob.es/organizacion/sns/planCalidadSNS/docs/paliativos/cuidadospaliativos.pdf

Estrategia para el Abordaje de la Cronicidad en el Sistema Nacional de Salud. [Internet]. Ministerio de Sanidad, Servicios Sociales e Igualdad; 2012. Disponible en: https://www.sanidad.gob.es/organizacion/sns/planCalidadSNS/pdf/ESTRATEGIA_ABORDAJE_CRONICIDAD.pdf

Evaluación de la Estrategia de Cuidados Paliativos del Sistema Nacional de Salud. [Internet]. Madrid: Ministerio de Hacienda y Administraciones Públicas; 2007. Disponible en: http://www.cuidarypaliar.es/wp-content/uploads/2016/09/E26-ECP-SNS.-Evaluación-a-la-Estrategia-Nacional.pdf

Fortalecimiento de los cuidados paliativos como parte del tratamiento integral a lo largo de la vida. [WHA67.19]. [Internet]. En: 67ª Asamblea Mundial de la Salud. Ginebra, 19-24 May 2014. Ginebra: Organización Mundial de la Salud; 2014. p. 38-48. Disponible en: https://apps.who.int/gb/ebwha/pdf_files/WHA67-REC1/A67_2014_REC1-sp.pdf

Gamondi C, Larkin P, Payne SA. Core competencies in palliative care: An EAPC white paper on palliative care education - Part 1. European Journal of Palliative Care. 2013;20:86-91.

Jefatura de Estado. Ley 16/2003, de 28 de mayo, de cohesión y calidad del Sistema Nacional de Salud. [Internet]. BOE. 2023;128. [Actualizado 30 Mar 2021]. Disponible en: https://www.boe.es/buscar/act.php?id=BOE-A-2003-10715

Jefatura de Estado. Ley 44/2003, de 21 de noviembre, de ordenación de las profesiones sanitarias. [Internet]. BOE. 2003;280. [Actualizado 5 Jun 2021]. Disponible en: https://www.boe.es/buscar/act.php?id=BOE-A-2003-21340

Jefatura de Estado. Ley Orgánica 3/2021, de 24 de marzo, de regulación de la eutanasia. [Internet]. BOE. 2021;72:34037-49. Disponible en: https://www.boe.es/diario_boe/txt.php?id=BOE-A-2021-4628

Joint Royal Colleges of Physicians Training Board. Curriculum for Palliative Medicine Training. [Internet]. JRCPTB; 2022. Disponible en: https://www.jrcptb.org.uk/sites/default/files/Palliative%20Medicine%202022%20curriculum%20FINAL.pdf

Luta X, Ottino B, Hall P, Bowden J, Wee B, Droney J, et al. Evidence on the economic value of end-of-life and palliative care interventions: a narrative review of reviews. BMC Palliat Care. 2021;20:89.

Medicina Paliativa. [Internet]. Sociedad Española de Cuidados Paliativos. Disponible en: https://www.medicinapaliativa.es

Ministerio de la Presidencia, Relaciones con las Cortes y Memoria Democrática. Real Decreto 589/2022, de 19 de julio, por el que se regulan la formación transversal de las especialidades en Ciencias de la Salud, el procedimiento y criterios para la propuesta de un nuevo título de especialista en Ciencias de la Salud o diploma de área de capacitación específica, y la revisión de los establecidos, y el acceso y la formación de las áreas de capacitación específica; y se establecen las normas aplicables a las pruebas anuales de acceso a plazas de formación en especialidades en Ciencias de la Salud. [Internet]. BOE. 2022;173:102.998.3025. Disponible en: https://www.boe.es/buscar/doc.php?id=BOE-A-2022-12015

Ministerio de Sanidad y Consumo. Real Decreto 63/1995, de 20 de enero, sobre ordenación de prestaciones sanitarias del Sistema Nacional de Salud. [Internet]. BOE. 1995;35:4538-43. Disponible en: https://www.boe.es/buscar/doc.php?id=BOE-A-1995-3554

Ministerio de Sanidad y Consumo. Real Decreto 1030/2006, de 15 de septiembre, por el que se establece la cartera de servicios comunes del Sistema Nacional de Salud y el procedimiento para su actualización. [Internet]. BOE. 2006;222. [Actualizado 20 Ene 2022]. Disponible en: https://www.boe.es/buscar/act.php?id=BOE-A-2006-16212

Oluyase AO, Higginson IJ, Yi D, Gao W, Evans CJ, Grande G, et al. Hospital-based specialist palliative care compared with usual care for adults with advanced illness and their caregivers: a systematic review. Southampton (UK): NIHR Journals Library; 2021.

Pastrana T, De Lima L, Sánchez-Cárdenas M, Van Steijn D, Garralda E, Pons JJ, et al. Atlas de cuidados paliativos en Latinoamérica 2020. [Internet]. 2ª ed. Houston: IAHPC Press; 2021. Disponible en: https://cuidadospaliativos.org/uploads/2021/8/Atlas%20de%20Cuidados%20Paliativos%20en%20Latinoamerica%202020.pdf

Pham B, Krahn M. End-of-Life Care Interventions: An Economic Analysis. Ont Health Technol Assess Ser. 2014;14:1-70.

Plan de Cuidados Paliativos de Castilla y León 2017-2020. [Internet]. Junta de Castilla y León. Consejería de Sanidad. Gerencia Regional de Salud; 2017. Disponible en: https://www.saludcastillayleon.es/profesionales/es/cuidados-paliativos/plan-cuidados-paliativos-castilla-leon.ficheros/1119095-cuidados%20paliativos%20%28FINAL%20NAVEGABLE%29.pdf

Plan Nacional de Cuidados Paliativos. Bases para su desarrollo. [Internet]. Ministerio de Sanidad y Consumo; 2001. Disponible en: https://www.sanidad.gob.es/organizacion/sns/planCalidadSNS/pdf/excelencia/cuidadospaliativos-diabetes/CUIDADOS_PALIATIVOS/opsc_est7.pdf.pdf

Proceso asistencial de pacientes con enfermedades crónicas complejas y pluripatológicos. Sociedad Española de Medicina Interna (SEMI), Sociedad Española de Medicina de Familia y Comunitaria (semFYC) y Federación de Asociaciones de Enfermería Comunitaria y Atención Primaria (FAECAP); 2013.

Propuesta de Área de Capacitación Específica en Cuidados Paliativos para especialistas en Medicina Familiar y Comunitaria. [Internet]. Sociedad Española de Medicina de Familia y Comunitaria; 2015. Disponible en: https://e-documentossemfyc.es/propuesta_de_area_de_capacitacion_especifica_en_cuidados_paliativos_para_especialistas_en_medicina_familiar_y_comunitaria/

Protección de los derechos humanos y la dignidad de los enfermos terminales y moribundos (25-junio-1999) de la Asamblea Parlamentaria del Consejo de Europa. [Internet]. Consejo de Europa; 1999. Disponible en: https://www.aeu.es/UserFiles/ConsejoEuropaDignidadEnfermosTerminales.pdf

Quiénes somos. [Internet]. En: Sociedad Española de Cuidados Paliativos. SECPAL. Disponible en: https://www.secpal.org/quienes-somos/

Recommendation Rec (2003) 24 of the Committee of Ministers to member states on the organisation of palliative care. [Internet]. Consejo de Europa; 2003. Disponible en: https://www.coe.int/t/dg3/health/Source/Rec(2003)24_en.pdf

Sallnow L, Smith R, Ahmedzai SH, Bhadelia A, Chamberlain C, Cong Y, et al. Report of the Lancet Commission on the Value of Death: bringing death back into life. Lancet. 2022;399:837-84.

Sánchez-Gutiérrez ME, Sanz A, Simó RS, Flores LA. Estrategias regionales de cuidados paliativos en España: estudio descriptivo. [Internet]. Med Paliat. 2019;26:104-12. Disponible en: https://www.medicinapaliativa.es/Ficheros/261/2/03_OR_Sanchez_MEDPAL26-2_esp.pdf

Seymour J, Cassel B. Palliative care in the USA and England: a critical analysis of meaning and implementation towards a public health approach. Mortality. 2017;22:275-90.

Shetty P. The parlous state of palliative care in the developing world. Lancet. 2010;376:1453-54.

The provision of palliative care in Europe. Report | Doc. 1465. [Internet]. Asamblea Parlamentaria del Consejo de Europa. 29 Oct 2018. Disponible en: http://assembly.coe.int/nw/xml/XRef/Xref-XML2HTML-en.asp?fileid=25057&lang=en

Unidad de cuidados paliativos: Estándares y recomendaciones. [Internet]. Ministerio de Sanidad y Política Social; 2009. Disponible en: https://www.sanidad.gob.es/organizacion/sns/planCalidadSNS/docs/cuidadospaliativos.pdf

Concepto de enfermedad terminal. Factores pronósticos

4

E. M. Lozano Loaiza

OBJETIVOS

- Hacer un compendio de las distintas definiciones de esta condición de «terminalidad», con aproximación a un concepto más actual.
- Describir los criterios diagnósticos específicos de terminalidad, tanto en pacientes oncológicos como no oncológicos.
- Identificar los instrumentos específicos para identificar la necesidad de cuidados paliativos, tanto en enfermos oncológicos como no oncológicos
- Conocer las escalas pronósticas publicadas y avaladas en las publicaciones científicas para considerar su uso en la práctica clínica de forma más rutinaria en la valoración integral del paciente paliativo.

INTRODUCCIÓN

La muerte forma parte de la vida y constituye un momento personal y único. Se trata de una situación límite que culmina la trayectoria biográfica y la actitud ante la vida. Estas actitudes orientarán a su vez el comportamiento en la denominada *fase terminal*, cuando la hay, ya que no siempre acontece.

Desde el siglo v hasta el XIII, la muerte era percibida como algo cercano y familiar que se desencadenaba en el entorno familiar rodeado de familiares, vecinos, amigos. Era, pues, un acontecimiento público, el «último acto social», con rituales y formas concretas de acompañamiento.

A partir del siglo XIX, la muerte pasa a ser «ajena», se le oculta al paciente la gravedad de su estado para «protegerle», sigue ocurriendo en un entorno cercano, en el hogar, y los acompañantes lloran y manifiestan su dolor con gran expresividad.

En la sociedad actual, la muerte simplemente queda excluida de la vida, se tiende a ocultar, se traslada a los hospitales, es más un acto privado reservado a familiares de primer grado. Se acompaña de un cambio radical en las costumbres, llevado a cabo a través de empresas especializadas, con un toque impersonal y frío.

Sumando datos históricos al concepto de enfermedad, en el año 1977 Leon Eisenberg propuso diferenciar dos términos dentro del concepto de enfermedad: *disease* e *illnes*. Las aflicciones (afecciones, sufrimientos, *illness*) son experiencias de discontinuidad en el estado del ser, siendo percibidas como tales, y afectan al desempeño del papel de cada uno. Por otro lado, define *disease* haciendo referencia a las anomalías en la función y/o estructura de los órganos y sistemas corporales.

Posteriormente, Allan Young (1982) añadió un tercer término a los anteriores de *disease* e *illness*, *sickness*, redefiniendo los dos primeros: *disease* (enfermedad), entendida como una disfunción física o mental basada en un desvío del estándar estadístico, que conlleva impedimentos o que incrementa las posibilidades de muerte prematura; *illness* (afección, dolencia, sufrimiento), se entiende como la sensación subjetiva por parte de una persona de que su bienestar físico o mental se halla afectado o ausente y, por lo tanto, afecta su calidad de vida o situación basal. Y *sickness* (estado o situación de desmejoramiento o deterioro) sería la percepción social del estado de salud de una persona, que abarca por lo general una percepción externa.

La descripción médica del concepto de enfermedad terminal debería englobar toda esta realidad ya planteada, el sufrimiento del paciente y/o su familia y la visión de la sociedad, que en numerosas ocasiones son contradictorias entre ellas y dentro de cada una ellas.

El enfoque, pues, no debe ser únicamente médico, sino que debe ser global atendiendo a esta realidad, pues a partir de ella puede llegar a definirse la condición de fútil o no de un tratamiento, podemos entender mejor si nos encontramos ante una situación de ensañamiento o abandono terapéutico, si la actuación de quienes rodean al paciente (próximos, cuidadores y terapeutas) respeta o no la dignidad del paciente, etcétera.

 No existen enfermedades terminales, sino enfermos. La redefinición del concepto de enfermedad terminal obliga al desafío de desentrañar la compleja y dinámica realidad de cada situación y el compromiso que ello implica.

ENFERMEDAD TERMINAL, CONCEPTO MULTIDIMENSIONAL

Para la doctora Cicely Saunders, pionera de los cuidados paliativos, el enfermo terminal es aquel que se enfrenta a una muerte inexorable en un breve plazo de tiempo.

Calman (1980) establece que la fase terminal en los pacientes cancerosos se da cuando se les ha diagnosticado con exactitud, la muerte no parece muy lejana y el esfuerzo médico ha pasado de ser curativo a paliativo.

Para Gli *et al.* (1988), la fase terminal, mejor enunciada como *síndrome terminal de enfermedad,* se define como el estado clínico que provoca una expectativa de muerte en breve plazo, presentándose comúnmente como el proceso evolutivo final de las enfermedades crónicas progresivas cuando se han agotado los remedios disponibles.

Según estos mismos autores, los criterios diagnósticos del síndrome terminal de enfermedad incluyen los siguientes factores:

- Enfermedad causal de evolución progresiva.
- Pronóstico de supervivencia inferior a 1 mes.
- Estado general grave.
- Insuficiencia de órgano, única o múltiple.
- Ineficacia comprobada de los tratamientos.
- Ausencia de otros tratamientos activos.
- Complicación irreversible final.

En la situación de enfermedad terminal, concurren una serie de características que son importantes no solo para definirla, sino también para establecer adecuadamente la terapéutica.

> **!** Los elementos fundamentales en la situación de enfermedad terminal son:
> - Presencia de una enfermedad avanzada, progresiva, incurable.
> - Falta de posibilidades razonables de respuesta al tratamiento específico.
> - Presencia de numerosos problemas o síntomas intensos, múltiples, multifactoriales y cambiantes.
> - Gran impacto emocional en el paciente, la familia y el equipo terapéutico, muy relacionado con la presencia, explícita o no, de la muerte.
> - Pronóstico de vida inferior a 6 meses.

Esta situación compleja produce una gran demanda de atención y de soporte, a los que hay que responder adecuadamente.

El cáncer, determinadas enfermedades neurológicas, la insuficiencia renal, cardíaca, hepática, etc., cumplen estas características, en mayor o menor medida, en las etapas finales de la enfermedad. Aunque clásicamente la atención del enfermo de cáncer en fase terminal ha constituido la única razón de ser de los cuidados paliativos, esta definición tiene algunos aspectos controvertidos si se enfoca a los pacientes paliativos no oncológicos mencionados porque, ¿cuánto de avanzada, incurable y progresiva puede ser una enfermedad para ser considerada terminal?

Se toma como ejemplo la demencia de Alzheimer en situación avanzada (escala de estadiaje de la evolución funcional [FAST, *Functional Assessment Staging*]: 7), donde el paciente pierde la capacidad para hablar, reduciéndose su discurso a pocas palabras sin nexo, con incapacidad para caminar, sentarse o sonreír, encontrándose normalmente desconectado del medio. El estado avanzado es generalmente considerado terminal, y la muerte ocurre, en un promedio, dentro de los 2 años siguientes.

Esta definición de enfermedad terminal prolonga la expectativa de vida de los 6 meses límite que menciona la SECPAL. ¿Se consideraría, pues, como no terminal? Pretender definir lo avanzado de una enfermedad por un tiempo no solo resulta arbitrario, sino que también predispone a la posibilidad de constituir un cálculo incierto, resultando poco operativo cuando se trata de tomar decisiones en este tipo de enfermedades.

Si abordamos el concepto de incurable, el hecho de que una enfermedad sea considerada como tal, pero su evolución puede ser «enlentecida» de alguna manera mediante algún tratamiento, genera una zona gris entre «curable e incurable». El tratamiento sirve para algo, pero no cura. Por otro lado, medidas consideradas terapéuticas, e inclusive curativas en ciertas culturas, no son admitidas como terapias en otras. La transfusión de sangre por parte de los testigos de Jehová es un claro ejemplo de ello.

Por otro lado, hay enfermedades con secuelas no progresivas que, de forma secundaria, pueden presentar complicaciones que conduzcan a la muerte. Es el caso de enfermedades neurológicas, como encefalopatías postanóxicas, estados vegetativos por accidentes de tráfico, etc. En estos casos, la enfermedad no es progresiva, pero complicaciones como una infección respiratoria pueden desencadenar la muerte del paciente. Por lo tanto, la ausencia de progresión en la enfermedad de base no se podría traducir como una ausencia de progresión de la enfermedad.

Por último, hay dimensiones en la progresión de una enfermedad que no solo se pueden valorar desde el punto de vista médico, como es el impacto psicológico y social que la ausencia de recuperación produce en el paciente, la familia e incluso en su entorno social. Por tanto, puede no existir una evolución «desfavorable» en el plano médico, pero sí en la esfera psicológica y/o social.

> **!** Hay enfermos, más que enfermedades definidas en el estricto concepto médico. No hay realidades absolutas e intemporales, sino circunstancias concretas e históricas en las que las personas viven, enferman y mueren, debiéndose siempre mantener un enfoque multidisciplinar y de multifocalidad (enfermedad como concepto médico, afección vivida por el paciente y familia, situación y/o enfoque social, cultural y religioso-espiritual).

La perspectiva del paciente en el enfoque de terminalidad es esencial. Un paciente no considerado terminal por la medicina y con una tetraplejia por lesión traumática de la médula cervical, que mantiene al paciente encamado y completamente dependiente, puede hacer que un paciente no encuentre sentido a su vida y quiera acabar con ella, y otros no. Esto no supone una valoración moral ni superior ni inferior, pero sí constituye un ejemplo de la variedad de vivencias que puede tenerse ante una misma afección y la importancia de cómo el individuo la vive para saber acompañarlo lo mejor posible.

Por tanto, cada paciente que rechaza un tratamiento que conlleve alto riesgo de muerte en dicha decisión, siempre y cuando sea tomada en plenas facultades en ejercicio de su autonomía, está definiendo, a su manera y de un modo distinto a los médicos tratantes, el concepto de terminalidad.

> **!** Víctor Jara decía: «La vida es eterna en 5 minutos». Pocos días u horas robados a la muerte puede ser lo que un paciente necesita para reconciliarse con un ser querido y despedirse de él, y para otros, esos mismos 5 minutos se convierten en una auténtica condena, por el sufrimiento físico, psíquico y/o moral que ese tiempo le impone. No son mejores los que encuentran sentido al sufrimiento de los últimos momentos de aquellos que ya no hallan razón para continuar su existencia.

En última instancia, el principal protagonista del sufrimiento es el propio paciente, y si él lo permite, les toca el papel, a sus familiares, sus amigos y al equipo de salud, de acompañarlo en la construcción del sentido de su propia vida y de su propia muerte.

Por todo lo anterior, no habría que quedarse con una única definición de enfermedad terminal.

La expresión *paciente terminal* estigmatiza a la persona y no debería utilizarse, pero la evolución de las enfermedades, ya sean oncológicas o no, producen situaciones complejas que requieren conceptos más precisos para así identificar a los pacientes que realmente precisan cuidados y tienen necesidades especiales.

Según diferentes organizaciones (la Organización Mundial de la Salud, la Association for Hospice Palliative Care [IAHPC], la SECPAL ya referida y la Asociación Latinoamericana de Cuidados Paliativos [ALPC], entre otras), existen varias definiciones relacionadas con la enfermedad en fase terminal, que se detallan a continuación.

Enfermedad en fase terminal

Es la etapa final de una enfermedad avanzada y progresiva, donde existe daño irreversible y no hay tratamiento curativo posible, con múltiples e intensos síntomas, cambiantes y multifactoriales. Hay pérdida de la autonomía o fragilidad progresiva. El pronóstico de vida es limitado, con gran impacto emocional en el paciente, la familia y el equipo terapéutico. Se asocia a una alta demanda y uso de recursos.

Enfermedad oncológica en fase terminal

Cáncer con diagnóstico histológico demostrado en estadio clínico IV, metástasis cerebral, medular, hepática o pulmonar múltiple, que ha recibido terapéutica estándar eficaz y/o se encuentra en situación de escasa o nula posibilidad de respuesta al tratamiento activo específico.

Enfermedad no oncológica en fase terminal

Enfermedad o insuficiencia crónica de órgano no reversible, independientemente de la causa principal que la originó, en el estadio más avanzado y sin tratamiento al mejor tratamiento disponible.

Situación de últimos días o agonía

Período final del ciclo vital de las personas con marcado declinar funcional, alteración de signos vitales, previsión de muerte en horas o días e irreversibilidad de la situación. Es uno de los momentos más delicados de la enfermedad del paciente.

CRITERIOS DE TERMINALIDAD

A continuación, se exponen algunos de los criterios que pueden ayudar a definir la situación de terminalidad a fin de detectar a los pacientes candidatos a cuidados paliativos.

Criterios de terminalidad en el paciente oncológico

Los principales criterios de terminalidad en el paciente oncológico son:

- Presencia de una enfermedad oncológica avanzada, progresiva e incurable; con diagnóstico histológico demostrado (estadio clínico IV).
- Metástasis cerebral, medular, hepática o pulmonar múltiple.
- Haber recibido terapéutica estándar eficaz y/o encontrarse en situación de escasa o nula posibilidad de respuesta al tratamiento activo específico para su patología oncológica.

Criterios de terminalidad en el paciente no oncológico

Los fallecimientos por enfermedades no oncológicas (insuficiencias orgánicas y enfermedades neurodegenerativas) son más numerosos; y las necesidades de estos pacientes y sus familias son similares, incluso más prolongadas en el tiempo, recibiendo a veces peores cuidados. De acuerdo al principio de justicia, es una obligación ética potenciar esta atención. Cabe mencionar que existe una enfermedad no recuperable en cuadros agudos, relacionada con la evolución de infecciones sistémicas con fallo multiorgánico, hemorragias cerebrales masivas o consecuencias de eventos traumáticos graves. Todo esto hace que sea más complejo pronosticar la supervivencia por lo poco predecible que puede ser el curso de estas enfermedades.

Las características fundamentales son:

- Enfermedad en etapa avanzada, que progresa y no tiene cura.
- Falta de respuesta a tratamiento específico.
- Existencia de múltiples síntomas graves, cambiantes y multifactoriales.
- Impacto emocional en el paciente, su familia y también en el equipo médico, en relación con la proximidad de la muerte.

• Un pronóstico de vida menor a 6 meses (orientativo y difícil de prever).

Otros autores añaden otras características que ayuden al paciente oncológico, como: progresión clínica, múltiples visitas a urgencias, mayor demanda de cuidados de enfermería en domicilio, deterioro del estado funcional (índice de Karnofsky < 50 %), dependencia de al menos 3/6 de las actividades diarias (índice de Katz), deterioro nutricional (10 % en los últimos 6 meses y albúmina sérica < 2,5mg/dL), entre otros.

A continuación, se exponen algunas de las enfermedades no oncológicas más frecuentes con algunos de los criterios orientativos de terminalidad:

• Insuficiencia cardíaca: insuficiencia cardíaca con disnea basal igual o mayor a la clase III de la New York Heart Association (NYHA) (**Tabla 4-1**) o fracción de eyección del ventrículo izquierdo < 20 % o persistencia de síntomas a pesar de un tratamiento óptimo. Insuficiencia cardíaca refractaria y arritmias supraventriculares o ventriculares resistentes al tratamiento antiarrítmico. No candidatos a trasplante de órgano.

• Enfermedad pulmonar obstructiva crónica (EPOC):
  – Enfermedad pulmonar crónica aguda documentada por disnea de reposo sin respuesta o con respuesta escasa a broncodilatadores.
  – Progresión de la enfermedad evidenciada por un incremento de las hospitalizaciones o visitas domiciliarias por infecciones respiratorias y/o insuficiencia respiratoria.
  – Hipoxemia o hipercapnia aguda (presión de oxígeno, PO_2): 55 mmHg en reposo, y respirando aire saturación de oxígeno, el 88 % con oxígeno suplementario o hipercapnia, pCO 250 mmHg.
  – Insuficiencia cardíaca derecha secundaria a enfermedad pulmonar.
  – Volumen espiratorio máximo en el primer segundo < 30 % después de broncodilatación.

– Pérdida de peso no intencionada > 10 % durante los 6 últimos meses.
– Taquicardia en reposo > 100 lpm.
– Estadio IV de la *Global Iniciative for Chronic Obstructive Lung Disease* (GOLD): establece el criterio de enfermedad avanzada en los enfermos con limitación aguda del flujo aéreo; es decir, volumen espiratorio forzado en el primer segundo/capacidad vital forzada < 0,70, fracción de eyección del ventrículo izquierdo < 30 % o < 50 %, junto con presencia de fallo respiratorio crónico, PO_2 < 60 mmHg y/o presión arterial de dióxido de carbono < 50 mmHg o *cor pulmonale* (**Fig. 4-1**).
– Índice de BODE (acrónimo de *body mass index, airway obstruction, dyspnea, and exercise capacity*, es decir, índice de masa corporal, obstrucción de las vías respiratorias, disnea y capacidad de ejercicio) mayor de 6 (mortalidad del 80 % a los 52 meses) (**Tabla 4-2**).
• Insuficiencia renal crónica:
– Estadio 5 según la National Kidney Foundation, tasa de filtrado glomerular < 15 mL/min según la fórmula

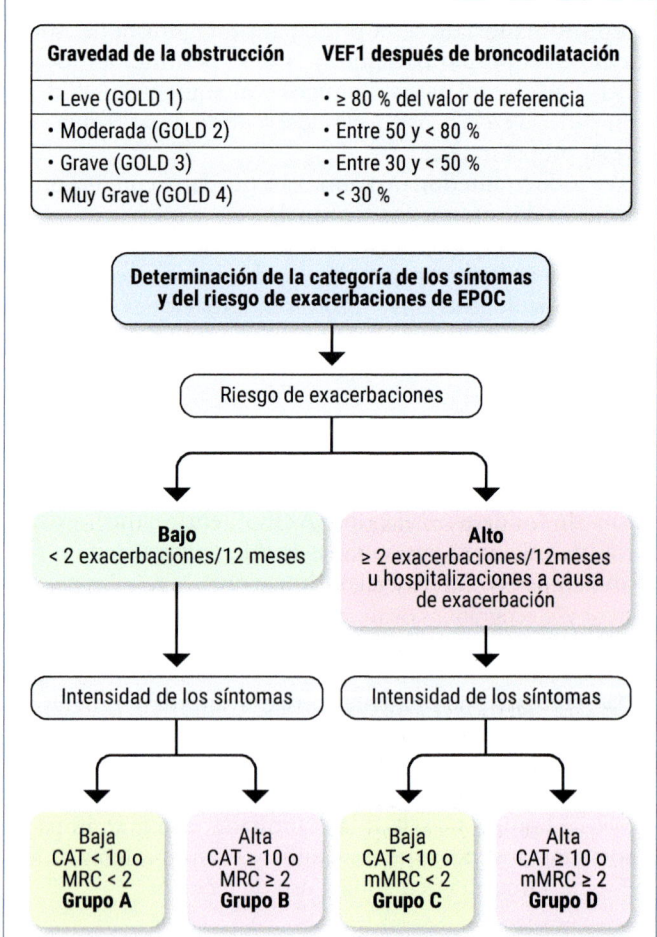

Gravedad de la obstrucción	VEF1 después de broncodilatación
• Leve (GOLD 1)	• ≥ 80 % del valor de referencia
• Moderada (GOLD 2)	• Entre 50 y < 80 %
• Grave (GOLD 3)	• Entre 30 y < 50 %
• Muy Grave (GOLD 4)	• < 30 %

Determinación de la categoría de los síntomas y del riesgo de exacerbaciones de EPOC

Riesgo de exacerbaciones

Bajo < 2 exacerbaciones/12 meses

Alto ≥ 2 exacerbaciones/12meses u hospitalizaciones a causa de exacerbación

Intensidad de los síntomas — Intensidad de los síntomas

Baja CAT < 10 o MRC < 2 **Grupo A**

Alta CAT ≥ 10 o MRC ≥ 2 **Grupo B**

Baja CAT < 10 o mMRC < 2 **Grupo C**

Alta CAT ≥ 10 o mMRC ≥ 2 **Grupo D**

Figura 4-1. Clasificación de la gravedad de obstrucción en paciente con enfermedad pulmonar crónica. Escala GOLD. CAT: prueba de evaluación de EPOC (*COPD Assessment Test*); EPOC: enfermedad pulmonar crónica; MRCm: escala de intensidad de la disnea del Medical Research Council modificada; GOLD: *Global Iniciative for Chronic Obstructive Lung Disease*; VEF1: volumen espiratorio forzado en el primer segundo.

Tabla 4-1. Clase funcional de la New York Heart Association (NYHA)

Clase funcional	Clasificación funcional de la NYHA
I	No limitación de la actividad física: la actividad ordinaria no ocasiona excesiva fatiga, palpitaciones o dolor anginoso
II	Ligera limitación de la actividad física, están confortables en reposo; la actividad ordinaria ocasiona fatiga, palpitaciones, disnea o dolor anginoso
III	Marcada limitación de la actividad física; están confortables en reposo; la actividad física menor que la ordinaria ocasiona fatiga, palpitaciones, disnea o dolor anginoso
IV	Incapacidad para llevar a cabo cualquier actividad física sin molestias; los síntomas de insuficiencia cardíaca o de síndrome anginoso pueden estar presentes incluso en reposo; si se realiza cualquier actividad física, el malestar aumenta

Tabla 4-2. Índice de BODE

Variable	Puntuación			
	0	1	2	3
VEF1 (% del predicho)	≥ 65	50-64	36-49	≤ 35
Distancia andada en 6 min (m)	≥ 350	250-349	150-249	≤ 149
Disnea según MRC	0-1	2	3	4
IMC (kg/m²)	> 21	≤ 21	–	–

Adaptada de: Galindo FJ, Hernández C, eds. Manual de bolsillo de cuidados paliativos para enfermos oncológicos y no oncológicos. Grünenthal; 2017.
BODE: acrónimo de *body mass index, airway obstruction, dyspnea, and exercise capacity*; es decir, índice de masa corporal, obstrucción de las vías respiratorias, disnea y capacidad de ejercicio; IMC: índice de masa corporal; MRC: (escala del l) Medical Research Council; VEF1: volumen espiratorio forzado en el primer segundo.

Tabla 4-3. Clasificación de Child-Pugh

Parámetros	Puntuación		
	1	2	3
Ascitis	Ausente	Leve	Moderada
Bilirrubina (mg/dL)	< 1-2	2-3	> 3
Albúmina (g/dL)	> 3,5	2,8-3,8	< 2,8
Tiempo de protrombina • Segundos sobre el control • INR	 1-3 < 1,8	 4-6 1,8-2,3	 > 6 > 2,3
Encefalopatía	No	Grado 1-2	Grado 3-4
Grupo de riesgo	**Puntuación**	**SV al año**	**SV a los 2 años**
Enfermedad bien compensada	5-6	100 %	85 %
Compromiso funcional significativo	7-9	80 %	60 %
Enfermedad descompensada	10-15	45 %	35 %

Adaptada de: Galindo FJ, Hernández C, eds. Manual de bolsillo de cuidados paliativos para enfermos oncológicos y no oncológicos. Grünenthal; 2017.
INR: cociente internacional normalizado (*international normalized ratio*); SV: supervivencia.

de Crockoft-Gault, o creatina sérica basal ≥ 3 mg/dL en pacientes no candidatos a tratamiento sustitutivo (diálisis) o trasplante.
– Clínica urémica manifiesta (confusión, náuseas, vómitos refractarios, prurito generalizado, etcétera).
• Hepatopatías crónicas: cuando existen datos clínicos, analíticos y/o ecográficos de hipertensión portal y/o insuficiencia hepatocelular grave: estadio C (según la escala de Child-Pugh) (**Tabla 4-3**) o una puntuación en la escala del *Model for End-stage Liver Disease* (MELD) > 30 (**Tabla 4-4**). No candidatos a trasplante de órgano. También se conocen indicadores clínicos de enfermedad hepática avanzada cuando han presentado en el último año ascitis resistente al tratamiento, encefalopatía hepática, síndrome hepatorrenal, peritonitis bacteriana y sangrado por varices recurrente.
• Demencia:
– Puntuación de 7 en la escala FAST, dependencia absoluta, complicaciones graves, disfagia aguda, desnutrición importante, así como úlceras por presión refractarias (**Tabla 4-5**).
– Deterioro cognitivo grave (puntuación en el *Mini Mental State Examination* [MMSE] < 14).
– Criterios en buena correlación: Karnofsky avanzado (**Tabla 4-6**)/índice de Barthel bajo.

• Otras enfermedades neurológicas avanzadas:
– Enfermedad de Parkinson: la clasificación de Hoen y Yahr en el estadio 5 (completa inmovilidad o disfagia en la evolución de un síndrome parkinsoniano, limita la supervivencia del paciente a unos 15-24 meses).

Tabla 4-4. Índice de MELD (porcentaje de mortalidad a 3 meses)

Puntuación	Mortalidad a 3 meses (%)
40 o más	71
30-39	53
20-29	20
10-19	6
9 o menos	2

MELD = 9,75 (creatinina) mg/dL + 3,78 (bilirrubina) mg/dL + 11,2 (INR) + 6,43

Adaptada de: Picco G, Escalada H, Ríos R, Lama M, Martínez M. Soporte paliativo en pacientes con enfermedad hepática avanzada: enfocar a necesidades más que a pronóstico. [Internet]. FMC Formación Médica Continuada en Atención Primaria. 2018;25(4):237-45. Disponible en: https://doi.org/10.1016/j.fmc.2017.06.008
INR: cociente internacional normalizado (*international normalized ratio*); MELD: *Model for End-stage Liver Disease*.

Tabla 4-5. Escala combinada GDS-FAST para la estratificación de la demencia

Adulto normal: ninguna dificultad, ya sea subjetiva u objetiva

Normal adulto mayor: se queja de olvidar la ubicación de los objetos. Dificultades de trabajo subjetivo

Demencia temprana: disminución evidente en el funcionamiento laboral para los compañeros de trabajo. Dificultad para viajar a nuevos lugares. Disminución de la capacidad de organización

Demencia leve: disminución de la capacidad para realizar tareas complejas (por ejemplo, la planificación de la cena para los huéspedes, el manejo de las finanzas personales, olvidarse de pagar facturas, etcétera)

Demencia moderada: requiere asistencia en la elección de la ropa adecuada para usar durante el día, la estación o la ocasión (por ejemplo, el paciente puede usar la misma ropa en varias ocasiones, a menos que sea supervisado)

Demencia moderadamente aguda: de vez en cuando o con mayor frecuencia en las últimas semanas, por lo siguiente:

- Disminución de la habilidad de vestirse sin ayuda
- No se puede bañar adecuadamente (no puede elegir la temperatura del agua adecuada)
- Incapacidad para manejar la mecánica de ir al baño (por ejemplo, se olvida de tirar de la cadena, no se limpia adecuadamente o no puede desechar correctamente el papel higiénico)
- Incontinencia urinaria
- Incontinencia fecal

Demencia aguda:

- Capacidad de hablar limitada a aproximadamente menos de seis palabras diferentes inteligibles en el transcurso de un día normal o en el curso de una entrevista intensiva
- Capacidad de hablar limitada a la utilización de una sola palabra inteligible en un día normal o en el curso de una entrevista intensiva
- Capacidad ambulatoria: se pierde (no puede caminar sin ayuda personal)
- No puede sentarse sin ayuda (por ejemplo, el individuo se cae si no hay brazos laterales en la silla)
- Pérdida de la capacidad de sonreír
- Pérdida de la capacidad para sostener la cabeza erguida

Adaptada de: Galindo FJ, Hernández C, eds. Manual de bolsillo de cuidados paliativos para enfermos oncológicos y no oncológicos. Grünenthal; 2017.
GDS: *Global Deterioration Scale*; FAST: *Functional Assessment Staging*.

Tabla 4-6. Índice de Karnosfky

Puntuación	*Australian Karnosfky performance estatus*
100	La persona está normal, no hay quejas, no hay evidencias de enfermedad
90	Capaz de llevar una actividad normal. Signos o síntomas menores
80	Actividad normal con esfuerzo, tiene algunos signos o síntomas de la enfermedad
70	Capaz de cuidarse, pero incapaz de llevar a término actividades normales o trabajo activo
60	Requiere asistencia ocasional, pero es capaz de atender a la mayoría de las actividades
50	Requiere asistencia considerable y frecuente atención médica
40	La persona está encamada más del 50 % del día
30	Está casi completamente postrada en la cama
20	Totalmente postrada en la cama y requiere amplios cuidados de enfermería por profesionales/familia
10	En estado de coma o puede despertar a duras penas
0	Muerte

Adaptada de: Galindo FJ, Hernández C, eds. Manual de bolsillo de cuidados paliativos para enfermos oncológicos y no oncológicos. Grünenthal; 2017.

– Esclerosis lateral amiotrófica: el enfoque paliativo puede ser proporcionado desde atención primaria en los casos menos complejos; cuando la situación es más compleja, se comparte con cuidados paliativos en caso de sufrimiento intenso, problemas psicológicos o sociales importantes, síntomas rápidamente progresivos, fases avanzadas con necesidad de soporte de ventilación mecánica invasiva o no invasiva, soporte nutricional por sonda enteral o sonda de gastrostomía endoscópica percutánea o rechazo de medidas expuestas.

INSTRUMENTOS PARA LA DETECCIÓN DE ENFERMEDAD AVANZADA Y NECESIDAD DE CUIDADOS PALIATIVOS

Para detectar esta fase de enfermedad, existen múltiples instrumentos. La importancia de detectarla está orientada a valorar la necesidad o no de cuidados paliativos. Existen múltiples escalas, pero en España una de las más utilizadas es la escala de necesidades paliativas (NECPAL) de la SECPAL (Fig. 4-2), sobre todo en atención primaria. La escala combina una evaluación de la percepción de los profesionales a partir de la denominada *pregunta sorpresa*: «¿Le sorprendería que este paciente muriese a lo largo del próximo año?», con la medición de seis parámetros objetivos de gravedad, progresión de la enfermedad, comorbilidad y consumo de servicios, seleccionados por su valor pronóstico.

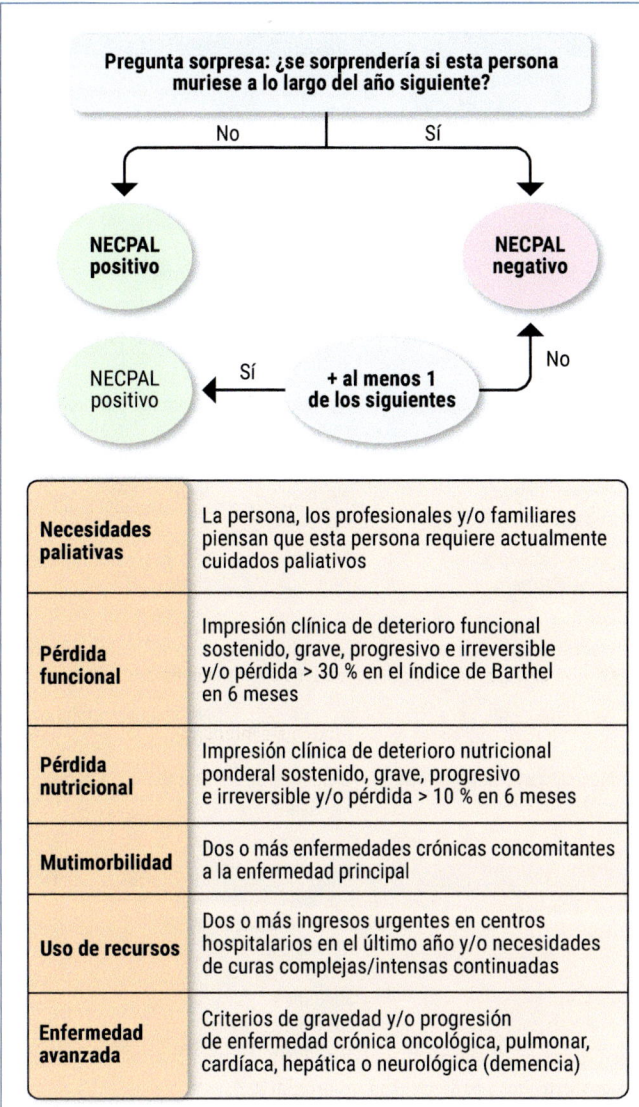

Pregunta sorpresa: ¿se sorprendería si esta persona muriese a lo largo del año siguiente?

No — NECPAL positivo

Sí — NECPAL negativo

+ al menos 1 de los siguientes — Sí — NECPAL positivo / No — NECPAL negativo

Necesidades paliativas	La persona, los profesionales y/o familiares piensan que esta persona requiere actualmente cuidados paliativos
Pérdida funcional	Impresión clínica de deterioro funcional sostenido, grave, progresivo e irreversible y/o pérdida > 30 % en el índice de Barthel en 6 meses
Pérdida nutricional	Impresión clínica de deterioro nutricional ponderal sostenido, grave, progresivo e irreversible y/o pérdida > 10 % en 6 meses
Mutimorbilidad	Dos o más enfermedades crónicas concomitantes a la enfermedad principal
Uso de recursos	Dos o más ingresos urgentes en centros hospitalarios en el último año y/o necesidades de curas complejas/intensas continuadas
Enfermedad avanzada	Criterios de gravedad y/o progresión de enfermedad crónica oncológica, pulmonar, cardíaca, hepática o neurológica (demencia)

Figura 4-2. Necesidad de cuidados paliativos, escala NECPAL.

Una vez identificado el paciente, hay que iniciar un enfoque paliativo consistente en la aplicación de las recomendaciones que se explicitan en los siguientes seis pasos:

1. Identificar necesidades multidimensionales.
2. Practicar un modelo de atención impecable.
3. Elaborar un plan terapéutico multidimensional y sistemático (cuadro de cuidados).
4. Identificar valores y preferencias del enfermo: ética clínica y planificación de decisiones anticipadas (*advance care planning*).
5. Involucrar a la familia y al cuidador principal.
6. Realizar la gestión del caso, el seguimiento, las atenciones continuada y urgente, la coordinación y las acciones integradas de servicio.

La identificación de esta situación no contraindica ni limita las medidas de tratamiento específico de la enfermedad si están indicadas o pueden mejorar el estado o la calidad de vida de los enfermos. Las medidas paliativas pueden ser implemen-

tadas por cualquier equipo en cualquier servicio de salud (no específicamente por un equipo de cuidados paliativos).

ESCALAS PRONÓSTICAS

Se analizan las siguientes escalas pronósticas.

Escalas pronósticas generales

Actualmente existen múltiples herramientas diagnósticas y de pronóstico disponibles que inicialmente estaban orientadas a los pacientes oncológicos, pero que posteriormente se adaptaron a los no oncológicos.

Realizar un adecuado pronóstico es un aspecto vital para la toma de decisiones, permitiendo determinar objetivos reales y plausibles. El cálculo en poblaciones geriátricas no es sencillo en comparación con las más jóvenes, ya que el adulto presenta más de una enfermedad crónica progresiva que puede afectar a su esperanza de vida.

En los últimos años, una de las herramientas más utilizada es la escala funcional paliativa (PPS, *Palliative Performance Scale*), que ha acumulado mayor evidencia y cuyo empleo se recomienda (**Tabla 4-7**). Se trata de una escala diseñada para la medición de la capacidad funcional de pacientes incluidos en los servicios de cuidados paliativos, con alto valor pronóstico tanto en el paciente oncológico como en el no oncológico. Es una versión mejorada de la escala de Karnofsky. Al igual que esta, se divide en 11 categorías, que van desde pacientes ambulatorios y con buena salud (100 %) hasta terminales (0 %). Dos parámetros adicionales que tiene la escala PPS son: el nivel de conciencia y la ingesta del paciente, y a diferencia de la escala de Karnofsky, no tiene en cuenta la localización de los cuidados (hospital o domicilio).

Otra escala conocida es el *Palliative Prognostic Index* (PPI) (**Tabla 4-8**), que incluye la PPS, vía oral libre, edema, disnea de reposo y *delirium* (según criterios de la cuarta edición del *Diagnostic and Statistical Manual*, DSM-IV). Es capaz de predecir la supervivencia a 3 y 6 semanas de una manera bastante aceptable. Es más usada en cuidados paliativos (aunque también se podría usar en no oncológicos).

La PPI junto con el índice pronóstico de supervivencia (*Paliative Prognostic* [PaP] *score*) constituyen las escalas de valoración pronóstica de supervivencia más utilizadas. La PaP *score* clasifica a los pacientes en tres grupos según la probabilidad de supervivencia a los 30 días. No es aplicable a enfermos hematológicos (**Tabla 4-9**).

El índice de Karnosfsky es la forma típica de medir la capacidad de los pacientes con cáncer para realizar actividades cotidianas. Incluye el nivel de actividad, la capacidad de trabajar, el nivel de atención, la gravedad y la progresión de la enfermedad, así como la necesidad de hospitalizaciones. Cuenta con 11 niveles que van desde el 0 % (fallecido) hasta el 100 % (paciente funcionalmente normal). Una puntuación del 30 % estima una supervivencia de 2 semanas o menos. Es un elemento predictor independiente de mortalidad, tanto en patología oncológica como no oncológica. El inconveniente es que no deja de ser muy subjetiva, la puntuación puede variar entre dos observadores y, además, se puede ver influenciada por eventos agudos.

Tabla 4-7. *Palliative Performance Scale* (PPS)

Puntuación	Deambulación	Actividad y evidencia de enfermedad	Independencia para autocuidados	Ingesta oral	Nivel de conciencia
100	Completa	Actividad normal sin evidencia de enfermedad	Completa	Normal	Normal
90	Completa	Actividad normal con alguna evidencia de enfermedad	Completa	Normal	Normal
80	Completa	Actividad normal con esfuerzo, alguna evidencia de enfermedad	Completa	Normal	Normal
70	Reducida	Incapacidad para trabajar, alguna evidencia de enfermedad	Necesita ayuda ocasional	Normal o reducida	Normal
60	Reducida	Incapacidad de desempeñar aficiones y trabajos domésticos, evidencia significativa de enfermedad	Necesita ayuda ocasional	Normal o reducida	Normal o confusión
50	Principalmente sentado o tumbado	Incapaz de realizar cualquier trabajo, enfermedad extendida	Necesita ayuda considerable	Normal o reducida	Normal o confusión
40	Principalmente en cama	Incapaz de realizar cualquier trabajo, enfermedad extendida	Necesita ayuda principalmente	Normal o reducida	Normal, somnolencia, confusión
30	Totalmente encamado	Incapacidad para realizar cualquier trabajo, enfermedad extendida	Necesita ayuda para todo	Reducida	Normal, somnolencia, confusion
20	Totalmente encamado	Incapaz de realizar cualquier trabajo, enfermedad extendida	Necesita ayuda para todo	Sorbos mínimos	Normal, somnolencia, confusion
10	Totalmente encamado	Incapaz de realizar cualquier trabajo, enfermedad extendida	Necesita ayuda para todo	Cuidados de la boca	Somnolencia, coma
0	Muerte				

Supervivencia	
Enfermedades oncológicas: 60-100: 108 días 30-50: 41 días 10-20: 6 días	Cualquier diagnóstico: > 70: 145 días 50-60: 30 días 30: 8 días 20: 4 días 10: 1 días

Adaptada de: Galindo FJ, Hernández C, eds. Manual de bolsillo de cuidados paliativos para enfermos oncológicos y no oncológicos. Grünenthal; 2017.

La escala diseñada por el *Eastern Cooperative Oncologic Group* (ECOG) de Estados Unidos y validada por la Organización Mundial de la Salud (Tabla 4-10), junto con el índice de Karnofsky y la escala PPS, constituyen las escalas más utilizadas de valoración funcional. Se trata de una forma práctica de medir la calidad de vida de un paciente con cáncer, cuyas expectativas de vida cambian en el transcurso de meses, semanas e incluso días.

El índice PALIAR (Tabla 4-11) nace en España en los años 2011-2013, con la idea de desarrollar una herramienta pronóstica precisa basada en seis dimensiones, que fueron las que mejor predijeron la supervivencia de forma independiente (edad, tres dimensiones clínicas, un parámetro biológico y una medida funcional) y lograron establecer cuatro grupos de riesgo de mortalidad a 6 meses. El poder discriminativo fue superior al de las escalas *National Hospice & Palliative Care Organization* (NHPO), PPS y ECOG, y también mostró ser superior al PPI (aunque los estudios tuvieron sus limitaciones, pueden ayudar en la toma de decisiones).

Para los pacientes pluripatológicos, se desarrolló el índice PROFUND (Tabla 4-12), con el objetivo de establecer el nivel de cuidados más adecuado a la situación individual de cada paciente. Este índice logró clasificar al paciente pluripatológico en cuatro grupos de riesgo de muerte en un período de 12 meses. Incluye dimensiones demográficas, clínicas, analíticas, psicométricas funcionales, sociofamiliares y asistenciales, con las siguientes variables: edad mayor o igual a 85 años (3 puntos), neoplasia activa de 20 (6 puntos), demencia (3 puntos), clase funcional III-IV de la NYHS o disnea 3-4 de la escala del Medical Research Council (MRC) (3 puntos), *delirium* en el último ingreso (3 puntos), hemoglobina menor a 10 g/dL (3 puntos), índice de Barthel menor de 60 (4 puntos), ausencia de cuidador u otro cuidador diferente al cónyuge (2 puntos) y 4 o más ingresos en los 12 meses previos (3 puntos). Otorga un puntaje de entre 0 y 30, y establece cuatro niveles de riesgo de muerte: bajo (0-2 puntos), intermedio (3-6 puntos), alto (7-10 puntos) y muy alto (11-30 puntos).

Se ha determinado que el índice PROFUND ayuda a establecer el pronóstico a los 12 meses en el paciente pluripatológico, mientras que el índice PALIAR lo hace a los 6 meses en pacientes con enfermedades no oncológicas avanzadas.

La escala de Barthel (Tabla 4-13) valora la capacidad funcional del paciente, aunque no se debe utilizar de manera aislada, ya que la capacidad funcional del paciente puede

Tabla 4-8. *Palliative Pronostic Index* (PPI)

Niveles de actividad/síntomas	Puntuación
10-20	4
30-50	2,5
≥ 60	0
Ingesta oral	
Gravemente reducida	2,5
Moderadamente reducida	1
Normal	0
Edema	
Presente	1
Ausente	0
Disnea de reposo	
Presente	3,5
Ausente	0
Delirium	
Presente	4
Ausente	0

Puntuación ≥ 6: SV* a 3 semanas; ≥ 4: 6 semanas.
Puntuación < 4: SV* > 6 semanas.
SV: supervivencia.

Tabla 4-9. *Palliative Prognostic score* (PaP *score*)

	Criterio	Puntos
Disnea	No	1
	Sí	0
Anorexia	No	1,5
	Sí	0
IK	> 50 %	0
	30-40 %	2,5
	10-20 %	0
Predicción clínica (semanas)	> 12	2
	11-12	2,5
	9-10	2,5
	7-8	4,5
	5-6	6
	3-4	8,5
	1-2	0
Leucocitos	4.800-8.500 cél = mm³	0,5
	8.501-11.000 cél = mm³	1,5
	> 11.000 cél = mm³	0
Linfocitos	20-40 %	1
	12-9,9 %	2,5
	0-11,9 %	

Grupos de riesgo		Puntos
Probabilidad de supervivencia a 30 días	> 70 %	0-5,5
	30-70 %	5,6-11
	< 30 %	11,1-17,5

Adaptada de: Hernández-Quiles C, Bernabeu-Wittel M, Pérez-Belmonte LM, Macías-Mir P, Camacho-González D, Massa B, et al. Concordance of Barthel Index ECOGPS, and Palliative Performance Scale in the assessment of functional status in patients with advanced medical diseases. BMJ Support Palliat Care. 2017;7:300-7. IK: índice de funcionalidad de Karnofsky.

Tabla 4-10. Escala ECOG

ECOG 0	El paciente se encuentra totalmente asintomático y es capaz de realizar un trabajo y actividades de la vida diaria
ECOG 1	El paciente presenta síntomas que le impiden realizar trabajos arduos, aunque se desempeña normalmente en sus actividades cotidianas y en trabajos ligeros. El paciente solo permanece en la cama durante las horas del sueño nocturno
ECOG 2	El paciente no es capaz de desempeñar ningún trabajo, se encuentra con síntomas que le obligan a permanecer en la cama durante varias horas al día, además de las de la noche, pero que no superan el 50 % del día. El individuo satisface la mayoría de sus necesidades personales solo
ECOG 3	El paciente necesita estar encamado más de la mitad del día, por la presencia de síntomas. Necesita ayuda para la mayoría de las actividades de la vida diaria, como por ejemplo, al vestirse
ECOG 4	El paciente permanece en cama el 100 % del tiempo y necesita ayuda para todas las actividades de la vida cotidiana, como la higiene corporal, la movilización en la cama e incluso la alimentación
ECOG 5	Paciente fallecido

Adaptada de: Hernández-Quiles C, Bernabeu-Wittel M, Pérez-Belmonte LM, Macías-Mir P, Camacho-González D, Massa B, et al. Concordance of Barthel Index ECOGPS, and Palliative Performance Scale in the assessment of functional status in patients with advanced medical diseases. BMJ Support Palliat Care. 2017;7:300-7. ECOG: *Eastern Cooperative Oncologic Group*.

Tabla 4-11. Índice PALIAR

Características	Puntuación	Grupos de riesgo
Edad ≥ 85 años	3	
Anorexia	3,5	
Disnea de grado 4 (NYHA o MRC)	3,5	0 puntos = 20-21 %
Presencia de úlceras por presión	3	3-3,5 puntos = 30,5-32 %
Albúmina < 2,5 mg/dL	4	4-7 puntos = 43-46 %
ECOG-PS ≥ 3	4	7,5-21 puntos = 65-67 %
Puntuación total	0-21	

Adaptada de: Galindo FJ, Hernández C, eds. Manual de bolsillo de cuidados paliativos para enfermos oncológicos y no oncológicos. Grünenthal; 2017. ECOG: *Eastern Cooperative Oncologic Group*; MRC: Medical Research Council; NYHA: New York Heart Association; PS: *performance estatus*.

Tabla 4-12. Índice PROFUND

Características	OR (IC)/valor p	Índice PROFUND
Demográficas		
≥ 85	1,75 (1,15-2,5)/0,008	3
Variables clínicas		
Neoplasia activa	3,36 (1,9-5,8)/0,0001	6
Demencia	1,89 (1,1-3,1)/0,019	3
Clase funcional III-IV NYHA y/o MRC	2,04 (1,4-2,9)/< 0,0001	3
Delirium en el último ingreso	2,1 (1,5-4,9)/0,001	3
Parámetros analíticos (sangre-plasma)		
Hemoglobina < 10 g/dL	1,8 (1,2-2,7)/0,005	3
Variables cognitivas-funcionales-sociofamiliares		
Índice de Barthel < 60	2,6 (1,38-3,4)/< 0,0001	4
Cuidador diferente al cónyuge	1,51 (1,02-2,2)/0,038	2
Variable asistencial		
≥ 4 hospitalizaciones en los últimos 12 meses	1,9 (1,07-3,29)/0,028	3
Total de parámetros que puntúan = 9		0-30 puntos

Índice PROFUND	Mortalidad al año
0-2	12-14,6 %
3-6	21,5-31,5 %
7-10	45-50 %
> 11	61-68 %

Adaptada de: Galindo FJ, Hernández C, eds. Manual de bolsillo de cuidados paliativos para enfermos oncológicos y no oncológicos. Grünenthal; 2017.
IC: intervalo de confianza; MRC: Medical Research Council; NYHA: New York Heart Association; OR: *odds ratio* o razón de posibilidades.

Tabla 4-13. Índice de Barthel

Actividad	Significado de la puntuación
Comida	
10	Independiente, otra persona le puede servir y cocinar la comida
5	Necesita ayuda para cortar carne, extender la mantequilla, etc., aunque puede comer solo
0	Dependiente, necesita ser alimentado por otra persona
Aseo	
5	Independiente, capaz de lavarse entero, entrar y salir del baño sin ayuda, y hacerlo sin necesidad de supervisión por otra persona
0	Dependiente, necesita ayuda o supervisión por otra persona
Vestido	
10	Independiente, puede ponerse y quitarse la ropa sin ayuda
5	Necesita ayuda, realiza más de la mitad de estas tareas en un tiempo razonable
0	Dependiente, necesita ayuda para estas tareas
Arreglarse	
5	Independiente, realiza las actividades personales sin ayuda; los complementos pueden ser provistos por otra persona
0	Dependiente, necesita ayuda para estas tareas

(Continúa)

Tabla 4-13. Índice de Barthel (*Cont.*)

Actividad	Significado de la puntuación
Deposición	
10	Continente, no presenta episodios de incontinencia
5	Tiene accidentes ocasionales, menos de una vez por semana, o necesita ayuda para colocar enemas o supositorios
0	Incontinente, con más de un episodio semanal, incluyendo la administración de enemas o supositorios por otra persona
Micción	
10	Continente, no presenta episodios de incontinencia, capaz de utilizar cualquier dispositivo por sí solo (sonda, orinal, pañal, etcétera)
5	Accidente ocasional, presenta un máximo de un episodio en 24 horas o requiere ayuda para manipular sondas u otros dispositivos
0	Incontinente, más de un espacio diario, incluyendo pacientes con una sonda incapaces de manejarse
Ir al retrete	
10	Independiente, entra y sale solo, no necesita ayuda por parte de otra persona
5	Necesita ayuda, capaz de manejarse con una pequeña ayuda, capaz de usar el baño y limpiarse solo
0	Dependiente, incapaz de acceder al retrete o utilizarlo sin ayuda mayor
Traslado a cama-sillón	
15	Independiente, no requiere ayuda para sentarse o levantarse de una silla, ni para entrar o salir de la cama
10	Precisa una mínima ayuda, incluye supervisión o una pequeña fuente o entrada, capaz de estar sentado sin ayuda
5	Necesita gran ayuda de una persona fuerte o entrenada, capaz de estar sentado sin ayuda
0	Dependiente, necesita una grúa o el alzamiento por dos personas, incapaz de permanecer sentado

Adaptada de: Galindo FJ, Hernández C, eds. Manual de bolsillo de cuidados paliativos para enfermos oncológicos y no oncológicos. Grünenthal; 2017.

modificarse en un momento dado ante la existencia de alguna complicación. Es más útil para valorar la evolución en el seguimiento del mismo. Es fácil y rápido de aplicar. Es útil en enfermedades neurológicas degenerativas.

Escalas pronósticas en enfermedades no oncológicas

En la EPOC, se recomiendan la escala PPS, el índice PPI y el índice PALIAR, pero además se recomienda la utilización del índice BODE. Para predecir la mortalidad, se utiliza una medida sencilla de dificultad respiratoria del MRC modificado (Tabla 4-14), junto con otras medidas del estado de salud y la GOLD para el estadiaje de la enfermedad.

En la insuficiencia cardíaca avanzada, se recomienda la escala PPS, el índice PPI y el PALIAR, utilizando además la guía de la American College of Cardiology (ACC) Foundation y la American Heart Association (AHA), que describe la progresión de la enfermedad en cuatro etapas, donde entre el 25 y el 50 % de los pacientes en etapa D sobreviven solo 1 año. La otra clasificación interesante es la de la NYHA, que también incluye cuatro etapas, donde la clase funcional IV sugiere alta mortalidad en los siguientes 6-12 meses.

En caso de demencia avanzada, se recomienda el índice de Barthel y la *Global Deterioration Scale* (GDS)-FAST.

Sobre la enfermedad hepática crónica avanzada, las publicaciones científicas apoyan el uso de herramientas generales, como el índice PALIAR, el PPS y el PPI, así como la clasificación de Child-Pugh, que, pese a la utilización de algunos parámetros subjetivos y que no contempla la presencia de la insuficiencia renal, es sencilla de aplicar y se ha relacionado

con calidad de vida. También se justifica el uso del índice MELD, con más variables y mejor sensibilidad. Ambas en conjunto son útiles para la toma de decisiones.

Respecto a la enfermedad renal crónica en etapa avanzada, la literatura médica menciona el uso de las guías *Kidney Disease: Improving Global Outcomes* (KDIGO) (Tabla 4-15), que establecen las etapas de la enfermedad en cinco estadios, correspondiendo el último a la enfermedad avanzada, momento en el cual se requieren tratamientos sustitutivos; asimismo se recomienda la utilización de escalas más generales, como las herramientas ya mencionadas: PPS, PPI y el índice PALIAR.

ACTITUD ANTE LA ENFERMEDAD TERMINAL: CONSIDERACIONES ÉTICAS Y ESPIRITUALES

El paciente tiene derecho a conocer la verdad sobre su enfermedad, en especial cuando su salud se ve comprometida y acude al médico. Esto es siempre importante, pero sobre todo cuando el paciente se encuentra en fase avanzada de la enfermedad, pues tiene determinados deberes en cuanto a persona, miembro de una familia y de una comunidad, más aún cuando ha ido posponiendo problemas para resolver más adelante y ahora urge arreglar. Ocultar la verdad sería infantilizar a la persona, reducir al enfermo a un nivel inferior en el que pierde protagonismo, manteniéndolo engañado; todos saben lo que le está ocurriendo, menos él. Además, si el paciente tiene un sentido trascendente de la vida, se cometería una injusticia dejándole en la ignorancia cuando se acerca a la última etapa de su recorrido vital.

Tabla 4-14. Escala de valoración de la disnea del Medical Research Council modificada (MRCm)

Marque el recuadro que proceda en su casa (un solo recuadro) (grados 0-4)

Grado 0 de MRCm	Tan solo me falla el aire al realizar ejercicio intenso	☐
Grado 1 de MRCm	Me falta el aire al andar deprisa en llano o al andar subiendo una pendiente poco profunda	☐
Grado 2 de MRCm	No puedo mantener el paso de otras personas de mi misma edad en llano o tengo que detenerme para respirar al andar en llano a mi propio paso	☐
Grado 3 de MRCm	Me detengo para respirar después de andar unos 100 metros después de andar pocos minutos en llano	☐
Grado 4 de MRCm	Tengo demasiada dificultad respiratoria para salir de casa o me cuesta respirar al vestirme o desvestirme	☐

Adaptada de: Gold Committee. Global Initiative for Chronic Obstructive Lung Disease GOLD. [Internet]. En Goldcop.org. Global Initiative for Chronic Obstructive Lung Disease-GOLD; 2021.

Tabla 4-15. Escala Kidney Disease: Improving Global Outcomes (KDIGO)

KDIGO Filtrado glomerular Categorías, descripción y rangos (mL/min/1,73 m²)			Albuminuria Categorías, descripción y rangos		
			A1 Normal a ligeramente elevada < 30 mg/g	**A2** Moderadamente elevada 30-300 mg/g	**A3** Gravemente elevada > 300 mg/g
G1	Normal o elevado	≥ 90			
G2	Ligeramente disminuido	60-89			
G3a	Ligera a moderadamente disminuido	45/59			
G3b	Moderada a gravemente disminuido	30-44			
G4	Gravemente disminuido	15-29			
G5	Fallo renal	< 15			

Pronóstico de la enfermedad renal crónica según las categorías de filtrado glomerular y de albuminuria. Riesgo de complicaciones específicas de la enfermedad renal, riesgo de progresión y riesgo cardiovascular. Celdas en verde: riesgo de referencia, no hay enfermedad renal ni existen otros marcadores definitorios. Celdas en amarillo: riesgo moderado. Celdas en naranja: riesgo alto. Celdas en rojo: riesgo muy alto. La albuminuria se expresa como cociente albúmina/creciente.
Adaptada de: Gorostidi M, Santamaría R, Alcázar R, Fernández-Fresnedo G, Galcerán JM, Goicoechea M, et al. Documento de la Sociedad Española de Nefrología sobre las guías KDIGO para la evaluación y el tratamiento de la enfermedad renal crónica. Nefrología. 2014;34:302-16. G: grado.

 PUNTOS CLAVE

- No existen ni se tratan las enfermedades terminales, sino enfermos con necesidades multidisciplinares complejas que es preciso abordar, siendo conscientes de la dinámica y frágil realidad de cada uno de ellos.
- No son mejores los que encuentran sentido al sufrimiento de los últimos momentos de aquellos que ya no hallan razón para continuar su existencia. El respeto ante los distintos enfoques es un elemento clave del proceso.

- Es importante establecer los criterios de terminalidad en pacientes oncológicos y no oncológicos. Para detectar esta fase de enfermedad, existen múltiples instrumentos.
- La importancia de detectar la terminalidad del paciente está orientada a valorar la necesidad o no de cuidados paliativos y, para ello, el soporte en las escalas expuestas puede ser una herramienta útil.

BIBLIOGRAFÍA

Alfaro-Campos GC, Vargas-Bermúdez A. Aplicación del índice pronóstico de supervivencia Pap score en el paciente oncológico referido al Centro Nacional de Control del Dolor y Cuidados Paliativos en Costa Rica. Rev Costarric Salud Pública. 2019;28:36-47.

Amado J, Oscanoa, T. Definiciones, criterios diagnósticos y valoración de terminalidad en enfermedades crónicas oncológicas y no oncológicas. Horiz Med. 2020;20:e1279.

Amado JP, Vasquez R, Huari RW, Sucari A, Oscanoa T. Patients with end-stage oncologic and non-oncologic disease in emergency service of an Urban Tertiary Hospital. Indian J Palliat Care. 2018;24:25-7.

Baik D, Russell D, Jordan L, Dooley F, Bowles KH, Masterson Creber RM. Using the Palliative Performance Scale to estimate survival for patients at the end of life: A systematic review of the literature. J Palliat Med. 2018;21:1651-61.

Bernabeu-Wittel M, Murcia-Zaragoza J, Hernández-Quiles C, Escolano-Fernández B, Jarava-Rol G, Oliver M, et al. Development of a six-month prognostic index in patients with advanced chronic medical conditions: the PALIAR score. J Pain Symptom Manage. 2014;47:551-65.

Connor SR, Sepulveda Bermedo MC. Global atlas of palliative care at the end of life. [Internet]. Londres: Worldwide Palliative Care Alliance; 2014.

Disponible en: http://www.cuidarypaliar.es/wp-content/uploads/2017/01/Global_Atlas_of_Palliative_Care.pdf

Da Silva SIM. Acuidade prognóstica do Palliative Prognostic Index em doentes oncológicos admitidos numa Unidade de Cuidados Paliativos. [Disertación]. Faculdade de Medicina da Universidade do Porto; 2020

De la Viuda Camino E. Pacientes con necesidades de cuidados paliativos ingresados en un servicio de Medicina Interna. En: Addi.ehu.es. EhuBiblioteka. 22 Dic 2021.

Fachado AA, Martínez NS, Roselló MM, Ria JJV, Oliver EB, García RG, et al. Spanish adaptation and validation of the supportive & palliative care indicators tool - SPICT-ESTM. Rev Saúde Pública. 2018;52:3.

Galindo FJ, Hernández C, eds. Manual de bolsillo de cuidados paliativos para enfermos oncológicos y no oncológicos. Grünenthal; 2017.

Galindo Ocaña J, Aguilera González C. Medicina interna y cuidados paliativos: ciencia y humanismo. Rev Clin Esp. 2019;219:324-6.

Gold Committee. Global Initiative for Chronic Obstructive Lung Disease GOLD. [Internet]. En Goldcop.org. Global Initiative for Chronic Obstructive Lung Disease-GOLD; 2021.

Gómez-Batiste X, Martínez-Muñoz M, Blay C, Amblàs J, Vila L, Costa X, et al. Proyecto NECPAL CCOMS-ICO©: Instrumento para la identificación de personas en situación de enfermedad crónica avanzada y necesidades de atención paliativa en servicios de salud y social. Instrumento NECPAL-CCOMS©. Versión 1.0. Centro Colaborador de la OMS para Programas Públicos de Cuidados Paliativos. Institut Català d'Oncologia; 2011. Disponible en: http://www.cuidarypaliar.es/wp-content/uploads/2017/02/doc_necpal_ccoms-ico_instrumento.pdf

Gorostidi M, Santamaría R, Alcázar R, Fernández-Fresnedo G, Galcerán JM, Goicoechea M, et al. Documento de la sociedad española de nefrología sobre las guías KDIGO para la evaluación y el tratamiento de la enfermedad renal crónica. Nefrología. 2014;34:302-16.

Hernández-Quiles C, Bernabeu-Wittel M, Pérez-Belmonte LM, Macías-Mir P, Camacho-González D, Massa B, et al. Concordance of Barthel Index ECOGPS, and Palliative Performance Scale in the assessment of functional status in patients with advanced medical diseases. BMJ Support Palliat Care. 2017;7:300-7.

Hoyos JB, Leal FA, Antolínez AM. Evaluación prospectiva de la herramienta Palliative Pronostic Score en pacientes con enfermedad oncológica avanzada en manejo con cuidado paliativo de soporte. Revista Colombiana de Medicina Física y Rehabilitación. 2018:28:59-103.

Lee SH, Lee JG, Choi YJ, Seol YM, Kim H, Kim YJ, et al. Prognosis palliative care study, palliative prognostic index, palliative prognostic score and objective prognostic score in advanced cancer: a prospective comparison BMJ Support Palliat Care. 2021:bmjspcare-2021-003077.

Liu Y, Su L, Wang Y, Liu S, Dong B. The application of the palliative prognostic index in predicting the life expectancy of patients in palliative care: a systematic review and meta-analysis. Aging Clin Exp Res. 2018;30:1417-28.

Martínez-Litago E, Martínez-Velasco MC, Muniesa-Zaragozano MP. Cuidados paliativos y atención al final de la vida en los pacientes pluripatológicos. Rev Clin Esp. 2017;217(9):543-52.

Miravitlles M, Calle M, Molina J, Almagro P, Gómez JT, Trigueros JA, et al. Actualización 2021 de la Guía Española de la EPOC (GesEPOC). Tratamiento farmacológico de la EPOC estable. Arch Bronconeumol. 2022;58:69-81.

Noguerón García A, Sánchez Jurado PM, Hernández Zegarra PA. El anciano con insuficiencia cardíaca. En: Abizanda P, Rodríguez L, eds. Tratado de medicina geriátrica. 2ª ed. Elsevier España; 2015. p. 959-71.

Picco G, Escalada H, Ríos R, Lama M, Martínez M. Soporte paliativo en pacientes con enfermedad hepática avanzada: enfocar a necesidades más que a pronóstico. [Internet]. FMC Formación Médica Continuada en Atención Primaria. 2018;25(4):237-45. Disponible en: https://doi.org/10.1016/j.fmc.2017.06.008

Rodríguez-Calero MA, Julià-Mora JM, Prieto-Alomar A. Detección de necesidad de atención paliativa en una unidad de hospitalización de agudos. Estudio piloto. Enferm Clin. 2016;26:238-42.

Sánchez Isac M. Factores pronósticos de terminalidad no oncológica en cuidados paliativos. [Tesis]. Madrid: Facultad de Medicina de la Universidad Complutense de Madrid; 2013.

Sanso Martínez N. Importancia de la identificación precoz del paciente paliativo: teoría del efecto mariposa. Enferm Clin. 2017;27:335-8.

Sociedad Española de Cuidados Paliativos. Guía de cuidados paliativos. SECPAL; 2014.

Thomas K, Wilson JA, GSF Team. Prognostic indicator guidance (PIG), national gold standards framework centre in end of life care. [Internet]. 6ª ed. The Gold Standards Framework; 2016.

Vallejo Maroto I, Cubo Romano P, Mafé Nogueroles MC, Matesanz-Fernández M, Pérez-Belmonte LM, Said Criado I, et al. Recomendaciones sobre la valoración integral y multidimensional del anciano hospitalizado. Posicionamiento de la Sociedad Española de Medicina Interna. Rev Clin Esp. 2021;221:347-58.

Vila Arias JM, Pereira Santelesforo S, López Álvarez E, Méndez Muñoz M, Guzmán Gutiérrez J, Sanmartín Moreira J. Utilidad del palliative performance scale v2 para la estimación de supervivencia en enfermos con cáncer avanzado. Medicina Paliativa. 2012;19:133-8.

Valoración integral. Criterios de complejidad

5

A. Baena Morales

OBJETIVOS

- Conocer los conceptos generales de la valoración integral de la unidad paciente-familia y el modelo biopsicosocial.
- Comprender y saber utilizar herramientas validadas para la evaluación multidimensional de la unidad paciente-familia en cuidados paliativos.
- Identificar los criterios de complejidad en cuidados paliativos, su utilidad y aplicar las herramientas validadas para estos criterios en la atención de pacientes en situación terminal, mediante el uso de instrumentos validados, estableciendo grados de complejidad.

VALORACIÓN INTEGRAL EN CUIDADOS PALIATIVOS

La valoración integral de las personas afectadas por una enfermedad terminal va dirigida a identificar los distintos problemas del paciente, desde una perspectiva multidimensional, e incluye una valoración biológica, funcional, psicoafectiva, espiritual y sociofamiliar. Es un elemento valioso para el abordaje biopsicosocial de la unidad paciente-familia, y pese a que requiere tiempo para realizarla, permite detectar estos problemas e instaurar las intervenciones pertinentes.

Esta valoración multidimensional o total de la unidad paciente-familia debe ser llevada a cabo tras identificar a los pacientes tributarios de la situación terminal, ya sea por una enfermedad oncológica o no oncológica. La evaluación debe recoger detalladamente la historia natural de la enfermedad, sus comorbilidades, el análisis de los síntomas que sufre el paciente, su situación funcional y emocional, el entorno sociofamiliar, el grado de conocimiento de la enfermedad y el pronóstico. También se deben explorar aspectos de carácter existencial o espiritual, en especial aquellos que incidan en el abordaje terapéutico. En esta evaluación, se ha de incluir la situación de últimos días y la prevención del duelo patológico.

La herramienta para recoger esta valoración total es la historia clínica, y el instrumento básico de evaluación es la entrevista clínica semiestructurada. Para facilitar esta tarea, hay disponibles escalas validadas, que permiten comprobar los resultados y monitorizar los cambios clínicos del paciente.

Un resumen de los componentes de la valoración integral en cuidados paliativos se refleja en la **tabla 5-1**.

Valoración de la enfermedad

La evaluación inicial del paciente tiene como objetivo determinar si el proceso de la enfermedad del paciente tiene criterios de terminalidad, con vida limitada, debido a un diagnóstico específico (oncológico o no oncológico), a varios diagnósticos o sin un diagnóstico claramente definido, o bien si el paciente y/o familia, habiendo recibido la información precisa, han optado por un tratamiento sobre el control de los síntomas, desechando el tratamiento curativo.

La valoración contendrá los siguientes parámetros:

- Antecedentes personales:
  - Alergias y reacciones adversas medicamentosas.

Tabla 5-1. Valoración total de la unidad paciente-familia
1. Valoración de la enfermedad
2. Valoración física:
• Evaluación de signos y síntomas: dolor y otros síntomas
• Evaluación funcional
3. Valoración psicoemocional:
• Identificación de malestar emocional
• Valoración de signos de reacciones emocionales desadaptativas
• Valoración de signos de ansiedad/depresión
4. Valoración sociofamiliar:
• Valoración específica de la familia
• Valoración de la persona cuidadora
• Valoración de recursos sociosanitarios
5. Valoración espiritual
6. Valoración de sufrimiento y calidad de vida
7. Valoración de la situación de últimos días
8. Valoración del duelo

Adaptada de: Consejería de Salud de Andalucía. Proceso asistencial integrado: cuidados paliativos. 2ª ed. Junta de Andalucía; 2007.

- – Hábitos tóxicos.
- – Enfermedades previas.
- Tratamiento farmacológico actual.
- Enfermedad que establece la situación terminal:
  - – No oncológica: diagnóstico (fecha, pruebas complementarias), tratamientos previos y efectos adversos.
  - – Oncológica: diagnóstico (fecha, diagnóstico histopatológico), localización, estadio y extensión, tratamientos previos y efectos adversos.
- Comorbilidad asociada.
- Pronóstico de supervivencia y criterios de terminalidad:
  - – Datos de progresión de la enfermedad:
    - ▪ Varias hospitalizaciones, visitas a urgencias o numerosas demandas de atención médica en domicilio o residencias asistidas en los últimos 6 meses.
    - ▪ Objetivación de un declive funcional reciente (índice de Karnofsky < 50, dependencia en al menos tres actividades básicas de la vida diaria (aseo, vestirse, comer, transferencias, continencia, capacidad de deambular, ir sin ayuda al baño).
  - – Datos de alteración nutricional reciente relacionada con el proceso terminal:
    - ▪ Pérdida de más de un 10 % del peso corporal en los últimos 6 meses.
    - ▪ Albúmina < 2,5 g/dL.
    - ▪ Otros valores analíticos: hiponatremia, hipercalcemia, leucocitosis, neutropenia y linfopenia (se asocian comúnmente a deterioro clínico, malnutrición o proceso inflamatorio).

Existen herramientas pronósticas validadas para enfermedades oncológicas y no oncológicas (ya descritas en el **capítulo 4**).

- Grado de conocimiento del diagnóstico y pronóstico de la enfermedad del paciente y su familia, y límites de confidencialidad establecido por el paciente.

Valoración física

Evaluación de síntomas y signos

La evaluación de la esfera biológica va dirigida a la detección de los síntomas de las complicaciones de la enfermedad en su fase terminal, mediante una entrevista clínica semiestructurada. Esta valoración va más allá de su mera cuantificación. Es preciso ayudar al paciente a expresar la percepción personal de la vivencia de su situación y sus propias necesidades. La percepción subjetiva del paciente es el patrón de medida ideal en los cuidados paliativos, aunque existen situaciones en las que, si no es posible, se deberán medir a través de la percepción de los cuidadores y/o otros profesionales.

En la recogida de datos respecto al control de síntomas en cuidados paliativos, los pasos a seguir serían:

- Evaluar de forma exhaustiva el número e intensidad de los síntomas, así como otras características específicas, como frecuencia y persistencia en el tiempo.
- Valorar el mecanismo que provoca cada uno de los síntomas.
- Analizar el impacto del síntoma en la calidad de vida del paciente.
- Detectar factores desencadenantes, agravantes y atenuantes.
- Ver el impacto global de los síntomas, relacionado con el bienestar del paciente, identificando aquellos que más le influyan.

Los síntomas que hay que investigar son múltiples y dependen de la enfermedad que ha determinado la situación de fase terminal, ya sea una enfermedad oncológica o no oncológica.

Debe investigarse con especial interés el dolor, como paradigma de síntoma del cáncer terminal. En la valoración completa del dolor, se requiere dar respuesta a la etiología, tipo y calidad del dolor (nociceptivo, neuropático y mixto), patrón del dolor (inicio, localización, factores agravantes y atenuantes, ritmo temporal, intensidad del dolor basal y del incidental), impacto del dolor en la calidad de vida, respuesta a tratamientos previos, y establecer el pronóstico del dolor.

En la valoración de la intensidad del dolor, se emplean con frecuencia varias escalas, como la escala visual analógica, la visual numérica y la categórica verbal. Existen escalas para el dolor difícil, como el estadiaje de dolor canceroso de Edmonton revisado.

En la **tabla 5-2**, se recogen los principales síntomas de las complicaciones del cáncer terminal, agrupado por aparatos.

Evaluación funcional

La valoración en la esfera biológica no se limita a la mera evaluación de los síntomas y signos de la enfermedad, sino que se sustenta también en la valoración funcional. Su objetivo es estimar el grado de dependencia del paciente, correlacionado con la sobrecarga de sus cuidadores, que ayuda a tomar decisiones para la graduación del esfuerzo terapéutico.

En la valoración funcional, se realiza mediante los índices que valoran la dependencia en la realización de actividades instrumentales y básicas de la vida diaria (índice de Barthel, índice de Kant y de Lawton-Brody), que se diseñaron para geriatría, así como otros índices que miden la necesidad

Tabla 5-2. Síntomas y complicaciones en el cáncer terminal	
Síntomas generales	Dolor, pérdida de peso, anorexia, astenia, diaforesis, sed, fiebre, prurito
Síntomas neuropsicológicos	Delirio, deterioro cognitivo, convulsiones, mioclonías, debilidad, insomnio, depresión, ansiedad
Síntomas gastrointestinales	Dispepsia, hipo, meteorismo, estreñimiento, xerostomía, plenitud abdominal, náuseas, vómitos, diarrea, pirosis, disfagia
Síntomas respiratorios	Disnea, tos, hemoptisis, estertores
Síntomas urológicos	Hematuria, disuria, tenesmo, poliuria, nicturia, incontinencia urinaria, retención urinaria

de cuidados en relación con la gravedad de la enfermedad (índice de Karnofsky y escala del *Eastern Cooperative Oncologic Group*, ECOG). Hay diseñadas escalas específicas para cuidados paliativos, como la escala funcional paliativa (PPS, *Palliative Performance Scale*) y la escala funcional de Edmonton (EFAT, *Edmonton Functional Assessment Tool*).

Valoración psicoemocional

La evaluación de la esfera psicoafectiva integra tres aspectos primordiales: la presencia de psicopatología, las reacciones adaptativas a la enfermedad y el grado de información que tiene el paciente.

Los trastornos psicopatológicos son bastante frecuentes en pacientes con cáncer terminal (hasta en un 60 %), y se ha señalado que están infradiagnosticados, al atribuirse los síntomas psicológicos a una reacción adaptativa por la vivencia de la enfermedad.

Los procesos de adaptación a la enfermedad comprenden una serie de reacciones como la negación, ira o agresividad, tristeza, depresión, resignación y aceptación.

El grado de información del paciente es fundamental en su evaluación; para alinearse con su grado de información, se puede ir compartiendo información con el paciente, dentro del proceso comunicativo asistencial.

Cuando se pretende evaluar la situación psicoemocional, es imprescindible contar con habilidades comunicativas de empatía y buena escucha, que sirven también como elemento terapéutico. El paciente en situación terminal es muy vulnerable, puede mostrarse débil y con dificultades comunicativas.

La valoración psicoemocional puede agruparse en tres apartados:

- *La detección de síntomas o signos de malestar emocional*: las reacciones emocionales del paciente y la familia, que están relacionadas con la gravedad de los síntomas y el impacto de los continuos cambios, deben ser exploradas por los profesionales mediante el empleo de preguntas abiertas sobre su malestar emocional: «¿Hay algo que le preocupe?», «¿Cómo se encuentra de ánimo?», «¿Algún cambio en estos últimos días?». En esta exploración, hay que indagar en antecedentes personales de alteraciones psicopatológicas, emociones y formas de afrontamiento, impacto del diagnóstico y pronóstico, así como factores estresores.
- *La detección de reacciones emocionales desadaptativas*: se trata de reacciones emocionales desadaptativas, aquellas que dificultan el afrontamiento de la vivencia de la situación del paciente. Las características de este tipo de emociones son su intensidad, duración, incapacidad para afrontar un problema, afectación de la conducta habitual, bloqueo de otras respuestas terapéuticas, comprometiendo la toma de decisiones del paciente y su familia y la adhesión a los cuidados.
- *La detección de clínica específica de ansiedad y/o depresión*: aunque no se cumplan criterios de un trastorno mental específico, los pacientes pueden presentar un espectro amplio de síntomas que oscilan entre una reacción adaptativa ante la enfermedad hasta criterios de trastorno mental (clasificación de quinta edición del *Diagnostic and Statisti-*

cal Manual, DSM-5), que pueden ser preexistentes o bien desencadenados por la situación de enfermedad.

Mediante la entrevista clínica semiestructurada, se realizarán preguntas abiertas específicas del área psicoemocional: «¿Está nervioso o inquieto?», «¿Está triste o deprimido?».

Siguiendo el síntoma guía de la ansiedad, se podrá realizar una aproximación diagnóstica hacia los distintos tipos de ansiedad que pueden aparecer:

- Ansiedad reactiva: trastorno adaptativo con sintomatología ansiosa o mixta (ansiedad y depresión).
- Trastornos ansiosos: crisis de pánico, fobias, trastorno por ansiedad generalizada y trastorno por estrés postraumático.
- Ansiedad secundaria a problemas médicos: dolor no controlado, alteraciones metabólicas (hipertiroidismo, hipoxia), efectos secundarios de fármacos (corticoides, teofilina agonistas beta-2, inhibidores selectivos de la recaptación de serotonina), abstinencia a sustancias (tabaco, alcohol, fármacos), neoplasias productoras de hormonas.

La evaluación de los síntomas depresivos está condicionada por el poco valor diagnóstico de los síntomas somáticos (anorexia, astenia, insomnio, pérdida de peso), y se atenderá fundamentalmente a los síntomas psicológicos de depresión (sentimientos de culpa, inutilidad, desesperación, anhedonia, deseos de muerte o ideación suicida).

Para una valoración sistemática de trastornos ansiosodepresivos, se pueden utilizar las siguientes escalas:

- *Trastornos de ansiedad*:
  - Escala de ansiedad de Hamilton (HAS).
  - Algunos ítems específicos del programa de evaluación del equipo de soporte (STAS, *Support Team Assessment Schedule*) de cuidados paliativos.
- *Trastornos depresivos*:
  - Escala de depresión de Hamilton (HADS).
  - Escala de Yesavage.
- *Trastornos mixtos ansiosodepresivos*:
  - Escala de depresión y ansiedad hospitalaria (HADS, *Hospital Anxiety And Depresion Scale*).
  - Inventario de ansiedad de Beck (BAI): diferencia ansiedad de depresión.

Valoración sociofamiliar

Los aspectos sociales engloban desde los aspectos económicos hasta la presencia de apoyo social, para el cuidado físico y emocional tanto del paciente como de la familia.

La familia es el soporte fundamental del paciente, desde el cuidado de los síntomas y la fuente principal de recursos, de apoyo emocional y social. Por ello, el abordaje de las necesidades familiares y sociales tiene gran relevancia, con especial interés en los cuidadores principales.

La valoración sociofamiliar debe realizarse de manera continua, con seguimiento tras el fallecimiento del paciente.

La valoración familiar debe incluir los siguientes *objetivos*:
- *Valoración específica de la familia*:

- Evaluar la estructura familiar, así como el rol que desempeña cada miembro de la familia, e identificar el patrón de relación entre los miembros. Es conveniente que exista un portavoz de la familia que reciba y transmita la información sobre el estado del paciente.
- Funcionamiento familiar, momento del ciclo vital familiar mediante el genograma. Relaciones conflictivas existentes en la familia, creencias y valores culturales.
- Valoración del patrón de comunicación intrafamiliar: importante para conocer las actitudes sobre el grado de información a transmitir al paciente. Es indispensable saber los límites de confidencialidad expresados por el paciente en cuanto a la transmisión de la información. Identificar qué familiares conocen el diagnóstico y pronóstico real de la enfermedad y si existe conspiración del silencio.
- Valoración de los aspectos afectivos y expectativas sobre la enfermedad, el cuidado y lugar de la muerte.
- Identificar temores y preocupaciones de la familia, así como el impacto de la enfermedad en la familia.
- Valoración del riesgo de claudicación familiar, lo que permite activar los dispositivos.
- Detección de factores de riesgo para el desarrollo de un duelo patológico.
- *Valoración del cuidador o cuidadores principales*: incluir parentesco, edad, necesidades tanto físicas, emocionales y espirituales, riesgo de claudicación, habilidades y capacidad de cuidados y autocuidados.
- *Valoración de recursos sociosanitarios*: red de apoyo y soporte sociales, recursos sociales, necesidad de material ortoprotésico, actividad social y entorno. Es importante también la valoración de aspectos legales (registro de voluntades vitales anticipadas, testamento, etcétera).

Valoración de necesidades espirituales

Se pueden definir las necesidades espirituales en un sentido amplio: necesidades de las personas, independientemente de la religiosidad, en la búsqueda de un crecimiento del espíritu, de una esperanza, del sentido de la vida y de la muerte. Abarca aspectos vivenciales de reconocimiento de una sensación de paz, unión y sentido de transcendencia. El concepto de la espiritualidad es más amplio que el de religiosidad, y puede o no incluirla.

El sufrimiento se puede definir como un estado de malestar grave que amenaza la integridad de la persona. Se centra en el afrontamiento al final de la existencia del propio sujeto, así como en las pérdidas que acompañan a la enfermedad terminal.

La evaluación del bienestar espiritual del paciente es un aspecto fundamental en su atención integral. Es preciso el uso de estrategias de comunicación con la premisa de respeto a las creencias y aspectos culturales, así como un trabajo interior complejo. El acompañamiento profesional en este proceso puede ejercer un impacto importante sobre el paciente.

La valoración de necesidades espirituales de Puchalski (*Puchalski Spiritual Tool*) consiste en una serie de preguntas que estudian la existencia de necesidades espirituales del paciente:

- «¿Tiene alguna creencia que dé sentido a su vida?».
- «¿Se considera una persona religiosa o espiritual?».

- «¿Cómo de importante es esto para usted?».
- «¿Es parte de una comunidad religiosa o espiritual?».
- «¿Cómo le gustaría que manejara estos temas en relación con los cuidados?».
- «¿Cómo pueden estar influyendo estos aspectos en su situación actual?».
- «¿Cómo se le puede asistir en sus cuidados espirituales?».

Valoración de sufrimiento y calidad de vida

El sufrimiento lo integran diferentes componentes: emocionales, espirituales, físicos y sociofamiliares. Para valorar el sufrimiento del paciente y cuáles son los síntomas que padece, sus preocupaciones y sus necesidades, lo más indicado es preguntarle a él directamente y conocer también la opinión del entorno familiar. Se recomienda el uso de preguntas abiertas y, a partir de ahí, se objetiva utilizando diferentes escalas y predictores.

Esta valoración debe realizarse en la atención inicial del enfermo, y es preciso hacer un seguimiento a lo largo de la enfermedad.

La calidad de vida es multidimensional y subjetiva. Es un concepto amplio y complejo que depende de la percepción que tiene el individuo de vivir en condiciones dignas. Este concepto, por lo tanto, engloba aspectos como afectación física, capacidad funcional, bienestar emocional, satisfacción con el tratamiento y recibida, afectación de la esfera social, intimidad/sexualidad/imagen corporal. En el proceso del final de la vida, cobra especial importancia la esfera espiritual, así como la percepción que tiene el entorno familiar y el cuidador principal de la calidad de vida del enfermo.

La valoración de la calidad de vida es compleja por la dificultad de su definición, ya que debe englobar todas las dimensiones del ser humano. Se han descrito escalas que miden la calidad de vida en pacientes en situación terminal, como, por ejemplo, la escala de la evaluación funcional de la terapia de enfermedades crónicas-cuidados paliativos (FACIT-PAL, *Functional Assessment of Chronic Illness Therapy-Palliative Care*) y su versión abreviada de 14 preguntas (FACIT-PAL-14), que valora la calidad de vida de los pacientes oncológicos en estadio terminal; y la escala de la European Organization for Research and Treatment of Cancer (EORTC), con el cuestionario de calidad de vida de 15 preguntas (QLQ-C15, *Quality of Life Questionnaire*)-PAL, validada en su versión en castellano.

Valoración de la situación de últimos días

La agonía o situación de últimos días se ha definido como el estado que precede a la muerte en enfermedades en que la vida se extingue gradualmente.

En general, este es el caso de todos los pacientes al final de su vida, a no ser que fallezcan de una enfermedad aguda. Abarca los últimos 2-3 días en la vida de un enfermo, aunque a veces este período es más largo.

Reconocer esta fase es primordial para redefinir los objetivos y planificar su atención al final de la vida. Esta fase conlleva un gran impacto emocional en el enfermo y los familiares, que los profesionales han de saber afrontar.

Un primer paso es explorar las expectativas y preferencias del paciente (si esto es posible) y de sus familiares, y los objetivos se deberán dirigir hacia un plan orientado a tratar los síntomas, el confort del paciente y satisfacer las necesidades emocionales, sociales y espirituales de este y su familia.

Se han descrito numerosos signos y síntomas físicos que aparecen de forma conjunta, y que a menudo son predictores de la entrada en la fase de agonía, pudiendo el enfermo verbalizar este empeoramiento con mensajes de despedida. Se enumeran algunos signos premonitorios:

• Deterioro evidente y progresivo del estado general.
• Pérdida del tono muscular.
• Cambios en los signos vitales (perfusión periférica).
• Afectación sensorial: somnolencia, dificultad para la comunicación.
• Dificultad o incapacidad para la ingesta.
• Síntomas psicoemocionales hiperactivos (ansiedad, agitación) e hipoactivos (tristeza, miedo, resignación).

Para la identificación de la fase agónica, la escala de Menten y Hufkens (**Tabla 5-3**) caracteriza ocho signos del paciente agónico, consecuencia de la disminución del gasto cardíaco, el estado de hipoperfusión central y periférica, y la disminución del flujo cerebral.

El control de síntomas en esta fase suele ser una continuación del tratamiento realizado con anterioridad, aunque pueden aparecer síntomas nuevos o bien agravamiento de los previos. Los estudios que evalúan la frecuencia de los síntomas presentes en la agonía muestran una gran variabilidad, probablemente por la diferente metodología de los trabajos, siendo los más frecuentes somnolencia y confusión (55 %), estertores y respiración ruidosa (45 %), inquietud y agitación (43 %), dolor (26 %) y disnea (25 %).

Desde el punto de vista emocional, pueden aparecer reacciones secundarias al deterioro y percepción de la muerte cercana, no solo por parte del paciente, sino también del entorno familiar.

El tratamiento farmacológico, no obstante, constituye solo una parte del plan terapéutico. Este plan tiene como objetivo el control de los síntomas, la comodidad del paciente y aliviar el sufrimiento emocional y espiritual del paciente y su familia.

Hay que tener en cuenta que los últimos días o agonía constituyen una situación dinámica, por lo que la valoración del paciente y la familia en esta etapa debe ser revisada con frecuencia. Las *normas generales* de estos cuidados van encaminadas a formar un vínculo del equipo terapéutico con el paciente y su familia:

• Realizar una valoración de las necesidades físicas y espirituales, que cobran especial importancia en esta situación, de las necesidades familiares y sociales, y de la existencia de registro de voluntades vitales anticipadas.
• Informar de todas las intervenciones transmitiendo calidez y empatía, asumiendo todas las reacciones emocionales que puedan surgir. Este apoyo a la familia ha de incluir el ofrecimiento de recibir ayuda espiritual, la prevención del duelo patológico e informar sobre los trámites a realizar tras el fallecimiento.

• Asegurar que las transiciones asistenciales de los profesionales se realicen transmitiendo la información de forma adecuada, con constancia en la historia clínica.

Valoración del duelo

El duelo es una reacción adaptativa a la pérdida de un ser querido, habitualmente progresando hacia la superación o elaboración de esta pérdida. Es un proceso normal que en la mayoría de los casos no requiere intervenciones dirigidas de terapia farmacológica. Está influenciado por aspectos sociales y culturales a la hora de expresarse. Existe una gran variabilidad individual en la intensidad de los síntomas experimentados por los dolientes.

Durante la etapa de duelo, pueden presentarse manifestaciones, con gran variabilidad individual en cuanto a la intensidad y duración. Por ejemplo, alteraciones cognitivas, emocionales (enfado, tristeza, culpa, alivio, apatía, etc.), síntomas físicos, alteraciones comportamentales, trastorno del sueño, afectación social y espiritual.

En cuanto a la duración, es variable y no existe un plazo concreto, pero oscila entre 1 y 2 años.

El duelo normal es el que evoluciona satisfactoriamente, cuyos síntomas no incapacitan la actividad y el funcionamiento del doliente. El duelo complicado o patológico suele ser de mayor intensidad y duración que el normal. Están descritos subtipos de duelo complicado, por ejemplo, el síndrome de la pérdida inesperada, el duelo crónico/no resuelto y el duelo conflictivo.

> **!** Algunos factores predictores de duelo complicado son:
> • Factores relacionales: pérdida de hija/o, pareja en edad temprana, relación dependiente del doliente con el fallecido, relación conflictiva o ambivalente.
> • Factores circunstanciales: fallecimiento en edad temprana, pérdida súbita, suicidio, duración de la enfermedad, recuerdo doloroso del proceso.
> • Factores personales: escasez de recursos para el manejo del estrés, duelos anteriores no resueltos.
> • Factores sociales: ausencia de red de apoyo social o familiar, recursos socioeconómicos escasos.

Tabla 5-3. Escala de Menten y Hufken	
1. Nariz blanca y fría	
2. Extremidades frías	Presencia de 1-3 criterios: situación preagónica
3. Livideces	
4. Labios cianóticos	
5. Somnolencia > 15 h/día	
6. Estertores	Más de cuatro criterios: el 90 % de los pacientes fallecen en 4 días
7. Pausas de apnea > 15 s	
8. Anuria < 300 mL/día	

Adaptada de: Menten J, Hufkens K. Objectively observable signs of imminently dying in palliative patients. Palliat Med. 2004;18:351.

Es importante tener en cuenta estos factores desde los primeros contactos con el entorno del paciente, ya que ayuda a prevenir el desarrollo de duelo patológico. Durante el seguimiento tras el fallecimiento del enfermo, hay que identificar aquellas manifestaciones que puedan indicar un duelo patológico.

Los objetivos del asesoramiento en el proceso de duelo están orientados a facilitar la expresión de duelo y a la confrontación, así como a la aceptación de la pérdida. Para ello, es preciso facilitar la expresión afectiva, permitir la repetición de recuerdos dolorosos, explicar síntomas y fases del duelo, fomentar la participación activa del entorno del paciente en el proceso de tomas de decisiones y facilitar la resolución de cuentas pendientes con el enfermo.

CRITERIOS DE COMPLEJIDAD

Concepto de complejidad

Complejidad, según la definición de la Real Academia Española (RAE), es la «cualidad de complejo», concepto que entraña varios significados, entre ellos, aquello «que se compone de varios elementos», «complicado».

En países desarrollados, el aumento de la supervivencia de la población determina que la atención sanitaria sea compleja, debido a la aparición de factores como la cronicidad y la comorbilidad. Paralelamente a este fenómeno, la sociedad ha experimentado un cambio de paradigma en los cuidados proporcionados a los enfermos por familiares, especialmente mujeres, que tradicionalmente eran las encargadas de realizarlos.

La complejidad clínica general determinada por la emergencia epidemiológica de la multimorbilidad, sumada a los cambios en la estructura sociofamiliar, representan un reto a los sistemas sanitarios. El sistema sanitario, por otra parte, comparte muchas de las características de un sistema complejo, formado por una gran variedad de elementos, que interactúan entre sí.

Concepto de la complejidad en cuidados paliativos

En la Estrategia Nacional de Cuidados Paliativos, la complejidad se define como: «conjunto de factores de mayor dificultad o intensidad de necesidades que requieren habitualmente la intervención de un equipo de cuidados paliativos. Depende tanto de las características del paciente como de problemas de difícil control, de la necesidad de determinadas acciones diagnósticas o terapéuticas y de dificultades de adaptación familiar».

Desde un punto de vista conceptual, para definir la complejidad en cuidados paliativos se pueden encontrar dos enfoques en las publicaciones científicas: uno ligado al paciente y otro al sistema asistencial.

> **!** Las definiciones de paciente complejo y complejidad de cuidados son:
> - Paciente complejo: aquel que presenta comorbilidades somáticas y/o psicosociales que necesitan frecuentes ajustes de diferentes tipos de cuidados.
> - Complejidad de cuidados: larga estancia, dificultad para el alta, capacidad funcional, alteraciones mentales, número de fármacos, intensidad de los cuidados de enfermería, número de interconsultas y complejidad organizativa.

El primer enfoque está en estrecha relación con el modelo biopsicosocial, ya que no es exclusivamente la complejidad de los síntomas somáticos, sino que deben ser contemplados de forma multidimensional con factores psicológicos, sociales, familiares y espirituales (**Fig. 5-1**).

Ambos enfoques (el paciente y los cuidados) están íntimamente relacionados, y entre otras características, la complejidad en cuidados paliativos está ligada a:

- Carácter multifactorial y multidisciplinar.
- Aparición de procesos emergentes.
- Necesidades múltiples, intensas y cambiantes, de todas las dimensiones de la persona (física, psicológica, social, familiar, espiritual).
- Alta dificultad en la provisión de cuidados (cuidadores, continuidad asistencial, coordinación entre niveles asistenciales, organización de los servicios, recursos, etcétera).
- Gran variabilidad e incertidumbre en el pronóstico y los resultados de intervenciones terapéuticas.

En la práctica clínica, independientemente del nivel asistencial, hay una gran variabilidad entre los profesionales a la hora de identificar a pacientes con necesidades de atención paliativa y decidir, en función de su complejidad, qué tipo de recurso debe utilizarse. Estas decisiones se basan habitualmente en valoraciones subjetivas, tomadas en base a la competencia clínica y otros factores. Se hace indispensable usar herramientas estandarizadas, que sirvan de ayuda en la toma de decisiones, para una atención individualizada y la asignación del recurso más adecuado.

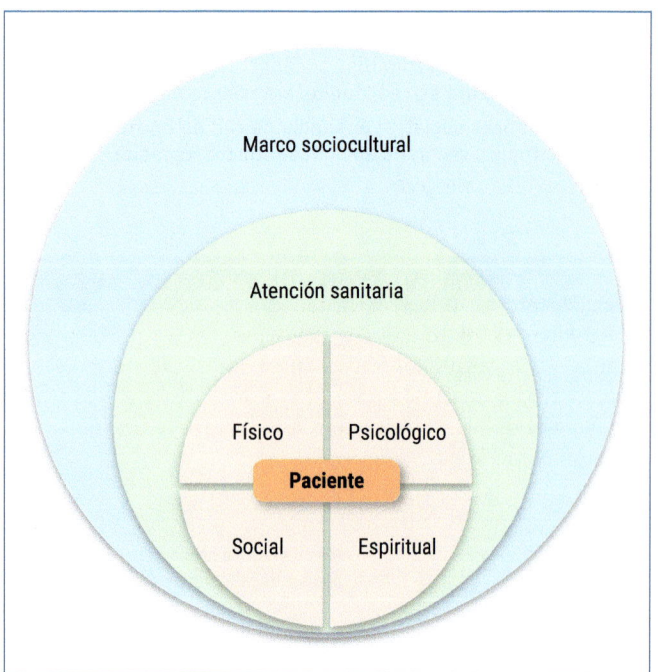

Figura 5-1. Modelo de complejidad en cuidados paliativos.

> **!** En cuidados paliativos, la valoración integral de la complejidad se ha convertido en una propuesta para poner en orden la atención sanitaria, en un modelo compartido entre los diferentes niveles asistenciales.

Elementos de complejidad

Se han identificado un catálogo de situaciones aceptadas como complejas, al que se denominará *elementos de complejidad*, que se han agrupado en cinco categorías, según dependan del paciente, de los profesionales que lo atienden, de las intervenciones terapéuticas que necesite y una última categoría con elementos no clasificables en las anteriores.

Dependientes del paciente

- Características propias del paciente:
  - Niño o adolescente.
  - Problemas de adicción (alcohol, drogas).
  - Trastornos mentales preexistentes.
  - Ser profesional sanitario.
  - Rol sociofamiliar que desempeñe el paciente.
- Situaciones clínicas complejas:
  - Síntomas intensos, de difícil control o refractarios.
  - Dolor de mal pronóstico (EES).
  - *Delirium*, deterioro cognitivo y/o trastornos de conducta.
  - Disnea de difícil control o refractaria.
  - Hemorragia.
  - Obstrucción intestinal y/o urológica (por ejemplo, pelvis congelada).
  - Pelvis congelada que produce obstrucción.
  - Úlceras tumorales, fístulas u otras lesiones de piel y mucosas que requieran necesidad de intervenciones frecuentes por su extensión, localización y tipos de complicaciones (sangrado, infección, olor, etcétera).
  - Síndrome de afectación locorregional avanzada de cabeza y cuello.
  - Situación clínica inestable con rápido deterioro, que provoca crisis de necesidades intensas y frecuentes, con uso reiterado de recursos asistenciales de urgencias por el impacto generado en enfermos y cuidadores.
- Coexistencia de factores predictivos de complejidad: pluripatología, alto grado de dependencia y síntomas no controlados.
- Crisis de necesidades que precisan una respuesta urgente: hemorragias, *delirium*, síndrome de la vena cava superior, enclavamiento por hipertensión endocraneal, hipercalcemia, disnea aguda, estatus convulsivo, sospecha de compresión medular, fractura en huesos neoplásicos, crisis de pánico o angustia existencial, insuficiencia aguda de un órgano de difícil control.
- Pacientes con síntomas refractarios, subsidiarios de sedación paliativa o bien con síntomas difíciles, que requieren intervención terapéutica intensa (farmacológica, instrumental, psicológica).

- Problemas psicoemocionales graves:
  - Ausencia de comunicación o mala comunicación con la familia y/o el equipo terapéutico.
  - Trastornos adaptativos agudos.
  - Cuadros depresivos mayores con comportamientos psicóticos.
  - Riesgo de suicidio.

Dependiente de los familiares o cuidadores

- Familiares no competentes para el cuidado práctico y emocional y/o familias difíciles.
- Claudicación familiar.
- Familias con duelos patológicos previos no resueltos.
- Conspiración de silencio de difícil abordaje.
- Falta de aceptación o negación de la realidad.

Dependiente de los profesionales que lo atienden habitualmente

- Conocimiento y/o motivación insuficiente sobre el enfoque paliativo.
- Dilemas éticos y de valores, actitudes y creencias.
- Duelo propio no resuelto por parte del profesional o de los integrantes del equipo.
- Conflicto dentro del mismo equipo o con otros equipos respecto a la toma de decisiones.

Estrategias de actuación complejas

- Rotación de opioides.
- Indicación y gestión de estrategias terapéuticas especiales, como son radioterapia, endoscopia, cirugía, bloqueos, otras técnicas analgésicas invasivas, ventilación mecánica, etcétera.
- Demanda reiterada de eutanasia y suicidio asistido por parte del paciente y/o sus familiares.
- Indicación y aplicación de sedación paliativa.
- En el domicilio: indicación y manejo de nutrición enteral/parenteral, instauración de tratamiento intravenoso, realización de paracentesis y/o curas de difícil manejo, transfusiones, etcétera.

Otros elementos

- Fármacos de uso hospitalario.
- Necesidad de material ortopédico, aspirador portátil, oxigenoterapia, ventilación mecánica en domicilio, etcétera.
- Necesidades de coordinación y gestión: cita de consulta especializada, traslados, ingresos programados, comunicación entre los profesionales.
- Condiciones de vivienda y entorno no adecuados, e idioma y/o cultura diferentes.

Niveles de complejidad

Estas situaciones o elementos de complejidad se detectan en la valoración total de la unidad paciente-familia, entre las que se encuentran:

- Necesidad de uso de material y/o fármacos hospitalarios.
- Necesidad de intervenciones hospitalarias puntuales (transfusiones, toracocentesis, pruebas diagnósticas, etcétera).
- Necesidad de coordinación y gestión (admisión, consultas especializadas, pruebas complementarias, etcétera).
- Trastornos psicoemocionales graves, excepto riesgo de suicidio.
- Problemas de adicción (alcohol, drogas, etc.) y otras enfermedades mentales previas que han requerido tratamiento.
- Existencia de pluripatología con un nivel de dependencia elevado establecido.
- Elementos de complejidad derivados de la situación del profesional/equipo, incluyendo cuando el paciente es el propio profesional sanitario.
- Elementos de complejidad derivados de la situación de la familia.
- Síntomas intensos mal controlados, no descritos en los elementos de situación clínica compleja.
- Niño o adolescente.
- Cualquier situación clínica compleja, tal y como se ha definido con anterioridad.
- Riesgo detectado de suicidio.
- Claudicación familiar que precisa hospitalización del paciente.

- Necesidad de estrategias de actuación compleja.
- Pluripatología con deterioro brusco del grado de dependencia y en situación clínica inestable.
- Síntomas refractarios que precisen sedación o síntomas difíciles cuyo adecuado control requiere una intervención terapéutica intensiva: farmacológica, instrumental y/o psicológica.
- Urgencias y crisis de necesidades que precisan una repuesta urgente.

Herramientas para medir la complejidad

Estos elementos de complejidad y su agrupación por niveles de complejidad descritos son los que integran el instrumento diagnóstico de la complejidad en cuidados paliativos (IDC-Pal), que se aplica en Andalucía, y tiene como finalidad la asignación del recurso más apropiado (recursos convencionales de atención primaria, equipos de soporte especializados en cuidados paliativos y hospitalización).

Otro instrumento de medición multidimensional de la complejidad es el modelo del hexágono de la complejidad (HexCom®) aplicado en Cataluña. Incluye seis áreas de necesidades (clínicas, psicológicas, espirituales, sociofamiliares, éticas y relacionadas con la muerte), con tres niveles de complejidad: alto, moderado y bajo.

 PUNTOS CLAVE

- La valoración integral de las personas afectadas por una enfermedad terminal va dirigida a identificar los distintos problemas del paciente, desde una perspectiva multidimensional, e incluye una valoración biológica, funcional, psicoafectiva, espiritual y sociofamiliar.
- La herramienta para recoger esta valoración total es la historia clínica, y el instrumento básico de evaluación es la entrevista clínica semiestructurada.
- Para facilitar esta evaluación, hay escalas validadas que permiten comprobar los resultados y monitorizar los cambios clínicos del paciente.
- La complejidad sería el conjunto de factores de mayor dificultad o intensidad de necesidades que requieren habitualmente la intervención de un equipo de cuidados paliativos. Depende tanto de las características del paciente como de problemas de difícil control, de la nece-

sidad de determinadas acciones diagnósticas o terapéuticas y de dificultades de adaptación familiar.
- En cuidados paliativos, la valoración integral de la complejidad se ha convertido en una propuesta para poner en orden la atención sanitaria, en un modelo compartido entre los diferentes niveles asistenciales.
- Se han identificado un catálogo de situaciones aceptadas como complejas, denominados *elementos de complejidad*.
- Las situaciones o elementos de complejidad se detectan en la valoración total del paciente, la familia y la agrupación de estos en cuatro categorías: complejidad ausente, mínima, media y máxima.
- Existen herramientas (IDC-Pal, HexCom®) que integran estos elementos de complejidad para su estratificación en grados de complejidad bajo diversas gradaciones.

BIBLIOGRAFÍA

Aaronson NK, Ahmedzai SA, Bullinger M, Cull, Crabeels D, Estapé J, + et al. The EORTC Core Quality of Life Questionnaire: interim results of an international field study. En: Osoba D, ed. The Effect of Cancer on Quality of Life. Boston: CRC Press; 1991. p. 185-204.

Alonso A, Vilches Y, Díez L. Atención en la agonía. Psicooncología. 2008;5:279-301.

Benítez Del Rosario MA, Salinas Martín A, Martín Ortega JJ, Martínez Del Castillo LP. Cuidados paliativos. La valoración multidimensional del paciente y de la familia. Aten Primaria. 2002;29:237-40.

Busquet X, Manresa JM, Tura M, Bosch O, Moragas A, Torán P. Trayectorias de complejidad en el final de la vida: un estudio multicéntrico prospectivo observacional longitudinal. Med Paliat. 2021;28(1):13-22.

Castillo A, Corbí B, Fernández R, Martín A, Montoro MI, Pérez M. Cuidados paliativos. Guía para atención primaria. Madrid: Instituto Nacional de Gestión Sanitaria; 2021.

Consejería de Salud de Andalucía. Proceso asistencial integrado: cuidados paliativos. 2ª ed. Junta de Andalucía; 2007.

Diccionario terminológico de ciencias médicas. 11ª ed. Barcelona: Salvat; 1997.

Gómez García R. La complejidad en cuidados paliativos: bases conceptuales. Therapeía. 2020;13:63-73.

González A, Fernández C, García G, Soler J, Arce C, Cueto J. Parámetros de calidad de vida en pacientes oncológicos terminales en hospitalización domiciliaria. Psicotema. 2001;13:310-7.

González Barón M, Gómez Raposo C, Vilches Aguirre Y. Última etapa de la enfermedad neoplásica progresiva: cuidados en la agonía, síntomas refractarios y sedación. Med Clin. 2006;127:421-8.

Harman SM, Amos Bailey F, Walling AM. Palliative care: the last hours and days of life. En: Uptodate.com. UpToDate. 31 Ago 2022. [Acceso 12 May 2021].

Martín-Roselló ML, Fernández-López A, Sanz-Amores R, Gómez-García R, Vidal-España F, Cia-Ramos R. IDC-Pal: instrumento diagnóstico de la complejidad en cuidados paliativos: documento de apoyo al PAI cuidados paliativos. Sevilla: Consejería de Igualdad, Salud y Políticas Sociales de la Junta de Andalucía; 2014.

Menten J, Hufkens K. Objectively observable signs of imminently dying in palliative patients. Palliat Med. 2004;18:351.

Nauck F, Klaschik E, Ostgathe C. Symptom control during the last three days of life. Eur J Palliative Care. 2000;7;81-4.

Pascual López A, coord. Estrategia en cuidados paliativos del Sistema Nacional de Salud. Actualización 2010-2014. Madrid: Ministerio de Sanidad, Política Social e Igualdad; 2011.

Organización en los diferentes niveles asistenciales

6

L. Torezano González

OBJETIVOS

- Conocer los distintos niveles asistenciales existentes en cuidados paliativos.
- Identificar las situaciones de complejidad para la gestión de los recursos asistenciales.
- Mostrar los distintos recursos asistenciales en cuidados paliativos, así como la actividad que realizan.
- Reconocer la importancia de la coordinación interniveles para garantizar la continuidad asistencial del paciente paliativo.
- Integrar el modelo de atención compartida dentro de la práctica clínica.

ORGANIZACIÓN EN LOS NIVELES ASISTENCIALES

La Organización Mundial de la Salud (OMS) define los cuidados paliativos como el enfoque que mejora la calidad de vida de los pacientes y las familias que se enfrentan a los problemas asociados con enfermedades amenazantes para la vida, a través de la prevención y el alivio del sufrimiento, por medio de la identificación temprana y la impecable evaluación y tratamiento del dolor y otros problemas físicos, psicosociales y espirituales.

La misión, según el proceso asistencial integrado (PAI) de cuidados paliativos 2007, es la de facilitar una atención integral que responda de forma efectiva a las múltiples necesidades físicas, emocionales, sociales y espirituales que presentan las personas en situación terminal y sus familias, procurando una mayor dignidad y calidad de vida en su último período vital.

Entre los valores de los cuidados paliativos (según el Plan Andaluz de Cuidados Paliativos), figuran:

- Garantizar la equidad mediante el uso eficiente de recursos disponibles en cada momento.
- Universalidad entre sus prestaciones, sin discriminación por razones sociales, de raza, de género o creencias.
- Integridad en el abordaje de las necesidades del paciente y la familia.
- Efectividad en las intervenciones aplicadas.
- Interdisciplinariedad y continuidad en los procesos de atención.
- Implicación activa de todos los afectados en la toma de decisiones y de los distintos sectores implicados.
- Eficiencia en la planificación, la gestión y la utilización de los recursos.

Para lograr la integración de los cuidados paliativos, los gobiernos deben:

- Adoptar políticas y normas adecuadas que incluyan los cuidados paliativos en las leyes sanitarias, en programas nacionales y en sus presupuestos.
- Asegurar que los planes de seguro integren los cuidados paliativos como un componente de sus programas.
- Asegurar el acceso a los medicamentos (incluyendo formulaciones pediátricas) y las tecnologías esenciales para el alivio del dolor.
- Asegurar que los cuidados paliativos formen parte de todos los servicios de salud (tanto comunitarios como hospitalarios), que todos sean evaluados y que todos los profesionales sanitarios puedan proporcionar cuidados paliativos básicos, así como que puedan contar con equipos especializados para referencias y consultas.
- Asegurar el acceso a cuidados paliativos a las personas más vulnerables, como son las personas mayores y los niños.
- Colaborar con las universidades, academias y hospitales universitarios, para incluir investigación y entrenamiento en cuidados paliativos como un componente integral de educación permanente, incluyendo la capacitación básica, intermedia y especializada, así como de educación continua.

> **!** Es fundamental la coordinación entre los distintos niveles asistenciales para la atención de las necesidades del paciente y de sus familias para el abordaje de las esferas física, psíquica, emocional y social. La Estrategia Nacional de Salud de 2007 hace referencia a que «la responsabilidad de la atención de pacientes susceptibles de recibir cuidados paliativos está en el conjunto de la red convencional de atención sanitaria, y en situaciones de complejidad se requieren recursos específicos».

RECURSOS ASISTENCIALES

Para poder establecer los recursos que precisa cada paciente, es necesario la realización de una valoración multidimensional, determinando la complejidad que presenta cada uno de ellos mediante la utilización de una herramienta llamada instrumento diagnóstico de la complejidad en cuidados paliativos (IDC-Pal) (ya mencionado en el **capítulo 5**), pudiendo clasificar la situación del paciente, de su familia y de su entorno como: no compleja, compleja y altamente compleja.

Esta clasificación permitirá gestionar o no la intervención de los recursos avanzados, de manera que:

- Situación no compleja: no hay situaciones que precisen la intervención de los equipos de soporte de cuidados paliativos avanzados.
- Situación compleja: aunque existe algún elemento que plantee dificultad en el manejo, la derivación a los equipos será a criterio del médico responsable.
- Situación altamente compleja: presenta al menos un elemento de alta complejidad y precisa intervención de los recursos avanzados.

 El objetivo es garantizar la continuidad asistencial, basándose en el modelo de atención compartida entre recursos existentes, y un sistema integral entre niveles que actuase como órgano clínico y asesor (**Fig. 6-1**).

A continuación, se detalla una clasificación de los recursos.

Recursos convencionales

Integrados por profesionales de atención primaria y atención hospitalaria. Son responsables de la atención del paciente y su familia cuando la situación no presenta grandes complicaciones. Se corresponde con la formación básica.

Este primer nivel asistencial es fundamental para prestar atención ambulatoria a enfermos terminales, tal como se recoge en las carteras de servicios (Real Decreto 1030/2006, de 15 de septiembre, que actualmente está vigente). Su papel es clave tanto en pacientes con enfermedad oncológica avanzada como en insuficiencia de órgano, siendo un agente imprescindible en el abordaje precoz de síntomas y el seguimiento domiciliario.

Entre los profesionales que lo integran, es posible encontrar al médico de atención primaria/hospitalaria, al enfermero de atención primaria/hospitalaria, al pediatra de atención primaria/hospitalaria, al enfermero gestor de caso (EGC) de atención primaria/hospitalaria y al trabajador social de atención primaria/hospitalaria.

Estos profesionales de primer nivel asistencial deben garantizar las prestaciones que se le otorgan, como son:

- Ofrecer atención directa al paciente y su familia con un PAI, proporcionando información integral de su proceso de forma básica.
- Disponer del historial clínico del paciente, atendiendo a sus diagnósticos, pruebas realizadas e interconsultas a otras especialidades, así como conocer el transcurso de su enfermedad.
- Realizar un seguimiento estrecho y consulta programada para valorar la evolución clínica de su enfermedad, y detectar necesidades de derivación a los recursos avanzados si la situación lo requiere.

 Una figura clave en este nivel es el EGC, que se encargará de valorar, planificar y evaluar las necesidades del paciente y su cuidador, disminuyendo el grado de sobrecarga. Además, establece la conexión entre todos los niveles asistenciales, destacando la importancia en la realización de transferencias del paciente hospitalizado al ámbito comunitario y al domiciliario, con el fin de programar visitas domiciliarias y la notificación de los equipos de cuidados paliativos, si así correspondiese.

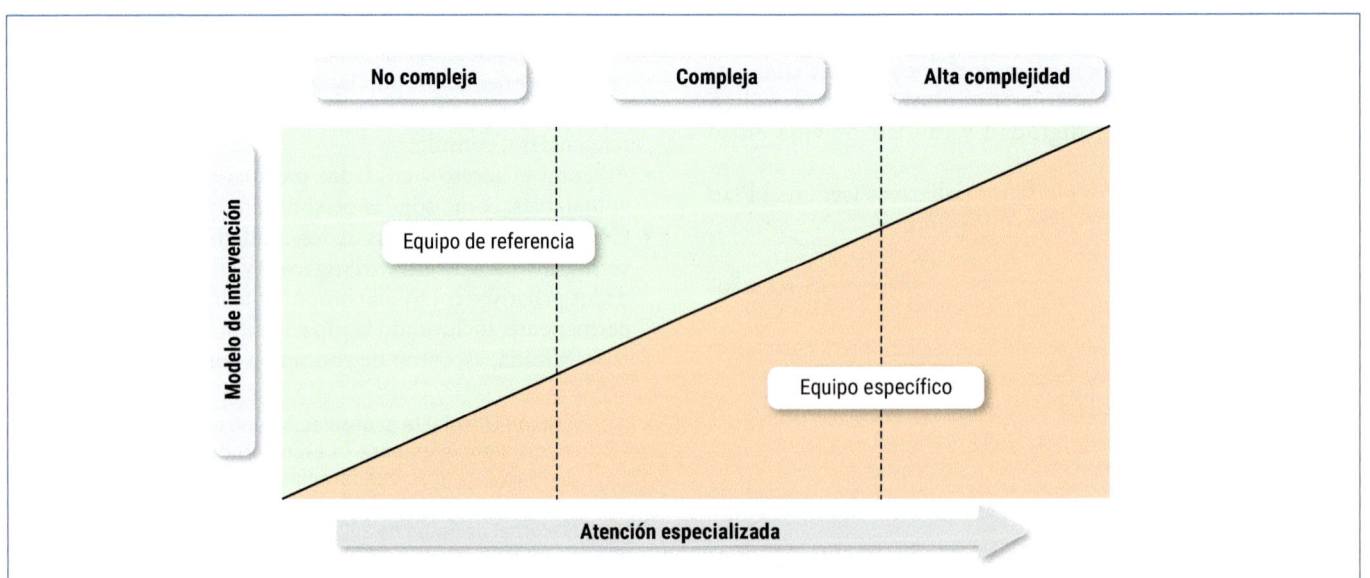

Figura 6-1. Modelo de intervención. Adaptada de: Esteban-Pérez M, Grau IC, Castells Trilla G, Bullich Marín Í, Busquet Durán X, Aranzana Martínez A, et al. Complejidad asistencial en la atención al final de la vida: criterios y niveles de intervención en atención comunitaria de salud. Med Paliativa. 2015;22:69-80.

Con frecuencia, estas visitas se realizan de forma conjunta con el recurso convencional y con el avanzado, facilitando la coordinación en todos los casos, siendo un nexo de unión entre el médico de atención primaria y hospitalaria y los equipos de soporte de cuidados paliativos (ESCP) avanzados.

Recursos avanzados

Formados por equipos multidisciplinares de profesionales que dan respuesta a la situaciones complejas (a criterio del médico responsable) y altamente complejas. Estos profesionales deben tener formación específica. Entre sus funciones se puede encontrar una amplia actividad docente e investigadora, de la que se hablará en otro capítulo.

Escenarios

Su actividad se puede desarrollar en diferentes escenarios, que se detallan a continuación.

Consultas externas

Los servicios de paliativos pueden ofertar su cartera de servicios de forma ambulatoria como modalidad asistencial, que está destinada a pacientes con buena capacidad funcional con posibilidad de desplazarse. Las funciones de dicha consulta son:

- Valoración integral del paciente y su familia como unidad funcional.
- Seguimiento del paciente.
- Gestión de ingreso programado si así se requiere en la consulta.

- Seguimiento conjunto con algunas especialidades, como oncología médica, donde hay estudios que evidencian que mejora el control sintomático, la calidad de vida e incluso aumentan la supervivencia, apostando por un abordaje precoz en aquellos pacientes con un pronóstico de vida limitado y con síntomas de mal control. Los cuidados paliativos deberían comenzar en la fase temprana del diagnóstico que amenaza la vida simultáneamente con tratamientos curativos, así la transición entre la fase curativa y la paliativa se realiza de forma gradual, basándose en las necesidades de las personas (**Fig. 6-2**).
- Atención al duelo: se realiza un seguimiento de la familia tras el fallecimiento del paciente, siendo muy importante su abordaje, debido al impacto emocional que conlleva la pérdida, permitiendo detectar si se trata de un duelo normal, un duelo de riesgo o un trastorno de duelo persistente.

Hospital de día

Los servicios de paliativos deben ofertar la realización de exploraciones, técnicas o tratamientos que no requieren ingreso hospitalario, como la administración de tratamientos parenterales, la realización de transfusiones de hemoderivados y las exploraciones diagnósticas o terapéuticas invasivas, como son la paracentesis o la toracocentesis.

Existen varias definiciones de dichas unidades, entre ellas, es posible definirla como unidad asistencial donde, bajo la supervisión o indicación de un médico especialista, se lleva a cabo el tratamiento o los cuidados de enfermos que deben ser sometidos a métodos diagnósticos o tratamientos que requieran durante unas horas atención continuada médica o de enfermería, pero no el ingreso hospitalario.

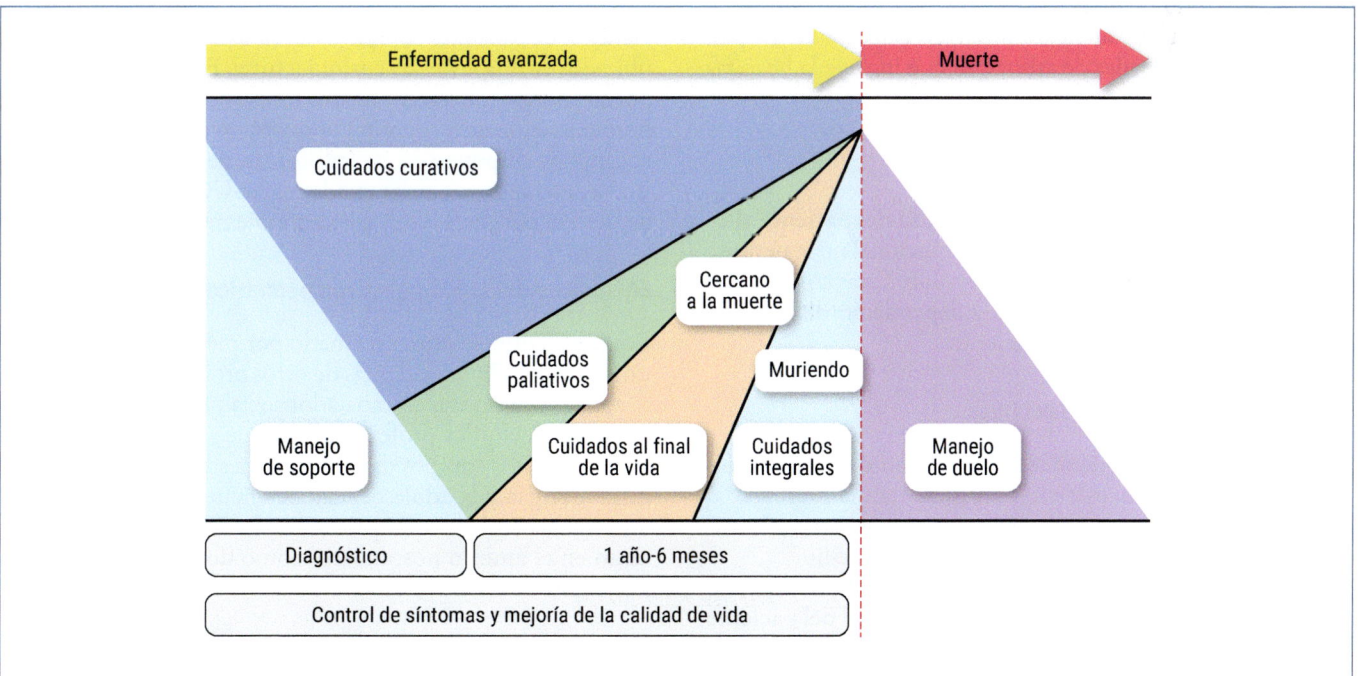

Figura 6-2. Manejo de soporte. Adaptada de: Swetz KM, Mansel JK. Ethical issues and palliative care in the cardiovascular intensive care unit. Cardiol Clin. 2013;31:657-68.

Estos puestos destinados en el hospital de día pueden aportar muchas ventajas, tanto a pacientes como a profesionales, como son:

- La programación de la actividad correspondiente, de forma que tanto los pacientes como sus cuidadores puedan compaginar la técnica o el tratamiento médico con su actividad laboral o doméstica.
- La funcionalidad de dichas unidades son independientes de la hospitalización, por lo que existe menos riesgo para el paciente de que se produzcan cancelaciones o retrasos en sus citas.
- La percepción de los pacientes es menos agresiva frente a la hospitalización convencional.
- Disminuye el riesgo de infecciones nosocomiales al no requerir el ingreso hospitalario.
- Programación más directa y flexible por parte del médico en su actividad asistencial en dichas unidades.
- Este tipo de hospitalización mejora la gestión de los recursos, disminuyendo las listas de espera y los tiempos de demora de diversos procedimientos, y supone un ahorro frente a los costes de la hospitalización.

La hospitalización de día en la unidad de cuidados paliativos (UCP) va a depender de la estructura del hospital, así como de la demanda clínica, de modo que la asistencia se puede realizar en un hospital de día médico polivalente, que pone los recursos a disposición de la UCP, y de otras especialidades médicas, o contar con varios puestos de la unidad de día dentro de la misma unidad de cuidados paliativos.

Unidades de hospitalización

Estas unidades están destinadas a pacientes con síntomas de difícil abordaje domiciliario o deseos de fallecer en el hospital, ofreciendo al paciente atención multidisciplinar y un amplio espectro de modalidades de asistencia, que incluye la hospitalización en camas específicas.

Domicilio

Actividad que se desarrolla en el domicilio del paciente altamente complejo cuando su capacidad funcional no le permite desplazarse a un hospital para ser atendido. Estas consultas se realizan con carácter programado y dependerán de las crisis de necesidad que presente el paciente.

Residencias de larga-media estancia

Actividad similar a la que se realiza en las unidades de hospitalización, aunque los pacientes no presentan clínica aguda, sino problemática social y síntomas que, por las características del paciente, son de difícil abordaje en el domicilio.

En este caso, la periodicidad de la intervención de los recursos avanzados dependerá de la complejidad del paciente y de su familia, y de las crisis de necesidad que presenten. Del mismo modo, al realizar la solicitud de valoración por los equipos, se podrán gestionar con las diferentes prioridades de intervención:

- Normal: 10 días.
- Preferente: 5 días.
- No demorable: 2 días.

 Para una adecuada comunicación interniveles, se compartirá toda la información clínica con el equipo referente.

Equipos y unidades profesionales

Unidad de cuidados paliativos

Unidades específicas para la hospitalización de dichos pacientes que disponen de camas propias para los de alta complejidad, pueden estar ubicadas en hospitales de primer y segundo nivel, y son atendidas por profesionales de carácter multidisciplinar, médicos y enfermeros, así como por otros profesionales que intervienen durante su estancia, como es el trabajador social, el EGC, los profesionales de salud mental y otros de los que se requiera una interconsulta.

Estas UCP de agudos pueden ser de dos tipos (según el Plan del Sistema Nacional de Salud):

- *Autónomas*: los médicos de la unidad asumen el ingreso y la gestión clínica del paciente de dicha unidad, y se encuentra delimitada arquitectónicamente y con recursos asignados a la propia unidad.
- *Integradas*: son unidades integradas dentro de otras más amplias, pero están atendidas por un equipo de cuidados paliativos. Disponen de camas que pueden adaptarse a las necesidades de estos pacientes.

Equipos de soportes de cuidados paliativos

Están formados por un equipo multidisciplinar, médicos, enfermeros, EGC, trabajador social, etc., que se dedican a la atención de pacientes complejos en su domicilio y pueden estar ubicados en hospitales de cualquier nivel. En los hospitales que, por su tamaño (de tercer y cuarto nivel), no poseen unidades de hospitalización, se les denomina *equipos de soportes mixtos*. Estos equipos no disponen de camas propias, pero pueden gestionar y coordinar ingresos programados en las UCP o en las unidades de gestión clínica (UGC) correspondientes.

Equipos de cuidados paliativos pediátricos

Equipo multidisciplinar formado por médicos, enfermeros y un psicólogo clínico, además de otros profesionales en los que se apoyan, como son el trabajador social, EGC, salud mental, así como cualquier profesional del que se precise una interconsulta. Estos equipos dan respuesta a situaciones complejas de la infancia y la adolescencia. Se encuentran en hospitales de primer nivel en cada provincia. La asistencia se realizará tanto en el ámbito hospitalario como domiciliario, según la necesidad de cada paciente.

Equipos de soporte de cuidados paliativos pediátricos

Son equipos cuya actividad asistencial se desarrolla en el domicilio del paciente, pudiendo gestionar ingresos directos en una unidad de cuidados paliativos pediátricos si fuese preciso.

Dispositivos de urgencias

Están formados por los profesionales de los servicios de urgencias de atención primaria, hospitalaria y/o domiciliaria (incluye a la Empresa Pública de Emergencias Sanitaria-061, que depende de la comunidad autónoma).

> **!** Pueden asistir a las situaciones urgentes en pacientes en situación terminal, coordinando su asistencia con el resto de los recursos asistenciales, y garantizan la continuidad asistencial las 24 horas del día durante los 365 días del año. Estos recursos pueden ser activados por el propio paciente y su familia, por profesionales que los atienden en ese momento o a través de la plataforma «Salud Responde».

Algunas comunidades autónomas, para garantizar la atención continuada de la población adulta y pediátrica con necesidades paliativas, cuentan con una unidad de atención paliativa continuada llamada PAL24, cuyos profesionales proporcionan dicha asistencia las 24 horas de todo el año. Entre sus funciones destacan:

- Atender las consultas realizadas por el paciente, la familia o sus cuidadores.
- Realizar seguimientos programados de los pacientes activos en el proceso.
- Visitas domiciliarias en situaciones complejas.
- Asesoramiento a profesionales de urgencias que atienden a pacientes con necesidades paliativas.
- Formación a profesionales.
- Gestionar ingresos programados.

Otros recursos

Existen otros recursos en cuidados paliativos que se detallan a continuación

Referentes de área

Se crearon para poder coordinar todos los recursos, establecer las necesidades del área sanitaria, así como el asesoramiento del profesional de atención primaria y hospitalaria, y realizar la valoración de las necesidades formativas. Estos profesionales son médicos y enfermeros, con competencias específicas tanto en el área pediátrica como en población adulta. Su función siempre es analizar la situación actual de paliativos, valorar las necesidades formativas y proponer áreas de mejora en su zona de referencia.

Comisiones de área

La comisión de área está formada por un equipo multidisciplinar de profesionales implicados en pacientes con necesidades de cuidados paliativos, con el fin de analizar la situación actual de dichos cuidados y garantizar la implantación, realizando el seguimiento y la evaluación de este proceso.

Sus objetivos son:

- Garantizar la implantación en el área correspondiente. Crear circuitos nuevos (ingresos directos en hospitales de tercer y cuarto nivel).
- Garantizar la coordinación entre todos los recursos: convencionales, avanzados y urgentes.
- Conocer la cobertura real de cada zona.
- Efectuar el seguimiento y desarrollo de la implantación, proponer y establecer las medidas correctoras en el área correspondiente.
- Valorar las necesidades de formación que tienen los profesionales del área con el fin de realizar la formación dirigida al profesional que lo necesite, y fomentar la atención básica en cuidados paliativos.

Plataforma de telecontinuidad de los cuidados paliativos

Herramienta que garantiza la continuidad asistencial del paciente, ya sea de manera proactiva o reactiva (**Fig. 6-3**). Así, una vez finalizada su hospitalización, se realiza un seguimiento proactivo para favorecer la adaptación al domicilio.

Del mismo modo, el paciente puede hacer una intervención de forma reactiva para cualquier consulta a través de «Salud Responde», donde tendrán acceso a los datos clínicos del paciente, que previamente los ha introducido en dicha plataforma el personal de enfermería, con información relevante de su estado de salud e identificándolo con un icono que lo cataloga como «paciente paliativo».

Dicha información ha sido volcada en el sistema informático y cambiará a lo largo del tiempo según los cambios clínicos del paciente. La gestión de la demanda será resuelta por un enfermero con formación en cuidados paliativos, que lo soluciona con consejo sanitario, coordinándose con EGC, o mandando un recurso urgente para valoración clínica.

> **!** La plataforma de telecontinuidad, a través de «Salud Responde», mantiene una estrecha coordinación con el centro coordinador de emergencias para poder dar atención a las necesidades o a las crisis de necesidad que surjan fuera del horario del equipo referente del paciente.

Con respecto a las *unidades de salud mental comunitaria*, su intervención se hará desde el área de la colaboración, tanto en atención primaria como con los ESCP, ya sea para adultos o para población pediátrica (infantil y adolescentes), con el fin de reducir la demora de respuestas en este tipo de pacientes.

Recursos residenciales para media y larga estancia

Son unidades destinadas a pacientes que, por su situación clínica o social, ya sea por ausencia o insuficiencia de cuidadores, claudicaciones familiares o familia no competente para el cuidado, no pueden permanecer en sus domicilios ni tampoco en una unidad de hospitalización de pacientes agudos. Para ello, deberán existir estos recursos propios o concertados que permitan su ubicación con la suficiente agilidad, y que tengan garantizada la atención por el ESCP correspondiente.

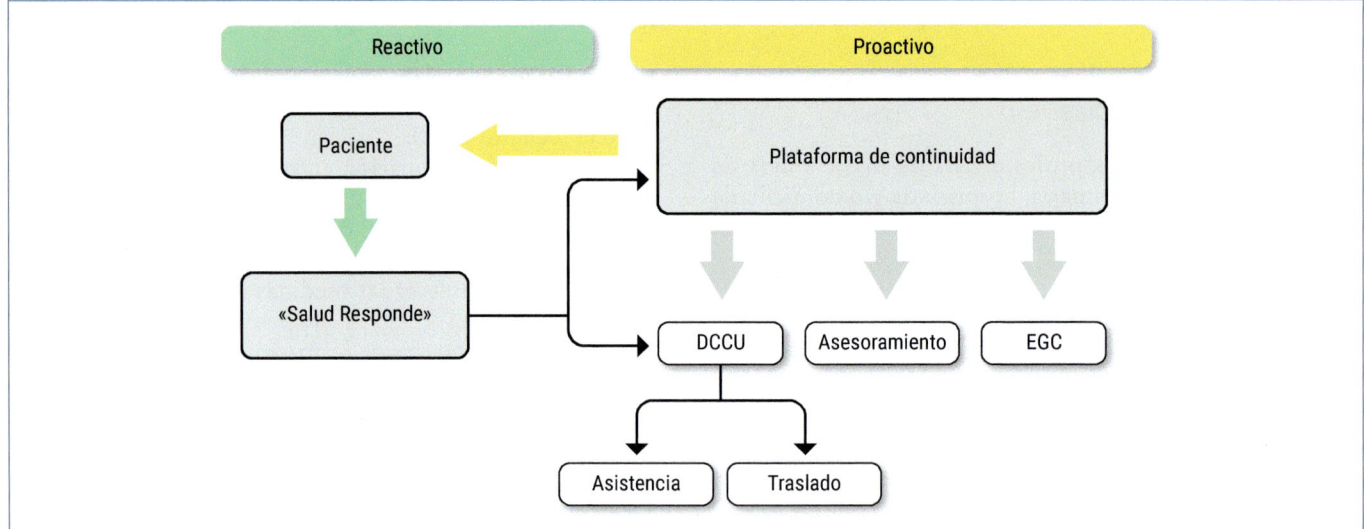

Figura 6-3. Plataforma de telecontinuidad de los cuidados paliativos. DCCU: dispositivos de cuidados críticos y urgencias; ECG: enfermero gestor de caso.

Estas unidades de media-larga estancia pueden ser de dos tipos:

- *Independiente*: generalmente no se encuentra en el hospital de agudos, y es el médico de cuidados paliativos de esta unidad el que asume el ingreso de este paciente, y se asume a cargo de dicha unidad.
- *Satélite*: no se encuentra en el hospital de pacientes agudos y es una unidad que depende de otra más amplia, que puede ser específica o no de cuidados paliativos, como es el caso de geriatría o medicina interna. En algunas comunidades autónomas, este tipo de recurso posee sus propios equipos de cuidados paliativos.

Modelo de atención compartida

La Estrategia Nacional de Cuidados Paliativos plantea un sistema de atención colaborativo e interdisciplinar, basado en la coordinación entre niveles asistenciales y entre los recursos existentes, situando el domicilio como lugar idóneo de la atención, y promueve la atención domiciliaria desde los equipos de atención primaria, con el apoyo de los equipos de soportes domiciliarios.

> **!** El paciente en fase terminal y su familia se enfrentan a una situación de extremada vulnerabilidad por los continuos cambios que irán transcurriendo en el proceso de su enfermedad, generando grandes modificaciones en las necesidades físicas, emocionales, sociales y espirituales, precisando un adecuado control y seguimiento por parte del equipo que lo atienda, un equipo interdisciplinar y multidisciplinar mediante atención individualizada y continuada desde un modelo centrado en la persona, en la autonomía, en la vulnerabilidad y en la dependencia.

En Andalucía, las bases del funcionamiento se inspiran en el modelo recogido en el PAI de cuidados paliativos de 2007, que cuenta con una tercera edición actualizada en 2019, rea-

lizando el abordaje de los pacientes terminales oncológicos y no oncológicos, facilitándoles una atención integral que responda de forma efectiva a todas las necesidades que presentan.

Para ello, se desarrolla el modelo de atención compartida con los distintos recursos asistenciales disponibles en cada zona: convencionales, avanzados y dispositivos de urgencias, definiendo la implicación y las responsabilidades específicas de cada recurso.

Los equipos de atención primaria, en colaboración y corresponsabilidad con la atención hospitalaria, actúan como referentes y gestores de los cuidados paliativos de los pacientes en fase terminal, con el soporte de los equipos específicos en situación de mayor complejidad. Esta complejidad es dinámica y cambiante, por eso precisa de reevaluaciones constantes, así como de un plan de seguimiento específico que determine si el paciente precisa de la intervención de los recursos avanzados de cuidados paliativos.

El referente del paciente con abordaje domiciliario es su equipo de atención primaria (médico de atención primaria, enfermero de familia, EGC, trabajador social, etc.), con la intervención puntual y el apoyo de los equipos de paliativos domiciliarios, mientras que en el paciente hospitalizado en un servicio general la responsabilidad de su atención es del médico responsable, con apoyo de los profesionales de recursos avanzados.

La atención de los pacientes en situación de final de vida no es un servicio que corresponda a la atención primaria, la hospitalaria, el ESCP, los servicios de urgencias, etc. Todos los servicios deben estar implicados, en función del grado de complejidad, la adecuación de los recursos y la capacitación de los profesionales (**Fig. 6-4**).

> **!** El resultado de la atención paliativa es la unión de todos los servicios que intervienen en el proceso, y para ello es fundamental tener sistemas de comunicación efectiva entre niveles, que sean ágiles y dinámicos, capaz de dar todas las respuestas a este paciente tan vulnerable.

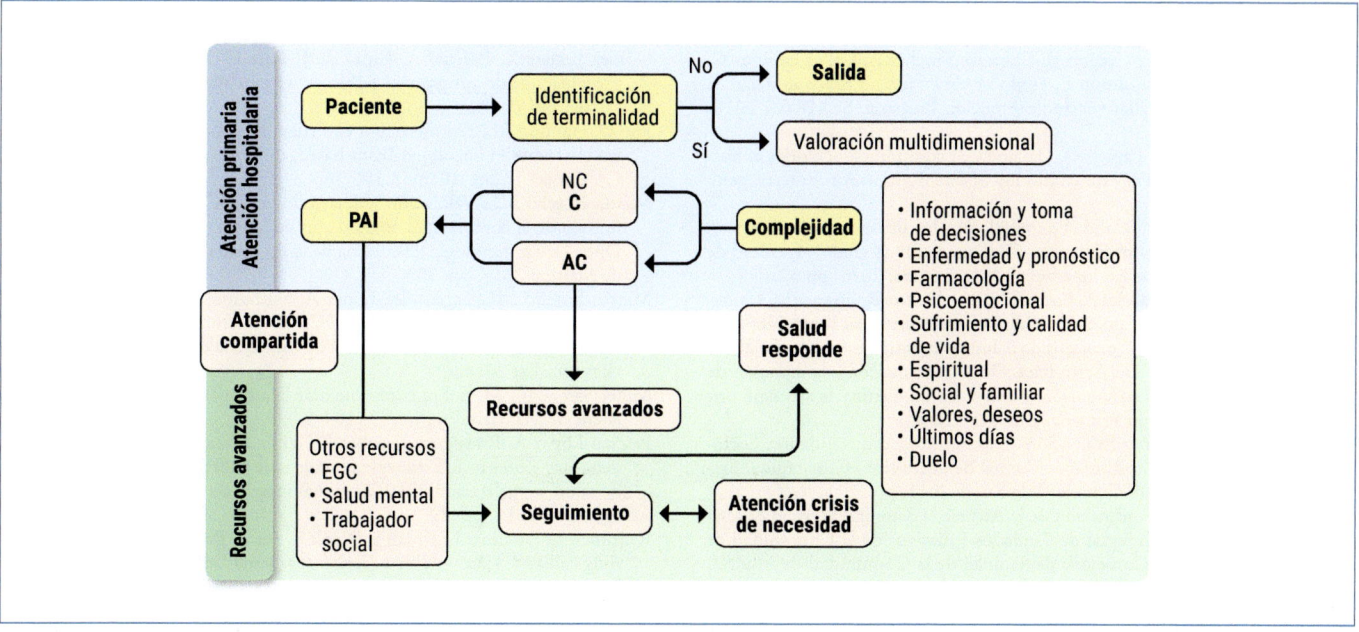

Figura 6-4. Atención compartida. Adaptada: Fernández López A, Begara de la Fuente M, Boceta Osuna J, Camacho Pizarro T, Cía Ramos R, Duarte Rodríguez M, et al. Cuidados Paliativos. Proceso Asistencial Integrado. 3ª ed. Consejería de Salud y Familias de la Junta de Andalucía; 2019. pp. 105. AC: alta complejidad; C: compleja; EGC: enfermero gestor de caso; NC: no compleja; PAI: proceso asistencial integrado.

Para garantizar la continuidad asistencial del paciente, hay que funcionar como si todos los niveles estuvieran unificados, de manera que el paciente y su familia se encuentren protegidos y asistidos en todo momento. Los modelos de cuidados paliativos en los que la interacción entre el nivel básico y el de soporte persigue la ayuda, y no la sustitución, se asocian a una mayor satisfacción de los profesionales de atención primaria y a una mejora del servicio ofrecido por el sistema.

 En el ámbito organizativo, los objetivos consisten en asegurar que los servicios estén disponibles para todos los pacientes que lo necesiten y cuando lo necesiten, que sean de calidad y sensibles a las necesidades de los pacientes, que los distintos niveles estén bien coordinados y que se establezcan competencias y criterios claros de derivación.

 PUNTOS CLAVE

- Todos los enfermos en fase final de la vida deberían tener acceso a un nivel básico de cuidados en todos los ámbitos de atención.
- La organización de servicios debería garantizar la accesibilidad a los recursos avanzados cuando sea necesario.
- Se debería fomentar la formación de los profesionales para proporcionar cuidados paliativos básicos, independientemente del nivel de atención.
- Es esencial la identificación de la terminalidad, así como la determinación de las situaciones del paciente para la gestión de los recursos, identificando tres posibles situaciones: no compleja, compleja y altamente compleja.
- Los recursos asistenciales encargados de la atención del paciente de cuidados paliativos, atendiendo a la complejidad presente en el momento, son: convencionales, avanzados y urgentes.
- La complejidad es un elemento cambiante y dinámico, que debe ser reevaluado de forma continua para la detección de nuevos elementos de complejidad que precisen respuesta de otros recursos asistenciales.

- Tras la valoración multidimensional y de la complejidad, se deberá realizar un plan de atención individualizada, que es el conjunto de actuaciones que se establecen para la unidad paciente-familia, con el fin de dar respuesta a sus necesidades.
- La comunicación entre los niveles asistenciales es fundamental para un buen control del paciente paliativo en cada una de sus esferas, permitiendo coordinar las actuaciones y la optimización de los recursos, y que los pacientes permanezcan el máximo tiempo posible en su entorno.
- La atención compartida es el único modelo que garantiza la continuidad asistencial, debiendo ser interdisciplinar y multidisciplinar.
- La clasificación de las estrategias de evaluación de los cuidados paliativos es facilitar la elección del modelo más adecuado para las necesidades de cada contexto, así como la identificación de los medios necesarios para garantizar la implementación universal en el sistema de salud.

BIBLIOGRAFÍA

Álvarez Porta E, Blanquer Gregori JJ, Cabrejas Sánchez A, Calvo Espinos C, Cobos Hernández A, Limón E, et al. 14 cosas que no hay que dejar de hacer en Cuidados Paliativos desde Atención Primaria. SEMFYC; 2019. pp. 44.

Aued GK, Bernardino E, Lapierre J, Dallaire C. Liaison nurse activities at hospital discharge: A strategy for continuity of care. Rev Lat Am Enfermagem. 2019;27:e3162.

Camacho RC, Febles JM. Calidad percibida por los usuarios y familiares en una Unidad de Cuidados Paliativos. [Trabajo de fin de grado]. Facultad de Ciencias de la Salud de la Universidad de La Laguna; 2016. pp 32.

Cía Ramos R, López Fernández A, Boceta Osuna J, Duarte Rodríguez M, Camacho Pizarro T, Cabrera Iboleón J, et al. Proceso Asistencial Integrado: Cuidados Paliativos. 2ª ed. Consejería de Salud de la Junta de Andalucía; 2007.

Colchero Calderón MC, Del Yerro Páez VM. Aproximación a la atención de enfermos oncológicos en situación terminal, en un distrito de atención primaria urbano. Atención Primaria. 2009;41:122-3.

Coordinación de Gestión y Evaluación. Telecontinuidad de cuidados. Seguimiento desde Atención Primaria. Manual de utilización. Guía rápida. Servicio Andaluz de Salud. Consejería de Salud; 2011. pp. 7.

Dirección General de Coordinación de la Asistencia Sanitaria Servicio Madrileño de Salud. Plan Integral de Cuidados Paliativos de la Comunidad de Madrid 2017-2019. Consejería de Sanidad de la Comunidad de Madrid; 2019. pp. 157.

Espinosa J, Gómez-Batiste X, Picaza JM, Limón E. Equipos de soporte domiciliario de cuidados paliativos en España. Med Clínica. 2010;135:470-5.

Esteban-Pérez M, Grau IC, Castells Trilla G, Bullich Marín Í, Busquet Durán X, Aranzana Martínez A, et al. Complejidad asistencial en la atención al final de la vida: criterios y niveles de intervención en atención comunitaria de salud. Med Paliativa. 2015;22:69-80.

Fernández López A, Begara de la Fuente M, Boceta Osuna J, Camacho Pizarro T, Cía Ramos R, Duarte Rodríguez M, et al. Cuidados paliativos. Proceso asistencial integrado. 3ª ed. Consejería de Salud y Familias de la Junta de Andalucía; 2019. pp. 105.

Ferrell BR, Temel JS, Temin S, Alesi ER, Balboni TA, Basch EM, et al. Integration of Palliative Care Into Standard Oncology Care: American Society of Clinical Oncology Clinical Practice Guideline Update. J Clin Oncol. 2017;35:96-112.

Gómez-Batiste X, Pascual A, Espinosa J, Caja C. Diseño, implementación y evaluación de programas públicos de cuidados paliativos. Med Clin. 2010;135:179-85.

Hui D, Hannon BL, Zimmermann C, Bruera E. Improving patient and caregiver outcomes in oncology: Team-based, timely, and targeted palliative care. CA Cancer J Clin. 2018;68:356-76.

Martín Roselló ML. Validación y desarrollo del IDC-PAL, instrumento diagnóstico de la complejidad en cuidados paliativos. [Tesis doctoral]. Málaga: Dpto. de Farmacología y Pediatría de la Facultad de Medicina. Universidad de Málaga; 2017. pp. 283.

Martín-Roselló ML, Fernández-López A, Sanz-Amores R, Gómez-García R, Vidal-España F, Cia-Ramos R. IDC-Pal (Instrumento Diagnóstico de la Complejidad en Cuidados Paliativos). Consejería de Igualdad, Salud y Políticas sociales; 2014.

Millet Sampedro M. Sobre cómo mejorar la atención en cuidados paliativos. Atención Primaria. 2015;47(3):184-5.

Pascual López A, Rodríguez Escobar J, García Pérez C, Rasillo Rodríguez E, Peña-Rey Lorenzo I. Estrategia en cuidados paliativos del sistema nacional de salud, actualización 2010-2014. Ministerio de Sanidad, Política Social e Igualdad. 2011. pp. 72.

Radbruch L, De Lima L, Knaul F, Wenk R, Ali Z, Bhatnaghar S, et al. Redefining Palliative Care—A New Consensus-Based Definition. J Pain Symptom Manage. 2020;60:754-64.

Salvador Comino MR, Garrido Torres N, Perea Cejudo I, Martín Roselló ML, Regife García V, Fernández López A. El valor del Instrumento Diagnóstico de la Complejidad en Cuidados Paliativos para identificar la complejidad en pacientes tributarios de cuidados paliativos. Med Paliativa. 2017;24:196-203.

Sociedad Española de Cuidados paliativos. Guía de cuidados paliativos. SECPAL; 2002. pp. 52.

Temel JS, Greer JA, Muzikansky A, Gallagher ER, Admane S, Jackson VA, et al. Early Palliative Care for Patients with Metastatic Non–Small-Cell Lung Cancer. N Engl J Med. 2010;363:733-42.

Terol E, Agra Y, Fernández-Maíllo MM, Casal J, Sierra E, Bandrés B, et al. Resultados de la estrategia en seguridad del paciente del Sistema Nacional de Salud español, período 2005-2007. Med Clin. 2008;131:4-11.

World Health Organization. WHO Definition of Palliative Care. [Internet]. WHO; 2013.

Competencias digitales en cuidados paliativos: telemedicina y recursos en red

7

I. Said Criado

OBJETIVOS

- Aprender las competencias digitales necesarias para desarrollar una atención médica no presencial.
- Estudiar los conceptos básicos de la atención no presencial, la monitorización en remoto y la comunicación por los distintos canales digitales disponibles.
- Comprender las distintas modalidades de atención no presencial para adecuarla al perfil del paciente.
- Identificar los límites técnicos de la atención no presencial.
- Conocer las recomendaciones para la atención no presencial del paciente paliativo.

INTRODUCCIÓN

La *digitalización* es un fenómeno social, de ámbito global, que implica una rápida integración de la tecnología digital en aspectos cada vez más diversos de la vida profesional y personal. Esta tendencia incluye la incorporación de *tecnologías de información y comunicación* (TIC) en diversos servicios y sectores.

En sanidad, las TIC permiten el desarrollo y la provisión de salud mediante dispositivos móviles (llamada *m-health,* es decir, sanidad o salud móvil), el uso productivo de datos de salud masivos, una atención sanitaria no presencial (telemedicina), portales digitales de salud para compartir información con los pacientes y la medicina personalizada. El proceso de digitalización también se está aprovechando para mejorar el rendimiento hospitalario, al aumentar la calidad de la atención al paciente, reducir costes o aumentar la rentabilidad y permitir la atención más personalizada del paciente.

Debido a los desafíos actuales de la atención sanitaria, como el envejecimiento de la población, el aumento del número de pacientes con multimorbilidad y enfermedades crónicas, así como las dificultades de acceso, los servicios sanitarios están permanentemente bajo la presión de cumplir con una mayor carga de trabajo de manera efectiva y con restricciones de tiempo.

 Permitir que los pacientes se conviertan en coadministradores de sus procesos de atención es un componente clave en la creación de un sistema de atención médica eficiente y de alto rendimiento.

Los efectos positivos incluyen una asignación de recursos más efectiva y apropiada, mayor satisfacción del paciente y del proveedor, mayor uso de servicios preventivos y mejores resultados en salud.

El lugar preferido de atención para la mayoría de los pacientes que necesitan cuidados paliativos es su propia casa, y muchos de ellos pueden recibir la atención necesaria en su domicilio. Los pacientes quieren, habitualmente, mantener el control de sus vidas, por lo que prefieren tener un acceso directo con los profesionales solo cuando sea necesario. Además, muchos pacientes en cuidados paliativos expresan preferencias por una continuidad en la atención, así como que los profesionales brinden la atención de forma coordinada entre sí, lo que puede ser un desafío en la atención domiciliaria.

Las principales necesidades de cuidados paliativos no satisfechas que suelen reportar los pacientes son la falta de comunicación regular con las enfermeras y los médicos, y entre los profesionales de atención primaria y hospitalaria. Los pacientes pueden sentirse inseguros sobre la urgencia de sus problemas, dudan sobre con quién contactar en momentos de necesidad, cuál puede ser la respuesta y la legitimidad de sus necesidades, además de percibir escasa continuidad en el seguimiento domiciliario y la coordinación de servicios.

Los recursos digitales ya forman parte de la práctica de atención médica de rutina en muchos países, desde el simple mantenimiento de las historias clínicas electrónicas y el uso de *softwares* de apoyo en la toma de decisiones hasta el uso de videollamadas para interactuar de forma remota con los pacientes. Los ciudadanos/pacientes ya utilizan ampliamente los teléfonos móviles, las aplicaciones, los dispositivos portátiles y las redes sociales.

Otras nuevas tecnologías, como la realidad aumentada, los asistentes virtuales y la inteligencia artificial, se aplican cada vez más en la gestión clínica y el autocuidado de los pacientes.

A medida que se vuelven más asequibles y generalizadas, estas tecnologías están remodelando la atención médica.

 Los desarrollos en *salud digital*, es decir, la aplicación de tecnologías que utilizan plataformas digitales, de conectividad, *softwares* y sensores para la atención médica y fines relacionados, tienen el potencial de transformar la prestación de atención médica y social para ayudar a los ciudadanos a administrar su propia salud.

Al permitir la atención domiciliaria informal, la tecnología *e-health* (sanidad o salud electrónica) puede ayudar a los *cuidadores informales* a preservar su vida cotidiana. La intervención desde una perspectiva social que afronte las necesidades de cuidado y apoyo proporciona una conexión positiva con la vida y los seres queridos, a pesar de tener síntomas limitantes o una enfermedad grave.

 Al mejorar las habilidades y el bienestar psicológico de los cuidadores informales, estas tecnologías contribuyen a mejorar la calidad de vida, la alfabetización digital y la inclusión social del receptor de la atención.

Se estima que entre el 10 y el 60 % de los cuidadores experimentan consecuencias psicológicas y físicas negativas, como ansiedad, depresión, duelo y mala salud física. Estos resultados destacan la importancia del cuidado para los cuidadores que desean apoyar la muerte en el hogar.

LA ALFABETIZACIÓN DIGITAL DE LOS PACIENTES

La necesidad de que los pacientes se conviertan en socios activos en su atención médica precisa la integración efectiva de conceptos como el compromiso, el empoderamiento, la participación o la atención centrada en el paciente, que a día de hoy siguen fragmentados, o que incluso brillan por su ausencia.

La alfabetización en salud (*health literacy*) tiene un claro impacto en los resultados en salud, y su desarrollo se ha convertido en una asignatura pendiente de los sistemas sanitarios a nivel mundial.

 La *alfabetización en salud* se refiere al grado en que un individuo es capaz de adquirir, procesar y comprender información, de manera que pueda participar activamente en sus decisiones de salud.

Algunas investigaciones encuentran que casi la mitad de la población en los países desarrollados tiene dificultades para comprender la información relacionada con la salud. Con el cambio gradual hacia el proceso de toma de decisiones compartida y la transformación digital en cuidados paliativos, la necesidad de abordar los problemas de baja alfabetización en salud es crucial. La toma de decisiones en medicina a menudo va acompañada de consecuencias considerables en la vida de los pacientes, lo que requiere que estos comprendan información compleja y sean capaces de comparar métodos de tratamiento considerando sus propios valores.

La forma en que es percibida la información de salud está influenciada por varios factores, incluidas las características de los pacientes y la manera de presentarles la información. Actualmente, la identificación de pacientes con baja alfabetización es una práctica muy necesaria para ayudar a los pacientes y médicos a lidiar con conocimientos de salud limitados. Para esto, la salud digital puede ayudar a los pacientes a dar sentido a la información compleja.

La *alfabetización digital en salud* es una extensión de la alfabetización en salud y utiliza la misma definición operativa, pero en el contexto de la tecnología. Las soluciones tecnológicas tienen el potencial de ayudar en la alfabetización en salud o de ser una barrera.

 Para ser efectivas, las soluciones digitales en salud deben ir más allá del desarrollo de habilidades de alfabetización y gestión de datos, y desarrollar habilidades funcionales y fundamentales, como navegar por los sistemas de información sanitaria, comunicarse de forma efectiva con los profesionales sanitarios y participar en la toma de decisiones compartidas.

La tecnología digital sanitaria representa una enorme promesa en el desarrollo de habilidades de alfabetización digital en salud y la mejora de la calidad de vida en pacientes en cuidados paliativos.

En el proyecto europeo *The Digital Competence Framework for Citizen* (DigComp), se habla de que la competencia digital implica el «uso seguro, crítico y responsable de las tecnologías digitales para el aprendizaje, el trabajo y la participación en la sociedad, y el compromiso con ellas» (**Fig. 7-1**). Se define como una combinación de conocimientos, habilidades, valores y actitudes.

El marco teórico de este proyecto identifica los componentes clave de la competencia digital en cinco áreas:

- *Alfabetización en información y datos*: capacidad de articular las necesidades de información para localizar y recuperar

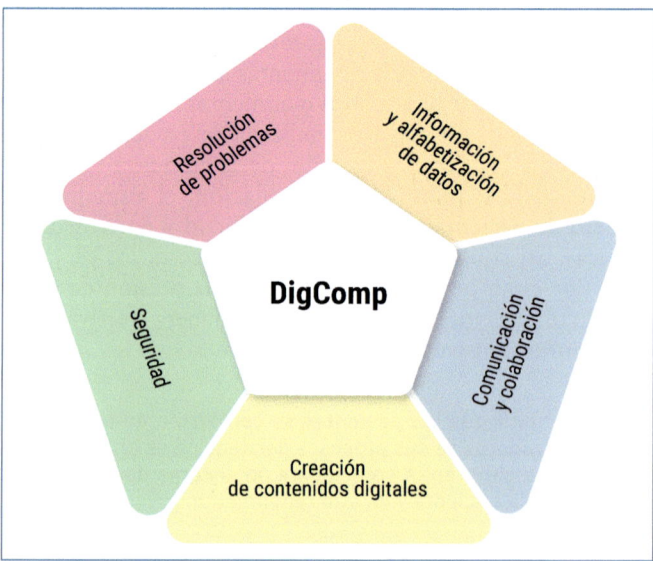

Figura 7-1. Marco competencial en el proyecto europeo *The Digital Competence Framework for Citizen* (DigComp).

datos, información y contenido digital; juzgar la relevancia de la fuente y su contenido; almacenar, gestionar y organizar datos, información y contenidos digitales.

- *Comunicación y colaboración*: interactuar, comunicar y colaborar a través de las tecnologías digitales, siendo conscientes de la diversidad cultural y generacional. Participar en la sociedad a través de servicios digitales públicos y privados y la ciudadanía participativa. Gestionar la propia presencia digital, la identidad y la reputación.
- *Creación de contenido digital*: crear y editar contenido digital para mejorar e integrar información y contenido en un cuerpo de conocimiento existente mientras se comprende cómo se aplican los derechos de autor y las licencias. Saber dar instrucciones comprensibles para un sistema informático.
- *Seguridad*: saber proteger dispositivos, contenidos, datos personales y privacidad en entornos digitales. Proteger la salud física y psicológica, y conocer las tecnologías digitales para el bienestar social y la inclusión social. Ser consciente del impacto ambiental de las tecnologías digitales y su uso.
- *Resolución de problemas*: identificar necesidades y problemas, y resolver problemas conceptuales y situaciones problemáticas en entornos digitales. Utilizar herramientas digitales para innovar procesos y productos. Estar al día con la evolución digital.

La herramienta *online* denominada *la rueda de la competencia digital* (disponible en: https://competencias-digitales.es/) tiene la funcionalidad de mostrar un mapa de las competencias digitales de cada ciudadano en 16 áreas diferentes. Sin embargo, para conocer las competencias digitales del paciente que precisa atención de cuidados paliativos, es necesario usar cuestionarios validados aún no disponibles.

Existen algunas opciones, como el cuestionario Cambados, validado para la detección del paciente con enfermedad crónica y competencias digitales, que podría ser adaptado para la estratificación de los pacientes en cuidados paliativos. Este tipo de herramientas de selección ayudan a enfocar mejor qué pacientes son receptivos para el uso de la tecnología y conseguir así un cambio en la asistencia sanitaria.

COMPETENCIAS DIGITALES DE LOS PROFESIONALES

Una *competencia digital* es definida por la Comisión Europea como «el uso seguro y crítico de la tecnología en la sociedad de la información para el trabajo, el ocio y la comunicación, respaldada por habilidades básicas en tecnología de la información para recuperar, evaluar, almacenar, producir, presentar e intercambiar información, comunicarse y participar en redes colaborativas a través de Internet».

La Organización Mundial de la Salud (OMS), en 2016, considera la competencia en digitalización como parte del capital humano que requiere educación permanente para mantener las habilidades existentes en línea con el desarrollo tecnológico y los nuevos conocimientos. Un concepto asociado, la *salud digital*, puede definirse como la aplicación de competencias teóricas, tecnológicas y metodológicas para resolver problemas de prevención, diagnóstico y tratamiento de la salud mediante la integración de la tecnología digital en la atención médica.

La competencia digital requiere sólidos conocimientos y habilidades profesionales. Los profesionales sanitarios deben reconocer *cuestiones éticas* y tomar decisiones autónomas, tener conocimiento de la práctica clínica y poseer una amplia variedad de habilidades profesionales. El uso de la tecnología puede causar problemas éticos que los profesionales deben saber afrontar con decisiones autónomas e intuitivas.

Algunas premisas ampliamente aceptadas sobre la relación de los profesionales con la digitalización en sanidad son:

- Los profesionales sanitarios necesitan conocimientos y habilidades profundas para integrar la digitalización en la práctica clínica, en un esfuerzo por brindar la mejor atención posible al paciente, incorporando nuevas soluciones tecnológicas.
- Las actitudes y experiencias de los profesionales de la salud influyen en su disposición y motivación para usar la tecnología.
- El uso apropiado y exitoso de la tecnología requiere una formación continuada que tenga en cuenta la competencia previa de los profesionales.
- Los factores psicosociales y organizacionales son predictores significativos de la competencia de los profesionales de la salud en la digitalización.
- Se requiere apoyo organizacional y colegiado para la adopción y el uso efectivos de la nueva tecnología.

 Por tanto, las experiencias de digitalización de los profesionales de la salud dependen de tres factores: conocimientos y habilidades profesionales, actitudes de los profesionales de la salud, y factores psicosociales y organizacionales.

Un aspecto importante relacionado con la competencia de los profesionales sanitarios en digitalización está influenciada por sus *actitudes* específicas, que se crean *a través de las experiencias*. Muchos profesionales de la salud tienen actitudes negativas hacia la educación tecnológica, ya que la perciben como inútil (o que produce beneficios no comprendidos), que requiere mucho tiempo y que no dispone con los recursos adecuados. La falta de motivación, junto con los prejuicios, inhibe el uso de la tecnología. En ocasiones, esa falta de motivación puede aumentar cuando un paciente tiene habilidades más avanzadas en tecnología de la información y cuando la tecnología exige trabajo adicional o no se considera parte del trabajo principal.

Otros prejuicios que pueden impedir el uso de la tecnología serían el miedo a ser escuchado y la falta de privacidad, la incomprensión del propósito de la tecnología y los sentimientos de dificultad y/o incomodidad. La falta de experiencia previa disminuye la familiaridad con la tecnología e influye en la capacidad de aprender a usarla de manera segura. Por otro lado, la resistencia al cambio y la edad influyen negativamente en el grado de uso de la tecnología (**Tablas 7-1** y **7-2**).

TELEMEDICINA APLICADA A LOS CUIDADOS PALIATIVOS

El término *telemedicina* se refiere comúnmente al uso de videoconferencias sincronizadas en vivo, lo que permite comunicaciones de vídeo interactivas entre un proveedor

Tabla 7-1. Competencias digitales del siglo XXI

Competencia técnica	Uso de dispositivos móviles y aplicaciones para desarrollar una tarea práctica y reconocer entornos digitales donde navegar manteniendo el foco
Gestión de conocimiento	Buscar, seleccionar y organizar información de forma eficiente y tomar decisiones informadas con los recursos disponibles de información para una tarea dada
Comunicación	Transmitir información a otros, asegurando que el mensaje se comprende de forma efectiva
Colaboración	Participar en una red social y trabajar en equipo para intercambiar información, negociar acuerdos y tomar decisiones con respeto mutuo con el objetivo de conseguir el mismo objetivo
Creatividad	Generar ideas nuevas o inéditas, o tratar aquellas conocidas de una forma novedosa, y transformar estas ideas en un producto, servicio o proceso que sea reconocido como nuevo en un determinado sector
Pensamiento crítico	Realizar juicios de valor de forma informada y elecciones sobre una información obtenida usando el razonamiento reflexivo y la suficiente evidencia que apoye los argumentos
Resolución de problemas	Procesar cognitivamente y comprender un problema en combinación con el uso activo de ese conocimiento para encontrar una solución

Adaptada de: Van Laar E, Van Deursen AJAM, Van Dijk JAGM, De Haan J. The relation between 21st-century skills and digital skills: Systematic literature review. Computers in Human Behavior. 2017;72:577-88.

Tabla 7-2. Dimensiones contextuales de las competencias digitales del siglo XXI

Conciencia ética	Comportarse de manera socialmente responsable, demostrando conciencia y conocimiento de los aspectos legales y éticos en el uso de las tecnologías de información y comunicación (TIC)
Conciencia cultural	Mostrar comprensión cultural y respetar otras culturas al usar las TIC
Flexibilidad	Adaptar el pensamiento, la actitud o el comportamiento de uno a los entornos cambiantes de las TIC
Autodirección	Establecer objetivos para uno mismo y gestionar el progreso hacia el logro de esos objetivos para evaluar el propio progreso al usar las TIC
Aprendizaje permanente	Explorar constantemente nuevas oportunidades al usar las TIC que se pueden integrar en un entorno para mejorar continuamente las propias capacidades

Adaptada de: Van Laar E, Van Deursen AJAM, Van Dijk JAGM, De Haan J. The relation between 21st-century skills and digital skills: Systematic literature review. Computers in Human Behavior. 2017;72:577-88.

sanitario y su paciente. Sin embargo, este concepto engloba muchas otras formas de interacción, aprovechando las posibilidades que brindan las nuevas tecnologías de información y comunicación. Se usa cada vez más en la atención domiciliaria y podría ser una medida para afrontar sus desafíos, así como para apoyar las necesidades de los pacientes que reciben cuidados paliativos a domicilio.

 La telemedicina se define como «la atención médica en remoto por medio de una variedad de herramientas de telecomunicaciones».

Se puede brindar en un modo interactivo, que invita a un intercambio de información o mensajes entre pacientes y profesionales de la salud, o en un modo pasivo, que es una forma de comunicación que no requiere una respuesta inmediata por parte del destinatario.

La creciente cantidad de pacientes en situación de final de vida supone un importante aumento en la necesidad de un manejo experto de la disnea, el delirio y las conversaciones sobre enfermedades graves.

 El uso de la telemedicina en los cuidados paliativos a domicilio parece factible, mejorando el acceso a los profesionales especializados y aumentando la sensación de seguridad y protección del paciente.

El componente visual de la telemedicina parece permitir una relación médico-paciente más genuina. Aunque existen resultados contradictorios en las publicaciones científicas sobre si el uso de estas herramientas mejora los síntomas limitantes y la calidad de vida, hay cada vez más certezas sobre su efectividad.

La *comunicación* es un concepto clave en los cuidados paliativos y una dimensión importante de las experiencias de atención de los pacientes. Las percepciones de la calidad de la atención y el bienestar de los pacientes se ven afectadas por las posibilidades de comunicación inclusiva. Dado que el acceso global a los cuidados paliativos varía mucho, y para facilitar que los pacientes sean escuchados y atendidos, es crucial explorar enfoques alternativos para que los pacientes comuniquen sus necesidades y preferencias a los profesionales de la salud.

Idealmente, la salud digital promueve la implicación y participación de los pacientes en la atención, mejora la calidad de esta y aumenta el acceso a la atención manteniendo la sostenibilidad del sistema, especialmente en áreas sanitarias dispersas. Otros beneficios son la comodidad, la reducción del tiempo de desplazamientos y la reducción del riesgo de infecciones.

Podrían diferenciarse distintos tipos de teleasistencia según diferentes perspectivas (Tabla 7-3).

Un uso apropiado de la telemedicina puede ser útil para situaciones clínicas que requieren un seguimiento estrecho, evaluación clínica e intervención temprana para prevenir eventos indeseados, como la hospitalización urgente no deseada.

> ! Los beneficios potenciales de la telemedicina podrían incluir una mayor calidad de vida, al mejorar la independencia y el autocontrol de los pacientes, un mejor acceso a los servicios de cuidados paliativos comunitarios para quienes desean morir en el hogar y la reducción de los ingresos hospitalarios innecesarios.

Además, puede usarse para reducir el coste de desplazamiento de los pacientes y proporcionar acceso sanitario fuera del horario habitual de atención clínica. El uso de la telemedicina parece prometedor como ayuda para satisfacer las expectativas y necesidades de los pacientes relacionadas con la atención domiciliaria. Sin embargo, también existen desafíos en su aplicación en el área de cuidados paliativos, ya que esta se caracteriza por ser una disciplina que precisa más el contacto físico en lugar de alta tecnología, lo que podría limitar el interés de los profesionales de la salud en aplicar los avances tecnológicos y desarrollar y perfeccionar sus intervenciones.

De forma general, se puede decir que los pacientes con escasas competencias digitales no son candidatos adecuados para el uso de la telemedicina. Sin embargo, en la mayoría de los casos pueden disponer de un cuidador con competencias digitales suficientes para participar en programas de teleasistencia o teleconsultas de seguimiento, que podrían evitar desplazamientos del paciente a su centro sanitario.

En el caso de las residencias geriátricas, que habitualmente luchan con la escasez de personal y frente a barreras en el acceso a la atención especializada, y al mismo tiempo enfrentan presiones para reducir las hospitalizaciones evitables y las visitas a urgencias, la telemedicina puede ser una solución más que eficaz. Algunos ejemplos de uso de la telemedicina para el cuidado de pacientes de residencias serían las consulta directa no presencial con especialistas clínicos como geriatras, neurólogos y psicólogos; videoconsultas con pacientes con demencia; intercambio de mensajes asincrónicos entre los profesionales de las residencias y otros especialistas clínicos (en el caso de la insuficiencia cardíaca avanzada, enfermedades musculoesqueléticas o cuidado de heridas, por ejemplo), o el uso de estetoscopios con *bluetooth* para la auscultación remota.

En una revisión narrativa sobre el uso de la telemedicina en residencias, se describen los principales factores identificados por los médicos que facilitan la implementación de la telemedicina, como son: tener un soporte técnico adecuado, integración con la historia clínica electrónica y un fuerte liderazgo en el centro. Además, se aprecia una mayor oportunidad de conexión entre las enfermeras de la residencia y los profesionales sanitarios, y más ganancias subjetivas al involucrar a las familias en la atención, permitiendo la participación de la familia durante las visitas.

Las barreras identificadas por los médicos incluyen la mala calidad de audio, falta de funcionalidad de las videoconsultas, dificultades técnicas que redujeron el tiempo de conexión, tiempo requerido para limpiar y cargar los dispositivos, problemas de facturación del acto médico en remoto y falta de asignación de personal para telemedicina. Los pacientes y sus familias notaron barreras, como la falta de cargadores, preferencias por las visitas en persona y dificultades para conectarse al wifi o banda ancha celular.

Aunque la telemedicina ha estado en desarrollo en la investigación y la práctica durante varios años, como consecuencia de la pandemia por la enfermedad de coronavirus de 2019 (COVID-19) se ha producido una rápida expansión de los proyectos que aprovechan las nuevas tecnologías en la atención de los pacientes en cuidados paliativos.

La capacitación y la obtención de equipos seguros adecuados son áreas importantes para lograr una experiencia óptima para pacientes y médicos. Incluso problemas aparentemente tan simples como los espacios físicos necesarios para las teleconsultas deben cambiar su construcción para asegurar la necesaria ergonomía y seguridad que precisa el desempeño

Tabla 7-3. Tipos de teleasistencia

Según el momento de realización	Sincrónica	Ambos interlocutores coinciden en el tiempo
	Asincrónica	Los interlocutores no coinciden en el tiempo
Según su objetivo	Teleconsulta	Entrevista médico-paciente de forma no presencial
	Telediagnóstico	Compartición remota de información relevante para la toma de decisiones clínicas
	Telemonitorización	Captación de datos de salud de forma más o menos continua para añadirlos al proceso diagnóstico o terapéutico
	Telerrehabilitación	Asistencia remota para la realización de ejercicios de rehabilitación
	Teleformación	Compartición de recursos digitales para mejorar la alfabetización en salud entre profesionales y pacientes o entre pacientes
Según la tecnología usada	Por teléfono	Uso de la voz de forma sincrónica
	Por correo electrónico	Uso de la escritura de forma asincrónica para la comunicación entre el paciente y el profesional sanitario
	Por videollamada	Uso de la llamada con imagen y voz de forma sincrónica entre el profesional y el paciente
	Mediante mensajería corta instantánea	Uso de la escritura con mensajes cortos, que propician una conversación en forma sincrónica o notificaciones personalizadas en forma asincrónica
	Interconsultas digitales (e-consulta)	Mensajería por escrito entre profesionales sanitarios dentro de la historia clínica electrónica

de la telemedicina. De manera similar, el estrés psicológico y el agotamiento son situaciones indeseadas posibles cuando los médicos deben concentrarse intensamente para detectar señales de la situación del paciente, especialmente si varios miembros de la familia están presentes durante la visita.

Cómo mejorar la aceptación de la telemedicina para pacientes en cuidados paliativos

El modelo de aceptación de tecnología explica cómo un usuario acepta su uso, y se ha utilizado en estudios relacionados con la aplicación de *e-health*. El objetivo de este modelo es obtener una mejor comprensión del comportamiento del usuario y su uso de la tecnología, donde la usabilidad y la facilidad de uso indican la aceptación de la tecnología por parte del usuario. El modelo básico supone un papel mediador de la facilidad de uso percibida y la utilidad en asociación entre las características del sistema (variables externas) y el uso del sistema.

La revisión bibliográfica realizada por Widberg *et al.* en 2020 resume las evidencias existentes en relación con las *experiencias de los pacientes con la salud digital en cuidados paliativos*, como se detalla a continuación.

Usabilidad de las aplicaciones de teleconsulta

Las herramientas de teleconsulta deben conseguir la *flexibilidad de uso* para el usuario, posibilitando su uso a través del teléfono móvil, el ordenador o la *tablet*. La comunicación por vídeo es la preferida, porque el contacto visual proporciona información sobre el lenguaje corporal y las emociones. En comparación con la consulta telefónica, la videollamada posibilita que el profesional detecte rápidamente cómo se sienten los pacientes, lo que resulta más conveniente para estos, ya que no necesitan dar explicaciones. Algunas objeciones detectadas en este ámbito son: que puede llegar a ser muy difícil lograr una conexión personal profunda a través de la tecnología digital, o que algunos pacientes y familiares están ya satisfechos con las llamadas telefónicas y la información por correo postal, encontrando la nueva tecnología difícil de usar.

Otro factor importante para la adopción de aplicaciones de salud digital fue la *actitud y el entusiasmo de los profesionales de la salud*. Si los profesionales no están entusiasmados y motivados para usar la nueva tecnología, tampoco lo estarán los pacientes o sus familias. Las personas mayores pueden manejar bien la tecnología, aunque en un principio, a veces, necesitan apoyo adicional.

Control de síntomas y atención individualizada a través de la salud digital

Posibilitar a los pacientes participar y controlar su propio autocuidado mediante diarios de síntomas y de necesidades supone un avance significativo para mejorar la calidad asistencial. Enviar mensajes de texto a los profesionales, por ejemplo, para avisar de la necesidad de realizar nuevas prescripciones, es una funcionalidad efectiva. La información de cuestionarios validados que describen los síntomas físicos, mentales, sociales y existenciales, así como la calidad de vida, que se

puede enviar al equipo asistencial ayuda para mejorar la toma de decisiones sobre el manejo y el tratamiento.

Es muy recomendable abordar durante una videoconsulta aquellas inquietudes o síntomas planteados previamente al encuentro, porque aumenta la sensación de retroalimentación y ayuda. Esto permite una atención individualizada de acuerdo con las necesidades de los pacientes y sus familias. Los pacientes son proactivos para registrar y monitorizar los síntomas a lo largo del tiempo, ya que posibilita manejar sus síntomas por sí mismos, motivando así su autocuidado. Los estudios también demuestran que los recordatorios automáticos para tomar la medicación podrían ser beneficiosos para el paciente. El control mejorado de los síntomas permite a los pacientes permanecer en sus hogares hasta el final de la vida.

Con la telemedicina, la atención sanitaria se percibe como más accesible, ya que la comunicación con los profesionales puede ser determinada por el propio paciente en el momento más idóneo. Poder atender a los pacientes en su hogar posibilita la continuación de actividades sociales como antes de la enfermedad, observándose mayor impacto en la atención de áreas sanitarias más dispersas, ya que evita gastos de tiempo y dinero en viajes. El acompañamiento necesario para el paciente en situación paliativa puede ser más eficaz, aprovechando los distintos canales de comunicación remota. Por otro lado, el uso de consultas digitales puede condensar las consultas médicas y hacerlas más eficientes.

Más seguridad clínica para el paciente y mejor sensación de seguridad

Varios estudios describen cómo los pacientes sienten que la información, la orientación y los consejos de salud pueden transmitirse de manera segura a través de las aplicaciones de salud digital. Con la tecnología, se facilita la posibilidad de recordar y comprender toda la información proporcionada sobre el diagnóstico, el tratamiento y los posibles síntomas, evitando problemas relacionados con olvidos de información vertida durante la entrevista clínica.

Existen aplicaciones que permiten traducir de forma simultánea en varios idiomas y que dan garantías de que la información se envía al destinatario previsto. Además, se hace imprescindible que ni pacientes ni profesionales sientan las aplicaciones digitales como intrusivas con su vida privada.

> **!** La telesalud puede llegar a conseguir una sensación de seguridad, alivio y accesibilidad, mediante funcionalidades como, por ejemplo, recordatorios para tomar medicamentos, facilitar la renovación de recetas, mayor acceso a la atención y reuniones de atención prolongadas, sentirse más involucrado en el propio cuidado, un tiempo de respuesta más rápido a las consultas, y que la información, el asesoramiento y consejo médico puedan proveerse de manera segura.

El mayor acceso con la tecnología puede suponer una mayor confianza de ser atendidos en el domicilio, lo que puede contribuir a reducir los ingresos por urgencias.

Actualmente, la evidencia científica se centra más en el estudio de la dimensión física de los cuidados paliativos (síntomas y calidad de vida) y en la comunicación entre pacientes y profesionales. Existe aún poca evidencia que aborde explícitamente las demás dimensiones propias de esta disciplina (psicológica, social y espiritual), por lo que se hace relevante realizar más estudios sobre los aspectos sociales, psicosociales (psicoterapia y atención psicosocial) y existenciales.

 Los beneficios potenciales de la telemedicina pueden ser un mayor acceso a la atención, mayor comodidad, menor tiempo en desplazamientos y menor riesgo de infecciones asociadas a los centros sanitarios.

La telemedicina debe verse como un complemento de las consultas presenciales, y no como su sustituto. El contacto humano y las interacciones humanas son inherentes al cuidado sanitario, y las relaciones entre pacientes y profesionales son importantes en los cuidados paliativos. Sin embargo, esto no limita las experiencias positivas que pueden llegar a conseguirse con la telemedicina. Incluso los pacientes más graves en situación paliativa pueden beneficiarse de las aplicaciones de salud digital, al igual que aquellos más mayores.

Ventajas e inconvenientes de la telemedicina en cuidados paliativos

Las ventajas e inconvenientes de la telemedicina en cuidados paliativos se pueden ver en la **tabla 7-4**.

En la **tabla 7-5** se muestran consejos para aumentar la aceptabilidad de la telemedicina en los cuidados paliativos.

Algunos ejemplos de uso de la telemedicina

Un grupo de trabajo multidisciplinar de cuidados paliativos de Boston (Estados Unidos) desarrolló un kit de herramientas de cuidados paliativos en el contexto de la COVID-19, que consta de un capítulo detallado en un recurso en línea COVID-19, una aplicación web móvil y de escritorio, guías de una página, tarjetas de bolsillo y vídeos de capacitación en habilidades de comunicación.

El conjunto de recursos proporcionaba orientación experta y basada en la evidencia sobre el manejo de los síntomas, incluida la disnea, el dolor y el delirio, y también sobre comunicación en enfermedades graves, incluidas las conversaciones sobre los objetivos de atención, el estado del código y el final de la vida. También se creó una línea telefónica directa con enfermeras expertas en cuidados paliativos y consultas virtuales atendidas por un médico de cuidados paliativos.

En una revisión Cochrane de 2020, se evalúa la efectividad de las intervenciones telefónicas para reducir los síntomas asociados con el cáncer y su tratamiento. En ella se pretende determinar qué síntomas responden mejor a las intervenciones telefónicas y si ciertas configuraciones (por ejemplo, con o sin apoyo adicional como recursos presenciales, impresos o electrónicos) y la duración/frecuencia de las llamadas de intervención conseguía efectos sobre los síntomas del cáncer.

Se concluye que las intervenciones telefónicas proporcionan convenientemente el apoyo en el autocuidado de los síntomas relacionados con el cáncer, sobre todo en relación con depresión, ansiedad, angustia emocional y disnea. Algunas

Tabla 7-4. Ventajas e inconvenientes de la telemedicina en cuidados paliativos

Ventajas	Inconvenientes
Los pacientes reportan que es fácil hablar de problemas sensibles o personales con el médico	Incapacidad para participar en conductas sociales no verbales
Mayor satisfacción del paciente	Dificultades para recopilar información precisa sin un examen físico
Reducción de cancelaciones de consultas	Las dificultades tecnológicas y la falta de conectividad pueden llevar a la frustración del paciente y del médico
Reembolsos simplificados	Barreras culturales y de idioma entre el paciente/cuidador y el médico
Sin tiempo de espera para pacientes o cuidadores	Revisar/actualizar la historia clínica electrónica de diferentes instituciones
Los pacientes y cuidadores evitan viajar al centro sanitario	Preocupaciones por la privacidad (si el paciente vive en una situación comunal)
Capacidad de aumentar el acceso a servicios especializados para poblaciones desatendidas, especialmente en áreas rurales o de ingresos bajos y medios	Paciente o cuidador que no contesta sus teléfonos (telemedicina por teléfono)
Beneficios ambientales de la reducción de emisiones de vehículos y viajes	Estrés del médico al tratar de lograr y mantener una relación a través de conexiones remotas, incluida la ausencia de contacto humano, tanto para los pacientes como para los médicos
Mejora de la productividad en el trabajo, al reducir el tiempo de viaje para citas de atención médica	Podría crear una «brecha digital» y aumentar las disparidades de atención médica para los pacientes que no tienen dispositivos disponibles y conectividad para visitas *online*
Capacidad para recopilar información previamente inaccesible sobre el paciente cuando lo ve en su hogar	Cansancio físico y visual del proveedor si hay varias sesiones de visitas de vídeo en un entorno
Mayor eficiencia del proveedor y la clínica con tiempos de espera reducidos mientras el paciente es clasificado para la visita	

Adaptada y traducida de: Allen Watts K, Malone E, Dionne-Odom JN, McCammon S, Currie E, Hicks J, et al. Can you hear me now?: Improving palliative care access through telehealth. Res Nurs Health. 2021;44:226-37.

Tabla 7-5. Consejos para aumentar la aceptabilidad de la telemedicina en los cuidados paliativos

- Dedicar el tiempo necesario para conocer al paciente y la familia, aprender algo sobre ellos
- Dedicar tiempo para preguntar al paciente, y a los familiares si están presentes, sobre algo «local» antes de iniciar la consulta
- Contacto visual: mirar a la cámara, no a la imagen del paciente en el centro de la pantalla
- Reconocer la posible incomodidad de la comunicación en remoto
- Presentarse y, luego, pedir al paciente y al cuidador (o cualquier otra persona en la habitación) que se presenten
- Usar palabras en lugar de gestos, ya que la comunicación a través del lenguaje corporal es limitada
- Llevar a cabo la sesión en un lugar privado bien iluminado, limpio y ordenado
- Evitar usar ropa recargada y con estampados que puedan distraer
- Colocar la cámara para asegurarse de que esté a la altura de los ojos y estable
- Resumir la visita y discutir los siguientes pasos, incluso si el paciente siente que necesita una visita en persona y cuándo debe ser
- Proporcionar tiempo y espacio para preguntas o inquietudes
- No asumir que la telesalud siempre aumentará la productividad de los médicos

Adaptada y traducida de: Allen Watts K, Malone E, Dionne-Odom JN, McCammon S, Currie E, Hicks J, et al. Can you hear me now?: Improving palliative care access through telehealth. Res Nurs Health. 2021;44:226-37.

intervenciones realizadas por teléfono son mejores al combinarlas con reuniones presenciales y aportando materiales impresos o digitales. Destacan que, a pesar del potencial de las intervenciones telefónicas para generar ahorros de costes, ninguno de los estudios revisados incluyó alguna forma de evaluación económica de la salud.

La experiencia del área sanitaria del Mount Sinai (Nueva York) de una novedosa línea de atención telefónica de cuidados paliativos durante la crisis sanitaria de COVID-19, llamada *24/7 Palliative Care Help line* (PATCH-24), tuvo seis principios de implementación:

- Principio 1: se requiere un apoyo directo en la comunicación sobre cuidados paliativos entre el médico y la familia en los entornos de mayor necesidad.
- Principio 2: monitorizar el volumen de la línea de llamadas puede guiar los paliativos específicos, con apoyo de atención en los puntos de mayor afluencia.
- Principio 3: los «puntos calientes» (sobrecargados) que «se enfrían» pueden indicar áreas que están saturadas.
- Principio 4: el incremento de personal presenta desafíos de capacitación logística.
- Principio 5: la línea telefónica apoya tanto a los médicos como a los pacientes y familiares.
- Principio 6: la línea de llamada es ideal para la respuesta a la crisis, pero no para la continuidad.

En relación con los cuidados paliativos de pacientes con insuficiencia cardíaca, un ensayo clínico de Estados Unidos trató de determinar el efecto de una intervención temprana de telemedicina sobre la calidad de vida, el estado de ánimo, la salud global, el dolor y el uso de recursos de los pacientes con insuficiencia cardíaca avanzada.

La intervención ENABLE CHF-PC (*educate, nurture, advise, before life ends comprehensive heartcare for patients and caregivers*) comprendía una consulta presencial de cuidados paliativos y seis sesiones telefónicas semanales de *coach*-enfermera (20-40 minutos) y seguimiento mensual durante 48 semanas. Este ensayo clínico aleatorizado, con una muestra mayoritariamente afroamericana y una buena calidad de vida inicial, no demostró una mejora en la calidad de vida o el estado de ánimo con una intervención temprana de telemedicina de cuidados paliativos de 16 semanas. Sin embargo, la intensidad del dolor y la incapacitación por dolor (resultados secundarios) demostraron una mejoría clínicamente importante.

SALUD MÓVIL EN CUIDADOS PALIATIVOS

La relación entre la alfabetización en salud y los resultados de salud incluye el acceso y la utilización de los servicios sanitarios, la interacción paciente/proveedor sanitario y el autocuidado. Los enfoques digitales se pueden diseñar para simplificar o ampliar un concepto, evaluar la comprensión de la información administrada, y no tienen limitaciones de tiempo. Las nuevas tecnologías, como la inteligencia artificial y el aprendizaje automático, la realidad virtual y aumentada, y el *blockchain*, pueden trasladar el papel de la tecnología más allá de la recopilación de datos a un sistema más integrado. En lugar de ser un participante pasivo, las soluciones digitales brindan la oportunidad para que el individuo sea un participante activo en su salud. Con ellas es posible desarrollar educación multimedia, a través de material audiovisual digital, como vídeos, audios y material impreso, en diferentes niveles de lectura, en múltiples idiomas, utilizando métodos de enseñanza formales e informales. Al darle al paciente una mayor voz y empoderarlo para que sea un participante activo en su atención, puede desarrollar sus habilidades en la toma de decisiones compartidas.

El término de *salud digital* se atribuye a Paul Sonnier, quien la define como aquella disciplina en la que convergen las revoluciones digital y genómica con la salud y la asistencia sanitaria. El rápido avance en TIC posibilita trabajar con múltiples datos, inabarcables hace apenas 20 años, y conectar a las personas como nunca se había hecho antes. La salud digital es la evolución natural del concepto *e-health*, acuñado a principio de siglo con la aplicación de Internet al ámbito de la salud. Ambos conceptos se usan a día de hoy de forma intercambiable para designar aquellas TIC aplicadas al manejo de la salud.

 Las aplicaciones para dispositivos móviles de uso en cuidados paliativos deben ser percibidas como simples, claras, fáciles, de uso sin esfuerzo y que no requieran demasiado tiempo de uso.

Con estas premisas, los pacientes dicen sentirse cómodos usando la tecnología.

Las principales características que condicionan el uso de las herramientas de *m-health* son:

- *Interoperabilidad*: los datos que no se comparten entre distintos registros clínicos pueden demandar mayor tiempo y trabajo del profesional sanitario, que debe duplicar la carga de datos.
- *Calidad de los datos*: los profesionales pueden cuestionar la precisión de los datos ingresados por el paciente o si la información incorporada debe usarse para tomar decisiones médicas.
- *Edad de los usuarios*: la bibliografía caracteriza a las personas menores de 18 años con una mayor propensión al uso de los dispositivos móviles. Por contra, la probabilidad de uso entre los mayores de 65 años es mucho menor.
- *Disponibilidad de recursos educativos sobre salud*: la existencia de recursos como los del sitio web MedlinePlus, entre otros, impulsa la utilización de Internet para temas de salud en las personas. Los pacientes crónicos o sus familiares son más receptivos a la información sobre su dolencia, y pueden satisfacer la necesidad de aprender a través de los dispositivos móviles, dado que obtienen información fiable sobre medicación y patologías.
- *Grado de alfabetización digital*: numerosos trabajos han asociado el nivel educativo alcanzado, los conocimientos de salud, el autocuidado y la confianza en el uso de la tecnología con una mayor adopción y uso de los dispositivos móviles. Tener un trabajo remunerado, ingresos altos y vivir en un barrio de elevado estatus socioeconómico, así como contar con un seguro de salud, también se asociaron con un mayor uso.
- *Usabilidad*: así se denomina a la medida en que la persona que va a usar un programa informático (los usuarios finales) logra los resultados deseados de una manera eficaz, eficiente y satisfactoria dentro de un contexto específico. Este concepto, también denominado *diseño centrado en el usuario*, cuantifica lo útil, utilizable y satisfactorio que es un sistema para los usuarios mediante la realización de ciertas secuencias de tareas para cumplir los objetivos del sistema. Para maximizar los beneficios de las aplicaciones móviles y aumentar su uso, estas deben ser de fácil acceso, intuitivas y fáciles de usar. Cuando se diseñan siguiendo estos principios, se reduce el esfuerzo futuro de capacitar al usuario final en su uso.

La calidad de las aplicaciones móviles puede ser evaluada mediante la escala de calificación de aplicaciones móviles (uMARS, *Mobile App Rating Scale*). Esta escala de 20 ítems, calificada en una escala de cinco puntos, desde 1 (inadecuado) hasta 5 (excelente), incluye cinco subescalas de calidad: compromiso, funcionalidad, estética, información y calidad subjetiva.

La Fundación iSYS (internet, salud y sociedad) de Barcelona ha desarrollado una herramienta (escala) para la validación de la calidad de las aplicaciones móviles dedicadas a la salud. Con su índice *iSYScore*, confeccionan un catálogo de aplicaciones fiables en su página web (disponible en: https://www.fundacionisys.org/es/apps-de-salud/catalogo-de-apps), de fácil acceso y consulta.

En general, las *aplicaciones móviles dirigidas a médicos* especializados en cuidados paliativos deberían tener los siguientes elementos básicos para ser consideradas como «útiles»:

- Evaluación de la calidad de vida.
- Apoyo psicosocial.
- Apoyo a la decisión terapéutica.
- Manejo de los síntomas.
- Atención al duelo o la pérdida.
- Gestión emocional del paciente.
- Educación del paciente y los familiares.
- Enfoque hacia el usuario objetivo.
- Información personalizada del paciente.
- Consideración de la edad, raza, etnia y género.
- Consideración del matrimonio, el aislamiento social y el estatus socioeconómico.

El conocimiento y la medición del progreso de los síntomas se consideran esenciales para un autocontrol eficaz. La *automonitorización* brinda a los pacientes información sobre las variaciones del dolor y cómo estas variaciones pueden relacionarse con variables como efectos adversos, la toma de medicamentos (ajustes de dosis según efectividad) y las actividades diarias. Por lo tanto, los datos autocontrolados podrían ayudar a los pacientes a tomar decisiones apropiadas, realizar acciones posteriores y ver el impacto de estas acciones.

 Los *diarios de síntomas* son útiles en pacientes ambulatorios con dolor por cáncer para aumentar su autoconocimiento, su sensación de control y mejorar la comunicación y la asistencia de los profesionales de la salud.

La automonitorización basada en tecnología (*telemonitorización*) brinda acceso directo a datos compuestos de apoyo, tanto para pacientes como para profesionales sanitarios. Como resultado, estas tecnologías permiten una atención colaborativa, ya que los pacientes en su domicilio están conectados con los profesionales de forma más accesible. La disponibilidad de datos precisos y oportunos facilita la retroalimentación y la comunicación, lo que hace avanzar el seguimiento y da cabida a consultas o derivaciones posteriores. Para los pacientes ambulatorios que se enfrentan al tratamiento del dolor por cáncer, la combinación de diferentes componentes que mejoran el autocontrol por medio de la tecnología sanitaria es innovadora y podría ser prometedora para superar las barreras existentes (**Tabla 7-6**).

PARTICIPACIÓN DE PROFESIONALES Y PACIENTES EN REDES SOCIALES

La comunicación efectiva desde el entorno sanitario hacia la sociedad general tiene una labor reconocida de cara a mejorar la salud global de la población. *Recomendaciones sanitarias* basadas en evidencias científicas ayudan, como se comprobó durante la pandemia de la COVID-19, con la adherencia terapéutica de los pacientes y en la concienciación de medidas preventivas.

Las redes sociales son, por otro lado, una vía más de difusión y debate sobre temas sanitarios, incluyendo la atención

Tabla 7-6. Principales beneficios de la salud digital

Mejor atención al paciente	Mayor comunicación y colaboración entre los profesionales sanitarios y los pacientes, lo que redunda en una mejor atención
Eficiencia en la gestión sanitaria	Mejor organización de los servicios sanitarios, lo que reduce los costes y aumenta la eficiencia
Investigación en salud	Acceso a una mayor cantidad de datos, lo que facilita la investigación sanitaria
Colaboración entre instituciones sanitarias	Colaboración entre instituciones sanitarias de todo el mundo, lo que facilita el intercambio de información y el tratamiento de pacientes de todas las culturas

del paciente en sus últimos días. La presencia del profesional sanitario en las redes sociales ayuda a difundir información veraz y relevante para pacientes y demás profesionales. En este sentido, usar una red social como herramienta profesional debe cuidar unas normas deontológicas y un rigor científico adecuado que, en resumen, apelan al sentido común y a actuar de un modo similar a como se actuaría en el entorno profesional.

Las nuevas vías de comunicación basadas en redes de contactos con intereses similares pueden ayudar a *seleccionar la información* y exponerla de manera más cómoda. La elección de los temas relevantes pueden ser filtrados por distintos usuarios que comparten su información con los demás, pero también se benefician de la selección de información de sus contactos.

Existe mucha facilidad para *crear contenidos* científicos en blogs o redes sociales como YouTube o Facebook, y esto ayuda para que la difusión de la información sea más efectiva. Conectar con los usuarios adecuados puede ser una fuente de acceso a información difícil de conseguir por otros medios.

> **!** El aprendizaje es más desorganizado e imprevisible, pero consigue ampliar conocimiento de manera casi inconsciente gracias a la interacción entre usuarios.

Los pacientes pueden encontrar *redes de apoyo* en comunidades dentro de las redes sociales que traten los temas que les interesan, obteniendo información relevante sobre sus patologías e identificando a los líderes de opinión relacionados con su situación clínica.

El riesgo de usar las redes sociales radica en la alta exposición a excesiva información científica pero también no científica (concepto denominado habitualmente como *infoxicación*). A medida que el número de personas a las que se sigue es mayor, aumenta la información que aparece en primer plano, y su gestión no suele basarse en criterios de importancia o temporales, sino en el algoritmo digital que tiene en cuenta la afinidad del propio usuario con los perfiles que publican el contenido o la propia temática expuesta. Además, es posible recibir información falsa, llamada habitualmente bulos de salud o *fake news,* y que pueden afectar al ánimo de los pacientes o cambiar su opinión sobre ciertas intervenciones clínicas.

RECURSOS EN LA RED SOBRE CUIDADOS PALIATIVOS

El motor de búsqueda de Google es un recurso comúnmente utilizado por los pacientes para acceder a información de educación relacionada con la salud. La Asociación Médica Estadounidense y los Institutos Nacionales de Salud recomiendan que los recursos educativos para pacientes se escriban en un nivel de lectura entre el tercer y el séptimo curso de educación primaria.

Esta serie de conceptos y principios son recomendables en el diseño de un sitio web dedicado a los cuidados paliativos, como recoge la web australiana CareSearch (disponible en: www.caresearch.com.au):

- El papel de la evidencia desde la creación hasta la aplicación digital: «*el ciclo de traslación del conocimiento*».
- La naturaleza *multidisciplinar* de los cuidados paliativos.
- El concepto de *comunidad* de cuidados paliativos, es decir, tanto aquellos que brindan los cuidados en cualquier ámbito de atención como aquellos afectados por la necesidad de esos cuidados.
- *Granularidad*, o la idea del tamaño y la escala de los componentes, y sus relaciones dentro de un sistema, que permite a los usuarios encontrar información específica al ingresar por diferentes puntos dentro del sitio web.
- Procesos de *calidad* para garantizar la fiabilidad y la relevancia del contenido.
- Procesos que permiten la *actualización* regular de la información.

El contenido de este tipo de sitios web debe satisfacer las necesidades de información de los diferentes usuarios y el carácter multidisciplinar de los proveedores de atención. Es recomendable que incorpore recursos que ayuden a los profesionales a encontrar evidencia a través del acceso estructurado a artículos de revistas indexados y publicados, y a una colección basada en la web de investigaciones y literatura médica no publicadas, al tiempo que les permite hacer uso de la mejor evidencia a través de páginas especializadas. A su vez, deben contener la información necesaria para pacientes y familias con información de servicios y recursos adecuados según las necesidades de quienes reciben los cuidados, para respaldar su toma de decisiones.

Se pueden encontrar múltiples recursos *online* sobre cuidados paliativos en español:

- *Al final de la vida,* red española de recursos en cuidados paliativos y final de vida (disponible en: https://www.alfinaldelavida.org/).
- *Asociación Latinoamericana de Cuidados Paliativos* (ALP) (disponible en: https://cuidadospaliativos.org/).
- *Proyecto Paliex*, en la web Extremadura Salud, de la Junta de Extremadura (disponible en: https://saludextremadura.ses.es/paliex/#).
- *Cuidados paliativos.info*, de la Sociedad Castellano-Leonesa de Medicina Familiar y Comunitaria (socalemFyC) (disponible en: https://cuidadospaliativos.info/).
- *Cuidados paliativos-recursos*, del grupo de trabajo de cuidados paliativos de la SEMFyC (disponible en: https://

www.semfyc.es/secciones-y-grupos/grupos-de-trabajo/cuidados-paliativos/recursos/).

- *Get Palliative Care*, del Center to Advance Palliative Care de Nueva York (disponible en: https://getpalliativecare.org/es/).
- *Listado de recursos de calidad*, en el blog personal de la enfermera Teresa Pérez (disponible en: https://teresaperez.net/recursos-cuidadospaliativos/).
- *Red de Cuidados Paliativos en Andalucía*, web elaborada por la Escuela Andaluza de Salud Pública, de la Consejería de Salud y Consumo de Andalucía (disponible en: https://www.redpal.es/).
- *Escuela de Pacientes*, de la Junta de Andalucía (disponible en: https://escueladepacientes.es/cuidados-y-autonomia/paliativos/guias-paliativos).
- *Programa Integral de Cuidados Paliativos*, en la web Ciudadanía, de la Consejería de Sanidad del Gobierno de Cantabria (disponible en: https://saludcantabria.es/index.php/programa-integral-de-cuidados-paliativos).

Por otro lado, los *portales de pacientes* son sitios web seguros que brindan acceso a información de salud personal y servicios de atención médica que, a menudo, incluyen herramientas basadas en la web para visitas médicas, registros de salud y medicamentos. Además de brindar a los pacientes acceso a sus historias clínicas, las organizaciones sanitarias ofrecen otros recursos y funciones de salud digitales a través de portales para pacientes, incluyendo mensajería con los profesionales, información sanitaria general y prescripción electrónica.

 A través del acceso a las historias clínicas, los portales de pacientes promueven la autogestión de la salud y la enfermedad, y ayudan a mejorar la comunicación médico-paciente.

Específicamente, aquellas personas que viven en comunidades rurales tienen menos acceso a los servicios de cuidados paliativos que los pacientes de zonas urbanas. Reconociendo que los cuidados paliativos precisan atención personalizada, los portales para pacientes ofrecen la oportunidad de aprovechar la tecnología para mejorar el acceso y la educación sanitaria en este ámbito.

En 2021, se estudiaron los portales de pacientes como herramienta digital al servicio de los pacientes en cuidados paliativos y al final de su vida y sus cuidadores. El análisis concluye que existe aún una importante brecha entre los recursos ofrecidos a través de portales de pacientes y la historia clínica electrónica, así como la pérdida de oportunidad para aprovechar estas herramientas como un medio para ofrecer educación y apoyo a pacientes con enfermedades graves. El

desarrollo de futuros portales para pacientes precisa la incorporación de las siguientes características integrales relacionadas con los cuidados paliativos para aumentar el acceso y la educación de los pacientes que experimentan enfermedades graves: el ámbito ético o legal (educación avanzada sobre la planificación de la atención), el ámbito físico (control de los síntomas, objetivos de la atención y los resultados informados por el paciente) y el apoyo psicológico.

En la web, además, es posible obtener información técnica específica relacionada con los cuidados paliativos. Aquí se recogen algunos ejemplos:

- La *Guía clínica para los cuidados paliativos* (National Comprehensive Cancer Network [NCCN], 2021).
- La *Guía clínica de cuidados paliativos para atención primaria* (Ministerio de Sanidad, 2021).
- La *Guía de práctica clínica sobre atención paliativa al adulto en situación de últimos días* (Ministerio de Sanidad, 2021).
- La *Guía clínica de cuidados paliativos* (Sociedad Española de Médicos de Atención Primaria [SEMERGEN], 2011).

CONCLUSIONES

La telemedicina es una forma de atención sanitaria que posibilita nuevos canales de comunicación entre el paciente y su proveedor sanitario. Sin embargo, la mera comunicación no presencial no puede ser la única propuesta de valor para expandir su uso. De cara a completar el actual proceso de transformación digital, los sistemas sanitarios, los profesionales sanitarios y los pacientes deben asumir que la telemedicina y, en general, el uso de las nuevas tecnologías aportan nueva información del paciente en múltiples ámbitos de su esfera vital, muy útil para incrementar la calidad asistencial necesaria en los procesos asistenciales más complejos, como es el caso de los cuidados paliativos. Una mayor cantidad de datos e información que, unida a la mejora de acceso al sistema sanitario (ahorrando costes de desplazamiento, por ejemplo) y al mayor empoderamiento del paciente, que puede integrarse en el proceso de cuidados con nuevas herramientas de autocuidado, consigue ganar tanto eficiencia en todo el proceso asistencial, con ganancias compartidas entre los diferentes actores involucrados, como valor añadido en relación con la calidad de vida del paciente.

Así, el escenario de futuro inmediato debería incluir la oferta de servicios de telemedicina y salud digital para los pacientes que deseen una atención clínica diferente, con respeto de aquellos que prefieren el formato tradicional presencial, pero con la garantía de que los procesos asistenciales son eficientemente digitalizados, sin olvidar las necesidades de los profesionales y el propio sistema sanitario.

 PUNTOS CLAVE

- Una competencia digital es la combinación de conocimientos, habilidad, valores y actitudes hacia un uso eficaz de la tecnología.
- Las competencias digitales son clave para aprovechar las oportunidades que ofrecen las TIC y mejorar la asistencia de pacientes en cuidados paliativos.

- Hacer al paciente copartícipe del cuidado de su salud aprovechando soluciones de salud digital puede hacer más eficiente el sistema sanitario.
- Es recomendable seleccionar al paciente según sus habilidades digitales para un correcto uso de las soluciones digitales disponibles.

(Continúa)

PUNTOS CLAVE *(Cont.)*

- La salud digital engloba distintos usos de la tecnología para mejorar la salud de la ciudadanía a través de nuevos canales de comunicación y de información.
- La alfabetización en salud puede beneficiarse enormemente de la implementación de herramientas digitales y el uso de Internet.
- La telemedicina es una nueva forma de comunicación entre los pacientes y sus profesionales sanitarios, que aprovecha distintos canales digitales sincrónicos y asincrónicos.
- Uno de los inconvenientes más visibles de la telemedicina es la imposibilidad para realizar una exploración física completa del paciente en cuidados paliativos, por lo que el médico debe seleccionar qué actos precisan atención presencial.

- Las ventajas de la telemedicina incluyen la eficiencia del acto clínico, el ahorro en costes económicos y medioambientales y la mayor satisfacción del paciente.
- La presencia del profesional sanitario en las redes sociales ayuda a difundir información veraz y relevante para pacientes y demás profesionales.
- La «infoxicación» y los bulos de salud son riesgos propios del uso de las redes sociales para buscar información sanitaria.
- Los portales de pacientes son herramientas digitales de los sistemas sanitarios para dar acceso a los pacientes a los informes clínicos disponibles en sus historias clínicas, pero la mayoría de las veces no proporcionan servicios de interacción del paciente con sus profesionales.

BIBLIOGRAFÍA

Aakhus M, Ågerfalk P, Lennmyr F. Digital innovation as design of digital practice: doctors as designers in healthcare. En: Proceedings of the 51st Hawaii International Conference on System Sciences. Hawai: HICSS; 2018. p. 4594-601.

Ahn S, Romo RD, Campbell CL. A systematic review of interventions for family caregivers who care for patients with advanced cancer at home. Patient Educ Couns. 2020;103:1518-30.

Allen Watts K, Malone E, Dionne-Odom JN, McCammon S, Currie E, Hicks J, et al. Can you hear me now?: Improving palliative care access through telehealth. Res Nurs Health. 2021;44:226-37.

Anderson K, Burford O, Emmerton L. Mobile health apps to facilitate self-care: a qualitative study of user experiences. PLoS One. 2016;11:e0156164.

Ankuda CK, Woodrell CD, Meier DE, Morrison R, Chai E. A Beacon for Dark Times: Palliative Care Support During the Coronavirus Pandemic. NEJM Catalyst Innovations in Care Delivery. 12 May 2020.

Aoki N, Ohta S, Yamamoto H, Kikuchi N, Dunn K. Triangulation analysis of tele-palliative care implementation in a rural community area in Japan. Telemed J E Health. 2006;12:655-62.

Bakitas MA, Dionne-Odom JN, Ejem DB, Wells R, Azuero A, Stockdill ML, et al. Effect of an Early Palliative Care Telehealth Intervention vs Usual Care on Patients With Heart Failure: The ENABLE CHF-PC Randomized Clinical Trial. JAMA Intern Med. 2020;180:1203-13.

Benze G, Nauck F, Alt-Epping B, Gianni G, Bauknecht T, Ettl J, et al. PROutine: a feasibility study assessing surveillance of electronic patient reported outcomes and adherence via smartphone app in advanced cancer. Ann Palliat Med. 2019;8:104-11.

Busey JC, Michael P. Telehealth--opportunities and pitfalls. J Am Diet Assoc. 2008;108:1296-301.

Clark D. 'Total pain', disciplinary power and the body in the work of Cicely Saunders, 1958-1967. Soc Sci Med. 1999;49:727-36.

Cooley ME, Nayak MM, Abrahm JL, Braun IM, Rabin MS, Brzozowski J, et al. Patient and caregiver perspectives on decision support for symptom and quality of life management during cancer treatment: implications for eHealth. Psychooncology. 2017;26:1105-12.

Dans M, Kutner JS, Agarwal R, Baker JN, Bauman JR, Beck AC, et al. NCCN Guidelines® Insights: Palliative Care, Version 2.2021. J Natl Compr Canc Netw. 2021;19:780-8.

Davis FD, Bagozzi RP, Warshaw PR. User acceptance of computer technology: a comparison of two theoretical models. Manag Sci. 1989;35:982-1003.

DeLima Thomas J, Leiter RE, Abrahm JL, Shameklis JC, Kiser SB, Gelfand SL, et al. Development of a Palliative Care Toolkit for the COVID-19 Pandemic. J Pain Symptom Manage. 2020;60:e22-5.

Dorsey ER, Topol EJ. State of Telehealth. N Engl J Med. 2016;375:1400.

Dunn P, Hazzard E. Technology approaches to digital health literacy. Int J Cardiol. 2019;293:294-6.

European Commission. DigComp 2.0: The digital competence framework for citizens. JRC Science for Policy Report. Bruselas: Unión Europea; 2016.

European Commission, Directorate-General for Education, Youth, Sport and Culture, Key competences for lifelong learning. [Internet]. En: Publications Office of the European Union. Unión Europea; 2019. Disponible en: https://data.europa.eu/doi/10.2766/569540

Finucane AM, O'Donnell H, Lugton J, Gibson-Watt T, Swenson C, Pagliari C. Digital health interventions in palliative care: a systematic meta-review. NPJ Digit Med. 2021;4:64.

Grau I, Kostov B, Gallego JA, Grajales III F, Fernández-Luque L, Sisó-Almirall A. Método de valoración de aplicaciones móviles de salud en español: el índice iSYScore. Semergen. 2016;42:575-83.

Groom LL, McCarthy MM, Stimpfel AW, Brody AA. Telemedicine and Telehealth in Nursing Homes: An Integrative Review. J Am Med Dir Assoc. 2021;22:1784-801.e7.

Hasannejadasl H, Roumen C, Smit Y, Dekker A, Fijten R. Health Literacy and eHealth: Challenges and Strategies. JCO Clin Cancer Inform. 2022;6:e2200005.

Head BA, Schapmire TJ, Zheng Y. Telehealth in palliative care: a systematic review of patient-reported outcomes. J Hosp Palliat Nurs. 2017;19:130-9.

Hennemann-Krause L, Lopes AJ, Araújo JA, Petersen EM, Nunes RA. The assessment of telemedicine to support outpatient palliative care in advanced cancer. Palliat Support Care. 2015;13:1025-30.

Hickmann E, Richter, P. &r P, Schlieter H. All together now – patient engagement, patient empowerment, and associated terms in personal healthcare. BMC Health Serv Res. 2022;22:1116.

Hochstenbach LM, Zwakhalen SM, Courtens AM, Van Kleef M, De Witte LP. Feasibility of a mobile and web-based intervention to support self-management in outpatients with cancer pain. Eur J Oncol Nurs. 2016;23:97-105.

Ingle MP, Valdovinos C, Ford KL, Zhou S, Bull S, Gornail S, et al. Patient Portals to Support Palliative and End-of-Life Care: Scoping Review. J Med Internet Res. 2021;23:e28797.

Konttila J, Siira H, Kyngäs H, Lahtinen M, Elo S, Kääriäinen M, et al. Health-care professionals' competence in digitalisation: A systematic review. J Clin Nurs. 2019;28:745-61.

Laranjeira C, Dixe MA, Martinho R, Rijo R, Querido A. Building Bridges for "Palliative Care-in-Place": Development of a mHealth Intervention for Informal Home Care. Front Psychol. 2022;13:862347.

Martínez-Pillado M, Said-Criado I, Regueiro-Martínez A, Rodríguez IC. E-young chronics y e-senior chronics como nuevos modelos para la atención a la cronicidad. J Healthc Qual Res. 2018;33:119-20.

Meystre S. The current state of telemonitoring: a comment on the literature. Telemed J E Health. 2005;11:63-9.

Nwosu A, McGlinchey T, Sanders J, Stanley S, Palfrey J, Lubbers P, et al. Identification of Digital Health Priorities for Palliative Care Research: Modified Delphi Study. JMIR Aging. 2022;5:e32075.

Organización Panamericana de la Salud. Portales de pacientes seguros, interoperables y con datos de calidad. PAHO; 2021.

Páramo Alonso I. Análisis de la efectividad del cuestionario Cambados para evaluar las competencias digitales del paciente crónico. [Trabajo de fin de grado]. Facultad de Medicina y Odontología de la Universidad de Santiago de Compostela; 2021.

Portz JD, Elsbernd K, Plys E, Ford KL, Zhang X, Gore MO, et al. Elements of social convoy theory in mobile health for palliative care: scoping review. JMIR Mhealth Uhealth. 2020;8:e16060.

Purtzer MA, Hermansen-Kobulnicky CJ. 'Being a Part of Treatment': the meaning of self-monitoring for rural cancer patients. Cancer Nurs. 2013;36:93-103.

Rahimi B, Nadri H, Lotfnezhad Afshar H, Timpka T. A Systematic Review of the Technology Acceptance Model in Health Informatics. Appl Clin Inform. 2018;9:604-34.

Ream E, Hughes AE, Cox A, Skarparis K, Richardson A, Pedersen VH, et al. Telephone interventions for symptom management in adults with cancer. Cochrane Database Syst Rev. 2020;6:CD007568.

Steindal SA, Nes AAG, Godskesen TE, Dihle A, Lind S, Winger A, et al. Patients'. Experiences of Telehealth in Palliative Home Care: Scoping Review. J Med Internet Res. 2020;22:e16218.

Stoyanov SR, Hides L, Kavanagh DJ, Wilson H. Development and Validation of the User Version of the Mobile Application Rating Scale (uMARS). JMIR Mhealth Uhealth. 2016;4:e72.

Stoyanov SR, Hides L, Kavanagh DJ, Zelenko O, Tjondronegoro D, Mani M. Mobile app rating scale: a new tool for assessing the quality of health mobile apps. JMIR Mhealth Uhealth. 2015;3:e27.

Tieman J. Ensuring Quality in Online Palliative Care Resources. Cancers. 2016;8:113.

Tieman JJ, Swetenham K, Morgan DD, To DH, Currow DC. Using telehealth to support end of life care in the community: a feasibility study. BMC Palliat Care. 2016;15:94.

Tuckson RV, Edmunds M, Hodgkins ML. Telehealth. N Engl J Med. 2017;377:1585-92.

Ventura AD, Burney S, Brooker J, Fletcher J, Ricciardelli L. Home-based palliative care: a systematic literature review of the self-reported unmet needs of patients and carers. Palliat Med. 2014;28:391-402.

Vuorikari, R, Kluzer S, Punie Y. DigComp 2.2: The Digital Competence Framework for Citizens - With new examples of knowledge, skills and attitudes. Luxemburgo: Publications Office of the European Union; 2022.

Widberg C, Wiklund B, Klarare A. Patients' experiences of eHealth in palliative care: an integrative review. BMC Palliat Care. 2020;19:158.

World Health Organization. From innovation to implementation: eHealth in the WHO European Region. Ginebra: WHO; 2016.

Zhang S, Liao R, Alpert JS, Kong J, Spetzger U, Milia P, et al. Digital medicine: Emergence, definition, scope, and future. Digital Medicine. 2018;4:1-4.

Investigación y docencia en cuidados paliativos

8

J. Jaén Olasolo y A. J. Martín Mateos

OBJETIVOS

- Contrastar las dificultades específicas de la investigación en cuidados paliativos.
- Comparar las dificultades de la investigación en cuidados paliativos con los diferentes tipos de investigación.
- Examinar los problemas éticos de la investigación en cuidados paliativos.
- Diferenciar las priorizaciones de la investigación en cuidados paliativos.
- Analizar la realidad española e internacional sobre la formación en cuidados paliativos.
- Conocer los niveles de formación especializada propuestos por organizaciones internacionales, como la Asociación Europea de Cuidados Paliativos (EAPC), tanto para medicina como para enfermería.
- Identificar estrategias educativas en medicina paliativa en pregrado y en posgrado.
- Ser conscientes de la importancia de la formación en habilidades de comunicación y la toma de decisiones éticas.

LA INVESTIGACIÓN EN CUIDADOS PALIATIVOS

La investigación sobre cuidados paliativos ha aumentado significativamente durante la última década, con un número creciente de estudios publicados, pero existe una necesidad continua de investigación de alta calidad y de aumentar la base de evidencia para los cuidados paliativos.

El foco principal de la investigación en cuidados paliativos son los pacientes, pero también hay interés de investigación en las necesidades y la situación de los cuidadores informales y profesionales, así como los puntos de vista y opiniones del público en general con respecto a los problemas de los cuidados al final de la vida. Estas áreas requieren un cuerpo sólido de conocimiento, que a su vez depende de una buena investigación.

Esta es clave e indispensable para abordar las lagunas del conocimiento, ayudando a los profesionales a desarrollar medidas eficientes para evaluar la clínica y las necesidades de los pacientes que limitan tanto su vida como la de sus familiares o cuidadores, determinar tratamientos activos efectivos y determinar el uso eficiente de los recursos previstos para los pacientes paliativos.

Gracias a la investigación, se han realizado progresos importantes en el campo del dolor y la administración de los síntomas. Muchas prácticas paliativas, sin embargo, se basan en evidencias históricas y, en muchos casos, no tienen la necesaria fundamentación con métodos científicos.

Los cuidados paliativos no se perciben como una parte integral necesaria de la investigación y la atención médica.

De hecho, el crecimiento del número de personas que viven con enfermedades graves no ha ido acompañado del mismo avance en las evidencias sobre cómo cuidarlas.

La investigación en cuidados paliativos es compleja y diversa; incluye investigaciones centradas en el reconocimiento de los valores, deseos y objetivos de atención de los pacientes, el manejo de síntomas biopsicosociales y problemas espirituales, la mejora de la calidad de vida, la comunicación y la toma de decisiones y el trabajo en equipo de los profesionales de la salud. Y, hay que tener en cuenta, que todo ello está dentro del contexto de enfermedades graves, potencialmente mortales o que limitan la vida.

 La pregunta de investigación va a determinar la elección de la población de estudio, el tipo de estudio y la metodología.

Es clave tener en cuenta las características específicas de los participantes en la investigación en cuidados paliativos a la hora de planificar un estudio.

Los participantes deben determinarse a través de criterios claros de inclusión y exclusión, de manera que ayude a los profesionales a determinar en qué circunstancias se pueden aplicar los hallazgos a sus pacientes, ya que las poblaciones difieren ampliamente y la evidencia derivada de una población puede aplicarse o no a otras poblaciones.

Los estudios que se centran en una población específica brindan información detallada sobre este grupo, pero tienen una generalización limitada a toda la población de cuidados paliativos. Por el contrario, puede haber una heterogeneidad considerable en los estudios con grupos mixtos de pacientes, lo que dificulta la interpretación de los hallazgos. Además, diferentes condiciones siguen distintas trayectorias de enfermedad, lo que tiene un impacto potencial en la retención de pacientes en el estudio y también en la comparabilidad de los datos.

 Para poder juzgar la generalización de los resultados, es necesaria una descripción explícita de las características clave de la muestra de estudio, ya sean pacientes, cuidadores, profesionales o público en general.

Las características demográficas y clínicas de la población son importantes y necesarias para comparar la muestra con la población y comprender las diferencias sustanciales, que podrían limitar la generalización.

Currow *et al.* (2012) sugieren una serie de características para definir la muestra de estudio. Así, aparte de los datos demográficos de edad, género, índice socioeconómico y etnia, según la muestra, es necesario añadir otras, usando medidas validadas de la variable de estudio:

- Pacientes: diagnósticos, comorbilidades, calidad de vida, síntomas físicos, psicosociales y espirituales, estado cognitivo, días desde la derivación hasta la muerte y pronóstico.
- Cuidadores: medir la carga del cuidador.
- Profesionales: antecedentes profesionales, experiencia en cuidados paliativos (años).
- Público general: estado civil, vivienda, religión, estatus socioeconómico.

Para comprender la muestra de un estudio y poner los resultados en contexto, es necesario hacer referencia a la población más amplia de la que se extrae la muestra. Teno *et al.* describen la muestra como el numerador, mientras que la población es el denominador, y este dato falta habitualmente en los estudios publicados.

Desafíos en la investigación sobre cuidados paliativos

Uno de los desafíos en la investigación sobre cuidados paliativos es poder atraer a investigadores experimentados a este campo de investigación, debido a las barreras identificadas, como la financiación, el considerado bajo valor científico, el apoyo institucional insuficiente, las estructuras profesionales inciertas y los cuidados paliativos que se malinterpretan solo como atención al final de la vida.

 La investigación en cuidados paliativos presenta una serie de limitaciones y desafíos especiales.

La investigación en cuidados paliativos presenta dificultades relacionadas fundamentalmente con la heterogeneidad de las poblaciones incluidas en los estudios, la gran variedad de provisión de servicios y la complejidad de la aplicación de principios básicos de investigación.

Dicha investigación presenta una serie de limitaciones y desafíos especiales, debido a la gravedad de las enfermedades de los pacientes, la presencia de síntomas coexistentes, la polifarmacia y otros factores inherentes al tratamiento de pacientes con cuidados paliativos.

La presencia de comorbilidades en diversas etapas de la enfermedad tiende a confundir los resultados de la investigación en desarrollo, y ello se hace más acusado en los últimos meses, semanas o días de vida.

 Uno de los principales problemas son las pérdidas de los pacientes durante el desarrollo del estudio.

El abandono puede deberse a varias causas: la progresión de la enfermedad, el traslado del paciente a un centro o ámbito diferente, la pérdida del interés por parte de este o de la familia, o su muerte. Esto compromete tanto el tamaño de la muestra como la homogeneidad de los grupos a comparar en ellos estudios analíticos, muy especialmente a los ensayos clínicos.

Los familiares y el paciente pueden percibir una mayor carga como resultado de su participación, así como una especial aversión a la aleatorización en caso de ensayos clínicos.

Por otro lado, se hace compleja la atribución de eventos adversos relacionados con el tratamiento debido a la progresión de la enfermedad.

El crecimiento de la evidencia se ha visto obstaculizado por ensayos con tamaños muestrales pequeños, cohortes de estudio no representativas y estudios que carecen del rigor suficiente.

Ciertos diseños de estudio son problemáticos en cuidados paliativos, y quizás el más discutido es el ensayo clínico aleatorizado. Hoy en día, se utilizan con más frecuencia los ensayos, especialmente los cruzados, para tratamientos farmacológicos en cuidados paliativos, aunque puede haber dificultades con el reclutamiento, la deserción y la medición. A pesar de las dificultades de reclutamiento existentes, muchos pacientes en cuidados paliativos y de apoyo desean participar en la investigación y contar su historia, sobre todo si sienten que pueden ayudar a otros en su situación en el futuro. Un desafío común en cuidados paliativos es establecer criterios adecuados para el reclutamiento para el estudio.

 Otro problema fundamental en la investigación en cuidados paliativos es el reclutamiento de pacientes.

El reclutamiento de pacientes en cuidados paliativos es difícil y exige mucho tiempo debido a las particulares características clínicas de los pacientes en situación avanzada y terminal, que complican la investigación en este campo:

- Los pacientes son, con frecuencia, personas mayores que sufren una cierta condición que afecta a varios sistemas del cuerpo, y no solamente a un órgano. Esa condición es comúnmente grave y presenta muchos síntomas simultáneos.
- La enfermedad es gradual y sus síntomas cambian muy rápidamente, sobre todo en los períodos finales.

- El tiempo de supervivencia es limitado, y es frecuente el uso de medicación variada.

Los estudios de investigación sobre cuidados paliativos requieren un diseño y una ejecución cuidadosos, y ser sensibles a las necesidades y preocupaciones de los pacientes, cuidadores y familiares para permitir su participación.

La discapacidad, la angustia física y el deterioro cognitivo constituyen barreras para la participación de las personas en los estudios de investigación, pero existen formas de permitir que los pacientes participen brindándoles asistencia para completar cuestionarios y utilizar enfoques flexibles y receptivos para la recopilación de datos, para acomodar las capacidades físicas y cognitivas de los pacientes.

La falta de consenso al respecto de las escalas e instrumentos más idóneos para la valoración de la calidad de vida, depresión y sintomatología constituye un importante impedimento a la hora de comparar y agrupar resultados. Se aprecia que los instrumentos empleados para la medición varían sustancialmente en cuanto al número de subescalas, ítems y síntomas evaluados, y esto limita en gran medida la extrapolación y generalización de los resultados.

En el informe sobre «Evaluación de las intervenciones de cuidados paliativos precoces en cáncer», desarrollado en 2021 por la Agencia Gallega para la Gestión del Conocimiento en Salud (ACIS), se concluye que, con vistas a poder evaluar el valor añadido de los diferentes modelos de cuidados paliativos, es crítico consensuar las variables y escalas que serían más idóneas para medir los beneficios de los cuidados paliativos y desarrollar definiciones homogéneas al respecto de lo que se considera un modelo de cuidados paliativos adecuado, explicitando los requisitos y elementos específicos que se deben cumplir en cuanto a actuaciones e intervenciones, profesionales implicados y temporalidad, y diferenciando entre los distintos modelos de coordinación existentes (coordinados, integrados) y la oferta de estos (a demanda, sistemáticos).

Los ensayos clínicos controlados son necesarios en medicina paliativa, pero algunos puntos requieren especial énfasis. Los pacientes que reciben cuidados paliativos a menudo son ancianos y frágiles, tienen una esperanza de vida corta y una gran carga de síntomas, junto con angustia psicológica y preocupaciones existenciales. Dado que la derivación a cuidados paliativos especializados con frecuencia se realiza demasiado tarde en la trayectoria de la enfermedad, esta puede ser la primera vez que se realizan las intervenciones y el seguimiento adecuados.

Los ensayos clínicos suelen ser de pequeño tamaño muestral y con alto riesgo de sesgo. A efectos de la validez, es especialmente crítico el sesgo derivado del conocimiento de la intervención prevista por parte de los participantes, tratándose de medidas de resultado que podrían estar condicionadas a la percepción subjetiva del paciente. Asimismo, es importante el hecho de que el evaluador no fuese ciego a la intervención, porque este podría sugestionar al paciente e influir igualmente en la percepción del bienestar, además de los problemas éticos que se mencionarán posteriormente.

Por otro lado, la medicina paliativa es eminentemente adecuada para los métodos cualitativos de investigación, ya que la experiencia subjetiva ocupa un lugar privilegiado en este trabajo, desde el control de los síntomas hasta las complejidades de la planificación anticipada de la atención y el establecimiento de prioridades y valores para el paciente. La diversidad de métodos dentro de la investigación cualitativa se ha sumado a la dificultad de establecer un acuerdo sobre la calidad y validez de este paradigma de investigación.

Sin embargo, la creciente aceptación de la llamada investigación de método mixto en los últimos años, en la que se emplean métodos cualitativos y cuantitativos en un solo estudio, ha proporcionado un conducto para un intercambio más fructífero de epistemologías, habilidades y puntos de vista respectivos para los defensores de ambas investigaciones.

Las revisiones sistemáticas con o sin metaanálisis se han vuelto cada vez más importantes. Estos últimos combinan los resultados de múltiples estudios, preferiblemente ensayos controlados aleatorios, aunque pueden realizarse con otros tipos de estudios, con el objetivo de aumentar el poder, mejorar las estimaciones del tamaño del efecto y resolver la incertidumbre cuando los resultados de los estudios no son concordantes. Las revisiones sistemáticas se adhieren a un diseño científico estricto para hacerlas más completas y reducir el sesgo, aumentando así su confiabilidad. Estos métodos son poderosos, ya que agregan grandes cantidades de datos y proporcionan evidencia de la investigación paliativa.

En cuidados paliativos, la falta de consenso al respecto de las escalas o instrumentos de medida más idóneos para medir la calidad de vida, sintomatología o depresión se considera un importante impedimento a la hora de comparar y agrupar resultados, sobre todo porque algunos estudios sugieren que los resultados podrían variar dependiendo de la escala empleada. De igual forma, puede influir en los resultados la gran variabilidad observada en los distintos modelos de provisión de la asistencia de cuidados paliativos o en las propias características sociodemográficas de los pacientes.

Ética en la investigación de cuidados paliativos

El crecimiento reciente de la investigación sobre cuidados paliativos ha creado un campo heterogéneo que abarca técnicas tanto cualitativas como cuantitativas, diseños de estudios descriptivos e intervencionistas y actividades de mejora de la calidad, pero su progreso se ha visto obstaculizado por una persistente incertidumbre sobre la ética de estos estudios y la pertinencia de si a los pacientes que se acercan al final de la vida se les debe pedir alguna vez que participen en una investigación.

Los pacientes con enfermedades avanzadas, sin posibilidades de curación, han sido siempre incluidos dentro de lo que se denominan poblaciones vulnerables, y la percepción de que su situación es de vulnerabilidad extrema probablemente sea una de las causas por las que la investigación que los incluye sea escasa, y las medidas terapéuticas y paliativas que se toman para mejorar su condición no siempre se basen en la mejor evidencia científica.

 La investigación en pacientes en fase terminal ha sido éticamente cuestionada, en especial debido a la vulnerabilidad de este grupo de pacientes y de su inhabilidad para participar en el proceso de decisión.

Existe una alta incidencia de problemas cognitivos y dificultades para lograr su asentimiento libre e informado, toda vez que se produce fácilmente dependencia de la institución en donde son cuidados, con sensaciones de gratitud, entre otros elementos.

Tales desafíos no son específicos de esta área, sino también de otras, como la geriatría y la medicina intensiva, pero eso no justifica insertar los cuidados paliativos en una categoría especial. La investigación en esta área debe respetar los principios éticos consagrados internacionalmente, que gobiernan cualquier investigación clínica. Sin embargo, hay que poner atención en el proceso de evaluación de riesgos y ventajas de un proyecto de investigación determinado, cuya interpretación puede variar mucho según el período de progresión de la enfermedad. Los objetivos del cuidado cambian con frecuencia en los períodos finales y, en estos, la calidad de vida es la mayor prioridad.

> **!** Factores clave en la realización ética de la investigación en cuidados paliativos:
> - Daño potencial mínimo.
> - Posible mejora en la calidad de vida.
> - El consentimiento informado a veces puede necesitar la participación de los cuidadores.
> - Considerar la autonomía y la vulnerabilidad de los pacientes.
> - Evitar la influencia indebida a los profesionales.

Existen aspectos éticos que es necesario que los profesionales e investigadores tengan en cuenta en el momento del diseño y realización en la investigación de cuidados paliativos. Hay una serie de factores que se pueden considerar clave en la realización ética de la investigación en cuidados paliativos, en la que los participantes son particularmente vulnerables, debido a su necesidad desesperada de opciones de tratamiento.

Es necesario considerar en los objetivos del estudio la posibilidad de un daño potencial mínimo (incluida la angustia y la carga relacionada con la investigación para el paciente y el cuidador) y una posible mejora en la calidad de vida.

El consentimiento informado para los ensayos clínicos debe incluir la comprensión del propósito de la investigación, los riesgos previsibles, los posibles beneficios, los procedimientos o tratamientos alternativos apropiados, la confidencialidad de los registros, la participación voluntaria, la capacidad de retirarse en cualquier momento y que la siguiente atención no dependa de la participación en el ensayo.

Dicho consentimiento a veces puede necesitar la participación de los cuidadores. Se debe tener precaución para asegurar la capacidad de decisión del participante. Es necesario obtener el consentimiento del sustituto en ciertas situaciones (por ejemplo, niños, estudios de delirio).

La persona autónoma es aquella que puede realizar un adecuado balance riesgo-beneficio y tomar decisiones en el sentido de su propio interés. El respeto por las personas implica la exigencia moral de reconocer esta autonomía y de proteger a aquellos cuya autonomía está disminuida. En investigación científica habitualmente se considera que la vulnerabilidad de las personas involucra dos aspectos: la falta de capacidad de decidir y la no voluntariedad de las decisiones.

Esta capacidad es característicamente fluctuante: mientras que algunos pacientes podrán tener alteraciones cognitivas que dificulten este entendimiento, que no necesariamente serán permanentes, otros no las tendrán hasta etapas muy avanzadas de su enfermedad.

Se considera que la mayoría de los pacientes con enfermedad avanzada, en realidad, aprecian que se les pregunte y están ansiosos por participar en estudios a pesar de tener una enfermedad avanzada. Es poco ético no preguntar a los pacientes, ya que son ellos los que deben decidir, si es posible.

Existen elementos de las intervenciones tempranas en cuidados paliativos que podrían favorecer la autonomía de la persona, como son la toma de decisiones compartidas y la planificación de los cuidados. Estos elementos forman parte de los cuidados paliativos en general, y actualmente existe unanimidad entre la comunidad médica de que no es adecuado aplazar y dejar para el final la toma de decisiones sobre aspectos relevantes referidos al tratamiento en la fase final de la vida y últimos días. Se trata de una toma de decisiones compartida, es decir, de un proceso de decisión conjunta entre el paciente y los profesionales sanitarios que lo atienden, cuyo principal objetivo es que aquel esté informado y adopte un papel más activo en las decisiones sobre su salud. Esto puede ser llevado al terreno de su participación en la investigación.

Por otro lado, no hay que olvidar la denominada *influencia indebida*, causada porque los pacientes con enfermedad avanzada pueden tornarse muy dependientes de sus médicos. Cuando estos son además los investigadores, puede generarse una amenaza a la voluntariedad, ya que el paciente puede no querer defraudar a su médico y sentirse temeroso de no recibir la atención que le corresponde si se niega a participar o decide retirarse del estudio después de haber ingresado. La opinión de su médico puede tener una fuerte influencia en el paciente. Esto puede evitarse si el médico responsable de su atención no es la persona que solicita el consentimiento.

Si bien la conducta ética de los estudios de investigación debe ser revisada siempre por los respectivos comités de ética de la institución u organización implicada en la investigación, esta debe ser especialmente cuidadosa en la investigación en cuidados paliativos.

El tipo de metodología de investigación empleada durante la investigación de cuidados paliativos plantea diversas cuestiones éticas.

Los ensayos clínicos aleatorizados plantean problemas particulares en la investigación paliativa. La aleatorización puede implicar parcialmente renunciar a la atención individualizada y, para algunos pacientes, renunciar a los beneficios potenciales de un nuevo tratamiento o atención, especialmente el uso de placebo en una población vulnerable.

Los estudios cualitativos, que con frecuencia exploran los problemas con gran detalle, pueden crear una carga emocional para los pacientes y sus familias. Los médicos pueden ser contactados por investigadores que deseen estudiar a sus pacientes y pueden estar preocupados por algunos aspectos éticos de la entrevista. Las preocupaciones pueden incluir la angustia potencial que pueden causar las entrevistas, que pueden interferir con la relación médico-paciente.

El investigador llega a conocer a los entrevistados de una manera más íntima. Las entrevistas que plantean cuestiones como enfermedades terminales, sufrimiento y pérdida pueden traer a la palestra los sentimientos de los participantes de la investigación, que anteriormente pueden haber sido reprimidos en gran medida.

En diversos estudios mediante entrevistas en pacientes con cáncer, los pacientes han referido que les perturba emocionalmente el recuerdo de su diagnóstico, sienten malestar hablando sobre su enfermedad y se cuestionan si su condición pudiera ser más grave de lo que habían supuesto.

Prioridades en investigación

El establecimiento de prioridades es una tarea esencial para ayudar a dirigir los recursos finitos para apoyar la investigación, lo cual traerá beneficios tangibles y tratamientos basados en evidencia para las personas que pueden estar en los últimos años de vida. Hay muchas preguntas sin respuesta que deben abordarse. Una vez que se identifican y priorizan las necesidades de las personas, los investigadores pueden buscar respuestas a las preguntas y los financiadores de la investigación pueden dirigir mejor sus recursos.

A pesar de ser una gran preocupación para los pacientes, las familias y los proveedores de atención médica, los cuidados paliativos, la muerte y el morir constituyen un área de investigación sin prioridad que recibe poco reconocimiento dentro de la comunidad médica académica. Por lo tanto, esto rara vez se prioriza en los concursos de financiación, donde los tratamientos novedosos y la investigación básica que abogan por la cura reciben la atención.

Existen diversos enfoques metodológicos para determinar la priorización de la investigación en cuidados paliativos, pero no hay un acuerdo sobre cuál constituye el mejor método, existiendo solo evidencias limitadas.

Las metodologías de consenso son las más utilizadas; así, se ha utilizado el método Delphi, talleres o técnicas de grupo nominal, entre otros.

> **!** Para establecer la priorización de la investigación en cuidados paliativos, debe haber representación de pacientes, familias y cuidadores.

Se han apreciado discrepancias entre las prioridades de los pacientes y los profesionales de la salud, por lo que es necesario incluir a pacientes y cuidadores en la agenda de investigación de cuidados paliativos para garantizar la relevancia de sus necesidades.

Hay varias organizaciones, redes e individuos que han emprendido una variedad de procesos de establecimiento de prioridades de ámbito nacional en diferentes países e internacionalmente. Aunque una gran proporción se ha desarrollado específicamente para un tipo de enfermedad, también se han identificado prioridades según el entorno de atención, características demográficas de los pacientes o componentes específicos de los cuidados paliativos, como el dolor y el cuidado espiritual.

Si bien es importante que se consideren y aborden las necesidades de cuidados paliativos de grupos de enfermedades y poblaciones específicas, para permitir el aprendizaje transferible, es necesario establecer prioridades de investigación globales que puedan proporcionar una agenda de investigación coherente, destacando problemas globales complejos multifacéticos.

Hay que destacar la iniciativa de la James Lind Alliance (JLA), organización sin ánimo de lucro, en la que pacientes, cuidadores y profesionales priorizan preguntas no resueltas sobre los efectos producidos por algunos tratamientos, de forma que los organismos que financian la investigación puedan conocer los problemas que las personas valoran más. Desarrollan las denominadas *asociaciones de establecimiento de prioridades* (PSP, *priority setting partnerships*).

Las PSP de la JLA identifican y priorizan las preguntas sin respuesta o las incertidumbres de la evidencia, de modo que los financiadores de la investigación en salud sean conscientes de los problemas que más importan a las personas que necesitan utilizar la investigación en su vida cotidiana. La PSP de cuidados paliativos y al final de la vida (PeolcPSP, *palliative and end of life care* PSP) fue iniciada por la Organización Marie Curie y supervisada de forma independiente por la JLA, involucrando a otras 30 organizaciones y grupos de apoyo. Participaron más de 1.400 personas, pacientes en los últimos años de vida, cuidadores actuales y anteriores, y profesionales sanitarios y sociales, para determinar las preguntas sin respuesta más importantes que podrían mejorar la atención y las experiencias en general.

La PSP top 10 de cuidados paliativos y al final de la vida se publicó en enero de 2015, siendo la máxima prioridad para el futuro de la investigación sobre este tema la identificación de las mejores formas de brindar atención y apoyo a las personas con enfermedades terminales, sus familias y cuidadores fuera del «horario laboral». Esto incluye el manejo de síntomas, asesoramiento, visitas al médico de cabecera y apoyo las 24 horas para pacientes, cuidadores y familias. Las siguientes preguntas top fueron:

- ¿Cómo se puede mejorar el acceso a los servicios de cuidados paliativos para todos, independientemente de dónde se encuentren?
- ¿Cuáles son los beneficios de la planificación anticipada de la atención y otros enfoques para escuchar e incorporar las preferencias de los pacientes? ¿Quién debería implementar esto y cuándo?
- ¿Qué información y capacitación necesitan los cuidadores y las familias para brindar la mejor atención a su ser querido que se está muriendo, incluida la capacitación para administrar medicamentos en el hogar?
- ¿Cómo se puede garantizar que el personal, incluidos los asistentes de atención médica, estén adecuadamente capacitados para brindar cuidados paliativos, sin importar dónde se brinde la atención? ¿Aumentar la cantidad de personal aumenta la calidad de la atención brindada en todos los entornos? ¿En qué medida afecta la financiación a estos temas?
- ¿Cuáles son las mejores formas de determinar las necesidades de cuidados paliativos de una persona, y luego iniciar y brindar este cuidado a pacientes con enfermedades no cancerosas (enfermedad pulmonar obstructiva crónica), insuficiencia cardíaca, enfermedad de la neurona motora, sida, esclerosis

múltiple, enfermedad de Crohn, enfermedad de Parkinson, demencia y accidente cerebrovascular)?

• ¿Cuáles son los servicios básicos de cuidados paliativos que deben proporcionarse, independientemente de los diagnósticos de los pacientes?

• ¿Cuáles son los beneficios y las mejores formas de brindar atención en el hogar del paciente y cómo se puede mantener la atención domiciliaria el mayor tiempo posible? ¿La buena coordinación de servicios afecta a esto?

• ¿Cuáles son las mejores formas de garantizar la continuidad de los pacientes al final de la vida, en términos del personal con el que tienen contacto, y mejora esto la calidad de los cuidados paliativos? ¿Mejoraría este proceso tener un coordinador de casos designado?

• ¿Cuáles son las mejores formas de evaluar y tratar el dolor y la incomodidad en personas al final de la vida con dificultades cognitivas y/o de comunicación, quizás debido a enfermedad de la neurona motora, demencia, enfermedad de Parkinson, tumor cerebral (incluido el glioblastoma) o cáncer de cabeza y de cuello, por ejemplo?

Hasson *et al.* (2020) realizan una revisión sistemática de estudios que suscitan prioridades de investigación, incluido el estudio de la JLA, identificando una serie de áreas prioritarias, el modelo de servicio, la continuidad de la atención, entrenamiento y educación, desigualdad de acceso, comunicación, preferencias y experiencias del paciente, y reconocer las necesidades de la familia/cuidador y la importancia de las familias. Aprecia que los enfoques metodológicos de los estudios son diversos, habiendo poca representación de las agendas impulsadas por pacientes y cuidadores.

Respecto al modelo de servicio, se centró principalmente en la prestación de servicios de atención domiciliaria y atención fuera del horario laboral en todos los grupos de enfermedades, con un enfoque particular en explicar los beneficios de la atención domiciliaria, comprender y conocer las necesidades de los pacientes, las necesidades y los mecanismos para mantener la independencia y permitir que los pacientes permanezcan en casa.

La continuidad de la atención se relaciona con la naturaleza interdisciplinaria de la prestación de cuidados paliativos con miras a facilitar una mayor continuidad en todos los servicios relacionados con los cuidados paliativos, para disminuir el número de profesionales con los que los pacientes entran en contacto mientras reciben cuidados paliativos, así como explorar cómo los pacientes hacen la transición entre los servicios. La mejora de la comunicación entre la atención primaria y el hospital también se reconoció como una prioridad para futuras investigaciones que pueden respaldar una mayor continuidad de la atención.

La desigualdad de acceso incorpora cuestiones relacionadas con la desigualdad debido al diagnóstico y falta de conocimiento sobre la evolución de la enfermedad con patologías distintas del cáncer, y con los factores culturales, sociales y de ubicación geográfica, siendo necesaria la investigación para fundamentar intervenciones que promuevan el acceso equitativo.

Respecto a la comunicación, hay necesidad de obtener evidencias para mejorar la comunicación a todos los niveles. Es necesario seguir investigando las formas en que la información precisa sobre el pronóstico del paciente puede ser mejor comunicada, aprender a escuchar y entender lo que están diciendo los pacientes, y establecer mejores maneras de asegurarse de que haya una buena comunicación entre profesionales que trabajan en diferentes ámbitos.

Las preferencias y experiencias del paciente incorporan prioridades relacionadas con las necesidades específicas de los pacientes y los resultados en torno al tratamiento de los síntomas fisiológicos y psicológicos, que dificultan su capacidad para vivir bien y con autonomía. Los pacientes desean ser independientes durante el mayor tiempo posible, y se sabe poco sobre sus experiencias vividas con los cuidados paliativos y la sensación de pérdida de los pacientes, al no poder participar en actividades y pasatiempos que antes disfrutaban. Se necesita más investigación para informar cómo se puede optimizar la calidad de la atención al identificar mejores formas de controlar el dolor y los síntomas del paciente, y reducir el impacto tóxico de los tratamientos experimentales contra el cáncer.

Respecto a reconocer las necesidades y la importancia de los cuidadores familiares, destaca la necesidad de investigaciones que proporcionen una mayor comprensión de las necesidades de las familias y cuidadores de cuidados paliativos, investigaciones para promover una mejor comprensión de las estrategias efectivas para mejorar la participación de los pacientes y sus familias en la toma de decisiones con respecto a la atención al final de la vida del paciente y el apoyo de duelo para la familia, e investigar las necesidades de apoyo a la educación y formación de los cuidadores, especialmente para los cuidados en el hogar.

Cotogni *et al.* (2022), en una revisión narrativa, refieren que los datos de la última década muestran un aumento en el número de investigadores y publicaciones de cuidados paliativos, así como una gran cantidad de evidencia que demuestra los beneficios de los cuidados paliativos tempranos en muchas enfermedades crónicas graves, siendo necesarios más estudios prospectivos a gran escala sobre la utilización y los resultados asociados. Además, los intentos futuros de identificar un modelo para brindar la mejor atención a los pacientes con cuidados paliativos deben incluir una representación multidisciplinaria de proveedores de atención médica y otras partes interesadas, así como pacientes, familias y cuidadores. Dicha inclusión brindará confiabilidad y mejorará la factibilidad de las prioridades desarrolladas.

Indica que las intervenciones clave para crear un nuevo modelo de atención para pacientes con enfermedades crónicas graves en hospitales de agudos incluyen: el uso de herramientas de detección validadas para identificar a las personas con necesidades de cuidados paliativos insatisfechas y la toma de decisiones organizacionales para gestionar las admisiones hospitalarias no planificadas. Además, existe una necesidad fuerte y urgente para intervenciones que promuevan el acceso de calidad equitativo a cuidados paliativos y al final de la vida, adaptados para satisfacer las necesidades del paciente, especialmente para los pacientes sin cáncer. De igual forma, existe la necesidad de mejorar todos los aspectos de la comunicación. Este problema incluye la comunicación entre los médicos, los pacientes y las familias/cuidadores, así como entre los médicos de diferentes especialidades y servicios (es decir, hospitales de cuidados intensivos y servicios de cuidados paliativos basados en la comunidad). Además, en hospitales sin unidad de cuidados paliativos debería ser posible, mediante un proceso de consulta, trasladar a los pacientes que la precisen a un hospital que tenga dicha unidad disponible.

Respecto a la docencia, la capacitación de clínicos que no son especialistas de cuidados paliativos es un área crítica para la investigación, con el personal de atención primaria y de urgencias como el grupo principal de profesionales de la salud que deben ser objeto de educación adicional. En particular, la educación médica continua, así como los recursos actualizados sobre el manejo del dolor y los síntomas en el cuidado al final de la vida, pueden mejorar la prestación de los servicios de los cuidados paliativos en la práctica diaria. Además, debe mejorarse la educación de los médicos sobre cómo y cuándo comunicar mejor la transición del tratamiento activo a los cuidados paliativos y el pronóstico del paciente.

El informe ACIS 2021 «Evaluación de las intervenciones precoces de cuidados paliativos en el cáncer» considera de interés la realización de un estudio cualitativo con profesionales, pacientes y familiares que permita analizar la visión, las opiniones y experiencias de los cuidados paliativos en el contexto del Sistema Nacional de Salud (SNS).

DOCENCIA EN CUIDADOS PALIATIVOS

Se analiza a continuación la docencia en cuidados paliativos.

Docencia de pregrado

Todos los profesionales de la salud necesitan ciertos conocimientos, habilidades y actitudes para atender a pacientes al final de sus vidas, tanto los que desarrollan su actividad en atención primaria u hospitalaria, que tratan con alguna frecuencia pacientes con enfermedades avanzadas, como los especializados en cuidados paliativos. Y a pesar de que cada vez existen mayores oportunidades de formación en esta materia, es un hecho constatado que muchos pacientes aún reciben cuidados subóptimos en estas últimas etapas de sus vidas. La mayoría de ellos no necesitan cuidados paliativos altamente especializados, sino que los médicos que les atienden habitualmente tengan buenas habilidades generales en esta materia. La medicina paliativa no está ligada a una especialidad concreta, sino que es aplicable a cualquier médico, ya que recibir este tipo de atención es un derecho de los pacientes, y facilitarla es responsabilidad de todo médico.

Aunque las necesidades de formación sean distintas según el ámbito de trabajo, los fundamentos de estas competencias deben adquirirse en las etapas de pregrado. En este contexto, se puede citar como iniciativa innovadora destacable el desarrollo de un instrumento de evaluación, denominado *herramienta de evaluación de la educación paliativa* (PEAT, *Palliative Education Assessment Tool*), desarrollado en 2000 por autores del Centro de Bioética Urbana de la Academia de Medicina de Nueva York, para facilitar el mapeo curricular de la educación en cuidados paliativos.

Esta herramienta comprende siete dominios: cuidados paliativos, dolor, síntomas neuropsicológicos, otros síntomas, aspectos éticos y legales, perspectivas de los pacientes/familiares/cuidadores no clínicos y habilidades de comunicación clínica. Cada dominio detalla objetivos curriculares específicos de conocimientos, habilidades y actitudes. Está diseñada como una herramienta de autoevaluación que ayuda a determinar la existencia de formación en medicina paliativa, generalmente presente, aunque de manera dispersa y a veces relativamente «oculta», a lo largo del plan de estudios de la carrera de Medicina.

Si bien muchos países y universidades han mejorado su enseñanza de pregrado en cuidados paliativos en los últimos años, sigue existiendo una gran variabilidad, inconsistencias y deficiencias en cuanto a la cantidad y calidad de la educación de pregrado. De hecho, la barrera más frecuente para el desarrollo de los cuidados paliativos en Europa occidental es la falta de oportunidades de formación y capacitación. En este sentido, el grupo de trabajo sobre educación médica y formación en cuidados paliativos de la EAPC (disponible en: www.eapcnet.eu) publicó en 2007 una primera versión, revisada en 2013, de las «Recomendaciones para el Desarrollo de un Plan de Estudios de Pregrado en Medicina Paliativa para las Facultades de Medicina Europeas».

> **!** El plan de estudios de pregrado propuesto por la EAPC integra los siete dominios que componen la herramienta PEAT, y está compuesto por estas seis secciones, con los siguientes porcentajes de dedicación:
> • Conceptos básicos de los cuidados paliativos (5 %).
> • Manejo del dolor y los síntomas (50 %).
> • Aspectos psicosociales y espirituales (20 %).
> • Cuestiones éticas y legales (5 %).
> • Comunicación (15 %).
> • Trabajo en equipo y autorreflexión (5 %).

Como estrategias educativas, la EAPC recomienda tener en cuenta los siguientes aspectos:

• En primer lugar y de manera prioritaria, el aprendizaje experiencial, incluido el contacto con pacientes hospitalizados, en consulta del hospital o en entornos comunitarios, incluidos los encuentros con pacientes y familiares.
• Debe fomentarse el *debriefing* (intervención aguda para disipar la carga emocional acumulada tras una vivencia traumática, favoreciendo el apoyo intragrupal).
• Aplicación de técnicas activas (aprendizaje basado en problemas, discusión, juego de roles), mejor que pasivas.
• Favorecer el aprendizaje multidisciplinario para fomentar la cooperación.
• Integración horizontal: conocer las áreas de cuidados paliativos impartidas por colegas de otras disciplinas (por ejemplo, de técnicas invasivas para el dolor, drenaje de derrames pleurales, etcétera).
• Encuentros repetidos para la autorreflexión y discusiones grupales sobre situaciones difíciles, incluidos problemas familiares, problemas de equipo y duelo.
• Integración de las consideraciones éticas y psicosociales en todos los aspectos de la formación.

La situación en España está cambiando de manera lenta pero progresiva. La necesaria adaptación de los planes de estudio al nuevo Espacio Europeo de Educación Superior (proceso de Bolonia) abrió la posibilidad de incluir la asignatura de cuidados paliativos entre las materias de grado de Medicina. En el *Libro Blanco* del título de grado en Medicina, elaborado en 2005, los decanos de las facultades de Medicina proponían que los cuidados paliativos tuvieran un lugar en el plan de formación médico como un bloque de «materia formativa común», dentro del bloque de patología humana, y algunas facultades ya han aprobado sus nuevos planes de estudios con Cuidados paliativos como asignatura obligatoria. Sin embargo, para la mayoría de los centros docentes, los cuidados paliativos están al margen de su actividad central, más enfocada al diagnóstico y tratamiento de entidades nosológicas concretas. No obstante, cuando los estudiantes de Medicina participan en actividades formativas optativas sobre cuidados paliativos, sienten que se trata de una nueva área de conocimiento para ellos y que estas habilidades son fácilmente transferibles a todo tipo de pacientes, de modo que les pone en situación para ser mejores médicos.

En España, el Ministerio de Sanidad está ya trabajando en una actualización de la Estrategia en Cuidados Paliativos del SNS, cuya última revisión data del año 2014. En esta actualización, se desarrollan las líneas estratégicas sobre la atención integral, la coordinación, la autonomía de los enfermos y también la formación de los profesionales y la investigación. Es de destacar que, ya en la versión de 2014, se recomendaba la «inclusión de los cuidados paliativos en el currículo de formación de grado de las Ciencias de la Salud». Asimismo, entre sus objetivos específicos figuraba «establecer en las comunidades autónomas un Plan de Formación Continuada en Cuidados Paliativos para los profesionales de atención primaria, atención especializada y para aquellos profesionales que se dediquen específicamente a cuidados paliativos».

En cuanto a los métodos de enseñanza de pregrado, aparte de los más formales, basados en clases teóricas, se están incorporando progresivamente otros métodos como, por ejemplo, para el desarrollo de habilidades de comunicación, enseñanza basada en problemas, *role-play* (juego de rol), consultas con pacientes simulados, visitas a unidades de cuidados paliativos o a domicilios de pacientes, foros multidisciplinarios para tratar el manejo de síntomas, aspectos legales, éticos, etc. Otros enfoques incluyen encuentros con familiares, con discusiones acerca del pronóstico, establecimiento de metas, resolución de conflictos, etc. Incluso se emplean recursos como la literatura, el cine o el teatro.

Los estudiantes comentan a menudo que atender a un paciente terminal les provoca ansiedad, de la misma manera que los educadores pueden compartir cierta angustia emocional y mostrarse predispuestos a proteger a los estudiantes de estos sentimientos. Sin embargo, experiencias con alumnos británicos que participaron voluntariamente en hospicios indican resultados positivos al enfrentarse a estas incómodas situaciones. Por ello, los centros de formación debieran permitir a los estudiantes que pasen por esta experiencia de ver pacientes al borde de la muerte, aunque siempre contando con el necesario apoyo para abordar posibles respuestas emocionales exageradas.

La medicina paliativa es muy adecuada como foco para la educación interprofesional. Una vez se presenta a los estudiantes los roles de los diferentes profesionales, se destaca la necesidad del trabajo en equipo y se fomenta el respeto mutuo entre sus miembros. Las reuniones con el equipo multidisciplinario pueden ayudar a los estudiantes a aprender el valor del funcionamiento del equipo interprofesional, pueden reforzar la importancia y el funcionamiento del espectro de profesionales sanitarios necesarios para ofrecer cuidados paliativos integrales.

La educación de pregrado en medicina paliativa requiere una planificación curricular escrupulosa similar a otras especialidades médicas. Debe incluir el establecimiento de competencias, el uso de una combinación de múltiples estrategias de enseñanza, la atención a los estilos de aprendizaje de los estudiantes, un enfoque en el aprendizaje interprofesional y la valoración y evaluación. Se debe prestar atención no solo a la instrucción en el conocimiento, sino también a las habilidades de comunicación y otros componentes del profesionalismo, incluida la compasión.

El papel de la enfermería en los cuidados paliativos no es diferente a sus quehaceres diarios en lo que se refiere a la atención al paciente, las labores de coordinación, el apoyo a los pacientes y sus familias y cuidadores, así como la colaboración con otros profesionales de la salud. Pero es cierto que adquieren una mayor dimensión cuando se aplican a personas que se encuentran en el final de sus vidas.

La enfermería y los cuidados paliativos expresan valores compartidos, poniendo el acento en la calidad de vida, en los síntomas más que en las enfermedades, en la dignidad, el holismo y la multidisciplinariedad. Las competencias de la enfermera especialista en cuidados paliativos pueden centrarse en cinco áreas interrelacionadas: relaciones terapéuticas, cuidados de soporte complejos, práctica colaborativa, liderazgo y mejora de la práctica. Los métodos de enseñanza deberían seguir los principios de la enseñanza de adultos, centrados en el pensamiento crítico, técnicas de resolución de problemas y comunicación multiprofesional. Los recursos potencialmente a emplear incluyen: enseñanza teórica, práctica clínica, trabajo en grupos, demostraciones prácticas (*role-play*), experiencias reales, autoformación, etcétera.

Docencia de posgrado

En España, la enseñanza en cuidados paliativos no tiene el reconocimiento como especialidad o subespecialidad como en otros países del entorno, como Francia, Alemania, Reino Unido, etc. La proporción de médicos que se orientan hacia la especialización en cuidados paliativos es baja. Sin embargo, desde la mayoría de las especialidades se atenderán pacientes con enfermedades incurables.

Así, la experiencia en cuidados paliativos se reconoce como una habilidad esencial para los médicos de familia en formación, pero también hay una creciente conciencia de la necesidad de adquirir habilidades en cuidados paliativos en especialidades como medicina interna, cirugía, oncología, cardiología, neumología, reumatología, geriatría, neurología, nefrología, etc. A medida que la medicina se vuelve más especializada, los médicos tienen la posibilidad de elegir una subespecialidad para desarrollar dentro de su campo de acción.

En la formación de posgrado, el enfoque evoluciona desde la necesidad de aprobar los exámenes hacia la necesidad de prestar una atención de calidad a los pacientes de manera individualizada. Este impulso a la formación, que parte de la necesidad de aprender, es la característica más importante de la educación de posgrado.

Todos los profesionales sociosanitarios (médicos, enfermeros, farmacéuticos, trabajadores sociales, etc.) deben tener los conocimientos, habilidades y actitudes necesarios para poder cumplir sus funciones de manera efectiva.

> ❗ El Departamento de Salud del Reino Unido establece tres categorías de profesionales sociosanitarios, según sus necesidades de formación en cuidados paliativos, entre aquellos que pueden tener algún papel en la atención de personas y sus cuidadores al final de sus vidas:
> • Grupo A: los que trabajan en unidades especializadas de cuidados paliativos.
> • Grupo B: los que abordan con frecuencia los cuidados al final de la vida. Por ejemplo, desde las unidades de urgencias, cuidados intensivos, geriatría, neumología, neurología, oncología, etcétera.
> • Grupo C: profesionales de otros servicios que tratan poco frecuentemente con este tipo de pacientes.

Los del grupo A dedican todo su tiempo a pacientes en las últimas etapas de sus vidas, en unidades especializadas de cuidados paliativos. Han de tener sus propios planes de estudio, con los niveles más altos de conocimiento, habilidades y comprensión, bien en el marco de una formación como especialista o bien dentro de su desarrollo profesional continuado. Debería incluir formación en habilidades de comunicación, evaluación de las necesidades y preferencias de los pacientes, planificación anticipada de la atención y control de síntomas.

El grupo B lo componen profesionales que se enfrentan frecuentemente a tener que prestar cuidados al final de la vida, tanto en atención primaria como hospitalaria o comunitaria. Este grupo es el que tiene mayores necesidades de formación, particularmente médicos, tanto en atención primaria como secundaria y enfermeros de distrito. Juegan un papel muy importante a la hora de detectar e iniciar el camino de los cuidados paliativos y garantizar su posterior continuidad asistencial. A pesar de todo, muchos se reconocen con falta de preparación para la atención de este tipo de pacientes, escasa confianza a la hora de dar malas noticias, empatizar y discutir sobre el pronóstico y el control sintomático.

Los del grupo C son profesionales que tratan poco frecuentemente con este tipo de necesidades en su día a día, como médicos de determinadas especialidades, personal de residencias sociosanitarias, de centros de día, atención domiciliaria, etc. Este grupo debe tener una buena formación básica en este tipo de cuidados, pero, sobre todo, han de estar capacitados para reconocer cuándo sus pacientes se aproximan al final de sus vidas y dónde tienen que buscar asesoramiento y apoyos.

> ❗ Por otro lado, la EAPC ya en 2010 recomendaba la implantación de un proceso de formación de especialista o la subespecialidad en medicina paliativa en cada país europeo y que cada país establezca progresivamente varios niveles de formación especializada:
> • Formación básica, que debería estar incluida en la formación de pregrado y, de no ser así, debería ser obligatoria en la formación especializada.
> • Diploma de posgrado para médicos generales y especialistas con interés en cuidados paliativos.
> • Formación de especialistas en medicina paliativa.

Asimismo, la EAPC describió en 2004 tres niveles de educación en cuidados paliativos para enfermería:

• Nivel básico de formación, tanto de pregrado como de posgrado, que se refiere a la formación inicial de estudiantes y profesionales cualificados, con posibilidad de tener que enfrentarse a casos con necesidad de cuidados paliativos.
• Nivel avanzado de formación posgraduada, referida a profesionales con un papel directo en este tipo de cuidados o que los tienen que abordar frecuentemente.
• Formación especialista de posgrado, dirigida a profesionales responsables de unidades de cuidados paliativos, consultores o aquellos que participan en labores de educación o investigación.

Cualquier programa de posgrado, también en cuidados paliativos, debe centrarse en los cuatro dominios clave del aprendizaje: conocimiento y comprensión, habilidades y competencias, actitudes y comportamiento profesional, y desarrollo personal y profesional.

Hay diferentes métodos de enseñanza para cubrir distintos dominios, por lo que ha de emplearse una combinación de métodos. Una clase didáctica puede impartir información interesante y aumentar los «conocimientos», pero la comprensión no se desarrolla hasta que se aplican en el escenario clínico. De manera similar, la formación en habilidades de comunicación no corregirá una mala actitud subyacente hacia la práctica clínica. Mientras que aquellos que se orientan hacia la medicina paliativa pueden reconocer la necesidad de métodos de aprendizaje como el *role-play* y la práctica reflexiva, aquellos de otras especialidades, más acostumbrados al aprendizaje didáctico, pueden no estar familiarizados con tales técnicas y no es inusual que las rechacen. El primer paso para propiciar cambios de actitud es reconocer aquellos aspectos mejorables y estar dispuesto a cambiar.

Resulta muy útil permitir que los graduados vayan estableciendo sus propias necesidades de formación a medida que avanzan en el programa y reflexionan sobre lo que están aprendiendo. Esto es particularmente importante para el estudiante de posgrado que está realizando una formación en cuidados paliativos para su aplicación dentro de su propia especialidad. Por ejemplo, es probable que los resultados de aprendizaje de un neurólogo sean diferentes a los de un oncólogo. Un programa de posgrado que permita al estudiante identificar sus propias necesidades de aprendizaje, dentro de su marco clínico, permite un proceso de aprendizaje más útil y exitoso. En el *aprendizaje de adultos*, es más probable que aprendan si desean hacerlo y consideran que tiene un objetivo. Los adultos aprenden mucho mejor cuando participan activamente que cuando son oyentes pasivos de una serie de conferencias didácticas. La retroalimentación sobre cualquier trabajo realizado es esencial, y se debe alentar a los estudiantes a ser reflexivos en la forma en que abordan los temas.

La *práctica reflexiva* se describió a principios de la década de 1930, pero adquiere mayor difusión a partir de los trabajos de Donald Schön en la década de 1980. La práctica profesional reflexiva permite al docente construir conocimientos a través de la solución de los problemas que se encuentran en la práctica. Implica pensar en lo que se está haciendo, desarrollar una visión de los propios enfoques de un problema, analizar la forma en que se aborda y observar críticamente el resultado. Se trata, entonces, de reflexionar sobre ese proceso, prestando especial atención a lo que se aprenderá al final del mismo, e implica la utilización de estrategias y metodologías para innovar. En este sentido, la capacitación para prestar cuidados paliativos encaja perfectamente en este tipo de práctica.

La manera habitual de concebir el conocimiento práctico de los profesionales, como el caso de los médicos, se basa en saber aplicar teorías y técnicas que han sido generadas previamente por investigadores científicos para solucionar problemas instrumentales de la práctica. Por ello, los centros de formación ofrecen un currículo normativo, de acuerdo con esta forma de entender la práctica profesional. Según este modelo, los profesionales están separados de los investigadores, y la práctica solo sirve para detectar los problemas que los investigadores en sus laboratorios estudiarán después, para establecer las teorías y las técnicas a los futuros profesionales. Esta forma de entender el conocimiento práctico es una herencia del positivismo, que centra su atención en la resolución de problemas, en tanto el asunto es seleccionar, de entre los medios disponibles, el más adecuado para los fines establecidos. En un ámbito tan complejo y cambiante como el de la medicina paliativa, es preciso desconfiar de los médicos que solo saben solucionar problemas aplicando teorías y técnicas prefijadas, ya que son ineficaces ante las nuevas situaciones conflictivas que van surgiendo. Habría que inspirarse en los marcos tradicionales de preparación para la práctica que son típicos en los conservatorios de música, en las academias de danza, de educación física, etc., en los que existe la libertad de «aprender haciendo», en situaciones de riesgo controlado.

En la vida cotidiana, se adquiere el dominio de un saber que, en muchas ocasiones, no es posible describir, como conducir el coche, tocar el piano, etc. Es lo que se llama en el campo de la educación el *conocimiento procedimental* o el *saber hacer*. Para ello, se desarrolla una secuencia de acciones para alcanzar una meta, pero, cuando ya se sabe hacer bien, surge la dificultad para explicar cómo se logra. Para Schön, se trata de un conocimiento en la acción, que es tácito y no proviene de una operación intelectual. La secuencia de acciones se origina a través de un problema que se presenta al inicio y que permite buscar estrategias concretas para llegar a una meta como, por ejemplo, aprender a conducir. Durante el desarrollo, se detiene a observar sobre sus acciones y nuevamente planifica, tomando otras acciones desde la interpretación o explicación del primer proceso, y toma decisiones que le permitan mejorar y aprender a conducir afrontando los problemas que se le presentan.

Sin embargo, este conocimiento no es totalmente seguro, porque las situaciones prácticas son cambiantes, hay situaciones complejas, inestables o nuevas para la persona que producen incertidumbre. Frente a estas situaciones, un práctico competente piensa, sin por ello dejar de actuar, y reorganiza lo que está haciendo mientras lo hace. Schön denomina esta actuación *reflexión en la acción*, con posibilidad de modificar los resultados. Un ejemplo de esto podría ser cuando los músicos de una banda de *jazz* hacen improvisaciones al escuchar a sus compañeros. Es como si se estableciera una *conversación reflexiva* entre la persona y los materiales de una situación, y este proceso también se lleva a cabo sin poder decir cómo se hace y permite nuevas competencias.

A veces, puede suceder que, una vez finalizada la acción presente, se retome el pensamiento sobre lo que se ha hecho para descubrir cómo el conocimiento en la acción pudo haber contribuido a ese resultado inesperado. Es como detenerse para pensar, en lo que Schön denomina *reflexión sobre la reflexión en acción*.

La importancia de las *habilidades de comunicación* es ampliamente reconocida en la medicina paliativa. Es sabido que los problemas de comunicación a los que se enfrentan los especialistas en oncología, con múltiples conexiones con la medicina paliativa, no se resuelven con el tiempo y la experiencia clínica.

Una revisión sistemática de la Cochrane de 2018 evaluó la eficacia de una intervención, del tipo de cursos de formación, en mejorar las habilidades de comunicación en profesionales (1.240 en total) dedicados a la atención de pacientes oncológicos: oncólogos, residentes, otros especialistas y enfermeros.

Los profesionales en los grupos de intervención tenían más probabilidades de usar preguntas abiertas tras los cursos, mayor propensión a mostrar empatía hacia sus pacientes y menor disposición a proporcionar únicamente datos. Sin embargo, no se encontraron diferencias en cuanto a recoger las inquietudes de los pacientes y proporcionar la información adecuada, así como en otras habilidades de comunicación como la síntesis de la información, aclaraciones y negociación, etc. Médicos y enfermeros mostraron un comportamiento similar ante la intervención. No se pudo determinar si los efectos de la formación se mantienen en el tiempo o si son necesarias sesiones de consolidación y qué tipos de programas de formación son más probables que funcionen bien.

En cualquier caso, se debería garantizar que cualquier profesional que se gradúe en un curso sobre cuidados paliativos haya desarrollado las suficientes habilidades de comunicación como para hacer frente a las complejas dificultades que se encontrará en la práctica clínica.

La formación en habilidades de comunicación con pacientes reales no siempre es posible o apropiada, y resulta especialmente difícil en medicina paliativa. Estas consultas suelen ser complejas, implicando muchas veces tener que dar malas noticias y hablar sobre la muerte. Por ello, la participación intrusiva de alumnos o dispositivos de grabación resulta muy delicada. Puede alterar la esencia de la consulta y tener malas consecuencias si no se maneja con cuidado.

Existen otras alternativas en entornos de aprendizaje seguros, en los que el alumno pueda sentirse cómodo, sin miedo a cometer errores y sin exponer a pacientes más vulnerables. Por ejemplo, en el *role-play*, los protagonistas de la acción, pacientes y profesionales, son suplantados por «actores», que pueden ser los alumnos y otros colegas. Esto permite entrenarse para afrontar situaciones difíciles y estar preparado para cuando se produzcan en el mundo real, donde no habrá segundas oportunidades. Las sesiones deben prepararse bien, estar conducidas por personas con experiencia y apoyarse en algunos principios: reglas claramente establecidas, cumplimiento estricto de la confidencialidad, ambiente seguro, evitar situaciones potencialmente angustiosas para los alumnos, opción de pedir «tiempo muerto» en cualquier momento, oportunidad para que todos los alumnos participen, retroalimentación sin confrontación, tiempo para que los participantes «dejen su rol» después de una sesión y revisión de los puntos de aprendizaje con un análisis final.

Los dilemas éticos abundan en el cuidado de los pacientes al final de la vida. La *toma de decisiones éticas* nunca es sencilla. El enfoque de «cuatro principios más el ámbito de aplicación» proporciona un enfoque simple, accesible y culturalmente neutral para pensar sobre cuestiones éticas en el cuidado de la salud. Este enfoque, desarrollado en Estados Unidos, se basa en cuatro compromisos morales, a primera vista básicos y comunes: el respeto por la autonomía, la beneficencia, la no maleficencia y la justicia, además de la preocupación por su ámbito de aplicación. Ofrece un marco analítico moral básico común y un lenguaje moral básico común. Aunque no proporcionan reglas ordenadas, estos principios pueden ayudar a los médicos y otros trabajadores de la salud a tomar decisiones al reflexionar sobre cuestiones morales que surgen en el trabajo.

Por último, cabe señalar que diferentes autores han sugerido que existe una necesidad de formar al *público en general* sobre cuidados paliativos. Para satisfacer esta necesidad, son muy pocos los proyectos existentes en la actualidad, más allá de enseñanzas grupales de ámbito limitado o formatos abiertos por Internet (foros, chats, etc.), entre otros. Un posible modelo es el que ofrece un grupo de trabajo internacional con participantes de diferentes países europeos, mediante cursos de últimos auxilios, con un enfoque claramente estructurado.

En la actualidad, 10 países europeos participan en esta iniciativa: Alemania, Dinamarca, Escocia, Austria, Suiza, Bulgaria, Eslovenia, Lituania, Estonia y Latvia. En estos cursos, además de proporcionar conocimientos basados en la mejor evidencia científica en lenguaje cotidiano, se fomentan discusiones sobre la muerte y la propia actitud ante ella. Siguiendo esta línea, en 2019 la EAPC estableció un grupo de trabajo sobre últimos auxilios (disponible en: www.eapcnet.eu/eapc-groups/task-forces/last-aid).

 PUNTOS CLAVE

- Los estudios de investigación sobre cuidados paliativos requieren un diseño y una ejecución cuidadosos, que sean sensibles a las necesidades y preocupaciones de los pacientes, cuidadores y familiares para permitir su participación.
- Los factores éticos clave que hay que considerar son: un daño potencial mínimo, una posible mejora en la calidad de vida, el consentimiento informado a veces puede necesitar la participación de los cuidadores, la autonomía y la vulnerabilidad de los pacientes, y evitar la influencia indebida a los profesionales.
- Para establecer la priorización de la investigación en cuidados paliativos, debe haber representación de pacientes, familias y cuidadores.
- Todo profesional de la salud necesita tener conocimientos, habilidades y actitudes para atender a pacientes al final de sus vidas.

- Cada país europeo debería establecer progresivamente varios niveles de formación especializada, desde la básica, incluida en la formación de pregrado, pasando por los diplomas de posgrado, hasta la formación de especialista en medicina paliativa.
- Los planes de estudios de pregrado deben contener, al menos, estos dominios: conceptos básicos de los cuidados paliativos, manejo del dolor y los síntomas, aspectos psicosociales y espirituales, cuestiones éticas y legales, comunicación, trabajo en equipo y autorreflexión.
- En la docencia de cuidados paliativos, fomentar el empleo de técnicas activas de aprendizaje, en el marco del aprendizaje de adultos.

BIBLIOGRAFÍA

Bausewein C, FEM M. The population: Who are the subjects in palliative medicine research? En: Bruera E, Higguisson I, Von Guten C, Morita T, eds. Textbook of palliative medicine. 2ª ed. Londres: CRC Press; 2015. p. 187-92.

Beard RM, Hartley J. Teaching and Learning in Higher Education. Londres: Paul Chapman; 1984.

Bollig G. Palliative Care Education for Everybody. [Internet]. En: IntechOpen.com. 18 Oct 2018. Disponible en: http://dx.doi.org/10.5772/intechopen.85496

Busso C-León-Sanz P. Investigación con pacientes en cuidados paliativos: dilemas éticos y percepción pública sobre su vulnerabilidad. Estudio exploratorio. Persona y Bioética. 2016;20:132-50.

Canning D, Rosenberg JP, Yates P. Therapeutic relationships in specialist palliative care nursing practice. Int J Palliat Nurs. 2007;13:222-9.

Cassís J. Donald Schön: reflective professional practice at the university. Compás Empresarial. 2011;3:14-21.

Centeno C. Ahora que ha comenzado el curso, pensemos en cuidados paliativos en la universidad... ¡Y hagamos los deberes! Medicina Paliativa. 2009;16:253-4.

Centeno C, Ballesteros M, Carrasco JM, Arantzamendi M. Does palliative care education matter to medical students? The experience of attending an undergraduate course in palliative care. BMJ Support Palliat Care. 2016;6:128-34.

Centeno C, Noguera A, Lynch T, Clark D. Official certification of doctors working in palliative medicine in Europe: data from an EAPC study in 52 European countries. Palliat Med. 2007;21:683-7.

Cotogni P, De Luca A. Caring for Patients in Need of Palliative Care: Is This a Mission for Acute Care Hospitals? Key Questions for Healthcare Professionals. Healthcare. 2022;10:486.

Currow DC, Tieman JJ, Greene A, Zafar SY, Wheeler JL, Abernethy AP. Refining a checklist for reporting patient populations and service characteristics in hospice and palliative care research. J Pain Symptom Manage. 2012;43:902-10.

Charlton R, Smith G. Perceived skills in palliative medicine of newly qualified doctors in the U.K. J Palliat Care. 2000;16:27-32.

Chen EK, Riffin C, Reid MC, Adelman R, Warmington M, Mehta SS, et al. Why is high-quality research on palliative care so hard to do? Barriers to improved research from a survey of palliative care researchers. J Palliat Med. 2014;17:782-7.

Davies EA, Hall SM, Clarke CR, Bannon MP, Hopkins AP. Do research interviews cause distress or interfere in management? Experience from a study of cancer patients. J R Coll Physicians Lond. 1998;32:406-11.

De Vries K, Walton J, Nelson K, Knox R. An examination of the research priorities for a hospice service in New Zealand: A Delphi study. Palliat Support Care. 2016;14:232-40.

Dean RA, McClement SE. Palliative care research: methodological and ethical challenges. Int J Palliat Nurs. 2002;8:376-80.

Diffin J, Spence M, Spencer R, Mellor P, Grande G. Involving healthcare professionals and family carers in setting research priorities for end-of-life care. Int J Palliat Nurs. 2017;23:56-9.

Dobratz MC. Issues and dilemmas in conducting research with vulnerable home hospice participants. J Nurs Scholarsh. 2003;35:371-6.

Doyle D. Education in palliative medicine. Palliat Med. 1996;10:91-2.

Elsner F, Centeno C, Conno FD, Ellershaw J. Recomendaciones de la Asociación Europea de Cuidados Paliativos (EAPC) para el Desarrollo de la Especialidad en Medicina Paliativa. Informe del Grupo de Trabajo de la EAPC para la Formación Médica. Med Pal. 2010;17:103-18.

Estrategia en Cuidados Paliativos del Sistema Nacional de Salud Actualización 2010-2014. Madrid: Ministerio de Sanidad, Política Social e Igualdad; 2011.

Finlay IG, Noble SIR. Graduate Education for Nonspecialists. En: Bruera E, Higguisson I, Von Guten C, Morita T, eds. Textbook of palliative medicine. 2ª ed. Londres: CRC Press; 2015. p. 159-66.

Gibbins J, McCoubrie R, Forbes K. Why are newly qualified doctors unprepared to care for patients at the end of life? Med Educ. 2011;45:389-99.

Gillon R. Medical ethics: four principles plus attention to scope. BMJ. 1994;309:184-8.

Grant J. Learning needs assessment: assessing the need. BMJ. 2002;324:156-9.

Gysels MH, Evans C, Higginson IJ. Patient, caregiver, health professional and researcher views and experiences of participating in research at the end of life: a critical interpretive synthesis of the literature. BMC Med Res Methodol. 2012;12:123.

Hasson F, Nicholson E, Muldrew D, Bamidele O, Payne S, McIlfatrick S. International palliative care research priorities: A systematic review. BMC Palliat Care. 2020;19:16.

Higginson IJ. Challenges of Research in Palliative and Supportive Medicine. En: Bruera E, Higginson IJ, Von Gunten C, Morita T, eds. Textbook of Palliative Medicine and Supportive Care. 3ª ed. Boca Raton; 2021.

Hjermstad M, Kaasa S. Research in palliative care. En: Cherny NI, Fallon MT, Kassa S, Portenoy RK, Currow DC, eds. Oxford Textbook Palliative medicine. 6ª ed. Great Britain: Oxford University Express; 2021.

Jeffrey EJ, Goddard J, Jeffrey D. Performance and palliative care: a drama module for medical students. Med Humanit. 2012;38:110-4.

Kaasa S, Loge JH, Aapro M, Albreht T, Anderson R, Bruera E, et al. Integration of oncology and palliative care: a Lancet Oncology Commission. Lancet Oncol. 2018;19:e588-e653.

Kitzes JA, Kalishman S, Kingsley DD, Mines J, Lawrence E. Palliative medicine Death Rounds: small group learning on a vital subject. Am J Hosp Palliat Care. 2008;25:483-91.

Koffman J, Stonie K, Murtagh F. Ethics in palliative care research. En: Cherny NI, Fallon MT, Kassa S, Portenoy RK, Currow DC, eds. Oxford Textbook Palliative medicine. 6ª ed. Great Britain: Oxford University Express; 2021.

Meekin SA, Klein JE, Fleischman AR, Fins JJ. Development of a palliative education assessment tool for medical student education. Acad Med. 2000;75:986-92.

Moore PM, Rivera S, Bravo-Soto GA, Olivares C, Lawrie TA. Communication skills training for healthcare professionals working with people who have cancer. Cochrane Database Syst Rev. 2018;7:CD003751.

Nasser M, Ueffing E, Welch V, Tugwell P. An equity lens can ensure an equity-oriented approach to agenda setting and priority setting of Cochrane Reviews. J Clin Epidemiol. 2013;66:511-21.

Ozcakir A, Bilgel N. Educating medical students about the personal meaning of terminal illness using the film, 'Wit'. J Palliat Med. 2014;17:913-7.

Palliative and end of life care Priority Setting Partnership (PeolcPSP). James Lind Alliance (JLA); 2015.

Peinado JM, coord. Libro Blanco. Título de Grado en Medicina. Agencia Nacional de Evaluación de la Calidad y Acreditación; 2005.

Pessini L, Bertachini L. Nuevas perspectivas en cuidados paliativos. Acta Bioethica. 2006;12:231-42.

Powell RA, Harding R, Namisango E, Katabira E, Gwyther L, Radbruch L, et al. Palliative care research in Africa: consensus building for a prioritized agenda. J Pain Symptom Manage. 2014;47:315-24.

Ritchie CL, Pollak KI, Kehl KA, Miller JL, Kutner JS. Better Together: The Making and Maturation of the Palliative Care Research Cooperative Group. J Palliat Med. 2017;20:584-91.

Schön D. Educating the Reflective Practitioner: Towards a New Design for Teaching and Learning in the Professions. San Francisco: Jossey-Bass; 1987.

Schreibeis-Baum HC, Xenakis LE, Chen EK, Hanson M, Ahluwalia S, Ryan G, et al. A Qualitative Inquiry on Palliative and End-of-Life Care Policy Reform. J Palliat Med. 2016;19:400-7.

Spencer JA, Jordan RK. Learner centred approaches in medical education. BMJ. 1999;318:1280-3.

Spruyt O. Qualitative Research in Palliative Care. Indian J Palliat Care. 2016;22:367-8.

Sullivan R, Ugalde A, Sinclair C, Breen LJ. Developing a Research Agenda for Adult Palliative Care: A Modified Delphi Study. J Palliat Med. 2019;22:480-8.

Tate T, Casaret D. Ethical issues in palliative research. En: Cherny NI, Fallon MT, Kassa S, Portenoy RK, Currow DC, eds. Oxford Textbook Palliative medicine. 6ª ed. Great Britain: Oxford University Express; 2021. p. 1312-7.

Teno JM, Coppola KM. For every numerator, you need a denominator: a simple statement but key to measuring the quality of care of the "dying". J Pain Symptom Manage. 1999;17:109-13.

Van der Steen JT, Bloomer MJ, Martins Pereira S. The importance of methodology to palliative care research: A new article type for Palliative Medicine. Palliative Medicine. 2022;36:4-6.

Vaquero Cruzado JA, Centeno Cortés C. Panorama actual de la enseñanza de medicina paliativa en la universidad española. Medicina Paliativa. 2014;21:3-8.

Varela L, Triñanes Y, Bugarín R, Faraldo MJ. Evaluación de las intervenciones de cuidados paliativos precoces en cáncer. Santiago de Compostela: Agencia Gallega para la Gestión del Conocimiento en Salud (ACIS), Unidad de Asesoramiento Científico-técnico, Avalia-t; 2021.

Weissman DE, Quill TE, Block SD. Missed opportunities in medical student education. J Palliat Med. 2010;13:489-90.

Yennurajalingam S, Bruera E. Oxford American Handbook of Hospice and Palliative Medicine and Supportive Care. 2ª ed. Oxford University Press; 2016.

Cuidados paliativos en oncología. Terapias de soporte

Oncología. Cuidados paliativos tempranos. Tratamientos oncológicos paliativos y toxicidad

 9

C. Beato Zambrano y E. M. Brozos Vázquez

OBJETIVOS

- Estar al día en las nociones de epidemiología del cáncer.
- Conocer el papel de los cuidados paliativos en el acompañamiento del paciente con cáncer a lo largo de su enfermedad oncológica.
- Saber que el modelo del cuidado es dinámico, y adaptar el manejo médico a las necesidades de cada paciente.
- Valorar los tratamientos antineoplásicos utilizados hoy en día.
- Aprender el manejo adecuado de las toxicidades para mantener la calidad de vida del paciente en tratamiento con antineoplásicos.
- Manejar las guías para la prevención, la detección precoz y el tratamiento de las toxicidades de los fármacos antineoplásicos.

EL CONTEXTO: EL CÁNCER EN CIFRAS

El cáncer sigue constituyendo una de las principales causas de morbimortalidad del mundo. La International Agency for Research on Cancer (IARC) estimó que en el año 2020 se diagnosticaron aproximadamente 18,1 millones de casos nuevos de cáncer en el mundo (excluyendo los tumores cutáneos no melanoma), y que dicha cifra aumentará en las dos próximas décadas hasta los 27 millones anuales/por año (**Fig. 9-1**). Sin embargo, la pandemia por la enfermedad de coronavirus de 2019 (COVID-19) afectó al número de diagnósticos de cáncer en muchos países, por lo que probablemente el número real de cánceres diagnosticados en 2020 habrá sido menor.

> **!** Los tumores más frecuentemente diagnosticados en el ámbito mundial durante el año 2020 fueron los de mama, pulmón, colon y recto, próstata y estómago, todos ellos con más de 1 millón de casos (Fig. 9-2).

En España, el cáncer es también una de las principales enfermedades diagnosticadas con asociada morbilidad y mortalidad. El número de cánceres diagnosticados durante el año 2022 se estima que alcanzará los 280.100 casos, según los cálculos de la Red Española de Registros de Cáncer (REDECAN), lo que supone un ligero incremento con respecto a los años anteriores. Al igual que se espera un aumento en la incidencia del cáncer en el ámbito mundial, está previsto que en 2040 la incidencia española alcance los 341.000 casos.

Los cánceres más frecuentemente diagnosticados en España en 2022 fueron los de colon y recto (43.370 nuevos casos), mama (34.750), pulmón (30.948), próstata (30.884) y vejiga urinaria (22.295). A distancia, le siguen los linfomas no Hodgkin (9.514), el cáncer de páncreas (9.252), el de riñón (8.078), y los tumores de cavidad oral y faringe (7.779), estómago (6.913), cuerpo uterino (6.773) e hígado (6.604).

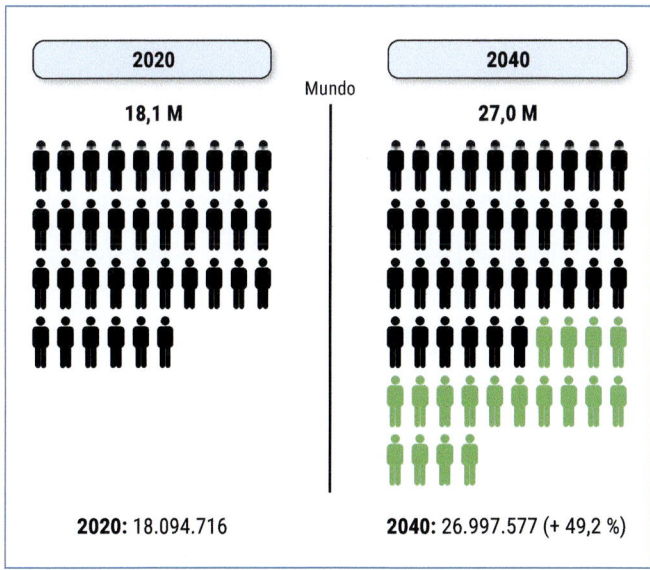

Figura 9-1. Incidencia estimada de tumores en la población mundial para los años 2020 y 2040, ambos sexos (excluidos los tumores cutáneos no melanoma). Adaptada de: Sociedad Española de Oncología Médica. Las cifras del cáncer en España 2022. SEOM; 2022. M: millones.

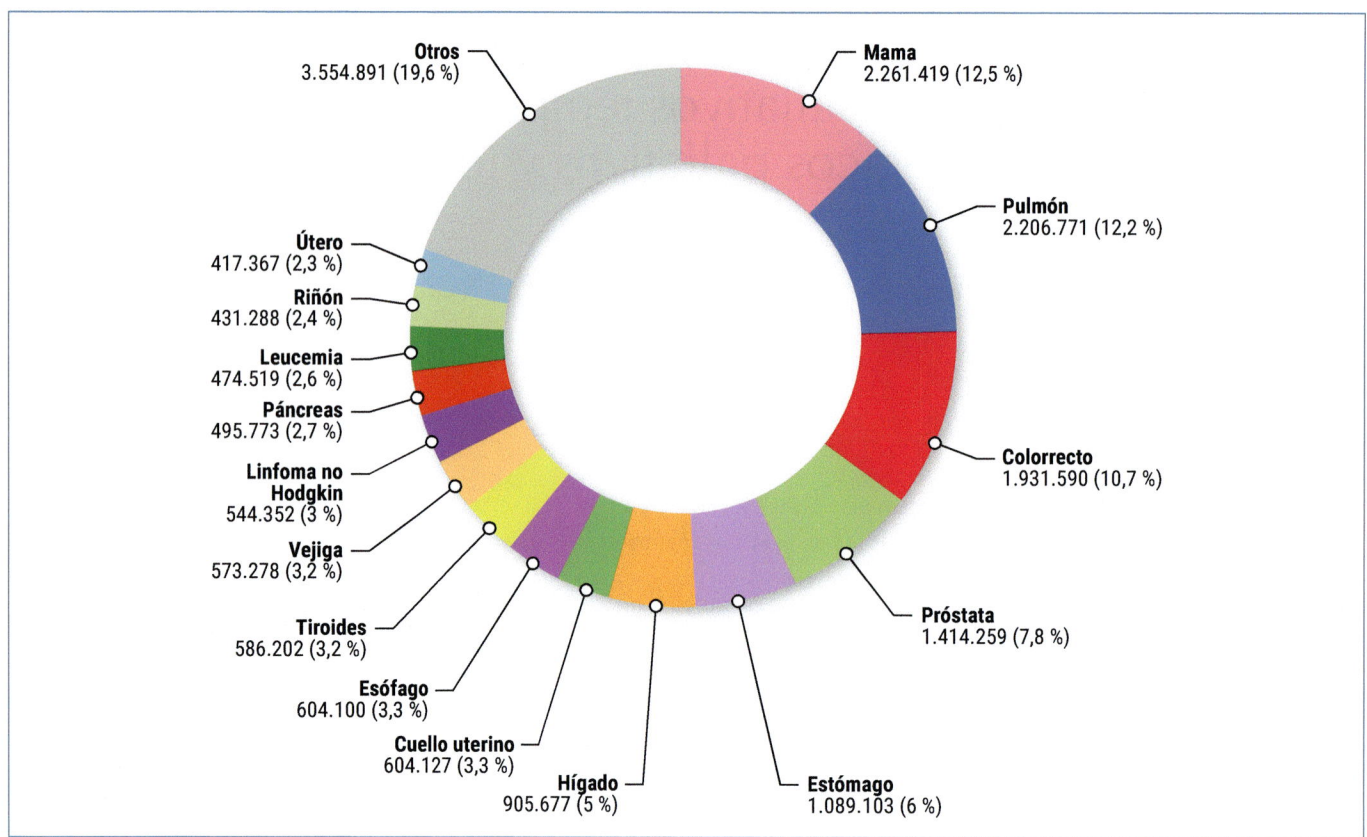

Figura 9-2. Tumores más frecuentemente diagnosticados en el mundo en 2020, ambos sexos (excluidos los tumores cutáneos no melanoma). Adaptada de: Sociedad Española de Oncología Médica. Las cifras del cáncer en España 2022. SEOM; 2022.

Desde el punto de vista global, el cáncer sigue constituyendo una de las principales causas de mortalidad en el mundo, con aproximadamente 9,9 millones de muertes relacionadas con esta enfermedad durante el año 2020, de acuerdo con los datos proporcionados por la IARC. Al igual que con la incidencia, se espera un incremento de la mortalidad en los próximos años, estimándose más de 16 millones de muertes en 2040. En España, está previsto que la mortalidad por cáncer subirá desde 113.000 casos en 2020 a más de 160.000 en 2040.

> ! Los cánceres responsables del mayor número de fallecimientos en el ámbito mundial son: el cáncer de pulmón (con el 18,0 % del total de muertes por cáncer), el colorrectal (9,4%), el hepático (8,3%), el de estómago (7,7%) y el de mama (6,9%).

El Instituto Nacional de Estadística (INE) ha publicado recientemente los datos de mortalidad en España en el año 2020, con 75.073 defunciones más que en 2019 (lo que supone un incremento del 17,9 %).

En este período de tiempo, los tumores constituyeron la segunda causa de muerte en España (22,8 % de los fallecimientos, 112.741 en total), solo por detrás de las enfermedades del sistema circulatorio (con un 24,3 % de las muertes, 119.853 casos). Las enfermedades infecciosas fueron responsables de 80.796 muertes en 2020 (16,4 %), 60.358 con identificación positiva de COVID-19 y 14.481 adicionales con alta sospecha (38.917 en varones y 35.922 en mujeres).

Por tanto, a pesar de la crudeza de la pandemia de la COVID-19, el cáncer siguió siendo responsable de más muertes que la COVID-19 en el año 2020.

En varones, los tumores han seguido siendo la principal causa de mortalidad en España (26,9 %, 67.247 casos), incluso por delante de las enfermedades cardiovasculares (22,4 %, 55.946 casos) e infecciosas (16,8 %, 41.837 casos).

En mujeres, las enfermedades cardiovasculares fueron la principal causa de mortalidad (26,2 %, 63.907 muertes), seguidas de los tumores (18,6 %, 45.494 muertes) y las enfermedades infecciosas (16,0 %, 38.959 muertes) (**Fig. 9-3**).

LA ONCOLOGÍA HOY EN DÍA

Desde la aprobación en 2011 del primer anticuerpo anti-CTLA-4, las nuevas estrategias de inmunooncología han revolucionado el tratamiento de varios tipos de neoplasias, incluyendo a pacientes muy pretratados y previamente considerados refractarios a cualquier terapia.

La agenda de investigación en fármacos frente a nuevas dianas, más allá de la inmunoterapia, es extensa, y otras novedades incluyen los inhibidores de poli-ADP-ribosa-polimerasa, los inhibidores de ciclinas (proteínas reguladoras del ciclo celular) 4 y 6, antiangiogénicos, o inhibidores de la tirosina-cinasa multidiana (TKI). El beneficio de estos fármacos va más allá del efecto intrínseco de los medicamentos. La disponibilidad de terapias efectivas constituye un estímulo que abre la puerta a opciones de mejora a otros niveles, incluyendo indicaciones y técnicas quirúrgicas más ambiciosas para tumores primarios y metástasis, tratamientos individualizados según las características del paciente o de la biología molecular del tumor, mejoras en los procesos diagnósticos y evaluación de resultados.

Se trata del nacimiento de un círculo virtuoso del tratamiento oncológico, entendido como un proceso de retroalimentación en el que un suceso beneficioso conlleva una cadena de resultados favorables que se autopropagan a otros niveles, estimulando los esfuerzos de otros especialistas, y a su vez ello redunda en que más pacientes oncológicos se benefi-cien de las terapias, amplificando recursivamente los efectos positivos originales (**Fig. 9-4**).

Sin embargo, hay que ser conscientes de que las novedosas terapias antineoplásicas no solo conllevan nuevas oportunidades para los pacientes, sino también nuevos desafíos y toxicidades. Esto ha llevado a un esfuerzo por reaprender la oncología, asumiendo la necesidad de abrir el abanico de posibilidades, dando un mayor peso al tratamiento intensivo y a confrontar el error del nihilismo terapéutico frente al previamente conocido concepto de la obstinación terapéutica y el sobretratamiento.

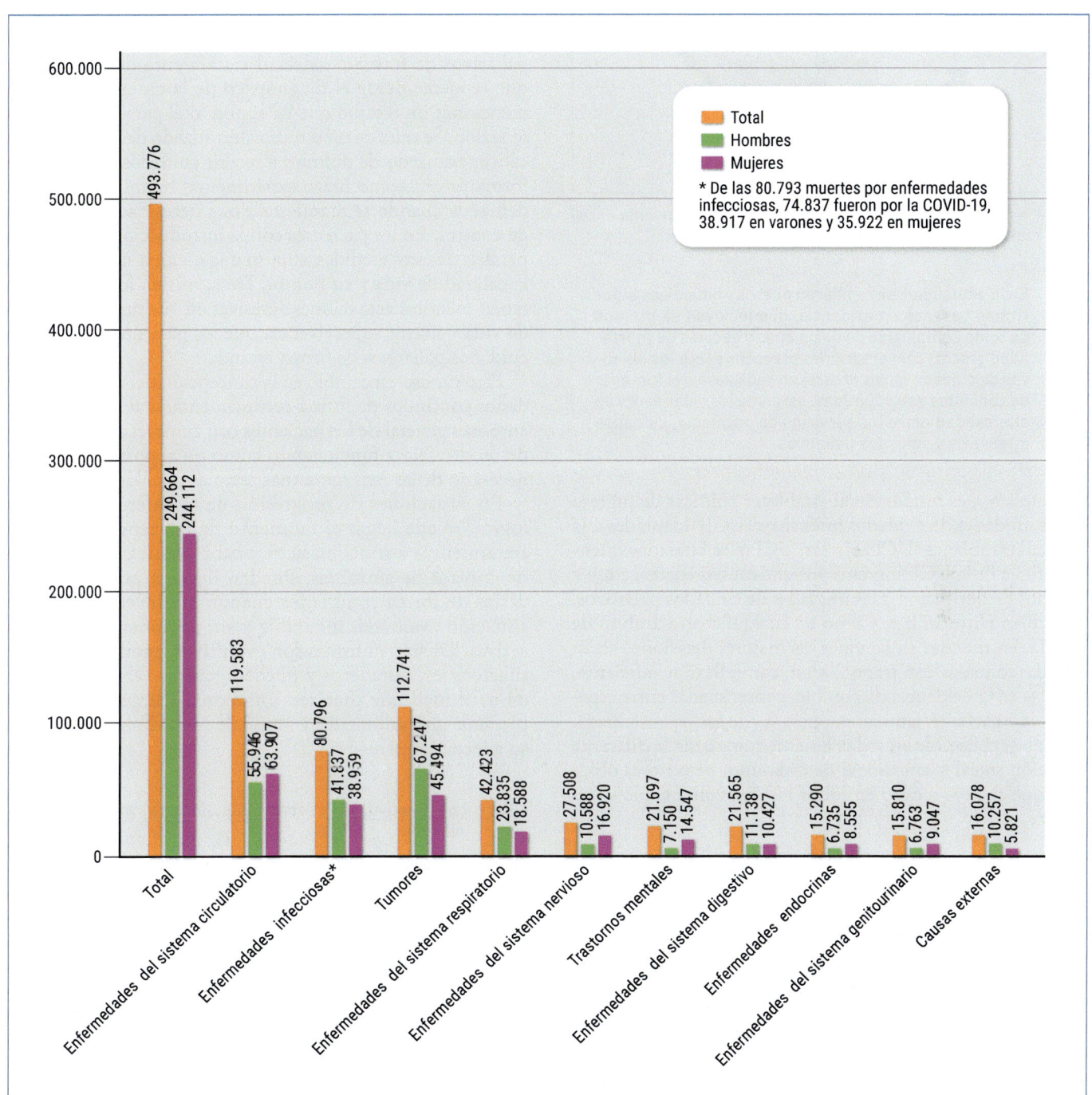

Figura 9-3. Defunciones según la causa de muerte por capítulos de la décima edición de la Clasificación Internacional de Enfermedades (CIE-10) y sexo. Año 2020. Adaptada de: Sociedad Española de Oncología Médica. Las cifras del cáncer en España 2022. SEOM; 2022.

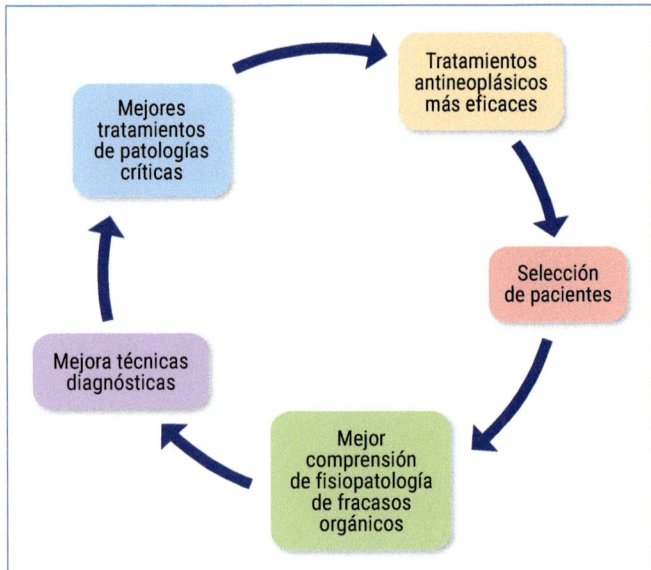

Figura 9-4. El círculo virtuoso del tratamiento del tratamiento oncológico multidisciplinar.

> ⚠ En la actualidad, se requieren nuevos y dinámicos algoritmos basados en evidencia, que incluyan elementos de toma compartida de decisiones y escalas de mortalidad precoz; conversaciones precoces sobre los objetivos de cuidado (*goals of care*) en cada caso y el fomento de consultas estructuradas, así como los estándares de alta calidad entre los servicios de oncología, cuidados intensivos y cuidados paliativos.

Asimismo, es fundamental establecer políticas de ingreso en las unidades de cuidados intensivos (UCI) adaptadas a la realidad cambiante (UCI abiertas, UCI *trial*, cuidados intensivos fuera de la UCI, ingresos preventivos o precoces, etc.); y criterios de derivación a las unidades de cuidados paliativos, y también entre ambas. Como en cualquier otro ámbito de la vida, en muchas situaciones las mejores decisiones serán aquellas tomadas con tranquilidad, con reflexión suficiente, basadas en la evidencia disponible, consensuadas entre especialistas y paciente/familia, y sopesadas de forma anticipada. Esto no será factible en todos los enfermos, dada la diferente situación social o emocional de cada uno, pero no es óbice para que se lleve a cabo en todos los casos en los que sí sea posible.

DEL NIHILISMO A LA OBSTINACIÓN TERAPÉUTICA

Cuidar al paciente oncológico en momentos que suponen el final de la vida requiere un profundo conocimiento de la enfermedad y del estado del paciente. Esto implica una atención específica dirigida a las necesidades de los pacientes y sus familias, que pueden ser y precisan un abordaje integral y multidisciplinar para el adecuado control de síntomas, la toma de decisiones y lograr la mejor calidad de vida en estos momentos.

En el año 2002, la Organización Mundial de la Salud (OMS) describe los cuidados paliativos como: «Un enfoque por el cual se intenta mejorar la calidad de vida de los pacientes y la familia enfrentados a la enfermedad terminal, mediante la prevención y el alivio del sufrimiento por medio de la correcta valoración y tratamiento del dolor, y de otros problemas físicos, psicológicos y espirituales».

La integración plena de la oncología y los cuidados paliativos se basa en los conocimientos y habilidades específicas de dos modelos de cuidado o atención: el abordaje directo del tumor, focalizado en tratar la enfermedad, y el abordaje sintomático, focalizado en el enfermo. La integración de los cuidados paliativos en el enfermo oncológico debería tenerse en cuenta lo más precozmente posible en el curso de la enfermedad, en combinación con tratamientos más activos.

En relación con la introducción precoz de los cuidados paliativos de forma paralela al tratamiento antineoplásico que se ejerce desde el diagnóstico de la enfermedad, cabe mencionar un estudio que ha supuesto el paradigma de esta reflexión. Se trata de un estudio aleatorizado de pacientes con cáncer avanzado de pulmón a recibir cuidados paliativos de forma precoz como brazo experimental frente a recibirlos a demanda cuando se manifestase esta necesidad como brazo de control. En los pacientes con la introducción temprana y paralela de estas medidas, supuso una mejoría significativa de la calidad de vida y su humor. De la misma forma, presentaban menores actuaciones agresivas en la situación de final de vida y mayor supervivencia que los pacientes con uso de cuidados paliativos de forma estándar.

Esto supuso un cambio en la concepción del uso de los cuidados continuos de forma complementaria al manejo hasta entonces general de los pacientes con tumores avanzados, ya desde el inicio y funcionando como un soporte igualmente necesario de las más modernas terapias oncológicas.

En situaciones de progresión de la enfermedad oncológica, puede llegar el momento de la suspensión de los tratamientos antineoplásicos y cabe plantear la situación de control de síntomas. Pueden llegar a estar presentes varios de forma simultánea cuando el cáncer está en una situación avanzada, incurable y sin opciones terapéuticas activas. Dichos síntomas son evolutivos, cambiantes, multifactoriales, duraderos y pueden generar verdaderas crisis de necesidad que precisen un abordaje urgente. Por ello precisan una valoración y abordaje multidimensional para su adecuado manejo.

> ⚠ Los objetivos en el control de síntomas al final de la vida son:
> • Mejora de la calidad de vida del paciente y familia.
> • Promoción de la autonomía en la medida de lo posible.
> • Mejora de la adaptación emocional a la situación.

Se debe evitar, por tanto, en estas situaciones, la llamada «obstinación terapéutica», cuya misión es seguir con tratamientos y procedimientos que, con poco o nulo éxito en el paciente, pueden aportarle toxicidad y molestias de forma significativa. Un tratamiento es fútil cuando se muestra claramente inútil para obtener el resultado fisiológico que se pretende conseguir.

Es preciso plantearse la siguiente cuestión en un paciente al final de la vida: ¿Hay un equilibrio entre los beneficios que se espera obtener y los riesgos, molestias y efectos secundarios que se ocasionan al enfermo?

Dentro de los tratamientos controvertidos, en los que hay que considerar su retirada según avanza la enfermedad, y sobre todo en pacientes al final de la vida, destacar: quimioterapia, hemodiálisis, fármacos vasoactivos, anticoagulación, antibioterapia, procedimientos invasivos, etcétera.

La limitación del esfuerzo terapéutico forma parte de las opciones compatibles con la «buena práctica médica», de acuerdo con los cambios en la medicina moderna y la importancia atribuida a la condición personal, general y la calidad de vida del paciente.

La retirada o no implantación del soporte vital es un procedimiento clínico que requiere: alta preparación por parte de médicos y enfermeras, estrecho trabajo en equipo, buenas habilidades de comunicación, sensibilidad, principios éticos, respeto a la voluntad del paciente y fluida colaboración con los familiares de los pacientes.

Actualmente, en el caso de las enfermedades crónicas y avanzadas y, entre ellas, la enfermedad oncológica, se potencia el desarrollo de la planificación avanzada de decisiones, como un proceso en que el paciente se implica, a ser posible, lo más precozmente en la toma de decisiones progresivas desde el inicio de la enfermedad. Esto permite, a los pacientes que tienen capacidad, identificar los diferentes escenarios y consecuencias de una enfermedad avanzada, y en función de sus valores, definir objetivos y preferencias para futuros tratamientos médicos, y discutirlos con su familia y equipo médico. La planificación avanzada de decisiones incluye aspectos físicos, psicológicos, sociales y espirituales que pueden preocupar al paciente.

TRATAMIENTO ONCOLÓGICO: QUIMIOTERAPIA, AGENTES DIRIGIDOS A DIANA E INMUNOTERAPIA

Agentes citotóxicos

Los quimioterápicos clásicos ejercen su acción actuando sobre las células cancerígenas y también, de forma inevitable, sobre las sanas. Las células más afectadas son aquellas que comparten características con las células tumorales, especialmente la multiplicación celular a gran velocidad: folículos pilosos, médula ósea, tubo digestivo y sistema reproductor. Este es el mecanismo por el que se produce la toxicidad en los pacientes.

Hormonoterapia

La hormonoterapia es una forma de tratamiento médico que utiliza fármacos cuyo mecanismo de acción es modificar el efecto de las hormonas (evitando así su síntesis o alterando sus funciones sobre determinadas células), como medio para frenar el crecimiento de ciertos tumores.

Los tumores hormonodependientes (es decir, que expresan receptores de hormonas y dependen de ellas para su crecimiento) son fundamentalmente el cáncer de mama y el cáncer de próstata. Otros cánceres, como los de endometrio o los tumores neuroendocrinos, también pueden ser tratados con tratamientos hormonales.

Tratamiento dirigido a diana

Cuando se utilizan los términos *nuevos tratamientos*, *tratamientos biológicos* o *dirigidos,* se hace referencia a un grupo de medicamentos con un mecanismo de acción de características comunes. Están diseñados para actuar de manera específica sobre determinados aspectos de la biología celular o tumoral, en lugar de destruir todas aquellas células que se reproducen rápidamente, como hace la quimioterapia.

Inmunoterapia

La inmunoterapia puede ser específica, la que se dirige a provocar la respuesta contra un antígeno o célula concreta (vacunas o terapia celular adoptiva), o inespecífica, que, por el contrario, busca la estimulación global del sistema inmunológico (citocinas y proteínas de control inmunológico).

Por otro lado, existe un grupo de tratamientos basados en anticuerpos monoclonales que se diseñan para que reconozcan las células tumorales o sustancias que precisan para su crecimiento, y que constituirían lo que se denomina *inmunoterapia pasiva*, ya que el organismo no tiene que activarse inmunológicamente, sino que recibe el anticuerpo desde fuera.

El objetivo de este capítulo será, por su desarrollo y su presencia en la práctica clínica actual, la terapia inespecífica.

Las citocinas son pequeñas moléculas que utilizan las células del sistema inmunológico para comunicarse entre ellas. Fueron de los primeros fármacos en emplearse con eficacia probada en el tratamiento del cáncer. Su toxicidad depende de esta estimulación del sistema inmune, pudiendo causar efectos secundarios como fiebre, malestar y síntomas parecidos a la gripe. De esta clase de tratamientos, el más utilizado es el interferón en los pacientes con melanoma, y la interleucina en los pacientes con carcinoma renal. Estos fármacos son de eficacia moderada y están siendo sustituidos por otros más activos.

Proteínas de control inmunológico: son los fármacos más recientemente incorporados al grupo de tratamientos oncológicos, y los que han vuelto a llamar la atención sobre el sistema inmune por su eficacia actuando en momentos clave de la regulación del sistema inmunológico, de forma que permiten controlar la respuesta inmunológica.

El primer fármaco de este tipo fue ipilimumab, comercializado en España en la indicación de melanoma avanzado. El mecanismo de acción es similar a retirar un freno natural de la cadena de activación del sistema inmunológico, para que este quede permanentemente encendido y la respuesta contra el tumor sea persistente y sin bloqueo.

Otro grupo de fármacos de extraordinario interés dentro de este grupo son los anticuerpos que actúan sobre los receptores PD-1/PD-L1. El PD-L1 es expresado por las células malignas para evitar ser atacadas por el sistema inmunológico, y es uno de los mecanismos por los que los tumores consiguen evitar dicho sistema. El bloqueo de estos receptores va a aumentar el reconocimiento del tumor por el sistema inmunológico, por lo que será destruido por parte del propio sistema inmune del invididuo. Este grupo de fármacos ha demostrado utilidad inicialmente en melanoma y carcinoma de pulmón, y actualmente también en otros tumores sólidos.

> **!** La investigación sigue siendo, a día de hoy, el único método para probar numerosas estrategias y combinaciones en múltiples tumores, al mismo tiempo que se aumenta el conocimiento de sus efectos secundarios y los potenciales beneficios en el organismo.

TOXICIDADES DE LOS TRATAMIENTOS ANTINEOPLÁSICOS

La toxicidad asociada al tratamiento oncológico es un aspecto muy importante, principalmente por la influencia negativa que ejerce sobre la calidad de vida de los pacientes, así como el riesgo vital que puede suponer en algunas circunstancias.

Los efectos secundarios producen gran temor en los pacientes y pueden mermar de forma importante sus actividades personales, tanto a nivel físico, psíquico como social.

Un evento adverso se define como cualquier signo desfavorable e inesperado, ya sea síntoma, hallazgo de laboratorio o enfermedad temporalmente asociada al uso de un medicamento o procedimiento, que puede estar o no en relación con el mismo.

Es importante conocer los efectos secundarios asociados a cada tipo de fármaco antineoplásico utilizado, para, de esta manera, prevenir la aparición de toxicidad, lo que permita tener un buen control sintomático y una mejor calidad de vida.

> **!** La toxicidad debe ser evaluada en cuanto a gravedad, frecuencia y duración, teniendo en cuenta que tiene dos dimensiones, una subjetiva y otra objetiva.

Las toxicidades subjetivas son aquellas que ocasionan síntomas que no se relacionan con signos físicos evaluables ni alteraciones analíticas, debiendo ser valoradas exclusivamente en la visita médica. Las toxicidades objetivas se evalúan mediante el examen físico o los análisis de laboratorio.

La toxicidad debe considerarse tanto a corto como a largo plazo, mediante unos criterios comunes, un sistema ordenado según la gravedad y la afectación de los diferentes órganos o sistemas. El más utilizado es el de los criterios comunes de terminología de eventos adversos, que grada los eventos adversos de 1 a 5 (**Tabla 9-1**).

De manera general, el grado 1 hace referencia a un síntoma muy leve u observación clínica que no requiere intervención. El grado 2 representa un síntoma moderado, que precisa una mínima intervención no invasiva. El grado 3 hace referencia a un evento adverso significativo o grave, pero que no pone en peligro la vida ni precisa hospitalización prolongada. El grado 4 supone una situación que amenaza la vida y precisa atención urgente. Y el grado 5 representa la muerte tóxica.

Toxicidad de la quimioterapia

Como ya se ha comentado, la quimioterapia forma parte del tratamiento de la mayoría de las enfermedades oncológicas en algún momento de su evolución. Los fármacos quimioterápicos pueden administrarse con distintos objetivos: eliminar la enfermedad micrometastásica para evitar recidivas futuras (tratamiento adyuvante), disminuir el tamaño del tumor previo a la cirugía (tratamiento neoadyuvante), controlar los síntomas con la intención de mejorar la calidad de vida y la supervivencia en algunos casos (tratamiento quimioterápico paliativo) o con intención curativa.

Desafortunadamente, los fármacos utilizados pueden producir efectos secundarios, algunos de los cuales pueden ser graves, y otros, a pesar de no constituir un riesgo importante, pueden impactar negativamente en la calidad de vida de los pacientes.

Los efectos secundarios más comunes son los que aparecen de manera inmediata o precoz:

- Cansancio (astenia).
- Caída del cabello (alopecia).
- Náuseas y vómitos.
- Anemia.
- Infección.
- Disminución del apetito y pérdida de peso.
- Llagas en la boca (mucositis) y diarrea.

Astenia

El cansancio asociado al cáncer o astenia se define como la sensación de agotamiento físico, emocional y mental persistente, pudiendo estar producido por la propia enfermedad o por sus tratamientos. Los pacientes lo describen como una falta de energía que les impide realizar lo que desean, una falta de fuerzas generalizada que no encuentra alivio ni tan siquiera con el descanso.

Es considerado por los pacientes como uno de los efectos secundarios más molestos, no solo por su dimensión física, sino también psicológica: falta de motivación, desgana, irritabilidad frecuente, abandono de las relaciones sociales, etcétera.

Grado	Definición	Actuación
1	Leve	No requiere actuación
2	Moderado	Mínimo manejo no invasivo
3	Grave	Cuidados, incluida la hospitalización y suspensión del fármaco de forma temporal hasta su mejoría
4	Muy grave	Suspensión del fármaco de forma permanente
5	Muerte tóxica	

Tabla 9-1. Gradación de los eventos adversos según su gravedad y la actuación médica que implica, según los CTCAE

CTCAE: criterios de terminología común para eventos adversos.

Es una de las complicaciones más frecuentes, apareciendo hasta en el 90 % de los pacientes con cáncer que reciben tratamiento. Puede persistir durante meses o años tras finalizar el tratamiento en más del 50 % de los pacientes.

Emesis

A pesar del uso generalizado de pautas de tratamiento altamente eficaces en la prevención de las náuseas y vómitos inducidos por la quimioterapia, este efecto adverso continúa presentándose en un porcentaje importante de pacientes (alrededor del 50 %), dependiendo del régimen quimioterápico utilizado y de las características del paciente.

Las náuseas y vómitos continúan estando entre los efectos adversos de la quimioterapia que más ansiedad provocan en los pacientes, teniendo una gran repercusión sobre la calidad de vida y obligando, en algunos casos, a posponer, cambiar o suspender los tratamientos, debido a la aparición de complicaciones, como deshidratación, desequilibrio electrolítico, etc. (**Tabla 9-2**).

Mucositis

La mucositis es la inflamación de la mucosa del tracto digestivo, extendiéndose desde la boca hasta el ano. Es un efecto secundario muy frecuente, apareciendo hasta en un 35-40 % de los pacientes que reciben quimioterapia. Tiene una gran incidencia en los pacientes trasplantados de médula ósea (76 %) y en los que reciben radioterapia, siendo su incidencia cercana al 100 % cuando se recibe radioterapia sobre la cavidad oral.

Se manifiesta principalmente con enrojecimiento y/o úlceras de mucosas. Inicialmente suele aparecer sequedad bucal y sensación quemante, y pueden evolucionar a dolor agudo (si aparecen grandes úlceras).

La mucositis puede aparecer en cualquier mucosa del cuerpo: boca (estomatitis), esófago (esofagitis), intestino (enteritis), recto (proctitis) y mucosa genital. Predispone a la aparición de infecciones secundarias (sobre todo en pacientes con neutropenia, bajada de las defensas), así como dificultad para la alimentación.

Diarrea

Se trata de una complicación frecuente en los pacientes que reciben quimioterapia. Puede producir tanto una disminución de la calidad de vida del paciente como complicaciones médicas importantes por depleción de volumen y alteraciones electrolíticas. Su gravedad se evalúa en función del número de deposiciones/día, la presencia de deposiciones nocturnas, la necesidad de tratamiento intravenoso y la presencia de moco y/o sangre en las heces.

Cardiotoxicidad

La cardiotoxicidad se define como el daño producido sobre el músculo cardíaco por los fármacos antineoplásicos utilizados en el tratamiento contra el cáncer. La forma de presentarse es generalmente como una miocardiopatía que evoluciona a una insuficiencia cardíaca, o como alteraciones en la contractilidad cardíaca que se manifiestan como arritmias.

Las *antraciclinas* son el ejemplo más claro de esta toxicidad. Producen un daño miocárdico que es dosis-dependiente, lo que lleva a un fallo cardíaco (insuficiencia cardíaca congestiva) con el incremento de dosis. Aparece insuficiencia cardíaca en el 7,5 % de los pacientes que han recibido una dosis acumulada de *doxorrubicina* de 550 mg/m^2, y dicho porcentaje aumenta de forma lineal a partir de dicha dosis.

Tabla 9-2. Riesgo emetógeno asociado a fármacos empleados	
Riesgo emetógeno (incidencia de vómitos sin tratamiento)	Agente
Riesgo alto (emesis > 90 %)	Carboplatino AUC > 4 Cisplatino Ciclofosfamida > 1.500 mg/m^2 Dacarbacina Doxorrubicina > 60 mg/m^2 Antraciclinas + ciclofosfamida Epirrubicina > 90 mg/m^2 Ifosfamida > 2g/m^2 por dosis Estretozocina
Riesgo moderado (emesis 30-90 %)	Carboplatino AUC < 4 Ciclofosfamida < 1.500 mg/m^2 Doxorrubicina < 60 mg/m^2 Epirrubicina < 90 mg/m^2 Ifosfamida Irinotecán Oxaliplatino Trabectedina Temozolamida Vinorelbina
Riesgo bajo (emesis 10-30 %)	Aflibercept Cabacitaxel Cetuximab Docetaxel Eribulina 5-fluorouracilo Gemcitabina Ipilimumab Ixabepilona Metotrexato Mitomicina Nivolumab Nab-paclitaxel Panitumumab Pembrolizumab Pemetrexed Doxorrubicina pegilada Temsirolimus Topotecán Trastuzumab emtansina Vinflunina
Riesgo mínimo (emesis < 10 %)	Bevacizumab Bleomicina Trastuzumab Vinblastina Vincristina Erlobinib Gefitinib Sorafenib Vemurafenib Vismodegib

AUC: área bajo la curva.

El mejor tratamiento es, una vez más, la prevención. Es muy importante detectar precozmente aquellos pacientes con riesgo de toxicidad.

Toxicidad de tratamientos dirigidos

Cuando se utilizan los términos *nuevos tratamientos, tratamientos biológicos* o *dirigidos,* se hace referencia a un grupo de medicamentos con un mecanismo de acción de características comunes. Están diseñados para incidir de manera específica aspectos concretos de la biología celular o tumoral, en lugar de destruir todas aquellas células que se reproducen rápidamente, como hace la quimioterapia.

Toxicidad cardiovascular

Numerosos fármacos biológicos se han relacionado con la toxicidad cardiovascular. El más habitual de ellos es trastuzumab, dirigido contra la diana del receptor 2 del factor de crecimiento epidérmico humano (HER2, *human epidermal growth factor receptor 2*) y utilizado en cáncer de mama y gástrico. También numerosos inhibidores de la tirosina-cinasa, como sunitinib, crizotinib o vandetanib, y antiangiogénicos, como bevacizumab.

La cardiotoxicidad del trastuzumab es diferente a la de las antraciclinas, en su mecanismo y en sus manifestaciones, siendo silente en mayor proporción. Son factores predisponentes el empleo previo de antraciclinas y una edad mayor de 50 años. Su monitorización está mejor establecida en las guías. Durante el uso de fármacos anti-HER2, se recomienda la evaluación de la fracción de eyección del ventrículo izquierdo previa al tratamiento, a los 3, 6 y 12 meses de tratamiento, y hasta los 18 meses de haber iniciado el tratamiento, o continua, en el caso de usos más prolongados. Las recomendaciones de modificación de tratamiento se establecen en relación con la disminución de la fracción de eyección del ventrículo izquierdo y los síntomas del paciente. En la mayor parte de los casos, la afectación es reversible, y la reintroducción del fármaco, posible.

Otros fármacos dirigidos contra HER-2 (lapatinib, ado-trastuzumab emtansina y pertuzumab) presentan cardiotoxicidad menor, aunque la experiencia es limitada, pero la monitorización debe ser tan estrecha como con trastuzumab. En todos los casos, debe evaluarse y controlarse la comorbilidad del paciente, tratar los factores de riesgo cardiovascular y recomendar dieta y ejercicio físico adecuados.

Otros efectos cardiovasculares de estos fármacos son la hipertensión y la tendencia trombótica. La hipertensión arterial es un efecto de clase de todos los antiangiogénicos. Es una toxicidad frecuente: grado 3 del 8-18 % en el caso de evacizumab, siendo la de grado 4 menor al 1 %. Se recomienda la monitorización de la tensión arterial de manera previa y durante el tratamiento. El tratamiento de la hipertensión secundaria al uso de agentes antiangiogénicos consiste fundamentalmente en fármacos vasodilatadores (su mecanismo de acción es la vasoconstricción). Se consideran fármacos de elección los inhibidores de la enzima convertidora de la angiotensina, los antagonistas de los receptores de angiotensina II o los antagonistas del calcio. Cuando no son suficientes o la hipertensión tiene repercusión orgánica, se debe valorar la interrupción del tratamiento.

Toxicidad dermatológica

Se trata de una de las toxicidades más frecuentes de los tratamientos dirigidos. En el caso de los inhibidores del receptor del factor de crecimiento epidérmico, se trata de la toxicidad más característica, y ocurre en el 80 % de los casos. El prototipo es una erupción acneiforme (papulopustular). Se presenta en zonas ricas en glándulas sebáceas, comotórax, cuello y cara, y habitualmente aparece en las dos primeras semanas del tratamiento.

Su diagnóstico es sencillo (lesiones foliculares y eritematosas, pápulas y pústulas en zonas características). La sobreinfección bacteriana no es rara, y por ello se recomienda añadir tetraciclinas orales profilácticas además de esteroides tópicos, que deben iniciarse a la vez que el tratamiento antineoplásico. Otros efectos adversos asociados a los fármacos antirreceptores del factor de crecimiento epidérmico son la xerosis, las fisuras y las paroniquias.

Los inhibidores de la tirosina-cinasa, también llamados pequeñas moléculas dirigidas a una molécula específica, exhiben también un amplio espectro de manifestaciones tóxicas dermatológicas. Entre las más características se encuentra la eritrodisestesia palmoplantar o síndrome de mano-pie. Se trata de un eritema doloroso, precedido de parestesias en palmas y plantas. Se acompaña de lesiones hiperqueratósicas, que se establecen tras 3-4 semanas de tratamiento. Se aconseja su prevención evitando la fricción en zonas de presión y los irritantes, el uso de cremas solares y de ropa que no quede ajustada. El diagnóstico precoz, un buen manejo y la educación del paciente en cuanto a prevención y cuidados son clave para evitar altos grados de toxicidad que impliquen la obligatoria suspensión de los tratamientos causantes de este cuadro.

Por último, la mucositis es también un evento tóxico frecuente en este contexto. Los mecanismos son diferentes en el caso de los TKI y los anticuerpos monoclonales antifactor de crecimiento endotelial vascular (bevacizumab). La alta tasa de mucositis con TKI se debe a la supresión del efecto local que el factor de crecimiento endotelial vascular ejerce sobre la mucosa del tracto digestivo. Por este mismo motivo, la incidencia de diarrea con sunitinib es del 29 % (un 3 % era grado 3-4) y del 58% para sorafenib. En ocasiones, se trata de estomatitis funcional sin lesiones aparentes, que mejoran durante el descanso. No obstante, hay que insistir al paciente en las medidas preventivas y de tratamiento, como son una correcta higiene bucal y enjuagues con colutorios sin alcohol o anestésicos tópicos.

En el caso de diarrea, hay que realizar un adecuado manejo dietético y médico, evitando laxantes, fibra y otros factores que puedan contribuir. Suele presentar buena respuesta a la hidratación y al uso de antidiarreicos, como loperamida.

Toxicidad de la inmunoterapia

En las últimas décadas, el creciente conocimiento de la biología molecular del cáncer ha mostrado, de un lado, la extrema complejidad del genoma y sus alteraciones; y de otro, la importancia del microambiente en el comportamiento tumoral. De esta idea surge la posibilidad de intervenir en el sistema inmune que forma parte del organismo, interaccionando de forma continua con las células tumorales.

La toxicidad de la inmunoterapia que hoy en día se utiliza se deriva de la sobreestimulación del sistema inmune, que da lugar a mecanismos de autoinmunidad. La frecuencia con la que tienen lugar es elevada y afectan a más del 50 % de los pacientes. Son potencialmente graves, si bien una proporción elevada presenta baja intensidad y es autolimitada.

La cronología de su aparición es variable y sus manifestaciones pueden ser larvadas o inespecíficas, de leves a graves. Por ejemplo, la toxicidad cutánea puede aparecer desde la primera administración, la hepática y la diarrea son raras antes del segundo ciclo, y la hormonal generalmente se produce después de varios ciclos de tratamiento.

Para su correcto manejo en el día a día hay que realizar una adecuada formación al paciente y al personal de enfermería, interrogando en cada cita sobre la presencia de las toxicidades más frecuentes, para poder realizar un diagnóstico precoz y un manejo lo más personalizado posible. Para su evaluación, es preciso seguir las premisas y guías de actuación que ha elaborado la comunidad científica según la evidencia disponible, y en estas situaciones cobra especial importancia el manejo muldisciplinar, debiendo ser involucrados diferentes servicios hospitalarios para el éxito en su tratamiento.

Toxicidad digestiva: diarrea

Se trata de una toxicidad frecuente, parece ser dosis-dependiente y rara vez es grave. Suele aparecer tras 6 semanas de tratamiento, de manera posterior a la toxicidad cutánea. Se ha de plantear siempre el diagnóstico diferencial con la infección por *Clostridium difficile* y otros virus y bacterias. Es más característica en los pacientes que reciben anti-CTLA-4 (el 30 % en pacientes en tratamiento con ipilimumab) que en aquellos que reciben agentes anti-PD-1.

Se ha descrito colitis con hallazgos endoscópicos que revelan edema mucoso y biopsias que demuestran infiltrado linfocítico, neutrofílico o mixto en el 5 % de los pacientes en tratamiento con ipilimumab y el 1-2 % de los que reciben anti-PD-1.

Se debe educar siempre a los pacientes que reciben inhibidores de los puntos de control inmunes en la importancia de mantener la hidratación si tienen diarrea.

Si los síntomas persisten más allá de los 3 días o van en ascenso, en ausencia de causa infecciosa, se debe comenzar tratamiento esteroideo oral o intravenoso.

Toxicidad hepática

La elevación de enzimas hepáticas ocurre en menos del 10 % de los pacientes y suele ser asintomática, aunque a veces se acompaña de fiebre. También puede ocurrir que aumente la bilirrubina, generalmente tras largos períodos de elevación de transaminasas.

La cronología habitual es entre las semanas 8 y 12 tras iniciar el tratamiento. No es frecuente que exista una correlación radiológica, aunque se ha descrito hepatomegalia y edema periportal asociado, así como linfadenopatía periportal. La evaluación de las enzimas debe hacerse de rutina en todos los pacientes que reciben terapia inmune. En los casos en que se encuentra elevada, deben descartarse otras causas de hepatitis, como las virales e inducidas por otros fármacos. Una vez hecho esto, el tratamiento esteroideo es el siguiente paso.

Dado que el período de resolución puede ser extenso, se aconseja un tratamiento mínimo de 3 semanas. En los casos de hepatitis de grado 2 (enzimas < 2,5 veces el límite superior de la normalidad pero < 5 veces; o bilirrubina > 1,5 veces y < 3 veces el límite mayor de la normalidad), el fármaco ha de ser retirado transitoriamente. En caso de hepatitis de grado 3, se deberá retirar de manera definitiva.

Toxicidad pulmonar

Diferentes toxicidades de la esfera respiratoria se han relacionado con la terapia inmune, entre ellas la sarcoidosis, la neumonía y la neumonitis. La neumonitis es un efecto adverso raro, pero potencialmente mortal (**Fig. 9-5**). Se ha descrito en relación con fármacos anti-CTLA-4 y anti-PD-1, y se presenta con síntomas y signos de infección respiratoria alta, tos o dificultad respiratoria, y, ante su sospecha, se deben solicitar pruebas radiológicas de manera urgente. Su cronología, en relación con el inicio del tratamiento, es incierta, y se encuentra entre los 7 y los 24 meses desde el inicio del tratamiento.

Se han caracterizado diversos factores de riesgo para el desarrollo de este tipo de toxicidad: varones, mala situación general, tabaquismo, mala función respiratoria, enfermedad respiratoria previa, neumonectomía previa, cardiopatía, concomitancia de fármacos y radioterapia.

En el diagnóstico diferencial, se debe tener en cuenta la progresión de la enfermedad, infecciones, neumonitis por radiación, exacerbación de enfermedades previas, sobrecarga de líquidos o insuficiencia cardíaca, neumonía por aspiración y enfermedad tromboembólica.

En los pacientes que muestren síntomas o signos, hallazgos radiológicos de afectación moderada o grave, se debe consi-

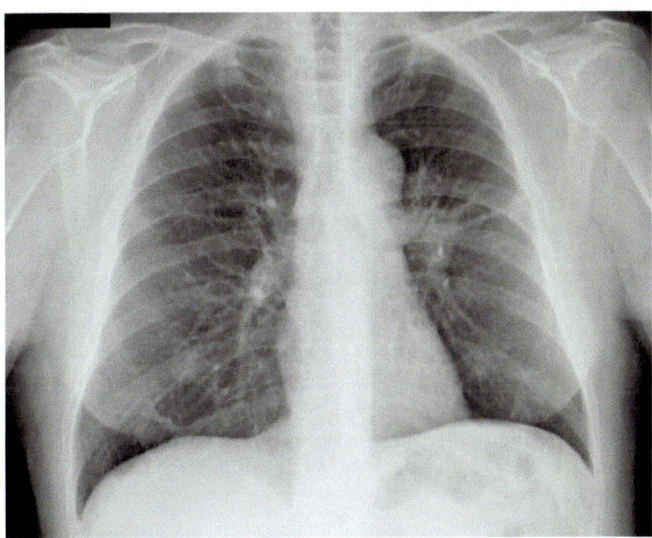

Figura 9-5. Apariencia radiológica de la neumonitis autoinmune.

derar la fibrobroncoscopia para excluir procesos infecciosos antes de indicar la inmunosupresión. En los casos graves, se debe iniciar tratamiento con 2 mg/kg de metilprednisona y considerar el uso de infliximab, micofenolato o ciclofosfamida.

Toxicidad dermatológica

Exantema (*rash*). La toxicidad dermatológica es, junto a la astenia, la más frecuente en los pacientes tratados con terapia inmune. Ocurre en un 30-50% de los casos. También es la más precoz en la mayoría de los pacientes, con una media de 3,6 semanas tras iniciar el tratamiento. Las lesiones más frecuentes son maculopapulosas y se refieren al tronco y las extremidades, pero el espectro potencial es muy amplio.

También es habitual encontrar lesiones de tipo vitíligo y mucositis/sequedad oral, que parecen ser más frecuentes con los anti-PD-1 que con otros fármacos de este grupo. Se debe incluir la candidiasis en el diagnóstico diferencial, especialmente si el paciente ha tomado esteroides para el manejo de otros efectos adversos.

En su mayor parte, las toxicodermias leves responden a esteroides tópicos. En los casos en los que existe prurito, se puede usar hidroxicina o difenhidramina oral. Los casos graves se deben manejar con corticoides orales. En raros casos, se ha descrito el síndrome de Stevens-Johnson, que precisa hospitalización, esteroides por vía intravenosa, evaluación dermatológica y vigilancia hidroelectrolítica. Cualquier toxicodermia que no se resuelve con esteroides tópicos o muestra tendencia a convertirse en ampollosa debe ser valorada por dermatología y probablemente biopsiada.

Toxicidad endocrinológica

La inflamación hipofisaria, tiroidea o adrenal a menudo se presenta como náuseas, dolor de cabeza, astenia o alteraciones visuales. Su frecuencia es desconocida, debido a las diferencias en monitorización y métodos diagnósticos de los diferentes ensayos clínicos. Las endocrinopatías más frecuentes parecen ser la hipofisitis y el hipotiroidismo.

Hipofisitis

Se manifiesta típicamente como astenia y dolor de cabeza. Su diagnóstico es bioquímico y consiste en el hallazgo de niveles bajos de las hormonas producidas por la hipófisis (hormona adrenocorticotropa, hormona tiroestimulante [TSH], hormona foliculoestimulante, hormona luteinizante y hormona del crecimiento).

Estos mismos hallazgos permiten el diagnóstico diferencial con los trastornos primarios de adrenales o tiroides, que pueden manifestarse de forma similar. También es posible objetivar la hipofisitis en pruebas de imagen, en las que la hipófisis aparece aumentada de tamaño. De nuevo, su tratamiento es esteroideo, 1 mg/kg de prednisona/día durante la fase aguda. Sin embargo, la mayoría de los pacientes van a precisar tratamiento a largo plazo por insuficiencia adrenal o hipotiroidismo secundarios.

Enfermedades tiroideas autoinmunes

Se manifiestan como hipotiroidismo secundario a destrucción por tiroiditis o a hipertiroidismo asociado a enfermedades graves. La primera ha sido más frecuente en el conjunto de los ensayos clínicos, y ambas se han descrito en proporciones variables en los diferentes fármacos. Por este motivo, en todos los casos se recomienda la monitorización rutinaria en cada ciclo de tratamiento.

Sus síntomas son inespecíficos, siendo el más frecuente la astenia. Su diagnóstico es bioquímico: un nivel alto de TSH y bajo de tiroxina (T4) indicaría hipotiroidismo primario, y un nivel bajo de TSH y alto de T4, hipofisitis. En ocasiones, es posible objetivar tiroiditis con hipertiroidismo (niveles bajos de TSH y altos de T4) seguido de hipotiroidismo a largo plazo (TSH alta y baja).

El manejo del hipotiroidismo primario implica la terapia sustitutiva con levotiroxina. En el caso de tiroiditis aguda, es posible realizar un ciclo corto de esteroides orales (1 mg/kg de prednisona o equivalente), si bien la evidencia en relación con la prevención de la destrucción tiroidea es débil. Los casos persistentes de hipertiroidismo son leves y se deben tratar como cualquier hipertiroidismo de otra causa.

Insuficiencia suprarrenal

Es la más crítica de las endocrinopatías. Causa deshidratación, hipotensión y desequilibrio electrolítico (hiponatremia e hiperpotasemia). Su tratamiento es una emergencia e incluye la hospitalización, la interconsulta a endocrinología, la hidratación y la evaluación de la sepsis.

 PUNTOS CLAVE

- Los cuidados paliativos deben acompañar al paciente a lo largo de su enfermedad oncológica.
- La instauración precoz de los cuidados paliativos es un valor añadido a la práctica clínica asistencial.
- El modelo del cuidado es dinámico, y hay que estar preparados para adaptarse a las necesidades de cada paciente.
- La inmunoterapia y la terapia dirigida han revolucionado el tratamiento del cáncer en las últimas décadas.

- El manejo adecuado de las toxicidades es importante para mantener la calidad de vida del paciente en tratamiento con antineoplásicos.
- Conocer las guías, la prevención, la detección precoz y la educación del paciente asegurarán un buen uso de estos fármacos.

BIBLIOGRAFÍA

Carmona-Bayonas A, Font C, Jiménez-Fonseca P, Fenoy F, Otero R, Beato C, et al. On the necessity of new decision-making methods for cancer-associated, symptomatic, pulmonary embolism. Thromb Res. 2016;143:76-85.

Dans M, Kutner JS, Agarwal R, Baker JN, Bauman JR, Beck AC, et al. NCCN Guidelines® Insights: Palliative Care, Version 2.2021. J Natl Compr Canc Netw. 2021;19:780-8.

Ettinger DS, Wood DE, Aisner DL, Akerley W, Bauman JR, Bharat A, et al. NCCN Guidelines Insights: Non-Small Cell Lung Cancer, Version 2.2021. J Natl Compr Canc Netw. 2021;19:254-66.

Ferrell BR, Temel JS, Temin S, Alesi ER, Balboni TA, Basch EM, et al. Integration of Palliative Care Into Standard Oncology Care: American Society of Clinical Oncology Clinical Practice Guideline Update. J Clin Oncol. 2017;35:96-112.

Haanen JBAG, Carbonnel F, Robert C, Kerr KM, Peters S, Larkin J, et al. Management of toxicities from immunotherapy: ESMO Clinical Practice Guidelines for diagnosis, treatment and follow-up. Ann Oncol. 2017;28:iv119-42.

Hui D, Bruera E. Integrating palliative care into the trajectory of cancer care. Nat Rev Clin Oncol. 2016;13:159-71.

Majem M, García-Martínez E, Martínez M, Muñoz-Couselo E, Rodríguez-Abreu D, Álvarez R, et al. SEOM clinical guideline for the management of immune-related adverse events in patients treated with immune checkpoint inhibitors (2019). Clin Transl Oncol. 2020;22:213-22.

Sociedad Española de Oncología Médica. Las cifras del cáncer en España 2022. SEOM; 2022.

Temel JS, Greer JA, Muzikansky A, Gallagher ER, Admane S, Jackson VA, et al. Early palliative care for patients with metastatic non-small-cell lung cancer. N Engl J Med. 2010;363:733-42.

Radioterapia paliativa

10

L. M. de Ingunza Barón

INTRODUCCIÓN

A lo largo del proceso oncológico, un porcentaje significativo de pacientes en fase paliativa va a precisar un manejo local con radioterapia, como consecuencia de los cuadros clínicos que pueden derivar tanto de la propia enfermedad como de los tratamientos administrados para combatirla.

El tratamiento con radioterapia se basa en el uso de radiaciones ionizantes con fin terapéutico. La radioterapia es una técnica muy especializada y compleja, no disponible en todos los hospitales. Se necesita un amplio grupo de profesionales (técnicos especialistas en radioterapia, dosimetristas, enfermeros, radiofísicos y médicos especialistas en oncología radioterápica) para la planificación y la administración del tratamiento. La radioterapia se puede administrar de manera externa (teleterapia) mediante la utilización de aceleradores lineales de electrones, los cuales generan electrones o fotones (radiación comúnmente utilizada) o partículas pesadas. Además, la radioterapia también se puede administrar de forma interna mediante la braquiterapia y la radioterapia intraoperatoria. En el caso de la braquiterapia, si tiene indicación paliativa sobre todo a nivel endobronquial y esofágico, se utiliza un isótopo radioactivo que se acerca a la zona tumoral que se desea que sea irradiada.

 El objetivo de la irradiación paliativa es obtener el máximo beneficio, la mínima morbilidad y la mínima disrupción de la vida restante del paciente.

Es una medida válida, incluso cuando al paciente le quedan pocos días de vida, si se cumple:

- La selección de los pacientes se ha de hacer con buen juicio, teniendo en cuenta la calidad de vida, el pronóstico y la esperanza de vida.

- La expectativa de mejora ha de ser igual o superior que la de otras medidas paliativas.
- No debe consumir el tiempo de vida restante del paciente.
- No debe causar estrés al paciente.
- Si no se puede curar ni paliar, no administrar.

Las características fundamentales del tratamiento con radioterapia con intención paliativa es que es un tratamiento efectivo (se benefician entre un 75 y 90 % de los pacientes), su efecto es rápido, es corto en el tiempo, los efectos secundarios son mínimos y es económico.

Los fundamentos de la radioterapia paliativa son menos conocidos que los de la radioterapia radical, donde el objetivo es erradicar todas las células tumorales, deteniendo su crecimiento y división para aumentar tanto el control local como la supervivencia. Los beneficios de la radioterapia paliativa están dirigidos a reducir o eliminar los síntomas (como dolor, sangrado, compresión neural o de vías aéreas) al disminuir el volumen tumoral, alterando el mínimo posible la anatomía local. Cabe recordar que los tumores más radiosensibles son los indiferenciados de rápido crecimiento, los linfomas, mielomas, seminomas y la histología de células pequeñas. Este beneficio se consigue de forma multifactorial: por disminución de la densidad de células tumorales, por regresión del volumen tumoral, por repoblación celular de la zona destruida, etc. El esquema de tratamiento debe ser corto, incluso administrarlo en una única fracción.

En algunos casos estos tratamientos son urgentes, y de la rapidez en el diagnóstico y tratamiento van a depender tanto el pronóstico del paciente como los síntomas derivados de esa situación.

La radioterapia juega un importante papel en el tratamiento y control de los signos y síntomas relacionados con el control del dolor oncológico, el sangrado oncológico, la compresión medular, etc. Cada uno de estos procesos se abordarán en los distintos apartados, para así realizar un estudio más profundo.

RADIOTERAPIA ANTIÁLGICA

La radioterapia es un pilar fundamental en el manejo del dolor del paciente oncológico en fases avanzadas. Se considera que alrededor del 70 % de los pacientes oncológicos recibirán tratamiento con radioterapia en alguna de las fases de su enfermedad. Del total de tratamientos con radioterapia, alrededor del 40 % son con intención paliativa.

> ❗ La radioterapia constituye un tratamiento efectivo en la paliación del dolor en pacientes no susceptibles a un tratamiento curativo.

En función de la situación basal del paciente, sus comorbilidades y el estado de la enfermedad, hay que hacer un balance riesgo/beneficio y valoración de las diferentes alternativas terapéuticas, optando siempre por el tratamiento más óptimo para el paciente. En líneas generales, la radioterapia paliativa consigue un control rápido con escasos efectos adversos, por lo que es un tratamiento a tener en cuenta en el paciente oncológico en fases avanzadas.

El 70 % de los casos de dolor oncológico es debido a metástasis óseas; en el 20 % de los casos es el síntoma debut de la enfermedad. Su incidencia es muy alta, ya que gran parte de los tumores de mayor incidencia, como el cáncer de mama, el cáncer de próstata y el cáncer de pulmón, tienden a metastatizar a nivel óseo en algún momento de su evolución.

Los huesos donde con mayor frecuencia se asientan las metástasis óseas son la columna vertebral, la pelvis, las costillas y el fémur. Otras causas menos frecuentes de dolor oncológico son las adenopatías dolorosas, metástasis o infiltración del propio tumor primario en tejidos blandos, o la compresión o infiltración radicular. Las metástasis óseas pueden producir cuadros clínicos variados, siendo el dolor el síntoma más frecuente. Se trata de un dolor intenso (hasta el 30 % de los pacientes refiere una puntuación en la escala visual analógica [EVA] de 8-10), continuo, progresivo, localizado en el área afecta, que empeora con el movimiento y de predominio nocturno. Entre un 10 y un 20 % de los pacientes sufrirán fracturas patológicas, con mayor probabilidad en los huesos largos.

La valoración integral del paciente y de la propia enfermedad ayudarán a tomar una decisión correcta sobre el tratamiento que pueda resultar más adecuado. Hay que tener en cuenta la situación basal del paciente, basándose en escalas objetivas, como la escala de Karnofsky o la escala del *Eastern Cooperative Oncologic Group* (ECOG); las características del dolor, la frecuencia, la intensidad, haciendo también uso de escalas objetivas, como la EVA, factores atenuantes o que empeoren la clínica; el tipo de tumor, la localización, etc. Además, es fundamental la exploración física, localizando los puntos dolorosos y tratando de detectar las posibles limitaciones. Teniendo en cuenta toda la información recopilada, se decide el tratamiento que resulte más beneficioso en cada caso.

> ❗ El objetivo de este tipo de tratamiento es conseguir el máximo confort para el paciente, no la curación.

En cuanto al diagnóstico, la sospecha clínica es fundamental. Para confirmar la sospecha, se solicitarán pruebas radiológicas, siendo de elección la radiografía simple y la gammagrafía ósea en el caso de metástasis óseas. La tomografía axial computarizada (TAC) o la resonancia magnética (RM) permiten valorar con mayor exactitud la extensión de la lesión y la posible afectación de partes blandas, importante para la localización y delimitación de volúmenes.

La radioterapia, junto con los opioides, suele ser el tratamiento de elección en pacientes con dolor de causa oncológica, debido a su alta eficacia para conseguir el alivio de forma rápida y eficaz. Además, en el caso de las metástasis óseas, la radioterapia mejora la movilidad y previene la fractura patológica del hueso dañado al estimular la osificación entre el 65 y 85 % de las metástasis líticas. En cuanto a las metástasis óseas asintomáticas, solo deben tratarse de manera profiláctica las situadas en huesos que soporten una carga importante y que, por tanto, presenten un mayor riesgo de fractura.

El volumen a tratar se decide en base a los hallazgos obtenidos en la anamnesis, exploración y pruebas complementarias. Se tratará la región afecta, aquellas estructuras anatómicas afectadas por el tumor y que son origen de la sintomatología de dolor, con un margen de seguridad variable en función de la técnica de irradiación empleada, el tipo de tumor primario y la localización de la lesión. De este modo, tratamientos con planificación en tres dimensiones conllevan un mayor margen que otras técnicas de mayor precisión, como la radioterapia externa esterotáxica. Asimismo, en localizaciones que presenten estructuras de alto riesgo adyacentes se suele optar por tratamientos más restrictivos, estableciendo un margen de seguridad menor (**Fig. 10-1**).

No se han evidenciado diferencias significativas entre los distintos esquemas de tratamiento con radioterapia externa con finalidad antiálgica, por lo que el estado general del paciente y el tipo de tumor primario suelen ser decisivos a la hora de elegir un fraccionamiento. En pacientes con mal estado general, se suele optar por tratamiento en dosis única, generalmente de 8 grais (Gy), que presentan los mismos resul-

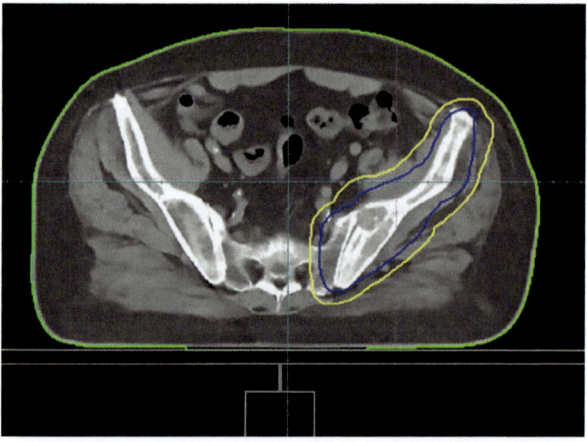

Figura 10-1. Corte axial en tomografía computarizada de simulación de volumen de planificación sobre metástasis de pala ilíaca izquierda.

tados en cuanto a efecto analgésico, con una menor incidencia de efectos secundarios agudos, aunque diversos estudios muestran una mayor tasa de reirradiaciones y de fracturas patológicas respecto a los esquemas de varias fracciones.

En pacientes con mejor estado general, se opta por esquemas fraccionados, como el de 30 Gy en 10 fracciones de 3 Gy por fracción y el de 20 Gy en 5 fracciones de 4 Gy. En pacientes con un buen *performance status*, enfermedad primaria ausente o controlada y oligometastásicos, en ausencia de afectación neurológica, también existe opción de tratamiento con radioterapia externa esteroláxica. Esta técnica consiste en la irradiación de la parte afecta a dosis elevadas y fracciones reducidas, respetando al máximo los tejidos sanos adyacentes. Las dosis más frecuentemente empleadas suelen ser 30 Gy en cinco fracciones, 20 Gy en cuatro fracciones y tratamiento en fracción única de 10-24 Gy.

Los efectos secundarios de la radioterapia antiálgica dependen de la dosis y el volumen de tratamiento. En general son efectos autolimitados y predecibles que requieren un manejo conservador. Como consecuencia, puede ocurrir un aumento autolimitado del dolor, que puede requerir un reajuste de la analgesia durante, inmediatamente después de la administración del tratamiento o en los 10 primeros días postratamiento, descrito como el fenómeno de empeoramiento paradójico transitorio del dolor (*pain flare*) en la localización metastásica irradiada, en un porcentaje de pacientes que oscila entre el 2 y el 44 %.

La efectividad del tratamiento suele ser alta, con una tasa de respuesta parcial entre el 60 y el 80 % de los pacientes y hasta un 30 % de respuesta completa, con un alivio total del dolor. Las metástasis que mejor responden a la radioterapia son las de cáncer de mama, próstata y tumores indiferenciados; y las que peor, las de vejiga y riñón. En un punto intermedio se sitúan las de tumores pulmonares y colorrectales. La respuesta al tratamiento suele ser rápida, con un pico máximo de analgesia que se suele alcanzar a las 4 semanas y una mediana de duración de unos 3 meses.

RADIOTERAPIA HEMOSTÁTICA

El paciente oncológico puede presentar distintas complicaciones hematológicas, siendo una de ellas el sangrado, que puede presentarse en grados variables de gravedad, desde microsangrados a hemorragias importantes que pueden comprometer su vida. El sangrado es un proceso que puede suceder en diversos escenarios clínicos, como síntoma inicial o a lo largo del proceso oncológico, y ocurre en gran variedad de tumores. Se estima que alrededor del 6-10 % de los pacientes oncológicos en fases avanzadas pueden presentar hemorragias, lo cual puede suponer un riesgo inminente para su vida.

La etiología del sangrado suele ser multifactorial. Tanto por la propia enfermedad como por los tratamientos, el paciente oncológico tiene un perfil que presenta en determinadas ocasiones alto riesgo de sangrado. Son frecuentes los trastornos de la hemostasia, como la trombocitopenia, los trastornos en la vía de la coagulación por toma de sustancias antiagregantes o anticoagulantes, la coagulación intravascular diseminada tumoral, etc. También por el propio crecimiento del tumor, puede haber hemorragias derivadas de la invasión tumoral local, o por daño local en la red vascular. Es fundamental detectar la causa para poder ofrecer el tratamiento más adecuado en cada caso.

> ! La radioterapia juega un importante papel como tratamiento paliativo hemostático. Se suele emplear cuando se han desestimado el resto de opciones terapéuticas. Las principales indicaciones son la hemoptisis, la rectorragia, la hematemesis, la hematuria y la metrorragia.

La dosis y fraccionamiento óptimos son controvertidos. No parece que ninguno de estos esquemas sea superior a los demás, por lo que hay que adaptarse a las circunstancias de cada paciente. Los esquemas empleados con radioterapia externa con intención hemostática son hipofraccionados, siendo los más frecuentes el de 8 o 10 Gy en dosis única, 15 Gy en tres fracciones de 5 Gy, 20 Gy en cinco fracciones de 4 Gy y 30 Gy en 10 fracciones de 3 Gy. Generalmente los esquemas más hipofraccionados se emplean en pacientes con una esperanza de vida muy corta y pacientes muy ancianos o con dificultad para la movilización, ya que este tipo de fraccionamientos suele asociar una mayor toxicidad (**Fig. 10-2**).

En el caso de tumores endobronquiales, el tratamiento se puede realizar con braquiterapia de alta tasa de dosis, siendo los esquemas terapéuticos más frecuentemente empleados dos fracciones de 8 Gy o tres fracciones de 5-7 Gy.

La respuesta a la radioterapia suele ser muy buena, con tasas de mejoría descritas de alrededor del 70 %. La respuesta depende del tipo de tumor. En tumores pulmonares, se ha descrito una respuesta de hasta un 80 %. En el caso del carcinoma no microcítico de pulmón, la hemoptisis es el síntoma que mejor responde al tratamiento con radioterapia. En los tumores rectales, se ha descrito un control de la rectorragia de hasta un 85 %, siendo este el síntoma más frecuentemente tratado en los casos de recidivas. En tumores ginecológicos y urológicos con clínica de metrorragia y hematuria, se ha descrito hasta un 65 % de respuestas tras tratamiento con radioterapia con intención hemostática.

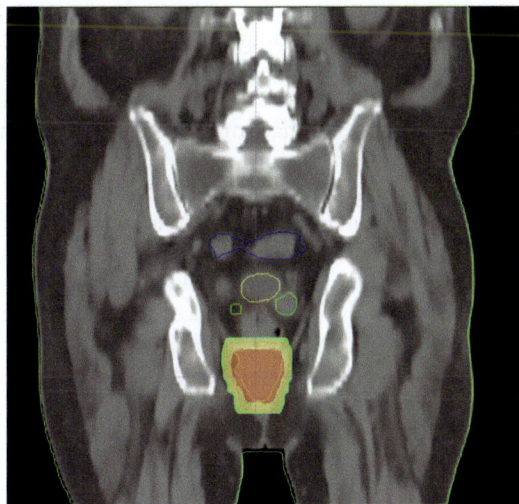

Figura 10-2. Corte coronal en tomografía computarizada de simulación sobre la distribución dosimétrica en un tratamiento hemostático debido a masa rectal sangrante.

RADIOTERAPIA EN METÁSTASIS CEREBRALES

Las metástasis cerebrales son los tumores intracraneales más comunes en adultos y representan más de la mitad de los tumores cerebrales. En pacientes con neoplasias malignas sistémicas, ocurren en el 10-30 % de los adultos. La incidencia puede estar aumentando, debido al mejor diagnóstico y control de la enfermedad extracerebral.

> ! Las metástasis cerebrales son la principal indicación paliativa de causa neurológica.

El 90 % de los pacientes con metástasis cerebrales presentaran déficits neurológicos como cefaleas, vértigo, diplopía, déficit motor, convulsiones, etc. Los tumores primarios que con más frecuencia presentan metástasis cerebrales son los de pulmón, mama, melanoma, renal o colorrectal. La irradiación muchas veces se administra asociada a dexametasona para disminuir el edema cerebral acompañante. Hay una respuesta beneficiosa a la radioterapia en el 80 % de pacientes, pero a partir de una dosis total de 7,5 Gy se pueden observar secuelas neurológicas.

> ! La supervivencia de los pacientes con metástasis cerebrales ha mejorado desde la época en que la radioterapia externa holocraneal era el pilar del tratamiento y la mediana de supervivencia global era habitualmente menor de 6 meses, siendo en este momento, según los datos actuales, superior a 6 meses para todos los tipos principales de cáncer y oscilando entre aproximadamente 8 y 16 meses, según el tumor primario.

Se ve influenciada por múltiples factores, de los cuales se han identificado como de buen pronóstico: edad < 65, control de tumor primario, ausencia de compromiso extracraneal, mayor puntuación en la escala de rendimiento de Karnofsky (KPS, *Karnofsky Performance Status*), histología favorable del tumor, buena respuesta a tratamiento esteroideo y ausencia de síntomas neurológicos.

Los modelos históricos como el análisis de partición recursiva ya no son adecuados para predecir la supervivencia. La evaluación pronóstica se individualiza cada vez más según el tipo de cáncer y el diagnóstico genético molecular. Por ejemplo, en carcinoma no microcítico de pulmón la mutación de receptor del factor de crecimiento epidérmico (EGFR) y translocación del gen de la proteína 4 asociada a microtúbulos equinodermos (*EML4*) y el gen de la cinasa del linfoma anaplásico (*ALK*) representan genotipos más radiosensibles que aquellos con mutación *KRAS,* que logran peor control de la enfermedad local. Otra modalidad es la evaluación pronóstica graduada (GPA). Se desarrolló originalmente sobre un análisis de casi 4.000 pacientes con metástasis cerebrales recién diagnosticadas, tratados entre 1985 y 2007. Está determinada mediante el análisis de los resultados del estudio RTOG 9508. Los factores que incluyen son: edad, KPS, presencia o ausencia de metástasis extracraneales y el número de lesiones cerebrales. En 2020, se actualizó en función de casi 7.000 pacientes diagnosticados entre 2006 y 2017 en múltiples centros.

Independientemente del sistema pronóstico utilizado, se reservan las modalidades de tratamiento más agresivas para pacientes más jóvenes y en buenas condiciones generales, especialmente aquellos con lesiones cerebrales únicas. Estos pacientes, con altas puntuaciones de GPA, pueden sobrevivir de 1 a 2 años, dependiendo del tumor primario y de las terapias sistémicas disponibles. Puntuaciones bajas de GPA confieren una esperanza de vida de 3 meses, independientemente de la histología, y sugieren una terapia más conservadora.

En el caso de buen *performance status*, los objetivos son lograr un control duradero de la enfermedad del sistema nervioso central, minimizar los efectos adversos tempranos y tardíos de la terapia y mantener la calidad de vida. La selección de la terapia inicial depende en gran medida del número y tamaño de las metástasis cerebrales. En este tipo de pacientes, se puede valorar un tratamiento con intención más radical, como la cirugía o la radioterapia esterotáxica en la zona craneal.

En el caso de pacientes con mal *performance status*, la decisión debe ser individualizada y, por lo general, no se justifican opciones que impliquen radicalidad o tratamientos agresivos. La supervivencia global suele estar determinada por la actividad y la extensión de la enfermedad extracraneal, más que por el éxito del tratamiento en el control de las metástasis cerebrales.

La radioterapia externa holocraneal ha sido tradicionalmente el tratamiento elegido si se indica un tratamiento activo, aunque la experiencia con radioterapia esterotáxica craneal en este entorno está creciendo.

Al menos un estudio ha sugerido que el tratamiento a dosis ablativas con radioterapia esterotáxica en la zona craneal puede estar asociado con mejor supervivencia cuando las metástasis cerebrales son responsables del mal estado funcional y no se acompañan de una enfermedad sistémica no controlada.

Existe una tendencia creciente a utilizar radioterapia esterotáxica craneal, en lugar de radioterapia holocraneal, en pacientes con mal pronóstico con número limitado de lesiones, ya que esto se puede lograr en un procedimiento ambulatorio de un día (en el caso de la radiocirugía), en vez de las múltiples visitas requeridas para la radioterapia holocraneal. Aunque generalmente se cree que la radioterapia holocraneal mejora la supervivencia en varios meses en comparación con corticoesteroides, según estudios observacionales, hay escasez de ensayos aleatorios que los comparen directamente en pacientes con mal pronóstico.

La dosis estándar en caso de radioterapia holocraneal varía entre 20 y 37,5 Gy en 5-15 fracciones. Se prefiere 30 Gy en 10 fracciones para pacientes con mejor pronóstico y sin metástasis dentro de los 5 mm del hipocampo. Para pacientes con mal pronóstico y metástasis cerebrales sintomáticas, la radioterapia holocraneal de una dosis total prescrita de 20 Gy en cinco fracciones (4 Gy/fracción) se considera estándar (**Fig. 10-3**).

Los efectos secundarios agudos más comunes son fatiga y alopecia. El edema cerebral puede inducirse o empeorar tras iniciar la radioterapia externa holocraneal, y el tratamiento debe estar precedido de terapia con corticoesteroides durante al menos 48 horas si hay evidencia de edema significativo y efecto de masa. Independientemente de la dosis total y el frac-

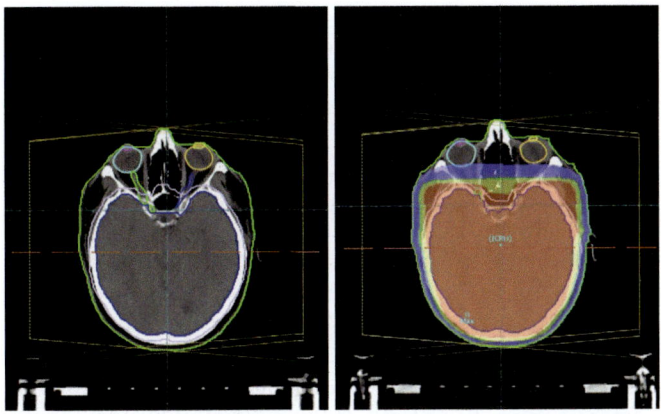

Figura 10-3. Cortes axiales sobre tomografía computarizada de simulación en tratamiento holocraneal con radioterapia externa tridimensional conformada.

cionamiento, deben continuarse durante el tratamiento radioterápico. Los pacientes con metástasis cerebrales pequeñas y sin efecto masa pueden no necesitarlos. La administración simultánea durante la radioterapia holocraneal de terapias dirigidas con inhibidores EGFR, trastuzumab emtansina e inhibidores de BRAF, generalmente debe evitarse por aumento de las toxicidades, incluidas las reacciones cutáneas. Los pacientes con supervivencia más larga pueden tener complicaciones tardías debilitantes que incluyen leucoencefalopatía y atrofia cerebral, que conducen al deterioro neurocognitivo y demencia, necrosis por radiación con síntomas relacionados con el sitio de la necrosis, hidrocefalia de presión normal que causa disfunción cognitiva, de la marcha y de la vejiga, disfunción neuroendocrina, más comúnmente hipotiroidismo y enfermedad cerebrovascular. El riesgo de complicaciones tardías está relacionado con la dosis total de radiación, dosis por fracción, edad del paciente, extensión de la enfermedad y deterioro neurológico en el momento de la presentación.

El retratamiento con radioterapia holocraneal o reirradiación parcial del cerebro puede proporcionar algún beneficio en pacientes cuidadosamente seleccionados que no son candidatos a cirugía o radioterapia esterotáxica craneal, aunque generalmente se desaconseja debido a su toxicidad. No hay consenso sobre el fraccionamiento de dosis; la dosificación en estudios pequeños varió de 8 Gy en 2 semanas a 30,6 Gy en 3 semanas, con una mediana de aproximadamente 20 Gy en 2 semanas. En el contexto de la recurrencia, varias series de pacientes han demostrado tasas de control > 70 % con radioterapia externa esterotáxica craneal para pacientes con buen *performance status* y enfermedad estable que habían recibido radioterapia holocraneal previa.

RADIOTERAPIA DESCOMPRESIVA

La compresión medular es una urgencia oncológica definida como la compresión de la médula espinal por infiltración de tumor primario o por metástasis ósea en la columna vertebral. Se produce en el 5-10 % de pacientes con cáncer, siendo la segunda complicación neurológica de los mismos tras las metástasis cerebrales. Las causas más frecuentes en el adulto son las metástasis vertebrales de tumores de mama, próstata y pulmón.

> **!** De su correcto diagnóstico e instauración precoz de tratamiento depende el pronóstico del paciente. Un retraso en el inicio del tratamiento puede conllevar alteraciones neurológicas irreversibles.

El síndrome de compresión medular se origina por la compresión de la médula espinal o de las raíces nerviosas que forman la cola de caballo por cualquier lesión relacionada con la enfermedad neoplásica de base. La compresión genera un daño neurológico que, si se prolonga, producirá cambios irreversibles en las fibras nerviosas. La causa más frecuente de compresión medular son las metástasis óseas vertebrales, pero también puede ocurrir por metástasis intradurales, metástasis intramedulares, invasión tumoral directa de la columna por neoplasias adyacentes o tumores primarios medulares. Generalmente, las metástasis del cuerpo vertebral suceden por una diseminación por vía hematógena; por ello, la parte posterior del cuerpo vertebral es la más frecuentemente afectada, al ser la zona que presenta una mejor irrigación. En consecuencia, la mayoría de las lesiones se originan en la parte anterior de la médula espinal. Cabe destacar que hasta un 8 % de las compresiones medulares ocurren en pacientes sin un diagnóstico previo de cáncer.

Los signos y síntomas resultan de la infiltración y la compresión de la vértebra, raíces nerviosas y la propia médula. La localización más frecuente donde tiene lugar el síndrome de compresión medular es en la zona de la columna dorsal (60 %), seguido por la columna lumbar (30 %) y, en menor proporción, la columna cervical (10 %). En ocasiones (entre el 10 y el 38 % de los pacientes), la compresión medular sucede en varias zonas. Clínicamente se manifiesta por una sucesión de etapas, cuya celeridad está relacionada con el daño neurológico. El dolor suele ser el síntoma de inicio, que puede acontecer en días o incluso semanas después de la disfunción neurológica. Al ser un síntoma muy inespecífico, debe tenerse en cuenta en todo paciente oncológico, especialmente en fases avanzadas de la enfermedad. La claudicación es el segundo síntoma en orden de aparición, caracterizada por debilidad y alteración de los reflejos. Posteriormente se produce la alteración en la sensibilidad. La disfunción autonómica, caracterizada por la pérdida de control de esfínteres, y la parálisis son los síntomas más tardíos. La historia clínica y la exploración física del paciente pueden orientar a la zona medular afectada. La RM con contraste es la prueba diagnóstica de elección. Ante la sospecha clínica de compresión medular, hay que realizar urgentemente una RM de toda la columna.

En la mayoría de los casos, el tratamiento tiene una intención paliativa, teniendo como objetivos mantener la función neurológica, mejorar la capacidad funcional y el control del dolor. Debe iniciarse lo más precozmente posible, ya que el pronóstico de los síntomas neurológicos está marcado por el tiempo de duración de los síntomas. De esta manera, una compresión de 9 horas es muy reversible; tras 24-48 horas, es reversible; y establecida durante 7 días o más, se considera prácticamente irreversible. La elección del tratamiento depende del pronóstico del paciente.

En pacientes con buen pronóstico, el tratamiento más idóneo es la cirugía, consistente en una laminectomía descompresiva, seguida de radioterapia de consolidación (generalmente transcurridas 2 semanas desde la cirugía). En pacientes con mal pronóstico o no, candidatos a cirugía, se suele optar por la radioterapia exclusiva. En todo caso, un tratamiento de entrada con corticoides, si no existe contraindicación médica, suele ser beneficioso, por sus acciones oncolítica, antiinflamatoria y antiedema. El fármaco de elección es la dexametasona. No se ha demostrado un efecto beneficioso en ausencia de déficit neurológico, por lo que se podría evitar en pacientes asintomáticos o con invasión de menos del 50 % del canal medular. En pacientes sin un diagnóstico histológico previo, la opción más correcta es la cirugía descompresiva con obtención de muestra para un estudio anatomopatológico, sin administrar tratamiento corticoideo previo que pueda interferir en los resultados.

Los regímenes empleados en radioterapia son esquemas hipofraccionados, sin haber un consenso establecido. Los más frecuentemente empleados son 8 Gy en fracción única, 20 Gy en cinco fracciones (4 Gy por fracción) y 30 Gy en 10 fracciones (3 Gy por fracción), en función del pronóstico y estado general del paciente (**Fig. 10-4**).

La respuesta a la radioterapia suele ser favorable, con una mejoría del dolor en el 70-80 % de los pacientes. Si el tratamiento se inicia únicamente con clínica de paresia o dolor, la posibilidad de reversibilidad es del 80 %; si la plejia está establecida, solo un 10 % recupera la deambulación. Son factores de buen pronóstico para la recuperación neurológica la progresión lenta de los síntomas, no tener instaurada la paraplejia ni la incontinencia de esfínteres antes de comenzar la irradiación y que se trate de un tumor radiosensible. La quimioterapia se considera el tratamiento de elección en tumores altamente quimiosensibles, como los linfomas, los tumores germinales o el carcinoma microcítico de pulmón. El principal factor pronóstico en estos casos es el estado general del paciente en el momento del diagnóstico.

SÍNDROME DE VENA CAVA

La vena cava superior es un vaso sanguíneo que resulta de la unión de los troncos braquiocefálicos y es la responsable de conducir la sangre de la cabeza, los brazos y la parte superior

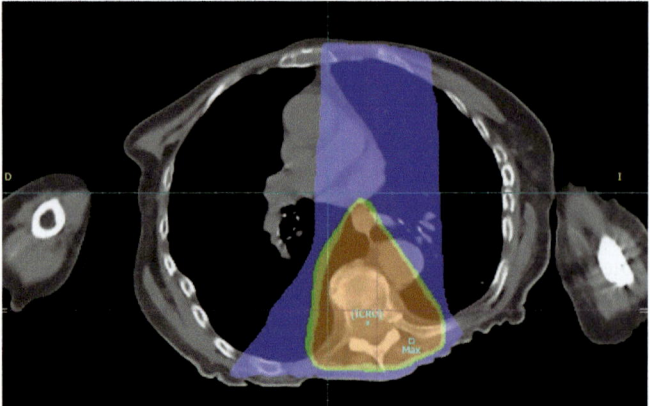

Figura 10-4. Distribución de la dosis en corte axial en tomografía computarizada de simulación de tratamiento con radioterapia externa tridimensional conformada sobre compresión medular en la zona dorsal.

del tronco hasta el corazón, a través de la aurícula derecha, suponiendo un tercio del retorno venoso.

> **!** El síndrome de vena cava superior es un cuadro clínico que ocurre como consecuencia de la interrupción del flujo sanguíneo de retorno hacia la aurícula derecha, en la zona de la vena cava superior, que puede ser debido a una compresión extrínseca o por una causa intravascular, bien por presencia de un tumor intraluminal o por trombosis.

Cuando la vena cava superior se obstruye, aumenta la presión venosa retrógrada y la sangre fluye hacia la aurícula derecha a través de una red de vasos colaterales, formada por la vena ácigos (la principal), las venas intercostales, mediastínicas, paravertebrales, hemiácigos, mamaria interna, torácicas laterales y el sistema venoso esofágico. Ocupa el segundo lugar en urgencias oncológicas que precisan tratamiento con radioterapia urgente.

En más del 95 % de los casos, el síndrome de vena cava es consecuencia de tumores malignos, siendo el más frecuente el carcinoma microcítico de pulmón, con una prevalencia del 10 % de pacientes, debido a su rápido crecimiento y la tendencia a afectar en la zona mediastínica. Los siguientes en frecuencia (por orden de frecuencia) son el carcinoma epidermoide de pulmón, el adenocarcinoma de pulmón, el linfoma no Hodgkin y el carcinoma de pulmón de células grandes. Como grupo, hay que tener en cuenta que, si se suman todas las estirpes de carcinoma de pulmón no microcítico, estos suponen el 50 % de los síndromes de vena cava, mientras que el carcinoma microcítico de pulmón supone el 30 %. Otras posibles causas son tumores con afectación en la zona mediastínica, como el carcinoma de mama o de testículo. En ocasiones, este síndrome puede ser debido a causas benignas, como la trombosis intracava, especialmente las asociadas a catéteres intravasculares y marcapasos, crecimiento del tiroides, aneurismas de aorta, o mediastinitis fibrosantes o infecciosas.

Los síntomas y signos que derivan de este síndrome son muy característicos, por lo que su presencia en el paciente oncológico, especialmente en el caso de tumores de pulmón o linfoma no Hodgkin, debe hacernos sospechar. El síntoma más frecuente es la disnea, que aparece en dos tercios de los pacientes. El más característico es el edema en esclavina, que comprende la región facial, cervical y braquial.

Otros síntomas que suelen acompañar a este cuadro son la ortopnea, la circulación venosa colateral en la zona cervical, torácica anterior y abdominal superior, la tos y la cianosis. Estos signos empeoran al elevar los brazos por encima de la cabeza, lo que se conoce como signo de Boterman.

La gravedad del cuadro depende de la velocidad de instauración de la obstrucción y, por tanto, de la posibilidad de mantener el flujo sanguíneo a través de la circulación colateral. De este modo, a mayor velocidad de instauración, mayor gravedad de síntomas y signos, ya que la red vascular colateral no está preparada para albergar un mayor flujo de sangre. Asimismo, la zona en la que tiene lugar la obstrucción también es importante, ya que, si la obstrucción es por encima de la entrada de la vena ácigos, esta puede distenderse con mayor facilidad y albergar un mayor flujo sanguíneo que mantenga la circulación con normalidad. El pronóstico depende de la enfermedad de base, por lo que es imprescindible un diagnóstico histológico.

El diagnóstico del síndrome de vena cava es clínico y su confirmación se realiza mediante imagen. La primera prueba diagnóstica que hay que llevar a cabo ante su sospecha es una radiografía de tórax. El hallazgo radiológico típico es un ensanchamiento mediastínico, que puede ir asociado a otros hallazgos, como una masa hiliar o pulmonar, derrame pleural o adenopatías supraclaviculares. La TAC con contraste puede proporcionar información más precisa, definiendo el grado y nivel de la obstrucción, la presencia de trombos, el estado de la circulación colateral e incluso esclarecer la causa de la obstrucción. La biopsia de la lesión tumoral más accesible aportará un diagnóstico histológico, lo cual resulta imprescindible para el correcto tratamiento del paciente. No está indicado un tratamiento sin diagnóstico histológico de la enfermedad oncológica de base salvo que se trate de una situación de riesgo vital, ya que un tratamiento urgente puede alterar el tratamiento definitivo posterior de la enfermedad.

El tratamiento depende de la causa y la gravedad de los síntomas. En primer lugar, hay que adoptar medidas de soporte y confort, como la oxigenoterapia y las medidas posturales (elevación del cabecero) para disminuir el gasto cardíaco. También es importante la pauta de corticoides (dexametasona) y diuréticos (generalmente furosemida).

En pacientes con sintomatología leve, con esas medidas y la adopción de una dieta hiposódica, puede ser suficiente hasta el tratamiento de la enfermedad de base. Si la compresión tumoral está asociada a un trombo, el tratamiento puede incluir la trombectomía con o sin activador de tejido plasminógeno u otros agentes trombolíticos, como la estreptocinasa o la urocinasa.

En caso de emergencia vital, se puede valorar la colocación de endoprótesis vasculares (*stent*), que proporcionan un alivio inmediato de los síntomas con elevada tasa de respuestas. En el caso de tumores quimiosensibles, como el carcinoma microcítico de pulmón o los linfomas, es fundamental la instauración rápida de tratamiento con quimioterapia. La tasa de respuestas completas o parciales alcanza el 80 % en el carcinoma microcítico de pulmón, aunque se asocia con muy mal pronóstico a largo plazo. La radioterapia suele estar indicada en todos los casos de síndromes de vena cava de causa oncológica que no hayan recibido tratamiento con radioterapia previa. El volumen de tratamiento incluye la masa mediastínica causante de la obstrucción, con un margen de seguridad. El esquema de tratamiento suele ser hipofraccionado con dosis totales que varían entre 30 Gy en 10 fracciones y 20 Gy en 4-5 fracciones (5 Gy por fracción o 4 Gy por fracción), aunque según el caso, sobre todo dependiendo de la histología y el estado funcional del paciente.

Es un tratamiento que presenta muy buenos resultados, lográndose un alivio de los síntomas en el 70 % de los pacientes cuyo tumor primario es de origen pulmonar y en más del 95 % de los pacientes con linfoma. La respuesta clínica aparece, en la mayoría de los casos, antes de que los signos objetivos de respuesta tumoral sean evidentes en las pruebas de imagen.

OTRAS INDICACIONES

Además de las indicaciones comentadas en las páginas previas, la radioterapia tiene su posible indicación en las ulceraciones cutáneas tumorales y el linfedema por compresión tumoral. En estos casos, también se optaría por esquemas hipofraccionados para conseguir el control sintomático y, con ello, la mejora de la calidad de vida de los pacientes en fase paliativa.

PUNTOS CLAVE

- La radioterapia es un tratamiento especializado y complejo que tiene como objetivo obtener el máximo beneficio local con la mínima morbilidad y la mínima disrupción de la vida restante del paciente.
- Es efectiva, corta en el tiempo, su efecto es rápido, con efectos secundarios mínimos y resulta económica.
- El 70 % de los casos de dolor oncológico se deben a metástasis óseas, siendo la radioterapia un tratamiento fundamental. La respuesta al tratamiento antiálgico con radioterapia externa suele ser rápida, con un pico máximo de analgesia que se suele alcanzar a las 4 semanas y una mediana de duración de unos 3 meses.
- La hemoptisis, la rectorragia, la hematemesis, la hematuria y la metrorragia son las principales indicaciones de tratamiento con intención hemostásico. En el caso de tumores endobronquiales, el tratamiento se puede realizar con braquiterapia de alta tasa de dosis.
- En el caso de pacientes diagnosticados de metástasis cerebrales con buen *performance status*, los objetivos son lograr un control duradero de la enfermedad del sistema nervioso central, minimizar los efectos adversos tempranos y tardíos de la terapia y mantener la calidad de vida.

La selección de la terapia inicial depende en gran medida del número y tamaño de las metástasis cerebrales. En este tipo de pacientes, se puede valorar un tratamiento con intención más radical como la cirugía o la radioterapia esterotáxica en la zona craneal. El retratamiento con radioterapia holocraneal o reirradiación parcial del cerebro puede proporcionar algún beneficio en pacientes cuidadosamente seleccionados.

- La compresión medular en una urgencia oncológica; un retraso en el inicio del tratamiento puede conllevar alteraciones neurológicas irreversibles. El dolor suele ser el síntoma de inicio. Ante la sospecha clínica de compresión medular, se debe realizar una RM de toda la columna para confirmar el diagnóstico y localizar la zona de compresión.
- El síndrome de vena cava ocupa el segundo lugar en urgencias oncológicas que precisa tratamiento con radioterapia urgente.
- Otras indicaciones pueden ser ulceraciones cutáneas tumorales y el linfedema por compresión tumoral. En estos casos, también se utilizarían esquemas hipofraccionados.

BIBLIOGRAFÍA

Ferrer E, Derrac V. Tratamiento no farmacológico: terapias físicas, radioterapia, mecanismo analgésico de la radioterapia. En: Ferrer C, ed. Diagnóstico y tratamiento del dolor asociado al cáncer. EdikaMed; 2021. p. 97-101.

Halperin CE, Wazer DE, Pérez CA, Brady Lw. Perez and Brady's Principles and Practice of Radiation Oncology. 6ª ed. Philadelphia; Wolters Kluwer-Lippincott-Williams & Wilkins; 2013. p. 1766-811.

Radioterapia en indicaciones especiales. En: Calvo F, ed. Oncología radioterápica: principios, métodos, gestión y práctica clínica. Arán ediciones; 2010. p. 1261-94.

Sepúlveda JM. Indicaciones de radioterapia urgente. En: Manso LM, Sepúlveda JM, eds. Urgencias oncológicas: Hospital Universitario 12 de Octubre. ERGON; 2015. p. 253-64.

Tratamientos paliativos. En: Sociedad Española de Oncología Radioterápica. Manual práctico de oncología radioterápica. SEOR; 2013. p. 282-94.

Vogelbaum MA, Brown PD, Messersmith H, Brastianos PK, Burri S, Cahill D, et al. Treatment for Brain Metastases: ASCO-SNO-ASTRO Guideline. J Clin Oncol. 2022;40:492-516.

Cirugía e intervencionismo

11

M. C. Palomar Muñoz y S. M. de los Reyes Vázquez

OBJETIVOS

- Conocer el concepto de cirugía paliativa e intervencionismo en cuidados paliativos.
- Detectar qué pacientes serían candidatos a la realización de algún procedimiento quirúrgico o intervencionista.
- Aprender los diferentes abordajes intervencionistas que se pueden realizar según los órganos y aparatos.

INTRODUCCIÓN Y CONCEPTO

En las últimas décadas, gracias al auge de los cuidados paliativos como un campo propio y bien diferenciado dentro de la medicina, se ha ido desarrollando también un área de aprendizaje para la cirugía convencional que pasa de intentar alcanzar una solución erradicadora de la enfermedad a procurar una mejora de la calidad de vida del paciente que padece una patología avanzada o incurable mediante el estudio, el diseño y las indicaciones éticas de procedimientos quirúrgicos específicos para múltiples enfermedades.

De este modo, la *cirugía paliativa* puede ser definida como el conjunto de procedimientos quirúrgicos que son empleados con la intención de mejorar la calidad de vida del paciente y aliviar los síntomas de una enfermedad avanzada o incurable. Los *cuidados paliativos quirúrgicos* ofrecen un horizonte más amplio que el de una mera intervención quirúrgica, promoviendo un ejercicio interdisciplinar donde se busca restaurar el confort, la esperanza y la dignidad de la persona hasta el final de su vida.

La efectividad dependerá de la resolución o paliación de los síntomas del enfermo y de la funcionalidad residual que estos presenten.

A grandes rasgos, y de una forma didáctica, es posible clasificar la cirugía paliativa en dos grandes grupos:

- *Cirugía de exéresis* (paliativa): en el caso de tumores ulcerados, hemorrágicos o invasión que provoque dolor incontrolable con otras técnicas.
- *Cirugía de derivación*: en el caso de obstrucción (intestinal, urinaria) o de amenaza vital.

La aparición y desarrollo de la cirugía paliativa ha supuesto un cambio de paradigma en el campo de actuación de los profesionales quirúrgicos.

La propia definición de paliación quirúrgica ha evolucionado desde la simple concepción de una «cirugía no curativa» (por persistencia de enfermedad residual o metastásica) a una cirugía que no está enfocada a curar, pero sí a aliviar síntomas o restaurar incluso las funciones de órganos muy concretos, ofreciendo una notable mejora en la calidad de vida de los pacientes hasta su muerte.

Hasta hace relativamente poco, a los pacientes con procesos evolucionados e incurables (especialmente enfermedades oncológicas) no se les consideraba candidatos a tratamientos quirúrgicos por su condición terminal y, presumiblemente, intratable. Entre las principales razones que sustentaban esta posición cabe destacar que: la cirugía podía reportar una hospitalización prolongada, mayor comorbilidad y mortalidad relacionada con la intervención más que la enfermedad de base, inmunosupresión transitoria debida al estrés que suponía la cirugía e incluso diseminación física de la enfermedad con empeoramiento del pronóstico.

Entre los objetivos primarios que se persiguen con la cirugía paliativa, se encuentran el alivio de la sintomatología del paciente de forma duradera y la recuperación total o parcial de la funcionalidad de un órgano o aparato. Sobre los objetivos secundarios, es preciso destacar la posibilidad de una mejor respuesta a las terapias adicionales (como la quimioterapia o la radioterapia) y la prolongación de la supervivencia libre de progresión o ajustada por calidad de vida.

Todos estos potenciales beneficios que puede aportar sobre los pacientes paliativos un abordaje quirúrgico han de ser sopesados con el riesgo quirúrgico al que pueden ser sometidos estos pacientes. De esta forma, es lógico pensar que la indicación de una cirugía paliativa debe considerar previamente el estado de salud previo del paciente o el pronóstico a medio-corto plazo del mismo.

La selección cuidadosa de los pacientes que son candidatos a cirugía es la mejor vía para conseguir, además de mejores resultados, una mayor satisfacción del paciente en relación con la intervención. Para ello, se deben cumplir una serie de medidas fundamentales por parte del médico responsable del paciente, como:

- Discutir los objetivos y posibles resultados de la cirugía con el paciente, de tal manera que sus expectativas se adecúen a la realidad.
- Valorar la probabilidad de supervivencia del paciente de al menos 3 meses y que presente un estado general aceptable (Karnofsky > 50%).
- Tener desarrollado un plan integral de continuidad para los cuidados paliativos del paciente, de tal manera que la intervención quirúrgica solo sea un eslabón más de la cadena de cuidados que recibirá el paciente y que dicho plan se encuentre adaptado a la situación particular, la historia natural de su enfermedad y los deseos expresados por el enfermo.

La evaluación de los resultados que se realiza en las diferentes formas de cirugía paliativa (especialmente la oncológica) es difícil de precisar debido, fundamentalmente, a la escasez de estudios controlados, la alta variabilidad de los procedimientos que se llevan a cabo, el estado general de los pacientes y las múltiples formas de valorar el resultado de dichas intervenciones, lo que hace que los estudios publicados hasta la fecha sean muy heterogéneos y con una comparabilidad muy limitada entre ellos. En la efectividad de estas intervenciones, se tiene especialmente en cuenta la resolución/alivio de la sintomatología reconocida subjetivamente por el propio paciente.

Durante los últimos años, el *intervencionismo* se ha unido a otros campos de la medicina que reconocen los cuidados paliativos como una parte esencial de la atención al paciente. Permite realizar un tratamiento apropiado para conseguir un adecuado control de los síntomas mediante técnicas mínimamente invasivas y guiadas por técnicas de imagen, lo que brinda precisión y disminución de la morbilidad asociada. Los procedimientos intervencionistas son de menor riesgo, cursan con una recuperación más corta, permitiendo al paciente volver a las actividades habituales lo antes posible y pasar menos tiempo hospitalizado, y también permiten ser realizados en pacientes aun en estados muy avanzados de su enfermedad.

Se debe realizar una evaluación para conocer cómo de útil es la intervención para aliviar el sufrimiento y el estado de bienestar total de cada paciente. Por ello resulta fundamental conocer una estimación aproximada del pronóstico de supervivencia de un paciente, ya que permitirá tanto al personal médico como a los propios pacientes tomar decisiones y establecer objetivos terapéuticos, sin llegar a caer en la obstinación terapéutica, pero consiguiendo el control de síntomas, priorizando el confort y la calidad de vida del paciente.

En la predicción del pronóstico, se recomienda tener en cuenta: el índice de Karnofsky (< 40, menor supervivencia), puntuación de la escala del *Eastern Cooperative Oncologic Group* (ECOG) (> 2, peor supervivencia); síntomas como astenia/debilidad, anorexia, disfagia, disnea de reposo, edema, xerostomía y *delirium*; percepción subjetiva del paciente de

peor calidad de vida y deterioro cognitivo, tienen pronóstico < 2 semanas; y algunos parámetros analíticos relacionados con mortalidad precoz (hiponatremia, hipercalcemia, hipoproteinemia, hipoalbuminemia, leucocitosis, neutropenia y linfopenia).

Se han desarrollado múltiples escalas pronósticas que facilitan a los médicos una información más precisa acerca de la supervivencia estimada del paciente con cáncer avanzado. Entre ellas, se pueden encontrar la puntuación de pronóstico paliativo (PaP *score*, *Palliative Prognostic Score*), la puntuación que integra el *delirium* como predictor adicional en la escala PaP *score* (D-PaP), el índice de pronóstico paliativo (PPI, *Palliative Prognostic Index*) (**Tabla 11-1**), el instrumento de evaluación funcional de Edmonton (EFAT, *Edmonton Funtional Assessment Tool*) o el modelo predictor de estudio de cuidados paliativos (PiPS, *Prognosis Palliative care Study*). Las escalas mencionadas previamente son multidimensionales e incluyen diferentes parámetros para la evaluación del pronóstico, como la impresión clínica subjetiva, el estado funcional del paciente, síntomas y signos, y algunas pruebas de laboratorio.

Tras aplicar las escalas, se podría tener un pronóstico de supervivencia estimado que ayudaría en la toma de decisiones. Si el pronóstico de supervivencia esperado es menor de 3 semanas, es muy probable que no se realicen determinados abordajes intervencionistas (por ejemplo, la colocación de una prótesis biliar) y se priorice el control sintomático de forma farmacológica. Pero si la supervivencia estimada es mayor de 6 semanas, seguramente el intervencionismo pueda ser realizado y así se ayuda al control de los síntomas. No se debe olvidar que siempre hay que individualizar cada caso.

> **!** La cirugía paliativa es el conjunto de procedimientos quirúrgicos que son empleados con la intención de mejorar la calidad de vida del paciente y aliviar los síntomas de una enfermedad avanzada o incurable.

El intervencionismo permite realizar un tratamiento apropiado para conseguir un adecuado control de síntomas mediante técnicas mínimamente invasivas y guiadas por técnicas de imagen, lo que brinda precisión y disminución de la morbilidad asociada.

INTERVENCIONES ESPECÍFICAS EN CIRUGÍA E INTERVENCIONISMO PALIATIVO

Nefrostomía percutánea en la uropatía obstructiva

La nefrostomía percutánea (NPC) es una técnica invasiva por medio de la cual se inserta un catéter a través de la piel desde la zona lumbar hasta alcanzar el sistema colector del riñón, consiguiendo evacuar la orina. El procedimiento se lleva a cabo, generalmente, con ayuda de algún método de imagen (ecografía o tomografía computarizada), de tal manera que se consiga guiar el catéter adecuadamente hasta el sistema colector. A pesar de ser una técnica invasiva, el procedimiento es relativamente sencillo en manos expertas y varias series de casos reportan tasas de fallos muy bajas (por debajo del 3 %). Cuando la NPC persigue el drenaje urinario, el abordaje más indicado es mediante la punción del cáliz posterior del polo inferior renal, y en el caso de obstrucción de origen neoplásico, se prefiere el abordaje bilateral frente al unilateral, consiguiendo así una mayor normalización de la función renal de estos pacientes.

La principal indicación para la realización de una NPC es la presencia de hidronefrosis grave en el contexto de una uropatía obstructiva, donde la anatomía de la vía urinaria

del paciente se ha visto desestructurada por algún proceso intercurrente que impide la evacuación de la orina de forma normal y cuya naturaleza no hace posible la cirugía reconstructiva, y la colocación de un catéter ureteral será insuficiente para restablecer su recorrido fisiológico.

El drenaje urgente de la hidronefrosis tiene indicación cuando la función renal se ve comprometida, si hay riesgo o presencia constatada de pielonefritis/pionefrosis, o cuando

Tabla 11-1. Índice pronóstico paliativo (PPI)

Criterios para obtener la puntuación				
PPS 10-20: 4 30-50: 2,5 > 50: 0	Delirium: 4	Disnea: 3,5	Edemas: 1	Ingesta oral Mínima: 2,5 Reducida: 1

PPS-v.2					
PPS Nivel	Deambulación	Actividad / Evidencia de enfermedad	Ingesta	Autocuidado	Grado de conciencia
100	Completa	Normal/trabaja No evidencia de enfermedad	Normal	Completo	Normal
90	Completa	Normal/trabaja Alguna evidencia de enfermedad	Normal	Completo	Normal
80	Completa	Normal con esfuerzo Alguna evidencia de enfermedad	Normal/reducida	Completo	Normal
70	Reducida para su trabajo	No puede realizar su trabajo Signos de enfermedad	Normal/reducida	Completo	Normal
60	Reducida para su trabajo	No puede realizar sus aficiones/cuidado de la casa Signos de enfermedad	Normal/reducida	Ocasionalmente necesita ayuda	Normal o confusión
50	Principalmente sentado/cama	No puede realizar ninguna actividad Enfermedad extensa	Normal/reducida	Requiere ayuda parcial diaria	Normal o confusión
40	Mayor tiempo en cama	No puede realizar ninguna actividad Enfermedad extensa	Normal/reducida	Ayuda diaria para todo	Normal/somnolencia/confusión
30	Encamado	No puede realizar ninguna actividad Enfermedad extensa	Normal/reducida	Precisa cuidados completos por otro	Normal/somnolencia/confusión
20	Encamado	No puede realizar ninguna actividad Enfermedad extensa	Mínima	Precisa cuidados completos por otro	Normal/somnolencia/confusión
10	Encamado	No puede realizar ninguna actividad Enfermedad extensa	Nula	Precisa cuidados completos por otro	Normal/somnolencia/confusión
0	Muerte				

PPI puntuación	Supervivencia estimada en semanas	Valor predictivo positivo	Valor predictivo negativo
> 6	Menor de 3	86 %	76 %
5-6	Menor de 6	91 %	64 %
< 4	Mayor de 6	83 %	71 %

Escala adaptada de: Benítez Rosario MA, González Guillermo T, eds. Tratamientos protocolizados en cuidados paliativos. YOU & US; 2010.
PPS: escala funcional paliativa.

el dolor provocado por la distensión de la cápsula renal no responde a tratamiento analgésico habitual.

Entre las principales patologías que se encuentran en medicina paliativa y que conducen a cuadros de uropatía obstructiva, siendo potenciales subsidiarias de una NPC, están la obstrucción ureteral secundaria a tumoraciones pélvicas malignas, como son el cáncer cervicouterino (especialmente por la infiltración locorregional que puede incluir los uréteres o por la fibrosis pélvica que muchas veces aparece como consecuencia del tratamiento), el cáncer colorrectal avanzado con infiltración ureteral, el cáncer de próstata, las diferentes formas de carcinoma urotelial, la presencia de conglomerados adenopáticos que generan compresión extrínseca, así como los procesos retroperitoneales (ya sean primarios o metastásicos).

La realización de una NPC en los contextos anteriormente mencionados permite aliviar la sintomatología, mejorar la función renal y, además, puede mejorar la supervivencia y el estado general de los pacientes, ofreciendo la posibilidad de que reciban tratamientos oncoespecíficos dirigidos a controlar la progresión de la enfermedad de base.

Las únicas contraindicaciones absolutas para la realización de una NPC son las alteraciones de la coagulación y diátesis hemorrágicas, y la presencia de alguna tumoración, quiste o neoformación que se interponga en el trayecto de la aguja durante la canalización (esto hoy día es un problema que se puede salvar, ya que existen varias posibilidades de realizar la punción guiada por imagen). Entre las contraindicaciones relativas, están las alteraciones de la coagulación que son potencialmente corregibles, la alergia a los contrastes yodados, la inestabilidad hemodinámica, los accesos no seguros o la interposición de otras vísceras (como el colon) o la falta de colaboración del paciente. Otra contraindicación relativa es el estado crítico del enfermo o una corta expectativa de vida, que en el caso de los cuidados paliativos, más que contraindicación, puede ser considerada una indicación de la intervención si con ello se puede aportar confort al paciente.

Entre las complicaciones que se pueden encontrar en el procedimiento, está la hematuria (que tiende a autolimitarse en un plazo máximo de 48-72 horas), la formación de fístulas arteriovenosas o seudoaneurismas (que pueden resolverse mediante técnicas de embolización por radiología intervencionista), así como los hematomas perirrenales. Otras complicaciones, aunque descritas, son menos frecuentes, como la perforación completa de la vía renal o la perforación de órganos vecinos (especialmente vísceras huecas).

Intervencionismo digestivo

Obstrucción intestinal maligna

La obstrucción intestinal maligna (secundaria a una neoplasia) puede ser la primera manifestación de una enfermedad oncológica. Sin embargo, en la mayoría de los casos se objetiva cuando existe una recidiva tumoral en la zona local o diseminación peritoneal.

Cuando la obstrucción es el debut de una enfermedad oncológica, y esta se encuentra bien localizada, es lógico pensar que habrá pacientes susceptibles de ser intervenidos quirúrgicamente con intención curativa y reconstructiva del tránsito intestinal, pero cuando la enfermedad se encuentra en el contexto de una recidiva o una progresión incontrolada, muchos pacientes se convierten en subsidiarios únicamente de técnicas paliativas. Aquellos pacientes no subsidiarios de tratamientos quirúrgicos óptimos pueden beneficiarse de un tratamiento sintomático paliativo optimizado al máximo, que deberá ser multimodal.

En los casos en los que la obstrucción intestinal es completa y de origen mecánico (como puede ocurrir en el contexto del cáncer de colon avanzado), el tratamiento y manejo médico suele ser insuficiente para controlar la sintomatología y restablecer el tránsito intestinal.

En este sentido, existen algunas técnicas intervencionistas que pueden restituir el tránsito intestinal (y el drenaje de glándulas anejas, como el biliar), salvando la zona estenosada y evitando la progresión de la obstrucción hasta sus peores consecuencias.

Por un lado, en el contexto de la cirugía paliativa, están los estomas de descarga, que permiten, mediante un procedimiento quirúrgico, abocar a la pared abdominal un segmento de intestino proximal al punto de la obstrucción, de tal manera que se restablece el tránsito intestinal y la expulsión de materia fecal y heces a una bolsa colectora.

Por otro lado, en las últimas décadas se han desarrollado un conjunto de dispositivos denominados *prótesis metálicas autoexpandibles* (PMA), que se colocan mediante endoscopia y permiten impermeabilizar la luz intestinal sin necesidad de un procedimiento quirúrgico como el estoma de descarga.

Ambas técnicas pueden ser igualmente válidas para el tratamiento de la obstrucción intestinal y pueden constituir una terapia puente frente a una cirugía electiva o hasta el inicio del tratamiento quimioterápico, pero existe cada vez mayor evidencia de la superioridad de la utilización de las PMA (especialmente en el cáncer de colon izquierdo o en la zona gastroduodenal) frente al uso de los estomas de descarga o técnicas de *bypass* quirúrgico, debido tanto a las mayores tasas de éxito clínico como por el menor riesgo quirúrgico y mortalidad en el ingreso, similar probabilidad de reestenosis y mucho menor número de complicaciones, aunque los pacientes deben estar siempre correctamente seleccionados para cada tipo de procedimiento.

El empleo de estas prótesis metálicas endoluminales en la zona colorrectal o gastroduodenal en pacientes con tumores avanzados o irresecables puede resolver de forma rápida y eficaz una obstrucción intestinal maligna sin necesidad de una cirugía mayor y con escasa comorbilidad. No obstante, es preciso evaluar cuidadosamente cada caso, ya que, en muchas ocasiones, el cuadro obstructivo se presenta a múltiples niveles (por ejemplo, por una infiltración difusa del peritoneo como es la carcinomatosis peritoneal) y el uso de una PMA no sería tan eficaz. El caso de la carcinomatosis peritoneal y la obstrucción intestinal asociada a ella requiere especial mención porque, aunque la cirugía paliativa de los implantes y la reconstrucción del tránsito intestinal pueden llegar a aliviar los síntomas obstructivos en estos pacientes, las complicaciones y la morbimortalidad asociada a un postoperatorio prolongado hacen controvertida la indicación y el beneficio real de la cirugía.

Dentro de las complicaciones, la aparición de complicaciones a corto plazo son más frecuentes en aquellos pacientes que se someten a técnicas quirúrgicas paliativas (el estoma de descarga), mientras que las complicaciones tardías aparecen más en los sujetos a los que se les implanta una PMA. Entre estas complicaciones, están la perforación colónica (10 %), la migración de la prótesis (8-9 %) y la posibilidad de reobstrucción (18 %).

La implantación de una PMA en pacientes oncológicos, actualmente, permite una menor estancia hospitalaria, la reintroducción de la dieta enteral en las 48 horas posteriores al procedimiento, reduce la necesidad de realización de estomas de descarga con posterioridad, y supone una alternativa segura para la paliación de la obstrucción intestinal mecánica en pacientes añosos y con comorbilidad asociada. En pacientes seleccionados, se han conseguido supervivencias medias de hasta 7 meses, con una buena paliación de los síntomas.

Obstrucción gastroduodenal

Las obstrucciones gastroduodenales, duodenales o del flujo biliar pueden comprometer la vida del paciente y empeoran la calidad de vida y la funcionalidad de los enfermos, incluso privándoles de la oportunidad de recibir algún tratamiento para controlar la progresión tumoral.

En los casos de obstrucción gastroduodenal/duodenal y biliar combinada, el tratamiento estándar en la actualidad es la implantación de un doble *stent* endoscópico (uno en la zona transpapilar y en la de la luz duodenal) (**Fig. 11-1**). Las cirugías a este nivel (gastroyeyunostomía y derivación de vía biliar) han sido ampliamente superadas por el intervencionismo endoscópico, debido a una tasa de éxito superior a los procedimientos quirúrgicos, con mucha menos morbimortalidad.

Entre las complicaciones recogidas en la colocación de un *stent* gastroduodenal, se encuentran fundamentalmente la migración de este y su oclusión por el crecimiento del tumor, que, cuando ocurre, obliga a la colocación de un nuevo *stent* (técnica de *stent sobre stent*), con una tasa de permeabilidad muy variable en función del tipo de tumor, tiempo de evolución con la prótesis y características del *stent*. La perforación es una complicación aguda poco frecuente, que suele aparecer durante el procedimiento y puede precisar de reparación quirúrgica urgente.

Hasta hace poco tiempo, cuando la liberación de la vía biliar por vía endoscópica fallaba (generalmente tras una colangiopancreatografía retrógrada endoscópica, CPRE), se colocaba un drenaje biliar transhepático percutáneo mediante escopia a modo de rescate. Estas técnicas también están siendo desplazadas por la posibilidad de llevar a cabo drenajes de la vía biliar guiados por ultrasonido accediendo por vía endoscópica.

Obstrucción colónica

Como ya se ha comentado con anterioridad, la obstrucción aguda puede ser la primera presentación del cáncer colorrectal, especialmente cuando este afecta al colon izquierdo o descendente.

Tradicionalmente, la descompresión quirúrgica de urgencia se ha realizado como procedimiento de elección para evitar la progresión de la obstrucción hacia la isquemia intestinal y la perforación. Aunque existe consenso en que la cirugía con resección y anastomosis primaria es el procedimiento más indicado en los casos de obstrucción de colon derecho, el manejo quirúrgico de la obstrucción del colon izquierdo está más discutido. La colocación de una prótesis autoexpandible es una alternativa que ha ido ganando peso a lo largo del tiempo por la capacidad de aliviar la obstrucción de aguda y servir, incluso, como terapia puente para una eventual cirugía electiva en el futuro, disminuyendo así gran parte del riesgo quirúrgico que se presenta en la cirugía urgente.

En el contexto de los cuidados paliativos, especialmente cuando la obstrucción afecta al colon descendente, la colocación de estas prótesis por vía endoscópica está asociada a una tasa de éxito aliviando la sintomatología de estos pacientes en más del 95 % de los casos. En comparación con la cirugía paliativa, la colocación de prótesis expansibles en esta zona se ha asociado con una estancia hospitalaria más corta, menor tasa de estomas temporales o permanentes y menor demora hasta el inicio de la quimioterapia.

Las complicaciones de los *stents* colónicos son similares a las reflejadas anteriormente en los gastroduodenales, aunque hay mayor tasa de complicaciones en comparación con los previos. Entre los eventos adversos recogidos con mayor frecuencia, figuran la oclusión del mismo, la perforación intestinal y la migración del *stent*. El tenesmo es también una complicación esperable en este tipo de intervencionismo.

Dentro de todas estas complicaciones, la perforación (ya sea inmediata o tardía) es el evento más temido y está especialmente relacionado con la aplicación previa de radioterapia y haber recibido corticoides y/o quimioterapia. También se pueden considerar factores predictores para la perforación: la presencia de obstrucción intestinal total, la habilidad del

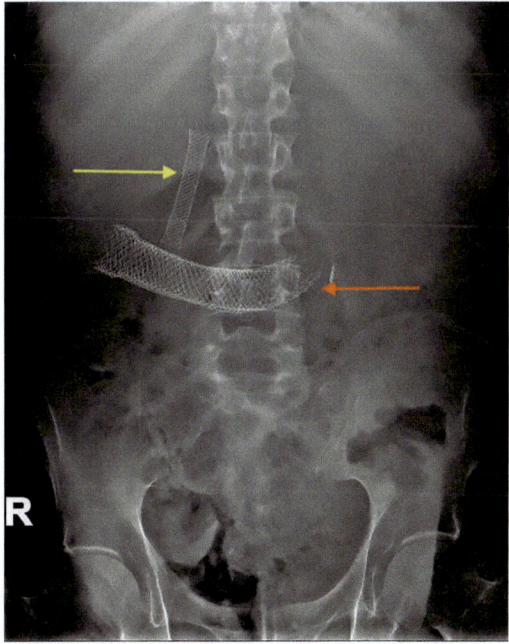

Figura 11-1. Paciente con doble estenosis duodenal y biliar, con prótesis biliar (flecha amarilla) y prótesis duodenal (flecha naranja).

endoscopista, la rigidez y el tamaño de la prótesis y haber realizado predilatación antes de desplegar la malla del *stent*. En este sentido, es importante destacar que algunos fármacos antiangiogénicos, como bevacizumab, se relacionan con mayor índice de perforaciones intestinales, tanto espontáneas como postimplantación, por lo que en estos pacientes se debe extremar el cuidado y la vigilancia para diagnosticar cualquier perforación de forma precoz.

Obstrucción biliar maligna

La ictericia obstructiva maligna es una de las manifestaciones que con mayor frecuencia se objetiva en pacientes que presentan procesos neoplásicos en la zona biliopancreática (por ejemplo, carcinoma de páncreas, colangiocarcinoma). Se produce debido a la compresión o infiltración de la vía biliar por un proceso tumoral primario o por lesiones metastásicas que impide el drenaje del contenido biliar. Dicha obstrucción produce manifestaciones sistémicas, como astenia, ictericia y prurito; y si no se maneja de manera oportuna, puede causar eventos adversos, como colangitis, reducir la calidad de vida y aumentar la tasa de mortalidad. Por ello, realizar un drenaje biliar exitoso puede mejorar el pronóstico y la calidad de vida en pacientes con ictericia obstructiva maligna.

El drenaje biliar se puede llevar a cabo mediante la colocación de *stents* biliares por medio de CPRE o a través de drenaje biliar transhepático percutáneo (PTBD). Dichas técnicas están consolidadas como alternativas a la anastomosis biliodigestiva quirúrgica. El drenaje biliar guiado por ultrasonografía endoscópica se ha empleado recientemente cuando el drenaje por CPRE ha sido fallido.

La implantación de *stents* biliares mediante CPRE o PTBD presenta menor número de complicaciones, menor mortalidad a los 30 días, menor estancia media hospitalaria, menor tasa de reingresos, menor coste y mejor calidad de vida que el drenaje de forma quirúrgica. Siempre que sea posible, se prefiere la paliación endoscópica a la paliación percutánea, ya que la mayoría de las veces permite el drenaje interno definitivo con un solo procedimiento y evita el drenaje externo con las molestias, complicaciones y mantenimiento que este tipo de drenaje puede conllevar.

Los *stents* son objetos tubulares plásticos o metálicos diseñados para recanalizar el flujo de un conducto, y se indican para restablecer o mantener el paso ante estenosis u obstrucciones. Los tipos de *stent* o prótesis biliares son:

• *Prótesis plásticas*: la mayoría de los *stents* «plásticos» están hechos de polietileno, teflón o poliuretano. Tienen diversas formas rectas, anguladas o curvas, o con extremos en forma de «cola de cerdo» (*pigtail*), y su diseño depende de la aplicación que van a tener. El diámetro de las prótesis biliares plásticas se mide en unidades French (Fr) (1 Fr = un tercio de milímetro) y varían entre 3 y 11,5 Fr (2-3,2 mm). La longitud oscila entre 3 y 15 cm, pero se pueden solicitar *stents* hechos a medida a algunos fabricantes. Se debe colocar la prótesis del mayor calibre posible respecto a la estenosis y ajustar la longitud del *stent* a esta. Generalmente se selecciona la prótesis más corta factible que garantice un adecuado drenaje, puesto que si es excesivamente larga,

puede producirse un desplazamiento distal y lesiones por traumatismo repetido.

Una de las principales desventajas de las prótesis plásticas es su obstrucción precoz. Esto hace que requieran recambios más frecuentemente. Se ha objetivado que los *stents* plásticos de doble capa presentan un período de permeabilidad más prolongado y tasas de oclusión más bajas en comparación con los *stents* plásticos convencionales.

• *Prótesis metálicas autoexpandibles* (PMA): se desarrollaron para evitar el problema de obstrucción precoz de las prótesis plásticas por la adhesión interna de detritos en una luz de pequeño diámetro. El mayor diámetro que adquiere la prótesis metálica al expandirse permite alargar el tiempo de permeabilidad. Las PMA biliares están fabricadas por mallas de aleaciones metálicas como nitinol (aleación de níquel y titanio), platinol (aleación de platino y nitinol) o Elgiloy® (aleación basada en cobalto). La mayoría de los modelos están disponibles en varios tamaños, cuya longitud varía generalmente entre 4 y 10 cm, con un diámetro entre 6 y 10 mm. Las prótesis metálicas migran menos y su inserción resulta más fácil que las prótesis plásticas. Las PMA se presentan comprimidas dentro de un catéter de plástico, que se retira una vez la prótesis esté en la situación requerida. Las características del material metálico del que están hechas inducen a la prótesis a recuperar el diámetro que tenía antes de estar comprimida en el catéter, lo que produce una fuerza radial contra la estenosis, incrementando el diámetro de esta y solventando así la obstrucción secundaria.

En ocasiones, las prótesis metálicas pueden ocluirse o reestenosarse por crecimiento tumoral o de tejido de granulación a través de la malla. Por este mismo motivo, se hace muy difícil su extracción una vez colocadas y también se reduce el riesgo de migración. Para intentar evitar esta nueva obstrucción, se han desarrollado prótesis con una cubierta membranosa que puede estar hecha de diferentes materiales, incluyendo silicona, poliuretano y politetrafluoroetileno expandido. Esta cubierta puede extenderse sobre toda la longitud del *stent* (PMA totalmente cubierta) o se pueden dejar sin cubrir pequeñas áreas en los extremos (PMA parcialmente cubierta). Las PMA cubiertas se han asociado con un menor riesgo de crecimiento tumoral, pero con un mayor riesgo de migración del *stent* y formación de sedimentos.

En comparación con los *stents* plásticos, las PMA se asocian con una mayor supervivencia del paciente, un menor riesgo de disfunción del *stent*/colangitis, menos reintervenciones y una mejor calidad de vida relacionada con la salud, tanto general como específica de la enfermedad.

Tras la colocación de una prótesis biliar, puede ocurrir la disfunción del *stent* de forma inmediata o tardía. El diagnóstico de dicha disfunción se lleva a cabo mediante la combinación de criterios clínicos (fiebre, dolor en el hipocondrio derecho), criterios analíticos (alteración de la función hepática e hiperbilirrubinemia, leucocitos, aumento de proteína C-reactiva) y pruebas de imagen (dilatación de vías biliares intrahepáticas o extrahepáticas en ecografía abdominal). Cuando ocurre una disfunción protésica biliar, se recomienda reemplazar un *stent* plástico por una prótesis metálica y, en el caso de una PMA, se debe insertar una prótesis plástica o una nueva PMA dentro de la PMA original (técnica *stent* sobre *stent*).

La infección es una de las complicaciones más comunes después del drenaje biliar. Los pacientes a menudo presentan estado de inmunosupresión o infección concurrente; y en aquellos que presentan una obstrucción aguda de la vía biliar, es difícil asegurar el drenaje completo, ocasionando una infección secundaria debido a sobrecrecimiento bacteriano por estasis biliar. En otras ocasiones, la infección puede suceder tras realizar una incisión en la papila duodenal, ya que es la estructura que previene la entrada retrógrada de gérmenes intestinales hacia la vía biliar, por lo que al dañarse aumenta la posibilidad de infección en dicha zona. Por ello se recomienda la administración preventiva de antibioterapia antes del PTBD y la CPRE.

Otras complicaciones a destacar tras la colocación de una prótesis biliar por obstrucción biliar son la migración de la prótesis biliar y la presencia de hemorragias.

Disfagia esofágica maligna

La disfagia esofágica maligna se puede presentar en pacientes que padecen tumores esofágicos por obstrucción intrínseca de la luz esofágica o en pacientes que padecen tumores con infiltración mediastínica (por ejemplo, neoplasias de pulmón, linfomas, etc.) por compresión o infiltración extrínseca. La disfagia lleva consigo una pérdida de peso concomitante y puede asociar odinofagia. Uno de los principales objetivos del tratamiento paliativo es aliviar dicha disfagia y mejorar la ingesta nutricional. Para ello, hay una variedad de opciones terapéuticas disponibles, entre las que destaca el tratamiento radioterápico, incluyendo la braquiterapia intraluminal, y la colocación de *stents* o prótesis esofágica (**Fig. 11-2**). Esta última es la técnica de elección para pacientes con una corta esperanza de vida (generalmente menor de 3 meses), debido a su rápido alivio de los síntomas, generalmente dentro de 1 a 2 días después de la colocación de la prótesis cuando se logra la expansión completa del *stent*. Por el contrario, en pacientes con un pronóstico relativamente bueno, se recomienda administrar tratamiento radioterápico, debido a un mayor control de la disfagia a largo plazo.

Existen diferentes diseños de prótesis esofágicas disponibles, que varían según el material de fabricación (plástico, metal), cubierta (cubiertas o no cubiertas), diámetro y características antimigración o antirreflujo. Dentro de las PMA cubiertas, se pueden encontrar parcialmente recubiertas (PMAPC) y totalmente recubiertas (PMATC).

Cuando se considera la colocación de un *stent* esofágico en procesos tumorales avanzados, se recomienda colocar PMA frente a las prótesis plásticas, debido a una menor tasa de recurrencia de síntomas y eventos adversos graves. Aunque se pensaba que las PMAPC migraban menos que las PMATC, diferentes estudios realizados no han mostrado diferencias significativas en la aparición de disfagia recurrente y la migración de *stents* entre PMAPC y PMATC. Las PMAPC presentan como inconveniente la dificultad en la extracción tras una complicación (por ejemplo, dolor retroesternal agudo tras la colocación del *stent*), debido al crecimiento interno de tejido

hiperplásico en la malla descubierta, causando la incrustación de la prótesis en la mucosa esofágica. Es por ello que las prótesis metálicas totalmente cubiertas se utilizan con mayor frecuencia en la práctica actual, debido a la posibilidad de extracción segura de esta si se produce una complicación asociada.

Otra indicación para la colocación de una prótesis esofágica es la presencia de una fístula taqueoesofágica o broncoesofágica maligna. En estos casos, se emplea una prótesis metálica expansible cubierta, ya que puede sellar con éxito el defecto luminal y así evitar la contaminación mediastínica y neumonía por aspiración. En ocasiones es preciso colocar una doble prótesis (en la zona respiratoria y esofágica) para conseguir el sellado completo de la fístula.

La implantación de la colocación de una prótesis esofágica puede tener complicaciones asociadas que pueden afectar a la calidad de vida del paciente, disminuyéndola. Estas pueden aparecer de forma temprana o tardía. Entre ellas destacan: dolor torácico, apareciendo con mayor frecuencia cuando la prótesis se localiza en la zona proximal o media del esófago, generalmente se controla con analgesia, pero en ocasiones es preciso la retirada del *stent*; sensación de cuerpo extraño, sobre todo tras implantar una prótesis a nivel proximal; hipo; migración protésica; síntomas de reflujo; síntomas respiratorios, como infecciones respiratorias (neumonías por broncoaspiración) y compresión de la vía aérea; perforación esofágica; hemorragia; arritmias cardíacas; reoclusión de la prótesis por crecimiento tumoral o tejido de granulación.

Colocación de sonda de gastrostomía

Los pacientes oncológicos avanzados o aquellos que se encuentran en situación paliativa es habitual que presenten riesgo de desnutrición o desnutrición ya establecida. En ocasiones, esto se debe a la dificultad o imposibilidad de consumir alimentos por vía oral por afecciones neurológicas o por causas obstructivas. En estos casos, donde el tracto gastrointestinal es funcional,

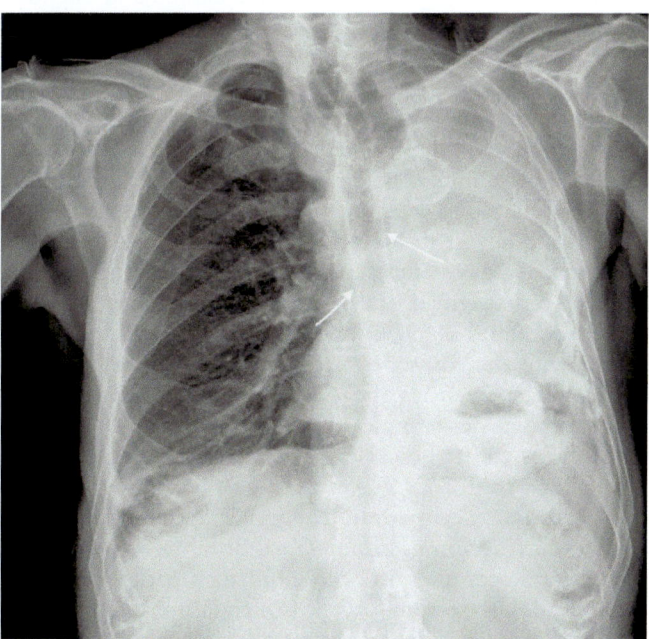

Figura 11-2. Paciente portador de prótesis esofágica (flechas).

se recomienda la nutrición enteral a través de sondas nasoentéricas o a través de sondas de gastrostomía, ya que permiten el mantenimiento de las actividades fisiológicas normales del tracto gastrointestinal para evitar alteraciones en las funciones de barrera intestinal y complicaciones a largo plazo relacionadas con el soporte nutricional intravenoso. Las sondas nasoentéricas son un medio eficaz de alimentación enteral, pero por lo general se utilizan para alimentación a corto plazo que no exceda de 1 mes. Las sondas de gastrostomía se recomiendan en pacientes con una supervivencia estimada superior a 2 meses que requieran nutrición enteral más allá de 4 semanas.

La colocación de una sonda de gastrostomía está indicada en pacientes con neoplasias en la zona de la cabeza y el cuello o la esofágica, y en pacientes con enfermedades neurológicas, entre las que destacan la esclerosis lateral amiotrófica, la enfermedad cerebrovascular, demencias, esclerosis múltiple, parálisis cerebral y enfermedad de Parkinson. En el caso de las demencias, su eficacia está cuestionada, ya que no mejora la supervivencia, la calidad de vida o el estado nutricional, ni disminuye la incidencia de neumonías por broncoaspiración o de úlceras por decúbito. Es por ello que algunas comunidades científicas, como la Sociedad Europea de Nutrición Clínica y Metabolismo, desaconsejan su uso en pacientes con demencia avanzada, en favor de una alimentación oral cuidadosa. En algunos casos concretos, puede ser necesario realizar una gastrostomía de descompresión en pacientes con obstrucción intestinal, para descomprimir el tracto gastrointestinal de la acumulación de secreciones digestivas y distensión gaseosa.

La gastrostomía percutánea es un método eficaz y seguro para el soporte nutricional de estos pacientes. Consiste en la colocación de una prótesis plástica para administrar la nutrición enteral, a través de la creación de una fístula gastrocutánea que puede realizarse quirúrgicamente, endoscópicamente (gastrostomía endoscópica percutánea, PEG) o con guía radiológica. El abordaje endoscópico es menos invasivo y se prefiere a menos que el paciente ya esté esperando una cirugía o la endoscopia no sea factible debido a la estenosis esofágica u otros obstáculos anatómicos.

Existen dos técnicas principales para la colocación de la sonda PEG: la técnica de «tracción» peroral o de Ponsky-Gauderer, que se ha consolidado como la técnica más aceptada para la colocación de PEG en la práctica clínica, y el procedimiento de «empuje» percutáneo directo, por gastropexias, o de Russell, para pacientes en los que no se puede utilizar la técnica estándar de «tracción» (por ejemplo, debido a la presencia de una estenosis esofágica o de tumores en la zona faríngea o de cavidad oral). Se colocan diferentes tipos de sondas enterales según el tipo de técnica de inserción: las sondas enterales con tope interno se utilizan para la técnica de «tracción», mientras que las sondas tipo balón se emplean para la técnica de «empuje».

Entra las contraindicaciones para la colocación de PEG, se incluyen trastornos graves de la coagulación, inestabilidad hemodinámica, peritonitis, sepsis, infección del sitio de acceso, obstrucción gastrointestinal distal (a menos que se haga para descompresión), carcinomatosis peritoneal, antecedentes de gastrectomía total, isquemia intestinal, varices gástricas, interposición de órganos o expectativa de vida muy corta (menor de 30 días).

Como en otros procedimientos intervencionistas, la realización de PEG también puede tener complicaciones. Se dividen en dos grupos: mayores y menores. Entre las complicaciones mayores se encuentran: hemorragia, lesión de órganos internos, íleo, fascitis necrotizante, neumonía broncoaspirativa, síndrome de *buried bumper*, siembra tumoral y vólvulo. Las complicaciones menores son: infección de la herida, granuloma, fuga periestomal, hernia, fístula gastrocolocutánea, obstrucción de la salida gástrica, ausencia de cierre del estoma, obstrucción de la sonda, salida de la sonda.

Ascitis maligna

La ascitis maligna es la acumulación patológica de líquido en la cavidad abdominal secundaria a infiltración tumoral peritoneal, compresión venosa portal por metástasis hepáticas, carcinomatosis linfática, obstrucción linfática o una combinación de estos factores (**Fig. 11-3**). Es una complicación habitual en pacientes diagnosticados de neoplasia, particularmente en las zonas del ovario, colon, páncreas, estómago, mama, endometrio y pulmón. Es un indicador de mal pronóstico, pudiendo variar el período de supervivencia, una vez que aparece, entre 1 y 6 meses. Se ha observado que en casos en que la ascitis sea secundaria a neoplasia ovárica, la esperanza de vida puede oscilar entre 10 y 24 meses. La ascitis maligna ocasiona síntomas, entre los que destacan la distensión y el dolor abdominal, las náuseas y los vómitos, la anorexia, la saciedad precoz, la disnea y la disminución de la movilidad, que influyen directamente en la disminución de la calidad de vida del paciente.

En cuanto al tratamiento de la ascitis maligna, solo el 40 % de los pacientes que presentan ascitis maligna responden a tratamiento diurético, siendo los fármacos más empleados en este caso la espironolactona y la furosemida. La paracentesis es el tratamiento aplicado con mayor frecuencia para manejar los síntomas asociados. Produce un alivio temporal de estos en aproximadamente el 90 % de los pacientes (sobre todo del dolor y la distensión abdominal), aunque suele ser limitado en el tiempo (10 días de media). El volumen de drenaje ha de ser ajustado, dependiendo de la condición del paciente y la gravedad de la enfermedad, y puede variar desde pocos litros hasta unos 15 L por sesión. No existe evidencia de que

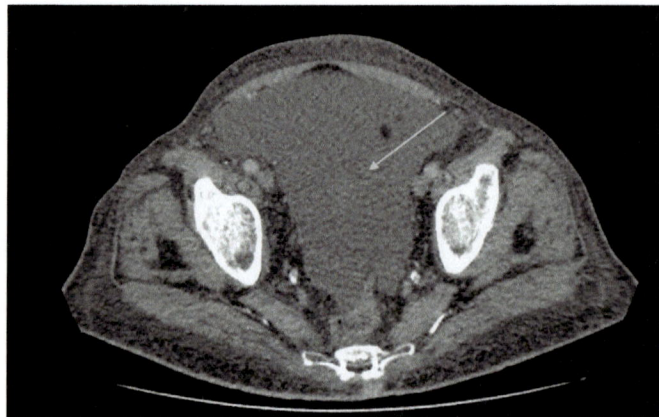

Figura 11-3. Ascitis (flecha) secundaria a tumor neuroendocrino de páncreas con metástasis hepáticas.

el uso concurrente de albúmina durante la depleción de ascitis maligna sea beneficiosa, tal y como ocurre cuando se extrae líquido ascítico secundario a cirrosis.

Son muchos los casos en los que la ascitis maligna se hace recurrente, precisando realización de paracentesis evacuadoras repetidas para conseguir un control sintomático adecuado. Dicho tratamiento repetido produce una reducción progresiva de la eficacia, con un aumento paralelo de las posibles complicaciones. Cuando un paciente requiere paracentesis frecuentes (más de una paracentesis cada 7 días), puede beneficiarse de la colocación de un catéter temporal o permanente. Existen diferentes tipos de catéteres peritoneales, pudiendo ser tunelizados o no tunelizados. Los catéteres quedan implantados en la cavidad abdominal, y permiten una extracción fácil y frecuente del líquido, generalmente una o dos veces por semana. Esto permite que el paciente pueda autodrenarse el líquido ascítico en el momento que presente sintomatología asociada en su domicilio, evitando traslados e ingresos hospitalarios, así como las punciones reiteradas. La supervivencia desde la colocación del catéter oscila entre 15 días y 18 meses.

La colocación del catéter debe realizarse guiada por una prueba de imagen, para así minimizar al máximo posible las complicaciones asociadas, como pudieran ser la afectación visceral o la hemorragia. Generalmente se realiza bajo control ecográfico, localizando el punto donde hay mayor cantidad de líquido ascítico sin afección de otras estructuras. En pacientes con alteración anatómica secundaria al proceso neoplásico primario o por metástasis en la zona abdominal, podría ser preciso el uso de la tomografía computarizada para la inserción del catéter. No es infrecuente que la colocación del catéter peritoneal permanente sea realizada por parte de radiólogos intervencionistas. El procedimiento de colocación del catéter se realiza en condiciones de esterilidad y con anestésico local.

Dentro de las principales complicaciones que pueden ocurrir tras la realización de la paracentesis, destacan: lesión visceral (por ejemplo, perforación intestinal), sangrado, fuga de líquido ascítico, peritonitis, sepsis, hipotensión y daño renal. Como complicaciones específicas del catéter predominan su obstrucción e infección, la celulitis pericatéter y la salida del catéter de la cavidad abdominal.

Intervencionismo respiratorio

Derrame pleural maligno

El derrame pleural maligno (DPM) es una de las causas más comunes de derrame pleural unilateral y exudativo. Es una entidad común que afecta hasta al 15 % de todos los pacientes con cáncer. Es probable que la incidencia aumente a medida que se incrementa la incidencia global de cáncer y mejora la supervivencia general. Los tumores que con mayor frecuencia presentan DPM secundario son: de pulmón, mesotelioma, de mama, de esófago y linfoma. Cuando aparece dicho derrame, indica la existencia de enfermedad avanzada y una limitada supervivencia, oscilando entre una mediana de 3 meses y 12 meses, dependiendo de los factores subyacentes del paciente y del tumor. En este punto, las intervenciones están dirigidas principalmente a la paliación y el alivio de los síntomas, de cara a mejorar la calidad de vida, limitando la cantidad de procedimientos pleurales y evitando la necesidad de visitas repetidas al hospital o al médico.

La mayoría de los pacientes con DPM son sintomáticos, siendo la disnea el síntoma más común, seguida de tos y dolor pleurítico. Sin embargo, el grado de disnea no siempre se correlaciona con el tamaño del derrame pleural, ya que la función pulmonar y la extensión del proceso neoplásico juegan un papel importante. No es raro encontrar pacientes que presenten insuficiencia respiratoria con disnea asociada, cuya cuantía del derrame pleural sea escasa. Por otro lado, hasta un 15 % de pacientes con derrames pleurales malignos por metástasis, incluso siendo algunos de ellos de gran tamaño, son asintomáticos.

Los derrames pleurales recurrentes causan disnea al crear un desajuste ventilación/perfusión (V/Q). Por lo general, los pacientes con derrames pleurales recurrentes se remiten para tratamiento debido a la disnea. El objetivo del tratamiento es corregir el desajuste V/Q, no la eliminación del líquido en sí. De hecho, un número importante de pacientes seguirá teniendo un desajuste, o alteraciones V/Q después de evacuar el derrame pleural por obstrucción de las vías respiratorias, pulmón atrapado o fibrotórax. El tratamiento exitoso requiere la eliminación de todo el líquido pleural, la expansión completa del pulmón y la aposición pleural parietal-visceral con fibrosis asociada en dicha zona, de modo que no haya lugar para la nueva presencia de líquido pleural.

Las intervenciones para el tratamiento son de carácter paliativo, ya que ningún procedimiento ha demostrado prolongar la supervivencia una vez que aparece este. La elección del manejo definitivo está influenciada por muchos factores, que incluyen: pronóstico vital, situación clínica del paciente, tamaño del derrame y su tasa de recurrencia, y la expansión del pulmón subyacente.

Las opciones de tratamiento actuales incluyen toracocentesis, pleurodesis y catéter pleural permanente (CPP). Se recomienda realizar dichas técnicas bajo supervisión ecográfica, ya que en la radiografía simple las imágenes de atelectasia secundaria a pulmón atrapado (complicación mecánica por la cual el pulmón no es capaz de expandirse hasta la pared torácica, lo que impide la normal aposición entre las pleuras visceral y parietal) y el derrame pleural pueden llegar a ser muy parecidas.

Después de una toracocentesis evacuadora con o sin pleurodesis química posterior, aproximadamente el 40 % de los pacientes desarrollan recidiva del derrame pleural. Cuando existe un pulmón atrapado, nunca se dará reexpansión completa del pulmón, por lo que el derrame pleural continuará apareciendo. La mayoría de los derrames pleurales recurren debido a la presencia de dicha alteración.

Toracocentesis

La toracocentesis es el proceso de aspiración de líquido del espacio pleural con fines diagnósticos o terapéuticos. Proporciona alivio sintomático inmediato en la mayoría de los casos. Es una técnica fácil y ampliamente extendida que, con frecuencia, resulta insuficiente para el tratamiento del DPM recidivante. En un gran número de pacientes con DPM, recidivará tras una extracción previa, debido a la rápida y sintomática reacumulación de líquido, por lo que se recomienda realizar una intervención pleural definitiva (pleurodesis o colocación de un catéter pleural permanente).

La toracocentesis es un procedimiento mínimamente invasivo que se puede realizar tanto en entornos de pacientes hospitalizados como ambulatorios. La toracocentensis repetida se considera la técnica de elección en pacientes con una supervivencia esperada de menos de 1 mes. Si la supervivencia esperada del paciente es mayor de 2 meses, dado que los derrames pleurales malignos recurren rápidamente, se deben considerar las terapias a más largo plazo, como la pleurodesis o la canalización de un catéter pleural tunelizado.

Dentro de las complicaciones que pueden acontecer tras la realización de una toracocentesis, destacan las infecciones (celulitis en la zona de inserción del tubo pleural, empiema), sangrado/hemotórax, neumotórax, enfisema subcutáneo, edema pulmonar por reexpansión. Esta última complicación puede ocurrir tras la evacuación de gran cantidad de líquido pleural en un espacio corto de tiempo, cuando lo habitual es no extraer más de 1-1,5 L de una sola vez, lo que condiciona una caída de presión brusca intratorácica y una reexpansión pulmonar demasiado rápida. El tratamiento del edema pulmonar por reexpansión es el control de los síntomas, y los diuréticos rara vez son útiles.

Pleurodesis

La pleurodesis es el mecanismo por el cual se produce la aposición de las pleuras parietal-visceral con obliteración asociada del espacio pleural. Se lleva a cabo en pacientes que no presentan un pulmón no expansible o pulmón atrapado, y en aquellos en los que se presuponga una supervivencia mayor de 2 meses.

Se realiza mediante toracoscopia o a través de un tubo de drenaje pleural, produciendo una respuesta inflamatoria entre la pleura parietal y visceral que resulta en fibrosis pleural. Existen dos tipos de pleurodesis: *mecánica o por abrasión pleural*, se realiza produciendo un raspado de la pleura, habitualmente con gasa seca, con el objeto de crear una inflamación mecánica estéril, tras la que, al producirse la expansión pul-

monar, por el proceso de cicatrización normal, se producirá la pleurodesis; y pleurodesis *química*, que consiste en colocar un agente esclerosante en el espacio pleural. Existen varios agentes esclerosantes, como bleomicina, tetraciclina, mustina, doxiciclina o nitrato de plata. Sin embargo, el agente esclerosante más eficaz, con menor tasa de recurrencia de derrame pleural y mejor estudiado es el talco (**Fig. 11-4**).

El talco se puede instilar de dos maneras: en suspensión a través de un tubo torácico o a través de *poudrage* durante la toracoscopia. Según varios estudios realizados, parece que esta última forma es más eficaz que la suspensión del talco. Para llevar a cabo una pleurodesis, el paciente debe estar hospitalizado con una estancia media de 3 a 5 días. Ha de realizarse cuando la aposición pleural ha ocurrido y, por lo general, cuando el débito a través del tubo torácico es < 150 mL en el transcurso de 24 horas. La tasa de éxito de la pleurodesis es de aproximadamente el 80 %. A pesar de la evidencia que respalda la pleurodesis con talco, puede fallar, y esto suele ocurrir en situaciones en que el paciente presenta un pulmón atrapado, es decir, cuando el pulmón no se vuelve a expandir. El éxito de la pleurodesis también puede verse comprometido cuando el análisis del líquido pleural muestra valores bajos de pH, a pesar de que se produzca una reexpansión completa pulmonar. La pleurodesis es un procedimiento muy doloroso en algunos pacientes, y un elevado número de pacientes precisan analgesia con opiáceos para el procedimiento. Aunque los fármacos antiinflamatorios no esteroideos son analgésicos efectivos para el dolor agudo, históricamente se han evitado durante la pleurodesis, debido a que su efecto antiinflamatorio puede reducir el éxito de esta.

Tras la realización de la pleurodesis, pueden ocurrir complicaciones. Los agentes esclerosantes enumerados anteriormente se han asociado con complicaciones sistémicas, incluyendo hiponatremia, transaminitis, toxicidad pulmonar (específicamente con bleomicina), insuficiencia renal aguda y dificultad respiratoria aguda.

Catéteres pleurales permanentes

El uso de CPP, también conocidos como catéteres pleurales tunelizados, es una alternativa a la realización de pleurodesis

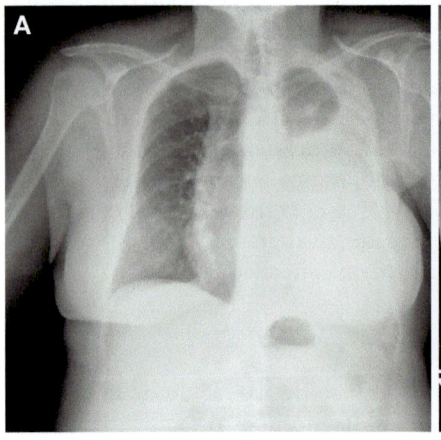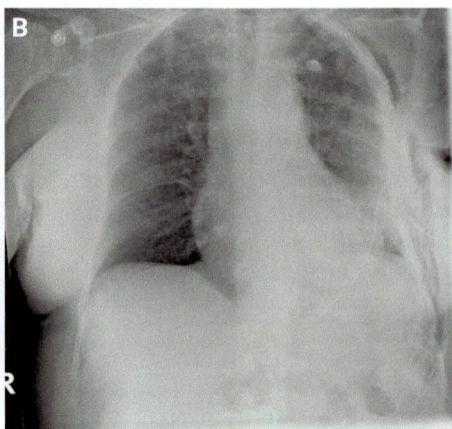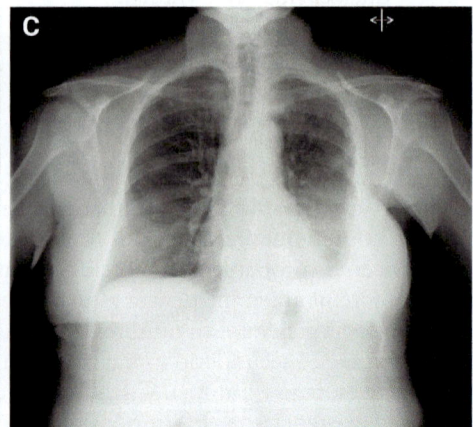

Figura 11-4. A) Mujer con neoplasia de mama que presenta derrame pleural maligno izquierdo. **B)** Radiografía de control tras la colocación de un tubo de tórax de drenaje, evacuándose el derrame pleural y añadiéndose talco para realizar la pleurodesis. **C)** Radiografía de control tras realizar una pleurodesis efectiva, quedando un pinzamiento del seno costofrénico izquierdo residual.

en pacientes que no son buenos candidatos a la misma, por ejemplo, en pleurodesis previa fallida o por la presencia de pulmón atrapado. Ofrece un control de los síntomas a largo plazo a través del drenaje domiciliario regular de líquido, mejorando la disnea y la calidad de vida.

Los CPP son tubos de silicona de aproximadamente 60 cm de longitud y 15,5 Fr de grosor, con fenestraciones a lo largo de 25 cm en el extremo distal. El catéter se introduce en la cavidad pleural, quedando la región fenestrada dentro de esta, para que pueda salir el líquido pleural a través de las fenestras. En la zona subcutánea, queda una porción del tubo sin fenestra, con un manguito que facilita la adherencia a la piel, sin precisar puntos de sutura, evitando la salida de forma espontánea del catéter (**Fig. 11-5**). El extremo proximal (zona expuesta del catéter) posee una válvula unidireccional que permite la conexión a un recipiente de drenaje. Este permite que los pacientes puedan drenar la acumulación del líquido pleural a través del CPP. La colocación de un CPP se realiza como procedimiento ambulatorio. Es similar a la colocación de un catéter *pigtail*, utilizando la técnica de Seldinger, con el catéter tunelizado en la parte anterior para facilitar el acceso del paciente para el drenaje.

Los catéteres permanentes generalmente permiten que los pacientes pasen menos días en el hospital en comparación con la pleurodesis, además de posibilitar el drenaje del líquido pleural en el domicilio, lo cual es una consideración importante para una intervención paliativa. Dicho drenaje se realiza de forma intermitente, dependiendo de la presencia de síntomas respiratorios, y no con una pauta fija. No se recomienda la extracción de más de 1.000 mL por sesión.

La mayoría de los pacientes con derrame pleural maligno con CPP experimentan una mejoría sintomática y casi la mitad logra pleurodesis espontánea. Los CPP logran un alivio de la disnea y una mejora de la calidad de vida comparable a los producidos por la pleurodesis química.

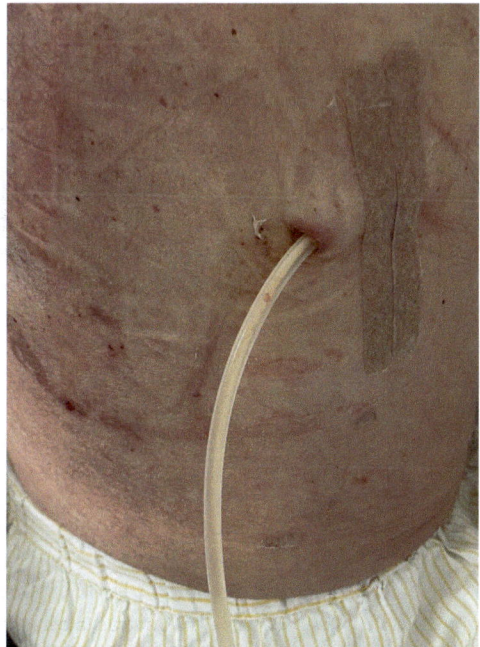

Figura 11-5. Catéter pleural permanente tunelizado.

En cuanto a las complicaciones o efectos secundarios asociados a los catéteres pleurales permanentes, hay que destacar: infecciones, tanto de la zona de inserción (piel) como de la cavidad pleural (empiema); dolor torácico, que en ocasiones precisa la recolocación del catéter; diseminación neoplásica a través del lugar de inserción del tubo; hemorragia/hemotórax; neumotórax; enfisema subcutáneo; retención de fragmentos del catéter tras la extracción del mismo.

Neumotórax

Se denomina neumotórax a la presencia de aire dentro del espacio pleural, que altera la presión negativa intrapleural y provoca un colapso pulmonar parcial o total. El grado de repercusión funcional va a depender del grado de colapso pulmonar y de la reserva funcional previa del paciente.

El objetivo terapéutico en el neumotórax secundario a patología neoplásica en situación paliativa es la reexpansión del pulmón con la menor morbilidad posible y tratar de forma adecuada los síntomas que provoca. Existen diferentes opciones de tratamiento, desde la abstención terapéutica y la observación domiciliaria (el aire se reabsorbe alrededor del 1 al 2 % de su volumen al día) o el reposo hospitalario con oxigenoterapia hasta la punción evacuadora con catéter pleural fino, con o sin aspiración, y drenaje pleural grueso, con o sin aspiración. En función de la situación clínica del paciente y de la afectación pulmonar y pleural previa, se podría valorar realizar una pleurodesis química después del drenaje aéreo. Existen casos en que el neumotórax no se resuelve y el paciente no es candidato a tratamiento quirúrgico. Es estas ocasiones, se podría valorar la colocación de una válvula de Heimlich.

La válvula de Heimlich es una válvula unidireccional, evitando que el aire evacuado regrese a la cavidad torácica a lo largo del tubo torácico adjunto. Tiene dos boquillas: la boquilla de entrada, que permite el paso del aire en la válvula a través del tubo de drenaje torácico, y la boquilla de salida, que permite el paso del aire al medio ambiente o un dispositivo colector durante la espiración. De esta manera, el neumotórax se evacúa de forma segura. La válvula de Heimlich tiene como ventaja su pequeño tamaño y su portabilidad, permitiendo así la deambulación del paciente. Puede funcionar en cualquier posición y no necesita sujeción. Se puede utilizar durante un período prolongado en los casos en que la fuga de aire sea persistente y se excluya el tratamiento quirúrgico, permitiendo el manejo ambulatorio de estos pacientes, por lo que es un mecanismo terapéutico muy útil en pacientes en situación paliativa que prefieran estar en su domicilio.

Los avances tecnológicos en la actualidad han permitido la fabricación de pequeños dispositivos de drenaje portátiles bajo sello de agua, que también facilitan la inmediata deambulación del paciente después de la colocación y tienen menos complicaciones que la válvula de Heimlich en los casos en que el neumotórax se acompaña de grandes volúmenes de líquido o sangre.

Obstrucción de vía aérea central

La obstrucción de la vía aérea central es una situación poco común, pero potencialmente fatal, caracterizada por la obstrucción de la tráquea o los bronquios principales. Puede aparecer en el curso evolutivo de diferentes neoplasias, siendo el cáncer de pulmón de células no pequeñas el más frecuente. La obstrucción se puede producir por lesiones intrínsecas de la vía aérea o por compresión extrínseca de otras lesiones adyacentes (tumores esofágicos, mediastínicos, etc.). El grado de obstrucción, la gravedad de los síntomas que refiera el paciente, su pronóstico y su calidad de vida serán los determinantes para elegir la mejor técnica que permita la repermeabilización de la vía aérea.

La broncoscopia flexible es la prueba de elección para confirmar la presencia de obstrucción de la vía aérea central y apreciar si es secundaria a una lesión endobronquial, a compresión extrínseca, o ambas, lo que ayudará a decidir la actitud terapéutica. Las intervenciones broncoscópicas que se pueden llevar a cabo se dividen en dos grupos:

- Métodos «rápidos»: resección mecánica asistida por láser, electrocauterio, coagulación con plasma de argón e inserción de prótesis traqueobronquiales.
- Métodos «lentos»: terapia fotodinámica, crioterapia y braquiterapia.

En la mayoría de los casos, es posible que se use más de una de estas terapias en un solo procedimiento, con posterior asociación de otros tratamientos, ya que los efectos en algunos casos pueden ser de corta duración.

Resección mecánica asistida por láser

El principal objetivo de la terapia con láser es la recanalización del árbol traqueobronquial. El láser más utilizado es el granate de itrio y aluminio dopado con neodimio, seguido de los láseres de dióxido de carbono y argón. Estos se diferencian por sus longitudes de onda operativas y la compatibilidad broncoscópica. La ventaja de usar láseres para la obstrucción de las vías respiratorias centrales es la capacidad de resecar con hemostasia. Es una terapia de acción inmediata con excelente capacidad citorreductora y está indicada en tumores malignos, fundamentalmente con crecimiento endoluminal, que produzcan obstrucción de la vía aérea, así como aquellos asociados con sangrado. No es una técnica útil si la estenosis es debida a compresión extrínseca. El grado de destrucción tisular debe evaluarse con frecuencia, para evitar la perforación de las vías respiratorias y evaluar el sangrado. Las complicaciones de la resección mecánica asistida por láser son infrecuentes (< 1 % de los procedimientos), pero cabe destacar la hemorragia, la perforación de las vías respiratorias, la necrosis de la pared de la vía aérea, la formación de fístulas y el embolismo aéreo. Es importante que la fracción inspiratoria de oxígeno en el aire inspirado se mantenga por debajo de 0,4 para evitar el riesgo de ignición en las vías respiratorias.

Electrocauterización

Es el uso de una corriente eléctrica para destruir células a través de la ablación térmica. Se trata de una técnica de acción inmediata que causa principalmente la destrucción del tejido, pero también puede causar la vaporización, debido a la alta generación de calor. Dado que esto hace que fluya la corriente eléctrica, se debe colocar una almohadilla de conexión a tierra en el paciente, para evitar quemar las vías respiratorias. Su indicación es el tratamiento de obstrucciones de la vía aérea debidas a tumores malignos en pacientes no candidatos a tratamiento quirúrgico o en el caso de metástasis endobronquiales de otros tumores. No tiene utilidad en compresiones extrínsecas de la vía aérea. Las complicaciones son infrecuentes (< 1 % de los procedimientos), incluyendo la perforación de la pared de la vía aérea, la destrucción de anillos cartilaginosos, la ignición, hemorragias, quemaduras y fibrilación ventricular si se usa en la vecindad del corazón.

Coagulación con plasma de argón

Se basa en la ionización mediante una corriente eléctrica de un chorro de gas argón (generalmente de 0,3 a 2 L por minuto) que se dirige a la lesión que se quiera tratar. El calor que se produce desnaturaliza las proteínas y evapora el agua intracelular y extracelular, produciendo destrucción y coagulación del tejido. Tiene usos similares a la electrocauterización, con la diferencia de que la coagulación con plasma de argón utiliza una técnica sin contacto. Esta técnica se usa más comúnmente para la escisión de masas más pequeñas, ya que la falta de vaporización lo convierte en un método menos ideal para la reducción de masas más grandes; y también para el tratamiento de lesiones vasculares superficiales que sangran con facilidad o lesiones alrededor de las bifurcaciones de las vías respiratorias. La profundidad de penetración de la coagulación con plasma de argón es de aproximadamente 2-3 mm, lo que disminuye el riesgo de perforación de las vías respiratorias en comparación con la terapia con láser. Presenta complicaciones poco frecuentes (< 1 % de los procedimientos), que incluyen quemaduras, perforación de la vía aérea y embolismo aéreo.

Prótesis traqueobronquiales

Están indicadas en pacientes con tumores que producen obstrucción en la zona de la tráquea y/o bronquios principales o lobares, que van a recibir tratamiento con quimioterapia o radioterapia, o en los que no se ha agotado cualquier otra medida terapéutica. Se pueden emplear en casos donde la compresión es intrínseca, extrínseca, en aquellos casos en los que la obstrucción persiste pese a la resección endoluminal del tumor o para evitar la recidiva de la estenosis tras un nuevo crecimiento del tumor en la vía aérea. El objetivo de las prótesis o *stents* traqueobronquiales es mantener permeable la vía aérea durante un período de tiempo más largo que un procedimiento ablativo solo. Existen dos tipos principales de *stents* para las vías respiratorias: *stents* de silicona y *stents* metálicos autoexpandibles (SEMS), comúnmente hechos de nitinol o de acero inoxidable, pudiendo estar cubiertos o descubiertos. Un SEMS cubierto comparte propiedades similares a un *stent* de silicona, ya que puede encarcelar fístulas o bronquios. Tiene una tasa más alta de taponamiento de moco, pero menos riesgo de crecimiento de tejido de granulación. Los SEMS descubiertos, por otro lado, promueven la eliminación de la mucosidad, pero permiten que el tumor vuelva a crecer a través del mismo. Tanto las prótesis cubiertas como las descubiertas tienen riesgo de infección, rotura de esta o perforación de la vía aérea. Los *stents* de silicona se usan habitualmente para la compresión extrínseca, para mantener la permeabilidad después del desbridamiento de una lesión intrínseca o para sellar fístulas traqueoesofágicas. Aquellos en forma de «Y» permiten el tratamiento de la tráquea y los bronquios principales con un solo *stent*. Los *stents* de silicona tienen un menor riesgo de infección, rotura y rebrote del tumor/crecimiento de granulación en el *stent*, pero es más probable que migren que los SEMS. Las prótesis deben tener el tamaño adecuado para evitar la necrosis de las vías respiratorias y han de encajar firmemente para evitar la migración. Se ha demostrado que la colocación de *stents* mejora el estado funcional, la calidad de vida y la disnea.

Terapia fotodinámica

Es una terapia mínimamente invasiva que precisa la administración de un agente fotosensibilizante que se acumula selectivamente en los tejidos neoplásicos, seguido de la activación de este agente por luz de una longitud de onda específica. El fotosensibilizante activado por la luz (el más utilizado es el porfímero sódico), se convierte en un citotóxico actuando sobre las diferentes estructuras celulares, desde la membrana hasta el núcleo, mediante la formación de radicales libre de oxígeno. La terapia fotodinámica está indicada para el tratamiento de cualquier obstrucción, especialmente en la zona bronquial, aunque se usa con menos frecuencia debido a sus efectos retardados y la necesidad de repetir la broncoscopia. Se recomienda una inspección de rutina de las vías respiratorias 24-48 horas después del tratamiento, para eliminar los desechos y las secreciones relacionadas con el procedimiento. La terapia fotodinámica está contraindicada en lesiones traqueales que se extiendan a ambos bronquios principales, lesiones con afectación de la carina principal y pacientes neumonectomizados, dado que el edema resultante del tratamiento puede causar obstrucción completa de la vía aérea. Los agentes fotosensibilizadores pueden estar presentes en la piel durante más de 6 semanas, por lo que es necesario asesorar a los pacientes sobre los riesgos de una exposición solar excesiva.

Crioterapia

La crioterapia o crioablación es una técnica que se basa en la destrucción tisular debida a ciclos de congelación y descongelación que producen un efecto citotóxico local. La congelación llega a –40 °C de manera muy rápida (–100 °C por minuto), provocando la muerte de más del 90 % de las células; la descongelación es lenta, lo que provoca la formación de cristales de hielo dentro de las células, aumentando de tamaño antes de descongelarse, originando destrucción de organelas intracelulares. El resultado general de la crioterapia depende de la velocidad a la que se congela y se descongela el tejido, la temperatura utilizada, su contenido de agua y la cantidad de ciclos de congelación y descongelación de este. Se utilizan varios agentes, como clorofluorocarbonos, dióxido de carbono, nitrógeno líquido y óxido nitroso, siendo este el más utilizado por su rapidez de acción, su bajo costo y su

fácil adquisición, llegando a alcanzar –89 °C en el extremo de la criosonda. Sus indicaciones son similares a las del láser, salvo en aquellos casos en los que existe una grave obstrucción de la vía aérea, dado que su efecto no es inmediato. El perfil de seguridad de la crioterapia es la principal ventaja del uso de esta tecnología. El cartílago y el tejido conjuntivo son relativamente criorresistentes, debido al bajo contenido de agua, lo que hace que la perforación de las vías respiratorias sea poco frecuente. Existe la posibilidad de hemorragia en la zona tratada cuando se desprende el tejido necrótico (de 7 a 14 días tras el tratamiento), pero las complicaciones son muy infrecuentes. Los beneficios de la crioterapia no se ven hasta después de múltiples tratamientos. Al igual que con la terapia fotodinámica, se debe realizar una broncoscopia de seguimiento a los pocos días para inspeccionar las vías respiratorias y eliminar los desechos.

Braquiterapia endobronquial

Consiste en la inserción endobronquial de una fuente de radiación en las proximidades del tumor. Se requiere que el paciente tenga una expectativa de vida de al menos 3 meses para observar sus beneficios. Es una técnica muy indicada en casos avanzados de carcinoma broncogénico con invasión de la vía aérea con obstrucción recurrente. Los efectos secundarios más comunes incluyen irritación/friabilidad de la pared de las vías respiratorias y estenosis en el sitio de tratamiento.

Intervencionismo en el derrame pericárdico maligno

Los procesos oncológicos pueden afectar al pericardio de diversas formas: por *implante de células neoplásicas en el pericardio* (ya sea por extensión directa o diseminación linfática o hematógena), por *mecanismos de toxicidad* (entre ellos la generada tanto por la quimioterapia como por la radioterapia necesaria para el tratamiento de base) o bien por *infecciones oportunistas* (citomegalovirus, micobacterias, infecciones fúngicas, etc.), que aparecen por la inmunosupresión que suelen padecer estos pacientes (primaria o relacionada con las terapias inmunomoduladoras y fármacos biológicos).

De esta forma, aunque en el vocabulario médico general se entiende por derrame pericárdico maligno como aquel que aparece en el contexto de un paciente con enfermedad neoplásica activa, es importante diferenciar entre:

- *Derrame pericárdico asociado a neoplasia maligna*: acúmulo de líquido en la cavidad pericárdica sin células malignas en citología.
- *Derrame pericárdico maligno* (propiamente dicho): acúmulo de líquido en la cavidad pericárdica con células neoplásicas en citología y sin datos de células neoplásicas en biopsia pericárdica.
- *Carcinomatosis pericárdica*: presencia de implantes malignos en las hojas pericárdicas desde el punto de vista microscópico o macroscópico, independientemente de la presencia de células neoplásicas en el derrame asociado.

Desde el punto de vista clínico, lo más importante es saber reconocer la repercusión hemodinámica del derrame pericárdico y su intensidad, siendo el taponamiento cardíaco su máxima expresión de gravedad. Más del 70 % de los casos de derrame pericárdico en pacientes oncológicos son hallazgos incidentales en pruebas complementarias durante el seguimiento o estratificación diagnóstica de estos pacientes, y solo un 15 % de los casos acaban desarrollando la tríada clásica de Beck (tonos cardíacos apagados, ingurgitación yugular e hipotensión arterial). A pesar de ello, el diagnóstico de un cuadro de derrame pericárdico moderado-agudo, aunque no comprometa de forma inminente el estado hemodinámico del paciente, obliga a programar una intervención en un plazo de 48-72 horas.

Dada la comorbilidad de estos pacientes, la medida intervencionista que se lleve a cabo con ellos debe ser resolutiva y, en la medida de lo posible, duradera. Antes de realizar cualquier procedimiento, es necesario valorar el pronóstico del paciente y su situación basal, para seleccionar adecuadamente a los pacientes y la intervención idónea según su estado.

Las múltiples técnicas que se pueden practicar van desde la pericardiocentesis evacuadora guiada por imágenes hasta la ventana pericárdica por vía subxifoidea, anterolateral, posterolateral o por videotoracoscopia, pasando por la pericardiostomía y colocación quirúrgica de un catéter para instilación de agentes esclerosantes (bleomicina, tetraciclinas, fluorouracilo o metotrexato). Son generalmente bien toleradas por los pacientes, aunque existe menor recurrencia y mejor respuesta clínica en aquellos que se someten a la ventana pericárdica con catéter pleuropericárdico subcutáneo frente a los que solamente se someten a pericardiocentesis evacuadora percutánea, aunque estas diferencias tienden a minimizarse y mejorar resultados cuando se realiza la instilación de agentes esclerosantes.

Entre las complicaciones a medio-largo plazo que hay que tener en cuenta en estos pacientes, se encuentra la infección del catéter colocado para la ventana pericárdica («tunelitis»), que supone, en la mayoría de los casos, la necesidad de recambiar el dispositivo, realizar cultivos del material y aplicar tratamiento antibiótico dirigido.

Intervencionismo vascular

Síndrome de vena cava superior

El síndrome de vena cava superior (SVCS) se define como el conjunto de síntomas y signos secundarios a la obstrucción del flujo sanguíneo a través de la vena cava superior, dificultando el retorno venoso hacia el corazón. Las neoplasias son la principal etiología de este síndrome (entre el 65 y 85 % de los casos), especialmente el cáncer de pulmón.

Clínicamente, es frecuente encontrar edema cervicofacial, torácico y de los miembros superiores (clásicamente llamado «en esclavina»), ingurgitación yugular y desarrollo de circulación colateral (especialmente cuando la compresión se va haciendo de forma progresiva) y disnea.

El abordaje terapéutico del SVCS es multimodal y debe adaptarse a la situación particular del enfermo. A pesar de que la radioterapia se ha instaurado clásicamente como el tratamiento emergente de elección (especialmente cuando

ya aparecen signos clínicos como hipotensión, edema cerebral o laríngeo), existen otras alternativas al tratamiento, como la terapia endovascular con colación de *stents* intravenosos.

De este modo, la terapia endovascular constituye otra vía de control sintomático con resultados en un menor intervalo de tiempo (especialmente útil cuando los pacientes están inestables hemodinámicamente), aunque todavía no ha sido constituida globalmente como el tratamiento de primera línea para todos los pacientes con SVCS, probablemente por su carácter más invasivo.

Se puede intentar resumir las indicaciones del tratamiento endovascular en tres grandes grupos:

- Pacientes con sintomatología aguda grave (disnea por edema laríngeo, obstrucción de vía aérea por compresión extrínseca o edema cerebral con síntomas neurológicos).
- Persistencia de la sintomatología de lenta progresión a pesar de estar en tratamiento quimioterápico activo.
- Contraindicación para quimioterapia y/o radioterapia.

La técnica consiste en la canalización percutánea de la vena cava superior por medio de fluoroscopia. Es una técnica relativamente sencilla para radiólogos intervencionistas entrenados. La colocación del *stent* depende de las características del paciente, pero los más utilizados son los Wallstent, debido a sus características de autoexpansión y poca compresión externa. Una vez colocado el *stent* en la zona de compresión, más del 90 % de los pacientes experimentan una progresiva resolución de la sintomatología, tal como el edema facial y «en esclavina», el edema de miembros superiores, la disnea y la clínica neurológica en un plazo promedio de 24-48 horas. La recurrencia del SVCS tratado con terapia endovascular es de aproximadamente un 20 %, y viene dada por la progresión de la enfermedad o, más raramente, por el desplazamiento del *stent*.

Esta vía de abordaje permite también, además de la colocación del *stent*, tratar a los pacientes con una trombosis aguda mediante trombectomía o trombólisis y, en los casos en los que la trombosis esté asociada a un catéter central, proceder a su retirada e iniciar el tratamiento anticoagulante para evitar fenómenos embólicos.

Entre las posibles complicaciones y consideraciones que se deben tener en cuenta para realizar la terapia endovascular, es que conlleva un aumento del retorno venoso central al corazón, convirtiéndose en un factor predisponente en pacientes con patología cardíaca para insuficiencia cardíaca y edema agudo de pulmón, razón por la cual se recomienda la monitorización hemodinámica periférica como estrategia de prevención en dicha complicación.

Embolización arterial selectiva de tumores sangrantes

La embolización arterial selectiva se ha mostrado como una alternativa efectiva y segura para los casos de pacientes con hemorragias persistentes y/o graves de origen tumoral, en los que otras intervenciones (como la radioterapia o la cirugía) no son factibles por el alto riesgo quirúrgico, el estado crítico del enfermo o la gravedad del sangrado.

De todos los posibles escenarios en los que pueden llevarse a cabo las embolizaciones arteriales, cabe destacar fundamentalmente dos: la hemorragia digestiva persistente y la hematuria incoercible.

En el ámbito *digestivo,* el sangrado es un síntoma frecuente que aparece en los tumores avanzados, y el cuadro clínico que genera puede ir desde una anemia progresiva con astenia y deterioro del estado general hasta casos de inestabilidad hemodinámica con *shock* asociado.

Aunque las técnicas endoscópicas son la primera opción para el tratamiento de este tipo de sangrados, no siempre es eficaz por múltiples motivos: mal acceso endoscópico al foco de sangrado, lesiones mucosas muy extensas o tumores muy vascularizados con infiltración arterial. Tradicionalmente, cuando el sangrado no puede ser controlado endoscópicamente y, además, reviste gravedad, el tratamiento de elección ha sido la cirugía. Sin embargo, al hablar de pacientes paliativos con comorbilidad asociada y un estado general deteriorado, el riesgo quirúrgico hace inasumible decantarse por este manejo, siendo las técnicas de embolización por radiología intervencionista una opción a considerar en estos pacientes, ya que consiguen controlar la hemorragia secundaria a neoplasias, especialmente gástricas, en casi el 75 % de los casos (con mayor tasa de éxito cuando se evidencia extravasación de contraste durante la arteriografía).

En los casos en que se produzca una hemorragia en la zona gástrica, la técnica consiste en la canalización percutánea de las arterias gástricas de forma guiada mediante fluoroscopia, con la posterior aplicación de diferentes materiales hemostáticos (coágulos autólogos, Gelfoam®, agentes quimioterápicos, etc.) y *coils* metálicos (en territorios más proximales).

Entre las complicaciones que pueden aparecer, se encuentran:

- Isquemia y necrosis, a pesar de que es una técnica segura cuando se realiza por encima del ángulo de Treitz, debido a la abundante circulación colateral que existe en estómago y duodeno.
- Estenosis duodenales por la isquemia postembolización de la arteria gastroduodenal (especialmente en pacientes que han recibido radioterapia o cirugía gástrica con anterioridad).
- Síndrome postembolización, consistente en fiebre, dolor local, náuseas y vómitos; suele aparecer de forma total o parcial en torno al 60-65 % de los casos. Por lo general, tiene una evolución favorable en las primeras 72 horas tras la intervención y se controla de forma adecuada con tratamiento sintomático.

En cuanto a la *hematuria persistente,* la embolización selectiva de las ramas dependientes de la arteria hipogástrica es un método útil para su control. Este tipo de técnica se ha ido desarrollando y utilizando progresivamente en el control de la hematuria de etiología maligna. La efectividad inmediata de la técnica se sitúa en torno al 80 %, y el porcentaje de recidiva en los pacientes oncológicos y paliativos es muy bajo (con una remisión permanente de la hematuria del 70-80 %).

La distribución vascular de la vejiga, la próstata y la uretra presenta una gran densidad de anastomosis capilares y circulación colateral, que se encarga de irrigar también otros territorios como las arterias rectales, sacras y gonadales. Por ello, una vez canalizadas las arterias hipogástricas mediante un acceso percutáneo, es importante seleccionar de forma adecuada el tamaño de las partículas embolígenas, de tal manera que se consiga ocluir el lecho arteriolar, pero permitiendo el flujo del lecho vascular distal a partir de las colaterales, para evitar dejar en isquemia grandes volúmenes de tejido que no son el territorio diana de la intervención.

El uso del material hemostático dependerá de las características del sangrado y de la evolución que se busque en el paciente. En casos donde se busque una recuperación del flujo en la zona embolizada, se pueden emplear coágulos sanguíneos autólogos, pero en los sangrados oncológicos se suele preferir una oclusión permanente del flujo, aplicándose para ello partículas de Gelfoam®, mitomicina C microencapsulada o partículas de alcohol de polivinilo, además de los *coils* metálicos que se sitúan en las zonas más proximales de las arterias que se pretende ocluir.

Aunque se trata de una técnica segura que puede llevarse a cabo en una sala de radiología intervencionista únicamente con anestesia local, no está exenta de riesgos y complicaciones. Entre ellas, las más importantes son:

- El síndrome postembolización, ya descrito anteriormente.
- Necrosis vesical como consecuencia de la embolización. En ocasiones, y de forma tardía, puede aparecer rotura.
- Hay algunas complicaciones graves (aunque infrecuentes), como la necrosis de territorios distales por migración del material embolígeno (duodenal, gástrico, cutáneo).

Y algo que siempre se debe tener en cuenta es la nefrotoxicidad que acompaña a este tipo de procesos, por el uso de contrastes yodados y por el daño renal secundario a la liberación de mioglobina desde los tejidos isquémicos.

Es importante destacar que, aunque la radioterapia tiene un importante papel en el control hemostático de tumores sangrantes, presenta algunas limitaciones, especialmente en contextos de hemorragia aguda grave, donde se precisa una intervención urgente.

PUNTOS CLAVE

- La cirugía paliativa es el conjunto de procedimientos quirúrgicos que son empleados con la intención de mejorar la calidad de vida del paciente y aliviar los síntomas de una enfermedad avanzada o incurable.
- El intervencionismo permite realizar un tratamiento apropiado para conseguir un adecuado control de los síntomas mediante técnicas mínimamente invasivas y guiadas por técnicas de imagen, lo que brinda precisión y disminución de la morbilidad asociada.
- Se debe realizar una evaluación con el fin de conocer cómo de útil es la intervención para aliviar el sufrimiento y el estado de bienestar total de cada paciente, realizando una aproximación de supervivencia para no llegar a caer en la obstinación terapéutica.
- Se puede realizar intervencionismo en diferentes ámbitos:
    - Digestivo: colocación de prótesis digestivas en caso de obstrucción intestinal o biliar, y realización de drenaje de líquido ascítico cuando el paciente presenta ascitis que le ocasiona síntomas.
    - Respiratorio: alivio del derrame pleural, neumotórax con diferentes técnicas (toracocentesis, pleurodesis, colocación de catéter pleural permanente) y de la obstrucción de la vía aérea central. Esto puede ayudar al control de la disnea, mejorando la calidad de vida del paciente.
    - Urológico: colocación de nefrostomías percutáneas en casos de insuficiencia renal de origen obstructivo.
    - Vascular: colocación de prótesis vasculares en casos de obstrucción (por ejemplo, síndrome de vena cava) y realización de embolizaciones en casos de hemorragia.
    - Cardiológico: realizando pericardiocentesis en caso de derrame pericárdico masivo o taponamiento cardíaco.

BIBLIOGRAFÍA

Aadam AA, Martin JA. Enteral stents in malignant bowel obstruction. Gastrointest Endosc Clin N Am. 2013;23:153-64.

Arezzo A, Passera R, Lo Secco G, Verra M, Bonino MA, Targarona E, et al. Stent as bridge to surgery for left-sided malignant colonic obstruction reduces adverse events and stoma rate compared with emergency surgery: results of a systematic review and meta-analysis of randomized controlled trials. Gastrointest Endosc. 2017;86:416-26.

Argüelles Salido E, Medina López RA, Iglesias López Á, Congregado Ruiz CB, De Las Heras JP, Del Pobil Moreno JLP. Embolización arterial selectiva en el tratamiento de la hematuria incoercible. Arch Esp Urol. 2005;58:453-7.

Arvanitakis M, Gkolfakis P, Despott EJ, Ballarin A, Beyna T, Boeykens K, et al. Endoscopic management of enteral tubes in adult patients – Part 1: Definitions and indications. European Society of Gastrointestinal Endoscopy (ESGE) Guideline. Endoscopy. 2021;53:81-92.

Baba M, Maeda I, Morita T, Inoue S, Ikenaga M, Matsumoto Y, et al. Survival prediction for advanced cancer patients in the real world: A comparison of the Palliative Prognostic Score, Delirium-Palliative Prognostic Score, Palliative Prognostic Index and modified Prognosis in Palliative Care Study predictor model. Eur J Cancer. 2015;51:1618-29.

Bibby AC, Dorn P, Psallidas I, Porcel JM, Janssen J, Froudarakis M, et al. ERS/EACTS statement on the management of malignant pleural effusions. Eur Respir J. 2018;52:1800349.

British Thoracic Society Pleural Guideline Development Group. British Thoracic Society Guideline for Pleural Disease. BTS; 2022.

Burazor I, Imazio M, Markel G, Adler Y. Malignant pericardial effusion. Cardiology. 2013;124:224-32.

Buss MK. The Intersection of Palliative Care and Interventional Radiology: Enhancing Understanding and Collaboration. Semin Intervent Radiol. 2017;34:140-4.

Cases E, Seijo L, Disdier C, Lorenzo MJ, Cordovilla R, Sanchis F, et al. Uso del drenaje pleural permanente en el manejo ambulatorio del derrame pleural maligno recidivante. Arch Bronconeumol. 2009;45:591-6.

Cavazzoni E, Bugiantella W, Graziosi L, Franceschini MS, Donini A. Malignant ascites: pathophysiology and treatment. Int J Clin Oncol. 2013;18:1-9.

Cerna-Cardona J. Paliación del cáncer de colon: estoma vs. prótesis. Rev Endosc. 2020;32:54-6.

Covey AM. Management of malignant pleural effusions and ascites. J Support Oncol. 2005;3:169-73, 176.

Chinchila-Trigos LA, Jiménez-Puentes E, Meneses-García A, Cobos-Ortiz M. Manejo del derrame pericárdico en el paciente con cáncer. Rev Colomb Cirugía. 2017;32:82-93.

Dumonceau JM, Tringali A, Papanikolaou IS, Blero D, Mangiavillano B, Schmidt A, et al. Endoscopic biliary stenting: indications, choice of stents, and results: European Society of Gastrointestinal Endoscopy (ESGE) Clinical Guideline. Endoscopy. 2018;50:910-30.

Dumonceau JM, Heresbach D, Devière J, Costamagna G, Beilenhoff U, Riphaus A, et al. Biliary stents: models and methods for endoscopic stenting. European Society of Gastrointestinal Endoscopy (ESGE) Technology Review. Endoscopy. 2011;43:617-26.

Dunn GP. Surgical Palliative Care: Recent Trends and Developments. Anesthesiol Clin. 2012;30:13-28.

Espinoza Cerda MT, López-Dóriga Bonnardeaux P. Superior vena cava syndrome in a 93-year-old man. Rev Esp Geriatr Gerontol. 2022;57:134-5.

Even C, Vignot S. Estrategia en oncología. [Internet]. EMC - Tratado Med. 2015;19:1-6.

Fairchild A, Rilling W. Palliative Interventional Oncology. Cancer J. 2016;22:411-7.

Forcano García M, Quilez Salas N, Vial Escolano R, Solsona S, González P. Predicción de supervivencia en el paciente con cáncer avanzado. Med Paliat. 2015;22:106-16.

Gallardo Medina M, Cassini Gómez de Cádiz LF, García Martínez E. Tratamiento [VIII]. Terapia broncoscópica del cáncer de pulmón. Rev Esp Patol Torac. 2017;29:107-10.

García Gelvez MI, Quintero Contreras M, Latorre Quintana M. Abordaje quirúrgico del síndrome de vena cava superior asociado a neoplasia maligna: a narrative review. Oncol. 2022;32:87-99.

Gayen S. Malignant Pleural Effusion: Presentation, Diagnosis, and Management. Am J Med. 2022;135:1188-92.

Gkolfakis P, Arvanitakis M, Despott EJ, Ballarin A, Beyna T, Boeykens K, et al. Endoscopic management of enteral tubes in adult patients - Part 2: Peri- and post-procedural management. European Society of Gastrointestinal Endoscopy (ESGE) Guideline. Endoscopy. 2021;53:178-95.

Gogakos A, Barbetakis N, Lazaridis G, Papaiwannou A, Karavergou A, Lampaki S, et al. Heimlich valve and pneumothorax. Ann Transl Med. 2015;3:54.

González-Huix lladó F, Figa Francesch M. Prótesis biliares en la enfermedad biliar obstructiva. GH continuada. 2011;10:229-33.

Hanna NN, Bellavance E, Keay T. Palliative Surgical Oncology. Surg Clin North Am. 2011;91:343-53.

Hernández EE, Paniagua DB, Santamaría VB, Tovar G, Sampere J, García A. Eficacia de la embolización selectiva y supraselectiva en pacientes con hematuria persistente: serie de 44 casos. En: 33 Congreso Nacional de la Sociedad Española de Radiología Médica. SERAM; 1974.

Hucl T, Spicak J. Complications of percutaneous endoscopic gastrostomy. Best Pract Res Clin Gastroenterol. 2016;30:769-81.

Kim BJ, Aloia TA. Cost-effectiveness of palliative surgery versus nonsurgical procedures in gastrointestinal cancer patients. J Surg Oncol. 2016;114:316-22.

Knight JA, Thompson SM, Fleming CJ, Bendel EC, Neisen MJ, Neidert NB, et al. Safety and effectiveness of palliative tunneled peritoneal drainage catheters in the management of refractory malignant and non-malignant ascites. Cardiovasc Intervent Radiol. 2018;41:753-61.

Lee CW, Bociek G, Faught W. A survey of practice in management of malignant ascites. J Pain Symptom Manag. 1998;16:96-101

Li D, Hussaini S, Kang J, Madoff DC. The role of interventional oncology in the palliative care of cancer patients. Expert Rev Qual Life Cancer Care. 2016;1:73-87.

Mallow C, Hayes M, Semaan R, Smith T, Hales R, Brower R, et al. Minimally invasive palliative interventions in advanced lung cancer. Expert Rev Respir Med. 2018;12:605-14.

Molina Villalba C, Vázquez Rodríguez JA, Gallardo Sánchez F. Gastrostomía endoscópica percutánea. Indicaciones, cuidados y complicaciones. Med Clin. 2019;152:229-36.

Nabal M, Porta J, Naudí C, Altisent R, Tres A. Estimación de la supervivencia en cuidados paliativos: el valor de la impresión clínica. Med Pal. 2002;9:10-2.

Olson TJP, Pinkerton C, Brasel KJ, Schwarze ML. Palliative surgery for malignant bowel obstruction from carcinomatosis a systematic review. JAMA Surg. 2014;149:383-92.

Palomar-Muñoz C, Martín-Zamorano M, Mogollo A, Pascual-Pérez S, Rodríguez-Morales I, Girón-González JA. Assessment of the Palliative Prognostic Index in hospitalized oncologic patients treated by a palliative care team: impact of acute concomitant diseases. Oncotarget. 2018;9:18908-15.

Quinn PL, Arjani S, Ahlawat SK, Chokshi RJ. Cost-effectiveness of palliative emergent surgery versus endoscopic stenting for acute malignant colonic obstruction. Surg Endosc. 2021;35:2240-7.

Ratone JP, Caillol F, Zemmour C, Bories E, Pesenti C, Lestelle V, et al. Outcomes of duodenal stenting: Experience in a French tertiary center with 220 cases. Dig Liver Dis. 2020;52:51-6.

Requarth JA. Image-Guided Palliative Interventions. Surg Clin North Am. 2019;99:921-39.

Sánchez-Periut E, Muro-Toledo G, Losada-Guerra J, Reyes-Almeida L. La nefrostomía percutánea en el carcinoma cérvico-uterino avanzado con uropatía obstructiva. Rev Mex Urol. 2016;76:207-12.

Schmidt A, Riecken B, Rische S, Klinger C, Jakobs R, Bechtler M, et al. Wing-shaped plastic stents vs. self-expandable metal stents for palliative drainage of malignant distal biliary obstruction: a randomized multicenter study. Endoscopy. 2015;47:430-6.

Seah DS, Wilcock A, Chang S, Sousa MS, Sinnarajah A, Teoh CO, et al. Paracentesis for cancer-related ascites in palliative care: An international, prospective cohort study. J Palliat Med. 2022;36:1408-17.

Spaander MCW, Van der Bogt RD, Baron TH, Albers D, Blero D, De Ceglie A, et al. Esophageal stenting for benign and malignant disease: European Society of Gastrointestinal Endoscopy (ESGE) Guideline – Update 2021. Endoscopy. 2021;53:751-62.

Takeda T, Sasaki T, Okamoto T, Sasahira N. Endoscopic double stenting for the management of combined malignant biliary and duodenal obstruction. J Clin Med. 2021;10:3372.

Tinusz B, Soós A, Hegyi P, Sarlós P, Szapáry L, Erős A, et al. Efficacy and safety of stenting and additional oncological treatment versus stenting alone in unresectable esophageal cancer: A meta-analysis and systematic review. Radiotherapy and Oncology. 2020;147:169-77.

Vakamudi S, Ho N, Creme PC. Pericardial Effusions: Causes, Diagnosis, and Management. Prog Cardiovasc Dis. 2017;59:380-8.

Van der Bogt RD, Vermeulen BD, Reijm AN, Siersema PD, Spaander MCW. Palliation of dysphagia. Best Practice Res Clin Gastroenterol. 2018:36-37:97-103.

Van Hooft JE, Veld J V., JV, Arnold D, Beets-Tan RGH, Everett S, Götz M, et al. Self-expandable metal stents for obstructing colonic and extracolonic cancer: European Society of Gastrointestinal Endoscopy (ESGE) Guideline - Update 2020. Endoscopy. 2020;52:389-407.

Włodarczy JR, Kużdżał J. Stenting in Palliation of Unresectable Esophageal Cancer. World J Surg. 2018;42:3988-96.

Rehabilitación y fisioterapia

12

M. Alarcón Manoja y P. Romero Ortega

OBJETIVOS

- Comprender la importancia de la rehabilitación en el paciente con cáncer. Saber identificar las diferentes etapas según la clasificación de Dietz.
- Conocer la evidencia de la rehabilitación del cáncer e identificar el papel de cada componente del equipo multidisciplinar.
- Revisar las actuaciones del equipo de rehabilitación en la sintomatología común en los diferentes tipos de cáncer.
- Aprender a grandes rasgos las características de la rehabilitación en la atención al paciente con esclerosis lateral amiotrófica (ELA) y el papel de cada profesional dentro del equipo multidisciplinar.
- Identificar el tratamiento farmacológico recomendado actualmente para la sintomatología más frecuente en dicha enfermedad.

INTRODUCCIÓN

La medicina física y rehabilitación se define como la especialidad médica a la que concierne el diagnóstico, la evaluación, la prevención y el tratamiento de la discapacidad encaminados a facilitar, mantener o devolver el mayor grado de capacidad funcional e independencia posibles.

Clásicamente se relaciona con la mejoría funcional, pero no hay que olvidar en ningún momento que la rehabilitación, al igual que los cuidados paliativos, desempeña un papel importante para mantener y mejorar la calidad de vida de los pacientes.

Por tanto, los pilares centrales sobre los que se sustenta la actuación de la rehabilitación en el paciente que precisa cuidados paliativos son: el trabajo interdisciplinar, la individualización de las necesidades del paciente, teniendo en cuenta la fase de la enfermedad y la adaptabilidad a los deseos de este, respetando su independencia a la hora de tomar decisiones, así como poner en el centro de sus actuaciones a la familia y/o cuidadores.

En todos los casos, una de las metas prioritarias es el entrenamiento de la familia o los cuidadores, para que asistan al paciente de manera efectiva y sin que ellos mismos sufran lesiones físicas por sobreesfuerzo o agotamiento prematuro, físico y emocional.

Existen multitud de patologías que pueden ser tributarias, en sus estadios más avanzados, de cuidados paliativos, pero con fines docentes, este capítulo se centrará en la rehabilitación del paciente oncológico y de las enfermedades neurodegenerativas.

REHABILITACIÓN EN EL PACIENTE CON CÁNCER

La rehabilitación en el paciente con cáncer puede definirse como los cuidados médicos que deben estar integrados en toda la atención oncológica y que debe ser prestada por profesionales de la rehabilitación capacitados para diagnosticar y tratar las deficiencias físicas, psicológicas y cognitivas de los pacientes, en un esfuerzo por mantener o restaurar la función, reducir los síntomas, maximizar la independencia y mejorar la calidad de vida.

Es importante reseñar que el proceso de rehabilitación puede iniciarse desde el mismo momento en que se realiza el diagnóstico, se puede mantener a lo largo de la enfermedad y se extenderá incluso en la fase terminal de esta.

Debe realizarse una reevaluación continua de las prescripciones de ejercicios y terapias, ya que sea cual sea la fase de la enfermedad en la que se encuentre el paciente, ha de estar en la misma línea de objetivos, dentro de un tratamiento multidisciplinar donde la rehabilitación es una parte más.

Esas reevaluaciones continuas son precisas para evitar el mal uso de las terapias de rehabilitación, así los objetivos pueden ir modificándose para adecuarse a la etapa de la enfermedad en que se encuentre el paciente.

En estados de recurrencia y estadios avanzados, el equipo de rehabilitación puede y debe ayudar a plantear nuevos objetivos ajustados a la nueva realidad y a aceptar los límites de la misma ante la nueva situación y el avance de la enfermedad. De hecho, para muchas personas, puede ser más importante enfocarse en el logro del confort, el descanso y la tranquilidad, que recuperar la funcionalidad física.

El sistema de clasificación de rehabilitación oncológica más influyente es el de Dietz, que la cataloga, según las necesidades físicas e individuales de los pacientes, en cuatro categorías: preventiva o prehabilitación, restaurativa, de apoyo y paliativa.

Según la clasificación de Dietz, la rehabilitación oncológica se divide en:

- *Rehabilitación preventiva o prehabilitación*: la prehabilitación se inicia tan pronto como se realiza el diagnóstico, cuando aún no se objetivan déficits de función, ya que prevenir esos déficits es el objetivo de la rehabilitación. Se realiza antes o inmediatamente después de la cirugía, la radioterapia o la quimioterapia. Se desarrolla un plan de tratamiento que debe incluir evaluaciones físicas y psicológicas, para establecer un nivel funcional de referencia y proporcionar intervenciones que promuevan la salud física y psicológica, con el fin de reducir la incidencia y/o la gravedad de futuros deterioros. Las intervenciones de prehabilitación varían según el diagnóstico. Las modalidades comunes pueden incluir la prehabilitación cardiopulmonar, fortalecimiento, ejercicios de estiramiento y resistencia, ejercicio aeróbico, asesoramiento nutricional, asesoramiento psicológico, ejercicios orales y de deglución, ejercicios para tumores de cabeza y cuello, y ejercicios para el suelo pélvico. Sus principales objetivos son: la mejora de la salud cardiorrespiratoria, mejora de la función musculoesquelética y del equilibrio, reducción del riesgo de caídas, implementación de estrategias cognitivo-conductuales para reducir la ansiedad y mejorar la adaptación y la higiene del sueño, optimización de los resultados quirúrgicos mediante la modificación de los factores de riesgo, mejorar el estado nutricional u optimizar la función comunicativa y de deglución. La mayor parte de la prehabilitación se realiza en un entorno ambulatorio.
- *Rehabilitación restaurativa*: tiene como objetivos conseguir que los pacientes retornen a su estado premórbido con la menor discapacidad posible. Se puede indicar tras la cirugía o cuando un paciente está recibiendo quimioterapia, radioterapia o inmunoterapia, con intención curativa. La rehabilitación reparadora suele ser multimodal, con una combinación de movilización temprana y fisioterapia, manejo nutricional, ejercicios de respiración con o sin rehabilitación respiratoria formal, técnicas de relajación y terapia del linfedema.
- *Rehabilitación de soporte*: su objetivo es limitar los cambios funcionales y proveer apoyo a los pacientes conforme la enfermedad progresa y entra en sus fases avanzadas. Intenta reducir la incapacidad o pérdida de función, y facilita a los individuos una mayor sensación de control y de elección. Aumenta la capacidad de autocuidado y la movilidad en aquellos pacientes cuya neoplasia ha ido progresando y las capacidades funcionales han ido disminuyendo. Fundamentalmente se tratará la evidencia y las recomendaciones de la rehabilitación de soporte al abordar el tratamiento de la discapacidad funcional como síntoma general.
- *Rehabilitación paliativa*: se centra en minimizar o eliminar las complicaciones y proporcionar confort y apoyo en las fases terminales de la enfermedad, para mejorar la calidad de vida física, psicológica y social. Para ello, los objetivos fundamentales de estos programas son: aliviar síntomas comunes en estas fases, como el dolor, la disnea, la astenia, las náuseas y el edema, y prevenir complicaciones como las contracturas articulares o las úlceras por decúbito. La inclusión de un programa de ejercicios permite prevenir o retrasar la pérdida de capacidad aeróbica, de fuerza, así como mejorar la calidad de vida en pacientes afectos de cáncer en estadios terminales.

Existe una evidencia creciente y robusta que apoya la inclusión de programas de ejercicios en la fase terminal del cáncer, pero no existen estudios lo suficientemente homogéneos como para poder recomendar de forma individualizada un programa concreto, ni en términos de duración, tipo o intensidad del ejercicio, ni para un tipo de cáncer determinado. Como norma general, se deberá realizar una evaluación previa, teniendo en cuenta que el dolor y la astenia son los principales factores limitantes para la realización del ejercicio y que además posiblemente no vayan a mejorar claramente con él. En caso de que no exista contraindicación, se suele abogar por un programa mixto de ejercicio aeróbico y de fortalecimiento con al menos una duración de 8 semanas.

Composición del equipo multidisciplinar

Como en otras patologías que generan discapacidad importante, en la atención al cáncer, el equipo de rehabilitación deberá estar integrado por distintos profesionales, formando un verdadero equipo multidisciplinar.

Papel del médico rehabilitador en la atención al cáncer

El papel del médico rehabilitador es fundamentalmente realizar una correcta evaluación clínica y determinar e interpretar las diferentes pruebas complementarias, con el objetivo de establecer un plan terapéutico adecuado a las necesidades de cada paciente, teniendo en cuenta la sintomatología y las comorbilidades asociadas en función del tipo de neoplasia y de la fase de la enfermedad en la que se encuentre el paciente.

Se valora el impacto de los síntomas en el funcionamiento diario y en los períodos de sueño, así como el desempeño en las actividades de autocuidado y de la vida diaria en el hogar y en otros ambientes. Se realiza un examen físico en el que se observa la postura, la marcha, el rango articular, el balance muscular, la presencia de edema, la fuerza y la resistencia al esfuerzo mínimo de ejercicio, la presencia de signos y los síntomas de depresión, ansiedad o angustia.

En el paciente hospitalizado o que permanece en cama la mayor parte del tiempo, además de todo lo anterior, se examina el estado de conciencia, la piel para detectar zonas de presión o escaras, los arcos de movilidad articular y si existe retracción de la musculatura, variación de las constantes vitales con los cambios de posición o al realizar algún esfuerzo.

Es muy importante detectar el síndrome de desacondicionamiento por reposo prolongado o desuso y el síndrome de fatiga crónica relacionado con el cáncer, ya que son dos entidades que se presentan con mucha frecuencia, y la falta de prevención ocasionan un aumento de la morbilidad, así como pérdida de la calidad de vida.

En el plan de tratamiento, se podrán incluir técnicas de fisioterapia y de prescripción de ejercicio físico, terapia ocupacional y logopedia, prescripción de ayudas técnicas y/u ortesis, optimización de la medicación y diversos procedimientos para el tratamiento del dolor, como bloqueos periféricos, inyecciones intraarticulares, perirradiculares o de toxina botulínica.

Papel de la fisioterapia

La fisioterapia tiene un papel importante en los cuidados paliativos. El trabajo del fisioterapeuta debe ir dirigido a la educación en la modificación de la actividad, con ejercicios de mantenimiento de balance articular y ejercicios de estiramiento, entrenamiento de la marcha usando ayudas para la marcha, así como la aplicación de terapias físicas analgésicas, como masoterapia o electroterapia.

Papel de la terapia ocupacional

El terapeuta ocupacional asesora y educa en el autocuidado, en las adaptaciones necesarias para conseguir la máxima independencia en las actividades básicas de la vida diaria (ABVD), para conseguir la mayor integración en su medio y en los programas de tratamiento, y permitir la participación en roles importantes como el cuidado de los hijos y la gestión de la casa o el trabajo.

Dentro de las posibles áreas de trabajo de la terapia ocupacional, la reincorporación al trabajo es un área emergente en las intervenciones de supervivencia al cáncer; sin embargo, las pruebas actuales sobre las estrategias eficaces para la reincorporación al trabajo son limitadas.

La investigación que describe los efectos negativos de no volver al trabajo pone de relieve la importancia de abordar esta área de participación. También identifica déficits cognitivos específicos que afectan al desempeño del paciente y proporcionan capacitación compensatoria para sus actividades de la vida diaria.

Actuaciones del equipo de rehabilitación según la sintomatología

En el manejo rehabilitador del cáncer, hay que tener en cuenta la coexistencia de tres grandes grupos de síntomas: los *específicos,* que variarán en función del tipo de neoplasia, la localización y el estadiaje; los *generales o comunes* a la mayoría de los pacientes (por ejemplo, astenia, dolor, desacondicionamiento físico, pérdida de funcionalidad, pérdida de movilidad, caquexia), y los *atribuibles a efectos secundarios o adversos a las terapias aplicadas* (por ejemplo, linfedema, toxicidad gastrointestinal, alteraciones cutáneas, neuropatías, etcétera).

Este capítulo se centrará en el manejo de los síntomas más frecuentes, comunes a la mayoría de los tipos de cáncer.

Deterioro funcional

La capacidad funcional podría definirse como la capacidad para realizar las acciones básicas esenciales para mantener la autonomía personal y simultáneamente poder llevar a cabo acciones más complejas.

En el marco de la Clasificación Internacional del Funcionamiento, de la Discapacidad y de la Salud (CIF), se entiende función como «las actividades o tareas que los individuos requieren desarrollar para adaptarse a una situación de desempeño en el entorno en el que se desenvuelven».

El deterioro funcional, entendido por tanto como la incapacidad o limitación de poder realizar algunas o todas las tareas que permitan ser al individuo autónomo, es común para los pacientes que se enfrentan a estados avanzados de enfermedades sistémicas o en etapa terminal.

Dicho deterioro puede obedecer a múltiples etiologías, desde las propiamente relacionadas con el proceso neoplásico, como dolor, disnea, caquexia o disfagia, entre otras, hasta las provocadas por las propias terapias, como fatiga, neuropatías, fibrosis posradiación, etcétera.

 Es imprescindible identificar las causas del progresivo deterioro funcional para adecuar un correcto tratamiento rehabilitador que permita romper el círculo vicioso que se establece en estos pacientes (**Fig. 12-1**).

A la hora de evaluar los resultados de la rehabilitación en este apartado, las variables de medida más comúnmente usadas son: la capacidad de realizar actividades de la vida diaria o instrumentales, la movilidad funcional, la capacidad cognitiva, la comunicación, la función sexual o la capacidad de retorno al trabajo. La variedad de intervenciones, en gran medida motivada por la diversidad de tipos de cáncer incluidos, hace imposible establecer un protocolo de rehabilitación general.

Se utilizan diferentes técnicas de fisioterapia, logopedia, fortalecimiento, terapia cognitivo-conductual, ejercicios para disfagia, de suelo pélvico, etc., por lo que, en general, se puede decir que, dependiendo de cada tipo de cáncer, se afectarán unas ABVD u otras y, por tanto, precisará un

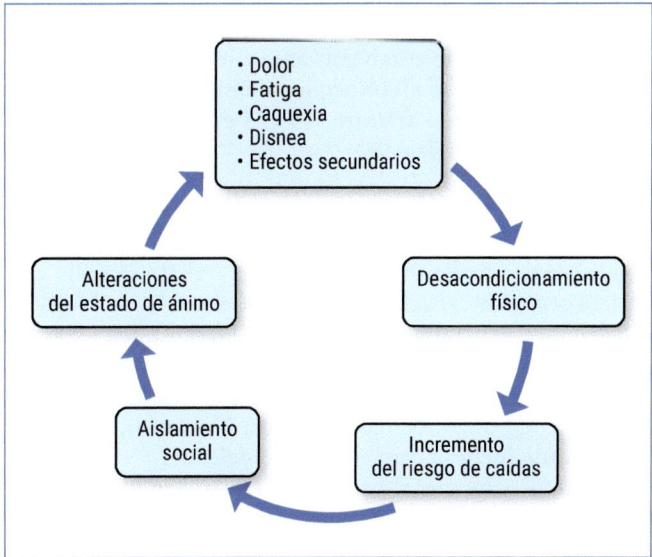

Figura 12-1. Interrelación de factores relacionados con el deterioro funcional en cáncer.

tipo de terapia específica. Esto imposibilita hacer recomendaciones generales.

La intervención de ejercicio físico en el paciente oncológico debería estar basado en el trabajo de fuerza, sobre todo centrándose en evitar la pérdida de la función y la masa muscular. El entrenamiento de la fuerza debería ir dirigido en gran parte al tren inferior, ya que es donde mayor masa y fuerza muscular se pierde.

Músculos como los cuádriceps, que son potentes extensores de rodilla, o el glúteo mayor, que es un potente extensor de cadera, permiten realizar acciones básicas, como levantarse de una silla o subir escaleras. A su vez, la pérdida de masa y función muscular del tren inferior se asocia a fragilidad, mayor riesgo de caídas y fracturas, así como resistencia a la insulina o problemas cardiovasculares.

El ejercicio físico aeróbico (caminar a paso ligero, bailar, correr, montar en bicicleta) y los programas de entrenamiento físico para fortalecer los principales grupos musculares son recomendables también para prevenir la fragilidad de los huesos (osteoporosis secundaria) y mantener su fortaleza.

En cuanto a las variables del ejercicio que permiten obtener los mayores beneficios en el mantenimiento o la ganancia de la masa muscular, destacan los siguientes:

- Selección de ejercicios: hay que seleccionar aquellos ejercicios que permitan trabajar los grupos musculares que se deseen, así como aquellos que involucren grandes grupos musculares, para no perder el tiempo y aumentar la fatiga general.
- Volumen: cantidad de series por grupo muscular. El trabajo de hipertrofia muscular se caracteriza por poseer un alto volumen de trabajo semanal por grupo muscular. Por ello, se intentará realizar la mayor cantidad de trabajo que permita el estado de fatiga y recuperación, siempre dándole prioridad al tren inferior.
- Intensidad: hace referencia al porcentaje del peso máximo movilizado en un ejercicio concreto. En este caso, para conseguir hipertrofia, las intensidades pueden ser altas o bajas siempre y cuando estén por encima del 30 %.
- Descanso o pausa: se ha visto en diferentes publicaciones que el descanso no es tan relevante mientras el paciente sea capaz de seguir con los principios anteriores. Por ello, puede ser suficiente dedicar entre 1,5 y 3 minutos de descanso entre series y ejercicios.

Una vez entendidas las variables del ejercicio en el entrenamiento de fuerza, así como el contexto del paciente oncológico, se desarrolla una propuesta de trabajo sencillo que variará según la capacidad del sujeto, el grado de fatiga, el estado físico general y los efectos secundarios que posea.

Antes de comenzar el ejercicio, debería consultarse con un profesional, debido a que: en algunos casos, puede ser suficiente; en otros, demasiado duro; y en otros, puede ser un estímulo ineficaz para el objetivo deseado.

Es importante que el paciente aprenda bien los ejercicios indicados para que realice su ejecución de manera correcta. A partir de ahí, se podrán ir introduciendo las cargas adecuadas y específicas para cada paciente. El inicio debe ser suave y progresivo, alternando días de actividad y descanso (cada

48 horas), pero teniendo siempre en cuenta su estado físico y anímico diario. En cuanto a la frecuencia e intensidad, se puede recomendar realizar los ejercicios de fortalecimiento unas 2-3 veces por semana, con 2-4 series por ejercicio y 8-12 repeticiones por serie, con un carácter del esfuerzo relativamente alto, de 7-8 sobre 10, descansando unas 48-72 horas entre sesiones.

Astenia

La National Comprehensive Cancer Network (NCCN) define la astenia relacionada con el cáncer como la sensación subjetiva, persistente y angustiosa de cansancio físico, emocional y/o cognitivo relacionados con el cáncer o su tratamiento, que no es proporcional a la actividad reciente y que interfiere con el funcionamiento habitual. Se ha asociado a discapacidad y limitación tanto en la actividad como en la participación con un impacto negativo significativo sobre la calidad de vida.

La astenia asociada al cáncer tiene una etiología compleja. Es una experiencia subjetiva, resultado de la interacción de dos factores: intrínsecos o relacionados con el propio cáncer (liberación de citocinas proinflamatorias, disregulación del eje hipotalámico-pituitario-adrenal, caquexia, etc.), sus tratamientos y el estado anímico o emocional; y los extrínsecos, como el soporte social o la capacidad de realizar actividad física.

Entre los factores de riesgo para desarrollar astenia, se encuentra una capacidad física pobre, falta de ejercicio físico, ansiedad, insomnio, dolor, quimioterapia-radioterapia y depresión.

 La evaluación y el tratamiento de la astenia han de ser multifactoriales, centrados en el control de los factores de riesgo.

Dado que el tratamiento farmacológico con psicoestimulantes no ha resultado eficaz, la mayoría de los estudios se centran en la intervención no farmacológica. El modelo terapéutico de mayor eficacia es la terapia multimodal, la terapia cognitivo-conductual y el *qigong*.

La terapia multimodal se basa en combinar al menos dos terapias centradas en la actividad física (ya sea ejercicio físico, yoga, taichí, etc.), terapias físicas (acupuntura, masaje), terapia psicosocial (terapia cognitivo-conductual, técnicas de reducción de estrés, *mindfulness*) y soporte nutricional. La terapia multimodal se muestra más efectiva que cada una de las actuaciones que la componen por separado.

Teniendo en cuenta de forma más específica la terapia física basada en ejercicio terapéutico, la eficacia de este se basa en que permite contrarrestar los efectos negativos del tumor y de las terapias asociadas mediante el incremento de la capacidad funcional, el aumento de la tolerancia al esfuerzo y, por tanto, la reducción de la percepción de astenia al realizar actividades cotidianas.

Hay que romper, por tanto, el círculo vicioso por el cual el exceso de fatiga conduce a períodos de reposo más prolongados, lo que lleva al desacondicionamiento cardiovascular y a la atrofia muscular. Es preciso, por tanto, establecer un equilibrio entre ejercicio físico y reposo adecuado. Además, el ejercicio físico no solo actúa sobre la dimensión física de la astenia, sino que también permite mejorar aspectos emocionales y reducir el estado de ansiedad que tan frecuentemente se asocia a esta.

En cuanto a las características del ejercicio, los resultados obtenidos en diferentes estudios muestran que el aeróbico es más efectivo que la intervención de control. Por el contrario, los ejercicios de resistencia aislados no mostraron ser eficaces respecto al control.

Una recomendación general es la del American College of Sports Medicine, aunque la prescripción de ejercicio debe adaptarse a la situación clínica de cada paciente en función del estadio y de las características individuales:

• Ejercicio aeróbico de intensidad media-baja, tal como caminar durante 15-20 minutos.
• Entrenamiento de movilidad articular y fuerza muscular: realizar ejercicios de tonificación 2-3 días a la semana.
• Inclusión de ejercicios específicos de musculatura abdominal, aductora, glútea, así como ejercicios de potenciación de miembros superiores y de musculatura antigravitatoria de miembros inferiores.

En conclusión, se puede decir que la clave en el manejo de la astenia relacionada con el cáncer es tratar los factores de riesgo de forma específica y complementar con una terapia multimodal donde la base ha de ser el ejercicio físico y la terapia cognitivo-conductual. Por desgracia, no se conoce qué programa es el más recomendable en cuanto a intensidad o duración, pero debe adaptarse a la situación clínica del paciente y siempre tiene que incluir ejercicios aeróbicos, como caminar o nadar, ya que se ha objetivado que el ejercicio tiene un efecto beneficioso sobre la astenia.

Dolor

El dolor es uno de los síntomas más frecuentes, complejos y persistentes durante y después del tratamiento del cáncer. Puede estar causado tanto por la propia neoplasia como por los diferentes tratamientos recibidos (cirugía, radioterapia, quimioterapia, inmunoterapia).

En el caso del dolor oncológico, la actividad física puede estar muy limitada por la situación funcional del paciente y la intensidad del dolor basal, así como por su etiología (metastásico, visceral, neuropático, fracturas patológicas, etc.). Esto supone un impacto importante en la calidad de vida, sin olvidar las consecuencias en el estado de ánimo e incluso en las funciones cognitivas.

Es muy importante la correcta identificación de la etiología del dolor y el establecimiento de objetivos en su manejo de cara a realizar un tratamiento óptimo.

Los objetivos del manejo del dolor, para optimizar los resultados del tratamiento, se pueden agrupar en cinco dimensiones, a las que con frecuencia se hace referencia como las cinco A («5 A»):

• Analgesia: optimizar la analgesia (alivio del dolor).
• Actividades: optimizar las actividades de la vida diaria (funcionamiento psicosocial).
• Efectos adversos: minimizar los eventos adversos.
• Consumo aberrante de medicamentos: evitar el consumo aberrante de medicamentos (relacionados con la adicción).
• Afecto: relación entre el dolor y el estado de ánimo.

Dado que el dolor abarca dimensiones físicas, psicosociales y espirituales, el tratamiento del dolor oncológico requiere intrínsecamente la integración de terapias mediante una combinación de medidas farmacológicas y no farmacológicas que incluyen intervenciones físicas, cognitivas-conductuales y espirituales.

Medidas farmacológicas

Recientemente se ha investigado la utilidad de la *toxina botulínica* en el tratamiento del cáncer por dos acciones principales, su efecto analgésico y su acción inhibidora del crecimiento tumoral y promotora de la apoptosis de células neoplásicas:

• *Efecto analgésico*: se ha estudiado en el cáncer de cabeza y cuello y en el de mama, así como tras radioterapia, cirugía o quimioterapia. Su uso se basa en su efecto miorrelajante en relación con espasmo muscular doloroso secundario y a su efecto sobre el dolor neuropático por desensibilización central y periférica (inhibe liberación de sustancia P, glutamato y proteína relacionada con el gen de la calcitonina). En pacientes con dolor asociado a espasmo de la musculatura cervical en relación con cáncer de cuello, el uso de dos ciclos de toxina botulínica (20-25 unidades de *onabotulinum toxin A* cada 3-4 meses) permitió mejorar el dolor en el 80 % de los pacientes. Otro estudio también obtuvo excelentes resultados con el uso de toxina botulínica local (20-100 unidades de *onabotulinum toxin* en piel y/o musculatura con un seguimiento de más de 1 año) en la reducción del dolor local posradioterapia o tras cirugía. En general, se aboga por usar dosis bajas (máximo de 120 U), sin que dosis altas hayan mostrado mayor eficacia (máximo de 240 U). Posteriormente se han realizado diversos estudios con otras presentaciones como *incobotulinum toxin* y *abobotulinum toxin* con excelentes resultados. Posiblemente el efecto se vea potenciado con el uso repetido, manteniendo resultados tras varias infiltraciones separadas al menos por 3 meses, y asociando terapias adjuntas como fisioterapia. Se puede decir que, aun careciendo de estudios potentes que utilicen grupo de control, el uso de toxina botulínica se ha mostrado eficaz y seguro en el control del dolor local, ya sea neuropático o por espasmo muscular asociado al cáncer.
• *Inhibidor del crecimiento tumoral y promotor de la apoptosis de células neoplásicas*: esta indicación se basa en estudios *in vitro* tanto en animales como en humanos. En este sentido, existen resultados prometedores en función de la capacidad de inhibición de proliferación de algunas extirpes celulares tumorales. Su efecto se sustenta en la actividad proteolítica y, en especial, en la regulación a

la baja de algunos receptores tumorales. En vivo, se ha comunicado un caso de un paciente con un cáncer metastásico de próstata en el cual se observó que, tras la administración de 1.000 U de *abobotulinum toxin* intraprostática, el tamaño tumoral se redujo un 30 %.

El tratamiento del dolor se desarrollará en más profundidad en el **capítulo 22**, en el **capítulo 23** y el **capítulo 24**.

Medidas no farmacológicas

Entre las que se encuentran:

Intervenciones físicas

Las intervenciones físicas incluyen, entre otras, el ejercicio terapéutico o de acondicionamiento, la fisioterapia o la terapia ocupacional, el masaje, el uso de calor y/o frío, la acupuntura y la acupresión. Las ortesis, los dispositivos de asistencia y las estrategias compensatorias también son beneficiosos para mitigar el dolor.

- *Ejercicio terapéutico*: existe amplia y reconocida evidencia científica sobre el efecto analgésico inducido por el ejercicio físico. Del mismo modo, se reconoce de forma unánime que la falta de actividad física es un problema añadido y secundario a los procesos de dolor crónico, que agrava su morbimortalidad. Se aconseja el ejercicio físico como parte de la terapia del paciente, pero se deben individualizar las pautas, ya que unos ejercicios resultarían más eficaces que otros en función de su situación. Sin embargo, al evaluar en concreto la influencia del ejercicio físico sobre el dolor oncológico, existen pocos estudios bien diseñados que demuestren de forma evidente la mejoría del dolor con el ejercicio en este tipo de pacientes. El ejercicio es beneficioso antes, durante y después del tratamiento, para todos los tipos de cáncer y puede mejorar la función física y aliviar las deficiencias; sin embargo, la seguridad es una prioridad, ya que muchos pacientes tienen comorbilidades, como metástasis óseas, neuropatía periférica o miopatía, por lo que la evaluación por parte de un médico rehabilitador ayuda a orientar los planes de tratamiento para maximizar los beneficios y minimizar el riesgo. Se recomienda empezar con escasa resistencia, pero alto número de repeticiones, y gradualmente ir incrementando la primera. Se deben realizar dos series diarias de 10 a 15 repeticiones de cada ejercicio, al menos dos veces por semana. Sobre esta base, se pueden asociar otras modalidades, como ejercicios de estiramiento o de liberación miofascial.
- *Reeducación postural*: la reeducación postural es necesaria en los pacientes que presentan alteraciones de la postura o del movimiento secundarias al dolor. Es importante intentar corregir estas anomalías posturales en una fase temprana de la rehabilitación para evitar nuevos patrones de movimiento disfuncionales.
- *Masaje y movilización de tejidos blandos*: el masaje terapéutico ha demostrado aumentar la circulación sanguínea y la circulación linfática, disminuir la inflamación y el edema, relajar los músculos, aumentar los niveles de dopamina y serotonina y también el número de linfocitos. También se ha informado de resultados positivos de la terapia de masaje en los sistemas neuroendocrino e inmunitario, incluyendo la reducción de los niveles de ansiedad, depresión, ira y miedo, con disminución de los niveles de cortisol, así como el aumento de los niveles de dopamina, serotonina, número de células asesinas naturales (*natural killer*) y linfocitos. Se han mostrado mejoras en el dolor, las náuseas y otros síntomas, de forma inmediata y a lo largo del tiempo, tras el masaje terapéutico. El efecto más consistente del masaje ha sido la reducción de los grados subjetivos de ansiedad. Hay que tener en cuenta que una de las principales limitaciones al examinar la eficacia del masaje manual en pacientes con cáncer es la falta de estandarización de su aplicación (técnica y dosis) y la dificultad de incluir un grupo de control.
- *Estimulación eléctrica nerviosa transcutánea*: es una forma no invasiva de estimulación eléctrica que se ha utilizado durante muchos años para tratar una amplia gama de problemas de dolor. Aunque los expertos sugieren que tiene un papel importante, actualmente no existen directrices formales sobre su uso en pacientes con cáncer; sin embargo, algunos pacientes pueden encontrarla beneficiosa.

Intervenciones cognitivo-conductuales

Las intervenciones cognitivas tienen por objeto aumentar la sensación de control sobre el dolor o la enfermedad subyacente. La reducción del estrés basada en la atención plena, los ejercicios de respiración, la relajación, la hipnosis, la biorretroalimentación, la música y otras terapias conductuales puede ser muy útil.

Las intervenciones educativas basadas en el paciente tienen un impacto significativo a la hora de proporcionar alivio del dolor. El entrenamiento en habilidades ayuda a modificar la experiencia del paciente con el dolor, ya que adquiere técnicas de manejo del dolor, como la relajación muscular profunda.

Intervención psicosocial

La atención debe centrarse en el apoyo psicosocial y en proporcionar educación a los pacientes y a las familias. El apoyo psicosocial puede mejorar en gran medida la sensación de control de los pacientes, así como reducir el sentimiento de impotencia de la familia/cuidadores.

Un metaanálisis del efecto de las intervenciones psicosociales sobre el dolor del cáncer destaca la importancia de un enfoque multimodal para el tratamiento del dolor del cáncer.

Intervención espiritual

En la atención al cáncer, existe un interés creciente por la atención a las necesidades espirituales y a las preocupaciones existenciales, a menudo asociadas al dolor, que se desarrollarán en el **capítulo 48**.

Caquexia

La caquexia por cáncer es un síndrome multifactorial caracterizado por una pérdida continua de masa muscular esquelética, con o sin pérdida de masa grasa, que no puede ser completamente revertida mediante soporte nutricional convencional y que conduce a un deterioro funcional progresivo. Su prevalencia varía dependiendo del tipo de cáncer, siendo más frecuente en los del tracto gastrointestinal alto y de pulmón, en donde puede llegar a afectar a más del 50 % de los casos y hasta en el 70 % en estadios avanzados.

La patofisiología de la caquexia asociada al cáncer está caracterizada por un balance energético negativo y un metabolismo anómalo, donde se da una combinación de respuesta inflamatoria persistente, producción de factores catabólicos derivados del tumor y una situación de estrés. Esto conduce a un gasto energético elevado en reposo, a una reducción en la síntesis de proteínas, a un catabolismo proteico aumentado y a una mayor resistencia insulínica. El resultado final es una pérdida de músculo esquelético.

El diagnóstico y correcto tratamiento se antoja como un pilar fundamental en el manejo de los pacientes, dado que la pérdida de masa muscular se asocia indefectiblemente a la pérdida progresiva de fuerza y resistencia, que a su vez se traduce en un menor grado de actividad física, con la consecuente pérdida de independencia funcional y la reducción drástica de calidad de vida. Junto con la fatigabilidad excesiva, puede determinar una mala tolerancia a los tratamientos, en especial aquellos que implican ejercicio físico.

Finalmente se ha observado que la caquexia reduce la esperanza de vida en estos pacientes, ya que la debilidad muscular asociada es una causa importante de fallo de la musculatura respiratoria, especialmente cuando existe una pérdida de peso superior al 15 %, constituyéndose dicha pérdida un factor pronóstico de supervivencia en cáncer.

En la actualidad, no existe un protocolo definido de actuación.

 Se pueden considerar como fundamentales dos aspectos: el primero es que debe ser multimodal apoyado en tres componentes básicos, como son el soporte nutricional para aumentar el aporte proteico, el uso de fármacos que permitan aumentar el apetito y reducir la inflamación, y el ejercicio físico. El otro aspecto es la aplicación precoz de estas terapias, mientras sea posible mantener o restaurar la capacidad funcional.

El ejercicio físico puede atenuar la caquexia por cáncer y su impacto en la función del paciente. Se plantean diferentes mecanismos, como la modulación del metabolismo muscular, de la resistencia insulínica y de los grados de inflamación.

Los ejercicios de resistencia son un potente estimulador de la síntesis proteica en el músculo y facilitan la acción de la insulina, la cual inhibe el catabolismo proteico y estimula la producción de citocinas antinflamatorias, como la interleucina-6.

A pesar de lo anteriormente expuesto, no ha sido posible demostrar la eficacia de los ejercicios en el tratamiento de la caquexia asociada al cáncer. El motivo fundamental es la ausencia de estudios de calidad que aporten un nivel de evidencia suficiente.

Hipotensión ortostática

Respecto al manejo de la hipotensión ortostática, se aboga por iniciar un tratamiento no farmacológico. Consiste en la educación y el asesoramiento de los pacientes, el cual debe incluir: el reconocimiento de la sintomatología, evitar la inmovilización, el decúbito diurno prolongado, fomentar el levantamiento gradual de la posición supina y sentada, especialmente por la mañana, después de las comidas y después de orinar/defecar, procurar no hacer una bipedestación prolongada ni estar con temperatura y humedad ambiental elevadas, para evitar la depleción de volumen, y la importancia de estar bien hidratado.

De forma complementaria, se pueden utilizar medias elásticas y fajas abdominales que favorezcan el retorno venoso.

Neuropatía inducida por quimioterapia

La neuropatía periférica inducida por la quimioterapia (NPIQ) es una complicación común que suele afectar principalmente a nervios sensitivos, aunque puede también generar cambios en nervios sensoriales, motores, autónomos o craneales. Se presenta en aproximadamente el 30-60 % de los pacientes con cáncer, aunque suele estar infradiagnosticada. Su diagnóstico acarrea en muchas ocasiones la modificación o incluso interrupción del tratamiento, lo que puede implicar un detrimento en la supervivencia. La duloxetina se considera el tratamiento de primera línea, mientras que la gabapentina, la pregabalina, los antidepresivos tricíclicos y las cremas tópicas compuestas pueden utilizarse, dadas las limitadas opciones terapéuticas y su eficacia demostrada para otras afecciones de dolor neuropático.

Dentro de la rehabilitación y fisioterapia en la NPIQ y centrándose en el beneficio del ejercicio físico, numerosos ensayos/estudios clínicos han demostrado los beneficios prometedores de diferentes programas de ejercicio para los pacientes con cáncer sometidos a quimioterapia o posquimioterapia con NPIQ conocida.

En conjunto, los estudios han demostrado que los ejercicios aeróbicos, de resistencia y de equilibrio supervisados de intensidad baja a moderada son realizables y seguros durante y después de la finalización de la quimioterapia. El ejercicio adecuado proporciona no solo beneficios preventivos cuando se inicia durante la quimioterapia, sino también beneficios terapéuticos en pacientes con NPIQ.

Debilidad motora

La debilidad motora en los miembros inferiores se suele presentar en forma de pie equino dinámico o pies caídos. Se asocia, por la afectación propioceptiva, a deterioro del equilibrio. Esto conduce a una marcha anormal, generalmente en forma de estepaje, una disminución de la movilidad y el consecuente deterioro de las ABVD. Por tanto, esta situación clínica debe ser tratada por el equipo de rehabilitación, con el objetivo de prevenir las caídas y mejorar los niveles de función e independencia.

Generalmente, las terapias físicas a usar en la debilidad motora serán la correcta adaptación de ortesis antiequino, que dependiendo de la posible limitación articular podrán ser rígidas, tipo ortesis de tobillo y pie (AFO, *ankle foot orthosis*) o elásticas, ejercicios de potenciación de musculatura no parética y ejercicios de compensación visual para las alteraciones del equilibrio.

En el caso de pacientes con fuerza de agarre disminuida, debilidad y pérdida de destreza de manos, la terapia ocupacional jugará un papel importante en el asesoramiento de ayudas técnicas y productos de apoyo (utensilios de mango grande, ayudas para los calcetines y las herramientas para alcanzar/agarrar), con el fin de mejorar la independencia en las ABVD.

Metástasis óseas

El hueso es el tercer órgano en frecuencia en presentar metástasis, siendo las localizaciones más frecuentes: la columna vertebral, la pelvis, el fémur, las costillas y el cráneo. Es frecuente la afectación simultánea de varias estructuras.

> **!** Las metástasis óseas se pueden asociar a dolor o compresión de estructuras vecinas. Además, es preciso evaluar la estabilidad para adecuar su manejo ortésico o quirúrgico, con el objeto de prevenir la aparición de fracturas patológicas, las cuales pueden darse hasta en el 10 % de los casos, o de lesiones neurológicas.

Mas allá de la estabilización quirúrgica de lesiones vertebrales con afectación neurológica, el tratamiento preventivo de la fractura patológica consistirá fundamentalmente en la descarga de peso en huesos largos y la estabilización ortésica en las vertebrales, además de en tratamientos hormonales, quimioterápicos, radioterápicos y bisfosfonatos.

En lesiones de alto riesgo, puede ser necesaria la descarga total, pero evitando el reposo absoluto. Para ello, se pueden usar bastones con apoyo antebraquial. En cuanto a las ortesis torácicas, se pueden usar sistemas de tres puntos, como el marco de Jewet si la afectación es de la columna anterior o media y la localización es en la transición toracolumbar, u ortesis toracolumbosacras customizadas bivalvas (*body jacket*) si la afectación es más extensa o en otras localizaciones, al proveer una limitación en todos los arcos de movimiento.

En las lesiones cervicales, se podrá usar una ortesis Philadelphia, un soporte occipitomentoniano internacional o incluso un HALO, dependiendo del riesgo. Si la afectación es cervicotorácica, se hace necesario usar una extensión.

Las recomendaciones de ejercicios se focalizarán en aquellos que permitan trabajar la fuerza y la resistencia pero que minimicen el impacto, como los ejercicios isométricos o actividades aeróbicas como la natación o la bicicleta estática.

REHABILITACIÓN EN LAS ENFERMEDADES NEURODEGENERATIVAS

Las enfermedades neurodegenerativas constituyen un grupo heterogéneo de enfermedades que afectan al sistema nervioso central y se caracterizan por una pérdida neuronal progresiva en áreas concretas del cerebro.

La enfermedad neurodegenerativa más prevalente y frecuente es la enfermedad de Alzheimer. Sin embargo, por sus características, la patología dentro de este grupo que más se presta a la atención en las unidades de cuidados paliativos es la ELA, y en ella se va a centrar esta parte del capítulo.

La ELA es la primera causa de enfermedad de motoneurona en la mediana y la tercera edad, con una incidencia de 1,75 casos por cada 100.000 habitantes. Con una media de supervivencia de entre 3 y 4 años, el fallo respiratorio es la principal causa de muerte en esta población.

> **!** Actualmente no existen terapias curativas, siendo el tratamiento esencialmente sintomático. Es en el manejo de los síntomas donde la rehabilitación adquiere un especial protagonismo.

Características de la rehabilitación en la atención al paciente con ELA

El tratamiento rehabilitador es una parte esencial de la terapia del paciente con ELA. Se puede decir que presenta tres características principales.

La primera de ellas es que debe realizarse un *abordaje multidisciplinar*. Según la guía de práctica clínica canadiense de 2020 para el manejo de la ELA, el manejo multidisciplinar permite obtener un beneficio sobre la supervivencia, reducir en número y duración los ingresos hospitalarios, mejorar la calidad de vida y un mayor acceso al uso de la ventilación mecánica no invasiva, las sondas de alimentación percutánea y riluzol. La atención multidisciplinar debe prestarse mediante un enfoque basado en el equipo, en el que los médicos y otros profesionales de la salud aborden todos los problemas que afectan al paciente, y que incluyen: la comunicación, la nutrición, la deglución, la movilidad, las actividades de la vida diaria, los cuidados respiratorios, la cognición, las cuestiones psicosociales, el manejo médico y los cuidados al final de la vida.

La segunda característica consiste en que el abordaje debe ser un *proceso progresivo y adaptado* a los distintos estadios de la enfermedad (**Tabla 12-1**) y orientado a objetivos concretos, con la finalidad de mantener o mejorar la calidad de vida de los pacientes y mantener el mayor grado de autonomía posible, así como tratar las posibles complicaciones que vayan apareciendo.

Y por último, aunque no menos importante, las terapias deben estar *centradas en el paciente*, sin descuidar la *atención al cuidador*. Es el paciente quien decide en última instancia su tratamiento, lo cual incluye la opción de rechazar las intervenciones.

Papel del médico rehabilitador en la atención al paciente con ELA

El médico rehabilitador tiene un papel fundamental en la elaboración y coordinación de un programa de tratamiento de rehabilitación que tiene como objetivos mejorar o mantener la capacidad funcional, prevenir complicaciones, tratar las existentes, permitir una adecuada integración del paciente en la comunidad, así como mejorar la calidad de vida.

Tabla 12-1. Estadios funcionales en la esclerosis lateral amiotrófica

Estadio I	• Movilidad conservada • Independencia para las actividades básicas de la vida diaria (ABVD). Debilidad de algunos grupos musculares
Estadio II	• Deambulación conservada • Debilidad moderada en grupos musculares, pudiendo necesitar algún dispositivo compensatorio • Independencia para las ABVD (puede precisar mayor tiempo de ejecución de estas)
Estadio III	• Persiste la capacidad de deambulación • Necesidad de un dispositivo para asistir la marcha • Debilidad aguda de algunos grupos musculares • Puede presentar limitación funcional moderada y precisar ayuda para algunas ABVD
Estadio IV	• Debilidad moderada-aguda en los miembros inferiores y/o moderada en los miembros superiores • Ayuda para las transferencias y para la marcha (solo distancias cortas) • Silla de ruedas para distancias medias-largas y exteriores. Necesita ayuda para las ABVD
Estadio V	• Debilidad aguda con importante deterioro de la movilidad y de la resistencia • Puede presentar dificultad para el control de la cabeza y el tronco • Silla de ruedas para todo tipo de desplazamientos • Dependiente para las ABVD • Puede existir dolor en articulaciones inmovilizadas • Desarrollo de debilidad de la musculatura respiratoria
Estadio VI	• Paciente encamado • Máxima asistencia para las ABVD • Agravamiento progresivo de la debilidad respiratoria

Dicho programa debe realizarse utilizando el marco teórico de la CIF, determinando las distintas actuaciones sobre la estructura y la función, la actividad y la participación, teniendo en cuenta el entorno y los factores individuales, e identificando facilitadores o barreras de acuerdo al estilo de vida y al grado de participación previo.

Para ello, se debe realizar una evaluación inicial que permita identificar todos los signos clínicos y síntomas que presente el paciente (**Tabla 12-2**), así como las alteraciones funcionales. La evaluación inicial de los problemas clínicos que presente el paciente en el momento del diagnóstico ha de apoyarse en el empleo de escalas estandarizadas. Estas van a permitir planificar el tratamiento de una forma más racional, detectar cambios y reajustar la planificación. Las más empleadas, aunque no las únicas, son la escala de Asworth modificada, para la medida y seguimiento de la espasticidad; la escala revisada de valoración funcional de la esclerosis lateral amiotrófica (ALSFRS-R, *Amyotrophic Lateral Sclerosis Functional Rating Scale Revised*), específicamente diseñada para medir la evolución de la ELA; y la escala de Barthel como medida del grado de dependencia.

Dada la naturaleza progresiva de la enfermedad, tiene que realizarse un seguimiento estrecho del paciente con revisiones periódicas, aproximadamente cada 3 meses o, en casos de evolución lenta, cada 6 meses, donde se irá adaptando el programa terapéutico a los síntomas, evaluando su respuesta. En cada revisión, es recomendable evaluar, al menos, el balance muscular y articular, la capacidad de marcha o de transferencia, la necesidad de ortesis y/o ayudas para la marcha, la capacidad de manipulación, el grado de dependencia para las ABVD, los trastornos del lenguaje, la presencia de disfagia, sialorrea, existencia de espasticidad y de dolor.

 Para conseguir los objetivos planteados, el programa de rehabilitación podrá constar de diferentes modalidades terapéuticas, incluyendo fármacos, fisioterapia, terapia ocupacional, logopedia, ortesis y ayudas técnicas.

Fisioterapia

El tratamiento fisioterápico debe ser individualizado, adaptado a los síntomas y al estadio en que se encuentre la enfermedad, e iniciarse de forma precoz tras la valoración inicial. Sus objetivos son: mantener el rango de movimiento articular evitando contracturas, reducir el dolor musculoesquelético y optimizar la funcionalidad y la calidad de vida.

Tabla 12-2. Signos y síntomas en la esclerosis lateral amiotrófica

Signos y síntomas de afectación de neurona motora superior	Espasticidad, hiperreflexia, reflejos patológicos, labilidad emocional
Signos y síntomas de afectación de neurona motora inferior	Debilidad muscular, atrofia muscular, fasciculaciones, calambres musculares, hipotonía muscular arrefléxica
Signos de afectación bulbar	Disartria, disfagia, sialorrea, parálisis seudobulbar
Signos y síntomas respiratorios	Disnea, dificultad respiratoria nocturna, uso de musculatura respiratoria accesoria
Otros signos y síntomas	Fatiga, pérdida de peso, dolor

Tradicionalmente los ejercicios han sido denostados en esta patología, siendo común la creencia de que podían acelerar el deterioro e incrementar la fatiga. Sin embargo, recientemente se han llevado a cabo diferentes estudios que demuestran precisamente lo contrario, siendo en la actualidad una terapia ampliamente utilizada.

Entre los beneficios observados, se encuentran el enlentecimiento de la degeneración de la motoneurona, ya que se conoce el efecto de restauración dendrítica, un incremento en la síntesis proteica, mejora en el transporte axonal y en la eficiencia de la comunicación sináptica neuromuscular que el ejercicio genera. Esto podría suponer un enlentecimiento en la pérdida de uniones neuromusculares en riesgo, proveyendo de una protección de las motoneuronas vulnerables, especialmente en las fases precoces de la enfermedad.

Otro mecanismo que se postula es el efecto favorecedor del ejercicio en la angiogénesis, lo cual podría asociarse con una reducción de la astrogliosis reactiva inflamatoria, factor determinante en la patogénesis de la ELA. Clínicamente se sabe que el ejercicio terapéutico permite reducir el estrés sobre las fibras musculares rápidas o de tipo II, disminuye la espasticidad, fortalece la musculatura debilitada, reduce la fatiga, incrementa la resistencia muscular y mejora la función cardiopulmonar.

La clave es la correcta adaptación del tipo, duración, intensidad y adecuación a la fase evolutiva de la enfermedad. Se debe realizar una prescripción del ejercicio, no una recomendación genérica. Sin embargo, y a pesar de la publicación de revisiones recientes, no existen unas recomendaciones claras al respecto, aunque se aceptan las siguientes pautas:

- Duración: la hipertrofia generada por el ejercicio se observa a partir del mes. Sin embargo, el reclutamiento de las ramas colaterales de las terminaciones nerviosas puede aparecer precozmente, especialmente en neuronas intactas, lo que podría explicar el efecto beneficioso en algunos casos de forma precoz. Por el contrario, los efectos beneficiosos en el ámbito clínico son observables solo a largo plazo, siendo necesario un tiempo mínimo de al menos 10-12 meses para que se manifiesten.
- Inicio: la recomendación es iniciar el programa de rehabilitación física de forma precoz, especialmente cuando la ALSFSR-R es superior a 40, ya que es en estas fases donde la ganancia funcional es mayor, siendo el objetivo mantenerla el máximo tiempo posible.
- Frecuencia: se observa una mayor mejoría en el grupo de entrenamiento de dos sesiones semanales frente a los de cinco. Esto encaja con el concepto de alcanzar un equilibrio entre la sobrecarga, que podría conducir a una fatiga excesiva, y la baja carga de trabajo.
- Intensidad: en este aspecto existe un amplio consenso acerca de que el ejercicio prescrito debe ser de moderada intensidad, tipo natación, frente al de alta intensidad. Es más, existen autores que defienden que este último podría disminuir la supervivencia y que, por tanto, es mejor el sedentarismo que los ejercicios de alta intensidad en esta enfermedad.
- Duración: como norma general, se deben evitar sesiones de más de 60 minutos diarios, ya que ningún estudio que evalúa la seguridad ha empleado más tiempo.

- Tipo: se acepta como recomendación general utilizar una combinación de ejercicios aeróbicos y de resistencia, mostrándose dicha combinación superior a la realización aislada de cada subtipo (Rahmati, 2021). De hecho, la realización aislada de ejercicios de resistencia o aeróbicos no se mostró superior a los cuidados habituales o controles.

En los distintos estudios, se observa que un programa de ejercicios se muestra superior a los cuidados habituales en cuanto a la ganancia en capacidad funcional (utilizando escalas como la ALSFSR-R o la escala de independencia funcional [FIM, *Functional Independence Measure*]) a largo plazo (10-12 meses) y los 6 meses tras finalizar la intervención. Igualmente se obtuvieron mejorías significativas en términos de calidad de vida, fuerza de miembros superiores y de miembros inferiores y en el pico de volumen de oxígeno.

Por el contrario, aún no se ha demostrado la eficacia de esta terapia en la mejoría de la función pulmonar medida con la capacidad vital forzada, la reducción del dolor y la fatiga (usando como parámetro la capacidad vital forzada). Tampoco se ha podido demostrar un incremento de la supervivencia atribuible a la incorporación de un programa de ejercicios precoz y correctamente adaptado en estos pacientes, aunque como ya se ha comentado, sí se han obtenidos mejorías funcionales persistentes a los 6 meses tras la intervención, que puede hacer pensar en que podrían retrasar la velocidad de progresión de la enfermedad.

Cabe mencionar la fisioterapia respiratoria como parte del tratamiento multidisciplinar, dado que las complicaciones respiratorias son la causa más frecuente de morbimortalidad. Es imprescindible actuar sobre el manejo de las secreciones bronquiales de manera precoz.

Inicialmente deben potenciarse los ejercicios de fisioterapia respiratoria con un inspirómetro, e ir formando a los cuidadores en las maniobras de tos asistida. Se utilizarán técnicas de hiperinflación pulmonar mediante un inspirómetro incentivo de volumen o técnicas de estancamiento de aire (*air stacking*).

Además, hay disponibles técnicas manuales de ayuda a la tos y la tos mecánica asistida (*caugh assist*), siendo más efectivas las segundas, teniendo en cuenta un mayor aumento del pico flujo espiratorio.

 Sin embargo, existen escasos estudios sobre entrenamiento muscular respiratorio y sin conclusiones firmes, pero ofrecen hipótesis de que el entrenamiento muscular respiratorio puede ser eficaz para aumentar la fuerza de la musculatura ventilatoria, disminuir las complicaciones pulmonares y las hospitalizaciones, pudiendo ser, por tanto, una terapia adyuvante y segura a realizar sobre todo en fases iniciales.

Terapia ocupacional en la ELA

El terapeuta ocupacional, dentro del equipo multidisciplinar de rehabilitación, tiene como función principal dotar a la persona de la mayor autonomía y calidad de vida posible, empleando para ello la ocupación como medio de rehabilitación, partiendo de una valoración especializada y la implementación de un plan de tratamiento pautado. Pondrá especial interés en la funcionalidad perdida en las áreas de autocuidado (vestido, higiene, alimentación, etc.), laboral, educativa, lúdica y de ocio.

El terapeuta ocupacional evaluará también las condiciones contextuales que pudieran afectar a la participación de la persona en sus actividades de la vida diaria, tomando en consideración, por ejemplo, las barreras arquitectónicas, las condiciones de accesibilidad o las variables de exclusión social, para adaptar o modificar el entorno de cara a conseguir la mayor independencia posible.

La adaptación del entorno para el desempeño y la participación en las actividades de la vida diaria de la forma más autónoma posible y durante el mayor tiempo posible es un aspecto importante a tener en cuenta desde el comienzo de la enfermedad.

La terapia ocupacional debe incluir orientación y consejo sobre la mejor adaptación del domicilio, así como de las posibles ayudas técnicas y productos de apoyo que puedan facilitar la vida diaria, tanto al paciente como a sus cuidadores. Facilitar la independencia en el baño y/o aseo es muy importante para el paciente y el cuidador, para lo cual existen sillas de ducha, elevadores del inodoro, asideras, etc. En estadios más avanzados, se recomendará la necesidad de camas articuladas y grúas de transferencia.

Logopedia en la ELA

Entre los múltiples síntomas, es frecuente encontrar pacientes con hipofonía, disartria o incluso anartria, así como disfagia. La disartria puede estar presente hasta en el 80 %. Suele ser de etiología mixta, con espasticidad por disfunción corticobulbar y flacidez con atrofia por disfunción bulbar, aunque cualquiera de las dos presentaciones puede predominar al principio de la enfermedad o aparecer en su evolución.

El paciente suele presentar una producción forzada del habla, lenta, con frases cortas, pausas inapropiadas, imprecisión articulatoria, hipernasalidad, voz estrangulada y tensionada, más grave y de escaso volumen.

> **!** Dentro del equipo multidisciplinar de rehabilitación está el logopeda, cuyo tratamiento tiene como objetivo favorecer la inteligibilidad del habla y el lenguaje, y mejorar la capacidad de comunicación del paciente, que es lo que en definitiva no hay que perder pese al avance de la enfermedad.

En etapas iniciales, se podría trabajar, aunque no existe suficiente evidencia, para favorecer la inteligibilidad del habla y el lenguaje, y mejorar la capacidad de comunicación del paciente mediante el control de la postura, del patrón respiratorio y de la coordinación fonatoria, corrección de la resonancia y del volumen, realizar ejercicios articulatorios y práxicos del área orofacial, y ejercicios prosódicos y del ritmo del habla.

Es preciso facilitar el acceso a diferentes sistemas de comunicación aumentativos y alternativos para permitir la independencia, la participación, una mejor calidad de vida y, además, reducir el estrés de los cuidadores. Es importante realizarlo de una forma precoz y temprana en la evolución, para permitir el aprendizaje al paciente antes de que el lenguaje sea ininteligible o el deterioro avance.

Los pacientes con deterioro cognitivo pueden necesitar estrategias de comunicación individualizadas, por lo que prescribir o indicar un sistema de comunicación adecuado dependerá de la correcta evaluación del paciente.

En pacientes con proyección vocal reducida, hay que ofrecer sistemas de amplificación de la voz. La comunicación escrita se puede mantener mientras que el paciente mantenga la capacidad de escribir o utilizar comunicadores básicos, como paneles de comunicación si el paciente mantiene la movilidad suficiente en las extremidades superiores, sobre todo en aquellos de edad avanzada.

Es adecuado ir introduciendo progresivamente un sistema de voz digitalizada, para lo cual existen algunos programas gratuitos diseñados para teléfonos móviles, tabletas y ordenadores. Así se evita una sustitución brusca de la comunicación oral, que terminará en un sistema alternativo de comunicación.

Igualmente existen sistemas de comunicación alternativos más complejos y costosos, como son los comunicadores que se utilizan con mínimos movimientos conservados. En los casos en los que no exista movilidad con las extremidades superiores pero la conserven en el cuello, se entrenará a la persona en el uso de sistemas alternativos a través de la cabeza (eViacam, SmartNav, Eva Facial Mouse o las gafas láser).

Cuando la persona ha perdido la movilidad en el cuello y en las extremidades superiores e inferiores, la forma de poderse comunicar como medio alternativo serán dispositivos controlados a través del movimiento ocular, con tecnología (Tobii o Irisbond) y sin tecnología (paneles de comunicación con la mirada). Sea de una forma u otra, hay que ayudar a mantener la comunicación del paciente en todas las fases de la enfermedad y, con ello, potenciar la autonomía personal y la calidad de vida del paciente y su familia.

El 85 % de los pacientes presentan disfagia en algún momento de la enfermedad, y esto puede conducir no solo a neumonía por aspiración y desnutrición, sino que también puede empeorar la calidad de vida, debido a las repercusiones sociales que tiene la alimentación. Actualmente no existen recomendaciones firmes en cuanto a las diferentes técnicas terapéuticas que se podrían aplicar, pudiéndose agrupar de una forma didáctica en dos grupos.

Las técnicas de compensación que permiten eliminar los síntomas sin cambiar necesariamente la fisiología de la deglución (modificación del volumen y de la velocidad de presentación del bolo alimenticio, modificación de la consistencia, técnicas de incremento sensorial y cambios posturales) y, por otro lado, las técnicas directas y las maniobras deglutorias específicas que tienen un efecto positivo (estimulación de la musculatura facial y estructuras orofaciales, maniobras deglutorias específicas, como deglución supraglótica o supersupraglótica forzada).

Ortopedia y ELA

La prescripción por parte del médico rehabilitador del material ortésico y las ayudas técnicas es clave para mantener la independencia y la calidad de vida de estos pacientes. Al ser una enfermedad con un deterioro progresivo, exige la reevaluación continua y a muy corto plazo, y una necesidad de entrega sin demoras, dado el rápido cambio de estos pacientes en muchas ocasiones.

En el caso de limitaciones para la marcha independiente, existe la posibilidad de indicar bastones, andadores y/o silla de ruedas. La silla de ruedas debe estar adaptada a cada paciente y permitir la posibilidad de añadir las posibles adaptaciones futuras que el paciente necesite, siempre teniendo en cuenta la edad del paciente, la capacidad funcional y la necesidad de integración social.

Generalmente se prescriben sillas de ruedas eléctricas, para garantizar la integración social de pacientes jóvenes, o sillas de control postural en casos avanzados. Según Ward, los factores imprescindibles a tener en cuenta en la prescripción son: la necesidad de reclinación, basculación, elevación asistida de reposapiés, capacidad de control del entorno desde la *tablet*, cojines de aire o gel, reposabrazos de altura ajustable, reposacabezas y cinturón pélvico. Hay otros recomendables como el *joystick* (palanca de mando) abatible o el asiento elevable, que pueden no estar presentes en fases iniciales.

Se pueden prescribir ortesis posturales de posicionamiento pasivas para miembros superiores o inferiores (AFO), ortesis para marcha (AFO tipo rancho de los amigos, AFO dinámicas), así como ortesis cervicales para mejorar el control de la cabeza. Las ortesis y dispositivos no han sido diseñados de forma específica para pacientes con ELA, por lo que en muchas ocasiones precisarán adaptaciones no siempre exitosas.

PUNTOS CLAVE

- La rehabilitación del cáncer debe ser un proceso continuo, desde el diagnóstico hasta el final de la enfermedad, dividida en cuatro fases según la clasificación de Dietz (prehabilitación, rehabilitación restaurativa, rehabilitación de soporte y paliativa).
- Es primordial el manejo desde la rehabilitación en los síntomas más frecuentes:
  - Es fundamental identificar las causas del deterioro funcional progresivo y romper el círculo vicioso. Debe realizarse una prescripción del ejercicio específica e individualizada.
  - La fatiga tiene una etiología compleja, por lo que el tratamiento ha de ser multifactorial, basado en ejercicio físico (aeróbico y resistencia) y terapia cognitivo-conductual.
  - El dolor abarca dimensiones físicas, psicosociales y espirituales, por lo que el tratamiento requiere la combinación de medidas farmacológicas y no farmacológicas.
  - La caquexia en el cáncer es un síndrome multifactorial. El ejercicio puede atenuarlo y mejorar la función, pero no hay disponibles estudios de suficiente evidencia.
  - La duloxetina es el tratamiento de primera línea en la NPIQ, y el pie equino es la presentación motora más frecuente, por lo que los pacientes se beneficiarán de la fisioterapia.
  - En el manejo conservador de las metástasis óseas es fundamental identificar el riesgo de fractura y aplicar tratamiento preventivo.
- La rehabilitación del paciente con ELA supone el trabajo coordinado de un equipo multidisciplinar, progresivo y adaptado a los diferentes estadios clínicos de la enfermedad.
- Se debe realizar una adecuada prescripción de ejercicio físico con una correcta adaptación del tipo, duración, intensidad y adecuación a la fase evolutiva de la ELA.
- Los sistemas de comunicación aumentativos y alternativos permiten mejorar la independencia y la participación de los pacientes con ELA, además de reducir el estrés de los cuidadores. Por ello, deben ser introducidos de una forma precoz.
- La adaptación de material ortésico y silla de ruedas a la evolución de la ELA es clave para mantener la calidad de vida de estos pacientes.

BIBLIOGRAFÍA

Al Maqbali M, Al Sinani M, Al Naamani Z, Al Badi K, Tanash MI. Prevalence of Fatigue in patients with cancer: a systematic review and meta-analysis. J Pain Symtom Manage. 2021;61:167-89.e14.

Almeida KAM, Rocha AP, Carvas N, Pinto ACPN. Rehabilitation interventions for shoulder dysfunction in patients with head and neck cancer: a systematic review and meta-analysis. Phys Ther. 2020;100:1997-2008.

Arring NM, Barton DL, Brooks T, Zick SM. Integrative Therapies for cancer-related Fatigue. Cancer J. 2019;25:349-56.

Barrera JM, Benítez JM, Boceta J, Caballero R, Carrasco V, Días P, et al. Documento de consenso para la atención a los pacientes con esclerosis lateral amiotrófica: actualización 2017. Sevilla: Consejería de Salud; 2017. p. 60-9.

Bryan A, Hutchison KE, Seals DR, Allen DL. A transdisciplinary model integrating genetic, physiological and psychological correlates of voluntary exercise. Health Psychol. 2007;26:30-9.

Chowdhury RA, Brennan FP, Gardiner MD. Cancer Rehabilitation and Palliative Care-Exploring the Synergies. J Pain Symptom Manage. 2020;60:1239-52.

Cramp F, Byron-Daniel J. Exercise for the management of cancer-related fatigue in adults. Cochrane Database Syst Rev. 2012;11:CD006145.

Dietz JH. Rehabilitation of the cancer patient. Med Clin North Am. 1969;53:607-24.

Dittus KL, Gramling RE, Ades PA. Exercise interventions for individuals with advanced cancer: A systematic Review. Prev Med. 2017;104:124-32.

Evenepoel M, Haenen V, De Baerdemaecker T, Meeus M, Devoogdt N, Dams L, et al. Pain Prevalence During Cancer Treatment: A Systematic Review and Meta-Analysis. J Pain Symptom Manage. 2022;63:e317-35.

Eyigor S. Physical activity and rehabilitation programs should be recommended on palliative care for patients with cancer. J PalliatMed. 2010;13:1183-4.

Giacalone A, Alessandria P, Ruberti E. The physiotherapy intervention for shoulder pain in patients treated for breast cancer: systematic review. Cureus. 2019;11:e6416.

Global Burden of Disease 2019 Cancer Collaboration; Kocarnik JM, Compton K, Dean FE, Fu W, Gaw BL, et al. Cancer incidence, Mortality, years of life lost, years lived with disability, and Disability-adjusted life years for 29 cancer groups from 2010 to 2019: a systematic analysis for the global burden of disease stydy 2019. Jama Oncol. 2022;8:420-44.

Grenda T, Grenda A, Krawczyk P, Kwiatek K. Botulinum toxin in cancer therapy-current perspectives and limitations. Appl Microbiol Biotechnol. 2022;106:485-95.

Greenwood-Hickman MA, Rosenberg DE, Phelan EA, Fitzpatrick AL. Participation in older adults physical activity programs and risk for fallas requiring medical care, Washington State, 2005-2011. Prev Chronic Dis. 2015;12-E90.

Heywood R, McCarthy AL, Skinner TL. Efficacy of exercise interventions in patients with Advanced Cancer: a systematic Review. Arch Phys Med Rehab. 2018;99:2595-620.

Kelley GA, Kelley KS. Exercise and cancer-related fatigue in adults: a systematic review of previous systematic reviews with meta-analyses. BMC Cancer. 2017;17:693.

Kline-Quiroz C, Nori P, Stubblefield MD. Cancer Rehabilitation: Acute and Chronic Issues, Nerve Injury, Radiation Sequelae, Surgical and Chemo-Related, Part 1. Med Clin North Am. 2020;104:239-50.

Lawrence DP, Kupelnick B, Miller K, Devine D, Lau J. Evidence reporto n the occurrence, assesment, and treatment of fatigue in cancer patients. J Natl Cancer Inst Monogr. 2004;32:40-50.

Lazovic M, Nikolic D, Boyer FC, Borg K, Ceravolo MG, Zampolini M, et al. Evidence-based position paper on Physical and Rehabilitation Medicine practice for people with amyotrophic lateral sclerosis. Eur J Phys Rehabil Med. 2022;58:271-9.

Lisle S, Tennison M. Amyotrophic lateral sclerosis: the role of exercise. Curr Sports Med Rep. 2015;14:45-6.

Lopes-Júnior LC, Rosa GS, Pessanha RM, Schuab SIPC, Nunes KZ, Amorim MHC. Efficacy of the complementary therapies in the management of cancer pain in palliative care: A systematic review. Rev Lat Am Enfermagem. 2020;30:e3377.

Ma Y, He B, Jiang M, Yang Y, Wang C, Huang C, et al. Prevalence and risk factors of cancer-related fatigue: A systematic review and meta-analysis. Int J Nurs Stud. 2020;111:103707.

Macpherson C, Bassile C. Pulmonary physical therapy techniques to enhance survival in amyotrophic lateral sclerosis: a systematic review. J Neurol Phys Ther. 2016;40:165-75.

Meng L, Li X, Li C, Tsang RCC, Chen Y, Ge Y, et al. Effects of exercise in patients with amyotrophic lateral sclerosis: A systematic Reviews and Meta- Analysis. Am J Phys Med Rehabil. 2020;99:801-10.

Michael CM, Lehrer EJ, Schmitz KH, Zaorsky NG. Prehabilitation exercise therapy for cancer: a systematic review and meta-analysis. Cancer Med. 2021;10:4195-205.

Mitchell SA, Hoffman AJ, Clark JC, DeGennaro RM, Poirier P, Robinson CB, et al. Putting evidence into practice; na update of evidence based interventions for cancer- related fatigue during and following treatment. Clin J Oncol Nurs. 2014;18:38-58.

Molenaar CJ, Van Rooijen SJ, Fokkenrood HJ, Roumen RM, Janssen L, Slooter GD. Prehabilitation versus no prehabilitation to improve functional capacity, reduce postoperative complications and improve quality of life in colorectal cancer surgery. Cochrane Database Syst Rev. 2022;5:CD013259.

Nakano J, Fukushima T, Tanaka T, Fu JB, Morishita S. Physical function predicts mortality in patients with cancer: a systematic review and meta-analysis of observational studies. Support Care Cancer. 2021;29:5623-34.

National Institute for Health and Care Excellence. Motor neurone disease: assessment and management. [Internet]. NICE guideline En: Nice. org. NICE. 24 Feb 2016. Disponible en: https://www.nice.org.uk/guidance/ng42/resources/motor-neurone-disease-assessment-and-management-pdf-183.744.9470149Ortega-Hombrados L, Molina-Torres G, Galán-Mercant A, Sánchez-Guerrero E, González-Sánchez M, Ruiz-Muñoz M. Systematic Review of Therapeutic Physical Exercise in Patients with Amyotrophic Lateral Sclerosis over Time, Int J Environ Res Public Health. 2021;18:1074.

Paley CA, Johnson MI, Tashani OA, Bagnall AM. Acupuncture for cancer pain in adults. Cochrane Database Syst Rev. 2015;2015:CD007753.

Pate RR, Pratt M, Blair SN, Haskell WL, Macera CA, Bouchard C, et al. Physical activity and public health. A recommendation from the Centers for Disease Control and Prevention and the American College of Sports Medicine. JAMA. 1995;273:402-7.

Rahmati M, Malakoutinia F. Aerobic, resistance and combined exercise training for patients with Amyotrophic lateral sclerosis: a systematic Review and meta-analysis. Physiotherapy. 2021;113:12-28.

Raphael J, Hester J, Ahmedzai S, Barrie J, Farqhuar-Smith P, Williams J, et al. Cancer Pain: Part 2: Physical, Interventional and Complimentary Therapies; Management in the Community; Acute, Treatment-Related and Complex Cancer Pain: A Perspective from the British Pain Society Endorsed by the UK Association of Palliative Medicine and the Royal College of General Practitioners. Pain Med. 2010;11:872-96.

Shoesmith C, Abrahao A, Benstead T, Chum M, Dupre N, Izenberg A, et al. Canadian best practice recommendations for the management of amyotrophic lateral sclerosis. CMAJ. 2020;192:E1453-68.

Sleight A, Gerber LH, Marshall TF, Livinski A, Alfano CM, Harrington S, et al. Systematic Review of Functional Outcomes in Cancer Rehabilitation. Arch Phys Med Rehabil. 2022;103:1807-26.

Swarm RA, Paice JA, Anghelescu DL, Are M, Bruce JY, Buga S, et al. Adult Cancer Pain, Version 3.2019, NCCN Clinical Practice Guidelines in Oncology. J Natl Compr Canc Netw. 2019;17:977-1007.

Swartz MC, Lewis ZH, Lyons EJ, Jennings K, Middleton A, Deer RR, et al. Effect of home and community-based physical activity interventions of physical function among cancer survivors: a systematic review and Meta-analysis. Arch Phys Med Rehabil. 2017;98:1652-65.

Tamburin S, Park SB, Schenone A, Mantovani E, Hamedani M, Alberti P, et al. Rehabilitation, exercise, and related non-pharmacological interventions for chemotherapy-induced peripheral neurotoxicity: systematic review and evidence-based recommendations. Crit Rev Oncol Hematol. 2022;171:103575.Vargo MM, Gerber LH. Rehabilitation for patients with cancer diagnoses. En: Delisa JA, Gans BM, Walsh NE, eds. Physical medicine and rehabilitation. Principles and practice. 4ª ed. Philadelphia: Lippincott Williams & Williams; 2005. p. 1775-8.

Ward AL, Sanjak M, Duffy K, Bravver E, Williams N, Nichols M, et al. Power wheelchair prescription, utilization, satisfaction, and costs for patients with amyotrophic lateral sclerosis: preliminary data for evidence-Based Guidelines. Arch Phys Med Rehabil. 2010;91:268-72.

Wu C, Zheng Y, Duan Y, Lai X, Cui S, Xu N, et al. Nonpharmacological Interventions for Cancer-Related Fatigue: A Systematic Review and Bayesian Network Meta-Analysis. Worldviews Evid Based Nurs. 2019;16:102-10.

Yang J, Choi M, Choi J, Kang M, Jo A, Chung SH, et al. Supervised Physical rehabilitation in the treatment of patients with advanced cancer: a systematic review and meta-analysis. J Korean Med Sci. 2020;35:e242.

Yee J, Davis GM, Beith JM, Wilcken N, Currow D, Emery J, et al. Physical activity and fitness in women with metastasic breast cancer. J Cancer Surviv. 2014;8:647-56.

Yoshioka H. Rehabilitation for the terminal cancer patient. Am J Phys med Rehabil. 1994;73:199-206.

Zhang S. Chemotherapy-induced peripheral neuropathy and rehabilitation: A review. Semin Oncol. 2021;48:193-207.

Nutrición

13

F. J. Vílchez López y M. M. Roca Rodríguez

OBJETIVOS

- Abordar la necesidad e importancia del soporte nutricional en cuidados paliativos, fundamentalmente en el paciente oncológico, así como en otras enfermedades terminales.
- Conocer los principales métodos de cribado, valoración y requerimientos nutricionales de estos pacientes.
- Aprender las indicaciones/contraindicaciones de la nutrición artificial, algoritmos de soporte nutricional, las fórmulas más adecuadas en cada situación clínica y el tipo de soporte nutricional.
- Prevenir, identificar y abordar las potenciales complicaciones relacionadas con el soporte nutricional.

INTRODUCCIÓN

El estado nutricional es una preocupación relevante durante la fase de cuidados paliativos. Incluso cuando la enfermedad ya no se puede curar, los pacientes pueden sobrevivir durante varios meses o incluso años. En este contexto, los déficits del estado nutricional pueden perjudicar el estado de rendimiento, la calidad de vida, la tolerancia a los tratamientos paliativos y la supervivencia.

Algunos autores sugieren que el 20-30 % de la mortalidad de los pacientes oncológicos es atribuible a la desnutrición más que al propio cáncer. Por tanto, el tiempo es importante en la indicación del soporte nutricional, siendo fundamental identificar a los pacientes que tienen riesgo de morir antes por malnutrición que por su enfermedad de base.

El tratamiento nutricional en el paciente en fase terminal es controvertido. Aunque en muchos casos se considera como un cuidado básico, la mayoría de las sociedades científicas de cuidados paliativos y de nutrición consideran la nutrición parenteral o enteral como un tratamiento médico específico.

El objetivo de la nutrición artificial es prevenir o tratar la desnutrición en pacientes que no son capaces de mantener un adecuado estado nutricional con la alimentación por vía oral, lo que mejora el pronóstico en algunas patologías. En los pacientes con enfermedad terminal, la nutrición artificial no es capaz de revertir la caquexia (tumoral o asociada a fallo orgánico) y es cuestionable que consiga mejorar el pronóstico, por lo que los objetivos del tratamiento nutricional en esta fase deben orientarse a la mejora de la calidad de vida y, si es posible, de la supervivencia. Para conseguir estos objetivos, el apoyo nutricional debería formar parte de un enfoque integral de cuidados paliativos tempranos.

En este capítulo, se abordará el tratamiento nutricional fundamentalmente en el paciente oncológico, si bien se inclu-

yen también algunos apartados específicos en relación con la enfermedad de motoneurona, demencia, insuficiencia cardíaca y enfermedad pulmonar obstructiva crónica.

CRIBADO Y VALORACIÓN NUTRICIONAL

La desnutrición provoca un descenso de la capacidad funcional, deterioro de la calidad de vida, ingresos hospitalarios no planificados y reducción de la supervivencia en los pacientes en fase de cuidados paliativos. Debido a que las intervenciones nutricionales ajustadas a las necesidades individuales pueden ser beneficiosas, las directrices recomiendan la evaluación nutricional en todos estos pacientes.

La malnutrición se define como el estado resultante de la falta de ingesta o absorción de nutrientes que conduce a una alteración de la composición corporal (disminución de la masa libre de grasa) y de la masa celular corporal, lo que conduce a una disminución de la función física y mental y a un deterioro de los resultados clínicos de la enfermedad.

En los últimos años, ha tomado relevancia el concepto de desnutrición relacionada con la enfermedad, en la que resulta fundamental valorar la presencia de inflamación y su gravedad. La inflamación causa anorexia, pérdida ponderal, alteración en la composición corporal y deterioro funcional. La prevalencia de desnutrición oscila entre el 50 y 75 % en la enfermedad terminal y entre el 20 y 70 % en los pacientes con cáncer. Los pacientes con cánceres del tracto gastrointestinal, de cabeza y cuello, de hígado y pulmón presentan mayor riesgo de desnutrición.

La caquexia es un síndrome multifactorial caracterizado por pérdida de peso involuntaria a expensas de masa muscular, asociada o no a pérdida de masa grasa, con limitación funcional. Suele asociar anorexia, inflamación sistémica, resistencia a la insulina y aumento del gasto energético en reposo. Esta situación no suele revertir con el tratamiento nutricional convencional. El riesgo de caquexia y su empeoramiento dependen del tipo y el estadio del cáncer, el grado de inflamación sistémica y el grado de respuesta al tratamiento oncológico. Afecta hasta al 80 % de los pacientes oncológicos, incrementa la gravedad de los síntomas, prolonga la estancia hospitalaria y disminuye la supervivencia, siendo responsable de la muerte de al menos el 20 % de los pacientes.

La sarcopenia se define como la disminución de la masa muscular, suele asociar reducción de la fuerza y/o de la capacidad funcional, lo que conduce a incapacidad y menor calidad de vida. Se relaciona con peor tolerancia a la quimioterapia, mayores complicaciones postoperatorias y menor supervivencia.

Existen multitud de métodos de cribado de desnutrición propuestos por las sociedades científicas, como el de la European Society for Parenteral and Enteral Nutrition (ESPEN) y la American Society for Parenteral and Enteral Nutrition (ASPEN), sin que ninguno de ellos sea considerado como estándar de oro. La mayoría incluyen parámetros como la pérdida ponderal, el índice de masa corporal (IMC), la reducción de la ingesta habitual o la presencia de enfermedad. Entre ellos destacan el instrumento universal para el cribado de la malnutrición (MUST, *Malnutrition Universal Screening Tool*) (**Fig. 13-1**), la herramienta de cribado para la detección del riesgo nutricional de 2002 (NRS-2002, *Nutritional Screening Risk-2002*) (**Fig. 13-2**) y la valoración global subjetiva (**Fig. 13-3**).

En la práctica clínica, no existe un solo marcador diagnóstico del estado nutricional ni pronóstico, por lo que se emplean parámetros clínicos, antropométricos, analíticos, índices nutricionales y pruebas de funcionalidad y de composición corporal, como la tomografía axial computarizada, la absorción de radiación de energía dual, la impedanciometría y la ecografía nutricional.

Con vistas a unificar los criterios de desnutrición, diferentes sociedades científicas propusieron en 2019 los criterios de la Iniciativa de Liderazgo Global sobre Desnutrición (GLIM, *Global Leadership Initiative on Malnutrition*), aún pendientes de validación en muchos entornos clínicos. Estos criterios plantean un enfoque en dos pasos. En primer lugar, un método de cribado nutricional validado y, si el resultado es positivo, realizar una evaluación para establecer tanto el diagnóstico de desnutrición como su gravedad.

> **!** Proponen tres criterios fenotípicos (pérdida ponderal involuntaria, IMC y baja masa muscular) y dos criterios etiológicos (reducción de la ingesta o de la absorción de los nutrientes e inflamación o carga de la enfermedad). Para el diagnóstico de desnutrición, se requiere la coexistencia de al menos un criterio fenotípico y un criterio etiológico. La gravedad de la desnutrición (clasificada como moderada o grave) viene derivada de los criterios fenotípicos (**Tabla 13-1**).

REQUERIMIENTOS NUTRICIONALES

Para mantener un estado nutricional estable, la dieta tiene que satisfacer las necesidades energéticas del paciente, que son la suma del gasto energético en reposo, la actividad física y, en un pequeño porcentaje, la termogénesis inducida por la dieta. En líneas generales, se asume que el gasto energético total resulta similar al de los controles sanos entre 25 y 30 kcal/kg/día y un suministro mínimo de proteínas de 1 g/kg/día, aumentando a 1,2-1,5 g/kg/día cuando exista baja actividad física e inflamación sistémica. Los requerimientos pueden ser menores en pacientes con cáncer avanzado, debido a la disminución de la actividad física. En la enfermedad terminal, los objetivos relacionados con los aportes calórico-proteicos deben ser realistas, primando el consenso con el paciente y su familia, sin ejercer presiones que puedan provocar sensación de fracaso.

Es importante iniciar el soporte nutricional con precaución, especialmente en pacientes muy desnutridos, considerando el riesgo de síndrome de realimentación. La administración de hidratos de carbono provoca un hiperinsulinismo que conduce a una entrada masiva al espacio intracelular de fosfato, potasio y magnesio, tiene un efecto antinatriurético (favoreciendo la aparición de edema) e incrementa las necesidades de tiamina, provocando, en los casos más graves, arritmias, insuficiencia cardíaca, síntomas neurológicos (síndrome de Wernicke) e incluso la muerte.

Además, la desnutrición siempre conlleva un riesgo de deficiencia de micronutrientes, especialmente si el paciente presenta una ingesta inferior al 60 % de las necesidades diarias durante más de 10 días. Esto afecta a la vitamina C y E, a algunas vitaminas del grupo B y también a oligoelementos como el cinc y el selenio. El déficit de estos micronutrientes debe sustituirse.

Es fundamental la monitorización de los electrólitos (siendo la hipofosfatemia la alteración más frecuente) y la aparición de edemas en los primeros días de la reposición. Para evitar estas alteraciones, se recomienda iniciar el suministro de energía con 5-10 kcal/kg/día e incrementarlo a lo largo de varios días hasta alcanzar los requerimientos nutricionales estimados.

TRATAMIENTO NUTRICIONAL

La intervención nutricional en fases avanzadas de la enfermedad debe adaptarse a las necesidades del paciente, y tiene como objetivo principal apoyar el confort y la calidad de vida, por lo que debe formar parte de un enfoque integral de cuidados paliativos tempranos.

Las recomendaciones de las guías clínicas actuales se basan en gran medida en la opinión de expertos, y no en pruebas derivadas de ensayos clínicos aleatorizados (ECA) bien diseñados con número apropiado de pacientes y criterios de valoración adecuados.

Consejo dietético

En las últimas fases de la vida, caracterizadas por caquexia refractaria con pérdida de peso y deterioro de la condición física, la atención nutricional debe centrarse en recomendar alimentos que el paciente pueda tolerar y prefiera comer («alimentación de confort»), con el objetivo de garantizar una mejor calidad de vida y aliviar los síntomas.

El primer objetivo del tratamiento nutricional es preservar la nutrición oral minimizando las molestias relacionadas con los alimentos y maximizar su disfrute mediante estrategias que incluyan asesoramiento dietético por parte de un dietista u otros profesionales sanitarios, el enriquecimiento de los alimentos y, si es necesario, los suplementos nutricionales orales (SNO).

Según las directrices de la ESPEN, el asesoramiento es el primer enfoque dentro de un tratamiento nutricional, dirigido a controlar los síntomas (pérdida de apetito, náuseas, saciedad precoz, cambios en el gusto y el olfato, estreñimiento, disfagia y factores psicosociales) y fomentar alimentos y bebidas que se toleren mejor, por lo que se tienen en cuenta las intolerancias y alergias, el historial de la dieta, el

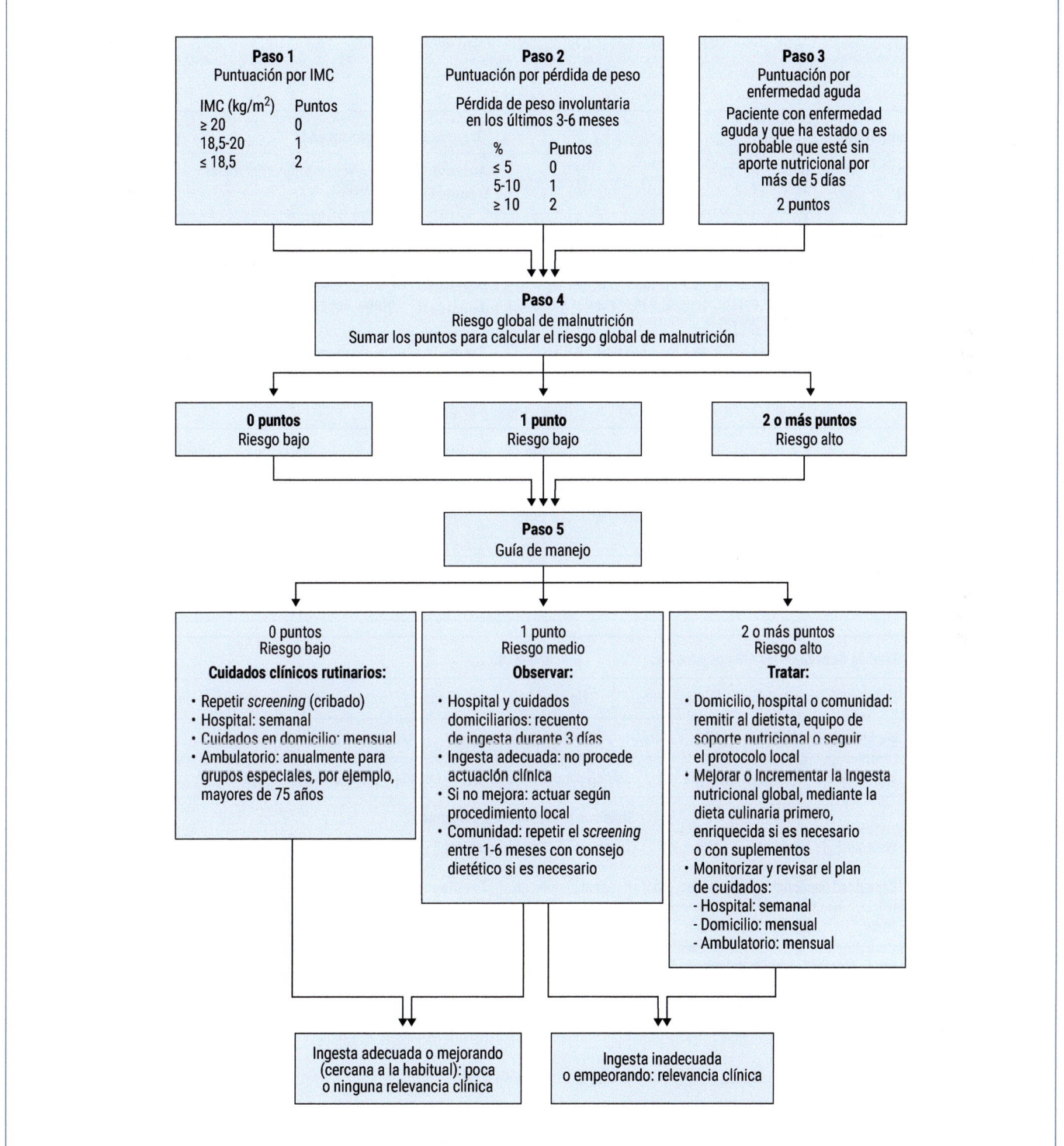

Figura 13-1. Cribado para la valoración de la malnutrición para adultos (instrumento universal para el cribado de la malnutrición [MUST, *Malnutrition Universal Screening Tool*]). IMC: índice de masa corporal.

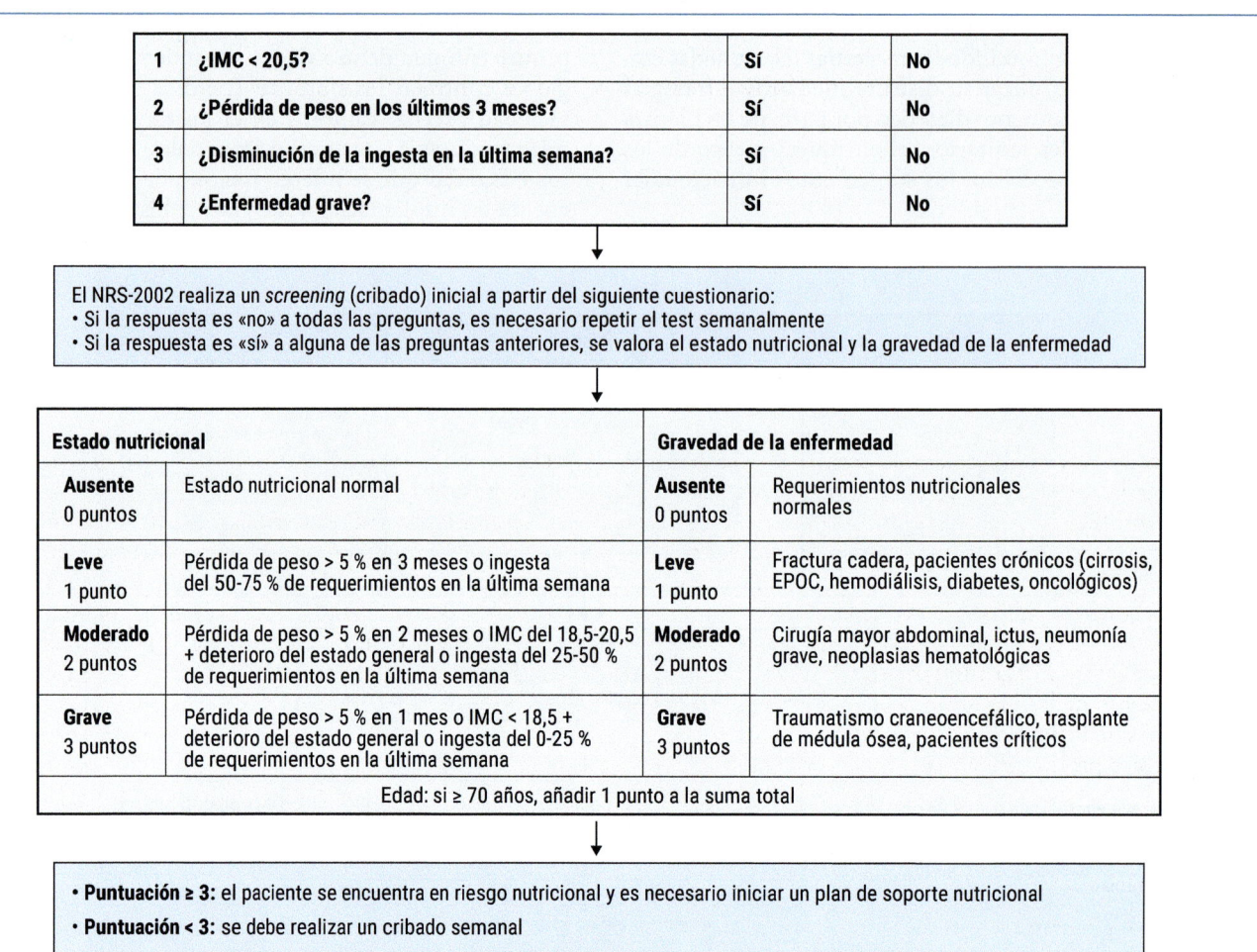

1	¿IMC < 20,5?	Sí	No
2	¿Pérdida de peso en los últimos 3 meses?	Sí	No
3	¿Disminución de la ingesta en la última semana?	Sí	No
4	¿Enfermedad grave?	Sí	No

El NRS-2002 realiza un *screening* (cribado) inicial a partir del siguiente cuestionario:
• Si la respuesta es «no» a todas las preguntas, es necesario repetir el test semanalmente
• Si la respuesta es «sí» a alguna de las preguntas anteriores, se valora el estado nutricional y la gravedad de la enfermedad

Estado nutricional		Gravedad de la enfermedad	
Ausente 0 puntos	Estado nutricional normal	**Ausente** 0 puntos	Requerimientos nutricionales normales
Leve 1 punto	Pérdida de peso > 5 % en 3 meses o ingesta del 50-75 % de requerimientos en la última semana	**Leve** 1 punto	Fractura cadera, pacientes crónicos (cirrosis, EPOC, hemodiálisis, diabetes, oncológicos)
Moderado 2 puntos	Pérdida de peso > 5 % en 2 meses o IMC del 18,5-20,5 + deterioro del estado general o ingesta del 25-50 % de requerimientos en la última semana	**Moderado** 2 puntos	Cirugía mayor abdominal, ictus, neumonía grave, neoplasias hematológicas
Grave 3 puntos	Pérdida de peso > 5 % en 1 mes o IMC < 18,5 + deterioro del estado general o ingesta del 0-25 % de requerimientos en la última semana	**Grave** 3 puntos	Traumatismo craneoencefálico, trasplante de médula ósea, pacientes críticos
Edad: si ≥ 70 años, añadir 1 punto a la suma total			

• **Puntuación ≥ 3:** el paciente se encuentra en riesgo nutricional y es necesario iniciar un plan de soporte nutricional

• **Puntuación < 3:** se debe realizar un cribado semanal

Figura 13-2. Herramienta de cribado para la detección del riesgo nutricional de 2002 (NRS-2002, *Nutritional Screening Risk-2002*). EPOC: enfermedad pulmonar obstructiva crónica; IMC: índice de masa corporal.

Pérdida de peso en los últimos 6 meses:_____   Porcentaje (%):_____

En las últimas dos semanas: Incremento ☐   No cambio ☐   Descenso ☐   Interferencia de ascitis y edema ☐

Modificación en la dieta: Sí ☐   No ☐   Duración en semanas: Meses:

Alimentación: Sólida subóptima ☐   Líquida exclusivamente ☐   Líquida hipocalórica ☐   Ayuno ☐

Síntomas digestivos (> 2 semanas)

Disfagia ☐   Náuseas ☐   Vómitos ☐   Diarrea ☐   Dolor abdominal ☐   Anorexia

Capacidad funcional: Sin disfunción ☐   Con disfunción ☐   Duración en semanas:

Trabajo limitado ☐   Ambulatorio ☐   Encamado ☐

Estrés metabólico por la enfermedad: No estrés ☐   Estrés bajo ☐   Estrés moderado ☐   Estrés alto ☐

Exploración básica (en cada ítem: leve, moderado o grave):

Pérdida de grasa subcutánea (tríceps, tórax) ☐_____   Masa muscular (cuádriceps, deltoides) ☐_____

Edemas maleolares ☐_____   Edemas sacros ☐_____   Ascitis ☐_____

Valoración subjetiva global: Normonutrido ☐   Desnutrición moderada ☐   Desnutrición grave ☐

Figura 13-3. Valoración subjetiva global.

Tabla 13-1. Criterios de la Iniciativa de Liderazgo Global sobre Desnutrición (GLIM)

1 criterio fenotípico + 1 criterio etiológico = diagnóstico de desnutrición					
	Criterio fenotípico			**Criterio etiológico**	
	Pérdida de peso (%)	Bajo IMC (kg/m²)	Masa muscular reducida	Ingesta alimentaria (o absorción) reducida	Inflamación
Desnutrición moderada	5-10 % en los últimos 6 meses o 10-20 % en más de 6 meses	< 20 en < 70 años o < 22 en ≥ 70 años	Déficit leve a moderado	≤ 50 % del requerimiento energético, o cualquier reducción por más de 2 semanas, o cualquier condición gastrointestinal que afecte a la asimilación/absorción de alimentos	Enfermedad/lesión aguda o relacionada con la enfermedad crónica
Desnutrición grave	> 10 % en 6 meses o > 20 % en más de 6 meses	< 18,5 en < 70 años o < 20 en ≥ 70 años	Déficit agudo		

GLIM: *Global Leadership Initiative on Malnutrition*; IMC: índice de masa corporal.

patrón de comidas actual y cualquier cambio en el sabor o el olor que pueda afectar a las preferencias (que afecta al 40 % de los pacientes).

Deben proporcionarse recomendaciones dietéticas para optimizar la ingesta energética y de proteínas mediante modificaciones en la calidad de los alimentos, la adaptación de la consistencia, el tamaño de las porciones, el horario y el reparto de las comidas a lo largo del día. Es frecuente el incumplimiento de las ingestas por los pacientes en relación con síntomas de la patología o los tratamientos. En general, son preferibles productos lácteos frescos, zumo de frutas o leche en polvo y los SNO líquidos sobre los sólidos y los productos refrigerados.

Además, hay que concienciar a los pacientes de que las pautas de alimentación saludable pueden no ser ya las más apropiadas en sus condiciones clínicas, y que hay que evitar las restricciones dietéticas, pues limitan la ingesta y el disfrute de los alimentos. En este contexto, las medidas deben ser acordes con las necesidades nutricionales y síntomas predominantes de cada paciente, como parte de un tratamiento nutricional personalizado y adaptado, como el que se resume en la **tabla 13-2**.

Tabla 13-2. Recomendaciones dietéticas según los síntomas de impacto nutricional

Síntomas	Recomendaciones dietéticas
Pérdida de apetito, anorexia	• Minimizar el esfuerzo optando por alimentos de alto contenido energético y proteico mediante pequeños y frecuentes tentempiés a lo largo del día • Pueden ser útiles las comidas líquidas de alto contenido calórico
Cambios en el gusto y el olfato	• Ajustar la dieta de acuerdo con las nuevas preferencias gustativas y evitando los alimentos que puedan evocar aversión, como los que tienen un olor intenso (carne asada, pescado) • Son preferibles los alimentos de sabor suave. Los alimentos fríos suelen ser menos olorosos • Si la mucosa oral no es sensible, utilizar sal, hierbas, especias y condimentos
Náuseas y vómitos	• Son preferibles los tentempiés pequeños y frecuentes a lo largo del día (galletas, bizcochos) • Aprovechar los momentos en que el paciente se sienta menos fatigado o entre ciclos de quimioterapia • Los alimentos menos olorosos y fríos se toleran mejor
Mucositis oral, dolor	• Son preferibles los alimentos blandos, cremosos o líquidos, y evitar los duros que puedan dañar la membrana oral (frutos secos, fruta dura, cortezas, productos de panadería duros) • Son preferibles los alimentos a temperatura ambiente, y evitar los platos y bebidas calientes. Los alimentos y líquidos helados pueden ser agradables • Evitar los sabores extremos, como picantes, ácidos, cítricos y productos muy salados
Disfagia orofaríngea	• Picar o triturar y humedecer los alimentos (añadiendo nata o salsas) para conseguir un espesor adecuado y facilitar la deglución • Añadir espesante a los alimentos líquidos para evitar el atragantamiento • Evitar los alimentos de consistencia mixta por su alto riesgo de atragantamiento
Disfagia esofágica	• El tránsito del bolo a lo largo del esófago puede verse favorecido al picar los alimentos finamente y mojarlos en líquidos (bebidas, salsas) • Se recomienda masticar bien y comer despacio y con atención, así como el consumo de comidas en pocas cantidades, pero de manera frecuente
Estreñimiento	• La ingesta adecuada de líquidos y fibras tiene como objetivo prevenir la deshidratación • Aunque 30-40 g de fibras al día es el objetivo para los sujetos sanos, este resultado es difícil de alcanzar en la práctica • Hay que variar los diferentes tipos de fibras

Nutrición enteral

La nutrición artificial puede integrarse en un programa de cuidados paliativos cuando se espera una influencia positiva en la calidad de vida y el riesgo de morir por desnutrición es mayor que por la progresión de la enfermedad terminal.

La secuencia de actuación en nutrición artificial se puede ver en la **figura 13-4**.

 Las directrices de la ESPEN sugieren que la nutrición enteral debe considerarse en primer lugar cuando el tracto gastrointestinal es funcional y la nutrición oral sigue siendo insuficiente (inferior al 60 % de las necesidades nutricionales) a pesar del asesoramiento dietético y SNO durante más de 1 semana. La nutrición enteral se prefiere a la parenteral por asociar menos complicaciones infecciosas, menos costes y por mantener la función de barrera intestinal.

Si la situación clínica que condiciona la reducción de ingesta se prevé transitoria y/o la supervivencia es incierta, la nutrición enteral se instaura a través de una sonda nasoentérica (sonda nasogástrica [SNG] o nasoyeyunal). Si, por el contrario, se estima que la nutrición enteral será necesaria durante más de 4-6 semanas, un acceso gastrointestinal temprano es una estrategia útil.

Entre los dispositivos gástricos, la gastrostomía endoscópica percutánea (PEG) es el estándar de oro, mientras que la gastrostomía de inserción radiológica o, eventualmente, la gastrostomía quirúrgica son opciones cuando no puede colocarse una sonda guiada por endoscopia. El acceso yeyunal a largo plazo (yeyunostomía endoscópica o quirúrgica) puede ser una opción en caso de obstrucción/dismotilidad gástrica.

Según un estudio reciente, en el que se evaluó el impacto de la nutrición artificial domiciliaria sobre el estado de rendimiento y la supervivencia en pacientes con cáncer en situación paliativa, la nutrición enteral, con la disfagia como indicación principal, puede mantener/mejorar la escala de rendimiento de Karnofsky (KPS, *Karnofsky performance status*) y prolongar la supervivencia media hasta 22,1 semanas (considerando que la muerte por inanición suele producirse en 2 meses en sujetos sanos o incluso antes en pacientes con cáncer avanzado sin apoyo nutricional).

Por lo tanto, para elegir el acceso nutricional óptimo, se recomienda la evaluación clínica multidisciplinar, teniendo en cuenta la localización del tumor primario y las metástasis si

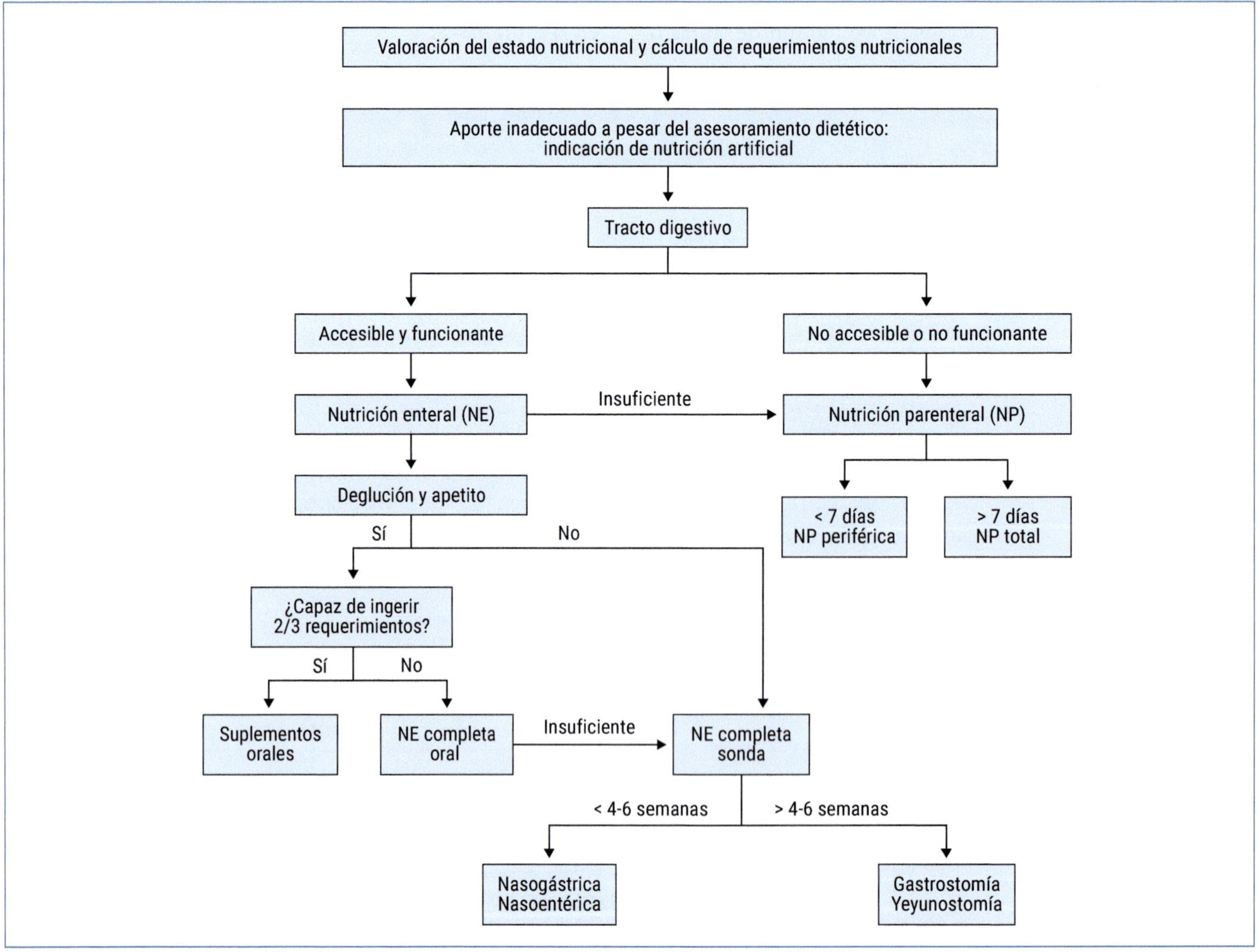

Figura 13-4. Algoritmo de actuación en nutrición artificial.

existen (gastrointestinal o extragastrointestinal), y sus efectos directos/indirectos en el tracto digestivo, así como también el estado clínico general del paciente, incluido el pronóstico del cáncer, el estado nutricional, la capacidad funcional, la calidad de vida, los posibles efectos del apoyo nutricional y los deseos y expectativas del paciente y sus familiares. Cuando la nutrición enteral está contraindicada o es inviable, debido a estenosis, subobstrucción/obstrucción, dismotilidad, carcinomatosis peritoneal, malabsorción, dolor abdominal o intolerancia y malestar grave, debe considerarse la nutrición parenteral. La **tabla 13-3** resume las vías nutricionales preferentes según las diferentes localizaciones del cáncer.

Los datos de los ECA y el metaanálisis sobre el efecto de las distintas intervenciones de apoyo nutricional en pacientes con cáncer incurable son escasos, heterogéneos y con pequeños tamaños muestrales. Concluyen que hay pruebas de calidad moderada que apoyan la necesidad de prestar más atención al apoyo nutricional en pacientes con cáncer incurable, describen la mejora con terapia multimodal de intervención dietética con o sin ejercicio físico sobre algunos resultados en ingesta, composición corporal y de calidad de vida, aunque sin impacto en la mortalidad. Los efectos beneficiosos se relacionaron principalmente con los SNO enriquecidos con ácidos grasos poliinsaturados (PUFA, *poly-unsaturated fatty acids*) de alto valor proteico.

Ante la persistente controversia y conflictos éticos del soporte nutricional de los pacientes en cuidados paliativos, especialmente cuando se prescribe nutrición enteral por SNG, Sánchez-Sánchez *et al.* revisaron la evidencia publicada al respecto entre 2015 y 2020, con los siguientes hallazgos: en pacientes con demencia, el uso de la nutrición enteral se asoció con peores resultados y mayor sobrecarga para el cuidador. El uso de SNG provocó menos episodios de diarrea, pero más restricciones físicas y aumento de las visitas al servicio de urgencias (sin diferencias en este punto respecto a las PEG).

No hubo diferencias significativas estadísticas respecto al tratamiento de síntomas, nivel de confort y satisfacción al final de la vida entre los tratados con nutrición enteral (con SNG o PEG) frente a los cuidados estándar. Sin embargo, en pacientes con obstrucción esofágica y baja expectativa de vida, la nutrición enteral sí mejoró la supervivencia de los pacientes ingresados y se redujo la estancia hospitalaria.

No hay suficientes estudios para aportar evidencia sobre la mejora del estado de salud y la calidad de vida del uso de la nutrición enteral a través de la SNG en pacientes que reciben cuidados paliativos. Estos resultados coinciden con los reportados por otros estudios, como las revisiones sistemáticas realizadas por Good *et al.* en 2008 y posteriormente en 2014. Por ello, la toma de decisiones en este campo debe realizarse de forma individualizada, sopesando los beneficios y los perjuicios que pueden causar en la calidad de vida de los pacientes.

Nutrición parenteral domiciliaria

La decisión de iniciar la nutrición parenteral domiciliaria (NPD) en pacientes con cáncer avanzado es una de las más críticas y, por lo tanto, debe tener en cuenta la enfermedad

Tabla 13-3. Rutas nutricionales preferentes en diferentes localizaciones del cáncer

Localización tumoral	Ruta nutricional preferente	Comentario
Cabeza, cuello	NE	Acceso según la duración prevista de la NA: • NE a corto plazo: SNG • NE a largo plazo: PEG • RIG o GQ cuando el procedimiento endoscópico no es factible
Tórax: esófago, pulmón	NE	Acceso según la duración prevista de la NA: • NE a corto plazo: SNG • NE a largo plazo: PEG • RIG o GQ cuando el procedimiento endoscópico no es factible *Stents* metálicos autoexpandibles: menor beneficio de supervivencia que la PEG
Estómago	NE/NP	Acceso según la duración prevista de la NA: • NE a corto plazo: SNY • NE a largo plazo: PEY • YQ cuando el procedimiento endoscópico no es factible En presencia de subobstrucción/obstrucción intestinal, carcinomatosis peritoneal, síntomas gastrointestinales agudos o intolerancia a la NE, considerar la NP
Páncreas, vías biliares, colon-recto, útero, ovario, vejiga, próstata	NP	En presencia de subobstrucción/obstrucción intestinal, carcinomatosis peritoneal o síntomas gastrointestinales agudos, considerar NP
Otros tumores malignos (cerebro, hematológicos, de mama)	NE/NP	Acceso según la duración prevista de la NA: • NE a corto plazo: SNG o SNY (si hay dismotilidad gástrica) • NE a largo plazo: PEG o PEY (si hay dismotilidad gástrica) • RIG o GQ o YQ cuando el procedimiento endoscópico no es factible En presencia de subobstrucción/obstrucción intestinal, carcinomatosis peritoneal, síntomas gastrointestinales agudos o intolerancia a la NE, considerar la NP

NA: nutrición artificial; NE: nutrición enteral; NP: nutrición parenteral; SNG: sonda nasogástrica; SNY: sonda nasoyeyunal; PEG: gastrostomía endoscópica percutánea; PEY: yeyunostomía endoscópica percutánea; RIG: gastrostomía insertada radiológicamente; GQ: gastrostomía quirúrgica; YQ: yeyunostomía quirúrgica.

subyacente, el objetivo del tratamiento nutricional y, especialmente, sus riesgos y beneficios.

En la medida de lo posible, la prioridad será mantener al paciente en domicilio. Sin embargo, las complicaciones relacionadas con la NPD pueden sumarse a las relacionadas con la enfermedad, requiriendo en muchos casos el ingreso hospitalario, con lo que se pierde el objetivo primario del tratamiento. Al iniciar la NPD, es importante diseñar un plan para el cuidado del paciente al final de su vida respecto a la suspensión de la NPD y al manejo de las complicaciones relacionadas con la misma. La discusión temprana de estas cuestiones permitirá que se respeten los deseos del paciente y evitará tomar decisiones difíciles de forma apresurada ante reagudizaciones clínicas.

En pacientes adecuadamente seleccionados, la NPD permitirá mejorar la calidad de vida y la capacidad funcional del paciente, si bien en pacientes con caquexia, estos beneficios no están claros y el riesgo de efectos adversos graves se incrementa.

 La NPD debe administrarse cuando la nutrición enteral está contraindicada y el paciente tiene más riesgo de morir por desnutrición que por la progresión de la enfermedad.

Las indicaciones más frecuentes de la nutrición parenteral son el fallo intestinal (resecciones intestinales extensas, ileostomía de alto débito, fístulas intestinales, obstrucción intestinal, etc.) y/o la presencia de síntomas de impacto nutricional (náuseas, vómitos, diarrea, dolor abdominal y estreñimiento).

En general, se trata de pacientes con pronóstico vital limitado a 2-3 meses, pero que son jóvenes y con capacidad funcional, pacientes que necesitan NPD durante el tratamiento oncológico paliativo o pacientes con tumores de crecimiento lento con expectativa de vida de varios años.

La NPD no se recomienda en pacientes con disfunción orgánica grave, síntomas no controlados, KPS < 50 puntos, puntuación de la escala del *Eastern Cooperative Oncologic Group* (ECOG) superior o igual a 3, ante el rechazo del paciente o ante una esperanza de vida inferior a 2-3 meses. El problema subyace en que la predicción de la supervivencia no siempre es fácil. Se deben tener claros los criterios para suspender la NPD en pacientes con enfermedad terminal: si se produce empeoramiento clínico, disfunción orgánica grave, sintomatología no controlada, deterioro del estado funcional, ante esperanza de vida estimada en días y si el paciente lo solicita.

Aun a pesar de cumplir las indicaciones del tratamiento, no todos los pacientes serán candidatos. Para minimizar el riesgo de complicaciones (algunas, como la infección del catéter, potencialmente mortales), se requiere que el paciente y su entorno reúnan una serie de condiciones:

- Existencia de un equipo experto en nutrición artificial domiciliaria (médico, enfermero y dietista).
- Presentar una situación clínica estable.
- Un soporte sociofamiliar, dado que en muchas ocasiones el paciente no será independiente y requerirá ayuda para la conexión y desconexión de la NPD.

- Adecuadas normas de higiene en domicilio.
- Expectativa de vida superior a 1-3 meses.
- El paciente y/o el cuidador deben ser capaces de completar un proceso de educación, cuyos objetivos principales incluyen el manejo seguro del catéter, la técnica de administración de la NPD y el reconocimiento de los síntomas de alarma sugestivos de complicaciones.

Para la administración de la NPD, se requiere un catéter central permanente, generalmente implantado en la vena yugular o subclavia derechas, con su extremo distal localizado en la unión de la vena cava superior con la aurícula derecha.

Existen diferentes opciones: catéteres centrales de inserción periférica (PICC), catéteres subcutáneos tunelizados (como Hickman®, Broviac® y Groshong®) o reservorios venosos subcutáneos (Port-a-Cath, Infuse-A-Port, Vital-Port, LifePort, Chemo-Port, Mediport o North Port, entre otros). La elección del acceso depende del paciente y de la experiencia del centro.

Existen datos controvertidos sobre la incidencia de infección de los PICC, aunque sí se han relacionado con un mayor riesgo de trombosis y de complicaciones de forma más precoz y, además, pueden dificultar la autonomía del paciente en su manejo. Por estas razones, los PICC son recomendables cuando la NPD es necesaria por un período inferior a 6 meses o en determinados escenarios, como pacientes con traqueostomía, y se prefieren los catéteres tunelizados/implantados si se estima que la NPD será necesaria a largo plazo.

Para minimizar el riesgo de infección, se recomienda un protocolo de cuidados bien definido, un adecuado entrenamiento por parte del paciente y/o cuidador, y emplear catéteres de una sola luz (independientemente del tipo de catéter). En el caso de usar catéteres con varias luces, se recomienda dedicar una de ellas exclusivamente para la administración de la nutrición parenteral. El sellado con taurolidina ha demostrado ser superior al suero salino o la heparina en la reducción del riesgo de infección del catéter, así como una medida coste-eficaz, sobre todo en los pacientes más susceptibles, por lo que la ESPEN recomienda su empleo, con un grado de evidencia B.

La NPD se suministra de forma cíclica, siempre mediante bombas de infusión y, generalmente, en horario nocturno durante 10-15 h (dependiendo del volumen total y de la tolerancia del paciente), para interferir lo menos posible en la vida diaria. La frecuencia de administración debe individualizarse según los requerimientos hídricos/nutricionales del paciente.

Las complicaciones metabólicas de la nutrición parenteral pueden suceder tanto en pacientes hospitalizados como en pacientes ambulatorios. Son frecuentes las alteraciones del equilibrio hidroelectrolítico, que se deben corregir modificando el aporte de volumen y electrólitos.

Se recomienda mantener niveles de glucemia por debajo de 180 mg/dL durante la administración de la NPD y niveles de triglicéridos por debajo de 400 mg/dL. Puede aparecer hiperglucemia (sobre todo con infusión de glucosa a más de 4 mg/kg/min) o hipoglucemia (en caso de administración de insulina concomitante o reducción brusca del ritmo de infusión o suspensión de la nutrición parenteral).

Las complicaciones a largo plazo de la NPD pueden limitar su continuidad, en especial las infecciones relacionadas con el catéter, las trombosis de repetición y la enfermedad hepática asociada al fallo intestinal. En este apartado se comentan las complicaciones infecciosas puesto que son las más graves y pueden poner en riesgo vital al paciente. Las complicaciones hepáticas que limitan la continuidad del tratamiento suelen aparecer a medio-largo plazo, por lo que no parecen tan relevantes en este contexto.

La incidencia de la sepsis por catéter se considera un indicador de calidad del cuidado del paciente con NPD. Se trata de la complicación más grave de la NPD, potencialmente mortal. Para el diagnóstico, se requiere el cultivo del catéter positivo (en caso de su retirada) o el aislamiento del mismo germen en cultivos extraídos del catéter central y de la vía periférica, en ausencia de otro foco de infección.

La prioridad del tratamiento es salvar el catéter, siempre que sea posible, mediante tratamiento antibiótico sistémico y sellado antibiótico del catéter durante 2 semanas, con lo que se ha documentado la resolución del cuadro en hasta el 72 % de los casos.

Se debe tratar con antibioterapia empírica inicialmente y desescalar en función del antibiograma. Inicialmente, es necesario cubrir gérmenes grampositivos con vancomicina o daptomicina, gramnegativos con piperacilina-tazobactam, carbapenem o cefalosporina de espectro ampliado. Algunos protocolos sugieren cubrir *Candida* spp., si bien en muchos centros solo se realiza en caso de situación clínica grave.

El catéter habrá de ser retirado si existe persistencia de fiebre tras 48-72 horas de tratamiento antibiótico, metástasis o tromboflebitis sépticas, *shock* séptico, gérmenes como *Staphylococcus aureus, Pseudomona* spp. u hongos, infección del túnel o malposición del catéter. Se propone como resolución del cuadro la desaparición de los signos/síntomas de infección más la negativización de los cultivos.

NUTRICIÓN EN ENFERMEDADES NEURODEGENERATIVAS

Las enfermedades neurodegenerativas se caracterizan por la pérdida funcional progresiva de neuronas en el cerebro, lo que provoca un deterioro cognitivo y una discapacidad motoneuronal. Aunque es evidente la etiopatogenia multifactorial, la nutrición desempeña un papel esencial en la patogénesis y la evolución de estas enfermedades.

Enfermedad de Alzheimer y enfermedad de Parkinson

Varios autores han encontrado que el patrón de dieta mediterránea tiene un efecto protector contra el deterioro cognitivo, la enfermedad de Alzheimer y la enfermedad de Parkinson, sin evidencias sobre el papel de los probióticos ni de las proteínas, vitamina B o antioxidantes. Por ello, la atención y el apoyo nutricional deben ser una parte integral del tratamiento de la demencia.

En todos los estadios de la enfermedad, la decisión a favor o en contra de las intervenciones nutricionales ha de hacerse de forma individualizada, después de equilibrar cuidadosamente el beneficio esperado y la carga potencial, teniendo en cuenta la voluntad del paciente (si está disponible) y el pronóstico general.

No se recomienda la administración de suplementos de nutrientes individuales a menos que haya un signo de deficiencia. Los SNO por vía oral se recomiendan para mejorar el estado nutricional, pero no para corregir el deterioro cognitivo o prevenirlo. Se sugiere la nutrición artificial en pacientes con demencia leve o moderada durante un período de tiempo limitado, para superar una situación aguda con una ingesta oral marcadamente insuficiente, si la baja ingesta nutricional está causada predominantemente por una condición potencialmente reversible, pero no en pacientes con demencia grave o en la fase terminal de la vida.

Hay escasa evidencia del modesto beneficio de los estimulantes del apetito, como el dronabinol o el megestrol, sobre la ingesta y la calidad de vida. Respecto al empleo de la nutrición enteral por sonda en demencia, Davies *et al.* realizaron una revisión sistemática en demencia grave con disfagia e ingesta reducida de alimentos y líquidos, y concluyeron que no hay evidencia de que mejore la supervivencia, la calidad de vida, el dolor, la mortalidad, los síntomas conductuales y psicológicos de la demencia, el estado nutricional, los síntomas de depresión, ansiedad, carga de la familia/cuidador, ni la satisfacción con la atención.

Sí parece existir un riesgo clínicamente significativo de úlceras por presión debido a la alimentación por sonda enteral. En este mismo sentido, el metaanálisis publicado por Lee *et al.* encontraba una tasa de mortalidad significativamente mayor en pacientes con demencia avanzada con alimentación por sonda. Inicialmente, no se encontró asociación con mayor riesgo de neumonía y úlceras por presión entre los grupos, si bien el análisis de sensibilidad mostró que los pacientes con demencia avanzada con alimentación por sonda PEG tenían un riesgo significativamente mayor de ambas complicaciones. No hubo diferencias en la supervivencia ni en el estado nutricional entre los grupos.

Levodopa sigue siendo el fármaco más eficaz para el tratamiento sintomático de la enfermedad de Parkinson, si bien puede provocar fluctuaciones motoras imprevisibles y otras complicaciones en fases avanzadas de la enfermedad.

Contrarrestar dichas complicaciones con otros fármacos puede aumentar los efectos secundarios, y aquí la terapia nutricional puede tener un gran potencial. La revisión sistemática al respecto publicada por Boelens *et al.* concluía que la redistribución de proteínas en la dieta (distanciando su administración de la del fármaco), la fibra dietética, la vitamina C y la cafeína mejoraban la absorción de levodopa con mayor respuesta clínica y menores fluctuaciones motoras.

Además, la suplementación con vitamina B_{12}, vitamina B_6 y ácido fólico reducía con éxito las altas concentraciones de homocisteína secundarias al metabolismo de levodopa responsables de complicaciones metabólicas y clínicas, como neuropatología y osteoporosis.

En conclusión, estas intervenciones dietéticas tienen el potencial de optimizar la eficacia de levodopa y controlar sus efectos secundarios.

Esclerosis lateral amiotrófica

La esclerosis lateral amiotrófica es una enfermedad neurodegenerativa caracterizada por una degeneración progresiva de las neuronas motoras en la corteza cerebral, tronco del encéfalo y médula, y que se caracteriza por debilidad muscular que progresa a parálisis, espasticidad y puede asociar alteraciones conductuales y deterioro cognitivo.

La presentación es muy variable e insidiosa, con un desenlace fatal en una media de 2 a 4 años tras el inicio de los síntomas o de 1 a 3 años tras el diagnóstico. El riluzol es el único tratamiento farmacológico que ha demostrado incrementar discretamente el pronóstico vital de esta enfermedad. La desnutrición tiene un alto impacto en la evolución, debido a que incrementa la debilidad muscular, reduce la capacidad motora, disminuye la función respiratoria y deprime el sistema inmune.

Diversos autores han relacionado la pérdida de peso al diagnóstico y durante el seguimiento, la disminución de niveles séricos de albúmina y creatinina, o el deterioro de parámetros bioeléctricos, como la masa libre de grasa o el ángulo de fase con un incremento en la mortalidad. Sin embargo, pacientes con IMC entre 30 y 35 kg/m^2 o aquellos que ganan masa grasa presentan una mayor supervivencia.

Las causas de desnutrición son multifactoriales: reducción de ingesta por depresión, ansiedad, anorexia, fatigabilidad y/o empeoramiento de la insuficiencia respiratoria durante las comidas, sialorrea, dificultad para la autoalimentación, disfagia, dietas modificadas que condicionan déficits nutricionales, etc. Además, hasta el 50 % de los pacientes presentan un incremento en su metabolismo basal (disfunción mitocondrial, incremento de estrés oxidativo, etc.) y del gasto energético total (fasciculaciones, infecciones respiratorias de repetición, etcétera).

La disfagia ocurre hasta en el 30 % de los pacientes al diagnóstico y hasta en el 85 % durante la evolución, sobre todo cuando existe una afectación de la musculatura bulbar. Se debe evaluar periódicamente mediante pruebas de cribado (como la escala para evaluar el riesgo de trastornos de la alimentación de 10 ítems [EAT-10, *Eating Assessment Tool-10*]), y en caso de ser positivo, con pruebas diagnósticas, como el método de exploración clínica volumen-viscosidad o instrumentales como la videofluoroscopia o la fibroendoscopia de la deglución.

Para su tratamiento nutricional, se debe realizar *a priori* una modificación de la textura de la dieta que permita una deglución eficaz y segura. Es preciso realizar un cribado nutricional periódico. En caso de pérdida ponderal, hay que realizar consejo dietético, recomendando una dieta fraccionada, con múltiples tomas de alta densidad calórica y proteica, con adecuado aporte de agua y fibra. En caso de no alcanzar los requerimientos nutricionales calculados, son útiles los SNO.

Una cuestión relevante en la evolución es el planteamiento de la necesidad de gastrostomía para nutrición enteral. Se debe plantear de forma precoz en pacientes con disfagia o desnutrición, porque frecuentemente se produce un rechazo inicial, y su colocación es fútil en estadios finales.

Aunque existe controversia en su efecto sobre la prolongación de la supervivencia, sí resulta eficaz para mejorar la calidad de vida y el estado nutricional. Las indicaciones clínicas son:

- Pérdida de peso > 5-10 %.
- IMC < 20 kg/m^2.
- Descenso de la capacidad vital forzada alrededor del 50 %.

- Incapacidad para la alimentación/hidratación por vía oral.
- Disfagia no controlada a pesar de la adaptación de textura oral.
- Ansiedad en relación con las comidas.

Es prioritario informar al paciente de forma precoz sobre la necesidad de tratamientos invasivos, como la ventilación mecánica invasiva o la gastrostomía a lo largo de la evolución, con vistas a tomar una decisión meditada y, en la medida de lo posible, registrar las voluntades vitales anticipadas.

En los estadios finales de la enfermedad, debe primar el control sintomático, con el aporte oral según los deseos del paciente y, según el caso, se debe replantear la continuidad de la nutrición enteral, siempre que limite la confortabilidad del paciente o en la situación de últimos días.

NUTRICIÓN Y CAQUEXIA EN ENFERMEDADES CRÓNICAS

La caquexia constituye una fase terminal, y se desarrolla en casi todas las enfermedades crónicas en fases avanzadas como el cáncer, insuficiencia cardíaca, enfermedad pulmonar obstructiva crónica, etc. Es un complejo síndrome metabólico y multifactorial que requiere una intervención temprana y un tratamiento multimodal. Sin embargo, no existe actualmente un tratamiento estandarizado para la caquexia.

Como se apuntó anteriormente, se caracteriza por una pérdida continuada de masa muscular esquelética (con o sin pérdida de masa grasa) y un deterioro funcional progresivo que no puede revertirse completamente con el apoyo nutricional convencional.

Tiene un efecto físico y psicológico devastador en los pacientes y los cuidadores, con alteración de la imagen corporal, reducción de la calidad de vida y disminución de la función física, y precisa una estrategia multimodal integral con intervenciones farmacológicas y no farmacológicas en forma de ejercicio, apoyo nutricional y agentes antiinflamatorios, que han mostrado un éxito limitado hasta la fecha respecto a la estabilización o reversión del desgaste agudo que supone la caquexia.

Insuficiencia cardíaca crónica

La insuficiencia cardíaca crónica (ICC) asocia con frecuencia pérdida involuntaria de peso y desgaste muscular. Los síntomas de la insuficiencia cardíaca, como la disnea, pueden consumir una cantidad importante de energía y provocar anorexia y trastornos de la deglución. Las dietas restringidas y la polimedicación en estos pacientes contribuyen al desarrollo de estas alteraciones.

El edema intestinal, la congestión hepática y la hipoperfusión intestinal pueden provocar saciedad precoz, náuseas y, por tanto, anorexia, así como malabsorción de nutrientes. La caquexia cardíaca y la sarcopenia en ICC se asocian a mayor gravedad y peor evolución.

Respecto al tratamiento nutricional, no hay grandes ensayos que hayan investigado si las intervenciones dietéticas pueden corregir el desgaste muscular en la ICC. Para el cálculo de las necesidades nutricionales, hay que tener en cuenta que en los pacientes con ICC sin caquexia el gasto energético en reposo aumenta inicialmente aproximadamente un 10 % debido al hipermetabolismo.

Posteriormente, una vez desarrollada la caquexia, se reduce en un 25 % en comparación con los sujetos sanos y en un 20 % en comparación con los pacientes con ICC sin caquexia en relación con la limitación importante de la actividad física.

En cuanto a la distribución de los macronutrientes, la ingesta energética debe ajustarse de forma individual al estado nutricional del paciente, siendo en general 22-30 kcal/kg de peso real y aporte proteico de 1,1 g/kg de peso corporal. La mayoría de las sociedades apoyan la adopción de una dieta de estilo mediterráneo o una dieta con enfoques dietéticos para detener la hipertensión (DASH, *dietary approaches to stop hypertension*).

Los beneficios de la dieta mediterránea probablemente radican en que se trata de un patrón dietético rico en nutrientes con propiedades antiinflamatorias, como los ácidos grasos insaturados presentes en el aceite de oliva virgen extra, los frutos secos y el pescado.

En cuanto a la dieta DASH, pequeños ensayos clínicos en pacientes con ICC hipertensiva con fracción de eyección preservada han demostrado una reducción de la presión arterial, la rigidez arterial, el estrés oxidativo y una mejora de la función diastólica del ventrículo izquierdo. También se ha asociado a un menor número de reingresos tras la hospitalización por insuficiencia cardíaca y a una menor mortalidad.

Para evitar la sensación de disnea al comer, se aconseja una dieta blanda y fraccionada en varias raciones a lo largo del día. Además, mientras que algunos estudios han mostrado beneficios con la restricción de sodio, otros defienden su liberalización.

En general, se recomienda un suministro lento y progresivo de nutrientes con una proporción baja de kcal/kg, vigilar y corregir las deficiencias electrolíticas y administrar tiamina, considerando diuréticos de asa, si es necesario, para evitar la retención de líquidos y el síndrome de realimentación, que empeorarían el cuadro clínico.

Si la alimentación oral es insuficiente, debe considerarse la suplementación hipercalórica (1,5-2 kcal/mL) e hiperproteica, ya que parecen mejorar el estado de inflamación, la calidad de vida y la supervivencia de estos pacientes. La administración de beta-hidroxi-beta-metilbutirato (β-HMB) y ácidos grasos poliinsaturados omega-3 (PUFA) ha demostrado ser beneficiosa en ciertos pacientes con ICC, con mejoras en el estado nutricional, menor riesgo de mortalidad y mayor fuerza de agarre de la mano para el β-HMB; y menor riesgo de hospitalización y de mortalidad cardiovascular y, por todas las causas, para los PUFA.

Respecto a la suplementación de micronutrientes, que incluyen vitaminas y oligoelementos, hay resultados contradictorios, por lo que solo se aconseja sustituir las deficiencias que se detecten. Dado que la ICC se asocia a veces a una disfunción gastrointestinal, el apoyo nutricional parenteral puede ser necesario en determinados casos.

No hay recomendaciones específicas sobre las vías de nutrición enteral/parenteral centradas en los pacientes con ICC, si bien se ha recomendado ampliamente considerar el soporte nutricional parenteral cuando la alimentación oral no es sufi-

ciente y el aparato digestivo no funciona después de 3-5 días, si se espera que la ingesta oral/enteral sea inferior a la mitad de las necesidades energéticas durante más de 1 semana, o si hay evidencia de malabsorción, en pacientes que presenten una reagudización potencialmente reversible pero no en fases terminales.

En caso de nutrición parenteral, al ser preciso limitar los aportes de líquidos, se aconseja el uso de un catéter central, evitando en lo posible la vía periférica que requiere volúmenes elevados para garantizar una osmolaridad tolerable.

Otras opciones terapéuticas que se han probado en relación con el estado nutricional y el desgaste muscular en ICC con efectos clínicos beneficiosos, sin que se hayan establecido opciones de tratamiento definitivas, han sido los betabloqueantes, inhibidores de la ECA o los antagonistas de los receptores de angiotensina. La actividad física aeróbica regular debe considerarse un complemento de la terapia nutricional.

Enfermedad pulmonar obstructiva crónica

La EPOC cursa con inflamación sistémica y complejas adaptaciones físicas y metabólicas que conducen a: la reducción de la capacidad de ejercicio, aumento de las necesidades nutricionales, alteración de los procesos metabólicos y compromiso de la ingesta. Se puede acompañar de pérdida de peso, sarcopenia y períodos de marcado aumento de la inflamación (caquexia pulmonar), con pérdida de masa grasa y de masa libre de grasa.

Está demostrado que el apoyo nutricional en forma de SNO puede compensar las pérdidas energéticas y proteicas, y mejorar el estado nutricional y la capacidad funcional. Los pacientes con EPOC son moderadamente hipermetabólicos en reposo, *a priori* compensado por la reducción de la actividad física por la limitación funcional.

Las necesidades nutricionales de los pacientes con EPOC se deben evaluar individualmente teniendo en cuenta el estado clínico del paciente (estable o en exacerbación) y la gravedad de la enfermedad (leve, moderada, grave, muy grave), así como sus probables niveles de actividad.

Las recomendaciones recientes en relación con las necesidades de proteínas sugieren una ingesta diaria de 1,0-1,2 g de proteínas/kg de peso corporal/día. Pero en el caso de las personas mayores desnutridas o con una enfermedad crónica, la ingesta recomendada es de 1,2-1,5 g de proteínas/kg de peso corporal/día.

Las necesidades energéticas en EPOC se estiman en 30 kcal/kg de peso corporal/día, aunque si se precisa una recuperación ponderal, pueden llegar hasta 45 kcal/kg de peso corporal/día.

Varios metaanálisis han mostrado aumentos significativos de la ingesta y del peso con la intervención nutricional. El aumento de más de 2 kg en 8 semanas se acompañaba de mejoras en la función respiratoria (fuerza muscular inspiratoria y espiratoria) y no respiratoria (empuñadura y cuádriceps) y mayor supervivencia a los 4 años. Alcanzar estos requerimientos nutricionales tan elevados en los pacientes EPOC avanzados resulta muy difícil en la práctica clínica habitual.

EJERCICIO EN ENFERMEDADES CRÓNICAS Y CUIDADOS PALIATIVOS

A continuación se analizan los beneficios del ejercicio.

Actividad física en cáncer avanzado

La seguridad, viabilidad y eficacia del ejercicio en fase de cuidados paliativos en pacientes con cáncer avanzado se ha evaluado recientemente en un metaanálisis de 22 ensayos clínicos.

Se evaluaron los efectos de subgrupos para el modo de ejercicio, su supervisión, la duración de la intervención y el tipo de cáncer, sin diferencias significativas en estos aspectos. Tampoco hubo diferencias en el riesgo de acontecimientos adversos, y los relacionados con el ejercicio fueron el dolor de espalda o musculoesquelético.

El análisis de los resultados de salud del ejercicio frente a la atención habitual mostró efectos leves-moderados a favor del ejercicio para la calidad de vida, la fatiga, el estado físico aeróbico y la fuerza de la parte inferior del cuerpo. No se observaron efectos en la fuerza de la parte superior del cuerpo, dolor, depresión y ansiedad.

Actividad física en insuficiencia cardíaca crónica

En la actualidad, se sabe que no solo el apoyo nutricional, sino también la actividad física, son las principales opciones de tratamiento para contrarrestar las consecuencias de la sarcopenia y la caquexia en la ICC. Así pues, el ejercicio físico debe considerarse un complemento del tratamiento nutricional.

Se ha demostrado que los programas de rehabilitación cardíaca en pacientes con ICC mejoran la capacidad funcional, la duración del ejercicio y la calidad de vida, así como la reducción de las tasas de hospitalización y mortalidad.

El entrenamiento físico ha mostrado resultados positivos significativos en la reducción del desgaste muscular en estos pacientes, ya que promueve la proliferación de las células musculares y contribuye a reducir la inflamación y el daño oxidativo. También parece tener un papel positivo en la síntesis de proteínas e interfiere en sus vías de degradación.

La recomendación de las guías de cardiología es realizar regularmente un ejercicio aeróbico que sea capaz de provocar una dificultad respiratoria leve o moderada en el momento de su realización (nivel de evidencia A, clase I).

El entrenamiento con ejercicios de resistencia también podría ser una buena estrategia para mejorar la atrofia del músculo esquelético en sujetos con ICC y sarcopenia.

Actividad física en enfermedad pulmonar obstructiva crónica

El estilo de vida sedentario y la consiguiente inactividad física contribuyen de forma importante al desgaste y la disfunción muscular en los pacientes con EPOC.

El entrenamiento con ejercicios se considera la piedra angular de la rehabilitación pulmonar y el mejor tratamiento disponible para mejorar la función muscular de estos pacientes en términos de fuerza, resistencia y fatiga, lo que se traduce en una mayor tolerancia al ejercicio, calidad de vida y reducción de la disnea. Además, cuanto mayor sea la intensidad del entrenamiento, mayor será su efecto.

La rehabilitación pulmonar se considera un tratamiento muy eficaz para las personas con enfermedades crónicas de las vías respiratorias, y se recomienda en las guías de práctica clínica, siendo clave una evaluación exhaustiva para identificar las necesidades y los objetivos individuales de cada paciente.

NUTRICIÓN EN LA FASE TERMINAL

En la fase terminal, el alivio de los síntomas (cuidados de confort) es más importante que la prolongación de la supervivencia. La abstinencia de la nutrición y la ingesta de líquidos forman parte del proceso de la muerte.

Aunque las familias y los cuidadores a menudo temen el hambre y la sed en el paciente, estos no son los problemas clínicos predominantes en el paciente moribundo. No hay evidencia para el uso de hidratación o nutrición artificial en el enfermo terminal.

La mayoría de los pacientes terminales no experimentan hambre ni sed. Si el paciente no lo solicita, no está justificado el apoyo nutricional por vía enteral o parenteral a un enfermo terminal, ya que puede aumentar el sufrimiento sin mejorar el resultado.

Por el contrario, la hidratación puede conducir a una sobrecarga de líquidos que podría provocar disnea. Sin embargo, la aceptabilidad de la retención de líquidos y de la nutrición puede estar influida por aspectos individuales, culturales o religiosos, y debe respetarse cuando se dan recomendaciones al paciente o a los familiares.

PUNTOS CLAVE

- La desnutrición provoca un descenso de la capacidad funcional, deterioro de la calidad de vida, ingresos hospitalarios no planificados y reducción de la supervivencia en los pacientes en fase de cuidados paliativos.
- Debido a que las intervenciones nutricionales ajustadas a las necesidades individuales pueden ser beneficiosas, las directrices recomiendan la evaluación nutricional en todos estos pacientes.

- Si la ingesta por vía oral sigue siendo inadecuada a pesar del asesoramiento especializado y de los SNO, se debe considerar la posibilidad de una nutrición enteral domiciliaria, o si esto no es suficiente o factible, se debe valorar la NPD (suplementaria o total) en pacientes adecuadamente seleccionados.
- La NPD no se recomienda en los pacientes con cáncer en situación paliativa con una esperanza de vida corta (es decir,

(Continúa)

PUNTOS CLAVE *(Cont.)*

menos de 2 meses), mientras que se debe sopesar si es probable que la persona muera antes a consecuencia de la desnutrición que de la progresión natural de la enfermedad maligna.

- En cualquier caso, la nutrición artificial domiciliaria debe retirarse en caso de empeoramiento de las condiciones clínicas (aparición de disfunción orgánica grave o síntomas no controlados), deterioro del estado funcional, esperanza de vida estimada en días y voluntad del paciente.

- En conclusión, la intervención nutricional en esta fase de la enfermedad debe adaptarse a las necesidades del paciente y tiene como objetivo principal apoyar el confort y la calidad de vida, por lo que debe formar parte de un enfoque integral de cuidados paliativos tempranos.

BIBLIOGRAFÍA

Arends J, Baracos V, Bertz H, Bozzetti F, Calder PC, Deutz NEP, et al. ESPEN expert group recommendations for action against cancer-related malnutrition. Clin Nutr. 2017;36:1187-96.

Beghi E, Chiò A, Couratier P, Esteban J, Hardiman O, Logroscinoet G, et al. The epidemiology and treatment of ALS: focus on the heterogeneity of the disease and critical appraisal of therapeutic trials. Amyotroph Lateral Scler. 2011;12:1-10.

Bianchi VE, Herrera PF, Laura R. Effect of nutrition on neurodegenerative diseases. A systematic review. Nutr Neurosci. 2021;24:810-34.

Bischoff SC, Austin P, Boeykens K, Chourdakis M, Cuerda C, Jonkers-Schuitema C, et al. ESPEN guideline on home enteral nutrition. Clin Nutr. 2020;39:5-22.

Boelens Keun JT, Arnoldussen IA, Vriend C, Van de Rest O. Dietary Approaches to Improve Efficacy and Control Side Effects of Levodopa Therapy in Parkinson's Disease: A Systematic Review. Adv Nutr. 2021;12:2265-87.

Bouleuc C, Anota A, Cornet C, Grodard G, Thiery-Vuillemin A, Dubroeucq O, et al. Impact on Health-Related Quality of Life of Parenteral Nutrition for Patients with Advanced Cancer Cachexia: Results from a Randomized Controlled Trial. Oncologist. 2020;25:e843-51.

Buckinx F, Aubertin-Leheudre M. Nutrition to Prevent or Treat Cognitive Impairment in Older Adults: A GRADE Recommendation. J Prev Alzheimers Dis. 2021;8:110-6.

Cederholm T, Barazzoni R, Austin P, Ballmer P, Biolo G, Bischoff SC, et al. ESPEN guidelines on definitions and terminology of clinical nutrition. Clin Nutr. 2017;36:49-64.

Chiò A, Calvo A, Bovio G, Canosa A, Bertuzzo D, Galmozzi F, et al. Amyotrophic lateral sclerosis outcome measures and the role of albumin and creatinine: a population-based study. JAMA Neurol. 2014;71:1134-42.

Chiò A, Logroscino G, Hardiman O, Swingler R, Mitchell D, Beghi E, et al. Prognostic factors in ALS: a critical review. Amyotroph Lateral Scler. 2009;10:310-23.

Collins PF, Yang IA, Chang YC, Vaughan A. Nutritional support in chronic obstructive pulmonary disease (COPD): an evidence update. J Thorac Dis. 2019;11:S2230-37.

Cotogni P, Stragliotto S, Ossola M, Collo A, Riso; On Behalf Of The Intersociety Italian Working Group For Nutritional Support In Cancer. The role of nutritional support for cancer patients in palliative care. Nutrients. 2021;13:306.

Davies N, Barrado-Martín Y, Vickerstaff V, Rait G, Fukui A, Candy B, et al. Enteral tube feeding for people with severe dementia. Cochrane Database Syst Rev. 2021;8:CD013503.

Del Olmo García MD, Moreno Villares JM, Álvarez Hernández J, Ferrero López I, Bretón Lesmes I, Virgili Casas N, et al. Nutrición en cuidados paliativos: resumen de recomendaciones del Grupo de Trabajo de Ética de la SENPE. Nutr Hosp. 2022;39:936-44.

Detsky AS, McLaughlin JR, Baker JP, Johnston N, Whittaker S, Mendelson RA, et al. What is subjective global assessment of nutritional status? JPEN J Parenter Enteral Nutr. 1987;11:8-13.

Fernández-Pombo A, Rodríguez-Carnero G, Castro AI, Cantón-Blanco A, Seoane LM, Casanueva FF, et al. Relevance of nutritional assessment and treatment to counteract cardiac cachexia and sarcopenia in chronic heart failure. Clin Nutr. 2021;40:5141-55.

Fletcher J, Woodham D, Dera M, Cooper SC. Home parenteral nutrition in patients receiving palliative care: a curriculum-based review. Frontline Gastroenterol. 2019;10:421-6.

García Almeida JM, García García C, Bellido Castañeda V, Diego Bellido Guerrero D. Nuevo enfoque de la nutrición. Valoración del estado nutricional del paciente: función y composición corporal. Nutr Hosp. 2018;35:1-14.

Good P, Cavenagh J, Mather M, Ravenscroft P. Medically assisted nutrition for palliative care in adult patients. Cochrane Database Syst Rev. 2008;(4):CD006274.

Good P, Richard R, Syrmis W, Jenkins-Marsh S, Stephens J. Medically assisted nutrition for adult palliative care patients. Cochrane Database Syst Rev. 2014;2014(4):CD006274.

Greenwood DI. Nutrition management of amyotrophic lateral sclerosis. Nutr Clin Pract. 2013;28:392-9.

Hashimie J, Schultz SK, Stewart JT. Palliative Care for Dementia: 2020 Update. Clin Geriatr Med. 2020;36:329-39.

Holland AE, Wageck B, Hoffman M, Lee AL, Jones AW. Does pulmonary rehabilitation address treatable traits? A systematic review. Eur Respir Rev. 2022;31:220042.

Jensen GL, Cederholm T, Correia MITD, Gonzalez MC, Fukushima R, Higashiguchi T, et al. GLIM Criteria for the Diagnosis of Malnutrition: A Consensus Report From the Global Clinical Nutrition Community. JPEN J Parenter Enteral Nutr. 2019;43:32-40.

Jiménez García I, Sala Moya N, Riera Munt M, Herrera Rodríguez MV, Povedano Panadés M, Virgili Casas MN. The patient's opinion matters: experience in the nutritional care in an ALS multidisciplinary team. Nutr Hosp. 2015;31:56-66.

Kondrup J, Rasmussen HH, Hamberg O, Stanga Z; Ad Hoc ESPEN Working Group. Nutritional risk screening (NRS 2002): a new method based on an analysis of controlled clinical trials. Clin Nutr. 2003;22:321-36.

Krüger JF, Hillesheim E, Pereira ACSN, Camargo CQ, Rabito EI. Probiotics for dementia: a systematic review and meta-analysis of randomized controlled trials. Nutr Rev. 2021;79:160-70.

Lakhdar R, Rabinovich RA. Can muscle protein metabolism be specifically targeted by nutritional support and exercise training in chronic obstructive pulmonary disease? J Thorac Dis. 2018;10:S1377-89.

Lee YF, Hsu TW, Liang CS, Yeh TC, Chen TY, Chen NC, et al. The Efficacy and Safety of Tube Feeding in Advanced Dementia Patients: A Systemic Review and Meta-Analysis Study. J Am Med Dir Assoc. 2021;22:357-63.

León Sanz M. Revisión crítica de los criterios GLIM. Nutr Hosp. 2021;38:29-33.

León Sanz M, Gutiérrez Oliet M. Diagnóstico de la desnutrición relacionada con la enfermedad. En: García JM, Bellido D, Botella F, eds. Valoración morfofuncional de la desnutrición relacionada con la enfermedad. Editorial Médica Panamericana; 2022. p. 35-40.

Limousin N, Blasco H, Corcia P, Gordon PH, De Toffol B, Andres C, et al. Malnutrition at the time of diagnosis is associated with a shorter disease duration in ALS. J Neurol Sci. 2010;297:36-9.

Liu YH, Gao X, Na M, Kris-Etherton PM, Mitchell DC, Jensen GL. Dietary Pattern, Diet Quality, and Dementia: A Systematic Review and Meta-Analysis of Prospective Cohort Studies. J Alzheimers Dis. 2020;78:151-68.

Marin B, Desport JC, Kajeu P, Jesus P, Nicolaud B, Nicol M, et al. Alteration of nutritional status at diagnosis is a prognostic factor for survival of amyotrophic lateral sclerosis patients. J Neurol Neurosurg Psychiatry. 2011;82:628-34.

McKeaveney C, Maxwell P, Noble H, Reid J. A Critical Review of Multimodal Interventions for Cachexia. Adv Nutr. 2021;12:523-32.

Muscaritoli M, Arends J, Bachmann P, Baracos V, Barthelemy N, Bertz H, et al. ESPEN practical guideline: Clinical Nutrition in cancer. Clin Nutr. 2021;40:2898-913.

Ngo ST, Mi JD, Henderson RD, McCombe PA, Steyn FJ. Exploring targets and therapies for amyotrophic lateral sclerosis: current insights into dietary interventions. Degener Neurol Neuromuscul Dis. 2017;7:95-108.

Paganoni S, Deng J, Jaffa M, Cudkowicz ME, Wills AM. Bodymass index, not dyslipidemia, is an independent predictor of survival in amyotrophic lateral sclerosis. Muscle Nerve. 2011;44:20-4.

Pironi L, Boeykens K, Bozzetti F, Joly F, Klek S, Lal S, et al. ESPEN guideline on home parenteral nutrition. Clin Nutr. 2020;39:1645-66.

Plowman EK, Tabor LC, Robison R, Gaziano J, Dion C, Watts SA, et al. Discriminant ability of the Eating Assessment Tool-10 to detect aspiration in individuals with amyotrophic lateral sclerosis. Neurogastroenterol Motil. 2016;28:85-90.

Roubeau V, Blasco H, Maillot F, Corcia P, Praline J. Nutritional assessment of amyotrophic lateral sclerosis in routine practice: value of weighing and bioelectrical impedance analysis. Muscle Nerve. 2015;51:479-84.

Ruggeri E, Giannantonio M, Agostini F, Ostan R, Pironi L, Pannuti R. Home artificial nutrition in palliative care cancer patients: Impact on survival and performance status. Clin Nutr. 2020;39:3346-53.

Ruoppolo G, Schettino I, Frasca V, Giacomelli E, Prosperini L, Cambieri C, et al. Dysphagia in amyotrophic lateral sclerosis: prevalence and clinical findings. Acta Neurol Scand. 2013;128:397-401.

Ryan AM, Power DG, Daly L, Cushen SJ, Ní Bhuachalla É, Prado CM. Cancer-associated malnutrition, cachexia and sarcopenia: the skeleton in the hospital closet 40 years later. Proc Nutr Soc. 2016;75:199-211.

Salvioni CC, Stanich P, Almeida CS, Oliveira AS. Nutritional care in motor neurone disease/ amyotrophic lateral sclerosis. Arq Neuropsiquiatr. 2014;72:157-63.

Sánchez-Sánchez E, Ruano-Álvarez MA, Díaz-Jiménez J, Díaz AJ, Ordonez FJ. Enteral Nutrition by Nasogastric Tube in Adult Patients under Palliative Care: A Systematic Review. Nutrients. 2021;13:1562.

Schütte K, Middelberg-Bisping K, Schulz C. Nutrition and gastroenterological support in end of life care. Best Pract Res Clin Gastroenterol. 2020;48-4:101692.

Stratton RJ, Longmore D, Elia M. Concurrent validity of a newly developed malnutrition universal screening tool (MUST). Clin Nutr. 2003;22:S34.

Toohey K, Chapman M, Rushby AM, Urban K, Ingham G, Singh B. The effects of physical exercise in the palliative care phase for people with advanced cancer: a systematic review with meta-analysis. J Cancer Surviv. 2023;17:399-415.

Veurink G, Perry G, Singh SK. Role of antioxidants and a nutrient rich diet in Alzheimer's disease. Open Biol. 2020;10:200084.

Vigano A, Del Fabbro E, Bruera E, Borod M. The cachexia clinic: from staging to managing nutritional and functional problems in advanced cancer patients. Crit Rev Oncog. 2012;17:293-303.

Vílchez-López FJ, Larrán-Escandón L, García Almeida JM, Arraiza Irigoyen C, Irles Rocamora JA, Molina-Puerta MJ, et al. Evidence-based recommendations of the Andalusian Group for Nutrition Reflection and Investigation (GARIN) for the management of adult patients with short bowel syndrome. Nutr Hosp. 2021;38:1287-303.

Volkert D, Chourdakis M, Faxen-Irving G, Frühwald T, Landi F, Suominen MH, et al. ESPEN guidelines on nutrition in dementia. Clin Nutr. 2015;34:1052-73.

Wanden-Beerghe Lozano C, Cuerda Compés MC, Luengo Pérez LM. Nutrición artificial domiciliaria. En: Ángel Gil, ed. Tratado de nutrición: nutrición y enfermedad. Tomo V. 3ª ed. Madrid: Editorial Médica Panamericana; 2017. p. 307-27.

Papel del farmacéutico clínico en cuidados paliativos

14

E. Ríos Sánchez, S. Fénix Caballero y M. Domínguez Cantero

OBJETIVOS

- Adquirir habilidades para la optimización de los regímenes de medicación en pacientes en cuidados paliativos mediante estrategias de desprescripción.
- Conocer los elementos básicos de la conciliación de la medicación e interacción entre fármacos.
- Aprender las distintas adaptaciones farmacológicas según las necesidades del paciente en cuidados paliativos a través de la manipulación de los medicamentos y la formulación magistral.

INTRODUCCIÓN

Los programas de asistencia paliativa utilizan el trabajo en equipo para brindar apoyo a los pacientes y a quienes les proporcionan cuidados, ya que se precisa un enfoque integral, dada la situación, extremadamente vulnerable, que atraviesa la persona y su familia. La implicación del farmacéutico clínico como referente del medicamento y la atención farmacéutica es cada vez más considerada por los equipos de cuidados paliativos.

En el enfermo terminal, los cambios son frecuentes en cuanto a la cualidad y la intensidad de sus síntomas. Esto obliga a una revisión constante de las diferentes estrategias terapéuticas, adaptándolas a las diferentes necesidades del paciente. El manejo de los fármacos en estos pacientes es una tarea compleja por el elevado número de fármacos prescritos, tratamientos de diferentes ámbitos asistenciales, la edad avanzada en la mayoría de ellos o la fragilidad.

Por todo lo anterior, la colaboración del farmacéutico en un equipo de cuidados paliativos puede ser de gran utilidad, ya que la gestión eficaz de los medicamentos puede mejorar los resultados para el paciente. La aportación del farmacéutico debe ir dirigida a la educación e información de los medicamentos, tanto a pacientes/cuidadores como al resto del equipo, optimización de los regímenes de medicación, seguridad del paciente y asesoramiento legal sobre el medicamento.

CONCILIACIÓN DEL TRATAMIENTO FARMACOLÓGICO EN CUIDADOS PALIATIVOS

La conciliación de la medicación se define como el proceso formal de evaluación y análisis de la necesidad, efectividad y seguridad del tratamiento farmacológico que el paciente recibía antes del ingreso hospitalario, y cotejarlo con la prescripción farmacoterapéutica después del proceso asistencial. El objetivo es reducir los posibles errores de medicación y garantizar que los pacientes reciban los medicamentos que precisan a la dosis, vía y frecuencia adecuadas. La conciliación suele realizarse tanto en el momento del ingreso como al alta hospitalaria.

Se trata de una valoración estructurada del tratamiento farmacológico, en el que, además de los profesionales sanitarios, resulta de interés la participación de los pacientes y/o sus cuidadores, para así valorar su cumplimiento terapéutico y garantizar que la información transmitida en relación con el tratamiento sea lo más precisa y completa posible.

Etapas del proceso de conciliación o ajuste de medicación en pacientes en cuidados paliativos

Las etapas son las siguientes:

- Elaboración de la lista completa de medicación previa del paciente: requiere la revisión de una fuente de información fiable de las prescripciones activas y la entrevista estructurada al paciente (o su cuidador) para verificar dicha información. Es importante tener en cuenta también la automedicación del paciente (medicamentos sin receta, hierbas medicinales, etc.). Se recabará detalladamente la siguiente información:
  - Listado de medicamentos recibidos, con dosis, frecuencia y vía de administración.
  - Alergias/intolerancias del paciente.
  - Reacciones adversas previas.
- Revisión de los medicamentos prescritos para cuidados paliativos: de forma similar, se elaborará una lista de los nuevos medicamentos prescritos para el paciente en el escenario de cuidados paliativos.

- Comparación y detección de discrepancias: con ambos listados (medicación previa y medicación de nueva prescripción), se valorará:
  - Las posibles interacciones farmacológicas (v. el apartado *Interacciones farmacológicas*).
  - Duplicidades de medicamentos.
  - Tratamiento actualmente innecesario que sea preciso omitir. En general, el tratamiento específico de base, cuando existe, debe mantenerse en la fase final de la enfermedad. La retirada de este por tratamiento sintomático o paliativo puro se contempla en situaciones de proximidad del fallecimiento. Sin embargo, puede ser necesario suspender ciertos medicamentos en situaciones de esperanza de vida limitada y en las que el objetivo terapéutico no sea la prevención o la curación, sino el control de los síntomas (v. el apartado *Desprescripción*, con información de este proceso de forma más detallada).
- Documentación de los cambios realizados: los cambios introducidos en el tratamiento del paciente han de ser debidamente recogidos en un informe que contenga de forma clara y comprensible la lista completa de la medicación conciliada.
- Comunicación de la lista conciliada: por último, se trasladará la documentación elaborada al paciente y/o cuidador. Es preciso tener en cuenta que, si el paciente se encuentra en el domicilio, este (o su cuidador, en su caso) ha de ser capaz de responsabilizarse de la administración de su tratamiento farmacológico.

El reajuste del tratamiento y la capacitación del paciente/cuidador en su manejo se consideran áreas de riesgo en el *Mapa de riesgo del uso de los medicamentos en el domicilio en pacientes al final de la vida*, elaborado por el Grupo de Calidad del Programa Regional de Cuidados Paliativos de Extremadura. Se destaca la importancia de la elaboración de la hoja de tratamiento que se deja por escrito al paciente/cuidador en el domicilio y la confirmación de que entiendan las indicaciones suministradas. Por tanto, se recomienda que, además de por escrito, la información se acompañe de una explicación verbal que garantice la comprensión y la asimilación de los cambios introducidos.

Las presentaciones transdérmicas, sublinguales, transmucosas, bucodispersables o en solución oral son especialmente útiles en los pacientes frágiles que presentan con frecuencia importante debilidad y disfagia.

AJUSTE DE TRATAMIENTOS OPIÁCEOS

Mención aparte merece la conciliación o ajuste de los tratamientos opiáceos prescritos para el manejo del dolor de estos pacientes. En los últimos años, el creciente consumo de opioides se está convirtiendo en un problema de salud en los países desarrollados, confirmándose la necesidad de estudiar las posibles causas de este incremento y de consensuar estrategias de actuación, con el objeto de optimizar la prescripción y evitar posibles situaciones de prescripción inadecuada de estos medicamentos.

En este sentido, la Comisión Permanente de Farmacia del Consejo Interterritorial del Sistema Nacional de Salud aprobó en 2021 un plan de optimización de la utilización de analgésicos opioides en el dolor crónico no oncológico. Aunque el uso de opioides esté bien establecido y es aceptado para el tratamiento del dolor en pacientes oncológicos y en cuidados paliativos, algunas de las estrategias definidas en el plan son útiles también en el abordaje del dolor oncológico.

La medicación analgésica en situaciones de final de la vida sigue el mismo procedimiento y los mismos principios que en el resto de escenarios clínicos, adaptándose a la intensidad del dolor y a los cambios en el balance riesgo-beneficio.

En general, se mantendrá el opioide previamente prescrito que ya recibe el paciente. La rotación de opioides, es decir, cambiar de un opioide potente a otro para mejorar la analgesia o disminuir los efectos secundarios, puede ser útil en casos de:

- Somnolencia excesiva.
- Neurotoxicidad inducida por opioides (*delirium*, mioclonías, hiperalgesia).
- Náuseas, vómitos, íleo paralítico.
- Fallo primario opioide.
- En situaciones de últimos días puede ser necesario realizar un cambio de opioide en caso de pérdida de la vía oral.

Los pasos para realizar la rotación de opioides pueden resumirse en los siguientes:

- Calcular la dosis de opioide total (basal y rescates) utilizada en las últimas 24 horas y convertirla en la dosis equivalente de morfina oral (**Tabla 14-1**).
- Elegir el nuevo opioide y ajustar su dosis equivalente. Para ello, se puede emplear la tabla de conversión de opioides (v. **Tabla 14-1**), que pretende dar un valor de referencia y orientativo para el cálculo de la dosis del nuevo opioide, pero resulta imprescindible individualizar la dosis en cada paciente, según su situación clínica, y realizar una monitorización estrecha, fundamentalmente de la seguridad.
- Establecer la dosis total diaria del nuevo opioide y dividir por el número de dosis diarias. Hay que tener en cuenta las reducciones de dosis siguientes:
  - Reducción del 50 % en caso de dosis elevadas de opioide basal, edad avanzada, fragilidad o insuficiencia hepática/renal agudas.
  - Reducción del 25 % si se cambia de vía de administración, pero no de opioide, o existe dolor agudo sin efectos adversos.

En cualquier caso, se iniciará siempre con una dosis menor de la indicada en las tablas de conversión y se ajustará con medicación de rescate.

- La medicación de rescate constituirá un 10-15 % de la dosis total diaria.
- Revisar el tratamiento y ajustar en 48-72 horas.

DESPRESCRIPCIÓN

La polimedicación se presenta como un desafío para el clínico, y debe ser activamente detectada y manejada. La contribución

Tabla 14-1. Tabla de conversión de opioides

Morfina v.o. (mg/día*)	Morfina s.c. (mg/día*)	Morfina i.v. (mg/día*)	Fentanilo TTS µg/hora	Oxicodona v.o. (mg/día*)	Hidromorfona v.o. mg/día	Buprenorfina TTS µg/hora	Tramadol v.o. mg/día
10-30 (2,5-5)	15 (2,5-3)	10 (2)	12	10-15 (1,5-3)	4		150
60 (10)	30 (5)	20 (3)	25	20-40 (5)	8	35	300
90 (15)	45 (8)	30 (5)	37	45 (8)	12	52,5	450
120 (20)	60 (10)	40 (7)	50	60 (10)	16	70	600
180 (30)	90 (15)	60 (10)	75	80-100 (15)	24	105	–
240 (40)	120 (20)	80 (15)	100	120-135 (20)	32	140	–
360 (60)	180 (30)	120 (20)	150	180 (30)	40	No dar dosis superiores	

Adaptada de: Guía de práctica clínica. Uso seguro de opioides en pacientes de situación terminal. [Internet]. Consejería de Salud de la Junta de Andalucía; 2010. [Citado 19 Oct 2022]. Disponible en: https://www.juntadeandalucia.es/organismos/saludyconsumo/areas/calidad-investigacion-conocimiento/calidad-sistema-sanitario/paginas/guia-practica-opioides.html
*Dosis de rescate señaladas en azul. i.v.: vía intravenosa; TTS: vía transdérmica; s.c.: vía subcutánea; v.o.: vía oral.

del farmacéutico clínico en la vigilancia y asesoramiento de la desprescripción puede resultar de gran utilidad.

La polimedicación, entendida como la toma de cinco o más fármacos, es responsable de un aumento del riesgo de sufrir una reacción adversa y se asocia al 5-17 % de los ingresos hospitalarios en mayores de 65 años. Los pacientes con necesidades de cuidados paliativos son un grupo de alto riesgo, ya que siguen recibiendo medicación potencialmente inapropiada sin un impacto a corto plazo en los síntomas y asociado a una disminución en la calidad de vida, siendo especialmente llamativa la duración en el caso de fármacos con un objetivo terapéutico preventivo.

La desprescripción de la medicación en pacientes con necesidades de atención paliativa consiste en la evaluación crítica y estructurada de los potenciales beneficios y daños del tratamiento. El objetivo de la desprescripción es replantear el plan terapéutico, retirar, sustituir o reducir dosis de fármacos con escaso o nulo beneficio. Debe fundamentarse en la esperanza de vida, estado funcional, situación clínica y objetivos terapéuticos. Es recomendable que dicha revisión sea acordada con el propio paciente o soporte familiar, centrados en mantener la máxima calidad de vida y disminuyendo los problemas asociados a la medicación.

El primer paso en la desprescripción consiste en realizar un historial detallado de la medicación con o sin receta médica que está tomando el paciente, con la fecha de inicio y la indicación. Posteriormente, se ha de evaluar cada tratamiento de forma individualizada, con los beneficios y potenciales efectos adversos que pueda producir al paciente. A continuación, hay que priorizar qué tratamiento es candidato a desprescripción, consensuar con el paciente y realizar un seguimiento tras su retirada.

Algunos fármacos pueden ser retirados de forma inmediata, como las estatinas o vitaminas. Con otras medicinas, es preciso realizar un desescalado de dosis para evitar un efecto rebote, como puede ocurrir con los inhibidores de la bomba de protones, antidepresivos (**Tabla 14-2**).

Para realizar la tarea de la desprescripción de la medicación pueden utilizarse distintos métodos o herramientas que, junto al criterio clínico, sirven de apoyo para seleccionar la estrategia de revisión de la medicación. Clásicamente se clasifican en:

- Métodos implícitos: basados en algoritmos de decisión, requieren una evaluación clínica previa para realizar una desprescripción individualizada (índice de idoneidad de los medicamentos [MAI, *Medication Appropriateness Index*]).
- Métodos explícitos: son listados de fármacos previamente definidos, basados en la evidencia o en la opinión de expertos que informan de la medicación potencialmente inapropiada (criterios BEERS, criterios STOPP-START, criterios PRISCUS, etc.). En el ámbito de los pacientes

Tabla 14-2. Recomendaciones de desprescripción

Fármaco	Retirada gradual	Interrupción directa
Estatinas		X
Antihipertensivos		X
Vitaminas		X
Bisfosfonatos		X
Corticoides < 1 semana		X
Corticoides > 1 semana	X	
Antidepresivos	X	
Inhibidores de la bomba de protones	X	
Betabloqueantes	X	

Adaptada de: Hedman C, Frisk G, Björkhem-Bergman L. Deprescribing in Palliative Cancer Care. Life. 2022;12:613.

con necesidad de atención paliativa, se han desarrollado varias guías de desprescripción, las más relevantes son:

– *OncPal*: es una herramienta de ayuda a la desprescripción en pacientes oncológicos con necesidades paliativas. La guía recoge por sistema diferentes principios activos, con las consideraciones y justificación del limitado beneficio en pacientes paliativos.

– *STOPP FRAIL* o *STOPP-Pal* (versión en castellano): incluye un listado de medicación potencialmente inapropiada en pacientes frágiles con una expectativa corta de vida. Incluye fármacos sin una indicación clara en estos pacientes o aquellos tratamientos con baja eficacia de forma sistemática o con mala tolerancia.

A continuación, se describe una revisión de principios activos susceptibles de desprescripción en pacientes con necesidades de atención paliativa:

• Ácido acetilsalicílico: es un inhibidor irreversible de ciclooxigenasa, el efecto que ejerce sobre las plaquetas puede prolongarse de 7 a 10 días. El balance beneficio-riesgo debe evaluarse individualmente y valorar los posibles efectos adversos, como el sangrado. En pacientes con una función coronaria estable, podría desprescribirse en un escenario clínico de prevención primaria y de forma usual en el último mes de vida.

• Anticoagulantes: existen varios anticoagulantes en la terapéutica: acenocumarol, heparinas de bajo peso molecular, nuevos anticoagulantes orales directos, cuyo manejo puede influir en la decisión de desprescripción. En la heparina de bajo peso molecular, se ve afectada su dosificación en pacientes con bajo peso y función renal deteriorada. Los anticoagulantes orales directos no se recomiendan en pacientes con fallo renal o hepático, y no requieren monitorización. El beneficio de la profilaxis o el tratamiento frente al riesgo hemorrágico debe sopesarse teniendo en cuenta la expectativa de vida del paciente.

• Antidiabéticos orales: no existen recomendaciones claras basadas en evidencias sobre el manejo de los pacientes diabéticos en la etapa final de la vida, aunque se recomienda intentar la monoterapia y objetivos de control menos estrictos. El cambio de antidiabéticos orales por insulina en pacientes paliativos puede ser una opción para evitar efectos adversos. Los requerimientos de insulina pueden ir disminuyendo por insuficiencia renal o disminución del peso del paciente.

• Bisfosfonatos y denosumab: el uso de bisfosfonatos como coadyuvante en pacientes con dolor óseo y con metástasis óseas puede continuar hasta que la expectativa de vida sea menor a 1 mes. Con denosumab, habitualmente usado como alternativa a bisfosfonatos, existe la posibilidad de efecto rebote en pacientes en tratamiento superior a 2 años. En pacientes con metástasis, existe mayor riesgo de mal control del dolor tras la discontinuación. Una estrategia puede ser mantener denosumab o administrar una dosis única de ácido zoledrónico si se tolera.

• Estatinas: en pacientes geriátricos dependientes, parece existir mayor toxicidad muscular asociada al uso de estatinas. En pacientes con necesidad de cuidados paliativos, la discontinuación del tratamiento con estatinas parece ser segura. Se han realizado ensayos clínicos en los que se desprescribieron estatinas sin modificaciones sobre la mortalidad, describiendo una mayor calidad de vida de los pacientes paliativos.

• Inhibidores de la bomba de protones: se recomienda realizar su retirada de forma progresiva si el tratamiento tiene una duración superior a 4 semanas. Reducir la dosis inicial a la mitad durante 2 semanas puede disminuir el efecto rebote.

INTERACCIONES FARMACOLÓGICAS

El farmacéutico clínico puede realizar una aportación fundamental en la detección de interacciones y su relevancia clínica, a través de la validación farmacéutica de la prescripción, mediante la difusión de alertas descritas por las agencias del medicamento al equipo de paliativos o bien mediante el uso de sistemas electrónicos automatizados de información asociados a la prescripción.

Las interacciones fármaco-fármaco se clasifican dentro de los errores de medicación definidos por el National Coordinating Council for Medication Error Reporting and Prevention (NCCMERP) como «cualquier incidente prevenible que puede causar daño al paciente». La acción terapéutica de un fármaco puede verse alterada por los alimentos, la enfermedad o por acción con otros medicamentos.

Es posible definir una interacción fármaco-fármaco como cambio de actividad o el efecto por la presencia o acción de otro fármaco. Como resultado, se pueden clasificar las interacciones en aquellas sin relevancia clínica y otras con relevancia clínica que requieran modificación, ajuste de dosis o contraindicación con necesidad de usar alternativas. Además, es preciso interpretar la interacción dentro del balance beneficio-riesgo del paciente paliativo.

Como se ha comentado con anterioridad, los pacientes paliativos suelen contar con polimedicación, factor que aumenta el riesgo de sufrir interacciones medicamentosas. La incidencia de interacciones en pacientes hospitalizados varía entre el 60 y 73,3 %.

En pacientes que reciben cuidados paliativos, un elevado número pueden presentar interacciones potenciales. La mayoría de las interacciones se dan en tratamientos de uso habitual, como benzodiacepinas, antidepresivos, opiáceos, antipsicóticos, etc. El número de interacciones detectadas y su relevancia clínica puede variar según las bases de datos consultadas. En la **tabla 14-3**, se recogen las principales bases de datos de interacciones medicamentosas y el tipo de acceso.

Interacciones en analgésicos opiáceos farmacoterapia de paliativos

Dentro de la farmacoterapia de los pacientes con necesidades paliativas, los opiáceos presentan un importante papel (**Tabla 14-4**). Sobre las interacciones, no producen alteración significativa en la expresión de enzimas hepáticas, de forma que no son responsables de interacciones con otros fármacos. De forma general, puede apreciarse la interacción clínicamente relevante en dos sentidos:

- Interacciones farmacodinámicas: son las más comunes, bien por la potenciación de efectos similares a los opioides o por efectos farmacológicos opuestos. La Food and Drug Administration (FDA) ha alertado sobre la combinación de benzodiacepinas y opiáceos.
- Interacciones farmacocinéticas: derivadas de la acción de otros fármacos sobre los opiáceos.

Interacción de opiáceos con inductores enzimáticos CYP450

Aquellos fármacos (rifampicina, fenitoína, vemurafenib, etc.) que estimulen la metabolización del sistema CYP3A4 pueden producir disminución de las concentraciones plasmáticas de los opiáceos que sean metabolizados por esa vía. La consecuencia clínica de dicha interacción es la aparición del síndrome de abstinencia.

La inducción enzimática no es inmediata, necesita varios días o semanas. En estos casos es necesario aumentar las concentraciones de opiáceos para mantener el control de la analgesia. Es importante, en el momento de la retirada del inductor enzimático, un nuevo ajuste de dosis para evitar la sobredosificación.

Interacción de opiáceos con inhibidores enzimáticos del CYP450

La coadministración con inhibidores enzimáticos del CYP450, como los macrólidos, ribociclib, azoles, etc., puede aumentar las concentraciones plasmáticas, prolongar el efecto

Tabla 14-3. Bases de datos de interacciones farmacológicas

Recursos digitales	Acceso
Manual de medicamentos australianos. En: Australian Medicines Handbook (AMH)	https://shop.amh.net.au/products/digital (Requiere suscripción)
Base de datos de interacción farmacológica. En Monthly Index of Medical Specialties (MIMS)	https://www.mims.com.au/ (Requiere suscripción)
Drugs.com	https://www.drugs.com/drug_interactions.html (Gratuito)
Interacciones farmacológicas de Stockley. En: MedicinesComplete	https://about.medicinescomplete.com/publication/stockleys-drug-interactions/ (Requiere suscripción)
Lexicomp Drug Interactions. En: Wolters Kluwer	https://www.wolterskluwer.com/en/solutions/lexicomp (Requiere suscripción). Disponible con la suscripción a UpToDate
Mesa Flockhart. En: Indiana University, School of Medicines, Department of Medicine, Clinical Pharmacology	https://drug-interactions.medicine.iu.edu/MainTable.aspx (Gratuito)
Medinteract.net	https://www.medinteract.net/ (Requiere suscripción)
Martindale. En: MedicinesComplete	https://about.medicinescomplete.com/adr-checker/ (Requiere suscripción)
Interacciones. En: Fisterra	https://www.fisterra.com/medicamentosapps/interacciones/ (Requiere suscripción)
Drug Interaction Checker. En: Medscape	https://reference.medscape.com/drug-interactionchecker (Gratuito)
Base de datos de interacciones contra el cáncer Universidad de Liverpool	https://interaccioneshiv.huesped.org.ar/ (Gratuito)

Adaptada de: Grannell L. Drug interaction resources: Mind the gaps. Aust Prescr. 2020;43:18-23.

Tabla 14-4. Vías metabólicas de los opiáceos

Opiáceo	Principal vía de metabolización	Otras vías de metabolización
Morfina	Glucuronidación vía UGT2B7	CYP3A4 (solo 5 %)
Hidromorfona	Glucuronidación vía UGT2B7	CYP3A4 (mínimo)
Codeína	Glucuronidación vía UGT2B7	CYP2D6, CYP3A4
Tapentadol	Glucuronidación vía UGT2B7	CYP2C9, CYP2C19, CYP2D6 (2 %)
Fentanilo	CYP3A4	
Oxicodona	CYP3A4, CYP2D6	Glucuronidación vía UGT2B7
Tramadol	CYP3A4, CYP2D6	Glucuronidación
Petidina	CYP3A4, CYP2D6	CYP2C19
Metadona	CYP3A4, CYP2D6	CYP2C8, CYP2C19, CYP2D6, CYP2C9, CYP1A2
Buprenorfina	CYP3A4	Glucuronidación

Adaptada de: Girona Brumós L, coord. Introducción a las interacciones farmacológicas. [Internet]. Sociedad Española de Farmacia Hospitalaria (SEFH); 2013. pp. 367. [Citado 8 Nov 2022]. Disponible en: http://www.sefh.es/bibliotecavirtual/interacc2014/InteraccionesFarmacologicas_pr.pdf

y aumentar el riesgo de depresión respiratoria. En estos casos, sería recomendable evitar los fármacos que se metabolicen por esta vía.

La morfina y la hidromorfona se metabolizan mayoritariamente por glucuronidación. El potencial de interacción farmacocinética es mínimo, y son los analgésicos de elección cuando hay que asociar fármacos que interaccionan con el CYP450.

ADMINISTRACIÓN DE FÁRMACOS POR SONDA

Algunos pacientes en cuidados paliativos requieren nutrición enteral por sonda, una técnica de soporte nutricional artificial desarrollada para proveer los requerimientos de energía y de nutrientes a través del tracto digestivo. Está indicada cuando el aparato digestivo es funcionante total o parcialmente y la vía oral no puede utilizarse o resulta insuficiente para cubrir las demandas metabólicas.

Según la ubicación, las sondas pueden ser: nasogástrica, nasoentérica (más allá del píloro, el extremo distal de la sonda se sitúa en el duodeno o en el yeyuno), gastrostomía (endoscópica, radiológica o quirúrgica), yeyunostomía (quirúrgica o radiológica) o sonda de yeyunostomía transgástrica (la sonda llega al yeyuno desde una gastrostomía).

Estos pacientes pueden precisar también tratamiento farmacológico, y en muchos de ellos este tiene que administrarse mediante la misma sonda al tracto digestivo. Pero existen muchas dudas que pueden plantearse en el momento de prescribir o administrar un principio activo a través de una sonda: cuál es la forma farmacéutica de elección, cómo ha de prepararse para ser infundido por sonda, si las vías gástrica o duodeno-yeyunal son adecuadas, cuál es la compatibilidad con la nutrición enteral y qué otras observaciones deben considerarse para garantizar la biodisponibilidad del fármaco y la seguridad tanto del paciente como del personal que manipula dicho principio activo.

Por tanto, en pacientes con sonda que requieran administración de medicamentos habrá que hacer adaptaciones farmacológicas según las características del fármaco y el paciente.

RECOMENDACIONES DE MANIPULACIÓN SEGÚN LAS FORMAS FARMACÉUTICAS

Formas farmacéuticas líquidas

Estas formas farmacéuticas son soluciones, suspensiones, sobres, jarabes, gotas y ampollas.

En general, son las más adecuadas para su administración por sonda. Existen formas farmacéuticas líquidas que no se recomienda manipular: aquellas que contengan medicamentos con principios activos de estrecho margen terapéutico. En esta situación, la alteración de la forma farmacéutica puede modificar su biodisponibilidad, con riesgo de producirse efectos adversos graves.

Las formas farmacéuticas líquidas más adecuadas para su manipulación son las suspensiones y soluciones, y las menos adecuadas, los jarabes.

Es importante tener en cuenta tres aspectos:

- Osmolaridad: la recomendada para la administración por sonda, especialmente en el caso de sondas pospilóricas (a duodeno y yeyuno), está entre 300 y 500 mOsm/L. Mayores niveles pueden causar distensión abdominal y diarrea por secreción de agua. Para evitar las complicaciones derivadas de la administración de formulaciones líquidas con alta osmolaridad, es posible recurrir a diluir la solución con una cantidad adecuada de agua.

La fórmula que puede emplearse para calcular el volumen necesario de agua es:

$$\text{Volumen final (mL)} = \frac{\text{Volumen de solución (mL)} \times \text{mOsm/kg}}{\text{Osmolaridad deseada (300-500 mOsm/kg)}}$$

$$\text{Volumen requerido de agua (mL)} = \text{Volumen final (mL)} - \text{Volumen de solución (mL)}$$

Cuando no se dispone de información acerca de la osmolaridad, se recomienda la dilución con al menos 15-30 mL de agua.

- Contenido en sorbitol: un contenido elevado de sorbitol (> 10 g/día) puede ocasionar aerofagia o distensión abdominal, e incluso si la cantidad es mayor (> 20 g/día), espasmos abdominales o diarrea. Para reducir este problema, se diluye el líquido a administrar en unos 30 mL o más de agua, especialmente en sondas pospilóricas.
- Viscosidad: puede provocar problemas de obstrucción de la sonda. Para disminuir la viscosidad, se puede diluir el líquido en 30 mL o más de agua.

Formas farmacéuticas sólidas

- Cápsulas duras: este tipo de formas farmacéuticas se pueden abrir, salvo prohibición expresa del medicamento.
- Cápsulas de liberación prolongada: no se aconseja administrarlas por sonda. La forma farmacéutica prolongada o sostenida (como formas *retard*, el sistema de microbomba osmótica o el sistema osmótico de liberación oral [OROS®, *oral release osmotic system*]), están diseñadas para una liberación prolongada del fármaco. Son medicamentos con una cubierta especial que permite liberar lentamente el fármaco. En caso de que se triturasen, podría haber una liberación brusca del principio activo. Esto produciría: inicialmente, posibilidad de toxicidad por aumento de los niveles de fármaco de forma rápida; y posteriormente, períodos de dosificación subterapéutica.
  La alternativa, cuando sea posible, sería recurrir a formulaciones de liberación inmediata, siempre ajustando la dosis y el horario de administración.
- Cápsulas blandas: no se aconseja administrarlas por sonda. Contienen el principio activo en forma líquida. Extraer el contenido puede afectar a la estabilidad del principio activo, además de no asegurar la dosificación completa.
- Comprimidos de liberación inmediata: se pueden administrar por sonda y debe utilizarse la técnica de trituración de comprimidos.
- Comprimidos recubiertos:
  - *Cubierta entérica*: no se aconseja administrarlos por sonda. La cubierta puede tener como objetivo evitar

la degradación del principio activo en el medio ácido del estómago, prevenir la irritación gástrica o retrasar el inicio de la acción del fármaco. Su manipulación podría inactivar el fármaco con riesgo de pérdida de eficacia o irritar la mucosa gástrica. Solo se podrían triturar en caso de que la cubierta fuese para proteger la mucosa gástrica, valorando bien el riesgo que podría suponer. En el caso de sondas pospilóricas, sí pueden administrarse sin problemas, ya que salvan el paso a través del estómago.
  - *Cubierta de liberación prolongada*: no se aconseja administrar por sonda.
  - *Otro tipo de cubiertas*: en la mayoría de los casos, los comprimidos pueden triturarse, pero deben ser administrados de forma rápida, porque el principio activo podría degradarse.
- Comprimidos efervescentes: pueden administrarse por sonda.
- Comprimidos sublinguales: no se aconseja administrarlos por sonda. Están diseñados para que el fármaco se absorba a través de la mucosa sublingual, consiguiendo un efecto más rápido e intenso. Se disuelven fácilmente bajo la lengua sin necesidad de tragarlos, por lo que no es necesario triturarlos.
- Comprimidos dispersables: se pueden dispersar y administrar por sonda.
- Comprimidos masticables: deben triturarse meticulosamente, pues contienen aglutinantes como excipientes que los hacen diseñados para disgregarse poco a poco.
- Grageas: no se aconseja administrarlas por sonda. Pueden evitar acciones irritantes en la mucosa gástrica, mejorar la estabilidad del principio activo o bien enmascarar sabores desagradables (en este último caso, sí podrían manipularse, pero se debe tener en cuenta que ello podría provocar rechazo por parte del paciente, debido a las características organolépticas).

En caso de fármacos que no puedan ser manipulados y no exista otra alternativa comercial, hay que valorar la opción de elaborar una fórmula magistral.

Las presentaciones transdérmicas, transmucosas, sublinguales, bucodispersables o en solución oral son las presentaciones más útiles en pacientes frágiles, que, con frecuencia, presentan importante debilidad y disfagia.

Recomendaciones generales para la administración de fármacos por sonda

- Cada fármaco debe administrarse individualmente. No administrar varios fármacos al mismo tiempo.
- No usar la misma jeringa, utilizar una distinta en cada administración para evitar interacciones.
- Lavar la sonda con 10-30 mL de agua tras la administración de cada fármaco para quitar los restos.
- Si en el tratamiento del paciente hay fármacos de formas líquidas y sólidas, administrar primero las formas farmacéuticas líquidas y procurar que se haga en el orden de menor a mayor viscosidad, para evitar la obstrucción de la sonda.

Técnicas de preparación para la administración de formas orales por sonda

- Dispersión: es la técnica de administración ideal para medicamentos sólidos. Consiste en la dispersión y posterior disolución/suspensión del principio activo en un disolvente líquido (agua estéril y en algunos casos excepcionales una mezcla hidroalcohólica). Los pasos a seguir son:
  - El comprimido sin triturar se introduce en una jeringa de 60 mL, sin el émbolo, y cerrar.
  - Aspirar 15-20 mL de agua y agitar hasta desleír el comprimido. El tiempo será diferente según la especialidad (3-15 minutos).
  - Administrarlo por la sonda. Lavar la sonda con 30 mL de agua adicionales de agua.
- Trituración:
  - Triturar el comprimido o gránulos del interior de una cápsula dura hasta que se convierta en polvo homogéneo, introducirlo en una jeringa de 60 mL a la que previamente se le ha retirado el émbolo y cerrar.
  - Aspirar de 10-30 mL de agua, agitar hasta su disolución o suspensión.
  - Administrar por la sonda. Lavar la sonda con 30 ml adicionales de agua.
- Administración de comprimidos efervescentes:
  - Disolverlos en 30 mL o más de agua y esperar que termine la efervescencia.
  - Aspirar toda la disolución resultante.
  - Administrarlos por la sonda. Lavar la sonda con 30 mL adicionales de agua.
- Administración de comprimidos de citostáticos: en el caso de medicamentos antineoplásicos orales, las recomendaciones generales de manipulación y administración no son seguras. Al fraccionar, triturar, disolver y administrar, se generan partículas que pueden ser peligrosas en caso de exposición reiterada al fármaco, por lo que hay que extremar las precauciones para evitar la exposición a estas sustancias. Si la trituración o la apertura de la cápsula es indispensable:
    Triturarlos dentro de una bolsa de plástico con precaución para que no se rompa.
  - Utilizar la mayor protección posible: guantes, bata, mascarilla, un empapador en la zona de trabajo.
  - Disolverlos en agua y administrarlos con jeringa.

Inconvenientes de administración de fármacos por sonda

- Obstrucción de la sonda: cuando la administración pospilórica se realiza con sondas de pequeño calibre, será necesario tener especial precaución en la administración de formulaciones de medicamentos con elevada viscosidad.
- Mala tolerancia gastrointestinal (náuseas, vómitos, diarrea, distensión).
- Reducción o aumento de la biodisponibilidad del fármaco.
- Pérdida de las cualidades de la propia especialidad farmacéutica, como liberación sostenida o cubierta entérica.
- Interacciones entre el fármaco y la nutrición enteral.

Para conocer las posibilidades de administración de cada fármaco, la compatibilidad con la nutrición enteral y si las vías gástrica o duodeno-yeyunal son adecuadas, se pueden consultar algunos recursos digitales de interés (**Tabla 14-5**).

FORMULACIÓN MAGISTRAL EN CUIDADOS PALIATIVOS

Según la Organización Mundial de la Salud (OMS), los cuidados paliativos constituyen un planteamiento que mejora la calidad de vida de los pacientes (adultos y niños) y sus allegados cuando afrontan problemas inherentes a una enfermedad potencialmente mortal. Previenen y alivian el sufrimiento a través de la identificación temprana, la evaluación y el tratamiento correctos del dolor y otros problemas, sean estos de orden físico, psicosocial o espiritual.

En medicina paliativa, el tratamiento farmacológico suele ser una base importante en el abordaje de estos pacientes. Sin embargo, a veces un fármaco no se encuentra disponible en las dosis o forma farmacéutica adecuada. Es en esta situación cuando se necesita acudir a la preparación de una fórmula magistral.

El uso de la formulación magistral como medicamento individualizado en cuidados paliativos cubre lagunas terapéuticas. Es una opción de tratamiento frente a desabastecimientos, facilita la administración al paciente, permite elaborar preparados extemporáneos con principios activos de poca estabilidad, logra formular asociaciones de varios principios activos, se adapta a la zona a tratar o elimina excipientes inadecuados para el paciente por alergia o intolerancia. Es decir, con la formulación magistral es posible facilitar la individualización de los tratamientos farmacológicos.

DEFINICIONES

En el ámbito de la formulación magistral es importante tener en cuenta algunas definiciones:

- Fórmula magistral: es el medicamento destinado a un paciente individualizado, preparado por el farmacéutico, o bajo su dirección, para cumplimentar expresamente una prescripción facultativa detallada de las sustancias medicinales que incluye, según las normas técnicas y científicas del arte farmacéutico, dispensado en su farmacia o servicio farmacéutico y con la debida información al usuario.
- Preparado oficinal: es el medicamento preparado por un farmacéutico o bajo su dirección, dispensado en su oficina de farmacia o servicio farmacéutico, enumerado y descrito en el *Formulario Nacional*, destinado a su entrega directa a los enfermos que abastece dicha farmacia o servicio farmacéutico.
- Fórmula magistral tipificada: es la fórmula magistral recogida en el *Formulario Nacional*, por razón de su frecuente uso y utilidad.
- Procedimientos normalizados de trabajo: son los procedimientos escritos y aprobados según las normas de correcta elaboración y control de calidad que describen, de forma específica, las actividades que se llevan a cabo tanto en la elaboración de una fórmula magistral o preparado oficinal como en su control de calidad.
- *Formulario Nacional:* es el libro oficial que contiene las fórmulas magistrales tipificadas y los preparados oficinales reconocidos como medicamentos, sus categorías, indicaciones y materias primas que intervienen en su composición o preparación, así como las normas de correcta preparación y control de aquellos.

Tabla 14-5. Aplicaciones para dispositivos móviles y enlaces de interés para la manipulación de medicamentos

Recursos digitales	Acceso
Deglufarm	Aplicación móvil (Sociedad Española de Farmacia Hospitalaria) Gratuita
Medicare	Aplicación móvil (Servicio de Salud Gallego) Gratuita
De Andrés S, Álvarez J, Moreno M, Granda P, Jiménez C, Molina M, et al. Guía para la administración de medicamentos a pacientes con problemas de deglución. Servicio de Farmacia. Madrid: Hospital Universitario La Paz; 2021	https://www.sefh.es/bibliotecavirtual/guiadisfagia/Guia_disfagia2021_v4_interac_DEF.pdf
Gallego González MJ, Guevara García MA, Pedrera Clemente MD. Administración de medicamentos por sonda de alimentación enteral. Cuidados de Enfermería. Versión 2.0. AMSAECE 2019. Murcia: Hospital General Universitario Reina Sofía; 2019	https://www.murciasalud.es/publicaciones.php?op=mostrar_publicacion&id=2696&idsec=88
Guía de administración de medicamentos por sondas de alimentación enteral. Servicio de Farmacia del Hospital Clínico San Carlos; 2012	http://www.madrid.org/cs/Satellite?blobcol=urldata&blobheader=application/pdf&blobheadername1=Content-disposition&blobheadername2=cadena&blobheadervalue1=filename=Guia+de+administraci%C3%B3n+de+medicamentos+por+sondas+de+alimentaci%C3%B3n+enteral.pdf&blobheadervalue2=language=es&site=HospitalClinicoSanCarlos&blobkey=id&blobtable=MungoBlobs&blobwhere=1352812967550&ssbinary=true
Piñeiro Corrales G, Olivera Fernández R, Guindel Jiménez C. Administración de medicamentos en pacientes con nutrición enteral mediante sonda. [Internet]. Nutr Hosp. 2006;21:1-218	http://www.nutricionhospitalaria.com/pdf/revista/309.pdf
Martínez-López I, Puigventós F. Guía de administración de medicamentos por sonda. Hospital Universitari Son Dureta; 2004	https://www.elcomprimido.com/FARHSD/VADGUIAFAR2004Sonda.pdf

LEGISLACIÓN

En España, la normativa vigente que regula la formulación magistral es:

- El Real Decreto 175/2001, de 23 de febrero, por el que se aprueban las normas de correcta elaboración y control de calidad de fórmulas magistrales y preparados oficinales.
- La Ley 29/2006, de 26 de julio, de garantías y uso racional de los medicamentos y productos sanitarios.
- La Ley 28/2009, de 30 de diciembre, de modificación de la Ley 29/2006, de 26 de julio, de garantías y uso racional de los medicamentos y productos sanitarios.
- El Real Decreto 1718/2010, de 17 de diciembre, sobre receta médica y órdenes de dispensación.
- El Real Decreto Legislativo 1/2015, de 24 de julio, por el que se aprueba el texto refundido de la Ley de garantías y uso racional de los medicamentos y productos sanitarios.

Los requisitos de todo preparado farmacéutico, ya sea una fórmula magistral o un preparado oficinal, vienen recogidos en el capítulo IV de la Ley 29/2006, y serán preparados con sustancias de acción e indicación reconocidas legalmente en España, de acuerdo con el artículo 44.1 de la misma ley y según las directrices del *Formulario Nacional*.

Receta de fórmula magistral

La receta médica, pública o privada, y la orden de dispensación hospitalaria son los documentos que aseguran la instauración de un tratamiento con medicamentos por instrucción de un médico, un odontólogo o un podólogo, en el ámbito de sus competencias respectivas, únicos profesionales con facultad para recetar medicamentos sujetos a prescripción médica.

La receta médica en la formulación magistral es el documento normalizado mediante el cual un médico, un odontólogo o un podólogo realiza para un paciente concreto la prescripción detallada de una fórmula magistral para que sea elaborada y dispensada por un farmacéutico en una oficina de farmacia.

El preparado oficinal solo necesita receta médica para ser financiado.

Los requisitos de las recetas públicas o privadas son los siguientes:

- Pueden emitirse en soporte papel, para la cumplimentación manual o informatizada, y en soporte electrónico.
- Los datos básicos obligatorios, imprescindibles para la validez de una receta médica de formulación magistral, se exponen en la **tabla 14-6**.
- Las fórmulas magistrales y preparados oficinales no podrán prescribirse conjuntamente en una misma receta médica con otros medicamentos, y en cada receta solo se podrá prescribir una fórmula magistral o un preparado oficinal.

FÓRMULAS MAGISTRALES

En la **tabla 14-7**, se recogen algunos recursos digitales con información de fórmulas magistrales útiles en cuidados paliativos, que se pueden prescribir para situaciones en las que no existen preparados comerciales.

Tabla 14-6. Datos básicos de una receta de fórmula magistral	
Datos del paciente	• Nombre, dos apellidos y fecha de nacimiento • En recetas públicas, el código de identificación personal del paciente, recogido en su tarjeta sanitaria individual, asignado por su servicio de salud • En recetas privadas, el número del Documento Nacional de Identidad (DNI)
Datos del prescriptor	• Nombre y apellidos • Número colegiado • Firma y fecha
Preposición	• D o Dp/: despáchese o dispénsese • h.s.a.: hágase según arte • d.s.a.: disuélvase según arte • m.s.a.: mézclese según arte • c.s.p.: cantidad suficiente para (se escribe tras el excipiente principal seguida de una cifra en g o mL, que indica la cantidad total en peso o volumen de la fórmula) • a.a.: a partes iguales
Asignación	• Principio activo (en g, mg, µg, porcentaje peso/volumen [% p/v], etcétera) • Excipiente: vehículo donde se diluye el principio activo • Correctivos o coadyuvantes • Forma farmacéutica • Cantidad total a preparar
Indicación	Indicación para la que es prescrita la fórmula
Posología (dosis y pauta)	
Observaciones	

Tabla 14-7. Enlaces de interés de formulación magistral	
Recursos digitales	**Acceso**
Grupo de trabajo de farmacotecnia de la Sociedad Española de Farmacia Hospitalaria (SEFH)	https://gruposdetrabajo.sefh.es/farmacotecnia/index.php/formulas-magistrales Acceso gratuito
Domínguez JL. Medicamentos individualizados en el paciente encamado. En: 1er Encuentro Médico-Farmacéutico. Formulación Magistral en Dermatología. En: Aula del Medicamento Individualizado	https://web.cofrm.com/wp-content/uploads/2019/12/3.1.-Paciente-encamado.Dom%c3%adnguez.pdf
Domínguez JL, Abarca E, Muñoz M, Sánchez-Brunete JA. Cuidados paliativos y formulación magistral. 2ª ed. Fundación CUDECA; 2014	http://www.aeff.es/modulos/mod_descargas/descargas.php?f=Manuales-20150304-104152.pdf
Formulación Magistral en Medicina de Familia	http://www.fcn.unp.edu.ar/sitio/tecnofarma/wp-content/uploads/2010/08/magistrales.pdf

PUNTOS CLAVE

- Los continuos cambios asistenciales que se pueden dar en el paciente paliativo hacen que se beneficie de estrategias como la conciliación.
- La polifarmacia en pacientes paliativos se asocia a disminución de calidad de vida. Una desprescripción sistemática puede reducir los efectos adversos.

- Las dificultades de deglución y el limitado acceso venoso son situaciones que requieren un conocimiento adecuado de la manipulación de medicamentos y fórmulas magistrales.
- Es necesario adaptar los objetivos farmacoterapéuticos a la situación actual del paciente y a su expectativa de vida.

BIBLIOGRAFÍA

Agustín MP, Arrieta J, Benites A, Del Río ML, Moral AI, Rodríguez E, et al. Manual para el Manejo del Paciente en Cuidados Paliativos en Urgencias Extrahospitalarias. [Internet]. Madrid: Salud Madrid SUMMA 112; 2011. [Citado 19 Oct 2022]. Disponible en: http://www.madrid.org/bvirtual/BVCM017095.pdf

American Geriatrics Society 2015 Beers Criteria Update Expert Panel. American Geriatrics Society 2015 Updated Beers Criteria for Potentially Inappropriate Medication Use in Older Adults. J Am Geriatr Soc. 2015;63:2227-46.

Anastasilakis AD, Makras P, Yavropoulou MP, Tabacco G, Naciu AM, Palermo A. Denosumab Discontinuation and the Rebound Phenomenon: A Narrative Review. J Clin Med. 2021;10:152.

Arenaza Peña AE, Arias Fernández L, Benítez Giménez MT, Bilbao Gómez-Martino C, Borrego Hernando MI, Fernández Ruiz-Morón AM, et al. Guía de Administración de Medicamentos por Sondas de Alimentación Enteral: Servicio de Farmacia. Madrid: Hospital Clínico San Carlos; 2012.

Bugarín R, Fernández JA, Triñanes Y. Guía de práctica clínica sobre atención paliativa al adulto en situación de últimos días. [Internet]. Ministerio de Sanidad. Agencia de Conocimiento en Salud (ACIS). Unidad de Asesoramiento Científico-técnico, Avalia-t; 2021. [Citado 19 Oct 2022]. Disponible en: https://portal.guiasalud.es/gpc/atencion-paliativa-ultimos-dias/

Collazo Carrera S, Iglesias Jusdado M, Villanueva Laborda J. Interacciones medicamentosas potenciales en pacientes paliativos. Med Paliativa. 2016;23:122-8.

Chin-Yee N, Tanuseputro P, Carrier M, Noble S. Thromboembolic disease in palliative and end-of-life care: A narrative review. Thromb Res. 2019;175:84-9.

Cuidados paliativos: un nuevo enfoque. INFAC. 2016;24:1-7.

De Andrés S, Álvarez J, Moreno M, Granda P, Jiménez C, Molina M, et al. Guía para la administración de medicamentos a pacientes con problemas de deglución. Servicio de Farmacia. [Internet]. Madrid: Hospital Universitario La Paz; 2021. [Citado 8 Nov 2022]. Disponible en: https://www.sefh.es/bibliotecavirtual/guiadisfagia/Guia_disfagia2021_v4_interac_DEF.pdf

Delgado-Silveira E, Mateos-Nozal J, Muñoz García M, Rexach Cano L, Vélez-Díaz-Pallarés M, Albeniz López J, et al. Uso potencialmente inapropiado de fármacos en cuidados paliativos: versión en castellano de los criterios STOPP-Frail (STOPP-Pal). Rev Esp Geriatr Gerontol. 2019;54:151-5.

Díaz Madero A, Ramos Hernández C, Ramos Pollo D, Martín González M, García Martínez N, Bermejo Arruz A. Interacciones farmacológicas en una unidad de cuidados paliativos. Med Paliativa. 2012;19:17-23.

Domínguez JL, Abarca E, Muñoz M, Sánchez-Brunete JA. Cuidados paliativos y formulación magistral. 2ª ed. Fundación CUDECA; 2014. Disponible en: http://www.aeff.es/modulos/mod_descargas/descargas.php?f=Manuales-20150.304.104152.pdf

Fernández Villalba E. Atención Farmacéutica Cronicidad. Continuidad Asistencial entre Niveles Conciliación-Desprescripción. Curso online de actualización en procesos transversales de la Farmacia Hospitalaria. [Internet]. Disponible en: https://svfh.es/wp-content/uploads/2020/12/M%C3%93DULO-19.-ATENCI%C3%93N-FARMAC%C3%89UTICA-CRONICIDAD.-CONTINUIDAD-ASISTENCIAL-ENT...-1.pdf

Gago Sánchez AI, Garzás Martín de Almagro MC, Calañas Continente A, Molina Puerta MJ. Guía de administración de fármacos por sonda nasogástrica. Servicio de Farmacia. [Internet]. Murcia: Hospital Universitario Reina Sofía. [Citado 8 Nov 2022]. Disponible en: https://www.sspa.juntadeandalucia.es/servicioandaluzdesalud/hrs3/fileadmin/user_upload/area_atencion_alprofesional/comision_farmacia/boletines/guia_admon_sng.pdf

Gallego González MJ, Guevara García MA, Pedrera Clemente MD. Administración de medicamentos por sonda de alimentación enteral. Cuidados de Enfermería. Versión 2.0. AMSAECE 2019. [Internet]. Murcia: Hospital General Universitario Reina Sofía; 2019. [Citado 8 Nov 2022]. Disponible en: https://www.murciasalud.es/administracionmedicamentossondaalimentacionenteral

Geppert U, Beindl W, Hawranek T, Hintner H. Drug interactions in clinical practice. A pilot project for quality assurance in prescribing. Hautarzt. 2003;54:53-7.

Girona Brumós L, coord. Introducción a las interacciones farmacológicas. [Internet]. Sociedad Española de Farmacia Hospitalaria (SEFH); 2013. pp.367. [Citado 8 Nov 2022]. Disponible en: http://www.sefh.es/bibliotecavirtual/interacc2014/InteraccionesFarmacoloigicas_pr.pdf

Grannell L. Drug interaction resources: Mind the gaps. Aust Prescr. 2020;43:18-23.

Guía de práctica clínica. Uso seguro de opioides en pacientes de situación terminal. [Internet]. Consejería de Salud de la Junta de Andalucía; 2010. [Citado 19 Oct 2022]. Disponible en: https://www.juntadeandalucia.es/organismos/saludyconsumo/areas/calidad-investigacion-conocimiento/calidad-sistema-sanitario/paginas/guia-practica-opiodes.html

Gurwitz JH, Go AS, Fortmann SP. Statins for Primary Prevention in Older Adults: Uncertainty and the Need for More Evidence. JAMA. 2016;316:1971-2.

Hedman C, Frisk G, Björkhem-Bergman L. Deprescribing in Palliative Cancer Care. Life. 2022;12:613.

Herndon CM, Nee D, Atayee RS, Craig DS, Lehn J, Moore PS, et al. ASHP Guidelines on the Pharmacist's Role in Palliative and Hospice Care. Am J Health Syst Pharm. 2016;73:1351-67.

Holt S, Schmiedl S, Thürmann PA. Potentially inappropriate medications in the elderly: the PRISCUS list. Dtsch Arztebl Int. 2010;107:543-51.

Kutner JS, Blatchford PJ, Taylor DH, Ritchie CS, Bull JH, Fairclough DL, et al. Safety and benefit of discontinuing statin therapy in the setting of advanced, life-limiting illness: a randomized clinical trial. JAMA Intern Med. 2015;175:691-700.

Le T, Toscani M, Colaizzi J. Telepharmacy: A New Paradigm for Our Profession. J Pharm Pract. 2020;33:176-82.

Ley 28/2009, de 30 de diciembre, de modificación de la Ley 29/2006, de 26 de julio, de garantías y uso racional de los medicamentos y productos sanitarios. [Internet]. BOE. 2009;315:112036-8. Disponible en: https://www.boe.es/eli/es/l/2009/12/30/28

Ley 29/2006, de 26 de julio, de garantía y uso racional de los medicamentos y productos sanitarios. [Internet]. BOE. 2006;178. [Actualizado 25 Jul 2105]. Disponible en: https://www.boe.es/buscar/act.php?id=BOE-A-2006-13554

Lindsay J, Dooley M, Martin J, Fay M, Kearney A, Khatun M, et al. The development and evaluation of an oncological palliative care deprescribing guideline: the 'OncPal deprescribing guideline'. Support Care Cancer. 2015;23:71-8.

López-Martín C, Aquerreta I, Faus V, Idoate A. Conciliación de la medicación en el paciente crítico. Med Intensiva. 2014;38:283-7.

Martínez-López I, Puigventós F. Guía de administración de medicamentos por sonda. [Internet]. Hospital Universitari Son Dureta; 2004. [Citado 8 Nov 2022]. Disponible en: http://www.elcomprimido.com/FARHSD/VAD-GUIAFAR2004Sonda.pdf

Masnoon N, Shakib S, Kalisch-Ellett L, Caughey GE. What is polypharmacy? A systematic review of definitions. BMC Geriatr. 2017;17:230.

Maurer PM, Bartkowski RR. Drug interactions of clinical significance with opioid analgesics. Drug Saf. 1993;8:30-48.

Medidas de seguridad en la prescripción y reajuste del tratamiento: hoja de tratamiento y capacitación de las personas cuidadoras. Programa Regional de Cuidados Paliativos de Extremadura. [Internet]. Ministerio de Sanidad, Servicios Sociales e Igualdad; 2019. [Citado 19 Oct 2022]. Disponible en: https://docplayer.es/139070722-Medidas-de-seguridad-en-la-prescripcion-y-reajuste-del-tratamiento-hoja-de-tratamiento-y-capacitacion-de-las-personas-cuidadoras.html

National Coordinating Council for Medication Error Reporting and Prevention. Taxonomy of medication errors. [Internet]. NCCMERP. [Citado 8 Nov 2022]. Disponible en: https://www.nccmerp.org/taxonomy-medication-errors-now-available

National Institute for Health and Care Excellence. Venous thromboembolism in over 16s: reducing the risk of hospital-acquired deep vein thrombosis or pulmonary embolism. [Internet]. Londres: NICE; 2019. [Citado 8 Nov 2022]. Disponible en: https://www.nice.org.uk/guidance/ng89

Organización Mundial de la Salud. Cuidados paliativos. [Internet]. OMS. 20 Ago 2020. [Citado 8 Nov 2022]. Disponible en: https://www.who.int/es/news-room/fact-sheets/detail/palliative-care

Piñeiro Corrales G, Olivera Fernández R, Guindel Jiménez C. Administración de medicamentos en pacientes con nutrición enteral mediante sonda. [Internet]. Nutr Hosp. 2006;21:1-218. [Citado 8 Nov 2022]. Disponible en: http://www.nutricionhospitalaria.com/pdf/revista/309.pdf

Real Decreto 175/2001, de 23 de febrero, por el que se aprueban las normas de correcta elaboración y control de calidad de fórmulas magistrales y preparados oficinales. [Internet]. BOE. 2001;65. [Actualizado 12 Jul 2003]. [Citado 8 Nov 2022]. Disponible en: https://www.boe.es/buscar/pdf/2001/BOE-A-2001-5185-consolidado.pdf

Real Decreto 1718/2010, de 17 de diciembre, sobre receta médica y órdenes de dispensación. BOE. [Internet]. 2011;17. [Actualizado 23 Dic 2015]. [Citado 8 Nov 2022]. Disponible en: https://www.boe.es/buscar/act.php?id=BOE-A-2011-1013

Real Decreto Legislativo 1/2015, de 24 de julio, por el que se aprueba el texto refundido de la Ley de garantías y uso racional de los medicamentos y productos sanitarios. [Internet]. BOE. 2015; 177. [Actualizado 17 Mar 2023]. [Citado 8 Nov 2022]. Disponible en: https://www.boe.es/buscar/act.php?id=BOE-A-2015-8343

Recomendaciones de Prácticas Seguras en la Conciliación de la Medicación al Alta Hospitalaria en Pacientes Crónicos. [Internet]. Ministerio de Sanidad, Consumo y Bienestar Social; 2019. [Citado 18 Oct 2022]. Disponible en: https://www.sanidad.gob.es/organizacion/sns/planCalidadSNS/docs/Recomendaciones_de_Practicas_Seguras_en_la_conciliacion_de_la_medicacion_al_alta_hospitalaria_en_pacientes_cronicos_2019.pdf

Roure C, Queralt M, Delgado O, coords. Guía para la implantación de programas de conciliación de la medicación en los centros sanitarios. [Internet]. Societat Catalana de Farmàcia Clínica; 2009. [Citado 19 Oct 2022]. Disponible en: https://www.sefap.org/media/upload/arxius/formacion/aula_fap_2010/bibliografia/Guia_conciliacion_medica_SCFC.pdf

Schenker Y, Park SY, Jeong K, Pruskowski J, Kavalieratos D, Resick J, et al. Associations Between Polypharmacy, Symptom Burden, and Quality of Life in Patients with Advanced, Life-Limiting Illness. J Gen Intern Med. 2019;34:559-66.

Thompson J. Deprescribing in palliative care. Clin Med. 2019;19:311-4.

Van der Stelt CA, Vermeulen Windsant-Van den Tweel AM, Egberts AC, an den Bemt PM, Leendertse AJ, Hermens WA, et al. The Association Between Potentially Inappropriate Prescribing and Medication-Related Hospital Admissions in Older Patients: A Nested Case Control Study. Drug Saf. 2016;39:79-87.

Urgencias oncológicas en cuidados paliativos

15

A. Camacho Molina y M. C. Palomar Muñoz

 OBJETIVOS

- Conocer las urgencias más frecuentes que presentan los pacientes oncológicos paliativos para mejorar la calidad de la atención.
- Detectar de forma precoz las complicaciones graves potencialmente tratables de los pacientes oncológicos, disminuyendo la morbimortalidad y las posibles secuelas.
- Considerar las opciones terapéuticas para estas patologías de cara a poder elegir la mejor alternativa, teniendo en cuenta la situación basal del paciente.

INTRODUCCIÓN

Las urgencias oncológicas comprenden un grupo de complicaciones que pueden comprometer la vida de los pacientes con cáncer y requieren una actuación inmediata.

Con el aumento del cáncer en la población general y con la mayor sobrevida que tienen los pacientes gracias a los nuevos tratamientos, se presencia la llegada frecuente y regular de estos pacientes a los servicios de atención primaria y a los servicios de urgencias.

Es sumamente importante conocer la situación clínica basal del paciente, así como el impacto físico y emocional que puede suponer el tratamiento a la hora de considerar las diferentes alternativas terapéuticas, evitando siempre la obstinación terapéutica.

SÍNDROME DE VENA CAVA SUPERIOR

El síndrome de vena cava superior (SVCS) es un cuadro clínico en el que se produce una disminución del retorno venoso proveniente de la cabeza, el cuello y los miembros superiores hacia el corazón, como consecuencia de la obstrucción, parcial o completa, del flujo sanguíneo desde la vena cava superior (VCS) a la aurícula. Dicha obstrucción puede ser por compresión extrínseca o por causa intravascular.

Etiología

La etiología suele ser maligna en más del 90 % de los casos. El cáncer de pulmón es la causa tumoral más frecuente, principalmente el carcinoma de células no pequeñas (50 %), seguido del cáncer de pulmón de células pequeñas (25-35 %) y el linfoma no Hodgkin (10-15 %). Otros tumores asociados con menor frecuencia al SVCS son: timoma, neoplasias mediastínicas primarias de células germinales, mesotelioma y tumores sólidos con metástasis en los ganglios linfáticos mediastínicos.

Entre la etiología no neoplásica, destacan la trombosis venosa asociada a catéteres endovasculares y la fibrosis mediastínica secundaria a un proceso inflamatorio, infeccioso o a radioterapia (**Fig. 15-1**).

 La etiología tumoral más frecuente del SVCS es el carcinoma de pulmón de células no pequeñas.

Clínica

La aparición de los síntomas depende en gran medida de la rapidez con la que se instaura la obstrucción. Clínicamente se caracteriza por disnea que empeora con el decúbito, edema «en esclavina», ingurgitación yugular y cianosis facial. Pueden aparecer otros signos y síntomas como: circulación colateral, que se produce cuando el cuadro se instaura de forma progresiva, cefalea, confusión y alteraciones visuales cuando se produce un edema cerebral secundario, tos, disfagia y estridor laríngeo.

Diagnóstico

El diagnóstico se basa en los hallazgos clínicos del paciente, y su confirmación se lleva a cabo por técnicas de imagen. La radiografía de tórax es anormal en más del 80 % de los pacientes, pudiendo encontrar masas en el mediastino superior, lesiones pulmonares, adenopatías hiliares o derrame pleural. La tomografía axial computarizada (TAC) de tórax es la técnica de elección para evaluar la anatomía del mediastino y la estructura de la VCS, ya que permite localizar el grado de la obstrucción y su gravedad.

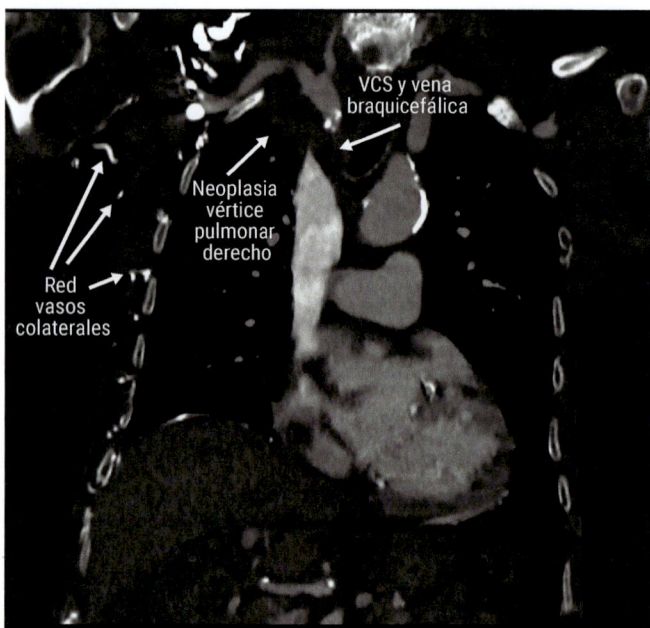

Figura 15-1. Obstrucción de la vena cava superior (VCS).

Tratamiento

En la mayoría de los casos, el SVCS no supone un compromiso vital, por lo que el tratamiento específico del tumor puede diferirse hasta obtener un diagnóstico histológico y el estadiaje del tumor. En estos pacientes, se recomienda iniciar tratamiento con corticoides (dexametasona 4 mg/6 h), para aliviar los síntomas hasta obtener un diagnóstico anatomopatológico para iniciar un tratamiento específico (quimioterapia y/o radioterapia).

En pacientes graves con compromiso hemodinámico, la colocación de una prótesis autoexpandible de vena cava es el tratamiento de primera línea.

Cuando el SVCS se relaciona con la trombosis de catéter venoso central y la evolución es reciente (5-7 días), puede administrarse tratamiento trombolítico (estreptocinasa o urocinasa) a través del mismo y anticoagulación sin retirada del catéter. En el resto de los casos, es necesaria la anticoagulación con heparina y la retirada del catéter.

COMPRESIÓN MEDULAR

La compresión medular de origen neoplásico es una complicación frecuente en los pacientes oncológicos, con una incidencia del 5 % aproximadamente, siendo la segunda complicación neurológica tras las metástasis cerebrales. Un retraso en el diagnóstico e inicio del tratamiento puede ocasionar un daño neurológico irreversible.

Etiología

La compresión medular se produce cuando una masa de origen primario o metastásico afecta al saco dural y su contenido (cordón medular y/o cola de caballo). En la mayor parte de los casos (85-90 %), son lesiones extradurales por crecimiento de una metástasis ósea en el cuerpo vertebral, que se extiende hasta el canal raquídeo, originando una compresión medular anterior. Las lesiones extradurales pueden tener también una localización paravertebral, aunque es menos común. La compresión medular también puede producirse por lesiones intradurales-extramedulares producidas por diseminación leptomeníngea y lesiones intramedulares (**Fig. 15-2**). Estas son menos frecuentes y presentan un peor pronóstico.

La localización de compromiso medular más frecuente es en la zona dorsal (70 %), seguida de la localización lumbar (20 %) y cervical (10 %). No es infrecuente la afectación de varias zonas de forma simultánea.

Clínica

El síntoma más frecuente y precoz es el dolor, estando presente en hasta el 90 % de los pacientes. Puede preceder semanas o meses al resto de los síntomas. Es un dolor localizado en la región afectada, progresivo, y empeora con el decúbito, los movimientos y las maniobras de Valsalva. El dolor suele estar ausente en las lesiones intradurales/intramedulares.

Las alteraciones motoras (debilidad muscular, pérdida de fuerza) son el segundo síntoma en frecuencia (75-80 %). Habitualmente afecta a la zona proximal de miembros inferiores, debido a la compresión dorsal, provocando dificultad en la marcha, que puede progresar hasta la paraplejia.

Las alteraciones sensitivas están descritas en hasta un 50 % de los pacientes en el momento del diagnóstico, apareciendo parestesias, disestesias y/o disminución de la sensibilidad. Suele afectar a miembros inferiores con carácter ascendente.

Los síntomas autonómicos, como la disfunción vesical, impotencia e incontinencia fecal, aparecen de forma tardía, salvo en las lesiones del cono medular, implicando un pronóstico desfavorable.

Otras manifestaciones que pueden encontrarse son: espasticidad, hiperreflexia, hipertonía y ataxia.

Diagnóstico

El diagnóstico de sospecha se establece tras la anamnesis y la exploración neurológica, precisando de pruebas de imagen

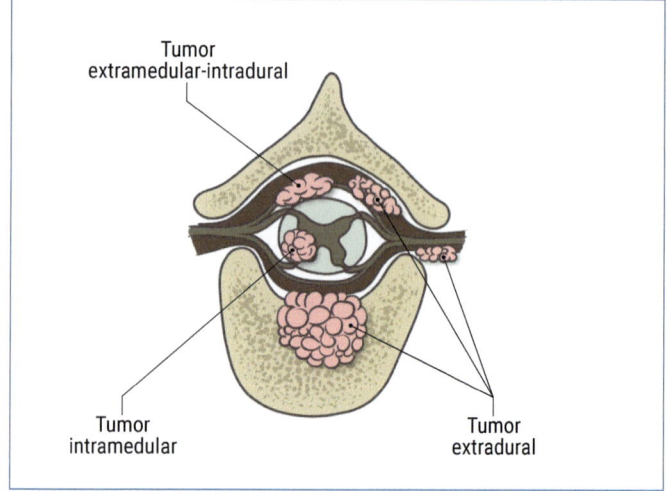

Figura 15-2. Compresión medular.

para la confirmación diagnóstica y la determinación del grado de la lesión.

La radiografía simple es poco sensible, aunque puede objetivarse la erosión del pedículo, el borramiento posterior del cuerpo vertebral y el colapso vertebral. La resonancia magnética nuclear (RMN) es la prueba diagnóstica de elección, y debe realizarse con la menor demora posible. La tomografía axial computarizada (TAC) de columna es la prueba diagnóstica alternativa cuando no es posible realizar RMN de columna (**Figs. 15-3** y **15-4**).

Pronóstico

Los factores pronósticos más importantes son: el déficit neurológico al diagnóstico, la velocidad de instauración del cuadro y el tiempo de inicio desde los síntomas al inicio del tratamiento. El pronóstico es peor cuando existe parálisis en lugar de paresia, cuando hay disfunción autonómica y trastornos esfinterianos, cuando pasan más de 24 horas desde que ocurre el fenómeno de compresión hasta la intervención terapéutica y cuando ocurre una aparición rápida de déficit neurológico.

Tratamiento

Los objetivos del tratamiento son el alivio del dolor, la prevención de complicaciones y la preservación de la función neurológica. Debe adaptarse en función del pronóstico del paciente, la localización de la lesión, la histología y la velocidad de instauración. El éxito del tratamiento depende de la rapidez en su instauración y del déficit neurológico del paciente en el momento del diagnóstico. Cuando existe paraplejia establecida, solo recuperan la deambulación el 10 % de los pacientes.

Debe indicarse reposo, profilaxis para enfermedad tromboembólica con heparina de bajo peso molecular, sondaje vesical si presenta retención urinaria y prevención del estreñimiento.

El tratamiento con corticoides ha de iniciarse de forma precoz. Se recomienda un bolo inicial de 10 mg de dexametasona intravenosa (i.v.), seguido de 12-16 mg repartido en 3-4 dosis. Tras conseguir la estabilización clínica, se recomienda reducir la dosis de forma progresiva y cambiar la administración a vía oral.

La mayor parte de los pacientes precisan analgesia con antiinflamatorios no esteroideos, opioides y fármacos coadyuvantes. La administración de ácido zolendrónico 4 mg i.v. puede considerarse en pacientes con metástasis vertebrales.

La radioterapia es el tratamiento de elección en la mayoría de los pacientes que no son candidatos a cirugía, y debe iniciarse tan pronto como sea posible.

La cirugía mediante descompresión con resección circuferencial está indicada en las siguientes situaciones:

- Inestabilidad vertebral.
- Compromiso cervical alto.
- Localización única de la compresión.
- Tumores infantiles con compresión grave.
- Necesidad de diagnóstico histológico.

- Progresión tras radioterapia.
- Tumores radiorresistentes.
- Progresión rápida con instauración de paraplejia en menos de 48 horas.

Se recomienda administrar radioterapia tras la cirugía, ya que la administración combinada mejora el pronóstico.

La quimioterapia está indicada en casos de tumores quimiosensibles, como el neuroblastoma, tumores germinales, linfomas o carcinoma microcítico de pulmón. También debe valorarse en caso de recidiva de compresión medular en pacientes que previamente fueron tratados con cirugía y/o radioterapia.

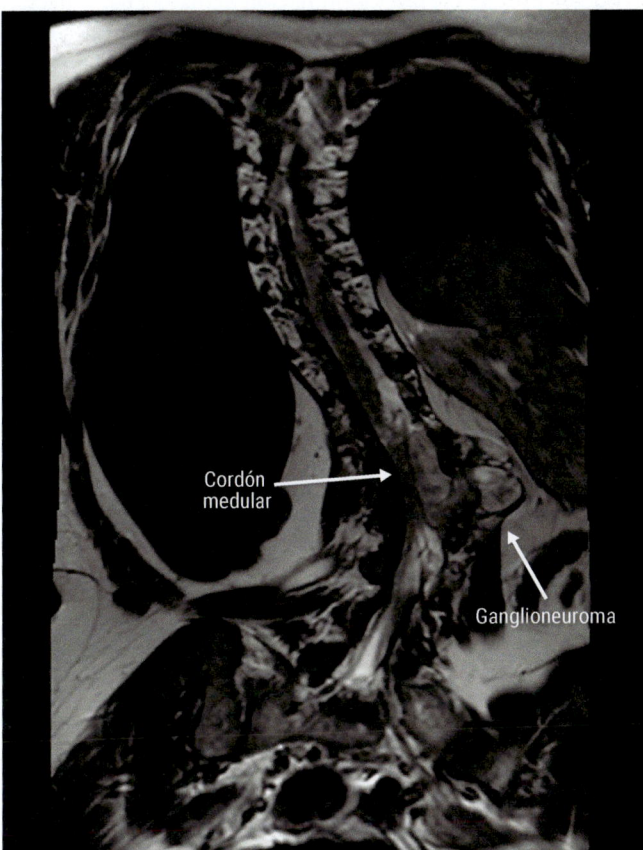

Figura 15-3. Ganglioneuroma. Compresión medular.

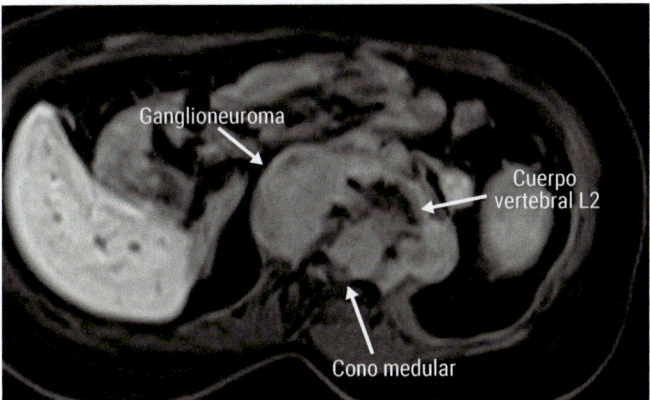

Figura 15-4. Ganglioneuroma. Compresión medular.

METÁSTASIS CEREBRALES

Las metástasis cerebrales son los tumores intracraneales más frecuentes en el adulto y representan más de la mitad de los tumores cerebrales. Aparecen en un 10-30 % de los adultos y hasta en un 10 % en niños.

Etiología

La tumores primarios que con mayor frecuencia producen metástasis cerebrales en los adultos son el cáncer de pulmón, de mama, de riñón, el colorrectal y el melanoma. En los niños son los sarcomas neuroblastomas y los tumores de células germinales.

Suelen producirse por diseminación hematógena, y afectan hasta un 80 % de los casos a los hemisferios cerebrales.

Clínica

La clínica es variable, debiendo sospecharse en cualquier paciente con cáncer que presente síntomas neurológicos o alteraciones de la conducta.

La cefalea es el síntoma más frecuente y aparece hasta en el 50 % de los pacientes con metástasis cerebrales. Es más usual cuando existen metástasis múltiples o se localizan en la fosa posterior. Suele acompañarse de náuseas y/o vómitos secundarios a la aparición de hipertensión intracraneal.

El déficit neurológico más frecuente es la hemiparesia, aunque las alteraciones motoras y sensitivas pueden variar según la localización de la lesión.

Hasta un 35 % de los pacientes pueden presentar deterioro cognitivo, incluyendo problemas de memoria y cambios del estado de ánimo o de personalidad. Estos últimos se observan sobre todo si la lesión se localiza en la zona frontal.

Las crisis comiciales ocurren en un 10-20 % de los pacientes, y suelen producirse cuando existen múltiples lesiones o cuando estas son secundarias a melanoma. Entre el 5 y el 10 % de los pacientes, la clínica se puede presentar en forma de accidente cerebrovascular, que puede ser provocado por hemorragia en una metástasis, hipercoagulabilidad, invasión arterial por un tumor o embolización de células tumorales. Los tumores con mayor tendencia a presentar hemorragia en la zona cerebral son el melanoma, el coriocarcinoma, el carcinoma renal y de tiroides.

Diagnóstico

El diagnóstico se realiza por TAC, siendo la técnica más accesible; y por RMN, que es el estudio de elección, debido a su alta sensibilidad y especificidad. La RMN puede objetivar lesiones no visibles en la TAC y alteraciones en la zona leptomeníngea. La biopsia cerebral debe realizarse cuando existen dudas en el diagnóstico, especialmente en lesiones únicas.

Tratamiento

El primer paso en el tratamiento de las metástasis cerebrales es el uso de corticoides a dosis altas para reducir el edema perilesional. Se recomienda un bolo inicial de dexametasona de 10 mg i.v., seguido de 12-16 mg en 24 horas repartidos en 3-4 dosis. No se recomienda el uso de antiepilépticos de forma profiláctica.

Las terapias definitivas se basan en la radioterapia, radiocirugía y cirugía. Para la elección del tratamiento, se tendrá en cuenta el número de metástasis, la localización, la edad, el estado funcional o *performance status*, la extensión de la enfermedad extracraneal y el control del tumor primario. La radioterapia holocraneal está indicada en pacientes con metástasis múltiples o enfermedad sistémica avanzada. La radiocirugía se lleva a cabo en pacientes con un número limitado de lesiones (3-4 lesiones con diámetro inferior a 35 mm) con tumor primario controlado. La cirugía se reserva para pacientes con 1-3 metástasis que, además, tengan buena calidad de vida y un tumor primario controlado.

SÍNDROME DE LISIS TUMORAL

El síndrome de lisis tumoral (SLT) es el conjunto de complicaciones metabólicas producidas como consecuencia de la destrucción rápida y masiva de células tumorales en neoplasias con un elevado índice proliferativo, alta carga tumoral o aquellas muy sensibles al tratamiento, con la consecuente liberación del contenido intracelular al torrente sanguíneo (fosfato, potasio, ácidos nucleicos y proteínas). Se puede producir tras la administración de tratamiento quimioterápico citotóxico, generalmente entre las primeras 12-72 horas, o de forma espontánea, aunque esta última es menos frecuente. Se han descrito casos de SLT tras la administración de radioterapia, inmunoterapia o, incluso, esteroides a altas dosis en protocolos antitumorales, pero no es tan habitual como tras la administración de tratamiento quimioterápico.

La liberación al torrente sanguíneo de grandes cantidades de ácidos nucleicos, potasio, fósforo y citocinas condiciona la saturación de los mecanismos de excreción, principalmente en la zona renal, dando lugar a alteraciones tóxicas y metabólicas a nivel sistémico, particularmente en el ámbito renal, cardíaco y del sistema nervioso central.

La hiperpotasemia es la alteración más precoz. La liberación del potasio intracelular y la insuficiencia renal son los mecanismos favorecedores de la hiperpotasemia, que puede provocar arritmias y muerte súbita. Como consecuencia del catabolismo de los ácidos nucleicos, se produce hiperuricemia, pudiendo el ácido úrico precipitar en los túbulos renales, ocasionando una disminución del flujo renal y una lesión renal aguda secundaria. La hiperfosfatemia se produce por un aumento del producto fósforo-calcio que lleva a la precipitación de depósitos de cristales en túbulos renales (nefrocalcinosis), nefrolitiasis, uropatía obstructiva y, en algunas ocasiones, depósitos de fosfato cálcico en tejidos, lo cual, asociado a niveles bajos de vitamina D_3 y a la inhibición de la hormona paratiroidea por la hiperfosfatemia, produce hipocalcemia. La liberación de citocinas tras la destrucción celular provoca un síndrome de respuesta inflamatoria sistémica que puede dar lugar a un fallo multiorgánico.

 Las alteraciones metabólicas del SLT incluyen hiperpotasemia, hiperuricemia, hiperfosfatemia e hipocalcemia.

Clínica

Las manifestaciones clínicas son inespecíficas y se asocian a los trastornos electrolíticos descritos (hiperpotasemia, hiperfosfatemia, hipocalcemia e hiperglicemia). Los pacientes con SLT pueden presentar desde náuseas, vómitos, anorexia, diarrea, debilidad, calambres, espasmos, parestesias, tetania, letargia, confusión, delirio, alucinaciones y convulsiones, hasta taquicardia o fibrilación ventricular, síncope, asistolia y muerte súbita.

Diagnóstico

Los criterios diagnósticos del SLT corresponden a los de Cairo y Bishop, que incluyen parámetros de laboratorio y criterios clínicos. Estos se manifiestan de manera simultánea al tratamiento citotóxico, o desde 3 días antes hasta 7 días después del inicio de la terapia citotóxica (**Tabla 15-1**).

Factores de riesgo

La incidencia y gravedad del SLT dependen principalmente de los siguientes factores (**Tabla 15-2**):

- *Relacionados con la enfermedad*: una elevada carga tumoral y tumores con alta sensibilidad al tratamiento liberan mayor contenido celular tras la administración de quimioterapia. Los tumores con alto potencial de lisis celular incluyen linfomas de alto grado, leucemias agudas y otros tumores de proliferación rápida, como los tumores germinales, el carcinoma microcítico de pulmón y el neuroblastoma.
- *Relacionados con el paciente*: edad avanzada (> 65 años), deshidratación, presencia de hepatoesplenomegalia.
- *Relacionados con alteraciones metabólicas previas*: hiperuricemia previa > 4,5 mg/dL (un incremento de 1 mg/dL aumenta el riesgo de SLT 1,7 veces, y de alteración renal, 2,2 veces), recuento leucocitario > 100×10^9/L, hiperpotasemia, hiperfosfatemia, aumento de lactato-deshidrogenasa inicial > 400 U/L, nivel de creatinina inicial mayor de 1,4 mg/dL.
- *Relacionados con la función renal*: insuficiencia renal aguda o crónica previa, diuresis escasa (< 1 mL/h), nefropatía anterior, presencia de uropatía obstructiva, compresión ureteral por masa tumoral, infiltración tumoral del parénquima renal, diuresis con orina con pH urinario < 6, hiponatremia.
- *Relacionados con el tratamiento*: regímenes con citarabina, compuestos de platino y glucocorticoides aumentan el riesgo de aparición de SLT. Existe menor incidencia si se realiza tratamiento con metotrexato, radioterapia y fármacos oncológicos no quimioterápicos.

Tabla 15-1. Criterios diagnósticos de Cairo-Bishop

Criterios de laboratorio Debe cumplir al menos dos en los 3 días previos o 7 días posteriores al inicio del tratamiento citotóxico	• Ácido úrico ≥ 8 mg/dL o aumento del 25 % • Fósforo ≥ 4,5 mg/dL o aumento del 25 % • Potasio ≥ 6 mg/dL o aumento del 25 % • Calcio corregido ≤ 7 mg/dL o disminución del 25 %
Criterios clínicos Debe cumplir al menos uno	• Incremento de creatinina ≥ 1,5 veces el límite superior de la normalidad • Arritmia cardíaca • Convulsiones • Muerte súbita

---

Tabla 15-2. Estratificación del riesgo de síndrome de lisis tumoral

	Riesgo bajo	Riesgo intermedio	Riesgo alto
Leucemia linfática crónica	Leucocitos ≤ 10.000/μL o en tratamiento con fármacos alquilantes	Leucocitos 10.000- 100.000/μL o en tratamiento con biológicos o fármacos dirigidos	
Leucemia mieloide aguda	Leucocitos < 25.000/μL y LDH < 2 × LSN	Leucocitos 25.000-100.000/μL o LDH ≥ 2 × LSN	Leucocitos ≥ 100.000/μL
Leucemia linfoblástica aguda		Leucocitos < 100.000/μL y LDH < 2 × LSN	Leucocitos ≥ 100.000/μL o LDH ≥ 2 × LSN
Linfomas	Linfoma de Hodgkin, linfoma no Hodgkin indolente	Linfoma B difuso de célula grande no *bulky* (no voluminoso)	Linfoma de *Burkitt*, linfoma linfoblástico, linfoma B difuso de célula grande *bulky*
Otras entidades	Mieloma, leucemia mieloide crónica, tumores sólidos sin otros factores de riesgo	Tumores sólidos muy quimiosensibles o de rápida proliferación (carcinoma microcítico de pulmón, tumores germinales y neuroblastoma)	Todas las entidades de riesgo intermedio con insuficiencia renal, hiperuricemia, hiperpotasemia o hiperfosfatemia
Profilaxis recomendada	• Monitorización • Hidratación	• Monitorización • Hidratación • Alopurinol	• Monitorización • Hidratación • Rasburicasa

Bulky: LDH > 2 × LSN o masa > 10 cm en el adulto; LDH: lactato-deshidrogenasa; LSN: límite superior de la normalidad.

Profilaxis

En los pacientes con riesgo de desarrollar SLT, se recomienda su prevención con tratamiento profiláctico con el objetivo de disminuir la formación de ácido úrico y favorecer su degradación y excreción por vía renal. Debe realizarse una monitorización mediante control estricto del balance hídrico, realización de analíticas seriadas para vigilar el hemograma, la función renal y los iones, y electrocardiograma en caso de alteraciones electrolíticas.

La profilaxis se lleva a cabo mediante hidratación i.v. con 2-3 L/m²/día de solución salina al 0,9 % hasta que no haya evidencia de lisis tumoral y pueda asegurarse una adecuada ingesta hídrica del paciente con el objetivo de mejorar la perfusión renal e inducir la diuresis; y la administración de fármacos hipouricemiantes como el alopurinol y rasburicasa. El tipo de profilaxis se selecciona en función del riesgo estimado de desarrollar SLT (v. **Tabla 15-2**).

El alopurinol se recomienda en pacientes con riesgo intermedio de desarrollar SLT a dosis de 300 mg/día vía oral desde 24-48 horas previas al tratamiento hasta 7 días después. Debe ajustarse la dosis en presencia de insuficiencia renal.

La rasburicasa está indicada en pacientes con alto riesgo de desarrollar SLT o pacientes de riesgo intermedio con niveles de ácido úrico elevados o insuficiencia renal previos al tratamiento. Se administra desde las 24 horas previas al tratamiento quimioterápico hasta 5-7 días después a dosis de 0,2 mg/kg/día. Su uso está contraindicado en pacientes con déficit de G6PD, ya que puede producir hemólisis.

El febuxostat puede emplearse cuando no es posible administrar alopurinol ni rasburicasa. No requiere ajuste posológico en pacientes con insuficiencia renal leve o moderada.

Tratamiento

En pacientes con SLT establecido, se recomienda intensificar la monitorización aconsejando medir electrólitos, creatinina y ácido úrico cada 4-6 horas. Además de las medidas anteriormente descritas de hidratación y uso de hipouricemiantes, debe establecerse un tratamiento específico para las alteraciones metabólicas.

El tratamiento de la hipocalcemia sintomática ha de retrasarse hasta que se corrijan los niveles de fosfato. Sin embargo, los pacientes con síntomas graves de hipocalcemia (por ejemplo, tetania o arritmia cardíaca) deben ser tratados independientemente del nivel de fosfato. El tratamiento se realizará con la dosis más baja posible de calcio para aliviar los síntomas y evitar la cristalización de fosfato cálcico. Los pacientes con hipocalcemia asintomáticos no requieren tratamiento.

El tratamiento de la hiperpotasemia incluye restricción de aporte de potasio en la dieta, resinas de intercambio iónico (patirómero o sulfonato de poliestireno sódico), glucosa e insulina, agonistas beta-adrenérgicos y hemodiálisis en caso de fracaso del tratamiento.

Para la corrección de la hiperfosfatemia se precisa hidratación adecuada, ya que promueve su excreción. En aquellos casos en los que exista hiperfosfatemia y fracaso renal agudo, puede requerirse terapia de reemplazo renal. El uso de quelantes de fosfato es controvertido.

La terapia renal sustitutiva está indicada en caso de:

- Oligoanuria o anuria.
- Sobrecarga de volumen.
- Hiperpotasemia > 7 mEq/L.
- Fósforo > 10 mEq/L.
- Hipocalcemia sintomática inducida por hiperfosfatemia.

HIPERCALCEMIA TUMORAL

La hipercalcemia es la complicación metabólica más frecuente en los pacientes oncológicos, ocurriendo hasta en un 30 % de los pacientes con cáncer en algún momento de la enfermedad. Se asocia a mal pronóstico, con una mediana de supervivencia de 25 a 52 días después de su aparición, aunque la normalización de los niveles de calcio tras la administración de tratamiento quimioterápico se asoció a una supervivencia más prolongada. Puede ocurrir en cualquier tipo de neoplasia, aunque es más frecuente en pacientes con cáncer de pulmón de células no pequeñas, cáncer de mama, mieloma múltiple, así como en tumores de células escamosas de cabeza y cuello, carcinomas uroteliales, de ovario o próstata.

Se define como la presencia de cifras de calcio plasmático corregido con albúmina mayores a 10,5 mg/dL (2,6 mmol/L) o calcio iónico mayor a 5,6 mg/dL (1,3 mmol/L). Dependiendo de los niveles de calcio en sangre, se clasifica en leve (calcio plasmático < 12 mg/dL), moderada (calcio plasmático 12-13,5 mg/dL) y grave (calcio plasmático >13,5 mg/dL).

La hipercalcemia tumoral se puede producir por los siguientes mecanismos:

- *Producción por parte del tumor de péptidos con efectos similares a la hormona paratiroidea* (PTHrP): es el mecanismo de acción por el que se produce hipercalcemia tumoral en la mayor parte de los casos, predominando en tumores escamosos de pulmón, cabeza y cuello, carcinomas uroteliales y neoplasias de mama. La PTHrP secretada por el tumor se une al receptor de la hormona paratiroidea-PTHrP tipo 1 a nivel óseo y renal, aumentando la resorción ósea osteoclástica y la reabsorción tubular de calcio. Los pacientes con hipercalcemia por PTHrP típicamente tienen pocas o ninguna metástasis óseas.
- *Osteólisis local en pacientes con metástasis óseas*: la liberación de citocinas por parte de las células tumorales aumenta la resorción ósea osteoclástica y suprime la formación ósea de los osteoblastos, produciéndose una liberación de calcio fuera del hueso mayor que la excretada por el riñón. Este mecanismo es más frecuente en el cáncer de mama y mieloma múltiple.
- *Producción tumoral de 1,25-dihidroxivitamina D*: el incremento de este metabolismo aumenta la absorción intestinal de calcio y puede producir una elevación de la resorción ósea, produciendo de forma secundaria hipercalcemia. Este mecanismo es frecuente en el linfoma.
- *Secreción ectópica de hormona paratiroidea tumoral*: no es un mecanismo frecuente, pero se puede objetivar en tumores paratiroideos.
- *Otros*: la hipercalcemia también se puede presentar por hiperparatiroidismo benigno concomitante o por aumento

de la actividad de los osteoclastos tras la retirada de denosumab.

Clínica

Los pacientes con hipercalcemia leve o crónica pueden estar asintomáticos o tener síntomas leves. La hipercalcemia moderada puede tolerase bien si la instauración es crónica, mientras que una elevación aguda a esas concentraciones podría causar síntomas marcados. La hipercalcemia mayor a 14 mg/dL puede provocar la muerte del paciente. La clínica puede ser muy variada e inespecífica:

- General: deshidratación, pérdida de peso, astenia, prurito.
- Digestiva: estreñimiento, anorexia, náuseas, úlcera péptica y pancreatitis.
- Cardiovascular: intervalo QT acortado, ensanchamiento del QRS, bloqueos de rama, arritmias, hipertensión y parada cardíaca.
- Renal: poliuria, polidipsia, nefrolitiasis, nefrocalcinosis e insuficiencia renal aguda y crónica.
- Muscoloesquelética: debilidad muscular, dolor óseo, osteopenia y osteoporosis.
- Neurológica: obnubilación, confusión, irritabilidad, psicosis y coma.

Diagnóstico

El primer paso es comprobar que nos encontramos ante una verdadera hipercalcemia, repitiendo el calcio iónico o el calcio total corregido con albúmina. Esta corrección debe realizarse debido a que el calcio en sangre se une altamente a la albúmina, por lo que su concentración puede estar modificada si existen cambios en la concentración de proteínas en sangre.

Los niveles de hipercalcemia y cronicidad en el tiempo pueden ayudar con el diagnóstico etiológico. Una hipercalcemia asintomática por debajo de 11 mg/dL prolongada en el tiempo orienta hacia un hiperparatiroidismo primario y, menos frecuentemente, a hipercalcemia hipocalciúrica familiar. Niveles de calcio > 13 mg/dL se asocian con mayor frecuencia a malignidad. Habría que determinar los valores de la hormona paratiroidea para descartar un hiperparatiroidismo primario concomitante, valores de PTHrP y niveles de $1,25(OH)_2$-vitamina D (fundamentalmente en pacientes hematológicos) (**Fig. 15-5**).

Tratamiento

Se debe decidir si se va a realizar una terapia activa para reducir los niveles de calcemia o no, ya que el tratamiento activo puede ser adecuado si existe un pronóstico favorable y si existen más terapias para tratar la neoplasia subyacente; sin embargo, no será necesario en un paciente que está cerca del final de su vida.

El tratamiento específico de la hipercalcemia está basado en los siguientes pilares:

- Reponer el volumen intravascular mediante la hidratación adecuada.
- Aumentar la eliminación de calcio a través del riñón.
- Inhibir o disminuir la resorción ósea.
- Administrar tratamiento de la neoplasia subyacente.

En pacientes con *hipercalcemia leve* (12 mg/dL), se recomienda una ingesta hídrica abundante (2-3 L/día) y evitar factores que favorezcan la hipercalcemia, como fármacos que inhiben la excreción urinaria de calcio (por ejemplo, tiacidas) o que disminuyen el flujo renal sanguíneo (por ejemplo, antiinflamatorios no esteroideos o los anti-H_2), la inmovilización, dieta rica en calcio o suplementos vitamínicos que contengan calcio, vitamina D_3, vitamina A y retinoides.

En pacientes con *hipercalcemia moderada* (12-13,5 mg/dL) de instauración crónica que permanezcan asintomáticos pueden tratarse con las medidas anteriormente descritas. En los pacientes en los que la hipercalcemia se instaura de forma aguda, pueden estar muy sintomáticos y requerir fluidoterapia y bisfosfonatos, como se describe a continuación.

En casos de *hipercalcemia grave* (> 14 mg/dL), el primer objetivo del tratamiento es corregir la depleción de volumen y favorecer la calciuresis mediante la administración de líquidos por vía i.v. Se recomienda una carga inicial de 1.000-2.000 mL de suero salino fisiológico y, posteriormente, continuar a un ritmo de 150-300 mL/h, con el objetivo de mantener una diuresis de 100-150 mL/h. El ritmo de la fluidoterapia dependerá de la gravedad de la hipercalcemia y la presencia de comorbilidades del paciente. Una clara limitante está en pacientes con insuficiencia cardíaca o renal, que no pueden tolerar sobrecargas de volumen.

La aplicación de *diuréticos de asa* (furosemida) favorece la calciuresis inducida por natriuresis. Su uso en pacientes con hipercalcemia es controvertido, ya que puede prolongar el estado de deshidratación y empeorar la hipercalcemia si se administran antes de lograr una adecuada reposición de volumen. La administración de diuréticos solo está indicada en situaciones de sobrecarga hídrica.

El siguiente objetivo es inhibir la resorción ósea producida por la actividad osteoclástica. Los *bisfosfonatos* constituyen el tratamiento antirresortivo más potente, siendo el zolendronato el bisfosfonato de elección, ya que normaliza el calcio en el 80-90 % de los pacientes. Se recomienda diluir 4 mg de zolendronato en 100 mL de suero salino fisiológico y administrar en 15-30 minutos por vía i.v. La respuesta máxima se produce a las 48-96 horas, manteniéndose su efecto hasta 4 semanas. Su uso está contraindicado en pacientes con insuficiencia renal grave (filtrado glomerular < 30 mL/min), y como alternativa puede utilizarse pamidronato 60-90 mg (90 mg si la calcemia es superior a 13,5 mg/dL) diluidos en 250-500 mL de suero salino fisiológico a pasar en 2-4 horas. Normaliza el calcio en el 60-70 % de los pacientes e inicia su efecto a las 24-48 horas de su administración, con una duración media del tratamiento de 11 a 14 días. En caso de filtrado glomerular < 30 mL/minuto, se recomienda aumentar el tiempo de perfusión a 4-6 horas. En general, los bisfosfonatos son bien tolerados, aunque pueden provocar cuadros seudogripales con fiebre y artromialgias, fracaso renal agudo e hipocalcemia. Su uso prolongado puede asociarse a osteonecrosis de mandíbula y fracturas patológicas.

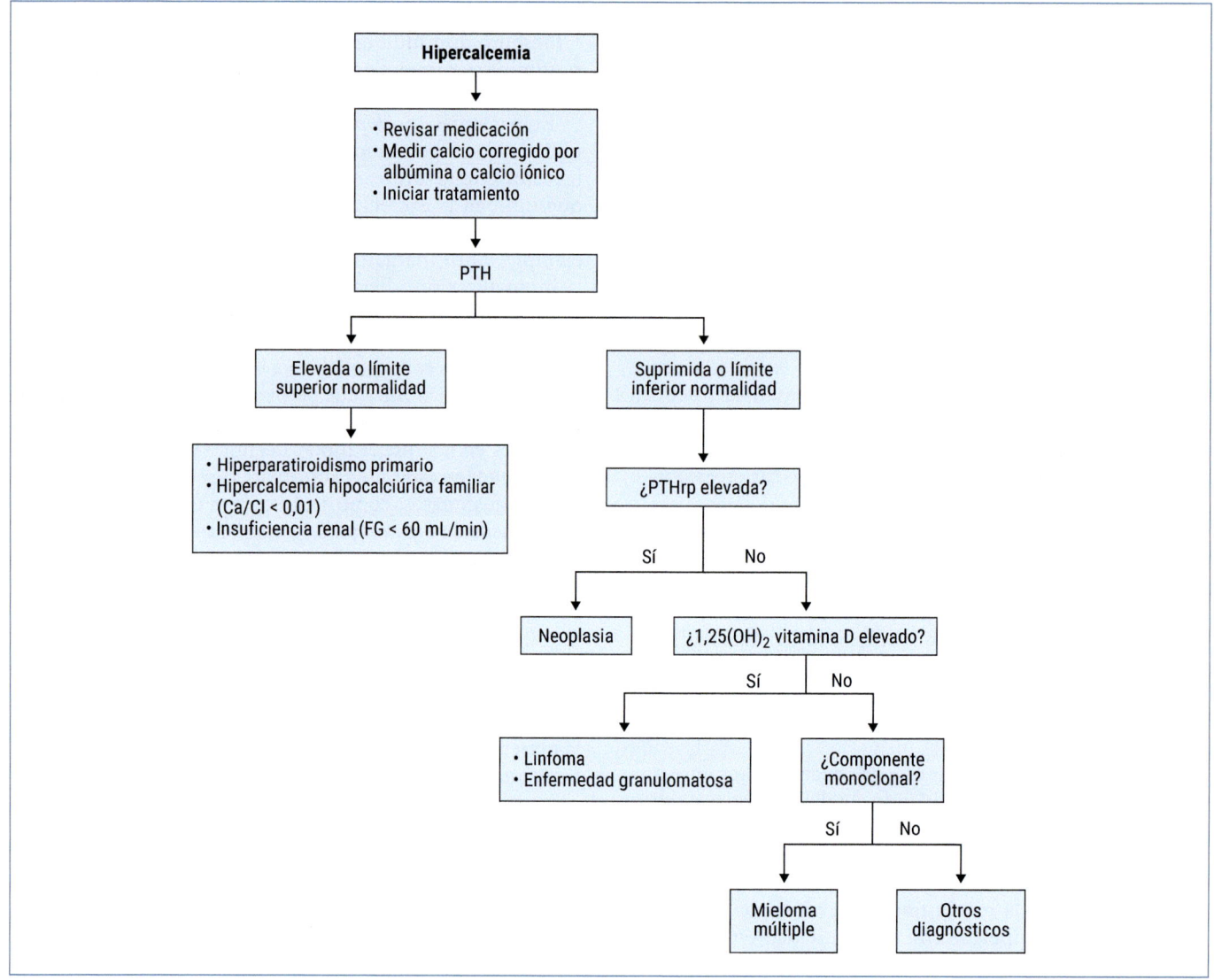

Figura 15-5. Diagnóstico de hipercalcemia tumoral. FG: filtrado glomerular; PTH: hormona paratiroidea; PTHrP: péptidos con efectos similares a la hormona paratiroidea.

La *calcitonina* actúa inhibiendo la actividad de los osteoclastos. Su efecto es rápido, pero desarrolla tolerancia a las 48 horas. Puede administrarse en casos graves en combinación con bisfosfonatos a dosis de 4-8 UI/kg cada 6-12 horas de forma intramuscular o subcutánea.

Los *corticoides* reducen los niveles de 1,25-dihidroxivitamina D, por lo que pueden ser útiles en los casos en los que la hipercalcemia se relaciona con la producción tumoral de 1,25-dihidroxivitamina, como ocurre en las neoplasias hematológicas (linfoma, leucemia). En otros casos de hipercalcemia, no son eficaces. Pueden emplearse dosis de 40-60 mg de prednisona al día.

El *denosumab* es un anticuerpo monoclonal humano que inhibe la maduración, activación y función de los osteoclastos, lo que produce una disminución de la resorción ósea. Puede considerarse en pacientes en los que los bisfosfonatos están contraindicados o en casos de hipercalcemia refractaria a los mismos. Puede aplicarse en pacientes con filtrado glomerular < 30 mL/minuto. Se administra en una única dosis de 60-120 mg por vía subcutánea. Como efecto adverso puede producirse una hipercalcemia de rebote al suspender el tratamiento.

Los *calcimiméticos* como cinacalcet disminuyen las concentraciones séricas de la hormona paratiroidea al aumentar su unión al receptor de calcio extracelular. Se puede utilizar en pacientes con carcinoma de paratiroides que presentan hiperparatiroidismo primario. La dosis inicial es de 30 mg cada 24 horas, que puede incrementarse hasta 180 mg al día dependiendo de los valores de la hormona paratiroidea.

En los casos graves en que la hipercalcemia no responde al tratamiento anteriormente expuesto, se asocia insuficiencia renal oligúrica o insuficiencia cardíaca en que no puede administrarse fluidoterapia de forma segura, debe valorase la hemodiálisis.

TAPONAMIENTO CARDÍACO

El taponamiento cardíaco se define como el aumento de presión intrapericárdica secundaria a la acumulación de líquido en esta cavidad que provoca una disminución del llenado de las cavidades cardíacas y del gasto cardíaco.

Entre las causas que producen un taponamiento cardíaco, se encuentran la etiología idiopática en más del 50 % de los casos, infecciosa, neoplásica, yatrogénica y las conectivopatías. El tumor primario que con mayor frecuencia afecta al pericardio es el cáncer de pulmón, aunque también puede verse afectado por otras neoplasias, como tumores de mama, de esófago, melanoma, linfomas y leucemias.

Los derrames pericárdicos en pacientes con cáncer también pueden desencadenarse por el tratamiento con quimioterapia, inmunoterapia o radioterapia. Entre los agentes quimioterápicos asociados a la aparición de derrame pericárdico y taponamiento cardíaco destacan: fludarabina, citarabina, doxorrubicina, docetaxel y ciclofosfamida.

Clínica

La clínica va a depender de la velocidad de instauración del cuadro, ya que cuando el líquido pericárdico se acumula de forma progresiva, permite la puesta en marcha de mecanismos de adaptación hemodinámica, tolerando la acumulación de grandes volúmenes de líquido de manera que los signos de taponamiento aparecen de una forma más insidiosa y progresiva. La acumulación muy rápida de pequeñas cantidades de líquido, como puede ocurrir tras cirugías en la zona torácica o cardíaca, puede provocar un colapso circulatorio y parada cardíaca.

Clásicamente, los pacientes presentan la tríada de Beck, que consiste en hipotensión, ruidos cardíacos apagados y aumento de la presión venosa (ingurgitación yugular). La ausencia de esta tríada no descarta el diagnóstico de taponamiento cardíaco, ya que solo se presenta en un tercio de los pacientes. Pueden aparecer otros signos y síntomas, como pulso paradójico, disnea, ortopnea, dolor torácico, astenia, taquicardia, sensación de plenitud y distensión abdominal.

Diagnóstico

Se emplean técnicas de imagen para su confirmación. En la radiografía de tórax, puede observarse cardiomegalia, aunque en los taponamientos cardíacos agudos no suele objetivarse, ya que es necesario más de 200 mL de líquido pericárdico para que se produzca el aumento de la silueta cardíaca. La ecografía cardíaca es la herramienta fundamental para diagnosticar el derrame pericárdico y valorar el compromiso hemodinámico (v. **Cap. 16**). La TAC y la RMN permiten la valoración de derrames loculados, el engrosamiento pericárdico y la presencia de masas o anomalías torácicas asociadas, pudiendo ser de utilidad diagnóstica, pero su uso es limitado en un paciente con taponamiento cardíaco inestable hemodinámicamente. El electrocardiograma sirve para descartar otros trastornos cardíacos y suelen objetivarse alteraciones inespecíficas, como taquicardia sinusal, alternancia eléctrica y bajos voltajes.

Tratamiento

El tratamiento consiste en medidas generales para mantener el llenado ventricular mediante infusión rápida de suero salino al 0,9 % a 1.000 mL/h. Asimismo, puede utilizarse isoproterenol como agente inotrópico a dosis de 2-10 µg/min. Deben evitarse los fármacos que disminuyen la precarga, como los diuréticos o nitratos.

El tratamiento de elección es la pericardiocentesis guiada por ecografía, extrayendo, mediante la colocación de un catéter en el espacio pericárdico, el líquido necesario para mejorar la situación hemodinámica del paciente. Posteriormente se dejará un drenaje durante al menos 24 horas, hasta obtener un débito menor a 25 mL/día.

OBSTRUCCIÓN DE LA VÍA AÉREA CENTRAL

La obstrucción del flujo de aire a través de la vía respiratoria central (tráquea o bronquios principales) es una complicación potencialmente mortal. Puede aparecer en el curso evolutivo de diferentes neoplasias, siendo el cáncer de pulmón de células no pequeñas el más frecuente. Otras etiologías menos habituales son la extensión locorregional de tumores adyacentes a la vía aérea (laringe, hipofaringe, esófago, tiroides o neoplasias mediastínicas) y la compresión metastásica de tumores distantes (mama, colon, renal).

Las lesiones que ocasionan la obstrucción respiratoria a nivel central pueden ser (**Fig. 15-6**):

- *Lesiones intrínsecas*: el tumor crece desde la pared bronquial y causa obstrucción de las vías respiratorias.
- *Lesiones extrínsecas*: el crecimiento de una masa o adenopatía provoca compresión de las vías respiratorias sin que haya invasión de la pared.
- *Lesiones mixtas*: una masa invade la pared de las vías respiratorias provocando bloqueo intrínseco y compresión extrínseca.

 El cáncer de pulmón de células no pequeñas es la causa más común de obstrucción de las vías aéreas centrales.

Clínica

La sintomatología puede ser aguda o subaguda y va a depender del grado, la localización y el tiempo de evolución de la obstrucción. Generalmente la instauración del cuadro es progresiva, pero puede agudizarse cuando se produce una reducción brusca del calibre de la vía aérea central, hasta alcanzar un 20 % del diámetro normal, por una complicación

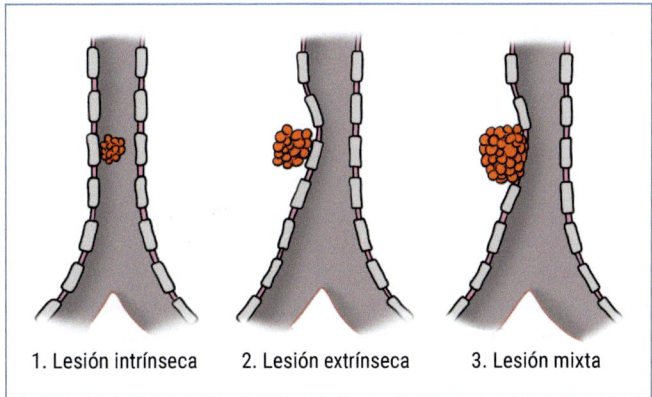

1. Lesión intrínseca   2. Lesión extrínseca   3. Lesión mixta

Figura 15-6. Tipos de obstrucción de la vía aérea central.

como puede ser un proceso infeccioso con acumulación de secreciones o por una hemorragia.

Los pacientes pueden desarrollar disnea, tiraje intercostal y supraclavicular, tos, sibilantes, hemoptisis, imposibilidad para tolerar el decúbito supino y disfonía si se afecta el nervio recurrente. El estridor inspiratorio agudo se desarrolla en pacientes con compromiso crítico de la luz, siendo una complicación potencialmente mortal.

Diagnóstico

Se realiza por técnicas de imagen. La radiografía de tórax rara vez es diagnóstica, pero puede proporcionar información de la etiología subyacente y la existencia de complicaciones asociadas, como desviación traqueal o mediastínica, neumonía o atelectasia. La TAC muestra la anatomía de la vía aérea, delimita el grado de estenosis y orienta acerca de la naturaleza extrínseca o intrínseca de la obstrucción. Generalmente, la realización de la TAC debe posponerse hasta que el médico considere que el paciente está adecuadamente estable para el traslado y el riesgo de obstrucción aérea central es bajo.

La broncoscopia es la técnica diagnóstica de elección en la obstrucción de la vía aérea central. Permite establecer el diagnóstico mediante visualización directa y la biopsia de la lesión si es posible. Además de ser diagnóstica, la broncoscopia permite realizar una intervención terapéutica de la causa subyacente que ocasiona la oclusión aérea (por ejemplo, dilatación de vía aérea, extracción de secreciones, cauterización hemorrágica, etcétera).

Tratamiento

Cuando se sospecha una obstrucción aérea central grave que amenaza la vida, es fundamental oxigenar al paciente y asegurar la vía respiratoria para una ventilación adecuada. La mayoría de los pacientes pueden oxigenarse adecuadamente con cánulas nasales o máscara oronasal, pero en ocasiones el soporte puede incluir ventilación inicial con máscara con bolsa autoinflable seguida de intubación endotraqueal, o incluso una cricotiroidotomía o traqueotomía de emergencia. La elección del tratamiento va a depender de la gravedad del paciente, la localización anatómica de la lesión y la resecabilidad del tumor (**Fig. 15-7**).

Cuando existe compromiso vital del paciente, requiere un efecto terapéutico inmediato:

- En las obstrucciones endoluminales, las técnicas más utilizadas son la resección con láser de neodimio compuesto por granate de itrio y aluminio, la electrocauterización y la coagulación con plasma de argón.
- En las obstrucciones extraluminares, la dilatación y colocación de *stent* suelen ser las únicas terapias que dan como resultado una permeabilidad inmediata.
- En situaciones en las que la estabilidad clínica del paciente lo permite y la resección quirúrgica curativa es posible, este será el tratamiento de elección. Cuando no es posible una resección quirúrgica, pueden utilizarse técnicas con efecto más retardado pero de mayor duración.

- En las obstrucciones extraluminales, los tratamientos de elección son la braquiterapia endobronquial y radioterapia de haz externo.
- En las lesiones endoluminales puede utilizarse fototerapia dinámica, crioterapia, radioterapia de haz externo y braquiterapia.

NEUTROPENIA FEBRIL

La neutropenia febril es una complicación frecuente en pacientes oncológicos tras recibir tratamiento quimioterápico, con elevada tasa de morbimortalidad. Se define como fiebre (una sola determinación de temperatura mayor de 38,3 °C, una toma de temperatura mayor de 38 °C sostenida más de 1 hora o tres determinaciones de más de 38 °C en un período de 24 horas) en un paciente con cifras < 500 neutrófilos/mm^3 o < 1.000 neutrófilos/mm^3 cuando se prevé un descenso rápido.

Según el recuento de neutrófilos, la neutropenia febril se puede clasificar en: leve (1.000-500 neutrófilos/mm^3), moderada (499-100 neutrófilos/mm^3) o grave (< 100 neutrófilos/mm^3).

Se debe realizar una evaluación del riesgo de infección en estos pacientes para predecir el riesgo de complicaciones graves y, por tanto, la necesidad de ingreso hospitalario y tratamiento parenteral. La estratificación del riesgo se hará

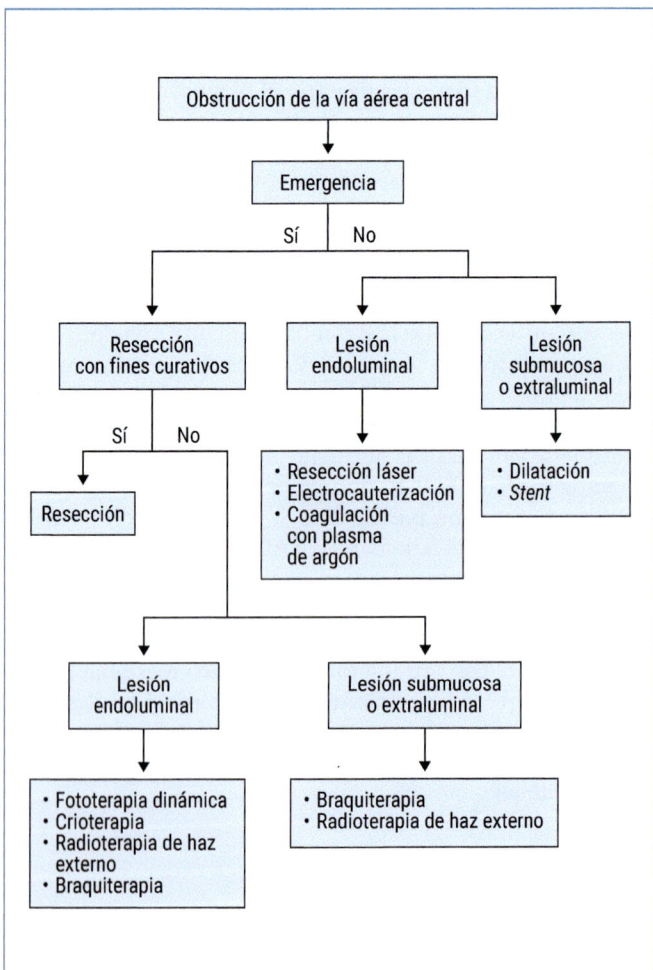

Figura 15-7. Tratamiento de la obstrucción de la vía aérea central.

basándose con en criterios clínicos y adicionalmente pueden utilizarse escalas validadas (escala de la Multinational Association for Supportive Care in Cancer [MASCC], escala de Talcott y el índice clínico de neutropenia febril estable [CISNE, *Clinical Index of Stable Febrile Neutropenia*]).

El diagnóstico se lleva a cabo mediante una historia clínica minuciosa y pruebas complementarias que tienen como objetivo establecer diagnósticos clínicos y microbiológicos (análisis clínicos, cultivos, pruebas de imagen).

El tratamiento se realizará con tratamiento antibiótico, antifúngico y/o antiviral, pudiendo añadirse factores estimulantes de colonias de granulocitos.

Este apartado se desarrollará ampliamente en el **capítulo 27**.

PUNTOS CLAVE

- Las urgencias oncológicas comprenden un grupo de complicaciones que pueden comprometer la vida de los pacientes con cáncer y requieren una actuación inmediata.

- Es de suma importancia conocer la situación clínica basal del paciente, así como el impacto físico y emocional que puede suponer el tratamiento a la hora de considerar las diferentes alternativas terapéuticas, evitando siempre la obstinación terapéutica.

- El síndrome de vena cava superior presenta manifestaciones clínicas que dependen en gran medida de la rapidez con la que se instaura la obstrucción. Mientras que no ocasione un riesgo vital, se debe esperar a tener el diagnóstico etiológico para iniciar un tratamiento específico. Si presenta compromiso hemodinámico, se puede colocar una prótesis vascular en la zona de la vena cava superior.

- La compresión medular de origen neoplásico es una complicación frecuente en los pacientes oncológicos. Es de suma importancia su diagnóstico y tratamiento de forma precoz, ya que condiciona el pronóstico del paciente si se realiza de forma tardía.

- Las metástasis cerebrales son los tumores intracraneales más frecuentes en el adulto. Deben sospecharse en cualquier paciente con cáncer que presente síntomas neurológicos o alteraciones de la conducta.

- El SLT es el conjunto de complicaciones metabólicas producidas como consecuencia de la destrucción rápida y masiva de células tumorales, lo que lleva a la presencia de hiperpotasemia, hiperuricemia, hipocalcemia e hiperfosfatemia. Teniendo en cuenta los factores de riesgo, se debe realizar tratamiento profiláctico en aquellos pacientes de riesgo intermedio o elevado.

- La hipercalcemia es la complicación metabólica más frecuente en los pacientes oncológicos. Es fundamental decidir si se va a realizar una terapia activa para reducir los niveles de calcemia o no, ya que no será necesario en un paciente que está cerca del final de su vida.

- El taponamiento cardíaco es una urgencia cuya clínica que va a depender de la velocidad de instauración del cuadro. La acumulación muy rápida de pequeñas cantidades de líquido puede provocar un colapso circulatorio y parada cardíaca. Para evitar dicho desenlace, se debe extraer líquido pericárdico mediante la realización de pericardiocentesis.

- La obstrucción del flujo de aire a través de la vía respiratoria central es una complicación potencialmente mortal. Es fundamental oxigenar al paciente y asegurar la vía respiratoria para una ventilación adecuada. La elección del tratamiento va a depender de la gravedad del paciente, la localización anatómica de la lesión y la resecabilidad del tumor.

BIBLIOGRAFÍA

Belay Y, Yirdaw K, Enawgaw B. Tumor Lysis Syndrome in Patients with Hematological Malignancies. Oncol. 2017;2017:9684909.

Carrier X, Gaur S, Philipovskiy A. Tumor lysis syndrome after a single dose of atezolizumab with nab-paclitaxel: A case report and review of literature. Am J Case Rep. 2020;21:e925248.

Cereceda L. Emergencias oncológicas. Rev Med Clin Las Condes. 2011;22:665-76.

Gagnon S, Quigley N, Dutau H, Delage A, Fortin M. Approach to Hemoptysis in the Modern Era. Can Respir J. 2017;2017:1565030.

Galeazzi V, Rivas B, Del Barco E. Manual de urgencias en oncología 2011.

García Gil D, Benítez JF, Domínguez MB, Mensa J. Terapéutica médica en urgencias. 6ª ed. Madrid: Editorial Médica Panamericana; 2021.

Gershman E, Guthrie R, Swiatek K, Shojaee S. Management of hemoptysis in patients with lung cancer. Ann Transl Med. 2019;7:358.

Ghosh AK, Crake T, Manisty C, Westwood M. Pericardial Disease in Cancer Patients. Curr Treat Options Cardiovasc Med. 2018;20:60.

Gudiol C, Aguilar-Guisado M, Azanza JR, Candel FJ, Cantón R, Carratalà J, et al. Executive summary of the consensus document of the Spanish Society of Infectious Diseases and Clinical Microbiology (SEIMC), the Spanish Network for Research in Infectious Diseases (REIPI) and the Spanish Society of Haematology and Haemotherapy (SEHH) on the management of febrile neutropenia in patients with hematological malignancies. Enferm Infecc Microbiol Clin. 2020;38:174-81.

Guise TA, Wysolmerski JJ. Cancer-Associated Hypercalcemia. N Engl J Med. 2022;386:1443-51.

Herrero Fernándeza M, Villalba Yllánc A, Molina Villaverde R, Álvarez-Mon Soto M. Protocolo diagnóstico y terapéutico de la hipercalcemia en el enfermo oncológico. Medicine. 2017;12:2000-4.

Howard SC, Trifilio S, Gregory TK, Baxter N, McBride A. Tumor lysis syndrome in the era of novel and targeted agents in patients with hematologic malignancies: a systematic review. Ann Hematol. 2016;95:563-73.

Hu ZG, Hu K, Li WX, Zeng FJ. Prognostic factors and nomogram for cancer-specific death in non small cell lung cancer with malignant pericardial effusion. PLoS One. 2019;14:e0217007.

Jorcano Picart S, Fernández-Ibiza J, Toscas Vigara I, de Juan García C, Conill Llobet C, Farrús Lucaya B. Diagnosis and treatment of vertebral metastases with medullar compression. Aten Primaria. 2004;34:92-7.

Karakhanian WK, Karakhanian WZ, Belczak SQ. Superior vena cava syndrome: Endovascular management. J Vasc Bras. 2019;18:e20180062.

Laufer I, Rubin DG, Lis E, Cox BW, Stubblefield MD, Yamada Y, et al. The NOMS Framework: Approach to the Treatment of Spinal Metastatic Tumors. Oncologist. 2013;18:744-51.

Mallow C, Hayes M, Semaan R, Smith T, Hales R, Brower R, et al. Minimally invasive palliative interventions in advanced lung cancer. Expert Rev Respir Med. 2018;12:605-14.

Mudambi L, Miller R, Eapen GA. Malignant central airway obstruction. J Thorac Dis. 2017;9:S1087-110.

Patriarcheas V, Grammoustianou M, Ptohis N, Thanou I, Kostis M, Gkiozos I, et al. Malignant Superior Vena Cava Syndrome: State of the Art. Cureus. 2022;14:e20924.

Porta Sales J, Gómez Baiste X, Tuca Rodríguez A. Manual control de síntomas en pacientes con cáncer avanzado y terminal. 3ª ed. Institut Català d'Oncologia. 2013. p. 175-6

Roeker LE, Fox CP, Eyre TA, Brander DM, Allan JN, Schuster SJ, et al. Tumor lysis, adverse events, and dose adjustments in 297 venetoclax-treated CLL patients in routine clinical practice. Clin Cancer Res. 2019;25:4264-70.

Suh JH, Kotecha R, Chao ST, Ahluwalia MS, Sahgal A, Chang EL. Current approaches to the management of brain metastases. Rev Clin Oncol. 2020;17:279-99.

Taplitz RA, Kennedy EB, Bow EJ, Crews J, Gleason C, Hawley DK, et al. Outpatient Management of Fever and Neutropenia in Adults Treated for Malignancy: American Society of Clinical Oncology and Infectious Diseases Society of America Clinical Practice Guideline Update. J Clin Oncol. 2018;36:1443-53.

Wilson LD, Detterbeck FC, Yahalom J. Clinical practice. Superior vena cava syndrome with malignant causes. N Engl J Med. 2007;356:1862-9.

Ecografía clínica en cuidados paliativos

16

D. García Gil y A. Díaz Gómez

OBJETIVOS

- Aprender el concepto de ecografía clínica o ecografía realizada por el profesional de cuidados paliativos en el punto de atención al paciente como extensión de la exploración física.
- Estudiar la «botonología» esencial de un equipo de ultrasonidos para la obtención de la imagen.
- Conocer los planos de exploración y los artefactos más frecuentes.
- Analizar las aplicaciones básicas de la ecografía clínica en cuidados paliativos, una herramienta de apoyo al diagnóstico de procesos variados y guía para la realización de técnicas.

INTRODUCCIÓN

En cuidados paliativos, la trayectoria de una enfermedad incurable se ve salpicada por procesos intercurrentes que tienen un gran impacto en la calidad de vida. No se debe confundir enfermedad terminal con «no intervención» o «no diagnóstico por la imagen». Para aliviar los síntomas, es preciso disponer de un diagnóstico adecuado, priorizando la toma de decisiones en el punto de atención, idealmente en el propio domicilio al que se desplaza el equipo.

En este sentido, se incorpora la ecografía clínica con sus múltiples aplicaciones como una herramienta «moderna» y atractiva, que puede ofrecer respuestas a cuestiones clínicas diversas, sin la necesidad de perturbar el confort del paciente que conllevaría el desplazamiento innecesario al entorno hospitalario.

CONCEPTO DE ECOGRAFÍA CLÍNICA

La *ecografía clínica* o *ecografía en el punto de atención o cuidado* (POCUS, *point of care ultrasound*) es un término que hace referencia al empleo de los ultrasonidos de forma sistematizada como una extensión o complemento de la exploración para la toma de decisiones clínicas allí donde el paciente está siendo tratado (hospital, domicilio, centro de salud, emergencia extrahospitalaria, etc.). De ningún modo pretende sustituir un buen razonamiento clínico ni un examen reglado con un equipo de alta resolución, efectuado por un radiólogo o cardiólogo, por ejemplo. Su objetivo es responder a cuestiones clínicas binarias en escenarios en los que los ultrasonidos poseen una alta rentabilidad (elevada probabilidad *pretest*).

Además de reducir las incertidumbres diagnósticas y observar la fisiopatología a tiempo real, otras ventajas de la POCUS incluyen una curva de aprendizaje rápida para los objetivos que se persiguen (se estima que se requieren entre 25 y 50 exámenes para adquirir unas competencias básicas) y la posibilidad de guiar o dirigir procedimientos diagnóstico-terapéuticos, un aspecto fundamental en la seguridad del paciente. Además, la POCUS mejora la satisfacción tanto del profesional como del paciente y es costo-efectiva. Es un procedimiento no invasivo y exento de radiaciones ionizantes, lo que permite su reproducibilidad.

Con el desarrollo de equipos ultraportátiles o «ecógrafos de bolsillo», algunos económicamente asequibles, la POCUS se ha erigido como una herramienta fundamental en el manejo de los pacientes que se encuentran en fase de cuidados paliativos. Estos dispositivos, muchos de ellos provistos de una única sonda multifrecuencia, ecografía Doppler, modo M, *software* de inteligencia artificial y videotutoriales, pueden conectarse a un *smartphone* (teléfono inteligente) o a una *tablet* para la obtención de imágenes de suficiente nitidez para conseguir unos objetivos básicos en el punto de atención. Una innovación añadida es que, en algunos aparatos, se utilizan microsensores con matriz de silicio, en lugar del tradicional efecto piezoeléctrico.

La «democratización» en el uso de la POCUS es imparable y ha llevado a numerosas sociedades científicas a disponer de grupos de trabajo, documentos de posicionamiento, producción científica con generación de evidencia, estándares para la acreditación docente-asistencial y programas para la certificación de aptitudes.

En los próximos años, será una competencia básica en el currículum de la formación de pregrado y posgrado de diversas especialidades. Sin embargo, y sorprendentemente en cuidados paliativos, las publicaciones científicas no son tan abrumadoras al respecto como en otras especialidades generalistas.

Entre los inconvenientes, la POCUS es una técnica operador-dependiente, si bien esta dependencia disminuye con un entrenamiento adecuado en las situaciones de alta rentabilidad que se comentan en este capítulo.

- La POCUS es una herramienta basada en la evidencia, costo-efectiva y segura, que debería incluirse en las competencias del profesional que atiende a pacientes en diferentes escenarios de los cuidados paliativos. El uso de la POCUS mejora la calidad asistencial y la eficiencia.
- Doscientos años después del nacimiento del estetoscopio (René Laënnec, 1816), la forma de realizar la exploración clínica con la incorporación de este quinto pilar del examen físico ha cambiado o, matizando, ha mejorado de manera significativa.

CONOCIMIENTOS BÁSICOS PARA LA OBTENCIÓN DE LA IMAGEN

Un ecógrafo está formado por un transductor o sonda de ultrasonidos, una unidad de procesamiento y un monitor. Los ultrasonidos se generan en el transductor mediante el efecto piezoeléctrico, una corriente eléctrica que hace vibrar el interior del cristal y genera un haz de ultrasonidos. Cuando el haz choca con un medio de diferente impedancia, una parte se refleja hacia atrás como un espejo. El mismo cristal convierte la onda en señal eléctrica, que se remite a la unidad de procesamiento y se visualiza la imagen en el monitor en un píxel dentro de una escala entre el blanco y el negro. A mayor amplitud del eco captado por el transductor, mayor claridad en la escala de grises (más ecogenicidad). Pero no es objetivo del presente capítulo extenderse en la física de los ultrasonidos.

Cuando se utiliza un equipo de ultrasonidos, la primera interfase que se debe solventar es la que provoca el aire que se interpone entre la sonda y la piel. Para ello, hay que emplear, en cantidad generosa, gel de ultrasonidos (no confundir con el gel conductor para las palas del desfibrilador).

Los comandos imprescindibles son:

- Botón de encendido.
- Selección del *preset*.
- Ganancia: es la amplificación, mayor o menor, de los ecos que recibe el transductor. Debe ajustarse para obtener una escala de grises apropiada, ni muy brillante ni muy oscura. Las estructuras líquidas aparecen oscuras o negras, ya que no reflejan los ultrasonidos (imágenes anecoicas o hipoecogénicas). Las estructuras como hueso o aire reflejan con alta intensidad los ultrasonidos y producen imágenes hiperecogénicas (blancas). La compensación de ganancia de tiempo permite ajustar la ganancia según la profundidad de la imagen.
- Foco: permite mejorar la resolución de la imagen a un determinado nivel. Los aparatos más modernos disponen de autofoco.
- Profundidad, zum: grado de penetración de estructuras en la pantalla, aumenta selectivamente las áreas de interés.
- Paquete de medidas (básicas y avanzadas).

- Pausa o congelación y guardado de la imagen. Los equipos ultraportátiles permiten grabar un clip de vídeo (30 segundos en el caso del Butterfly IQ+).

En primer lugar, es preciso elegir la sonda correcta y el *preset* adecuado a la estructura que se pretende escanear (superficial o profunda). Las máquinas de ultrasonidos seleccionan de forma automática la frecuencia óptima (expresada en megahercios [MHz]), profundidad, ganancia y un paquete de medidas estándar.

En general, cuando la frecuencia es alta, de 5-18 MHz (sonda lineal), se visualizan mejor las estructuras superficiales (*preset* de partes blandas, vascular, pleural y musculoesquelético); y cuando la frecuencia es baja, de 2-5 MHz (sonda *convex*/curvilínea o sectorial), serán las estructuras en profundidad el objetivo del estudio (*preset* de abdomen o, en el caso de una sonda sectorial, cardíaco). La forma del haz de ultrasonidos es variable. En la sonda lineal se produce una imagen o campo rectangular, mientras que en la sonda *convex* la imagen aparece de forma curvada o de cuña. Los diferentes tipos de sonda se muestran en la **figura 16-1**.

Los equipos ultraportátiles «todo en uno» utilizan una única sonda para emular cualquier transductor, ya sea lineal, curvado o sectorial, lo que permite seleccionar el *preset* más adecuado a la exploración deseada. Un ejemplo es el Butterfly IQ+, tal y como puede observarse en la **figura 16-2**.

La *orientación* de la sonda es un aspecto fundamental para una correcta correlación anatómica. La sonda dispone de una muesca, marcador o señal luminosa (**Fig. 16-3**). Para la mayoría de las aplicaciones, debe orientarse a la derecha del paciente (que se corresponde a la izquierda de la imagen), salvo en el *preset* cardíaco, que se suele situar a la derecha de la imagen. Otro aspecto importante en la orientación es el plano de exploración (**Fig. 16-4**), básicamente, los planos transversal, longitudinal y coronal (**Figs. 16-5, 16-6 y 16-7**).

En el plano transversal, el transductor se coloca perpendicular al eje mayor del individuo (la imagen es similar a la obtenida en la tomografía axial computarizada [TAC]). A la izquierda de la pantalla, se visualizan las imágenes situadas a la derecha del sujeto. En el plano longitudinal, el transductor se coloca paralelo al eje mayor del individuo, con el marcador hacia la cabeza del sujeto. A la izquierda de la imagen, se visualizan las estructuras situadas más cranealmente (a la

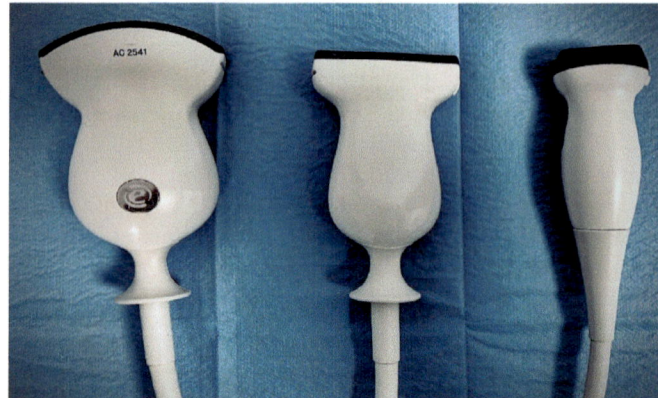

Figura 16-1. Diferentes tipos de transductor (*convex*, lineal y sectorial).

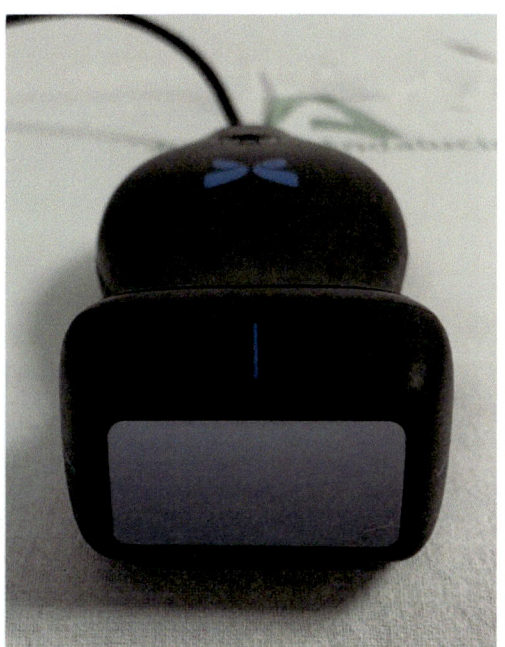

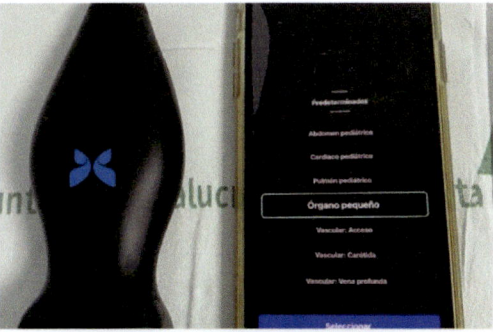

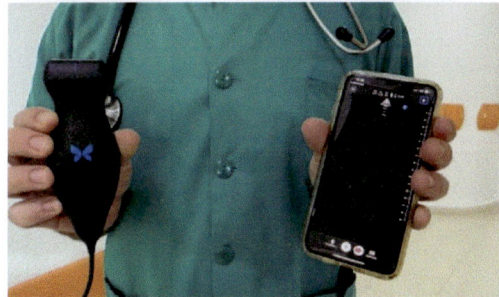

Figura 16-2. Sonda multifrecuencia Butterfly IQ+.

cabeza); y a la derecha, las localizadas en la parte inferior (a los pies del sujeto). El plano coronal es una variante del eje longitudinal.

El conocimiento de los diferentes artefactos es importante para evitar errores de interpretación e identificar algunas estructuras. En la **figura 16-6**, se puede observar el refuerzo posterior, una imagen de falso aumento de la ecogenicidad debido al paso de los ultrasonidos a través de una estructura de poca atenuación (contenido líquido de un quiste simple). Otros artefactos son la sombra acústica (en este caso el haz de ultrasonidos rebota contra una superficie altamente reflectante, como hueso o calcio, generando una imagen hiperecogénica con una zona libre de ecos posterior a ella [**Fig. 16-8**]), la reverberación, el centelleo y la imagen en espejo.

Aunque hay diferentes modos de ultrasonidos, el modo B (*brightness-mode* o modo brillo) es el más utilizado. Pro-

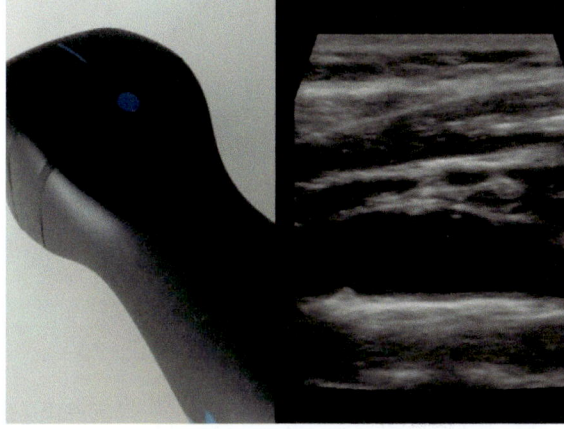

Figura 16-3. Marcador en la sonda y su correspondencia en la imagen (eje longitudinal a nivel de la carótida).

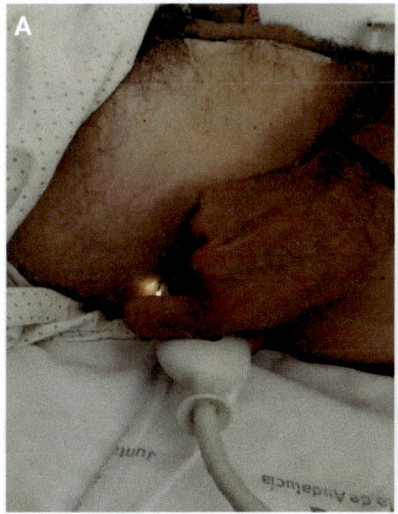

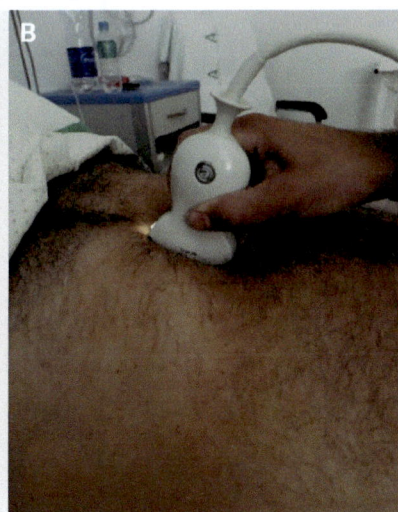

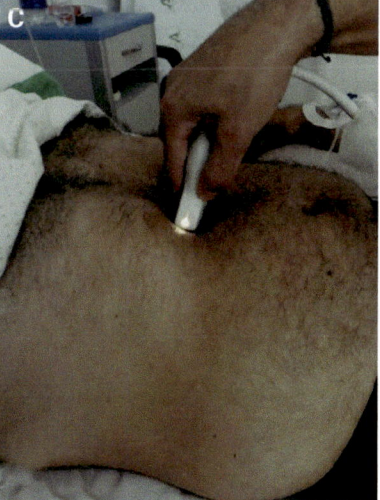

Figura 16-4. Planos de exploración. **A)** Coronal, marcador craneal. **B)** Longitudinal, marcador craneal. **C)** Transversal, marcador a la derecha del paciente.

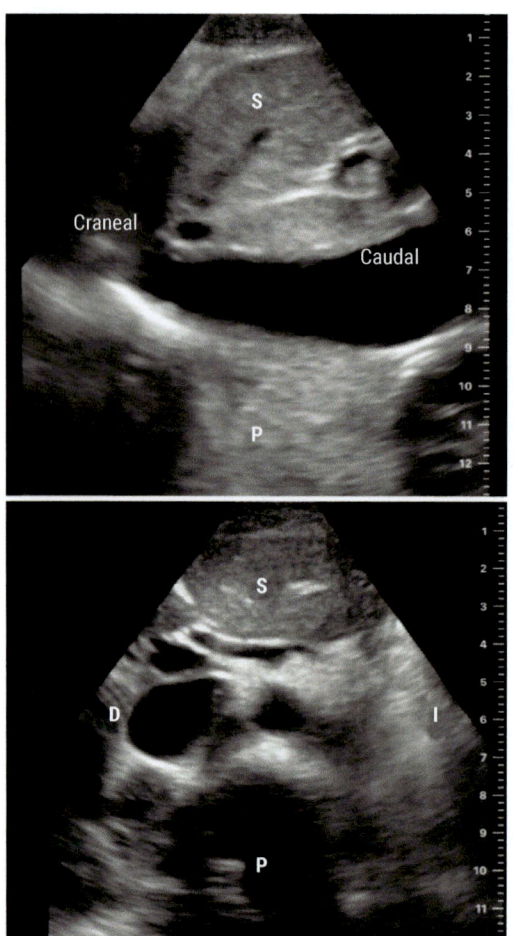

Figura 16-5. Plano longitudinal y transverso, respectivamente, en la zona del epigastrio. En el plano longitudinal, se puede apreciar una estructura tubular anecoica que se dirige a la aurícula derecha (vena cava inferior). D: derecha del paciente; I: izquierda del paciente; P: profundo, lejos del campo; S: superficial, cerca del campo de insonación.

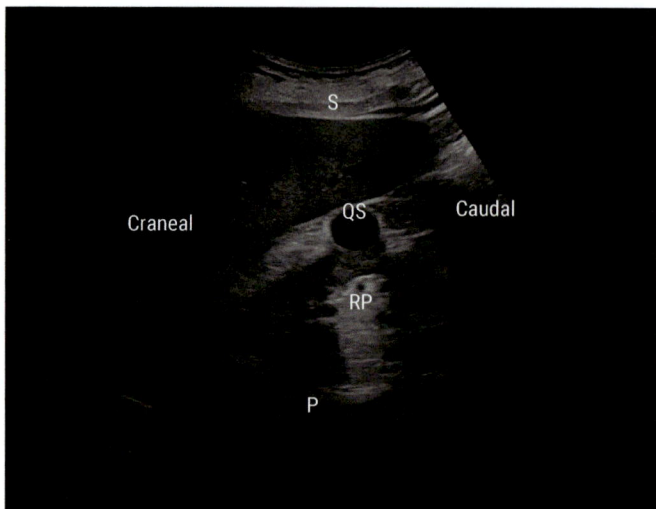

Figura 16-6. Plano coronal intercostal derecho. Puede observarse en el riñón una formación anecoica (negra) bien definida en el tercio medio, con un artefacto característico (refuerzo posterior), compatible con quiste simple. S: superficial, cerca del campo de insonación; P: profundo, lejos del campo; QS: quiste simple; RP: refuerzo posterior.

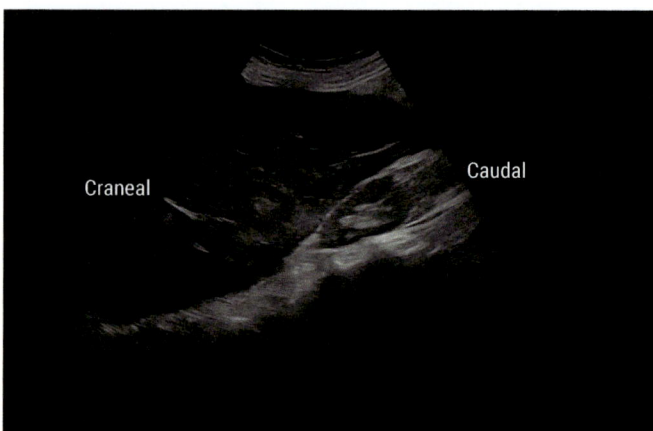

Figura 16-7. Plano coronal oblicuo intercostal derecho. Hepatomegalia con múltiples lesiones hepáticas compatibles con metástasis.

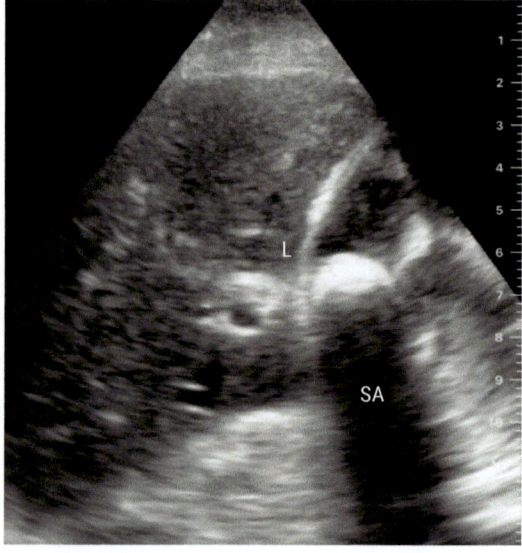

Figura 16-8. Artefacto de sombra acústica, característico de una imagen cálcica (colelitiasis). L: litiasis; SA: sombra acústica.

duce una imagen en dos dimensiones (2D) a tiempo real. El modo M y la ecografía Doppler no son objetivos prioritarios en la POCUS básica para cuidados paliativos.

ECOGRAFÍA CLÍNICA EN EL DIAGNÓSTICO DE TROMBOSIS VENOSA PROFUNDA DE LA EXTREMIDAD INFERIOR

Las neoplasias representan un factor de riesgo independiente para el desarrollo de enfermedad tromboembólica venosa (ETV), entidad que incluye la trombosis venosa profunda (TVP) y la tromboembolia pulmonar. La mortalidad por esta última, que es una consecuencia de la TVP, puede alcanzar el 30 % en aquellos pacientes no tratados. Tampoco puede subestimarse el riesgo hemorrágico de administrar un anticoagulante sin un diagnóstico establecido.

En la TVP proximal, la ecografía de compresión venosa (ECV) en dos o tres zonas, realizada por un profesional entrenado (la curva de aprendizaje es rápida), representa una herramienta rentable, con resultados comparables a la ecografía Doppler (color y espectral) realizada por un radiólogo. La sensibilidad de la POCUS, en diferentes metaanálisis, alcanza el 100 %, con una especificidad del 91-98 %.

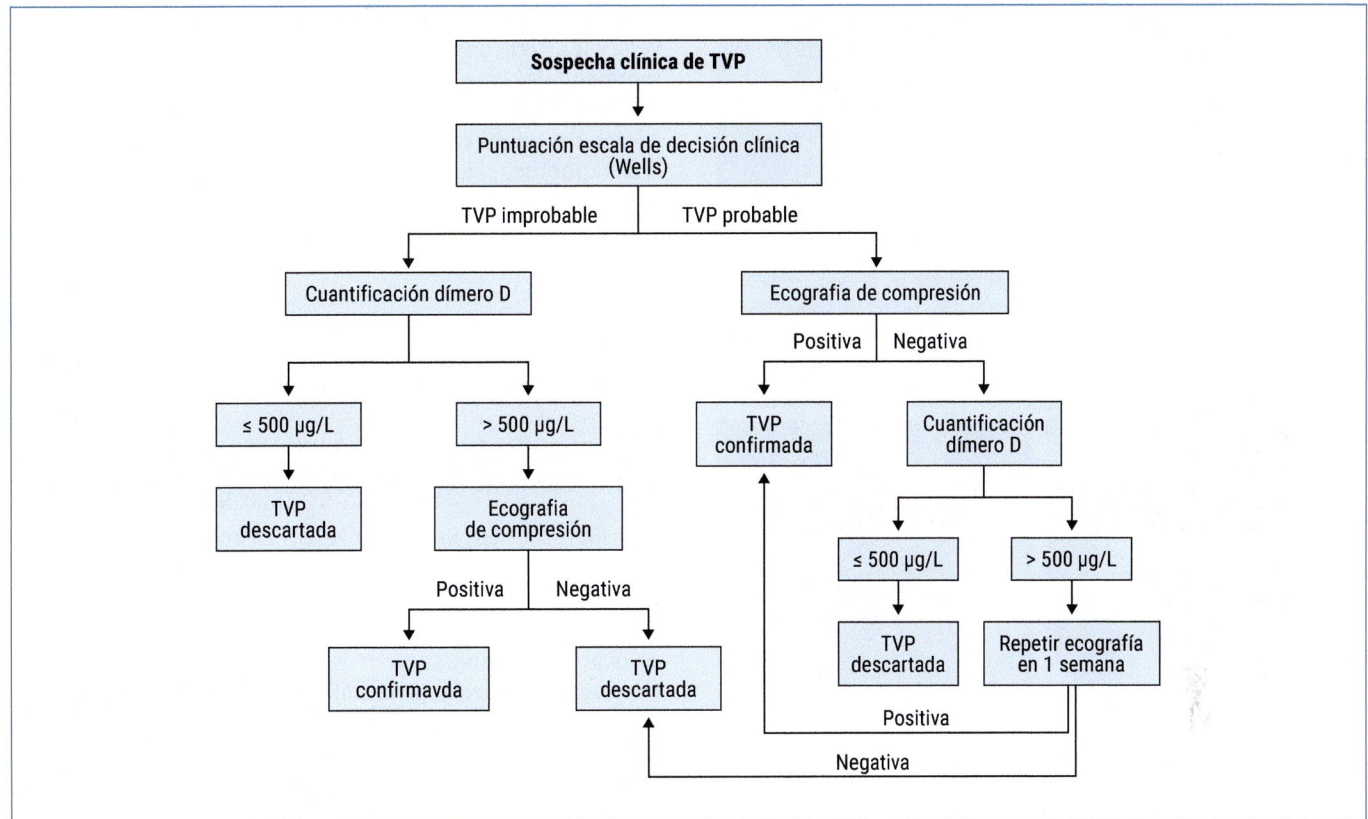

Figura 16-9. Algoritmo diagnóstico en sospecha clínica de trombosis venosa profunda. TVP: trombosis venosa profunda.

La probabilidad pretest, utilizando escalas validadas, como el *score* (puntuación) de Wells, categoriza a los pacientes con sospecha de TVP de tal manera que aquellos que tengan una puntuación ≥ 2 tienen una alta probabilidad clínica (**Fig. 16-9**). La ECV puede ser útil en pacientes con TVP probable o improbable cuando el dímero D se encuentra elevado. Sin embargo, hay que reconocer que la cuantificación del dímero D tiene sus limitaciones en pacientes oncológicos, ya que puede estar elevado en ausencia de ETV. Tampoco es una determinación disponible cuando el punto de cuidado es el domicilio del paciente. En opinión del autor, para una técnica que se realiza en menos de 10 minutos, la duda se resuelve insonando.

> ❗ Las estructuras venosas se colapsan con facilidad cuando se comprimen.

Cuando hay un trombo, no es posible la compresión completa de la vena. Esta es la base de la ECV (**Fig. 16-10**). Otros aspectos para diferenciar la arteria y la vena son: las venas tienen válvulas, las arterias son pulsátiles, su pared es más visible y pueden tener signos de aterosclerosis (placa o calcificación de la pared). Los casos dudosos, infrecuentes, se resuelven empleando el Doppler pulsado.

Técnica

Para la exploración, se utilizará una *sonda lineal o de alta frecuencia* (10 MHz). Excepcionalmente, en situaciones de obesidad extrema o edema grave de la extremidad, se podrá recurrir a una sonda *convex*. El paciente yacerá en decúbito supino, con la posición de la pierna en flexión y rotación externa, la llamada posición de «pata de rana» o *frog leg* (**Fig. 16-11**). Se puede recurrir al decúbito prono o lateral para el examen de la vena poplítea. En el eje transversal, con el transductor perpendicular a la piel. El marcador estará a la derecha del paciente y a la izquierda de la imagen. La vena ha de quedar centrada en la pantalla, igualando el ángulo de ultrasonidos y de compresión. Se debe efectuar una compresión suave hasta colapsar la vena. Si la luz está ocupada por

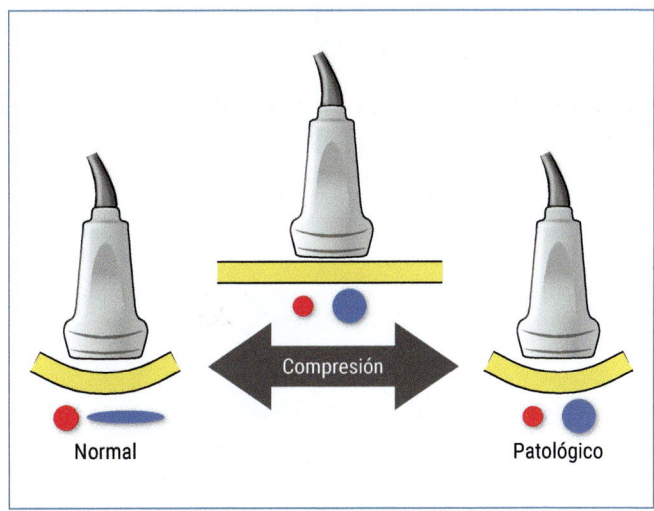

Figura 16-10. Ecografía de compresión venosa (plano transversal).

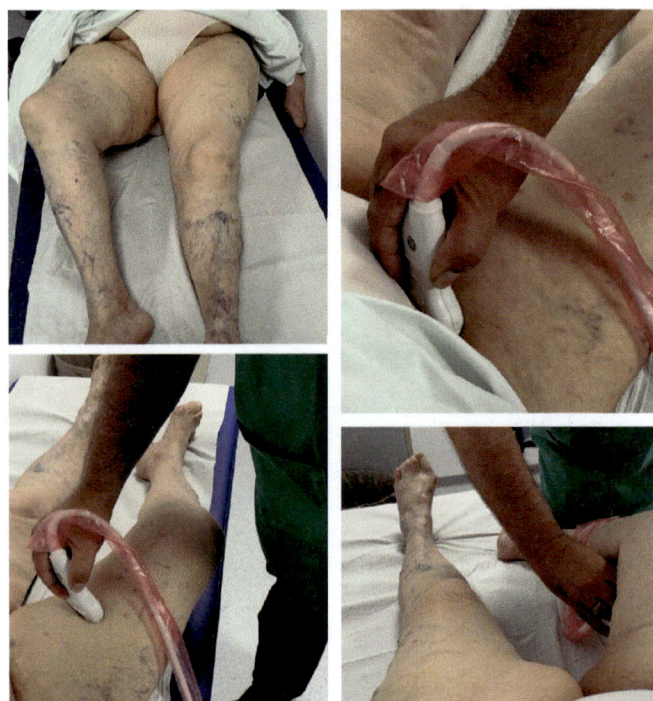

Figura 16-11. Posición para el examen del sistema venoso profundo proximal y zonas de examen.

material ecogénico (trombo), no debe efectuarse una compresión vigorosa.

El estudio se inicia ligeramente caudal al ligamento inguinal, visualizando en primer lugar la arteria femoral común, la vena femoral común y la vena safena mayor. Al desplazarnos caudalmente unos centímetros, se continúa observando la vena femoral común y la bifurcación de la arteria femoral superficial y profunda. Más inferiormente queda la vena femoral (antaño vena femoral superficial) y la arteria femoral superficial.

En la zona poplítea y en su cara posterior, se visualizan la vena y la arteria poplítea. Estas estructuras vasculares aparecen representadas ecográficamente en las **figuras 16-12, 16-13, 16-14 y 16-15**. Son elementos de confusión la presencia de edema del tejido celular subcutáneo, las adenopatías y, en el hueco poplíteo, la eventual presencia de un quiste de Baker.

La ausencia de colapso venoso completo o la presencia de material ecogénico en su interior (trombo) establecen el diagnóstico de TVP. Si se dispone de Doppler color, podrá comprobarse la ausencia de flujo en su interior, aunque la base de la exploración es la ECV. En el ▶ **vídeo 16-1** y ▶ **vídeo 16-2** puede apreciarse una TVP que afecta a la vena femoral común y a la vena femoral.

ECOGRAFÍA CLÍNICA EN EL DIAGNÓSTICO DE HIDRONEFROSIS Y RETENCIÓN AGUDA DE ORINA

El principal objetivo de la POCUS en cuidados paliativos es la identificación de hidronefrosis en pacientes que presentan un deterioro agudo de la función renal o se encuentran en anuria, permitiendo actuaciones inmediatas, como la colocación de una sonda vesical o, en otros casos, intervencionismo especializado (talla vesical, nefrostomía, catéter ureteral, etcétera).

Los riñones son órganos retroperitoneales. El riñón derecho se sitúa más inferiormente que el riñón izquierdo, que es más posterior y craneal. La longitud es de 9-12 cm (el derecho es ligeramente más grande). Para su visualización, se utiliza la ventana acústica del hígado y el bazo (en el riñón derecho e izquierdo, respectivamente) en dos planos (coronal y transversal). El izquierdo puede ser más difícil de identificar, por la presencia de gas (estómago, intestino). En las **figuras 16-16 y 16-17** se representa la anatomía ecográfica del riñón, señalándose la cápsula, la corteza, la médula y el seno renal (confluencia de cálices mayores y menores o pelvis renal e hilio vascular).

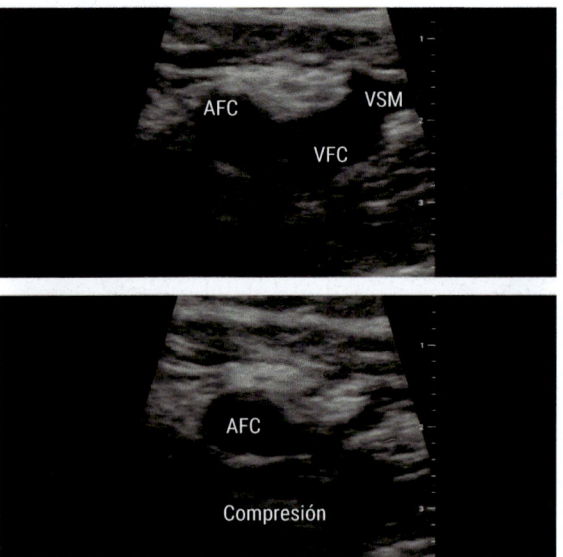

Figura 16-12. Imagen normal de la entrada de la vena safena mayor en la vena femoral común. Colapso de la vena safena mayor y vena femoral común con compresión. AFC: arteria femoral común; VFC: vena femoral común; VSM: vena safena mayor.

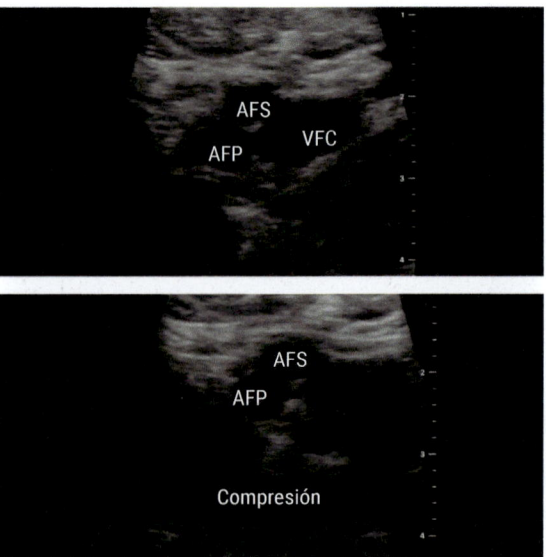

Figura 16-13. Imagen normal a nivel de la bifurcación de la arteria femoral. Colapso de la vena femoral común con compresión. AFP: arteria femoral profunda; AFS: arteria femoral superficial; VFC: vena femoral común.

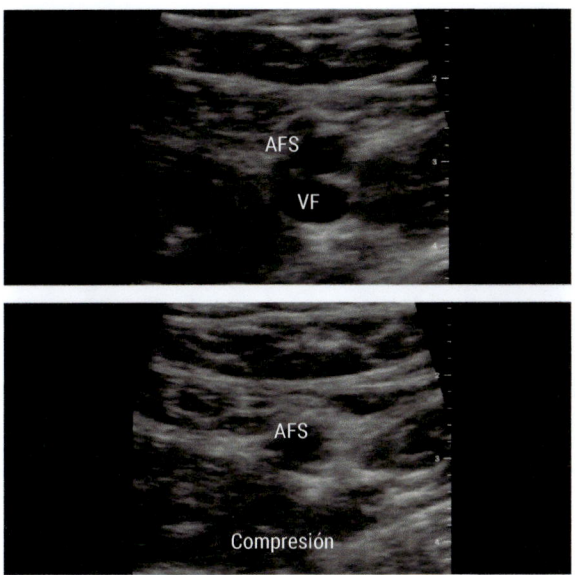

Figura 16-14. Imagen normal caudal a la bifurcación. Colapso de la VFC con compresión. AFS: arteria femoral superficial; VF: vena femoral.

Técnica

Se emplea un transductor de baja frecuencia (convex) (**Fig. 16-18**). Con el paciente en decúbito supino, la sonda se coloca en el plano coronal, en la línea axilar posterior, con el marcador situado cranealmente. Para identificar el riñón izquierdo, la sonda debe dirigirse más superior y posterior («los nudillos de la mano en la camilla»). El plano transversal se obtiene rotando la sonda 90°.

La hidronefrosis es la dilatación de la pelvis y los cálices renales debido a la obstrucción del flujo de orina. Puede ser debida a causas intrínsecas (por ejemplo, litiasis o tumor urotelial) o extrínsecas (como la tumoración pélvica o retroperitoneal). Las obstrucciones más distales producen hidronefrosis bilateral (por ejemplo, retención aguda de orina, tumoración pélvica, hipertrofia prostática). Aunque la TAC es la técnica de elección en la detección de patología del sistema excretor, la POCUS, por su alta sensibilidad/especificidad

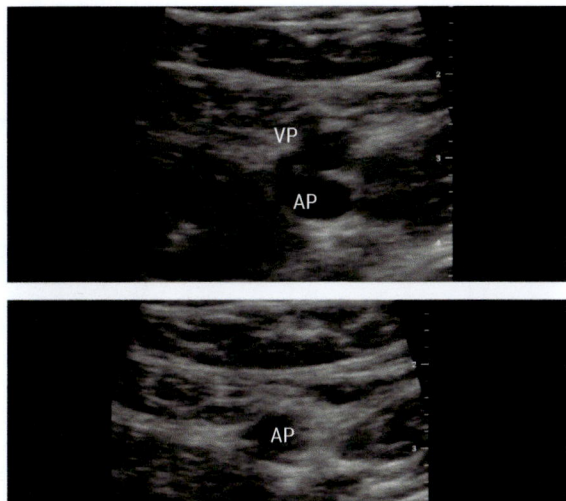

Figura 16-15. Imagen normal a nivel poplíteo. Colapso de la vena poplítea con compresión. AP: arteria poplítea; VP: vena poplítea.

y curva de aprendizaje corta, es el método diagnóstico de primera elección.

> ! En la hidronefrosis, se visualiza la pelvis renal cada vez más anecoica y con menor preservación de las pirámides, conforme progresa la gravedad de la obstrucción (**Fig. 16-19**; ▶ **Vídeo 16-3** y ▶ **Vídeo 16-4**).

La hidronefrosis puede confundirse con la presencia de quistes parapiélicos o pirámides prominentes. A diferencia de la dilatación proximal, los quistes no tienen conexión con la vía excretora.

Los episodios de retención aguda de orina en pacientes de cuidados paliativos son frecuentes y su etiología es variada, incluyendo medicación (opioides, anticolinérgicos, antidepresivos), compresión medular, coágulos o masas intravesicales, neoplasias pélvicas, etcétera.

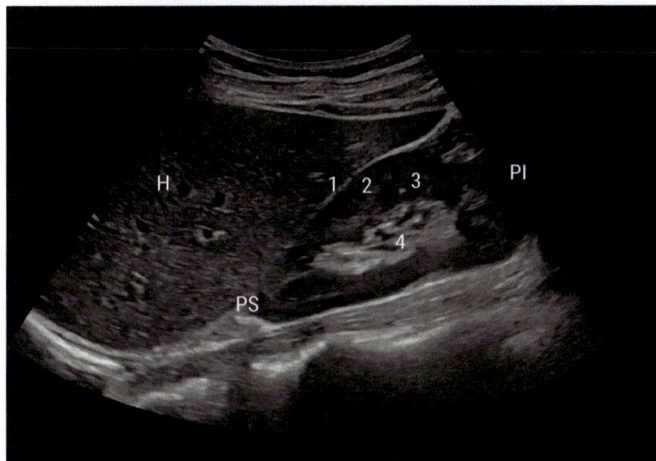

Figura 16-16. Imagen del riñón derecho (plano coronal). 1. cápsula; 2. corteza; 3. médula; 4. seno renal (hiperecogénico). H: hígado (ventana acústica); PI: polo inferior; PS: polo superior.

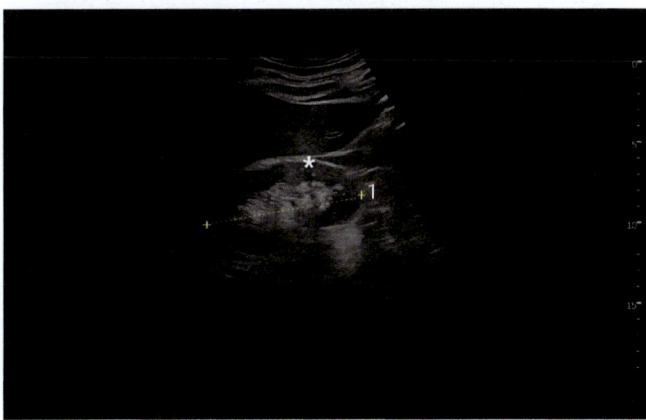

Figura 16-17. Longitud renal (distancia interpolar). La zona medular (asterisco) contiene las pirámides renales (estructuras tubulares hipoecogénicas que drenan en los cálices menores). Las pirámides renales están separadas por las columnas de Bertin (prolongaciones de la corteza).

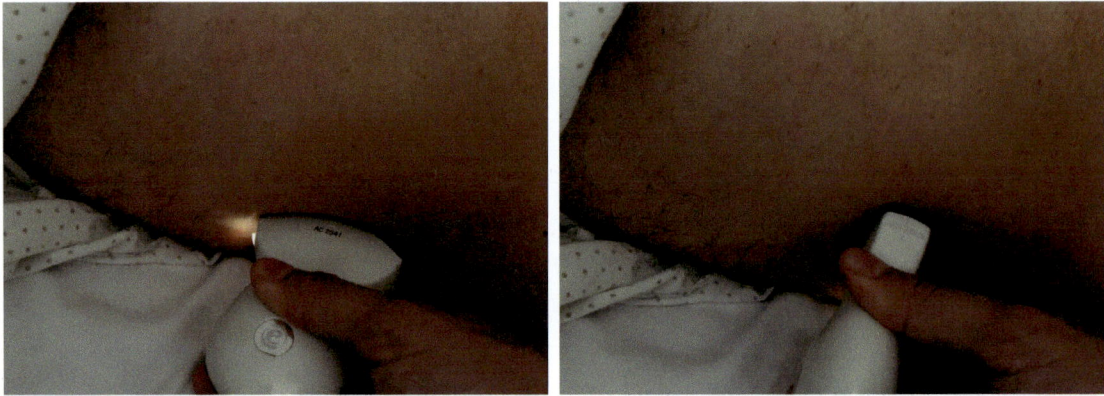

Figura 16-18. Posición de la sonda para la visualización del riñón derecho en el plano coronal y transversal.

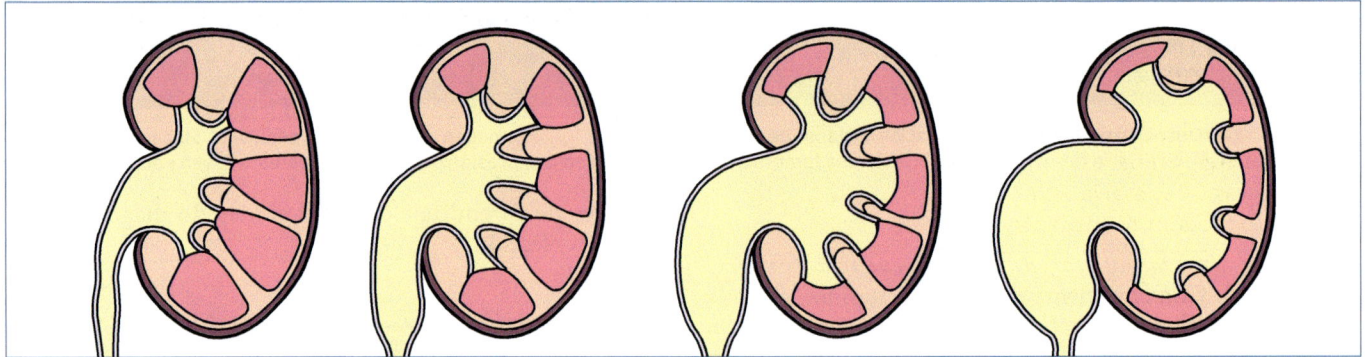

Figura 16-19. Gravedad de la hidronefrosis.

Una aplicación muy útil de la POCUS es el *cálculo del volumen de orina intravesical.* Esta técnica, de aprendizaje muy sencillo, permite la identificación de una retención aguda de orina, consiguiendo revertir una causa frecuente de uropatía obstructiva mediante la colocación de una sonda Foley. Para ello se coloca el transductor *convex* en la zona del hipogastrio (ligeramente obliuado hacia la sínfisis del pubis hasta visualizar completamente la vejiga). En primer lugar, se obtiene un plano transversal. Aquí se efectúan dos medidas (anteroposterior y transversal). De inmediato, se gira la sonda hacia el plano longitudinal (marcador hacia arriba) y se mide el diámetro en este eje. Finalmente, se aplica la fórmula del elipsoide tal y como se describe en la **figura 16-20**. Además, la*POCUS es útil en la comprobación de la correcta posición de la sonda vesical* (**Fig. 16-21**).

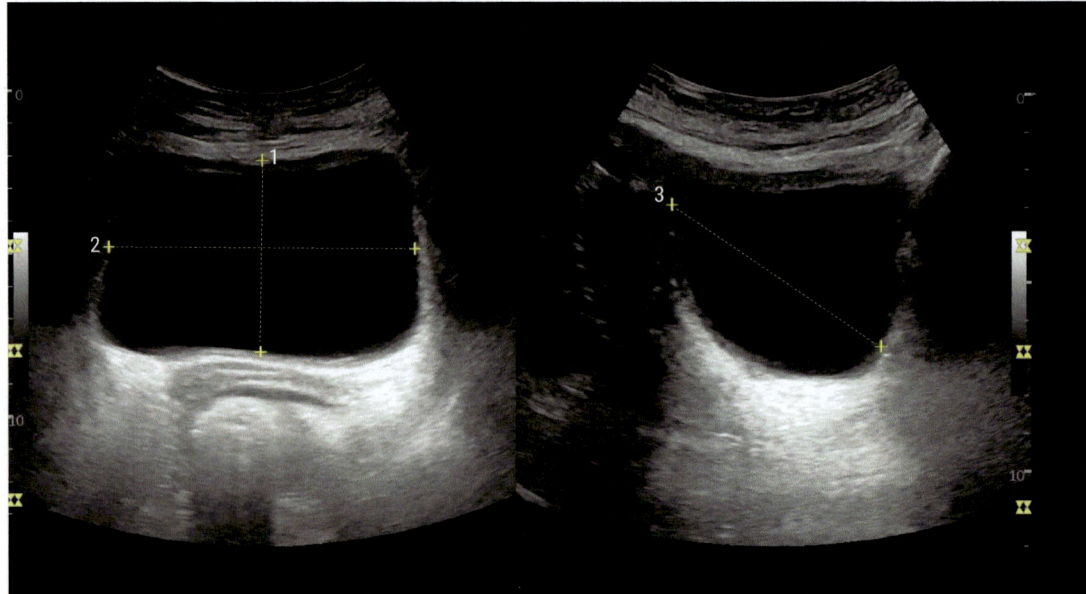

Figura 16-20. Cálculo del volumen vesical (mL). Fórmula del elipsoide: Diámetro anteroposterior (cm) × diámetro transversal (cm) × Diámetro longitudinal (cm) × 0,52. En este caso, el valor es de 189 mL.

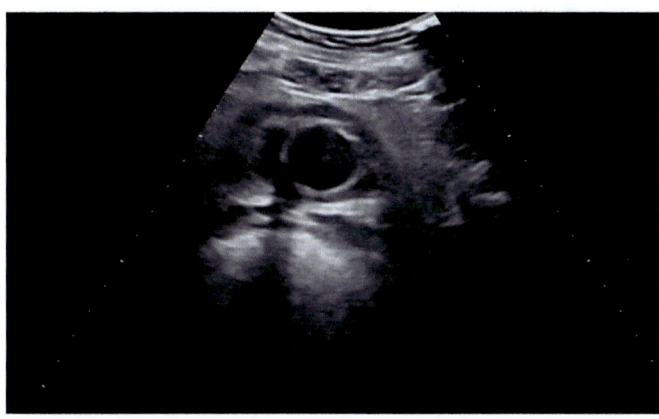

Figura 16-21. Visualización de un catéter vesical correctamente posicionado.

ECOGRAFÍA CLÍNICA EN LA CARCINOMATOSIS PERITONEAL Y OBSTRUCCIÓN INTESTINAL MALIGNA

La ascitis es habitual en pacientes con carcinomatosis peritoneal (neoplasias primarias o secundarias, ya sean digestivas o ginecológicas), y se asocia a síntomas diversos, como distensión y dolor abdominal, náuseas, disnea y anorexia. La paracentesis evacuadora ofrece un rápido alivio de los síntomas y representa la primera línea de tratamiento paliativo.

> **!** Por tanto, la identificación de la ascitis mediante POCUS y la realización de paracentesis dirigida supone una mejora en el confort y puede realizarse de manera segura en el punto de atención, idealmente en el domicilio del paciente.

Además, los ultrasonidos también sirven para guiar la inserción de catéteres tunelizados permanentes si la paracentesis es recurrente.

La sensibilidad y especificidad del examen clínico en la detección de ascitis es baja (50-94 y 29-82 %, respectivamente). La POCUS puede detectar la presencia de pequeñas cantidades de líquido ascítico (hasta 5-10 mL). Se identifica como una colección homogénea anecoica. La ascitis neoplásica puede estar tabicada, la ecogenicidad alterada y observarse implantes peritoneales, omentales y mesentéricos. La vascularización del peritoneo parietal se encuentra aumentada, de ahí la importancia de encontrar una cámara segura para realizar el drenaje.

Técnicas

Se emplea una sonda convex: que se coloca en la fosa ilíaca derecha o izquierda. Se puede medir la profundidad de la cámara de líquido. La sonda lineal con Doppler color se puede utilizar para la visualización de los vasos epigástricos inferiores y, de este modo, minimizar el riesgo de sangrado. Asimismo, es importante *visualizar la vejiga y no confundir su contenido anecoico con la presencia de ascitis.* Se señala el punto de punción invitando al paciente a colocarse ligeramente en decúbito lateral (derecho o izquierdo, según el punto de la punción). En la práctica, el procedimiento se realiza ecodirigido, y no ecoguiado.

En la **figura 16-22** y el ▶ **vídeo 16-5**, puede observarse la imagen de un paciente con ascitis carcinomatosa.

El uso de POCUS para identificar una obstrucción de intestino delgado tiene una sensibilidad cercana al 90 % y una especificidad del 97 %, situándose como una técnica superior al estudio radiográfico convencional. Es una situación relativamente frecuente en fases avanzadas de neoplasias gastrointestinales o pélvicas.

Se utiliza la sonda convex y la lineal: con la primera, se examina el abdomen de manera global, barriendo con el transductor órganos sólidos y estructuras más profundas. En esta primera aproximación, hay que observar la distribución y la motilidad intestinal. Aquí se podrán detectar anormalidades como engrosamientos significativos de la pared intestinal, dilataciones, presencia de líquido, inflamación de grasa visceral o la presencia de nódulos y masas. A continuación, se emplea el transductor lineal para visualizar detalladamente el segmento intestinal que se pretende examinar evaluando engrosamientos y cambios en la pared intestinal.

Son varios los signos ecográficos que pueden observarse según el grado de complicación (▶ **Vídeo 16-6**): asas dilatadas y llenas de líquido, con un diámetro del intestino delgado mayor a 3 cm medido desde las paredes externas. Los movimientos peristálticos estarán abolidos o serán inefectivos (*to and fro peristalsis*). En casos más avanzados, donde ya existe daño parietal y que podrían ser subsidiarios de tratamiento quirúrgico, se aprecia un engrosamiento de la pared intestinal y de las válvulas conniventes («signo del teclado» o *keyboard sign*), junto con la existencia de líquido libre bien circunscrito

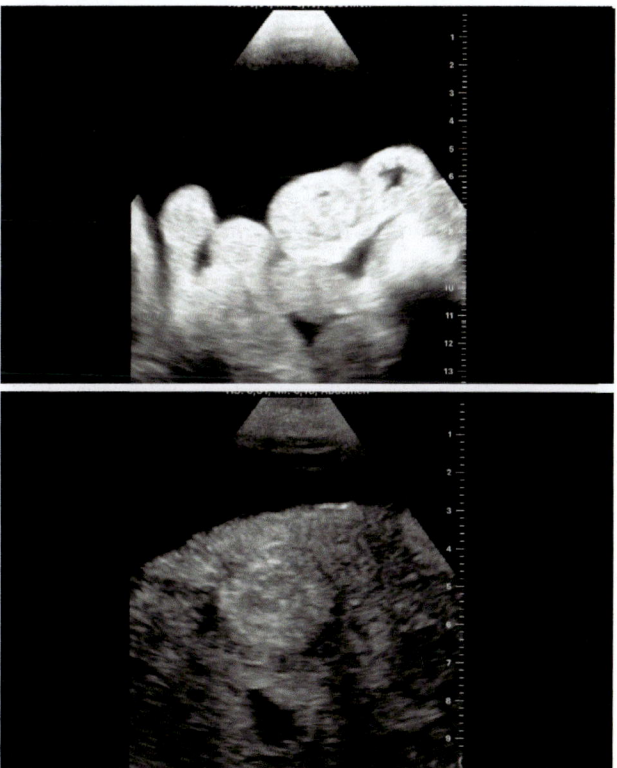

Figura 16-22. Puede observarse la presencia de una cámara anecoica (ascitis) y más caudalmente asas intestinales. En la imagen inferior, se aprecia ascitis y lesiones metastásicas hepáticas de un paciente con adenocarcinoma de páncreas.

entre asas (*tanga sign*). A grandes rasgos, a la hora de distinguir ecográficamente entre el intestino delgado y grueso, lo más característico será la presencia de válvulas conniventes y la existencia de peristaltismo en el delgado. En cambio, en el colon, se observará haustras y gas en su interior.

ECOGRAFÍA CLÍNICA EN EL DERRAME PLEURAL MALIGNO

El derrame pleural maligno es una manifestación frecuente de la enfermedad metastásica. Afecta a un 15-20 % de los pacientes con cáncer (especialmente de pulmón, mama, ovario, mesotelioma y linfoma). Son síntomas frecuentes, y limitantes, la disnea por disfunción diafragmática, el dolor torácico y la tos.

La sensibilidad del examen clínico en la detección de derrame pleural es directamente proporcional al tamaño de este, siendo altamente improbable su diagnóstico cuando la cantidad de líquido es inferior a 300 mL. La radiografía de tórax estándar, en proyección anteroposterior, resulta de utilidad cuando el volumen es mayor de 200 mL.

> **!** Los ultrasonidos tienen una sensibilidad del 100 % para derrames de cuantía superior a 100 mL, detectando incluso cantidades inferiores a 20 mL.

Adicionalmente, además de observar los detalles del derrame (septos, loculaciones, ecogenicidad del líquido, etc.), esta técnica permite la caracterización del parénquima pulmonar (atelectasias, condensaciones y masas), un aspecto que no es objetivo del presente capítulo.

Técnica

El derrame pleural se acumula en las zonas más declives del tórax, especialmente en el seno costofrénico posterolateral, cuando el paciente está sentado o semisentado. Se utiliza una sonda de baja frecuencia (*convex/sectorial*) o de alta frecuencia (*lineal*), esta última cuando se pretende observar las características de la línea pleural. La exploración se realiza situando el transductor (plano coronal, marcador en dirección craneal) en la línea axilar posterior (**Fig. 16-23**).

En ausencia de derrame pleural, tanto el diafragma como las estructuras subdiafragmáticas desaparecen durante la inspiración por el artefacto generado en un pulmón aireado, representando el llamado «signo de la cortina» (▶ **Vídeo 16-7**).

En casos de derrame pleural, se deben identificar cinco estructuras en el plano coronal: hígado/bazo, diafragma, derrame pleural (anecoico o de ecogenicidad variable), pulmón (por lo general, atelectasiado) y pared torácica (▶ **Vídeo 16-8**). En este clip, puede apreciarse atelectasia pasiva, con un movimiento del pulmón, de ecogenicidad similar al hígado, ondulante («flotando») en el líquido pleural («signo de la medusa»). El «signo de la columna» (*spine sign*) traduce la visualización del esqueleto vertebral en presencia de un cuantioso derrame pleural (▶ **Vídeo 16-9**).

Algunas características del derrame pleural pueden resultar orientativas de trasudado (derrame pleural anecoico) o exudado (derrame pleural de ecogenicidad aumentada, con partículas en suspensión [**Fig. 16-24**; ▶ **Vídeo 16-10**]). Los derrames pleurales malignos frecuentemente contienen septos y loculaciones, además de engrosamiento (> 10 mm) o nodularidad de la línea pleural. En el ▶ **vídeo 16-11**, puede observarse un derrame complejo, con septos, tabiques e implantes pleurales.

Aunque existen diferentes fórmulas para calcular el volumen del derrame pleural, se sugiere una valoración cualitativa, y más aún en el ámbito de los cuidados paliativos, ya que para una toracocentesis segura y aliviadora, la cámara de líquido debe ser abundante.

Algunas sociedades científicas, como la British Thoracic Society, recomiendan que la toracocentesis se efectúe, rutinariamente, bajo control ecográfico en tiempo real, ya sea estático o dinámico, dependiendo de la visualización o no, respectivamente, del catéter durante el procedimiento. La

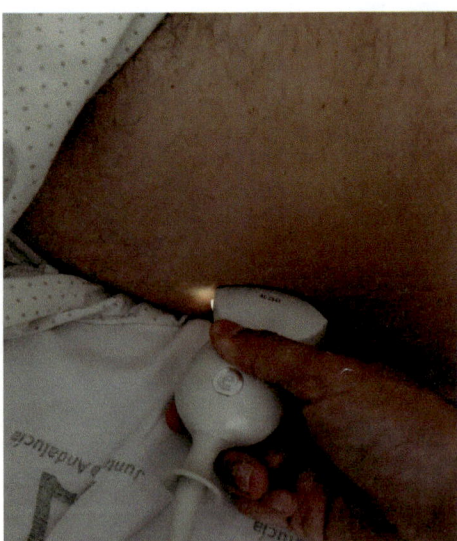

Figura 16-23. Paciente en decúbito supino ligeramente incorporado. Sonda en línea axilar posterior, plano coronal, indicador craneal.

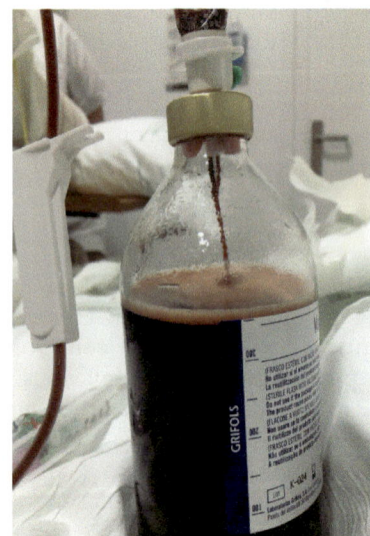

Figura 16-24. Vinculada al **vídeo 16-10**. Derrame pleural hemático en paciente con adenocarcinoma de pulmón.

reducción en la incidencia de neumotórax yatrogénico y punciones «blancas» cuando se compara con la técnica realizada a ciegas puede llegar al 15-20 %. Por lo general, con el paciente en sedestación (ligeramente inclinado, con los brazos apoyados en una mesa), se señala la cámara en declive más accesible, utilizando el plano coronal y transversal (marcador en dirección craneal y a la derecha del paciente, respectivamente).

Es recomendable medir la profundidad del derrame pleural (distancia piel-pleura visceral). Hay que comprobar que, durante la inspiración, el pulmón colapsado no supera la cámara elegida, e identificar con claridad el diafragma. La punción se realizará lateralmente (línea axilar media o posterior), a 5-10 cm del raquis, unos dos espacios por debajo del nivel del derrame pleural y por el borde superior de la costilla (se evita la laceración de la arteria intercostal). No hay evidencia firme para restringir el volumen de líquido drenado.

Después del procedimiento puede comprobarse que la pleura se desliza normalmente, lo que indica la ausencia de neumotórax yatrogénico.

> ❗ No está indicada la realización rutinaria de radiografía de tórax después de una toracocentesis. Es una técnica que puede realizarse en el domicilio del paciente (costo-efectiva para la empresa y confortabilidad para el paciente).

Asimismo, la POCUS es útil para dirigir la inserción de catéteres tunelizados (por ejemplo, PleurX™) en casos de derrame pleural recurrente.

ECOGRAFÍA CLÍNICA EN EL DERRAME PERICÁRDICO MALIGNO Y TAPONAMIENTO CARDÍACO

Las neoplasias que más frecuentemente producen metástasis pericárdicas son: de pulmón, mama, esófago y el linfoma. Otras etiologías que deben considerarse incluyen la toxicidad por fármacos (quimioterapia e inmunoterapia) y la radioterapia. El cáncer es la etiología más frecuente de taponamiento.

Aunque los pacientes pueden describir un dolor de tipo pleurítico y posicional, la disnea (más frecuente en casos de taponamiento) es el síntoma más limitante. La sensibilidad de la tríada clásica de Beck (hipotensión arterial, distensión venosa yugular, tonos cardíacos apagados) en el diagnóstico de taponamiento es baja.

Salvo por la existencia de pulso paradójico (caída de la presión arterial sistólica > 10 mmHg durante la inspiración, hallazgo sensible pero no específico), ni la exploración clínica clásica ni los hallazgos del electrocardiograma o la radiografía de tórax predicen la existencia de un taponamiento.

> ❗ La ecografía es una herramienta altamente sensible y específica en el diagnóstico de derrame pericárdico y taponamiento.

La POCUS, como quinto pilar de la exploración clínica, tiene una sensibilidad del 96 % y una especificidad del 98 % en la detección de derrame, evitando demoras en la realización de una pericardiocentesis si clínicamente está indicada.

> ❗ Cualquier derrame pericárdico debe ser clasificado por su impacto hemodinámico, tamaño, distribución, composición y forma de presentación (agudo, subagudo o crónico).

Cuando el diámetro entre el pericardio parietal y visceral, al final de la diástole, es mayor de 2 cm (20 mm), se considera grave, correlacionándose con un volumen de líquido mayor de 500 mL.

Técnica

Aunque debe efectuarse una exploración en todos los planos ecográficos, por su simplicidad y en el ámbito de los cuidados paliativos, se empleará el *plano subcostal o subxifoideo*. Se selecciona *una sonda de baja frecuencia (convex o sectorial)*. Si se emplea un transductor *convex* y un *preset* no cardíaco, la orientación del marcador no cambiará con respecto a lo comentado en apartados anteriores (a la derecha del paciente, a la izquierda en la imagen). Con una sonda sectorial o multifrecuencia y *preset* cardíaco, el marcador cambia, pero no es objetivo de este capítulo describir la realización de una ecografía clínica cardíaca, que se considera un nivel de competencia más avanzado. Hay que asumir que esta ventana puede ser difícil de obtener en pacientes obesos.

La sonda se coloca en el epigastrio, en plano transverso y angulado hacia la cabeza del paciente (**Fig. 16-25**), con movimientos derecha-izquierda hacia el hombro hasta visualizar las cuatro cámaras cardíacas. Se aprovecha el hígado como ventana acústica. Para visualizar la vena cava inferior se utiliza el plano longitudinal en el epigastrio (v. **Fig. 16-4**).

> ❗ El derrame pericárdico se identifica como una estructura anecoica de distribución variable alrededor de las cámaras cardíacas.

En la afectación neoplásica, la ecogenicidad es variable y es posible observar septos y un pericardio engrosado o de aspecto nodular. El hallazgo que implica un compromiso hemodinámico es el *colapso de cavidades derechas al final de la diástole*. En estos casos, además, la vena cava inferior está pletórica (>20 mm) y fija, sin variaciones respiratorias. El

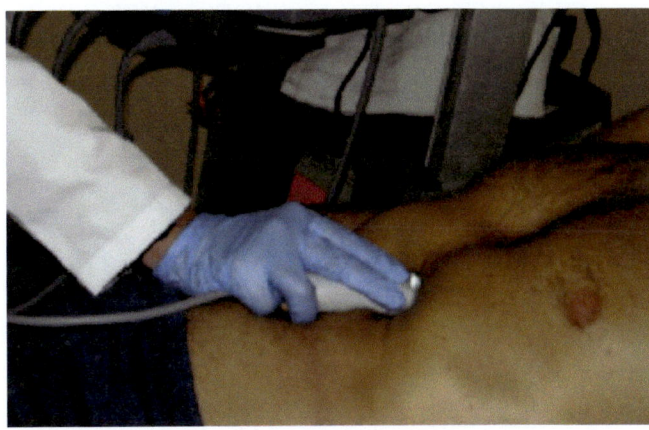

Figura 16-25. Posición del transductor para el plano subxifoideo.

swinging heart se refiere al bamboleo cardíaco en casos de derrame grave y taponamiento. Obviamente, existen otros signos ecocardiográficos que sugieren compromiso hemodinámico y cuyo desarrollo no es un objetivo competencial del profesional de cuidados paliativos.

 El taponamiento es un diagnóstico clínico.

Los hallazgos de la POCUS deben correlacionarse con la presencia de hipotensión arterial, taquicardia y signos de bajo gasto cardíaco. Estos pacientes precisan de una pericardiocentesis urgente en un hospital.

En el ▶ **vídeo 16-12** y ▶ **vídeo 16-13**, se visualiza un derrame pericárdico grave con compromiso de cavidades derechas (colapso del ventrículo derecho).

ECOGRAFÍA CLÍNICA ORIENTADA A PROCEDIMIENTOS

Anteriormente, se ha comentado el uso de la POCUS en la realización de procedimientos, como paracentesis o toracocentesis, desarrollándose los aspectos relacionados con la técnica. En cuidados paliativos, la bibliografía apoya la realización segura de estas técnicas en el propio domicilio del paciente, evitando traslados innecesarios al hospital (medicina basada en la eficiencia y mínimamente disruptiva para el paciente).

La POCUS es útil para la canulación de venas periféricas de difícil acceso o colocación de otros dispositivos intravasculares, como catéteres centrales de inserción periférica o catéteres venosos de línea media (por ejemplo, BD Provena™). Finalmente, la ecografía se utiliza como guía de procedimientos invasivos para el tratamiento del dolor oncológico (bloqueo de plexos o nervios periféricos, infiltraciones en procesos musculoesqueléticos diversos, etcétera).

 PUNTOS CLAVE

- La ecografía clínica representa el quinto pilar de la exploración clínica.
- No sustituye el buen razonamiento clínico ni un estudio reglado.
- Responde a cuestiones binarias o dicotómicas en el punto de atención al paciente (domicilio, centro sanitario o sociosanitario).
- Es segura y eficiente. Con su empleo, mejora la calidad asistencial y aumenta la satisfacción del paciente y del profesional.

- Se utiliza en situaciones de alta rentabilidad clínica, como TVP, ascitis, derrame pleural o pericárdico, entre otras.
- Aumenta la seguridad del paciente en la realización de procedimientos, como paracentesis, toracocentesis o inserción de catéteres venosos.
- Es tiempo de incorporar esta técnica en los cuidados paliativos, fomentando una formación de calidad y la acreditación de competencias: para empezar, primero hay que aprender y realizar ecografías, y luego ya se puede comprar un ecógrafo.

BIBLIOGRAFÍA

Alerhand S, Adrian RJ, Long B, Avila J. Pericardial tamponade: A comprehensive emergency medicine and echocardiography review. Am J Emerg Med. 2022;58:159-74.

Barrose-Antle ME, Patel KH, Kramer JA, Baston CM. Point-of-Care Ultrasound for Bedside Diagnosis of Lower Extremity DVT. Chest. 2021;160:1853-63.

Beicher J, Lambert LA. A Palliative Approach to Management of Peritoneal Carcinomatosis and Malignant Ascites. Surg Oncol Clin N Am. 2021;30:475-90.

Biggerstaff S, Thompson R, Restrepo D. Pocus at home: Point-of-care ultrasound for the home hospitalist. J Hosp Med. 2023;18:87-9.

Breakey N, Osterwalder J, Mathis G, Lehmann B, Sauter TC. Point of care ultrasound for rapid assessment and treatment of palliative care patients in acute medical settings. Eur J Intern Med. 2020;81:7-14.

Brower CH, Baugh CW, Shokoohi H, Liteplo AS, Duggan N, Havens J, et al. Point-of-care ultrasound-first for the evaluation of small bowel obstruction: National cost savings, length of stay reduction, and preventable radiation exposure. Acad Emerg Med. 2022;29:824-34.

Clare S, Duncan C. Ultrasound for the Generalist. A Guide to Point of Care Imaging. New York, NY: Cambridge University Press; 2022.

Chernack B, Knowlton SE, Kohler MJ. The Use of Ultrasound in Palliative Care and Hospice. Am J Hosp Palliat Care. 2017;34:385-91.

Dhamija E, Thulkar S, Bhatnagar S. Utility and potential of bedside ultrasound in palliative care. Indian J Palliative Care. 2015;21:132-6.

Díaz-Gómez JL, Mayo PH, Koenig SJ. Point of Care Ultrasonography. N Engl J Med. 2021;385:1593-602.

European Society of Radiology. ESR statement on portable ultrasound devices. Insights Imaging. 2019;10:89.

García Gil D, Beltrán Romero L, Flox-Benítez G, Castillo-Padrós M, Díaz-Gómez AL, Mujal-Martínez A, et al. Principales aplicaciones de la ecografía clínica en cuidados paliativos. Rev Clin Esp. 2023. Disponible en: https://doi.org/10.1016/j.rceng.203.04.009. En prensa.

Gishen F, Trotman I. Bedside ultrasound--experience in a palliative care unit. Eur J Cancer Care. 2009;18:642-4.

Leidi A, Rouyer F, Marti C, Reny JC, Grosgurin O. Point of Care ultrasonography from the emergency department to the internal medicine ward: current trends and perspectives. Intern Emerg Med. 2020;15:395-408.

Mariani PJ, Setla JA. Palliative Ultrasound for Home Care Hospice Patients. Acad Emerg Med. 2010;17:293-6.

Michon A, Jammal S, Passeron A, De Luna G, Bomahou C, Jullien V, et al. Use of pocket-sized ultrasound in internal medicine (hospitalist) practice: Feedback and perspectives. Rev Med Interne. 2019;40:220-5.

Patel KN, Ullah K, Patail H, Ahmad S. Ultrasound for Pleural Disease: Beyond a Pocket of Pleural Fluid. Ann Am Thorac Soc. 2021;18:749-56.

Thota RS, Ramkiran S, Ramanjulu R. Time to FOCUS -'Palliative Medicine Point-of-Care Ultrasound'. Indian J Palliat Care. 2023;29:36-45.

Torres-Macho J, Aro T, Bruckner I, Cogliati C, Gilja OH, Gurghean A, et al. Point-of-care ultrasound in internal medicine: A posicion paper by the ultrasound working group of the European federation of internal medicine. Eur J Intern Med. 2020;73:67-71.

Varrias D, Palaiodimos L, Balasubramanian P, Barrera CA, Nauka P, Arfaras Melainis A, et al. The Use of Point-of Care Ultrasound (POCUS) in the Diagnosis of Deep Vein Thrombosis. J Clin Med. 2021;10:3903.

 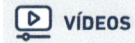 VÍDEOS

Terapias complementarias y alternativas

17

E. Romero Montero y M. C. Palomar Muñoz

OBJETIVOS

- Conocer qué son las terapias complementarias y alternativas.
- Saber cuál es el objetivo de su aplicación en cuidados paliativos.
- Aprender cuáles son las terapias más empleadas en cuidados paliativos y su efectividad.

INTRODUCCIÓN

Los cuidados paliativos se han visto en las últimas décadas ampliamente desarrollados y expandidos a un mayor número de población. Esto mismo también le está ocurriendo a las terapias complementarias. No todas ellas son igual de conocidas, ni parece estar clara la evidencia científica que las sustenta; sin embargo, cada vez son más los pacientes y familiares que deciden utilizarlas.

En momentos importantes de sufrimiento, como lo es al final de la vida, son muchas las necesidades que emergen. Necesidades que algunas de ellas podrán ser tratadas de manera farmacológica, pero también habrá necesidades que requerirán una serie de medidas no farmacológicas, orientadas a mejorar el confort y la calidad de vida del paciente, y es dentro de estas medidas no farmacológicas donde tienen cabida las terapias complementarias.

Las terapias complementarias y alternativas provienen de diferentes partes del mundo, y existe dificultad para delimitarlas, clasificarlas e incluso definirlas.

La Organización Mundial de la Salud (OMS) define la medicina tradicional como «el conjunto de conocimientos, capacidades y prácticas basados en las teorías, creencias y experiencias propias de diferentes culturas, bien sean explicables o no, utilizadas para mantener la salud y prevenir, diagnosticar, mejorar o tratar enfermedades físicas o mentales».

El National Center for Complementary and Integrative Health (NCCIH), por su parte, define la medicina complementaria y alternativa como un «conjunto de sistemas, prácticas y productos que, en general, no se consideran parte de la medicina convencional», y diferencia los términos *medicina complementaria* y *medicina alternativa*. Define como complementaria aquella que hace uso conjunto de la medicina complementaria y alternativa con la medicina convencional; y alternativa, cuando su empleo es exclusivo y en reemplazo de la medicina convencional. Por otro lado, la medicina integrativa incorpora tratamientos de la medicina convencional y de la medicina complementaria y alternativa, siempre y cuando haya evidencia científica sobre la inocuidad y eficacia de estos tratamientos.

La clasificación de las terapias complementarias es compleja, debido a la gran variedad de terapias existentes. La más extendida es la realizada por la *White House Commission on Complementary and Alternative Medicine Policy* y el NCCIH, en la que se establecen cinco grupos o dominios: sistemas médicos integrales, intervenciones mente-cuerpo, terapias con base biológica, terapias de manipulación del cuerpo y terapias energéticas (**Tabla 17-1**).

Actualmente no existe una normativa legal específica, ni a nivel nacional ni internacional, que se encargue de regular las terapias complementarias, pero existen diferentes organismos y organizaciones que defienden su postura en relación con su utilización.

TERAPIAS COMPLEMENTARIAS EN CUIDADOS PALIATIVOS

Las terapias complementarias en cuidados paliativos se han orientado al objetivo de proporcionar alivio sintomático, acompañamiento, comodidad y bienestar. Al tratarse de medidas poco agresivas, pueden ser bien toleradas, sin añadir riesgos potenciales a la situación del paciente. Asimismo, estas terapias centran su enfoque en una atención integral y holística de la persona, siendo esta la base necesaria e imprescindible en los cuidados paliativos.

Las terapias complementarias están teniendo un mayor impacto en diferentes países industrializados, lo que hace pensar en su creciente aceptación por parte de los pacientes que acuden a ellas en busca de nuevas formas de cuidado, diferentes a las recibidas por la medicina convencional. El

Tabla 17-1. Clasificación de las terapias complementarias

Dominio		Definición	Ejemplos
Sistemas médicos integrales		Agrupan sistemas completos de teoría y práctica que han evolucionado al margen de la medicina convencional (occidental)	Naturopatía, ayurveda, homeopatía, medicina tradicional china (acupuntura)
Intervenciones mente-cuerpo		Incluyen prácticas que se centran en las interacciones entre cerebro, mente, cuerpo y comportamiento, con el propósito de usar el poder de la mente para influir en la salud	Yoga, meditación, musicoterapia, arteterapia, danzaterapia, taichí/*qigong*, hipnosis
Terapias con base biológica		Se basan en el empleo de sustancias (hierbas, alimentos, vitaminas, flores, etc.) que se encuentra en la naturaleza para promover la salud de las personas	Terapia nutricional, suplementos dietéticos, aromaterapia, fitoterapia
Terapias de manipulación del cuerpo		Emplean la manipulación o el movimiento de una o más estructuras y sistemas del cuerpo para equilibrar el «poder de autosanación» del cuerpo	Quiropráctica, reflexología, osteopatía, masaje terapéutico, *shiatsu*, drenaje linfático
Terapias de base energética	Terapias bioelectromagnéticas	Empleo de energía proveniente de campos externos, como campos magnéticos, para influir en la salud	Terapia biomagnética
	Terapias del biocampo	Manipulan el campo de energía que rodea y penetra al cuerpo humano, con el objetivo de devolver el equilibrio al cuerpo para fomentar la salud	Reiki, toque terapéutico, toque sanador

Adaptada de: Gordon J, Bernier G, Bresler D, Chappell T, DeVries G, Fair W, et al. White House Commission on Complementary and Alternative Medicine Policy. Final Report. Estados Unidos; 2002.

empleo de estas terapias en el entorno de cuidados paliativos ya es un hecho evidente, y cada vez son más las personas que las utilizan con diferentes fines.

Sistemas médicos integrales

Los sistemas médicos integrales se constituyen en torno a sistemas complejos de teoría y práctica que han evolucionado en diferentes culturas y al margen de la medicina convencional. Incluyen una filosofía definida y una descripción de la enfermedad, el diagnóstico y el tratamiento.

Entre los sistemas más antiguos, figuran la medicina ayurvédica y la tradicional china, incluidos en los sistemas médicos integrales orientales. En los últimos siglos, se han ido desarrollando sistemas más modernos, como la homeopatía y la naturopatía, que forman parte de sistemas médicos integrales occidentales.

Acupuntura

La acupuntura hunde sus raíces en la medicina tradicional china y se ha practicado de varias formas durante miles de años. Desde el punto de vista de dicha medicina, el cuerpo humano es considerado como un complejo mecanismo de energía y materia cuya salud depende del equilibrio y balance entre sus fuerzas y elementos. El *qi* es la energía vital del cuerpo, cuya regulación ayuda a mantener el funcionamiento del organismo. A medida que el *qi* fluye a través del cuerpo, a lo largo de vías de energía o meridianos (hay más de 2.000 puntos reguladores a lo largo de los meridianos), la información se comunica de un órgano a otro, de un proceso corporal a otro, iniciando y sustentando la vida.

Cuando se produce una alteración de la regulación del *qi*, produciendo un estado de desequilibrio energético del yin (energías oscuras y negativas) y el yang (energías positivas y brillantes), desencadenado por diferentes factores patógenos, es cuando se origina la enfermedad.

Lo que busca la acupuntura es el restablecimiento del flujo de energía, corrigiendo los desequilibrios producidos entre el yin y el yang, con el fin de facilitar el regreso a la salud desde el punto de vista orgánico, y lo hace a través de la estimulación de puntos específicos localizados a lo largo de los meridianos. Su objetivo es entonces aportar donde hay déficit, drenar la congestión, abrir la obstrucción, liberar el estancamiento y armonizar los elementos para ayudar a mantener la homeostasis de energía y, por tanto, del organismo.

La acupuntura consiste en la aplicación de agujas, calor, presión, láseres, ultrasonidos y/o corriente eléctrica de bajo voltaje en lugares de la piel llamados puntos de acupuntura o acupuntos. Estos varían en función de los diferentes síntomas que se quieran controlar. Las agujas introducidas a veces se giran, se mueven hacia arriba y abajo con diferentes velocidades y profundidades, se calientan o se cargan con una corriente eléctrica débil. Entre los métodos de acupuntura, se encuentran la acupuntura auricular, la electroacupuntura, la acupuntura de punto desencadenante, la acupuntura con láser, la acupuntura con microondas, la acupresión, la moxibustión y la aplicación de ventosas.

La mayoría de los estudios sobre los mecanismos de acción de la acupuntura involucran respuestas de tipo neuroquímico. La punción con agujas estaría estimulando fibras aferentes (A beta) más rápidas que aquellas por las que viaja el estímulo doloroso (C y A delta), rumbo al asta posterior de la médula espinal, donde, por medio de neuronas inhibitorias, bloquearían la aferencia espinotalámica inhibiendo el dolor.

A su vez, estimula cascadas neuromoduladoras a nivel central en el hipotálamo, la hipófisis y el núcleo centromedial del tálamo, gracias a la activación de las vías ascendentes, que viajan por el tracto anterolateral de la médula, y descendentes, que pasan por el núcleo retículo-gigantocelular, el rafe magno y la porción dorsal de la sustancia gris periacueductal, involucrando vías de naturaleza serotoninérgica y noradrenérgica, que bajan por el fascículo dorsolateral para luego conectarse con las láminas I y II de la médula.

La mayoría de los estudios sobre endorfinas y acupuntura utilizan la estimulación eléctrica de las agujas, también conocida como electroacupuntura. Se ha demostrado que las frecuencias bajas (2-15 Hz) de electroacupuntura activan los receptores opioides μ y δ, liberando encefalinas β-endorfinas y endomorfinas en porciones supraespinales del sistema nervioso central; mientras que las frecuencias altas (100 Hz) activan los receptores opioides kappa (κ), liberando dinorfina en la médula espinal.

Parece ser que la acupuntura también aumenta la generación de óxido nítrico en las regiones tratadas, aumentando la circulación local y la temperatura, lo que podría, en parte, contribuir al alivio del dolor. El óxido nítrico también se incrementaría en el núcleo *gracilis* y en sus proyecciones hacia el núcleo paraventricular del tálamo, para modular la respuesta autonómica central y participar en la inhibición de los reflejos somatosimpáticos. Una revisión de las publicaciones científicas reportó que la acupuntura mejora la función inmunológica a través de la modulación de la actividad de las células asesinas naturales (*natural killer*) mediante la estimulación del punto de acupuntura ST36.

Los principales síntomas a tratar con la acupuntura son dolor, neuropatía periférica, náuseas y vómitos ocasionados por diferentes tratamientos sistémicos, sofocos, disnea, astenia, xerostomía, insomnio, ansiedad y depresión.

Los efectos adversos de la acupuntura suelen ser leves si la técnica se aplica de forma correcta, pero hay que señalar el empeoramiento transitorio de los síntomas, mareo, hematomas o hemorragia e infecciones locales.

La investigación en acupuntura es, por su propia naturaleza, difícil de llevar a cabo. Se han realizado numerosos estudios para valorar el efecto de la acupuntura en el control de los síntomas. En la mayoría de ellos, se muestra que la acupuntura es un método seguro y eficaz en el control de los síntomas, aunque sin resultados estadísticamente significativos. Es por ello que en el futuro se necesitan más estudios de alta calidad y con el poder estadístico adecuado.

Intervenciones mente-cuerpo

En este dominio, se incluyen prácticas que se centran en las interacciones entre cerebro, mente, cuerpo y comportamiento, con el propósito de usar el poder de la mente para influir en la salud. Las prácticas más habituales son yoga, taichí, *mindfulness*, musicoterapia, arteterapia o danzaterapia.

Musicoterapia

La musicoterapia utiliza la música para abordar las necesidades físicas, emocionales, sociales, cognitivas y espirituales de las personas que experimentan una enfermedad grave. Los musicoterapeutas emplean diferentes técnicas clínicas basadas en la música a fin de mejorar la calidad de vida de las personas en una variedad de enfermedades o discapacidades.

Se diferencian tres modelos de musicoterapia que dirigen la utilización de esta disciplina hacia distintos fines. La musicoterapia psicoterapéutica se encarga de aumentar el conocimiento del paciente acerca de su mundo interior, así como de las necesidades propias, tomando conciencia de su realidad. La musicoterapia conductual es utilizada para modificar la conducta del paciente, centrándose en aumentar el comportamiento adecuado a la situación y desaprendiendo los comportamientos no adaptativos. La musicoterapia educativa es aplicada para dirigir el desarrollo de las personas, mejorando su comunicación y descubriendo el potencial de estas, conociendo sus necesidades y satisfaciéndolas.

Los objetivos de la musicoterapia en cuidados paliativos deben ser coherentes con las necesidades planteadas, y hay que comprobar la posibilidad de abordarlas mediante su uso.

Según Piquer, los principales objetivos son: *relajación* tanto del paciente como del cuidador; *distracción*, ya que pueden olvidar durante un espacio de tiempo las dolencias; *espiritualidad*, incitando a la reflexión y a una visión positiva de la vida encontrando paz interior; *expresión emocional* del paciente, los familiares y el personal sanitario, junto con el aumento de la comunicación, evitando el aislamiento; y el *disfrute* de la música por sí misma.

La musicoterapia puede ser pasiva o receptiva, donde el paciente no participa activamente de la creación musical, basándose solo en la escucha de la melodía; o activa o interactiva, donde el paciente participa en la actividad musicoterapéutica. Puede ser partícipe bien mediante técnicas de improvisación vocal o instrumental, mediante la escritura de canciones o con la creación de una historia o autobiografía sonora.

Entre los beneficios de la musicoterapia, se encuentran la mejoraría del dolor, la ansiedad, la depresión, el estrés, la función emocional, el bienestar emocional y la calidad de vida del paciente que precisa cuidados paliativos.

 La musicoterapia ayuda a expresar emociones difíciles, facilitando a pacientes y familias a encontrar el cierre de la vida, mejorando su comunicación y el estado de ánimo.

Gran parte de los beneficios se obtienen en pocas sesiones de corta duración, por lo que podría plantearse incluso ante expectativas breves de vida.

Se ha producido un aumento en la investigación del uso terapéutico de la música en cuidados paliativos, aunque la información sistemática existente sobre la viabilidad y la eficacia de diferentes métodos de musicoterapia y recomendaciones para su aplicación adecuada en pacientes terminales es muy limitada.

Arteterapia

La terapia artística es una terapia complementaria que se utiliza para ayudar a los pacientes con enfermedades graves y a sus familias a aumentar la autoconciencia, mejorar la carga de síntomas y adaptarse a las experiencias estresantes asociadas con un diagnóstico que limita la vida. Utiliza las cualidades expresivas de la creación artística para mejorar el bienestar físico, mental y emocional.

Existen diferentes modalidades de arteterapia, entre las que se encuentran trabajar con materiales de artes visuales, poesía, teatro y terapia de baile o movimiento.

> **!** Cada forma de terapia ofrece su propio conjunto de beneficios previstos en función de las necesidades clínicas, ofreciendo a los pacientes una salida para afrontar los conflictos físicos, existenciales, emocionales y espirituales asociados a su grave enfermedad.

La arteterapia se practica en sesiones individuales o en pequeños grupos y requiere que las intervenciones en este campo sean facilitadas por un terapeuta de arte acreditado. Los terapeutas artísticos creativos se basan en campos tanto de la biología como de la psicoterapia para adaptarse a las necesidades físicas y mentales de sus pacientes, al tiempo que facilitan oportunidades a los mismos para compartir sus historias de vida únicas y preferencias estéticas distintas de sus historias médicas y diagnósticos por sí solos.

Las experiencias de arte, al igual que ocurre en musicoterapia, pueden permitir la exteriorización de estados internos, como el dolor o la ansiedad, habilitando espacios para la reflexión. Esta externalización puede facilitar una mejor comprensión de los síntomas, la autoconciencia y la autogestión.

> La aportación del arterapeuta es particularmente valiosa para aquellas necesidades emocionales y espirituales de pacientes y familias en las que las formas habituales de comunicación verbal no son suficientes o adecuadas, y ante las cuales los compañeros de otras disciplinas ven más limitados sus esfuerzos de conexión personal.

Además, ayuda a las personas afectadas directa o indirectamente por la enfermedad a adaptarse progresivamente a la conciencia de la incurabilidad y de la muerte próxima.

Varios estudios han demostrado una mejora en la calidad de vida relacionada con la salud, una disminución de los síntomas de angustia, una mejora en las habilidades de afrontamiento en múltiples dominios psicosociales, perspectivas futuras e imagen corporal, y reducciones en la depresión, la ansiedad y los síntomas somáticos en pacientes oncológicos. También se ha observado mejoría tras sesiones de arteterapia en pacientes con demencia, percibiendo mejoras en el comportamiento social y la autoestima, así como un aumento de la atención. Las necesidades y metas de cada individuo son únicas y pueden cambiar durante el transcurso del tratamiento, lo que requiere reevaluación y flexibilidad para adaptar el plan de atención.

Tanto la arteterapia como la musicoterapia brindan apoyo a los cuidadores y familiares del paciente a través de la expresión emocional y el legado personal. Pueden ofrecer oportunidades para que los cuidadores reduzcan el aislamiento y participen en el procesamiento del duelo, facilitando intervenciones de legado que apoyen la creación de recuerdos, distraigan del dolor y promuevan una mejor comunicación familiar e interacción social. Ambas modalidades son beneficiosas para reducir el estrés, aumentar el efecto positivo y mejorar el bienestar espiritual de cuidadores. La terapia artística tampoco se olvida de los profesionales.

Varios estudios documentan cómo ayuda a la prevención contra el *burnout* (síndrome del trabajador quemado),

facilitando la expresión y la comunicación de emociones, adecuando las respuestas emocionales ante el sufrimiento ajeno o reconociendo y afrontando las dificultades personales en relación con el trabajo, como pueden ser, por ejemplo, las pérdidas no elaboradas o incluso no conscientes, las identificaciones bloqueadoras o determinados conflictos no resueltos.

Aunque el papel de la arteterapia como tratamiento alternativo en pacientes en cuidados paliativos se ha ampliado y los resultados son alentadores, la cantidad de evidencia científica significativa es escasa. La gran heterogeneidad entre las poblaciones de pacientes de los estudios, los perfiles clínicos, la definición de la arteterapia, los métodos de asignación al azar, los tamaños de las muestras, el diseño del estudio y los índices medidos producen evidencia de baja calidad.

Mindfulness

El *mindfulness* es una práctica de la psicología positiva budista que proporciona un enfoque para ayudar a las personas a cuidarse a sí mismas, aceptando las experiencias tal como son, logrando la felicidad y reduciendo el sufrimiento al centrar la atención consciente en lo que está sucediendo en el momento. Kabat-Zinn lo definió hace más de 30 años como «prestar atención de manera intencional al momento presente sin juzgar», y se le atribuye el mérito de estructurar por primera vez un programa donde se regula la atención para poder concentrarse en la experiencia inmediata con todo lo que ello conlleva, es decir, reconociendo las sensaciones corporales, las emociones y los contenidos mentales.

Mindfulness y meditación se utilizan indistintamente en algunos contextos; sin embargo, no son exactamente lo mismo. El aspecto del cultivo de la atención es solo una parte de la meditación, la más conocida. Se trata de entrenar a la mente para que sea consciente de qué está pasando en cada momento. Es una técnica psicológica para desarrollar el estado mental de atención consciente, una capacidad que todos los individuos tienen en mayor o menor medida y que se puede entrenar. El sentido de la meditación es más profundo, y es la maduración y transformación de la persona humana. Con la meditación, se conecta directamente con el valor para tener otra mirada hacia lo que está ocurriendo. El primer paso es quedarse justo donde uno está. Desde ahí, y con una actitud paciente y amable, se puede sostener cualquier situación difícil que se presente, incluso si conlleva dolor.

La terapia de *mindfulness* ayuda a los pacientes a aceptar que, en la última fase de la vida, no vale la pena prestar atención al pasado con sus errores y aprendizajes, ni al futuro con sus esperanzas e ilusiones, sino estar presente en el momento actual. Sentir y vivir plenamente la experiencia momento a momento puede dar bienestar, plenitud, gratitud y sentido al hecho de que se está vivo hasta el último instante.

La atención plena significa estar alerta a lo que la mente está pensando y a lo que los sentidos están sintiendo aquí y ahora. Requiere estar presente a lo que es como es, sin querer cambiar lo que no se puede cambiar, ni el sentido de lo que se está experimentando. El *mindfulness* ayuda a descubrir que la auténtica vida está en cada instante. Según la atención plena, una vida auténtica está libre de las cargas del pasado y de las preocupaciones del futuro, por lo tanto, requiere objetividad y autocontrol, prestar atención al mundo interno y externo, renunciar a deseos innecesarios y agradecer el valor infinito de todos y cada uno de los momentos.

Cuando se ayuda a los pacientes en las unidades de cuidados paliativos a prestar atención a su mundo interno y externo, también pueden gobernar la vulnerabilidad, la vergüenza, la ira, el miedo, la decepción o la desesperación a través del razonamiento, la imaginación y la intuición. Con la práctica del *mindfulness,* la persona es plenamente consciente de que no es sus pensamientos o sus emociones. Los pensamientos o emociones son solo eso, y se pueden reconocer, aceptar y dejar ir. De esta manera se ejercita la actitud no crítica y no defensiva.

Se ha demostrado que tras la práctica de *mindfulness* se producen cambios biológicos no solo en la estructura cerebral, sino también en la frecuencia cardíaca y en el sistema endocrino, mejorando las respuestas a situaciones de estrés agudo al estabilizar la frecuencia cardíaca y los niveles de cortisol, hormona muy relacionada con el estrés. En relación con las enfermedades reumáticas y el cáncer, también se ha demostrado que se disminuyen los mecanismos neuroinflamatorios. Por ello, dentro de los beneficios de *mindfulness,* se encuentran la mejoría de la calidad de vida a través de una reducción del estrés y la ansiedad. También se ha observado una mejoría de estados depresivos, de los trastornos del sueño y de alteraciones del estado de ánimo.

En los últimos años, se ha producido un importante *boom* de esta práctica, y en el escenario específico de cuidados paliativos, puede ser debido a su carácter no invasivo y humanizador. Son muchos los descubrimientos que se están realizando en relación con los beneficios de la práctica de *mindfulness,* aunque la evidencia científica en publicaciones de alta calidad es escasa.

Yoga

Se originó en la India hace más de 5.000 años, y es una práctica de mente y cuerpo que tiene como objetivo crear armonía y equilibrio en los aspectos físicos, mentales y espirituales de la vida. Según Patanjali, no es una práctica, sino un estado en el cual la actividad mental y emocional se calma y se puede experimentar la unión con lo supremo. Desde esta definición, se pueden intuir sus beneficios para un momento tan vulnerable como es el final de la vida.

El yoga puede restaurar la homeostasis óptima para influir positivamente en la salud mental y física, ya que disminuye el estrés subjetivo, reduciendo los niveles plasmáticos de cortisol. Produce una disminución de la desregulación dentro del eje hipotalámico-hipofisario-adrenal, y puede aumentar la liberación endógena tanto de la dopamina como del ácido gamma-aminobutírico, que juegan un papel importante en la fisiopatología de la angustia psicológica. El yoga mejora la calidad de vida desde el punto de vista físico y psicosocial, al conseguir un mayor control del dolor, la ansiedad, la depresión, el bienestar espiritual, el insomnio o la astenia.

Cada vez son más las publicaciones científicas que hablan de los beneficios de esta práctica en pacientes paliativos, mejorando la salud física y mental en personas con diferentes tipos de cáncer. Como ocurre con otras terapias complementarias, la evidencia científica acerca del yoga es escasa, debido a la heterogeneidad de las técnicas de yoga y la evaluación de los protocolos utilizados en diferentes centros, por lo que a veces se carece de un enfoque estandarizado.

Lo que sí parece claro es que, debido a sus efectos beneficiosos, las integraciones del yoga en la atención del cáncer aumentan gradualmente, y son cada vez más los centros que lo están agregando en sus programas como una terapia complementaria a los tratamientos.

Taichí/qigong

El taichí es una forma de ejercicio de mente y cuerpo que se originó en China, e involucra artes marciales, meditación y movimientos, que se enfocan en la conexión de la mente y el cuerpo. Es un subconjunto del *qigong,* que es una forma de medicina china antigua y tradicional que integra movimiento (posturas físicas), meditación (atención enfocada) y respiración controlada.

Las prácticas de *qigong* se usan para aumentar, hacer circular y almacenar *qi* (fuerza vital o energía vital que fluye a través de todas las cosas del universo), que a su vez se usa para limpiar y sanar el cuerpo. Dichas prácticas varían en intensidad, desde los movimientos suaves del taichí hasta la práctica más vigorosa del kungfú. Estas terapias ayudan a reducir la depresión, la ansiedad, la astenia, el insomnio, el dolor y la discapacidad en personas con dolor, y mejoran la calidad de vida y el equilibrio físico y emocional.

Hipnosis

La hipnosis es una práctica psicoterapéutica en la que un hipnotizador de atención médica induce un estado parecido al trance, en el que la persona se vuelve más atenta y presenta un estado mental muy relajado, en el que la mente del paciente es receptiva a las sugerencias terapéuticas, enfocándose en ciertos pensamientos, sentimientos, imágenes, sensaciones o comportamientos.

La hipnosis clínica puede considerarse una terapia adyuvante eficaz para el control del dolor y la ansiedad en el cáncer, así como en enfermedades crónicas graves para pacientes que reciben cuidados paliativos. Es un enfoque de atención centrado en el paciente, que tiene como objetivo ayudar a cada persona a descubrir sus recursos internos y su capacidad de recuperación en este momento crítico del final de la vida. Se enfoca en pacientes terminales, para ayudarlos a vivir plenamente hasta el final, bloqueando cualquier sensación de muerte mientras aún están vivos. El hipnotista acepta el sufrimiento y la angustia del paciente, y le devuelve la compasión, la participación y la tranquilidad.

El proceso de hipnosis consta de los siguientes pasos:

- La *introducción*: donde se proporciona información sobre el proceso y se abordan las inquietudes del paciente.
- La *inducción hipnótica*: en la que el hipnotizador instruye al paciente para que le ayude a relajarse tanto física como mentalmente, bloquee las distracciones de los estímulos desagradables y anime al paciente a aceptar las sugerencias.

- El *proceso de imágenes*: en el cual se pide al paciente que se imagine en un lugar placentero, relajado y pacífico, y que sienta las sensaciones con los órganos de los sentidos.
- El *procedimiento de profundización*: donde se pide al paciente que experimente los sentimientos profundamente. La profundidad de la relajación es directamente proporcional a la profundidad del hipnotismo.
- *Sugerencias específicas para los síntomas*: después de lograr un hipnotismo profundo, se brindan sugerencias específicas para aliviar los síntomas. Los cambios en la sensación y la percepción permiten una mejor experiencia de los síntomas.
- Y el último paso de *conclusión*: donde se dan instrucciones al paciente para la autosugestión y se le entrena para practicar la autohipnosis.

El uso de la hipnoterapia es aún más relevante en los niños. La mayoría de los niños que mueren de enfermedades graves y avanzadas sufren síntomas angustiantes que son difíciles de aliviar, como dolor, disnea, náuseas, vómitos y ansiedad. Su tratamiento requiere el empleo de terapias farmacológicas, rehabilitadoras, psicológicas y modalidades integradoras, como la hipnosis.

Cuando un niño con una enfermedad avanzada aprende hipnoterapia de una manera temprana, esta puede convertirse en un importante apoyo terapéutico en el que sostenerse para ir resolviendo todas las preocupaciones en relación con su vida y a su muerte. Una rutina establecida de autohipnosis le puede permitir al niño aumentar su resiliencia o conservar la energía para lidiar con los diferentes escenarios a los que le toca enfrentarse.

La hipnosis puede ayudar al niño a transportarlo a experiencias que le permiten disminuir el dolor, disminuir el miedo a la muerte y sostenerse en la esperanza, ayudando a los niños y adolescentes a vivir plenamente, haciendo que cada momento cuente.

Terapias con base biológica

Las terapias con base biológica se basan en el empleo de sustancias (hierbas, alimentos, flores, vitaminas, etc.) que se encuentran en la naturaleza para promover la salud. Incluyen la terapia nutricional, suplementos dietéticos, aromaterapia o fitoterapia.

Aromaterapia

La aromaterapia es el empleo de aceites esenciales de las plantas como terapia para mejorar el bienestar físico, mental y espiritual. Los aceites esenciales son la parte aromática (fragancia) que se encuentra en muchas plantas, y pueden provenir de semillas como el cardamomo, la pimienta negra o el hinojo dulce; de tallos u hojas, como aquellos provenientes de cistus, eucalipto, laurel, menta, pino o romero; de pétalos o flores, como salvia esclarea, manzanilla, geranio, rosa, jazmín o lavanda; de cortezas, cáscaras y frutos, como bergamota, limón, mandarina, naranja dulce o baya de enebro; de maderas y resinas, como la madera de cedro, de sándalo o el incienso; de raíces y rizomas, como el jengibre o el vetiver; y de hierbas como la palmarosa.

El aceite se extrae de la planta por destilación al vapor o prensa mecánica en frío. Cada aceite esencial de una planta tiene una composición química diferente que determina cómo huele, cómo se absorbe o cómo afecta al cuerpo. La forma más frecuente de uso de los aceites esenciales es por inhalación o aplicándolos de forma diluida en la piel. Es posible usar la aromaterapia con otros tratamientos complementarios, como masaje o acupuntura, así como con tratamientos médicos estándar para el control de los síntomas que causa el cáncer o su tratamiento.

Cuando se aplica un aceite esencial en aromaterapia, las moléculas activan los sistemas olfatorio, respiratorio y tegumentario, según la vía de administración. Estas moléculas son capaces de liberar neurotransmisores, como las endorfinas, que desencadenan una sensación de bienestar y un efecto analgésico.

Existen dos vías comunes que desencadenan una respuesta fisiopatológica a las moléculas de aromaterapia. La vía más habitual es la inhalación de las moléculas a través de un difusor, produciendo la estimulación olfativa desde las fosas nasales hasta el bulbo olfatorio, la amígdala y el sistema límbico, lo que desencadena una respuesta emocional y ocasiona un cambio inmediato en los parámetros de presión arterial, pulso, tensión muscular, dilatación pupilar, temperatura corporal y flujo sanguíneo. La segunda vía común es a través de la piel, como, por ejemplo, mediante un masaje, en el que las moléculas se absorben a través de la piel, pudiendo reducir el estrés percibido por el paciente.

Entre los efectos de los aceites esenciales estudiados, se encuentra la disminución de la ansiedad, la mejoría del insomnio y el control de náuseas, vómitos y otras afecciones.

 Es extremadamente improbable que la aromaterapia cure enfermedades graves, por lo que no se recomienda que se utilice en sustitución de la medicina convencional.

Los aceites esenciales no están regulados por la Food and Drug Administration (FDA) de Estados Unidos, que los clasifica como cosméticos, ya que no son medicamentos para tratar o prevenir una enfermedad.

Son muy escasas las publicaciones científicas en relación con el uso de la aromaterapia como terapia complementaria, y menor aún en cuidados paliativos, además de tener escasa evidencia científica. Pero algunos autores concluyen que la aromaterapia proporciona un mayor bienestar, un respiro y un escape de la enfermedad, así como un vínculo terapéutico con el profesional, recomendando que estas terapias sean aportadas como una parte del tratamiento holístico que se pretende dar en el cuidado de los pacientes con enfermedades avanzadas.

Fitoterapia

La fitoterapia consiste en el uso de productos de origen vegetal con finalidad terapéutica, para prevenir, aliviar o curar un estado patológico, o con el objetivo de mantener la salud. El uso de plantas medicinales se engloba dentro de las terapias complementarias como medidas no farmacológicas, y el fácil acceso del que disponen los usuarios a las plantas medicinales sin la intervención de ningún personal sanitario hace que el uso de estas sea frecuente y generalizado.

Sin embargo, las hierbas no están reguladas ni aprobadas como medicamentos, y su eficacia y seguridad es controvertida. Que una planta sea natural no quiere decir que sea inocua, a menos que se tome de la manera indicada. Muchas hierbas, a menudo, se combinan y venden como mezclas patentadas, lo que puede aumentar el riesgo de alergias, reacciones adversas o reactividad cruzada con otros productos farmacéuticos y suplementos. La utilización de plantas medicinales en cuidados paliativos debe ser controlada, teniendo en cuenta el tratamiento concomitante.

El uso tradicional de fitoterapias generalmente preserva la composición original y la integridad de la planta de origen, de modo que la planta entera o un porcentaje deseado de sus componentes mínimamente adulterados se usa con fines medicinales.

Varias tradiciones médicas utilizan terapias basadas en plantas, entre las que se incluyen la medicina tradicional china o la medicina ayurvédica. El uso más tradicional de la fitoterapia, a menudo, incluye la parte entera de la planta, como una infusión de hierbas de manzanilla (té), mientras que la medicina herbal occidental usa más comúnmente hierbas individuales estandarizadas para un componente del extracto. Por el contrario, los medicamentos farmacéuticos derivados de las plantas suelen ser compuestos únicos aislados mediante la separación industrial y la extracción de componentes identificados con propiedades terapéuticas.

Las plantas medicinales se clasifican según su efecto en: *diuréticas* (abedul, cola de caballo), *astringentes* (té negro, manzanilla), *expectorantes* (eucalipto, menta, tomillo), *diaforéticas* (lavanda, belladona), *antidiabéticas* (artemisa, chía), *sedantes* (valeriana, melisa, belladona), *hepatoprotectoras* (cardo mariano, aloe vera, achicoria), *antiinflamatorias* (cúrcuma, jengibre, laurel, arándano), *laxantes* (regaliz, aloe vera, lino, sésamo), *digestivas* (hierbaluisa, menta, tomillo, manzanilla, comino), *relajantes* (tilo, azahar, valeriana), *antiasmáticas* (eucalipto, belladona), *reparadoras de tejidos o estructuras dañadas* (rosa de mosqueta, jengibre, aloe vera), *antiácidas* (anís verde, menta, manzanilla, hinojo), *inmunoestimulantes* (comino negro, regaliz, muérdago, *ginseng*), *hipotensoras* (olivo, valeriana, genciana, cola de caballo), *antiparasitarias* (fresno, granado, semillas de calabaza), *antisépticas* (brezo, menta, arándano, manzanilla, cilantro), *estimulantes* (romero, hipérico, *ginseng*, té verde).

Actualmente la información y la evidencia existente sobre las terapias a base de plantas son insuficientes. Por ello, es necesario realizar más estudios clínicos bien diseñados y mejorar la calidad de la investigación sobre este tipo de plantas.

Terapias de manipulación del cuerpo

Estas terapias emplean la manipulación o el movimiento de una o más estructuras y sistemas del cuerpo para equilibrar el poder de autosanación del organismo. Entre sus prácticas se incluyen: la quiropráctica, la osteopatía, la reflexoterapia, el masaje *shiatsu* o el drenaje linfático.

Quiropráctica

La quiropráctica o quiropraxia es, según la OMS, la ciencia, el arte y la filosofía que se centra en proporcionar al cuerpo su máximo potencial natural, permitiéndole manifestar mayor rendimiento.

Los quiroprácticos, al igual que los osteópatas, ven el cuerpo de una manera holística, considerándolo como una unidad totalmente interconectada que puede sanarse a sí mismo.

La quiropraxia centra su trabajo en la columna vertebral, alineando todas aquellas vértebras que han perdido su posición correcta. Ayuda a liberar al paciente del dolor neuromuscular producido por afectación de la unidad motora del músculo afectada por el tratamiento quimioterápico o radioterápico. También mejora la función del organismo y la respuesta inmune, y promueve la capacidad de sanación del paciente, influyendo a su vez en la calidad de vida de los pacientes.

Los métodos de tratamiento utilizados por los quiroprácticos van desde el estiramiento y la presión sostenida hasta las manipulaciones articulares específicas, que generalmente implican un empuje rápido y suave realizado con la mano o con dispositivos diseñados específicamente. El objetivo de las manipulaciones es mejorar el movimiento y la función de las articulaciones.

Hay varios estudios realizados que miden el efecto de los ajustes quiroprácticos en el sistema inmune. Estos estudios muestran que la quiropráctica influye en el número de linfocitos T y B, *natural killers*, anticuerpos, la actividad fagocítica y los niveles de β-endorfinas en el cuerpo humano, lo que se traduce en un mejor funcionamiento del cuerpo, del sistema inmune y el sistema límbico emocional.

Osteopatía

La osteopatía es la disciplina que promueve el equilibrio entre los distintos sistemas que componen el cuerpo humano, a través de la aplicación de técnicas manuales dirigidas al tejido donde se ubica la patología. Se enfoca en la causa real del problema físico, y no en sus síntomas.

La osteopatía, también llamada medicina osteopática, depende del contacto manual para el diagnóstico y el tratamiento, y centra las manipulaciones en los tejidos blandos (músculos y articulaciones) principalmente. Respeta la relación entre el cuerpo, la mente y el espíritu, en la salud y la enfermedad, y pone énfasis en la integridad estructural y funcional del cuerpo y su tendencia intrínseca a autosanarse.

Los osteópatas usan una amplia variedad de técnicas terapéuticas manuales para mejorar la función fisiológica y/o ayudar a la homeostasis que ha sido alterada por disfunción somática, es decir, la función dañada o alterada de los componentes relacionados con el sistema somático, entre los que se encuentran estructuras óseas, articulares, miofasciales y elementos vasculares, linfáticos y neurales relacionados.

A pesar de los beneficios encontrados con el uso tanto de la quiropraxia como de la osteopatía, son disciplinas que necesitan un mayor desarrollo que les permita ser evaluadas con un mayor rigor científico.

Masaje terapéutico

El masaje terapéutico es la manipulación sistemática de los tejidos blandos del cuerpo para mejorar la salud y la curación. Comprende un grupo de técnicas manuales que incluyen la aplicación de presiones fijas o móviles. El terapeuta aplica fricción y estira los músculos específicos y los tejidos conectivos con varios grados de presión, generalmente a un ritmo regular.

Existen múltiples formas de masaje, entre los que se encuentran, el sueco, el *shiatsu* y el masaje de tejido profundo. El objetivo es promover la relajación y tratar la rigidez y el dolor muscular. En pacientes oncológicos, el masaje terapéutico se debe adaptar a la situación clínica del paciente en función de la afección que padezca, evitando heridas, lesiones dérmicas (por ejemplo, dermatitis posradioterapia), trombosis (por ejemplo, trombosis venosa profunda en extremidades), áreas cercanas a un dispositivo médico (por ejemplo, drenajes, Port-a-Cath®) y regiones donde se localice el tumor o las metástasis.

El masaje terapéutico mejora el estado de ánimo, disminuye la ansiedad y puede ayudar a controlar el dolor.

Reflexoterapia

Aunque desde la antigüedad se han practicado tratamientos manuales en la planta del pie, como los realizados por los antiguos egipcios hace 5.000 años o por los budistas en la cultura china hace más de 2.000 años, es en el siglo XX cuando se sientan las bases de la reflexoterapia podal que se usa hoy en día. Esta disciplina declara que los reflejos que se encuentran en los pies siguen la anatomía del cuerpo.

En la reflexoterapia podal, se empieza a trabajar a través de una entrevista individual, donde se revisa la condición física general y el estilo de vida del paciente. El terapeuta comenzará primero con un masaje de pies, lento y suave; y posteriormente, comienza la estimulación de los puntos reflejos con un gesto de los pulgares y dedos que recuerdan el movimiento de una oruga o mediante presión utilizando la pulpa de los dedos. Estas técnicas específicas en los puntos reflejos de los pies ayudan a activar la capacidad del cuerpo para lograr la homeostasis o el equilibrio. Los reflejos en los pies corresponden directamente a diferentes órganos y partes del cuerpo, y a medida que se estimulan, comienzan procesos que alivian el estrés, la tensión y se activan procesos de curación.

Existen estudios, a pesar de que no tienen una alta evidencia, que indican que los masajes terapéuticos y la reflexoterapia reducen la ansiedad y mejoran el dolor, el bienestar y la calidad de vida, aumentando estos efectos al combinar estas terapias con la meditación.

Terapias de base energética o terapias del biocampo

Las terapias de base energética o del biocampo manipulan el campo de energía que rodea y penetra al cuerpo humano, con el objetivo de devolver el equilibrio al cuerpo para fomentar la salud. Desbloquean los centros de energía del cuerpo, promoviendo así la curación física y el equilibrio mental, emocional y espiritual. Además, estas terapias, entre las que se encuentran el *reiki* y el toque terapéutico, causan efectos directos al inducir una respuesta de relajación que bloquea la respuesta al estrés neuroendocrino, mejorando así la inmunidad y otras funciones corporales.

Los beneficios observados con estas terapias incluyen la reducción del dolor, la astenia, la ansiedad y el estrés, y una mejoría en el estado de ánimo, el bienestar general y la calidad de vida. El uso de terapias de base energética está respaldado solo por evidencia limitada, y requiere que se realice una investigación empírica sistemática de alta calidad.

Reiki

El *reiki* es una terapia natural que se originó en el Tíbet hace 18 siglos, y fue redescubierto en el siglo XIX por un monje japonés llamado Mikao Usui. Se basa en la canalización y transferencia de la energía vital a través de la imposición de manos. Utiliza símbolos sánscritos-*reiki* que vibran a una frecuencia particular y sintonizan a un individuo con la «energía vital universal». Esta energía es transmitida por el terapeuta al paciente colocando las manos sobre el cuerpo en varias posiciones correspondientes al sistema endocrino y linfático. Cada posición se mantiene hasta que las manos del terapeuta irradien energía. El objetivo es dirigir la energía para ayudar a facilitar la propia respuesta de sanación de la persona.

Es un sistema abierto, accesible y asequible, que se administra con sencillez tanto a uno mismo como a los demás. Se suele utilizar para armonizar, restaurar y equilibrar la energía interna vital, y puede proporcionar un estado positivo de bienestar. La intención es crear una relajación profunda, ayudar a acelerar la curación, reducir el dolor, aliviar la tensión y el estrés, y ayudar al cuerpo a facilitar un entorno para la curación. Cuando una persona se somete a una sesión de *reiki*, su respiración se ralentiza, los músculos se relajan, se normaliza la presión arterial y se calman las emociones. La sesión general puede durar entre 45 y 75 minutos.

Toque terapéutico

El toque terapéutico fue inventado por la profesora de enfermería Dolores Krieger en 1972 y utiliza la manipulación teórica de un hipotético campo de bioenergía humana como método de curación complementario. Defiende que, dentro de la energía del biocampo de cada ser vivo, puede haber un equilibrio que produce buena salud, o puede haber un desequilibrio que puede resultar en enfermedad. El toque terapéutico tiene como objetivo armonizar, reponer y mejorar el flujo de energía de un biocampo humano al eliminar los bloqueos del «biocampo» de la persona, sin implicar contacto físico. El terapeuta detecta y manipula la energía del biocampo del paciente y la equilibra mejor, utilizando sus manos para estimular la capacidad natural del cuerpo para curarse a sí mismo.

Existe falta de evidencia de alta calidad sobre la eficacia de la terapia, agravada por el hecho de que no se ha demostrado evidencia científica que respalde la existencia de la energía del biocampo humano.

OTRAS TERAPIAS: TERAPIA ASISTIDA CON ANIMALES

La terapia asistida por animales es una intervención terapéutica planificada y estructurada, orientada a objetivos concretos, y dirigida y/o proporcionada por profesionales de la salud, la educación y los servicios humanos. Es administrada por un profesional certificado y formado dentro de la práctica que desempeñe en la terapia, y debe tener un adecuado conocimiento sobre el comportamiento, las necesidades, la salud y los indicadores de estrés de los animales involucrados.

La terapia se enfoca en mejorar el funcionamiento físico, cognitivo, conductual y/o socioemocional, y se puede realizar de forma grupal o individual. El animal que con mayor frecuencia realiza este tipo de terapias en pacientes oncológicos o que precisen cuidados paliativos es el perro.

Tiene efectos terapéuticos en varios dominios de la salud. En pacientes en situación paliativa puede reducir significativamente el dolor, la ansiedad, la depresión y la astenia. Los estudios del efecto de la terapia asistida por animales muestran disminución de las frecuencias cardíaca y respiratoria, disminución de la presión arterial, constricción pupilar y aumento de la temperatura de la piel periférica.

La presencia de animales reduce las respuestas de estrés cardiovascular, ya que ayuda a los pacientes a sentirse relajados. Además, las actividades con el animal generan aumentos en el movimiento físico, generando mejoras en aspectos físicos, como la fuerza muscular y el equilibrio.

De acuerdo con la hipótesis del mecanismo afectivo-emocional, cuando se genera un vínculo relajante entre humanos y animales, se produce una disminución de las hormonas suprarrenales y otros corticoesteroides, reduciendo el grado de estrés y el miedo.

El vínculo con un animal promueve la relajación y motiva a los pacientes a realizar tareas como cepillar o pasear al animal con correa, lo que podría aumentar su autoestima y ayudarles a sentirse respetados e independientes. Parece que la reducción del dolor en los pacientes se debe a una disminución de las catecolaminas y a un aumento de los niveles de endorfinas en pacientes que reciben visitas amistosas de perros. Se ha descrito que tras la terapia asistida por animales se produce una reducción de la soledad, mejorando la depresión y el sueño. Por lo tanto, parece que la terapia con mascotas puede facilitar la relajación, que, a su vez, puede reducir los componentes afectivos y sensoriales de algunos tipos de dolor, lo que resulta en una especie de «hipnoalgesia».

Las intervenciones asistidas por animales pueden ser una herramienta importante para mejorar los parámetros psicosociales/fisiológicos en pacientes con cáncer/cuidados paliativos, aunque aún se necesitan más estudios bien diseñados para proporcionar un mejor conocimiento de los beneficios de la terapia asistida por animales en este entorno.

PUNTOS CLAVE

- Las terapias complementarias forman parte de las medidas no farmacológicas que pueden ayudar a mejorar el confort y la calidad de vida del paciente que se encuentra en cuidados paliativos. Pueden proporcionar alivio sintomático, acompañamiento y bienestar. Al tratarse de medidas poco agresivas, pueden ser bien toleradas, sin añadir riesgos potenciales a la situación del paciente.
- Este tipo de terapias deben ser llevadas a cabo por profesionales cualificados y con formación en las mismas. Muchas de estas terapias, aunque sean naturales y tengan pocos efectos secundarios, no son inocuas.

- Existen numerosos estudios que muestran el beneficio de las terapias complementarias o alternativas, aunque no tienen una gran evidencia científica. Por ello es necesario realizar más estudios clínicos bien diseñados y mejorar la calidad de la investigación sobre este tipo de terapias.
- Hay que estar abiertos a integrar junto a la medicina convencional las terapias complementarias como coadyuvantes, lo que ha venido a llamarse medicina integrativa, ya que esta puede ser el camino para una adecuada atención integral y holística, dando respuesta a muchas de las necesidades existentes al final de la vida de los pacientes y familiares.

BIBLIOGRAFÍA

Armstrong M, Flemming K, Kupeli N, Stone P, Wilkinson S, Candy B. Aromatherapy, massage and reflexology: A systematic review and thematic synthesis of the perspectives from people with palliative care needs. Palliat Med. 2019;33:757-69.

Armstrong M, Kupeli N, Flemming K, Stone P, Wilkinson S, Candy B. Complementary therapy in palliative care: A synthesis of qualitative and quantitative systematic reviews. Palliat Med. 2020;34:1332-9.

Billot M, Daycard M, Wood C, Tchalla A. Reiki therapy for pain, anxiety and quality of life. BMJ Support Palliat Care. 2019;9:434-8.

Brugnoli MP, Pesce G, Pasin E, Basile MF, Tamburin S, Polati E. The role of clinical hypnosis and self-hypnosis to relief pain and anxiety in severe chronic diseases in palliative care: a 2-year long-term follow-up of treatment in a nonrandomized clinical trial. Ann Palliat Med. 2018;7:17-31.

Casula C. Clinical hypnosis, mindfulness and spirituality in palliative care. Ann Palliat Med. 2018;7:32-40.

Clements-Cortés A. Development and efficacy of music therapy techniques within palliative care. Complement Ther Clin Pract. 2016;23:125-9.

Collette N. Arteterapia en el final de la vida. Fundamentos y metodología de la intervención en una Unidad de Cuidados Paliativos. Arteterapia: Papeles de arteterapia y educación artística para la inclusión social. 2015;10:65-85.

Chang SJ, Lee J, An H, Hong WH, Lee JY. Animal-Assisted Therapy as an Intervention for Older Adults: A Systematic Review and Meta-Analysis to Guide Evidence-Based Practice. Worldviews Evid Based Nurs. 2021;18:60-7.

Dai L, Liu Y, Ji G, Xu YJ. Acupuncture and Derived Therapies for Pain in Palliative Cancer Management: Systematic Review and Meta-Analysis Based on Single-Arm and Controlled Trials. Palliat Med. 2021;24:1078-99.

Falzon CC, Balabanova A. Phytotherapy: An Introduction to Herbal Medicine. Prim Care. 2017;44:217-27.

Farrar AJ, Farrar FC. Clinical Aromatherapy. Nurs Clin North Am. 2020;55:489-504.

Freitag VL, Andrade A, Badke MR. El reiki como forma terapéutica en el cuidado de la salud: una revisión narrativa de la literatura. Enferm Glob. 2015;14.

Friderichsdorf SJ, Kohen DP. Integration of hypnosis into pediatric palliative care. Palliat Med. 2018;7:136-50.

García Gómez S. Integración de las terapias naturales en cuidados paliativos. En: García González A, ed. Enfermería en cuidados paliativos. Madrid: Editorial Centro de Estudios Ramón Areces; 2011. p. 271-83.

Garret B, Riou M. A rapid evidence assessment of recent therapeutic touch research. Nurs Open. 2021;8:2318-30.

Gordon J, Bernier G, Bresler D, Chappell T, DeVries G, Fair W, et al. White House Commission on Complementary and Alternative Medicine Policy. Final Report. Estados Unidos: White House Commission on Complementary and Alternative Medicine Policy; 2002.

Gutgsell KJ, Schluchter M, Margevicius S, DeGolia PA, McLaughlin B, Harris M, et al. Music therapy reduces pain in palliative care patients: A randomized controlled trial. J Pain Symptom Manage. 2013;45:822-31.

Hsu CH, Chi CC, Chen PS, Wang SH, Tung TH, Wu SC. The effects of aromatherapy massage on improvement of anxiety among patients receiving palliative care: A systematic review of randomized controlled trials. Medicine. 2019;98:e14720.

Iguina M, Kashan S. Art Therapy. En: StatPearls Publishing. Treasure Island (FL): StatPearls Publishing; 2022.

Köhler F, Martin ZS, Hertrampf RS, Gäbel C, Kessler J, Ditzen B, et al. Music Therapy in the Psychosocial Treatment of Adult Cancer Patients: A Systematic Review and Meta-Analysis. Front Psychol. 2020;11:651.

Latorraca COC, Martimbianco ALC, Pachito DV, Pacheco RL, Riera R. Mindfulness for palliative care patients. Systematic review. Int J Clin Pract. 2017;71.

Lefèvre C, Ledoux M, Filbet M. Art therapy among palliative cancer patients: Aesthetic dimensions and impacts on symptoms. Palliat Support Care. 2016;14:376-80.

McConnell T, Porter S. Music therapy for palliative care: A realist review. Palliat Support Care. 2017;15:454-64.

McConnell T, Scott D, Porter S. Music therapy for end-of-life care: an updated systematic review. Palliat Med. 2016;30:877-83.

Miller KR, Patel JN, Symanowski JT, Edelen CA, Walsh D. Acupuncture for Cancer Pain and Symptom Management in a Palliative Medicine Clinic. Am J Hosp Palliat Care. 2019;36:326-32.

National Center for Complementary and Alternative Medicine (NCCAM). ¿Qué es la medicina complementaria y alternativa? [Internet]. En: Files.nccih.gov. Estados Unidos: United States Department of Health and Human Services, National Institutes of Health; 2011. Disponible en: https://nccih.nih.gov/sites/nccam.nih.gov/files/informaciongeneral.pdf

National Center for Complementary and Integrative Health. Herbs at a Glance. [Internet]. National Institutes of Health. Disponible en: nccih.nih.gov/health/herbsataglance.htm

Ospina Díaz N. Introducción a la acupuntura. Fundamentos e interés para el médico de atención primaria. Semergen. 2009;35:380-4.

Piquer Pomés RM. La musicoterapia en cuidados paliativos. En: Martí Augé P y P, Mercadal-Brotons M. Musicoterapia en medicina. Aplicaciones prácticas. Editorial Médica Jims; 2010. p. 271-82 .

Quintal V, Reis-Pina P. Animal-Assisted Therapy in Palliative Care. Acta Med Port. 2021;34:690-2.

Satja A, Bhatnagar S. Complementary Therapies for Symptom Management in Cancer Patients. Indian J Palliat Care. 2017;23:468-79.

Schmitz A, Beermann M, MacKenzie CR, Fetz K, Schulz-Quach C. Animal-assisted therapy at a University Centre for Palliative Medicine – a qualitative content analysis of patient records. BMC Palliat Care. 2017;16:50.

Srolovitz M, Borgwardt J, Burkart M, Clements-Cortes A, Czamanski-Cohen J, Ortiz Guzman M, et al. Top Ten Tips Palliative Care Clinicians Should Know About Music Therapy and Art Therapy. J Palliat Med. 2022;25:135-44.

Von Trott P, Oei SL, Ramsenthaler C. Acupuncture for Breathlessness in Advanced Diseases: A Systematic Review and Meta-analysis. J Pain Symptom Manage. 2020;59:327-38.e3.

World Health Organization. WHO guidelines on developing consumer information on proper use of traditional, complementary and alternative medicine. WHO; 2004.

Yang J, Wahner-Roedler DL, Zhou X, Johnson LA, Do A, Pachman DR, et al. Acupuncture for palliative cancer pain management: systematic review. BMJ Support Palliat Care. 2021;11:264-70.

Zeng YS, Wang C, Ward KE, Hume AL. Complementary and Alternative Medicine in Hospice and Palliative Care: A Systematic Review. J Pain Symptom Manage. 2018;56:781-94.

Control de síntomas en cuidados paliativos

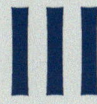

Manejo de síntomas digestivos

18

F. J. Resa López

 OBJETIVOS

- Detectar los síntomas digestivos más prevalentes al final de la vida.
- Conocer los mecanismos fisiopatológicos que los sustentan.
- Adquirir las habilidades básicas en su abordaje farmacológico y no farmacológico a partir del establecimiento de objetivos realistas, acordes con la situación clínica y funcional del paciente.
- Familiarizarse con los desafíos clínicos, educativos y emocionales que plantea el manejo de estos síntomas, ante las modificaciones que van sufriendo en el tiempo el pronóstico y los objetivos de cuidados.
- Reconocer la importancia de la planificación anticipada de decisiones, la adecuada comunicación y el respeto por los valores y preferencias del paciente y su familia en el manejo global de estos síntomas.

INTRODUCCIÓN

Los síntomas digestivos son muy prevalentes al final de la vida, tanto en pacientes oncológicos como no oncológicos (Tabla 18-1), aunque no suelen ser reportados a causa de diversos factores personales (minusvalorar el síntoma), clínico-funcionales (adaptarse al síntoma), socioculturales (normalizar el síntoma).

Aunque su impacto no sea habitualmente tan grave como el debido al dolor o a la disnea, resultan a menudo persistentes y pueden interferir de forma significativa sobre la calidad de vida, otros síntomas o en las relaciones sociofamiliares del paciente. Además, su manejo puede tener una importante repercusión sobre los cuidadores y los propios profesionales.

En general, el grado de *distrés (malestar, deterioro de calidad de vida)* que provocan sobre el paciente suele ir en paralelo a su *intensidad*, aunque existen otros factores implicados de forma independiente, como la presencia de otros síntomas, el *sexo* y, en menor medida, la *edad* y el grado de *funcionalidad*. Así, suelen ser más impactantes y clínicamente importantes

Tabla 18-1. Prevalencia de síntomas digestivos en pacientes con enfermedad avanzada (%)

	Anorexia	Náuseas/vómitos	Estreñimiento	Diarrea
Cáncer	76-95	6-78	4-64	1-25
EPOC	64-67	4	12-44	NR
Insuficiencia cardíaca	21-41	17-48	12-42	12
Enfermedad renal crónica	38-64	30-52	8-65	8-36
Hepatopatía crónica	49	58	8	13,3
Demencia	NR	8	40	NR
Sida	82	41-57	19-35	29-53
Enfermedad de Parkinson	13-26	6-25	24-60	NR
Enfermedad de motoneurona	NR	NR	52-56	NR
Esclerosis múltiple	NR	26	46	NR

Adaptada de: Fritz E, Hammer J. Gastrointestinal symptoms in patients with liver cirrhosis are linked to impaired quality of life and psychological distress. Eur J Gastroenterol Hepatol. 2009;21:460-5. Moens K, Higginson IJ, Harding R; EURO IMPACT. Are there differences in the prevalence of palliative care-related problems in people living with advanced cancer and eight non-cancer conditions? A systematic review. J Pain Symptom Manage. 2014;48:660-77. Saleem TZ, Higginson IJ, Chaudhuri KR, Martin A, Burman R, Leigh PN. Symptom prevalence, severity and palliative care needs assessment using the Palliative Outcome Scale: a cross-sectional study of patients with Parkinson's disease and related neurological conditions. Palliat Med. 2013;27:722-31. Solano JP, Gomes B, Higginson IJ. A comparison of symptom prevalence in far advanced cancer, AIDS, heart disease, chronic obstructive pulmonary disease and renal disease. J Pain Symptom Manage. 2006;31:58-69.
EPOC: enfermedad pulmonar obstructiva crónica; NR: no reportado.

en personas más jóvenes o con peor situación funcional y a medida que se acerca el final de la vida, pero pueden ser también vividos como distresantes a pesar de que su intensidad sea moderada, tanto si son persistentes como si se presentan de manera esporádica.

NÁUSEAS Y VÓMITOS EN PACIENTES CON NECESIDADES PALIATIVAS

Prevalencia y significado clínico

Las náuseas y vómitos constituyen un complejo proceso reflejo antiperistáltico, a menudo acompañado de fenómenos autonómicos, que tiene lugar en respuesta a estímulos de naturaleza diversa, relacionados con la enfermedad subyacente o con sus tratamientos. Son muy comunes en la enfermedad avanzada, y pueden condicionar un importante malestar físico y psicológico en pacientes y familiares, con un significativo impacto sobre la calidad de vida (muy incapacitantes).

Su prevalencia alcanza el 70-90 % de los pacientes con cáncer a lo largo de su historia natural. Pese a la aplicación de pautas preventivas, los sufren hasta un 40 % de los pacientes en tratamiento quimioterápico o radioterápico. Incluso en las últimas semanas de vida, pueden aparecer hasta en un 30-40 % de los casos. Los tumores más habitualmente implicados son los de origen ginecológico o digestivo (en especial de esófago y estómago), los de mama y los metastásicos en el pulmón, la pleura o el peritoneo.

Son asimismo muy frecuentes (hasta el 50 % de los pacientes) en caso de enfermedad no oncológica avanzada, en particular en nefropatía o hepatopatía crónicas, así como insuficiencia cardíaca o enfermedad pulmonar obstructiva crónica (10-20 %).

> **!** La ineficacia del tratamiento puede causar importantes efectos adversos, como deshidratación, desequilibrios electrolíticos, malnutrición y riesgo de broncoaspiración, además de un significativo deterioro de la calidad de vida.

Fisiopatología

El complejo proceso reflejo que da lugar al vómito está regulado por dos «centros» situados en el sistema nervioso central (**Fig. 18-1**):

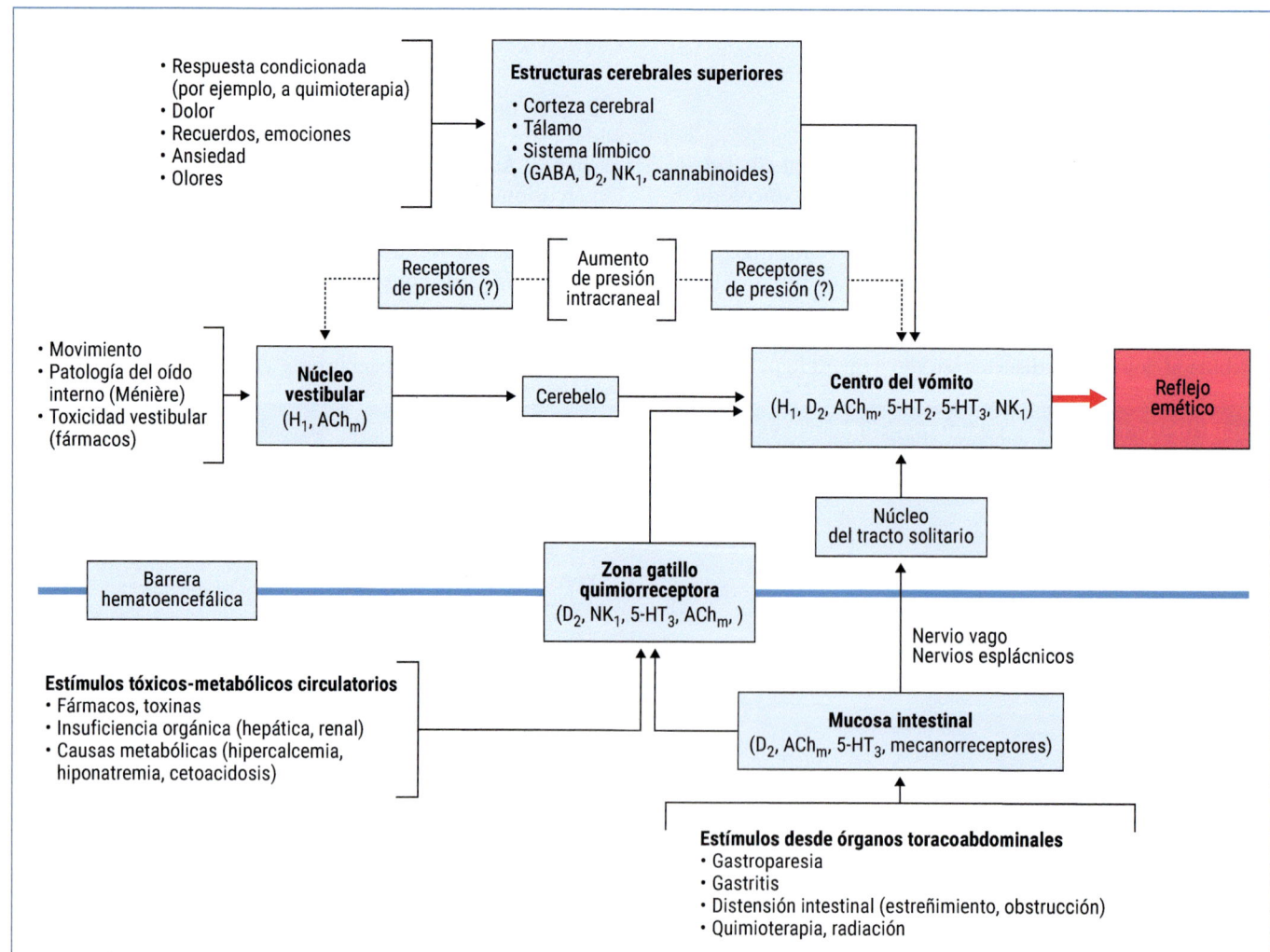

Figura 18-1. Esquema de las vías y estructuras implicadas en el mecanismo del vómito.

- *Centro quimiorreceptor* (zona gatillo): localizado en el área postrema del cuarto ventrículo, exteriormente a la barrera hematoencefálica, alberga los receptores para dopamina, serotonina y sustancia P. Se activa por estímulos endógenos o exógenos, como alteraciones metabólicas, quimioterapia, opioides y otros fármacos. Asimismo, parece recibir una estimulación inhibidora constante, mediada por encefalinas, que crea un tono antiemético permanente. La naloxona o los opioides pueden desplazar estas encefalinas favoreciendo así su activación.
- *Centro del vómito*: compleja red de interconexión neuronal situada en la sustancia reticular lateral del bulbo raquídeo, que incluye el núcleo del tracto solitario y la formación reticular de la médula oblonga. Recibe estímulos activadores, a través de vías vagales y nervios esplácnicos, desde mecanorreceptores y quimiorreceptores periféricos situados en el aparato digestivo, así como también conexiones activadoras del centro quimiorreceptor, el tálamo, el hipotálamo y el sistema vestibular. Se relaciona estrechamente con los centros vasomotor, respiratorio y de salivación, cuya esti-mulación paralela explicaría los fenómenos autonómicos asociados a las náuseas.

Los principales neurotransmisores implicados en la activación central y periférica de los receptores emetógenos son: la dopamina (D_2), la serotonina ($5\text{-}HT_3$), la acetilcolina y la histamina (H_1). Otras sustancias más secundarias son la sustancia P, el ácido gamma-aminobutírico y los opioides endógenos.

Etiología y diagnóstico diferencial. Valoración del paciente

Conocer el mecanismo y vías más probablemente implicados en cada caso es muy importante, pues de ello depende un tratamiento adecuado. También debe tenerse en cuenta que, en las personas con enfermedad avanzada, y especialmente en los pacientes oncológicos, su etiología suele ser multifactorial. Las causas y mecanismos más habituales se muestran en las **tablas 18-2** y **18-3**.

Tabla 18-2. Etiología de las náuseas y vómitos en la enfermedad avanzada

Estímulo		Manifestaciones	Receptores implicados	Posibilidades terapéuticas
Estimulación de la zona gatillo	• Fármacos: opioides, digoxina, anticomiciales, antibióticos, citotóxicos • Toxinas: alimentarias, bacterianas, isquemia intestinal (obstrucción), subproductos tumorales • Alteraciones metabólicas: hipercalcemia, insuficiencia renal, insuficiencia suprarrenal, hipopotasemia, cetoacidosis	Efectos de la toxicidad medicamentosa o de la enfermedad de base, más náusea constante Emesis variable	D_2 $5\text{-}HT_3$ NK_1	• Reducir o eliminar el fármaco implicado • Tratar la causa subyacente • Empleo de haloperidol • Uso de antagonistas $5\text{-}HT_3$ en caso de vómitos inducidos por quimioterapia o radioterapia • Uso de antagonistas NK_1 en la emesis retardada por quimioterapia
Estimulación directa del centro del vómito	• Hipertensión intracraneal • Procesos expansivos intracraneales, edema • Sangrado cerebral • Irritación meníngea (infección, carcinomatosis) • Radioterapia cerebral • Metástasis cerebrales • Infecciones (sida)	Cefalea diurna, papiledema, fotofobia (puede no aparecer), náusea (puede ser diurna), signos neurológicos (pueden no aparecer)	D_2 $5\text{-}HT_3$ Ach_m NK_1	• Tratar la causa subyacente • Corticoides a altas dosis: pueden ser de ayuda para reducir el edema cerebral
Estimulación vagal	Estasis gástrica • Fármacos: anticolinérgicos, opioides • Compresión extrínseca (ascitis, hepatomegalia) • Úlcera péptica • Gastritis (estrés, fármacos, radioterapia, infección) • Neuropatía visceral (por ejemplo, paraneoplásica)	Epigastralgia, sensación de plenitud, náusea, saciedad precoz, flatulencia, reflujo ácido, hipo, vómitos voluminosos y violentos, regurgitación gástrica y otros signos de fallo autonómico	$5\text{-}HT_3$ Ach_m H_1	• Tratar la causa subyacente • Empleo de procinéticos • Disminuir la secreción gástrica (antagonistas H_2, inhibidores de la bomba de protones, octreotida) • Antiflatulentos: dimeticona
	Distensión del tracto gastrointestinal • Estreñimiento. Impactación fecal • Obstrucción intestinal • Metástasis mesentéricas	Alteración del hábito intestinal, náuseas, vómitos (pueden ser fecaloideos), dolor cólico		• Tratar la causa subyacente • Manejo activo de la función intestinal. Considerar el empleo de antagonistas periféricos del receptor μ en estreñimiento inducido por opioides • Corticoides para limitar el edema asociado al tumor

(Continúa)

Tabla 18-2. Etiología de las náuseas y vómitos en la enfermedad avanzada (*Cont.*)

Estímulo			Manifestaciones	Receptores implicados	Posibilidades terapéuticas
Estimulación vagal	Irritación o distensión de las serosas	• Metástasis hepáticas • Obstrucción ureteral • Tumores retroperitoneales • Irritación peritoneal	Efectos de la causa subyacente. Dolor. Náusea, ocasionalmente vómitos		• Tratamiento de otros síntomas asociados • Valorar hioscina en caso de parálisis intestinal
	Otras causas	• Enfermedad mediastínica • Tos	Efectos de la causa subyacente. Náusea, ocasionalmente vómitos		• Tratamiento de otros síntomas asociados (reflujo gastroesofágico, etcétera) • Antitusivos centrales/no centrales • Valorar tiotropio inhalado en tos rebelde
Estimulación vestibular		• Infección • Fármacos ototóxicos, opioides • Cinetosis • Infiltración tumoral. Tumores de base del cráneo	Náuseas y vómitos de aparición súbita con el movimiento o al cambiar de postura en la cama	Achm H₁	• Tratar la causa subyacente • Empleo de dimenhidrinato
Estimulación de estructuras cerebrales superiores		• Ansiedad, angustia • Depresión • Dolor • Repulsión • Náusea anticipatoria	Náuseas con o sin vómitos en oleadas, en respuesta a desencadenantes, que pueden aliviarse con maniobras de distracción	Encefalina GABA	• Tratar la causa subyacente • Abordaje multidisciplinar de la ansiedad • Técnicas de relajación • Puede ser útil el empleo de benzodiacepinas

Adaptada de: Del Fabbro E. Assessment and management of nausea and vomiting in palliative care. En: UpToDate, Bruera E, ed. 2021. UpToDate, Waltham, MA. Tuca Rodríguez A, Calsina-Berna A, Rodríguez Trujillo M. Náuseas y vómitos. En: Julià-Torras J, Serrano Bermúdez G, eds. Manual de control de síntomas en pacientes con cáncer. 4ª ed. Madrid: Arán; 2019. p. 158-66. 5-HT: serotonina; Achm: receptores colinérgicos muscarínicos; D: dopamina; GABA: ácido gamma-aminobutírico; H: histamina; NK: neurocinina.

Tabla 18-3. Etiología más frecuente de las náuseas y vómitos en enfermedades y condiciones no oncológicas

Enfermedad	Causas más frecuentes
Enfermedad pulmonar obstructiva crónica	• Síntomas gastrointestinales (por ejemplo, reflujo gastroesofágico) • Tos • Fármacos (metilxantinas, mucolíticos)
Insuficiencia cardíaca congestiva	• Congestión hepática • Ascitis • Alteraciones electrolíticas • Alteraciones de la función renal • Fármacos (especialmente digoxina)
Hepatopatía crónica	• Gastroparesia • Aumento de la presión intraabdominal (ascitis) • Efecto central (toxinas, bilirrubina) • Fármacos (defecto de aclaramiento)
Síndrome de inmunodeficiencia adquirida	• Infecciones gastrointestinales oportunistas • Lesiones ocupantes de espacio cerebrales • Terapia antirretroviral (toxicidad mitocondrial, acidosis láctica, pancreatitis)
Enfermedad renal crónica	• Alteraciones electrolíticas • Uremia • Alteraciones de la motilidad gástrica • Fármacos (deterioro de la excreción) • Neuropatía autonómica (en nefropatía diabética)
Deterioro funcional	• Inmovilidad/encamamiento • Deshidratación • Anorexia

Adaptada de: Del Fabbro E. Assessment and management of nausea and vomiting in palliative care. En: UpToDate, Bruera E, ed. 2021. UpToDate, Waltham, MA.

En su abordaje, es clave la *historia clínica*. En buena parte de los casos, la causa probable puede determinarse a partir de una correcta *anamnesis* (revisar medicaciones [**Tabla 18-4**]) y *exploración física* (incluido el tacto rectal para descartar un fecaloma, signos de focalidad neurológica, sepsis, etc.), si bien, según la presentación clínica y la estimación pronóstica, puede ser conveniente recurrir a *exploraciones complementarias*. En fases muy avanzadas, puede ser razonable instaurar un tratamiento empírico sin profundizar en la causa subyacente.

Es igualmente esencial determinar la *intensidad* y el *impacto* de los síntomas sobre la vida del paciente, así como las *características* de presentación (desencadenantes y factores de alivio, patrón, hábito intestinal, etc.), además de otros *síntomas concurrentes*.

En este sentido, se han descrito diversos tipos fundamentales de náuseas y vómitos en pacientes paliativos:

- *Náuseas intermitentes*, asociadas a saciedad precoz y sensación de plenitud y distensión posprandial, que *se alivian con el vómito*, habitualmente retardado varias horas, escaso, de contenido alimentario y, a veces, forzado por el paciente. Esta presentación sugiere una alteración del vaciado gástrico (por neuropatía autonómica paraneoplásica, opioides, anticolinérgicos o hipercalcemia) y supone un 35-45 % de los casos.
- *Náuseas persistentes*, agravadas por la vista o el olor de la comida y que *no se alivian, o muy levemente, al vomitar*, pudiendo incluso persistir durante horas. Su causa probable es la activación de la zona gatillo por un estímulo químico o metabólico, lo que estaría detrás del 30-40 % de los casos. Si se asocia a cambios en el grado de conciencia o a un cuadro confusional, puede orientar hacia anomalías metabólicas o sepsis.
- *Náuseas intermitentes* asociadas a *dolor cólico abdominal progresivo*, flatulencia y hábito intestinal alterado, que *se alivian con el vómito*, más o menos voluminoso, bilioso o de aspecto fecaloideo. En esta ocasión, orientaría hacia una obstrucción intestinal, responsable del 10-30 % de los casos.
- Otras (15 % de los casos en conjunto): náuseas y vómitos, sobre todo matutinos, por aumento de la presión intracraneal, *asociados a cefalea*, náuseas vestibulares que *empeoran con el movimiento*, náuseas y vómitos *asociados a ansiedad*, que sugerirían un componente cortical.

De cara a la confirmación diagnóstica, es muy importante tener en cuenta: la *causa potencial* y su *grado de reversibilidad*; el *pronóstico vital* estimado; los *deseos* del paciente y su familia y el significado que el síntoma tiene para ellos; la *ubicación* del paciente (ámbito domiciliario, residencial u hospitalario), y la disponibilidad de *medios de diagnóstico* y sobre todo de *tratamiento*.

Manejo terapéutico de náuseas y vómitos

A partir de la evaluación realizada, se puede actuar para corregir las posibles causas subyacentes: retirar fármacos gastrolesivos o emetógenos, así como todo fármaco oral no imprescindible; emplear antiácidos y antisecretores en caso de gastritis; ajustar laxantes en caso de estreñimiento; recurrir a

Tabla 18-4. Fármacos de uso frecuente que pueden causar náuseas y vómitos

- Ácido acetilsalicílico
- Antibióticos (eritromicina, etcétera)
- Anticonvulsivantes
- Antidepresivos tricíclicos
- Antiinflamatorios no esteroideos
- Corticoides
- Digoxina
- Estrógenos
- Inhibidores de la recaptación de serotonina
- Litio
- Metilxantinas (teofilina)
- Mucolíticos
- Opioides
- Quimioterapia
- Radiación
- Sales de hierro

Adaptada de: Del Fabbro E. Assessment and management of nausea and vomiting in palliative care. En: UpToDate, Bruera E, ed. 2021. UpToDate, Waltham, MA. Tuca Rodríguez A, Calsina-Berna A, Rodríguez Trujillo M. Náuseas y vómitos. En: Julià-Torras J, Serrano Bermúdez G, eds. Manual de control de síntomas en pacientes con cáncer. 4ª ed. Madrid: Arán; 2019. p. 158-66.

corticoides si se sospecha hipertensión endocraneal, o valorar la radioterapia en caso de metástasis cerebrales.

Tratamiento sintomático

Medidas generales. Abordaje no farmacológico

Se dirigen, fundamentalmente, a evitar los estímulos emetizantes y el riesgo de broncoaspiración en caso de vómito. Así, con respecto a la *alimentación*, es importante *facilitar el vaciamiento gástrico* (fraccionando las tomas, con dieta rica en proteínas y baja en grasas y fibra, evitando acostarse antes de transcurridas 2 horas tras la comida), así como *rehuir los estímulos negativos* (evitar alimentos con olor intenso, ofrecer presentaciones sencillas, apetecibles, no muy calientes y a la elección del paciente, no forzar la ingesta). Para reducir el riesgo de broncoaspiración, conviene que el paciente coma acompañado y, en caso de estar encamado, siempre en posición incorporada o, si no es posible, en decúbito lateral.

Es también muy importante asegurar un *entorno tranquilo*, bien ventilado y agradable, evitando ruidos y olores intensos, además de una adecuada *higiene oral* e *hidratación*, así como identificar y *limitar factores desencadenantes o agravantes*, como la ansiedad, el miedo, la fatiga, la ausencia de información o el dolor.

Tratamiento farmacológico

Los fármacos antieméticos actúan a nivel central, bloqueando los receptores de los neurotransmisores implicados en la activación de los centros reguladores del vómito. Algunos de ellos ejercen también una acción procinética periférica que favorece la evacuación intestinal (**Tabla 18-5**). Es importante reseñar que la evidencia disponible no es de excesiva calidad,

Tabla 18-5. Principales fármacos empleados en el tratamiento de las náuseas y vómitos en cuidados paliativos

Fármaco	Dosis diaria			
	Vía oral		Vía subcutánea/intravenosa	
	Inicio	Máximo	Inicio	Máximo
Metoclopramida	10 mg (× 3)	20 mg (× 4)	30-40 mg/día	80-120 mg/día
Domperidona	10 mg (× 3)	20 mg (× 4)	—	—
Cisaprida	5-10 mg (× 3-4)	20 mg (× 4)	—	—
Haloperidol	0,5-1,5 mg (× 1-2)	2,5 mg (× 2)	0,5-1,5 mg	2,5 mg
Levomepromacina	6,25 mg (× 1-2)	25 mg (× 1-2)	6,25-25 mg	50 mg
Clorpromacina	5-10 mg (× 3-4)	25 mg (× 3-4)	—	—
Hioscina butilbromuro	10 mg (× 3)	100 mg	40-60 mg	180 (300) mg
Ondansetrón	4 mg (× 2-3)	8 mg (× 3)	8-12 mg	16-32 mg
Dexametasona	2-4 (8) mg	16 (24) mg	4-8 mg	16 (24) mg
Mirtazapina	7,5-15 mg (nocturna)	45 mg (nocturna)	—	—
Olanzapina	2,5-5 mg	10 mg	5 mg	10 mg
Dimenhidrinato	12,5-50 mg (× 3)	100 mg (× 4)	—	—
Dexclorfeniramina	2 mg (× 4)	2 mg (× 6)	5 mg (× 4)	5 mg (× 6)
Loracepam	0,5 mg (nocturna)	1 mg (× 2)	Midazolam 5-10 mg	

Adaptada de: Chu CC, Hsing CS, Shieh JP, Chien CC, Ho CM, Wang JJ. The cellular mechanism of the antiemetic action of dexamethasone and related glucocorticoids against vomiting. Eur J Pharmacol. 2014;722:48-54. Collis E, Mather H. Nausea and vomiting in palliative care. BMJ. 2015;351:h6249. Glare P, Miller J, Nikolova T, Tickoo R. Treating nausea and vomiting in palliative care: a review. Clin Interv Aging. 2011;6:243-59. Smith HS, Smith JM, Smith AR. An overview of nausea/vomiting in palliative medicine. Ann Palliat Med. 2012;1:103-14. Tuca Rodríguez A, Calsina-Berna A, Rodríguez Trujillo M. Náuseas y vómitos. En: Julià-Torras J, Serrano Bermúdez G, eds. Manual de control de síntomas en pacientes con cáncer. 4ª ed. Madrid: Arán; 2019. p. 158-66. Wickham RJ. Nausea and vomiting: a palliative care imperative. Curr Oncol Rep. 2020;22:1.

y que el control farmacológico se obtiene en un 40-80 % de los casos.

Principios del tratamiento antiemético

Una vez identificadas y corregidas las posibles causas reversibles, debe elegirse el fármaco con acción más potente sobre la vía más probablemente implicada, así como el modo de administración que garantice su eficacia. La vía oral puede ensayarse si no se sospecha malabsorción ni estasis gástrica, mientras que, por su agresividad y riesgo de sangrado, la vía intramuscular no es recomendable.

En caso de verse implicado más de un receptor, y dado que lo que predice la eficacia antiemética es la afinidad del fármaco antagonista, es preferible la combinación de un fármaco potente para cada receptor a uno débil que antagonice varios de ellos. Por otra parte, los fármacos activos sobre múltiples receptores se asocian a mayor riesgo de efectos secundarios, por lo que conviene evitarlos como fármacos de primera línea.

Una vez instaurado el tratamiento, debe ajustarse la dosis progresivamente, revisándose la situación de forma regular. En caso de refractariedad del síntoma en un paciente en situación avanzada y terminal (especialmente en situación de agonía/preagonía), podría considerarse recurrir a la sedación paliativa para lograr su control.

Fármacos antieméticos más habituales en medicina paliativa

La **figura 18-2** muestra un enfoque terapéutico práctico en pacientes paliativos.

Procinéticos

Son fármacos con acción central y periférica. De ellos, y pese a sus posibles efectos extrapiramidales, la *metoclopramida* se considera de elección, especialmente si la causa no está clara y siempre que se descarte una obstrucción intestinal completa.

La *domperidona*, al no atravesar la barrera hematoencefálica, está libre de efectos extrapiramidales, si bien se ha asociado a alteraciones funcionales cardíacas, y también estimula la producción de prolactina. Su efecto procinético es inferior a metoclopramida o cisaprida. La *cisaprida*, por su parte, carece de actividad antidopaminérgica y de efectos depresores sobre el sistema nervioso central, estimulando la actividad colónica

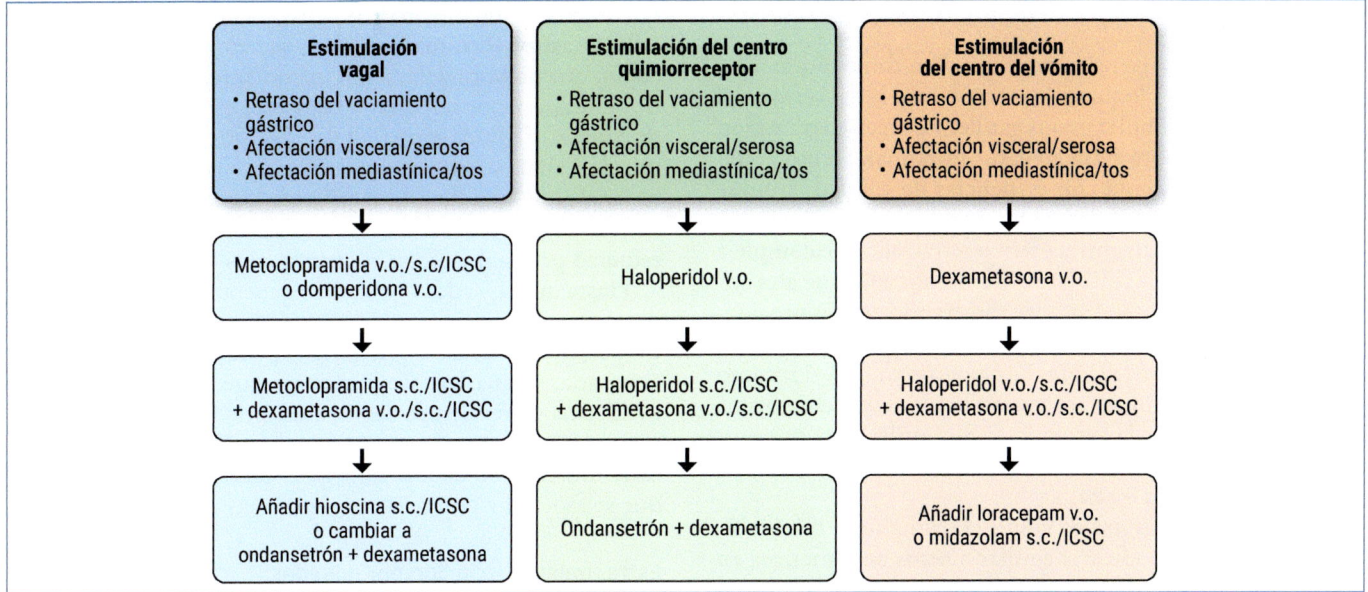

Figura 18-2. Esquema del abordaje farmacológico de los vómitos en cuidados paliativos. Adaptada de: Tuca RA. Náuseas y vómitos. En: Porta Sales J, Gómez Batiste X, Tuca RA, eds. Manual de control de síntomas en pacientes con cáncer avanzado y terminal. 3ª ed. Pozuelo de Alarcón, Madrid: Enfoque editorial SC. 2013. pp. 115-121. ICSC: infusión continua subcutánea; s.c: vía subcutánea; v.o: vía oral.

y acelerando el vaciamiento gástrico sin modificar la secreción gástrica.

A pesar de las habituales advertencias sobre el tiempo máximo recomendable de uso, estos fármacos pueden mantenerse en pacientes con enfermedad avanzada si los beneficios superan los riesgos. Sí conviene evitar su empleo conjunto con anticolinérgicos, que pueden contrarrestar su efecto.

Butirofenonas y fenotiacidas

El *haloperidol* tiene acción antiemética a dosis bajas (1,5-3 mg/24 h vía oral o equivalente parenteral, mitad de la oral), y su larga vida media (12-35 horas) permite administrarlo en dosis única nocturna. Su efectividad alcanza el 65 %, sin que dosis más altas se asocien a mayor beneficio. Puede causar acatisia y discinesia tardía, así como prolongación del intervalo QT, además de potenciar el efecto sedante de otros fármacos. No obstante, se considera como antiemético de primera línea.

La *levomepromacina*, también de vida media prolongada (15-30 horas), puede emplearse como alternativa de segunda o tercera línea. Causa con frecuencia sedación e hipotensión postural y debe también emplearse con cautela en pacientes con parkinsonismo. De perfil similar, la *clorpromacina* tiene como principal inconveniente el riesgo de necrosis tisular grave si se administra por vía subcutánea. La *olanzapina* sería eficaz frente a las náuseas en la obstrucción intestinal maligna incompleta y a las asociadas a quimioterapia. Su efecto orexígeno puede resultar beneficioso, aunque, por su acción sedante, se considera también fármaco de segunda o tercera línea.

Antagonistas selectivos del receptor 5-HT₃

Por su actividad central y periférica, *ondansetrón* y *granisetrón* (además de tropisetrón y palonosetrón) pueden ser útiles

tras cirugía y en casos de náuseas asociadas a quimioterapia o radioterapia, pero en general se consideran fármacos de tercera línea. Pueden causar estreñimiento, sofocos, hipo y cefalea dosis-dependiente.

Glucocorticoides

Son eficaces frente a náuseas y vómitos de etiología múltiple o indeterminada, sobre todo si se asocian con otros antieméticos, así como en las debidas a tumores cerebrales primarios o metastásicos, existencia de aumento de la presión intracraneal, obstrucción intestinal maligna o náuseas crónicas asociadas al cáncer.

Tienen una actividad de amplio espectro central y periférica, tanto por su efecto antiinflamatorio como por acción directa sobre el núcleo del tracto solitario, así como por interacción con diversos sistemas reguladores

No existe evidencia sobre qué fármaco y dosis resulta más eficaz, aunque suele emplearse *dexametasona* a dosis de 4-16 mg, o una dosis equivalente de *prednisona*. Sus potenciales efectos adversos se pueden minimizar empleando la mínima dosis efectiva durante el menor espacio de tiempo posible.

Antisecretores

La *escopolamina* actúa de forma no selectiva sobre distintos subtipos de receptores muscarínicos centrales y periféricos. Su efecto antiemético se cree vinculado a la inhibición de la transmisión colinérgica entre los centros cerebrales superiores, formación reticular, núcleo vestibular, cerebelo y nervios glosofaríngeo y vago.

La *butilescopolamina* ejerce su efecto antiemético principalmente a nivel periférico, con acción local sobre el músculo liso y, al no atravesar la barrera hematoencefálica, menos efectos sedantes. Por su baja disponibilidad oral, se recomienda su uso por vía subcutánea, ya sea en bolo o en infusión continua.

Otros fármacos

Los *antihistamínicos* de primera generación, como hidroxicina o dimenhidrinato, bloquean los receptores H_1 del centro del vómito, núcleo vestibular y zona gatillo, y ejercen cierta acción antimuscarínica sobre el tracto gastrointestinal. Su uso como antieméticos no cuenta con evidencias de calidad, aunque podrían tener cierta utilidad en los casos de origen vestibular.

La *mirtazapina*, un antidepresivo tetracíclico de compleja farmacología y vida media larga (20-40 horas), tiene alta afinidad por numerosos receptores, mostrando acción procinética y efectos positivos sobre el vaciado gástrico.

Los *antagonistas del receptor de neurocinina* (NK-1), como aprepitant y fosaprepitant, bloquean la activación emetógena central mediada por la sustancia P. Son útiles para prevenir las náuseas y vómitos provocados por citostáticos de emetogenicidad moderada o alta.

Los *cannabinoides orales*, como el dronabinol o la nabilona, han mostrado eficacia similar a otros antieméticos en las náuseas y vómitos asociados a quimioterapia, aunque a expensas de mayores efectos secundarios, principalmente mareo, hipotensión y efectos neuropsicológicos, como disforia o alucinaciones.

ALTERACIONES DEL RITMO INTESTINAL AL FINAL DE LA VIDA

Estreñimiento

Definición, prevalencia e impacto

Tras el dolor y la anorexia, es el tercer síntoma más común en población paliativa. Pese a ello, la información disponible sobre su definición, diagnóstico y manejo efectivo es muy dispar, lo que lo convierte en un síntoma no adecuadamente diagnosticado ni tratado, con importante impacto sobre el bienestar físico, psicológico y social.

Debe tenerse en cuenta que los criterios Roma-IV no son apropiados en el entorno paliativo. Más allá de que varios de sus preceptos no resulten específicos en la enfermedad avanzada, la frecuencia defecatoria en estas personas es muy variable, lo cual dificulta establecer un patrón de normalidad. En consecuencia, su definición y abordaje exigen un enfoque más centrado en la autopercepción del paciente.

El estreñimiento puede observarse en un 30-50 % de las personas con enfermedad avanzada, siendo más habitual en quienes siguen tratamiento opioide (70-90 %) y/o en situación de final de la vida (80 %). Puede ser causa de molestias múltiples y poco específicas, como flatulencia, dolor abdominal difuso, en ocasiones cólico, náuseas y vómitos, hiporexia, cefalea, síndrome miccional o retención urinaria, así como también cuadro confusional o agitación. En caso de impactación fecal baja, suele referirse malestar o dolor perianal.

Fisiopatología y causas

Puede ser la consecuencia de una alteración primaria del sistema neuroentérico del colon o de un desorden funcional del mecanismo de defecación, ya sea *enlentecimiento del tránsito intestinal,* por alteración de la capacidad propulsiva colónica, reflejo gastrocólico inadecuado o vaciamiento retardado del colon, que provoca defecación infrecuente, en ocasiones inferior a una vez por semana; o bien *trastornos funcionales de la defecación,* debidos a una alteración propulsiva rectal, contracción anal paradójica y/o relajación inadecuada del esfínter anal, que condiciona el esfuerzo prolongado y excesivo, incluso con heces blandas, necesidad de extracción digital o esfuerzo perineal y escasa respuesta a los laxantes habituales.

Hasta un 14 % de la población general se vería afectada en diversos grados por estas *causas primarias* de estreñimiento. En pacientes ancianos y en quienes padecen una enfermedad avanzada, se añaden otros factores que causan una mayor incidencia y prevalencia de este trastorno (**Tabla 18-6**). Debe tenerse en cuenta que, en la mayoría de estos pacientes, el estreñimiento se debe a múltiples causas, específicas o no, que se asocian y potencian entre sí.

Estreñimiento inducido por opioides

El estreñimiento es, con mucho, el efecto gastrointestinal más común y debilitante de los opioides. Todos ellos lo inducen, sin una clara relación entre la intensidad del síntoma y la dosis. No obstante, este efecto sería menos intenso con fentanilo y metadona, así como con la combinación oral de oxicodona/naloxona.

El estreñimiento inducido por opioides se produce por la acción de los opioides sobre los receptores μ del sistema nervioso entérico, que, al involucrar tanto a las motoneuronas excitatorias como a las neuronas secretomotoras, conlleva diversas alteraciones. Por una parte, una *inhibición de la motilidad intestinal* que incrementa el tiempo de tránsito y la distensión. Por otra parte, una *alteración de la secreción intestinal,* con aumento de la absorción colónica de agua y electrólitos más una reducción de la secreción pancreática, biliar e intestinal, que causa una desecación de las heces. Y, por último, una *alteración del reflejo defecatorio,* con aumento del umbral mínimo de sensibilidad a la distensión de la ampolla rectal, al tiempo que se incrementan el tono ileocecal y del esfínter anal interno.

Como la constipación suele persistir en el tiempo, la prevalencia del estreñimiento inducido por opioides probablemente esté subestimada. Se considera que afectaría a un 70-90 % de los pacientes paliativos en tratamiento opioide, pudiendo ser grave hasta en un 15 % de ellos. Es un síntoma frente al que no se desarrolla tolerancia con el tiempo y podría estar incorrectamente tratado hasta en un 90 % de los casos, no siendo raro que lleve al paciente a reducir las dosis de opioides prescritas, con el consecuente aumento del dolor y pérdida de la calidad de vida.

Entre sus posibles complicaciones se encuentra la *impactación fecal (fecaloma),* acumulación de heces endurecidas que el paciente no es capaz de expulsar espontáneamente. Por la disminución progresiva del calibre y el fenómeno de coprostasis, puede ocurrir en la zona rectal o colónica, normalmente en el sigma. Su diagnóstico es clínico, pudiendo cursar con dolor cólico hipogástrico y, en casos extremos, manifestarse como masa abdominal, con síntomas por compresión de estructuras vecinas e incluso clínica extradigestiva, como incontinencia

Tabla 18-6. Causas de estreñimiento en la enfermedad avanzada

Factores orgánicos	**Fármacos**	• Opioides • Acción anticolinérgica (hioscina, neurolépticos, antidepresivos tricíclicos, antiparkinsonianos) • Antiácidos (calcio y aluminio) • Diuréticos • Anticonvulsivantes • Antihipertensivos • Antieméticos (ondansetrón) • Otros: sales de hierro, quimioterapia (vincristina, etcétera)
	Alteraciones metabólicas	• Deshidratación • Desequilibrio electrolítico: hipocalemia • Hipercalcemia • Uremia • Cetoacidosis • Hipotiroidismo
	Trastornos neurológicos y neuromusculares	• Disfunción autonómica. Neuropatía diabética. Inercia colónica (segmentaria o difusa) • Lesión neurológica (médula lumbosacra, *cauda equina*, plexo pélvico) • Tumores cerebrales o espinales. Infiltración medular • Miopatía: proximal, distal. Síndromes paraneoplásicos
	Causas estructurales	• Neoplasia de pared intestinal • Compresión externa (tumor abdominal o pélvico, ascitis) • Radiación (enteritis rádica). Fibrosis peritoneal o pélvica • Carcinomatosis peritoneal • Otras (colitis, hernias, diverticulosis, rectocele, fisuras o estenosis anales, prolapso de mucosa, hemorroides)
	Dolor mal controlado	• Oncológico • Óseo • Anorrectal
Factores funcionales	**Factores dietéticos**	• Dieta pobre en fibra • Anorexia. Ingesta alimentaria y líquida inadecuada
	Causas ambientales	• Hábitos higiénicos modificados • Entorno inadecuado (horarios, falta de privacidad, etcétera) • Necesidad de asistencia por parte de otra persona • Aspectos culturales
	Otros factores	• Debilidad. Inactividad • Ausencia de prensa abdominal (disnea, traqueostomía) • Cuadros confusionales, sedación. Depresión

Adaptada de: Larkin PJ, Cherny NI, La Carpia D, Guglielmo M, Ostgathe C, Scotte F, et al. Diagnosis, assessment and management of constipation in advanced cancer: ESMO Clinical Practice Guidelines. Ann Oncol. 2018;29:iv111-25. Librán-Oriol A, Rodríguez-Trujillo M. Estreñimiento. En: Julià-Torras J, Serrano G, eds. Manual de control de síntomas en pacientes con cáncer. 4ª ed. Madrid: Arán Editores S.A.: 2019. p. 167-78.

urinaria. También puede pasar desapercibida inicialmente si causa diarrea por «rebosamiento». En la radiografía simple de abdomen, típicamente pueden observarse heces en todo el trayecto del colon y, si se sitúa en el recto, una imagen redondeada.

Otros tipos de disfunción intestinal asociados al empleo de opioides

El *síndrome opioide intestinal* es un cuadro más habitual en pacientes con dolor crónico no oncológico tratados con dosis altas o rápidamente progresivas de opioides. Cursa con dolor abdominal crónico o frecuentemente recurrente que, paradójicamente, empeora con el mantenimiento o el incremento de la dosis de opioide, y suele acompañarse de otros síntomas, como náuseas, flatulencia, vómitos intermitentes, distensión abdominal y estreñimiento. Su fisiopatología no se conoce por completo, aunque se considera un proceso mediado centralmente, con implicación del mecanismo de hiperalgesia.

En algunos pacientes paliativos, especialmente con insuficiencia cardíaca, enfermedad de Parkinson o demencia, antecedentes de cirugía abdominal u ortopédica, puede aparecer un cuadro de *seudoobstrucción colónica aguda (síndrome de Ogilvie),* sin causa mecánica asociada y generalmente localizada en el colon ascendente o transverso. Su causa sería un desequilibrio en la inervación autónoma colónica motora en favor de una hiperexpresión simpática. Suele desarrollarse progresivamente a lo largo de 3-7 días, aunque puede ocurrir en tan solo 24-48 horas, cursando con sintomatología similar a una obstrucción intestinal.

Valoración y manejo

El diagnóstico es fundamentalmente clínico, como se explica en la **tabla 18-7**. Se pueden utilizar diferentes escalas analógicas y categóricas, así como escalas específicas, como la *escala de Bristol*, que permite valorar la percepción subjetiva de estar estreñido, más que la frecuencia y dificultad de las deposiciones (**Fig. 18-3**).

El *examen físico* debe incluir de rutina una exploración abdominal y neurológica, el tacto rectal siempre que sea posible y pruebas complementarias cuando sean necesarias. La palpación abdominal suele ser dolorosa, con un grado de meteorización variable. Especialmente molesta puede ser la palpación de la cuerda cólica, con *crepitus* en caso de impactación.

Los antecedentes de falta de deposiciones eficaces, el tacto rectal y, ocasionalmente, una radiografía simple de abdomen, suelen bastar para establecer el diagnóstico y orientar el tratamiento. Si se sospechan causas metabólicas, quizá sea útil recurrir a un recuento sanguíneo, una determinación de la función renal, hepática y tiroidea y de electrólitos básicos, como calcio y magnesio, siempre considerando el contexto de la trayectoria de enfermedad y la capacidad del paciente para tolerar las pruebas.

El *tratamiento* del estreñimiento se articula en varios niveles: valoración y abordaje de causas reversibles, medidas generales no farmacológicas, medidas farmacológicas (tratamiento laxante escalonado), y seguimiento y prevención de complicaciones.

Medidas generales. Abordaje no farmacológico

La educación sanitaria al paciente y a la familia es la principal herramienta preventiva, aspecto en el que, como en el segui-

Tabla 18-7. Factores clave a considerar en la valoración del estreñimiento en cuidados paliativos

- Fecha de la última defecación
- Frecuencia de defecación
- Consistencia y forma de las heces
- Cambios recientes en el hábito intestinal
- Urgencia defecatoria: presente o ausente
- Esfuerzo defecatorio
- Presencia de dolor asociado. Otros síntomas (flatulencia, náuseas)
- Sensación de evacuación: completa o incompleta
- Incontinencia fecal: presente o ausente, incluyendo pérdidas rectales
- Presencia de sangre o mucosidad en las heces
- Presencia de dolor asociado
- Uso de laxantes: previo y actual
- Necesidad de manipulación digital para ayudar a la defecación
- Ingesta oral
- Estado funcional. Comorbilidad
- Medicación previa

Adaptada de: Larkin PJ, Cherny NI, La Carpia D, Guglielmo M, Ostgathe C, Scotte F, et al. Diagnosis, assessment and management of constipation in advanced cancer: ESMO Clinical Practice Guidelines. Ann Oncol. 2018;29:iv111-25. Librán-Oriol A, Rodríguez-Trujillo M. Estreñimiento. En: Julià-Torras J, Serrano G, eds. Manual de control de síntomas en pacientes con cáncer. 4ª ed. Madrid: Arán Editores S.A.; 2019. p. 167-78.

miento y control del cuadro, el papel de los profesionales de enfermería es esencial. Se debe cuidar al máximo el entorno del enfermo, asegurando la privacidad y la mayor comodidad de acceso posible. Hay que intentar fomentar la actividad física, así como la ingesta hídrica, de forma acorde con la situación clínica y funcional. En la enfermedad avanzada, no es aconsejable aumentar la ingesta de fibra, ya que la ingesta de líquido en cantidad suficiente para que sea efectiva es difícil de garantizar, dada la anorexia que suele acompañar a estos pacientes, con lo que se incrementaría el riesgo de padecer oclusión intestinal.

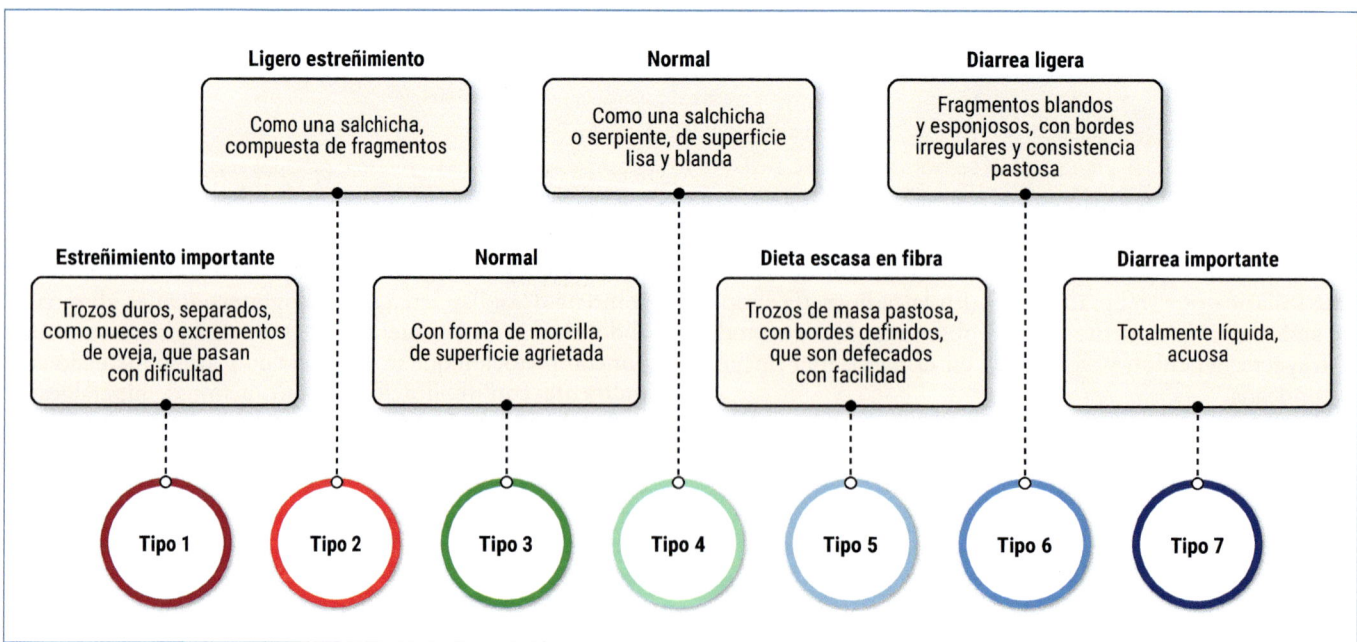

Figura 18-3. Escala de Bristol.

Cuando el paciente esté tratado con opioides, deben seguirse las pautas incluidas en las **tablas 18-8**, **18-9**, **18-10** y **18-11**, así como en el **capítulo 22**.

Tratamiento farmacológico

Confirmado el diagnóstico de estreñimiento, el grado de intervención dependerá de la situación actual de enfermedad, del estado funcional, del malestar que genera el síntoma y de las preferencias individuales. Todo ello hay que hacerlo junto con una revisión cuidadosa de la pauta previa de medicamentos, por si pudiera estar contribuyendo.

El abordaje farmacológico se basa en el tratamiento laxante escalonado (**Fig. 18-4**; **Tablas 18-8** y **18-9**). Es de carácter sintomático y debe orientarse de acuerdo con el mecanismo causal, siempre teniendo en cuenta que ninguno de los fármacos propuestos tiene mecanismos de acción puros y no hay evidencia significativa que avale la superioridad de ninguno. Es asimismo importante considerar el período de latencia, y maximizar siempre las dosis antes de cambiar o asociar otro laxante.

Laxantes

Según su mecanismo de acción, se distinguen diferentes tipos de laxantes. De ellos, ni los *reguladores o formadores de masa* ni los *detergentes o reblandecedores fecales* se recomiendan en cuidados paliativos.

Los laxantes *osmóticos* contienen iones polivalentes poco absorbibles y/o carbohidratos que, al aumentar la presión osmótica intraluminal, fuerzan el paso de agua desde la pared intestinal, incrementando el volumen de las heces y disminuyendo su consistencia. Deben emplearse con precaución en pacientes con insuficiencia renal.

Los *estimulantes o purgantes* actúan sobre la musculatura de la pared intestinal, aumentando su peristaltismo y favoreciendo la emisión de heces semisólidas.

Medidas rectales

Nunca deben ser el tratamiento de base, pudiendo recurrirse a ellas tras un período de 3 días sin conseguir deposición y si no existe evidencia de obstrucción intestinal o íleo paralítico. La elección dependerá del resultado del tacto rectal: ante

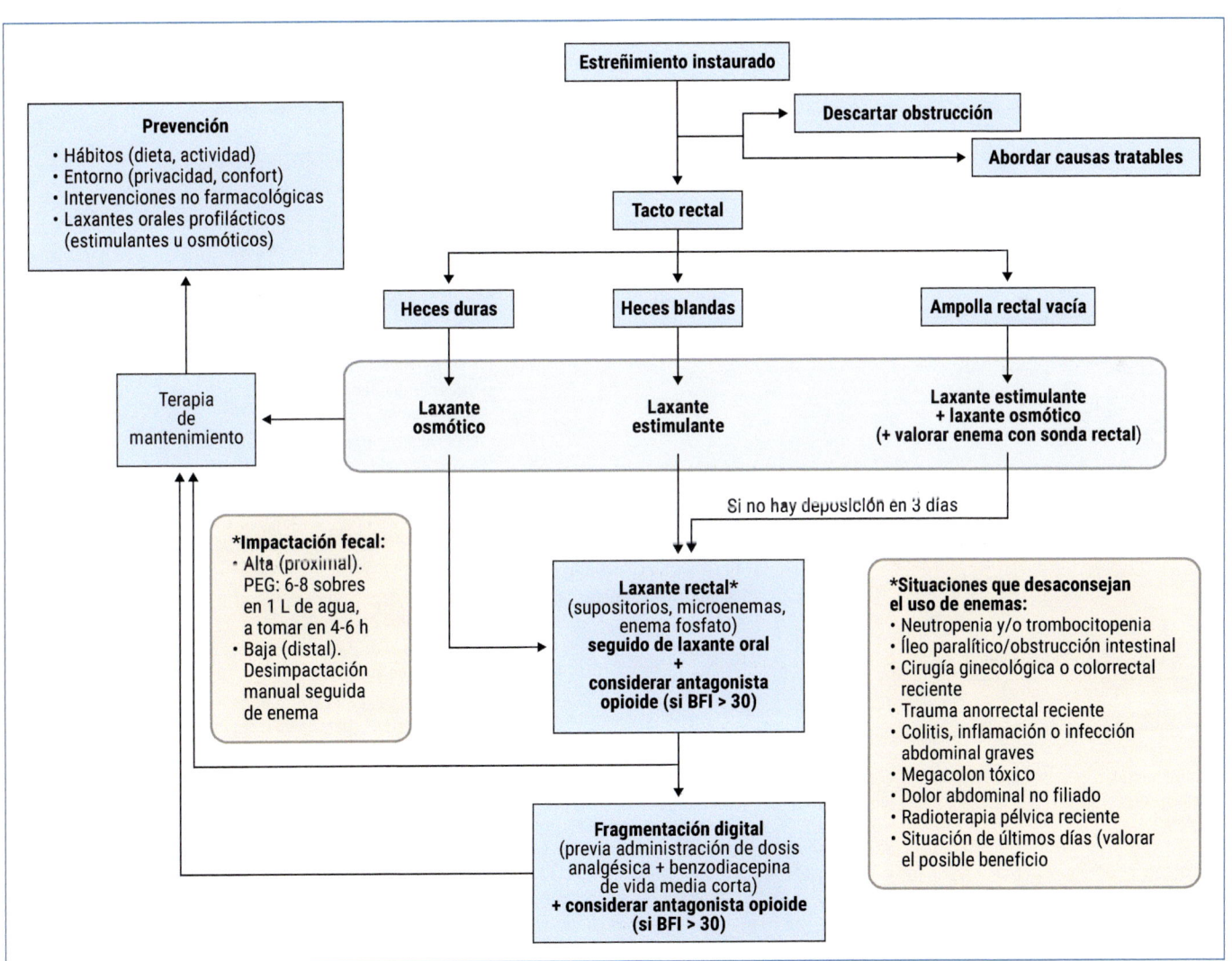

Figura 18-4. Algoritmo de tratamiento del estreñimiento en cuidados paliativos. Adaptada de: Rentz AM, Yu R, Müller-Lissner S, Leyendecker P. Validation of the Bowel Function Index to detect clinically meaningful changes in opioid-induced constipation. J Med Econ. 2009; 12 (4): 371-83. BFI: *Bowel Functional Index.*

Tabla 18-8. Principales laxantes orales empleados en medicina paliativa

Laxantes orales		Dosis	Mecanismo de acción	Observaciones	Tiempo de latencia
Reblandecedores fecales	Parafina	10 mL/día	• Detergente-emoliente-surfactantes • Humedecen la mucosa intestinal • Ablandan las heces	• Administrar con el estómago vacío • Irritación perianal. Riesgo de neumonía lipídica • Interferencia de vitaminas liposolubles • Indicada en suboclusión intestinal • No recomendada en general en cuidados paliativos	1-3 días
	Docusato	100-300 (500) mg/día		• Administración al acostarse • No recomendado en general en cuidados paliativos	24-48 h
Formadores de masa	Metilcelulosa, *Plantago ovata*	3-4 g/día	• Formadores de bolo • Retienen líquido, aumentan la masa fecal y estimulan el peristaltismo	• Requieren ingesta hídrica importante (> 1,5 L/día) • Riesgo de flatulencia y distensión abdominal • No indicados en tratamiento opioide • Contraindicados en impactación u obstrucción • No recomendados en cuidados paliativos	2-4 días
	Salvado	8 g/día			
Osmóticos	Lactulosa	15-30 mL/día	• Acción osmótica • Reduce el pH del bolo	• Dosis altas en tratamiento opioide (puede causar flatulencia y diarrea) • No indicado en obstrucción intestinal o impactación • Riesgo de alteraciones hidroelectrolíticas • Presenta tolerancia con el uso prolongado	1-2 días
	Lactitol	10-30 g/día	• Aumenta el contenido acuoso		
	Hidróxido de magnesio	2-4 g/día	• Aumenta la secreción intestinal de agua y el peristaltismo	• Alteración del balance hidroelectrolítico • Evitar en insuficiencia cardíaca o insuficiencia respiratoria	2-6 h
	Polietilenglicol (PEG) con electrólitos-macrogol	1-3 sobres/día	• Aumenta el contenido acuoso de las heces y estimula la propulsión colónica	• Riesgo de flatulencia, distensión, náuseas/vómitos y diarrea • Riesgo de sobrecarga hidrosalina • Útil en impactación fecal. No indicado en obstrucción • Más rápido y efectivo en oncológicos • Mayor efectividad que la lactulosa (1A)	1-3 días
Estimulantes	Senósidos (antraquinónicos)	15-30 mg/día	• Efecto estimulante directo sobre el plexo mientérico, aumentando el peristaltismo • Disminuyen la absorción de agua y electrólitos	• Dolor y molestias abdominales • Alteraciones hidroelectrolíticas • *Rash* cutáneo y diarrea acuosa • Producen dependencia/tolerancia. Evitar el uso prolongado • Contraindicados en obstrucción y cuadros intestinales agudos • Bisacodilo: no en obstrucción/derivación biliar y tomar separado de lácteos y antiácidos	6-12 h
	Polifenoles — Bisacodilo	5-10 mg/día			
	Polifenoles — Picosulfato	5-10 mg/día			
Antagonistas opioides (PAMORA)	Metilnaltrexona	8-12 mg/48 h (dosis en mL = peso del paciente en kg x 0,0075) s.c.	• Antagonistas de los receptores opioides μ • Escasa penetración en el sistema nervioso central (no antagonizan el efecto analgésico)	• Indicados en estreñimiento inducido por opioides que no responde a tratamiento habitual (metilnaltrexona: añadido al tratamiento laxante habitual) • Riesgo de mareos, náuseas, vómitos, flatulencia, dolor abdominal y diarrea • Contraindicados si se sospecha lesión gastrointestinal u obstrucción • Naloxegol: tomar con el estómago vacío (2 h fuera de las comidas). Puede triturarse	0,5-4 h
	Naloxegol	12,5-25 mg/día v.o.			8 h

PAMORA: antagonistas periféricos de los receptores opioides μ; s.c.: subcutánea; v.o.: vía oral.

Tabla 18-9. Principales laxantes rectales empleados en medicina paliativa

Laxantes rectales		Mecanismo de acción	Observaciones	Tiempo de latencia
Lubricante	Enema de aceite de oliva	• Acción lubricante del bolo	• Uso en heces duras • Facilita su expulsión	1 h
Osmóticos	Glicerol supositorios	• Osmótico • Ligero efecto irritante	• Facilita la acumulación de agua en la ampolla rectal • Facilita el reflejo defecatorio normal	15-30 min
	Enema de lactulosa (300 mL en 700 mL de SSF)	• Osmótico	• Estimula el peristaltismo y ablanda las heces	30-60 min
	Microenema lauril-sulfato-citrato	• Osmótico	• Estimula el peristaltismo y ablanda las heces • Más efectivo si la ampolla rectal está llena	15-30 min
	Enema de fosfato	• Osmótico	• Estimula el peristaltismo y ablanda las heces	5-15 min
Estimulantes	Bisacodilo en supositorios	• Estimulante	• Efecto a nivel sistémico, no solo local • Necesita entrar en contacto con la mucosa	15-45 min

SSF: solución salina fisiológica.

heces duras, se aconseja usar supositorios o microenemas; si son blandas, un enema por encima del recto (preferente con sonda rectal). En este sentido, es importante tener en cuenta que la eficacia del enema no guarda relación con la cantidad, sino con la capacidad de retención del paciente, por lo que los enemas de pequeña cantidad son igualmente efectivos.

En el caso de sospechar *impactación fecal proximal*, suele recomendarse polietilenglicol (macrogol) en dosis de choque, 100 mg (6-8 sobres) disueltos en 1 L de agua a tomar en 4-6 horas por vía oral. Si la impactación es *distal o baja*, se aplicarán enemas, con extracción manual si es necesario. Previamente a la desimpactación manual, es recomendable administrar una dosis analgésica, así como una benzodiacepina de vida media corta (alprazolam 0,25-0,50 mg por vía sublingual o midazolam 2,5-5 mg por vía subcutánea).

En situación de final de vida, solo hay que tratar el síntoma si produce malestar, aunque sin olvidar que una impactación fecal puede precipitar o desencadenar un cuadro de *delirium*.

Fármacos empleados en el estreñimiento inducido por opioides

En general, la pauta laxante convencional y las medidas higiénico-dietéticas tienen efectividad limitada en el estreñimiento inducido por opioides, dado que no se dirigen contra la causa fundamental, que difiere notablemente de la que provocan otros tipos de estreñimiento. En estos casos, se puede valorar el uso de diversos fármacos (**Tabla 18-10**).

Obstrucción intestinal maligna

Es una complicación grave del cáncer avanzado o de su tratamiento que, según la situación y los criterios de ingreso, aparece en un 3-15 % de los pacientes. Se asocia principalmente a neoplasias abdominopélvicas: ováricas (20-51 %), gástricas (30-40 %) y colorrectales (25-40 %). De entre los tumores extraabdominales primarios, los más usualmente implicados son los de mama (2-3 %), los melanomas (3 %) y los de pulmón.

Su aparición suele comportar un franco empeoramiento del pronóstico, que conlleva una importante mortalidad intrahospitalaria (21-24 %). La supervivencia media en los casos inoperables no supera las 4-5 semanas, y en los pacientes quirúrgicos, la esperanza de vida a los 6 meses ronda el 50 %.

Etiología, fisiopatología y manifestaciones clínicas

El desarrollo de la obstrucción intestinal maligna (OIM) es multifactorial, distinguiéndose dos tipos fundamentales. Por una parte, una *obstrucción mecánica,* debida a causas: *extrínsecas*, como masas mesentéricas o peritoneales, adherencias o fibrosis; *intraluminales,* por crecimiento interno de tumores intestinales; e *intramurales,* por afectación de la motilidad secundaria al crecimiento del tumor en la pared intestinal.

Por otra parte, una *obstrucción funcional,* causada por *trastornos de la motilidad* secundarios a infiltración tumoral del mesenterio, afectación nerviosa y/o de los plexos celíaco y entérico, efectos secundarios de la quimioterapia o radioterapia (enteritis rádica) o síndromes paraneoplásicos (seudoobstrucción por neuropatía paraneoplásica autoinmune, como la asociada al cáncer de pulmón). Puede también aparecer como efecto secundario del uso de *fármacos* (opioides o anticolinérgicos), o bien por *infecciones víricas* (en especial citomegalovirus, herpes o Epstein-Barr), favorecidas por un estado de inmunosupresión.

La OIM puede ser parcial o completa y localizarse en el intestino delgado (61 %), en el intestino grueso (33 %), sobre todo en el colon descendente (70 % de los casos localizados en colon), o bien en ambas localizaciones (20 %). En cualquier caso, se altera la propulsión distal del contenido intestinal, provocando distensión, con incremento del área de la superficie epitelial y progresiva acumulación de secreciones gástricas, biliares y pancreáticas, agua y sal. El consiguiente aumento de la presión endoluminal causa un daño hipóxico al epitelio intestinal y desencadena una respuesta inflamatoria con edema intestinal, hiperemia y la consecuente producción de mediadores inflamatorios que son secretagogos (prostaglandi-

Tabla 18-10. Fármacos empleados en el tratamiento del estreñimiento inducido por opioides

Fármacos empleados en el EIO			Mecanismo de acción	Observaciones	Dosis
Antagonistas opioides	Con absorción sistémica limitada	Naloxona	Antagonista opioide central y periférico	• Biodisponibilidad oral baja (3 %) • Primer paso hepático intenso • Se administra por vía oral junto con oxicodona en proporción fija de 1:2	Máximo: 40 mg/24 h
	Antagonistas periféricos de los receptores μ	Metilnaltrexona	• Antagonistas opioides preferentemente de receptores μ periféricos • No atraviesan en cantidad significativa la barrera hematoencefálica • No antagonizan el efecto analgésico	• Rápida absorción s.c. (30 min) y efecto (0,5-4 h) • No sufre interacciones clínicamente relevantes • Aprobado en pacientes con enfermedad avanzada, oncológicos o no • Precisa ajuste de dosis en insuficiencia renal moderada • Contraindicada en insuficiencia renal o hepática avanzada • Precaución ante lesiones intestinales o riesgo de perforación	8-12 mg/48 h (dosis en mL = peso del paciente en kg x 0,0075) s.c.
		Naloxegol		• Antagonista neutro: no actividad extrínseca en ausencia de opioide • Mayor afinidad μ y κ que metilnaltrexona • Absorción oral rápida (15 min). En ayunas • Se afecta por inhibidores de CYP3A4 • Precisa ajuste en insuficiencia renal y ancianos. No en insuficiencia hepática	12,5-25 mg/24 h v.o.
		Alvimopan		• Antagonista competitivo de receptores μ • No efecto sobre δ/κ ni receptores no opioides • No sufre interacciones clínicamente relevantes	12 mg/12 h v.o.
		Naldemedina		• Antagonista μ, δ y κ a nivel intestinal • Se afecta por inhibidores de CYP3A • Puede tomarse con o sin laxantes • Tomar siempre a la misma hora	200 μg/24 h v.o.
Agonistas receptores 5-HT₄		Prucaloprida	• Agonista selectivo de receptores 5-HT₄	• Efecto procinético • Administración con o sin alimentos • Reducir dosis en insuficiencia renal/hepática moderada y ancianos • Evitar si hay sospecha de obstrucción intestinal/megacolon tóxico, insuficiencia renal avanzada, enfermedad inflamatoria intestinal activa • No sufre interacciones clínicamente relevantes	2 mg/24 h v.o.
Estimulantes de la secreción intestinal		Lubiprostona		• Activa localmente los canales de cloro, sin alterar los electrólitos plasmáticos • Precisa ajuste de dosis solo en insuficiencia hepática avanzada • No hay riesgo de interacciones significativas	24 mg/12 h v.o.
		Linaclotida	• Antagonizan la guanilato-ciclasa	• Aprobado para síndrome de intestino irritable con estreñimiento • No precisa ajuste de dosis en insuficiencia renal/hepática ni ancianos • El uso conjunto con laxantes, inhibidores de la bomba de protones o antiinflamatorios no esteroideos aumenta el riesgo de diarrea • Desaconsejado si se sospecha enfermedad de Crohn/colitis ulcerosa	145 mg/24 h v.o.

5-HT: serotonina; EIO: estreñimiento inducido por opioides; s.c.: subcutánea; v.o.: vía oral.

nas, péptido intestinal vasoactivo, mediadores nociceptivos), perpetuando el proceso.

Como resultado, se acumula una gran cantidad de fluido en la luz intestinal, favoreciendo una rápida reproducción bacteriana. Asimismo, el aumento de la presión endoluminal, la estasis venosa y la isquemia intestinal llevan a una disrupción de la normal composición y función de la microbiota, alterando la permeabilidad intestinal y el equilibrio prooxi-

dante-antioxidante, que propicia la translocación bacteriana y el paso a la sangre de toxinas y residuos que incrementan la inflamación sistémica y condicionan la aparición de sepsis. Todo ello conduce finalmente a una insuficiencia multiorgánica, que es la causa habitual de muerte.

La OIM genera un importante cortejo sintomático que puede manifestarse en diferentes combinaciones e intensidades según el lugar afectado (**Tabla 18-11**).

Tabla 18-11. Síntomas habituales en pacientes con obstrucción intestinal maligna

Síntoma	Frecuencia		Obstrucción gástrica o de intestino delgado proximal	Obstrucción del intestino delgado distal o del intestino grueso
Náuseas	100 %		• Más intensas y de difícil control • Usualmente aparecen de forma temprana • Se alivian con el vómito	• A menudo aparecen de forma tardía • Pueden aliviarse tras el vómito
Vómitos	87-100 %		• Aparición temprana y de gran volumen • Contenido bilioso, acuosos. Inicialmente, con moco y restos alimentarios • Suelen ser inodoros o con escaso olor • Posteriormente, la acción de la contaminación bacteriana sobre el contenido digestivo retenido le confiere un aspecto fecaloideo (oscuro y maloliente)	• A menudo, aparición más tardía, incluso pueden estar ausentes • Suelen ser de escaso volumen • Aspecto oscuro, maloliente, fecaloideo • Los vómitos fecaloideos pueden ser la forma de presentación de una obstrucción ileal o colónica
Dolor abdominal	Cólico	72-80 %	• Intenso y paroxístico en la obstrucción mecánica • Aparición temprana, frecuentemente asociado a borborigmos audibles • Localización e intensidad variable, mayor cuanto más proximal • Debido a la distensión intestinal, proximal a la obstrucción. Secundariamente, a la acumulación de gas y fluidos. Puede disminuir al progresar la distensión • Un dolor intenso, periumbilical, a intervalos muy cortos, puede orientar hacia obstrucción yeyuno-ileal	• A menudo, de aparición más tardía, normalmente localizado en el piso abdominal inferior • Intervalos entre accesos, más prolongados • En las obstrucciones de intestino grueso, el dolor suele ser menos intenso, profundo e irradiado hacia la pared colónica • Un dolor agudo, intenso desde el comienzo y que empeora progresivamente, o bien muy localizado, puede orientar hacia una perforación o estrangulación ileal o colónica
	Continuo	56-90 %	• Intensidad y localización variable • Debido al hiperperistaltismo asociado a la distensión intestinal y al espasmo del músculo liso, a hiperalgesia visceral (por la propia masa tumoral o presencia de hepatomegalia) y/o a infiltración nerviosa	
Falta de emisión de heces/gases	84-93 %		• Puede ser intermitente en la obstrucción parcial o seudoobstrucción • Si es continuada, superior a 72 h, orienta hacia obstrucción completa	
Anorexia	Variable (hasta 90 %)		• A menudo presente	• Suele ser de presentación tardía
Diarrea por rebosamiento	Variable		• No suele observarse	• En obstrucciones mecánicas parciales o por licuefacción bacteriana • Más frecuente en obstrucciones del intestino grueso • Si se acompañan de sangre, pueden ser signo de estrangulación o isquemia de asas
Distensión abdominal	Variable		• Aparición tardía o ausente • Si aparece, se observa principalmente en cuadrantes superiores	• A menudo presente
Peristaltismo	Variable		• Inicialmente, aumentado • Ruidos hidroaéreos a menudo normales, pero pueden ser de alta frecuencia (metálicos)	• Ruidos hidroaéreos, a menudo aumentados • En fases avanzadas, o si hay alteración de la motilidad, pueden estar ausentes
Xerostomía	Variable		• Principalmente, por empleo de fármacos (anticolinérgicos) y/o mala higiene oral o infección candidiásica • Secundariamente, por deshidratación o alteraciones metabólicas	

Adaptada de: Boland JW, Boland EG. Malignant bowel obstruction. En: Cherny NI, Fallon MT, Kaasa S, Portenoy RK, Currow D, eds. Oxford Textbook of Palliative Medicine. 6th ed. Oxford (UK): Oxford University Press; 2021. p. 904-17. Ripamonti CI, Guglielmo M. Malignant bowel obstruction. En: Bosnjak SM, Bozovic-Spasojevic I, Mountzios G, Wood J, eds. ESMO Handbook of Supportive and Palliative Care. Lugano (Switzerland): ESMO Press; 2022. p. 73-7.

Diagnóstico y manejo

El diagnóstico inicial es clínico, basado en la anamnesis y la exploración física, confirmándose habitualmente mediante pruebas de imagen. En este sentido, la tomografía computarizada con contraste se considera la prueba patrón, aportando datos sobre la etiología y extensión global. No obstante, por su mayor accesibilidad, menor coste y razonable sensibilidad para detectar la obstrucción completa, la radiografía simple de abdomen en bipedestación es la exploración más rápida y útil. En ella puede observarse distensión de asas intestinales y niveles hidroaéreos, aunque su ausencia no excluye el diagnóstico en las obstrucciones altas.

El proceso de toma de decisiones terapéuticas no suele ser fácil, y debería abordarse de forma individualizada e interdisciplinaria, basándose en la orientación etiológica de la obstrucción, la evaluación de la extensión global de la enfermedad, el estado general previo, las posibilidades reales de respuesta al tratamiento, las preferencias del paciente y la situación sintomática y pronóstica previsible.

> **!** El objetivo del tratamiento conservador es reponer el equilibrio hidroelectrolítico, controlar los síntomas y, en algunos casos, favorecer la resolución del proceso obstructivo.

Así se logra un control adecuado de las náuseas y vómitos en más del 80 % de los casos, y una resolución espontánea en los primeros 7 días en aproximadamente un tercio de los pacientes, si bien en hasta en un 72 % de los casos ocurre una recidiva posterior.

Control de la dieta

Inicialmente, estaría indicada la *dieta absoluta*. En caso de resolución parcial o total, podría reintroducirse posteriormente una ingesta líquida hiperfraccionada para, según la tolerancia, progresar a dieta blanda y dieta baja en residuos. Si la obstrucción está establecida, podría valorarse una *dieta de confort*, previo consenso con el paciente acerca de los riesgos y beneficios.

Las intervenciones nutricionales invasivas deberían iniciarse exclusivamente cuando los beneficios esperados sobre la calidad de vida y la supervivencia compensen suficientemente los riesgos, y previa planificación con el paciente y su familia. Así, en general, la *nutrición parenteral total* podría plantearse solo como medio de restablecer el estado nutricional en pacientes con posibilidades de abordaje quirúrgico o bien en aquellos con buen estado general previo y tumores de crecimiento lento que deban mantener un reposo intestinal prolongado, durante semanas o meses, siempre que exista posibilidad de acceder a un programa de nutrición parenteral domiciliaria, siendo siempre preferible el acceso venoso central. Como alternativa, podría emplearse una *dieta elemental líquida*, basada en aminoácidos, triglicéridos de cadena media, vitaminas y minerales traza.

Medidas procedimentales

Descompresión digestiva

En las etapas iniciales, la aspiración con *sonda nasogástrica* puede favorecer la resolución espontánea de la OIM, al reducir de forma importante la presión intraluminal. No obstante, a largo plazo resulta muy incómoda para el paciente y no está libre de importantes efectos secundarios (erosiones nasales, reflujo gastroesofágico, esofagitis, riesgo de broncoaspiración y alteración de la imagen corporal).

Si no se logra la resolución del cuadro y persiste el mal control de los síntomas, se puede optar por mantener la descompresión mediante sonda nasogástrica de forma intermitente o continua, o bien, si se estima un pronóstico de supervivencia suficiente, valorar la colocación de *gastrostomía percutánea*. Estudios recientes muestran la seguridad y efectividad de esta medida, con un éxito de colocación del 91 % y un adecuado control de los síntomas en el 92 % de los casos.

Terapias ablativas endoscópicas

Las terapias ablativas con láser de neodimio compuesto por granate de itrio y aluminio o diodo se han empleado para controlar los síntomas en tumores gastrointestinales inferiores, evitando hasta en un 76 % la ostomía, aunque la evidencia disponible no es demasiado robusta. Pueden presentar complicaciones, como perforación, estenosis y sangrado.

Hidratación parenteral

La sueroterapia intravenosa permite una adecuada reposición hidroelectrolítica, si bien no previene síntomas como sed o xerostomía ni prolonga la supervivencia, puede aumentar las secreciones en la luz intestinal, limita la movilización del paciente y puede interferir con su alta a domicilio. Estaría indicada en espera de la resolución del cuadro obstructivo o ante manifestaciones de deshidratación, incluyendo *delirium* o mioclonías. La hipodermoclisis subcutánea es una alternativa más cómoda y abordable en el domicilio.

Tratamiento farmacológico

Cuando el estado evolutivo de la enfermedad o la situación funcional del paciente contraindican el abordaje quirúrgico, el tratamiento farmacológico pretende: controlar los síntomas (dolor, náuseas y vómitos); permitir ingestas mínimas, principalmente líquidas; evitar la aspiración nasogástrica y la sueroterapia; reducir la hospitalización, y favorecer el control domiciliario.

En la **tabla 18-12**, se detallan los fármacos usualmente empleados en el abordaje de la OIM, ya sea por vía intravenosa, en el entorno hospitalario, o subcutánea, que permite administrar la mayoría de ellos.

En una OIM establecida, se considera que el control de síntomas es adecuado si se consigue: el control del dolor nociceptivo continuo y del visceral cólico (intensidad en la escala visual analógica < 3), ingesta hiperfraccionada de líquidos bien tolerada, menos de un vómito por rebosamiento cada 48 horas y ausencia de náuseas.

Tabla 18-12. Fármacos empleados en el tratamiento médico de la obstrucción intestinal

Categoría	Fármacos		Mecanismo principal	Dosificación (mg/día)	Posibles efectos adversos
Inhibición de la secreción	Anticolinérgicos	Butilbromuro hioscina	• Inhibe la contractilidad del músculo y la secreción intestinal	40-120 mg s.c./i.v.	• Xerostomía, mareos, alucinaciones, estreñimiento, taquicardia, etcétera
	Análogos de la somatostatina	Octreotida	• Inhiben la secreción biliopancreática y gastrointestinal, reducen la motilidad y el flujo sanguíneo esplácnico, y favorecen la reabsorción intestinal de agua y electrólitos	0,3-0,9 mg s.c.	• Náuseas, agitación, dolor en el lugar de la inyección, diarrea, dolor abdominal, ocasionalmente bradicardia sintomática, etcétera
		Lanreotida		30 mg cada 2 semanas i.m.	
	Antisecretores gástricos	Ranitidina	• Inhiben la secreción gástrica ácida	50 mg s.c./i.v.	• Náuseas, vértigo, diarrea, cefalea, reacciones cutáneas, riesgo cardiovascular, daño renal, etcétera
		Pantoprazol		40-80 (160) mg s.c./i.v.	
Control de los vómitos	Agentes procinéticos	Metoclopramida	• Promueven el peristaltismo y vaciado gástrico y el tránsito intestinal	30-120 mg s.c./i.v.	• Náuseas, vómitos, diarrea, urticaria, efectos extrapiramidales, etcétera
	Antieméticos centrales	Haloperidol	• Acción sobre quimiorreceptores centrales asociados con la emesis	5-15 mg s.c./i.v.	• Letargia, adinamia, efectos extrapiramidales, efectos adversos metabólicos, alteraciones en la conducción cardíaca (prolongación del intervalo QT, *torsades*, etcétera)
		Levomepromacina		25-75 mg s.c./i.v.	
		Ondansetrón		24 mg s.c./i.v.	
		Granisetrón		3 mg i.v.	
Inhibición de la inflamación	Glucocorticoides	Dexametasona	• Alivian el edema y el dolor, reducen la obstrucción local, reducen los vómitos ligeros	4-12 mg s.c./i.v.	• Atrofia cutánea, retraso en cicatrización, diabetes, retención de sodio y excreción de potasio, síndrome de Cushing, etcétera
		Metilprednisolona		20-120 mg i.v.	
Control del dolor	Opioides	Morfina Metadona Fentanilo Oxicodona	• Acción sobre receptores opioides centrales • Buen control del dolor nociceptivo continuo • En caso de dolor cólico, asociar anticolinérgicos	Escalada de dosis s.c./i.v. Valorar fentanilo transdérmico	• Sedación, mareos, náuseas y vómitos, estreñimiento, etcétera
Promoción del vaciado intestinal	Medios de contraste	Gastrografin®	• Por su hipertonicidad, reducen el edema de pared intestinal y estimulan la peristalsis • Escaso efecto en caso de obstrucción completa		• Náuseas, vómitos, sofocos, etcétera
	Enemas hipertónicos	Manitol			• Malestar anal, sensación de quemazón, diarrea, náusea, dolor abdominal
Prevención de la infección	Cefalosporinas	Cefoxitina	• Principalmente, acción contra gérmenes gramnegativos y anaerobios	6-8 g i.v.	• Erupción cutánea, prurito, alteraciones sanguíneas, etcétera
	Nitroimidazoles	Metronidazol		Dosis de carga: 15 mg/kg Máx.: 4 g/día Mantenimiento: 7,5 mg/kg	• Náuseas y vómitos, diarrea, dolor abdominal, sabor metálico, reacciones cutáneas, alteraciones sanguíneas
Hidratación	Sueroterapia	Suero fisiológico o glucosado	• Reversión de síntomas debidos a deshidratación	500-1.000 mL i.v./s.c.	• Aumento de la secreción intraluminal intestinal de fluidos

Adaptada de: Huang X, Xue J, Gao M, Qin Q, Ma T, Li X. Medical management of inoperable malignant bowel obstruction. Ann Pharmacother. 2021;55 (9):1134-45. Tuca Rodríguez A, Calsina-Berna A, Rodríguez Trujillo M. Náuseas y vómitos. En: Julià-Torras J, Serrano Bermúdez G, eds. Manual de control de síntomas en pacientes con cáncer. 4ª ed. Madrid: Arán; 2019. p. 158-66. i.m.: intramuscular; i.v.: intravenosa; s.c.: subcutánea; v.o.: vía oral.

Analgésicos

El dolor asociado a la OIM obedece a dos razones fundamentales. En primer lugar, existe un dolor *nociceptivo continuo*, de intensidad y localización variable, debido a la propia distensión intestinal proximal a la obstrucción, a la propia masa tumoral, a la presencia de hepatomegalia y/o a infiltración nerviosa. Por otra parte, se asocia un dolor *visceral cólico* que suele ser paroxístico en la obstrucción mecánica y está causado por la distensión intestinal y el esfuerzo peristáltico asociados, además de por la acumulación de gas y fluidos.

Pese a no contar con un respaldo sólido, se sabe que los *opioides potentes* son eficaces frente a este dolor moderado e intenso. Los opioides más lipofílicos y de acción más prolongada (fentanilo, metadona), al acumularse menos en el tejido intestinal, podrían resultar más adecuados.

En caso de persistencia del dolor cólico, se debe añadir un *anticolinérgico* como el butilbromuro de hioscina, que, por su efecto antisecretor, ayuda a reducir el dolor, las náuseas/vómitos y la distensión abdominal. Esta asociación favorece el estreñimiento y puede empeorar el cuadro obstructivo, por lo que, salvo sospecha de obstrucción completa, conviene añadir un laxante osmótico.

Control de náuseas y vómitos

Se basa en el empleo de antieméticos y antisecretores. En las obstrucciones mecánicas, en especial si son completas, se recomienda el uso de *neurolépticos* por su potente acción antidopaminérgica central, siendo útiles tanto *haloperidol* como *levomepromacina*.

Si predomina un componente funcional o la obstrucción es parcial, sería preferible la *metoclopramida*, por su acción procinética, estando por ello contraindicada en la obstrucción completa.

Asimismo, dado que el aumento de la presión intraluminal favorece la liberación de serotonina por las células enterocromafines parietales, podrían ser útiles los *antagonistas de los receptores 5-HT₃* (ondansetrón, granisetrón), en particular si no ha habido respuesta a la terapia habitual. También, los análogos de la somatostatina octreotida o lanreotida o la olanzapina, en obstrucciones parciales, aunque no suelen emplearse como primera línea de tratamiento.

Tratamiento antisecretor

Su objetivo es reducir el flujo intraluminal de agua e iones que precipita y perpetúa la distensión abdominal.

Por su efecto inhibitorio dual, tanto de la peristalsis debida al músculo liso como, en menor proporción, de la secreción digestiva, los *anticolinérgicos (butilbromuro de hioscina)* se consideran de primera elección.

Mayor acción antisecretora, presente entre el 2º y 5º día de tratamiento, tienen *los análogos de la somatostatina*, como octeotrida o su análogo de acción prolongada, lanreotida, considerados.

Al tener mecanismo alternativo de acción, el uso combinado de ambos tipos de fármacos mejoraría los resultados en términos de resolución y eficacia de control de síntomas.

Por último, los *antisecretores gástricos*, inhibidores de la bomba de protones como omeprazol o pantoprazol, o antihistamínicos H₂ como ranitidina contribuyen a controlar la frecuencia y volumen del vómito al reducir el volumen gástrico. Algunos estudios indican mayor efectividad de la *ranitidina*, por sus efectos antiinflamatorio, anticolinesterásico y estimulante del vaciado gástrico.

Tratamiento antiinflamatorio

Los *glucocorticoides* (dexametasona, metilprednisolona) reducen tanto el edema debido a infiltración tumoral local y linfática como la obstrucción local, aliviando eficazmente el dolor y controlando los vómitos moderados. Comparativamente, *dexametasona* presenta un efecto más adecuado. En caso de no objetivar mejoría de los síntomas en 3-5 días, deberá retirarse.

Diarrea

Conceptualización, prevalencia e impacto

La diarrea se define como la eliminación frecuente de heces blandas o líquidas con sensación de urgencia o con una frecuencia superior a lo habitual para la persona en concreto. Desde un punto de vista objetivo, se considera como la eliminación de tres o más deposiciones no formadas en 24 horas.

Ahora bien, como sucede con otros síntomas, los pacientes pueden definirla de forma variable, ya sea como una única deposición blanda, como deposiciones frecuentes de pequeños volúmenes de consistencia normal o incluso dura o como incontinencia fecal. Por tanto, al igual que en el estreñimiento, cuando el paciente refiere tener diarrea, se requiere una anamnesis cuidadosa, valorando detenidamente la situación y las necesidades.

En conjunto, se estima que afecta a un 10-30 % de las personas con necesidades paliativas, siendo más frecuente en pacientes oncológicos, en quienes abusan de laxantes, padecen cuadros de malabsorción o tienen antecedentes previos de cirugía. En pacientes con sida en tratamiento con terapia inhibidora de proteasa, puede alcanzar el 38 %. Y no hay que olvidar que tanto la impactación fecal como la obstrucción intestinal parcial pueden dar lugar a diarrea por rebosamiento.

La diarrea se debe a un trastorno en el transporte intestinal de agua y electrólitos, con incremento del tránsito o de la secreción. Con cualquiera de estos mecanismos, la absorción disminuye y puede dar lugar a deshidratación, malnutrición, grietas cutáneas y fatiga, todo lo cual afecta de modo adverso a la calidad de vida.

Fisiopatología

Varios mecanismos básicos causan la mayoría de las diarreas clínicamente significativas, como son: el *aumento de la carga osmótica* (laxantes, intolerancia a azúcares, ingesta elevada de edulcorantes), el *incremento de las secreciones* (infecciones, grasas y ácidos biliares no absorbidos, ciertos fármacos y diversos secretagogos intrínsecos y extrínsecos), la *disminución de la absorción* y la *disminución del tiempo y/o superficie de contacto* (resecciones o derivaciones intestinales, resección gástrica, enfermedad inflamatoria intestinal, etcétera).

Etiología de la diarrea en población paliativa

En términos generales, la principal causa de diarrea suele ser el *uso inadecuado de laxantes* (**Tabla 18-13**). En este caso, debe suspenderse el laxante y comprobar la evolución, reintroduciendo el tratamiento a dosis inferior.

Valoración clínica y manejo

Anamnesis y exploración

La atención al detalle propuesta en el manejo del estreñimiento resulta igualmente válida frente a la diarrea. Así, la historia clínica debe incluir los siguientes aspectos: *frecuencia de la defecación* (número de deposiciones en 24 horas, periodicidad, horario); *volumen, aspecto y naturaleza de las heces* (consistencia, color, presencia de sangre o moco); *curso temporal del problema* (tiempo de evolución de la diarrea, inicio súbito o gradual); *presencia o no de dolor abdominal y/o síntomas anorrectales; pauta terapéutica actual y posibles cambios realizados previamente* a la aparición del cuadro, así como cualquier intervención clínica reciente (quimioterapia o radioterapia); y *exploración física,* incluyendo exploración abdominal, en busca de masas fecales, y rectal.

Estas características pueden orientar hacia el lugar afectado. Así, las heces abundantes, acuosas, son características de la diarrea colónica; las afecciones del colon distal suelen cursar con urgencia, pujo, tenesmo y heces escasas, semilíquidas o líquidas, y si se asocia un proceso inflamatorio de la mucosa, pueden acompañarse además de sangre; la presencia de moco en las heces no suele ser relevante si aparece en escasa cantidad, pero mayores cantidades pueden observarse en los adenomas vellosos de rectosigma.

En la diarrea originada en el intestino delgado, las heces suelen ser abundantes y se acompañan generalmente de distensión, dolor cólico periumbilical, borborigmos y flatulencia. Cuando se trata de una deficiencia en la absorción intestinal, suele aparecer esteatorrea, con heces muy malolientes, pálidas y de aspecto brillante y espumoso, que habitualmente se presentan en el período posprandial.

Una diarrea osmótica, por ingesta de un soluto no absorbible (como ocurre en las intolerancias por deficiencias de disacaridasas: lactosa, sorbitol, fructosa; o por la ingestión de laxantes y antiácidos que contengan magnesio, fosfatos o sulfatos), cede con el ayuno o al evitar la ingesta de la sustancia que la provoca. Por el contrario, la diarrea secretora (típica de infecciones o acción hormonal, como en los tumores neuroendocrinos), aunque en menor volumen,

Tabla 18-13. Causas de diarrea en la enfermedad avanzada

Enfermedad oncológica	• Carcinoma colorrectal • Tumores de las células de los islotes pancreáticos (Zollinger-Ellison) • Tumores neuroendocrinos de pulmón (síndrome carcinoide) • Feocromocitoma • Linfoma intestinal • Carcinoma medular de tiroides	**Enfermedades concurrentes**	• Diabetes • Hipertiroidismo • Enfermedad inflamatoria intestinal/síndrome de intestino irritable • Diverticulosis • Sida • Enfermedad renal crónica
Fármacos	• Laxantes (desequilibrio: tratamiento irregular o excesivo) • Procinéticos • Antiácidos que contengan magnesio • Inhibidores de la bomba de protones • Antibióticos (incluido el riesgo de colitis seudomembranosa) • Agentes citotóxicos (especialmente fluoropirimidinas e inhibidores de topoisomerasa I) • Inhibidores de la tirosina-cinasa • Inmunoterapia • Hormonoterapia • Antiinflamatorios no esteroideos (mefenamato, diclofenaco, indometacina) • Antidiabéticos orales • Preparados de hierro • Antiepilépticos • Diuréticos ahorradores de potasio. Inhibidores de la enzima conversora de angiotensina	**Infecciones invasivas**	• Colitis por *Clostridioides difficile* • Otras infecciones bacterianas (*Shigella, Campylobacter,* etcétera) • Candidiasis • Parasitosis • Infecciones virales ulcerativas (citomegalovirus, herpes simple)
		Otras	• Posradioterapia abdominopélvica (frecuente en 2ª y 3ª semana de tratamiento) • Enfermedad injerto contra huésped (trasplante de médula ósea) • Bloqueo de plexo celíaco (generalmente autolimitada) • Inmunodeficiencias (primaria o secundaria) • Isquemia intestinal • Nutrición enteral (osmolaridad o tasa de administración)
Malabsorción	• Carcinoma pancreático • Posquirúrgica (gastrectomía, resección ileal, colectomía)	**Hábitos dietéticos**	• Ingesta excesiva de fibra/frutas • Alcohol, café • Exceso de especias picantes • Bebidas sin azúcar (sorbitol) • Intolerancia a la lactosa
Obstrucción intestinal	• Maligna (parcial) • Impactación fecal • Síndrome opioide intestinal		

Adaptada de: Bossi P, Antonuzzo A, Cherny NI, Rosengarten O, Pernot S, TrippaF, et al. Diarrhoea in adult cancer patients: ESMO Clinical Practice Guidelines. Ann Oncol. 2018;29:iv126-42. Ripamonti CI, Di Pede P. Diarrhoea. En: Bosnjak SM, Bozovic-Spasojevic I, Mountzios G, Wood J, eds. ESMO Handbook of Supportive and Palliative Care. Lugano (Switzerland): ESMO Press; 2022. p. 81-4. Larkin PJ. Constipation and diarrhoea. En: Cherny NI, Fallon MT, Kaasa S, Portenoy RK, Currow DC, eds. Oxford Textbook of Palliative Medicine. 6ª ed. Oxford, UK: Oxford University Press; 2021. p. 545-55.

persiste tras el ayuno, pudiendo prolongarse incluso durante la noche.

Por otra parte, un sobrecrecimiento bacteriano o un desequilibrio en la microbiota habitual puede ser causa de diarrea con coprocultivo negativo, algo habitual tras la resección ileocólica o la formación quirúrgica de asas ciegas. Asimismo, la infección por *Candida* puede producir una diarrea de tipo secretora.

Por último, es muy importante detectar aquellos *síntomas de alarma* que pudieran estar en relación con un proceso neoformativo o patología que requiera atención inmediata (**Tabla 18-14**).

Pruebas complementarias

En algunos casos, especialmente ante diarreas persistentes, puede ser útil realizar una *analítica de sangre* con hemograma, velocidad de sedimentación globular, proteína C-reactiva, bioquímica general, iones séricos, albúmina, colesterol, función renal y hepática, metabolismo del hierro, función tiroidea y tiempo de protrombina. También puede plantearse el *coprocultivo* y un estudio parasitoscópico, así como la *determinación de toxina de Clostridioides difficile*, sobre todo si ha habido consumo de antibióticos en los 60-90 días previos.

Salvo que la situación avanzada del paciente lo desaconseje, el estudio de la diarrea está especialmente indicado ante signos de deshidratación, presencia de sangre en heces, fiebre mayor de 38,5 °C mantenida más de 48 horas, uso reciente de antibióticos o dolor abdominal, máxime en pacientes frágiles o inmunodeprimidos.

Tratamiento

El algoritmo de manejo de la diarrea aguda se refleja en la **figura 18-5**. La estrategia terapéutica puede dirigirse contra la causa conocida (infecciosa, por ejemplo) o bien adoptar un abordaje general inespecífico, que permite su manejo en la mayoría de los casos. Este busca ralentizar la motilidad intestinal, para que pueda absorberse más líquido, así como garantizar una adecuada hidratación y una pauta dietética apropiada.

Con respecto a la *dieta*, puede recomendarse el ayuno total durante un máximo de 24 horas, sin olvidar la ingesta de líquido. Al cabo de este tiempo, se valorará iniciar la ingesta de una dieta blanda hasta normalizar paulatinamente el plan de comidas, teniendo en cuenta ciertos factores dietéticos capaces de empeorar la diarrea. Las diarreas autolimitadas se suelen solucionar en breve tiempo con una correcta dieta astringente.

La *rehidratación oral* es generalmente apropiada para cuadros moderados o intensos y, en pacientes paliativos, debe preferirse a la parenteral siempre que sea posible.

Las soluciones comerciales de rehidratación oral se administran *ad libitum* (a voluntad), ingeridas en sorbos pequeños y ofreciendo 200-400 mL tras cada nueva deposición, a fin de mantener una diuresis mayor de 0,5 mL/kg/día.

En caso de diarrea muy profusa o con signos de deshidratación grave, puede ser necesario recurrir a *rehidratación parenteral*, especialmente en caso de sida.

Tabla 18-14. Signos de alarma ante un cuadro diarreico en la enfermedad avanzada

- Signos de deshidratación importante
- Desequilibrio electrolítico
- Fiebre
- Pérdida de sangre
- *Delirium*
- Alteraciones de la función renal
- Signos de sepsis
- *Shock*
- Dolor cólico abdominal resistente a loperamida
- Pérdida de vía oral
- Náuseas y vómitos persistentes
- Antecedentes de ingresos previos por diarrea
- Neutropenia (descartar enterocolitis neutropénica)

Adaptada de: Bossi P, Antonuzzo A, Cherny NI, Rosengarten O, Pernot S, Trippa F, et al. Diarrhoea in adult cancer patients: ESMO Clinical Practice Guidelines. Ann Oncol. 2018;29:iv126-42.

Por lo que respecta al *tratamiento farmacológico*, la *loperamida* es el antidiarreico opioide de elección por su eficacia, potencia antidiarreica (50 veces superior a la morfina) y la falta de transmisión a través de la barrera hematoencefálica. Actúa directamente sobre la musculatura lisa intestinal, así como reduciendo de forma independiente el flujo ileal de calcio, inhibiendo el peristaltismo y prolongando el tiempo de tránsito, al tiempo que disminuye el volumen fecal, lo que limita las pérdidas hidroelectrolíticas. También aumenta el tono del esfínter anal y disminuye la sensibilidad anorrectal, mejorando el bienestar.

Se suele emplear a dosis de 4 mg por vía oral, seguidos de 2 mg tras cada deposición suelta (máx. 16 mg/día), hasta lograr un intervalo sin diarrea de 12 horas. En caso de no resolverse el cuadro al cabo de 24 horas, podría recurrirse a una pauta de 2 mg de loperamida cada 2 horas. A dosis altas, puede causar retención urinaria.

En la **tabla 18-15** se muestran otras alternativas farmacológicas. En caso de diarrea profusa, que pueda comprometer la absorción de fármacos por vía oral, debe valorarse recurrir al empleo de la vía subcutánea.

MANIFESTACIONES DE HEPATOPATÍA AVANZADA AL FINAL DE LA VIDA: ASCITIS E ICTERICIA

Síndrome ascítico

Definición, prevalencia e impacto

La ascitis es la acumulación patológica (> 25 mL) de líquido libre en la cavidad peritoneal. La causa más frecuente (75-80 % del total) es la *cirrosis hepática*, estando presente al diagnóstico en un 25 % de los pacientes, mientras que otro 30-50 % la desarrollarán a los 5-10 años de seguimiento, de los cuales un 5-10 % presentará ascitis refractaria. Otras causas de ascitis *no oncológica* incluyen la insuficiencia cardíaca congestiva (3 %), la enfermedad renal crónica (síndrome nefrótico), la tuberculosis y la enfermedad pancreática.

Por otra parte, un 15-50 % de los pacientes con cáncer desarrollará *ascitis maligna*, que puede ser el primer síntoma de recaída o de enfermedad metastásica, implicando

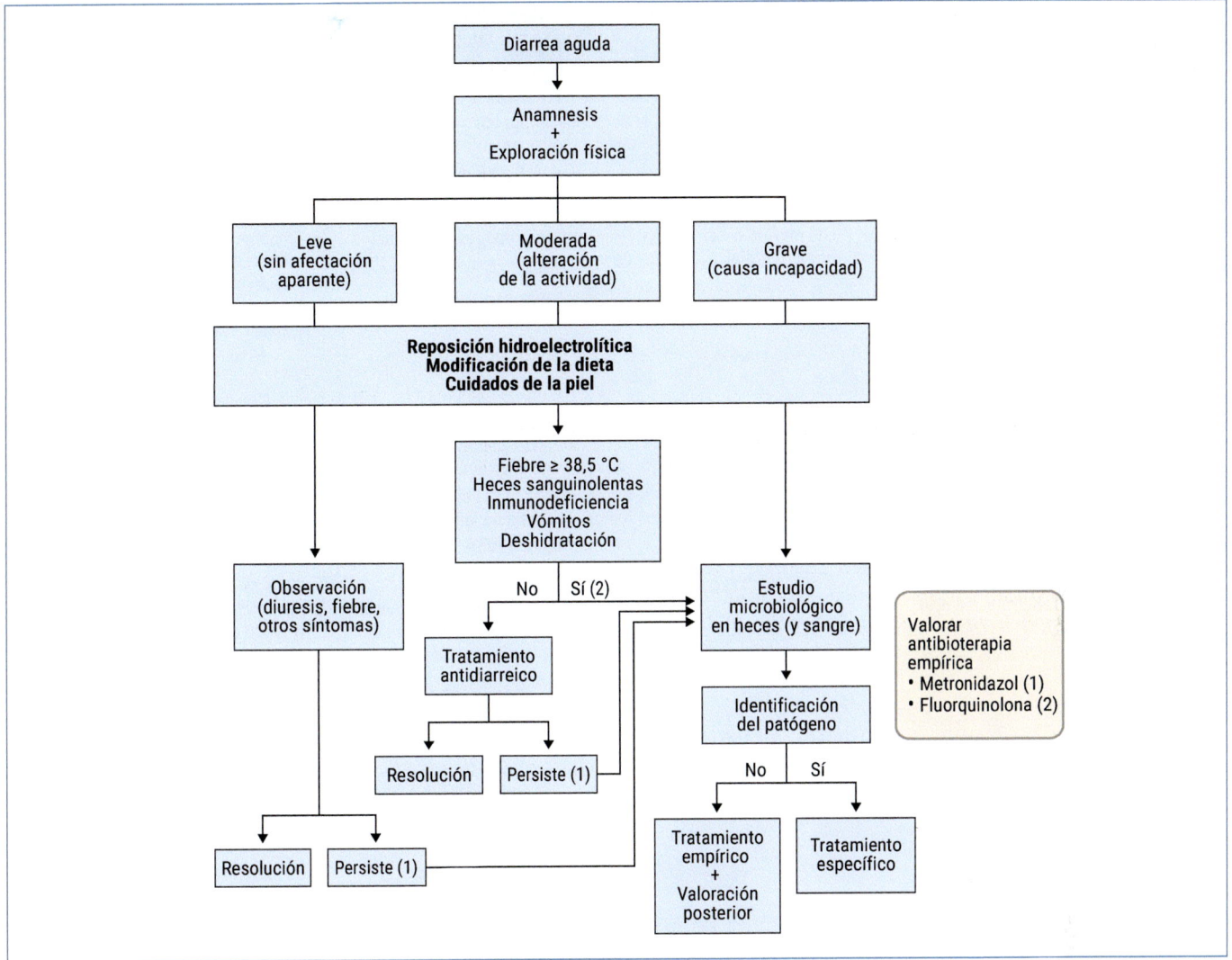

Figura 18-5. Algoritmo de abordaje de la diarrea aguda en cuidados paliativos.

a menudo una situación de enfermedad avanzada (95 % de los casos), que suele involucrar al peritoneo, el hígado, el hueso o el pulmón. Los tumores más habitualmente implicados son los de origen ovárico, pancreatobiliar, gástrico y el hepatocarcinoma, así como, en menor proporción, los de localización mamaria, colorrectal, endometrial y bronquial. Hasta en un 20 % de los casos, el origen primario es desconocido.

La aparición de ascitis se asocia a una mortalidad general que oscila entre el 15 % a 1 año y el 44 % a 5 años, mientras que la ascitis refractaria se asocia a una tasa de mortalidad superior al 50 % al año. El desarrollo de ascitis maligna se asocia a mal pronóstico a muy corto plazo, con una mediana de supervivencia de 8-20 semanas desde el diagnóstico, así como a un importante deterioro de la calidad de vida. En el carcinoma de ovario, en que la ascitis aparece de forma temprana, la supervivencia puede llegar a 20-50 semanas.

Etiopatogenia

En la *cirrosis hepática* y en la *insuficiencia cardíaca*, se asocia fundamentalmente a hipertensión portal y retención renal

de sodio y agua a resultas de una importante alteración de la hemodinámica sistémica, esplácnica y de la función renal.

Por su parte, en la *enfermedad oncológica*, la ascitis se debe a un mecanismo multifactorial. La invasión tumoral de los capilares linfáticos subdiafragmáticos compromete el drenaje linfático abdominal, favoreciendo el aumento en la permeabilidad capilar y la formación de edema. Otros mecanismos contribuyentes serían: hipoalbuminemia secundaria a metástasis hepáticas, obstrucción al flujo venoso, actividad de inmunomoduladores humorales, etc. Se considera que el efecto combinado de la congestión linfática y la concentración anormal de macromoléculas en la cavidad peritoneal, secundaria a dicha alteración de la permeabilidad vascular, sería la causa fundamental de la *ascitis refractaria*.

El líquido ascítico maligno es un exudado con mayor contenido proteico (aproximadamente un 85 % de los niveles plasmáticos), constituyendo por ello un excelente medio de cultivo para células malignas y bacterias. Así, los pacientes cirróticos con ascitis son el principal grupo de riesgo para desarrollar *peritonitis bacteriana espontánea*, con una prevalencia de un 1,5-3 % a nivel comunitario y hasta un 10 % a nivel nosocomial, y elevada mortalidad (20-40 %).

Tabla 18-15. Principales fármacos empleados en el tratamiento de la diarrea en cuidados paliativos

Tratamiento antidiarreico		Dosis	Mecanismo de acción	Observaciones
Acción intraluminal	Modificadores de textura fecal: *Plantago ovata*	3,5-20 mg/día v.o.	• Aumenta la absorción de agua y electrólitos al enlentecer el tránsito • Por su contenido en mucílagos, liga las heces	• Útil en caso de diarrea no excesivamente profusa
	Adsorbentes · Tanato de gelatina	500 mg/4-6 h v.o. (máx.: 3 g/día)	• Precipita las proteínas superficiales de la mucosa intestinal, dificultando la secreción	• En general, tienen poco efecto en la reducción de la cantidad de heces y frecuencia de las deposiciones, pero sí afectan significativamente a su consistencia
	Adsorbentes · Carbón activado	400-600 mg/6-8 h v.o.	• Elevada capacidad de adsorción	
Inhibición de la motilidad intestinal	Loperamida	• Inicio: 4 mg v.o. • Mantenimiento: 2 mg/2-4 h o deposición (máx.: 16 mg/día)	• Efecto antisecretor muy intenso • Acción antipropulsora, inhibe la liberación de prostaglandinas • Aumenta el tono del esfínter anal y mejora la continencia fecal en pacientes con diarrea	• Acción esencialmente periférica, no atraviesa significativamente la barrera hematoencefálica • Vida media: 7-15 h • Fármaco de elección (salvo si se observa hematoquecia)
Potenciación de la absorción intestinal	Solución comercial de rehidratación oral	• 50-100 mL/kg cada 4-6 h • 200-400 mL tras cada deposición	• La combinación de sal y azúcar potencia la absorción de líquidos, al estar acoplados los transportes de sodio y de glucosa en el intestino delgado • La glucosa favorece la absorción de sodio y agua	• Preferible a rehidratación i.v. • Se administra *ad libitum* (a voluntad) (2.000-4.000 mL/día) • Debe asegurarse una diuresis superior a 0, mL/kg/día
Inhibición de la secreción intestinal	Racecadotrilo	• Inicio: 100 mg v.o. • Mantenimiento 100 mg/8 h	• Inhibición selectiva de la encefalinasa intestinal, reduciendo la secreción de agua y electrólitos	• Efecto periférico. No atraviesa la barrera hematoencefálica • Carece de efecto sobre la motilidad intestinal • Su efecto se limita exclusivamente a las situaciones de hipersecreción
	Octreotida	0,05-0,1 mg/ 8-12 h s.c. (máx.: 1.5 mg/día)	• Inhibición de la secreción biliopancreática y gastrointestinal • Reducción de la motilidad • Aumento de la reabsorción intestinal de agua y electrólitos	• Se prefiere su administración en forma de infusión continua s.c. • Efecto antidiarreico dosis-dependiente • Puede causar náuseas, agitación, dolor en el lugar de la inyección, dolor abdominal, así como empeorar la diarrea • En sida, tumores carcinoides o quimioterapia antineoplásica
Otros	Antiinfecciosos	• Variable	• Acción antibacteriana específica	• En función de cultivo y antibiograma (o detección de toxina en *Clostridioides difficile*) • Valorar especialmente en inmunodeprimidos, pacientes con válvulas cardíacas mecánicas o injertos vasculares recientes
	Probióticos	• Variable	• Reequilibran la microbiota intestinal	• Tratamiento adyuvante en diarreas víricas, diarrea recurrente por *C. difficile* y diarrea asociada a antibióticos
	Antiespasmódicos: hioscina butilbromuro	• 40-120 mg s.c./i.v.	• Inhibe la contractilidad del músculo y la secreción intestinal	• En caso de dolor abdominal

Adaptada de: Bossi P, Antonuzzo A, Cherny NI, Rosengarten O, Pernot S, Trippa F, et al. Diarrhoea in adult cancer patients: ESMO Clinical Practice Guidelines. Ann Oncol. 2018;29:iv126-42. Ripamonti CI, Di Pede P. Diarrhoea. En: Bosnjak SM, Bozovic-Spasojevic I, Mountzios G, Wood J, eds. ESMO Handbook of Supportive and Palliative Care. Lugano (Switzerland): ESMO Press; 2022. p. 81-4. Larkin PJ. Constipation and diarrhoea. En: Cherny NI, Fallon MT, Kaasa S, Portenoy RK, Currow DC, eds. Oxford Textbook of Palliative Medicine. 6ª ed. Oxford, UK: Oxford University Press; 2021. p. 545-55. i.v.: intravenoso; máx.: máximo; s.c.: subcutánea; v.o. vía oral.

Manifestaciones clínicas, diagnóstico y manejo

En la *exploración física* se distinguen: *signos abdominales* (distensión abdominal progresiva, matidez desplazable a la percusión en los flancos, oleada ascítica, hepatomegalia, esplenomegalia, hernias) y *extraabdominales* (edemas, atrofia testicular, heces melénicas y *flapping* [aleteo] en caso de encefalopatía). Si es secundaria a cirrosis, pueden encontrarse estigmas cutáneos asociados (arañas vasculares, eritema palmar, desarrollo de circulación periférica en la pared abdominal).

Las *pruebas complementarias* incluyen: *analítica de sangre y orina, ecografía abdominal* y *análisis del líquido ascítico* (citología, recuento celular, tasa de albúmina y cultivo). El líquido puede tener características de exudado, si la concentración de albúmina es superior a 25 g/L, o de trasudado, si es inferior a dicho nivel. Para el diagnóstico diferencial se emplea la valoración del *gradiente de albúmina sérica-ascítica*.

En general, se habla de *ascitis no complicada* cuando no existen signos de infección, no es refractaria y no se observa síndrome hepatorrenal. Según su intensidad, se distinguen diferentes grados: ascitis mínima asintomática, solo detectable por pruebas de imagen (*grado 1*), ascitis moderada, que cursa con malestar y distensión abdominal moderada (*grado 2*), y ascitis grave, con distensión abdominal importante, a tensión (*grado 3*), que ocasionalmente puede asociarse a restricción respiratoria.

Se habla de *ascitis recurrente* cuando reaparece al menos en tres ocasiones a lo largo de un período de 12 meses, mientras que se denomina *ascitis refractaria* a la que no responde al enfoque terapéutico habitual y solo mejora con paracentesis evacuadora. Esta supone un 5-10 % de los casos y se diferencian dos subtipos: *ascitis resistente al tratamiento diurético* (no se consigue eliminar a pesar de una pauta terapéutica a dosis plenas) y *ascitis intratable* (no susceptible a diurético y/o paciente no respondedor).

Abordaje terapéutico

El objetivo del tratamiento es reducir las molestias debidas a la distensión abdominal y a los edemas de los miembros inferiores, así como prevenir la reactivación de la producción de líquido. Con independencia de su causa, las opciones terapéuticas son similares, centradas en conseguir un balance negativo de sodio.

Medidas no farmacológicas

La *restricción de sodio* en la dieta favorece su balance negativo, facilitando la resolución de la ascitis y de los edemas y retrasando su reaparición en los pacientes con hipertensión portal elevada, especialmente en quienes excretan espontáneamente cantidades elevadas de sodio por la orina (> 50 mEq/día).

Se indica una restricción moderada (80-120 mmol/día de sodio, 4,6-6,9 g de sal), equivalente a una dieta sin sal, evitando comidas preparadas o precocinadas y alimentos en conserva. Las dietas más restrictivas son difíciles de cumplir y pueden empeorar el estado nutricional, así como afectar negativamente al bienestar del paciente, y aumentar el riesgo de complicaciones del tratamiento diurético.

Por otra parte, aunque la hiponatremia crónica suele ser habitual, la *restricción de líquidos* no es necesaria, salvo que se observe clínica hipervolémica (ingurgitación yugular, edemas y aumento de peso, crepitantes auscultatorios basales, tercer ruido cardíaco, pulso saltón, aumento de la presión arterial) y si los niveles de sodio plasmático bajan de 120 mmol/L. La hiponatremia se aborda, en general, discontinuando el tratamiento diurético y, en caso necesario, expandiendo el volumen plasmático con suero fisiológico, no con hipertónico.

Medidas farmacológicas

Terapia diurética

El objetivo del tratamiento es lograr una pérdida de peso inferior a 500 g al día en pacientes sin edemas y de no más de 800-1.000 g al día en pacientes con edemas, con el fin de evitar la aparición de insuficiencia renal.

La mejor respuesta a los diuréticos se obtiene cuando la ascitis se asocia a hipertensión portal. En estas condiciones, y en ausencia de insuficiencia renal, se consigue controlarla hasta en el 90 % de los casos.

El fármaco de elección es la *espironolactona*, un diurético de acción distal ahorrador de potasio que actúa por inhibición competitiva de la aldosterona. Suele iniciarse a dosis de 100 mg/día, que puede incrementarse a razón de 100 mg/día cada 72 horas (máximo 400 mg/día). Debe tenerse en cuenta que el pico máximo de respuesta natriurética se obtiene 4-6 días después de iniciar el tratamiento o modificar la dosis.

En caso de ascitis recurrente o de larga duración, con pérdidas de peso inferiores a 2 kg/semana y edemas periféricos, se aconseja añadir *furosemida*, diurético del asa de potencia natriurética muy superior, en dosis de hasta 160 mg/día. Tiene buena disponibilidad por vía oral en pacientes cirróticos, mientras que, al asociarse a una reducción del filtrado glomerular y mayor riesgo de insuficiencia renal y de encefalopatía hepática, su empleo por vía intravenosa no suele ser recomendable. En consecuencia, si no es posible mantener la vía oral, conviene recurrir al control mediante paracentesis evacuadora.

La *eplerenona* podría ser una alternativa a la espironolactona en caso de asociarse ginecomastia, aunque su efecto terapéutico no es superior. Se emplea a dosis de 25-50 mg/día hasta un máximo de 400 mg/día. Por su parte, la *torasemida* podría sustituir a la furosemida en caso de escasa respuesta. Se emplea a dosis inicial de 10 mg/día hasta un máximo de 40 mg/día. Su efecto máximo se obtiene a las 4 semanas de tratamiento.

El tratamiento diurético puede causar *complicaciones*, especialmente insuficiencia renal, trastornos electrolíticos y del metabolismo ácido-base, encefalopatía hepática, trastornos endocrinológicos y calambres musculares que pueden llegar a ser intensos. La aparición de encefalopatía hepática, de hiponatremia inferior a 120 mmol/L pese a la restricción de líquidos o de niveles séricos de creatinina por encima de 2 mg/dL o de potasio superiores a 6 mmol/L aconsejaría interrumpir el tratamiento y reevaluar la situación del paciente. Con respecto a los calambres musculares, se recomienda vigilar y corregir, en su caso, la deficiencia de hierro, así como emplear la dosis efectiva mínima de diuréticos. Los relajantes musculares, como el baclofeno a dosis de 10-30 mg/día, pueden ser de utilidad.

Medidas procedimentales

Paracentesis evacuadora o terapéutica

Es el tratamiento de elección en la ascitis no asociada a hipertensión portal, así como en las refractarias y en caso de causar insuficiencia respiratoria. Es una técnica rápida, relativamente sencilla y confortable, con escaso riesgo de complicaciones si se realiza de forma apropiada, que brinda un rápido alivio sintomático en un 90 % de los casos, aunque su efecto no suele ser muy prolongado en el tiempo (10 días de media). La punción ecoguiada es recomendable.

El alivio sintomático puede ser significativo y seguro con la retirada de volúmenes relativamente pequeños en un corto período de tiempo, ya que la intensidad de los síntomas guarda una correlación directa con la presión intraabdominal, y se sabe que la reducción más significativa de esta tiene lugar con la extracción de los primeros litros de fluido. Así, al menos en pacientes paliativos con ascitis maligna, la extracción de 1.500-2.500 mL es eficaz y segura, y no supone una disminución significativa del período libre de síntomas con respecto a volúmenes mayores, algo que sí ocurre por debajo de dicha cantidad.

No obstante, la paracentesis evacuadora periódica total o de alto volumen sigue siendo el tratamiento de primera línea en la ascitis a tensión, a menos que esté tabicada, permitiendo un alivio sintomático más prolongado y con una tasa de complicaciones similar a la paracentesis diagnóstica.

La paracentesis evacuadora puede dar lugar a algunas *complicaciones*, en su inmensa mayoría menores y dependientes del clínico (por inexperiencia, por no tomar las precauciones adecuadas) y de la gravedad de la enfermedad hepática.

Mención específica merece la *disfunción circulatoria inducida por paracentesis*, un cuadro de deterioro hemodinámico sistémico asociado a la práctica de paracentesis repetidas por encima de 5-6 L, que resulta en hiponatremia dilucional y un mayor riesgo de fallo renal por síndrome hepatorrenal, condicionando mayor requerimiento de diuréticos, mayor recurrencia de la ascitis y menor supervivencia. Es un trastorno asintomático, potencialmente grave y no espontáneamente reversible, definido por un aumento de la actividad renina plasmática por encima del 50 % del valor basal y superior a 4 ng/mL/h al sexto día tras la paracentesis.

En este sentido, conviene considerar la necesidad del *reemplazo parenteral de fluidos* tras una paracentesis. Al menos en los pacientes oncológicos, las complicaciones no suelen ser habituales con extracciones *inferiores a 5 L*, salvo en aquellos con un gradiente seroascítico de albúmina alto (igual o superior a 1 g/L) que no responde a diuréticos o sin edemas periféricos, en quienes el riesgo de hipovolemia es mayor. Por tanto, debería considerarse el reemplazamiento intravenoso de fluido solo en pacientes hipotensos, deshidratados o con insuficiencia renal importante conocida.

Por el contrario, en pacientes sometidos a paracentesis evacuadora total periódica (*superior a 5 L*), se debe expandir el volumen plasmático con albúmina intravenosa (a dosis de 8 g/L de fluido ascítico eliminado), ya que reduce notablemente la incidencia de disfunción circulatoria inducida por paracentesis (desde un 80 % hasta un 14-18 %) y previene el desarrollo de hiponatremia y disfunción renal en el 98 % de los casos. No se aconseja, en general, el uso de otros expansores (como dextranos o poligeninas), que son menos efectivos.

La paracentesis no influye en los mecanismos fisiopatológicos de la ascitis. Sigue siendo necesario asociar dieta hiposódica y diuréticos, a la menor dosis efectiva, para evitar la reacumulación de líquido.

Drenajes

En pacientes con necesidad de paracentesis repetidas, puede recurrirse a la implantación de *drenajes externos*, como los catéteres peritoneales tipo Pleur-X o Hickman con salida tunelizada subcutánea al exterior, o bien tipo *pig-tail* (en espiral). Constituyen una opción eficiente, segura y bien tolerada, incluso durante varios meses, pudiéndose educar al paciente y/o cuidador para su uso en domicilio.

En pacientes cuidadosamente seleccionados y con pronóstico vital suficientemente largo como para que aparezca ascitis recurrente, así como en caso de ascitis refractaria, una alternativa sería la *derivación portosistémica percutánea intrahepática* o una *derivación portosistémica intrahepática transyugular*, que consiste en interponer una prótesis autoexpandible entre una vena suprahepática y una rama portal a través de la vena yugular interna. Se crea así una comunicación entre la circulación portal y sistémica que produce una serie de cambios hemodinámicos que mejoran y/o resuelven la ascitis en un 40-80 % de los pacientes. No sería *útil* en caso de ascitis tabicada, ni recomendable en caso de ascitis hemorrágica o quilosa. Tampoco se ha mostrado eficaz en la ascitis terminal y estaría contraindicada en caso de deterioro funcional cardíaco o renal, o si hay posibilidad de encefalopatía hepática, pues la empeora.

Como alternativa, puede recurrirse a una *bomba peritoneal implantable* que, accionada por baterías, moviliza en pequeños bolos el fluido ascítico desde la cavidad peritoneal a la vejiga urinaria, permitiendo extraer entre 500 mL y 2,5 L al día. Es un procedimiento que supone importantes dificultades técnicas y un alto grado de complicaciones, incluida la insuficiencia renal, por lo que actualmente está restringido a centros específicos.

Ictericia

Definición, prevalencia e impacto

La ictericia se define como la coloración amarillenta de la esclera, las mucosas y la piel, causada por niveles elevados de bilirrubina (mayores de 2,5-3 mg/dL, 43 µmol/L). Al igual que ocurre con la ascitis, su aparición en el contexto de una hepatopatía crónica o de enfermedad oncológica suele ser un indicador de enfermedad avanzada y mal pronóstico. Así, hasta el 40 % de los pacientes oncológicos y casi el 25 % de los cirróticos que ingresan con ictericia fallecen durante el primer ingreso.

Etiopatogenia

La ictericia en la enfermedad avanzada suele deberse fundamentalmente a infiltración tumoral extensa del hígado, primaria o metastásica (33-35 %), a cirrosis (11-21 %) o a sepsis (**Tabla 18-16**).

Manifestaciones clínicas asociadas, diagnóstico y manejo

La ictericia puede asociarse a *prurito* (20-50 %), anorexia, insomnio, malestar digestivo y fatiga, dolor abdominal en ausencia de litiasis en algo más del 30 % de los casos.

Una *anamnesis*, una *exploración física* completa y *estudios de laboratorio generales* bastan para alcanzar una aproximación diagnóstica en la gran mayoría de los casos.

El *manejo* de la obstrucción biliar asintomática en un paciente con escasa expectativa vital no requiere intervención. En caso necesario, debe recurrirse a la colocación de endoprótesis o a algunas de las técnicas de drenaje biliar citadas, efectivas y más seguras que el abordaje quirúrgico.

Por lo que respecta al *prurito colestásico*, puede ser de intensidad variable, de carácter intermitente o persistente y más o menos generalizado o localizado, afectando a menudo a las palmas de las manos y las plantas de los pies. En su enfoque terapéutico, que no suele resultar fácil, además de *medidas generales* (uso de emolientes, jabones sin perfume, evitar los baños en favor de la ducha, usar ropas ligeras y mantener cortas las uñas, etc.), se pueden emplear diversos fármacos. En primer lugar, las *resinas de intercambio aniónico*, que evitan el ciclo enterohepático de ácidos biliares y otros compuestos aniónicos y facilitan su excreción fecal. La *colestiramina* se recomienda como primera opción farmacológica (vía oral a dosis de 4 g, cuatro veces al día, separada al menos 2 horas de otros medicamentos). Tiene escasa palatabilidad y puede causar dispepsia y estreñimiento, así como interferir notablemente en la absorción de vitaminas liposolubles.

Si no resulta efectiva, puede usarse *rifampicina,* que, por ser inductor enzimático, aumentaría el metabolismo y/o excreción de varios pruritógenos endógenos (dosis de 150-300 mg, dos veces al día), siendo conveniente controlar regularmente la función hepática durante el tratamiento.

Como siguiente opción, se recomiendan los *antagonistas opioides*: naloxona por vía intravenosa (una dosis de carga de 0,4 mg seguida de infusión continua de 0,01 mg/kg/h durante 24 horas) o naltrexona vía oral (12,5-50 mg/día). No se aconsejan en pacientes con terapia opioide o con insuficien-

Tabla 18-16. Causas frecuentes y características de la ictericia en la enfermedad avanzada

Tipo		Causas	Síntomas	Exploración	Pruebas de función hepática
Prehepática		• Hemólisis	• Asintomática • Dolor de espalda • Artralgias	• Esplenomegalia • Heces oscuras • Orina de coloración normal • Anemia • Hipersideremia	• Bilirrubina < 100 µg/mL • ALT: normal • AST: normal • Tiempo de protrombina: normal
Intrahepática	Hepatocelular	• Infiltración tumoral • Infecciones • Toxicidad farmacológica • Cirrosis	• Náuseas y vómitos • Anorexia • Fiebre • Ocasionalmente prurito	• Hepatomegalia blanda • Esplenomegalia • Estigmas de hepatopatía crónica • Ictericia moderada	• Bilirrubina: variable (mixta) • ALT: aumento > 5 veces • AST: aumento hasta 2-3 veces • Tiempo de protrombina: prolongado (no se corrige con vitamina K) • Hipoalbuminemia
	Colestasis intrahepática	• Sepsis • Fármacos • Nutrición parenteral • Colangiocarcinoma • Insuficiencia cardíaca • Obstrucción venosa • Enfermedad injerto contra huésped	• Prurito, de predominio nocturno • Dolor abdominal	• Hepatomegalia • Ictericia intensa • Heces escasamente pigmentadas • Orina oscura	• Bilirrubina: mixta, variable (hasta > 500 µg/mL) • ALT: aumento 2-5 veces • AST: aumento hasta 3-5 veces • Fosfatasa alcalina: aumentada > 10 veces • Tiempo de protrombina: prolongado, respuesta variable a vitamina K
Posthepática (colestásica, obstructiva)		• Maligna (neoplasias de cabeza de páncreas o vía biliar, linfadenopatías) • Colangiopatía asociada a sida • Coledocolitiasis • Pancreatitis crónica	• Prurito, de predominio nocturno • Dolor cólico biliar	• Hepatomegalia • Vesícula biliar palpable • Ictericia intensa • Heces escasamente pigmentadas • Orina oscura • Dilatación de conductos biliares en ecografía	• Bilirrubina: < 500 µg/mL • ALT: aumento 2-3 veces, salvo colangitis • AST: aumento hasta 3-5 veces • Fosfatasa alcalina: aumentada • Tiempo de protrombina: prolongado corregible con vitamina K

Adaptada de: Keen J. Jaundice, ascites and encephalopathy. En Cherny N, Fallon M, Kaasa S, Portenoy RK, Currow DC, eds. Oxford Textbook of Palliative Medicine. Oxford (UK): Oxford University Press; 2015. p. 686-701. ALT: alanina-aminotransferasa; AST: aspartato-aminotransferasa.

cia hepática avanzada, si bien la deprivación puede reducirse usando la infusión de naloxona antes de rotar a pauta oral.

Otra posible alternativa sería recurrir al uso de *sertralina* (dosis de 75-100 mg/día a la hora de acostarse), y también, en casos refractarios, fototerapia, cannabinoides o plasmaféresis, aunque los datos disponibles son muy limitados. Por último, y pese a su empleo habitual, los *antihistamínicos* no suelen ser efectivos.

PUNTOS CLAVE

- Las náuseas y vómitos tienen un frecuente origen multifactorial, siendo causas comunes: estreñimiento, estasis gástrica, trastornos químico-metabólicos, obstrucción intestinal, hipertensión intracraneal. Si no se identifica una causa potencialmente reversible y se descarta la obstrucción intestinal, es aceptable emplear un procinético, como metoclopramida.

- El estreñimiento es muy frecuente en la enfermedad avanzada, puede presentarse con síntomas atípicos y ser causa de *delirium*, obstrucción urinaria y anorexia. Es esencial valorar siempre los factores de riesgo y abordar las causas tratables. El consejo sobre hábitos y medidas generales, aunque importante, suele ser poco resolutivo. Suele precisarse el uso de laxantes, en monoterapia o combinados. Ante el inicio de un tratamiento con opioides, debe asegurarse la terapia laxante desde el primer momento.

- La OIM es una complicación frecuente en pacientes oncológicos avanzados (sobre todo en tumores abdominales y pélvicos) y ensombrece claramente el pronóstico, especialmente en los enfermos no susceptibles de tratamiento quirúrgico. El tratamiento médico paliativo es polimodal, combinando antieméticos, antisecretores, analgésicos potentes y corticoides. En un 30-40 % de los casos se puede conseguir la resolución de la obstrucción.

- La diarrea es mucho menos frecuente que el estreñimiento en los pacientes en situación paliativa, pero puede presentar un importante impacto sobre el bienestar y la calidad de vida. Su abordaje requiere la identificación de posibles causas corregibles, la valoración del grado y la afectación del estado general y un tratamiento inicial con dieta y aporte adecuado de líquidos, preferiblemente por vía oral. Loperamida es un fármaco útil para la diarrea secretora, está indicado cuando persista la diarrea de origen no infeccioso.

- En más del 75 % de los casos la ascitis se asocia a cirrosis hepática, en otro 10 % a causas oncológicas y en un 3 % a insuficiencia cardíaca avanzada. Su aparición se asocia de forma directa a una elevada mortalidad a corto-medio plazo. Si la asociación de dieta (moderadamente restrictiva en sodio) más diuréticos no es eficaz, la paracentesis evacuadora proporciona alivio sintomático temporal (10 días de media) en el 90 % de los casos.

- La aparición de ictericia en el contexto de una hepatopatía crónica o de enfermedad oncológica suele ser un indicador de enfermedad avanzada y mal pronóstico. Puede asociarse a síntomas muy distresantes (prurito, anorexia, insomnio, malestar digestivo, fatiga y dolor abdominal). En caso necesario, debe recurrirse a la colocación endoscópica de endoprótesis o a algunas de las técnicas de drenaje biliar.

BIBLIOGRAFÍA

Aithal GP, Palaniyappan N, China L, Härmälä S, Macken L, Ryan JM, et al. Guidelines on the management of ascites in cirrhosis. Gut. 2021;70:9-29.

Argoff CE. Opioid-induced constipation: a review of health-related quality of life, patient burden, practical clinical considerations, and the impact of peripherally acting μ-opioid receptors antagonists. Clin J Pain. 2020;36:716-22.

Boland JW, Boland EG. Malignant bowel obstruction. En: Cherny NI, Fallon MT, Kaasa S, Portenoy RK, Currow D, eds. Oxford Textbook of Palliative Medicine. 6th ed. Oxford (UK): Oxford University Press; 2021. p. 904-17.

Bossi P, Antonuzzo A, Cherny NI, Rosengarten O, Pernot S, Trippa F, et al. Diarrhoea in adult cancer patients: ESMO Clinical Practice Guidelines. Ann Oncol. 2018;29:iv126-42.

Camilleri M, Murray JA. Diarrhea and constipation. En: Loscalzo J, Fauci A, Kasper D, Hauser S, Longo D, Jameson JL, eds. Harrison's principles of internal medicine. 21ª ed. Irvine, CA: McGraw-Hill; 2022. p. 297-308.

Chu CC, Hsing CS, Shieh JP, Chien CC, Ho CM, Wang JJ. The cellular mechanism of the antiemetic action of dexamethasone and related glucocorticoids against vomiting. Eur J Pharmacol. 2014;722:48-54.

Collis E, Mather H. Nausea and vomiting in palliative care. BMJ. 2015;351:h6249.

Cooper M, Pollard A, Pandey A, Bremner S, Macken L, Evans CJ, et al. Palliative Long-Term Abdominal Drains Versus Large Volume Paracentesis in Refractory Ascites Due to Cirrhosis (REDUCe Study): Qualitative Outcomes. J Pain Symptom Manage. 2021;62:312-25.e2.

Crockett SD, Greer KB, Heidelbaugh JJ, Falck-Ytter Y, Hanson BJ, Sultan S, et al. American Gastroenterological Association Institute Guideline on the Medical Management of Opioid-Induced Constipation. Gastroenterology. 2019;156:218-26.

Davis M, Hui D, Davies A, Ripamonti C, Capela A, DeFeo G, et al. MASCC antiemetics in advanced cancer updated guideline. Support Care Cancer. 2021;29:8097-107.

Davis M, Hui D, Davies A, Ripamonti C, Capela A, DeFeo G, et al. Medical management of malignant bowel obstruction in patients with advanced cancer: 2021 MASCC guideline update. Support Care Cancer. 2021;29:8089-96.

Del Fabbro E. Assessment and management of nausea and vomiting in palliative care. En: UpToDate, Bruera E, ed. 2021. UpToDate, Waltham, MA.

Drury L. Gastrointestinal symptoms in hospice and palliative medicine. Physician Assistant Clinics. 2020;5:361-76.

Dzierzanowski T, Larkin P. Proposed criteria for constipation in palliative care. A multicenter cohort study. J Clin Med. 2020;10:40.

Erichsen E, Milberg A, Jaarsma T, Friedrichsen M. Constipation in specialized palliative care: factors related to constipation when applying different definitions. Suport Care Cancer. 2016;24:691-8.

European Association for the Study of the Liver. EASL Clinical Practice Guidelines for the management of patients with decompensated cirrhosis. J Hepatol. 2018;69:406-60.

Fábrega E, Huelin P, Fortea JI, Crespo J. Ascitis. Medicine. 2020;13:327-37.

Farmer AD, Drewes AM, Chiarioni G, De Giorgio R, O'Brien T, Morlion B, et al. Pathophysiology and management of opioid-induced constipation: European expert consensus statement. United European Gastroenterol J. 2019;7:7-20.

Farmer AD, Gallagher J, Bruckner-Holt C, Aziz Q. Narcotic bowel syndrome. Lancet Gastroenterol Hepatol. 2017;2:361-8.

Farmer AD, Holt CB, Downes TJ, Ruggeri E, Del Vecchio S, De Giorgio R. Pathophysiology, diagnosis, and management of opioid-induced constipation. Lancet Gastroenterol Hepatol. 2018;3:203-12.

Fritz E, Hammer J. Gastrointestinal symptoms in patients with liver cirrhosis are linked to impaired quality of life and psychological distress. Eur J Gastroenterol Hepatol. 2009;21:460-5.

Glare P, Miller J, Nikolova T, Tickoo R. Treating nausea and vomiting in palliative care: a review. Clin Interv Aging. 2011;6:243-59.

Huang X, Xue J, Gao M, Qin Q, Ma T, Li X, et al. Medical management of inoperable malignant bowel obstruction. Ann Pharmacother. 2021;55:1134-45.

Keen J. Jaundice, ascites and encephalopathy. En: Cherny N, Fallon M, Kaasa S, Portenoy RK, Currow DC, eds. Oxford Textbook of Palliative Medicine. Oxford (UK): Oxford University Press; 2015. p. 686-701.

Kumar M. Management of gastrointestinal symptoms in palliative care. InnovAiT. 2020;13:273-9.

Larkin PJ, Cherny NI, La Carpia D, Guglielmo M, Ostgathe C, Scotte F, et al. Diagnosis, assessment and management of constipation in advanced cancer: ESMO Clinical Practice Guidelines. Ann Oncol. 2018;29:iv111-25.

Larkin PJ. Constipation and diarrhoea. En: Cherny NI, Fallon MT, Kaasa S, Portenoy RK, Currow DC, eds. Oxford Textbook of Palliative Medicine. 6ª ed. Oxford, UK: Oxford University Press; 2021. p. 545-55.

Larrue H, Vinel JP, Bureau C. Management of severe and refractory ascites. Clin Liver Dis. 2021;25:431-40

Lasa JS, Altamirano MJ, Bracho LF, Paz S, Zubiaurre I. Efficacy and safety of intestinal secretagogues for chronic constipation: a systematic review and meta-analysis. Arq Gastroenterol. 2018;55:2-12.

Leach C. Nausea and vomiting in palliative care. Clin Med. 2019;19:299-301.

LeBlanc TW, McNeil MJ, Kamal AH, Currow DC, Abernethy AP. Polypharmacy in patients with advanced cancer and the role of medication discontinuation. Lancet Oncol. 2015;16:e333-41.

Librán A. Estreñimiento. En: Porta J, Gómez-Batiste X, Tuca A, eds. Manual de control de síntomas en pacientes con cáncer avanzado y terminal. 3ª ed. Pozuelo de Alarcón: Enfoque Editorial SC; 2013. p. 139-50.

Librán Oriol A, Cruz-Sequeiros C, Luque-Blanco A, Porta-Sales J. Antagonistas periféricos de los receptores opioides mu en el tratamiento del estreñimiento inducido por opioides: revisión. Rev Soc Esp Dolor. 2020;27:37-49.

Librán-Oriol A, Rodríguez-Trujillo M. Estreñimiento. En: Julià-Torras J, Serrano Bermúdez G, eds. Manual de control de síntomas en pacientes con cáncer. 4ª ed. Madrid: Arán; 2019. p. 167-78.

Macken L, Corrigan M, Prentice W, Finlay F, McDonagh J, Rajoriya N, et al. Palliative long-term abdominal drains for the management of refractory ascites due to cirrhosis: a consensus document. Frontline Gastroenterol. 2022;13:e116-25.

Madariaga A, Lau J, GhoshaA, Dzierzanowski T, Larkin P, Sobocki J, et al. MASCC multidisciplinary evidence-based recommendations for the management of malignant bowel obstruction in advanced cancer. Support Care Cancer. 2022;30:4711-28.

Malec M, Shega JW. Management of gastrointestinal symptoms (nausea, anorexia and cachexia, constipation) in advanced illness. Med Clin North Am. 2020;104:439-54.

Michael A, Allan L, Bennett-Eastely K, Herbertson R, Skene S. Edmond: A feasibility study of elemental diet as an alternative to parenteral nutrition for ovarian cancer patients with inoperable malignant bowel obstruction. [Abstract 498]. Int J Gynecol Cancer. 2020;30:A85.

Moens K, Higginson IJ, Harding R; EURO IMPACT. Are there differences in the prevalence of palliative care-related problems in people living with advanced cancer and eight non-cancer conditions? A systematic review. J Pain Symptom Manage. 2014;48:660-77.

Mühlbacher AC, Kaczynski A. The impact of gastrointestinal symptoms on patients' well-being: Best-Worst Scaling (BWS) to prioritize symptoms of the Gastrointestinal Symptom Score (GIS). Int J Environ Res Public Health. 2021;18:11715.

Pérez-Rodríguez E. Estreñimiento crónico funcional. RAPD Online. 2018;41:22-30.

Pergolizzi JV, Christo PJ, Le Quang JA, Magnusson P. The use of peripheral μ-opioid receptor antagonists (PAMORA) in the management of opioid-induced constipation: an update on their efficacy and safety. Drug Des Devel Ther. 2020;14:1009-25.

Picco G, Escalada H, Ríos R, Lama M, Martínez M. Soporte paliativo en pacientes con enfermedad hepática avanzada: enfocar a necesidades más que a pronóstico. FMC. 2018;25:237-45.

Pinard KA, Goring TN, Egan BC, Koo DJ. Drainage percutaneous endoscopic gastrostomy for malignant bowel obstruction in gastrointestinal cancers: Prognosis and implications for timing of palliative intervention. J Palliat Med. 2017;20:774-8.

Porter RJ, McKinlay AW, Metcalfe EL. Endoscopically placed venting gastrostomy can be a safe and effective palliative intervention in benign and malignant gastrointestinal obstruction. Frontline Gastroenterol. 2022;13:309-15.

Potruch A, Schwartz A, Ilan Y. The role of bacterial translocation in sepsis: a new target for therapy. Ther Adv Gastroenterol. 2022;15:17562848221094214.

Rentz AM, Yu R, Müller-Lissner S, Leyendecker P. Validation of the Bowel Function Index to detect clinically meaningful changes in opioid-induced constipation. J Med Econ. 2009;12(4):371-83.

Ripamonti CI, Di Pede P. Diarrhoea. En: Bosnjak SM, Bozovic-Spasojevic I, Mountzios G, Wood J, eds. ESMO Handbook of Supportive and Palliative Care. Lugano (Switzerland): ESMO Press; 2022. p. 81-4.

Ripamonti CI, Guglielmo M. Malignant bowel obstruction. En: Bosnjak SM, Bozovic-Spasojevic I, Mountzios G, Wood J, eds. ESMO Handbook of Supportive and Palliative Care. Lugano (Switzerland): ESMO Press; 2022. p. 73-7.

Saleem TZ, Higginson IJ, Chaudhuri KR, Martin A, Burman R, Leigh PN. Symptom prevalence, severity and palliative care needs assessment using the Palliative Outcome Scale: a cross-sectional study of patients with Parkinson's disease and related neurological conditions. Palliat Med. 2013;27:722-31.

Saudemont G, Proud'Homme C, Da Silva A, Villet S, Reich M, Penel N, et al. The use of olanzapine as an antiemetic in palliative medicine: a systematic review of the literature. BMC Palliat Care. 2020;19:56.

Schenker Y, Park SY, Jeong K, Pruskowski J, Kavalieratos D, Resick J, et al. Associations Between Polypharmacy, Symptom Burden, and Quality of Life in Patients with Advanced, Life-Limiting Illness. J Gen Intern Med. 2019;34:559-66.

Smith HS, Smith JM, Smith AR. An overview of nausea/vomiting in palliative medicine. Ann Palliat Med. 2012;1:103-14.

Syrmis W, Richard R, Jenkins-Marsh S, Chia SC, Good P. Oral water soluble contrast for malignant bowel obstruction. Cochrane Database Syst Rev. 2018;3:CD012014.

Thampy S, Najran P, Mullan D, Laasch HU. Safety and efficacy of venting gastrostomy in malignant bowel obstruction: a systematic review. J Palliat Care. 2020;35:93-102.

Tuca Rodríguez A, Calsina-Berna A, Rodríguez Trujillo M. Náuseas y vómitos. En: Julià-Torras J, Serrano Bermúdez G, eds. Manual de control de síntomas en pacientes con cáncer. 4ª ed. Madrid: Arán; 2019. p. 158-66.

Tuca Rodríguez A. Náuseas y vómitos. En: Porta Sales J, Gómez Batiste X, Tuca Rodríguez A, eds. Manual de control de síntomas en pacientes con cáncer avanzado y terminal. 3ª ed. Pozuelo de Alarcón. Madrid: Enfoque editorial SC; 2013. p. 115-21.

Wickham RJ. Nausea and vomiting: a palliative care imperative. Curr Oncol Rep. 2020;22:1.

Manejo de síntomas respiratorios

19

Á. Cabeza Serrano, S. Pimentel Diniz y M. Sánchez Benítez

OBJETIVOS

- Identificar, definir y evaluar lo principales síntomas respiratorios que se presentan en los pacientes subsidiarios de cuidados paliativos.
- Describir las causas más frecuentes de los síntomas, así como los fármacos y medidas no farmacológicas utilizadas en su tratamiento.
- Conocer las principales terapias de soporte respiratorio.
- Aprender las indicaciones de las diferentes herramientas terapéuticas en el manejo del derrame pleural en el contexto de cuidados paliativos.

INTRODUCCIÓN

La presencia de síntomas respiratorios es un motivo de consulta frecuente en cuidados paliativos, fundamentalmente en pacientes oncológicos por afectación primaria o metastásica del aparato respiratorio, así como en pacientes con patología respiratoria no oncológica en estadios avanzados.

Destacan, por su impacto en la calidad de vida, la sensación de disnea, la tos, el hipo, la hemoptisis y la presencia de derrame pleural. La correcta identificación, evaluación y conocimiento del manejo diagnóstico, y las diferentes opciones terapéuticas de estos problemas permitirá a los profesionales realizar un abordaje individualizado que ayude a su control y alivio.

DISNEA

La disnea se define como la sensación subjetiva de falta de aire o dificultad para respirar, por lo que solo el paciente puede cuantificar su intensidad y características. Es un síntoma complejo, ya que en su origen pueden interaccionar factores fisiológicos, psicológicos, sociales y ambientales. Tiene un gran impacto en la calidad de vida y suele asociarse a otros síntomas, como astenia, ansiedad y depresión, produciendo un gran sufrimiento al paciente y a sus cuidadores. El alivio satisfactorio de la disnea puede resultar complicado, lográndose con menor frecuencia que en otros síntomas, incluso por equipos de cuidados paliativos.

Es uno de los síntomas más frecuentes en pacientes con cáncer avanzado, variando según la localización del tumor primario y el estadio de la enfermedad, entre otros factores. Puede aparecer en el 33-47 % de la población con cáncer y aumentar hasta el 55-70 % en pacientes en situación terminal. Su prevalencia e intensidad aumentan a medida que los pacientes se acercan a sus últimas semanas de vida. También es extremadamente frecuente y limitante en otras patologías crónicas no oncológicas en fases avanzadas, como en la enfermedad pulmonar obstructiva crónica (EPOC), las enfermedades pulmonares intersticiales difusas (EPID) o las cardiopatías.

La presencia de disnea en los pacientes oncológicos, y en especial si aparece en reposo, se asocia a mal pronóstico, lo que tiene importantes implicaciones clínicas. Por un lado, puede afectar a la toma de decisiones terapéuticas, y por otro, debe generar el diálogo entre clínicos, pacientes y cuidadores, para aclarar dudas sobre el pronóstico, su manejo y el plan de cuidados a seguir.

Mecanismos fisiopatológicos

La fisiopatología de la disnea implica mecanismos bastante complejos que parecen originarse en la activación de los sistemas sensoriales envueltos en el control de la respiración. En este proceso, participan unos controladores centrales voluntarios e involuntarios, así como quimiorreceptores, mecanorreceptores y un sistema afector (vías nerviosas y musculatura).

La continua interrelación entre estos centros y receptores, basada en los niveles de presión arterial de dióxido de carbono, presión arterial de oxígeno (PaO_2), pH y en la mecánica respiratoria, es lo que permite asegurar la efectividad del control de la respiración. Parece que la disnea no se explica por un mecanismo aislado, sino que se involucran varios de ellos, según la situación clínica y las causas que la inducen. A estos mecanismos hay que añadir otros factores que también pueden alterar la percepción individual de la disnea, como la ansiedad, la depresión o la sensación de pánico.

Valoración inicial multidimensional y etiología

Es fundamental investigar si hay una causa reversible de la disnea, susceptible de tratamiento, teniendo siempre en cuenta el estado general del paciente, su pronóstico y sus deseos personales. Para ello, se necesita hacer una historia clínica y una buena exploración física que, en conjunto con las pruebas complementarias, pueden ayudar al diagnóstico y a un tratamiento específico.

Frecuentemente pueden coexistir varias causas, combinándose las agudas y las crónicas, especialmente en pacientes con cáncer avanzado, como los ejemplos que se enumeran a continuación:

- Disnea causada directamente por cáncer: obstrucción intrínseca o extrínseca de la vía aérea, derrame pleural o pericárdico, invasión pleural, lesiones intraparenquimatosas, linfangitis carcinomatosa, síndrome de vena cava superior, parálisis frénica, hepatomegalia, ascitis, etcétera.
- Disnea causada indirectamente por el cáncer: neumonía, neumotórax, tromboembolismo pulmonar, anemia, atelectasias, caquexia, etcétera.
- Disnea secundaria a tratamiento oncológico: poslobectomía o neumonectomía, neumonitis posradiación, toxicidad pulmonar o cardíaca secundaria a quimioterapia.
- Disnea no relacionada con el cáncer o por factores concomitantes: ansiedad, debilidad muscular, EPOC, asma, EPID, trastornos neuromusculares, arritmias, insuficiencia cardíaca congestiva, etcétera.

Asimismo, se debe hacer una evaluación de la intensidad de la disnea y, dado que este síntoma no tiene una relación constante con los parámetros respiratorios, el mejor indicador es la información que transmite el paciente. Es esencial diferenciar disnea de hipoxemia, ya que resulta frecuente encontrar pacientes disneicos sin hipoxemia, y viceversa.

Existen algunas escalas que pueden ayudar a hacer una valoración rápida y sencilla. Unas valoran diferentes síntomas donde se incluyen la disnea (como la escala del sistema de evaluación de síntomas de Edmonton [*Edmonton Symptom Assessment System*]); y otras se centran exclusivamente en este síntoma, como la escala visual analógica (EVA), la escala de valoración verbal (VRS, *Verbal Scale Rating*) o la escala de disnea del cáncer (CDS, *Cancer Dyspnea Scale*).

En casos de dificultad para la comunicación, puede ser de utilidad la escala observacional de distrés respiratorio (RDOS), que contempla ocho variables que incluyen la frecuencia cardíaca, frecuencia respiratoria, inquietud o movimientos involuntarios, respiración paradójica, uso de musculatura accesoria, ruidos respiratorios escuchados a distancia, aleteo nasal o expresión facial de sufrimiento.

Es necesario explorar la experiencia personal del paciente con la disnea, ya que es esencial para su buen manejo. Se debe valorar el impacto funcional y emocional que le produce en su día a día (actividades que evita o no tolera realizar); los posibles desencadenantes de las crisis (diferentes posturas o actividades, como caminar, subir escaleras, el aseo, vestirse, etc.); síntomas asociados, como la tos, la ansiedad, miedos que le produce (miedo a sufrir o a morir); así como ayudarles a adaptarse y a aceptar la pérdida de roles y actividades. La prueba de 6 minutos de la marcha o la prueba de marcha progresiva (o *Shuttle Walking Test*) puede aportar información adicional sobre el impacto funcional de la disnea, aunque no todos los pacientes estarán en condiciones de realizarla.

Estrategias terapéuticas para el manejo de la disnea

El abordaje terapéutico de la disnea debe ser individualizado, intentando tratar las condiciones potencialmente reversibles y sus desencadenantes, a la vez que se prioriza iniciar un conjunto de intervenciones para el alivio del síntoma. Este apartado se centra predominantemente en el manejo sintomático, dando unos breves apuntes sobre el manejo específico.

En general, se debe explicar, tanto al paciente como a sus cuidadores, los factores que contribuyen a la disnea, sus posibles tratamientos, las medidas que se llevarán a cabo para controlarla y cómo pueden solicitar ayuda en caso de que fuera necesario. Estos pasos son de gran utilidad para reducir la ansiedad y el miedo que conllevan las crisis de disnea, así como para crear un ambiente de confianza entre el paciente, los cuidadores y el personal sanitario involucrado. Aquí, es fundamental la integración temprana de los equipos de especialistas en cuidados paliativos, ya que permiten hacer un seguimiento muy cercano, con mejor manejo de los síntomas, mejorar la calidad de vida y ayudar tanto al paciente como a sus familiares a planificar o tomar decisiones complejas.

Tratamiento específico

Las causas de disnea reversibles o tratables deben ser manejadas adecuadamente, valorando siempre la situación de la enfermedad y el potencial beneficio frente al riesgo para el paciente. En este sentido, se debe valorar el empleo de antibioterapia, diuréticos, corticoides, broncodilatadores, anticoagulación, transfusiones, drenaje pleural o pericárdico, mucolíticos nebulizados o aspiración (en traqueotomizados que presentan tapones de moco), tratamiento con láser, *stents* o radioterapia (en la obstrucción traqueal o de bronquios principales), tratamiento con *stents* o radioterapia (en el síndrome de vena cava superior).

La optimización de los tratamientos frente a estas causas reversibles es clave, siendo de utilidad algunos fármacos, que se destacan a continuación:

- Corticoides: pueden ser de gran utilidad en casos de broncoespasmo, en pacientes con EPOC, linfangitis carcinomatosa, síndrome de vena cava superior, neumonitis posradioterapia o edema u obstrucción secundarios a tumoración. Se debe evaluar su beneficio tras 4-7 días de tratamiento, y en caso contrario, hay que suspenderlos. Se suelen utilizar dosis diarias de 4-16 mg de dexametasona, 10-40 mg de prednisona o equivalentes. Pueden aparecer efectos secundarios a corto plazo, principalmente hiperglucemia o insomnio, y/o a largo plazo, como hipertensión, edemas, inmunosupresión o debilidad muscular. Además, pueden afectar a la eficacia de la radioterapia o de la inmunoterapia.
- Broncodilatadores: los pacientes con EPOC o asma de base deben continuar su tratamiento inhalado habitual.

Cuando no hay evidencia de broncoespasmo, hay controversia en cuanto a su utilidad. Deben ser usados de forma condicional, sin superar las dosis máximas diarias, ya que pueden reducir el efecto broncodilatador y producir efectos adversos cardiovasculares, y preferentemente a través de una cámara espaciadora o nebulizados. Se pueden usar solos o en combinación. Se usa salbutamol a dosis de 2,5-5 mg/6 horas (prestar atención a taquicardia, temblor o nerviosismo que puede producir); bromuro de ipratropio 250-500 µg/6 horas y sueros hipertónicos nebulizados (pueden ayudar en pacientes con secreciones viscosas).

• **Furosemida:** el uso de la furosemida inhalada es controvertido, ya que parece no aportar beneficios y producir efectos secundarios, por lo que no está indicada. Puede ser útil en situaciones con insuficiencia cardíaca asociada, por vía oral (v.o.) o intravenosa.

Tratamiento sintomático

Medidas no farmacológicas

Existen un conjunto de medidas no farmacológicas que deben considerarse como primera línea del abordaje para transmitir seguridad al enfermo y sus familiares. Incluyen recomendaciones como la presencia de compañía tranquilizadora; facilitar un ambiente sereno, con vistas a una ventana, si es posible; buscar una postura cómoda para el paciente (posición vertical que proporciona ayuda de la gravedad y menor presión abdominal sobre el diafragma, con mejor expansión pulmonar; decúbito lateral en pacientes con derrame pleural o importantes secreciones, o postura sentada con tronco inclinado hacia delante); adaptar el estilo de vida, ayudando en las actividades diarias según progresa la enfermedad; evitar causas que pueden precipitar las crisis de disnea (estreñimiento, estrés emocional, inhalación de humos, broncoaspiraciones, etc.); introducir elementos distractores o terapia para afrontar los pensamientos negativos y los miedos; reforzar el entrenamiento muscular; utilizar ventiladores con leve corriente de aire hacia la cara (estimula el nervio trigémino, modulando la sensación de disnea); ejercicios de respiración (con respiración diafragmática y espiración con labios semiocluidos) o técnicas de relajación, etcétera.

En casos de disnea menos grave, estas medidas pueden constituir la mayor parte de la estrategia para el control sintomático.

Medidas farmacológicas

Opioides

Una vez que las intervenciones no farmacológicas no son efectivas, los opioides pueden ser de gran utilidad en el alivio de la disnea, incluso cuando es grave. Se desconoce el mecanismo exacto por el que actúan, pero parecen generar un patrón respiratorio más eficaz al disminuir el estímulo y la frecuencia respiratoria, así como disminuir el consumo de oxígeno, producir una vasodilatación pulmonar, reducir la percepción central de la disnea y la sensibilidad a la hipoxemia e hipercapnia. Los pacientes suelen referir una sensación de alivio del síntoma, mejoría de la ansiedad, depresión y calidad de vida.

Se han estudiado diferentes fármacos (principalmente morfina, fentanilo, oxicodona e hidromorfona), siendo la morfina el fármaco de elección. Aunque los resultados descritos en las publicaciones científicas con el fentanilo nebulizado son satisfactorios, no existen recomendaciones de consenso en cuanto a su utilización.

Igualmente, se estudiaron las diferentes vías de administración, y la v.o. o parenteral son las de elección (la parenteral, de especial interés en pacientes hospitalizados o con dificultad para tragar y en episodios de crisis), y se desaconseja el uso de morfina nebulizada.

En pacientes que no estaban recibiendo tratamiento previo con mórficos, se puede iniciar con morfina de liberación inmediata 2,5-5 mg cada 4-6 horas para valorar su eficacia y tolerancia, con doble dosis por la noche. Una vez establecida la dosis eficaz, se puede pasar a morfina de liberación prolongada cada 12 horas y utilizar la de liberación inmediata en caso de crisis agudas.

En enfermos que previamente ya estaban en tratamiento con morfina para el dolor y presentan mal control de disnea, se debe aumentar la dosis un 25-50 %. Es recomendable titular las dosis a cada 3-4 días en pacientes en tratamiento en domicilio, y a diario, en pacientes hospitalizados, hasta encontrar la dosis óptima.

Es importante vigilar los posibles efectos secundarios. Los más frecuentes son las náuseas o vómitos, que suelen mejorar a los pocos días de tratamiento, o el estreñimiento, que no mejora con el tiempo y que debe prevenirse con el uso de laxantes. No hay evidencia de una depresión respiratoria clínicamente relevante con el uso adecuado de opioides.

Benzodiacepinas

Dado que la ansiedad puede contribuir a la aparición o empeoramiento de la disnea y viceversa, se puede crear un círculo vicioso donde estos fármacos pueden ser beneficiosos. Pueden producir efecto sedante y, en conjunto con los opioides, tienen mayor riesgo de efectos secundarios, entre ellos la depresión respiratoria.

Así, se deben considerar como segunda o tercera línea de tratamiento, una vez que el síntoma no se ha controlado con las medidas no farmacológicas o con los opiáceos y cuando exista un componente de ansiedad asociado. Las benzodiacepinas de larga duración son útiles cuando la ansiedad es grave o por la noche.

Se puede utilizar por las noches diacepam 2-10 mg v.o., que puede repetirse cada 6-8 h, o clonacepam 0,5-1 mg/12 h v.o. o sublingual. Las benzodiacepinas de corta duración son útiles en situaciones agudas, para alivio rápido, utilizándose de forma condicional midazolam 2,5-5 mg/4-6 h (por diferentes vías, según la disponibilidad) y loracepam 0,5-2 mg con posibilidad de administración sublingual, hasta un máximo de 10 mg/24 h.

Oxigenoterapia

Se usa con frecuencia, a menudo solicitado por el propio paciente o sus cuidadores; sin embargo, muchos de ellos no experimentan mejoría con la oxigenoterapia. Por otro lado, se tiende a sobrestimar sus beneficios e infraestimar sus posibles efectos adversos, como la acidosis respiratoria, la dependencia psicológica, la posible restricción de la movilidad y de actividades diarias, o el malestar por sequedad e irritación de la mucosa, entre otros.

Se ha demostrado que la oxigenoterapia a largo plazo mejora la supervivencia y la calidad de vida de los pacientes con EPOC con hipoxemia aguda. No obstante, su uso en pacientes no hipoxémicos no ha demostrado mayor alivio de la disnea, cuando se compara con aire ambiente suplementario administrado por cánulas nasales. Se observa que ambos flujos (aire u oxígeno) parecen estimular los receptores de vía aérea superior y disminuir el estímulo respiratorio, la ventilación y la disnea, independientemente del efecto que produce en la PaO_2, mecanismo similar al de un ventilador, como se mencionaba en las medidas no farmacológicas.

Así, se recomienda considerar la oxigenoterapia cuando hay datos de hipoxemia: saturación de oxígeno por pulsioximetría (SpO_2) < 88 %, PaO_2 < 55 mmHg o PaO_2 < 60 mmHg asociada a signos o síntomas derivados de los efectos sistémicos de la hipoxemia crónica (poliglobulia secundaria, insuficiencia cardíaca derecha, *cor pulmonale*, arritmias, etcétera).

En pacientes no hipoxémicos en reposo, pero con hipoxemia con los esfuerzos, se puede plantear el uso de oxígeno para dichas actividades, aunque también tiene escasa evidencia su beneficio en la mejoría sintomática. Lo más frecuente es la administración de 2-6 L por minuto (Lpm) por cánulas nasales.

En casos de mayor gravedad y habitualmente con el paciente hospitalizado, dada la imposibilidad de administrar flujos más elevados en domicilio, se dispone de sistemas de oxigenoterapia tipo Venturi, mascarillas reservorio, incluso cánulas de oxigenoterapia de alto flujo, que permiten aportar un flujo de aire calentado y humidificado hasta 60-80 Lpm y con fracción de oxígeno inspirado hasta el 100 %.

No obstante, es importante valorar siempre el balance riesgo/beneficio, considerando la fisiopatología de base de la disnea, el pronóstico y las preferencias del paciente, así como la logística y los costes de la terapia.

Ante todo, hay que evitar aplicar medidas que prolonguen un sufrimiento innecesario y, en caso de que estos sistemas resulten ser más molestos que el beneficio que están aportando, considerar su retirada. También es preciso recalcar que la SpO_2 descenderá en las últimas horas de vida, y quizás sea preferible evitar la monitorización continua en estas situaciones, dado que puede generar más angustia a los familiares acompañantes.

Soporte ventilatorio no invasivo

Puede disminuir la disnea al mejorar la oxigenación y la ventilación, producir menor esfuerzo muscular y mejor dinámica respiratoria. Los pacientes que más se benefician son los que tienen insuficiencia respiratoria hipercápnica, edema pulmonar cardiogénico o enfermedades neuromusculares o de caja torácica.

Deben descartarse las contraindicaciones absolutas para su uso (como la presencia de secreciones abundantes, vómitos, agitación intensa, falta de colaboración o negativa del paciente) y valorar los riesgos que desencadenen una mala adaptación (claustrofobia, dificultad para comunicarse, imposibilidad de comer o hidratarse durante la terapia, molestias por la interfaz, etcétera).

Puede valorarse como terapia puente para permitir que tengan efecto tratamientos específicos sobre la etiología o la toma de decisiones. En caso de que el beneficio aportado sea inferior a las molestias, se valorará su retirada.

Sedación

En situaciones refractarias, en que la disnea es extremadamente grave o en situación de últimos días, se debe plantear la sedación paliativa, cuyo objetivo es aliviar el sufrimiento. Previamente debe haber una conversación con el paciente (en caso de que su capacidad de decisión lo permita) y con los cuidadores sobre los beneficios, riesgos y consideraciones éticas.

Los fármacos usados con más frecuencia son la perfusión continua de midazolam, asociada a opioides y butilbromuro de escopolamina (buscapina) en caso de secreciones. Es éticamente correcto el uso conjunto y a dosis elevadas de opiáceos y benzodiacepinas para tratar la disnea relacionada con la ansiedad en los últimos momentos de vida, asumiendo el riesgo potencial de acortar la vida, pero proporcionando mayor confort al paciente.

TOS

La tos es un síntoma presente en más del 65 % de los pacientes con cáncer de pulmón, siendo en muchos casos el primer síntoma en aparecer. Se encuentra, además, hasta en el 38 % de los pacientes con cáncer terminal, principalmente en neoplasias de vías respiratorias, pleura, mediastino y cabeza/cuello.

El reflejo se inicia por estimulación de receptores periféricos de la tos, que se transmiten al tronco encefálico a través del nervio vago. La activación del «centro de la tos» causa una profunda inspiración seguida de espiración contra la glotis cerrada; luego la glotis se abre, permitiendo la salida de aire.

Al igual que el dolor, la tos inicialmente se presenta como una respuesta protectora para limpiar las vías aéreas del exceso de secreciones y partículas ajenas al cuerpo. Sin embargo, la tos crónica trae consigo problemas mayores, como interferencias en la vida social, debilidad o empeoramiento de otros síntomas, como dolor, disnea, náuseas, incontinencia o insomnio, entre otros. La tos supone un síntoma a tratar cuando deja de ser un elemento protector y se convierte en causa de malestar, disminuyendo de esta forma la calidad de vida del paciente.

El abordaje terapéutico tendrá en cuenta, siempre que sea posible, además del tratamiento sintomático, el tratamiento etiológico (broncoespasmo, infecciones, derrame pleural o pericárdico, estenosis traqueobronquiales, fístula traqueoesofágica, toxicidad por terapias, etcétera).

Las pruebas complementarias se indicarán en función de la sospecha clínica, priorizando las menos agresivas. Se debe revisar el tratamiento previo, ya que algunos medicamentos causan tos (por ejemplo, los inhibidores de la enzima convertidora de la angiotensina), así como buscar antecedentes de síntomas compatibles con enfermedad por reflujo gastroesofágico, ya que la prescripción de antiácidos quizás proporcione alivio.

Como medidas generales, se consideran las siguientes: ofrecer una explicación al paciente de las causas de la tos; evitar causas externas desencadenantes: humos, olores fuertes, detergentes u otros irritantes ambientales; mantener una adecuada hidratación, humidificar el ambiente, inhalación de vapores o suero salino para fluidificar las secreciones; técnicas de drenaje bronquial postural o fisioterapia respiratoria en caso de secreciones copiosas.

A la hora de iniciar el tratamiento, hay que distinguir entre la tos no productiva (en la que están indicados de entrada los antitusígenos) y la tos productiva (**Fig. 19-1**).

Los antitusígenos pueden ser de dos tipos: los no narcóticos (dextrometorfano 10-30 mg/4-8 h v.o., que carece de los efectos analgésicos, narcótico y depresor del sistema nervioso central), y los opioides, representados por la codeína y la morfina. En el caso de que el paciente solo presente tos, el fármaco de elección será el dextrometorfano. Se puede asociar con un opioide, pues sus efectos se potencian al actuar sobre receptores diferentes. En caso de tos asociada a dolor, el opioide es la elección (codeína 30 mg/4-6 h/v.o. o morfina 5 mg/4 h/v.o.). En casos rebeldes, se puede usar metadona (que antagoniza los receptores de N-metil-D-aspartato del dextrometorfano y los opioides) a dosis de 3-5 mg/8 h/v.o. Todos los opioides tienen propiedades antitusivas.

Los anestésicos locales nebulizados se utilizan cuando las anteriores medidas son inefectivas (lidocaína al 2 %, 5 mL/6-8 h, o bupivacaína al 0,25 %, 5 mL/6-8 h).

En caso de tos productiva, dependerá de si el paciente es capaz de expectorar o no. Si puede hacerlo, se recomiendan las medidas generales mencionadas previamente, a menos que la tos sea extenuante, cause complicaciones, como fracturas costales, o impida dormir (en este caso, se recomienda administrar antitusígenos solo por la noche). Los mucolíticos aumentan el líquido bronquial y reducen la viscosidad de las secreciones, lo que mejora las probabilidades de despejar las flemas con éxito.

Si el paciente no puede expectorar por estar muy debilitado, se valorará la necesidad de antitusígenos y anticolinérgicos como hioscina subcutánea (0,5-1 mg/6-8 h) o butilescopolamina (20 mg/4-8 h) con objeto de reducir las secreciones respiratorias.

HIPO

El hipo es un reflejo respiratorio debido a la contracción involuntaria, súbita y espasmódica de los músculos inspiratorios, lo que causa una inspiración que es abruptamente interrumpida por el cierre brusco de la glotis. Aproximadamente, el 80 % de los episodios de hipo involucran una contracción unilateral del hemidiafragma derecho y típicamente suceden después de un pico inspiratorio.

El mecanismo fisiopatológico no está del todo claro. El arco reflejo del hipo está formado por vías aferentes (nervios frénico, vago, accesorio, laríngeo recurrente y la cadena simpática derivada de los segmentos torácicos T6-T12), vías eferentes (principalmente el nervio frénico) y los centros del hipo (que se encuentran localizados en el hipotálamo, la formación reticular, el tallo cerebral, el núcleo dorsomedial y la médula espinal cervical).

Cualquier proceso que afecte a este arco reflejo puede provocar hipo, por lo que existen múltiples etiologías: enfermedad estructural neurológica, patología otorrinolaringológica (ORL) o torácica, procesos gastrointestinales. También puede ser secundario a alteraciones metabólicas (uremia, hiponatremia, hipopotasemia, hipocalcemia, hiperglucemia), al uso de fármacos (opioides, benzodiacepinas, corticoides, quimioterapia [regímenes basados en platino], antibióticos [macrólidos], etc.), tóxicos (alcohol), cirugía torácica o abdominal superior, idiopático o psicógeno. La gran mayoría de los episodios de hipo son benignos y autolimitados, cesando en cuestión de minutos, pero también se puede presentar el hipo persistente

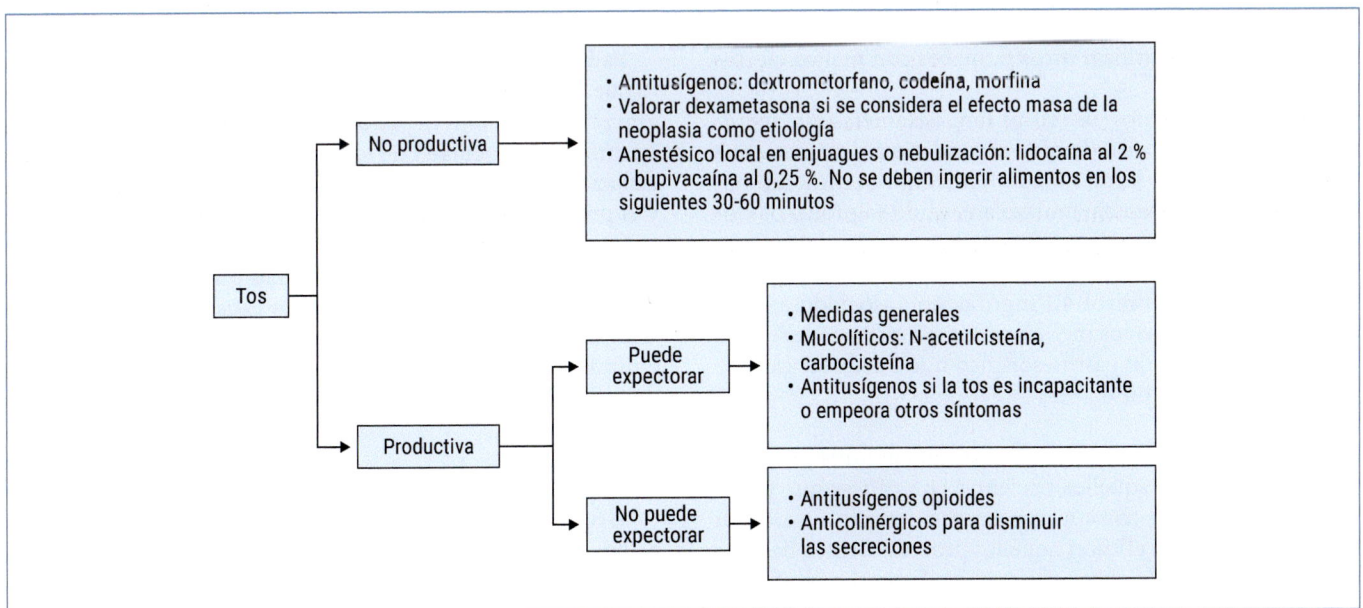

Figura 19-1. Tratamiento sintomático de la tos.

(> 48 h) o intratable (> 1 mes), que por lo general se asocia a patologías malignas y tiene un importante impacto negativo sobre la calidad de vida.

Su abordaje terapéutico es complejo en los pacientes con enfermedades neoplásicas o crónicas, dadas las múltiples variables fisiológicas implicadas en su aparición, y debe realizarse de forma individualizada. Es fundamental investigar su etiología, de forma proporcionada al beneficio esperable, para encontrar la mejor estrategia de abordaje.

No existen guías específicas para el manejo del hipo en el paciente con cáncer; sin embargo, se han descrito terapias farmacológicas, no farmacológicas e intervencionistas que han resultado eficaces.

Entre los fármacos disponibles, se encuentran:

- Baclofeno (5-10 mg/6-8 h por v.o.): actúa disminuyendo la liberación de dopamina y tiene un efecto inhibitorio en la vía presináptica del arco reflejo en la médula espinal. Se debe utilizar con precaución en pacientes debilitados o con insuficiencia renal.
- Metoclopramida (10 mg/3-4 veces al día): como procinético, estimula la motilidad gástrica, por su actividad antidopaminérgica también se recomienda en hipo de origen central.
- Gabapentina (300-400 mg/8 h por v.o.): cesa el hipo por medio de la inhibición de la excitabilidad de la musculatura diafragmática e inspiratoria. Se recomienda su uso en pacientes con efectos adversos importantes a la terapia con baclofeno. No tiene metabolismo hepático y las interacciones farmacológicas no son significativas.
- Clorpromacina (dosis inicial de 25 mg/8 h por v.o. o intramuscular; incremento de dosis si el hipo persiste a los 3 días: 25 mg/6 h; dosis máxima: 50 mg/6 h): es el único medicamento aprobado por la Food and Drug Administration (FDA) como tratamiento para el hipo por medio de un bloqueo dopaminérgico en el hipotálamo; sin embargo, no es bien tolerado por los ancianos, y los efectos secundarios, como la sedación, confusión, hipotensión, retención urinaria y síntomas extrapiramidales, son comunes, lo que ha llevado a utilizar otros fármacos con menos efectos secundarios.
- Otros medicamentos utilizados son: dexametasona, metilprednisolona (en caso de hipo secundario a dexametasona en el contexto de quimioterapia), nifedipino, nimodipino, haloperidol, olanzapina, midazolam, ácido valproico o lidocaína oral.
- Se recomienda la administración de un antisecretor gástrico, como omeprazol 40 mg/día v.o., asociado a cualquiera de los fármacos mencionados, ya que puede ser útil para tratar el reflujo gastroesofágico que puede ser causa o consecuencia del hipo.

Por otra parte, el tratamiento intervencionista es una buena opción para aquellos pacientes con cáncer que padecen hipo intratable con un importante compromiso de su calidad de vida. Son eficaces aquellos procedimientos basados en la intervención del arco reflejo a nivel central o periférico.

Para pacientes con tumores con compromiso de estructuras nerviosas, la resección quirúrgica podría brindar ali-

vio. Sin embargo, esto no será posible en la mayoría de los pacientes y aún más en aquellos con una expectativa de vida corta. Por esto, el bloqueo del espacio epidural cervical o próximo al nervio frénico con soluciones anestésicas como solución de lidocaína al 1,5 % es una opción óptima en estos pacientes.

La ablación por radiofrecuencia, la electroestimulación frénica o vagal y la estimulación diafragmática transesofágica han mostrado buenos resultados en este sentido. También se han descrito un número de casos exitosos tratados con acupuntura o intervención psicológica si se considera causa ligada a estrés psicológico.

Además, se han descrito en las publicaciones científicas numerosas intervenciones no farmacológicas en el tratamiento del hipo, de eficacia no contrastada, como: beber agua fría, aguantar la respiración, provocar un susto, realizar maniobras de Valsalva, tirar de la lengua, flexionar las rodillas sobre el tórax, etcétera.

HEMOPTISIS

La hemoptisis es la expectoración de sangre proveniente del árbol traqueobronquial. Las enfermedades que más frecuentemente la originan son: las broncopatías, como las bronquiectasias; las infecciones, como la tuberculosis; y las neoplasias, como el carcinoma broncogénico, metastásico endobronquial, carcinoide bronquial y tumores traqueales.

La hemoptisis puede ser el hallazgo inicial en el 7-10 % de los pacientes diagnosticados de cáncer de pulmón, y durante la evolución de la enfermedad, hasta el 20 % de los pacientes pueden tener algún episodio de hemoptisis.

Habitualmente se produce por la presencia de una lesión en la zona del árbol respiratorio y/o por alteraciones de la coagulación. Se consideran factores de alto riesgo de hemorragia los siguientes: trombocitopenia < 20.000 plaquetas/mm³, tumores pulmonares de localización central, presencia de enfermedad metastásica a nivel hepático, leucemias agudas y crónicas refractarias, y el tratamiento con fármacos anticoagulantes.

Para confirmar el diagnóstico de hemoptisis, es necesario descartar el sangrado digestivo o de la esfera ORL. Su gravedad y manejo dependerán del origen del sangrado, la cuantía y la velocidad con la que se desarrolla, así como de la capacidad funcional respiratoria, la situación de enfermedad y el pronóstico del paciente.

Se califica habitualmente como masiva cuando el sangrado es mayor de 300 mL en 24 horas. Su presencia es un factor de mal pronóstico, pudiendo ser la causa del fallecimiento. Una hemoptisis importante generalmente es precedida de episodios de menor cuantía, por lo que ante su presencia se debe canalizar una vía venosa, pudiendo ser útiles las siguientes pruebas:

- Analítica de sangre con hemograma, bioquímica (pruebas de función hepática, función renal) y coagulación.
- Pulsioximetría o gasometría arterial.
- Tomografía axial computarizada (TAC)/angio-TAC.
- Fibrobroncoscopia: permite, si se visualiza la lesión, realizar el tratamiento directamente.

- Cultivo de esputo: si el paciente presenta expectoración purulenta con hemoptisis, hay que descartar la presencia de infección respiratoria.

Las medidas farmacológicas y no farmacológicas que se suelen indicar en el tratamiento de la hemoptisis se basan en recomendaciones de expertos.

Hemoptisis leve

- Retirar anticoagulantes y fármacos con efecto antiagregante, así como corregir las alteraciones de la coagulación en su caso.
- Indicar reposo en decúbito lateral del lado sangrante, para evitar la aspiración hacia el pulmón sano. Se recomienda disponer de paños o toallas de color oscuro, que ayudan a disminuir el impacto visual de la sangre.
- Indicar antitusígenos (codeína, dextrometorfano). Son de utilidad cuando la tos aumenta la expectoración hemoptoica.
- Ácido tranexámico (500-1000 mg/8 h): agente antifibrinolítico utilizado habitualmente por v.o. en el tratamiento paliativo de pacientes con hemorragias. Aunque no existen pruebas de calidad que demuestren claramente su efectividad, en algunos estudios se indica que el ácido tranexámico puede disminuir la duración y el volumen del sangrado sin incrementar el riesgo tromboembólico. Se ha utilizado, en estudios clínicos con series de pocos casos, vía nebulizada a dosis de 500 mg cada 8 horas, con buenos resultados comparado con placebo.

Hemoptisis moderada y masiva

Además de las medidas anteriores, hay que proporcionar soporte oxigenoterápico y reposición de volumen. Las medidas terapéuticas a adoptar dependerán del pronóstico del paciente y su disponibilidad en el ámbito hospitalario:

- Fibrobroncoscopia: si se visualiza la zona sangrante, se podrá realizar la instilación de suero salino frío o sustancias hemostásicas, taponamiento o electrocoagulación.
- Arteriografía bronquial con embolización de la arteria bronquial sangrante: se considera el procedimiento no quirúrgico de elección en el tratamiento de la hemoptisis masiva o recurrente.
- Radioterapia paliativa externa: indudablemente beneficia a los pacientes con cáncer en diversas etapas de la enfermedad, en términos de mejorar los síntomas y prolongar la supervivencia. Sin embargo, en los últimos años se ha cuestionado su uso durante el último mes de vida, dado que los pacientes con cáncer pueden someterse a una atención agresiva y costosa que, a menudo, no cambia el curso de la enfermedad, la esperanza de vida o la calidad de vida.

La hemoptisis amenazante, que puede conllevar un peligro inmediato de muerte, cumple habitualmente alguno de los siguientes criterios: sangrado mayor de 300 mL/día, insuficiencia respiratoria e inestabilidad hemodinámica. El fallecimiento suele ocurrir por asfixia, no por la cantidad mayor o menor de la hemorragia. Se administrará un antitusígeno y ácido tranexámico. También se pueden administrar aerosoles de adrenalina 1/1.000 diluida en suero fisiológico (1 mg en 5 mL de suero fisiológico/4 h) para favorecer la vasoconstricción de los vasos sangrantes.

Si el sangrado es refractario a los tratamientos y el enfermo está en situación de últimos días, se considerará la sedación paliativa (rápida y profunda). El medicamento recomendado inicialmente es el midazolam a dosis de 2,5-5 mg por vía intravenosa o subcutánea, que deberá repetirse hasta alcanzar una sedación adecuada. Habitualmente se requiere la utilización de midazolam con opioides para un buen control de los síntomas.

DERRAME PLEURAL MALIGNO

El derrame pleural maligno (DPM) es la segunda causa más frecuente de derrame pleural, afecta al 15 % de los enfermos oncológicos y es consecuencia directa de la infiltración de la pleura por células neoplásicas, ya sea por diseminación hematógena, invasión directa del tumor o afectación linfática, produciendo una serie de fenómenos inflamatorios que van a dar lugar a un aumento de la permeabilidad y que se van a traducir en la formación de líquido pleural, en una cantidad mayor a la tasa de reabsorción fisiológica del cuerpo. El DPM representa una enfermedad en fase avanzada, con una media de supervivencia entre 3 y 12 meses tras el diagnóstico, dependiendo del estado basal del paciente y del tipo de tumor.

El término *derrame pleural paraneoplásico* queda reservado para los derrames pleurales que no están causados por infiltración directa del tumor en la pleura, sino que son consecuencia indirecta del mismo, como, por ejemplo, los derrames producidos por un tumor central que ocasiona una atelectasia completa, los producidos por tromboembolismo pulmonar o los tumores que provoquen una obstrucción del drenaje linfático, entre otros.

La causa más frecuente de DPM es la enfermedad metastásica, y se presenta como el primer signo de enfermedad en hasta dos terceras partes de los casos. Dentro de los tumores metastásicos que desarrollan DPM, el cáncer de pulmón es el más frecuente, seguido del cáncer de mama. Otros orígenes por orden de frecuencia son: las neoplasias malignas ginecológicas, gastrointestinales o hematológicas. Los tumores primarios de la pleura suponen el 10 % de los DPM, siendo el más frecuente el mesotelioma.

En cuanto a los síntomas, la mayoría de los DPM comienzan con disnea de esfuerzo progresiva hasta hacerse de reposo; también pueden ocasionar tos, anorexia y dolor pleurítico o torácico, ocasionando un significativo deterioro en la calidad de vida. El nivel de gravedad de los síntomas va a depender del volumen del derrame y del estado cardiopulmonar de base del paciente, aunque un pequeño porcentaje de estos pacientes puede cursar de forma asintomática.

El diagnóstico definitivo del DPM se basa en la demostración de células neoplásicas en el líquido pleural y/o tejido pleural, siendo la biopsia pleural la técnica diagnóstica estándar de oro. Se considera que la presencia de líquido pleural serohemático o hemorrágico debe hacer sospechar esta entidad. Suele tratarse de exudados, con predominio linfocitario en más del 80 % de los casos, y un resultado en la prueba de adenosina-desaminasa menor de 35 U/L en aproximadamente el 95 % de los casos. La glucosa y el pH disminuyen conforme progresa la enfermedad pleural. Una glucosa menor de 60 mg/dL y pH menor de 7,3 son datos de mal pronóstico y sugerentes de enfermedad avanzada. Los marcadores tumorales en líquido pleural carecen de valor diagnóstico.

El DPM implica una elevada morbimortalidad. Diversos factores se correlacionan con el pronóstico vital de estos pacientes, como pueden ser el tipo de tumor, la extensión de las metástasis, el pH pleural o la puntuación del estado funcional o *performance status*. Una de las escalas validadas de las que se dispone para valorar el pronóstico de los pacientes con DPM es la escala LENT (**Tabla 19-1**), basada en cuatro parámetros: niveles de lactato-deshidrogenasa en líquido pleural, escala del *Eastern Cooperative Oncologic Group* (ECOG), proporción de neutrófilos/linfocitos en suero y tipo de tumor.

En función de la puntuación obtenida en los diferentes ítems, se clasifica a los pacientes en tres grupos de riesgo: riesgo bajo (0-1), moderado (2-4) y alto (5-7), con una supervivencia media de 319, 130 y 44 días, respectivamente.

Manejo paliativo del derrame pleural maligno

El manejo del DPM tiene como objetivo principal paliar los síntomas, principalmente la disnea, mejorando la calidad de vida del paciente de una manera mínimamente invasiva, reduciendo el número de hospitalizaciones o el tiempo de estancia hospitalaria. En determinados pacientes con DPM diagnosticado, que se encuentren asintomáticos, se puede optar por un seguimiento clínico-radiológico, sin necesidad de acciones específicas. Las diferentes guías de práctica clínica recomiendan ofrecer un tratamiento definitivo de manera precoz en estos pacientes sintomáticos y no esperar al efecto de los tratamientos sistémicos o terapias diana. Se han desarrollado diversas opciones terapéuticas para el manejo del DPM sintomático, que se describen a continuación.

Toracocentesis terapéutica

Es el primer paso en el manejo del DPM. Las guías de práctica clínica recomiendan realizarla bajo control ecográfico, aportando una mayor seguridad y precisión, tanto diagnóstica como terapéutica. Se trata de un procedimiento relativamente sencillo y seguro que puede realizarse en un entorno ambulatorio, no requiere instrumentos muy específicos (**Fig. 19-2**) y puede realizarse conectado a botes de vacío o a un sistema de aspiración continua.

La toracocentesis no tiene contraindicaciones absolutas, mientras que las contraindicaciones relativas son la presencia de un derrame pleural pequeño (separación entre el pulmón y la pared torácica en torno a 1 cm), coagulopatía (cociente internacional normalizado > 1,5), terapia anticoagulante activa o trombopenia (< 50.000 plaquetas).

Se considera que el tiempo medio de recurrencia del derrame es de 4 días, y que al cabo de 30 días la recidiva es de casi el 100 % de los casos, lo que pone de manifiesto el papel limitado de la toracocentesis en ausencia de otras terapias complementarias. En pacientes con una esperanza de vida

Tabla 19-1. Escala pronóstica LENT

Variable	Resultado	Puntuación
L: LDH en LP (UI/L)	< 1.500	0
	> 1.500	1
E: ECOG (PS)	0	0
	1	1
	2	2
	3-4	3
N: Cociente en suero neutrófilos/linfocitos	< 9	0
	> 9	1
T: Tipo de tumor	Mesotelioma T hematológicos	0
	Cáncer de mama Cáncer ginecológico Cáncer renal	1
	Cáncer de pulmón Otros tumores	2

Bajo riesgo: 0-1; riesgo moderado: 2-4; riesgo alto: 5-7.

Adaptada de: Sociedad Española de Neumología y Cirugía Torácica. Diagnóstico y manejo del derrame pleural. Consenso de expertos SEPAR 80. Editorial Respira. SEPAR; 2022.
ECOG: *Eastern Cooperative Oncology Group*; LDH: lactato-deshidrogenasa; LP: líquido pleural; PS: estado funcional o *performance status*.

corta (en torno al mes), el manejo más adecuado del DPM sintomático son las toracocentesis terapéuticas paliativas en función de la disnea.

En este procedimiento, se drena el líquido pleural a través de una aguja o cánula de plástico (14-18 unidades Gauge), previa instilación de anestesia local por planos, hasta comprobar la salida de líquido pleural mediante aspiración. No se recomienda un drenaje mayor de 1.000-1.500 mL por el riesgo de complicaciones, salvo que el drenaje se realice mediante manometría pleural, supervisando la caída de presión conforme se evacúa el líquido pleural, ya que ante un descenso brusco de la presión pleural, se debería suspender el procedimiento.

El riesgo de complicaciones es relativamente bajo, aumenta con el número de toracocentesis y si se realiza sin control ecográfico, siendo las más frecuentes el hemotórax/neumotórax, infecciones locales, sangrado, edema pulmonar por reexpansión y laceración hepática o esplénica.

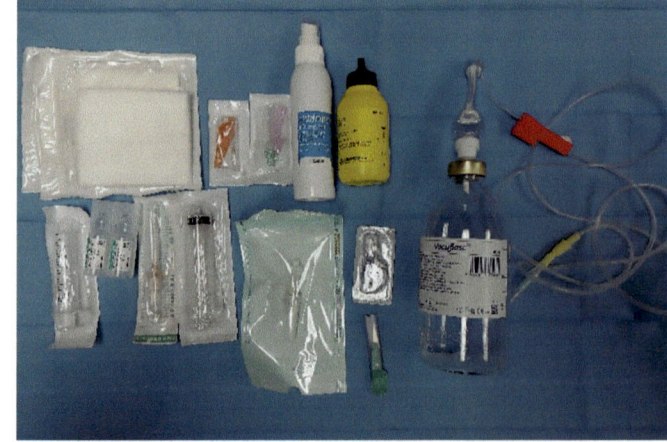

Figura 19-2. Utensilios para llevar a cabo una toracocentesis terapéutica a un sistema de vacío.

Pleurodesis

La pleurodesis consiste en la adhesión de las capas pleurales secundaria a la inflamación producida por agentes químicos, como pueden ser: el talco estéril diluido (el más utilizado por su disponibilidad y rentabilidad), la doxiciclina, la tetraciclina o la bleomicina, evitándose así la acumulación de líquido en la cavidad pleural. Se trata de un procedimiento que requiere un manejo hospitalario y no está exento de efectos adversos.

El éxito de esta técnica puede verse comprometido cuando el líquido pleural muestra valores bajos de pH y glucosa, o cuando existe una falta de reexpansión del parénquima pulmonar tras la evacuación del derrame, diferenciando entre un pulmón atrapado o no.

En el pulmón atrapado, se forma una capa fibrosa en la pleura visceral que impide mecánicamente la expansión completa de dicho pulmón, por lo que la realización de pleurodesis no estaría indicada en este caso. Se debe sospechar un pulmón atrapado tras la presencia de dolor torácico intenso y/o presencia de hidroneumotórax tras una toracocentesis terapéutica.

Independientemente de lo anterior, el atrapamiento pulmonar no es un estado irreversible del parénquima. En determinados casos más precoces y con un pulmón aún en proceso de atrapamiento, puede llegar a reexpandirse con una latencia o intervalo de tiempo mayor que un pulmón no atrapado y con ayuda de las terapias sistémicas contra el cáncer.

En el diagnóstico, es fundamental la realización de una medición de presiones pleurales, que va a permitir identificar de una forma más precisa pulmones que no van a expandirse tras la evacuación del derrame.

En el pulmón en proceso de atrapamiento, se produce una disminución gradual de la presión a medida que se evacúa líquido pleural, acabando con una disminución pronunciada de la presión cuando queda un mínimo de líquido en el espacio pleural.

Sin embargo, el pulmón atrapado presenta una presión inicial negativa con una rápida caída de la presión pleural con la extracción de líquido, además se relaciona con una elastancia pleural patológica > 14,5 cm de agua (H_2O)/L.

La elastancia es un parámetro útil para predecir la respuesta a la pleurodesis en un DPM y se puede calcular realizando una manometría pleural. Se ha descrito que valores de elastancia mayor o igual a 18 cm de H_2O/L sugieren el fracaso de la pleurodesis y deben considerarse otras alternativas terapéuticas.

Por todo ello, en los casos de pulmón atrapado en los que el paciente se encuentra asintomático a nivel respiratorio, no está indicado el drenaje pleural ni la pleurodesis, ya que el líquido se volverá a acumular.

Los efectos adversos más frecuentes de la pleurodesis son el dolor y la fiebre, consecuencia de la inflamación producida en la cavidad pleural; ocurre de 4 a 12 horas después del procedimiento y puede durar hasta 72 horas. Los pacientes sometidos a pleurodesis deben tener un buen estado nutricional, sin enfermedad inflamatoria activa, o al menos controlada, y evitar la toma de corticoides o antiinflamatorios, ya que pueden reducir la respuesta inflamatoria deseada.

Existen varias formas de llevar a cabo una pleurodesis:

- Mediante toracoscopia: se realiza con anestesia local y bajo una sedación consciente; se introduce un trocar en la cavidad pleural y, mediante toracoscopio semiflexible o rígido, se aspira todo el líquido pleural. Esta técnica va a permitir una visualización directa de la pleura y tomar muestras de tejido pleural en caso de que fuera necesario. Tras ello, se introduce el talco estéril y se deja un drenaje conectado a aspiración con intención de conseguir una adhesión entre ambas hojas pleurales y obtener el máximo efecto posible.
- Mediante drenaje torácico: consiste en la colocación de drenaje torácico con anestesia local y la evacuación de todo el líquido pleural posible conectado a un sistema de drenaje (**Fig. 19-3**). Tras ello, se administra el talco estéril en suspensión a través del drenaje torácico, posteriormente se pinza el drenaje durante 1-2 horas, para acabar conectándolo a aspiración hasta comprobar la reexpansión. En cuanto al tamaño del drenaje torácico a usar, diversos estudios han documentado una tasa de éxito similar con drenajes torácicos de pequeño calibre (10-14 unidades French [Fr]), resultando más cómodos para el paciente. No se ha

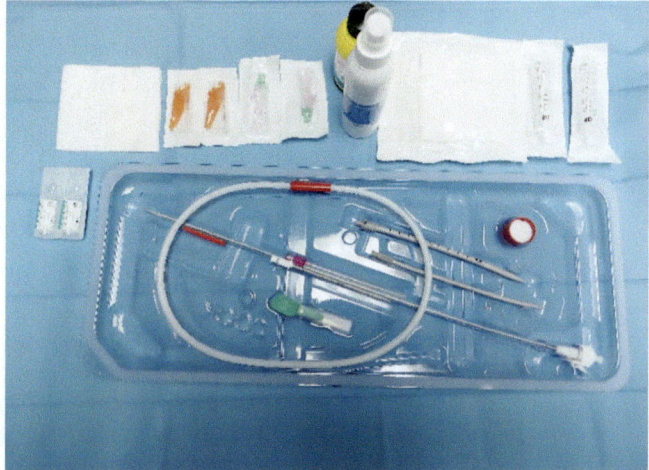
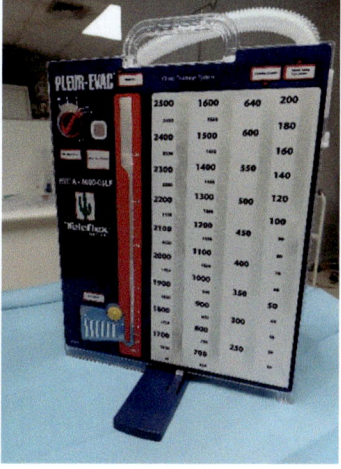

Figura 19-3. Ejemplo de drenaje pleural torácico. Sistema de drenaje Pleur-Evac®.

demostrado una superioridad de una técnica sobre otra (pleurodesis mediante toracoscopia o drenaje torácico) en cuanto a recidivas del derrame pleural ni en cuanto a la mortalidad.

- Pleurodesis mediante cirugía toracoscópica videoasistida: se trata de una técnica quirúrgica que requiere una anestesia general, permite una mejor visualización de la cavidad pleural, así como la toma de muestras de tejido pleural y de determinados ganglios linfáticos seleccionados. Entre las complicaciones descritas, se encuentra el dolor torácico (25 %), fiebre (15 %), fuga de aire prolongada (4 %) y empiema (1,5-4,5 %). Esta técnica está contraindicada en pacientes con mal estado funcional o en aquellos que no toleren una ventilación unipulmonar. También está descrita la realización de una pleurodesis mecánica por abrasión directa de la pleura.

Catéter pleural tunelizado

En algunas ocasiones, no es posible la realización de pleurodesis por falta de reexpansión pulmonar tras toracocentesis o por tratarse de un pulmón atrapado. El uso del catéter pleural tunelizado es una alternativa segura y eficaz en el control de los síntomas refractarios en estos pacientes, y no requiere un ingreso hospitalario para su colocación.

Tanto el uso del catéter pleural tunelizado como la pleurodesis han demostrado ser igual de efectivos en el manejo de primera línea de los DPM sintomáticos, con una mejoría de los síntomas en más del 90 % de los pacientes.

El catéter pleural tunelizado se trata de un catéter de silicona flexible de 66 cm de longitud y 15,5 Fr de grosor, fenestrado, que se introduce en la cavidad pleural con anestesia local y se tuneliza a través del tejido celular subcutáneo. La porción distal a la pared torácica finaliza en una válvula unidireccional de seguridad que previene el paso de aire a través del catéter hacia la cavidad pleural (**Fig. 19-4**).

Este sistema permite la extracción de líquido pleural en el domicilio del paciente y alcanzar una mayor calidad de vida y un mejor control de síntomas. Está descrita la pleurodesis espontánea en el 35-50 % de pacientes con este sistema. Las complicaciones que presenta son escasas, siendo las principales: empiema, dolor torácico, diseminación tumoral en el trayecto del catéter y pérdida de proteínas.

La frecuencia óptima de drenaje en domicilio no está claramente establecida y va a depender de cada caso particular; diversos estudios sugieren una superioridad del drenaje diario, en cuanto a la tasa de pleurodesis espontánea, frente al drenaje cada 2 días o en función de la disnea del paciente. El empleo de fibrinolíticos intrapleurales a través del catéter pleural tunelizado en DPM septados o loculados permite aumentar el volumen de drenaje y disminuir la estancia hospitalaria, aunque su uso no ha demostrado un beneficio en el manejo de la disnea ni en la tasa de éxito de la pleurodesis.

Otros enfoques en el manejo paliativo del derrame pleural maligno

En determinados pacientes con derrame pleural maligno y sin evidencia de pulmón atrapado, que sean portadores de un catéter pleural tunelizado, existe la opción, cada vez más extendida, de combinar la pleurodesis con talco en suspensión a través de dicho catéter junto con los drenajes periódicos posteriores, buscando el mayor beneficio posible y reduciendo el tiempo del uso de este.

Son diversos los ensayos clínicos que sugieren un éxito de la combinación de ambas terapias de hasta el 90 % en determinados casos, especialmente en pacientes que presentan una reexpansión pulmonar más tardía. En esta combinación de técnicas, no se describe un aumento de los efectos adversos ya conocidos. A día de hoy, no existe una evidencia que permita establecer pautas de recomendación con estos procedimientos combinados, siendo una posible línea de investigación futura en el manejo de determinados pacientes con DPM.

Otra opción en el manejo de DPM refractarios, cada vez menos extendida por la elevada morbimortalidad que presenta, es la decorticación quirúrgica. Para poder llevarla a cabo, los pacientes deben ser aptos para soportar una cirugía y tener una esperanza de vida mayor de 6 meses. También está descrita la realización de una derivación pleuroperitoneal en casos refractarios; sin embargo, las tasas de complicacio-

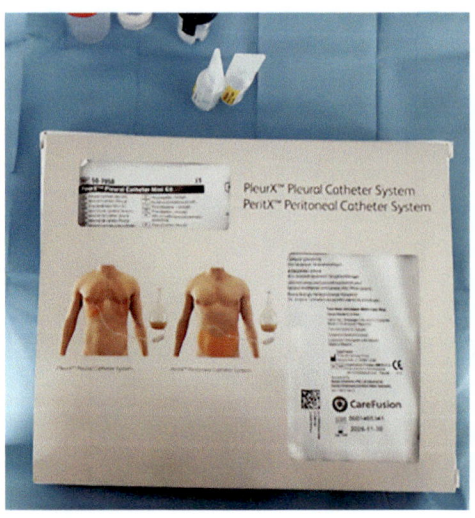
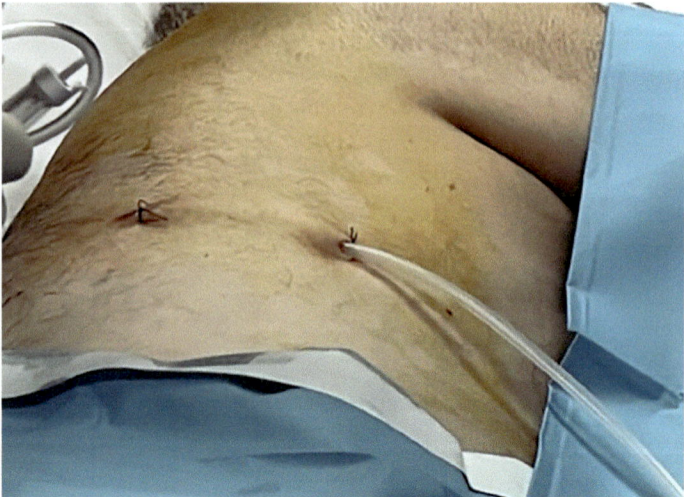

Figura 19-4. Catéter pleural permanente tipo PleurX™.

nes son altas, por lo que no se utiliza en la práctica clínica habitual.

Otro factor a tener en cuenta a la hora de decidir la mejor opción terapéutica es la alta tasa de respuesta en determinados cánceres quimiosensibles, en los que pacientes con un buen índice funcional, diagnosticados de carcinomas metastásicos en estadios más avanzados y que presenten un DPM sintomático, pueden beneficiarse de los efectos de la quimioterapia sistémica paliativa tras la evacuación del derrame pleural, mostrando mejorías en las tasas de recidivas del derrame en este determinado grupo de pacientes.

En la última década se han producido grandes avances en la investigación del uso de terapias antitumorales por vía intrapleural, con buenos resultados en cuanto a la mejoría de los síntomas y la recidiva del DPM. Sin embargo, no hay ensayos en fase III que comparen los procedimientos paliativos anteriormente descritos con el uso de terapias antitumorales en el manejo paliativo del DPM sintomático, siendo necesarios más estudios en este sentido para determinar la eficacia de dichos tratamientos y establecer recomendaciones para su uso.

La elección terapéutica más adecuada para el manejo paliativo del DPM sintomático debe ser individualizada, con una adecuada gestión de las diversas modalidades terapéuticas disponibles, considerándose los factores clínicos del paciente, sus preferencias y el pronóstico de la enfermedad oncológica subyacente, lo que permita elaborar la mejor estrategia posible para cada paciente, proporcionando un manejo más efectivo y estandarizado de esta enfermedad (**Fig. 19-5**).

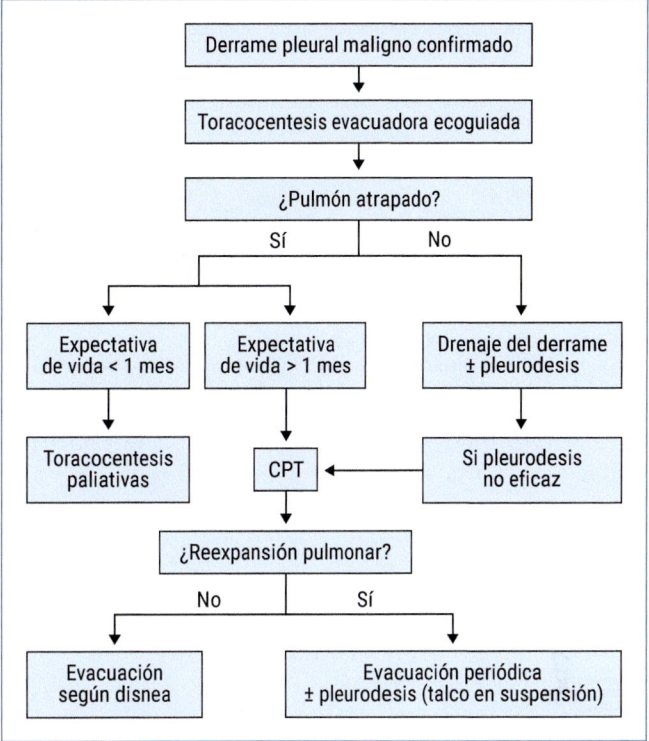

Figura 19-5. Algoritmo sobre el manejo del derrame pleural maligno. Adaptada de: Sociedad Española de Neumología y Cirugía Torácica. Diagnóstico y manejo del derrame pleural. Consenso de expertos SEPAR 80. Editorial Respira. SEPAR; 2022. CPT: catéter pleural tunelizado.

 PUNTOS CLAVE

- El origen de la disnea es multifactorial, con un tratamiento sintomático en la mayoría de los casos que va a estar fundamentado en medidas farmacológicas y no farmacológicas.
- En el tratamiento sintomático de la tos, hay que distinguir entre tos productiva y no productiva, ya que puede condicionar las medidas terapéuticas a tomar (expectorantes, antimuscarínicos y antitusivos).
- El manejo del derrame pleural maligno debe ser individualizado, centrándose en mejorar la disnea y la calidad de vida de los pacientes.

- La toracocentesis terapéutica es el primer paso en el manejo del DPM, pero tiene un alto índice de recidivas a corto plazo, por lo que no se recomienda como única intervención terapéutica cuando la expectativa de vida sea superior al mes.
- Ante el fracaso de la pleurodesis o en el caso de un pulmón atrapado, se recomienda el uso del catéter pleural tunelizado, que conlleva una menor estancia hospitalaria y una menor necesidad de intervenciones sobre la cavidad pleural.

BIBLIOGRAFÍA

Ambrosino N, Fracchia C. Strategies to relieve dyspnoea in patients with advanced chronic respiratory diseases. A narrative review. Pulmonology. 2019;25:289-98.

Bibby AC, Dorn P, Psallidas I, Porcel JM, Janssen J, Froudarakis M, et al. ERS/EACTS statement on the management of malignant pleural effusions. Eur Respir J. 2018;52:1800349.

Botana Rial M, Pérez Pallarés J, Cases Viedma E, López González FJ, Porcel JM, Rodríguez M, Romero Romero B, et al. Diagnosis and Treatment of Pleural Effusion. Recommendations of the Spanish Society of Pulmonology and Thoracic Surgery. Update 2022. Arch Bronconeumol. 2023;59:27-35.

Cabeza Serrano A, Lobato de la Sierra P, Rivera Gómez S, García Jiménez JD. Manejo del paciente con derrame pleural. En: Soto Campos JG, ed. Manual de diagnóstico y terapéutica en neumología. 4ª ed. Ergon; 2022. p. 275-87.

Cano Hoz M, Priede Díaz L, Carrascosa Porras M. Tratamiento ambulatorio del derrame pleural maligno: aportación de un caso. Medicina Paliativa. 2012;19:3-9.

Carvajal-Valdy G, Ferrandino-Carballo M, Salas-Herrera I. Manejo paliativo de la disnea en el paciente terminal. Acta Méd Costarric. 2011;53:79-87.

Crombeen AM, Lilly EJ. Management of dyspnea in palliative care. Curr Oncol. 2020;27:142-5.

Cueto-Felgueroso Elizalde J, Álvarez Álvarez B, Gancedo García A, Cienfuegos Basanta C, García González G. Toracocentesis paliativa domiciliaria. Medicina Paliativa. 2014;21:48-54.

Chun JY, Morgan R, Belli AM. Radiological management of hemoptysis: a comprehensive review of diagnostic imaging and bronchial arterial embolization. Cardiovasc Intervent Radiol. 2010;33:240-50.

Ferreiro L, Suárez-Antelo J, Álvarez-Dobaño JM, Toubes ME, Riveiro V, Valdés L. Malignant Pleural Effusion: Diagnosis and Management. Can Respir J. 2020;2020:2950751.

Ferreiro L, Suárez-Antelo J, Valdés L. Malignant Pleural Effusion Management. Arch Bronconeumol. 2021;57:7-8.

García Polo C. Cuidados paliativos en el paciente respiratorio terminal. Neumosur. 2007;19(2):91-108.

Gómez Márquez LJ, Prada Martínez LJ, Quintero Carreño V, Hernán Rodríguez Martínez C. Management of bleeding in the advanced oncologic patient. Rev Chil Anest. 2022;51:360-7.

Hajnikova Z, Michalek P, Votruba J, Zahorec R. Interventional management of recurrent malignant pleural effusion: state of the art in 2021. Bratisl Lek Listy. 2022;123:50-4.

Hui D, Bohlke K, Bao T, Campbell TC, Coyne PJ, Currow DC, et al. Management of Dyspnea in Advanced Cancer: ASCO Guideline. J Clin Oncol. 2021;39:1389-411.

Managing breathlessness in palliative care. BPJ. 2012;47;22-7.

Pratter MR, Brightling CE, Boulet LP, Irwin RS. An empiric integrative approach to the management of cough: ACCP evidence-based clinical practice guidelines. Chest. 2006;129:222S-31S.

Redondo Moralo MJ, Cuervo Pinna MA. Síntomas respiratorios en cuidados paliativos. Aten Primaria. 2006;38:38-46.

Seija Butnaru D, Castiblanco Delgado DS, Molina Arteta BM. Approach of intractable hiccups in cancer patients: Literature review. Rev Chil Anest. 2021;153-7.

Seijo L, Campo A, Alcaide AB, Lacunza MM, Armendáriz AC, Zulueta JJ. Manejo ambulatorio del derrame pleural maligno mediante colocación de un catéter de drenaje tunelizado. Experiencia preliminar. Arch Bronconeumol. 2006;42:660-2.

Simoff MJ, Lally B, Slade MG, Goldberg WG, Lee P, Michaud GC, et al. Symptom management in patients with lung cancer: Diagnosis and management of lung cancer, 3rd ed: American College of Chest Physicians evidence-based clinical practice guidelines. Chest. 2013;143:e455S-97S.

Skok C, Hladnik G, Grm A, Crnjac A. Malignant Pleural Effusion and Its Current Management: A Review. Medicina. 2019;55:490.

Sociedad Española de Cuidados Paliativos. Guia de cuidados paliativos. SECP.

Sociedad Española de Neumología y Cirugía Torácica. Diagnóstico y manejo del derrame pleural. Consenso de expertos SEPAR 80. Editorial Respira. SEPAR; 2022. p. 37-44.

Sood R, Mancinetti M, Betticher D, Cantin B, Ebneter A. Management of bleeding in palliative care patients in the general internal medicine ward: a systematic review. Ann Med Surg. 2019;50:14-23.

Wahla AS, Uzbeck M, El Sameed YA, Zoumot Z. Managing malignant pleural effusion. Cleve Clin J Med. 2019;86:95-9.

Watson M, Campbell R, Vallath N, Ward S, Wells J. Oxford Handbook of palliative care. 3ª ed. Oxford University Press; 2019.

Manejo de síntomas genitourinarios

20

R. Tinoco Gardón, D. Ramírez Yesa y M. Bernal Rodríguez

OBJETIVOS

- Conocer las manifestaciones urológicas más frecuentes que presentan los pacientes oncológicos paliativos para mejorar, mediante un abordaje multidisciplinar, la calidad de la atención, la promoción de la autonomía y la adaptación emocional a las diferentes situaciones.
- Prevenir y detectar complicaciones de patologías urológicas avanzadas que requieran manejo paliativo.
- Describir las principales opciones terapéuticas en el manejo de los síntomas y complicaciones genitourinarias.

INTRODUCCIÓN

Los pacientes que reciben cuidados paliativos pueden presentar diferentes complicaciones genitourinarias (a consecuencia de la propia neoplasia, efectos secundarios del tratamiento o por otras causas independientes de la enfermedad), que constituyen un motivo frecuente de consulta y asistencia a urgencias. Es fundamental la realización de un abordaje multidisciplinar e individualizado que contemple las diferentes opciones terapéuticas en la atención a problemas que incluyen la incontinencia urinaria, el sangrado genitourinario o la obstrucción del tracto urinario, así como la atención a la salud sexual.

DISURIA Y POLAQUIURIA

La disuria se caracteriza por la presencia de síntomas irritativos durante la micción (dolor, escozor o ardor, dificultad en la evacuación).

 Se denomina *síndrome miccional* a la presencia de disuria, polaquiuria, tenesmo y urgencia miccional.

La polaquiuria se define por el aumento del número de micciones y de menor cantidad.

Etiología

Puede deberse a múltiples causas, entre las que destacan: infección urinaria (donde el inicio de la clínica suele ser agudo), infiltración tumoral de la vejiga (con un inicio más insidioso, puede acompañarse de hematuria), cuerpos extraños (como catéteres uretrales o suprapúbicos o *stents* uretrales), cistitis posradioterapia o quimioterapia sistémica o intravesical, litiasis uretral o espasmos vesicales.

Diagnóstico

El diagnóstico es fundamentalmente clínico y se apoya en pruebas complementarias variables según la etiología. En caso de sospecha de infección urinaria, se debe solicitar un análisis de sedimento de orina/urocultivo. Si se sospecha infiltración tumoral, está indicada la realización de una prueba de imagen o procedimiento urológico. Si se sospecha una uropatía obstructiva, es importante solicitar un estudio analítico para conocer la función renal.

Tratamiento

Para el alivio sintomático se puede indicar:

- Antiinflamatorios no esteroideos (AINE), como naproxeno 500 mg/12 h v.o. o ibuprofeno 400-600 mg/6-8 h v.o.
- Fármacos anticolinérgicos, como tolterodina 2 mg/12 h v.o., oxibutinina 5 mg/8 h v.o. o flavoxato 200 mg/6-8 h v.o. Debe tenerse precaución por la posibilidad de obstrucción urinaria o intestinal.

Además, en la medida de lo posible se tratará la causa desencadenante teniendo siempre en cuenta la situación clínica y el pronóstico vital del paciente.

En el caso de una infección de orina, se indicará tratamiento antimicrobiano según el antibiograma.

Si la causa de la sintomatología se debe a la presencia de tumores que infiltran la vejiga, ha de valorarse la cirugía mediante resección transuretral.

Si la disuria está relacionada con radioterapia, los bloqueantes alfa-adrenérgicos (como tamsulosina 0,4 mg/24 h, alfuzosina 5-10 mg/24 h, terazosina 2-10 mg/24 h), administrados media hora después de cada sesión de tratamiento, pueden mejorar la sintomatología.

En casos excepcionales, en los que haya una importante afectación de la calidad de vida por esta sintomatología, puede plantearse la realización de una derivación urinaria.

ESPASMO VESICAL

Se caracteriza por la aparición de un dolor intenso y discontinuo en la zona suprapúbica, como consecuencia de contracciones involuntarias del músculo detrusor de la vejiga, que puede acompañarse de un aumento en la frecuencia de la micción y urgencia urinaria.

Etiología

La etiología puede ser diversa e incluso multifactorial: tumoraciones vesicales intrínsecas o extrínsecas, infecciones urinarias, alteraciones neurológicas (esclerosis lateral amiotrófica, enfermedad de Parkinson), posradioterapia, sondaje vesical, hiperplasia de próstata, estreñimiento, etcétera.

Diagnóstico

El diagnóstico es fundamentalmente clínico. Se debe considerar la realización de análisis de orina si se sospecha de infección. En casos seleccionados, se ha de valorar la realización de un estudio urodinámico.

Tratamiento

Como medidas generales, se debe recomendar una correcta hidratación con ingesta superior a 2.000 cc de agua al día y evitar estimulantes como cafeína o alcohol. Otras medidas en función de la etiología son: antibioterapia dirigida según el antibiograma si la causa es infecciosa, valorar el recambio de sonda vesical o disminuir el volumen del balón, tratamiento con laxantes si el estreñimiento se considera la causa del problema o empeora el mismo.

Entre las medidas farmacológicas destacan las recogidas en la **tabla 20-1**.

En casos seleccionados y con escasa respuesta a los tratamientos previos, podrían utilizarse anestésicos locales por vía intravesical: instilación de lidocaína al 2 % mediante catéter o bupivacaína al 0,5 %.

 En el tratamiento, será siempre prioritario buscar el confort del paciente.

TENESMO VESICAL

El tenesmo vesical se define como el deseo continuo de orinar, que puede ser doloroso e ineficaz (generalmente en forma de goteo), y que se puede acompañar de disuria, polaquiuria, nicturia y urgencia miccional, así como de retención o incontinencia. Se trata de un síntoma muy molesto que repercute en la calidad de vida del paciente.

Etiología

Las causas más comunes son: neoplasia prostática, vesical o uretral, infección urinaria, estreñimiento, cistitis por radioterapia o quimioterapia (ciclofosfamida), espasmo vesical idiopático, causas neurológicas como compresión medular o plexopatía presacra, cuerpo extraño como sonda uretral o cálculo vesical, y fármacos (butirofenonas como haloperidol, el más frecuente, y fenotiacinas como clorpromacina, entre otros).

Diagnóstico

Es clínico. Se indicarán pruebas complementarias en función de la sospecha de la etiología.

Tratamiento

Es superponible al tratamiento comentado para el espasmo vesical. Hay que identificar primero la causa para un tratamiento más eficaz.

Tabla 20-1. Medidas farmacológicas

	Fármaco	Dosis v.o.
Analgésicos urinarios	Fenazopiridina	150-200 mg/8 h
Anticolinérgicos vía oral o vía subcutánea en bolos o infusión continua	Butilescopolamina de hioscina	60-120 mg/24 h
Antiespasmódicos urológicos	Tolterodina Oxibutinina Cloruro de trospio	2 mg/12 h 5 mg/8 h 20 mg/12 h
Antidepresivos tricíclicos[1]	Amitriptilina Imipramina	25-50 mg/24 h 25-50 mg/24 h
Alfa-bloqueantes[2]	Tamsulosina Doxazosina	0,4 mg/24 h 4 mg/24 h
AINE[3]	Naproxeno Ibuprofeno	500 mg/12 h 400-600 mg/6-8 h
Agonista del receptor β_3 adrenérgico[4]	Mirabegrón	50 mg/24 h

[1] Se recomiendan tomar mejor antes del descanso nocturno. [2] Disminuyen la resistencia uretral, facilitando el vaciado vesical. Tomar antes del descanso nocturno. [3] Disminuyen la sensibilidad del músculo detrusor. [4] En caso de presentar incontinencia urinaria. Está contraindicado en pacientes hipertensos, mayor riesgo de arritmia y taquicardia.
AINE: antiinflamatorios no esteroideos; v.o.: vía oral.

El tratamiento es superponible al del espasmo vesical y siempre será prioritario buscar el confort del paciente.

INCONTINENCIA URINARIA

Es la pérdida involuntaria de orina, por incapacidad de la vejiga para retenerla. Suele estar precedida de urgencia (deseo continuo de orinar). Tiene una importante repercusión sobre la calidad de vida del paciente, afectando aspectos psicosociales (alteración de la autoestima, tendencia al aislamiento por miedo a mancharse), alteraciones del sueño, sexuales.

Se clasifica en:

- *Incontinencia de esfuerzo*: es la relacionada con esfuerzos que incrementan la presión intraabdominal. La pérdida de orina ocurre al realizar un esfuerzo pequeño, como estornudar, toser, reír, etc. También puede ocurrir con la defecación.
- *Incontinencia de urgencia*: es la relacionada con una irritabilidad y aumento de la fuerza del detrusor que sobrepasa la capacidad continente del esfínter vesical. Por tanto, produce una necesidad imperiosa de orinar, acompañada de una contracción inmediata de la vejiga. Se asocia frecuentemente a infecciones e infiltración tumoral, entre otras causas.
- *Incontinencia mixta*: coexisten la incontinencia de esfuerzo y de urgencia.
- *Incontinencia por rebosamiento (o paradójica)*: es la relacionada con la dificultad al vaciamiento vesical. Ocurre cuando la vejiga se encuentra muy distendida y va perdiendo orina, pero no se vacía por completo. En este tipo de incontinencia, no hay deseo de orinar. Puede ocurrir por estenosis uretral u obstrucción del cuello vesical.
- *Incontinencia funcional*: no existe problema en el aparato urinario. Se debe a trastornos físicos, cognitivos (demencia) o por uso de medicamentos.

Etiología

Puede deberse a la propia enfermedad en neoplasias uroteliales, infecciones, compresión medular u otra patología neurológica. Otras posibles causas son los tratamientos recibidos, como cirugías previas o fármacos (anticolinérgicos, opioides, diuréticos o calcioantagonistas fundamentalmente). Otras incluyen excesiva somnolencia del paciente, mayor debilidad, inmovilización o estado confusional.

Es importante tener en cuenta que la morfina produce sobre la vejiga una disminución de la sensación de plenitud, así como un aumento del tono del esfínter y del músculo detrusor.

Diagnóstico

Una historia clínica detallada orienta el tipo de disfunción miccional. Aunque existen cuestionarios validados que permiten clasificar clínicamente los distintos tipos de incontinencia, el estudio urodinámico es el procedimiento más adecuado para realizar el diagnóstico.

Si se sospecha infección de orina, se debe solicitar análisis del sedimento y urocultivo.

Si se sospecha fístula asociada, se puede valorar la instilación de azul de metileno.

Si se plantea la posibilidad de incontinencia por rebosamiento, debe valorarse la realización de una ecografía para descartar la presencia de globo vesical.

La cistouretrografía retrógrada está indicada en casos seleccionados, pudiendo aportar información del estado de la uretra y de la existencia o no de residuo posmiccional.

 Es importante hacer el diagnóstico diferencial con la fístula vesicovaginal. Si se sospecha, puede valorarse la instilación de azul de metileno mediante una sonda vesical para comprobar su existencia.

Tratamiento

- Tratamiento etiológico (disminuir o retirar diuréticos y otros fármacos si son los causantes de la incontinencia, antibioterapia, etcétera).
- Medidas generales básicas para que la incontinencia influya lo menos posible en la calidad de vida del paciente. Se recomienda fortalecer la musculatura pélvica (fisioterapia, entrenamiento vesical, etc.), una ingesta moderada de líquidos (evitando la cafeína y el alcohol), evitar el estreñimiento y eliminar barreras físicas. Sería adecuado usar ropa que sea fácil de quitar, facilitar el acceso al baño, atender la necesidad de orinar con prontitud y valorar la colocación de colectores peneanos, uso de empapadores y absorbentes o, incluso, sondaje vesical intermitente o permanente (aumentan el riesgo de infecciones del tracto urinario y traumatismo uretral; sin embargo, en grandes dependientes puede mejorar el cuidado de la piel y reducir la carga del cuidador).
- La incontinencia produce mayor riesgo de problemas en la piel de la región genital, por lo que es importante su cuidado.

En cuanto al tratamiento farmacológico, se podría indicar lo contemplado en la **tabla 20-2**.

UROPATÍA OBSTRUCTIVA Y RETENCIÓN AGUDA DE ORINA

Es la detención, por un obstáculo mecánico o funcional, del flujo normal de orina en cualquier zona del aparato urinario, desde los cálices renales hasta la uretra.

Puede clasificarse atendiendo a diferentes características:

- Según su localización, en unilateral o bilateral e infravesical (tracto urinario inferior) o supravesical (tracto urinario superior).
- Según su presentación clínica (tiempo de evolución), en aguda o crónica.
- Según el grado de obstrucción que provoca, en completa o incompleta.

Etiología

La etiología es variable según se trate de obstrucción del tracto urinario superior o inferior.

Tabla 20-2. Tratamiento farmacológico

	Fármaco	Dosis v.o.
Anticolinérgico	Oxibutinina	5 mg/8 h
	Flavoxato	100-200 mg/12 h
Antidepresivos tricíclicos*	Amitriptilina	25 mg/24 h
	Imipramina	25 mg/ 24 h (dosis máxima 50 mg/24h)
Agonista del receptor β_3-adrenérgico	Mirabegrón	50 mg/24 h

*Sobre todo en incontinencia de esfuerzo, por su capacidad para suprimir las contracciones vesicales y aumentar la presión uretral. Dosis nocturna. v.o.: vía oral.

Las causas de la obstrucción del tracto urinario superior más frecuentes son las producidas por la obstrucción intrínseca pieloureteral secundaria a tumores primarios o secundarios, estenosis ureteral secundaria a radioterapia y cirugía. También las producidas por la obstrucción extrínseca ureteropiélica por afectación adenopática de tumores urológicos, infiltración tumoral ureteral por carcinoma de vejiga, cérvix uterino, ovario, colon o por adenopatías retroperitoneales. La fibrosis retroperitoneal secundaria a tratamientos (por radioterapia, quimioterapia o tras cirugía) representa otra causa de obstrucción del tracto urinario.

Las causas de obstrucción del tracto urinario inferior más frecuentes son las secundarias a patologías benignas, como la hiperplasia de próstata, estenosis congénitas o impactación fecal. En el paciente oncológico, la etiología más frecuente es la propia neoplasia, ya sea por infiltración del tumor o por compresión uretral.

Otras causas son debidas a efectos secundarios de los tratamientos, como radioterapia pélvica previa, bloqueos nerviosos, resecciones transureterales o cirugía previa. La retención aguda de orina también puede favorecerse por el empleo de fármacos como: opioides, anticolinérgicos, antieméticos, antiarrítmicos, neurolépticos y antidepresivos tricíclicos, etcétera.

La retención aguda de orina puede ser secundaria a patologías del sistema nervioso central y periférico (por ejemplo, metástasis cerebrales o compresión medular) que causen disfunción vesical (hipo o atonía) y disinergia del músculo detrusor.

Clínica

Depende de la causa y localización, de su presentación (aguda o crónica) y del grado de obstrucción:

- *En la obstrucción del tacto urinario superior,* si la obstrucción es aguda, puede existir dolor en la fosa renal ipsilateral, que puede irradiarse hacia los genitales, además de una disminución del calibre del flujo urinario, pudiendo acompañarse, o no, de síndrome miccional. Si la obstrucción se produce de forma crónica, la sintomatología será insidiosa y dependerá también del grado de afectación de la función renal.
- *En la obstrucción del tracto urinario inferior,* si se produce de forma aguda con retención aguda de orina, existirá dolor hipogástrico, con necesidad de micción y dificultad para la misma, con posible desarrollo de globo vesical. Si la forma de presentación es crónica, el paciente refiere dificultad para iniciar la micción, disminución de la fuerza y calibre del chorro y clínica similar a la del síndrome miccional (tenesmo vesical, polaquiuria e incontinencia por rebosamiento). Si la obstrucción es completa, existe anuria.

Diagnóstico

En la anamnesis, se recogerá el antecedente de disminución de la diuresis, anuria o incontinencia. En la exploración, se puede palpar una masa en la región hipogástrica sugestiva de globo vesical en la obstrucción inferior. Se debe solicitar un estudio analítico para evaluar la función renal y los iones. La prueba de imagen de elección será la ecografía abdominal. La técnica a pie de cama es rápida y segura, y ayuda a valorar la existencia de una retención aguda de orina, el grado de hidronefrosis o la estimación del volumen vesical. Además, permite comprobar la correcta colocación de una sonda.

Para demostrar un globo vesical mediante ecografía, se colocará al paciente en decúbito supino, utilizando el transductor *convex* posicionado proximalmente a la sínfisis púbica, se evaluará la vejiga en un plano longitudinal y transversal. Mediante la determinación de tres medidas (diámetro transversal, diámetro longitudinal y diámetro anteroposterior), se podrá calcular el volumen de orina. Si el volumen estimado es igual o mayor de 500-600 mL, se recomienda valorar el sondaje vesical (v. **Cap. 16**), donde se describe de forma detallada la técnica ecográfica e imágenes demostrativa de ecografía urológica.

El uso de tomografía computarizada (TC) ofrece información del grado de obstrucción y la existencia o no de masas retroperitoneales.

Otras pruebas diagnósticas como la urografía intravenosa o la cistoscopia con toma de biopsia (en caso de necesidad de muestra histológica), por lo general, no están indicadas en el paciente oncológico en situación avanzada.

Tratamiento

- En una *obstrucción del tracto urinario superior*, en un paciente en situación de últimos días, se priorizará el tratamiento para el control de síntomas (dolor, *delirium*, prurito secundario a la uremia, etc.). Si el paciente mantiene un estado funcional adecuado, la actitud será aquella que mejore su calidad de vida, pudiéndose valorar la derivación interna (catéter doble J) o derivación externa (nefrostomía percutánea).
- En una *obstrucción del tracto urinario inferior*, se realizará un sondaje uretral, que también puede estar indicado en situación de últimos días si el paciente se encontrase inquieto o

agitado y su causa pudiese ser una retención de orina (dolor que suele ser difícil de valorar por el grado de conciencia alterado, mejorando este tras la sonda vesical por descompresión de la cavidad vesical). En caso de no ser posible el sondaje uretral, se puede valorar la cistostomía percutánea suprapúbica.

> ! • La causa más frecuente de insuficiencia renal aguda reversible es la retención aguda de orina (RAO). En el paciente oncológico en situación avanzada, puede ocasionar inquietud e incluso *delirium* (valorar el sondaje vesical).
> • El diagnóstico es clínico, siendo la ecografía en el punto de atención la prueba de imagen de elección.

FÍSTULAS URINARIAS

Las fístulas son comunicaciones anormales entre dos vísceras huecas o entre una víscera y la superficie corporal.

Se entiende por fístulas urinarias la comunicación anómala de las vías urinarias a cualquiera de sus niveles con otras estructuras. Las más frecuentes son por la comunicación anormal entre la vejiga y el tracto digestivo (fístula enterovesical) y entre la vejiga y la vagina (fístula vesicovaginal).

Son frecuentes en pacientes con cáncer en estadio avanzado y ocasionan grandes molestias, gran impacto en su calidad de vida y gran morbilidad.

Se pueden clasificar en fístulas simples o complejas. Las fístulas simples son fístulas únicas, < 4 cm, sin afectación de los esfínteres, con mínima pérdida tisular y por lo general con un buen pronóstico. Las fístulas complejas son fístulas múltiples > 4 cm, con afectación de los esfínteres y extensa pérdida tisular y con un pronóstico incierto. Son fístulas complejas las asociadas a radioterapia o a tumores recidivantes.

Etiología

Pueden aparecer como progresión de la enfermedad con infiltración directa de las estructuras urinarias por el tumor (cáncer ginecológico, más frecuente de cérvix; o cáncer del tubo digestivo, más frecuente de colon), complicación de una cirugía pélvica previa (más frecuente tras histerectomía o por dehiscencia de suturas intestinales) o tras tratamiento radioterápico, quimioterápico o por combinación de todas estas terapias.

Diagnóstico

En las fístulas enterovesicales, el síntoma fundamental es la presencia de material fecal en la orina (fecaluria) y la emisión de gas por la orina (neumaturia), con orinas malolientes. Son una causa de infecciones urinarias de repetición. La comprobación de salida de heces por vagina o vejiga es diagnóstico de fístula enterovaginal o enterovesical. También puede apoyar el diagnóstico la instilación de azul de metileno a través de vejiga o recto.

Las fístulas vesicovaginales se caracterizan por la salida continua de orina desde la vejiga hacia la vagina.

Debe realizarse un diagnóstico diferencial con la incontinencia uretral completa, como se comentó anteriormente en la incontinencia urinaria.

El cistograma y la ureterografía retrógrada son útiles en el diagnóstico de fístulas vesicovaginales.

Los estudios radiológicos más habituales, como la TC o la resonancia magnética, pueden servir para visualizar el trayecto fistuloso, al igual que la cistoscopia o la rectocolonoscopia, eligiendo una u otra prueba dependiendo de las condiciones generales del paciente (**Figs. 20-1A** y **20-1B**).

Tratamiento

Las fístulas producen gran impacto emocional en el paciente, que además van asociados a una gran morbimortalidad.

El objetivo del tratamiento será contener el fluido de la fístula, disminuir el olor y proteger la piel genital o perifistular, y, ante todo, mejorar el confort y la calidad de vida del paciente:

• Hay que valorar el uso de antibióticos en episodios infecciosos y el sondaje vesical, con el fin de impedir disminuir la

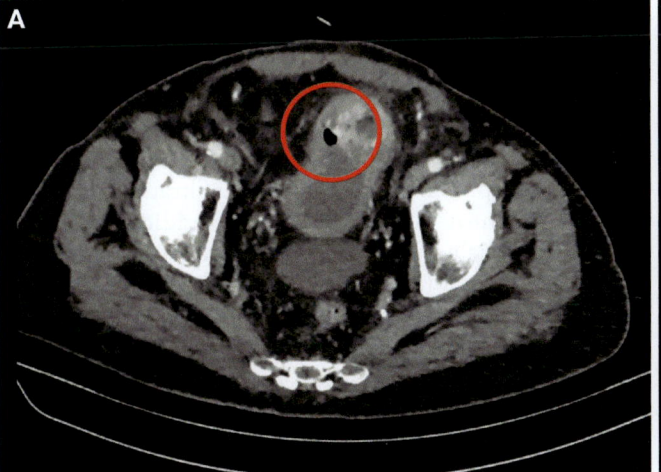
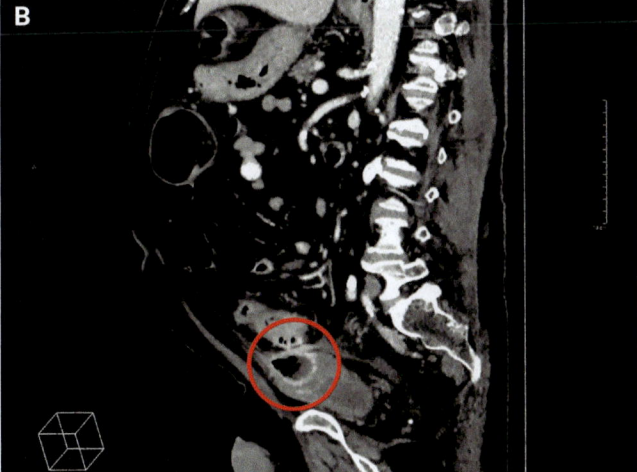

Figura 20-1. Tomografía computarizada de abdomen. **A)** Corte transversal. **B)** Corte longitudinal. Se observa la presencia de fístula enterovesical (comunicación entre colon y vejiga). Se observa además líquido libre y aumento de atenuación de la grasa adyacente

fuga de orina por la fístula. En ocasiones, hay que recurrir a la nefrostomía bilateral. En fístulas de pequeño tamaño (de hasta 2-3 mm de diámetro), el cateterismo prolongado de la vejiga o del uréter puede dar lugar al cierre espontáneo de la fístula.

- Las fístulas simples pueden cicatrizar bajo tratamiento conservador, pero las complejas o de gran tamaño requerirán abordaje quirúrgico. Si es posible y si las condiciones del paciente son adecuadas, el tratamiento óptimo sería la reparación quirúrgica, aunque rara vez está indicado en pacientes terminales.
- Si las condiciones del paciente no fuesen lo suficientemente estables para la cirugía de reparación, se podría valorar realizar una cirugía desfuncionalizante mediante colostomía distal en caso de fístulas enterovesicales o enterovaginales, o mediante derivación urinaria/nefrostomía bilateral en caso de fístulas vesicovaginales, que podrían aliviar en ambos casos el problema.
- Ante la imposibilidad de tratamiento quirúrgico, se puede administrar como tratamiento paliativo octreotida 0,1-0,3 mg/8-24 h s.c. (se aconseja, si es posible, una administración diaria, máximo 0,9 mg/24 h). Este fármaco, al ser un potente antisecretor, ayuda además en el dolor por oclusión intestinal.
- Es importante realizar una protección cuidadosa de la piel usando cremas de barrera que formen una membrana protectora, así como disminuir el olor, dado que es un síntoma muy molesto para el paciente, que lo aísla socialmente. El uso de metronidazol en solución puede ayudar a reducir el olor procedente de infecciones.

> **!**
> - Las fístulas enterovesicales y vesicovaginales afectan de forma muy importante a la calidad de vida del paciente y pueden complicar el curso de la enfermedad en pacientes con cáncer.
> - Pueden ser resultados de la radioterapia, infiltración tumoral o complicaciones de la cirugía pélvica. Contener el fluido de la fístula, disminuir el olor y proteger la piel perifistular son los objetivos del tratamiento.

INFECCIONES DEL TRACTO URINARIO

Los pacientes con cáncer son más susceptibles a presentar infecciones urinarias, debido a la inmunodepresión secundaria a la propia enfermedad o a los tratamientos recibidos. Además, son también factores de riesgo la deshidratación, la disfunción vesical (vejiga neurógena o patología obstructiva), el sondaje vesical, la vaginitis atrófica, los cálculos renales, la diabetes *mellitus* o la presencia de fístula vesical.

Los patógenos aislados más frecuentemente en esta población son: *Escherichia coli* sp. y especies de *Proteus* sp., *Enterobacter* sp., *Pseudomonas* sp. *y Candida* sp.

Clínica

Es variable y está compuesta por disuria, incontinencia, retención urinaria, hematuria, dolor suprapúbico, dolor lumbar, fiebre, confusión.

Diagnóstico

El diagnóstico clínico junto con el análisis de orina será suficiente para el inicio del tratamiento. Es recomendable obtener una muestra de orina para cultivo y antibiograma.

Tratamiento

Como recomendaciones generales, debe estimularse la ingesta de líquidos, evitar sondajes innecesarios y retirar el dispositivo precozmente cuando sea posible y evitar excesiva manipulación de la sonda o de las bolsas colectoras. Si el paciente necesita mantener de forma permanente un sondaje vesical y presenta infección urinaria, se recomienda el recambio de sonda junto con tratamiento antibiótico (v. **Cap. 27**).

> El mejor tratamiento para la infección urinaria es su prevención.

HEMATURIA

Es la presencia de sangre en la orina, indicando sangrado en algún punto del tracto urinario. Se clasifica en microscópica (> 3 hematíes/campo) o macroscópica (> 5.000/uL). La hematuria es un frecuente síntoma de presentación de enfermedades urológicas, como la patología tumoral urotelial. Representa un motivo frecuente de consulta, hasta un 5 % de los pacientes oncológicos consultan en urgencias por hematuria, especialmente si es franca y con coágulos, con mayor riesgo de provocar obstrucción urinaria.

También puede ser secundaria a la infiltración del aparato urinario por neoplasias de órganos vecinos, infecciones, litiasis, radioterapia, efectos secundarios de medicamentos o quimioterapia, y alteraciones en la coagulación, entre otras.

> La hematuria macroscópica es el síntoma de presentación hasta en el 85 % de los pacientes con cáncer de vejiga y en el 40 % con carcinoma renal.

Etiología

- Afectación tumoral prostática, vesical, renal o de urotelio superior (primaria, metastásica o infiltrativa).
- Tratamientos oncológicos: cistitis rádica (secundaria a radioterapia previa de tumores vesicales, próstata o cérvix) o cistitis hemorrágica (fundamentalmente por ciclofosfamida). Se comentan más extensamente más adelante.
- Diátesis hemorrágica por anticoagulantes orales y antiagregantes, que provoquen alteraciones de la hemostasia.
- Otras etiologías no relacionadas con patología tumoral: nefropatías (lupus eritematoso sistémico, hemoglobinuria paroxística nocturna, vasculitis, glomerulonefritis), litiasis renal, infecciones bacterianas, víricas y fúngicas, o traumatismos.

> **!** • La hematuria es una forma de presentación frecuente de enfermedad oncológica urológica.
> • En patología urológica paliativa, la causa más común de hematuria relacionada con el cáncer es el cáncer de vejiga avanzado inoperable.

Diagnóstico

En la historia clínica se recogerán los antecedentes urológicos o ginecológicos, medicación (uso de anticoagulantes, antiagregantes, AINE), radioterapia o quimioterapia previa, síndrome constitucional acompañante y síntomas asociados (fiebre, dolor, disuria, edemas periféricos, hipertensión, etcétera).

Es importante llevar a cabo una correcta exploración física, sin olvidar el examen de genitales y el tacto rectal en varones para la valoración de la próstata (recordar que el tacto rectal por sí mismo, aunque se trate de una próstata no patológica, puede alterar el valor del antígeno prostático específico).

Se debe solicitar un análisis sistemático, sedimento de orina y analítica de sangre con estudio de coagulación, para conocer si existen datos que sugieran causa infecciosa, existencia de coagulopatía, alteración de la función renal y repercusión hematimétrica.

Se valorará la realización de pruebas de imagen (ecografía o uro-TC) y/o cistoscopia.

Tratamiento

La hematuria en el paciente oncológico es de difícil manejo y conlleva una importante repercusión en su calidad de vida. El abordaje terapéutico dependerá del origen y la etiología del sangrado, la repercusión hemodinámica, el grado de obstrucción urinaria que provoque y la situación clínica del paciente y su pronóstico vital.

Inicialmente, se emplean medidas generales. Si la hematuria persiste, pueden valorarse medidas más específicas, como radioterapia hemostática, embolización o incluso cirugía. En caso de que estas no sean eficaces o, por las circunstancias del paciente, no sean las más apropiadas, se llevará a cabo un manejo más conservador con el objetivo principal del control sintomático.

> **!** La importancia del manejo de la hematuria es la prevención de complicaciones. Además de anemia, pueden provocar obstrucción de la vía urinaria por coágulos y por ende insuficiencia renal aguda posrenal.

Medidas generales

Es importante conocer si el paciente recibe tratamiento con AINE, antiagregantes, anticoagulantes o quimioterápicos, para valorar su retirada. En pacientes anticoagulados con hematuria franca, debe valorarse la reversión de su efecto.

Se recomienda una correcta hidratación con ingesta superior a 2.000 cc de agua al día, para forzar la diuresis. Si existe síndrome miccional acompañante, estaría indicado añadir tratamiento antimicrobiano, preferiblemente previa toma de urocultivo.

Si existen coágulos en la vejiga que estén provocando problemas obstructivos, lo que puede provocar episodios de dolor irruptivo, está indicado el sondaje urinario de tres vías con lavado vesical continuo, empleando suero fisiológico hasta que la orina salga limpia. Si no es posible realizar un lavado continuo, puede ser necesario hacer lavados manuales con suero fisiológico al 0,9 %, empleando una jeringa de 50 mL, hasta conseguir la desobstrucción. En presencia de coágulos, no estaría indicada la colocación de un catéter suprapúbico, dado que su diámetro no sería suficiente para poder realizar lavados y, por tanto, se podría obstruir fácilmente.

Si la hematuria está produciendo repercusión hemodinámica y hematimétrica, deben considerarse medidas de soporte y transfusión sanguínea, dependiendo de la situación y el pronóstico del paciente.

Se pueden utilizar fármacos antifibrinolíticos como el ácido tranexámico (500 mg/8 h) v.o., i.v. o s.c. Como inconveniente, estos fármacos pueden favorecer la formación de coágulos, empeorando el dolor espasmódico, y puede requerir incluso irrigación mediante cistoscopia para la retirada de los coágulos duros que pueden formar. Ante situación de últimos días, se valoraría el riesgo de retención por coágulos frente a continuar con hematuria franca.

Los antiespasmódicos urinarios, como oxibutina o tolteridina, pueden ofrecer un control sintomático.

Medidas específicas

La radioterapia hipofraccionada como tratamiento de la hematuria macroscópica causada por el cáncer avanzado genitourinario, independientemente del sitio del tumor primario, tiene buena respuesta, llegando a controlar la hematuria en más del 75 % de los casos, reduciendo la demanda de transfusión sanguínea. Las dosis más altas pueden reducir en gran medida el volumen del tumor y prolongar el efecto hemostático, pero se prefieren los regímenes de fraccionamiento cortos, que logran similares resultados terapéuticos y se evitan las visitas al hospital o las hospitalizaciones prolongadas, mejorando así la calidad de vida del paciente.

> Existe mayor evidencia de tratamiento hemostático de la radioterapia paliativa en el cáncer vesical, pero independientemente del tipo de tumor primario, la radioterapia paliativa ha demostrado ser muy eficaz.

La *embolización selectiva mediante radiología intervencionista* también es una técnica cada vez más empleada en el tratamiento de hematuria en el paciente con patología oncológica urogenital. Los procedimientos de embolización arterial en la zona renal se realizan principalmente para el tratamiento paliativo de tumores parenquimatosos. La embolización paliativa en tumores renales malignos como el carcinoma de células claras, además del control de la hematuria, puede aliviar síntomas como el dolor lumbar resistente a analgésicos u otros síntomas menos frecuentes, como la hipertensión arterial, hipercalcemia y policitemia. La embolización se centraría principalmente en las arterias que irrigan el tumor.

Por otra parte, en la zona vesical, la embolización transcatéter superselectiva de las arterias vesicales es un procedimiento mínimamente invasivo que permite un control inmediato de la hemorragia si las medidas conservadoras previas han fracasado (**Figs. 20-2A** y **20-2B**).

La terapia con *oxígeno hiperbárico* ha demostrado una tasa de respuesta completa de alrededor del 75 % en hematuria secundaria a cistitis por radiación y cistitis hemorrágica inducida por quimioterapia.

El inicio del tratamiento temprano (< 6 meses de hematuria) presenta una mayor tasa de éxito del tratamiento, disminuyendo el número de sesiones requeridas.

Es un tratamiento bien tolerado por los pacientes y sin efectos adversos significativos. Su mayor desventaja es su costo, su baja disponibilidad y la necesidad de múltiples sesiones.

El *uso de adrenalina tópica* se considera otra opción, aunque hay pocas referencias bibliográficas de su uso.

En los casos refractarios, se debe valorar el *tratamiento intravesical* con sales de aluminio, formalina o de prostaglandinas (prostaglandinas F2 alfa), con evidencia limitada.

Medidas más agresivas

La *derivación urinaria* puede ser una opción de tratamiento, al excluir la vejiga del tracto urinario, menos agresiva pero menos eficaz que la cirugía. Previene el contacto de la mucosa de la vejiga con la urocinasa de la orina, por lo que la hemorragia disminuye.

Como último recurso, se puede plantear la *cirugía*. La resección transuretral o la cistectomía paliativa con derivación urinaria en el cáncer vesical avanzado sigue siendo el tratamiento más efectivo, pero es la última opción debido a los altos riesgos de morbilidad y mortalidad por la situación del paciente.

> **!** La embolización arterial percutánea es una técnica eficaz para el tratamiento paliativo de la hematuria en pacientes con enfermedad avanzada en los que los tratamientos curativos no son posibles por el estado general, la esperanza de vida o el estado tumoral. Ha mostrado mejorar la supervivencia varios meses y está indicada en casos refractarios de hematuria, teniendo en cuenta la situación clínica y el pronóstico del paciente.

CISTITIS HEMORRÁGICA

La cistitis hemorrágica se define como el sangrado difuso de la mucosa de la vejiga y puede deberse a varias causas. La radioterapia sobre la vejiga para el tratamiento de tumores de estructuras pélvicas (cistitis rádica o actínica) o el tratamiento con quimioterápicos como ciclofosfamida o ifosfamida son las causas más comunes.

Aproximadamente un 20 % de los pacientes que reciben radioterapia en la zona pélvica pueden presentar esta complicación. La probabilidad es mayor en los varones, ya que el cáncer de próstata es uno de los tumores malignos más prevalentes localizado en la zona pélvica que recibe radiación. En las mujeres, el cáncer de útero representa la causa más frecuente de esta complicación.

Normalmente aparece durante un período autolimitado, y no suele durar más de 3 meses. Sin embargo, pueden aparecer síntomas en una etapa más tardía (a partir de los 6 meses y hasta décadas después de haber recibido el tratamiento radioterápico). El efecto de la radiación sobre la pared vesical produce isquemia, que ocasiona hiperplasia, oclusión y fibrosis perivascular. La lesión muscular también termina produciendo fibrosis y disminución de la capacidad y compliancia vesical, pudiendo provocar reflujo vesicoureteral e hidronefrosis. Todas estas alteraciones aumentan el riesgo de ulceraciones de la mucosa vesical e incluso perforación vesical y fístulas.

> **!**
> - Los avances tecnológicos en la radioterapia se han traducido en una mayor eficacia del tratamiento, con una reducción significativa de los efectos secundarios, como la cistitis hemorrágica.
> - El riesgo de cistitis hemorrágica aumenta con dosis más altas de radiación (> 70 grais) y áreas de tratamiento más grandes. Es importante la protección de los campos de irradiación para prevenir su aparición.
> - La cistitis hemorrágica posradiación es una entidad poco frecuente, pero se debe tener presente.

La ciclofosfamida produce hematuria hasta en el 65-70 % de los pacientes en tratamiento. Suele aparecer a las pocas

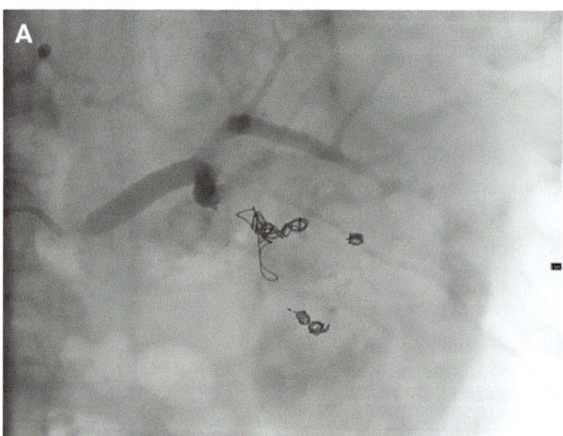
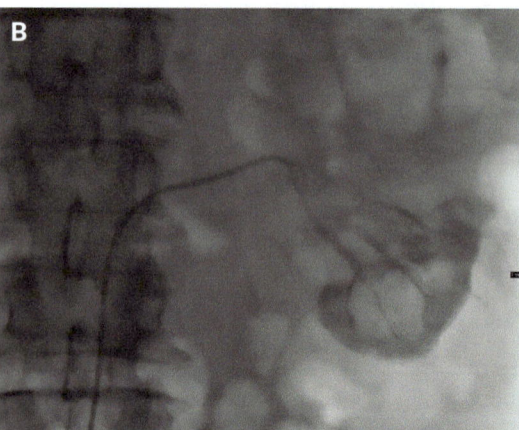

Figura 20-2. Imagen de embolización renal realizada sobre un paciente con cáncer renal. **A)** Imagen pretratamiento. Se objetiva la irrigación de la rama cateterizada. **B)** Imagen postratamiento. Se objetivan los *coils* (dispositivos metálicos) colocados con ausencia de flujo distal, demostrando una técnica exitosa.

horas o días tras el tratamiento (remitiendo a los pocos días de la interrupción del fármaco), aunque puede aparecer años más tarde.

 La medida más importante es su prevención. Siempre que se empleen estos fármacos, debe prevenirse la cistitis hemorrágica mediante una hidratación adecuada y administración intravenosa de mesna (sal sódica del ácido 2-mercapto-etanosulfónico), que inactiva los metabolitos tóxicos de estos fármacos (en nebulización, se administra como mucolítico en asma, enfermedad pulmonar obstructiva crónica y fibrosis quística).

Clínica

La clínica habitual en una fase inicial puede ser similar a la de otras causas de cistitis (síndrome miccional caracterizado por disuria, polaquiuria, urgencia miccional, tenesmo +/- incontinencia). Puede acompañarse de hematuria, de intensidad variable, y producir coágulos con posibilidad de retención urinaria y fracaso renal obstructivo secundario.

Diagnóstico

El diagnóstico es inicialmente clínico. Se debe realizar el diagnóstico diferencial con otras causas de hematuria:

- Cistitis bacteriana: en la cistitis rádica, no existe fiebre y el sedimento de orina no es compatible con infección urinaria; sin embargo, pueden coexistir los dos procesos exacerbando la hematuria. Hay que valorar la solicitud de sistemático de orina y urocultivo.
- Espasmo vesical: en la cistitis rádica, el dolor se mantiene durante la micción, y en el espasmo, el dolor solo se produce al inicio de la micción.
- Urolitiasis (también puede asociarse).
- Diátesis hemorrágica producida por fármacos (anticoagulantes o inducido por quimioterapia).
- Hematuria secundaria a procedimientos recientes del tracto urológico.

La cistoscopia es la prueba que proporciona el diagnóstico definitivo en caso de visualizar la presencia de eritema, edema y atrofia de la mucosa vesical, así como telangiectasias, úlceras sangrantes o fibrosis. En situaciones más graves, puede encontrarse necrosis y fistulización. Si existen dudas, puede ser necesaria la realización de una biopsia, teniendo en cuenta el mayor riesgo de perforación.

Tratamiento

En la mayoría de los casos, el tratamiento es conservador, dirigido al control sintomático, mediante las medidas que se detallan a continuación.

Medidas generales

- Es importante garantizar una correcta hidratación.
- Puede ser preciso el lavado vesical continuo.
- Debe valorarse el estado hemodinámico del paciente y la necesidad de soporte transfusional.
- Como tratamiento farmacológico, pueden emplearse antiespasmódicos (oxibutina o tolteridina o hioscina) y antidepresivos tricíclicos (amitriptilina).

Medidas específicas

Como se ha comentado anteriormente, la terapia con oxígeno hiperbárico, la intervención radiológica (embolización selectiva), la derivación urinaria o la cirugía mediante la cistectomía son otras de las opciones con mayor tasa de éxito. La cirugía puede ser valorada en función de la situación del paciente y el pronóstico vital, aunque es una opción poco factible en el paciente oncológico paliativo.

Otras medidas

Puede valorarse el uso de ácido hialurónico intravesical, por el efecto favorable en la impermeabilidad y la protección de la mucosa (repone temporalmente la capa de mucopolisacáridos interna de la vejiga y estimula la reposición del colágeno y del urotelio). Es considerado un tratamiento eficaz, con poca toxicidad y bien tolerado.

Otros tratamientos menos contrastados, que se pueden utilizar en casos refractarios, son la instilación intravesical con sales de aluminio, formalina o prostaglandinas, y el tratamiento sistémico con estrógenos conjugados, pentosán polisulfato o pentoxifilina.

 PUNTOS CLAVE

- Los síntomas genitourinarios son relativamente frecuentes en el paciente oncológico. Los más comunes son el tenesmo vesical, la infección urinaria, la uropatía obstructiva y la hematuria.
- La etiología más frecuente es la propia progresión de la enfermedad o los tratamientos recibidos (radioterapia, quimioterapia).
- Aumentan la morbilidad y mortalidad del paciente, siendo importante su identificación para ofrecer el tratamiento que mejor se adapte a las condiciones de cada uno.

- Son un motivo frecuente de consulta en urgencias. Aunque en la mayoría de las ocasiones no ponen en peligro la vida del paciente, afectan a su calidad de vida, así como a la de familiares y cuidadores.
- En el tratamiento, será siempre prioritario buscar el confort del paciente.

BIBLIOGRAFÍA

Abt D, Bywater M, Engeler DS, Schmid HP. Therapeutic options for intractable hematuria in advanced bladder cancer. Int J Urol. 2013;20:651-60.

Alesawi AM, El-Hakim A, Zorn KC, Saad F. Radiation-induced hemorrhagic cystitis. Curr Opin Support Palliat Care. 2014;8:235-40.

Dirix P, Vingerhoedt S, Joniau S, Van Cleynenbreugel B, Haustermans K. Hypofractionated palliative radiotherapy for bladder cancer. Support Care Cancer. 2016;24:181-6.

Doughty D. Principles of fistula and stoma management. En: Berger AM, Pórtenos RK, Weissmann DE, eds. Principles and practice of palliative care and supportive oncology. 2ª ed. Philadelphia: Lippincott Williams and Wilkins; 2004. p. 344-55.

Galeazzi V, Rivas B, Del Barco E. Urgencias urológicas. En: Rodríguez Sánchez CA, Cruz Hernández JJ, Ruiz Martín MI, eds. Manual de urgencias en oncología 2011. Madrid: Luzan; 2011.

Grasa V, Lainez N, Villafranca E. Manejo urgente de las complicaciones urológicas en el paciente tumoral. An Sist Sanit Navar. 2004;27:125-35.

Harris DG, Noble SI. Management of terminal hemorrhage in patients with advanced cancer: A systematic literature review. J Pain Symptom Manage. 2009;38:913-27.

Hemieu, Boccon-Gibbod. Fístulas vesicales. En: Lenoble M, Horay P. Enciclopedia médico-quirúrgica. Urología. París: Editions Scientifiques et Médicales Elsevier; 2002. 18-215-A-10.

Johnson EK, Klotz AD, Vaze AA, Grasso V. Nephrologic and urologic emergencies. En: Escalante CP, Yeung SJ, eds. Holland-Frei Oncologic Emergencies. B.C. Decker; 2004. p. 280-99.

Keane PF, O'Kane HF. Urological emergencies in the cancer patient—diagnosis and treatment. EJC Suppl. 2007;5:339-49.

Liberman D, McCormack M. Renal and urologic problems: management of ureteric obstruction. Curr Opin Support Palliat Care. 2012;6:316-21.

Liem X, Saad F, Delouya G. A Practical Approach to the Management of Radiation-Induced Hemorrhagic Cystitis. Drugs. 2015;75:1471-82.

Lipe DN, Mann PB, Babakhanlou R, Cruz Carreras MT, Guido Hita A, Wattana MW. Evaluation and Management of Genitourinary Emergencies in Patients with Cancer. Emerg Med Int. 2021;2021:4511968.

Madhuvrata P, Cody JD, Ellis G, Herbison GP, Hay-Smith EJC. Which anticholinergic drug for overactive bladder symptoms in adults. Cochrane Database Syst Rev. 2012:CD005429.

Martínez-Rodríguez R, Arenal Calama J, Buisan Rueda O, González Satue C, Sánchez Macáas J, Arroz Fabregas M, et al. Practical treatment approach of radiation induced cystitis. Actas Urol Esp. 2010;34:603-9.

Matz EL, Hsieh MH. Review of Advances in Uroprotective Agents for Cyclophosphamide and Ifosfamide induced hemorrhagic cystitis. Urology. 2017;100:16-19.

Mohan S, Kumar S, Dubey D, Phadke RV, Baijal SS, Kathuria M. Superselective vesical artery embolization in the management of intractable hematuria secondary to hemorrhagic cystitis. World J Urol. 2019;37:2175-82.

Muller A, Rouvière O. Renal artery embolization—indications, technical approaches and outcomes. Nat Rev Nephrol. 2015;11:288-301.

Norman RW, Bailly G. Genitourinary problems in palliative medicine. En: Doyle D, Hanks GWC, Cherny N, Calman K, eds. Oxford Textbook of Palliative Medicina. 3ª ed. Oxford University Press; 2003.

Nuhn P, Thüroff J. Radiation-induced hemorrhagic cystitis-possible treatment options. Urologie. 2022;61:614-21.

Ogita M, Kawamori J, Yamashita H, Nakagawa K. Palliative radiotherapy for gross hematuria in patients with advanced cancer. Sci Rep. 2021;11:9533.

Ortega Morell A, Ruiz Serrato A, Almodóvar Pulido MC, Fernández Romero R. Empleo de adrenalina tópica en hematuria persistente por neoplasia vesical-infiltrante. Medicina Paliativa. 2016;23:207-9.

Oscarsson N, Müller B, Rosén A, Lodding P, Mölne J, Giglio D, et al. Radiatio induced cystitis treated with hyperbaric oxygen therapy (RICH-ART): a randomized, controlled, phase 2-3 trial. Lancet Oncol. 2019;20:1602-14.

Penson R, Gallagher J, Gioiella M, Wallace M, Borden K, Duska LA, et al. Sexuality and cancer: conversation comfort zona. Oncologist. 2000;5:335-44.

Porta Sales J, Gómez Baiste X, Turca Rodríguez A. Manual control de síntomas en pacientes con cáncer avanzado y terminal. 3ª ed. Institut Català d'Oncologia; 2013. p. 175-6.

Pozzi Mucelli F, Pozzi Mucelli RA, Marrocchio C, Tollot S, Cova MA. Endovascular Interventional Radiology of the Urogenital Tract. Medicina. 2021;57:278.

Prommer E. Management of bleeding in the terminally ill patient. Hematology. 2005;10:167-75.

Rodríguez-Patrón Rodríguez R, Sanz Mayayo E, Gómez García I, Blázquez Sánchez J, Sánchez Corral J, Briones Mardones G, et al. Hypogastric artera embolization as a paliativo treatment for bleeding secondary to intratable bladder or prostate disease. Arch Esp Urol. 2003;56:111-8.

Shao Y, Lu GL, Shen ZJ. Comparison of intravesical hyaluronic acid instillation and hyperbaric oxygen in the treatment of radiation-induced hemorrhagic cystitis. BJU Int. 2012;109:691-4.

Shinjo T, Kondo Y, Harada K, Yamazaki J, Okada M. Treatment of malignant enterovesical fistula with octreotide. J Palliat Med. 2009;12:965-7.

Smit SG, Heyns CF. Management of radiation cystitis. Nat Rev Urol. 2010;7:206-14.

Sood R, Mancinetti M, Betticher D, Cantin B, Ebneter A. Management of bleeding in palliative care patients in the general internal medicine ward: a systematic review. Ann Med Surg. 2020;50:14-23.

Walton A. Managing Overactive Bladder Symptoms in a Palliative Care Setting. J Palliat Med. 2014;17:118-21.

Zhang H, Hojo H, Parshuram Raturi V, Nakamura N, Nakamura M, Okumura M, et al. Palliative Radiation Therapy for Macroscopic Hematuria Caused by Urothelial Cancer. Palliat Med Rep. 2020;1:201-7.

Manejo de síntomas neurológicos y psiquiátricos

21

E. Sifuentes Díaz y C. M. Ochoa Delgado

OBJETIVOS

- Definir y reconocer una crisis convulsiva, sus principales causas y su abordaje en pacientes en cuidados paliativos.
- Analizar y comparar las diferentes opciones terapéuticas, tanto del manejo de la crisis convulsiva como del tratamiento de base.
- Identificar y definir el *delirium*, así como las situaciones de riesgo elevado de desarrollarlo; valorar la importancia de su reconocimiento y del tratamiento precoz en pacientes en cuidados paliativos.
- Destacar la importancia del diagnóstico y el abordaje oportuno de la depresión y la ansiedad en pacientes en cuidados paliativos.
- Detectar a los pacientes en cuidados paliativos con riesgo elevado de desarrollar depresión y ansiedad, y las principales causas que pueden ocasionarlas.
- Proporcionar un tratamiento individualizado de la depresión y la ansiedad en pacientes en situación paliativa.
- Llegar a la causa o causas que estén ocasionando insomnio en pacientes en cuidados paliativos y conocer las opciones farmacológicas y no farmacológicas para manejarlo idóneamente.

CONVULSIONES

La convulsión es un síntoma neurológico frecuente en el ámbito de los cuidados paliativos, sobre todo en los últimos días de vida, en la mayoría de los casos, como consecuencia de metástasis cerebrales u otras lesiones neurológicas agudas.

Una crisis convulsiva es una alteración abrupta y transitoria de la actividad cortical eléctrica manifestada clínicamente por un cambio en la conciencia, un síntoma motor, sensorial y/o conductual.

Epidemiología

Su incidencia es muy variable. Según la enfermedad de base y evolución, las convulsiones en el contexto de cuidados paliativos pueden ocurrir en alrededor del 15 % de los casos. Un 25-50 % de los pacientes que presentan metástasis cerebrales desarrollan una crisis convulsiva. En aquellos con tumores cerebrales primarios, el 20-45 % presentará convulsiones en el momento del diagnóstico, porcentaje que se incrementará con la progresión de la neoplasia.

Es interesante notar qué tumores cerebrales primarios de crecimiento lento, como el oligodendroglioma y el astrocitoma de bajo grado, tienden a presentarse más a menudo con convulsiones, con una prevalencia del 70-100 %, a diferencia del glioblastoma, más agresivo, con una prevalencia del 10-20 %.

Etiología

Aunque los tumores del sistema nervioso central (SNC), tanto primarios como secundarios, son la causa más frecuente de convulsiones en los pacientes con enfermedad oncológica, un porcentaje importante es debido a otras causas potencialmente reversibles de manera inmediata, como alteraciones bioquímicas y tóxicas, de ahí la importancia de identificarlas y abordarlas oportunamente (Tabla 21-1).

Diagnóstico y clasificación

La anamnesis del episodio convulsivo (descripción minuciosa que ayude a diferenciarlo de mioclonías o hipercinesias y a la identificación de posibles desencadenantes) y la exploración física detallada, junto con los antecedentes de la historia oncológica, suelen ser suficientes para el diagnóstico.

El estudio debe completarse con las siguientes pruebas complementarias, siempre orientadas por la historia clínica:

- Glucemia capilar y análisis de sangre: hemograma, coagulación, bioquímica con ionograma, función renal y hepática y gasometría. Asimismo, se debe valorar en algunos casos los niveles plasmáticos de anticonvulsivantes, en caso de que el paciente los esté tomando.

- Examen de orina, incluyendo en algunos casos tóxicos/drogas.
- Tomografía computarizada o resonancia magnética craneal: para determinar la presencia de metástasis, evento cerebrovascular o hemorrágico, etcétera.
- Es recomendable la realización de un electroencefalograma tras el primer episodio, así como valorar el examen del líquido cefalorraquídeo si no hay lesiones radiológicas ni causas metabólicas (descartar la patología infecciosa y/o la carcinomatosis meníngea).

Existen diferentes clasificaciones de la crisis convulsiva según las características, la etiología, las alteraciones electroencefalográficas, etc., propuestas por diferentes organizaciones.

En la **tabla 21-2**, se expone una clasificación según el tipo de convulsión.

Tratamiento

El enfoque terapéutico debe considerar desde el inicio medidas específicas sobre causas reversibles y factores desencadenantes, de soporte y sintomáticas. Se recomienda usar fármacos antiepilépticos con presentación vía parenteral (preferiblemente intravenosa [i.v.]) y un perfil bajo de interacciones.

> ! Diacepam y/o midazolam serían los más idóneos para la fase aguda, y levetiracetam, ácido valproico y/o lacosamida, para casos refractarios y/o como tratamiento crónico.

No está indicado administrar antiepilépticos de forma profiláctica cuando se diagnostica una lesión intracraneal. En caso de no disponer de vía intravenosa, se puede valorar el empleo de la vía subcutánea (s.c.). Hay muchos trabajos que han demostrado que es una vía útil para la administración de fármacos como fenobarbital, midazolam, clonacepam, valproato sódico, levetiracetam o lacosamida.

Tratamiento de la crisis

Se fundamenta principalmente en el uso de benzodiacepinas, y su elección depende del contexto clínico y de la vía accesible en el momento:

- Diacepam i.v. 0,15-0,2 mg/kg (máximo de 10 mg): puede repetirse si resulta necesario cada 10 minutos (dosis máxima de 20 mg). Existe una presentación rectal (microenema).
- Midazolam i.v./intramuscular/s.c./transmucosa (intranasal o bucal) 0,2 mg/kg (dosis máxima recomendada de 20 mg).
- Clonacepam i.v./s.c. 0,2 mg/min hasta 1 mg o cese de la crisis.

Además, se tendrán en cuenta medidas inmediatas, como mantener la vía aérea libre, situar al paciente en decúbito

Tabla 21-1. Causas de las convulsiones

Relacionadas con la afectación del sistema nervioso central

- Tumor cerebral primario
- Metástasis cerebrales
- Enfermedad cerebrovascular
- Síndrome de leucoencefalopatía posterior reversible
- Infecciones del sistema nervioso central: encefalitis, meningitis, abscesos, etcétera

Relacionadas con el tratamiento

- Quimioterapia: citarabina, metotrexato, cisplatino, bevacizumab, etopósido, interferón alfa, ifosfamida, ciclofosfamida, L-asparaginasa, vincristina, interleucina-2, nitrosoureas (carmustina, lomustina), antraciclinas (doxorrubicina), etcétera
- Radioterapia craneal (encefalopatía aguda por radiación, radionecrosis diferida del lóbulo temporal, etcétera)
- Otros fármacos: opioides, meperidina, neurolépticos, bisfosfonatos, ondansetrón, quinolonas, carbapenem, etcétera

Tóxico-metabólicos

- Alteraciones hidroelectrolíticas: deshidratación, hiponatremia (síndrome de la secreción inadecuada de hormona antidiurética), hipernatremia, hipomagnesemia, etcétera
- Síndrome de lisis tumoral
- Alcoholismo
- Hipoglucemia, hiperglucemia
- Hipoxia, etcétera

Comorbilidades

- Insuficiencia renal
- Insuficiencia hepática
- Púrpura trombótica trombocitopénica
- Embolismo pulmonar, etcétera

Otros

- Incumplimiento y/o cambios de medicación antiepiléptica (causa más importante a descartar en pacientes epilépticos conocidos)
- Cambios del ritmo sueño-vigilia
- Luz estroboscópica, etcétera

Tabla 21-2. Clasificación de crisis convulsiva

Convulsión	Característica	Tipo
Parcial o focal	Simple: sin pérdida de conciencia Compleja: con pérdida de conciencia	• Motora • Sensitiva • Autonómica • Afectiva
Generalizada	Primaria o secundaria (la que sigue a una crisis parcial) Con o sin aura	No convulsiva • Ausencia típica • Ausencia atípica Convulsiva • Tónica-clónica • Clónica • Mioclonía • Tónica • Atónica

lateral izquierdo, evitando autolesiones, pero sin sujetar energéticamente las extremidades durante la convulsión, y administrar oxigenoterapia.

En el caso de que la convulsión persista (estatus epiléptico precoz, 5-20 minutos), se puede administrar levetiracetam, ácido valproico o lacosamida intravenosa. La fenitoína es el fármaco antiepiléptico clásico, pero por su bajo perfil de seguridad (contraindicado en cardiópatas, inductor enzimático, posología compleja o irritación local) y la aparición de alternativas, su elección ha caído en desuso. Si no hay respuesta a las medidas previas, se debe valorar el inicio de medidas más agresivas o la sedación paliativa, en función de la situación de enfermedad y el pronóstico del paciente.

Tratamiento de base

- Corregir cualquier causa tratable o reversible: alteraciones hidroelectrolíticas, efectos adversos de fármacos, alcohol/drogas, etcétera.
- Si presenta tumoración craneal con edema: iniciar dexametasona 4 mg/6-8 h y antiepilépticos. La dosis de dexametasona, una vez controlado el cuadro, debe disminuirse progresivamente, teniendo en cuenta que las dosis de tarde o noche pueden favorecer el insomnio, por lo que se deberían indicar por la mañana y en el almuerzo.
- Si persisten las crisis, a pesar de las dosis correctas de antiepilépticos, se debe añadir otro fármaco.
- Valorar la radioterapia en casos de buen estado funcional y presencia de metástasis localizadas.

En la **tabla 21-3**, se describen los principales fármacos usados para las convulsiones en pacientes en cuidados paliativos para el tratamiento crónico.

Se aconseja evitar la conducción de vehículos, el manejo de maquinaria peligrosa y el consumo de tóxicos, así como mantener una adecuada higiene del sueño y una buena adherencia al tratamiento.

Adicionalmente, como medida no farmacológica, se recomienda capacitar a los cuidadores de pacientes con necesidades paliativas en el reconocimiento y manejo temprano de las crisis prolongadas o repetitivas, lo cual puede ayudar a reducir la ansiedad en el paciente, la angustia en la familia y evitar algunas visitas a urgencias.

DELIRIUM

El *delirium* o estado confusional agudo se produce por una disfunción orgánica cerebral compleja, alterando las funciones mentales superiores, especialmente el grado de conciencia, la cognición y la percepción. Se presenta de forma aguda y tiene una evolución fluctuante, que puede aparecer durante todo el curso de la enfermedad oncológica, pudiendo ser incluso el primer síntoma. Se presenta principalmente en pacientes hospitalizados y, con mayor frecuencia, en pacientes con enfermedades graves o avanzadas.

La presencia de *delirium* se ha identificado como un factor predictor independiente de aumento de morbimortalidad y mayor tiempo de hospitalización; además, es un predictor independiente de mal pronóstico a corto plazo en pacientes con cáncer avanzado. Genera un alto grado de sufrimiento en el paciente, los cuidadores y los familiares.

Epidemiología

La prevalencia de *delirium* en los pacientes oncológicos oscila entre un 17 y 88 %, y su tasa de incidencia aproximada es de un 35 %. La prevalencia se eleva considerablemente a las pocas semanas después de la evaluación psiquiátrica (17 %), en pacientes en fase terminal de la enfermedad (26-44 %) y más aún en situación de últimos días (hasta un 86 %), situación que suele ser irreversible y, a menudo, precisa sedación como única alternativa para su control.

Etiología

La etiopatogenia es compleja y multifactorial, parece estar mediada por un déficit colinérgico y un exceso dopaminérgico. Junto a ello, se han implicado citocinas inflamatorias producidas como respuesta a la enfermedad y otros neurotransmisores, como el ácido gamma-aminobutírico (GABA) y la serotonina.

En un solo paciente, se puede encontrar una o múltiples causas simultáneas. Existen factores predisponentes (deterioro cognitivo, déficit sensorial, edad avanzada o episodios de *delirium* previos, infecciones, deshidratación, trastornos hidroelectrolíticos, insuficiencia de órganos, afectación intracraneal, retención urinaria o toxicidad por fármacos), siendo necesario identificarlos de manera oportuna para un adecuado abordaje diagnóstico-terapéutico (**Tabla 21-4**). Los opioides son responsables en un alto porcentaje de casos.

Diagnóstico y clasificación

El diagnóstico del *delirium* es exclusivamente clínico, se basa en la presencia de un cuadro de inicio brusco (horas o días) y curso fluctuante, alteraciones en la atención (dificultad para centrarse, fácil distracción, discurso errático, etc.) y en el nivel de alerta. Además, se pueden asociar alteraciones perceptivas, como alucinaciones visuales o táctiles, y afectación de la memoria, de la orientación o del lenguaje. Es típico que todas estas alteraciones empeoren durante la noche.

Los criterios diagnósticos actualmente más aceptados son los del *Manual diagnóstico y estadístico de los trastornos mentales* (DSM, *Diagnostic and Statistical Manual*), cuya última edición es el DSM-5 (**Tabla 21-5**). Existen otros instrumentos de evaluación que facilitan el diagnóstico y, en algunos casos, miden la gravedad. Los más conocidos son *Confusion Assessment Method* (CAM), *Memorial Delirium Assessment Scale* (MDAS) y *Delirium Rating Scale* (DRS), aunque no hay evidencia suficiente para recomendar el uso sistemático de estas herramientas.

Existen tres subtipos psicomotores de *delirium*: hiperactivo (con predominio de agitación y actividad psicomotriz), hipoactivo (con predominio de somnolencia, apatía, disminución marcada de la atención y el estado de alerta) y mixto (alterna episodios de agitación y letargia).

Tabla 21-3. Anticonvulsivantes utilizados en pacientes en tratamiento con cuidados paliativos

Fármaco	Dosis	Efectos adversos		Contraindicaciones
		Farmacológicos	**Idiosincráticos**	
1ª generación				
Fenobarbital	Dosis de carga a 10-20 mg/kg; luego 1-3 mg/kg/día (cada 24 h)	Somnolencia, depresión respiratoria, vértigo, alteraciones cognitivas, hiperactividad, hombro congelado, Dupuytren, disminución de la libido	*Rash* o erupción dérmica, mielosupresión (anemia megaloblástica), hepatotoxicidad, hipersensibilidad, agranulocitosis	Ancianos, insuficiencia respiratoria, porfiria, gestación
Fenitoína	Dosis de carga a 10-20 mg/kg; luego 3-5 mg/kg/día (cada 24 h)	Somnolencia, vértigo, hiperplasia gingival, hirsutismo, exantema, ataxia, alteraciones cognitivas, depresión cardiorrespiratoria, neuropatía, degeneración cerebelosa, osteomalacia, lupus, linfadenopatías	*Rash* o erupción dérmica, mielosupresión (anemia aplásica), hepatotoxicidad, deficiencia de ácido fólico, síndrome de hipersensibilidad (SH)	Alergia, bradicardia sinusal, bloqueos auriculoventriculares (AV), gestación
Carbamacepina	400-2.400 mg/día (cada 6-12 h)	Exantema, diplopía, ataxia, vértigo, leucopenia, hiponatremia, aumento de peso, arritmias	Agranulocitosis, *rash*, anemia aplásica, hepatotoxicidad, SH, pancreatitis	Bloqueos AV, tratamiento con inhibidores de la monoamino-oxidasa (IMAO) 2 semanas previas, gestación
Ácido valproico	15-60 mg/kg/día (cada 6-12 h)	Somnolencia, náuseas, temblor, trombocitopenia, equimosis, ganancia ponderal, alopecia, encefalopatía hiperamonémica	*Rash* o erupción dérmica (incluso Stevens-Johnson), hepatotoxicidad, SH, pancreatitis	Alergia, hepatitis, porfiria, hepatopatía, trastornos del metabolismo de aminoácidos ramificados, gestación
Etosuximida	500-2.000 mg/24 h (cada 8-12 h)	Hipo, alteraciones visuales y gastrointestinales	Agranulocitosis, Stevens-Johnson, anemia aplásica, SH	Miastenia grave, porfiria, gestación
2ª generación				
Lamotrigina	750-2.000 mg/día (cada 8 h)	Exantema, ataxia, vértigo, diplopía, cefalea, alteraciones del sueño	Stevens-Johnson, anemia aplásica, hepatotoxicidad, pancreatitis, SH	Alergia, gestación
Topiramato	750-2.000 mg/día (cada 8 h)	Somnolencia, fatiga, anorexia, parestesias, alteraciones cognitivas, nefrolitiasis, psicosis, glaucoma	Stevens-Johnson, hepatotoxicidad, pancreatitis	Alergia, gestación
Oxcarbacepina	1.200-2.400 mg/día (cada 6-12 h)	Somnolencia, exantemas, vértigo, diplopía, cefalea, ataxia, dispepsia, alteraciones gastrointestinales, hiponatremia	Neutropenia, hepatotoxicidad, SH	Alergia, bloqueo AV, tratamiento previo con IMAO las 2 semanas previas, gestación
Levetiracetam	1.000-3.000 mg/día (cada 12 h)	Somnolencia, vértigo, cefalea, anorexia, irritabilidad, psicosis	Nefrotoxicidad, hepatotoxicidad, pancreatitis	Alergia, gestación
3ª generación				
Lacosamida	750-2.000 mg/día (cada 8 h)	Mareos, cefalea, somnolencia, diplopía, ataxia, temblor, nistagmo, alteraciones afectivas y gastrointestinales, prolongación del intervalo PR, fibrilación/*flutter* (aleteo) auricular	Reacciones de hipersensibilidad multiorgánica (eosinofilia, hepatitis, nefritis, linfadenopatía y/o miocarditis)	Alergia al compuesto y a la lecitina de soja, < 16 años, bloqueo AV, gestación
Eslicarbacepina	400-1.200 mg/día (cada 24 h)	Cefalea, somnolencia, mareo, ataxia, diplopía, náuseas e hiponatremia		Alergia, < 18 años, bloqueo AV de 2º-3er grado, gestación
Rufinamida	400-4.800 mg/día (cada 12 h)	Somnolencia, cefalea, vómitos, anorexia, fatiga, acortamiento del intervalo QT	Reacciones de hipersensibilidad multiorgánica (eosinofilia, hepatitis, nefritis, linfadenopatía y/o miocarditis)	Alergia al compuesto o derivados, lactancia, gestación
Brivaracetam	50-200 mg/día (cada 12 h)	Somnolencia, vértigo, cefalea, fatiga	Nefrotoxicidad, hepatotoxicidad	Alergia, gestación

Tabla 21-4. Principales etiologías de *delirium*

Patología intracraneal

Cáncer cerebral primario
Metástasis cerebral o meníngea
Encefalitis paraneoplásica
Fase postictal
Estatus epiléptico no convulsivo
Síndrome de leucoencefalopatía posterior reversible
Edema cerebral postirradiación cerebral
Accidente cerebrovascular

Farmacológico

Opioides	Antiinflamatorios no esteroideos
Benzodiacepinas	Cimetidina
Antidepresivos	Ranitidina
Anticolinérgicos	Digoxina
Antihistamínicos	Teofilina
Neurolépticos	Quimioterapia citotóxica
Quinolonas	
Corticoesteroides	

Privación de medicación o sustancias

Alcohol, benzodiacepinas, opioides

Infección o sepsis

En cualquier lugar, incluso en vía venosa

Disfunción o fallo de órganos

Renal, hepática, cardíaca, respiratoria

Endocrino

Hipotiroidismo
Hipoglucemia
Hipoadrenalismo

Alteraciones metabólicas o hidroelectrolíticas

Deshidratación o hipovolemia
Alteración del sodio
Alteración del magnesio
Alteración del calcio
Acidosis, hipoxia
Déficit de tiamina
Anemia

Misceláneo

Inserción de catéter urinario
Cirugía
Dolor no controlado
Cambio de habitación
Retención urinaria aguda
Estreñimiento con o sin impactación

 Recientes publicaciones de metaanálisis indican que el más frecuente es el hipoactivo (39 %), seguido del mixto y el hiperactivo. Esto tiene gran importancia, pues el tipo hipoactivo es el más difícil de reconocer y tratar.

Tratamiento

El objetivo inicial del abordaje de esta patología es la prevención. Las intervenciones en este sentido han mostrado ser efectivas en población general al disminuir la incidencia, las recaídas y los costos asociados al tratamiento.

Tabla 21-5. Criterios diagnósticos del *delirium* según el DSM-5

A

Alteración en la atención (por ejemplo, capacidad reducida para dirigir, centrar, mantener o desviar la atención) y la conciencia (orientación reducida al entorno)

B

La alteración aparece en poco tiempo (habitualmente, unas horas o pocos días), constituye un cambio respecto a la atención y conciencia iniciales, y su gravedad tiende a fluctuar a lo largo del día

C

Una alteración cognitiva adicional (por ejemplo, déficit de memoria, de orientación, de lenguaje, de la capacidad visoespacial o de la percepción)

D

Las alteraciones no se explican mejor por otra alteración neurocognitiva preexistente, establecida o en curso, ni suceden en el contexto de un grado de conciencia extremadamente reducido, como sería el coma

E

En la anamnesis, la exploración física o los análisis clínicos, se obtienen datos que indican que la alteración es una consecuencia fisiológica directa de otra afección médica, una intoxicación o una abstinencia por una sustancia, una exposición a una toxina o que se debe a múltiples etiologías

El abordaje, tanto farmacológico como no farmacológico, debe realizarse de manera precoz e individualizada, con el objetivo de mantener la estabilidad del paciente y proporcionar tranquilidad a sus familiares.

 En situación de últimos días, con *delirium* terminal, el tratamiento será exclusivamente sintomático; en otras situaciones se intentará un tratamiento etiológico, buscando factores precipitantes, ya que hasta un 30-50 % de los casos de *delirium* en cuidados paliativos son potencialmente reversibles.

Tratamiento no farmacológico

En varias publicaciones, se ha propuesto un modelo que ha sido adaptado en muchos países, usado en cientos de hospitales para el control adecuado de los factores de riesgo, logrando un importante impacto en el curso habitual del *delirium*, llamado *Hospital Elder Life Program* (HELP), en el que se abordan los siguientes aspectos:

- *Deterioro cognitivo*: orientación (pizarra con la fecha y nombre de los miembros del equipo, orientar mediante la comunicación), actividades terapéuticas (estimulación cognitiva tres veces al día, por ejemplo, comentar la actualidad, juegos de palabras, estructurar recuerdos).
- *Privación de sueño*: protocolo no farmacológico. Antes de dormir: leche o té de hierbas, música de relajación, masaje de espalda. Protocolo de mejoría del sueño, ajustar horarios de evaluaciones y procedimientos, disminuir el ruido en la unidad.

- *Inmovilidad*: protocolo de movilización temprana (deambulación o elongaciones activas, disminuir todo aquello que dificulte la movilidad, por ejemplo: contención física, sonda vesical).
- *Visión disminuida*: protocolo de visión (lentes, lupas, teléfono con números grandes, tapé fluorescente en la campana para pedir asistencia, reforzando diariamente su uso).
- *Audición disminuida*: protocolo de audición (audífonos, retirar los tapones de cera, técnicas de comunicación especial).
- *Deshidratación*: protocolo de deshidratación (detección precoz y reforzar la ingesta oral de líquidos).

Tratamiento farmacológico

Una vez identificados los factores potencialmente causantes, el tratamiento debe ser etiológico y asociado siempre al tratamiento sintomático para evitar y/o controlar los episodios de hiperactividad.

> **!** Como grupo farmacológico, los neurolépticos son, en la mayoría de los casos, el tratamiento de elección. Se indicarán a la dosis mínima eficaz durante el menor tiempo necesario.

Se clasifican en típicos y atípicos:

- Típicos: bloquean los receptores dopaminérgicos sin selectividad regional. A este grupo pertenecen: haloperidol, clorpromacina y levomepromacina.
- Atípicos: bloquean de igual forma los receptores, pero más selectivamente a nivel mesolímbico, teniendo además actividad antiserotoninérgica; producen menos sedación, reacciones extrapiramidales y arritmias. A este grupo pertenecen: olanzapina, risperidona, quetiapina y ziprasidona.

En la **tabla 21-6**, se recogen las características farmacológicas, las dosis, los efectos adversos a tener en cuenta y el mejor escenario terapéutico para cada uno de ellos.

Las orientaciones para tratar la agitación en un paciente con *delirium* son:

- Pauta basal: haloperidol 2,5 mg s.c. cada 8 horas.
- Si hay agitación:
  1. Haloperidol 2,5 mg s.c./30 minutos hasta un máximo de tres dosis; si falla, seguir con el punto 2.
  2. Levomepromacina 12,5 mg s.c./15 minutos hasta un máximo tres dosis; continuar con un neuroléptico más sedante en la pauta basal; si falla, seguir con el punto 3.

Tabla 21-6. Tratamiento farmacológico del *delirium*

Fármaco	Mecanismo de acción	Vía de administración	Dosis	Efectos adversos
Neurolépticos típicos				
Haloperidol	Poco sedante, antiemético, potente antidopaminérgico	Oral: gotas (1 gota = 0,1 mg), comp. 0,5 y 10 mg s.c., i.v.: ampollas 5 mg	0,5-2 mg v.o. cada 4-12 h 1,5-2,5 mg s.c. cada 8-12 h Rescate: 1,5-2 mg hasta cada 20 min, máximo tres dosis	Alargamiento del QT Extrapiramidalismo
Levomepromacina	Muy sedante Elección en *delirium* con agitación	Oral: gotas (1 gota = 1 mg), comp. 25 y 100 mg s.c., i.v.: ampollas 25 mg	12,5-25 mg cada 6-8 h. Máximo 50 mg cada 4 h Rescate: 12,5-25 mg s.c. o i.v. hasta cada 20 min, máximo tres dosis	Hipotensión, síntomas anticolinérgicos, arritmias
Clorpromacina	Similar a levomepromacina	Oral: gotas (1 gota = 1 mg), comp. 25 y 100 mg i.v.: ampollas 25 mg No vía s.c.	12,5-25 mg cada 4-12 h. Máximo 150 mg diarios v.o. o i.v., Rescate: 12,5 mg hasta cada 30 min, máximo tres dosis	Similar a levomepromacina
Neurolépticos atípicos				
Risperidona (R) Quetiapina (Q) Olanzapina (O)	De elección en Parkinson y demencia por cuerpos de Lewy R: la menos sedante O: la más sedante	R: comp. 0,5, 1, 2, 3 y 4 mg Q: comp. 25, 100, 200 y 300 mg O: comp. 2,5, 5, 7,5 y 10 mg. Ampollas 10 mg i.m., pueden ponerse s.c. (único atípico)	R: 0,5-1 mg cada 12-24 h. Máximo 2-3 mg diarios Q: 25-50 mg cada 12-24 h. Máximo 200 mg diarios O: 2,5-5 mg cada 12-24 h. Máximo 15 mg al día	Menos efectos extrapiramidales
Benzodiacepinas				
Midazolam	No son de elección salvo en abstinencia de benzodiacepinas o alcohol. En crisis aguda de agitación, se pueden usar junto a neurolépticos y en *delirium* refractario para sedación Efecto rápido	Oral: comp. 7,5 mg s.c., i.v.: ampollas de 5 y 15 mg	s.c.: 2,5-5 mg cada 5-10 min hasta control clínico i.v.: 0,5-1 mg cada 5-10 min hasta control clínico Rescate: las mismas dosis En sedación paliativa continua: 20-30 mg diarios en infusión continua. Máximo: 200 mg al día	

comp.: comprimido; i.m.: intramuscular; i.v.: intravenoso; s.c.: subcutáneo; v.o.: vía oral.

3. Midazolam 5 mg s.c./10 minutos hasta que ceda la agitación.

> ! Las benzodiacepinas se indican como sedantes y ansiolíticos en el manejo de la crisis con agitación aguda, como adyuvante en pacientes con antipsicóticos de base. Pero se debe tener en cuenta que pueden empeorar el *delirium* y la agitación, siendo únicamente tratamiento de elección en el síndrome confusional agudo secundario a la abstinencia de alcohol o drogas.

Otras opciones son los antipsicóticos atípicos.

DEPRESIÓN

Las alteraciones emocionales están infradiagnosticadas e infratratadas en los pacientes en situación terminal, al ser interpretados sus síntomas como reacciones afectivas esperadas o lógicas al avance de la enfermedad y sus complicaciones, o como consecuencia del tratamiento médico.

Sin embargo, ocupan un lugar importante en el sufrimiento del enfermo oncológico avanzado, pues afectan a sus pensamientos y su comportamiento, y acarrean problemas físicos y emocionales que empeoran su calidad de vida. Por ello, es prioritario realizar un abordaje terapéutico acertado lo más temprano posible.

La depresión es un trastorno del estado de ánimo, de al menos 2 semanas de duración, que se caracteriza por la presencia de una serie de síntomas que interfieren con la capacidad funcional y social:

- Síntomas afectivos (tristeza, llanto fácil, irritabilidad, sentimientos de inutilidad, de culpa e inferioridad, de desesperanza, deseo repetido de morir, ideación suicida), son los síntomas predominantes.
- Síntomas cognitivos (pérdida de interés e incapacidad para disfrutar con actividades que antes eran placenteras).
- Síntomas físicos (astenia, pérdida de apetito).

Epidemiología

La prevalencia de los síntomas depresivos en este contexto es más alta que en la población general (entre un 15 y 45 %), porcentaje que aumenta en estadios avanzados de la enfermedad; y su reconocimiento es de mucha importancia, ya que estos impactan no solo en el cuidado global del paciente y su calidad de vida, sino también en la adherencia al tratamiento.

> ! La depresión no tratada puede dificultar el control de los síntomas, la toma de decisiones y el cumplimiento terapéutico. Cerca de un tercio de los enfermos oncológicos padece un trastorno psiquiátrico transitorio de adaptación.

Factores de riesgo

- Historia previa de depresión: dos o más episodios previos, primer episodio en una etapa de la vida muy temprana o muy tardía, intentos previos de suicidio.

- Historia de abuso de sustancias psicoactivas: alcoholismo, fármacos, drogas.
- Historia familiar de depresión y/o suicidio.
- Condiciones de la neoplasia: estadio tumoral al diagnóstico, mal pronóstico, cáncer de páncreas, cáncer de pulmón.
- Condiciones personales: joven, mujer, falta de soporte familiar, problemas profesionales y/o económicos, duelo reciente.
- Mal control de síntomas: dolor, disnea, prurito, mal olor.
- Incapacidad física o funcional importante.
- Comorbilidades/disfunciones metabólicas: alteraciones de calcio, sodio y potasio; déficit de vitamina B_{12}/folato; anemia; diabetes *mellitus*; hipotiroidismo/hipertiroidismo, etcétera.
- Tratamiento farmacológico concomitante: esteroides, interferón α, reserpina, barbitúricos, propanolol, algunos agentes quimioterápicos (vincristina, vimblastina, L-asparaginasa, metotrexato, anfotericina B, interleucina, tamoxifeno).

Cuadro clínico y criterios diagnósticos

Los síntomas depresivos son de difícil diagnóstico en el contexto del cuidado terminal, ya que la patología de base, sus complicaciones y tratamientos, con frecuencia, determinan la aparición de síntomas vegetativos, como fatiga, sensación de debilidad, insomnio, falta de interés en las actividades habituales, disminución de la libido, falta de motivación y de concentración, entre otras, todos ellos comunes en la depresión.

No existe una evidencia clara sobre la capacidad de las herramientas de detección para mejorar los resultados en cuanto al diagnóstico.

> ! Sin embargo, es poco probable que el cribado para la depresión produzca algún tipo de daño en estos pacientes, y debido a la frecuencia de depresión en esta población, se recomienda utilizarlas de forma rutinaria.

El sistema diagnóstico más utilizado es el del DSM-5. Los criterios diagnósticos para el trastorno depresivo mayor se basan en la presencia de:

- Síntomas emocionales (tristeza, anhedonia, irritabilidad, etcétera).
- Síntomas somáticos (anorexia, astenia, pérdida de peso, insomnio, hipersomnia, enlentecimiento psicomotor, etcétera).
- Síntomas conductuales (aislamiento social, disminución de actividades, pérdida de interés sexual, comportamiento suicida, etcétera).

Ante las dificultades de reconocimiento clínico de la depresión en estos pacientes, Endicott propone unos criterios alternativos que sustituyen los síntomas somáticos del DSM-IV por síntomas cognitivos de tipo afectivo (**Tabla 21-7**).

Tabla 21-7. Síntomas alternativos recomendados por Endicott para el diagnóstico del trastorno depresivo mayor en pacientes con cáncer
*Estado de ánimo deprimido la mayor parte del día
*Disminución acusada del interés o de la capacidad para el placer en todas o casi todas las actividades
Apariencia depresiva
Aislamiento social o reducción de la expresión verbal
Agitación o enlentecimiento psicomotor casi cada día
Melancólico, autocompasión o pesimismo
Sentimientos de inutilidad o culpa excesivos o inapropiados
Baja reactividad; incapaz de levantar el ánimo
Pensamientos recurrentes de muerte, ideación suicida recurrente sin un plan específico, o una tentativa de suicidio o un plan específico para suicidarse

Nota: Como mínimo, uno de los síntomas marcados con asterisco (*) debe estar presente para realizar un diagnóstico de trastorno depresivo mayor. Asimismo, ha de haber, al menos, cinco síntomas de los demás señalados durante 2 o más semanas.

Tratamiento

Medidas generales

- Actitud de apoyo y empatía (refuerza la relación médico-paciente).
- Información veraz y sencilla.
- Explorar las dudas que tenga el paciente en relación con su enfermedad.
- No ofrecer posibilidades irreales o inalcanzables.
- Fortalecer las redes de apoyo.

Tratamiento psicológico

- Terapia de conducta (programa de actividades agradables; entrenamiento en habilidades sociales; estrategias para el afrontamiento de la depresión de Lewinsohn; terapia de autocontrol; terapia de la solución de problemas; terapia conductual de pareja).
- Terapia cognitiva de Beck: se basa en trabajar el esquema de pensamientos para que este accione el mecanismo necesario que derive en la modificación de la conducta, lo cual permite interactuar con la realidad de una forma que resulte satisfactoria.
- Psicoterapia interpersonal de Klerman: se concentra en analizar las relaciones entre la patología del paciente y el contexto psicosocial que vive; se basa en la noción de que la vida de las personas se ordena en relación con «vínculos».
- Enfoque tipo humanista-existencial: técnicas narrativas de revisión vital o biográfica; técnicas basadas en *mindfulness* (atención plena); logoterapia de Viktor Frankl; terapia de la dignidad, etcétera.

> ! Los objetivos principales del tratamiento son: mejorar los síntomas depresivos, evitar o disminuir su recurrencia, favorecer un marco para la comprensión, una búsqueda de significados terapéuticos de la situación y minimizar el riesgo de suicidio.

Tratamiento farmacológico

Todas las revisiones realizadas hasta la fecha muestran evidencias de que los antidepresivos pueden mejorar los síntomas depresivos en pacientes con enfermedad oncológica avanzada. La mayoría de antidepresivos disponibles han demostrado una eficacia similar, aunque los grupos en los que hay mayor evidencia científica son los inhibidores selectivos de la recaptación de serotonina (ISRS) y los antidepresivos tricíclicos (ADT).

Cabe destacar que la decisión del uso de un antidepresivo, en pacientes con cáncer avanzado, dependerá de múltiples factores, como:

- Pronóstico vital (esperanza de vida).
- Edad: en pacientes de edad avanzada, se pautará inicialmente dosis más bajas, con subidas progresivas. Se prefieren antidepresivos con pocos efectos anticolinérgicos.
- Síntomas del paciente: existencia de dolor neuropático (de elección duloxetina, venlafaxina, ADT); insomnio (de elección la trazodona). Hay que tener en cuenta los efectos secundarios de los antidepresivos (anticolinérgicos, digestivos, cardiovasculares).
- Tratamiento farmacológico previo: vigilar las interacciones farmacológicas, ya que son pacientes habitualmente polimedicados (precaución con la paroxetina, fluoxetina o la duloxetina, que inhiben el citocromo P450).
- Tipo de depresión: la depresión apática o inhibida requerirá antidepresivos con efecto estimulante, como la venlafaxina. La depresión con agitación y ansiedad requerirá antidepresivos con efecto sedante, como mirtazapina y trazodona.
- Preferencias del paciente: número de comprimidos, hora de toma en el día, etcétera.

Si no se obtiene la respuesta esperada, se recomienda realizar una consulta con psiquiatría para su reevaluación diagnóstica y terapéutica.

En la **tabla 21-8**, se recogen características farmacológicas, dosis de inicio y mantenimiento, efectos adversos a tener en cuenta y el mejor escenario terapéutico para cada uno de ellos.

ANSIEDAD

La ansiedad es común a lo largo de la vida adulta, y varios aspectos de la vida cotidiana como el trabajo, las relaciones

Tabla 21-8. Antidepresivos usados en cuidados paliativos

Fármaco	Dosis de inicio (mg/día)	Dosis de mantenimiento (mg/día)	Comentarios
Antidepresivos tricíclicos			
Amitriptilina	12,5	25-125	Experiencia en dolor neuropático Administrar por la noche
Imipramida	12,5	25-125	Efectos adversos por bloqueo de los receptores colinérgicos, histamínicos y α-adrenérgicos
Nortriptilina	12,5	25-125	Menos efecto anticolinérgico y menor bloqueo adrenérgico
Desipramida	12,5	25-125	
Antidepresivos tetracíclicos			
Mianserina	10	10-30	Cuando se asocia ansiedad y/o insomnio de mantenimiento Administrar por la noche
Antidepresivos atípicos			
Trazodona	25	150-300	Indicado si se asocia insomnio Bien tolerado en ancianos
Inhibidores de la recaptación de serotonina			
Citalopram	5-10	20-60	En personas mayores no indicar más de 40 mg/día
Escitalopram	5	5-20	En ancianos e insuficiencia hepática no superar los 20 mg/día Se puede dar por la mañana o por la noche
Fluoxetina	5-10	10-40	Su metabolito activo tiene una vida media de eliminación de unos 10 días Administrar por la noche
Fluvoxamina	50	50-300	Efecto sedante Riesgo de interacciones por inhibición potente del citocromo P450 Administrar por la noche
Paroxetina	10	10-40	Es el que produce mayor número de interacciones por inhibición potente del citocromo P450 Administrar por la mañana
Sertralina	25	50-200	Produce menor número de interacciones por inhibición leve-moderada potente del citocromo P450 Administrar por la mañana o noche
Inhibidores selectivos de la recaptación de la serotonina y noradrenalina			
Venlafaxina	18,75	37,5-100	Monitorización estrecha en pacientes con antecedentes de cardiopatía isquémica, convulsiones y glaucoma Puede producir hipertensión arterial, vigilarla
Desvenlafaxina	50	50-100	Inhibidor débil del citocromo P450 Ajustar dosis en insuficiencia renal moderada-grave
Duloxetina	60	60-120	Inhibidor del citocromo P450 Evitar su uso en insuficiencia hepática Indicado en dolor neuropático
Noradrenérgicos y antidepresivos serotoninérgicos específicos			
Mirtazapina	15	15-45	Efecto sedante. Indicada si hay ansiedad o insomnio de mantenimiento asociado Administrar por la noche
Psicoestimulantes			
Metilfenidato	5	5-30	Inicio de acción muy rápido (indicado en expectativa de vida corta) No administrar si hay ansiedad asociada Administrar por la mañana por riesgo de insomnio

interpersonales, la enfermedad, algún tipo de pérdida, generan una respuesta desagradable, la cual es neuromediada por el sistema nervioso autónomo, produciendo una sensación de angustia, temor o preocupación, acompañados de síntomas vasovagales.

Aparece, de manera casi esperada, cuando el paciente recibe el diagnóstico de cáncer y aún más cuando es una situación avanzada. Varios autores mencionan que estos síntomas son esperados, y que pueden servir de herramienta inicial para transformar esa respuesta desagradable en algo constructivo y funcional que no impacte en la salud.

 En muchas ocasiones, se necesita de apoyo farmacológico y psicológico, cuando es desproporcionado y altera la vida diaria, generando problemas sociales y de salud que se traducen en una baja adherencia a los tratamientos y complicaciones médicas, por no cumplimiento y poca introspección de la enfermedad.

Epidemiología

La prevalencia en pacientes paliativos se encuentra en el rango de 6,8-13,3 %, y su incidencia entre un 6 y 34 %, dependiendo de los diferentes estudios y de los instrumentos de evaluación que se hayan empleado para identificarla. Un pequeño porcentaje de los pacientes oncológicos han experimentado situación de «ansiedad normal»; pero hasta alrededor del 24 % pueden progresar a síntomas irruptivos, continuos y desproporcionados, que generan impacto a nivel terapéutico, psiquiátrico y dificultad del personal de salud tratante. La mayoría de los trastornos que cursan con ansiedad corresponden a trastornos adaptativos, mientras que los trastornos de ansiedad propiamente dichos corresponden a menos de un 5 %.

Etiología

La multicausalidad en este síntoma es esperada, ya que intervienen causas de diferentes esferas, como son: las propias de la enfermedad, del tratamiento, del pronóstico de la enfermedad, de poblemas socioeconómicos y de la esfera laboral y familiar, entre otros. Para establecer una percepción más amplia, en la **figura 21-1** se explican los diferentes escenarios a tener en cuenta.

Diagnóstico

Se debe tener en cuenta que la etiología y la sintomatología serán diversas, por lo que para poder clasificar adecuadamente cada uno de los síntomas, se han propuesto tres dimensiones: fisiológica, cognitiva y conductual. La dimensión fisiológica, el componente biológico de la ansiedad, es el mediado por el sistema nervioso autónomo; la cognitiva es la percepción y evaluación subjetiva de los estímulos asociados con la ansiedad, y la conductual es el comportamiento observable de la conducta de la ansiedad (**Fig. 21-2**).

En las publicaciones científicas internacionales, se han validado algunas escalas internacionales, las más usadas son: escala hospitalaria de ansiedad y depresión (HADS, *Hospital Anxiety and Depression Scale*), sistema de evaluación de síntomas de Edmonton (ESAS, *Edmonton Symptom Assessment System*), ESAS revisada (ESASr, *ESAS revised*), escala de 7 ítems para el trastorno de ansiedad generalizada (GAD-7, *Generalised Anxiety Disorder 7-item Scale*) y el termómetro de angustia (DT, *Distress Thermometer*).

En el manual diagnóstico de las enfermedades mentales (DSM-5) han cambiado los subtipos de la ansiedad, teniendo en cuenta su origen, desarrollo y consecuencias de estos síntomas. Los subtipos que más se relacionan con el contexto de los cuidados paliativos son dos: los trastornos de ansiedad propiamente dichos y los trastornos traumáticos y/o relacionados con el estrés.

Tratamiento

El tratamiento de la ansiedad debe ser multimodal, englobando el tratamiento farmacológico y no farmacológico, de esta forma se controlan rápidamente los síntomas fisiológicos, y se inician medidas psicoterapéuticas de cara a controlar el malestar emocional y medidas abortivas de los episodios agudos y el mantenimiento a largo plazo.

Tratamiento no farmacológico

En pacientes crónicos oncológicos y no oncológicos avanzados, el experimentar ansiedad es muy frecuente y casi siempre se relaciona con depresión (estudios comparativos lo demues-

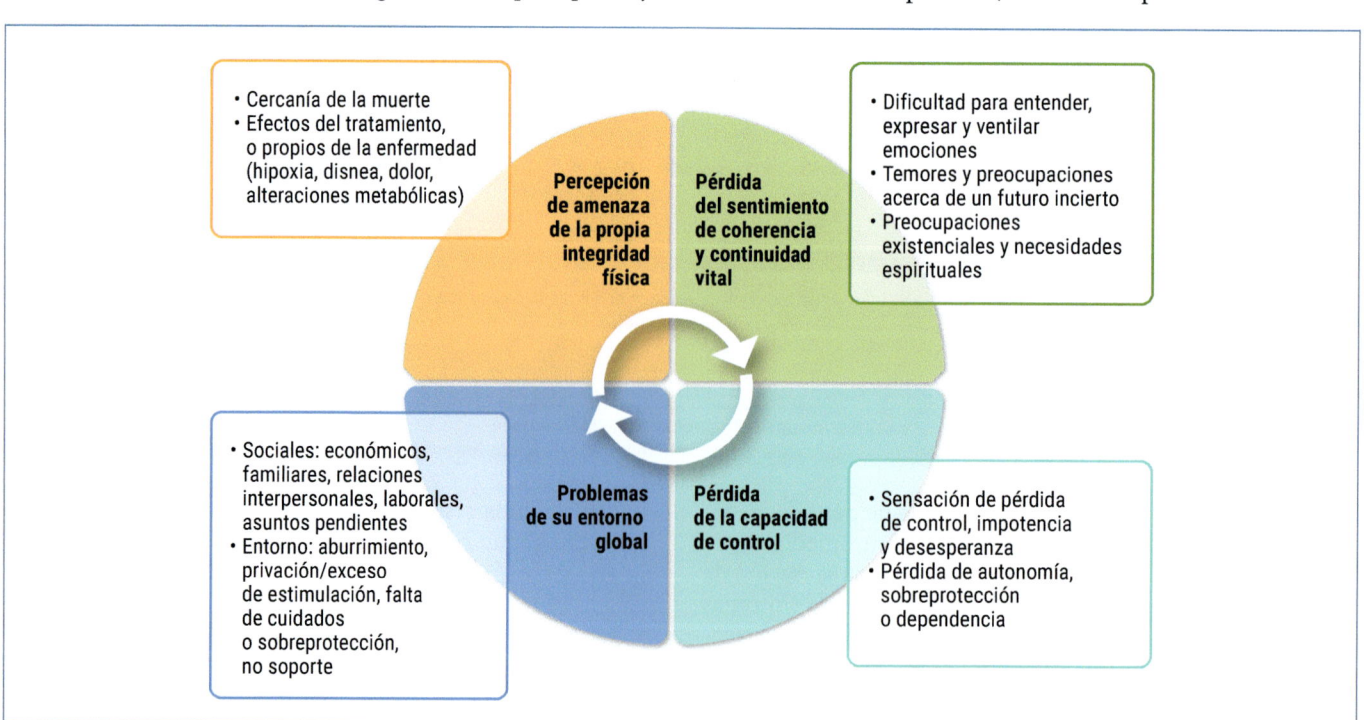

Figura 21-1. Principales causas de ansiedad en el paciente oncológico paliativo.

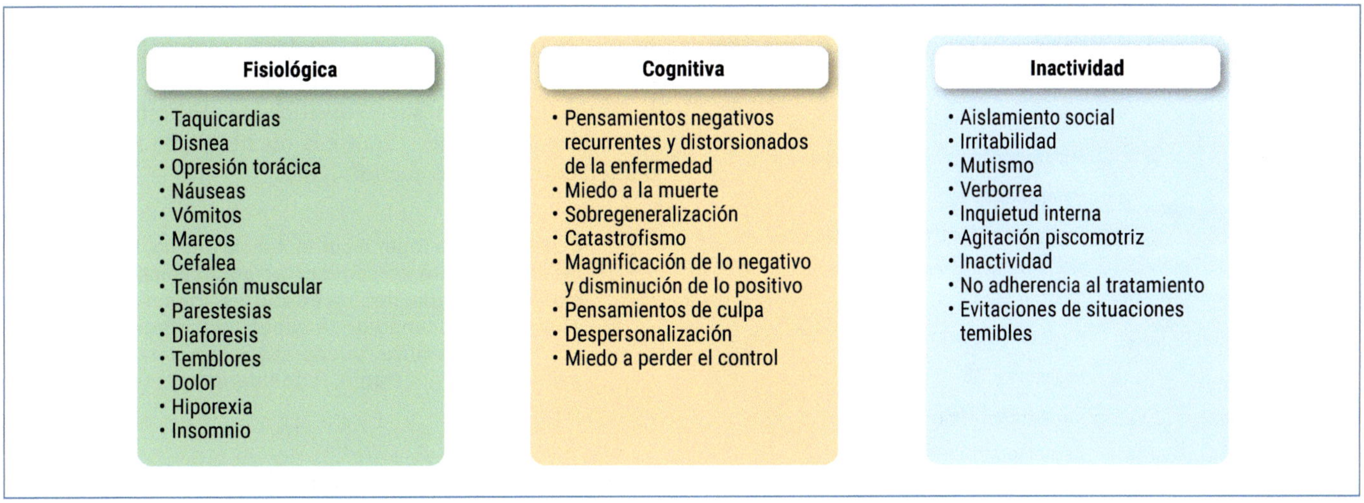

Fisiológica	Cognitiva	Inactividad
• Taquicardias • Disnea • Opresión torácica • Náuseas • Vómitos • Mareos • Cefalea • Tensión muscular • Parestesias • Diaforesis • Temblores • Dolor • Hiporexia • Insomnio	• Pensamientos negativos recurrentes y distorsionados de la enfermedad • Miedo a la muerte • Sobregeneralización • Catastrofismo • Magnificación de lo negativo y disminución de lo positivo • Pensamientos de culpa • Despersonalización • Miedo a perder el control	• Aislamiento social • Irritabilidad • Mutismo • Verborrea • Inquietud interna • Agitación piscomotriz • Inactividad • No adherencia al tratamiento • Evitaciones de situaciones temibles

Figura 21-2. Síntomas globales de la ansiedad.

tran así), por lo tanto, el tratamiento debe ser paralelo, con la principal finalidad del confort emocional.

Para poder intervenir más selectivamente, la psicoterapia se plantea en dos posibles escenarios:

- *Proceso de asimilación*: son las primeras sensaciones tras afrontar el hecho de padecer cáncer. Aquí es donde la persona experimenta la forma de afrontar su enfermedad e intervienen todas esas herramientas que le permiten apropiarse de su enfermedad y que esos síntomas emocionales no le desborden.
- *Proceso de acomodación*: son el conjunto de cambios que la persona interioriza para la vivencia diaria de su enfermedad. Al avanzar la enfermedad y al tener claridad de su

pronóstico, puede experimentar episodios de ansiedad, pero con estas intervenciones pueden ser tratadas y abortadas. En la **figura 21-3**, se observa la respectiva comparación y tratamiento en las situaciones expuestas.

Tratamiento farmacológico

El tratamiento farmacológico va dirigido a controlar esos síntomas molestos y desagradables que experimenta el paciente, ya sea al inicio, durante o al final de su enfermedad, por lo cual, dependiendo de la fase en que se encuentre el paciente, la vitalidad, la expectativa de vida y los síntomas depresivos acompañantes, se optará por una estrategia farmacológica dirigida según el escenario individualizado del paciente (**Tabla 21-9**).

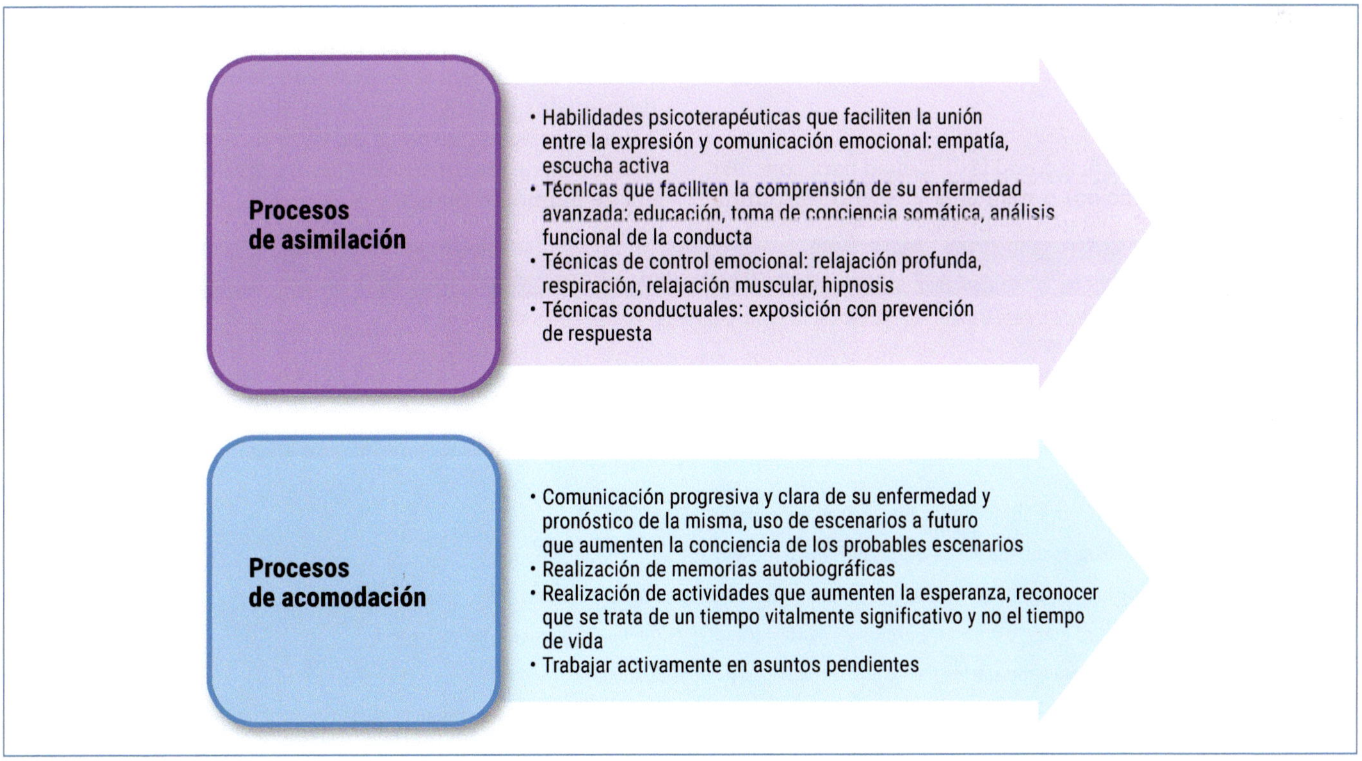

Procesos de asimilación
- Habilidades psicoterapéuticas que faciliten la unión entre la expresión y comunicación emocional: empatía, escucha activa
- Técnicas que faciliten la comprensión de su enfermedad avanzada: educación, toma de conciencia somática, análisis funcional de la conducta
- Técnicas de control emocional: relajación profunda, respiración, relajación muscular, hipnosis
- Técnicas conductuales: exposición con prevención de respuesta

Procesos de acomodación
- Comunicación progresiva y clara de su enfermedad y pronóstico de la misma, uso de escenarios a futuro que aumenten la conciencia de los probables escenarios
- Realización de memorias autobiográficas
- Realización de actividades que aumenten la esperanza, reconocer que se trata de un tiempo vitalmente significativo y no el tiempo de vida
- Trabajar activamente en asuntos pendientes

Figura 21-3. Tratamiento no farmacológico de la ansiedad en el paciente oncológico paliativo.

Tabla 21-9. Tratamiento farmacológico de la ansiedad

Crisis de ansiedad	Alprazolam 0,5-1 mg sublingual o v.o.
	Lorazepam 1 mg v.o.
	Midazolam (últimos días) 5 mg s.c. o i.v.
Asociada a depresión	Paroxetina 20 mg
	Sertralina 50-100 mg
Riesgo potencial de *delirium*	Haloperidol 0,5-2 mg cada 8-12 h
Insuficiencia respiratoria/ disnea	Alprazolam 0,5-1 mg v.o. o sublingual
	Midazolam 7,5-15 mg v.o., i.v. o s.c.
Trastorno de ansiedad generalizado	Paroxetina 20 mg
	Escitalopram 10-20 mg día
	Sertralina 50-100 mg
	Venlafaxina 75-225 mg día

i.v.: intravenosa; s.c.: subcutánea; v.o.: vía oral.

Durante mucho tiempo y hasta el día de hoy, las benzodiacepinas son la primera línea de tratamiento (tienen efecto ansiolítico, sedante, relajante muscular).

INSOMNIO

El sueño es un factor esencial para el bienestar y la calidad de vida. Un buen descanso nocturno en el enfermo en situación terminal facilita el afrontamiento de los problemas que surjan al día siguiente y, además, permite el descanso del cuidador principal, especialmente importante en el ámbito domiciliario.

Todo lo contrario sucede con el insomnio, que puede ser el origen de alteraciones tanto físicas como psicológicas, complicando, a menudo, procesos subyacentes.

Definición

El insomnio puede definirse como la dificultad para conciliar (insomnio de conciliación) o mantener el sueño (insomnio de mantenimiento), produciendo un notable deterioro en el funcionamiento diurno y el estado de ánimo. La definición incluye aspectos relacionados con la calidad, la intensidad y la cantidad del sueño: sueño insuficiente, despertar temprano, frecuentes despertares durante la noche, sueño no reparador o alteración del ciclo sueño/vigilia.

> **!** El insomnio da lugar a somnolencia diurna, fatiga, irritabilidad y falta de concentración; ocasiona puntuaciones de calidad de vida inferiores, menor tolerancia al dolor y descenso de la capacidad inmunológica y, cuando se cronifica, puede asociarse con morbilidad psiquiátrica importante, fundamentalmente la depresión.

En la **tabla 21-10**, se exponen los criterios diagnósticos para el trastorno de insomnio según el DSM-5.

Por otra parte, Savard y Morin proponen unos criterios diagnósticos de insomnio para pacientes con cáncer que combinan criterios de las definiciones anteriores:

- Dificultad para iniciar el sueño (> 30 minutos en conciliar el sueño) y/o dificultad para mantener el sueño (despertares > 30 minutos durante la noche).
- Dificultad para conciliar el sueño al menos tres veces por semana.
- Trastornos del sueño que provocan alteraciones significativas en las actividades de la vida diaria.

Epidemiología

Las alteraciones del sueño son un problema común entre los pacientes con cáncer. Se calcula que cerca del 50 % se encuentran afectados por este problema, pudiendo aumentar en la situación de últimos días. En una revisión sistemática reciente, la prevalencia de trastorno de insomnio en el ámbito de cuidados paliativos estuvo en el rango del 2,1 al 100 %, con una prevalencia media del 49,5 %. Se observó una mayor incidencia de trastornos del sueño cuando el tumor primario era de pulmón o mama.

Tabla 21-10. Criterios diagnósticos del insomnio según el DSM-5

A	Insatisfacción con la calidad o cantidad de sueño, asociado a uno o más de los siguientes síntomas: • Dificultad para iniciar el sueño • Dificultad para mantener el sueño, caracterizado por frecuentes despertares o por problemas para volver a dormirse tras los despertares • Despertarse temprano en la mañana con incapacidad para volver a dormirse
B	La perturbación del sueño causa malestar significativo o deterioro social, laboral, académico, conductual o en otras áreas importantes del funcionamiento
C	La dificultad del sueño ocurre por lo menos tres noches por semana
D	La dificultad del sueño se mantiene por lo menos durante 3 meses
E	La dificultad del sueño ocurre a pesar de disponer de las condiciones adecuadas para dormir
F	El insomnio no se explica mejor o no ocurre exclusivamente durante el curso de otros trastornos del sueño
G	El insomnio no es atribuible a los efectos fisiológicos producidos por una sustancia
H	En caso de existir otros trastornos mentales o condiciones médicas, estas no explican adecuadamente la queja predominante de insomnio

Etiología

El insomnio y los trastornos del sueño, en la mayoría de las ocasiones, tienen una causa múltiple. El cáncer, especialmente en la fase más avanzada, provoca en el paciente cambios en su rutina diaria (disminución de la actividad, períodos de encamamiento más prolongados, ingreso hospitalario, institucionalización, etc.), que aumentan la frecuencia de las alteraciones del patrón de sueño normal.

Los factores relacionados con el insomnio son:

• Factores predisponentes: sexo femenino, facilidad para despertar, edad avanzada, historia personal o familiar de insomnio, trastornos psiquiátricos previos como ansiedad o depresión.
• Factores desencadenantes:
  – Cáncer: tipo de cáncer (más frecuente en pulmonar, de mama y cerebral), estadio de la enfermedad, recidivas, tratamientos, hospitalización, cirugía mutilante, etcétera.
  – Fármacos: corticoides, neurolépticos, benzodiacepinas, diuréticos, cafeína, psicoestimulantes o anticomiciales, citostáticos; o bien como fenómeno de abstinencia, especialmente los depresores del SNC (opioides, alcohol, antihistamínicos, benzodiacepinas, antidepresivos tricíclicos).
  – Dolor no controlado.
  – *Delirium*: causa reconocida de insomnio, especialmente en la última semana de vida.
  – Otros síntomas presentes y/o no controlados: estreñimiento, náuseas, incontinencia, tos, sudoración, contractura muscular, poliaquiuria, prurito, fiebre, síndrome de apnea del sueño, mioclonías nocturnas, miedos, etcétera.
• Factores que facilitan que el proceso se prolongue en el tiempo: permanencia prolongada en la cama, siestas, cambios ambientales (exceso de luz, ruido, alteraciones bruscas o extremas de temperatura), hábitos alimentarios inadecuados, etcétera.

Tratamiento

El enfoque terapéutico debe centrarse en tratamientos que repercutan sobre la calidad y la cantidad del sueño. Se ha de revisar la medicación que pueda estar interfiriendo y mejorar el control de síntomas nocturnos.

Tratamiento no farmacológico

El insomnio, como ya se ha expuesto anteriormente, tiene connotaciones de la esfera psicológica y fisiológica, derivado de las múltiples y variables situaciones que pueden presentarse en el paciente. Las medidas no farmacológicas serán la primera elección. Abarcan desde medidas generales de higiene del sueño que favorezcan la regulación del ritmo sueño-vigilia hasta técnicas psicológicas (**Tabla 21-11**), yoga o meditación. Varios estudios y metaanálisis recomiendan la terapia cognitivo-conductual como estrategia no farmacológica eficaz para tratar el insomnio.

Tratamiento farmacológico

El tratamiento farmacológico debe instaurarse de forma simultánea al no farmacológico, evaluarlo individualmente y revisarlo con frecuencia, identificando y tratando previamente los factores físicos y psicológicos subyacentes que puedan contribuir a la aparición, actuar como desencadenantes o mantener estos trastornos del sueño. Como norma, se debe pautar un tratamiento a corto plazo o de forma intermitente.

 Las benzodiacepinas son los fármacos de elección en el tratamiento transitorio y a corto plazo del insomnio (no más de 4 semanas), por su seguridad y eficacia.

En ancianos, se han descrito reacciones paradójicas, como agitación, mayor riesgo de caídas y *delirium*. A dosis bajas, tienen efecto ansiolítico, y a dosis altas, hipnótico. Las benzodiacepinas actúan sobre el SNC (región límbica, tálamo e hipotálamo) produciendo diferentes grados de depresión; por ello, pueden ser utilizadas como hipnóticos, sedantes, miorrelajantes y anticonvulsivantes. En los trastornos del sueño, han mostrado su eficacia tanto para mejorar el inicio del sueño como para disminuir las interrupciones. Además, alargan el tiempo total de sueño y favorecen la sensación de sueño reparador.

Los hipnóticos no benzodiacepínicos (zolpidem, zopiclona, zaleplón) son agonistas selectivos del receptor GABA-A con acción hipnótica, pero sin efecto miorrelajante, ansiolítico ni antiepiléptico. Su ventaja es que no suelen provocar insomnio de rebote ni síndrome de abstinencia, y no parece que empeoren la función respiratoria en pacientes con enfermedad pulmonar obstructiva crónica.

Tratamiento	Característica/componente
Tabla 21-11. Tratamientos psicológicos, según criterios de Chambless *et al.*, 1998	
Intención paradójica	Técnica cognitiva basada en pautar precisamente lo contrario de lo que se pretende conseguir
Programa multicomponente	Consiste en aplicar control de estímulos, medidas de higiene de sueño y técnicas de relajación
Restricción del sueño	Técnica consistente en reducir el tiempo que el paciente pasa en la cama
Relajación progresiva	Técnica clásica de relajación basada en alternar la tensión y la relajación muscular
Control de estímulos	Instrucciones dirigidas a reducir conductas incompatibles con el sueño y a regular su horario
Biofeedback de EMG	Enseñar al paciente al control voluntario de parámetros biológicos como la taquicardia y la tensión muscular
Higiene del sueño	Instrucciones que el paciente logra realizar para tener unos hábitos adecuados para el buen control del sueño

EMG: electromiografía.

Los trastornos del sueño, a menudo, suelen ser el síntoma prodrómico o un síntoma que acompaña al *delirium*, donde los neurolépticos tienen un papel importante.

Los antidepresivos son una buena alternativa, por su eficacia y seguridad en el tratamiento del insomnio. Útiles en pacientes con depresión, aunque se trate de un uso no indicado. Tienen la ventaja de poder ser administrados durante largos períodos de tiempo sin originar adicción. A dosis bajas,

pueden ser inductores del sueño, y son el tratamiento de elección en el insomnio de pacientes con dolor neuropático (amitriptilina, duloxetina) e hiporexia (mirtazapina).

Otros fármacos que pueden ser utilizados, aunque no como primera elección, son los antihistamínicos (difenhidramina, hidroxicina), melatonina y talidomida, entre otros.

Algunas de las características de estos fármacos se desarrollan en la **tabla 21-12**.

Tabla 21-12. Fármacos empleados para el tratamiento del insomnio en cuidados paliativos

Grupo farmacológico	Principio activo	Dosis orientativa	Vía de administración	Inicio de acción	Duración de la acción	Consideraciones clínicas
Benzodiacepinas						
Duración prolongada Inducción lenta del sueño, riesgo de acumulación de metabolitos, sedación matutina	Diacepam	5-10 mg/ 12-24 h	v.o./i.m./i.v.	30-60 min	6-8 h	Precaución en ancianos
	Cloracepato	5-15 mg/día	v.o./i.m./i.v.	30-60 min	6-8 h	Útil en insomnio por ansiedad o situaciones de estrés temporales
	Clonacepam	0,5-2 mg/ 8-12 h	v.o./i.m./i.v.	20-60 min	6-12 h	Útil en crisis de ansiedad. Alta potencia. Útil en dolor/epilepsia
	Fluracepam	15-30 mg/día	v.o.	20-30 min	7-10 h	Uso no prolongado por riesgo de dependencia y tolerancia
Duración intermedia Inducción del sueño y mantenimiento, riesgo de somnolencia matutina	Lormetacepam	0,5-1 mg	v.o.	30-90 min	12-20 h	Actividad hipnótica, ansiolítica, anticonvulsiva, sedante, amnésica y relajante muscular
	Loracepam	0,5-1 mg	v.o./SL	30-60 min	8-24 h	Útil en antiemesis
	Flunitracepam	1 mg/día	v.o.	60 min	18-26 h	La comida interfiere en su absorción
	Oxacepam	10 mg/día	v.o.	60-120 min	6-20 h	Útil en insuficiencia hepática
Duración corta Inducción rápida del sueño	Triazolam	0,125 mg	v.o.	15-30 min	1,5-5 h	Otras propiedades: hipnótico, ansiolítico, anticonvulsivante, relajante muscular
	Alprazolam		v.o./SL	1-2 h	12-15 h	Útil en crisis de angustia
	Midazolam	2,5-7,5 mg	v.o./i.m./s.c./ i.v.	15-30 min	1-5 h	En dosis única, es 2-3 veces más potente que diacepam. Acumulación en insuficiencia renal
Imidazopiridina						
	Zolpidem	5-10 mg	v.o.	30 min	1-4 h	En insuficiencia hepática, su vida media se alarga 10 h. Útil en apneas del sueño
	Zaleplón	5-10 mg	v.o.	30-60 min	1 h	Reduce el período de conciliación del sueño e incrementa la duración del sueño durante la primera mitad de la noche
	Zopiclona	7,5 mg	v.o.	60-90 min	3-6 h	Conserva las fases REM del sueño. No tiene efecto rebote tras su supresión
Neurolépticos						
Para el tratamiento del insomnio asociado a *delirium*/psicosis	Olanzapina	2,5-10 mg	v.o.	5-8 h	30-38 h	Más sedante que risperidona por mayor efecto antihistamínico
	Haloperidol	0,5-2 mg	v.o./i.m./s.c./ i.v.	2-6 h (v.o.); 10-20 min. (i.m.)	10-35 h	Efectos secundarios graves: discinesia tardía, efectos extrapiramidales, síndrome neuroléptico maligno
	Risperidona	0,5-2 mg	v.o./i.m.	1-3 h	24 h	Efectos secundarios graves similares a haloperidol
	Quetiapina	25 mg	v.o.	60-90 min		Acción sedante importante. Útil en geriatría. Se ha relacionado con la disminución de T4

(Continúa)

Tabla 21-12. Fármacos empleados para el tratamiento del insomnio en cuidados paliativos (*Cont.*)

Grupo farmacológico	Principio activo	Dosis orientativa	Vía de administración	Inicio de acción	Duración de la acción	Consideraciones clínicas
Antidepresivos						
	Amitriptilina	10-25 mg	v.o.	2-12 h	16-24 h	Útil en el insomnio asociado a dolor neuropático
	Imipramina	12,5-100 mg	v.o.			
	Mirtazapina	15-45 mg	v.o.	2 h	20-40 h	Efecto sedante. En depresión asociada a insomnio de mantenimiento y ansiedad
	Trazodona	50-150 mg	v.o.	1-3 h	6-10 h	Bien tolerado en ancianos
Otros						
	Melatonina	2 mg	v.o.			Inductor fisiológico del sueño a través de mecanismos termorreguladores
	Talidomina	100 mg	v.o.			

i.m.: intramuscular; i.v.: vía intravenosa; REM: movimiento ocular rápido (*rapid eye movement*); s.c.: vía subcutánea; SL: sublingual; v.o.: vía oral.

PUNTOS CLAVE

- La convulsión es un síntoma neurológico frecuente en el ámbito de los cuidados paliativos.
- Los tumores primarios y secundarios del SNC son la causa más frecuente de convulsiones en los pacientes con enfermedad oncológica.
- Es fundamental el afrontamiento diagnóstico-terapéutico oportuno de las causas potencialmente reversibles: edema cerebral, alteraciones bioquímicas y tóxicas, etcétera.
- El *delirium* es de inicio brusco y fluctuante; existe bajo nivel de atención, alteración del nivel de alerta; y es de predominio nocturno.
- La depresión es un trastorno del estado de ánimo de al menos 2 semanas que se caracteriza por la presencia de síntomas emocionales, somáticos y conductuales.
- Los síntomas depresivos son de difícil diagnóstico en el contexto del cuidado terminal, ya que la patología de base, sus complicaciones y tratamientos, determinan la aparición de síntomas comunes en la depresión.
- La depresión no tratada puede dificultar el control de síntomas, la toma de decisiones y el cumplimiento terapéutico.
- La mayoría de los antidepresivos disponibles han demostrado una eficacia similar, aunque los grupos en los que hay mayor evidencia científica son los ISRS y los ADT.

- La ansiedad se manifiesta por una sensación de inquietud psíquica, nerviosismo y desasosiego, con preocupación excesiva sobre circunstancias reales o imaginadas del presente o del futuro inmediato, que al paciente le resulta difícil controlar.
- El tratamiento de la ansiedad debe ser multimodal, englobando el tratamiento farmacológico y no farmacológico.
- Las benzodiacepinas siguen siendo la primera línea de tratamiento de la ansiedad.
- El insomnio puede definirse como la dificultad para conciliar el sueño (insomnio de conciliación) o mantenerlo (insomnio de mantenimiento), produciendo un notable deterioro en el funcionamiento diurno o el estado de ánimo.
- El tratamiento farmacológico debe instaurarse de forma simultánea al no farmacológico, evaluarlo individualmente; identificando y tratando previamente los factores físicos y psicológicos subyacentes que puedan contribuir a la aparición, desencadenamiento y mantenimiento.
- Las benzodiacepinas son los fármacos de elección en el tratamiento transitorio y a corto plazo del insomnio. Acorde a las características del paciente, también se pueden emplear los neurolépticos, antidepresivos, a dosis menores, con buen resultado.

BIBLIOGRAFÍA

Convulsiones

Convulsions and Seizures. En: Watson M, Campbell R, Vallath N, Ward S, Wells J, eds. Oxford Handbook of Palliative Care. 3 ª ed. Nueva York: Oxford University Press; 2019. p. 427-21.

Corbí Pino B. Convulsiones. En: Castillo Polo A, Corbí Pino B, Fernández Valverde R, Martín Hurtado A, Montoro Robles M, Pérez Medina M. Cuidados paliativos. Guía para la atención primaria. Madrid: Instituto Nacional de Gestión Sanitaria; 2021. p. 128-9.

Grönheit W, Popkirov S, Wehner T, Schlegel U, Wellmer J. Practical Management of Epileptic Seizures and Status Epilepticus in Adult Palliative Care Patients. Front Neurol. 2018;9(595):1-8.

León Ruiz M, Rodríguez Sarasa M, Sanjuán Rodríguez L, Pérez Nieves M, Ibáñez Estéllez F, Arce Arce S, et al. Guía para el manejo de las crisis epilépticas en cuidados paliativos: propuesta de un modelo actualizado de práctica clínica basado en una revisión sistemática de la literatura. Neurología. 2019;34:165-97.

López Romboli M, Villavicencio Chávez C. Convulsiones. En: Porta Sales J, Gómez Batiste X, Tuca Rodríguez A, eds. Manual de control de síntomas en pacientes con cáncer avanzado y terminal. 3ª ed. Madrid: Enfoque Editorial S.C.; 2013. p. 202-4.

Santacruz Saura V, Rondón Maldonado A, Ginovart Prieto M, Zagala Pla N, Monteso Serna J. Levetiracetam en perfusión continua subcutánea en atención de final de vida. Med Paliat. 2020;27:58-62.

Senderovich H, Waicus S, Mokenela K. Evading Seizures: Phenobarbital Reintroduced as a Multifunctional Approach to End-of-Life Care. Case Rep Oncol. 2022;15:218-24.

Sharma A, Besbris J, Kramer N, Daly F, Singhal D, Jones C, et al. Top Ten Tips Palliative Care Clinicians Should Know About Seizures at the End of Life. J Palliat Med. 2021;24:760-6.

Delirium

Agar M, Lawlor P, Quinn S, Draper B, Caplan G, Rowett D, et al. Efficacy of Oral Risperidone, Haloperidol, or Placebo for Symptoms of Delirium

Among Patients in Palliative Care. A Randomized Clinical Trial. JAMA Intern Med. 2017;177:34-42.

American Psychiatric Association. Manual diagnóstico y estadístico de los trastornos mentales (DSM-5(R)), 5ª Ed. Madrid: Editorial Médica Panamericana, 2014.

Bramati P, Bruera E. Delirium in Palliative Care. Cancers. 2021;13:5893.

Corbí Pino B. Delirium. En: Castillo Polo A, Corbí Pino B, Fernández Valverde R, Martín Hurtado A, Montoro Robles M, Pérez Medina M. Cuidados paliativos. Guía para la atención primaria. Madrid: Instituto Nacional de Gestión Sanitaria; 2021. p. 129-31.

Delirium. En: Watson M, Campbell R, Vallath N, Ward S, Wells J, eds. Oxford Handbook of Palliative Care. 3 ª ed. Nueva York: Oxford University Press; 2019. p. 653-4.

Finucane AM, Jones L, Leurent B, Sampson EL, Stone P, Tookman A, et al. Drug therapy for delirium in terminally ill adults. Cochrane Database Syst Rev. 2020;1:CD004770.

Garzón Rodríguez L. Delirium. En: Porta Sales J, Gómez Batiste X, Tuca Rodríguez A, eds. Manual de control de síntomas en pacientes con cáncer avanzado y terminal. 3ª ed. Madrid: Enfoque Editorial S.C.; 2013. p. 189-98.

Guo D, Lin T, Deng C, Zheng Y, Gao L, Yue J. Risk Factors for Delirium in the Palliative Care Population: A Systematic Review and Meta-Analysis. Front Psychiatry. 2021;12:772387.

Harvey Bush S, Tierney S, Peter Lawlor P. Clinical Assessment and Management of Delirium in the Palliative Care Setting. Drugs. 2017;77:1623-43.

Klankluang W, Tongsai S, Sriphirom C, Siriussawakul A, Chanthong P, Tayjasanant S. The prevalence, associated factors, clinical impact, and state of diagnosis of delirium in palliative care patients. Support Care Cancer. 2021;29:7949-56.

Romero Cebrián M, Lázaro Bermejo C, López-Casero Beltrán N, Del Valle Apastegui R, Callado Pérez D, De Arriba Méndez J. Cuidados paliativos en atención primaria: abordaje del delirium y manejo de la vía subcutánea. Rev Clin Med Fam. 2021;14:18-25.

Sáenz de Santa María Benedet L, García Ronderos R, Ordoñez Estébanez G, García Rodríguez M, Solano Jaurrieta JJ, Gutiérrez Rodríguez J. Delirium en una unidad de cuidados paliativos: incidencia y factores de riesgo asociados. Med Paliat. 2020;27:303-9.

Watt C, Momoli F, Ansari M, Sikora L, Bush S, Hosie A, et al. The incidence and prevalence of delirium across palliative care settings: A systematic review. Palliative Medicine. 2019;33:865-77.

Depresión

Asghar-Ali A, Wagle K, Braun U. Depression in Terminally Ill Patients: Dilemmas in Diagnosis and Treatment. J Pain Symptom Manage. 2013; 45:926-33.

Corinna Sewtz C, Muscheites W, Grosse-Thie C, Kriesen U, Leithaeuser M, Glaeser D, et al. Longitudinal observation of anxiety and depression among palliative care cancer patients. Ann Palliat Med. 2021;10:3836-46.

Depression. En: Watson M, Campbell R, Vallath N, Ward S, Wells J, eds. Oxford Handbook of Palliative Care. 3 ª ed. Nueva York: Oxford University Press; 2019. p. 644-9.

Fulton J, Newins A, Porter L, Ramos K. Psychotherapy Targeting Depression and Anxiety for Use in Palliative Care: A Meta-Analysis. J Palliat Med. 2018;21:1024-37.

Grotmol K, Lie H, Hjermstad M, Aass N, Currow D, Kaasa S, et al. Depression-A Major Contributor to Poor Quality of Life in Patients With Advanced Cancer. J Pain Symptom Manage. 2017;54:889-97.

Lee W, Chang S, DiGiacomo M, Draper B, Agar M, Currow D. Caring for depression in the dying is complex and challenging – survey of palliative physicians. BMC Palliative Care. 2022;21:11.

Martín Hurtado A. Depresión. En: Castillo Polo A, Corbí Pino B, Fernández Valverde R, Martín Hurtado A, Montoro Robles M, Pérez Medina M. Cuidados Paliativos. Guía para la atención primaria. Madrid: Instituto Nacional de Gestión Sanitaria; 2021. p. 71-3.

Maté Méndez J, Ochoa Arnedo C, Carreras Marcos B, Hernández Ribas R, Segalás Cosi C, Gil Moncayo FL. Depresión. En: Porta Sales J, Gómez Batiste X, Tuca Rodríguez A, eds. Manual de control de síntomas en pacientes con cáncer avanzado y terminal. 3ª ed. Madrid: Enfoque Editorial S.C.; 2013. p. 232-43.

Perusinghe M, Yang Chen K, McDermott B. Evidence-Based Management of Depression in Palliative Care: A Systematic Review. J Palliat Med. 2021;24:767-81.

Su Huey N, Chong Guan N, Singh Gill J, Ong Hui K, Hatim Sulaiman A, Kanagasundram S. Core Symptoms of Major Depressive Disorder among Palliative Care Patients. Int J Environ Res Public Health. 2018;15:1758.

Ansiedad

Anxiety. En: Watson M, Campbell R, Vallath N, Ward S, Wells J, eds. Oxford Handbook of Palliative Care. 3 ª ed. Nueva York: Oxford University Press; 2019. p. 640-3.

Atkin N, Vickerstaff V, Candy B. 'Worried to death': the assessment and management of anxiety in patients with advanced life-limiting disease, a national survey of palliative medicine physicians. BMC Palliat Care. 2017;16:69.

Atinafu BT, Demlew TM, Tarekegn FN. Magnitude of Anxiety and Depression and Associated Factors among Palliative Care Patients with Cancer at Tikur Anbessa Specialized Hospital, Ethiopia. Ethiop J Health Sci. 2022;32:331-42.

Grossman C, Brooker J, Michael N, Kissane D. Death anxiety interventions in patients with advanced cancer: A systematic review. Palliat Med. 2018;32:172-84.

Martín Hurtado A. Ansiedad. En: Castillo Polo A, Corbí Pino B, Fernández Valverde R, Martín Hurtado A, Montoro Robles M, Pérez Medina M. Cuidados Paliativos. Guía para la atención primaria. Madrid: Instituto Nacional de Gestión Sanitaria; 2021. p. 70-1.

Mossman B, Perry L, Walsh L, Gerhart J, Malhotra S, Horswell R, et al. Anxiety, depression, and end-of-life care utilization in adults with metastatic cancer. Psychooncology. 2021;30:1876-83.

Ochoa Arnedo C, Maté Méndez J, Carreras Marcos B, Segalás Cosi C, Hernández Ribas R, Gil Moncayo F.L. Ansiedad y miedo. En: Porta Sales J, Gómez Batiste X, Tuca Rodríguez A, eds. Manual de control de síntomas en pacientes con cáncer avanzado y terminal. 3ª ed. Madrid: Enfoque Editorial S.C.; 2013. p. 244-53.

Salt S, Mulvaney CA, Preston NJ. Drug therapy for symptoms associated with anxiety in adult palliative care patients. Cochrane Database Syst Rev. 2017;5:CD004596.

Zweers D, De Graaf E, De Graeff A, Stellato R, Witteveen P, Teunissen S. The predictive value of symptoms for anxiety in hospice inpatients with advanced cancer. Palliat Support Care. 2018;16:602-7.

Insomnio

American Psychiatric Association. Manual diagnóstico y estadístico de los trastornos mentales (DSM-5®), 5ª Ed. Madrid: Editorial Médica Panamericana, 2014.

Font Guiteras A, Villar Abelló H, Planas Domingo J, Farriols Danés C, Ruiz Ripoll, Berger R. Palliative Oncological Patients with Insomnia: Concerns of the Patients and Their Relatives' Perception. Int J Environ Res Public Health. 2021;18:8509.

Jakobsen G, Gjeilo KH, Hjermstad MJ, Klepstad P. An Update on Prevalence, Assessment, and Risk Factors for Sleep Disturbances in Patients with Advanced Cancer—Implications for Health Care Providers and Clinical Research. Cancers. 2022;14:3933.

Martín Hurtado A. Insomnio. En: Castillo Polo A, Corbí Pino B, Fernández Valverde R, Martín Hurtado A, Montoro Robles M, Pérez Medina M. Cuidados Paliativos. Guía para la atención primaria. Madrid: Instituto Nacional de Gestión Sanitaria; 2021. p. 69.

Maté Méndez J, Ochoa Arnedo C, Carreras Marcos B, Segalás Cosi C, Hernández Ribas R, Gil Moncayo FL. Insomnio. En: Porta Sales J, Gómez Batiste X, Tuca Rodríguez A, eds. Manual de control de síntomas en pacientes con cáncer avanzado y terminal. 3ª ed. Madrid: Enfoque Editorial S.C.; 2013. p. 254-63.

Mercadante S, Adile C, Ferrera P, Masedu F, Valenti M, Aielli F. Sleep disturbances in advanced cancer patients admitted to a supportive/palliative care unit. Support Care Cancer. 2017;25:1301-6.

Nzwalo I, Abholm MA, Joaquim NN, Marreiros A, Nzwalo H. Systematic review of the prevalence, predictors, and treatment of insomnia in palliative care. Am J Hosp Palliat Care. 2020;37:957-69.

Savard J, Morin CM. Insomnia in the context of cancer: A review of a neglected problem. J Clin Oncol. 2001;19:895-908.

Manejo del dolor (I)

22

M. J. Mejías Estévez, E. Salido de Andrés y T. García Abreu

OBJETIVOS

- Manejar el dolor en todas las dimensiones de la persona en situación paliativa.
- Identificar los factores implicados en la cronificación y agudización del dolor del paciente paliativo.
- Evaluar los diferentes tipos de dolor de naturaleza oncológica y no oncológica en todas las edades.
- Aplicar de forma adecuada e individualizada los principios de la escalera analgésica del dolor del siglo XXI.
- Conocer las medidas no farmacológicas para el dolor en cuidados paliativos.

INTRODUCCIÓN

El dolor es un problema de salud pública de primer nivel en todo el mundo, por su alta prevalencia, el deterioro de la calidad de vida, las incapacidades laborales, las discapacidades, la falta de formación y de recursos, etcétera.

En España, el dolor crónico está presente en un 18 % de la población adulta (más de 6 millones de personas), que suponen un gasto de más de 16.000 millones de euros/año (2,5 % del producto interior bruto).

En Europa, casi las tres cuartas partes de los pacientes con cáncer experimentan dolor, y en casi una cuarta parte de los que tienen dolor este tiene una intensidad de moderado a agudo y además no reciben ningún fármaco analgésico.

La palabra *dolor* procede del latín, y según la Real Academia Española de la Lengua Española (RAE) se define como «sensación molesta y aflictiva de una parte del cuerpo por causa interior o exterior», pero también lo define como «sentimiento de pena y congoja». Ello hace reflexionar sobre el componente negativo que puede suponer para una persona tener dolor, así como la dificultad para medirlo.

El significado de *dolor,* desde la esfera científica, tampoco es fácil de establecer. La Asociación Mundial para el Estudio del Dolor (IASP) lo definió en 1979 como «una experiencia sensorial y emocional desagradable, asociada con un daño tisular, real o potencial, o descrita en términos de dicho daño». A raíz de esta definición, se describieron otros términos relacionados como analgesia, alodinia, hiperalgesia, etcétera.

En la evolución del concepto y de la enfermedad (el dolor no ya solo como síntoma, sino como enfermedad como tal), se ha comprobado que las personas con dificultades de comunicación también padecen dolor como, por ejemplo, bebés, niños pequeños, quienes sufren demencias, accidente vascular cerebral, etc., por lo que la IASP en 2020 estableció una nueva definición: «una experiencia sensorial y emocional desagradable asociada, o similar a la asociada, con daño tisular real o potencial».

Desde la IASP y todas las sociedades científicas o entidades asociadas, se hace siempre hincapié en el siguiente axioma: «si un paciente dice que le duele, es que le duele». Como profesionales sanitarios no se puede deslegitimar cuando un paciente acude a consulta con dolor. La responsabilidad, como se empezará a ver en este capítulo, será estudiar de forma apropiada el dolor para clasificarlo adecuadamente y dar la mejor respuesta multimodal y multiprofesional que sea posible.

Relacionado con este axioma se encuentra la palabra *sufrimiento*, que la RAE define como «padecimiento, dolor, pena», por lo que, especialmente en el mundo hispanohablante, son dos conceptos muy interrelacionados.

Según Chapman, el sufrimiento es un complejo estado afectivo-cognitivo negativo que se puede definir como «sensación que tiene el individuo de sentirse amenazado en su integridad y agotamiento de los recursos personales y psicosociales que le permitirían afrontar dicha amenaza, así con el sentimiento de impotencia para hacer frente a dicha amenaza».

El dolor es considerado como una enfermedad en sí misma y se define por las siguientes características:

- *Fenómeno objetivo*: lesión tisular real o potencial (incluida la similar asociada a estos tipos). El paciente dice que le duele.
- *Fenómeno subjetivo*:
  - Experiencia desagradable que se asocia a sensaciones, emociones y acontecimientos previos.
  - Es único para cada persona y cada momento. Depende de cada una de ellas. Esto es importante, puesto que el enfermo es quien mejor conoce su dolor y es fundamental escuchar todo sobre él.

– Proceso que forma parte del aprendizaje. Se expresa y se siente el dolor según la propia experiencia, según el entorno, la personalidad, etcétera.

– Es un proceso fácilmente ligado y confundido con el sufrimiento (algunos autores le asignan el valor de dolor psicológico al sufrimiento).

– Si un niño o adulto no tienen capacidad para autodeclarar su dolor (por razones de edad, capacidad cognitiva o verbal, patología, sedación u otros motivos), la valoración subjetiva la aportará su cuidador principal, su familia y, en tercer lugar, los profesionales sanitarios.

• *Fenómeno multidimensional*: afecta en diferente cuantía a todas las dimensiones y esferas personales: física, psicológica, social, espiritual y bioética.

• *Fenómeno modulador*: el dolor modula y puede ser modulado simultáneamente por:
   – Emociones.
   – Comportamiento.
   – Memoria (experiencias previas).
   – Tipo de personalidad.
   – Situación contextual.
   – Presencia de otros síntomas (muy importante para el manejo clínico sintomático).

• Factores modificadores de la percepción del dolor, ya definidos por Twycross en 1983 (**Tabla 22-1**).

CLASIFICACIÓN DEL DOLOR

Según su duración

• *Agudo*: aquel que aparece repentinamente y suelen estar asociado a lesiones producidas hace poco tiempo y que pueden producir complicaciones (desde vitales hasta una frecuente transformación por perpetuación hacia el dolor crónico, proceso conocido como «sensibilización central», aunque también existe una «sensibilización periférica», dado que existe afectación tanto en el sistema nervioso periférico como en el central). Su intervención va encaminada a minimizar estas secuelas. Los tipos más frecuentes son:
   – Agudo no quirúrgico (postraumáticos, quemados, cólico nefrítico, síndromes coronarios agudos, etcétera).
   – Agudo quirúrgico o perioperatorio (cirugías maxilofacial, torácica, abdominal, vascular, ortopédica, etc.). Dolor en paciente quirúrgico asociado a enfermedad de base o al propio del procedimiento. El dolor obstétrico es aquel asociado al trabajo del parto y alumbramiento.
   – Agudo asociado a procedimientos (secundario a procedimientos diagnósticos y/o terapéuticos: biopsia, intubación, endoscopia, suturas, cateterismos, pruebas de imagen con sedación, etcétera).

• *Crónico*: se recuerdan las características del *dolor crónico no oncológico*:
   – Duración superior a 3 meses.
   – Dolor continuo o intermitente ≥ 5 días a la semana.
   – Intensidad moderada medida con la escala visual numérica (EVN) ≥ 4.
   – Pérdida de la relación entre la lesión tisular y la intensidad del dolor. Uno de los motivos es la sensibilización

Tabla 22-1. Factores que modifican la percepción del dolor según Twycross

Aumentan el umbral (favorecen la analgesia)	Disminuyen el umbral (favorece el dolor)

• Fármacos:
  – Analgésicos
  – Ansiolíticos
  – Antidepresivos
• Control de síntomas
• Sueño reparador
• Reposo
• Simpatía
• Comprensión
• Solidaridad
• Distracción
• Reducción del grado de ansiedad
• Mejora del estado de ánimo
	• Malestar
	• Insomnio
	• Fatiga
	• Ansiedad
	• Miedo
	• Enfado
	• Tristeza
	• Depresión
	• Aburrimiento
	• Introversión
	• Aislamiento mental

central, en la que existe una alteración del procesamiento de los estímulos dolorosos en el sistema nervioso central y una pérdida de la inhibición de las vías descendentes. Explicado de manera simplista, es como si el estímulo doloroso quedase grabado en nuestro cerebro; aunque ya no esté la lesión dolorosa, esta sigue produciendo la estimulación dolorosa que reconoce el cerebro como real y perpetuada. Los síndromes de sensibilización central más conocidos son: el dolor lumbar crónico, la migraña, la artrosis, la fibromialgia, etcétera.

– Deterioro de la capacidad funcional, la calidad de vida (alteración muy frecuente del sueño) y la relación con el entorno (laboral, familiar, social, relaciones, etcétera).

– Es muy frecuente, lo padece un 17,6 % de la población general española no hospitalizada y entre el 50 y 80 % de las personas ancianas. Estas cifras van acorde con los datos internacionales.

En mayo de 2019, la Organización Mundial de la Salud (OMS) incluyó en la 11ª edición de la Clasificación Estadística Internacional de Enfermedades y Problemas Relacionados con la Salud un sistema de clasificación para el dolor crónico en siete grupos, que son:

• Dolor crónico primario.
• Dolor crónico por cáncer.
• Dolor crónico posquirúrgico o postraumático.
• Dolor crónico neuropático.
• Dolor orofacial y cefalea.
• Dolor visceral crónico.
• Dolor crónico musculoesquelético.

La causa original puede haber sido una lesión o infección, aunque en algunos casos no hay una causa bien definida. Se produce porque las terminaciones nerviosas (nociceptores o receptores de dolor), a pesar de haber finalizado la lesión de origen, permanecen estimuladas de forma mantenida (no finaliza la transmisión nerviosa de la sensación dolorosa cuando cesa la causa que la originó). Por tanto, la cantidad de dolor percibida dependerá de forma fundamental de la cantidad de nociceptores en la zona u órgano.

Cuando un estímulo doloroso se repite en el tiempo, puede terminar generando una respuesta dolorosa mantenida, es decir, aparece una hiperexcitabilidad neuronal, dando lugar a un fenómeno conocido como sensibilización central (*wind-up*). En fases tardías, se pierde el control inhibitorio de las señales dolorosas, contribuyendo a perpetuar el proceso de dolor incluso ante estímulos no dolorosos. Ejemplos comunes de este fenómeno serían la fibromialgia, el síndrome de fatiga crónica o el síndrome de intestino irritable.

En un intento de eliminar el dolor crónico, el organismo puede llevar a entrar en círculos viciosos que no solamente no solucionan el problema, sino que lo perpetúan e incluso empeoran.

Una buena comunicación entre profesionales sanitarios y pacientes puede reducir el dolor crónico un 20 %, mejorar la movilidad un 25 % y reducir la ansiedad en un 25 %, según el primer Consenso sobre comunicación clínica en dolor crónico, impulsado por el Instituto #SaludsinBulos y elaborado con la participación de una veintena de representantes de sociedades científicas, colegios profesionales y asociaciones de pacientes en España. Por el contrario, una mala o inefectiva comunicación con el paciente ocasiona costes al sistema sanitario, mala adherencia, visitas repetidas a consultas y denuncias.

Según el mecanismo fisiopatológico

En la **tabla 22-2**, se pueden ver las localizaciones y las características del dolor según la fisiopatología.

- Nociceptivo:
  - Somático: procede de estímulos de estructuras somáticas (piel, hueso, articulaciones, músculos y resto de partes blandas). Se describe como un dolor bien localizado, de tipo pulsátil y punzante.
  - Visceral: afectada la inervación de vísceras u órganos, incluidas las mucosas, las serosas, los músculos lisos y los

vasos. El dolor de los órganos es típicamente profundo, sordo, difuso, como una presión o tracción.
- Neuropático: es una lesión primaria o por disfunción del sistema nervioso somático, periférico o simpático. Es primordial identificar si el dolor que se está valorando tiene un componente neuropático, dado que hay un tratamiento específico. Los tipos de este dolor son:
  - Central.
  - Periférico.
  - Simpático.
  - Mixto.
  - Mixto: combinación de nociceptivo y neuropático.

Según la naturaleza

- *Oncológica*: conocido tradicionalmente como dolor maligno, originó el inicio de la escalera analgésica de la OMS en 1986. Se estima que, en el momento del diagnóstico, entre el 20 y 50 % de los pacientes presentan dolor, llegando esa frecuencia hasta el 85-90 % en los últimos días de vida. Es más frecuente en tumores sólidos (70-80 %, sobre todo hueso). En leucemias y linfomas, se habla de aproximadamente la mitad de los casos.
El 80 % de los enfermos con cáncer tienen más de una localización dolorosa, lo que hace que tenga que tratarse parcial e íntegramente cada una de ellas. Normalmente dos terceras partes de los casos de dolor oncológico tienen su origen en el propio tumor. El otro tercio de los dolores son secundarios a los tratamientos específicos antitumorales o por patologías previas que empeoran con los mismos como, por ejemplo, la polineuropatía diabética con algunos quimioterápicos (importancia de tener siempre en cuenta la posible y atrogenia).
- *No oncológica*: conocido clásicamente como dolor benigno. También se encuentra presente hasta en un tercio de los pacientes oncológicos en cuidados paliativos.
- *Dolor perioperatorio y dolor asociado a procedimientos* (biopsias, endoscopias, etc.): dolor en paciente quirúrgico asociado al propio del procedimiento y a enfermedad de base

Tabla 22-2. Tipos de dolor según la fisiopatología

Tipo de dolor	Localización	Características
Somático (nociceptivo)	Piel Hueso Articulaciones Músculos Tendones	• Bien localizado • Punzante
Visceral (nociceptivo)	Vísceras Órganos Mucosas Serosas Músculo liso Vasos	Inervado por simpático (sistema nervioso vegetativo) • Profundo • Sordo • Difuso
Neuropático (v. el apartado específico)	Estructuras nerviosas	• Descargas • Quemazón • Acorchamiento • Parestesias
Mixto	Combina características del dolor nociceptivo y visceral	

(oncológica o no oncológica). Se utilizan tratamientos intravenosos con opioides diversos: tramadol, morfina, fentanilo, etc. También se asocian antiinflamatorios no esteroideos por la misma vía, y posterior al proceso, si lo precisa, se pasaría a la vía oral. Como coadyuvantes, se pueden asociar la anestesia con bloqueos e infiltraciones locorregionales, incluyéndose además en casos necesarios la analgesia controlada por el paciente como alternativa eficaz.

Según la gravedad, establecida por las banderas

- *Banderas amarillas*: «factores que aumentan el riesgo de desarrollar o perpetuar el dolor a largo plazo» (Kendall): aumento de peso, sedentarismo, etcétera.
- *Banderas rojas*: sospecha o confirmación de patología grave de base que puede producir incapacidad irreversible o incluso la muerte del paciente. Las banderas rojas más frecuentes en dolor aparecen en el contexto de dolor súbito y agudo, con algunas de las siguientes características:
  - Mayor de 70 años de edad.
  - Historia previa de cáncer.
  - Pérdida inexplicable de peso.
  - Dolor que interrumpe el sueño nocturno.
  - Infección reciente.
  - Fiebre, escalofríos, sudoración.
  - Uso prolongado de corticoides.
  - Traumatismo.
  - Sudoración persistente por la noche.
  - Pérdida reciente de control de esfínteres (micción y/o pérdida intestinal no diarrea).

Según el curso

- Continuo (no desaparece, aunque son frecuentes las fluctuaciones).
- Intermitente o episódico (estas características se definen en el apartado sobre dolor irruptivo oncológico). Dicho dolor puede convertirse en continuo por un control inadecuado de este.

Según la intensidad (valorados por escala visual analógica, numérica o facial)

- *Leve*: escala visual analógica (EVA) < 4, escala de expresión facial ≤ 3, escala numérica ≤ 40 (de 0 a 100).
- *Moderado*: EVA de 4-6, escala de expresión facial de 4, escala numérica entre 41 y 69.
- *Agudo*: EVA ≥ 7, escala de expresión facial entre 5 y 6, escala numérica ≥ 70.

Según la causa

- Patología infecciosa.
- Patología musculoesquelética (anquilosis, artropatías, miopatías, espasticidades, artrosis, etcétera).
- Neuralgias.
- Encamamiento.
- Trastornos de la integridad de la piel y mucosas:
  - Ulceraciones: úlceras por presión, orales, corneales.
  - Xerostomía.
  - Muguet.
- Posquirúrgicas.
- Trastornos del sueño.
- Modificaciones del ambiente (sed, hambre, frío, calor, humedad, etcétera).
- Yatrógenos: curas locales, falta de aseo y confort, etcétera.
- Psicógeno: casos en los que se considera que su origen es psicopatológico (neurosis, psicosis).
- Otros.

Según las franjas de edad

- Niños.
- Adultos jóvenes: la mayoría de guías hacen referencia a este grupo de edad.
- Ancianos.

Según el lugar habitual de los cuidados

Esta clasificación (adaptada de Mejías-Estévez, 2014) trata de resaltar los casos en los que el contexto o escenario puede resultar determinante en la génesis y el desarrollo del dolor por su relación fundamental con unos adecuados cuidados:

- *Hospitalario*: los cuidados recaen en profesionales de enfermería con participación familiar limitada. Es un ambiente que puede resultar hostil, deshumanizado y con menoscabo de la intimidad personal y familiar.
- *Residencial*: escenario cada vez más importante y frecuente en personas mayores. Los cuidados recaen especialmente en auxiliares de enfermería donde la familia ha perdido este rol.
- *Domiciliario*: los cuidados pertenecen fundamentalmente a la familia, siendo normalmente el escenario preferido por el paciente para su atención.
- *Ambulatorio*: el paciente presenta autonomía suficiente para poder acudir a revisiones y procedimientos fuera de su ámbito del hogar (domicilio, residencia).
- *Indiferente* (pacientes que cambian con frecuencia de lugar de residencia) o *desconocido* (personas sin hogar): en ambos casos, los cuidados resultan ser más complicados e incluso inexistentes.

Según las entidades propias

- Dolor neuropático (se verá un apartado específico más adelante).
- Dolor oncológico basal: es un dolor crónico por cáncer. Se debe recordar lo comentado con anterioridad en el apartado *Según la naturaleza* (Tabla 22-3).
- Dolor irruptivo oncológico (DIO). Sus características principales son:
  - Exacerbación aguda transitoria de dolor en paciente con dolor por cáncer tratado adecuadamente. Aparece en hasta el 90 % de los casos y en cualquier estadio de la enfermedad tumoral, siendo más frecuente en la terminalidad.
  - Rápida instauración, entre 10 segundos y 180 minutos (media entre 3 y 5 minutos).

Tabla 22-3. Causas del dolor oncológico

El cáncer	Derivados del cáncer	Derivados de los tratamientos para el cáncer
• Invasión local • Metástasis, destacan las óseas • Síndromes obstructivos • Compresión nerviosa • Ulceraciones y fistulizaciones	• Malnutrición • Infecciones • Úlceras por presión • Espasmos musculares • Estreñimiento • Linfedema • Fracturas óseas • Neuralgia postherpética	• Alteraciones de la sensibilidad y de los órganos de los sentidos (gusto, tacto) • Problemas de la boca: mucositis, estomatitis, *muguet*, xerostomía • Neuropatía posquimioterapia • Inflamación o fibrosis secundarias a cirugía o radioterapia • Dolor posquirúrgico • Estreñimiento • Desnutrición

- Pico máximo de intensidad entre pocos minutos y menos de 1 hora (3-10 minutos). El tiempo medio de intensidad máxima dura de media aproximadamente 10 minutos (60 minutos si no es tratado con analgesia adecuada).
- De moderada a elevada (incluso insoportable) intensidad (EVA > 6-7).
- Breve duración, con una duración media de la crisis entre 5 y 60 minutos.
- Su existencia implica que el *dolor oncológico de base se encuentra controlado con opioides basales* (EVA < 4-5/10): *dolor crónico oncológico* leve o ausente durante al menos 12 horas/día en la última semana, cuya intensidad no varía en las últimas 48 horas ni precisa de variación en la dosis del analgésico de base para controlarlo en dicho período (clásicamente se habla de al menos 60 mg de morfina oral diaria, aunque aparece con dosis menores de opiáceos). Si este dolor no está controlado, puede aumentar la frecuencia de episodios de DIO (suelen ser de la misma intensidad que el basal), así como aparecer el conocido *dolor por fallo de final de dosis*, que aparece antes de la siguiente toma del opioide analgésico regular pautado para el dolor basal, teniendo que establecer un aumento de dosis y/o mejor disminuir el intervalo de dosis del opioide basal para su control.
- Número variable de episodios al día, entre 1 y 14 (media de 1-4).
- Puede localizarse en cualquier territorio corporal. Según los factores desencadenantes, el DIO puede ser de tres tipos:
  - Dolor incidental (55-60 % de los casos): aparece relacionado con alguna acción (precipitante). Se asocia a mayor afectación en las tareas laborales y la deambulación. Se pueden distinguir tres subtipos de dolor incidental:
    ○ Volitivo (50-60 % de los incidentales): desencadenado por acción voluntaria (comer, deambular, etcétera).
    ○ No volitivo: si la acción es involuntaria (tos, deglución, etcétera).
    ○ Procedimental: asociado a alguna maniobra sobre el paciente (cura de úlcera tumoral, cambio postural, aseo, etcétera).
  - Dolor espontáneo o idiopático: no se encuentra relacionado con ningún precipitante. Se afecta principalmente el estado de ánimo y el sueño. Es el DIO más complicado de tratar por su mayor variabilidad.

  - Dolor combinado incidental más espontáneo: hasta el 14,5 %.
- El fármaco ideal para su correcto manejo deberá tener las siguientes características, bajo la premisa de la individualización (adaptado de Mejías Estévez, 2016):
  - Analgésico potente.
  - Inicio de acción rápida (≤ 10 minutos).
  - Corta duración del efecto (≤ 2 horas) para evitar la presencia «no necesaria» del fármaco.
  - Perfil de seguridad:
    ○ Acceso de dosis controlada.
    ○ Mínimos efectos secundarios.
    ○ Baja toxicidad.
    ○ Interacciones medicamentosas preferentemente escasas y leves.
  - Fácil administración: comodidad, no invasivo, control de la posología, posibilidad de retirada y también de autoadministración, pero con seguimiento para evitar conductas aberrantes.
  - Los fármacos que se ajustan a dichas características son los opioides inmediatos:
    ○ Cualquier opioide que se pueda administrar por vía espinal, venosa o subcutánea.
    ○ Fentanilos transmucosos orales o nasales (rapidez por alta biodisponibilidad y potencia con escaso metabolismo hepático).
  - Existen algunos episodios de DIO en los que los opioides rápidos son muy efectivos e incluso pueden ser los más adecuados (morfina y oxicodona oral de liberación rápida).
- Asociado a múltiples factores: niveles elevados de ansiedad y depresión, estadio tumoral avanzado, tratamientos múltiples aplicados (sobre todo antitumorales), características específicas del propio paciente (trastornos del ánimo o de personalidad previos, miedos persistentes, etcétera).
- Elevado consumo de recursos por aumento de: visitas médicas, especialistas consultados, ingresos hospitalarios, estancias medias hospitalarias, frecuentación de servicios de urgencias, polifarmacia, etcétera.
- Aunque el manejo es complejo, debe individualizarse, por ser una entidad infradiagnosticada e infratratada.
- Los objetivos terapéuticos son principalmente en tres puntos (Mejías, 2015):
  - Tener ≤ 4 crisis al día.
  - Tiempo aproximado de crisis ≤ 30-60 minutos.

- Reducir la intensidad del dolor lo máximo posible con buena tolerabilidad (lo ideal es un dolor = 0 sin secundarismos).
- El diagnóstico es a través del algoritmo de Davies (**Fig. 22-1**).
- Las entidades que deben identificarse y descartarse, para definir tanto que existe una correcta analgesia opioide como la existencia de DIO (**Tabla 22-4**).
- Dolor total: definido por Cecily Saunders, en el que se incluye la faceta del sufrimiento, está mediado por factores psicológicos, sociales, espirituales y económicos. Suele ser de tipo mixto (nociceptivo-neuropático), con una intensidad moderada/aguda. Suele atribuirse clásicamente al dolor oncológico, aunque puede aplicarse al concepto del dolor benigno.
- Dolor paliativo infantil (síntoma o enfermedad paliativa más frecuente en este rango de edad infantojuvenil). Este es también, junto a la disnea, el estreñimiento, la anorexia y la astenia, uno de los síntomas más frecuentes en niños y adolescentes (entre el 20 y 30 % de los niños y jóvenes, el dolor es oncológico, y en el 70-80 % restante tiene su origen en enfermedades no cancerosas). Se asocia y relaciona, además de los anteriores, especialmente con las alteraciones

del sueño y del estado de ánimo (desde tristeza hasta depresión, y sobre todo ansiedad). Constituye uno de los síntomas más temidos, no solo para el propio niño enfermo, sino para padres, hermanos y el resto de los miembros cercanos. Constituye el paradigma de las dimensiones desde las que se debe analizar cualquier síntoma:

- ○ Dimensión cognitiva: creencias, actitudes, pensamientos, etcétera.
- ○ Dimensión afectiva: emociones.
- ○ Dimensión conductual: comportamiento como expresión más objetivable de la repercusión del dolor y sufrimiento en el niño.

DOLOR ONCOLÓGICO INFANTIL

El dolor oncológico infantil se da sobre todo en el contexto de la enfermedad crónica, hospitalizaciones, relacionado con los tratamientos y procedimientos médicos (incluidos dentro de los múltiples eventos traumáticos), por lo que empeora acorde a la progresión de la enfermedad. Las causas son las mismas referidas en el apartado de dolor oncológico.

El dolor no oncológico infantil suele tener un origen multifactorial. Se caracteriza dentro de otros problemas cróni-

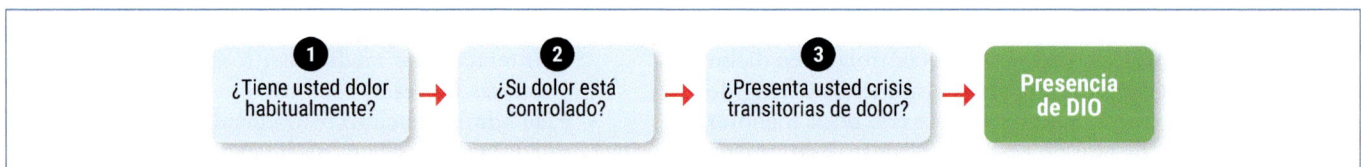

Figura 22-1. Algoritmo de Davies modificado. Las tres preguntas deben ser afirmativas para confirmar la presencia de dolor irruptivo oncológico (DIO).

Tabla 22-4. Entidades que deben identificarse y descartarse para un adecuado control del dolor con opioides	
Entidad a diferenciar	**Concepto**
Episodios de dolor basal inadecuadamente controlado	**Dolor crónico oncológico no controlado** El dolor de base (dolor crónico oncológico), al no estar bien controlado, permite que aún aparezcan momentos de este dolor basal a modo de episodios («crisis») y/o de forma continuada. Sin su adecuado control, no puede definirse un dolor irruptivo oncológico (DIO)
Episodios de dolor durante la titulación de una analgesia opioide	**Proceso de titulación de dolor crónico** Al comenzar una analgesia para dolor basal con dosis iniciales de un opioide (normalmente opioide rápido, aunque también se podría hacer con un opioide lento o combinando ambos tipos), se trata de conocer la dosis óptima en 24-48 horas, para identificar la dosis total basal diaria que precisa el paciente para una correcta analgesia. Esa dosis resultante se convierte en opioide de liberación lenta, donde una sexta o décima parte de la dosis corresponde a la dosis de rescate con opioides rápidos. Esta dosis de rescate puede hacerse con un fentanilo inmediato si es para DIO
Dolor fin de dosis	**Analgesia para dolor crónico con:** • Dosis *suficiente* • Intervalo de dosis *insuficiente* Hay pacientes en los que las medicaciones prolongadas o retardadas duran menos que la pauta habitual. El paciente lo argumenta con dolor controlado que comienza a aparecer antes de la administración siguiente del opioide prolongado. Este fenómeno se suele repetir y se soluciona adelantando la toma del opioide Por ejemplo, un parche de fentanilo transdérmico cada 48 horas en lugar de cada 72 horas (el paciente refiere que no tiene dolor los 2 primeros días, pero que luego empieza a aparecer, y este hecho se verifica de forma más o menos repetida)
Crisis de dolor benigno en paciente oncológico	**Relacionado o no con dolor crónico no oncológico** Es un dolor que no se asocia causalmente al cáncer que el enfermo padece. Por lo tanto, es un dolor agudo o subagudo tipo crisis, cuya naturaleza no oncológica se verifica por la evolución clínica. Por ejemplo, un paciente oncológico puede tener un infarto agudo de miocardio, una odontalgia por caries, un cólico nefrítico, sobre todo con antecedentes previos, etc. Hay que recordar que no todo en el paciente con cáncer va a ser causado por esta patología, aunque la obligación del médico, por frecuencia e importancia, sea descartarlo siempre que sea posible

cos de salud con alta carga familiar de cuidados. Se asocia a deterioro cognitivo y motor (alteraciones en los movimientos corporales), con capacidad limitada e incluso ausente para la comunicación verbal.

La evaluación del dolor paliativo infantil, por lo comentado, no es fácil. Los factores más destacados que dificultan la misma son:

- La relación médico-paciente tiene connotaciones especiales según la edad, además de las que puedan conllevar las enfermedades presentes, siendo compleja la comunicación. En los adolescentes, por ejemplo, existe *per se* dificultades de relación con los profesionales sanitarios.
- Infradiagnosticar e infratratar el dolor por parte del entorno familiar (a veces, también por profesionales, sobre todo no experimentados). Se trata de un mecanismo de defensa para no tener que aceptar una más que probable progresión de la enfermedad paliativa de base.
- Dificultad para el autoinforme de algunos niños por edad, progresión de la enfermedad y/o deterioro cognitivo. Por eso puede ser necesario utilizar herramientas específicas para la evaluación del dolor:
  - Escalas de comportamiento: la escala de rostro, pierna, actividad, llanto y consolabilidad (FLACC [*face, legs, activity, cry, controlability*] y la escala FLACC revisada (rFLACC).
  - Específico para bebés: perfil de dolor infantil prematuro (PIPP), llanto.
  - Sin capacidad para comunicarse:
    - Lista de verificación de dolor infantil no comunicada revisada (NCCPC-R, *Non-Communicating Children's Pain Checklist-Revised*).
    - Perfil de dolor pediátrico (PPP, *pediatric pain profile*).
  - La presencia de depresión y/o ansiedad infantil, insomnio o náuseas dificultan la detección y el tratamiento del dolor, dada la enorme interrelación entre estos trastornos.

  El *tratamiento* ha de ser realizado por el equipo multidisciplinar y debe ser individualizado, con pautas:
  - No farmacológicas: hipnosis, masaje, calor, frío, distracción, terapia ocupacional, imaginería guiada, aromaterapia, *reiki*, estimulación vibratoria (si hay afectación neurológica), arteterapia, colorterapia, musicoterapia, terapia guiada por animales, payasoterapia. Trata no solo de disminuir el dolor, sino también de mejorar la ansiedad asociada. Las pautas más frecuentes son:
    - Distracción frente a diversión. Uso de juguetes con luz o movimiento, vídeos o juegos digitales, con tableta o teléfono móvil.
    - Confortabilidad con masajes, caricias, contacto táctil asociando, si lo precisa, frío, calor, estimulación eléctrica transcutánea (TENS).
    - Control de la respiración: ejercicios respiratorios, soplar, burbujear.
    - Técnicas psicológicas, que suelen aplicarse con un profesional especializado. Cuando es posible, terapia cognitivo-conductual, imaginería guiada, *biofeedback*, terapia musical, hipnosis. En bebés, se

trata de sujetar y envolver, mecer, sacarosa durante 5 segundos, lactancia materna o succión no nutritiva («chupete»).
- Farmacológicas:
  - Uso de la vía menos invasiva (mejor oral y sublingual). Si a pesar de ello hay que usar agujas en los procedimientos, hay que usar medidas como:
    - Crema anestésica de prilocaína/lidocaína. Se debe recordar siempre que debe estar mínimo 1 hora puesta y bajo compresión previa a la inserción de la aguja en la piel.
    - Métodos de vibración como la abeja Buzzy®, que puede también estar fría para reducir la sensibilidad.
    - Uso de óxido nitroso y oxígeno, gas a partes iguales con efecto analgésico tras 4-5 respiraciones y en 2-3 minutos el efecto es máximo.
    - Medidas de distracción ya previamente mencionadas (gafas de distracción virtual, libros, películas, etcétera).
    - Presencia parental, que permitirá que los niños se coloquen en los brazos de los padres, sintiéndose más seguros. Elección del posicionamiento en adolescentes (recordar que la inmovilización y la posición supina en las camillas genera sensación de humillación).
    - En los bebés y neonatos, se puede usar la lactancia materna, la sacarosa y la técnica piel con piel.
  - Considerar la combinación de analgesia no opioide (incluidos los coadyuvantes) + opioide para maximizar el alivio del dolor, pero no se recomiendan los productos combinados porque pueden conllevar toxicidad hepática acelerada (sobre todo paracetamol/codeína).
  - Características del uso de opioides:
    - No se recomienda el uso de la codeína, dado que en un tercio de los niños, al ser metabolizadores rápidos, no se alcanza efecto analgésico y sí toxicidad.
    - Dolor leve (se utiliza como sinónimo de «dolor suave»): hay que considerar los coadyuvantes antes del opioide, pudiéndose asociar si fuera necesario.
    - Edad < 6 meses requieren dosis más bajas de las provistas (usar un 20-25 % de la dosis opioide provista).
    - El opioide más adecuado para preservar la función renal y hepática es la metadona.
    - Usar naloxona si las medidas conservadoras para el estreñimiento no han sido eficaces.

DOLOR EN EL ANCIANO

Resulta muy complicado determinar la prevalencia del dolor en las personas de edad avanzada. Se sabe que es mayor en las personas mayores que viven en centros residenciales con respecto a sus homólogos en la comunidad, así como en general es mayor en el género femenino. La prevalencia también varía según el género y el sitio del dolor. Los tres lugares más frecuentes de dolor en el anciano son la espalda, la pierna/rodilla y la cadera.

El problema de dolor es especialmente importante en la población anciana, que en 2021 representaba el 20,08 % del total, con un índice de crecimiento mayor en los últimos años según el Instituto Español Nacional de Estadística (INE). La prevalencia de dolor crónico se encuentra entre el 22,2 y 85 %, llegando en pacientes institucionalizados a un 93 % según el Pain Europe. La importancia del dolor en este colectivo ha sido tal que en la actualidad se le considera un *síndrome geriátrico* por sí mismo que aumenta por el envejecimiento poblacional, también infradiagnosticado e infratratado. En cuidados paliativos, especialmente, la presencia de este dolor no controlado supone una fuente de deterioro funcional, trastornos del sueño, alteraciones nutricionales, depresión y, por consiguiente, un aumento de recursos sanitarios.

Las características más específicas del anciano se pueden resumir en las siguientes:

- Cambios fisiológicos asociados al envejecimiento: disminución de la excreción renal, enlentecimiento del metabolismo hepático, etcétera.
- Elevada frecuencia de:
  - Pluripatología.
  - Polifarmacia.
  - Institucionalización: en las residencias de ancianos, más de un tercio de los sujetos tienen dolor en situación paliativa, aumentando la frecuencia de hospitalizaciones.
  - Hospitalizaciones frecuentes (aumento del gasto sanitario).
  - Patología oncológica: el dolor suele tener una intensidad de moderado-intenso (50 %) y muy agudo (30 %).
  - Procesos degenerativos osteomusculares (70 % de la población padece artrosis).
  - Dolor de tipo neuropático: neuropatía diabética, metabólica, nutricional, etcétera.
  - Enfermedades neurodegenerativas: demencia, secuelas de ictus, enfermedad de Parkinson y similares. Implican grandes dependencias, alteraciones sensitivomotoras y deterioro cognitivo, por ello se usa la escala del cuestionario de evaluación de dolor en demencia avanzada (PAINAD, *Pain Assessment in Advanced Dementia*) (v. el apartado *Evaluación del dolor*).
  - Falta de adherencia y automedicación.
- En muchas ocasiones, el paciente anciano presenta una forma de manifestar el dolor no específica (cambios en la marcha o en su conducta, suspiros, gemidos, actitud vigilante, cambios en el estado mental, etcétera).
- Asociación fuerte con deterioro de las actividades básicas de la vida diaria, deterioro cognitivo y/o demencia, depresión y artritis.

El abordaje del dolor en el anciano debe hacerse de una forma integral, personalizada y multidisciplinar (enfermería no solo es esencial en los cuidados del dolor, sino en su valoración, seguridad, tratamiento y seguimiento). Hay que tener en cuenta que el dolor no controlado va a originar una serie de consecuencias graves, como el aumento del riesgo de alteraciones cognitivas, una disminución de la calidad de vida, alteraciones del sueño, depresión, ansiedad, deterioro de la capacidad funcional, alteraciones de las relaciones sociales y personales, y aumento de los costes sanitarios.

En el tratamiento del dolor, siempre pactado, hay que insistir, además de en la multidisciplinaridad y multidimensionalidad, en contar siempre con la familia, informando detalladamente del tratamiento por escrito, anticipando los efectos secundarios (comunicándolos y tratándolos), teniendo en cuenta siempre las interacciones farmacológicas. Esto precisa revisiones continuas para la reevaluación de los efectos y los secundarismos.

En las terapias no farmacológicas, destacan la terapia física (TENS, fisioterapia), ocupacional, acupuntura, etcétera.

Con respecto al tratamiento farmacológico analgésico:

- Paracetamol.
- Antiinflamatorios no esteroideos (AINE): sobre todo los de vida media corta, en cortos períodos de tiempo y con especial cuidado con los efectos secundarios.
- Coadyuvantes: duloxetina, venlafaxina, amitriptilina, pregabalina, gabapentina, carbamacepina.
- Fármacos locales: lidocaína al 5 % y capsaicina al 8 %.
- Opioides: dosis bajas con ascensos lentos.

EVALUACIÓN DEL DOLOR

El diagnóstico y la valoración del dolor es clínica, donde los cuestionarios pueden ayudar a completar la información necesaria.

Las pruebas complementarias sirven, como bien indica el propio término, para completar el estudio o, en casos concretos, para detectar la causa y estructuras afectadas (pruebas de imagen como la resonancia magnética nuclear o la tomografía axial computarizada, pruebas electrofisiológicas como el electroneurograma para identificar problemas de conducción nerviosa en estructuras específicas de esta naturaleza, etcétera).

La valoración debe siempre quedar registrada en la historia clínica del paciente. De forma práctica, se resume así:

1. Anamnesis:
- Antecedentes personales y familiares.
- Alergias.
- Hábitos tóxicos (tabaco y derivados, alcohol, drogas, otras adicciones, etcétera).
- Historia oncológica si se trata de un paciente con cáncer (tipo de cáncer, estadiaje, extensión y tratamientos específicos aplicados).
- Identificación, clasificación y características del dolor. Puede ser útil la regla nemotécnica ALICIA, acrónimo de:
  - **A**parición.
  - **L**ocalización.
  - **I**ntensidad.
  - **C**aracterísticas.
  - **I**rradiación (sigue o no la distribución por dermatomas).
  - **A**gravantes y atenuantes.
- Estudio de otros síntomas presentes además del dolor, teniendo en cuenta su posible influencia entre ellos.

- Medicación habitual y previa. En especial, tratamientos analgésicos y coadyuvantes utilizados, para conocer la relación de dosis con eficacia, tolerancia y secundarismos.
- Factores básicos que pueden influir en el dolor oncológico. Se resumen en los estadios pronósticos del sistema de estadificación de Edmonton (ESS, *Edmonton Staging System*) de Bruera (1995) (**Tabla 22-5**). Posteriormente, se actualiza con el sistema de clasificación pronóstica de Edmonton (ECS-CP, *Edmonton Classification System for Cancer Pain*), el más utilizado en la actualidad en dolor oncológico (Juliá-Torras *et al.*, 2019) (**Tabla 22-6**).
- Identificar la funcionalidad y la calidad de vida del paciente y el entorno psicosocial, detectando las características situacionales generales y peculiares del ámbito de actuación donde se encuentra el enfermo. Estas dos características ayudan a definir la evolución del paciente y la adecuación de los diagnósticos y tratamientos. Existen cuestionarios que se comentan más adelante para ayudar a definir ambos conceptos.

2. Exploración clínica (incluida la observación de la conducta del enfermo, muy importante en pacientes con dolor con dificultades de comunicación).
3. Instrumentos de valoración del dolor: la evaluación del dolor a través de autoinformes (conjunto de técnicas que intentan cuantificar los datos subjetivos del paciente) se divide en dos categorías, en las que se destacan:
- Los métodos unidimensionales, que son los más usados por su facilidad y rapidez (evalúan la intensidad del dolor):
  - Escalas verbales como la de Keele:
    - Ausencia de dolor.
    - Dolor suave.
    - Dolor moderado.
    - Mucho dolor.
    - Dolor insoportable.
  - Escalas numéricas: cuantifica la intensidad del dolor entre 0 (ausencia de dolor) y 10 (el dolor más intenso que se pueda imaginar). Como alternativa, se encuentra la escala entre 0 y 100.

Tabla 22-5. Estadios pronósticos del *Edmonton Staging System* (ESS) de Bruera (1995)

	Estadio I	Estadio II
Pronóstico	Bueno	Malo
Definición	• Dolor visceral, óseo o de partes blandas (Nc) • Dolor no incidental (Io) • No existencia de distrés emocional (Po) • Escala lenta de la dosis de opioides • No antecedentes de enolismo y/o adicción a drogas	• Dolor neuropático, mixto o de causa desconocida (Ne) • Dolor incidental (Ii) • Existencia de distrés emocional (Pp) • Incremento rápido de la dosis de opioides • Antecedentes de enolismo y/o adicción a drogas (Aa): el más potente • Solo es necesario un criterio
Control del dolor	Bueno en el 93 % de los pacientes	Bueno en el 55 % de los casos

Tabla 22-6. Sistema de clasificación pronóstica de Edmonton (ECS-CP, *Edmonton Classification System for Cancer Pain*), el más utilizado en la actualidad en dolor oncológico

Mecanismo del dolor	Dolor incidental	Distrés psicológico	Conducta adictiva	Fallo cognitivo
No: no dolor **Nc:** cualquier combinación de dolor visceral y/u óseo o partes blandas **Ne:** dolor neuropático con o sin combinación de dolor nociceptivo	**Io:** no dolor incidental **Ii:** dolor incidental presente (episodios intermitentes de dolor moderado a intenso, habitualmente de inicio brusco o rápido y frecuentemente con un desencadenante conocido, que ocurre en un paciente con dolor basal controlado)	**Po:** no distrés psicológico **Pp:** distrés psicológico presente (estado interior de sufrimiento del paciente como resultado de factores físicos, psicológicos, sociales, espirituales y/o prácticos que pueden comprometer la habilidad de afrontamiento y dificultar la expresión del dolor y/u otros síntomas)	**Ao:** no conducta adictiva **Aa:** conducta adictiva presente (la adicción es una enfermedad primaria, crónica, neurobiológica, con factores genéticos, psicosociales y ambientales que influencian su desarrollo y manifestaciones). Se caracteriza por la presencia de uno o más de los siguientes comportamientos: control alterado sobre el uso de fármacos/drogas, uso compulsivo, uso continuado a pesar del daño producido y desasosiego por su obtención	**Co:** no fallo. Capaz de proporcionar historia detallada de su dolor actual y pasado **Ci:** fallo parcial. Fallo suficiente para afectar a la capacidad del paciente para proporcionar una historia detallada de su dolor actual y pasado **Cu:** fallo completo No responde, en *delirium* o demencia hasta el punto de no poder proporcionar historia de su dolor actual y pasado
Nx: información insuficiente para clasificar	**Ix:** información insuficiente para clasificar	**Px:** información insuficiente para clasificar	**Ax:** información insuficiente para clasificar	**Cx:** información insuficiente para clasificar

Adaptada de: Juliá-Torras J, Serrano-Bermúdez G. Control de síntomas en pacientes con cáncer. 4ª ed. Madrid: Arán; 2019.

- EVA: es una línea de 10 cm, acotada en un extremo por la ausencia de dolor, y en el otro, por el máximo dolor posible. Puede asignarse un valor dentro de una escala numérica no visible al paciente que corresponde al lugar de la línea entre 0 y 10, donde el paciente sitúa «su dolor».
- Escalas gráficas: se combinan la EVA con la escala numérica y verbal.
  - Escala facial (para niños y adultos no colaboradores): por ejemplo, para niños, la *Wong-Baker FACES® Paint Rating Scale.*
  - Escala de Andersen (ingresados en unidades de reanimación y cuidados intensivos): debe realizarlo siempre el mismo profesional.
- Escala categórica: cada categoría tiene un valor. Por ejemplo: 0 (nada), 4 (poco), 6 (bastante), 10 (mucho).
- Los cuestionarios multidimensionales suelen ser complejos y más largos de realizar, dado que valoran además otros componentes como el sensorial, afectivo o cognitivo. Se seleccionan algunos ejemplos, sabiendo que cada vez es más frecuente el uso de este tipo de test, sobre todo para la investigación, por resultar una medida no invasiva que clarifica aspectos multidimensionales del dolor:
  - El más sencillo, incluido en cuidados paliativos y oncología, es el índice de Karnofsky (**Tabla 22-7**).
  - El test de Latineen puede ser muy útil para la valoración del paciente con dolor crónico, fundamentalmente por su capacidad predictiva de distintas variables de calidad de vida, potenciada cuando se utilizan otras variables de valoración, como son las estrategias de afrontamiento.
  - El cuestionario de dolor de McGill (MPQ, *McGill Pain Questionnaire*) consta de 20 subclases de descriptores verbales de dolor que miden las dimensiones (categorías) sensorial, afectiva y evaluativa. Resulta muy completo, por lo que requiere tiempo para su administración.
  - En la escala PAINAD en pacientes ancianos con dificultades de comunicación, por ejemplo, utilizado en

Tabla 22-7. Escala de Karnofsky (*Karnofsky Performance Scale*)	
100	Normal, no presenta signos o síntomas de la enfermedad
90	Capaz de llevar a cabo actividad normal; signos y síntomas leves
80	Actividad normal con esfuerzo, algunos signos o síntomas de enfermedad
70	Capaz de cuidarse, pero incapaz de llevar a cabo actividad normal o trabajo activo
60	Requiere atención ocasional; sin embargo, puede cuidarse de la mayoría de sus necesidades
50	Requiere asistencia y frecuentes cuidados médicos
40	Encamado, necesita cuidado y atenciones especiales
30	Invalidez grave, hospitalización indicada
20	Invalidez grave, necesita hospitalización y tratamiento general de sostén
10	Muy grave, rápida progresión de la enfermedad
0	Muerte

demencias avanzadas (**Tabla 22-8**), se puntúa cada elemento de la escala, y las puntuaciones totales pueden ser de:
- 0 = sin dolor.
- 1-3 = dolor leve.
- 4-6 = dolor moderado.
- 7-10 = dolor intenso o agudo.
- Los autorregistros son aquellos procedimientos en los que el paciente registra su actividad/conducta para valorar la temporalidad, el grado de eficacia y los cambios conductuales que puedan aportar los tratamientos. La modalidad más conocida es el «diario del dolor» (añadir también para cualquier síntoma, por lo que se le llama «diario de los síntomas»). Es el más usado e interesante, porque ade-

Tabla 22-8. Versión española de la escala de evaluación de dolor en personas con demencia avanzada (PAINAD)

	0	1	2	Puntuación
Respiración (independiente de la verbalización y vocalización del dolor)	Normal	Respiración ocasionalmente dificultosa Períodos cortos de hiperventilación	Respiración dificultosa y ruidosa Largos períodos de hiperventilación Respiración de Cheyne-Stokes	
Vocalización (verbalización negativa)		Gemidos o quejidos ocasionales Habla con volumen bajo o con desaprobación	Llamadas agitadas y repetitivas Gemidos y quejidos en volumen alto Llanto	
Expresión facial	Sonriente o inexpresivo	Triste Atemorizado Ceño fruncido	Muecas de disgusto y desaprobación	
Lenguaje corporal	Relajado	Tenso Camina de forma angustiada No para quieto con las manos	Rígido Puños cerrados Rodillas flexionadas Agarra o empuja Agresividad física	
Consolabilidad	No necesita que se le consuele	Se le distrae o se tranquiliza hablándole o tocándole	Es imposible consolarle, distraerle o tranquilizarle	

Adaptada de: García-Soler Á, Sánchez-Iglesias I, Buiza C, Alaba J, Navarro AB, Arriola E, et al. Adaptación y validación de la versión española de la escala de evaluación de dolor en personas con demencia avanzada: PAINAD-Sp. Rev Esp Geriatr Gerontol. 2014;49:10-4.

más permite poder relacionar inhibidores-favorecedores del dolor y descartar falsas creencias, ver la implicación de otros síntomas, los sentimientos del paciente ante su rutina diaria, etcétera.

- Los métodos fisiológicos permiten medir cambios fisiológicos ocasionados con el dolor (uso excepcional, aunque más frecuente en niños entre 1 mes y 3 años):
  - Parámetros fisiológico-conductuales (edad entre 1 mes-3 años):
    - Tensión arterial sistólica basal: el dolor aumenta dicho parámetro ≥ 20 %.
    - Llanto: cuando el niño no es consolable, se habla de mayor grado de dolor.
    - Actividad motora espontánea, sobre todo si es intensa y no controlable.
    - Expresión facial (expresión de dolor, compungido, etcétera).
    - Lenguaje corporal, como la hipertonía, la protección ante el tacto en una zona dolorosa (a partir de los 2 años incluso puede verbalizarla).
  - Estudios neurofisiológicos:
    - Electromiografía.
    - Electroneurografía.
    - Potenciales evocados somatosensoriales.
  - Estudios bioquímicos:
    - En sangre: adrenalina, noradrenalina, cortisol, hormona antidiurética.
    - En líquido cefalorraquídeo: opioides endógenos.
  - Otros:
    - Estudios de patrones respiratorios para el estudio del dolor toracoabdominal.
    - Pruebas complementarias.
4. Reevaluación periódica y según su necesidad.
5. Posibilidades terapéuticas: motivos de rechazo y elección de cada técnica terapéutica.
6. Recomendaciones farmacológicas y no farmacológicas al paciente (aconsejar cuando sea posible un diario para anotar todas las incidencias). Recordar siempre que la base en la terapia de dolor crónico es, en la medida de lo posible, utilizar medidas no farmacológicas.

LA ESCALERA ANALGÉSICA DEL DOLOR

El manejo del dolor requiere un enfoque multimodal que involucre estrategias farmacológicas y no farmacológicas. Es importante realizar una anamnesis detallada y examinar al paciente antes de prescribir cualquier analgesia.

El dolor en el cáncer sirvió para sentar las bases de la escalera de los tres peldaños farmacológicos, creada en 1986 por John Bonica, Kathleen M. Foley y Vittorio Ventafrida. Fue una forma útil para guiar a los profesionales a utilizar medicaciones con las que no solían tener experiencia previa, como los opioides. Las claves que propugnaba en su origen siguen siendo principios válidos, como:

- La vía oral es la predilecta, por ser la vía más fisiológica.
- El reloj en mano para pautar la analgesia ayuda al control de esta de manera continuada y ordenada del dolor basal oncológico (no esperar a que el dolor previsiblemente aparezca).

- Establece una relación entre la intensidad del dolor y el analgésico adecuado. Para el dolor leve (intensidad de la EVA de 1-4) se recomienda el primer escalón (fármacos no opioides); para el dolor moderado (intensidad de la EVA de 5-6), el segundo escalón (opioides débiles o menores asociados o no a medicamentos del primer escalón); y el agudo o intenso (intensidad EVA ≥ 7), para el tercer escalón (opioides fuertes o mayores). El cuarto escalón, con técnicas invasivas (bloqueos nerviosos, bombas, estimuladores espinales, etc.), en un principio, estaba diseñado para el tratamiento de última línea (este aspecto, como se verá a continuación, es uno de los que más ha evolucionado con el tiempo).
- El tratamiento debe estar adaptado a cada paciente, según su enfermedad, comorbilidad, presencia de otros síntomas, tratamientos previos, etcétera.
- El control del dolor requiere seguimiento, monitorización y reevaluaciones periódicas (por ello es una atención multidimensional y al detalle).

Posteriormente se fueron cambiando y/o añadiendo otros elementos, entre los que se destacan los siguientes aspectos (**Fig. 22-2**):

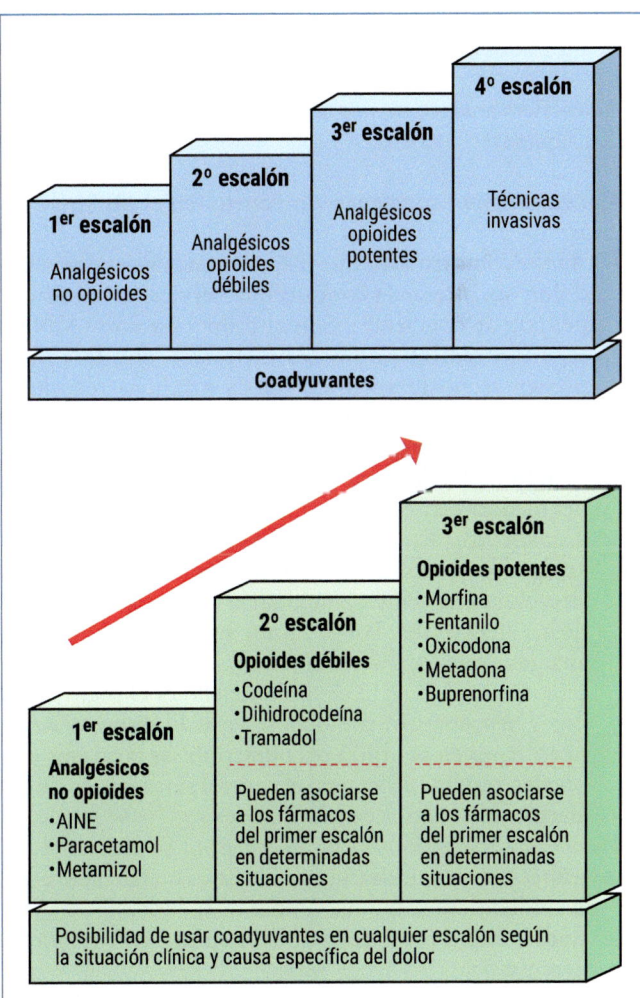

Figura 22-2. La escalera analgésica de la Organización Mundial de la Salud. AINE: antiinflamatorio no esteroideo.

- La escalera es válida además para dolor crónico no oncológico, reconociendo que existen diferencias con el dolor oncológico.
- Se aboga por un uso responsable de los opioides para evitar usos inadecuados, incluyéndose las conductas aberrantes. La situación de epidemia de estos fármacos en Estados Unidos, debido a múltiples factores, no es comparable al uso, por ejemplo, en Europa o España, donde las prescripciones están especialmente monitorizadas y controladas.
- El cuarto escalón para las técnicas invasivas no debe constituir un escalón en sí mismo, sino que ha de poder utilizarse en cualquier momento, siempre que sea posible y beneficie al paciente, pudiéndose combinar según se precise con los tres escalones anteriores. Esto ayuda al concepto moderno de *ascensor analgésico* como sinónimo de la escalera, que indica que, si una terapia de escalones superiores puede ser beneficiosa, no sea necesario pasar por cada uno de ellos de forma progresiva, perdiendo un tiempo precioso para el enfermo, sino que sea posible ir directamente al que se necesite.
- Los coadyuvantes (tratamientos de primera línea para dolor neuropático, como se verá más adelante), la radioterapia, el acompañamiento o el apoyo psicológico y/o espiritual para el paciente y la familia (unidad a tratar en cuidados paliativos) deben estar presentes en todos los peldaños para ser utilizados en todos los casos necesarios.

La escalera analgésica, por tanto, aboga por el uso racional de los siguientes recursos:

- *Medicamentosos*: consiguen un control en el 80 % de los casos.
  - *Analgésicos*: fármacos que disminuyen la percepción del dolor, sin alterar la conducción nerviosa ni producir pérdida de conciencia. Son el primer escalón (AINE), segundo escalón (opioides menores), donde ambos poseen techo terapéutico (dosis máximas recomendadas), y el tercer escalón (opioides mayores, que no tienen techo terapéutico, es decir, la dosis máxima la determina la respuesta clínica y los efectos secundarios del medicamento).
  - *Coanalgésicos o coadyuvantes* (v. **Cap. 23**) fármacos no analgésicos que, cuando se asocian a los analgésicos en situaciones específicas, mejoran la respuesta terapéutica de los analgésicos. Por lo tanto, ayudan a optimizar la analgesia basal y disminuir su toxicidad. Poseen techo terapéutico. Un claro ejemplo de ello es el manejo del dolor neuropático, como ya se verá. El término *adyuvante* también se utiliza para describir los fármacos que pueden resultar útiles para el control sintomático de los efectos secundarios de los opioides.
- *Maniobras analgésicas no farmacológicas*: se asocian a los anteriores y suelen utilizarse cuando estos no han sido efectivos, pudiéndose combinar ambas terapéuticas:
  - Radioterapia (destacar también su uso con finalidad hemostática).
  - Laserterapia.
  - Ozonoterapia.
  - Psicoterapia.
  - Técnicas de relajación.
  - Musicoterapia.
  - Arteterapia.
  - Otros.

Para usar la escalera analgésica, conviene tener en cuenta los siguientes consejos:

- La subida de escalón normalmente es debida a fallo terapéutico con dosis plenas del fármaco. Ello no implica que, ante un dolor difícil, no se pueda subir directamente al tercer escalón.
- No existe beneficio en asociar analgésicos del mismo escalón ni de otro diferente, excepto cuando se asocia justificadamente del tercer escalón (normalmente, con un opioide basal y otro de rescate).
- Al iniciar el tratamiento opioide, siempre hay que prevenir los efectos secundarios habituales (estreñimiento con laxantes y náuseas/vómitos con antieméticos).
- Los coadyuvantes se prescriben según la causa del dolor y son independientes de los posibles cambios de escalón y de analgésicos.
- Los pacientes con buen control analgésico con opioides pueden precisar dosis de rescate, que se estima entre 1/10 y 1/6 parte de la dosis total diaria del opioide de base.
- Si se produce tanto ineficacia analgésica como efectos secundarios agudos o intolerables, se deberá valorar el cambio de opioide. Es lo que se conoce como rotación de opioides.

MEDIDAS NO FARMACOLÓGICAS PARA EL DOLOR EN CUIDADOS PALIATIVOS

En general, dichas medidas serán efectivas para el dolor crónico basal (especialmente estudiadas en cáncer), dado que las evidencias para DIO no han demostrado una eficacia sobresaliente de una medida con respecto a las demás. La tendencia actual es potenciar estas medidas como la base del tratamiento y como paradigma de una atención humanizada (trato amable, asistencia centrada en la persona y en sus derechos, escucha, acompañamiento, priorización de la participación de la persona enferma).

Así, en los últimos años las investigaciones y publicaciones han prosperado al respecto. El motivo fundamental es que van encaminados a mejorar el bienestar, el confort y la calidad de vida en el paciente y su entorno, así como aliviar el dolor, el sufrimiento, la ansiedad, la depresión, el estrés y la fatiga, que son conceptos íntimamente relacionados con el confort.

Las intervenciones no farmacológicas más comunes son la musicoterapia y la masoterapia, llevadas a cabo en unidades de cuidados paliativos y *hospice* (hospicio), sobre todo en pacientes oncológicos.

A continuación, se destacan las medidas más útiles en pacientes paliativos y dolor:

- *Comunicación*: es la base de cualquier terapia para toda enfermedad, siendo especialmente importante en los cuidados paliativos y el dolor, dado que proporcionar información veraz y adaptada al sujeto mejorará su control y calidad de vida.

- *Musicoterapia*: es cada vez más utilizada como coadyuvante en el dolor crónico, dado que es una terapia barata e inocua, donde los pacientes suelen expresar experiencias muy positivas. Ayuda sobre todo cuando el paciente elige la música, no solo al reducir el propio dolor crónico, sino también los síntomas depresivos (síntoma más frecuente asociado al dolor, en al menos el 40-50 % de los casos). La musicoterapia puede considerarse una intervención segura y generalmente bien aceptada en la atención sanitaria para aliviar los síntomas y mejorar la calidad de vida. Debe ser una intervención individualizada que normalmente se proporciona de forma centrada en la persona, suele ser fácil de implementar en la práctica clínica, con muy buena aceptación, por ejemplo, en niños y adolescentes. Sin embargo, es importante señalar que, para explotar el potencial de la musicoterapia de manera óptima, es esencial una formación académica y clínica especializada, así como una cuidadosa selección de técnicas de intervención que se ajusten a las necesidades del paciente. Esto ha generado una creciente evidencia de los efectos beneficiosos de la musicoterapia, la medicina musical y otras intervenciones basadas en la música.
- *Masoterapia o fisioterapia con terapia manual*: importancia de evitar los intrusismos profesionales en la búsqueda de la seguridad del enfermo como punto primordial. Se asocia con frecuencia a otras técnicas no farmacológicas, como la termoterapia.
- *Mindfulness*: la meditación a través de la atención plena, que es en lo que consiste esta técnica, mejora los síntomas de dolor, depresión y calidad de vida.
- *Relajación o relajación muscular progresiva*: para aliviar sobre todo el dolor en cáncer.
- *Terapia cognitivo-conductual*: utilizada en el dolor crónico en adultos y ancianos, mejorando la eficacia con su asociación con otras terapias no farmacológicas, como meditación, *mindfulness*, terapia ocupacional y otros tipos de psicoterapias.
- *Hipnosis*: terapia segura a considerar sobre todo en los procedimientos dolorosos y en el manejo del dolor crónico de pacientes mayores hospitalizados.
- *Ejercicio físico y actividad física*: mejoran la gravedad del dolor y la funcionalidad. Puede ser que haya enfermos a los que esta combinación les beneficie, aunque no hay evidencia clara al respecto.
- *Yoga*: puede ayudar a mejorar en algunos pacientes los dolores de espalda (los más frecuentes son de cuello y lumbar), sobre todo con respecto al cumplimiento de las instrucciones ofertadas por profesionales.
- *Atención o acompañamiento espiritual*: puede ser útil para reducir el dolor en algunos enfermos, especialmente oncológicos y ancianos.
- *Realidad virtual*: es una herramienta que ayuda a mejorar el dolor, especialmente lumbar (el más incapacitante y frecuente), por su capacidad multidimensional, factor fundamental en el abordaje del dolor. Así, puede mejorar las funciones físicas y la intensidad del dolor (dimensión física), el estado del ánimo y la función cognitiva (dimensión psicológica), la capacidad funcional (dimensión social) y la calidad de vida (dimensión mixta, incluyendo la física, psicológica, social y espiritual). En cuidados paliativos, las imágenes guiadas interactivas parecen aliviar el dolor sobre todo de origen tumoral.
- *TENS*: es una opción de tratamiento segura para el dolor oncológico, aunque la evidencia no es concluyente en cuanto a la eficacia, debiéndose valorar su uso, al tratarse de una terapia con pocos riesgos y que puede ofrecer beneficio analgésico, aunque leve en la mayoría de los casos (ejemplo de uso de la terapia multimodal analgésica).

PUNTOS CLAVE

- El dolor es un problema de salud pública de primer nivel, considerado como una enfermedad en sí misma.
- Siempre hay que tener presente que un 33 % del dolor que padece un paciente con cáncer tiene su origen en patologías no relacionadas con el tumor.
- La historia clínica del dolor tiene que incluir al menos las características del dolor, las manifestaciones físicas, psicológicas, espirituales y sociales, así como la presencia de síntomas asociados, tratamiento pautado, creencias, conocimientos y expectativas sobre el dolor que tiene el paciente y su entorno.
- Conocer la duración, la fisiopatología, el curso, la causa y el contexto ayudarán a encuadrar mejor el dolor y sus posibilidades terapéuticas.
- En la base del tratamiento del dolor, siempre se debe contar con las medidas no farmacológicas, en la medida en que sea posible.
- Reevaluar el dolor y el resto de síntomas es clave para el mejor manejo posible.
- Es fundamental identificar si existe un componente de origen neuropático en el dolor, dado que ello implica un abordaje diferente, específico y más complejo.

BIBLIOGRAFÍA

Abdulla A, Adams N, Bone M, Elliott A, Gaffin J, Jones D, et al. Evidence-based clinical practice guidelines on the management of pain in older people: executive summary. Br J Pain. 2013;7:152-4.

Agencia Española de Medicamentos y Productos Sanitarios (AEMPS). [Internet]. Madrid; Ministerio de Sanidad, Servicios Sociales e Igualdad. [Citado 26 Ene 2023]. Disponible en: http://www.aemps.gob.es

Ahlbeck K, Aldington D, Alon E, Coaccioli S, Coluzzi F, et al. Pain in the cancer patient: different pain characteristics CHANGE pharmacological treatment requirements. Curr Med Res Opin. 2014;30:1895-908.

Alaba J, Arriola E, Navarro A, González MF, Buiza C, Hernández C, et al. Demencia y dolor. Rev Soc Esp Dolor. 2011;18:176-86.

Ardigo S, Herrmann FR, Moret V, Déramé L, Giannelli S, Gold G, et al. Hypnosis can reduce pain in hospitalized older patients: a randomized controlled study. BMC Geriatr. 2016;16:14.

Burns M, McIlfatrick S. Palliative care in dementia: literature review of nurses' knowledge and attitudes towards pain assessment. Int J Palliat Nurs. 2015;21:400-7.

Catalá E, ed. Manual del tratamiento del dolor. 4ª ed. Barcelona: Ediciones Permanyer; 2021.

Chapman EJ, Edwards Z, Boland JW, Maddocks M, Fettes L, Malia C, et al. Practice review: Evidence-based and effective management of pain in patients with advanced cancer. Palliat Med. 2020;34:444-53.

Consenso sobre comunicación clínica en dolor crónico. [Internet]. Com Clínica. 2022. Disponible en: https://www.semg.es/images/2022/Documentos/CONSENSO-SOBRE-COMUNICACION-CLINICA%20EN%20DOLOR.pdf

Cole CS, Carpenter JS, Chen CX, Blackburn J, Hickman SE. Prevalence and Factors Associated with Pain in Nursing Home Residents: A Systematic Review of the Literature. J Am Med Dir Assoc. 2022;23:1916-25.e1.

Davies A, Buchanan A, Zeppetella G, Porta-Sales J, Likar R, Weismayr W, et al. Breakthrough cancer pain: an observacional study of 1000 European oncology patients. J Pain Symptom Manage. 2013;46:619-28.

Davies AN, Dickman A, Reid C, Stevens AM, Zeppetella G; Science Committee of the Association for Palliative Medicine of Great Britain and Ireland. The management of cancer-related breakthrough pain: recommendations of a task group of the Science Committee of the Association for Palliative Medicine of Great Britain and Ireland. Eur J Pain. 2009;13:331-8.

De Andrés-Ares J, Acuña JP, Olivares A. Dolor en el paciente de la tercera edad. Rev Med Clin Condes. 2014;25:674-86.Dirección General de Cuidados Sociosanitario. Plan de Humanización del Sistema Sanitario Público de Andalucía: estrategia de humanización compartida. [Internet]. Sevilla: Consejería de Salud y Familias, Junta de Andalucía; 2021. Disponible en: https://www.juntadeandalucia.es/export/drupaljda/Plan%20Humanizaci%-C3%B3n%20SSPA_v12042021.pdf

De Paolis G, Naccarato A, Cibelli F, D'Alete A, Mastroianni C, Surdo L, et al. The effectiveness of progressive muscle relaxation and interactive guided imagery as a pain-reducing intervention in advanced cancer patients: A multicentre randomised controlled non-pharmacological trial. Complement Ther Clin Pract. 2019;34:280-7.

Fisher E, Law E, Palermo TM, Eccleston C. Terapias psicológicas (a distancia) para el tratamiento del dolor crónico y recurrente en niños y adolescentes. Cochrane Database Syst Rev. 2015;3:CD011118.

Franco ML, Seoane de Lucas A. Características del dolor crónico en el anciano: tratamiento. Rev Soc Esp Dolor. 2001;8:29-38.

García-Soler Á, Sánchez-Iglesias I, Buiza C, Alaba J, Navarro AB, Arriola E, et al. Adaptación y validación de la versión española de la escala de evaluación de dolor en personas con demencia avanzada: PAINAD-Sp. Rev Esp Geriatr Gerontol. 2014;49:10-4.

Gil Gregorio P, coord. Guía de buena práctica clínica en geriatría: dolor crónico en el anciano. [Internet]. Madrid: Cris contra el cáncer y Unidad de Investigación en Cuidados de Salud; 2013. [Citado 27 Ene 2023]. Disponible en: https://www.segg.es/media/descargas/Acreditacion%20de%20Calidad%20SEGG/Residencias/GBPCG%20DOLOR%20CRONICO.pdf

Gil P, coord. Guía de buena práctica clínica en geriatría: dolor oncológico en el anciano. 3ª ed. Madrid: Sociedad Española de Geriatría y Gerontología; 2015. Disponible en: https://www.segg.es/media/descargas/GBPCG_Dolor_oncologico_anciano.pdf

González-María E, Fuentelsaz-Gallego C, Moreno-Casbas T, Gil-Rubio P, Herreros-López P; Grupo de Trabajo de la Guía de Práctica Clínica (GPC) para el manejo del dolor en niños con cáncer. Guía de práctica clínica para el manejo del dolor en niños con cáncer. [Internet]. Cris contra el cáncer y Unidad de Investigación en Cuidados de Salud; 2013. [Citado 26 Ene 2023]. Disponible en: https://criscancer.org/wp-content/uploads/2016/03/GMD.pdf

Hanlon JT, Perera S, Sevick MA, Rodriguez KL, Jaffe EJ. Pain and its treatment in older nursing home hospice/palliative care residents. J Am Med Dir Assoc. 2010;11:579-83.

Hökkä M, Kaakinen P, Pölkki T. A systematic review: non-pharmacological interventions in treating pain in patients with advanced cancer. J Adv Nurs. 2014;70:1954-69.

Husebo BS, Achterberg W, Flo E. Identifying and Managing Pain in People with Alzheimer's Disease and Other Types of Dementia: A Systematic Review. CNS Drugs. 2016;30:481-97.

Juliá-Torras J, Serrano-Bermúdez G. Control de síntomas en pacientes con cáncer. 4ª ed. Madrid: Arán; 2019.

La atención al paciente con dolor crónico no oncológico (DCNO) en atención primaria (AP): documento de consenso. SEMG, semFYC, SEMERGEN; 2015.

Langley PC, Ruiz-Iban MA, Molina JT, De Andrés J, Castellón R. The prevalence, correlates and treatment of pain in Spain. J Med Econ. 2011;14:367-80.

Lowe E, Hanchanale S, Hurlow A. Analgesic prescribing in palliative care. Br J Hosp Med. 2014;75:703-7.

Mejías Estévez MJ. Guía práctica de manejo domiciliario del dolor y otros síntomas. [Internet]. 2ª ed. Madrid: Editorial Sanaidea; 2016. [Citado 2021 Jul 26]. Disponible en: https://www.samfyc.es/pdf/GdTCPyD/ManejoDolorDomiciliario2Ed2017.pdf

Portenoy Rk, Hagen NA. Breakthrough pain: definition, prevalence and characteristics. Pain. 1990;41:273-81.

Sáez-López MP, Sánchez-Hernández N, Jiménez-Mola S, Alonso-García N, Valverde-García JA. Valoración del dolor en el anciano. Rev Soc Esp Dolor. 2015;22:271-4.

Sáez-López MP, Sánchez-Hernández N, Jiménez-Mola S, Alonso-García N, Valverde-García JA. Tratamiento del dolor en el anciano: opioides y adyuvantes. Rev Soc Esp Dolor. 2016;23:93-104.

Sáez-López MP, Sánchez-Hernández N, Jiménez-Mola S, Alonso-García N, Valverde-García JA. Tratamiento del dolor en el anciano: analgésicos no opioides. Rev Soc Esp Dolor. 2016;23:39-44.

Shatri H, Putranto R, Irawan C, Adli M, Agung RA, Abdullah V, et al. Factors Associated with Pain in Palliative Patients and the Role of Spiritual Services in Pain Management. Acta Med Indones. 2019;51:296-302.

Schoth DE, Radhakrishnan K, Liossi C. A systematic review with subset meta-analysis of studies exploring memory recall biases for pain-related information in adults with chronic pain. Pain Rep. 2020;5:e816.

Siemens W, Boehlke C, Bennett MI, Offner K, Becker G, Gaertner J. Transcutaneous electrical nerve stimulation for advanced cancer pain inpatients in specialist palliative care-a blinded, randomized, sham-controlled pilot cross-over trial. Support Care Cancer. 2020;28:5323-33.

Stegemann T, Geretsegger M, Phan Quoc E, Riedl H, Smetana M. Music Therapy and Other Music-Based Interventions in Pediatric Health Care: An Overview. Medicines. 2019;6:25.

Tauben D, Stacey BR. Pharmacologic management of chronic non-cancer pain in adults. [Internet]. En: UptoDate. 6 May 2020. [Actualizado 23 Feb 2023]. Disponible en: https://www.uptodate.com/contents/pharmacologic-management-of-chronic-non-cancer-pain-in-adults

Una buena comunicación entre profesional sanitario y paciente reduce el dolor hasta un 20%. [Internet]. En: Saludsinbulos.com. Salud Sin Bulos. 22 Sep 2022. Disponible en: https://saludsinbulos.com/observatorio/una-buena-comunicacion-entre-profesional-sanitario-y-paciente-reduce-el-dolor-hasta-un-20/

Wood H, Dickman A, Star A, Boland JW. Updates in palliative care - overview and recent advancements in the pharmacological management of cancer pain. Clin Med. 2018;18:17-22.

Manejo del dolor (II)

23

M. J. Mejías Estévez y S. S. Guaycochea

OBJETIVOS

- Recordar las ventajas e inconvenientes del uso de los antiinflamatorios y el resto de analgésicos no opioides en los pacientes en condición paliativa.
- Identificar los coadyuvantes adecuados para las situaciones clínicas habituales en la terminalidad.
- Reconocer el uso de opioides menores dentro de la práctica clínica.
- Manejar de forma razonada y responsable los opioides.
- Estudiar las características que definen el dolor neuropático y el dolor irruptivo, así como las posibilidades terapéuticas en el medio clínico habitual.
- Realizar de forma segura una rotación de opioides (ROT).

INTRODUCCIÓN AL TRATAMIENTO FARMACOLÓGICO DEL DOLOR EN CUIDADOS PALIATIVOS

El tratamiento con medicamentos en dolor en cuidados paliativos se puede dividir en dos grandes bloques, donde uno lo constituyen los opioides, de características específicas, y el resto de fármacos, que se incluirán en un grupo terapéutico denominado *no opioides*, en el que se engloban el resto de elementos de la escalera analgésica de la Organización Mundial de la Salud (OMS).

TRATAMIENTO ANALGÉSICO NO OPIOIDE

En el primer escalón analgésico, los fármacos están indicados sobre todo para dolor leve-moderado de tipo nociceptivo y poseen techo terapéutico (es decir, que a partir de determinada dosis, no aparece eficacia y sí efectos secundarios). Se recomienda que la duración de este tipo de tratamiento sea inferior a 3 meses.

En el tratamiento analgésico no opioide, se pueden destacar los siguientes fármacos:

- Paracetamol (acetaminofeno): muy utilizado en ancianos y niños, sobre todo si la intensidad es leve o incluso moderada, pudiéndose asociar a opioides menores con monitorización y seguimiento, sobre todo con codeína en niños y tramadol en adultos, si existe componente neuropático que suele producir un aumento de la intensidad y perpetuación del dolor.
- Metamizol: pertenece al grupo de pirazolonas. Se usa en dolor moderado, sobre todo de tipo cólico. Posibilidad de mayor dosis con ampollas por vía oral. Ideal en pacientes hipertensos por producir hipotensión. Su eficacia es similar a la del tramadol/paracetamol 37,5/325 mg o dosis altas de paracetamol.
- Antiinflamatorios no esteroideos (AINE): de uso limitado en pacientes paliativos, especialmente en estadios avanzados.
- Coxib: son antiinflamatorios no esteroideos que actúan en la inhibición de la ciclooxigenasa tisular de forma selectiva en el tipo 2 (COX-2), mientras que los AINE tradicionales no son selectivos, porque inhiben los dos tipos principales (COX-1 y COX-2). Su relevancia radica en que pueden ser mejor tolerados, además de tener menor acción ulcerogénica que los AINE convencionales, aunque estos se asocien a inhibidores de la bomba de protones (las alteraciones gastrointestinales y de agregación plaquetaria son mediadas principalmente por la COX-1). Sí presentan un perfil más cardiotóxico que los AINE habituales. Características específicas:
  - Vida media más larga, por lo que la posología puede ser entre 12 horas (celecoxib) y 24 horas (etoricoxib, celecoxib), facilitándose en muchos casos la adherencia terapéutica.
  - Están contraindicados especialmente en casos de alergia a AINE/salicilatos/sulfamidas (celecoxib), cardiopatía isquémica, antecedentes de accidente cerebrovascular agudo, insuficiencia cardíaca crónica ≥ II-IV, arteriopatía periférica, hemorragia digestiva, úlcera péptica. Presentan un riesgo cardiovascular mayor que los AINE clásicos.
  - Deben indicarse por tiempo limitado, como los AINE, contando con pautas específicas de dosis-tiempo.

Características comunes de AINE y coxib

Las características comunes que tienen los AINE y los coxib son:

- AINE recomendados en cuidados paliativos:
  - Naproxeno: es el AINE más útil en dolor óseo.
  - Dexketoprofeno: añade la posibilidad de indicarse por vía subcutánea con buena tolerancia.
  - Ibuprofeno: puede resultar útil.
- Interaccionan sobre todo con:
  - Anticoagulantes orales por riesgo de hemorragia (sobre todo en AINE, COX-2, uso con precaución).
  - Corticoides: aumento de la gastrolesividad.
  - Antidiabéticos orales, especialmente las sulfonilureas.
  - Uso concomitante de AINE o combinación AINE/coxib (sobre todo si es un AINE con ácido acetilsalicílico).
  - No deben prescribirse en embarazadas y lactantes (de lo contrario, deben individualizarse los riesgos en cada caso).
  - Inhibidor de la enzima conversora de la angiotensina/antagonistas de los receptores de angiotensina II: ineficacia antihipertensiva, interacción importante. Si es posible, utilizar calcioantagonistas como antihipertensivos, porque furosemida presenta ineficacia terapéutica con AINE.
  - Alcohol: ineficacia del AINE.
  - Aumento de toxicidad propia con el uso concomitante de AINE: litio, metotrexato.
- Efectos secundarios dosis-dependientes:
  - Cardiovasculares (más frecuente en los coxib):
    - Hipertensión arterial (HTA) (sobre todo sistólica y con antecedentes previos de HTA): más frecuente en los coxib y, dentro de los AINE, la indometacina, el naproxeno y el piroxicam.
    - Episodios cardiovasculares aterotrombóticos, como el síndrome coronario agudo. El AINE con mejor perfil cardiovascular es el naproxeno, y el de peor perfil, el diclofenaco.
    - Insuficiencia cardíaca aguda y crónica.
  - Cutáneas (prurito, *rash*).
  - Digestivas (persisten durante todo el tratamiento, por lo que son tiempo-dependientes, mejor perfil con los coxib):
    - Náuseas.
    - Sequedad de boca.
    - Complicaciones gastrointestinales (tracto digestivo superior o inferior): perforación, hemorragia, obstrucción.
  - Genitourinarias (oliguria): no utilizar AINE en pacientes con nefropatía IV-V (no recomendado en estadio III).
  - Hematológicas (disminución de las tres líneas).
  - Nerviosas (somnolencia, mareos).
  - Hepatotoxicidad rara, pero si insuficiencia hepática, mejor usar coxib que AINE (sobre todo evitar el diclofenaco).
  - Otras: asma.

- El uso de los antiinflamatorios tópicos se reserva para el dolor crónico osteomuscular, durante períodos no superiores a 2 meses de forma continuada.

Coadyuvantes

Su terminología puede resultar confusa, dado que, cuando se habla de coadyuvante en la práctica clínica habitual, se hace referencia a cualquiera de las siguientes definiciones académicas:

- *Coadyuvantes*: fármacos sin acción analgésica propia que, aunque no aumentan la analgesia en sí misma, contribuyen a la mejora de la calidad de vida. Por ejemplo: bisfosfonatos (uso para hipercalcemia o lesiones líticas dolorosas secundarias a tumores), laxantes (v. **Cap. 18**).
- *Coadyuvantes analgésicos*: su indicación primaria no es como analgésicos, pero son de gran ayuda asociados a paracetamol, AINE, coxib y opioides. Presentan techo terapéutico, y cuando se asocian a los analgésicos en situaciones específicas, mejoran la respuesta terapéutica de estos últimos, al actuar por otros mecanismos de acción que no son las vías analgésicas. Por lo tanto, tienen una función extra como ahorradores del uso y dosis de opioides. Esta función de ahorro la tienen también los fármacos del primer escalón cuando se asocian a opioides, consiguiendo que estos se administren en menores dosis (por ejemplo, corticoides, algunos anticonvulsivantes como la pregabalina, etcétera).
- *Coanalgésicos*: fármacos con acción analgésica propia, aunque su uso en origen no fuese para el dolor, que se clasifican según el tipo de dolor o síndrome doloroso:
  - Dolor por compresión medular: corticoides (dexametasona).
  - Dolor neuropático (dosis más bajas que en su uso primario): anticonvulsivantes, agonistas del ácido gamma-aminobutírico, antidepresivos, anestésicos locales, etcétera.
  - Dolor óseo: bisfosfonatos, denosumab, radioisótopos.
  - Dolor provocado por espasticidad muscular persistente: baclofeno, etcétera.
  - Dolor refractario (diferenciar de dolor como síntoma refractario que precisa sedación paliativa): antagonistas de receptores N-metil-D-aspartato (NMDA) (ketamina, dextrometorfano).
  - Dolor por oclusión intestinal (v. **Cap. 18**): octreotida, buscapina, corticoides, etcétera.
  - Otros: fenotiacinas, psicoestimulantes, benzodiacepinas, cannabinoides, etcétera.
- *Adyuvantes*: fármacos que pueden resultar útiles para el control sintomático de los efectos secundarios de los opioides. En este grupo se incluyen laxantes, antieméticos y antisecretores (v. **Cap. 18**).

Es cierto, por algunos estudios y sobre todo por la práctica clínica real, que, según su mecanismo de acción, son medicaciones que tienen una acción analgésica propia en monoterapia, que lógicamente mejora en asociación con otros, dado que, entre otras cosas, se aumentan las dianas analgésicas, pudiendo por consiguiente aumentar las interacciones farmacológicas. Lo que es indudable es que ayudan a optimizar la analgesia basal y a disminuir la toxicidad de otros grupos terapéuticos (en muchos casos, pueden disminuir o ahorrar el uso de opioides).

TRATAMIENTO ANALGÉSICO OPIOIDE

Los analgésicos opioides son cualquier sustancia endógena (llamados péptidos opioides, donde se incluyen endorfinas, encefalinas y dinorfinas) o exógena (más propio el término opiáceo, aunque se usa indistintamente con el término opioide), que se une a receptores opiáceos presentes sobre todo en el sistema nervioso central y sistema gastrointestinal (explica los efectos terapéuticos y secundarismos). Además de poder clasificarse en menores y mayores (véase la escalera analgésica), se pueden dividir según su origen en:

- Alcaloides del opio o naturales: morfina, codeína.
- Semisintéticos: heroína, oxicodona, hidromorfona, buprenorfina.
- Sintéticos: fentanilo, tapentadol, metadona, meperidina.

Los *principios básicos* de uso en la práctica clínica son:

- Están indicados para el manejo de dolor agudo de intensidad moderada-intensa (a mayor intensidad, mayor uso del tercer escalón frente al segundo).
- Recomendado en dolor crónico oncológico agudo a las menores dosis y el menor tiempo posible. La evidencia de opiáceos a largo plazo para el dolor no relacionado con cáncer indica que existe un grupo de pacientes que, probablemente por la acertada indicación y adecuado control, continúan presentando un alivio del dolor clínicamente significativo, con efectos adversos graves poco frecuentes, mejora en la calidad de vida o el funcionamiento del enfermo, pero siempre bajo estrecho seguimiento por profesionales entrenados y el menor tiempo y dosis posibles.
- La morfina es el opioide de referencia (estándar de oro) en todas las edades, incluida la pediátrica, en su uso fundamental como analgésico y para el manejo de la disnea de cualquier naturaleza.
- Precaución especial ante el riesgo de depresión respiratoria si hay:
  - Sospecha y/o certeza de manejo inadecuado previo de opioides (conductas aberrantes).
  - Capacidad pulmonar disminuida.
  - Toxicomanías (incluido el enolismo).
  - Medicación concomitante: más de dos opioides simultáneos (sobre todo si hay vía venosa e intratecal asociadas), sedantes, antidepresivos, inhibidores de la monoaminooxidasa (IMAO), etcétera.
- La naloxona está indicada para revertir la depresión respiratoria inducida por opioides, y debe ajustarse su dosis para mejorar la función respiratoria sin revertir la analgesia, hecho este último muy frecuente.
- Disminuir las dosis entre el 25 y el 50 % si:
  - Se trata de menores de 3 meses de edad.

- Hay fallo renal grave.
- Sufre insuficiencia hepática aguda.
- Hay otros efectos adversos graves.
- Duplicar o triplicar el intervalo de administración en los casos de:
  - Menores de 3 meses de edad.
  - Insuficiencia hepática (el más importante) y también renal.
- Si es preciso, reducir el opioide, para evitar el síndrome de abstinencia, y según la situación clínica, se pueden realizar las siguientes acciones:
  - Disminución del opioide entre el 20 y el 40 % del total cada 6-12 horas.
  - Realizar una ROT.
  - Ambas.
- Las medidas no farmacológicas deben formar parte del manejo integral del dolor sin sustituir nunca a los analgésicos ni viceversa (mientras sea posible, se debe utilizar la terapia multimodal que aportan ambas terapias).

Monitorización de opioides

El control y seguimiento de los opioides es clínico, y se valora sobre todo con las tres primeras variables que se enumeran a continuación:

- Frecuencia respiratoria (observar también el ritmo y la profundidad de los movimientos respiratorios): puede ayudar la monitorización con la pulsioximetría. Un aumento de opioide, sobre todo rápido y/o con dosis elevadas, disminuye la frecuencia respiratoria. Esto puede llevar a la temida depresión respiratoria, cuya causa más frecuente es la accidental (dosis mayores de inicio en una persona *naïve* o [virgen de opioides], y más habitual, por acumulación de dosis no controlada o mal administrada). Una adecuada monitorización evita este problema.
- Grado de miosis (explorar también la reactividad, los reflejos pupilares y luminosos): un aumento de opioide, sobre todo rápido y/o con dosis elevadas, aumenta la miosis. Se recomienda, siempre que sea posible, explorar las pupilas antes de la administración del opioide, dado que el grado de miosis suele disminuir con la edad y con otras medicaciones (antipsicóticos como haloperidol, colinérgicos, etcétera).
- Nivel de sedación frente a somnolencia, habitualmente medida en cuidados paliativos con la escala de Ramsay. Un aumento de opioide, sobre todo rápido y/o con dosis elevadas, aumenta la profundidad de la sedación (aumenta el valor en la escala de Ramsay).
- Frecuencia cardíaca, con cualquier alteración de la misma, aunque es habitual encontrar con la sobredosificación un aumento de dicha frecuencia que, si continúa la acción del fármaco, pase a disminución de la misma.
- Aumento de la acomodación (definido por el propio paciente): un aumento de opioide, sobre todo rápido y/o con dosis elevadas, dificulta la capacidad de enfoque visual.
- Textura de piel («piel de gallina» descrito en abstinencia) y sudor (descrito en sobredosificación).

Secundarismos más importantes de los opioides

Su estudio es de vital importancia para un adecuado uso de estos fármacos. Se resumen, a continuación, siendo especialmente frecuentes los ocho primeros:

- Estreñimiento inducido por opioides: está causado por la reducción intensa de la motilidad intestinal. Es el secundarismo más frecuente, hasta en el 70 % de los pacientes. No se produce tolerancia, por lo que debe usarse un laxante de forma profiláctica (v. **Cap. 18**).
- Fenómeno de tolerancia: es la adaptación involuntaria al analgésico, por lo que disminuye el efecto analgésico de la medicación, tanto en intensidad («alivia menos el dolor») como entre los intervalos de tiempo («dura menos el efecto analgésico entre una dosis y la siguiente»). Por lo tanto, hay que aumentar la dosis y/o disminuir el intervalo de la analgesia prolongada. Tipos de tolerancia:
  - Rápida, donde se incluyen: náuseas, euforia, sedación, depresión respiratoria, hipotensión. Más frecuente en pacientes con consumo de tóxicos y/o conductas aberrantes.
  - Lenta: principalmente son la miosis y los efectos gastrointestinales. Es el tipo de tolerancia más habitual.
- Náuseas y vómitos (30-50 %): antieméticos sobre todo los primeros días, ya que suele aparecer tolerancia (1-2 semanas). Se suele utilizar la metoclopramida 10-10 mg antes de la comida (efecto periférico) y haloperidol 1-3 mg al día, sobre todo por la noche (efecto central). En pacientes ancianos y niños, se suele utilizar la domperidona como antiemético periférico.
- Sedación y somnolencia (29 % en casos más persistentes y hasta el 60 % son transitorias): sucede como con cualquier otro sedante del sistema nervioso central (SNC), donde existe para cada persona una susceptibilidad propia, influyendo como siempre las dosis, las características propias de cada fármaco y del propio paciente. Es el efecto más temido por pacientes y familiares, siendo especialmente importante la comunicación efectiva para que este secundarismo no limite la analgesia del paciente.
- Xerostomía o boca seca: es persistente, aunque deben descartarse otras causas concomitantes (quimioterapia, radioterapia, otros tratamientos, candidiasis orofaríngea, disfagia, etcétera).
- Retención urinaria (presenta tolerancia): hay que descartar causas concomitantes (farmacológicas y del tumor en pacientes oncológicos). Es más frecuente en ancianos con antecedentes de prostatismo. En ocasiones, es necesario valorar el sondaje vesical, preferentemente si es posible, de forma transitoria. Se puede asociar a una reducción del reflejo urinario.
- Neurotoxicidad inducida por opioides: clínica variada con alteraciones variables en el ámbito cognitivo, llegando hasta el *delirium* (síndrome cerebral agudo y fluctuante caracterizado por una alteración de la atención y del grado de conciencia, con cambios de la cognición o percepción). Frecuentes mioclonías. Su sospecha debe hacer indicar hidratación y rotación de opioide. Aparece con mayor frecuencia al inicio del tratamiento en niños con cáncer al quinto día

del tratamiento y/o ante subida de dosis, desarrollando la mayoría tolerancia al mismo.

- Depresión respiratoria (disminución de la frecuencia respiratoria, en < 1 %): es claramente un efecto dosis-dependiente. Aunque es posible y muy grave, es muy improbable mientras se usen los opioides adecuadamente y se monitoricen sus efectos. Si aparece, hay que pensar como posibilidades más probables en un mal uso de los opiáceos, una indicación incorrecta o una sobredosificación. Se encuentra con mayor frecuencia en ancianos, alcohólicos, hepatópatas, patología pulmonar previa o uso previo de otros depresores del SNC.
- Hiperalgesia inducida por opioides: el uso crónico de los opioides suele producir tolerancia a estos, hecho que justifica el aumento de dosis. Pero existen casos en los que, al aumentar dicha medicación, lo que produce es el efecto contrario, produce más dolor. En el ámbito molecular se produce paradójicamente una resensibilización, en lugar de una inhibición. Esto ayuda a explicar por qué la metadona contribuye a revertir hacia un estado previo de mejoría de la respuesta analgésica, probablemente por su efecto anti-NMDA.
- Dependencia psíquica, sobre todo tiene lugar con los agonistas puros (se deben recordar los factores pronósticos del dolor de Edmonton): es el deseo irresistible o anhelo de repetir la administración de una medicación o droga para obtener la vivencia psicológica de sus efectos agradables, placenteros y evasivos. Además, el enfermo trata de evitar el malestar psíquico que se siente con la ausencia de la sustancia, fármaco o droga.
- Adicción: propicia una conducta en busca de un efecto no analgésico, sino anímico del fármaco, que se manifiesta por una utilización compulsiva, control escaso de uso, empleo persistente del fármaco a pesar de que estén presentes efectos secundarios desagradables, como el síndrome de abstinencia. Por tanto, hay que diferenciarlo de la *seudoadicción*, que son conductas motivadas por un alivio insuficiente del dolor, mostrando impaciencia importante antes de la toma de la siguiente dosis (puede suceder en el contexto de un efecto de fin de la dosis). La adicción en cuidados paliativos, siempre que se haga un uso responsable y controlado de estas medicaciones, parece que, a pesar de no ser muy habitual, es más frecuente en los últimos días de vida. Si sucede con pronóstico de vida estimado de más de 1 mes, se debe plantear el abordaje hospitalario, dado que no suele ser exitosa la modalidad ambulatoria.
- Dependencia física (síndrome de abstinencia): efecto fisiológico involuntario tras la suspensión brusca del opioide o por la administración de un antagonista opioide (sobre todo con tratamientos a largo plazo). La abstinencia originada suele iniciarse a las 2 horas de la última dosis, con sensación displacentera variable en intensidad, que puede asociarse con rinorrea, lagrimeo, bostezos y sudoración. Puede durar 12-24 horas. Es posible que aparezca en el 50 % de los recién nacidos de madres tratadas con opioides. Consiste en: midriasis, somnolencia, agitación, irritabilidad, temblor, anorexia, erección de músculos piloerectores («piel de gallina»), náuseas y vómitos, dolor (abdominal, óseo, muscular), hipertensión, cetosis, deshidratación, etcétera.

- Alteraciones de la piel: diaforesis (más en jóvenes), vasodilatación, enrojecimiento de la piel, independiente o no de aparición de una reacción alérgica. Puede asociarse prurito (más frecuente en niños con el uso de la morfina). Se suele tratar con corticoides en ocasiones asociados a antihistamínicos.
- Alteración de la frecuencia cardíaca (bradicardia y taquicardia).
- Hipotensión arterial (excepto pentazocina, que produce HTA).
- Alteraciones hormonales, como hipogonadismo masculino, amenorrea.
- Secreción inadecuada de hormona antidiurética: muy poco frecuente, el opioide más frecuente es la morfina, aunque lo habitual es que sea producido por otras causas, como un síndrome paraneoplásico o por la quimioterapia.
- Aparato locomotor: flacidez muscular, hipertonía muscular, mioclonías, etcétera.
- Otros: cefalea (más en jóvenes), miosis (por sí misma, no tiene importancia clínica, tiene escasa tolerancia).

Además de estos efectos secundarios derivados del uso opioide, hay que tener precaución en la prescripción de todas aquellas *situaciones con mayor vulnerabilidad frente a un tratamiento opiáceo* como son: depresión del SNC, deshidratación grave, alcoholismo agudo, *delirium tremens*, psicosis tóxica, trastornos convulsivos, insuficiencia renal, insuficiencia hepática, insuficiencia adrenocortical, hipotiroidismo, cifoescoliosis, hipertrofia prostática y estenosis uretral.

Contraindicaciones para el uso de opioides y precauciones

Las principales contraindicaciones son:

- Hipersensibilidad al opioide y/o excipiente.
- Dependencia física o psíquica.
- Síndrome de abstinencia.
- Toma de IMAO en las últimas 2 semanas.
- *Delirium tremens*.
- Embarazo.
- Lactancia.
- Niños (contraindicación relativa).

Entre las precauciones con el uso de opioides, destacan:

- Insuficiencia hepática:
  - Si hay enfermedad grave, aumenta la sensibilidad a los fármacos.
  - En mayores de 75 años, el flujo sanguíneo hepático se reduce hasta un 50 %, lo que favorece concentraciones mayores del medicamento en plasma.
- Insuficiencia renal: especialmente importante en fármacos con eliminación renal como morfina, acumulándose sus metabolitos.
- Obesidad: se asocia a mayor volumen de distribución y, por tanto, se prolonga el tiempo de eliminación.
- Alteraciones del gasto cardíaco y/o tensión arterial, sobre todo, en sentido de hipofunción (hipovolemia, bradicardia, hipotensión), varía el metabolismo de los fármacos.

- Alteraciones de la temperatura corporal pueden aumentar o disminuir el metabolismo. Por ejemplo, la hipertermia aumenta la absorción de parches de fentanilo.

Interacciones destacadas de los opioides

Los opioides aumentan los efectos de:

- Los depresores del SNC (alcohol etílico, benzodiacepinas, etcétera).
- La cimetidina (antihistamina 2, antiulceroso).
- Las fenotiacinas (antipsicóticos tricíclicos tipo levomepromacina y clorpromacina).
- Los antidiarreicos antiperistálticos (pueden aumentar el riesgo de estreñimiento agudo e incluso de depresión del SNC).
- Cannabis/cannabinoides (véase el apartado que aborda el dolor neuropático).

Las concentraciones de opioides aumentan por el uso de ritonavir (a excepción de metadona).

Las concentraciones de opioides y su eficacia disminuyen con la carbamacepina.

Como antagonistas que pueden favorecer un síndrome de abstinencia, figuran la *naloxona* (antagonista opiáceo puro derivado de oximorfona, usado en la intoxicación aguda por narcóticos), *naltrexona* (antagonista opiáceo que actúa por competición específica con los receptores localizados en el SNC y sistema nervioso periférico, antagonizando las acciones de los opiáceos de administración exógena, usado en deshabituación de opioides y alcoholismo) y la *pentazocina* (analgésico opiáceo sintético con actividad agonista-antagonista).

El *bromuro de metilnaltrexona* es también un antagonista opioide que se utiliza por vía subcutánea para el estreñimiento inducido por opioides, especialmente en pacientes con enfermedad avanzada en tratamiento paliativo cuando no ha sido suficiente el tratamiento laxante (ante estreñimiento inducido por opioides, descartar siempre obstrucción intestinal). Si es efectivo, provoca la deposición en 30-60 minutos.

Como reacciones adversas destacan: reacciones locales en el lugar de inyección, dolor abdominal, náuseas, diarrea, flatulencia y mareos. La dosis estándar es de 0,15 mg/kg cada 24 horas (presentaciones de 12 mg/0,6 mL), como máximo durante 4 días por semana. En España, por ejemplo, aunque está aprobado, existen dificultades de distribución.

El *naloxegol* es un derivado pegilado de la naloxona que actúa como antagonista selectivo de receptores opiáceos μ periféricos, localizados en órganos como el intestino. Su capacidad de atravesar la barrera hematoencefálica es muy limitada, por lo que favorece su acción periférica sin afectar a la analgesia central. Así, es utilizado como comprimido por vía oral para el estreñimiento inducido por opioides en mayores de 18 años (según la ficha técnica, no se recomienda en menores de esta edad).

Se recomiendan dosis de 25 mg/24 h por la mañana, con el estómago vacío, para evitar las deposiciones nocturnas y favorecer, por tanto, el descanso. En caso de reacciones adversas digestivas (diarrea, dolor abdominal intenso), puede valorarse reducir la dosis a 12,5 mg/24 h, según la respuesta y la tolerabilidad.

La naldemedina es un derivado de la naltrexona indicado para el estreñimiento inducido por opioides en adultos que no responden adecuadamente a laxantes, y no requiere ajuste de dosis en ancianos. Se administra un comprimido de 0,2 mg al día. Se puede tomar con o sin laxantes (aunque con laxantes puede ser más frecuente la diarrea como efecto adverso), con o sin alimentos, tiene la ventaja de no interferir en la analgesia central y de no potenciar la aparición de síndrome de abstinencia.

Tipos de opioides según formulación

La formulación proporciona diferentes posibilidades de administrar los opioides según las necesidades del paciente (Tabla 23-1).

Clasificación según la escalera o el ascenso analgésico de la OMS

Sirve para diferenciar a los opioides en menores y mayores (v. Cap. 22). Teniendo en cuenta su distinción, hay diferentes posibilidades con los opioides débiles (e-Tabla 23-2) y opioides fuertes (e-Tabla 23-3).

ESPECIFICACIONES EN EL DOLOR IRRUPTIVO ONCOLÓGICO

En el dolor irruptivo oncológico (DIO), se pueden utilizar los siguientes tipos de opioides:

- Tipo opioides de acción corta de liberación normal/rápida por vía oral: pueden administrarse cada 4 horas.
- Fentanilos inmediatos o tipo opioides de acción rápida: tienen la indicación específica en ficha técnica por tener el perfil idóneo (tratamiento del dolor irruptivo en adultos con cáncer que están recibiendo tratamiento de mantenimiento con opioides para tratar el dolor oncológico). Se pueden administrar cada 2 horas, aunque para estos

últimos el tiempo de analgesia media es de 4 horas, varía entre 2 horas (intranasal) y 5 horas (transmucoso, por la forma de aplicación más progresiva). Son fármacos utilizados en pacientes que tienen tratamiento previo de opioides para el dolor basal. Cualquier fentanilo inmediato transmucoso utilizado para otro uso que no sea el indicado (DIO), además de ser utilizado fuera de indicación de ficha técnica, solamente podría estar justificado por uso compasivo, experiencia previa (propia y/o expertos), con consentimiento informado previo de conformidad por parte del paciente (escrito todo ello en la historia clínica de salud) y con seguimiento especialmente estrecho. Se han utilizado en disnea irruptiva y disnea crónica refractaria. Otras indicaciones, además de igualmente justificadas, deberían aportar beneficios claros frente a las terapias estandarizadas para el tipo de dolor a tratar (curas de úlceras dolorosas tumorales y no tumorales, procedimientos dolorosos, etcétera).

Cualquier fentanilo inmediato que se aplique en la cavidad oral precisa hidratación y saliva y, a ser posible, que no existan alteraciones en la mucosa que puedan dificultar su absorción, aunque dependiendo de la afectación, pueden seguir utilizándose algún tipo de ellos en zonas indemnes de dicha cavidad (la mucosa nasal sería más una excepción en este sentido). El escupir, tragar o «chupar» durante la administración de cualquier fentanilo inmediato transmucoso implica la pérdida en la absorción efectiva del fármaco.

Cada forma de presentación de fentanilo inmediato transmucoso tiene detallado en su ficha técnica las recomendaciones en el uso de la titulación del mismo para DIO. Pero de manera práctica, se deben tener en cuenta tres premisas:

- Inicio por la dosis más pequeña del fentanilo nuevo a introducir (ir «sin pausa, pero sin prisa»), a pesar de que a lo mejor con anterioridad el paciente estuviese usando otra presentación con dosis muy altas. Porque además del fentanilo para el DIO, hay que pensar que la

Tabla 23-1. Tipos de opioides según la formulación

Opioide	Liberación (denominación)	Inicio de acción	Duración del efecto	Vía de administración preferente
Opioides de acción prolongada (LAO)	Prolongada Controlada Lenta Modificada	Lento (algunas horas)	8-96 h (media: 12 h)	• Oral (12 h) • Transdérmica (TTS): 48-96 h • Perfusión continua (i.v., s.c., vía espinal): fármaco de liberación inmediata que en perfusión continua actúa como LAO, pudiéndose añadir rescates que actúan como ROO
Opioides de acción corta (SAO)	Normal Rápida	20-40 min	4-6 h	• Oral
Opioides de acción rápida (ROO)	Inmediata	3-15 min	45-120 min	• Espinal • Intravenosa • Subcutánea
		5-10 min	60-120 min	• Transmucosa: – Oral – Nasal

Adaptada de: Mejías MJ, 2016 modificado de Mercadante, Porta y Davies. i.v.: intravenosa; s.c.: subcutánea; TTS: sistemas terapéuticos transdérmicos.

analgesia de base puede no estar correctamente controlada. Que un paciente tome una importante cantidad de opioides para dolor basal o DIO no implica que tenga que ser elevada en ambos tipos de dolor.

- Monitorizar el uso de la medicación en general y, en particular, de los opioides, especialmente los inmediatos.
- Ante la duda, consultar la ficha técnica, libros, guías o a profesionales expertos con experiencia en el uso correcto de estos medicamentos.

• Otros opioides inmediatos administrados por vía espinal, intravenosa o subcutánea: estas recomendaciones se basan en que la administración del analgésico sea clínicamente efectiva (que produzca la analgesia óptima). En el caso de que no se alcanzase la analgesia adecuada, la administración deberá realizarse antes de los tiempos referidos (a los 20-30 minutos según especificaciones del dolor y el opioide utilizado).

ESPECIFICACIONES EN EL DOLOR NEUROPÁTICO

Es un dolor típicamente crónico y que presenta la mayor complejidad de abordaje terapéutico. Los fármacos son parte de un plan integral e individualizado para el alivio del dolor, donde resultan ser eficaces en menos de la mitad de los pacientes y, en muchos casos, solo será posible conseguir un alivio parcial. Salvo la excepción de la neuralgia del trigémino con la carbamacepina, no hay evidencia de que un fármaco sea particularmente eficaz en un tipo específico de dolor neuropático. Por ello, para identificar a los pacientes que responden al tratamiento, es esencial una prueba terapéutica durante 3-8 semanas, para evaluar su eficacia y tolerabilidad.

Los pacientes con cáncer, si son tratados con quimioterapia, desarrollarán por dicho tratamiento específico este tipo de dolor hasta en un tercio de los casos.

El dolor neuropático localizado se considera una afectación de un nervio periférico, identificándose su dermatoma específico a una área normalmente pequeña del cuerpo. El paciente presenta una alteración de la percepción cutánea, por lo que suele referir dolor espontáneo y provocado, es decir, ante pequeños estímulos puede notar sensaciones alteradas, y pueden darse tanto síntomas positivos como negativos.

Un ejemplo de este tipo de dolor puede ser la neuralgia postherpética, la neuropatía diabética, el dolor crónico después de una intervención quirúrgica y la neuralgia del trigémino.

El dolor neuropático localizado es una entidad que requiere atención y tratamiento específicos, donde su máxima expresión se desarrolla en la zona cutánea, y no hay que olvidar que aquí también tienen un gran papel los componentes emocionales e inherentes al dolor crónico.

Ideas clave en el dolor neuropático

En el dolor neuropático, las ideas clave son:

• Los coadyuvantes son especialmente efectivos en el dolor neuropático (dolor causado por una lesión o enfermedad del sistema somatosensorial a nivel central o periférico) y tienen un manejo general estándar, donde la neuralgia del trigémino se desmarca con sus propias peculiaridades (se abordarán por lo tanto las generalidades).
• La estructura del tratamiento se hace por líneas (pasos), comprobando la tolerancia, secundarismos y eficacia para determinar la continuación, la retirada y el cambio de fármaco.

Primera línea

En el tratamiento de primera línea se utilizan antidepresivos, antiepilépticos y también se pueden asociar terapias tópicas.

Antidepresivos

Los antidepresivos (dosis recomendadas con el número necesario para tratar de 3,6-6,4 para lograr al menos un 50 % de alivio): son eficaces para el dolor lumbar, el neuropático y la fibromialgia. Parece que los que tienen más efecto sobre la noradrenalina tienen mayor efecto terapéutico.

En este apartado figuran:

• Los tricíclicos:
  - Amitriptilina: referente de su grupo por efectividad en nuestro medio, por ser el más estudiado a pesar de ser el más sedante, se recomienda de 25 a 125 mg por vía oral una vez al día.
  - Nortriptilina: en algunos estudios, se considera de elección frente a amitriptilina, porque produce menor sedación y efectos anticolinérgicos. Se recomienda de 25 a 75 mg por vía oral una vez al día.
• Imipramina.

Hay que iniciar el tratamiento a dosis bajas, aumentando lentamente a intervalos semanales, por lo que puede precisar de 6 a 8 semanas para un efecto terapéutico (incluidas 2 semanas en este intervalo a la dosis más alta tolerada para comprobar su eficacia). Están recomendados cuando existe comorbilidad de depresión y/o ansiedad, así como insomnio (sobre todo para usar la amitriptilina).

No se recomiendan si hay enfermedad cardíaca (incluido el QT largo), hipotensión ortostática, disfunción sexual, retención urinaria o glaucoma de ángulo cerrado.

• Los inhibidores selectivos de noradrenalina y serotonina (SNRI) o antidepresivos duales:
  - Duloxetina: de 60 a 120 mg por vía oral una vez al día. Uso recomendado en polineuropatía diabética.
  - Venlafaxina: 75 a 225 mg por vía oral una vez al día en forma *retard*.
  - Desvenlafaxina: 50 a 150 mg por vía oral una vez al día.
  En algunas guías, este grupo es considerado de segunda línea. Duloxetina y venlafaxina están especialmente recomendados cuando existe comorbilidad de depresión y/o ansiedad.
  No se recomiendan si hay: síndrome de piernas inquietas, disfunción sexual (para venlafaxina), glaucoma de ángulo cerrado, enfermedad hepática y/o renal grave.
• Los inhibidores selectivos de la recaptación de serotonina (ISRS): la evidencia analgésica de este grupo es mucho más débil e inexistente para dolor musculoesquelético, por lo que no se consideran tratamiento de primera línea.

El síndrome serotoninérgico se produce por un aumento efectivo sobre todo del neurotransmisor serotonina y otros afines (como la noradrenalina), como consecuencia del aumento de fármacos serotoninérgicos (sobre todo ISRS, SNRI, L-triptófano) y/o neurolépticos, donde se pueden favorecer por interacciones con otros fármacos.

Muchos son los síntomas posibles en esta entidad infra-diagnosticada e infratratada, puesto que la clínica suele ser leve o muy leve, pasando inadvertida. En estos casos, se observa la evolución de los secundarismos en seis áreas, con alta variedad de presentaciones. Se indica un asterisco (*) en los graves, aunque muy poco frecuentes, que dan lugar a la denominada *hipertermia maligna*. Las áreas son:

- Digestiva: espasmos con distensión abdominal, diarrea.
- Cardiovascular: pulso errático (característico)*, taquicardia*, alteración de la tensión arterial (hipotensión o, si es más grave, hipertensión).
- Respiratoria: aumento de la frecuencia respiratoria, disnea.
- Neurológica: temblores, mioclonías, sensación de fatiga (cansancio), midriasis*, movimientos oculares involuntarios, dificultad para coordinar los movimientos*, disartria, rigidez muscular (característico)*, alteración de reflejos osteotendinosos*, alteración y/o pérdida del grado de conciencia (característico)*.
- Psiquiátrica: síndrome seudomaníaco (aceleración del pensamiento, ánimo disfórico, inquietud, insomnio, confusión).
- Otros: rubefacción facial, sudoración generalizada (característico)*, fiebre muy elevada (característico)*.

El tratamiento habitual simplemente consiste en retirar las sustancias serotoninérgicas que estaba tomando el paciente, y la sintomatología remite de forma progresiva en el curso de 24-72 horas. Solo en los casos más graves es necesaria la hospitalización del paciente y la administración de tratamientos específicos (afortunadamente son muy excepcionales y, cuando aparecen, suele ser por sobredosificaciones).

Para evitar estos efectos, será importante evitar las asociaciones de mayor riesgo: IMAO, petidina, tramadol y dextrometorfano.

Antiepilépticos

En el grupo terapéutico de los antiepilépticos, la clase de gabapentinoides, gabapentina y pregabalina son los referentes:

- Gabapentina: con demostrada eficacia, sobre todo en neuralgia postherpética y neuropatía diabética. Hay que iniciar el tratamiento con una dosis baja (normalmente 300 mg por vía oral por la noche), aumentando gradualmente hasta que se produzcan alivio del dolor o efectos secundarios limitantes. Posología cada 8-12 horas, llegando a una dosis máxima recomendada de 1.800 mg/día (máxima de 3.600 mg/día).
- Pregabalina: único fármaco aprobado por la Food and Drug Administration (FDA) para dolor neuropático con lesión de médula espinal. Puede proporcionar analgesia más rápidamente que la gabapentina, tanto porque una dosis

inicial más baja puede ser eficaz como porque se requiere un tiempo más corto para titular a una dosis completa. Es preciso iniciar el tratamiento en dosis bajas (típicamente 150 mg por vía oral por la noche, como se ha descrito en las publicaciones científicas; pero si es posible, en pacientes frágiles o más susceptibles a sus efectos, los inicios con 25 mg pueden alcanzar, con subidas menores a 150 mg, efectos terapéuticos sin secundarismos). No se recomiendan más de 300 mg/día (máximo 600 mg/día).

- Carbamacepina: es el tratamiento de primera línea para la neuralgia del trigémino (en segunda línea, lamotrigina, y en tercera línea, baclofeno). Se tiene que empezar con 200-400 mg/día, aumentando gradualmente durante varias semanas con incrementos de 200 mg/día, según sea necesario. La dosis de mantenimiento habitual es de 600 a 800 mg/día (dosis máxima: 1.200 mg/día).

Se recomienda dosificar asimétricamente con una dosis mayor por la noche, para facilitar el sueño. Pueden provocar mareos y sedación (minimizar con titulación lenta). Hay que usar dosis más bajas para pacientes mayores y evitar el uso concomitante con opioides (mayor riesgo de depresión respiratoria). Como reacciones adversas más frecuentes destacan: náuseas, vómitos, mareos, cefalea, visión borrosa, diplopía, ataxia, nistagmo, astenia.

Terapias tópicas

Por otra parte, se pueden asociar terapias tópicas (con parches de lidocaína o de capsaicina) si el dolor neuropático es localizado.

Segunda línea

En el tratamiento de segunda línea, se utilizan (dosis recomendadas):

- Parches de capsaicina al 8 %: para dolor neuropático periférico (seguridad a largo plazo no establecida en la bibliografía a pesar de la experiencia de uso). De 1 a 4 parches en el área de dolor circunscrita previamente durante 30-60 minutos cada 3 meses.
- Parches de lidocaína: uso en dolor neuropático periférico con aplicación de 1-3 parches en el área dolorida durante ≤ 12 horas en un período de 24 horas, con período sin parche en la misma de ≥ 12 horas (para evitar efectos locales de eritema, irritación, etcétera).
- Tramadol (opioide débil): 100-200 mg por vía oral 2-3 veces al día según presentación (inmediata o retardada). Con utilidad en dolor crónico de espalda y osteoartritis. Tiene secundarismos típicos de opioides, aunque con buena tolerancia. En algunas guías, puede incluirse en la tercera línea.
- Buprenorfina: en algunas guías internacionales se incluye en la tercera línea.

Tercera línea

En el tratamiento de tercera línea, se utilizan (dosis recomendadas):

- Toxina botulínica A: para el dolor neuropático periférico, de uso recomendado por expertos. Hay que administrar de 50 a 200 unidades por vía subcutánea en el área dolorosa cada 3 meses.
- Opioides mayores (las guías pueden incluir: fentanilo, morfina, oxicodona, tapentadol, metadona): con dosis mínimas individualizadas. No se utiliza habitualmente para el dolor crónico no oncológico. Se debe usar solo a la dosis efectiva más baja, después de la evaluación de riesgos y con una evaluación continua de estos y de los beneficios obtenidos. Uso en combinación con terapia no farmacológica y farmacológica no opioide de primera y segunda línea.

Otras medicaciones

Hay otras medicaciones que pueden considerarse coadyuvantes, aunque no se trata de los clásicos: son las benzodiacepinas, los corticoides y los bisfosfonatos, entre otros.

El *cannabis medicinal* no es un medicamento en sí mismo. La International Association for the Study of Pain (IASP) no recomienda su uso generalizado, fundamentalmente para asegurar un empleo adecuado y no trivializado por parte de la población más vulnerable al uso recreativo, como son los jóvenes.

Existe una asociación fuerte entre el suicidio y los accidentes de tráfico con la marihuana, la cual puede contener, entre otros, componentes de uso médico como el opio, que difícilmente pueden ser medidos. Como es una sustancia adictiva que produce alteraciones en el sistema nervioso, y además con el uso crónico puede generar síndrome de abstinencia (inquietud, irritabilidad, ansiedad, depresión, insomnio, etc.), se prefiere el uso de opiáceos para controlar las indicaciones y las dosis para la analgesia.

Es preciso recordar que un *cannabinoide* es un compuesto químico que actúa en el sistema endocannabinoide, que es una red compleja de receptores y transmisores presentes en el SNC, el periférico y otros órganos (sistema cardiovascular, hígado, musculoesquelético, tracto gastrointestinal, nocicepción del dolor), que regula una importante variedad de procesos, como: apetito, dolor, sensación de placer, humor, memoria, sistema inmune, etcétera.

Los receptores endocannabinoides tipo 1 son los responsables de los síntomas neurológicos, incluyendo los efectos psicoactivos, mientras que los de tipo 2 son los responsables del resto (destaca su posible utilidad en dolor neuropático). Su interés terapéutico radica en su uso aprobado para los siguientes cuadros que no suelan responder a los tratamientos habituales:

- Control de náuseas y vómitos en quimioterapia.
- Síndrome de anorexia y caquexia, sida y cáncer.
- Espasticidad y otros síntomas en esclerosis múltiple.
- Epilepsia infantil refractaria como el síndrome de Lennox-Gastaut.

Los tipos de cannabinoides son:

- *Endocannabinoides*: agonistas del receptor del sistema endocannabinoide de origen natural, producidos por humanos, derivados del ácido araquidónico (regulación plasticidad y excitabilidad neuronal):
  – N-araquidonil-etanolamida, anandamida.
  – 2-araquidonil glicerol.
- *Fitocannabinoides*: la planta de cannabis produce cannabinoides activos e inactivos. Se puede disponer de ellos en diferentes presentaciones, según el tipo de fitocannabinoide (fórmula magistral, cápsulas, vaporizadores, cremas, aceites, espray, supositorios, comestibles, parches, solución, etcétera):
  – *Δ9-tetrahidrocannabinol (THC)*: cannabinoide utilizado con fines medicinales y no medicinales por sus efectos estimulantes psicoactivos (con efecto en receptores endocannabinoides tipo 1).
  – *Cannabidiol*: cannabinoide con mecanismos de acción e indicaciones terapéuticas contrapuesto con el THC. No es estimulante en dosis típicas. Se inició su uso en 1973 como anticonvulsivante (epilepsia infantil refractaria), con dosis de 2,5-5 mg/12 h hasta un máximo de 40 mg/día.
  – *Mixto*: combinación de los anteriores, como el nabiximols sublingual, con 2-15 pulsaciones al día, separadas cada 15 minutos, para dolor oncológico y espasmos en esclerosis múltiple resistentes al tratamiento clásico.
- *Cannabinoide sintético*: desarrollado de forma sintética en laboratorios para imitar la estructura y efectos de los producidos naturalmente: endocannabinoides y fitocannabinoides. Destaca la nabilona como primer análogo de THC para náuseas/vómitos resistentes en quimioterapia y dolor difícil como uso *off-label* (fuera de ficha técnica) (0,5-1 mg/24 h hasta 3-5 mg/6-8 h, con efecto máximo a las 2 h, con una duración del efecto de 12 h), y posteriormente apareció el dronabinol, que además se usa en el síndrome de caquexia-anorexia en sida, dolor en esclerosis múltiple y para incrementar la analgesia opioide (dosis en cápsulas de 2,5 mg/12-24 h hasta 1-2 mg/12 h, con efecto máximo en 1 h y duración del efecto 8-12 h).

A menudo se requiere una terapia combinada con fármacos antidepresivos y antiepilépticos, porque menos de la mitad de los pacientes con dolor neuropático responderán a un solo fármaco. Sin embargo, la evidencia es escasa con respecto a la eficacia de combinaciones específicas y la seguridad del tratamiento combinado.

Los *opioides* deben considerarse una opción de segunda o, sobre todo, de tercera línea (siempre que no se utilicen de forma simultánea opioides débiles con fuertes), especialmente cuando existe la expectativa de que se su prescripción puede resultar larga en el tiempo. Pueden considerarse en el tratamiento de pacientes seleccionados, como aquellos con dolor intratable de alta intensidad, exacerbaciones episódicas de dolor intenso o dolor por cáncer neuropático.

La eficacia de los opioides para el dolor neuropático es incierta, especialmente para los fuertes. A pesar de ello, conviene destacar, según la evidencia publicada en marzo de 2021 por la European Pain Federation (EPF) de 11 estudios en fase III en tratamiento del dolor crónico con opioides a largo plazo (1-2 años), que estos pueden ser seguros y eficaces, siempre en los casos referidos (dolor agudo de difícil control en los que no sean posibles otras alternativas terapéuticas), asociado a una monitorización estrecha y una duración lo más corta posible. Los efectos adversos más frecuentes son gastrointestinales y son la principal causa de discontinuación. Se destaca:

- La oxicodona (dolor moderado-agudo crónico en dolor de espalda y osteoartritis).
- Oxicodona-naloxona (dolor crónico moderado-agudo).
- Tapentadol (dolor crónico moderado y agudo en general y específico de espalda y osteoartritis).

Los *bisfosfonatos* y la *radioterapia* también son efectivos para el dolor óseo relacionado con el cáncer.

El dolor neuropático central o periférico representa la primera indicación para el uso de ketamina, seguido, con una eficacia moderada para otras patologías: fibromialgia, síndrome de dolor regional complejo, dolor nociceptivo agudo, sensibilización central, abstinencia de opioides, depresión aguda asociada a dolor. Los expertos en unidades de dolor suelen referir escasos eventos adversos.

En cuanto a las vías de administración, se prefiere la infusión intravenosa con dosis de 0,5-0,9 mg/kg/día durante 4 días de tratamiento cada 3 meses en el hospital. La efectividad de la ketamina se evalúa 1 mes después de la infusión, y los expertos recomiendan combinarla con tratamientos no farmacológicos.

CONDUCTAS ABERRANTES

En el caso de enfermedad oncológica avanzada, se han descrito dos síndromes relacionados con el consumo aberrante de opioides:

- *Chemical coping* (compensación con sustancias químicas): uso de manera no indicada para afrontar el malestar psicológico/emocional.
- Seudoadicción: síndrome yatrogénico en el que el paciente realiza un comportamiento aberrante como consecuencia de un inadecuado control del dolor.

La metadona o buprenorfina pueden ser opciones para el tratamiento de conductas aberrantes.

ROTACIÓN DE OPIOIDES

Cuando aparecen efectos adversos con el uso de los opioides, existen las siguientes opciones que en ocasiones pueden asociarse:

- Tratar de forma específica el efecto adverso (estreñimiento, náuseas, etcétera).
- Reducir la dosis del opioide principal para el dolor basal (normalmente oncológico).
- Cambiar la vía de administración del opioide: es considerado por algunos autores como una forma específica de ROT, porque una parte sólida de dicha teoría indica que podría favorecer la ocupación de receptores libres con respecto a los ocupados.

- ROT: es una maniobra terapéutica para mejorar la analgesia y/o reducir los efectos secundarios en aquellos casos con un control analgésico insuficiente (en el 20-31 % de los casos, parece que disminuye la probabilidad con el uso de metamizol y corticoides; aumenta con: edad avanzada, leucocitosis o trombocitosis, tumores intestinales, inhibidores de la bomba de protones, antieméticos o quimioterapia). Consiste en la sustitución del opioide fuerte previo, cuyo aumento de dosis resulta ineficaz y además produce más efectos adversos, por otro opiáceo mayor, con el objetivo de obtener un equilibrio entre el efecto analgésico y los secundarismos. Hay autores que incluyen el cambio de vía de administración como una forma de ROT, por considerar que puede cambiar el uso de los receptores.

No se debe confundir la ROT con la *retirada o reducción de opioide*, la cual se realiza por dolor controlado de manera estable durante semanas e incluso meses, y se acompaña de alguna de las siguientes situaciones:

- Estabilidad clínica o terapéutica. En cuidados paliativos, esto es muy excepcional, salvo en períodos precoces de cáncer metastásico con supervivencias largas.
- Efectos adversos graves (fallo renal agudo, depresión respiratoria, etcétera).
- Analgesia multimodal aplicada que ha proporcionado una mejoría analgésica franca, como puede ser con radioterapia antiálgica, cirugía, quimioterapia, etcétera.

Esta reducción debe realizarse de forma progresiva, sobre todo en los niños, para evitar el síndrome de abstinencia y los fenómenos de hiperalgesia (por ello se indica la norma de reducción del 20 % de la dosis del día anterior y, si es factible, hacer una reducción leve progresiva por semana). Se aconseja según el tiempo de tratamiento previo de opioides:

- Corta duración (máximo de 5 días de tratamiento): retirada en 3-4 días. Se puede reducir a la mitad de tiempo ante circunstancias especiales por personal experto (situación de últimos días, neurotoxicidad inducida por opioides, etcétera).
- Larga duración: a mayor tiempo de tratamiento, la reducción es más lenta. Se habla de retirada del 20-50 % de la dosis total por semana, así se consigue la suspensión completa en 2-4 semanas. En ocasiones excepcionales, al igual que en la corta duración, la retirada se puede hacer más rápida por personal experto.

La ROT consiste en el cambio de opioide basal de vía de administración y/o cambio de fármaco opioide. Se lleva a cabo por alguna de las siguientes situaciones:

- Ineficacia terapéutica del opioide original (incluida la establecida por una escalada de dosis rápida e ineficaz del opioide).
- Efectos adversos de difícil control o incluso refractarios producidos por el opioide original: dolor, náuseas/vómitos, estreñimiento, prurito, otros (diaforesis, retención urinaria, xerostomía).

- Presencia de neurotoxicidad inducida por opioides: presenta una clínica variada con alteraciones variables a nivel cognitivo, llegando hasta el *delirium*, con frecuentes mioclonías. Su sospecha debe hacer indicar hidratación y ROT. Es muy importante descartar otras causas reversibles de deterioro cognitivo, como la hipercalcemia tumoral.
- Otras situaciones clínicas que requieran disminución del opioide, como la hiperalgesia secundaria a opioides y la sobredosificación.

Tabla 23-4. Cálculo de dosis equianalgésicas entre opioides

Dosis total diaria del opioide desde el que se parte	Dosis total diaria del opioide nuevo en dosis aproximadas equianalgésicas
Morfina total diaria oral o rectal	Dividir por dos para pasar a dosis de: • Morfina s.c./i.m. • Oxicodona oral • Fentanilo transdérmico (TTS) El resultado aproximado es algo menos que el dividir por la mitad. El cálculo clásico es: dosis diaria de morfina × 10/24 = dosis de fentanilo TTS
	Dividir por tres: • Morfina i.v.
	Dividir por cuatro si la dosis de morfina está entre 30 y 90 mg/día: • Metadona
	Dividir por cinco: • Hidromorfona oral
	Dividir por ocho si dosis de morfina está entre 90 y 300 mg/día: • Metadona
	Dividir por 10: • Codeína oral
	Dividir por 12 si la dosis de morfina es > 300 mg/día: • Metadona
	Dividir por 30: • Morfina epidural
	Dividir por 300: • Morfina intratecal
	Multiplicar × 14: • Dosis del parche de buprenorfina TTS
	Multiplicar × 2,5 (alternativa × 3,3): • Dosis diaria de tapentadol oral
	Multiplicar × 10: • Tramadol oral diario • Codeína oral diaria • Dosis de fentanilo s.c./i.v.
Fentanilo TTS	Multiplicar × 24 (h): • Fentanilo s.c./i.v.
Oxicodona total oral diaria	Dividir × 2 Oxicodona s.c./i.v.
Metadona oral diaria	Multiplicar × 0,8 para pasar a metadona s.c./i.v.

Adaptada de: Mejías MJ, 2016. i.m.: intramuscular; i.v.: intravenosa; s.c.: subcutánea; TTS: sistemas terapéuticos transdérmicos.

- Cambio de vía del fármaco por imposibilidad o ineficacia de continuar con la misma (frecuente en la situación de últimos días):
  - Retirada de la vía oral por intolerancia, disfagia, obstrucción de las vías digestivas o respiratorias.
  - Supresión de la vía intravenosa por secundarismo, limitación del esfuerzo terapéutico, alta hospitalaria.
- Prevención del síndrome de abstinencia a opioides.
- Factores económicos y de disponibilidad de opioides. Hay pacientes que por esta cuestión precisan cambiar a opioides más baratos o también puede ser por su falta de disponibilidad en la farmacia.

No se debe realizar ROT si:

- El paciente está en situación de últimos días con muerte próxima (sobre todo si esta es menor de 24 horas).
- No es posible el seguimiento adecuado del paciente.
- No hay experiencia con el uso de metadona.

La sustitución de un opioide por otro se va a basar en la potencia analgésica relativa de cada opioide. Dicha potencia indica la dosis de cada fármaco necesaria para conseguir un efecto determinado, por lo que la potencia relativa analgésica hace referencia a la ratio de dosis requerida para que dos fármacos tengan la misma analgesia.

Existen múltiples formas de conseguir dosis equianalgésicas de opioides. A continuación, se destacan las más prácticas:

- Aplicaciones informáticas o para la web. Por ejemplo, en la Sociedad Española de Médicos de Atención Primaria (SEMERGEN) de Cantabria (disponible en: http://www.semergencantabria.org/calc/bocalc.htm).
- Cálculo matemático: se aconseja utilizar siempre este método ante dudas de las dosis resultantes. Es frecuente calcular las dosis totales diarias del opioide para su rotación de vía o de opioide, utilizando la morfina como el estándar para cualquier cálculo. En la **tabla 23-4**, se indica el opioide desde el cual se parte para cambiarlo por alguno de la columna derecha. Si el cambio fuese desde un opioide de la columna derecha hacia otro opioide, se haría el cálculo inverso a morfina y, posteriormente, al opioide deseado. Si uno de los opioides implicados es la metadona, se utiliza la morfina para calcular la equianalgesia (**Tabla 23-5**).
- Tablas estándar que incluye cada opioide con las dosis equianalgésicas con los posibles opioides a rotar.

Tabla 23-5. Ratio de conversión entre morfina y metadona

Dosis de morfina total diaria o rectal	Relación con metadona oral total diaria
30-90 mg/día	4:1
90-300 mg/día	8:1
> 300 mg/día	12:1

La dosis resultante de metadona hay que repartirla cada 8 horas.

- Lo ideal es valorar al menos con dos métodos de los anteriores referidos o dos cálculos realizados por dos profesionales diferentes, por ejemplo, de medicina y de enfermería.

Tras realizar dicho cálculo de dosis, se debe reducir esta entre un 25 y 50 % de la cantidad equianalgésica obtenida del nuevo opioide a introducir (valorar aumentar esta reducción si hay fragilidad, edad avanzada o el paciente es de raza no caucásica). El objetivo es reducir los acontecimientos adversos no esperados, causados por la tolerancia parcial cruzada del opioide, la variabilidad individual y los factores propios del enfermo, como la edad, el grado de insuficiencia renal y/o hepática, etc. Es preferible reducir a la baja, hecho que se controla además porque, independientemente de este resultado, es preciso tener preparadas dosis de rescate con el opioide obtenido, que son entre 1/6 y 1/10 parte de la dosis total diaria de este.

Con seguimiento estrecho, hay que ir sumando las dosis de rescate en 24 horas, para añadir esa cantidad en la dosis total diaria según la vida media del opioide basal (cada 12, 24, 72 y 96 horas). Algunos autores aumentan un 33 % en la siguiente vida media si persiste el dolor.

OPIOIDES RECOMENDADOS EN SITUACIONES ESPECIALES

Según la situación clínica, se pueden recomendar unos opioides mejor que otros (Tabla 23-6).

Tabla 23-6. Indicaciones específicas de opioides

Situación clínica	Opioides de elección	Opioides alternativos	Comentario
Paciente inmunodeprimido	Buprenorfina	—	Único opioide descrito que no produce inmunosupresión
Dolor neuropático que precisa opioides	Tramadol/paracetamol Oxicodona Tapentadol	Metadona	
Estreñimiento/obstrucción intestinal	Fentanilo Oxicodona/naloxona	Metadona	No recomendadas la morfina ni la hidromorfona
Insuficiencia renal	Fentanilo Buprenorfina	Metadona	No recomendado el tapentadol Ajuste de dosis con morfina, hidromorfona y oxicodona
Insuficiencia hepática	Fentanilo Hidromorfona Buprenorfina	Metadona (precaución) Oxicodona	Precaución y ajuste de dosis con todos los opioides excepto fentanilo
Disnea-insuficiencia cardíaca	Morfina	Fentanilo	Como 3er escalón: metadona y oxicodona
Tos	Morfina	Metadona	
Polifarmacia	Fentanilo Hidromorfona (< nº de interacciones)	Oxicodona Tapentadol	1ª y 2ª elección incluidas por consenso de expertos y estudios con escasa evidencia. El resto de opioides, con mayor frecuencia de interacciones farmacológicas
Incumplimiento terapéutico	Fentanilo TTS Hidromorfona	Buprenorfina TTS	1ª y 2ª elección incluidas por consenso de expertos y estudios con escasa evidencia
Disfagia	Fentanilo TTS	Buprenorfina TTS	1ª y 2ª elección incluidas por consenso de expertos y estudios con escasa evidencia
Trastorno del estado de ánimo	Tapentadol	—	Agonista MOR-NRI: efecto dual
Insomnio	Hidromorfona	—	Uso cuando se combina dolor agudo + insomnio

Adaptada de: González-Barboteo J, Julià-Torras J, Serrano-Bermúdez G, Porta-Sales J. Manual de rotación de opioides en el paciente oncológico. 2ª ed. Madrid: Canal Editorial; 2019. Mejías MJ, 2016.
MOR: opioide agonista μ; NRI: inhibidor de la recaptación de noradrenalina; TTS: sistemas terapéuticos transdérmicos.

PUNTOS CLAVE

- Se indica paracetamol para niños y ancianos en dolor leve, asociado a codeína y tramadol, respectivamente, si hay componente neuropático donde suele existir mayor intensidad de dolor.
- El naproxeno, como AINE, es una buena opción, sobre todo si hay dolor de naturaleza ósea.
- El diclofenaco como el AINE tiene peor perfil cardiovascular y hepático.
- Los coxib (celecoxib, etoricoxib) presentan con respecto a los AINE menor acción ulcerogénica y mayor cardiotoxicidad.
- Dexketoprofeno suele ser el AINE de elección para la vía subcutánea.
- El efecto ahorrador de opioides permite una analgesia multimodal que mejora el dolor, donde está el primer escalón y gran parte de los coadyuvantes.
- Una adecuada monitorización de los opioides evita efectos adversos, especialmente los más graves, como la depresión respiratoria.
- La morfina es el opioide de referencia en todas las edades, incluida la pediátrica, en su uso fundamental del dolor y la disnea agudos.

- La formulación del opioide (de acción prolongada, corta y rápida) nos define su uso (dolor crónico oncológico y no oncológico, DIO, dolor agudo) por su inicio de acción y duración del efecto.
- No existe una relación proporcional entre la dosis del opioide basal y la dosis del opioide fentanilo inmediato transmucoso.
- La buprenorfina es el único opioide descrito que no produce inmunosupresión.
- Si existe dificultad en la ingesta, los parches transdérmicos de fentanilo o buprenorfina son una buena opción, además de mejorar el cumplimiento terapéutico.
- El fentanilo es el opioide más depresor respiratorio. De los inmediatos, los más rápidos de acción son los nasales.
- La oxicodona es especialmente sensible a la caquexia, por lo que hay que disminuir un 25-33 % la dosis. Y está especialmente recomendada ante dolor neuropático o mixto.
- La metadona es una opción opioide de segunda línea para dolor con componente neuropático y siempre debe ser prescrita por un experto con experiencia en su uso.

BIBLIOGRAFÍA

Allegri M, Baron R, Hans G, Correa-Illanes G, Mayoral Rojals V, Mick G, et al. A pharmacological treatment algorithm for localized neuropathic pain. Curr Med Res Opin. 2016;32:377-84.

Alcántara A, Ibor PJ. Un algoritmo de tratamiento farmacológico para el dolor neuropático localizado. [Internet]. Semergen. 2016;44:71-3. Disponible en: https://www.elsevier.es/es-revista-medicina-familia-semergen-40-articulo-un-algoritmo-tratamiento-farmacologico-el-S113.835.931630226X

Bates D, Schultheis BC, Hanes MC, Jolly SM, Chakravarthy KV, Deer TR, et al. A Comprehensive Algorithm for Management of Neuropathic Pain. Pain Med. 2019;20:S2-12.

Chapman EJ, Edwards Z, Boland JW, Maddocks M, Fettes L, Malia C, et al. Practice review: Evidence-based and effective management of pain in patients with advanced cancer. Palliat Med. 2020;34:444-53.

Dolor. Guía del Servicio Andaluz de Salud. [Internet]. Consejería de Salud de la Junta de Andalucía; 2022.

Dolor crónico no oncológico: ¿opioides? INFAC Información Farmacoterapéutica. 2022;30:1-10.

Espinosa-Jovel C. Cannabinoids in epilepsy: Clinical efficacy and pharmacological considerations. Neurologia. 2020:S0213-4853(20)30040-2.

Fármacos en dolor neuropático: puesta al día. INFAC Información Farmacoterapéutica. 2018;26:1-10.

Fisher E, Moore RA, Fogarty AE, Finn DP, Finnerup NB, Gilron I, et al. Cannabinoids, cannabis, and cannabis-based medicine for pain management: a systematic review of randomised controlled trials. Pain. 2021;162:S45-66.

González-Barboteo J, Julià-Torras J, Serrano-Bermúdez G, Porta-Sales J. Manual de rotación de opioides en el paciente oncológico. 2ª ed. Madrid: Canal Editorial; 2019.

iDoctus. [Internet]. iDoctus. [Citado 8 Mar 2023]. Disponible en: https://public.idoctus.com

Medicamentos. [Internet]. En: Vademecum.com. Vademecum. [Citado 6 Mar 2023]. Disponible en: https://www.vademecum.com/medicamentos/

Meng H, Deshpande A. Cannabinoids in chronic non-cancer pain medicine: moving from the bench to the bedside. BJA Education. 2020;20:305-11.

Moulin D, Boulanger A, Clark AJ, Clarke H, Dao T, Finley GA, et al. Pharmacological management of chronic neuropathic pain: revised consensus statement from the Canadian Pain Society. Pain Res Manag. 2014;19:328-35.

Mugabure Bujedo B, González Santos S, Uría Azpiazu A, Conejero Morga G, González Jorrín N. Coadyuvantes farmacológicos con efecto ahorrador de opioides en el periodo perioperatorio. Rev Soc Esp Dolor. 2018;25:278-90.

Müller-Schwefe G, Ahlbeck K, Aldington D, Alon E, Coaccioli S, Coluzzi F, et al. Pain in the cancer patient: different pain characteristics CHANGE pharmacological treatment requirements. Curr Med Res Opin. 2014;30:1895-908.

National Institute for Health and Care Excellence. Clinical guideline: Neuropathic pain in adults: pharmacological management in non-specialist settings. NICE; 2020.

Pantoja-Ruiz C, Restrepo-Jiménez P, Castañeda-Cardona C, Ferreiros A, Rosselli D. Cannabis and pain: a scoping review. Braz J Anesthesiol. 2022;72:142-51.

Patel R, Dickenson AH. Neuropharmacological basis for multimodal analgesia in chronic pain. Postgrad Med. 2022;134:245-59.

Perananthan V, Buckley N. Opioids and antidepressants: which combinations to avoid. Aust Prescr. 2021;44:41-4.

Sánchez-Nacher N. Cannabis y dolor. ¿Podremos ver el bosque tras los árboles? Rev Esp Drogodep. 2019;44:5-12.

Sanz A, Zudaire M, Morejón B, De la Cruz V, Gardeazabal I, López-Picazo JM, et al. Cómo responder al paciente con cáncer avanzado que nos plantea el uso de cannabis como tratamiento sintomático. Med Paliat. 2014;21:79-88.

Sutherland AE, Curtin J, Bradley V, Bush O, Presswood M, Hedges V, et al. Subcutaneous levetiracetam for the management of seizures at the end of life. BMJ Support Palliat Care. 2018;8:129-35.

Tauben D, Stacey BR. Pharmacologic management of chronic non-cancer pain in adults. [Internet]. En: Uptodate.com. UpToDate, Inc. 6 de May 2020. [Actualizado 23 Feb 2023]. Disponible en: https://www.uptodate.com/contents/pharmacologic-management-of-chronic-non-cancer-pain-in-adults

Voute M, Riant T, Amodéo JM, André G, Barmaki M, Collard O, et al. Ketamine in chronic pain: A Delphi survey. Eur J Pain. 2022;26:873-87.

Tratamiento intervencionista en el manejo del dolor 24

J. M. Trinidad Martín-Arroyo y E. Borreiros Rodríguez

OBJETIVOS

- Conocer los distintos procedimientos intervencionistas en el manejo del dolor oncológico.
- Identificar a los pacientes oncológicos que pueden beneficiarse de estos tratamientos.
- Seleccionar a los pacientes que deben ser tratados con infusión epidural y aquellos en los que se debe usar la infusión intratecal, incluso con bomba programable, dependiendo de la supervivencia estimada.
- Distinguir aquellos sujetos que pueden ser tratados con estimulación eléctrica medular.
- Analizar las posibles barreras en el acceso a las técnicas intervencionistas en el manejo del dolor oncológico en cada medio y ser capaz de dar respuesta a las mismas.

INTRODUCCIÓN

Uno de los efectos secundarios más frecuentes e invalidantes del cáncer y de sus tratamientos es el dolor. La estimación para 2020 era de 17 millones de nuevos casos de cáncer en todo el mundo, con una supervivencia del 66 % a los 5 años y del 40 % a los 10 años. El número de casos nuevos aumentará en las dos próximas décadas a 28 millones en 2040.

Además, se estima que la supervivencia de los pacientes con cáncer se ha duplicado en los últimos 40 años, y es probable que, aunque lentamente, continúe aumentando en los próximos años. El dolor es el principal síntoma de cáncer en el momento del diagnóstico y aumenta en prevalencia durante y después del tratamiento oncológico. Por ende, un 33-40 % de los pacientes que han superado un proceso oncológico padecerán dolor crónico.

Según estudios publicados en el período 2005-2014, la prevalencia de dolor en pacientes oncológicos es de entre el 51 y el 66 %, y la mayoría de ellos (56-82,3 %) consideraban infratratado su dolor. Presentaban dolor un 55 % de los pacientes en tratamiento, un 66,4 % de aquellos con enfermedad avanzada y, globalmente, un 50,7 %, independientemente del estadio de la enfermedad. Respecto a la intensidad, en torno al 31 % refería dolor agudo en todos los estadios de la enfermedad, que aumentaba hasta el 45 % en enfermedad avanzada.

En 1986, la Organización Mundial de la Salud (OMS) presentó un conocido algoritmo de tratamiento para pacientes con cáncer, conocido como la «escalera analgésica». Este esquema de tratamiento continúa vigente y con buenos resultados en la actualidad: varios estudios han encontrado un adecuado control del dolor en un 70-90 % de los pacientes oncológicos. Sin embargo, ha habido discrepancias sobre el lugar que deben ocupar las técnicas intervencionistas en su tratamiento; algunos autores sugieren que dichas técnicas se incluyan en un «cuarto escalón» de tratamiento, lo que condicionaría su uso al fracaso en el alivio del dolor con manejo farmacológico, mientras que otros abogan por su aplicación en cualquier grado de intensidad de dolor.

En los últimos años, varios estudios avalan la eficacia de las técnicas intervencionistas en el control de dolor oncológico, siendo mayor su efectividad cuanto antes se introducen en el algoritmo terapéutico de estos pacientes, debiéndose valorar su indicación en el momento en que se comience con opiáceos fuertes o incluso antes.

El tratamiento multimodal del dolor oncológico está avalado por un número cada vez mayor de sociedades científicas e incluido en revisiones y guías de práctica clínica.

TÉCNICAS INTERVENCIONISTAS EN EL DOLOR ONCOLÓGICO

A continuación, se analizan las técnicas intervencionistas en el dolor oncológico.

Técnicas sobre la región de cabeza y cuello

El bloqueo del plexo braquial puede ser una alternativa en casos de invasión tumoral del mismo. Puede hacerse en punción única o infusión continua en perfusión a través de un catéter.

La radiofrecuencia convencional del ganglio de Gasser consiste en alcanzar dicha estructura atravesando el foramen oval con una aguja específica que se encuentra aislada en toda su longitud, menos en su parte distal. Es de primera elección en el paciente de edad avanzada con neuralgia del trigémino. La radiofrecuencia pulsada del ganglio de Gasser no ha demostrado eficacia en dicha patología, aunque está recomendada en casos de neuralgia trigeminal por lesión ocupante de espacio o esclerosis múltiple. Recientemente hay estudios sobre el uso de radiofrecuencia pulsada de alto voltaje (60-65 voltios [V], 5 pps, 20 ms activo, 5-6 minutos), aunque aún no existe evidencia sobre ello y se requieren más estudios al respecto.

El nervio occipital se ve afectado en determinados abordajes quirúrgicos de la fosa posterior, ocasionando un dolor neuropático muy característico. En estos casos, el bloqueo de dicho nervio puede ser una alternativa. Dicho abordaje se realiza guiado con ecografía, localizando la estructura nerviosa en su salida a través del músculo trapecio cercano a su inserción en el hueso occipital. Se puede añadir al bloqueo la realización de radiofrecuencia pulsada con la intención de lograr una neuromodulación de la señal de dolor.

Si el bloqueo solo lograra un alivio temporal, estaría indicado el implante de un electrodo occipital, aunque este tema se tratará con mayor profundidad más adelante en este capítulo.

El ganglio estrellado es una diana terapéutica utilizada durante muchos años en el dolor de cabeza y cuello e incluso de miembro superior. No obstante, el alivio suele ser a corto plazo, por lo que no se recomienda su abordaje en casos de dolor crónico de larga data.

Técnicas sobre la región torácica

Los bloqueos del erector espinal, nervio intercostal, pectorales o transforaminal pueden ser tratamientos eficaces a corto plazo en determinados dolores oncológicos.

El dolor posmastectomía es uno de los cuadros álgicos oncológicos más característicos y limitantes. No se obtiene beneficio a largo plazo con el bloqueo pectoral y otros bloqueos regionales, requiriendo tratamiento con parche de capsaicina o, eventualmente, estimulación eléctrica de los cordones posteriores o del ganglio de la raíz dorsal para la mejora en términos globales de calidad de vida.

Técnicas sobre la región abdominal

El paradigma de dolor oncológico abdominal es el cáncer de páncreas (por ser el segundo cáncer abdominal más fre-

cuente). Presenta invasión neural en el momento del diagnóstico en casi la totalidad de los casos. Normalmente el tratamiento farmacológico no suele ser eficaz, por lo que suele ser habitual la necesidad de tratamiento intervencionista.

Bloqueo de plexo celíaco/nervios esplácnicos

El plexo celíaco recoge la inervación del hemiabdomen superior, siendo una diana útil en cánceres de páncreas, hígado, vesícula, estómago, esófago distal o colon transverso. Se sitúa anterior y anterolateral a la aorta y por debajo del diafragma a la altura de D12 y L1. Sin embargo, otra diana útil y más segura en casos en los que el tumor invade estructuras vasculares o retroperitoneales puede ser los nervios esplácnicos (mayor y menor). Estos nervios discurren oblicuamente hacia delante en los cuerpos vertebrales D11 y D12, pudiéndose abordar en la región anterolateral de ambos cuerpos vertebrales (**Figs. 24-1** y **24-2**).

Los bloqueos neurolíticos han demostrado ser eficaces en el control del dolor principalmente por cáncer de páncreas. Es un procedimiento con un largo recorrido bibliográfico, incluyendo metaanálisis, ensayos clínicos y estudios prospectivos, que apuntan hacia un alivio en un porcentaje muy elevado de pacientes respondedores (70-90 %).

Se puede realizar un abordaje posterior (guiado con radiografía o tomografía computarizada [TC]), o anterior, guiado con ecografía, o bien por ecoendoscopia. Ninguno de dichos accesos ha demostrado superioridad, por lo que la recomendación es usar aquel con el que mayor experiencia tenga el especialista. No obstante, el abordaje anterior ecoguiado solo se recomienda en aquellos pacientes en los que por su estado terminal no toleran el decúbito prono y requiere profilaxis con antibiótico, debido al riesgo de punción intestinal.

Los efectos adversos más habituales son la diarrea transitoria y la hipotensión ortostática transitoria, debido al bloqueo simpático que produce. Las complicaciones neurológicas, como la paraplejia, son muy raras, describiéndose tan solo en cuatro casos de 2.730 bloqueos (Davies *et al.*), lo que supone una incidencia del 0,2 %.

Respecto al uso de alcohol o fenol como agente neurolítico, no se han observado diferencias significativas en ambos

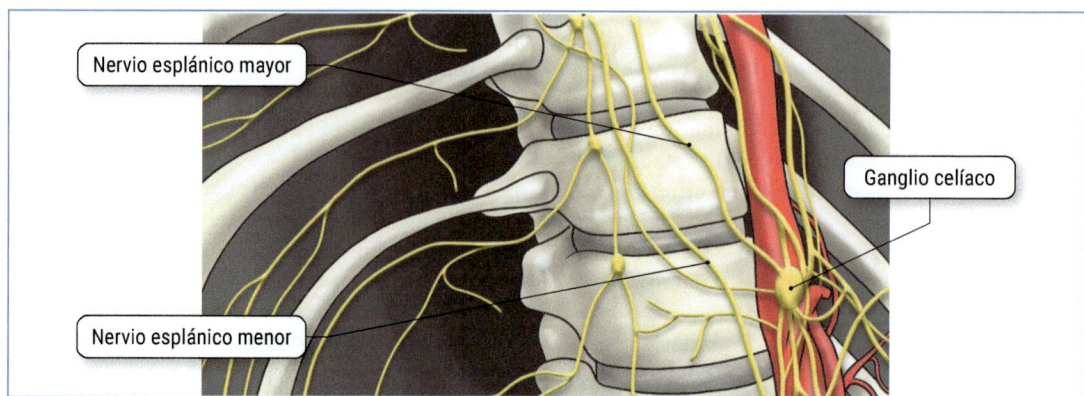

Figura 24-1. Imagen anatómica de nervios esplácnicos y ganglio celíaco (elaborada a partir de una imagen de *Essential Anatomy*).

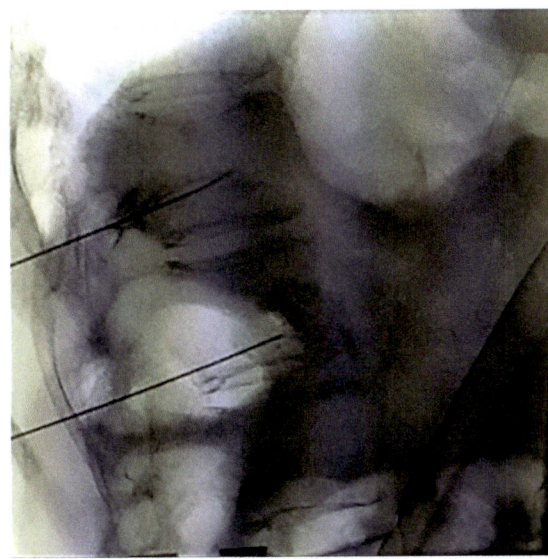

Figura 24-2. Radiofrecuencia de nervios esplácnicos. Visión lateral radiológica.

grupos ni en términos de eficacia ni seguridad (Koyyalagunta *et al., Pain Phisician*, 2016).

Técnicas sobre la región pélvica o perineal

Bloqueo del plexo hipogástrico

Es un procedimiento que está recomendado en el tratamiento del dolor oncológico en el hemiabdomen inferior. El plexo hipogástrico es un entramado nervioso que se encuentra en la cara anterior vertebral a la altura del disco lumbar L5 y sacro S1. El acceso puede realizarse posterior transdiscal a través de L5-S1 o anterior guiado con TC o ecografía (siendo este último más controvertido por el riesgo de punción de estructuras abdominales).

Es un bloqueo que fue descrito por Plancarte, logrando una mejoría del control del dolor comparado con el tratamiento convencional.

A pesar de ello, los resultados no son tan significativos como en el bloqueo del plexo celíaco, lo cual se puede explicar por la variabilidad anatómica de dicho plexo, que es como una «tela de araña» y resulta más difícil de anular (**Fig. 24-3**).

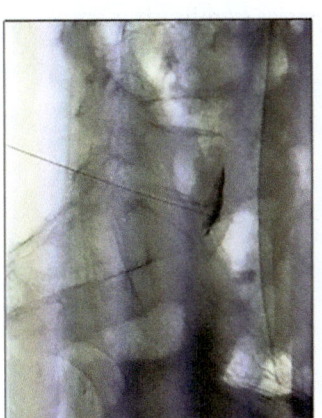
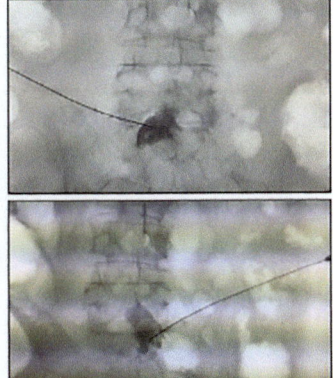

Figura 24-3. Bloqueo del plexo hipogástrico con abordaje transdiscal L5-S1. Visión posteroanterior y lateral.

Bloqueo del ganglio impar

El ganglio impar o de Whalter es el último ganglio de la cadena simpática, situándose anterior al coxis. Está indicado en el dolor oncológico en cáncer de vulva, genitales o periné. Consiste en el acceso a dicho ganglio a través del disco marginal entre el sacro y el coxis, siempre guiado con fluoroscopia. Existe un riesgo de punción del recto que se minimiza en manos expertas.

Infusión espinal o neuroaxial (epidural o intratecal)

Como ya se ha indicado al principio de este capítulo, el tratamiento intervencionista se reserva para aproximadamente el 10 % de los pacientes que no se van a controlar con fármacos, y concretamente el 3 % puede terminar requiriendo analgesia espinal. Así pues, es una terapia que se reserva para los casos de dolor oncológico más agudos y resistentes al tratamiento convencional. No obstante, como ya se ha apuntado, no se debe demorar su indicación, porque es una terapia que se ha demostrado muy eficaz tanto en el control del dolor como en términos de calidad de vida.

La analgesia neuroaxial (epidural o intratecal) consiste en la administración de fármacos por vía epidural o intratecal para controlar el dolor resistente a otros tratamientos. En un estudio prospectivo que incluía 2.118 pacientes con dolor oncológico, se cifró en un 3 % aquellos que van a requerir analgesia neuroaxial.

Esta analgesia espinal puede realizarse por *vía epidural o intratecal*, dependiendo de si el fármaco se administra en el espacio epidural o en el subaracnoideo (líquido cefalorraquídeo), respectivamente. De este modo, el fármaco ejerce su acción directamente en el sistema nervioso central y logra una analgesia más eficaz, a menos dosis y con menos efectos secundarios que administrado por otras vías.

Se reservará la *vía epidural* conectada a un infusor externo (tanto a través de un catéter percutáneo o un portal subcutáneo) para los casos en los que la supervivencia sea menor de 3 meses, ya que esta vía presenta un índice mayor de infección o migración del catéter comparado con la vía intratecal.

La *infusión intratecal* por medio de una bomba interna se ha demostrado como un tratamiento altamente eficaz en los pacientes con dolor oncológico con una supervivencia mayor de 3 meses, siendo muy importante no demorar la indicación (**Fig. 24-4**).

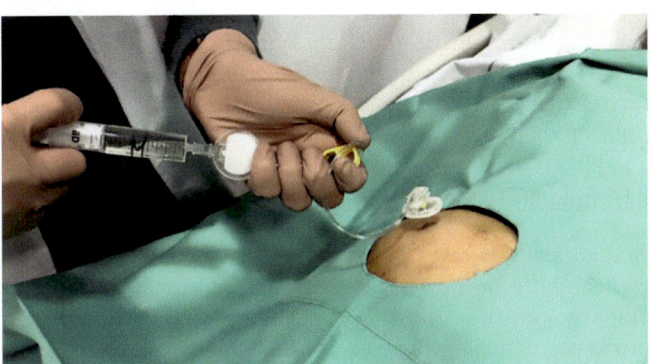

Figura 24-4. Relleno de bomba intratecal.

Los fármacos autorizados por vía intratecal son: la bupivacaína o ropivacaína, la clonidina, el baclofeno, aunque son de primera línea en dolor oncológico, la morfina y la ziconotida. No obstante, el 96 % de los clínicos utilizan combinaciones de estos fármacos con bupivacaína o ropivacaína.

Dupuoiron *et al.* han presentado una amplia experiencia con la combinación de ropivacaína, morfina y ziconotida desde fases precoces en los pacientes oncológicos, permitiendo un mayor control del dolor y una mejora de su calidad de vida, y minimizando los efectos adversos.

Las bombas de infusión intratecal pueden ser programables o de infusión fija. En pacientes oncológicos, las bombas programables tienen la ventaja de que permiten una titulación más rápida de la dosis sin necesidad de vaciar su contenido para cambiar la concentración. La bomba Synchromed II permite la administración de bolos directamente por parte del paciente para controlar episodios de dolor irruptivo.

Estas bombas de infusión intratecal implantadas requieren rellenar el dispositivo periódicamente con el fármaco indicado. El momento del relleno de la bomba, pese a ser un acto muy sencillo, puede conllevar complicaciones graves si no se realiza correctamente: error de cálculo de dosis, error en la programación o preparación de la medicación, así como errores con el propio relleno. Dentro de este último apartado, cabe mencionar: la infección, el relleno accidental del bolsillo y el daño del catéter en la punción. Por otra parte, el uso de la ecografía puede ayudar a identificar el puerto de carga de la bomba y facilitar su relleno (**Fig. 24-5**).

Así pues, es importante identificar los posibles errores para minimizar su aparición. La realización de diagramas de flujo analizando estos puntos es una buena herramienta a realizar en cada medio (**Fig. 24-6**).

> **!** En su revisión de 2018, la British Pain Society señaló que la infusión intratecal de fármacos está infrautilizada en dolor oncológico y que dejarlo como «última terapia» es un error, debiéndose considerar en aquellos pacientes en los que se prevea que no van a ser útiles otros tratamientos. También señala que se puede prescindir de la prueba intratecal o bien que la infusión epidural previa puede funcionar como fase de prueba para el posterior implante de la bomba. Se recomienda realizar una titulación rápida de la dosis para lograr una mejora de la calidad de vida del paciente precozmente.

También resulta de gran importancia que la indicación de este tratamiento se realice de forma multidisciplinar entre los servicios de oncología, cuidados paliativos y las unidades del dolor, para que no se demore su indicación.

Estimulación eléctrica medular

Actualmente, la tasa de remisión de tumores ha aumentado francamente, lo que lleva a una supervivencia mayor. Sin embargo, en ocasiones hay una merma de calidad de vida por la permanencia de dolor. Si este dolor es focal y de características neuropáticas, puede beneficiarse de la terapia con estimulación eléctrica medular (**Fig. 24-7**).

La estimulación eléctrica medular es el proceso por el cual la actividad neuronal creada por el dolor puede ser alterada o «modulada» a través de las vías de transmisión del mismo. El asta posterior de la médula es el lugar donde se produce mayor modulación. De esta manera, se logra una disminución de la actividad en la transmisión del dolor.

Los procedimientos de neuromodulación se pueden dividir, según su localización, en: medular (espacio epidural o ganglio de la raíz dorsal), periféricos o subcutáneos.

Los primeros implantes de electrodos se realizaron en el espacio epidural posterior del raquis para tratamiento del dolor crónico y datan de 1967. El efecto analgésico de la estimulación medular se basa en la «teoría de las compuertas o puerta de entrada» (*gate control*) postulada por Melzack y Wall en 1965. Estos autores sugirieron que hay un «sistema que bloquea» a nivel del sistema nervioso central que hace que se abran o se cierren las vías del dolor. De este modo, las fibras A delta y C facilitan la transmisión (abren la compuerta), mientras que las fibras A alfa y A beta excitan a las células de la sustancia, que a su vez inhiben y cierran la compuerta.

Por ello, la estimulación de las fibras A beta de los cordones posteriores produciría una inhibición de la transmisión del estímulo doloroso a través del haz espinotalámico. Todas estas teorías de simple bloqueo no explican por qué el efecto analgésico perdura después de cesar la estimulación. En modelos experimentales, se ha observado aumento de concentraciones de ácido gamma-aminobutírico en el asta posterior medular.

El procedimiento consiste en la implantación de uno o dos electrodos en el espacio epidural medular posterior, de manera que las parestesias generadas por la estimulación abarquen más del 80 % del área del dolor. Preferentemente, el implante es percutáneo, pero en ocasiones es necesario realizarlo quirúrgicamente a través de una pequeña laminectomía. Hay distintos modelos de electrodos, que se diferencian por el número de contactos (hay electrodos de hasta ocho contactos), la longitud del contacto y la distancia entre los mismos. Existe una fase de prueba durante la cual los electrodos están conectados a un cable de extensión externo, y este, a un generador también externo. Si la reducción del dolor durante los 15 días siguientes es superior al 50 %, se

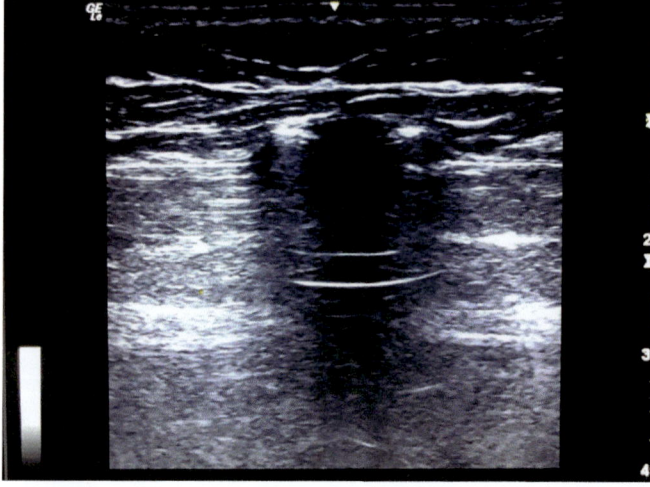

Figura 24-5. Imagen ecográfica del puerto de acceso de bomba intratecal.

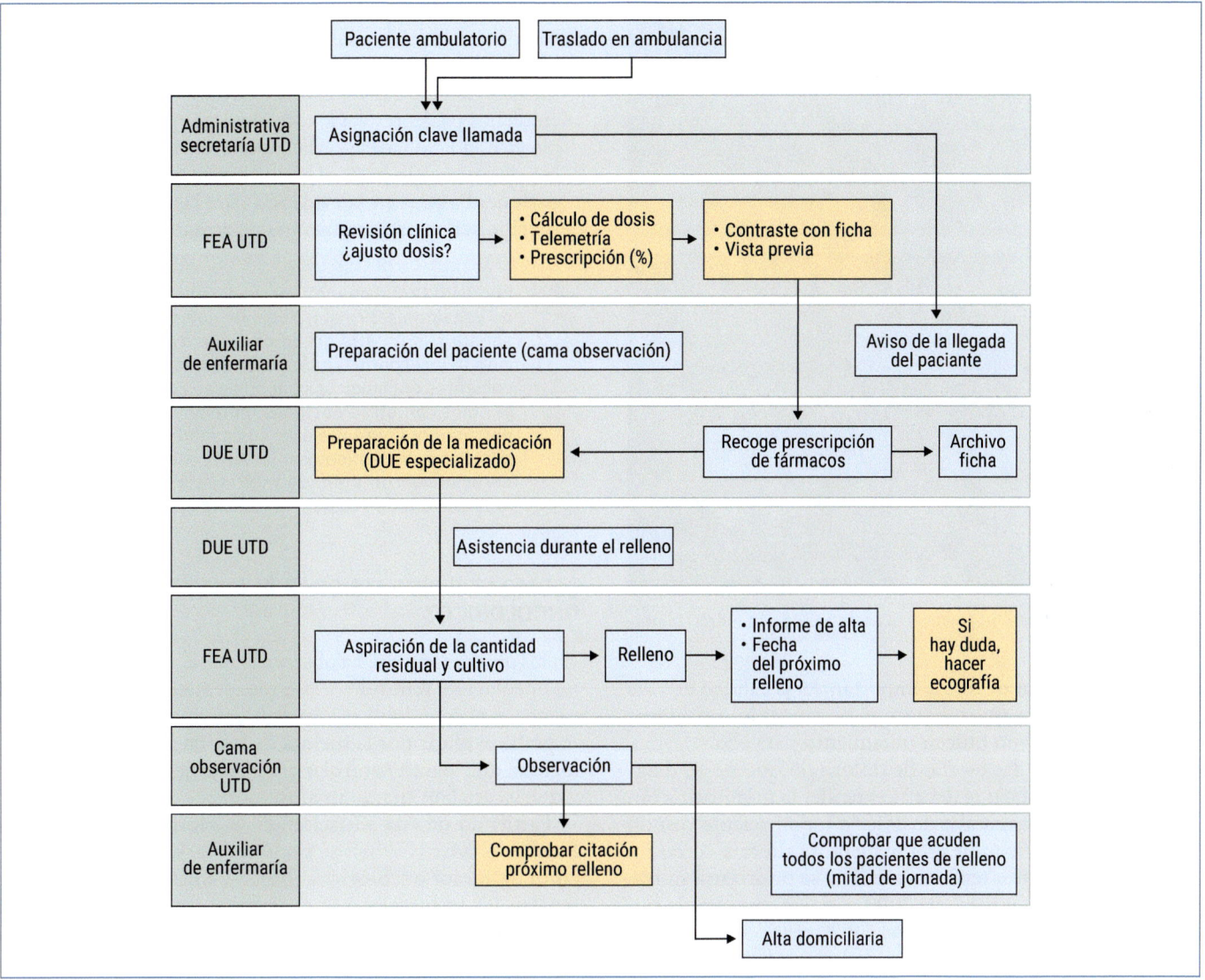

Figura 24-6. Ejemplo de diagrama de flujo del proceso de relleno de bomba (en naranja, los puntos críticos susceptible de error). DUE.: diplomado universitario en enfermería; FEA.: facultativo especialista de área; UTD: unidad de tratamiento del dolor.

procede al implante del generador definitivo subcutáneo. Por medio de telemetría, posteriormente, se podrán modificar los parámetros de estimulación.

Otro tipo de estimulación eléctrica se realiza sobre el ganglio de la raíz dorsal, siendo muy útil para tratar dolores focales, como en el caso de dolor postoracotomía o posmastectomía.

Otros ejemplos de uso de la estimulación en dolor oncológico son la de los nervios occipitales tras cirugía craneal por abordaje posterior (estimulación periférica) o la estimulación de los cordones posteriores tras cirugía de ependimomas.

BARRERAS EN EL TRATAMIENTO INTERVENCIONISTA EN DOLOR ONCOLÓGICO

Las barreras en el tratamiento intervencionista en dolor oncológico son:

- Falta de conocimiento: por una parte, se observa un gran desconocimiento en la mayoría de facultativos involucrados

en el manejo del proceso oncológico respecto a qué tratamientos intervencionistas se pueden llevar a cabo desde las unidades del dolor y cómo pueden estos ayudar a los pacientes. Pero lo que más sorprende es que, en muchas unidades del dolor, no se llevan a cabo dichos procedimientos, a pesar de que muchos de ellos están descritos desde hace décadas. Por ello, es necesario una amplia labor de formación en las propias unidades del dolor y en los servicios implicados en el manejo del paciente oncológico.

- Entender el dolor como parte inevitable del proceso oncológico: durante años, se ha extendido la idea de que tanto el propio cáncer como los tratamientos empleados son agresivos, y en ocasiones se da a entender a los pacientes que el dolor es una consecuencia inevitable. Esta falsa idea hace que los enfermos no hagan referencia siquiera al dolor en la consulta o que los médicos no indaguen sobre ello y, por tanto, no busquen tratamientos efectivos para aliviarlo. Este hecho se hace más evidente en el momento actual, en el que la supervivencia de muchos tumores es mayor. Sirva como ejemplo el dolor posmastectomía en el cáncer de mama,

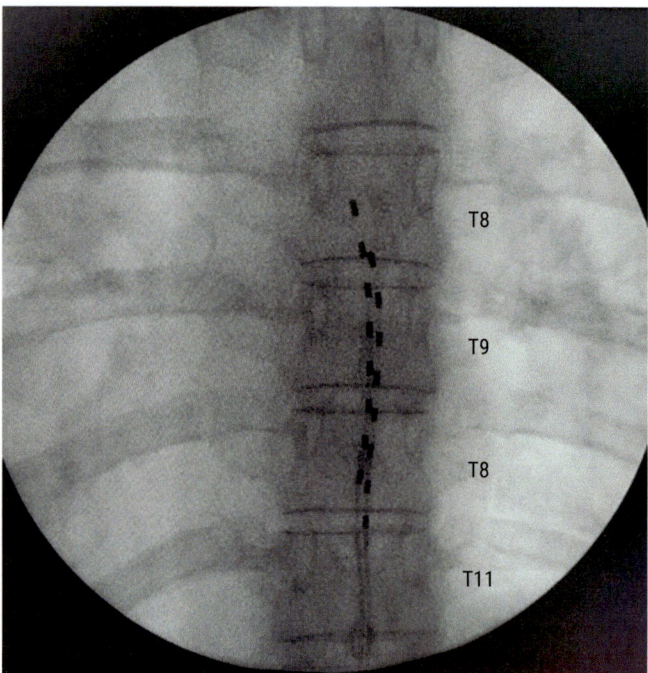

T8

T9

T8

T11

Figura 24-7. Implante de electrodos de estimulación eléctrica medular.

que llega a afectar de forma importante a la calidad de vida de las pacientes y, sin embargo, en ocasiones lo consideran algo inevitable y no buscan tratamiento para ello.
- No monitorizar las escalas de dolor («lo que no se diagnostica no se trata»): se debería extender la monitorización sistemátices de las escalas de dolor a todo paciente con un proceso oncológico. De esta manera, se situaría como un factor importante a tener en cuenta y se priorizaría su tratamiento. En un estudio de 2009 con una muestra de casi 5.000 pacientes oncológicos, el 69 % refirió que el dolor les estaba afectando a sus actividades cotidianas; además, el 50 % también describió que su calidad de vida no estaba siendo considerada una prioridad por sus médicos.
- Llegar tarde a los pacientes con dolor oncológico: durante mucho tiempo, se ha entendido que las técnicas intervencionistas estaban relegadas al último escalón terapéutico y que, para poder emplearlas, el tratamiento farmacológico previo debía haber resultado ineficaz. Esto hacía que los pacientes oncológicos recibieran muy tarde estos tratamientos, siendo incluso a veces imposible aplicarlos, debido al estado caquéctico en el que se encontraban. Por ello, estudios recientes abogan por valorar la necesidad de tratamiento intervencionista desde el momento de inicio de los opioides. Es en esos estadios iniciales cuando se puede lograr mayor efectividad y mejoras en la calidad de vida con los procedimientos intervencionistas.
- Necesidad de mejorar el trabajo multidisciplinar: hay que entender el manejo del dolor oncológico como un «proceso asistencial» en el que intervienen múltiples especialistas. Por ello, resulta imprescindible implicar a todos en la detección del dolor, en su manejo inicialmente farmacológico y en seleccionar aquellos pacientes que se beneficiarán de un tratamiento intervencionista para su derivación precoz a una unidad del dolor.

- Algoritmos terapéuticos de manejo intervencionista del dolor basados en la evidencia: una de las dificultades en el tratamiento del dolor es la falta de evidencia de muchos procedimientos, debido a la escasez de ensayos clínicos aleatorizados en dichos pacientes y a la dificultad de evaluaciones a largo plazo, condicionadas por la supervivencia de los pacientes. No obstante, Vissers *et al.* reunieron una serie de recomendaciones basadas en la evidencia para ciertas técnicas intervencionistas en el tratamiento de pacientes con cáncer.

> **!** En 2019, la European Pain Federation (EFIC) publicó un decálogo sobre el manejo de dolor oncológico, que señala con un alto grado de evidencia y recomendación la incorporación de técnicas intervencionistas en pacientes oncológicos cuando no sea posible controlar el dolor con otras opciones, entendiéndolo como una herramienta para mejorar su calidad de vida. Destaca que dichos tratamientos intervencionistas deben incorporarse con un enfoque multidisciplinar, y no como «rescate último» cuando el resto de tratamientos fallan.

¿CÓMO SE PUEDE MEJORAR EL MANEJO DEL DOLOR ONCOLÓGICO?

En los últimos años, se ha observado que el número de pacientes oncológicos remitidos a las unidades del dolor era cada vez menor, no llegando ni al 1 % de la actividad asistencial. Esto se podía explicar por la mejora de los tratamientos farmacológicos, que logran controlar gran parte del dolor oncológico y que ya estaban siendo usados por otros especialistas.

Partiendo de esta situación, en el Hospital Universitario Puerta del Mar (Cádiz), se decidió crear una consulta específica de «dolor oncológico» (**Fig. 24-8**). A continuación, se señalan los factores que se consideran imprescindibles para optimizar el tratamiento de esta patología:

- El valor añadido de las unidades del dolor es la realización de técnicas intervencionistas, y ese es el lugar que deben ocupar. Eso significa tratar a menos del 10 % de los pacientes con dolor oncológico.
- El manejo debe ser multidisciplinar, por lo que se debe implicar a todos los especialistas involucrados en el proceso oncológico, no solo para el manejo farmacológico, sino para que sean derivados todos aquellos pacientes que se puedan beneficiar de tratamiento intervencionista.
- Los pacientes candidatos a técnicas intervencionistas se han de valorar desde los estadios iniciales. Estudios recientes abogan por plantear las técnicas descritas desde que se introducen los opiáceos mayores, o incluso antes.
- Hay que realizar sesiones formativas a los servicios implicados en los pacientes oncológicos, describiendo la cartera de servicios y qué pacientes pueden beneficiarse de ello (digestivo, neumología, cirugía general, cirugía torácica, unidad de patología mamaria, oncólogos, oncólogos radioterapeutas, medicina interna, paliativos, etcétera).
- Se debe integrar el manejo del dolor en los comités de tumores siempre que sea posible.
- El tiempo de espera óptimo para el dolor oncológico tendría que ser inferior a 1 semana.

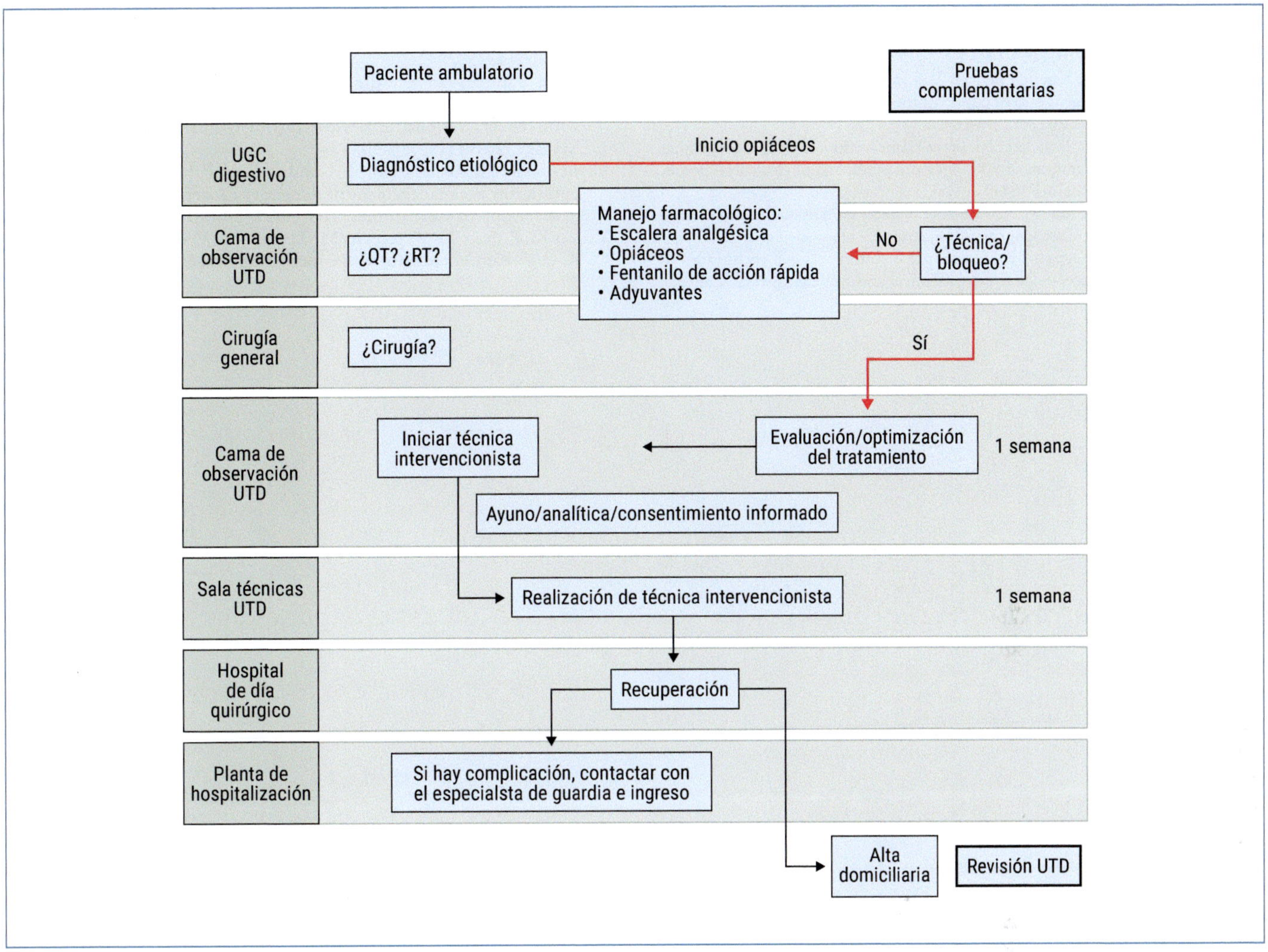

Figura 24-8. Ejemplo de diagrama de flujo de una consulta de dolor oncológico. UGC: unidad de gestión clínica; UTD: unidad de tratamiento del dolor.

PUNTOS CLAVE

- Las técnicas intervencionistas en los casos de dolor oncológico son el valor añadido de las unidades del dolor y un 10 % de los pacientes afectados pueden beneficiarse de las mismas.
- Es clave el manejo multidisciplinar del dolor oncológico y la colaboración entre unidades, por lo que hay que implicar a todos los profesionales en el manejo farmacológico y en detectar a aquellos pacientes que se pueden beneficiar del tratamiento intervencionista.

- La infusión intratecal está infrautilizada en el dolor oncológico y no ha de ser considerado un tratamiento de último recurso. Debe considerarse en dolores rebeldes en los que se prevé un mal control con otros tratamientos y en los que necesitan una escalada rápida de fármacos.
- Un factor importante es el timing (los tiempos) de estos tratamientos, debiéndose considerar desde etapas precoces del proceso oncológico. Realizarlo demasiado tarde puede comprometer su eficacia.

BIBLIOGRAFÍA

Bennett MI, Eisenberg E, Ahmedzai SH, Bhaskar A, O'Brien T, Mercadante S, et al. Standards for the management of cancer related pain across Europe–A position paper from the EFIC Task Force on Cancer Pain. European J Pain. 2019;23:660-8.

Bennett MI, Kaasa S, Barke A, Korwisi B, Rief W, Treede R-D, et al. The IASP classification of chronic pain for ICD-11: chronic cancer related-pain. The IASP Taskforce for the classification of chronic pain. Pain. 2019;160:38-44.

Breivik H, Cherny N, Collett B, De Conno F, Filbet M, Foubert AJ, et al. Cancer-related pain: a pan-European survey of prevalence, treatment, and patient attitudes. Ann Oncol. 2009;20:1420-33.

Deer TR, Pope JE, Hayek SM, Bux A, Buchser E, Eldabe S, et al. The Polyanalgesic Consensus Conference (PACC): Recommendations on Intrathecal Drug Infusion Systems Best Practices and Guidelines. Neuromodulation. 2017;20:96-132.

Duarte R, Raphael J, Eldabe S. Intrathecal drug delivery for the management of pain and spasticity in adults: an executive summary of the British Pain Society's recommendations for best clinical practice. Br J Pain. 2016;10:67-9.

Dupoiron D. Intrathecal therapy for pain in cáncer patients. Curr Opin Support Palliat Care. 2019;13:75-80.

Filippiadis DK, Tselikas L, Tsiskari M, Kelekis A, De Baere T, Ryan AG. Percutaneous neurolysis of pain management in oncological patients. Cardiovasc Intervent Radiol. 2019;42:791-9.

Haumann J, Joosten EA, Van den Beuken-Van Everdingen MH. Pain prevalence in cancer patients: status quo or opportunities for improvement? Curr Opin Support Palliat Care. 2017;11:99-104.

Hochberg U, Minerbi A, Boucher LM, Pérez J. Interventional pain management for cancer pain: An analysis of outcomes and predictors of clinical response. Pain Physician. 2020;23:E451-9.

Hochberg U, Perez J, Borod M. New frontier: Cancer pain management clinical fellowship. Support Care Cancer. 2018;26:2453-57.

Kurita GP, Sjøgren P, Klepstad P, Mercadante S. Interventional techniques to management of cancer-related pain: Clinical and critical aspects. Cancers. 2019;11:443.

Miguel R. Interventional treatment of cancer pain: The fourth step in the World Health Organization analgesic ladder? Cancer Control. 2000;7:149-56.

Van den Bauken-Van Everdinen MH, Hochstencach LM, Joosten EA, Tjan-Hejinen VC, Janssen DJ. Update on prevalence of pain in patients with cancer: Systematic rewiew and meta-analysis. J Pain Symptom Manage. 2016;51:1070-90.

Vayne-Bossert P, Afsharimani B, Good P, Gray P, Hardy J. Interventional options for the management of refractory cancer pain—what is the evidence? Support Care Cancer. 2016;24:1429-38.

Vissers KCP, Besse K, Wagemans M, Zuurmond W, Giezeman MJ, Lataster A, et al. Pain in patients with cancer. Pain Pract. 2011;11:453-75.

Complicaciones hematológicas

25

R. Garrido Ruiz y A. M. Hoyos Brea

OBJETIVOS

- Conocer la etiología y los estudios necesarios que van a permitir realizar un correcto diagnóstico diferencial entre las principales causas de anemia, trombocitopenia y neutropenia en el contexto paliativo.
- Identificar y evaluar las consecuencias clínicas que implican estas citopenias y las opciones terapéuticas disponibles.
- Valorar y tratar las complicaciones hemorrágicas o trombóticas que pueden acaecer en el transcurso de la enfermedad en el paciente paliativo, encontrando la estrategia terapéutica más adecuada en función de las expectativas de vida del paciente.

INTRODUCCIÓN

Los pacientes incluidos dentro de un programa de cuidados paliativos representan una población heterogénea y compleja. Así, a la hora de decidir cuál será la mejor intervención terapéutica, se debe determinar la situación basal del paciente y su expectativa de vida.

Los pacientes oncológicos constituyen un importante grupo dentro de la población paliativa en los que las complicaciones hematológicas tienen una mayor incidencia ligada a la propia fisiopatología de la enfermedad neoplásica, así como a los tratamientos. Por ello, además del abordaje general, se harán referencias específicas aplicables a la población oncológica paliativa.

MANEJO DE LAS CITOPENIAS

A continuación, se aborda el manejo de la anemia, la trombocitopenia y la neutropenia.

Anemia

La anemia es definida por la Organización Mundial de la Salud (OMS) como aquella situación en la que desciende el número de hematíes o hemoglobina en sangre. La cifra a partir de la cual se considera que existe anemia varía fundamentalmente en función de la edad y el sexo:

- Hombre adulto: hemoglobina < 13 g/dL o recuento eritrocitario < $4,5 \times 10^{12}$/L.
- Mujer adulta: hemoglobina < 12 g/dL o recuento eritrocitario < $3,8 \times 10^{12}$/L.

Es una de las complicaciones más frecuentes en la población oncológica, encontrándose en un 21-39 % de los pacientes en el momento del diagnóstico y en un 46-67 % a lo largo de su seguimiento. En el contexto del paciente paliativo, se estima que la prevalencia está en torno al 70 %, con discretas variaciones en función del sexo (77 % hombres, 68 % mujeres).

Desde el punto de vista fisiopatológico, este descenso va a condicionar una hipoperfusión tisular. Si el desarrollo es progresivo, se ponen en marcha una serie de mecanismos compensadores: disminución de la afinidad de la hemoglobina por el oxígeno para facilitar la cesión a los tejidos, aumento de la eritropoyesis, redistribución del flujo sanguíneo, etc., que se traducen en una mejor tolerancia a la anemia.

Así, la sintomatología dependerá principalmente de la rapidez de instauración, si bien puede verse influenciada por otras circunstancias, como la gravedad alcanzada o las comorbilidades del paciente (por ejemplo, cardiopatía). Un descenso brusco de la hemoglobina como el que ocurre en un sangrado agudo debutará clínicamente con taquicardia, hipotensión, malestar, ángor, síncope.

Sin embargo, lo habitual es que los síntomas tengan un inicio más larvado: astenia, disnea de esfuerzo, cefalea, palpitaciones, acúfenos, irritabilidad, etc. Entre ellos, la astenia es una constante que, en el escenario del paciente paliativo, tiene un impacto significativo en su calidad de vida.

Etiología

La evaluación de la anemia es un proceso complejo, pues suele tener un origen multifactorial, especialmente en el contexto de la pluripatología o el cáncer. El conocimiento de los mecanismos implicados y la identificación de las causas potencialmente tratables son aspectos fundamentales para llevar a cabo un adecuado manejo.

Déficit de factores madurativos

En este apartado, entrarían las carencias nutricionales de hierro, ácido fólico y vitamina B_{12}. Este déficit puede venir dado por:

- Menor ingesta relacionada con hiporexia.
- Malabsorción en el tubo digestivo: ocurre fundamentalmente en pacientes con neoplasias en la zona gastrointestinal, bien por la propia neoplasia o bien secundario a una cirugía de resección digestiva.
- Pérdida hemática: la presencia de sangrado condiciona una pérdida de hematíes y del contenido férrico almacenado en estos, lo que se traduce en ferropenia.

La absorción de hierro tiene lugar en el duodeno y el yeyuno proximal, y se ve favorecida por el ácido clorhídrico y las sales biliares. La del ácido fólico se produce en forma de folato en el duodeno. La vitamina B_{12} se absorbe en el íleon como cobalamina unida al factor intrínseco, produciéndose este último en las células de la mucosa gástrica. Por tanto, una resección gástrica puede comprometer de forma indirecta la absorción tanto de hierro como de vitamina B_{12} y será preciso el aporte de estos nutrientes por vía parenteral.

Déficit de eritropoyetina

La eritropoyetina (EPO) es una hormona de síntesis renal cuya función es estimular a los precursores de los glóbulos rojos (llamados eritroblastos) en la médula ósea. La regulación de su secreción viene dada por el hematocrito, de forma inversamente proporcional: cuando el hematocrito desciende, aumenta la producción, mediada a través del factor inducible por hipoxia. La insuficiencia renal compromete la síntesis de esta hormona, aunque también puede verse descendida en otras circunstancias, como un estado proinflamatorio.

Hemorragia

Puede manifestarse de forma aguda o como pérdida crónica, y es especialmente frecuente en el contexto de las neoplasias gastrointestinales, de cabeza y cuello, genitourinarias, de útero y del árbol respiratorio. Se caracteriza por ser una anemia regenerativa, en la que se produce un aumento de reticulocitos. No obstante, la pérdida crónica va instaurando un estado de ferropenia que hace que, a medio-largo plazo, se convierta en una anemia hiporregenerativa. Si se sospecha,

deberán realizarse estudios oportunos: sistemático de orina, angiografía por tomografía computarizada, endoscopia, etcétera.

Las técnicas más invasivas se reservarán para aquellas situaciones en las que exista una cierta esperanza de vida, el estado basal del paciente lo permita y se pretendan realizar medidas terapéuticas. Su manejo específico se tratará más adelante.

Anemia relacionada con el cáncer

La neoplasia es capaz de producir por sí misma un compromiso de la eritropoyesis mediado a través de un mecanismo inmune. La célula tumoral, o bien su microambiente, va a estimular la liberación de una serie de citocinas, entre las que se encuentran el interferón gamma, interleucina-1, la interleucina-6 y el factor de necrosis tumoral alfa. Estas instauran un estado proinflamatorio que es capaz de alterar el proceso de producción y diferenciación eritrocitaria y acortar la supervivencia de los hematíes circulantes. También van a actuar sobre el metabolismo del hierro a través de la hepcidina (estimulada por la interleucina-6), péptido cuya función es disminuir la absorción y liberación de hierro de los depósitos y descender la secreción de EPO. Es un mecanismo similar al que ocurre en la anemia de trastorno crónico.

Otra forma de activación del sistema inmune es la producción de autoanticuerpos que se unen a los hematíes circulantes, dando lugar a una anemia hemolítica autoinmune. Esto suele ocurrir en el contexto de síndromes linfoproliferativos crónicos, como la leucemia linfática crónica.

La presencia de metástasis de células neoplásicas en la médula ósea también puede afectar a la hematopoyesis por desplazamiento de la célula madre de esta localización, proceso conocido como mieloptisis. Puede ocurrir en cualquier tipo de cáncer, si bien acontece con mayor frecuencia en la próstata, la mama y el pulmón. Es preciso que exista una afectación extensa para que haya compromiso en la eritropoyesis, siendo el cuadro analítico característico la liberación de eritroblastos y granulocitos inmaduros a sangre periférica (reacción leucoeritroblástica), así como la presencia de hematíes en forma de lágrima (dacriocitos). El diagnóstico definitivo precisa una biopsia de médula ósea, aunque no siempre es necesario realizarla. El tratamiento es el de la propia neoplasia.

Anemia inducida por la quimioterapia

El tratamiento quimioterápico tiene un efecto citotóxico y mielosupresor directo, cuya gravedad dependerá del tipo de fármaco, la dosis y el número de ciclos recibidos. En el caso de la anemia, la gravedad se estratifica en cinco niveles (**Tabla 25-1**) acorde con la clasificación de la *Common Terminology Criteria for Adverse Events* (CTCAE), terminología

Tabla 25-1. Gravedad de la anemia según la *Common Terminology Criteria for Adverse Events* v5.0 (2017)

Grados de anemia CTCAE	1	2	3	4	5
	Hb < límite inferior de la normalidad – 10 g/dL	Hb < 10-8 g/dL	Hb < 8 g/dL, indicación de transfusión	Riesgo vital, intervención urgente indicada	Muerte

CTCAE: *Common Terminology Criteria for Adverse Events*; Hb: Hemoglobina.

descriptiva globalmente aceptada en relación con los efectos adversos de los tratamientos oncológicos. Algunas de las terapias que se han relacionado con mayor incidencia de anemia son aquellas basadas en platinos, antraciclinas y gemcitabina.

En un estudio se analizó la tasa de anemización una vez comenzado el tratamiento (sin tener en cuenta el tipo recibido), encontrándose que los que tienen una mayor prevalencia de anemia son los pacientes con cáncer ovárico (56,3 %), de mama (53,3 %) y de pulmón no microcítico (50,9 %).

No obstante, en la nueva era de las terapias biológicas, el perfil de efectos adversos ha cambiado, estando más ligado al mecanismo de acción del fármaco que a la mielotoxicidad indirecta.

Aquellos empleados en mama, ovario y neoplasias hematológicas son los que han notificado mayor tasa de citopenias, a destacar: trastuzumab-deruxtecan, olaparib, talazoparib, niraparib, rucaparib, mesilato de imatinib, venetoclax, sunitinib. Cabe mencionar, por su especial perfil de efectos adversos, al grupo de la inmunoterapia, donde se incluyen los inhibidores del *check-point* (lista de verificación), como nivolumab o pembrolizumab. Estos van a actuar estimulando al sistema inmune contra las células cancerosas.

Las reacciones adversas que producen van a ser consecuencia de esta activación, pudiendo dar lugar a procesos de base inmune, como: anemia hemolítica, anemia aplásica, púrpura trombótica trombocitopénica, trombocitopenia inmune primaria, síndrome hemolítico urémico o hemofilia A adquirida. Son infrecuentes, pero deben conocerse, pues el manejo es diferente y suele incluir un primer escalón con esteroides.

Anemia en el contexto de las enfermedades hematológicas

La etiología de la anemia en estas enfermedades tiene unas características particulares, pues en muchos casos va a producirse por afectación directa de la médula ósea. Así, los pacientes con síndrome mielodisplásico (SMD) se van a caracterizar por tener una hematopoyesis defectuosa e ineficaz, que se expresa en forma de citopenias en sangre periférica (anemia y/o trombocitopenia y/o leucopenia).

El SMD puede evolucionar a leucemia aguda, en la cual seguiremos teniendo citopenias, pero debidas a una infiltración medular por los blastos leucémicos. La infiltración también ocurre en los síndromes linfoproliferativos crónicos, en los que linfocitos con una ventaja de supervivencia clonal se van acumulando tanto en sangre como en médula ósea y órganos linfoides. Con un mecanismo distinto, en la aplasia medular tiene lugar una insuficiencia medular cuantitativa que afecta, en mayor o menor medida, a las tres series hematopoyéticas.

Otras causas de anemia

Hay casos de anemia que pueden estar provocados por algunas enfermedades:

- Hepatopatía, cáncer hepático: estos pacientes acaban desarrollando esplenomegalia por hipertensión portal, la cual genera citopenias por atrapamiento y aumento de la destrucción periférica. La más llamativa suele ser la trombocitopenia. En aquellos con gastropatía por hipertensión portal, se debe descartar la pérdida crónica por sangrado.
- Hemólisis adquirida: anemia regenerativa acompañada de elevación de bilirrubina indirecta, lactato-deshidrogenasa y consumo de haptoglobina. Si es autoinmune, se va a caracterizar por una prueba de Coombs directa positiva con incompatibilidad en la prueba cruzada. También puede ser mecánica, secundaria a microangiopatía trombótica o coagulación intravascular diseminada (CID), en cuyo caso se encontrarán esquistocitos (fragmentos de hematíe de forma irregular) en el frotis de sangre periférica.
- Síndrome hemofagocítico: síndrome de activación inmune patológica con reacción inflamatoria y proliferación de linfocitos y macrófagos, que puede desencadenarse, entre otras causas, por procesos neoplásicos. Deberá sospecharse ante la presencia de fiebre prolongada, citopenias, hepatoesplenomegalia y signos de fallo orgánico.
- Otras: hipotiroidismo, infección, etcétera.

> La anemia en el paciente oncológico tiene una etiología multifactorial, que principalmente puede ser consecuencia de:
>
> - La propia neoplasia: de forma directa, por infiltración; e indirecta, a través de la generación de un estado proinflamatorio.
> - Su tratamiento: mayor citotoxicidad a medida que se aumenta el número de ciclos.
> - Carencia de factores madurativos por hiporexia, malabsorción y pérdida.

Estudio de la anemia

Inicialmente, se debe realizar una historia clínica en la que adquieren especial interés los antecedentes médicos, el tipo de neoplasia, la extensión e invasión de estructuras, así como el tratamiento oncológico recibido. Por otro lado, las pruebas analíticas a solicitar son:

- Hemograma completo, incluyendo el recuento de reticulocitos.
- Bioquímica: debe incluir, al menos, función renal, transaminasas, lactato-deshidrogenasa y bilirrubina; también marcadores de inflamación como la proteína C-reactiva.
- Metabolismo del hierro: incluyendo ferritina, hierro, transferrina, índice de saturación de transferrina (IST) y capacidad fijadora de hierro. Cuando existan dudas entre ferropenia y anemia de trastorno crónico, el receptor soluble de transferrina puede ayudar en el diagnóstico diferencial (se encuentra elevado en la ferropenia y normal en el trastorno crónico).
- Ácido fólico y vitamina B_{12}.

Pruebas opcionales son:

- Niveles de EPO: cuando se sospeche una secreción inadecuada.
- Haptoglobina y prueba de Coombs directa: ante la posibilidad de hemólisis.

- Biopsia de médula ósea: es una técnica que se reserva para las situaciones en las que existe una anemia central que no se ha filiado con lo anterior.

El índice de producción reticulocitaria (IPR) es un parámetro más útil que los reticulocitos aislados, pues permite calcular la respuesta medular en relación con el grado de anemia.

$$IPR = \frac{(Reticulocitos\ (\%) \times (Hematocrito/45)\ )}{(1 + [(45 - Hematocrito) \times 0{,}05])}$$

Cuando es > 3, indica una respuesta adecuada (anemia regenerativa), y cuando es < 2, una respuesta insuficiente. Los valores intermedios reflejan habitualmente causas mixtas o anemias arregenerativas con una respuesta parcial.

En la **tabla 25-2**, se recoge la clasificación etiopatogénica de las anemias en función de su origen (central o periférico), incluyendo las alteraciones analíticas más características.

Manejo de la anemia

El primer paso en el tratamiento de la anemia debe ser abordar y corregir las causas potencialmente tratables. Si no fuese posible, hay otras alternativas, cuya elección dependerá fundamentalmente de la tolerancia a la anemia, el estado de la enfermedad y la expectativa de vida del paciente.

Uso de agentes estimuladores de la eritropoyesis

Los agentes estimuladores de la eritropoyesis (AEE) son fármacos análogos biológicos de la eritropoyetina humana. Diseñados para el tratamiento de la anemia de la enfermedad renal crónica, posteriormente comenzaron a usarse en el paciente oncológico con el fin de mejorar la anemia y reducir la necesidad de transfusión. La recomendación en este contexto de las diferentes guías es clara y unánime: se recomienda su uso en aquellos pacientes con hemoglobina < 10 g/dL que se encuentren recibiendo una quimioterapia mielosupresiva con intención no curativa (paliativa).

La EPO mejora la anemia y no busca mantener la hemoglobina en niveles > 12 g/dL, siempre y cuando el paciente se encuentre recibiendo un tratamiento mielotóxico (o en las 4-6 semanas inmediatamente posteriores a su finalización, dado que es el tiempo necesario para evaluar la respuesta). No obstante, dado que algunos estudios realizados no han podido demostrar que los AEE no comprometen la supervivencia, tanto las guías americanas de la American Society of Clinical Oncology (ASCO) como las de la National Comprehensive Cancer Network (NCCN) limitan su uso a aquellos pacientes en los que el tratamiento tiene una intención paliativa.

El SMD sería una excepción a estas recomendaciones, pues estaría indicado su uso en pacientes con anemia y niveles de EPO < 500 UI/L, aun sin recibir terapia mielosupresora intercurrente.

> **!** Recomendaciones sobre el uso de AEE en la anemia relacionada con cáncer (Sociedad Española de Oncología Médica [SEOM], 2020):
> - Pacientes con tumores sólidos en tratamiento con quimioterapia o quimiorradioterapia que presentan:
>   – Anemia sintomática y hemoglobina < 10 g/dL.
>   – Anemia asintomática y hemoglobina < 8 g/dL.
> - Se debe corregir previamente la deficiencia de hierro y otras causas subyacentes.

Tipos de agentes estimuladores de la eritropoyesis, posología y efectos adversos

Actualmente se encuentran comercializadas varias presentaciones de EPO: epoetina alfa, epoetina beta, epoetina theta, epoetina zeta, darbepoetina alfa y metoxi-polietilenglicol epoetina beta. La epoetina tiene la misma secuencia de aminoácidos que la EPO endógena, mientras que la darbepoetina está formulada con oligosacáridos adicionales que prolongan su vida media. Las más usadas son la epoetina alfa y la darbepoetina alfa, y se consideran equivalentes en cuanto a eficacia y seguridad, así como sus biosimilares.

Tabla 25-2. Clasificación de la anemia en el paciente oncológico en función de su origen y parámetros analíticos más característicos

Anemia periférica o regenerativa (↑ reticulocitos)	Sangrado	Estadios iniciales: reticulocitos pueden ser N (no instaurado mecanismo compensador) ↑ ADE
	Hemólisis	↑ LDH, ↑ BI, ↓haptoglobina. Si es autoinmune: CD+ Si es microangiopática: ↑ esquistocitos, ↓ plaquetas
Anemia central o arregenerativa (↓ reticulocitos)	Ferropenia	↓ VCM, ↓ Fe, ↓ ferritina (< 10 ng/mL), ↓ IST, ↑ CFH, ↑ receptor soluble de TF
	ATC (similar ARC)	VCM N-↓, ↓Fe, ferritina >100 ng/mL, IST N- ↓, ↓ CFH, receptor soluble de TF N
	Déficit fólico o de B$_{12}$	VCM ↑, ↓ vitamina B$_{12}$ (puede acompañarse de ↑ LDH y otras citopenias) o ↓ ácido fólico
	Supresión medular farmacológica	↓ hemoglobina, ↓ leucocitos, ↓ plaquetas
	Infiltración medular metastásica	↓ hemoglobina Frotis de SP: eritroblastos, dacriocitos, granulocitos inmaduros

ADE: ancho de distribución eritrocitaria; BI: bilirrubina indirecta; CD: prueba de Coombs directa; CFH: capacidad fijadora de hierro; Fe: hierro sérico; IST: índice de saturación de transferrina; LDH: lactato-deshidrogenasa; SP: sangre périferica; TF: transferrina; VCM: volumen corpuscular medio.

La posología inicial puede hacerse bien con dosis ajustada por peso o bien con dosis fija. La respuesta no es inmediata, por lo que no debería evaluarse antes de 2 semanas. El período óptimo para ello es de 4 a 6 semanas tras el comienzo. Si la hemoglobina persiste estable (mejoría neta < 1 g/dL) o no han disminuido los requerimientos transfusionales, debe realizarse una escalada de dosis.

El objetivo es alcanzar la menor dosis posible que permita mantener un nivel de hemoglobina que reduzca o evite el requerimiento transfusional. Una vez alcanzado este nivel, se recomienda disminuir la dosificación, un 25 % para epoetina alfa y un 40 % para darbepoetina alfa. La estrategia habitualmente usada para ello en la práctica clínica es mediante el aumento del intervalo temporal (por ejemplo, la presentación semanal pasa a presentación cada 10 días).

Los aumentos de hemoglobina > 1 g/dL en 2 semanas también requieren un descenso de la dosis. Si se alcanza una cifra ≥ 13 g/dL, deberá suspenderse la administración del AEE hasta que se vuelva a estar en rango anémico. La terapia deberá finalizarse si no ha habido respuesta tras 6-8 semanas de tratamiento, siempre y cuando se haya descartado que la anemia no esté justificada por otras causas, como progresión tumoral o deficiencia de hierro.

La suspensión es obligada una vez que se haya completado la quimioterapia, aproximadamente 6 semanas después del último ciclo.

 El objetivo del tratamiento con AEE no es corregir la anemia, sino alcanzar la menor dosis posible que permita mantener un nivel de hemoglobina que disminuya o evite el requerimiento transfusional. Hay que considerar su uso en pacientes con neoplasia avanzada y que tengan:
- Pronóstico vital > 2 meses.
- Anemización sintomática en relación con la administración de quimioterapia.
- Hemoglobina < 10 g/dL.

Entre los principales efectos adversos de los AEE, se encuentran las trombosis, tanto arteriales como venosas. Este fenómeno es independiente a los niveles de hemoglobina, y en diferentes metaanálisis realizados, se estima un aumento del riesgo relativo que varía entre un 50 y un 75 % con el uso de estos agentes.

Se debe evaluar el riesgo trombótico de los pacientes antes de comenzar con el tratamiento: antecedentes personales y familiares de tromboembolismo, estado de hipercoagulabilidad (trombofilia hereditaria y/o adquirida), hipertensión, inmovilización, cirugía reciente, tratamiento hormonal o con inmunomoduladores (lenalidomida, talidomida), etc. Existen escalas específicas para ello.

Es preciso valorar cautelosamente el beneficio/riesgo de iniciar la terapia, especialmente en aquellos pacientes con antecedentes personales de trombosis para los que no se dispone de recomendaciones específicas. En este balance, se debe recabar si la persona mantiene anticoagulación desde el evento trombótico, pues podría influir en la actitud, al ser una situación que en cierto modo contrarresta ese estado de hipercoagulabilidad.

Como otros posibles efectos adversos a tener en consideración, hay que tener en cuenta la hipertensión arterial y las convulsiones. Es infrecuente, pero grave, la aplasia pura de serie roja, esta última en relación con el desarrollo de anticuerpos anti-EPO. Deberá sospecharse ante una pérdida de respuesta a los AEE y confirmarse mediante la detección de anticuerpos específicos neutralizantes. La aparición de esta complicación contraindica el uso de cualquier análogo recombinante.

Corrección de déficits nutricionales

Se pueden corregir los déficits nutricionales tal y como se indica a continuación.

Hierro

Cuando se habla de déficit de hierro en el paciente oncológico, hay que distinguir dos posibles situaciones:

- Deficiencia absoluta de hierro: ferritina < 30 ng/mL, IST < 20 %, sideremia < 30 µg/dL. Indica que los depósitos se han agotado. Podrá administrarse bien hierro oral, bien hierro intravenoso (i.v.), siendo este último de elección cuando no hay respuesta con la vía oral, existe intolerancia digestiva o malabsorción, o si se necesita una reposición rápida.
- Deficiencia funcional de hierro: ferritina 30-500 ng/mL, IST < 50 %, sideremia < 30 µg/dL. A pesar de existir suficiente hierro en los depósitos, no está disponible para su utilización. Este bloqueo está mediado por la hepcidina y el aumento de citocinas proinflamatorias. Para tratar este tipo de déficit, no se podrá emplear hierro oral, ya que su absorción intestinal va a estar inhibida, por lo que en este caso se va a utilizar el hierro i.v. Detectar una deficiencia funcional de hierro adquiere un papel especialmente importante en pacientes que están en tratamiento con un AEE, pues la adición de hierro i.v. en estos casos ha demostrado una mayor eficacia en comparación con el uso de AEE solos, siendo capaz de mejorar la respuesta hematológica y reducir la necesidad transfusional. Algunos autores recomiendan incluso el empleo de hierro de forma concomitante a los AEE, aunque no exista una deficiencia. No obstante, se debe valorar con precaución, pues con una ferritina > 800 ng/mL y un IST > 50 % esta práctica estaría contraindicada. El uso de hierro i.v. sin AEE ha demostrado también beneficio, aunque no existe suficiente evidencia clínica como para recomendarlo de forma rutinaria.

Las recomendaciones para las *pautas posológicas* son:

- *Hierro oral*: la dosis habitual está entre 100 y 200 mg de hierro elemental diario, que puede administrarse una o dos veces al día. Existen sales férricas y ferrosas, teniendo estas últimas una mejor disponibilidad. Debe tomarse en ayunas, y su absorción mejora si se administra con vitamina C, inhibiéndose con antiácidos y lácteos. La duración del tratamiento debe ser al menos de 3 a 6 meses (para corregir la anemia y reponer los depósitos). Los principales efectos adversos son gastrointestinales: dolor abdominal, náuseas, vómitos, pirosis, estreñimiento o diarrea, coloración oscura de las heces. Si son muy molestos, se recomienda cambiar la presentación.

• *Hierro i.v.*: la dosis a recibir varía según el compuesto y se basa fundamentalmente en el nivel de hemoglobina y el peso. Una vez infundido, el hierro es liberado y se une a la transferrina en el plasma. La eficacia es similar, si bien van a diferir en el precio, la dosis máxima por infusión y el número de administraciones precisas. Así, compuestos más estables tardarán más en liberar el hierro, lo que permite administrar altas dosis en una sola sesión, como ocurre con el hierro carboximaltosa. Este tipo de compuestos también se ha asociado con una menor tasa de efectos adversos relacionados con la infusión. Las reacciones de hipersensibilidad son el principal y más temido efecto secundario de estos fármacos. En caso de que apareciese, habría que parar inmediatamente la infusión y realizar tratamiento sintomático. No se debe administrar en sujetos con infección activa intercurrente.

Una cuestión que ha preocupado a los clínicos es la posibilidad de que el hierro pudiera de alguna forma promover el crecimiento tumoral. Sin embargo, el único escenario donde hasta la fecha se ha dado esta relación es en el carcinoma hepatocelular en pacientes con exposición crónica, por enfermedades como la hemocromatosis o la talasemia.

Ácido fólico

Está presente en frutas y verduras, la ingesta recomendada para un adulto es de 0,4 mg/día. Cuando es preciso añadir un suplemento, se emplean dosis de 1-5 mg/día vía oral.

Vitamina B$_{12}$

Se encuentra en la leche, huevos, carne y pescado. Cuando existe un déficit de vitamina B$_{12}$, suele ser secundario a malabsorción o vegetarianos estrictos. El requerimiento diario es de 2- 5 μg/día. La corrección de la deficiencia aguda se hace vía intramuscular con una de las dos pautas que siguen (habitualmente acompañada de ácido fólico):

• 1.000 μg/día durante 1 semana. Posteriormente se ha de continuar con 1.000 μg/semana durante 3-4 semanas, con mantenimiento de la misma dosis cada 1-2 meses.
• 1.000 μg los días 1, 3, 5, 7, 10, 20 y 30 del primer mes, luego 1.000 μg cada 1-2 meses.

Transfusión

La principal ventaja de la transfusión de concentrados de hematíes frente a otras terapias es que mejora rápidamente la oxigenación tisular en presencia de anemia o hemorragia. También supone la única opción terapéutica en caso de anemización no carencial en pacientes que están recibiendo terapia mielosupresora con fines curativos.

La indicación más frecuente en el contexto del paciente paliativo es sintomática, fundamentalmente por astenia y disnea. Sin embargo, no se ha demostrado una clara correlación entre el descenso de hemoglobina y la presencia de clínica,

por lo que la decisión debe ser individualizada, tratando de responder a las siguientes preguntas: ¿son los síntomas atribuibles a la anemia?, ¿en otras ocasiones, ha mejorado la transfusión esta clínica? Se han realizado estudios tratando de clarificar estas cuestiones, aunque resulta difícil compararlos entre sí. Aparece un beneficio subjetivo de la transfusión a los 7 días de la misma (el 49 % tiene una mejora del síntoma diana principal y hasta un 78 % mejora al menos en alguno de los síntomas relacionados).

Un concentrado de hematíes suele aumentar la hemoglobina en 1-1,5 g/dL. Las indicaciones de prescripción en el ámbito paliativo no están claramente establecidas, aunque se tiende a una política restrictiva que habitualmente se basa en las siguientes premisas:

• Anemia asintomática crónica hemodinámicamente estable sin patología coronaria: transfundir si la hemoglobina es < 7-8 g/dL.
• Anemia sintomática: transfundir para mantener la hemoglobina entre 8 y 10 g/dL o si hay niveles suficientes para controlar la clínica.
• Anemia en paciente con cardiopatía isquémica: transfundir para mantener la hemoglobina > 9-10 g/dL.
• Hemorragia aguda con inestabilidad hemodinámica o transporte inadecuado de oxígeno: transfundir sin tener en cuenta el nivel de hemoglobina para corregir estas situaciones.
• Evitar transfundir grandes cantidades de concentrados de hematíes; es preferible transfundir una sola unidad y valorar la respuesta. Por ello, se deben conocer los antecedentes previos de transfusión.

A la hora de prescribir una transfusión, se debe realizar un protocolo exhaustivo disponible en los centros sanitarios. Siempre se deben tener en cuenta los potenciales beneficios de esta práctica, pero también sus efectos adversos. Entre ellos, la reacción alérgica o febril no hemolítica y la sobrecarga circulatoria son los más frecuentes, y pueden minimizarse mediante tratamiento sintomático (antipiréticos, antihistamínicos) o preventivo (diuréticos). La contaminación bacteriana, la transmisión de patógenos virales, la aloinmunización, la reacción hemolítica postransfusional o la lesión pulmonar aguda relacionada con la transfusión son otros efectos más graves, aunque, por suerte, menos habituales.

En pacientes inmunocomprometidos, existe un riesgo de enfermedad injerto contra receptor mediado por leucocitos que se escapan al filtro durante la preparación del concentrado, estando en estos casos recomendado el uso de hemoderivados irradiados. Aquellos que reciben transfusiones en un régimen periódico (por ejemplo, en casos de SMD) están en riesgo de sobrecarga férrica. La transfusión de concentrados de hematíes se ha asociado también con un mayor riesgo de eventos trombóticos.

Además, el acto transfusional requiere, en la mayoría de los casos, el desplazamiento del receptor a un centro hospitalario, una venopunción para poder determinar el grupo y realizar la prueba cruzada, y al menos unas 3-4 horas de espera hasta finalizar la infusión. En un paciente paliativo, a veces, se dispone de la modalidad domiciliaria, posible, aunque compleja. Sea donde fuera, no está indicada la transfusión en supervivencias menores de 1 mes.

Trombocitopenia

La trombocitopenia se define como la disminución del recuento de plaquetas por debajo de la normalidad, establecida en 130×10^9/L. Se considera clínicamente relevante cuando el recuento es $< 100 \times 10^9$/L. La sintomatología que produce esta alteración es sangrado mucocutáneo: equimosis, epitaxis, gingivorragias, metrorragias, hematuria, hemorragia gastrointestinal, etc. No obstante, es infrecuente que con plaquetas $> 25 \times 10^9$/L se produzca un sangrado espontáneo, solo justificado por la trombocitopenia.

Se estima que la incidencia en la población oncológica en tratamiento con quimioterapia es de un 10 al 40 %, siendo aún mayor en pacientes con neoplasias hematológicas, entre un 40 y 70 %.

Etiología

Según su mecanismo fisiopatológico, se pueden agrupar las causas de trombocitopenia en:

- Descenso en la producción: mielosupresión farmacológica o secundaria a irradiación, infiltración medular metastásica (tumor sólido), infiltración medular por una neoplasia hematológica (leucemia, linfoma), hematopoyesis ineficaz (SMD), déficit de factores madurativos, aplasia medular.
- Aumento de la destrucción o consumo: microangiopatía trombótica (púrpura trombótica trombocitopénica, síndrome hemolítico-urémico, otras microangiopatías secundarias), infección, sangrado, trombocitopenia inmune (primaria o secundaria), CID, púrpura postransfusional.
- Distribución anormal: secundaria a hiperesplenismo.

Estudio de la trombocitopenia

Se pueden realizar los siguientes estudios:

- Hemograma.
- Frotis de sangre periférica. Aporta información valiosa, pues permite:
  - Descartar una falsa trombocitopenia inducida por la autoagregación de las plaquetas en presencia del anticoagulante ácido etilendiaminotetraacético.
  - Evaluar la presencia de displasia, tanto en serie plaquetar como en otras líneas, para hacer despistaje de SMD.
  - Realizar un recuento de esquistocitos (fragmentos de hematíes) si existe sospecha de microangiopatía trombótica.
- Bioquímica completa, incluyendo función renal y hepática. En caso de elevación de creatinina, en presencia de anemia hemolítica y trombocitopenia, se deberá descartar una microangiopatía trombótica. La elevación de transaminasas puede hacer sospechar sobre la existencia de una hepatopatía no conocida.
- Factores madurativos: metabolismo completo del hierro, ácido fólico y vitamina B_{12}.

- Coagulación: ante la prolongación de los tiempos de protrombina y tromboplastina parcial activada, junto con el consumo de fibrinógeno y el aumento de los productos de degradación de la fibrina (dímero D), se debe sospechar CID.
- Serología de virus hepatótropos.
- Opcionalmente, se puede plantear la realización de una ecografía abdominal (valorar la esplenomegalia) o una biopsia de médula ósea (se reserva para las situaciones en las que no se consigue filiar el origen de la trombocitopenia con lo anterior).

Habitualmente, ninguna de estas pruebas por sí sola es capaz de diagnosticar la causa de la trombocitopenia. Hay que valorar el contexto y la clínica. En el paciente paliativo, las etiologías más comunes son la mielotoxicidad tras quimioterapia y la enfermedad neoplásica hematológica. En estos casos, además, se suele acompañar de otras citopenias.

Es importante recabar qué tratamientos ha recibido el paciente, cuándo fue la última dosis y el número de ciclos recibidos. Regímenes con especial incidencia en el recuento plaquetar son aquellos que contienen gemcitabina, platinos o temozolamida. Entre los fármacos más novedosos, están ibritumomab tiuxetán, con alta incidencia de trombocitopenia aguda y grave. Otros medicamentos no quimioterápicos que se han asociado son: linezolid, ganciclovir o heparina.

Manejo de la trombocitopenia

Las opciones terapéuticas son mucho más limitadas en comparación con la anemia. En primer lugar, se deben abordar las causas potencialmente tratables: corrección de déficits nutricionales, control de enfermedades infecciosas, retirar o disminuir dosis de fármacos, instaurar la corticoterapia en las trombocitopenias inmunes, etcétera.

La CID en el paciente paliativo suele estar provocada por una infección o neoplasia, por tanto, el tratamiento será el del desencadenante. Los antifibrinolíticos como el ácido tranexámico son fármacos coadyuvantes que pueden emplearse de forma tópica y local para tratar de controlar una hemorragia nasal o bucal.

A pesar de todo lo anterior, la transfusión de plaquetas permanece como la principal estrategia para manejar el sangrado en este tipo de pacientes. Siguiendo las recomendaciones de la ASCO y el banco de sangre:

- La transfusión profiláctica está indicada cuando el recuento de plaquetas es $< 10 \times 10^9$/L por el riesgo de sangrado espontáneo, aumentando este dintel a 20×10^9/L cuando existe fiebre.
- Se deberán considerar umbrales más altos (20-50×10^9/L) en presencia de hemorragia activa.
- En caso de intervencionismo, se han de transfundir plaquetas para garantizar al menos la cifra de 50×10^9/L (el nivel dependerá del tipo de procedimiento, elevándose en caso de abordaje a nivel del sistema nervioso central).
- En pacientes con trombocitopenia crónica aguda que permanece estable (SMD, aplasia medular) y que no están recibiendo tratamiento activo, se tiende a una actitud

expectante, reservando la transfusión para cuando se produce un sangrado.

Los efectos adversos de la transfusión ya han sido comentados, si bien cabe destacar uno adicional que ocurre con este tipo de hemoderivado: la exposición continua a plaquetas alogénicas puede dar lugar a un fenómeno de refractariedad plaquetar secundario al desarrollo de anticuerpos antiantígenos leucocitarios humanos (moléculas del complejo mayor de histocompatibilidad).

La trombopoyetina es la principal citocina involucrada en la regulación de la megacariopoyesis y en la producción de plaquetas. Mediante recombinación, se han diseñado moléculas capaces de mimetizar su función, entre las que destacan los agonistas del receptor de la trombopoyetina (romiplostim, eltrombopag, avatrombopag). Estos fármacos, inicialmente desarrollados para la trombocitopenia inmune primaria, han tratado de utilizarse en la trombocitopenia inducida por quimioterapia. Son muchos los estudios realizados a este respecto, existiendo cierta controversia en cuanto a sus resultados. Parece que aportan un beneficio en lo que respecta al tiempo y la magnitud de la recuperación plaquetar, pero en muchos de los ensayos no alcanzan la significación estadística. Tampoco está claro que esta mejoría se traduzca en una ventaja clínica en cuanto a reducción del sangrado, transfusión o supervivencia. A pesar de ello, la NCCN se posiciona positivamente con romiplostim para esta indicación, pero solo en aquellos casos en que la trombocitopenia suponga un retraso o disminución de dosis de un tratamiento curativo.

Es necesario tener presente que la cifra de plaquetas por sí sola es un mal predictor de sangrado. Por ello, cuando se trate de una trombocitopenia moderada con clínica hemorrágica, habrá que analizar otras causas que favorezcan esta situación: hepatopatía, insuficiencia renal, tratamiento anticoagulante, antiinflamatorios no esteroideos, etc., y tratar de corregirlas en la medida de lo posible.

Neutropenia

La neutropenia se define como un recuento absoluto de neutrófilos < 1.500/µL, considerándose grave cuando alcanza niveles < 500/µL. En el contexto oncológico/paliativo, va estar habitualmente asociada a mielotoxicidad por el tratamiento, enfermedad hematológica, metástasis medular o infección intercurrente. La orientación etiológica suele depender del contexto, más que de una prueba específica de laboratorio, debiendo realizarse un estudio medular cuando no esté filiada.

Aunque esta condición es asintomática, expone al paciente a un riesgo de contraer infecciones, fundamentalmente bacterianas y, si la duración de la neutropenia es prolongada, también fúngicas. La complicación más frecuente y grave es la neutropenia febril. Dado que el manejo de este cuadro se tratará en el **capítulo 27**, este capítulo se centrará en su prevención.

El riesgo de neutropenia puede estimarse según varios factores. Uno de los más relevantes es el tipo de quimioterapia. Entidades como la NCCN o la European Organisation For Research And Treatment Of Cancer (EORTC) han clasificado diferentes esquemas farmacológicos, según su riesgo de neutropenia, en bajo (< 10 %), intermedio (10-20 %) o alto (> 20 %).

Otras circunstancias dependientes del paciente a tener en consideración son: edad > 65 años, enfermedad avanzada, invasión medular tumoral, antecedente de neutropenia febril, insuficiencia renal o disfunción hepática.

En pacientes con regímenes de riesgo alto, o intermedio al que se suman factores agravantes, estaría indicada la profilaxis primaria con factores estimuladores de colonias granulocíticas (G-CSF, *granulocyte colony-stimulating factor*). Estos factores actúan sobre la línea mieloide acelerando la proliferación y maduración de los neutrófilos. Su empleo ha demostrado reducir el riesgo de neutropenia febril al menos un 50 % en pacientes con neoplasias sólidas. Cuando se usan tratamientos con intención paliativa, es aconsejable realizar una valoración individualizada: si el riesgo de neutropenia se debe al tratamiento, se aconseja cambiar a un esquema de igual eficacia, pero menor mielotoxicidad. Si el riesgo se debe a factores del paciente, se aconseja usar profilaxis con G-CSF.

Los efectos adversos son escasos, siendo el más frecuente la aparición de dolor óseo, que habitualmente se resuelve con analgésicos. Por ficha técnica no está indicado su uso en la leucemia mieloide crónica ni en el SMD. En este último escenario se aconseja actuar según las guías específicas.

En lo que respecta a la profilaxis antibiótica, no está recomendada de forma habitual, pues se asocia a mayor riesgo de resistencia y no ha reportado beneficios en la mortalidad. No obstante, en pacientes de muy alto riesgo (con neutrófilos < 500/ µL durante más de 7 días), debe evaluarse individualmente. Cuando exista riesgo específico, sí que deberá realizarse despistaje de tuberculosis, hepatitis virales y *Pneumocystis jirovecii*.

ALTERACIONES COMPLEJAS DE LA HEMOSTASIA

De forma característica en el paciente oncológico, pueden aparecer entidades clínicas en las que coexisten manifestaciones hemorrágicas y trombóticas junto con alteraciones de los parámetros hematométricos.

Coagulación intravascular diseminada

La International Society on Thrombosis and Haemostasis (ISTH) la define como un síndrome adquirido caracterizado por la activación intravascular de la coagulación de forma generalizada, por la que se produce un daño en la microcirculación y la posibilidad de un fallo multiorgánico (**Fig. 25-1**).

Principalmente está causada por infecciones graves o neoplasias, sobre todo en fase avanzada o durante el tratamiento quimioterápico.

Su incidencia varía en función del tipo de tumor, aproximadamente el 7 % en tumores sólidos (cáncer de pulmón, mama, gastroesofágico, páncreas o hepatocarcinoma) y con mayor frecuencia (15-20 %) en neoplasias hematológicas, especialmente leucemias agudas.

De forma general, en la CID pueden aparecer:

• Manifestaciones hemorrágicas, asociadas al consumo de plaquetas y factores de la coagulación: sangrados por pun-

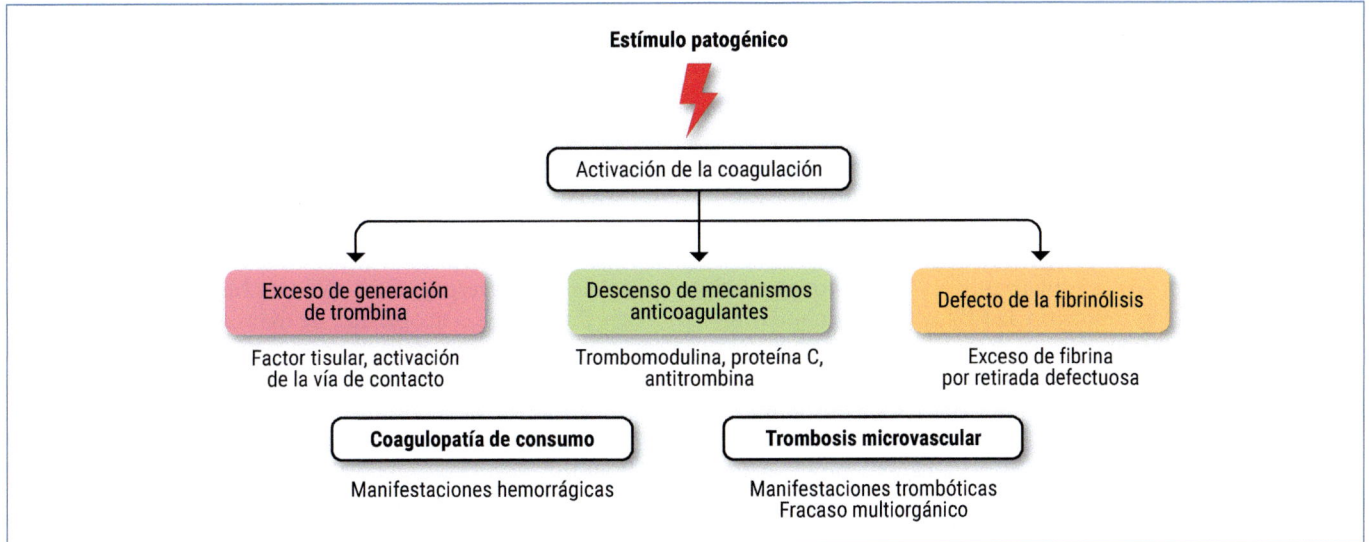

Figura 25-1. Fisiopatología de la coagulopatía intravascular diseminada.

tos de venopunción o catéteres, hemorragias mucocutáneas o viscerales.
- Manifestaciones trombóticas por fenómenos de isquemia microvascular: trombosis arterial o venosa, endocarditis trombótica no infecciosa, necrosis de partes acras.

Sin embargo, la CID asociada al cáncer suele tener un curso más crónico que si se asocia con otras etiologías, con tres posibles formas de presentación:

- *Forma procoagulante*: con predominio de las manifestaciones trombóticas. Es el más frecuente en los tumores sólidos, cuyas células neoplásicas secretan sustancias protrombóticas como el factor tisular o el factor procoagulante del cáncer, que favorecen una producción excesiva de trombina ocasionando la obstrucción a nivel microvascular/macrovascular.
- *Forma hiperfibrinolítica*: puede debutar con un sangrado agudo por el predominio de la activación del sistema fibrinolítico. Analíticamente se caracteriza por un descenso brusco de los niveles de fibrinógeno y un aumento marcado de los productos de degradación del fibrinógeno, dímero D con consumo de plasminógeno y alfa 2-antiplasmina. Es la presentación más frecuente en las leucemias o el cáncer de próstata metastásico.
- *CID subclínica*: en pacientes asintomáticos desde el punto de vista hemostático, pero con marcadores analíticos de activación de la coagulación.

Para el diagnóstico de la CID es primordial identificar la causa subyacente que la produce, además de interpretar las alteraciones analíticas de forma evolutiva. Se debe solicitar:

- Hemograma: la trombopenia es un hallazgo muy frecuente.
- Coagulación: tiempo de protrombina, tiempo de tromboplastina parcial activada (TPTA), dímero D, fibrinógeno y/o productos de degradación de la fibrina. Aunque es característico el alargamiento de los tiempos de coagulación, es posible encontrar parámetros normales hasta en el 50 % de los casos.

Si es factible, los pacientes deberían comenzar con el tratamiento antineoplásico tan pronto como los problemas asociados a la CID estén controlados, al ser el tumor el factor desencadenante del cuadro, siempre según criterio médico, la expectativa de vida y las preferencias del paciente.

La anticoagulación es el tratamiento de elección en presencia de trombosis venosa, siempre y cuando no exista sangrado activo y manteniendo como umbrales de seguridad una cifra de fibrinógeno superior a 100 mg/dL y plaquetas por encima de 50×10^9/L. En los pacientes de mayor riesgo hemorrágico, puede valorarse el uso de heparina no fraccionada, por su menor vida media y la posibilidad de reversión, aunque su monitorización mediante el TPTA puede verse alterada (es un parámetro dependiente de la antitrombina y el factor VIII, cuyos valores pueden variar en la CID).

El soporte hemodinámico y el tratamiento hemoterápico estarán guiados por el estado clínico del paciente y los datos analíticos. En caso de sangrado, se deberá valorar:

- Transfusión de concentrados de plaquetas si $< 20 \times 10^9$/L o $< 50 \times 10^9$/L y necesidad de intervencionismo o cirugía.
- Transfusión de plasma fresco congelado a dosis de 15-30 mL/kg cuando el tiempo de protrombina/TPTA se encuentre alargado por encima de 1,5 veces el nivel de normalidad.
- Reposición de fibrinógeno (concentrados de fibrinógeno: 2 g administrados de forma intravenosa) si los niveles son inferiores a 100 mg/dL.

El uso de fármacos antifibrinolíticos debe reservarse a las situaciones donde exista una hiperfibrinólisis con hemorragias agudas o persistencia del sangrado. En estas situaciones, el ácido tranexámico es el medicamento de elección.

Microangiopatía trombótica

La microangiopatía trombótica (MAT) es una complicación grave caracterizada por la existencia de trombocitopenia por consumo, anemia hemolítica microangiopática y evidencia de daño orgánico (cardíaco, a nivel de sistema nervioso central, renal, etcétera).

Desde el punto de vista fisiopatológico, se produce una lesión endotelial que origina una hiperreactividad plaquetar por adhesión de las plaquetas a dicho endotelio y la formación excesiva de fibrina con una eliminación inadecuada, lo que produce la aparición de trombosis intravascular que fragmenta los glóbulos rojos (hemólisis mecánica con desarrollo de esquistocitos).

Se clasifican en: MAT primarias, donde se encuentran el síndrome hemolítico-urémico y la PPT, y MAT secundarias, que se tratan en este capítulo:

- MAT secundarias a fármacos (por un mecanismo inmune o tóxico-dependiente):
  - Quimioterápicos (mitomicina C, gemcitabina, cisplatino).
  - Fármacos antifactor de crecimiento endotelial vascular: bevacizumab.
  - Inmunosupresores: ciclosporina, tacrólimus.
  - Interferón.
- MAT secundarias a trasplante de progenitores hematopoyéticos o de órganos sólidos (mecanismo complejo, en ocasiones, por activación del sistema del complemento):
  - Inhibidores de la calcineurina.
  - Enfermedad injerto contra huésped.
  - Tras infecciones o exposición a quimioterapia/radioterapia.
- MAT secundaria a cáncer metastásico (por hemólisis mecánica ocasionada por las células tumorales):
  - Adenocarcinoma de estómago, mama, próstata o pulmón.
  - Neoplasias de origen desconocido.

La incidencia de las MAT en los pacientes oncológicos es del 2-8 % de los casos, asociando un mal pronóstico y tasas de mortalidad entre el 20 y 30 %, por complicaciones trombóticas o hemorrágicas. Como factores de riesgo para su desarrollo, se han descrito la edad avanzada o la intensidad del tratamiento quimioterápico utilizado (el cuadro de MAT puede aparecer incluso en los meses siguientes a la finalización del tratamiento).

Como manifestaciones clínicas, pueden aparecer alteraciones neurológicas, deterioro de la función renal y manifestaciones trombóticas (arteriales o venosas).

Analíticamente existe una trombopenia aguda, con tiempos de coagulación normal, aumento del dímero D y datos de anemia hemolítica no inmune (prueba de Coombs directo negativo): aumento de la bilirrubina indirecta y sobre todo de la lactato-deshidrogenasa, niveles de haptoglobina indetectables y observación de esquistocitos en el frotis de sangre periférica.

En ocasiones, es difícil discriminar entre entidades clínicamente similares como la CID o la púrpura trombótica trombocitopénica. En el segundo caso, puede ser necesario confirmar los niveles de la metaloproteasa ADAMTS 13 (*a disintegrin-like and metalloprotease with thrombospondin type 1 motif no. 13*), que se encuentran por debajo del 10 % en la púrpura trombótica trombocitopénica, siendo por tanto un criterio para iniciar los recambios plasmáticos. A diferencia de esta, en la MAT secundaria la eficacia de los recambios es relativa y no se indica de forma rutinaria. La Asociación Americana de Aféresis (ASFA) la considera de categoría III: evidencia no establecida, uso individualizado.

El tratamiento de elección en las MAT secundarias es el de la neoplasia o, en el caso de que esté propiciada por fármacos, la retirada de dicho agente (o sustitución por otro tipo de inmunosupresor en los receptores de trasplante). A pesar de ello, la respuesta no suele ser buena y hay tendencia a la recidiva (en las neoplasias, de manera coincidente con la recaída de la enfermedad).

En los últimos años, se han publicado casos de MAT secundarias tratadas con éxito con eculizumab, sobre todo aquellas donde existía una disregulación del sistema del complemento.

Trombocitopenia inducida por heparina

Las causas más frecuentes de trombocitopenia en el paciente oncológico se suelen relacionar con el tratamiento del cáncer (quimioterapia o radioterapia) o por la infiltración medular, además de las entidades (CID/MAT) anteriormente explicadas. Sin embargo, si el paciente está en tratamiento con heparinas, no se debe olvidar, dentro del diagnóstico diferencial, la trombocitopenia inducida por heparina, presente hasta en el 3-5 % de los pacientes.

Se trata de un trastorno adquirido que condiciona un estado protrombótico (con un exceso del riesgo de trombosis 30 veces superior al de la población general) y trombocitopenia. Está relacionado con el desarrollo de anticuerpos inmunoglobulina G que se unen a complejos heparina-factor plaquetario 4, y puede ser potencialmente mortal hasta en el 20 % de los casos.

La incidencia de trombocitopenia inducida por heparina es mayor con la heparina no fraccionada que con la de bajo peso molecular, y se produce más en el ámbito quirúrgico o en pacientes de unidades de cuidados intensivos. En el caso de los pacientes médicos, parece que la prevalencia puede ser mayor si se asocia con neoplasias, aunque se desconocen los mecanismos por los que se produce.

Su diagnóstico se basa en la sospecha clínica (**Tabla 25-3**) y la detección de los autoanticuerpos antifactor plaquetario 4-heparina.

El tratamiento consiste en la retirada inmediata de la heparina y su sustitución por un fármaco anticoagulante alternativo.

COMPLICACIONES HEMORRÁGICAS EN EL PACIENTE PALIATIVO

La hemorragia en el ámbito de los cuidados paliativos es una complicación infrecuente, pero su aparición puede derivar en una importante carga de angustia para el paciente y su entorno. Se asocia principalmente a determinadas patologías, como la cirrosis hepática (con desarrollo de sangrado varicoso en el 25-35 % de los casos) o las neoplasias en estadios avanzados (entre el 6 y 10 % de los tumores sólidos, con tasas superiores en las neoplasias hematológicas).

Tabla 25-3. Diagnóstico de la trombocitopenia inducida por heparina: *score* (puntuación) de «las 4T»

	2 puntos	1 punto	0 puntos
Trombocitopenia	Descenso superior al 50 % y nadir ≥ 20-100 × 10⁹/L	Descenso superior al 30 % o nadir 10-19 × 10⁹/L	Descenso menor al 30 % o nadir < 10 × 10⁹/L
Temporalidad (tiempo entre inicio de heparina-trombocitopenia)	5-10 días si hay exposición a heparina en los 30 días previos	> 10 días o < 1 día si hay exposición a heparina en los 30-100 días previos	< 4 días sin exposición reciente
Trombosis	Confirmada, necrosis cutánea en lugar de punción, reacción anafiláctica tras la administración	Dudosa o no confirmada	No
Otras causas	No	Posibles	Confirmadas

6-8 puntos: probabilidad alta; 4-5 puntos: probabilidad intermedia; 0-3 puntos: probabilidad baja.

Aunque existe una evidencia limitada en las publicaciones científicas, se estima que ocurre en torno al 1,5 % de los pacientes en cuidados paliativos, pudiendo aparecer como una hemorragia masiva o catastrófica en un número pequeño de casos. Esta situación se considera una urgencia por su alta mortalidad, ya que se produce un sangrado incoercible, de instauración brusca y que puede ser exanguinante en un corto período de tiempo, asociando una gran ansiedad en el paciente y el acompañante. Esta posibilidad debe ser contemplada en el plan de cuidados, no solo en el ámbito hospitalario, sino también en su manejo en el ámbito domiciliario, estableciendo pautas de actuación consensuadas con la familia y de acuerdo a los deseos del paciente.

En la mayoría de los casos, las complicaciones hemorrágicas no son letales, pero sí pueden ser recidivantes, originando una situación de malestar para el paciente. El manejo médico no debería ser distinto al que se produce en el paciente no paliativo, incidiendo en la revisión de posibles factores o fármacos que puedan favorecer su aparición.

Características de las hemorragias en el paciente paliativo

Las complicaciones hemorrágicas pueden ser muy variables por la heterogeneidad de las poblaciones donde se producen (distintas enfermedades, distintos tipos de tratamiento), la posibilidad de que sean visibles (hemoptisis, hematemesis) o invisibles (hemorragia intracraneal, visceral), localizadas o sistémicas, continuas o intermitentes.

Su etiología suele ser multifactorial (**Tabla 25-4**) generalmente, por lo que resulta conveniente prestar atención a determinados síntomas que pueden predecir un sangrado masivo inminente:

- Existencia de sangrados «centinela», independientemente de la cuantía: prodrómicos de complicaciones hemorrágicas mayores posteriormente.
- Afectación de la pared vascular o infiltración de dichas estructuras por neoplasias u otras lesiones.

Tabla 25-4. Factores de riesgo para el desarrollo de hemorragia en cuidados paliativos

Factores relacionados con el paciente	Factores relacionados con la neoplasia	Factores relacionados con el tratamiento

• Edad ≥ 75 años
• Enfermedad renal
• Enfermedad hepática (hipertensión portal y/o esplenomegalia)
• Caquexia
• Déficits nutricionales (vitamina B₁₂, folatos, vitamina K, cinc)
• Coagulopatías
	• Tipo de tumor:
	  – Cabeza y cuello
	  – Hemopatías malignas
	  – Tumores gastrointestinales
	  – Neoplasias invasivas o vascularizadas (pulmón, ginecológicos, renales)
	• Tamaño del tumor
	• Localización de neoplasia cercana a grandes vasos o infiltración vascular
	• Enfermedad metastásica (afectación hepática, SNC)
	• Trombopenia
	• Infiltración medular
	• Complicaciones en poscirugía oncológica:
	  – Disección radical cervical
	  – Hematoma posquirúrgico
	  – Retraso de cicatrización
	  – Infección de herida quirúrgica
	  – Visualización de vasculatura pulsátil o frágil
		• Anticoagulantes
		• Antiagregantes plaquetarios
		• Antidepresivos: tricíclicos, ISRS
		• Antirretrovirales
		• AINE
		• Quimioterápicos, bevacizumab, sorafenib, inhibidores de la tirosina-cinasa
		• Corticoides a altas dosis
		• Radioterapia
		• Complicaciones posquimioterapia/trasplante de progenitores hematopoyéticos (mucositis, EICH)

AINE: antiinflamatorios no esteroideos; EICH: enfermedad de injerto contra huésped; ISRS: inhibidores selectivos de la recaptación de serotonina; SNC: sistema nervioso central.

En relación con su cuantía, hay que tener en cuenta la clasificación de la ISTH para catalogar la gravedad de la hemorragia.

Tratamiento de las complicaciones hemorrágicas en el paciente paliativo

El manejo del sangrado en el paciente paliativo con meses o años de expectativa de vida debe ser similar al que se realiza en la población general, salvo que exista alguna contraindicación.

En aquellos casos donde la supervivencia del paciente se circunscribe a días o semanas, sí que se deberían individualizar las medidas terapéuticas, encaminándolas sobre todo al control de los síntomas y el confort del paciente.

Tratamientos sistémicos disponibles

A continuación, se detallan los tratamientos sistémicos que hay disponibles en la actualidad.

Antifibrinolíticos: ácido tranexámico

Es un análogo sintético del aminoácido lisina que disminuye la fibrinólisis y estabiliza el coágulo rico en fibrina. Aunque no existe demasiada evidencia de su uso en cuidados paliativos, es un fármaco ampliamente usado en distintos escenarios.

Se establecen las siguientes recomendaciones:

- Dosis: 15-25 mg/kg/8-12 h si se administra por vía oral o 10 mg/kg/8-12 h si se aplica de forma i.v. Se han publicado series de casos en el ámbito paliativo donde se administraba de forma subcutánea en pacientes sin opciones de otra aplicación e incluso con la posibilidad de uso preventivo en pacientes de alto riesgo con buenos resultados empíricos, según M. Mejías (bomba subcutánea con 1.500 mg/24 h en adultos).
- Ajuste de dosis en insuficiencia renal (vía de eliminación urinaria):
  - Creatinina entre 120 y 250 mmol/L: 10 mg/kg/12 h i.v. o 15 mg/kg vía oral.
  - Creatinina entre 250 y 500 mmol/L: 10 mg/kg/día i.v. o 15 mg/kg vía oral.
  - Creatinina superior a 500 µmol/L: 10 mg/kg/48 h i.v. o 15 mg/kg vía oral.
- Efectos adversos: hasta en un 25 % de los pacientes pueden asociar toxicidad digestiva (náuseas, vómitos, diarrea) leve y autolimitada. Se debe usar con precaución en pacientes con antecedentes de trombosis, convulsiones, CID o cirrosis, y en aquellos pacientes con sangrados vesicales (donde puede generar mayor número de coágulos).

Octreotida

Es un análogo sintético de la somatostatina, que produce vasoconstricción a nivel del flujo sanguíneo por inhibición del óxido nítrico. Muy usado en patología digestiva por disminuir la presión portal y el sangrado varicoso en la cirrosis hepática. Además, al inhibir la angiogénesis y por su papel en la agrega-ción plaquetaria, se utiliza en pacientes con malformaciones vasculares intestinales o angiodisplasias.

En el caso del paciente oncológico, se ha postulado su uso en aquellos casos que presenten varices periestomales (tras cirugías de cáncer de colon u obstrucciones intestinales) que coexistan con otros factores de riesgo hemorrágicos.

Los aspectos a tener en cuenta son:

- Dosis: 25 mg/h por vía i.v. durante 5 días, en perfusión continua.
- No requiere ajuste de dosis en insuficiencia renal ni hepática.
- Efectos adversos: náuseas, malestar abdominal o diarrea (relacionado con dosis elevadas), bradicardia, hipoglucemias.

Etamsilato

Es un fármaco que presenta acción hemostática (promueve la adhesión plaquetaria) y angioprotectora (aumentando la resistencia endotelial de los capilares). Sus indicaciones son el control de las hemorragias tras cirugía y el tratamiento de la púrpura secundaria a cuadros infecciosos o farmacológicos, pero no hay evidencia de su uso en cuidados paliativos.

Los aspectos a tener en cuenta son:

- Dosis como hemostático: dos comprimidos cada 4-6 horas.
- No requiere ajuste de dosis por insuficiencia renal o hepática.
- Efectos adversos: hipotensión.

Análogos de la vasopresina: desmopresina, vasopresina, terlipresina

El más conocido como fármaco hemostático es la desmopresina, que libera el factor VIII y el factor de Von Willebrand de su lugar de depósito, por lo que su uso principal son las coagulopatías (enfermedad de Von Willebrand y hemofilia) y hemopatías.

Los aspectos a tener en cuenta son:

- Dosis: 0,3 mg/kg por vía i.v. (efecto máximo de acción a los 30-60 minutos tras su administración).
- No requiere ajuste de dosis por función renal o hepática y debe usarse con mucha precaución en pacientes de riesgo cardiovascular.
- Efectos adversos: taquifilaxia (tras dosis repetidas que agotan las reservas de factor de Von Willebrand endotelial), taquicardia, cefalea, enrojecimiento facial, retención hídrica e hiponatremia.

La vasopresina se usa en el sangrado varicoso o en el relacionado con el cáncer gastrointestinal al producir vasoconstricción esplácnica en la zona arteriolar.

Por último, la terlipresina tiene usos similares en hemorragias digestivas o lesiones metastásicas gástricas.

Vitamina K

Esta vitamina liposoluble es necesaria para la síntesis de los factores de la coagulación II, VII, IX y X, por lo que se usa como agente reversor de los fármacos antivitamina K (acenocumarol o warfarina) y en la coagulopatía del paciente hepatópata o de la CID.

La dosis recomendada es de 10 mg de vitamina K (fitomenadiona) por vía i.v. (mayor rapidez de acción) o por vía oral.

Soporte hemoterápico

Se trata de un soporte hemoterápico (transfusión guiada por la clínica) de concentrados de hematíes, plaquetas o plasma fresco congelado.

Tratamiento local del sangrado

Las pautas para abordar el tratamiento local del sangrado son:

- Medidas compresivas:
  - Compresión local durante 10-15 minutos (sangrado mucocutáneo).
  - Taponamiento (con balón), de utilidad en zona otorrinolaringológica, pero debe intentarse no prolongarlo excesivamente para evitar una necrosis local.
- Agentes tópicos:
  - Absorbibles: esponjas de gelatina, colágeno microfibrilar.
  - Agentes hemostáticos biológicos: selladores de fibrina, trombina tópica.
  - Agentes hemostáticos vasoconstrictores: nitrato de plata, adrenalina, oximetazolina.
  - Pasta de Moh o solución de Monsel en sangrados vaginales.
- Radioterapia hemostática: su mayor ventaja es que puede ser eficaz a las 24-48 horas de la primera sesión, con tasas de eficacia entre el 80 y el 90 %. Puede usarse para controlar el sangrado de distintas localizaciones: hemoptisis, hematuria, sangrado vaginal o rectal. Aunque no existen datos de que un esquema de radiación sea más efectivo que otro, la toxicidad es menor cuando se usan pautas cortas de tratamiento.
- Tratamiento del sangrado por técnicas endoscópicas: esclerosis, ligadura de vasos o coagulación de la lesión con láser o argón, produciendo un adecuado control hemostático, en torno al 60 % de los casos. Este tipo de técnicas son especialmente usadas en cáncer de pulmón y sangrados procedentes del tracto gastrointestinal.
- Embolización por angiografía mediante medios mecánicos o agentes esclerosantes. Es un método altamente eficaz (70-90 %), pero no está disponible en todos los centros y pueden existir recidivas posteriores (ya sea por embolización incompleta o de forma tardía por recanalización de los vasos). Además, puede producir efectos secundarios, como dolor por la necrosis de la zona u obstrucciones vasculares.
- Cirugía, si el pronóstico del paciente lo permite. La ligadura de vasos quirúrgica o la escisión de tejidos ulcerados pueden ayudar a controlar el sangrado.
- Oxígeno hiperbárico: favorece la vasoconstricción y promueve la generación de tejido de granulación, pero no tiene un efecto rápido. En el ámbito de los cuidados paliativos, su indicación principal es el tratamiento de las complicaciones crónicas tras radioterapia.

Tratamiento de las hemorragias en situaciones especiales

A continuación, se detalla cómo debe ser el tratamiento de las hemorragias en situaciones especiales.

Reversión de la anticoagulación

De forma global, el riesgo de hemorragias mayores relacionadas con la anticoagulación es del 2-3 % de casos por año (un 15 % en el caso de las hemorragias menores), pero en los pacientes oncológicos el riesgo de sufrir una hemorragia aumenta entre 2 y 6 veces más en el curso del tratamiento anticoagulante, manteniéndose presente a lo largo del tiempo. Hay que tener en cuenta dos tipos de hemorragias:

- Hemorragia leve o no mayor pero clínicamente relevante en el paciente anticoagulado: además de las medidas generales expuestas anteriormente, puede ser necesaria la suspensión del fármaco anticoagulante unas 24-48 horas, en función de la persistencia de la clínica. Una vez controlado el sangrado y a pesar de que no existen recomendaciones claras al respecto, si el paciente sigue teniendo una indicación clara de anticoagulación, se podría valorar continuar dicho tratamiento con un seguimiento estrecho posterior para evitar posibles recurrencias.
- Hemorragia mayor/grave en el paciente anticoagulado: si la situación hemodinámica del paciente es inestable o el sangrado no está controlado, la anticoagulación en este contexto está totalmente contraindicada y habrá que valorar la reversión del fármaco.

Los fármacos utilizados son:

- Fármacos antivitaminas K: la vitamina K revierte totalmente su acción, pero necesita unas 12-24 horas desde su administración, por lo que en caso de riesgo vital deberá añadirse el uso de concentrados de complejo protrombínico, que aportan factores II, VII, IX y X, además de proteínas C y S, y que logran una acción en minutos. La dosis se calcula en función del cociente internacional normalizado (INR, *international normalized ratio*) del paciente, equilibrando el riesgo/beneficio de su administración en pacientes o situaciones de alto riesgo trombótico. En caso de no disponibilidad de estos agentes, se podría usar la transfusión de plasma fresco congelado a dosis de 10-30 mL/kg.
- Heparinas: en el caso de la heparina no fraccionada, su corta vida media puede influir en la desaparición del efecto anticoagulante. En condiciones normales, la suspensión de la perfusión durante 4 horas es suficiente para descoagular al paciente. Si no es posible esperar, se debe plantear el uso de sulfato de protamina, cuya cantidad se calcula a partir de la heparina no fraccionada recibida en las últimas 2-4 horas (1 mg de sulfato de protamina revierte 1 mg de heparina no fraccionada). Para las heparinas de bajo peso molecular (HBPM), suspensiones de 12 horas si la dosis adminis-

trada es profiláctica, o 24 horas si es terapéutica, podrían ser suficientes en sangrados menores. En caso contrario, existe cierto beneficio con la administración de sulfato de protamina (aunque no la reversión total) si la HBPM se ha prescrito en las últimas 8 horas.

- Anticoagulantes de acción directa (ACOD): a las 48 horas de su suspensión, existe poca actividad residual anticoagulante, por lo que puede ser una opción en caso de sangrado no grave (aunque si coexiste con situaciones de deterioro renal, estos tiempos pueden estar alargados). Si es necesaria su reversión, el único ACOD con antídoto específico es dabigatrán, para el que existe un anticuerpo monoclonal llamado idarucizumab (se aplican dos dosis consecutivas de 2,5 g i.v.). Para los inhibidores del factor Xa (rivaroxabán, edoxabán, apixabán), se puede usar en concentrados de complejo protrombínico a dosis de 25-50 UI/kg, ya que la otra opción factible (andexanet) no está disponible en todos los centros.

Peculiaridades en el sangrado gástrico

Es frecuente encontrarlo en pacientes con lesiones ulceradas de naturaleza neoplásica del área gastroduodenal o en cirrosis hepática, por la existencia de varices (15-20 % de las mismas tendrán, como mínimo, un episodio de sangrado en los primeros 3 años desde el diagnóstico). Además de los análogos de la somatostatina o la vasopresina, son las técnicas endoscópicas (fundamentalmente la escleroterapia) las más utilizadas, con tasas elevadas de efectividad, pero con un porcentaje importante de recaídas. A pesar de estas técnicas, ninguna obtiene un impacto significativo sobre la calidad de vida del paciente ni modifica la mortalidad. Otras medidas, como la adicción de inhibidores de la bomba de protones o los betabloqueantes, pueden influir sobre la cuantía del sangrado si este no está relacionado con una lesión tumoral.

Peculiaridades en la hemoptisis

Puede coexistir junto con otros síntomas más frecuentes, como la disnea o el dolor, no solo en pacientes con cáncer de pulmón, sino en aquellos con patologías crónicas, como la fibrosis pulmonar o la enfermedad pulmonar obstructiva crónica.

En función de su cuantía, se puede hablar de:

- Expectoración hemoptoica: esputos con restos de sangre.
- Hemoptisis franca: expulsión de una cantidad determinada de sangre.
- Hemoptisis masiva: pérdida de aproximadamente unos 400-600 mL de sangre en un período de tiempo variable y habitualmente corto, por lo que asocia una gran mortalidad. Además, en estos casos el riesgo de asfixia es similar al de exanguinación, por lo que a las medidas de control del sangrado se deben añadir el control de síntomas (antitusígenos, oxigenoterapia, dieta absoluta, corticoides, valorando esta como síntoma refractario para la sedación paliativa urgente).
- Como adyuvantes a las técnicas endoscópicas o radioterapia señaladas antes, se podría utilizar la adrenalina nebulizada (1:1.000), aunque su evidencia es escasa.

Peculiaridades en la hematuria

El flujo constante de la orina, al igual que el contenido en urocinasa de la misma, dificultan el control del sangrado urinario, por lo que aparte de las medidas endoscópicas, habrá que tener en cuenta la evacuación de los coágulos sanguíneos y el lavado continuo mediante sondaje vesical.

Hemorragia terminal o catastrófica

En algunas situaciones, se establece un sangrado masivo con compromiso vital inmediato, asociando una alta mortalidad (superior al 50 % de los casos).

Back la definía como una hemorragia arterial mayor con pérdida de más de 1 litro y medio de sangre en un período aproximado de 30 minutos. Más recientemente, Harris y Noble la describen como una hemorragia importante arterial que probablemente resulte en la muerte en un período de tiempo corto (minutos), debido a la rápida pérdida, interna o externa, del volumen de sangre circulante.

A pesar de ser un evento infrecuente, asociado sobre todo a cánceres avanzados, cuando ocurre es devastador para el paciente y sus cuidadores, por lo que su manejo se debe prever, siempre que sea posible, entre los profesionales implicados en el cuidado del paciente, y ha de ser consensuado con el enfermo y su familia.

A modo de guion, se detallan a continuación las distintas actuaciones a realizar en cada momento:

- Previsión del sangrado:
  - Creación de un plan de manejo del sangrado, adaptado a las expectativas de vida del paciente, su estado funcional y preferencias.
  - Identificación de pacientes de alto riesgo hemorrágico, con el objetivo de modificar alguno de estos factores.
  - Indicación de pautas claras a los cuidadores y el número del contacto de emergencias al que acudir si ocurre.
  - Enfoque individualizado, equilibrando la necesidad de información con el posible impacto psicológico (no se debe transmitir un miedo excesivo, puesto que la mayoría de los pacientes no van a desarrollar esta complicación).
- Durante el sangrado: lo más importante es asegurar un ambiente calmado, manteniéndose cerca del paciente en todo momento. Además, se recomienda:
  - Solicitud de atención médica.
  - Presión local sobre la zona sangrante si es posible.
  - Cambios de postura del paciente: si se trata de una hematemesis, colocarlo en posición de decúbito lateral izquierdo. En hemoptisis, colocar en decúbito lateral sobre el pulmón donde se está produciendo el sangrado. En ambos casos, es recomendable inclinar la cabeza hacia abajo.
  - Uso de ropa (de cama, personal del paciente) y toallas de color oscuro para proteger del trauma visual ocasionado por el sangrado.
  - Si es masivo, la sedación paliativa está indicada incluso sin consentimiento informado previo.
- Tras el evento hemorrágico:

– Facilitar la limpieza y eliminación de los desechos.
– Atención psicológica a todas las personas involucradas en el sangrado catastrófico: asocian sentimientos de duelo más traumáticos y angustiosos.

COMPLICACIONES TROMBOEMBÓLICAS VENOSAS EN EL PACIENTE PALIATIVO

La coexistencia de factores de riesgo protrombóticos en el paciente paliativo, como la inmovilización, patologías médicas crónicas, etc., hacen que se pueda considerar como un paciente de riesgo para el desarrollo de una complicación tromboembólica.

A pesar de ello, la incidencia de tromboembolismo venoso (TEV) es desconocida, sin síntomas patognomónicos. Es posible que se trate de un problema subestimado, ya que el manejo domiciliario del paciente evita que se realicen las pruebas necesarias para su confirmación (dímero D y ecografía Doppler).

Tromboprofilaxis en el paciente paliativo

En ausencia de ensayos clínicos aleatorizados y recomendaciones específicas en el paciente paliativo, es difícil valorar el papel de la tromboprofilaxis en este contexto.

Dado que se trata de pacientes de alto riesgo hemorrágico, la administración de tromboprofilaxis debería individualizarse (varía entre un 4 y 50 %) y nunca en situación de últimos días.

El TEV no es una complicación frecuente en estos casos y sí que existe un riesgo hemorrágico mayor, como demostró el estudio RHESO, donde la aparición de sangrado se relacionó en el análisis multivariante con el uso de tromboprofilaxis. No obstante, en los últimos años se han publicado trabajos como el HIDDEN *study*, que incluía la realización de ecografía de miembros inferiores durante el ingreso y señala un porcentaje del 28 % de pacientes con trombosis venosa profunda proximal oligoasintomáticos.

Solo la guía del National Institute for Health and Care Excellence (NICE) de 2019 establece valorar la tromboprofilaxis, con HBPM en ausencia de datos de los ACOD en pacientes médicos, durante hospitalizaciones en unidades de cuidados paliativos y existencia de elevado riesgo trombótico. Independientemente, se debe valorar siempre durante el ingreso tanto el riesgo hemorrágico como el trombótico, e instaurar el régimen más seguro, teniendo en cuenta las preferencias del paciente y su expectativa de vida (aquellos con expectativas inferiores al 30 % a 30 días no serían candidatos a tromboprofilaxis farmacológica en algunos trabajos), con una reevaluación periódica de la situación.

Tratamiento del tromboembolismo venoso en el paciente paliativo

La anticoagulación sigue siendo el pilar de tratamiento para la prevención trombótica, tanto en el TEV como en la fibrilación auricular u otras patologías cardioembólicas.

Las principales guías de práctica clínica establecen mantener una anticoagulación indefinida en casos de trombosis asociada a cáncer con persistencia de la enfermedad y/o tratamiento en activo, en las trombosis venosas no provocadas o en patologías cardioembólicas, siempre que el beneficio supere al riesgo, pero existen pocos datos acerca de mantener la anticoagulación hasta el final de la vida, donde tanto el riesgo trombótico como el hemorrágico están elevados.

En un estudio de 214 pacientes con trombosis asociada a cáncer, el 50 % de los casos mantuvieron la anticoagulación hasta el final de la vida, con una tasa de sangrados menores clínicamente relevantes del 7 %. En el 11 % de los pacientes, se suspendió 1 semana antes del fallecimiento sin que hubiera casos de TEV recurrente por abandono de la anticoagulación. Solo el 10 % de los pacientes que sufren TEV lo hacen con episodios mortales asintomáticos.

En muchos casos, el no tratamiento podría ocasionar períodos de sufrimiento de horas de duración relacionados con la disnea fundamentalmente. Aunque hay un amplio abanico de fármacos anticoagulantes, su utilidad es desconocida en muchos casos en el entorno del paciente paliativo:

- Fármacos antivitamina K (acenocumarol, warfarina): debido a su estrecha ventana terapéutica, requieren una monitorización frecuente mediante el INR. Su metabolismo, a través del citocromo P450, influye en la presencia de interacciones medicamentosas múltiples, lo que complica aún más el control del tratamiento antitrombótico en los pacientes en seguimiento por unidades de cuidados paliativos. A pesar de ello, siguen siendo el tratamiento de elección en pacientes con prótesis cardíacas mecánicas, fibrilación auricular valvular o determinadas trombofilias de alto riesgo de recurrencia trombótica, como el síndrome antifosfolípido.
- HBPM (**Tabla 25-5**): tienen escasas interacciones farmacológicas y rara vez tienen que ser monitorizadas. Muestran un perfil frente al sangrado más favorable que otros tratamientos anticoagulantes, aunque es importante ajustarlas correctamente, no solo por la función renal, sino por otros posibles factores como la trombopenia, el peso, etc. Se postula que hasta el 20 % de los pacientes paliativos presentan dosis superiores de HBPM a las necesarias para su tratamiento. En relación con esto, aunque de forma sistemática no requieren monitorización, puede ser de utilidad la medición de la actividad antifactor Xa en situaciones específicas como la insuficiencia renal (fundamentalmente con filtrados glomerulares inferiores a 30 mL/min) o en pesos extremos (superiores a 120 kg o inferiores a 50 kg) para evitar episodios de bioacumulación que aumenten el riesgo hemorrágico. Su realización debe ser a las 4 horas de la administración de la HBPM (pico máximo de acción) para conseguir unos niveles entre 0,6 y 1,0 UI/mL, si la HBPM se administra cada 12 horas, o de 0,8-1,3 UI/mL si la posología es de una dosis diaria.
- ACOD: son medicamentos con una acción predecible y dosis fija, por lo que no requieren monitorización, con un escaso número de interacciones farmacológicas y ausencia de influencia con la alimentación. Han demostrado ser una estrategia eficaz y, sobre todo, de mayor seguridad en la prevención de hemorragias intracraneales/mayores frente a los antagonistas de la vitamina K, por lo que se establecen

Tabla 25-5. Indicaciones y dosis de las heparinas de bajo peso molecular

	Profilaxis de enfermedad tromboembólica				
	Enoxaparina	**Nadroparina**	**Bemiparina**	**Dalteparina**	**Tinzaparina**
Riesgo bajo	20 mg/24 h (2.000 UI/día)	0,3 mL/24 h	2.500 UI/24 h	2.500 UI/24 h	0,35 mL/24 h (3.500 UI/día)
Riesgo alto	40 mg/24 h (4.000 UI/día)	0,3 mL/24 h 0,4 mL/24 h 0,6 mL/24 h	3.500 UI/24 h	5.000 UI/24 h	0,45 mL/24 h (4.500 UI/día)
	Tratamiento de la enfermedad tromboembólica venosa				
	Enoxaparina	**Nadroparina**	**Bemiparina**	**Dalteparina**	**Tinzaparina**
	1 mg/kg/12 h 1,5 mg/kg/24 h	86 UI/kg/12 h F 172 UI/kg/24 h	115 UI/kg/24 h	100 UI/kg/12 h 200 UI/kg/24 h	175 UI/kg/24 h

como el estándar de tratamiento en estos pacientes. En el TEV, tienen indicación, pero no financiación por el Sistema Nacional de Salud, lo que limita su uso en el momento actual. En los últimos años, se han publicado los estudios Hokusai (edoxabán), Select-D (rivaroxabán) y Caravaggio (apixabán), que de forma global señalan a los ACOD como una alternativa de similar eficacia frente a las HBPM en pacientes con expectativas de vida > 6 meses (con descenso de las tasas de TEV recurrente) y sin diferencias en la tasa de sangrado mayor, aunque sí asocian mayores tasas de sangrado no mayor clínicamente relevante (asociado fundamentalmente a tumores de localización gastrointestinal y genitourinarios).

Existen, además, factores que pueden aumentar el riesgo hemorrágico en este contexto (caquexia/anorexia, tumores no resecados con localizaciones de alto riesgo de sangrado, interacciones medicamentosas con opioides, antieméticos, etc.), que impiden que se den recomendaciones formales sobre su uso en pacientes paliativos, donde el objetivo fundamental debe ser minimizar el riesgo de sangrado.

Anticoagulación al final de la vida

Actualmente, las directrices de prescripción del programa OncPal son las únicas pautas en el paciente oncológico paliativo, pero en el caso de la medicación antitrombótica, solo se limita a abordar la suspensión de la antiagregación cuando está prescrita en prevención primaria.

En otras situaciones como el paciente anciano-frágil, existen herramientas como los criterios de Beers y STOPP (*Screening Tool of Older Person's Prescriptions*)/START (*Screening Tool to Alert doctors to Right i.e. appropriate, indicated Treatment*), aunque no hay consenso en las recomendaciones.

La indicación de la anticoagulación debería estar en relación con la expectativa de vida, las preferencias del paciente y el tiempo hasta la consecución del beneficio clínico tras la introducción del fármaco, que en el caso del anticoagulante es relativamente rápido. En esta línea, la Sociedad Española de Geriatría recomienda valorar mantener/iniciar la anticoagulación en los pacientes con expectativas de vida superiores a 6 meses, salvo que existan situaciones específicas que lo contraindiquen.

 PUNTOS CLAVE

- La anemia es una complicación muy frecuente en el paciente paliativo que tiene un importante impacto en su calidad de vida.
- El uso de los AEE está indicado en pacientes con hemoglobina < 10 g/dL que se encuentren recibiendo una quimioterapia mielosupresiva con intención no curativa. En presencia de un déficit funcional de hierro, la respuesta a los AEE puede mejorarse con el uso de hierro i.v. La transfusión de concentrados de hematíes sigue una política restrictiva.
- La trombocitopenia es una situación que predispone al riesgo de sangrado, especialmente cuando alcanza valores < 10 × 109/L, en los que puede ocurrir de forma espontánea. Las opciones terapéuticas son limitadas, siendo necesaria la transfusión de plaquetas cuando se alcanzan valores críticos, existe hemorragia o va a realizarse un procedimiento invasivo.

- La neutropenia en el paciente paliativo suele ser secundaria a toxicidad tras un tratamiento quimioterápico, siendo la complicación más frecuentemente asociada y potencialmente grave la neutropenia febril. La profilaxis con G-CSF está indicada para cualquier paciente que se considere en riesgo alto de neutropenia febril.
- La hemorragia en el paciente paliativo es una complicación frecuente, aunque su cuantía y gravedad pueden ser variables. Debe ser tenida en cuenta por el clínico desde que se inicia el seguimiento del paciente y requiere en muchos casos un manejo multidisciplinar.
- La incidencia de TEV es desconocida en el paciente paliativo y, a pesar de que el objetivo del tratamiento anticoagulante debe ser minimizar el riesgo hemorrágico (además de la reducción del riesgo de TEV recurrente), a falta de recomendaciones sólidas, se debería plantear si la expectativa de vida es superior a 6 meses.

BIBLIOGRAFÍA

Aapro M, Beguin Y, Bokemeyer C, Dicato M, Gascón P, Glaspy J, et al. Management of anaemia and iron deficiency in patients with cancer: ESMO Clinical Practice Guidelines. Ann Oncol. 2018;29:iv96-110.

Aapro MS, Bohlius J, Cameron DA, Dal Lago L, Donnelly JP, Kearney N, et al. 2010 update of EORTC guidelines for the use of granulocyte-colony stimulating factor to reduce the incidence of chemotherapy-induced febrile neutropenia in adult patients with lymphoproliferative disorders and solid tumours. Eur J Cancer. 2011;47:8-32.

Abdel-Razeq H, Hashem H. Recent update in the pathogenesis and treatment of chemotherapy and cancer induced anemia. Crit Rev Oncol Hematol. 2020;145:102837.

Abiri B, Vafa M. Iron Deficiency and Anemia in Cancer Patients: The Role of Iron Treatment in Anemic Cancer Patients. Nutr Cancer. 2020;72:864-72.

Agnelli G, Becattini C, Meyer G, Muñoz A, Huisman MV, Connors JM, et al. Apixaban for the Treatment of Venous Thromboembolism Associated with Cancer. N Engl J Med. 2020;382:1599-607.

Becker PS, Griffiths EA, Alwan LM, Bachiashvili K, Brown A, Cool R, et al. NCCN Guidelines Insights: Hematopoietic Growth Factors, Version 1.2020. J Natl Compr Canc Netw. 2020;18:12-22.

Bohlius J, Bohlke K, Castelli R, Djulbegovic B, Lustberg MB, Martino M, et al. Management of cancer-associated anemia with erythropoiesis-stimulating agents: ASCO/ASH clinical practice guideline update. Blood Adv. 2019;3:1197-210.

Carmona-Bayonas A, Jiménez-Fonseca P, De Castro EM, Mata E, Biosca M, Custodio A, et al. SEOM clinical practice guideline: management and prevention of febrile neutropenia in adults with solid tumors (2018). Clin Transl Oncol. 2019;21:75-86.

Choi MJ, Yee J. Erythropoiesis-Stimulating Agents and Cancer: Myth or Truth. Adv Chronic Kidney Dis. 2019;26:221-4.

Escobar Álvarez Y, De Las Peñas Bataller R, Perez Altozano J, Ros Martínez S, Sabino Álvarez A, Blasco Cordellat A, et al. SEOM clinical guidelines for anaemia treatment in cancer patients (2021). Clin Transl Oncol. 2021;23:931-9.

Frere C, Wahl C, Rueda-Camino JA, Crichi B, Prata PH, Marjanovic Z, et al. A review of latest clinical practice guidelines for the management of cancer-associated thrombosis. Best Pract Res Clin Haematol. 2022;35:101348.

Gilreath JA, Stenehjem DD, Rodgers GM. Diagnosis and treatment of cancer-related anemia. Am J Hematol. 2014;89:203-12.

Griffiths EA, Roy V, Alwan L, Bachiashvili K, Baird J, Cool R, et al. NCCN Guidelines® Insights: Hematopoietic Growth Factors, Version 1.2022. J Natl Compr Canc Netw. 2022;20:436-42.

Harris DG, Noble SI. Management of terminal hemorrhage in patients with advanced cancer: a systematic literature review. J Pain Symptom Manage. 2009;38:913-27.

Hvas AM, Favaloro EJ, Hellfritzsch M. Heparin-induced thrombocytopenia: pathophysiology, diagnosis and treatment. Expert Rev Hematol. 2021;14:335-46.

Johnstone C, Rich SE. Bleeding in cancer patients and its treatment: a review. Ann Palliat Med. 2018;7:265-73.

Kaufman RM, Djulbegovic B, Gernsheimer T, Kleinman S, Tinmouth AT, Capocelli KE, et al. Platelet transfusion: a clinical practice guideline from the AABB. Ann Intern Med. 2015;162:205-13.

Klastersky J, De Naurois J, Rolston K, Rapoport B, Maschmeyer G, Aapro M, et al. Management of febrile neutropaenia: ESMO Clinical Practice Guidelines. Ann Oncol. 2016;27:v111-8.

Kuter DJ. Treatment of chemotherapy-induced thrombocytopenia in patients with non-hematologic malignancies. Haematologica. 2022;107:1243-63.

Levi M. Management of cancer-associated disseminated intravascular coagulation. Thromb Res. 2016;140:S66-70.

Lindsay J, Dooley M, Martin J, Fay M, Kearney A, Khatun M, et al. The development and evaluation of an oncological palliative care deprescribing guideline: the 'OncPal deprescribing guideline'. Support Care Cancer. 2015;23:71-8.

López-Campos JL, Almagro P, Gómez JT, Chiner E, Palacios L, Hernández C, et al. Spanish COPD Guideline (GesEPOC) Update: Comorbidities, Self-Management and Palliative Care. Actualización de la Guía Española de la EPOC (GesEPOC): comorbilidades, automanejo y cuidados paliativos. Arch Bronconeumol. 2022;58:334-44.

McBane Ii R, Loprinzi CL, Ashrani A, Perez-Botero J, Leon Ferre RA, Henkin S, et al. Apixaban and dalteparin in active malignancy associated venous thromboembolism. The ADAM VTE Trial. Thromb Haemost. 2017;117:1952-61.

Noble S. Venous thromboembolism in palliative care patients: what do we know? Thromb Res. 2020;191:S128-32.

Petidier Torregrossa R, Abizanda Soler P, Noguerón García A, Gonzalo Lázaro M, Gutiérrez Rodríguez J, Gil Gregorio P, et al. Oral anticoagulation therapy in the elderly population with atrial fibrillation. A review article. Rev Esp Geriatr Gerontol. 2018;53:344-55.

Prandoni P, Falanga A, Piccioli A. Cancer, thrombosis and heparin-induced thrombocytopenia. Thromb Res. 2007;120:S137-40.

Raskob GE, van Es N, Verhamme P, Carrier M, Di Nisio M, Garcia D, et al. Edoxaban for the Treatment of Cancer-Associated Venous Thromboembolism. N Engl J Med. 2018;378:615-24.

Raval JS. Transfusion as a Palliative Strategy. Curr Oncol Rep. 2019;21:92.

Roccarina D, Best LM, Freeman SC, Roberts D, Cooper NJ, Sutton AJ, et al. Primary prevention of variceal bleeding in people with oesophageal varices due to liver cirrhosis: a network meta-analysis. Cochrane Database Syst Rev. 2021;4:CD013121.

Rodgers GM, Becker PS, Blinder M, Cella D, Chanan-Khan A, Cleeland C, et al. Cancer- and chemotherapy-induced anemia. J Natl Compr Canc Netw. 2012;10:628-53.

Schiffer CA, Bohlke K, Delaney M, Hume H, Magdalinski AJ, McCullough JJ, et al. Platelet Transfusion for Patients With Cancer: American Society of Clinical Oncology Clinical Practice Guideline Update. J Clin Oncol. 2018;36:283-99.

Schwartzberg LS. Hematologic Support of the Cancer Patient. En: Berger AM, Shuster Jr JL, Von Roenn JH. Principles and Practice of Palliative Care and Supportive Oncology. 4ª ed. Philadelphia: Lippincott Williams & Wilkins; 2012. p. 951-68.

Shatzel JJ, Taylor JA. Syndromes of Thrombotic Microangiopathy. Med Clin North Am. 2017;101:395-415.

Soff GA, Ray-Coquard I, Rivera LJM, Fryzek J, Mullins M, Bylsma LC, et al. Systematic literature review and meta-analysis on use of Thrombopoietic agents for chemotherapy-induced thrombocytopenia. PLoS One. 2022;17:e0257673.

Sood R, Mancinetti M, Betticher D, Cantin B, Ebneter A. Management of bleeding in palliative care patients in the general internal medicine ward: a systematic review. Ann Med Surg. 2019;50:14-23.

Taylor FB, Toh CH, Hoots WK, Wada H, Levi M; Scientific Subcommittee on Disseminated Intravascular Coagulation (DIC) of the International Society on Thrombosis and Haemostasis (ISTH). Towards definition, clinical and laboratory criteria, and a scoring system for disseminated intravascular coagulation. Thromb Haemost. 2001;86:1327-30.

Thachil J, Falanga A, Levi M, Liebman H, Di Nisio M; Scientific and Standardization Committee of the International Society on Thrombosis and Haemostasis. Management of cancer-associated disseminated intravascular coagulation: guidance from the SSC of the ISTH. J Thromb Haemost. 2015;13.671-5.

To THM, LeBlanc TW, Eastman P, Neoh K, Agar MR, To LB, et al. The Prospective Evaluation of the Net Effect of Red Blood Cell Transfusions in Routine Provision of Palliative Care. J Palliat Med. 2017;20:1152-7.

Ubogagu E, Harris DG. Guideline for the management of terminal haemorrhage in palliative care patients with advanced cancer discharged home for end-of-life care. BMJ Support Palliat Care. 2012;2:294-300.

Weitz IC. Thrombotic Microangiopathy in Cancer. Semin Thromb Hemost. 2019;45:348-53.

Young AM, Marshall A, Thirlwall J, Chapman O, Lokare A, Hill C, et al. Comparison of an Oral Factor Xa Inhibitor With Low Molecular Weight Heparin in Patients With Cancer With Venous Thromboembolism: Results of a Randomized Trial (SELECT-D). J Clin Oncol. 2018;36:2017-23.

Zhu NY, Wu C. Anaemia, cytopenias, and thrombosis in palliative medicine. En: Cherny NI, Fallon MT, Kaasa S, Portenoy RK, Currow DC, eds. Oxford Textbook of Palliative Medicine. 5ª ed. New York: Oxford University Press; 2015. p. 435-9.

Complicaciones metabólicas

26

A. I. Jiménez Millán

 OBJETIVOS

- Describir las alteraciones del metabolismo más frecuentemente detectadas en los pacientes en situación de cuidados paliativos.
- Profundizar en la fisiopatología, el desarrollo y el tratamiento de aquellas alteraciones que son más frecuentes y que pueden determinar un deterioro en el bienestar del paciente.
- Ser capaz de identificar y manejar estas complicaciones endocrinometabólicas dando una respuesta adecuada.

INTRODUCCIÓN

Las complicaciones metabólicas acompañan con frecuencia a los pacientes que se encuentran en situación de cuidados paliativos. Suponen un desequilibrio en el normal funcionamiento de las rutas metabólicas del organismo y pueden afectar a diferentes aspectos, lo que permite clasificarlas (**Tabla 26-1**).

Las complicaciones metabólicas pueden afectar al metabolismo de macronutrientes, como la glucosa o los lípidos, siendo la primera probablemente la complicación más frecuente en este tipo de pacientes.

Pueden afectar también a los diferentes iones: sodio, potasio y calcio son los más frecuentemente afectados, tanto de forma secundaria a la patología de base del paciente como a los efectos del tratamiento en curso.

Finalmente, se puede producir un desequilibrio en el metabolismo energético, derivado en la inmensa mayoría de los casos del inadecuado aporte nutricional, bien por la anorexia o por las complicaciones de la patología de base. La malnutrición proteica y más frecuentemente calórica es uno de los caballos de batalla en el manejo de los pacientes en situación de fragilidad.

La suplementación nutricional es un aspecto clave que precisa una planificación coordinada entre el paciente, los diferentes profesionales que lo atienden y los familiares. Siendo esta una herramienta que puede mejorar el pronóstico vital y/o la calidad de vida de los pacientes en situación de cuidados paliativos, también puede ser fuente de desequilibrios hídricos o metabólicos, sobre todo cuando se utiliza la suplementación nutricional artificial (v. **Cap. 13**).

El presente capítulo se centra, pues, en las complicaciones metabólicas de principios inmediatos e iónicas que se pueden encontrar en el paciente en situación de cuidados paliativos. Se analizan sus causas y sus posibles soluciones, de manera que no supongan un deterioro añadido a su situación.

ALTERACIONES DEL METABOLISMO DE PRINCIPIOS INMEDIATOS

Las alteraciones del metabolismo de principios inmediatos incluyen: las del metabolismo hidrocarbonado, las del metabolismo lipídico y las del metabolismo proteico.

Alteración del metabolismo de la glucosa

La complicación metabólica de principios inmediatos más frecuentemente observada son las derivadas del metabolismo de la glucosa. La enfermedad de base, la situación de hipercatabolismo y los tratamientos utilizados en los pacientes en situación de cuidados paliativos son los principales determinantes de esta alteración.

La expresión más frecuente es la hiperglucemia, bien porque el paciente tenga una diabetes *mellitus* previa, cuyo control se deteriora, bien porque aparezca hiperglucemia en relación con el proceso de base o de manera secundaria al tratamiento del paciente, siendo en este último caso fundamentalmente causada por corticoides, utilizados en ocasiones a muy alta dosis.

La prevalencia de diabetes es muy elevada en la población general, estimándose un porcentaje de diabetes «oculta» o

Tabla 26-1. Clasificación de las complicaciones metabólicas en pacientes en situación de cuidados paliativos
Metabolismo de principios inmediatos:
• Alteraciones del metabolismo hidrocarbonado
• Alteraciones del metabolismo lipídico
• Alteraciones del metabolismo proteico
Metabolismo iónico
Metabolismo energético

no diagnosticada casi igual al de diabetes diagnosticada. En España, los últimos datos disponibles estiman una incidencia de diabetes, ajustada por edad, sexo y forma de detección de la diabetes, de 11,6 casos/1.000 personas y año (intervalo de confianza [IC] del 95 %: 11,1-12,1). Esto implica que cada año aparecen más de 350.000 nuevos casos de diabetes en la población adulta.

Se ha estimado una incidencia de diabetes conocida de 3,7 casos/1.000 personas/año (IC del 95 %: 2,8-4,6), siendo la incidencia de diabetes no conocida de 7,9 casos/1.000 personas/año (IC del 95 %: 5,3-8,1). Para pacientes ingresados o en situación de fragilidad, los datos de prevalencia son incluso mayores, llegando hasta un 20 % en un estudio descriptivo realizado en pacientes en situación de cuidados paliativos en seguimiento domiciliario.

Estrategia de tratamiento. Aspectos generales

El posible perjuicio que se deriva de la situación puntual de hiperglucemia leve o moderada en pacientes en situación de cuidados paliativos sobre la evolución de su enfermedad de base está por demostrarse. Sin embargo, las alteraciones glucémicas extremas (hipoglucemias o hiperglucemias) pueden determinar complicaciones graves y suponen un conflicto tanto para el paciente como para los cuidadores, que, en numerosas ocasiones, no saben cómo afrontar la alteración, sobre todo cuando hay importante labilidad glucémica.

> **!** En la planificación del tratamiento, hay que tener en cuenta varios factores, siendo uno de los más determinantes el tipo de diabetes del paciente (tipo 1 [DM1], tipo 2 [DM2] o secundaria a corticoides) y el pronóstico vital (Tabla 26-2).

El primero determinará el tipo de tratamiento más conveniente y el segundo indicará la intensidad requerida en el grado de control. Los pacientes con DM1 precisarán insulina hasta los últimos momentos de la vida, mientras que en los pacientes con DM2 o secundaria a fármacos, esto no siempre es necesario. En todo caso, se recomienda la mayor simplifi-

cación posible en la estrategia terapéutica, manteniéndose en el margen de seguridad mínimo.

Los beneficios del control glucémico estricto son manifiestos a medio y largo plazo, y solo cuando el pronóstico de supervivencia es largo (previsión de años) será un objetivo del tratamiento. En situación de final de la vida, el objetivo de control glucémico es evitar hipoglucemias o hiperglucemias sintomáticas y minimizar la carga del tratamiento antidiabético. La clínica de la hipoglucemia, definida por niveles de glucemia < 70 mg/dL, es la más claramente identificable, y puede poner en riesgo la vida del paciente. Temblor, mareo y sudoración son los síntomas más frecuentes, pero en ocasiones dan lugar a cuadros graves con alteración del comportamiento, disminución del grado de conciencia, convulsiones y coma, en los que es necesaria la asistencia de un tercero para su recuperación (Tabla 26-3). Evitar las hipoglucemias constituye un objetivo de tratamiento prioritario en la población con diabetes en general y en pacientes en situación paliativa en particular.

La hiperglucemia suele ser asintomática en casos leves o moderados, pero cuando es mantenida, puede producir deshidratación por diuresis osmótica y dar lugar a una complicación hiperosmolar. En determinados casos, en situaciones de deficiencia de insulina absoluta o relativa, puede producirse un cuadro de descompensación grave, la cetoacidosis diabética, que puede comprometer la vida del paciente. Aunque los objetivos del control glucémico sean más laxos que en la población general, el riesgo de desarrollar estas complicaciones hace que sea necesario un mínimo de tratamiento y control glucémico.

El tratamiento destinado al control glucémico puede dar lugar a efectos secundarios, que deben ser minimizados en estos pacientes. El tratamiento con insulina y fármacos orales hipoglucemiantes (como los del grupo de las sulfonilureas) tiene como principal efecto secundario la aparición de hipoglucemias y, por ello su uso debe ser limitado a casos en los que sea necesario o no haya otra alternativa.

Cualquier fármaco que dé lugar a efectos secundarios que deterioren la calidad de vida del paciente en situación de cuidados paliativos debe ser sustituido.

Tabla 26-2. Aspectos a considerar en la estrategia de tratamiento

Tipo de diabetes	Tipo 1, tipo 2 o secundaria
Pronóstico de supervivencia	Corto, medio o largo plazo
Tratamiento previo	Tratamiento hipoglucemiante frente a no hipoglucemiante
Grado de función renal	Normal o grado de disfunción
Preferencias del paciente y cuidador	Evaluar en cada caso

Tabla 26-3. Clasificación de la hipoglucemia

Tipo de hipoglucemia	Nivel de glucosa	Clínica
Leve	< 70 mg/dL	Síntomas autonómicos (sudoración, temblor)
Moderada	< 55 mg/dL	Síntomas neuroglucopénicos (alteración del comportamiento)
Aguda	(No hay valor establecido)	Afectación neurológica grave. Precisa la asistencia de terceros para su recuperación

Adaptada de: EoL Trend Final, 2021.

Recomendaciones de tratamiento

Desde el punto de vista práctico, la orientación del tratamiento depende necesariamente del pronóstico de la enfermedad y de la situación basal del paciente. En general, se recomiendan niveles de glucosa no inferiores a 110 mg/dL y no superiores a 270 mg/dL. La Asociación de Diabetes Americana incluye en su guía de práctica clínica recomendaciones específicas para este grupo de pacientes, centrando el interés en evitar la enfermedad sintomática, obviando valores de referencia de hemoglobina glucosilada concretos y proponiendo glucemias prepandiales entre 100 y 180 mg/dL y glucemia al acostarse entre 110 y 200 mg/dL. Evitar los eventos hipoglucémicos particularmente en el horario nocturno es una de las prioridades fundamentales.

No hay diferencias en el arsenal terapéutico para el tratamiento de la diabetes en población general y los pacientes en situación de cuidados paliativos (**Tabla 26-4**); sin embargo, es necesario hacer algunas especificaciones.

Los *fármacos hipoglucemiantes*, sulfonilureas e insulina, son los que más riesgo de hipoglucemia representan, y precisan de ajuste en función de la situación renal, por lo que sería deseable sustituirlos por otras alternativas. En todo caso, esto no siempre es posible; en estas situaciones, se recomienda reducir las dosis y minimizar así el riesgo de hipoglucemia.

Dentro de los *fármacos no hipoglucemiantes,* destaca por su prevalencia de uso la metformina. Se puede mantener hasta filtrados de 30 mL/min (aunque precisan ajuste de dosis), y si el paciente tiene adecuada tolerancia digestiva, puede mantenerse hasta fases avanzadas.

Otro grupo que clásicamente se ha recomendado para poblaciones frágiles son los inhibidores de la dipeptidil-peptidasa 4 (iDPP4). Pese a que su potencia reduciendo la glucemia es reducida, no tienen riesgo de hipoglucemia y habitualmente son bien tolerados, algunos de ellos pudiendo mantenerse incluso en situaciones de insuficiencia renal terminal.

La pioglitazona tiene un perfil similar al de los iDPP4, aunque con una mayor potencia; se trata de un fármaco seguro, limitándose su uso en los pacientes con insuficiencia cardíaca. Los inhibidores del cotransportador de sodio-glucosa tipo 2 son una alternativa segura y eficaz. Hay que monitorizar su efecto diurético e hipotensor, pero por lo general se pueden incorporar con seguridad al algoritmo de tratamiento. Los estudios clínicos van ampliando progresivamente el margen de uso en casos de disfunción renal.

Tabla 26-4. Tratamientos disponibles en el tratamiento de la diabetes: pros y contras

Fármaco	Pros	Contras
Insulina	Potente Buen ajuste con FG	Riesgo de hipoglucemia
Metformina	Potente	Intolerancia digestiva Ajustes con FG
Sulfonilureas	Potente	Riesgo de hipoglucemia Ajustes con FG
iDPP4	Bien tolerada Buen ajuste con FG	Menor potencia
Pioglitazona	Potente	Precaución en insuficiencia cardíaca
iSGLT2	Potente	Diuresis osmótica Hipotensión
AR-GLP1	Potente Permite simplificar las pautas de insulina	Síntomas digestivos Anorexia

AR-GLP1: agonistas del receptor del péptido similar al glucagón 1; FG: filtrado glomerular; iDPP4: inhibidores de la dipeptidil-peptidasa 4; iSGLT2: inhibidores del cotransportador de sodio-glucosa tipo 2.

Finalmente, los agonistas del receptor del péptido similar al glucagón 1 son una alternativa eficaz y potente, disponibles para vía subcutánea precargada y vía oral, que en numerosas ocasiones pueden sustituir el empleo de insulina rápida en algunas pautas de tratamiento bolo-basal. Tienen como hándicap fundamental que determinan saciedad precoz y reducción de peso, dos circunstancias que en ocasiones no son deseables en este grupo poblacional.

En pacientes en tratamiento insulínico, hay que tener en cuenta las características en cuanto a la vida media y el riesgo de hipoglucemia (**Tabla 26-5**), y se recomienda simplificar en la mayor medida posible. En algunos casos será posible pasar nuevamente al régimen oral, pero, en caso contrario, hay que tener en cuenta varios aspectos:

- Se recomienda el uso de análogos de vida media larga (glargina o *degludec*), que presentan un perfil menos variable y la dosis deberá ser ajustada para obtener un control aceptable sin hipoglucemias, especialmente en pacientes con disfunción renal y ajustándose a los cambios en alimentación y actividad física del paciente.

Tabla 26-5. Clasificación de los tipos de insulina

Tipo de insulina	Basal		Prandial	
Principio activo	Ultralentas	*Degludec* glargina U300	Rápidas*	Aspart Lispro Glulisina
	Lentas	Glargina U100* Detemir		
	Intermedias	NPH*		
Recomendaciones generales	Preferiblemente análogos Dosis ajustada a nuevos hábitos de vida y función renal		Preferible no utilizar	
Alternativas	Dosis única en lugar de múltiple Sustituir por antidiabéticos no hipoglucemiantes o AR-GLP1 si es posible.		Sustituir por antidiabéticos no hipoglucemiantes	

*Mayor riesgo de hipoglucemia. AR-GLP1: agonistas del receptor del péptido similar al glucagón 1; NPH: protamina neutra de Hagedorn (*neutral protamine Hagedorn*).

- En casos de hiperglucemia secundaria a corticoide, puede ser necesario el empleo de insulinas intermedias (protamina neutra de Hagedorn [NPH, *neutral protamine Hagedorn*]).
- Si es posible, pasar a regímenes más sencillos: de bolo-basal a solo basal o de dos dosis de basal a dosis única.
- En ningún caso se debe suspender o intentar sustituir por medicación oral en pacientes con DM1, en los que se recomienda mantener la pauta habitual, salvo en situación de últimos días, en la que se puede simplificar a tratamiento con basal únicamente.

Objetivos del tratamiento

Los objetivos del control glucémico deben ser cuidadosamente establecidos en función del pronóstico del paciente, sus características basales y las herramientas o recursos que este pueda disponer.

En aquellos pacientes con pronóstico largo, de años de supervivencia, hay que replantear el uso o reconsiderar la dosis de hipoglucemiantes orales o insulina por el riesgo de hipoglucemia, sobre todo teniendo en cuenta que, cuando se unen otros factores, como la disfunción renal o la pérdida de peso, se incrementa este riesgo de manera significativa. Pero en este grupo, poner un objetivo ambicioso y comparable de población general proporcionará una mejor calidad de vida y reducción de complicaciones a corto plazo, y es aceptable utilizar las recomendaciones habituales en el control glucémico.

En pacientes con un pronóstico algo peor, con expectativa de meses de vida, el objetivo es mantener las intervenciones en un mínimo que permita el control de síntomas. Se tendrán en cuenta las mismas circunstancias que en pacientes con mejor pronóstico, pero en el caso de tratamientos complejos, se recomienda simplificar, particularmente en el caso de regímenes insulínicos, a dosis única. Los análogos de insulina de vida media larga y muy larga serán, en general, las insulinas de elección siempre que se pueda, dado su menor riesgo de hipoglucemia.

Cuando el pronóstico es de semanas o de días, en muchas ocasiones el tratamiento del enfermo se hace difícil de manejar. La gravedad de la enfermedad de base, los cambios en el apetito y las comorbilidades que empiezan a aparecer hacen que los registros sean muy variables, y dan lugar en ocasiones a tratamientos complejos que el paciente no puede asimilar en un corto período de tiempo. En estos casos, es fundamental priorizar las terapias sencillas.

> **!** En el caso de pacientes en situación de final de la vida, los objetivos del control glucémico son: garantizar una muerte sin síntomas y sin dolor, ajustar el tratamiento antidiabético y reducir los posibles efectos adversos, evitar la descompensación metabólica y las urgencias relacionadas con la diabetes (hipoglucemias frecuentes, hiperglucemias sintomáticas, cetoacidosis o estado hiperosmolar). Se considera un rango de seguridad en el control glucémico en el que se mantengan cifras entre 110 y 270 mg/dL.

Además de estructurar el tipo de tratamiento y los objetivos de control, hay que determinar la manera de realizar el seguimiento. La realización de glucemias capilares constituye el pilar fundamental en el control de los pacientes con diabetes, permitiendo conocer las oscilaciones glucémicas y permitiendo conocer el grado de adhesión a las recomendaciones de control. Sin embargo, se trata de una prueba que, aunque se realiza de manera domiciliaria, es cruenta y genera un importante rechazo en muchos pacientes por el dolor que causa.

En el momento actual, los sistemas *flash* de monitorización de glucosa emergen como una alternativa deseable en este grupo de pacientes, ya que evitan la necesidad de glucemias capilares cruentas. Es necesario personalizar cada caso, ya que de momento no están sujetas a la financiación del sistema sanitario en todos los supuestos y, en ocasiones, la discordancia entre determinaciones de los sistemas de monitorización y la glucemia periférica puede causar a los pacientes inseguridad o una mayor ansiedad ante la gran cantidad de información que proporcionan.

Diabetes secundaria a tratamiento corticoideo

En pacientes sin diabetes previa, el desarrollo de hiperglucemia puede ser secundario al uso de fármacos. El más frecuentemente relacionado es el tratamiento corticoideo. Merece la pena dedicar parte de este capítulo a profundizar en las características de este tipo de alteración, ya que se encontrará frecuentemente en los pacientes en situación de cuidados paliativos. Probablemente, además, constituye un escenario más complicado que el de los pacientes con diagnóstico previo de diabetes, ya que no estarán instruidos previamente en el tratamiento de la enfermedad, y en numerosas ocasiones precisan de tratamiento con insulina desde el inicio.

El efecto hiperglucemiante del corticoide es intenso y secundario a su acción a diferentes niveles. En el hígado, promueve la neoglucogénesis y el almacenamiento de glucógeno; en el sistema musculoesquelético, inhibe la captación y oxidación de la glucosa, reduce el almacenamiento de glucógeno y estimula la neoglucogénesis a través de la degradación proteica y la liberación de aminoácidos. En el páncreas, inhibe la secreción de insulina y aumenta la de glucagón. Finalmente, en el tejido graso inhibe la captación y oxidación de glucosa, aumentando la lipólisis y proporcionando glicerol como precursor para la neoglucogénesis.

Teniendo en cuenta este mecanismo de acción, no es de extrañar que la hiperglucemia secundaria al tratamiento corticoideo sea una alteración frecuente. Distintos estudios estiman que entre el 30 y el 80 % de los pacientes ingresados en una unidad de cuidados paliativos recibirán tratamiento con corticoides, y hasta un tercio de ellos pueden acabar presentando hiperglucemia o diabetes franca, lo que hace apreciar la magnitud del problema en la práctica clínica habitual.

Otros fármacos que se pueden relacionar con la aparición de hiperglucemia son los antipsicóticos atípicos (clozapina, olanzapina, quetiapina, risperidona), los diuréticos tiacídicos, el interferón, la fenitoína o el megestrol.

La hiperglucemia producida por corticoide depende de la farmacocinética del tratamiento utilizado (**Tabla 26-6**), suele comenzar unas 4-6 horas tras la toma de estos medicamentos y su duración dependerá de la vida media del mismo.

Tabla 26-6. Características farmacocinéticas de los corticoides			
	Actividad relativa glucocorticoide	Vida media plasmática (horas)	Vida media biológica (horas)
Cortisona	0,8	0,5	8-12
Cortisol	1	1,5-2	8-12
Metilprednisolona	5	> 3,5	18-36
Prednisolona	4	2,1-3,5	18-36
Prednisona	4	3,4-3,8	18-36
Triamcinolona	5	2-5	18-36
Dexametasona	20-30	3-4,5	36-54
Betametasona	20-30	3-5	36-54

Adaptada de: Shah P, Kalra S, Yadav Y, Deka N, Lathia T, Jacob JJ, et al. Management of Glucocorticoid-Induced Hyperglycemia. Diabetes Metab Syndr Obes. 2022;15:1577-88.

Así pues, la forma de evaluar el impacto del fármaco en el control glucémico es determinar la glucemia a media tarde o por la noche, y de esa forma establecer la estrategia de tratamiento más conveniente. Si la administración es en toma única o varias veces al día, también afectará al perfil glucémico del paciente.

De manera general, la administración de corticoides del grupo de vida media intermedia (prednisona, prednisolona, metilprednisolona) dará lugar a hiperglucemia vespertina, que se correlaciona bien con el perfil de acción de la insulina intermedia NPH, por lo que en estos pacientes será la insulina de elección. Para corticoides de vida media más larga, probablemente será necesario el empleo de insulinas de vida media más larga o la administración en dos dosis de NPH. Podrá considerarse puntualmente el empleo de regímenes de insulina bolo-basal en casos seleccionados con buena adherencia y tolerancia al tratamiento y pronóstico de vida más alargado.

A la hora de planificar el tratamiento insulínico, es importante conocer la dosis de corticoide que será utilizada, ya que es necesaria para el cálculo de unidades de insulina requeridas. Utilizando como referencia la dosis de prednisolona, deberá administrarse 0,1 U de NPH por kilogramo de peso del paciente por cada 10 mg de dosis de corticoide, aumentando 0,1 U/kg por cada 10 mg de prednisolona, hasta un máximo de 40 mg de prednisolona/día.

Alteración del metabolismo de los lípidos y las proteínas

La *dislipidemia,* según un reciente estudio llevado a cabo en España, es un trastorno que afecta a más del 50 % de los pacientes que acuden a las consultas de atención primaria. Así pues, se trata de una alteración frecuentemente presente en los pacientes en situación de cuidados paliativos y que habitualmente se encuentra bajo tratamiento. Sin embargo, la actitud recomendada en pacientes con limitación de expectativa vital es la suspensión de estos tratamientos, habida cuenta de que no se producirá un beneficio cardiovascular de su uso, siendo este de características tiempo-dependientes.

Para aquellos pacientes con pronóstico temporal mayor (de años), deberá ser evaluado en el contexto de su situación basal y otras comorbilidades, siendo razonable mantenerlo siempre que la tolerancia sea buena y se ajuste al deseo del paciente.

La suspensión de estatinas (el fármaco más frecuentemente utilizado en la hipercolesterolemia) en pacientes con enfermedades limitantes de la expectativa vital se ha relacionado con mejorías en la calidad de vida. Este hecho, presente incluso en pacientes con antecedentes de enfermedad cardiovascular, está probablemente relacionado con la simplificación del tratamiento y la desaparición de efectos secundarios, como las mialgias que a veces acompañan al tratamiento con estatinas.

Merece la pena recordar que la reducción de los niveles de colesterol puede ser en estos pacientes un potente indicador de malnutrición, relacionándose con un incremento de la mortalidad en estudios poblacionales, incluso en la población con enfermedad arterial coronaria, en la que debería tener un efecto protector. Al parecer, el estado nutricional, expresado en este caso a través de niveles bajos de colesterol, sobrepasa el efecto protector que estos deberían tener sobre la coronariopatía.

La *hipoproteinemia* es, asimismo, una forma de expresión de la malnutrición. Puede venir determinada por la reducción en la ingesta, la pérdida vía renal o digestiva. La primera puede revertirse a través de la estrategia de soporte nutricional, y las otras, a través del tratamiento de la enfermedad de base.

En cualquier caso, la hipoproteinemia, expresada como reducción de los niveles de proteínas totales, albúmina o proteína ligada al retinol, es uno de los factores predictores de supervivencia mejor estudiados en las publicaciones científicas. La alteración proteica es tan relevante que permite incluso estimar el rango de supervivencia en pacientes terminales.

ALTERACIONES DEL METABOLISMO IÓNICO

Las complicaciones iónicas en los pacientes en situación de cuidados paliativos se relacionan en muchas ocasiones con una limitación de la expectativa vital en plazo corto o inmediato, dando lugar a síntomas y precisando valoración urgente. Los más frecuentes son las alteraciones en los niveles de calcio como ion eminentemente extracelular, y de sodio y potasio como iones intracelulares.

Se abordan en esta parte del capítulo las dos alteraciones más frecuentes y que pueden suponer una emergencia en el paciente en cuidados paliativos: la hipercalcemia y la hiponatremia.

Dentro de este apartado, y como entidad reseñable y distinguible del resto, por su afectación a distintos niveles, cabe destacar el *síndrome por lisis tumoral*. Producido por la destrucción celular y la rápida liberación de material intracelular, ocurre con frecuencia en el contexto de tratamiento quimioterápico, radioterápico o biológico, y puede constituir una emergencia metabólica, poniendo en riesgo inmediato la vida del paciente. Cada vez es más frecuente en tumores sólidos, aunque se presenta típicamente en neoplasias hematológicas, particularmente la leucemia aguda y el linfoma de alto grado. Las particularidades de esta complicación son adecuadamente abordadas en el **capítulo 15**, pero es importante reseñar al menos el impacto iónico y metabólico a que dan lugar.

La presentación del cuadro se caracteriza analíticamente por azotemia, hiperuricemia, hiperfosfatemia, hipercaliemia e hipocalcemia, desencadenando en muchos casos un fallo renal agudo.

La prevención de este tipo de episodios incluye mantener al paciente convenientemente hidratado, limitando la ingesta de potasio y fósforo días antes de la intervención terapéutica que podría desencadenarlo. Una vez producida la alteración, es preciso la estabilización iónica y, en algunos casos, la dializacion precoz.

Hipercalcemia

La hipercalcemia puede aparecer hasta en un 10-30 % de los pacientes con cáncer, viene caracterizada por un aumento de los niveles de calcio circulante superiores a 10,5 mg/dL y ensombrece el pronóstico del paciente. La hipercalcemia, en el contexto de un proceso neoplásico, determina mal pronóstico y limita la supervivencia media.

En los pacientes en situación de cuidados paliativos, en ocasiones, hay una situación de malnutrición proteica, por lo que es particularmente importante el cálculo de calcemia corregida (**Tabla 26-7**) por proteínas totales o albúmina para tener un valor que corresponda con la situación real del ion.

La hipercalcemia se asocia con frecuencia al mieloma múltiple, el cáncer de mama o los epiteliales escamosos de cabeza o cuello.

> **!** Las causas por las que puede producirse en el paciente oncológico son varias. Las humorales se producen por aumento en la producción de la proteína relacionada con la hormona paratiroidea o vitamina D, y son la causa más frecuente (hasta un 80 % del total de casos).

Prácticamente el 20 % restante se produce por invasión ósea y, en un mínimo porcentaje, por causas excepcionales, como la secundaria a inmovilización, farmacológica o en los carcinomas paratiroideos.

Tabla 26-7. Fórmulas para la corrección del calcio

Corrección por proteínas totales	$\dfrac{\text{Calcio (mg/dL)}}{(\text{Proteínas totales (g/dL)}/16) + 0,55}$
Corrección por albúmina	Calcio mg/dL + 0,8 × (4−albúmina sérica g/dL)

Aunque no se trata de un diagnóstico frecuente, hay que tener en cuenta la hipercalcemia por inmovilización en pacientes en situación de cuidados paliativos. Existen varias teorías fisiopatológicas que la explican: por un lado, la ausencia del estímulo mecánico muscular elimina uno de los factores que estimulan la formación *ósea* de los osteocitos, dando lugar a una reabsorción no compensada y, por otro, el reposo determina un menor flujo sanguíneo, que da lugar a una situación favorable a la acidosis tisular, menor mineralización y mayor actividad osteoclástica. Inicialmente hay una situación de hipercalciuria, pero una vez que el mecanismo compensador es sobrepasado, aparece la hipercalcemia.

La clínica de la hipercalcemia se caracteriza por la aparición de síntomas neurológicos y gastrointestinales. La presencia de debilidad, anorexia, náuseas y vómitos, disminución del nivel de conocimiento e incluso coma en casos graves, debe hacer sospechar esta complicación.

La sintomatología, en la mayoría de las ocasiones, es poco específica (**Tabla 26-8**), lo que da lugar a que la forma de presentación más frecuente en estos pacientes sea una complicación aguda y tardía: el *delirium*. Por ello, es necesario estar alerta a estas manifestaciones para realizar un correcto diagnóstico y una intervención precoz, dado que puede suponer una situación de emergencia. La hipercalcemia, por último, puede dar lugar a un aumento del dolor, causado por el proceso de base del paciente, lo que puede ser un indicador de su presencia. El manejo urgente de esta complicación se aborda en el **capítulo 15**.

> **!** El tratamiento de la hipercalcemia dependerá de la gravedad de la alteración, y abarca desde medidas conservadoras hasta el tratamiento farmacológico. Dentro de las medidas conservadoras, se incluyen la rehidratación, la movilización del paciente o la limitación del aporte de calcio en la dieta.

El tratamiento farmacológico será necesario en pacientes con afectación aguda y resistente a la intervención conservadora:

- Los *bisfosfonatos* son un tratamiento eficaz en hipocalcemias agudas o moderadas sintomáticas, que puede utilizarse en su versión parenteral u oral según el caso. Debe monitorizarse en pacientes en riesgo de disfunción renal y se recomienda su uso una vez que se haya realizado correctamente la rehidratación.
- La *calcitonina* tiene como ventaja sobre los bisfosfonatos su rápido inicio de acción, pero tiene como inconveniente su vida media corta, por lo que suele incluirse en la pauta de tratamiento asociada a aquellos.
- Los *corticoides* pueden ser una herramienta eficaz, fundamentalmente en hipercalcemias secundarias a linfoma o mieloma múltiple. No constituyen la primera línea de tratamiento, pero pueden ser de utilidad si fracasa el tratamiento con bisfosfonatos y existe indicación añadida para el uso corticoideo.
- El *denosumab*, anticuerpo monoclonal del ligando de receptor activador para el factor nuclear κ B, actúa dando lugar

Tabla 26-8. Síntomas de la hipercalcemia

Generales	Deshidratación, polidipsia, poliuria, prurito, debilidad, dolor óseo
Neurológicos	Astenia*, letargia, confusión, miopatía, hiporreflexia, psicosis, convulsiones, *delirium* y coma
Gastrointestinales	Anorexia, náuseas, vómitos, estreñimiento, pérdida de peso, íleo, dolor abdominal
Renales	Poliuria*, polidipsia*, deshidratación*
Cardíacos	Arritmias, bradicardia

*Sintomatología precoz.

a la inhibición en la formación de osteoclastos, y en su presentación como Xgeva® está indicado según ficha técnica para la «prevención de eventos relacionados con el esqueleto (fractura patológica, radioterapia ósea, compresión de la médula espinal o cirugía ósea) en adultos con neoplasias avanzadas con afectación ósea». Se ha utilizado con buen resultado en pacientes con hipercalcemia aguda refractaria al tratamiento con bisfosfonatos.

Hiponatremia

La hiponatremia viene definida por la presencia de unos niveles de sodio en sangre menores de 135 mEq/L y constituye el desequilibrio hidroelectrolítico más frecuente, pudiendo afectar, en el caso concreto de pacientes oncológicos en situación de cuidados paliativos, hasta a la mitad de aquellos que precisan hospitalización. Determina un empeoramiento de la esperanza de vida y puede expresarse clínicamente como emergencia médica.

Para la correcta evaluación de la natremia, en primer lugar hay que descartar las causas de seudohiponatremia, estableciendo así un diagnóstico cierto. A continuación, se debe investigar la etiopatogenia, para lo cual es fundamental evaluar la situación de hidratación del paciente. En este último aspecto, es fundamental para establecer la estrategia de corrección.

La seudohiponatremia puede aparecer en pacientes con hiperproteinemia de origen oncológico o con hiperglucemia, pudiendo dar lugar a cifras alteradas en la analítica sin que realmente haya una alteración iónica de base. La presencia de insuficiencia hepática, cardíaca congestiva o sepsis puede dar lugar a cuadros similares. En estos casos, la osmolaridad sérica será normal, lo que permite el diagnóstico diferencial.

Se puede calcular la natremia (Na⁺) real en situación de hiperglucemia a través de la fórmula de ajuste:

$$Na^+ \text{ real} = Na^+ \text{ medida} + 2,4 \times [(\text{Glucosa mg/dL} - 100)/100].$$

 La hiponatremia verdadera expresa una incapacidad del organismo para diluir lo suficientemente la orina y se acompaña de hipoosmolaridad.

En el paciente en situación de cuidados paliativos, hay diversas situaciones en las que puede aparecer, siendo probablemente la más típica el síndrome de *secreción inadecuada de hormona antidiurética* (SIADH). Aunque algunas neoplasias como el carcinoma de pulmón de células pequeñas pueden producir típicamente hormona antidiurética de manera autónoma, impactando directamente en el metabolismo iónico del paciente, hay otros procesos neoplásicos que pueden dar lugar a esta alteración, tanto sólidos como hematológicos.

Además, hay que tener en cuenta que en los pacientes en situación de cuidados paliativos, hay múltiples situaciones que *per se* pueden dar lugar a un SIADH, y que siempre hay que considerar en el diagnóstico diferencial de esta entidad. Pueden estar relacionados tanto con la enfermedad de base como con complicaciones de esta o con tratamientos concomitantes (**Tabla 26-9**).

El SIADH viene definido por la presencia de una hiponatremia normovolémica hipotónica (osmolalidad sérica eficaz < 275 mOsm/kg, osmolalidad urinaria > 100 mOsm/kg en presencia de disminución de la osmolalidad eficaz) en ausencia de insuficiencia adrenal, tiroidea, hipofisaria o renal y sin uso reciente de diuréticos.

Tabla 26-9. Causas potenciales de secreción inadecuada de hormona antidiurética en el paciente en situación de cuidados paliativos

Enfermedades neurológicas	Ictus, epilepsia, enfermedad de Wernicke
Neoplasias	Cáncer de pulmón, mesotelioma Carcinoma duodenal, páncreas, colon
Enfermedades pulmonares	Atelectasia, enfisema, empiema, enfermedad pulmonar obstructiva crónica, insuficiencia respiratoria, neumonía
Fármacos	Citotóxicos: vincristina, ciclofosfamida, cisplatino Medicación para el dolor: duloxetina, pregabalina, tramadol Antidepresivos: citalopram, escitalopram, venlafaxina, amitriptilina Anticonvulsivantes: carbamacepina, fenitoína, valproato

Adaptada de: Spasovski G, Vanholder R, Allolio B, Annane D, Ball S, Bichet D, et al. Guía de práctica clínica sobre el diagnóstico y tratamiento de la hiponatremia. Nefrología. 2017;37:370-80.

> ! La clínica de la hiponatremia se caracteriza fundamentalmente por la presencia de síntomas neurológicos (confusión y cefalea en casos leves, y somnolencia, convulsiones y coma en formas graves) y gastrointestinales (náuseas y vómitos).

La presentación puede ser anodina, por lo que la sospecha clínica debe estar siempre presente en el diagnóstico diferencial en pacientes en situación de cuidados paliativos con desorientación y somnolencia.

El tratamiento viene determinado por la velocidad de instauración del cuadro. La limitación hídrica es la línea fundamental, y la suplementación con suero salino o hipertónico ha de ser cuidadosamente realizada, según el volumen extracelular y la osmolaridad (Tabla 26-10), siguiendo siempre las recomendaciones establecidas para evitar complicaciones graves e irreversibles, como la mielinosis centropontina. Se recomienda corregir el sodio sérico a una velocidad inferior a los 8 mEq/L/día. En pacientes con síntomas graves, la velocidad inicial puede ser de 1-2 mEq/L/h durante varias horas, pero siempre manteniendo la referencia máxima indicada anteriormente.

La restricción hídrica, base del tratamiento del SIADH, debe incluir no solo la restricción del agua, sino de todos los líquidos por vía oral y los fluidos intravenosos. En general, el volumen de la ingesta de líquidos aceptado sería 500 mL por debajo de la diuresis diaria. Factores predictores establecidos de fracaso en la restricción hídrica son: una osmolalidad en orina > 500 mOsm/kg, una diuresis inferior a 1,5 L al día y el incremento de natremia de menos de 2 mmol/L tras 24 h de restricción de líquidos a menos de 1 L al día. En el caso de que la osmolalidad urinaria sea superior a 350 mOsm/kg, se pueden añadir 20-40 mg/día de furosemida por vía oral, por su efecto limitador de la dilución urinaria.

El tolvaptán, un antagonista selectivo del receptor V2 de la vasopresina, se puede usar para el tratamiento a corto plazo de la hiponatremia por SIADH. Se emplea a dosis de 15 mg/día vía oral, con incremento diario de 15 mg/día hasta 60 mg/día. Con el empleo de este fármaco, se ha de evitar la restricción de líquidos. Es preciso vigilar estrechamente la velocidad de incremento de la natremia, que no debe superar los 12 mEq/L en las primeras 24 horas y los 18 mEq/L en las 48 horas. En caso de no corregir la causa primaria de la hiponatremia, la suspensión de tolvaptán provoca de nuevo la aparición de hiponatremia. Los efectos adversos más frecuentes son: sed, xerostomía y polaquiuria.

Otra opción terapéutica alternativa, que ha resultado segura y rentable en diversos estudios, es el uso de urea oral, diurético osmótico, en dosis de 15-30 mg/día (máximo de 45 mg/día).

ALTERACIONES ENDOCRINOLÓGICAS DEL SÍNDROME PARANEOPLÁSICO

Dentro de las complicaciones asociadas a los procesos neoplásicos, se incluyen las debidas a las alteraciones endocrinológicas de algunos síndromes paraneoplásicos. Vienen determinadas por la capacidad de determinadas células tumorales para liberar sustancias bioactivas (hormonas, péptidos activos o citocinas) que se traducen en la representación clínica similar a determinados desórdenes hormonales.

Los mecanismos que explican la secreción de sustancias bioactivas no están firmemente esclarecidos, siendo algunas teorías explicativas el estímulo de secreción autocrina de determinados tejidos que tienen esa capacidad o la teoría de la *stem-cell* (célula madre), según la cual todas las células del organismo tendrían la misma información genética y funcionalidad teórica universal para cualquier tejido, que se activaría tras el impacto de cambios genéticos y epigenéticos.

Los criterios para definir la secreción hormonal ectópica o paraneoplásica son:

- Alteración endocrinológica o metabólica en paciente con neoplasia.
- Remisión sintomática tras el tratamiento efectivo.
- Recurrencia del síndrome endocrino en caso de recidiva.
- Elevación de la concentración de la hormona disregulada.
- Gradiente de concentración hormonal significativo entre la sangre efluente de la lesión tumoral y los niveles arteriales de la hormona.
- Biorreactividad o inmunorreactividad en las muestras tumorales.
- Ácido ribonucleico mensajero hormonal identificado en el tejido tumoral.
- Síntesis y secreción de cantidades de hormona relevante por parte de las células tumorales *in vivo*.

La sintomatología del síndrome paraneoplásico hormonal es la correspondiente al estímulo hormonal generado, en ocasiones, indistinguible de patologías hormonales primarias (ortotópicas), y muchas veces se presenta con una mayor expresividad sintomática.

Tabla 26-10. Diagnóstico diferencial de la hiponatremia según el volumen extracelular y tratamiento recomendado

Volumen extracelular	Etiología	Tratamiento
Bajo (deshidratación)	Pérdidas extrarrenales: diarrea, vómitos, hilio, pancreatitis, quemaduras. Pérdidas renales: diuréticos, pierde sal, enfermedad de Addison	Reposición hidroelectrolítica isotónica
Alto	Cirrosis/ascitis, síndrome nefrótico, insuficiencia cardíaca crónica, malabsorción	Restricción hidrosalina con/sin diuréticos
Normal	Secreción inadecuada de hormona antidiurética, enfermedad de Addison, hipotiroidismo, antidiuréticos	Reposición salina isotónica o hipertónica

Adaptada de: Spasovski G, Vanholder R, Allolio B, Annane D, Ball S, Bichet D, et al. Guía de práctica clínica sobre el diagnóstico y tratamiento de la hiponatremia. Nefrología. 2017;37:370-80.

Además de la hipercalcemia y de la hiponatremia secundaria a SIADH, que suponen las alteraciones más frecuentes y ya se han evaluado en este capítulo, existen otras alteraciones que pueden aparecer en pacientes en situación de cuidados paliativos, deteriorando de manera relevante el estado de bienestar del paciente.

Dentro de los síndromes paraneoplásicos secundarios a hormonas peptídicas, hay que incluir el síndrome de Cushing paraneoplásico, la hipoglucemia de origen extraislote pancreático, la acromegalia, la secreción ectópica de renina o la de beta-gonadotropina coriónica humana (beta-HCG).

Síndrome de Cushing

El síndrome de Cushing se asocia a una morbimortalidad significativa y se debe a un exceso de niveles circulante de corticoides, siendo la terapia crónica con corticoides la causa más común. Las lesiones responsables del síndrome corresponden a tumores hipofisarios, seguidas de lesiones adrenales y, por último, de tumores ectópicos (5-15 % de todos los casos).

Del 40 al 60 % de los tumores responsables del síndrome de Cushing ectópico se encuentran en el tórax. Puede tener manifestaciones clínicas, tasas de supervivencia y pronóstico muy variables, dependiendo del tipo de tumor que lo cause. Los hallazgos clínicos característicos son la hipertensión y la alteración en el metabolismo de la glucosa, la debilidad y atrofia muscular proximal, la hipocalcemia y otras alteraciones electrolíticas, la fragilidad capilar y la hiperpigmentación cutánea.

El diagnóstico se basa en la alteración de la prueba de supresión de cortisol mediante dosis altas de dexametasona, lo que distingue al síndrome de Cushing de origen pituitario. Su tratamiento está encaminado a la resección del tumor primario o a su control con terapia sistémica. Deben implementarse medidas de sostén para mejorar el estado general del paciente, con una dieta hiperproteica y la administración de una cantidad apropiada de potasio.

Puede requerirse de forma concomitante el manejo del hipercortisolismo con medicamentos que inhiben la síntesis adrenal de glucocorticoides (ketoconazol, metirapona). Las alternativas incluyen mitotano y los fármacos más nuevos levoketoconazol y osilodrostat, que bloquean la esteroidogénesis, o mifepristona, que es un antagonista de los receptores. El etomidato (un anestésico intravenoso que también bloquea la producción de cortisol) puede salvar la vida de los pacientes con síntomas fulminantes o mediante la realización de adrenalectomía bilateral.

Hipoglucemia de origen extraislote pancreático

Generalmente, la hipoglucemia es secundaria a tratamiento hipoglucemiante (antidiabéticos orales y/o insulina), así como hipoglucemias reactivas; sin embargo, puede ser una manifestación paraneoplásica por hipersecreción tumoral.

En la evaluación del paciente con cáncer e hipoglucemia, se deben estudiar diversas posibilidades, que incluyen deterioro de la función renal o hepática por diseminación tumoral, metástasis hipofisarias o suprarrenales que produzcan deficiencia de hormonas contrarreguladoras, tumores pancreáticos productores de insulina o proinsulina y, finalmente, la producción de sustancias inductoras de hipoglucemia por el propio tumor: citocinas (factor de necrosis tumoral alfa, interleucina-1), catecolaminas (en feocromocitomas), secreción del factor de crecimiento semejante a la insulina tipo 1 (IGF-1) y tumores que secretan precursores de IGF-2.

Los tumores no derivados de las células pancreáticas pueden producir hipoglucemia recurrente de ayuno, una condición conocida como hipoglucemia inducida por tumor no insular. Es un síndrome paraneoplásico infrecuente y complejo que se encuentra en una gran variedad de neoplasias benignas y malignas.

En muchos casos el tratamiento curativo, es decir, la resección tumoral, no es posible, por lo que el objetivo terapéutico es evitar las hipoglucemias. Estas requieren, generalmente, un tratamiento rápido y eficaz, ya que son recurrentes, graves y, en muchos casos, interfieren con el tratamiento antineoplásico. Las alternativas terapéuticas descritas en las publicaciones científicas hasta el día de hoy son: administración continua de glucosa, análogos de somatostatina, glucocorticoides, hormona de crecimiento y glucagón en perfusión continua.

Síndrome carcinoide

El síndrome carcinoide aparece aproximadamente en un 18 % de los pacientes con tumores carcinoides (característicamente intestinales con metástasis hepáticas). Se caracteriza por eritema cutáneo, dolor abdominal y diarrea. Otros síntomas pueden ser: enfermedad cardíaca valvular y fibrosis retroperitoneal (que puede dar lugar a obstrucción ureteral o intestinal, así como a isquemia intestinal). Estos síntomas son secundarios a la liberación de sustancias vasoactivas por el tumor (como serotonina, bradicinina, histamina, prostaglandinas y hormonas polipeptídicas).

El diagnóstico se basa en la evaluación clínica y en la demostración de un aumento de la concentración urinaria de ácido 5-hidroxiindolacético. La cirugía citorreductora paliativa, la embolización de la arteria hepática, la ablación por radiofrecuencia, los análogos de la somatostatina (octeotrida y lanreotida) y la quimioterapia pueden ser tratamientos paliativos. Existen formulaciones de octeotrida y lanreotida de acción prolongada, disponibles para su administración mensual intramuscular o subcutánea, respectivamente.

Para el tratamiento de la diarrea, pueden emplearse antidiarreicos/anticolinérgicos, como la loperamida y difenoxilato-atropina, o antagonistas de los receptores de serotonina como ondansetrón. La malabsorción pancreática puede aliviarse con suplementos de enzimas pancreáticas. El telotristat, inhibidor oral de la triptófano hidroxilasa, ha sido recientemente aprobado en Estados Unidos para controlar la diarrea asociada al síndrome carcinoide en combinación con análogos de la somatostatina. Otra opción alternativa en el caso de síntomas refractarios es el empleo de interferón alfa.

Otros trastornos

Además de los descritos, hay otras alteraciones mucho menos frecuentes, pero que pueden aparecer en el contexto de este grupo de pacientes.

La *acromegalia* secundaria a procesos extrahipofisarios constituye < 1 % del total de casos de exceso de producción de hormona de crecimiento. El síndrome es generalmente secundario a secreción ectópica de la hormona liberadora de la hormona de crecimiento, más que a la propia hormona en sí. Puede presentarse en tumores neuroendocrinos, feocromocitomas o cáncer de pulmón, dando lugar a artralgias, sudoración, cefalea, engrosamiento cutáneo e hipertensión arterial o alteración del metabolismo hidrocarbonado, tal como ocurre en pacientes con acromegalia de origen hipofisario.

El diagnóstico se realiza de la misma manera, a través de la ausencia de supresión de la hormona de crecimiento tras una sobrecarga oral de glucosa. La resolución del cuadro pasa por la extirpación de la lesión primaria productora de hormona, pero en caso de que la lesión sea inoperable o si hay enfermedad metastásica, la quimioterapia y el tratamiento con análogos de somatostatina son el tratamiento de elección. Dentro de estos, la pasireotida puede ser una herramienta eficaz para los casos no respondedores a análogos previos.

Más raras aún, se han descrito de manera ocasional un exceso de secreción de hormonas como renina, beta-HCG o gonadotropinas. En general, hay descritos casos de exceso de producción de prolactina, hormona tiroestimulante o tirotropina, péptido inhibidor gástrico, péptido intestinal vasoactivo y prácticamente cualquier hormona peptídica (**Tabla 26-11**).

En todos los casos, la expresividad clínica se mantiene mientras el tumor causal está activo y desaparece tras su resección completa. En casos en los que esta sea posible, se aplicarán las estrategias de control habituales que se utilizan en sus homólogos ortotópicos.

Tabla 26-11. Síndromes muy raros de expresión hormonal en síndromes paraneoplásicos

Producción hormonal	Neoplasia de origen	Sintomatología/diagnóstico	Tratamiento
Renina	Hipófisis, órbita, pulmón, hígado. Glándula adrenal, ovario, testículo, intestino delgado	Hipertensión Hiperpotasemia Alcalosis metabólica	Resección Anti-HTA Espironolactona Aliskiren
Beta-HCG	Pulmón, gastrointestinal, hepatocelular, ginecológicos, sarcomas, melanomas, hemopoyéticos	Ginecomastia Irregularidad menstrual y virilización Pubertad precoz	Resección. Quimioterapia
Gonadotropinas	Tumores neuroendocrinos	Síndrome de hiperestimulación ovárica Irregularidad menstrual, infertilidad Síndrome de ovario poliquístico Pubertad precoz	Resección

HCG: gonadotropina coriónica humana: HTA: hipertensión arterial.

PUNTOS CLAVE

- Las complicaciones metabólicas, de principios inmediatos o iónicas, acompañan frecuentemente al paciente en situación de cuidados paliativos y suponen tanto un deterioro de la calidad de vida como verdaderas situaciones de emergencia vital.
- La hiperglucemia, dentro de las complicaciones derivadas del metabolismo de hidratos de carbono que ha ocupado gran parte de este capítulo, es una fuente frecuente de conflicto entre paciente y profesional, y da lugar muchas veces a un manejo controvertido.
- La hiponatremia y la hipercalcemia, frecuentes ambas en esta población, limitan la supervivencia y, en ocasiones, hacen que el paciente precise valoraciones analíticas frecuentes y, en alguna ocasión, el manejo hospitalario.

- Algunas estirpes tumorales tienen la capacidad de producir diversas hormonas, reproduciendo alteraciones endocrinológicas desde un origen extraglandular, dando lugar a manifestaciones diferenciales del síndrome paraneoplásico. El tratamiento de estos cuadros se basa en la resección tumoral y, si esto no es posible, en el tratamiento de la sobreexpresión hormonal o de los efectos que de ella se derivan.
- El adecuado control de la expresividad de estas alteraciones, el diagnóstico precoz y la aplicación de tratamientos que eviten su impacto deletéreo inmediato, sin deteriorar la calidad de vida de estos pacientes, es el verdadero reto al que hay que enfrentarse en el manejo de las complicaciones metabólicas asociadas a cuidados paliativos.

BIBLIOGRAFÍA

Ahamed I, Jauhar N. Hypercalcemia Due to Immobilization. J Endocrine Society. 2021;5:A196.

American Diabetes Association Professional Practice Committee. 13. Older Adults: Standards of Medical Care in Diabetes-2022. Diabetes Care. 2022;45:S195-207.

American Diabetes Association Professional Practice Committee. 6. Glycemic Targets: Standards of Medical Care in Diabetes-2022. Diabetes Care. 2022;45:S83-96.

Ciałkowska-Rysz A, Kowalczyk M, Gottwald L, Kaźmierczak-Łukaszewicz S. The comparison of common cancer types and the coincidence of concomitant chronic diseases between palliative home care patients in Lodz Voivodeship and the general Polish population. Arch Med Sci. 2012;8:496-503.

Cinza S, Prieto MA, Llisterri JL, Barquilla L, Rodríguez L, Vidal R, et al. Prevalencia de obesidad y comorbilidad cardiovascular asociada en los pacientes incluidos en el estudio IBERICAN (Identificación de la poBlación Española de RIesgo CArdiovascular y reNal). Medicina de Familia. SEMERGEN. 2019;45:311-22.

Denton A, Shaw J. Corticosteroid prescribing in palliative care settings: a retrospective analysis in New Zealand. BMC Palliat Care. 2014;13:7.

Ferraz Gonçalves J, Brandão M, Arede A, Prucha B, Grilo I, Freitas S, et al. Hyponatremia in Cancer Patients Hospitalized in a Palliative Care Department: A Cross-Sectional Analysis. Acta Med Port. 2022;35:105-10.

Ficha técnica Xgeva 120 mg solución inyectable. [Internet]. Agencia Española de Medicamentos y Productos Sanitarios. Disponible en: https://cima.aemps.es/cima/dochtml/ft/11703001/FT_11703001.html

For Healthcare Professionals: End of life guidance for diabetes care. [Internet]. Trend Diabetes; 2021.

Fornaco M, Quilez N, Vial R, Solsona S, González P. Predicción de supervivencia en el paciente con cáncer avanzado. Medicina Paliativa. 2015;22:106-16.

Gade AK, Olariu E, Douthit NT. Carcinoid Syndrome: A Review. Cureus. 2020;12:e7186.

Higdon ML, Atkinson CJ, Lawrence KV. Oncologic Emergencies: Recognition and Initial Management. Am Fam Physician. 2018;97:741-8.

Hypercalcemia in malignant disease (Palliative Management): Hospice Palliative Care Program Syptom Guidelines. [Internet]. Fraser Health; 2006.

Kavanagh E, Woods E, Brown J, Dewhurst F, Waterfield K, Rowley G, et al. 144 Evaluation of existing practice: denosumab for hypercalcaemia of malignancy. Supportive Palliative Care. 2019;9:A61.

Kieu A, Govender RD, Östlundh L, King J. Benefits of the addition of continuous or flash glucose monitoring versus standard practice using self-monitored blood glucose and haemoglobin A1c in the primary care of diabetes mellitus: a systematic review protocol. BMJ Open. 2021;11:e050027.

Kuo T, McQueen A, Chen TC, Wang JC. Regulation of Glucose Homeostasis by Glucocorticoids. Adv Exp Med Biol. 2015;872:99-126.

Kutner JS, Blatchford PJ, Taylor DH Jr, Ritchie CS, Bull JH, Fairclough DL, et al. Safety and benefit of discontinuing statin therapy in the setting of advanced, life-limiting illness: a randomized clinical trial. JAMA Intern Med. 2015;175:691-700.

Liu XX, Zhu XM, Miao Q, Ye HY, Zhang ZY, Li YM. Hyperglycemia induced by glucocorticoids in nondiabetic patients: a meta-analysis. Ann Nutr Metab. 2014;65:324-32.

Merino J, Villanueva R, Moyano M. Un paciente con hiponatremia. Medicina Integral. 2000;36:166-72.

Muscogiuri G, Barrea L, Carignano M, Ceriani F. Recomendaciones nutricionales en cuidados paliativos para pacientes con enfermedades avanzadas y al final de la vida. Rev Nutr Clin Metab. 2021;4:59-70.

Onyema MC, Drakou EE, Dimitriadis GK. Endocrine abnormality in paraneoplastic syndrome. Best Pract Res Clin Endocrinol Metab. 2022;36:101621.

Porta J, Palomar C, March J, Naudí C, Viñas J, Nabal M. Parámetros biológicos de supervivencia en pacientes con neoplasias en situación avanzada y terminal. Medicina Paliativa. 1994;1:31-7.

Regino CA, López-Montoya V, López-Urbano F, Álvarez JC, Román-González A. Paraneoplastic Hypoglycemia in Hepatocarcinoma: Case Report and Literature Review. Cureus. 2020;12:e12013.

Rojo-Martínez G, Valdés S, Soriguer F, Vendrell J, Urrutia I, Pérez V, et al. Incidence of diabetes mellitus in Spain as results of the nation-wide cohort di@bet.es study. Sci Rep. 2020;10:2765.

Rosner MH, Dalkin AC. Onco-nephrology: the pathophysiology and treatment of malignancy-associated hypercalcemia. Clin J Am Soc Nephrol. 2012;7:1722-9.

Shah P, Kalra S, Yadav Y, Deka N, Lathia T, Jacob JJ, et al. Management of Glucocorticoid-Induced Hyperglycemia. Diabetes Metab Syndr Obes. 2022;15:1577-88.

Spasovski G, Vanholder R, Allolio B, Annane D, Ball S, Bichet D, et al. Clinical practice guideline on diagnosis and treatment of hyponatraemia. Intensive Care Med. 2014;40:320-31.

Spasovski G, Vanholder R, Allolio B, Annane D, Ball S, Bichet D, et al. Guía de práctica clínica sobre el diagnóstico y tratamiento de la hiponatremia. Nefrología. 2017;37:370-80.

Tjia J, Kutner JS, Ritchie CS, Blatchford PJ, Bennett Kendrick RE, Prince-Paul M, et al. Perceptions of Statin Discontinuation among Patients with Life-Limiting Illness. J Palliat Med. 2017;20:1098-103.

Wang B, Liu J, Chen S, Ying M, Chen G, Liu L, et al. Malnutrition affects cholesterol paradox in coronary artery disease: a 41,229 Chinese cohort study. Lipids Health Dis. 2021;20:36.

Wang R, Foskey R, Barmanray R, Le B, Fourlanos S. End-of-Life Care Requires Caution with Use of Continuous Glucose Monitoring. J Palliat Med. 2022;25:516-8.

Yoon J, Ahn SH, Lee YJ, Kim CM. Hyponatremia as an independent prognostic factor in patients with terminal cancer. Support Care Cancer. 2015;23:1735-40.

Zarkovic M, Beleslin B, Ciric J, Penezic Z, Stojkovic M, Trbojevic B, et al. Glucocorticoid effect on insulin sensitivity: a time frame. J Endocrinol Invest. 2008;31:238-42.

Zhang HY, Zhao J. Ectopic Cushing syndrome in small cell lung cancer: A case report and literature review. Thorac Cancer. 2017;8:114-7.

Complicaciones infecciosas y antibioterapia

27

A. Romero Palacios, M. L. Fernández Ávila y R. Castilla Ortiz

OBJETIVOS

- Conocer las características diferenciales en el diagnóstico y manejo terapéutico de las infecciones en pacientes que reciben cuidados paliativos.
- Identificar las dificultades, riesgos y beneficios de la prescripción de antibióticos en esta población.
- Analizar las infecciones más frecuentes en el contexto de cuidados paliativos y exponer las pautas de tratamiento antibiótico empírico más adecuadas para cada situación.
- Revisar el algoritmo diagnóstico y terapéutico de la neutropenia febril y adquirir los conocimientos necesarios que permitan una correcta prescripción antibiótica en esta situación clínica tan compleja.
- Aprender las dosis y vías de administración alternativas de los antibióticos que, por sus características farmacocinéticas y farmacodinámicas, resultan más útiles en el paciente subsidiario de cuidados paliativos con un proceso infeccioso de origen bacteriano.

CONSIDERACIONES ESPECÍFICAS EN CUIDADOS PALIATIVOS

Prevalencia de las infecciones y del uso de antibióticos

Las infecciones son una causa frecuente de morbimortalidad en pacientes que reciben cuidados paliativos. Más del 50 % de los pacientes con enfermedad oncológica avanzada (no neutropénicos) atendidos en una unidad de cuidados paliativos presentan un proceso infeccioso.

Son varios los factores que determinan una mayor incidencia de infecciones en este grupo de pacientes:

- Inmunosupresión, por la propia enfermedad o los fármacos recibidos.
- Inmovilidad prolongada, con mayor riesgo para el desarrollo de úlceras por presión.
- Problemas deglutorios tanto a nivel central (por disfagia neurológica o alteraciones del grado de conciencia) como local (por neoplasias que afecten al área otorrinolaringológica), que determinan mayor riesgo de broncoaspiración.
- Presencia de dispositivos: catéteres venosos, drenajes, sondas urinarias, etcétera.
- Desnutrición.
- Comorbilidad.

Las infecciones aumentan la carga sintomática, generan malestar, deterioran la calidad de vida y comprometen la supervivencia de los pacientes. La antibioterapia podría considerarse, por tanto, con un doble objetivo: curativo y de control de síntomas. Sin embargo, el empleo de antibióticos en la etapa final de la vida es un tema controvertido, cuyo abordaje implica conceptos que, más allá del aspecto meramente clínico, también precisan un análisis ético en profundidad.

Para el médico que atiende a pacientes con una enfermedad avanzada e irreversible (fallo de órgano, demencia, neoplasia), probablemente sea más fácil la decisión de iniciar o mantener un tratamiento antibiótico que la de decidir no iniciarlo o suspenderlo. Y ello es debido, al menos en parte, a la ausencia de guías o documentos de consenso que aborden este aspecto. La decisión de tratar las infecciones en este tipo de pacientes es compleja y requiere ser individualizada para evitar tanto el abandono como el encarnizamiento terapéutico.

Aunque la prevalencia de infecciones en el paciente de cuidados paliativos está incrementada con respecto a la población general, el empleo de tratamiento antibiótico en este grupo excede de manera notable dicha prevalencia.

Dependiendo de los estudios analizados, la prevalencia de la prescripción de tratamiento antibiótico en pacientes con necesidad de cuidados paliativos en los últimos días de vida oscila entre el 44,1 y el 90 %.

Diagnóstico de las infecciones en el paciente paliativo

El acto médico de prescribir antibióticos a un paciente responde a la necesidad de tratar un problema de salud que el médico prescriptor considera que es debido a una infección bacteriana. A esta decisión se llega después de realizar un proceso diagnóstico basado en el análisis de ciertos signos y síntomas que presenta el paciente y que, junto con las pruebas diagnósticas pertinentes, llevan al diagnóstico de una patología infecciosa y a la decisión de qué antibiótico es el más indicado para tratar dicha infección.

A pesar de la elevada frecuencia de empleo de antimicrobianos en los pacientes que reciben cuidados paliativos, gran parte de este uso se hace en ausencia de una infección documentada (15-30 %).

El diagnóstico de infección en esta población no siempre es fácil. Los indicadores clínicos habitualmente presentes en un paciente con una infección, como la fiebre, no siempre están presentes, y los indicadores analíticos sugestivos de infección también pueden verse alterados, favoreciendo el diagnóstico erróneo en ocasiones. A modo de ejemplo, el empleo de corticoesteroides puede aumentar el recuento de glóbulos blancos en sangre periférica, confundiendo el diagnóstico de laboratorio de una infección.

Además, las proteínas de fase aguda, como la proteína C-reactiva y la velocidad de sedimentación globular, empleadas en muchos casos para el diagnóstico de un proceso infeccioso, pierden validez, ya que tienden a tener niveles más altos por el efecto proinflamatorio que genera la enfermedad oncológica. En estos casos, la procalcitonina, más específica de procesos infecciosos, desempeña un papel importante para ayudar al diagnóstico de infecciones en pacientes con cáncer.

La infección en los pacientes frágiles puede presentarse de forma diferente a la de los adultos jóvenes sin comorbilidad, y además, la frecuente presencia de múltiples comorbilidades hace que los hallazgos en la exploración física sean difíciles de interpretar. Si se añade la incapacidad que puede tener el paciente para expresar sus síntomas (principalmente por alteraciones del grado de conciencia en el contexto de enfermedades neurodegenerativas o efectos secundarios/toxicidad por fármacos), se encuentra que el retraso diagnóstico es un fenómeno común en este tipo de pacientes.

Un claro ejemplo de la dificultad diagnóstica de las infecciones en estos pacientes está en la interpretación de la *fiebre*. En muchos casos, la existencia de fiebre es uno de los principales signos en los que se apoya el clínico para sospechar la existencia de una infección y realizar la prescripción de un tratamiento antibiótico empírico. Sin embargo, y de forma más diferenciada en el paciente con necesidad de cuidados paliativos, la fiebre puede tener un origen potencialmente no infeccioso, como la fiebre inducida por fármacos, la fiebre que puede presentarse en el contexto de una transfusión o la fiebre tumoral secundaria a una neoplasia subyacente (en particular de un linfoma o en un crecimiento o necrosis tumoral acelerada).

Otras causas potenciales de fiebre son la trombosis venosa profunda y la embolia pulmonar, para las que el cáncer es uno de los factores de riesgo más relevantes. Por otro lado, los pacientes en programas de cuidados paliativos utilizan con frecuencia fármacos como el paracetamol, los antiinflamatorios no esteroideos y los corticoesteroides, que podrían enmascarar la respuesta febril.

 En un paciente sometido a cuidados paliativos, la fiebre puede ser un indicador de procesos no infecciosos. En caso de sospechar fiebre de origen tumoral, el tratamiento se hace con paracetamol o antiinflamatorios no esteroideos (naproxeno, diclofenaco o indometacina), además de las medidas generales no farmacológicas.

Por otro lado, las infecciones en este tipo de pacientes pueden presentarse en ausencia de fiebre, bien porque estén con tratamiento antipirético, bien porque su situación inmunológica determine una respuesta inflamatoria sistémica disminuida.

En cuanto a la solicitud de pruebas diagnósticas para confirmar o descartar una posible infección en un paciente tributario de cuidados paliativos, se deben seguir los mismos criterios básicos que en cualquier otro paciente.

 Una prueba diagnóstica debe realizarse:
- Si aumenta la probabilidad de diagnóstico en un paciente con pronóstico estimado de más de 1 mes de vida.
- Si el resultado que se espera de esa prueba puede determinar una alteración de la conducta clínica o de la estrategia de tratamiento.
- Si la técnica de realización de la prueba tiene un bajo riesgo para el paciente.
- Si el coste de la prueba es razonable en comparación con el beneficio esperado de su resultado.

Las pruebas que podrían aportar más información sobre la presencia de una infección en pacientes de cuidados paliativos son:

- Analítica de sangre:
  - Hemograma: la elevación del recuento total de glóbulos blancos (con leucocitosis definida como $\geq$ 14.000 células/mm^3) y una desviación a la izquierda (porcentaje de neutrófilos en banda > 6 % o recuento total en banda $\geq$ 1.500/mm^3) se relacionan con un incremento de probabilidad para la detección de una infección bacteriana.
  - Bioquímica: una elevación de la procalcitonina tiene valor en el diagnóstico diferencial a favor de procesos infecciosos de etiología bacteriana.
- El análisis de orina y el urocultivo pueden aportar información sensible. Sin embargo, hay que tener en cuenta que la incidencia de la bacteriuria asintomática (no tributaria de tratamiento antibiótico) se incrementa con la edad y que la presencia de una sonda urinaria determina en muchas ocasiones la presencia de piuria sin que exista una infección subyacente.
- Radiografía simple de tórax: sigue siendo el método más fiable, rápido y accesible para diagnosticar una neumonía.
- Hemocultivos: dada la relevancia clínica en caso de positividad, la realización de hemocultivos es una prueba pertinente en pacientes con fiebre en el ámbito hospitalario.
- Examen de esputo: el análisis microbiológico de muestras respiratorias no invasivas es una técnica no agresiva para el paciente y puede aportar información clave para el correcto

tratamiento de una infección respiratoria en el paciente con clínica compatible.

Es necesario, por lo tanto, realizar un enfoque diagnóstico individualizado de las infecciones, teniendo en cuenta las comorbilidades, los tratamientos que se reciben, las posibles causas no infecciosas que puedan justificar los hallazgos clínicos y los resultados de las pruebas complementarias solicitadas.

Determinantes éticos de la prescripción de antibióticos en el paciente paliativo

Además de los determinantes clínicos y derivados de las pruebas complementarias anteriormente mencionados, la prescripción de antibióticos también está marcada por ciertos determinantes éticos que deben ser de obligada consideración (v. **Cap. 54**).

Es importante aclarar que, si se diera un conflicto de principios éticos, los de no maleficencia y justicia (de ámbito público y obligatorio) están por encima de los de beneficencia y autonomía (considerados de ámbito privado).

Aplicado al empleo de tratamiento antimicrobiano al final de la vida, los principios de beneficencia y no maleficencia tienen una frontera difícil de definir. Así, la prescripción de antibióticos siempre será motivada desde la búsqueda de un *beneficio* para el paciente (mayor supervivencia y alivio de los síntomas, como la fiebre o la clínica de cistitis en infección urinaria). Pero dependiendo de en qué situaciones, el empleo de antimicrobianos de amplio espectro puede suponer un perjuicio para el paciente (por la aparición de infecciones por bacterias resistentes a los antibióticos, el desarrollo de colitis por *Clostridium difficile* o la necesidad de procedimientos invasivos para la administración de estos antibióticos). En estos supuestos, se estaría quebrantando el principio de *no maleficencia*.

Por otro lado, el principio de *justicia* también se podría ver afectado en este escenario. Existen sobradas evidencias que demuestran que un uso masivo de antibióticos genera un aumento de la resistencia bacteriana a los mismos. Esto llevaría a un perjuicio para futuros pacientes, con mayor riesgo de padecer infecciones sin tratamiento antibiótico posible o que precisen empleo de antibióticos de muy amplio espectro, con mayor riesgo de desarrollo de efectos secundarios. Los pros y los contras de la prescripción de antibióticos al final de la vida son:

- La prolongación de la supervivencia y el alivio de los síntomas son los dos principales beneficios potenciales de los antimicrobianos que inducen a la prescripción de estos fármacos en pacientes con una patología infecciosa. Sin embargo, no se han realizado ensayos aleatorios que examinen adecuadamente estos resultados en pacientes en un programa de cuidados paliativos.
- De forma global, se puede decir que la prescripción de antibióticos consigue *aliviar los síntomas* de forma más notable en infecciones urinarias y de tracto respiratorio, pero el grado de malestar de estos pacientes se incrementó en muchos de los casos, debido a la necesidad de un acceso venoso o al traslado a un centro sanitario para la administración del tratamiento.

Es muy importante visualizar cuál es el objetivo que se busca cuando se prescriben antibióticos a un paciente en situación paliativa. Lo que para algunos pacientes puede ser beneficioso en cuanto a ganancia de supervivencia, para otros puede suponer un alargamiento fútil de su situación de últimos días, con una sobrecarga de síntomas y emociones que poco aportan al paciente.

MANEJO DE LAS INFECCIONES MÁS FRECUENTES

La decisión entre la hospitalización y el manejo ambulatorio, como en otras patologías, debe contemplar, además, los beneficios del ingreso frente a los riesgos del mismo. Independientemente del lugar seleccionado, y como ya se ha comentado, hoy en día no existe un documento de consenso o guía de práctica clínica sobre el uso de antibióticos en este contexto. Aspectos a tener en cuenta en este tipo de pacientes, como el tipo de antibiótico a emplear, las posibles vías de administración, las medidas adyuvantes que pueden ser necesarias (como colocación de drenajes, etc.) o las indicaciones de no inicio o suspensión del tratamiento antibiótico, no están contemplados de forma rutinaria en las guías de manejo de enfermedades infecciosas.

En los siguientes apartados se hará una breve revisión de las evidencias acerca del tratamiento de las infecciones más frecuentes en cuidados paliativos, con la intención de redactar una serie de recomendaciones adaptadas a las características especiales de estos pacientes.

Infecciones más frecuentes

Existen numerosas revisiones en las publicaciones científicas acerca de los focos de infección más frecuentes en el paciente con necesidad de cuidados paliativos. Aunque existe variabilidad, el foco infeccioso más comúnmente diagnosticado es el tracto urinario, seguido muy de cerca de la infección de vías respiratorias bajas.

Infecciones urinarias

Escherichia coli es, con diferencia, la bacteria más frecuente, seguida de otros bacilos gramnegativos como *Pseudomonas aeruginosa* y *Klebsiella* spp. Menos frecuentes son los estafilococos, enterococos y *Candida* spp.

El perfil de resistencia a los antimicrobianos de estas bacterias vendrá marcado por los diferentes factores de riesgo del paciente, entre los que cabe destacar el uso de antibióticos de amplio espectro en los meses previos, el contacto frecuente con el medio sanitario (hospitales de día, ingresos previos, etc.) y la colonización previa por bacterias resistentes.

En cuanto a la terapia antimicrobiana, si bien lo más frecuente es que se inicie de forma empírica, lo ideal es dirigirla según los cultivos (urocultivo y/o hemocultivo) y antibiograma siempre que sea posible, en especial si los síntomas son recurrentes o recidivantes (**Tabla 27-1**).

Cuando se trata una infección urinaria, además del tratamiento antibiótico es muy importante evaluar la presencia de dispositivos urinarios invasivos como sonda vesical, catéter doble J o nefrostomías. En estos casos, es necesario valorar la retirada (idealmente) o el recambio de estos catéteres, ya que

Tabla 27-1. Terapia antibiótica empírica en las infecciones urinarias

Tipo de paciente	Riesgo de bacterias resistentes (e-Anexo27-1)	Tratamiento antibiótico	Comentarios
Ambulatorio	No	Ciprofloxacino 500 mg/12 h Levofloxacino 750 mg/24 h Trimetoprim/sulfametoxazol forte/12 h Amoxicilina-ácido clavulánico 875-125 mg/8 h Ceftriaxona 1 g/24 h i.m./i.v. Gentamicina 5 mg/kg/24 h i.v. ——————————— Ertapenem 1 g/24 h, i.v., i.m. o s.c.	3-5 días de duración El tratamiento puede emplearse para reducir la fiebre y las molestias miccionales
	Sí		
Hospitalización	No	Ceftriaxona 1g/24 h i.m. o i.v. Piperacilina-tazobactam 4 g/6-8 h Ciprofloxacino 400 mg/12 h i.v. ——————————— Cefepime 2 g/12 h i.v. Piperacilina-tazobactam 4 g/6-8 h Imipenem 500 mg/6 h Meropenem 1 g/8 h	Si se aíslan estafilococos resistentes a meticilina o enterococos, se debe añadir vancomicina, daptomicina o linezolid Si se aíslan *Pseudomonas* spp. Se prefiere piperacilina-tazobactam o quinolonas
	Sí		
Inestable hemodinámicamente	——————	Imipenem 500 mg/6 h Meropenem 1 g/8 h + Vancomicina 15-20 mg/12 h	

la capacidad de estas bacterias de desarrollar un biofilm en la superficie de los mismos contribuye al mantenimiento de los reservorios y a la perpetuación de la infección. Cuando este recambio tenga lugar, se recomienda tomar una nueva muestra para cultivo, buscando confirmar los hallazgos microbiológicos del urocultivo inicial.

Infecciones respiratorias

A continuación, se detallan las infecciones respiratorias más frecuentes en pacientes paliativos.

Agudización de enfermedad pulmonar obstructiva crónica

Los principales agentes infecciosos son los virus. Ante la sospecha, el tratamiento debe incluir una combinación de broncodilatadores inhalados y/o corticoides sistémicos, y no necesariamente el empleo de tratamiento antibiótico.

La etiología bacteriana debe ser tenida en cuenta en aquellas situaciones en las que existe un aumento en la cantidad, así como un cambio del aspecto de la expectoración habitual del paciente, coloración purulenta de las secreciones y/o presencia de fiebre asociada con estos síntomas. En estos casos, los gérmenes más frecuentemente implicados son aquellos presentes en las vías respiratorias altas, como *Haemophilus influenzae*, *Streptococcus pneumoniae* y *Moraxella catarrhalis*, sin olvidar *P. aeruginosa* en aquellos pacientes con antecedentes de bronquiectasias.

Sospecha de infección local de traqueostomía

En los pacientes portadores de traqueostomía, es importante considerar que el foco de la infección puede proceder del tra-

queostoma cuando las secreciones expulsadas a través de este sean malolientes o de color amarillo/verdoso. En estos casos, lo ideal sería obtener cultivos de estas a través del ostoma para dirigir la pauta de tratamiento antibiótico.

Neumonía

Según el tipo de neumonía sospechada, se distingue:

- La neumonía comunitaria: es quizás la menos frecuente en pacientes incluidos en programas de cuidados paliativos. El microorganismo más frecuentemente implicado es el neumococo.
- La neumonía aspirativa: mucho más común, sobre todo en pacientes con mayor riesgo de broncoaspiración por disfagia (neoplasia otorrinolaringológica o fístula traqueoesofágica) o alteraciones del grado de conciencia (enfermedad neurodegenerativa, síndrome confusional o neurotoxicidad por fármacos). La etiología suele ser polimicrobiana, incluyendo gérmenes procedentes de las vías respiratorias superiores y la cavidad oral (incluyendo anaerobios).
- La neumonía asociada a cuidados sanitarios: debe sospecharse en aquellos pacientes que han precisado ingreso hospitalario reciente o tienen un contacto habitual con el medio sanitario (por ejemplo, estancias repetidas en el hospital para recibir quimioterapia o someterse a técnicas de intervencionismo). Suelen ser entidades clínicas de mayor gravedad y requieren ampliar la cobertura antibiótica inicial, debido a la necesidad de cubrir *Pseudomonas* y las bacterias resistentes.

La terapia antibiótica empírica en cada una de estas entidades se recoge en la **tabla 27-2**.

Tabla 27-2. Terapia antibiótica empírica en las infecciones respiratorias

Tipo de infección respiratoria	Antibiótico de elección
AEPOC	Amoxicilina-clavulánico 875-125 mg/8 h v.o. Levofloxacino 500 mg/24 h v.o. Moxifloxacino 400 mg/24 h v.o. ——————————————————— Ceftriaxona 1-2 g/24 h i.v. o s.c. Ciprofloxacino 400 mg/12 h i.v.
Infección por traqueostomía	Tratamiento tópico con betametasona-gentamicina, una aplicación cada 12 h + antibioterapia en caso de síntomas sistémicos y dirigido por cultivos
Neumonía	Comunidad Amoxicilina-ácido clavulánico 875-125 mg/8 h v.o. Ceftriaxona 1 g/24 h i.v. o s.c. Levofloxacino 750 mg/24 h v.o. Aspirativa Amoxicilina-ácido clavulánico 875-125 mg /8 h v.o. Piperacilina-tazobactam 4-0,5 mg/8 h i.v. Asociada a cuidados sanitarios Piperacilina-tazobactam 4-0,5 mg/8 h i.v. Ceftacidima 1 g/8 h i.v. +/- (vancomicina 1 g/12 h i.v. o linezolid 600 mg/12 h v.o. o i.v.)

AEPOC: agudización de enfermedad pulmonar obstructiva crónica. Añadir: i.v.: intravenosa; s.c.: subcutánea; v.o.: vía oral.

 La mayoría de las infecciones de vías respiratorias altas tienen una etiología vírica. El empleo de antibióticos debe estar reservado para cuando la sospecha de infección bacteriana es alta: aumento de la expectoración habitual, cambios en las características de las secreciones respiratorias, evidencia de condensaciones pulmonares en la radiología de tórax o cultivo de secreciones positivo.

Infección de piel y partes blandas

Los patógenos más frecuentemente implicados en este tipo de infecciones son los cocos grampositivos, fundamentalmente estafilococos y estreptococos. Las entidades más habituales son:

- Celulitis o erisipela, en las que la amoxicilina-ácido clavulánico o el levofloxacino serían suficientes para una cobertura empírica óptima. Se hace una llamada de atención para evitar el empleo de cloxacilina por vía oral como tratamiento de las infecciones en esta localización (y en cualquier otra). Las dosis orales distan mucho de las realmente necesarias (2 g/4 h, vía intravenosa) y además la absorción enteral es muy deficitaria, por lo que existe un alto riesgo de que la infección progrese y de que la bacteria, al recibir dosis infraterapéuticas, desarrolle resistencia a la cloxacilina durante el tratamiento.
- Sobreinfección de úlceras por presión o tumorales, abscesos musculares, óseos o subcutáneos fistulizados, con frecuencia de evolución tórpida o recidivantes. En estos casos, sería de gran ayuda la toma de cultivos para realizar tratamiento antibiótico dirigido. Es frecuente una alta tasa de cultivos positivos para microorganismos colonizadores o contaminantes de la herida. Lo ideal (aunque no suele ser posible) es cultivar una muestra biopsiada de los bordes de la herida. Otras opciones son: ciprofloxacino en las

infecciones por *Morganella*, levofloxacino a dosis elevadas (750 mg/24 h) en infecciones por *Staphylococcus aureus* o linezolid en infecciones por *S. aureus* o estafilococos coagulasa negativos resistentes a meticilina.

En caso de que existan colecciones subcutáneas o profundas, debe valorarse el drenaje de las mismas que pudiera determinar un alivio sintomático.

En otras ocasiones, el mal olor que pueda desprender una herida supurativa suele relacionarse con la proliferación de bacterias anaerobias en el foco de la infección. En estos casos, está descrito en las publicaciones científicas que el empleo de metronidazol tópico (solución de antibiótico intravenoso aplicado de forma local) es la mejor estrategia para rebajar el mal olor y mejorar, con ello, el confort del paciente y familiares.

En las infecciones en esta localización, cabe destacar la frecuencia de infecciones por microorganismos grampositivos, en las cuales una opción terapéutica a tener en cuenta la constituye la dalbavancina y, de forma más reciente, la oritavancina. Ambos son lipoglicopéptidos de administración intravenosa con eficacia frente a cocos grampositivos (incluidos los resistentes a meticilina) y cuya principal ventaja es la vida media del fármaco, superior a las 240 horas, que permite su administración en una formulación de acción prolongada, es decir, que con una única dosis es posible cubrir 7-10 días de tratamiento. Esta posología hace que ambos fármacos puedan tener un papel relevante en el tratamiento de las infecciones por grampositivos en pacientes atendidos en programas de cuidados paliativos.

Infecciones intraabdominales

Las infecciones intraabdominales cobran especial relevancia en los pacientes con patología oncológica del aparato digestivo. En este caso, los gérmenes más frecuentemente implicados serán las enterobacterias y los anaerobios procedentes del propio tubo digestivo.

Sin embargo, no es infrecuente que las infecciones puedan derivarse de complicaciones secundarias a procedimientos realizados sobre el paciente. Así, es posible encontrar que el foco de la infección intraabdominal proceda de una peritonitis secundaria a la realización de paracentesis evacuadoras; de la infección de drenajes percutáneos o de prótesis biliares en los casos de obstrucción de la vía biliar por crecimiento tumoral; o de la propia traslocación bacteriana secundaria a colocación de endoprótesis colónicas en los casos de obstrucción intestinal por tumoración estenosante.

En los casos de infección intraabdominal, por norma general y debido a la etiología polimicrobiana que las genera, suele ser necesario el empleo de antibióticos de amplio espectro y, ocasionalmente, la combinación de dos antibióticos. El empleo de amoxicilina-ácido clavulánico o combinaciones de quinolonas (ciprofloxacino o levofloxacino) con un agente anaerobicida (como metronidazol) conforman pautas eficaces de administración oral.

Si la sospecha del origen de la infección implica la posibilidad de una infección nosocomial o posquirúrgica, sería necesario disponer de un acceso venoso, ya que la antibioterapia empírica debe ser de un mayor espectro que la disponible por vía oral, como la piperacilina-tazobactam o incluso carmapenémicos (meropenem o imipenem).

> ❗ En la infección abdominal, cobra especial importancia el control del foco, siempre que sea posible y que la situación clínica del paciente lo permita. En este sentido, se puede contemplar la necesidad de actos quirúrgicos con carácter paliativo o la colocación de drenajes percutáneos como medios para lograr, si no la curación del proceso, sí el alivio sintomático de la clínica que genera la infección (fiebre elevada, dolor abdominal incoercible, estreñimiento pertinaz, etcétera).

NEUTROPENIA FEBRIL

Definición y conceptos

El riesgo de desarrollar infecciones aumenta de manera considerable en aquellos pacientes con inmunodepresión. Esta situación es común en el paciente en programa de cuidados paliativos oncológicos, ya que el tratamiento quimioterápico suele generar citopenias que, en mayor o menor grado, exponen al paciente a la adquisición de infecciones. Especialmente importantes, por su gravedad, son las infecciones que se desarrollan en el contexto de una neutropenia.

La valoración clínica de un paciente con fiebre y neutropenia requiere de una exhaustiva evaluación y de una correcta estratificación del riesgo de desarrollar complicaciones, esencial para determinar la potencial gravedad de la infección subyacente. De ello va a depender la elección de una terapia empírica precoz y adecuada desde el inicio, lo que será clave para el pronóstico de estos pacientes.

La *neutropenia febril* se define como la presencia en un mismo paciente de fiebre (38 °C durante más de 1 hora, una única toma de la temperatura superior a 38,3 °C o dos veces ≥ 38 °C en 12 horas) y recuento de neutrófilos por debajo de 1.500 células/mm³.

Sin embargo, se pueden encontrar diferentes grados de neutropenia. Las guías de práctica clínica de diferentes sociedades coinciden en denominar:

- *Neutropenia absoluta*: < 500 células/mm³ o < 1.000 células/mm³ con esperable descenso por < 500 mm³ en los próximos 2 días.
- *Neutropenia de alto riesgo*: recuento < 100 células/mm³ con una duración esperada ≥ 8 días.
- *Neutropenia de riesgo estándar*: recuento < 100 células/mm³ con una duración esperada ≤ 7 días.

> ❗ Hay que tener en cuenta que:
> - Es a los 10-14 días del inicio de la quimioterapia cuando, en caso de desarrollar una neutropenia, el recuento de neutrófilos alcanza su nivel mínimo o punto bajo (nadir).
> - El riesgo de desarrollar neutropenia febril es mayor en el primer ciclo.
> - El hecho de que un paciente desarrolle neutropenia posquimioterapia es un factor de riesgo para que vuelva a padecerla en los próximos ciclos.

Estratificación de riesgo: escala MASCC

La neutropenia, como ya se ha dicho, es con diferencia el factor de riesgo más determinante en la adquisición de infecciones. Es, además, un riesgo directamente proporcional a la duración e intensidad de la misma. Así, se sabe que los fármacos quimioterápicos usados para el tratamiento de linfomas y tumores de órganos sólidos suelen estar asociados a neutropenias de menos de 7 días de duración, con un riesgo bajo o moderado (< 30 %) de desarrollar neutropenia febril. Sin embargo, los pacientes con leucemia aguda, que generan neutropenias de mayor intensidad y duración, se asocian a complicaciones infecciosas en más del 80 % de los casos.

Además de la duración y la intensidad de la neutropenia, existen otros factores que van a influir en la gravedad del proceso infeccioso que pueda subyacer detrás de una neutropenia febril. Para una evaluación conjunta de todos ellos, se elaboran escalas pronósticas, siendo la más aceptada internacionalmente la escala de la Multinational Association for Supportive Care in Cancer (MASCC) (**Tabla 27-3**).

La obtención de una puntuación ≥ 21 identifica a pacientes con riesgo estándar, es decir, aquellos que presentan un riesgo similar al resto de la población en relación con el desarrollo de complicaciones infecciosas (con un valor predictivo positivo del 91 %, una especifidad del 68 % y una sensibilidad del 71 %). Estos pacientes pueden ser tratados con antibioterapia oral y ser manejados de forma ambulatoria (siempre que sea posible una reevaluación a las 24-48 horas).

Si, por el contrario, se trata de un paciente con una neutropenia febril con un valor en la escala MASCC ≤ 20 puntos, es un paciente con alto riesgo de presentar complicaciones infecciosas graves, por lo que debe ser evaluado de forma por-

Tabla 27-3. Escala MASCC de estratificación de riesgo de desarrollo de infecciones en pacientes con neutropenia febril

Características	Puntuación
Ausencia o síntomas leves	5
No hipotensión (presión sistólica > 90 mmHg)	5
No enfermedad pulmonar obstructiva crónica	4
Paciente oncológico o hematológico sin antecedente de infección fúngica invasiva previa	4
No necesidad de rehidratación parenteral	3
Síntomas moderados	3
Paciente ambulatorio	3
Edad < 60 años	2

Klastersky J, Paesmans M, Rubenstein EB, Boyer M, Elting L, Feld R, et al. The Multinational Association for Supportive Care in Cancer risk index: a multinational scoring system for identifying low-risk febrile neutropenic cancer patients. J Clin Oncol. 2000;18:3038-51. MASCC: Multinational Association for Supportive Care in Cancer.

menorizada, precisa administración precoz de antibioterapia empírica de amplio espectro y se indicará, según la situación basal del mismo, el ingreso en un centro hospitalario.

Manejo de neutropenia febril de alto riesgo sin foco infeccioso documentado

Es importante aclarar que, a diferencia de la mayoría de los procesos infecciosos, ningún procedimiento diagnóstico general en los pacientes con neutropenia febril debe retrasar el inicio de la terapia antibiótica empírica, cuya administración, en caso de ser necesaria, se recomienda iniciar en los primeros 60 minutos desde la llegada del paciente al centro sanitario (**Fig. 27-1**).

Manejo de neutropenia febril de alto riesgo con foco infeccioso documentado

Los pacientes con neutropenia febril pueden presentar sintomatología órgano-específica. En estos casos, el manejo diagnóstico y terapéutico puede experimentar algunas diferencias (**Tabla 27-4**).

Duración del tratamiento antibiótico: desescalado o discontinuación segura

Una vez iniciado el tratamiento antibiótico empírico, todo paciente con neutropenia febril debe ser sometido a una reevaluación clínica a las 48-72 horas.

Si el paciente continúa con fiebre o inicia una situación de inestabilidad, siempre que el paciente no tenga signos de encontrarse en situación de últimos días, donde la fiebre, entre otros signos, es frecuente, deben reevaluarse las pruebas y el tratamiento.

Si, por el contrario, la evolución es buena y el paciente está afebril, con mejoría paulatina de los datos clínicos y de las pruebas complementarias, se puede valorar el desescalado

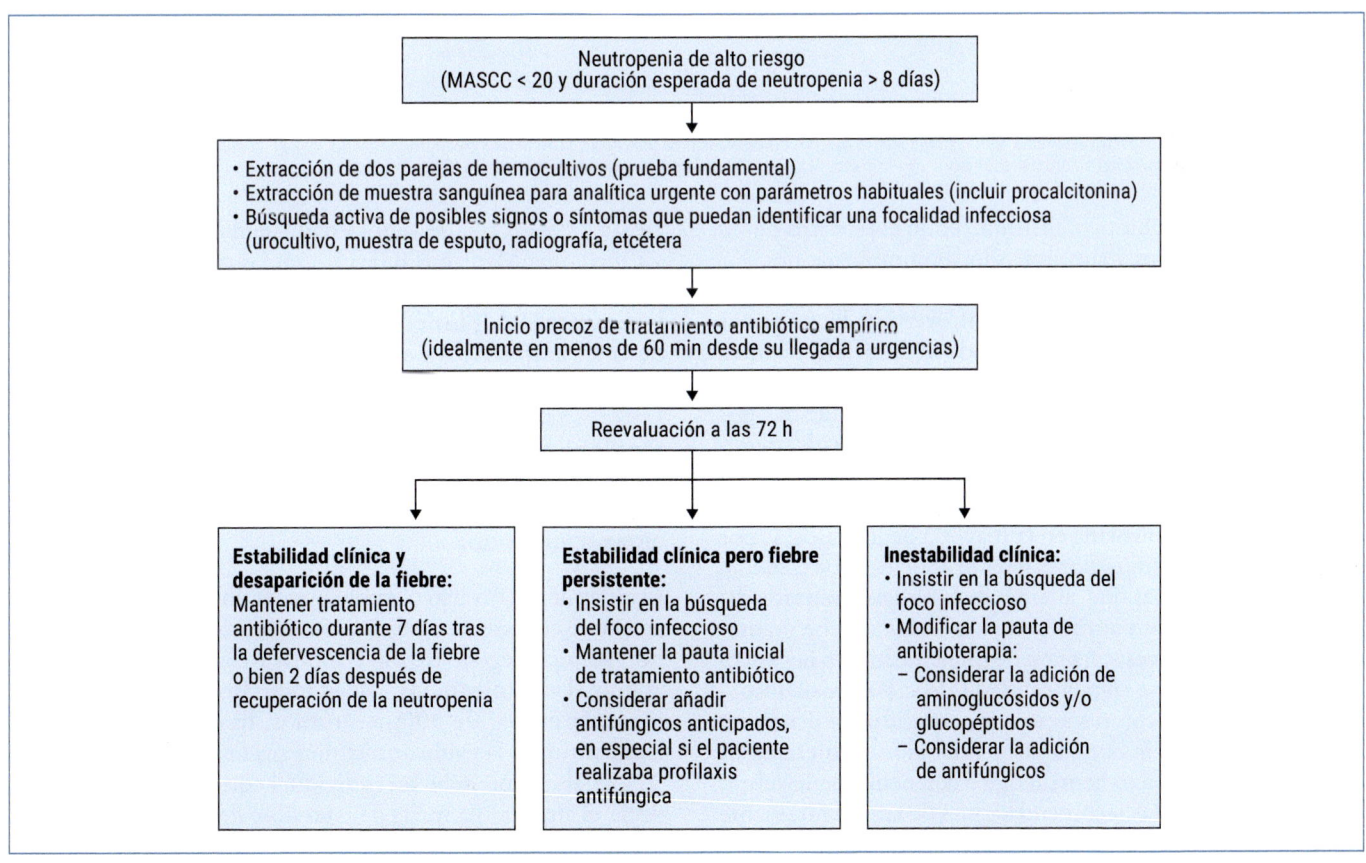

Figura 27-1. Algoritmo de manejo del paciente con neutropenia febril.

Tabla 27-4. Manejo de neutropenia febril de alto riesgo con foco infeccioso documentado

	Síntomas respiratorios	Síntomas digestivos	Síntomas asociados a CVC	Síntomas de sistema nervioso central
Pruebas de imagen	• TC de tórax	• TC/ecografía de abdomen	• Ecografía Doppler (si se sospecha trombosis asociada)	• TC/RM de cráneo
Pruebas de laboratorio	• Cultivos de esputo • LBA • Hemocultivos	• Cultivo de heces • Toxina de *Clostridium* • Hemocultivos	• Hemocultivos diferenciales (extraídos simultáneamente del catéter y de venopunción directa)	• Hemocultivos • Análisis y cultivo de LCR
Agentes etiológicos más frecuentes	• Bacterias: *Haemophilus influenzae, Moraxella catarrhalis, Escherichia coli* o *Klebsiella* spp., BLEE, *Pseudomonas aeruginosa,* anaerobios • Infección fúngica invasiva: *Aspergillus* spp. *Cryptococcus* spp. *Pneumocystis jirovecii* • Virus: influenza SARS-CoV-2	• Infección por *Clostridium difficile* • Enterocolitis neutropénica (mucosis posquimioterapia) • Bacterias: flora mixta (*E. coli*, otras enterobacterias, *Bacteroides fragilis*)	• Bacterias: *Staphylococcus epidermidis, Staphylococcus aureus, Enterobacteriae, Pseudomonas aeruginosa* • Hongos: *Candida* spp.	• Infección fúngica invasiva: *Cryptococcus* spp. • Parásitos: *Toxoplasma gondii* • Bacterias: *Listeria monocytogenes, Streptococcus agalactiae, Enterobacteriae* • Virus: leucoencefalopatía multifocal progresiva por virus JC
Procedimientos adicionales	• Cirugía torácica (abscesos bacterianos o masas fúngicas) • Toracocentesis (derrame pleural complicado)	• Cirugía abdominal (con intención curativa o paliativa)	• Retirada de CVC (en el caso de estafilococos coagulasa negativo, con la retirada del tratamiento suele ser suficiente)	• PL de repetición con intención evacuadora (meningitis criptocócica) • Neurocirugía (en caso de abscesos con efecto masa)
Tratamiento empírico	• Cefepime • Piperacilina/tazobactam • Meropenem	• Cefepime • Piperacilina/tazobactam • Meropenem	• Cefepime • Piperacilina/ tazobactam • Meropenem • +/- • Vancomicina	• Ceftriaxona + ampicilina

BLEE: betalactamasas de espectro extendido; CVC: catéter venoso central; LBA: lavado broncoalveolar; LCR: líquido cefalorraquídeo; SARS-CoV-2: enfermedad asociada al coronavirus de tipo 2 causante del síndrome respiratorio agudo grave; PL: punción lumbar; RM: resonancia magnética; TC: tomografía computarizada.

del tratamiento antibiótico, disminuyendo el espectro de los antibióticos pautados y suprimiendo las combinaciones.

La duración de los tratamientos antibióticos en pacientes con neutropenia febril es un tema controvertido. Hay algunas entidades donde sí está bien establecida su duración, como es el caso de las infecciones relacionadas con los catéteres vasculares. En este caso, cabe distinguir entre: las producidas por estafilococos coagulasa negativo (*Staphylococcus epidermidis* y *Staphylococcus hominis*), que requieren pocos días de tratamiento (entre 3 y 5 días), ya que, con la retirada del catéter, la infección está controlada en la mayoría de los casos; y, por otro lado, las infecciones por catéter producidas por *Candida* spp. o *S. aureus,* en las que, además de la obligada retirada del catéter, el tratamiento antimicrobiano dirigido debe mantenerse 14 días tras la constatación de un hemocultivo negativo.

Pero si no hay una clara focalidad infecciosa, existe disparidad de opiniones con respecto a los criterios que deben ser tenidos en cuenta a la hora de suspender la antibioterapia en el paciente oncológico o hematológico con neutropenia febril. Parecen razonables las recomendaciones de las recientemente publicadas guías de la sociedades alemanas de oncología y hematología (del Grupo de Trabajo en Enfermedades Infec-

ciosas [AGIHO] y de la Sociedad Alemana de Hematología y Oncología Médica [DGHO]), en las que se aconseja continuar la terapia antibiótica empírica hasta 7 días después de la desaparición de la fiebre (si persiste la neutropenia) o mantener los antibióticos 2 días más después de la defervescencia, en caso de que las cifras de neutrófilos estén reconstituidas.

Medidas no antimicrobianas empleadas en el manejo de la neutropenia febril

Aislamiento inverso

El aislamiento inverso o «protector» es un tipo de aislamiento en el que el paciente es aislado en un entorno libre de gérmenes, para protegerlo de infecciones cruzadas. Se recomienda aplicar el aislamiento inverso en todos los pacientes con neutropenia menor de 500 neutrófilos, hasta que esta cifra se reconstituya y la evolución clínica sea favorable.

La habitación debe ser individual con presión positiva, es decir, el aire circulante ha de estar libre de contaminación del exterior, por lo que se filtra continuamente, y la puerta debe mantenerse siempre cerrada. El personal sanitario y las visitas deben dirigirse al paciente utilizando guantes no estériles al entrar, bata, mascarilla y gorro, desechando el material de protección personal una vez fuera de la habitación.

Factor estimulante de colonias de granulocitos

El uso de factor estimulante de colonias de granulocitos (G-CSF) en pacientes con fiebre establecida y neutropenia es controvertido. Parece que no mejoran significativamente la mortalidad global ni la relacionada con infecciones, aunque pueden disminuir las probabilidades de hospitalización con menor duración de la neutropenia, del uso de antibióticos y una recuperación más rápida de la fiebre.

Las recomendaciones de los grupos de expertos para el uso de G-CSF terapéuticos en la fiebre establecida y la neutropenia difieren por la falta de datos clínicos consistentes, los costes y los posibles efectos adversos.

El empleo de G-CSF (filgrastim 5 µg/kg/día o pegfilgrastim 6 mg/día) no está justificado en todos los pacientes con neutropenia febril. Ningún ensayo clínico ha demostrado que su empleo disminuya la mortalidad global ni debida a infecciones. Su uso debe estar condicionado a la presencia de alguno de los siguientes factores de mal pronóstico:

- Neutropenia profunda (< 100 neutrófilos durante más de 10 días).
- Edad > 65 años.
- Presencia de neumonía.
- Enfermedad de base no controlada.
- Fallo multiorgánico.
- Enfermedad fúngica invasiva.

VÍAS ALTERNATIVAS DE ADMINISTRACIÓN DE ANTIBIÓTICOS

La *vía oral* es la vía de elección en cuidados paliativos. Sin embargo, en ocasiones, una vez decidida la necesidad de emplear un tratamiento antibiótico, se encuentra que el paciente tiene limitada la vía oral (disfagia, oclusión intestinal, bajo grado de conciencia) o que el antibiótico indicado solo está disponible por vía sistémica. En estos casos, la *vía subcutánea* constituye una gran alternativa, ya que permite evitar la canalización de accesos venosos y sus complicaciones, la necesidad de traslados (a veces complejos) al hospital y la prolongación de la estancia hospitalaria. La vía subcutánea puede facilitar y mejorar la atención domiciliaria de procesos infecciosos en pacientes que no se benefician del hospital o que han expresado su deseo de permanecer en el domicilio.

Otra alternativa a la vía subcutánea la constituye la *vía intramuscular*, si bien no es la más confortable y no está exenta de otros efectos no deseados (dolor en la zona de punción o desarrollo de hematomas con riesgo de sobreinfección posterior), por lo que es menos usada en tratamientos prolongados en los pacientes incluidos en programa de cuidados paliativos.

La vía subcutánea ha sido muy usada para otros fármacos fuera de indicación y, aunque no existen ensayos clínicos al respecto, las publicaciones científicas recogen numerosos ejemplos del uso de antibióticos por esta vía de administración que, estando fuera de ficha técnica, es bien tolerada por el paciente y consigue resultados favorables en cuanto a eficacia y seguridad.

En una revisión publicada en 2022, se describe la eficacia similar de ceftriaxona, ertapenem y teicoplanina por vías intravenosa y subcutánea. Los autores concluyen que los efectos terapéuticos podrían ser comparables, justificando su uso en infecciones no graves. No obstante, harían falta estudios específicos.

La ceftriaxona es el antibiótico con más evidencia en el uso subcutáneo, con una biodisponibilidad próxima al 100 %, aunque con pico máximo más tardío que de forma intravenosa. En el extremo opuesto están los aminoglucósidos, cuyo uso por vía subcutánea no está recomendado por dos motivos: la absorción, por tanto, su pico de acción es muy inferior a la recomendada (con el consiguiente riesgo de alcanzar dosis infraterapéuticas y, por ende, mayor riesgo de desarrollo de resistencias intratratamiento), y la incidencia considerable de reacciones locales en el sitio de inyección, ocasionalmente con evolución a necrosis cutánea asociada.

En la **tabla 27-5**, se exponen las diferentes opciones de tratamiento antibiótico que han demostrado seguridad y eficacia por vía intramuscular y subcutánea.

Recomendaciones generales de la vía subcutánea:

- Esta vía debe valorarse en pacientes con infecciones no graves, en los que no sea posible la vía oral o en aquellas situaciones en las que sea preferible la administración parenteral.
- Lugar de inyección: el abdomen o el muslo.
- La infusión debe ser lenta (> 30 minutos).
- Rotar el lugar de infusión cada 72-96 horas (o inmediatamente si existe reacción local).
- No usar catéteres rígidos (de 20 a 27 G).
- Diluir de forma preferente en suero fisiológico al 0,9 %.

PROGRAMAS DE TRATAMIENTO ANTIBIÓTICO DOMICILIARIO INTRAVENOSO

El tratamiento antibiótico domiciliario intravenoso permite iniciar o completar el tratamiento antimicrobiano por vía intravenosa en un paciente ambulatorio, y es una modalidad asistencial segura, efectiva y más eficiente que la hospitalización convencional en el tratamiento de los procesos infecciosos.

Hay una gran variedad de infecciones que son candidatas a tratamiento antibiótico domiciliario intravenoso: infecciones de piel y partes blandas, infecciones respiratorias, del tracto urinario, infecciones osteoarticulares, endocarditis y bacteriemias por grampositivos y gramnegativos resistentes a terapias orales, entre otras.

El empleo de esta estrategia permite manejar de forma ambulatoria enfermedades infecciosas que, de forma habitual, se tratan en el medio hospitalario, reduciendo las complicaciones asociadas, consiguiendo una recuperación más rápida y favoreciendo además el retorno precoz del paciente al medio familiar, social y laboral.

Tabla 27-5. Antibioterapia con uso descrito por vía subcutánea e intramuscular en cuidados paliativos

	Dosis	Espectro de acción
Ceftriaxona (2 g cada 12-24 h)	• Intramuscular: disponible de 500 mg y 1 g. Reconstituir con el disolvente aportado en la presentación. Dosis máxima de 1 g por punto de punción (riesgo de necrosis) • Subcutánea: en bolo o infusión. Si se administra como bolo, diluir 1 g en 3,5 mL como mínimo. Si se administra en perfusión continua, la dilución mínima recomendada es de 20 mL para 1 g de ceftriaxon	• Grampositivo: activo frente a estreptococos del grupo *viridans* β-hemolíticos y *Streptococcus pneumoniae*. Podría ser activo frente a *Staphylococcus aureus* y *Staphylococcus coagulasa* negativa. No activo frente a *Enterococcus*, *Listeria* y *Corynebacterium jeikeium* • Gramnegativo: activo frente a *Neisseria*, *Haemophilus influenzae* y *Moraxella*. *Escherichia coli*, *Klebsiella*, *Proteus*, *Salmonella*, *Citrobacter*, *Enterobacter*, *Shigella*, *Serratia*, *Aeromonas*, *Yersinia*, *Pasteurella* y *Kingella*. No activo frente a *Pseudomonas aeruginosa*, *Burkholderia*, *Acinetobacter*, *Stenotrophomonas* y *Campylobacter* • Anaerobios: activo frente a *Peptococcus*, *Peptostreptococcus*, *Cutibacterium* y *Clostridium* (salvo *C. difficile*) y *Fusobacterium*
Ertapenem (1 g cada 24 h)	• Intramuscular: reconstituir el vial con 3,2 mL de lidocaína al 1 % • Subcutánea: en bolo o infusión (infusión por gravedad, diluyendo 1 g en 50 mL de suero salino durante 30-45 min)	• Grampositivo: activo frente a *S. pneumoniae*, *Streptococcus*, *S. aureus*, *S. coagulasa* negativa y *Listeria*. No activo frente a *Enterococcus*, *Staphylococcus haemolyticus* ni *Lactobacillus* • Gramnegativo: activo frente a *Haemophilus*, *Neisseria gonorrhoeae*, *Neisseria meningitidis*, *Moraxella catarrhalis* y *Pasteurella multocida*. *Enterobacteriaceae* y cepas productoras de BLEE. No activo frente a *Enterobacteriaceae* productoras de carbapenemasas ni BGN no fermentadores • Anaerobios: activo frente a *Clostridium perfringens*, *Peptostreptococcus*, *Cutibacterium*, *Actinomyces*, *Prevotella*, *Fusobacterium* y el 85 % de *Bacteroides* del grupo *fragilis*
Ampicilina (1-2 g cada 4-6 h)	• Subcutánea: se puede emplear en bolo o infusión. Administrar 1 g diluido en 50 mL de solución salina fisiológica en 20 min • Intramuscular: se puede emplear en caso necesario	• Grampositivo: activo frente a estreptococos (β-hemolíticos y *viridans*), *S. pneumoniae*, *Staphylococcus saprophyticus*, *Enterococcus faecalis*. Bacilos incluyendo *Lactobacillus*, *Listeria* y *Erysipelothrix* • Gramnegativo: activo frente a *N. meningitidis*, *H. influenzae*, *Enterobacteriae*. No activo frente a no fermentadores, *Campylobacter*, *Vibrio* y la mayoría de *M. catarrhalis* • Anaerobios: activo frente a *Peptococcus*, *Peptostreptococcus*, *Eikenella*, *Clostridium* (salvo *difficile*), *Actinomyces*, *Prevotella* y *Fusobacterium*
Cefepime (1-2 g cada 8 h)	• Subcutánea: administrar 1 g diluido en 50 mL de glucosa al 5 % en 30 minutos en bomba de infusión subcutánea en palomilla de 23 g. Puede producir reacciones locales en el punto de inyección (inflamación leve con eritema y dolor durante la infusión de corta duración) • Intramuscular: se puede emplear en caso necesario	• Grampositivo: activo frente a *S. pneumoniae*, grupo *viridans* y β-hemolíticos. No activo frente a *Enterococcus* y *Listeria*. • Gramnegativo: activo frente a *E. coli*, *Klebsiella*, *Proteus*, *Citrobacter*, *Morganella*, *Providencia*, *Serratia*, *Neisseria*, *Salmonella* y *H. influenzae* • Anaerobios: no suelen ser sensibles
Teicoplanina (6 mg/kg, tres dosis cada 12 h, seguido de 6 mg/kg/día)	• Subcutánea: se puede emplear en bolos, reconstituyendo el fármaco en el agua para inyectable que acompaña a la presentación (3 mL) • Intramuscular: reconstituir el fármaco con 3 mL de agua para inyectable	• Grampositivo: activo frente a *S. pneumoniae*, del grupo *viridans*, *gallolyticus* y β-hemolíticos, además de *Enterococcus* y *S. aureus* y *S. coagulasa* negativa • Gramnegativo: son resistentes • Anaerobios: activo frente a *C. difficile*, *Peptostreptococcus* y *Actinomyces*
Tobramicina (6-7 mg/kg en 1-2 dosis al día)	• Intramuscular • Subcutánea: uso en infusión	• Grampositivo: *S. aureus* resistente a meticilina y *S. coagulasa* negativa • Gramnegativo: *Enterobacteriaceae* salvo *Providencia stuartii* y *Providencia rettgeri*. *P. aeruginosa* y *Acinetobacter* • Los anaerobios son resistentes

BGN: bacilo gramnegativo; BLEE: betalactamasas de espectro extendido.

PUNTOS CLAVE

- Es esencial incluir la opinión de los pacientes paliativos y la familia en la toma de decisiones respecto al tratamiento con antibióticos. Ambas partes deben ser escuchadas y participar en el debate sobre la mejor manera de tratar sus infecciones. La antibioterapia en esta etapa debe ser una de las medidas terapéuticas sobre las que reflexionar en la planificación anticipada de decisiones.

- En esta toma de decisiones conjunta, deben abordarse tanto el momento de inicio del tratamiento antibiótico como la finalización de este. La interrupción de un tratamiento médico puede ser más difícil que su inicio. Si se inicia un tratamiento y se considera que ya no es útil para el paciente, debe interrumpirse (adecuación del esfuerzo terapéutico).

- En la decisión de iniciar una terapia antimicrobiana, hay que contemplar el pronóstico predecible de supervivencia, las expectativas de mejoría que supondrá y la carga sintomática del paciente. El no inicio o la suspensión de la antibioterapia debe considerarse en la adecuación terapéutica.

- Cuando el objetivo principal por el que se prescribe un tratamiento antibiótico es el control sintomático, es importante saber que en las infecciones del tracto urinario mejora los síntomas en una gran mayoría de pacientes, pero tiene mucho menos éxito en las infecciones respiratorias, de la piel y partes blandas o la bacteriemia.

- Es necesario que la prescripción de antibióticos en pacientes en programas de cuidados paliativos forme parte de la actividad formativa de los médicos implicados en este proceso. Por un lado, los médicos dedicados a los cuidados paliativos deben conocer el manejo de las infecciones más frecuentes, los pros y los contras de la antibioterapia en esta fase de la vida. Por otro, los médicos involucrados en los programas programas hospitalarios de uso racional de antibioterapia deben igualmente conocer las peculiaridades de esta etapa de la vida para proporcionar la asesoría necesaria a los médicos dedicados a los cuidados paliativos.

BIBLIOGRAFÍA

Aguado JM, Cruz JJ, Virizuela JA, Aguilar M, Carmona A, Cassinello J, et al. Management of Infection and Febrile Neutropenia in Patients with Solid Cancer. Enferm Infecc Microbiol Clin. 2017;35:451-60.

Albrecht JS, McGregor JC, Fromme EK, Bearden DT, Furuno JP. A nationwide analysis of antibiotic use in hospice care in the final week of life. J Pain Symptom Manage. 2013;46:483-90.

Baghban A, Juthani-Mehta M. Antimicrobial Use at the End of Life. Infect Dis Clin North Am. 2017;31:639-47.

Basora M, Pereira A, Soriano A, Martínez-Pastor JC, Sánchez-Etayo G, Tió M, et al.. Allogeneic blood transfusion does not increase the risk of wound infection in total knee arthroplasty. Vox Sang. 2010;98:124-9.

Benítez del Rosario MA, Pascual L, Asensio Fraile A. Palliative care: care in the final days. Aten Primaria. 2002;30:318-22.

Broom J, Broom A, Good P, Lwin Z. Why is optimisation of antimicrobial use difficult at the end of life? Intern Med J. 2019;49:269-71.

Dagli O, Tasdemir E, Ulutasdemir N. Palliative care infections and antibiotic cost: a vicious circle. Aging Male. 2020;23:98-105.

Datta R, Juthani-Mehta M. Burden and Management of Multidrug-Resistant Organisms in Palliative Care. Palliat Care. 2017;10:117.822.4217749233.

Enck RE. Antibiotic use in end-of-life care: a soft line? Am J Hosp Palliat Care. 2010;27:237-8.

Heinz WJ, Buchheidt D, Christopeit M, Von Lilienfeld-Toal M, Cornely OA, Einsele H, et al. Diagnosis and empirical treatment of fever of unknown origin (FUO) in adult neutropenic patients: guidelines of the Infectious Diseases Working Party (AGIHO) of the German Society of Hematology and Medical Oncology (DGHO). Ann Hematol. 2017;96:1775-92.

Homsi J, Walsh D, Panta R, Lagman R, Nelson KA, Longworth DL. Infectious complications of advanced cancer. Support Care Cancer. 2000;8:487-92.

Jablonski L, Pruskowski J. Antimicrobial Therapy at the End of Life #351. J Palliat Med. 2018;21:718-9.

Jumpertz M, Guilhaumou R, Million M, Parola P, Lagier JC, Brouqui P, et al. Subcutaneously administered antibiotics: a review. J Antimicrob Chemother. 2022;78:1-7.

Juthani-Mehta M, Malani PN, Mitchell SL. Antimicrobials at the End of Life: An Opportunity to Improve Palliative Care and Infection Management. JAMA. 2015;314:2017-8.

Leibovici L, Paul M. Ethical dilemmas in antibiotic treatment: focus on the elderly. Clin Microbiol Infect. 2015;21:27-9.

Leibovici L, Paul M, Andreassen S. Balancing the benefits and costs of antibiotic drugs: the TREAT model. Clin Microbiol Infect. 2010;16:1736-9.

Macedo F, Bonito N. Current opinion about antimicrobial therapy in palliative care: an update. Curr Opin Oncol. 2019;31:299-301.

Macedo F, Nunes C, Ladeira K, Pinho F, Saraiva N, Bonito N, et al. Antimicrobial therapy in palliative care: an overview. Support Care Cancer. 2018;26:1361-7.

Marra AR, Puig-Asensio M, Balkenende E, Livorsi DJ, Goto M, Perencevich EN. Antibiotic use during end-of-life care: A systematic literature review and meta-analysis. Infect Control Hosp Epidemiol. 2021;42:523-9.

Schmidt-Hieber M, Teschner D, Maschmeyer G, Schalk E. Management of febrile neutropenia in the perspective of antimicrobial de-escalation and discontinuation. Expert Rev Anti Infect Ther. 2019;17:983-95.

Thompson AJ, Silveira MJ, Vitale CA, Malani PN. Antimicrobial use at the end of life among hospitalized patients with advanced cancer. Am J Hosp Palliat Care. 2012;29:599-603

Cuidados paliativos en patologías específicas

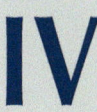

Insuficiencia cardíaca

28

F. J. Camacho Jurado

DEFINICIÓN

La insuficiencia cardíaca es un síndrome clínico formado por síntomas como disnea, astenia, fatiga, hinchazón, etc., que generalmente se acompañan de signos como los crepitantes o los edemas periféricos. Se debe a una anomalía estructural y/o funcional del corazón que provoca presiones intracardíacas elevadas y/o gasto cardíaco inadecuado en reposo y/o durante el ejercicio (**Fig. 28-1**).

 Por lo tanto, la insuficiencia cardíaca puede deberse a una disfunción miocárdica diastólica, sistólica o ambas, aunque otras patologías cardíacas también pueden favorecer o causar esta enfermedad. Así, las valvulopatías, las alteraciones del ritmo o del pericardio producen, en situación avanzada, insuficiencia cardíaca.

Existen múltiples causas que pueden producir la enfermedad, y la identificación de la etiología subyacente es muy importante para establecer el tratamiento específico (por ejemplo, el tratamiento de la amiloidosis con afectación miocárdica es diferente al de la miocardiopatía hipertrófica).

Además, al tratarse de una enfermedad crónica y progresiva, es frecuente la asociación con otras patologías como la anemia, enfermedad pulmonar, renal, tiroidea o hepática, que pueden producir síntomas y signos parecidos, incluso exacerbar el síndrome de la insuficiencia cardíaca.

PREVALENCIA

La insuficiencia cardíaca afecta a alrededor de 26 millones de personas en el mundo, siendo la primera causa de hospitalización de personas mayores de 65 años. El mayor riesgo de rehospitalización se produce en los primeros 30 días tras el alta, reingresando un 24 % de los pacientes, principalmente por causas no cardiovasculares.

A pesar de los avances en el tratamiento de la enfermedad, casi el 40 % de los pacientes morirán dentro del año de su primera hospitalización. Supone alrededor del 2 % del gasto sanitario de los países occidentales. Actualmente, debido al envejecimiento poblacional, se está produciendo un incremento de su incidencia, y paralelamente, debido a la mejora de la atención sanitaria, un incremento del número de casos en estadios avanzados, con gran impacto en la calidad de vida.

 La insuficiencia cardíaca es la primera causa de hospitalización de personas mayores de 65 años. Casi el 40 % de los pacientes morirán dentro del año de su primera hospitalización.

CLASIFICACIÓN

La insuficiencia cardíaca abarca todo el rango de fracción de eyección ventricular izquierda (FEVI), clasificándose en tres grupos en función de la misma. Dicha clasificación se relaciona con los ensayos clínicos de tratamiento originales en insuficiencia cardíaca. Actualmente, la Asociación de Insuficiencia Cardíaca de la Sociedad Europea de Cardiología recomienda la siguiente clasificación:

- La insuficiencia cardíaca con fracción de eyección reducida se define como FEVI ≤ 40 %.
- La insuficiencia cardíaca con fracción de eyección levemente reducida se define como FEVI del 41-49 %. Este grupo puede beneficiarse del tratamiento del grupo anterior.
- La insuficiencia cardíaca con fracción de eyección preservada se define como FEVI ≥ 50 % asociado a síntomas y signos de

Síntomas típicos	Síntomas menos típicos
☐ Disnea	☐ Tos nocturna
☐ Ortopnea	☐ Sibilantes
☐ Disnea paroxística nocturna	☐ Sensación de hinchazón
☐ Menor tolerancia al ejercicio	☐ Pérdida de apetitio
☐ Fatiga o cansancio	☐ Confusión
☐ Hinchazón de tobillos	☐ Depresión
	☐ Palpitaciones
	☐ Mareos
	☐ Síncope
	☐ Bendopnea

Signos específicos	Signos menos específicos
☐ Presión venosa yugular elevada	☐ Aumento de peso (> 2 kg por semana)
☐ Reflujo hepatoyugular	☐ Pérdida de peso (en insuficiencia cardíaca avanzada)
☐ Tercer tono/ritmo de galope	☐ Soplo cardíaco
☐ Impulso apical desplazado lateralmente	☐ Caquexia
	☐ Edemas periféricos
	☐ Crepitantes pulmonares
	☐ Derrame pleural
	☐ Taquicardia
	☐ Pulso irregular
	☐ Taquipnea
	☐ Respiración de Cheyne-Stokes
	☐ Hepatomegalia
	☐ Ascitis
	☐ Frialdad de extremidades
	☐ Oliguria
	☐ Presión de pulso estrecha

Figura 28-1. Síntomas y signos de insuficiencia cardíaca. Adaptada de: McDonagh TA, Metra M, Adamo M, Gardner RS, Baumbach A, Böhm M, et al. 2021 ESC Guidelines for the diagnosis and treatment of acute and chronic heart failure: Developed by the Task Force for the diagnosis and treatment of acute and chronic heart failure of the European Society of Cardiology (ESC) With the special contribution of the Heart Failure Association (HFA) of the ESC. Eur Heart J. 2021;24:4-131.

insuficiencia cardíaca, con anomalías cardíacas estructurales y/o funcionales y/o péptidos natriuréticos elevados.

HISTORIA NATURAL

Tras el diagnóstico inicial, los pacientes con insuficiencia cardíaca son hospitalizados una vez al año en promedio, aunque es frecuente que dichas hospitalizaciones sean por causas no cardiovasculares. La trayectoria habitual de la enfermedad se presenta con un patrón típico, caracterizado por un declive gradual, con múltiples episodios agudos de deterioro que terminan conduciendo a la muerte súbita o a la muerte por insuficiencia cardíaca progresiva (**Fig. 28-2**).

El pronóstico de los pacientes con insuficiencia cardíaca ha mejorado tras el desarrollo de los fármacos modificadores de la enfermedad; sin embargo, tanto el pronóstico como la calidad de vida siguen siendo deficientes. Un estudio que combina el *Framingham Heart Study* y las cohortes del Estudio de

Salud Cardiovascular informaron una tasa de mortalidad del 67 % dentro de los 5 años posteriores al diagnóstico. A pesar de recibir un tratamiento menos basado en la evidencia, las mujeres tienen mejor supervivencia que los hombres.

Si se valoran los distintos tipos de insuficiencia cardíaca, preservada frente a reducida, la primera de ellas presenta mayor supervivencia, como han demostrado distintos estudios.

 Son muy frecuentes los ingresos hospitalarios en los 30 días previos a la muerte, incluso más que los pacientes con cáncer. Cada ingreso es una oportunidad para la optimización del tratamiento y conversar con el paciente de la evolución de su enfermedad.

Es fundamental la planificación del alta hospitalaria, siendo una oportunidad para analizar qué es lo más importante para el paciente, qué significa la calidad de vida para

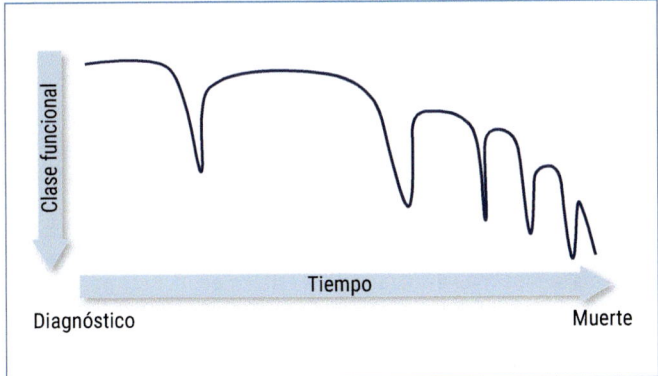

Figura 28-2. Patrón típico de evolución de la insuficiencia cardíaca.

el paciente y la familia, y en qué circunstancias desearían o no tratamientos para prolongar la vida. Se debe tener en cuenta a los cuidadores del paciente. Generalmente sufren consecuencias físicas, psicológicas y económicas asociadas a este cuidado. En estas circunstancias, se debe evaluar la carga y estrés del cuidador, y ofrecer asesoramiento y apoyo.

TRATAMIENTO FUNDAMENTAL

En la actualidad, el tratamiento de la insuficiencia cardíaca depende de la fracción de eyección de la misma. En el caso de la insuficiencia cardíaca con fracción de eyección reducida, se basa en cuatro pilares fundamentales. Los tres objetivos principales del tratamiento son: reducir la mortalidad, prevenir las hospitalizaciones y mejorar el estado clínico, la capacidad funcional y la calidad de vida.

Los fármacos que consiguen dichos objetivos son los betabloqueantes, inhibidores de la enzima convertidora de la angiotensina/antagonistas de los receptores de angiotensina/inhibidores del receptor angiotensina-neprilisina (ARNI), antialdosterónicos e inhibidores del cotransportador sodio-glucosa tipo 2 (iSGLT2). Por otro lado, existen otros fármacos que mejorarán los síntomas sin afectar a la supervivencia a largo plazo, como los diuréticos.

En el caso de la insuficiencia cardíaca con fracción de eyección preservada, hasta la actualidad ningún fármaco ha demostrado disminuir la mortalidad. Recientemente, los estudios de iSGLT2 en pacientes con insuficiencia cardíaca y FEVI > 40 % han reducido de forma significativa el objetivo combinado de hospitalización por insuficiencia cardíaca y mortalidad cardiovascular, a expensas de la hospitalización (**Fig. 28-3**).

Sin duda, es fundamental aumentar la supervivencia de los pacientes, pero también se debe mejorar la calidad de vida.

 Es recomendable adaptar la farmacoterapia a las características del paciente, intentando utilizar aquellos fármacos que mejoren la calidad de vida, independientemente de su efecto en la supervivencia global.

Además de los síntomas más específicos de la enfermedad como la disnea, durante el curso de la enfermedad los pacientes experimentan síntomas físicos y emocionales debilitantes, pérdida de independencia e interrupciones en los roles

sociales. Todo esto afecta de forma importante a la calidad de vida. Estos síntomas son el dolor, ansiedad, depresión, trastornos del sueño y fatiga.

Muchos síntomas, como el dolor, persisten a pesar del manejo óptimo de la enfermedad. Igualmente, uno de cada cinco pacientes con insuficiencia cardíaca presenta síndrome depresivo, asociando mayor mortalidad y peor calidad de vida. Tanto el dolor como la depresión son dos síntomas poco abordados y tratados por los médicos que habitualmente tratan la insuficiencia cardíaca, generalmente centrados únicamente en los fármacos habituales en la enfermedad.

INTEGRACIÓN DE LOS CUIDADOS PALIATIVOS EN EL TRATAMIENTO DE LA INSUFICIENCIA CARDÍACA

La atención multidisciplinar en la insuficiencia cardíaca mejora la supervivencia. La creación de las unidades de insuficiencia cardíaca permite una atención global desde el diagnóstico, abordándose de forma multidisciplinar la enfermedad, con integración de distintos servicios hospitalarios. La enfermería especializada en insuficiencia cardíaca es un pilar fundamental para la formación de pacientes y familiares en el autocuidado, el conocimiento de la enfermedad y la colaboración en el tratamiento. Sin embargo, una asignatura pendiente de estas unidades es la integración con las unidades de cuidados paliativos.

Los cuidados paliativos comenzaron focalizando la asistencia a la situación de final de vida, generalmente en pacientes con patología oncológica. En los últimos años se ha reconceptualizado, al reconocerse los múltiples dominios en los que los pacientes sufren. Sería recomendable aplicar los cuidados paliativos precozmente en todas las etapas de la insuficiencia cardíaca. Se debe planificar este tipo de cuidados para todo paciente con insuficiencia cardíaca, cualquiera que sea la fase de la enfermedad en la que se encuentre.

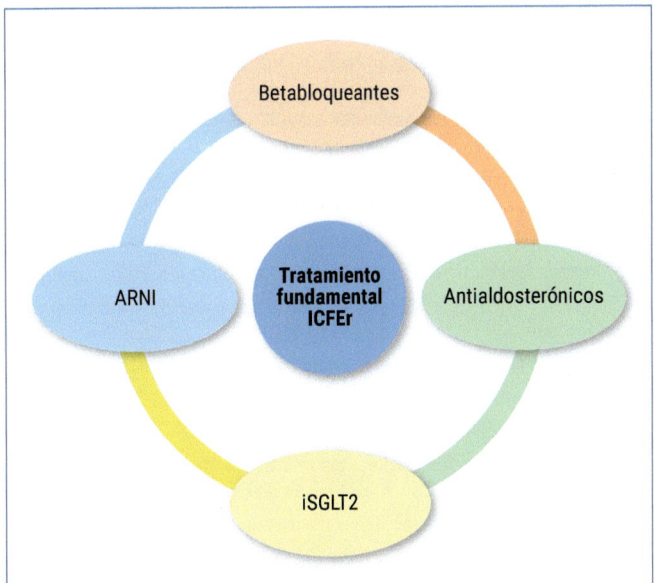

Figura 28-3. Tratamiento fundamental de la insuficiencia cardíaca con fracción de eyección reducida (ICFEr). ARNI: inhibidores del receptor angiotensina-neprilisina; iSGLT2: inhibidores del cotransportador sodio-glucosa tipo 2.

Los pacientes en fases avanzadas y aquellos para quienes se considere la asistencia circulatoria mecánica o el trasplante cardíaco deben tener por protocolo una consulta de atención paliativa antes de tales intervenciones. Se han publicado modelos específicos de cuidados paliativos para pacientes con insuficiencia cardíaca avanzada. En estos estudios, se demuestra una reducción de las hospitalizaciones, mejoría de la calidad de vida y carga de síntomas, sin un efecto claro sobre la supervivencia.

Sin embargo, la incorporación de los cuidados paliativos al tratamiento de la insuficiencia cardíaca es tardía e infrecuente. En los estudios que comparan la insuficiencia cardíaca en fase terminal con el cáncer, los enfermos con insuficiencia cardíaca tienen peor calidad de vida, no están prácticamente informados sobre su enfermedad y la gran mayoría no ha oído hablar de decisiones anticipadas.

El beneficio óptimo de los pacientes con insuficiencia cardíaca se obtiene con la combinación entre el tratamiento convencional y el paliativo. La transición entre distintos estadios de la clasificación de la New York Heart Association (NYHA) puede ser el disparador para considerar con mayor énfasis el soporte paliativo, ya que comienza gradualmente a objetivarse que el tratamiento convencional comienza a ser inefectivo.

Existen distintos criterios orientativos para decidir derivar a un equipo de cuidados paliativos (**Tabla 28-1**).

El objetivo será el abordaje multidisciplinar e integral del paciente para optimizar el manejo de síntomas y mejorar su calidad de vida sin excluir su tratamiento médico habitual, pero con la ventaja añadida de tener en cuenta otras necesidades como las psicosociales y las espirituales.

El contexto psicosocial-espiritual de la insuficiencia cardíaca está poco estudiado. Durante su evolución, los pacientes experimentan angustia existencial, incertidumbre y adaptación de sus roles sociales y profesionales. El apoyo social y la presencia de cuidadores es variable, y los pacientes con insuficiencia cardíaca presentan peor bienestar espiritual en comparación con los pacientes con cáncer de pulmón y páncreas metastásico.

> **!** El equipo multidisciplinar de profesionales que atienden al paciente son los responsables de evaluar y tratar los síntomas y la angustia psicosocial-espiritual relacionada con la enfermedad. Para ello, los cuidados paliativos deben integrarse en todo el proceso de tratamiento de la insuficiencia cardíaca, y así no esperar a la fase más avanzada de la enfermedad. Esto permite que los médicos de atención primaria y de cardiología inicien los cuidados paliativos primarios. Si a pesar de ello los síntomas persisten, deben participar las unidades de cuidados paliativos.

La atención de los pacientes con insuficiencia cardíaca ha de respetar los cuatro principios de la bioética. Se debe alentar a los pacientes a expresar y documentar sus valores, objetivos y preferencias, en particular en lo que respecta a la toma de decisiones al final de la vida. En situaciones complejas, se debe considerar una consulta con el comité de ética asistencial.

> El beneficio óptimo que obtienen los pacientes con insuficiencia cardíaca se consigue con la combinación entre el tratamiento convencional y el paliativo. La transición entre distintos estadios de la clasificación de la NYHA puede ser el disparador para considerar con mayor énfasis el soporte paliativo, ya que comienza gradualmente a objetivarse que el tratamiento convencional comienza a ser inefectivo.

DEFINICIÓN DE INSUFICIENCIA CARDÍACA AVANZADA

La insuficiencia cardíaca avanzada se caracteriza por síntomas persistentes a pesar del máximo tratamiento tolerado. Su prevalencia está en aumento, debido al mayor número de pacientes con insuficiencia cardíaca y el envejecimiento de la población. En 2018, la Asociación Europea de Insuficiencia Cardíaca publicó la definición de insuficiencia cardíaca avanzada (deben cumplirse todos los criterios):

- Síntomas graves y persistentes de insuficiencia cardíaca (clase funcional NYHA III o IV).
- Disfunción cardíaca aguda definida por al menos uno de los siguientes criterios:
  - FEVI menor o igual al 30 %.
  - Disfunción aislada del ventrículo derecho.
  - Valvulopatías no operables.
  - Cardiopatías congénitas complejas no operables.
  - Péptidos natriuréticos persistentemente elevados o en aumento, y disfunción diastólica grave del ventrículo izquierdo o anomalías estructurales del mismo.
- Episodios de congestión pulmonar o sistémica que requieran dosis altas de diuréticos intravenosos o combinación de los mismos, o episodios de bajo gasto cardíaco que precisen de inotrópicos o vasoactivos. Arritmias malignas que causen más de una visita no planificada u hospitalización en el último año.

Tabla 28-1. Criterios de derivación a la unidad de cuidados paliativos

- El paciente debe conocer su diagnóstico
- Insuficiencia cardíaca avanzada en clase funcional III-IV en tratamiento óptimo y no subsidiario de tratamiento avanzado
- Esperanza de vida limitada a 12 meses
- Al menos tres ingresos por insuficiencia cardíaca en el último año
- Síntomas físicos o psicológicos persistentes a pesar del tratamiento optimizado
- Bajo gasto e hipotensión dependiente de inotrópicos
- Caquexia cardíaca
- Criterios de fragilidad avanzada
- Criterios de disfunción cardíaca grave: fracción de eyección ventricular izquierda < 30 %, disfunción diastólica avanzada, etcétera
- Dependencia para las actividades básicas diarias
- Situación de bajo gasto con sodio < 134 mg/dL y/o creatinina > 2 mg/dL
- Deterioro cognitivo/funcional avanzado
- Situación de final de la vida

Adaptada de: Picco G, Ríos R, Lizarraga S, Escalada H, Lama M. Soporte paliativo en la insuficiencia cardíaca: un elefante en la habitación. FMC. 2018;25:170-8.

- Deterioro grave de la capacidad de ejercicio, consumo de oxígeno menor a 12 mL/kg/minuto o menor al 50 % del valor teórico en la ergoespirometría (estimado como de origen cardíaco), o distancia recorrida en el test de 6 minutos menor a 300 metros.

TRATAMIENTO DE LA INSUFICIENCIA CARDÍACA AVANZADA EN SITUACIÓN PALIATIVA

Una vez que el paciente se encuentra en situación de insuficiencia cardíaca avanzada, y presentando criterios de derivación a una unidad de cuidados paliativos, es necesario revaluar la necesidad de los distintos tratamientos que recibe, tomando especial importancia aquellos que consiguen el control sintomático. Por otro lado, se deben tener en cuenta los efectos secundarios, reduciéndolos siempre que sea posible.

Hay que recordar que los fármacos que conforman los pilares del tratamiento no solo modifican el pronóstico, sino que también mejoran la calidad de vida de los pacientes con insuficiencia cardíaca. Por todo esto, la decisión de retirada de medicación debe ser individualizada y consensuada con el paciente y los familiares. Por esto, generalmente se utilizan conjuntamente los fármacos modificadores de la enfermedad (siempre que sean tolerados) con otros que mejoran los síntomas únicamente (síntomas causados o no por la propia enfermedad).

La evaluación de los síntomas debe realizarse periódicamente. Además de la evaluación clínica, los síntomas se pueden evaluar mediante la escala de calificación numérica, la escala de evaluación de síntomas de Edmonton (ESAS, *Edmonton Symptom Assessment System*) o la escala de resultados de cuidados paliativos integrados.

A continuación, se describen los síntomas principales de los pacientes con insuficiencia cardíaca avanzada y el tratamiento recomendado en dichas situaciones.

Disnea

Es el principal síntoma de la enfermedad y se encuentra en el 60 % de los pacientes. Generalmente se inicia con los esfuerzos y progresa hasta hacerse de reposo, asociando ortopnea, disnea paroxística nocturna, bendopnea, taquipnea y trabajo respiratorio. Se produce como consecuencia de la transmisión de presiones al árbol vascular pulmonar, generando congestión pulmonar y, finalmente, derrame pleural. Cabe destacar que dicho síntoma también puede ser debido a otras patologías respiratorias en pacientes cada vez más pluripatológicos, como fibrosis pulmonar o enfermedad pulmonar obstructiva crónica (EPOC), infecciones respiratorias, etc. Es importante descartarlas para poder realizar un tratamiento específico.

El tratamiento de la disnea se realiza fundamentalmente con oxigenoterapia, diuréticos y vasodilatadores. Puede ser necesario en algunas ocasiones añadir opiáceos de forma aguda, y tiene especial interés el uso paliativo de inotrópicos ambulatorios (ciclos de levosimendán). La toracentesis evacuadora también se debe tener en cuenta en la fase avanzada de la enfermedad.

A continuación, se abordará cada uno de los tratamientos.

Oxigenoterapia

Inicialmente, el uso de ventiladores o apertura de ventanas para mejorar el aire fresco que le llegue al paciente puede ayudar a mejorar la disnea. En caso de que la saturación sea menor al 90 %, se debe administrar oxígeno. En el resto de los casos, en situación de insuficiencia cardíaca en fase avanzada con tratamiento paliativo, se puede administrar oxígeno según el juicio médico, teniendo en cuenta que puede mejorar la sensación disneica incluso cuando el paciente no está desaturado.

Se debe tener en cuenta que no en todos los casos la oxigenoterapia es adecuada, pues en pacientes no hipoxémicos puede causar vasoconstricción y reducción del gasto cardíaco. En los pacientes con EPOC, la administración excesiva de oxígeno puede favorecer el desajuste de ventilación-perfusión y producir hipercapnia.

Diuréticos

Los diuréticos favorecen la eliminación renal de agua y sal, propiciando la descongestión pulmonar, por lo que son fundamentales en el tratamiento de la insuficiencia cardíaca aguda. Existen distintos tipos de diuréticos, y generalmente se suele iniciar el tratamiento con los de asa (furosemida, torasemida), por ser los más eficaces y de acción rápida. La dosis óptima y la vía de administración deben ajustarse a la situación clínica del paciente.

En el estudio DOSE, se observó una mayor pérdida de peso, alivio de la disnea y pérdida neta de líquidos con dosis altas de furosemida frente a la dosis baja, aunque no se objetivaron diferencias en la variable principal del estudio. En la actualidad, se recomienda iniciar el tratamiento con furosemida o torasemida, con dosis de una a dos veces la dosis oral diaria administrada previamente.

Si el paciente no recibía tratamiento diurético oral, se iniciaría con 20-40 mg de furosemida intravenosa. La furosemida se puede administrar en 2-3 bolos diarios o como infusión continua, no siendo recomendable la administración de un único bolo diario, debido a la posibilidad de retención de sodio después de la administración.

La respuesta a los diuréticos se debe evaluar mediante la medición del volumen de orina y con los niveles de sodio urinario. La respuesta diurética es adecuada si se produce una diuresis > 100-150 mL/h durante las primeras 6 horas o los niveles de sodio en orina son > 50-70 mEq/L a las 2 horas. En caso contrario, se puede doblar la dosis y seguir evaluando la respuesta.

Ante casos refractarios, se recomienda asociar otra case de diuréticos, con mecanismos de acción diferentes, como las tiacidas o acetazolamida. Recientemente, se ha publicado el estudio ADVOR, que demuestra una mayor respuesta diurética inicial con el uso de acetazolamida asociada al tratamiento diurético habitual en situaciones de insuficiencia cardíaca aguda.

Con esta estrategia, es menos probable que se produzcan episodios de deshidratación o deterioro de la función renal, mediante la evaluación temprana y frecuente de la respuesta diurética. Además, permite comenzar el tratamiento con dosis relativamente bajas de diuréticos del asa y ajustar frecuentemente las dosis. Una vez que el paciente se ha deplecionado y ha mejorado la disnea, se debe reducir progresivamente la dosis de los diuréticos, aunque se recomienda mantener el tratamiento con la dosis más baja posible de diurético de asa para evitar de nuevo la congestión.

La transición hospitalaria ha de realizarse una vez que se consiga la descongestión completa, siendo la congestión uno de los más importantes predictores del aumento de muertes y rehospitalizaciones.

En aquellos pacientes en fases muy avanzadas con dificultad de acceso venoso o con resistencia al tratamiento por vía oral, puede utilizarse, tanto en el ámbito hospitalario como en el ambulatorio, la administración subcutánea de furosemida mediante infusor elastomérico. Esta técnica toma especial interés en el paciente en cuidados paliativos con resistencia a diuréticos orales, pues permite la administración de furosemida por una vía diferente a la oral sin precisar ingreso hospitalario.

Existen distintos modelos de infusor elastomérico, que permiten la infusión continua de fármacos a una velocidad constante y no modificable, con una duración aproximada de 5 días. La dosis debe ajustarse en función de los requerimientos previos de furosemida intravenosa. El principal problema es que la furosemida convencional es alcalina (pH de 8,5-9) y puede causar irritación cutánea. Se ha desarrollado una furosemida isotónica (pH de 7-7,8) para su administración subcutánea, con respuesta diurética similar a la intravenosa, aunque aún no se ha comercializado.

Se han publicado estudios que muestran un menor riesgo de ingresos con esta terapia. Asimismo, están en desarrollo sistemas de administración subcutánea de la furosemida para solucionar el problema de la alcalinidad y toxicidad cutánea de la misma.

Vasodilatadores

Los vasodilatadores intravenosos consiguen aliviar los síntomas de la insuficiencia cardíaca aguda a través de la vasodilatación arterial y venosa, reduciéndose el retorno venoso, la congestión y la poscarga, y aumentando el volumen latido.

Se disponen de distintos vasodilatadores: los nitratos (con efecto en las venas periféricas fundamentalmente) y el nitroprusiato, con un efecto arterial y venoso equilibrado. Existe controversia en cuanto al tratamiento más beneficioso en aquellos pacientes en los que la insuficiencia cardíaca aguda es secundaria al aumento de la poscarga, redistribución vascular pulmonar, sin congestión sistémica.

Algunos estudios recomiendan el uso de vasodilatadores frente a los diuréticos, mientras que otros no encuentran diferencias entre el tratamiento estándar frente al uso intensivo, temprano y mantenido de vasodilatadores. Por lo tanto, ambos grupos farmacológicos están recomendados en estas situaciones, sin preferencias de uno frente al otro.

Es preciso tener en cuenta el riesgo de hipotensión arterial secundaria a una reducción excesiva de la precarga y la poscarga, por lo que se debería considerar su uso para aliviar los síntomas de insuficiencia cardíaca aguda siempre que la presión arterial sistólica sea > 110 mmHg. Se debe ser prudente, por lo tanto, en pacientes con obstrucción al flujo de salida, como la estenosis aórtica aguda, pues puede empeorar el grado de obstrucción. Idealmente, se recomienda comenzar con dosis bajas y aumentarlas gradualmente hasta lograr una mejoría del estado clínico, manteniendo el control de la presión arterial.

Generalmente, la forma de administración de los nitratos es en bolo inicial, seguido de infusión continua.

Inotrópicos ambulatorios

Los inotrópicos intravenosos, como la milrinona o dobutamina, en el tratamiento de la insuficiencia cardíaca avanzada no han terminado de conseguir un balance riesgo/beneficio favorable en los distintos ensayos clínicos. Por un lado, por la dificultad de aleatorizar a los pacientes en fase aguda, y por otro, por los eventos adversos registrados, a pesar de los efectos hemodinámicos favorables.

Sin embargo, el levosimendán, con su mecanismo de acción diferente, presenta un perfil favorable en el paciente avanzado, en fase paliativa. Este fármaco es inodilatador a través de un mecanismo de acción doble. Por un lado, favorece la sensibilización al calcio con mejoría de la contractilidad sin aumento del consumo de oxígeno del miocardio, y por otro, favorece la vasodilatación periférica a través de la apertura de los canales de potasio dependientes de trifosfato de adenosina. De esta manera, consigue un efecto más prolongado que los otros inotrópicos. Además, a diferencia de la dobutamina, puede utilizarse en pacientes en tratamiento con betabloqueantes.

Inicialmente, se desarrollaron estudios comparando levosimendán frente a placebo o dobutamina en el contexto de insuficiencia cardíaca aguda y bajo gasto con resultados dispares. En estos estudios, se utilizó inicialmente una infusión en bolo, lo cual se relacionó con efectos secundarios, especialmente hipotensión. Por esto, actualmente se ha abandonado dicha práctica y solo se recomienda la perfusión continua.

El mecanismo de acción del levosimendán y su efecto prolongado durante días ha incrementado el interés de su uso como terapia mediante infusiones repetidas en pacientes ambulatorios con insuficiencia cardíaca avanzada. Distintos ensayos clínicos han estudiado diferentes protocolos de administración intermitente y ambulatoria de levosimendán, y han demostrado la seguridad y mejoría de la calidad de vida y reducción de las rehospitalizaciones en pacientes con insuficiencia cardíaca avanzada.

El estudio LION-HEART utilizó un protocolo ambulatorio de seis infusiones de 6 horas de duración cada una, bisemanales de 0,2 mg/kg/min (ajustando dosis según tensiones y peso), sin bolo, en contraposición a las cuatro infusiones del estudio LevoRep. Se obtuvo una reducción de péptidos natriuréticos de forma significativa como objetivo primario, con reducción del número de hospitalizaciones por insuficiencia cardíaca, mejoría de la calidad de vida y sin efectos secundarios relevantes. Cabe destacar que los pacientes no precisaron ingreso hospitalario, administrándose el fármaco en hospital de día sin necesidad de monitorización.

Cobra especial importancia en este perfil de pacientes, en situaciones avanzadas y muy limitantes de enfermedad, conservar o mejorar la calidad de vida. En este sentido, la infusión intermitente ambulatoria de levosimendán obtiene dicha mejoría, siendo además coste-efectiva.

Opiáceos

A medida que la enfermedad progresa y dejan de ser efectivos o no tolerados los fármacos modificadores de la enfermedad descritos previamente, puede ser necesario conseguir el alivio del sufrimiento producido por la disnea mediante el uso de dosis bajas de opioides. Actúan tanto en receptores centrales como en periféricos, disminuyen el impulso respiratorio y favorecen el confort del paciente. Son fármacos seguros, con bajo riesgo de depresión respiratoria y sin impacto negativo en el pronóstico.

Se debe comenzar con dosis bajas de morfina en solución oral (2 o 2,5 mg en los episodios agudos), incrementándose la dosis miligramo a miligramo. Posteriormente se puede pautar dicha dosis cada 4 o 6 horas, vigilándose la tolerancia y titulándose la dosis diariamente. Hay que tener en cuenta los efectos secundarios de estos fármacos, especialmente el estreñimiento y las náuseas. Para evitarlos, se recomienda asociar siempre laxantes y antieméticos, como la metoclopramida oral o subcutánea.

En caso de existir insuficiencia renal, comorbilidad muy frecuente en el paciente con insuficiencia cardíaca, se debe reducir la dosis del opioide por el riesgo de mioclonías y *delirium*.

Benzodiacepinas

Las benzodiacepinas también tienen lugar en el tratamiento de la disnea en aquellos casos asociados a componente ansioso. En estos casos, se recomienda el uso de loracepam 0,5 mg por vía sublingual, pudiéndose pautar cada 6 horas. A veces, puede ser útil el entrenamiento en técnicas de relajación y/o psicoterapia.

Toracocentesis evacuadora

El derrame pleural es muy frecuente en los pacientes con insuficiencia cardíaca avanzada. Se produce por un aumento de la presión hidrostática en los capilares de la pleura visceral, que origina que el líquido fluya hacia el espacio pleural, siendo la insuficiencia cardíaca la principal causa de trasudados. La disnea es el principal síntoma secundario al derrame pleural, pudiendo asociar dolor pleurítico o tos. Aunque suele ser suficiente para su eliminación el uso de diuréticos, puede considerarse la toracocentesis evacuadora en aquellos casos muy sintomáticos y refractarios al tratamiento convencional.

Congestión sistémica

Se trata principalmente de los edemas periféricos, siendo uno de los signos más frecuentes en pacientes con insuficiencia cardíaca avanzada. Es frecuente la presencia de ascitis, con aumento del perímetro abdominal, así como dolor en el hipocondrio derecho por congestión hepática. Estos síntomas son los habituales de los pacientes con predominio de insuficiencia cardíaca derecha, con hipertensión pulmonar asociada y disfunción del ventrículo derecho. En situaciones avanzadas, se asocia disfunción hepática por congestión, con coagulopatía asociada y sangrados frecuentes.

El abordaje de la congestión sistémica, al igual que el de la congestión pulmonar, se basa en el uso de diuréticos. Debido a la congestión del aparato digestivo, es frecuente que en estos casos se asocie dificultad para la absorción de los fármacos, siendo habitualmente necesarias dosis altas de furosemida o la asociación con otros diuréticos con mecanismo de acción diferentes (clortalidona, acetazolamida, espironolactona o tolvaptán, en caso de hiponatremia asociada).

Los iSGLT2 pueden ser beneficiosos en estos casos, al favorecer la diuresis principalmente a través de la eliminación del líquido intersticial. Si no se consigue una respuesta diurética adecuada, es necesario pasar a la vía intravenosa en bolos o en perfusión.

Finalmente, en los casos refractarios de congestión sistémica, el siguiente paso es el uso de suero salino hipertónico con dosis elevadas de furosemida intravenosa. Se trata de un régimen de tratamiento seguro y eficaz en los casos de congestión persistente y deterioro de la función renal asociado. En 2019, se publicó en España un análisis retrospectivo de 51 pacientes ingresados en planta de hospitalización con insuficiencia cardíaca descompensada y resistencia a diuréticos, observándose una reducción significativa del peso en torno a 1 kg a las 24 horas y una mejoría de la diuresis a las 24 horas, sin cambios en los electrólitos ni en la función renal.

Existen distintos protocolos de uso, en función principalmente de las cifras de sodio. En caso de niveles normales de sodio en sangre, el protocolo habitual utiliza 125 mL de furosemida intravenosa en 100 mL de suero hipertónico al 2,9 %, con una infusión durante 30-60 minutos, una vez al día.

En estos casos de congestión sistémica, principalmente asociado al aumento de presión intraabdominal, es frecuente la congestión venosa renal y, como consecuencia, el deterioro de la función renal. Es muy importante comprender que, en estos casos, predomina la congestión sobre el bajo gasto y, por lo tanto, es fundamental el incremento de la dosis de diurético para descongestionar el riñón y así aliviar la congestión, mejorando la función renal.

Se debe favorecer la deambulación tanto como sea posible, las medidas posturales y el adecuado tratamiento del dolor y de las úlceras e infecciones que se asocian con frecuencia.

Dolor

Es frecuente la aparición de dolor en fases avanzadas de la enfermedad, aunque su causa no está bien definida y se subestima con frecuencia. Puede deberse a la propia enfermedad (congestión sistémica, isquemia, hipoperfusión, etc.), comorbilidades (dolor osteomuscular por artrosis, cefalea, mialgias, neuropatía diabética, etc.) o procesos intercurrentes, como ataque de podagra. Independientemente de la causa, no se debe minimizar ni evitar. Se debe evaluar y tratar correctamente.

Deben evitarse los antiinflamatorios no esteroideos, por la retención hidrosalina y el riesgo de deterioro de la función renal. Asimismo, también deben evitarse por las mismas razones los inhibidores de la ciclooxigenasa 2.

En primera línea deben usarse analgésicos como el paracetamol (hasta 4 g al día) y el metamizol. La colchicina se puede utilizar también como antiinflamatorio, aunque hay que tener en cuenta la aparición de diarrea como efecto secundario frecuente. Como tratamientos coadyuvantes, pueden añadirse antidepresivos, anticomiciales, benzodiacepinas o esteroides (estos últimos con especial cuidado por su potencial retención hídrica).

En un segundo escalón, además de mantener los tratamientos de primera línea y los coadyuvantes, se añaden los opiáceos débiles como la codeína (en dosis de 15 a 60 mg por vía oral cada 6 horas), dihidrocodeína o tramadol.

En un tercer escalón, se recomienda el uso de opiáceos potentes (morfina, fentanilo, buprenorfina, oxicodona, tapentadol), inicialmente en formulación oral con dosis de 2 o 2,5 mg cada 4 horas, espaciándose las dosis en caso de deterioro de la función renal (cada 8 o 12 horas).

Posteriormente, en caso de persistencia clínica, se debe considerar el uso de otras vías de administración, como la transdérmica o intravenosa en casos refractarios. Ante el uso de opiáceos potentes, se recomienda la asociación de laxantes (lactulosa 15 mL dos veces al día).

Depresión

Es una comorbilidad muy frecuente en el paciente con insuficiencia cardíaca. Uno de cada cinco pacientes sufre depresión mayor, y un porcentaje elevado presenta síntomas depresivos que se correlacionan con peor calidad de vida y más dolor. Es importante distinguir entre la depresión y la tristeza, la fatiga, el insomnio y otros síntomas que pueda ocasionar la insuficiencia cardíaca. Se recomienda realizar un test como la escala hospitalaria de ansiedad y depresión para realizar un adecuado diagnóstico.

En cuanto al tratamiento, la primera línea se basa en los inhibidores selectivos de la recaptación de serotonina como el citalopram 10 mg al día. Estos fármacos tienen riesgo de desarrollar hiponatremia y retención hídrica, por el aumento de vasopresina. Deben evitarse los antidepresivos tricíclicos, dado el riesgo de hipotensión ortostática, sus efectos anticolinérgicos y la prolongación del intervalo QTc.

Otra alternativa es la mirtazapina 15-30 mg por las noches, que ayuda a conciliar el sueño y es también orexígeno. En caso de ansiedad, pueden ser útiles las benzodiacepinas, aunque tienen el riesgo de favorecer la astenia. El tratamiento farmacológico debe complementarse con medidas de apoyo no farmacológicas.

Astenia

En fases avanzadas de la insuficiencia cardíaca, se produce sarcopenia, con una pérdida progresiva de fuerza y masa muscular, lo cual intensifica la fatiga y la disnea. Es preciso identificar otras causas secundarias, como la anemia o la ferropenia, siendo muy efectivo el uso de hierro carboximaltosa en estos casos.

El entrenamiento físico puede ser beneficioso, y aunque en este contexto es difícil de aplicar, se puede individualizar y prescribir ejercicio físico adaptado a la situación del paciente. Es altamente recomendable mantener la movilidad y disminuir el encamamiento.

Otros síntomas

Otros síntomas como el insomnio, las náuseas, los vómitos, la anorexia o las úlceras por presión deben evaluarse y tratarse, pues son síntomas que van a empeorar la percepción de calidad de vida del paciente al final de la vida.

PLANIFICACIÓN ANTICIPADA DE DECISIONES

La planificación anticipada de decisiones es el proceso de comunicación y deliberación entre una persona capaz y el personal sanitario responsable, para conocer los deseos y preferencias que el enfermo quiere recibir al final de su vida o en caso de una complicación súbita.

Idealmente, la planificación anticipada de decisiones debería comenzar al inicio de la enfermedad y progresar durante su curso. Los pacientes, los familiares y los profesionales sanitarios deben percibir los cuidados paliativos como cuidados que se centren en la carga sintomática y el estrés como manera de mejorar la calidad de vida durante la progresión de la enfermedad, y no como un tratamiento al final de la vida. Dicho enfoque paliativo debe acrecentarse a medida que las opciones curativas se ven superadas.

A través de la orden de no reanimar, los pacientes adecuadamente informados tienen la posibilidad de expresar su renuncia, voluntaria y anticipada, a recibir una reanimación cardiopulmonar en caso necesario.

Sin embargo, en los pacientes con insuficiencia cardíaca, está menos extendido el uso de estas órdenes. Se debe favorecer el diálogo mediante preguntas sobre la comprensión de la enfermedad, evitando términos técnicos, el significado de la parada cardiorrespiratoria y la reanimación cardiopulmonar.

Es frecuente que los enfermos soliciten el consejo profesional de su médico. Se debe responder adecuadamente, basándose en la evidencia médica y las preferencias expuestas por el paciente.

Cuando el paciente con insuficiencia cardíaca avanzada presenta un deterioro clínico irreversible y el tratamiento comienza a ser inefectivo, sin ser candidato a trasplante ni a soporte circulatorio mecánico, el personal sanitario responsable tiene que ser honesto y aproximar al paciente a una idea de su situación y pronóstico. Al mismo tiempo, el equipo sanitario le debe asegurar la cobertura de sus necesidades clínicas, psicológicas y espirituales.

A pesar del beneficio del inicio temprano de la planificación anticipada de decisiones, la gran mayoría de pacientes con insuficiencia cardíaca avanzada reconocen no haber tenido con su médico conversaciones sobre el final de la vida ni sobre sus preferencias de reanimación. Las razones son múltiples: por un lado, se encuentra la incertidumbre sobre la evolución de la enfermedad o el miedo a crear desesperanza en etapas tempranas; y por otro lado, la falta de experiencia o formación, la falta de habilidades de comunicación o incluso la falta de tiempo.

Se ha de reflejar de manera clara y rápidamente accesible, en la historia clínica de los pacientes, sus voluntades sobre la reanimación cardiopulmonar. Esta orden no debe afectar en ningún caso a otros cuidados que precise, y puede ser reversible en el tiempo si el paciente lo desea.

ABORDAJE DEL PACIENTE PORTADOR DE DISPOSITIVOS

Durante el curso de la enfermedad, los pacientes se enfrentan a la toma de decisiones terapéuticas complejas, pues todas tienen riesgos y beneficios. En este sentido, toma especial interés la valoración de la fragilidad para cuantificar la edad biológica, y ayuda a ponderar el riesgo/beneficio de intervenciones agresivas, que en la fase final de la enfermedad pueden resultar desproporcionadas.

En fases avanzadas de la insuficiencia cardíaca, se debe valorar, en caso de cumplir las indicaciones, el uso de dispositivos. En caso de insuficiencia mitral aguda, puede ser útil la reparación percutánea mediante el implante de clips.

Se han desarrollado también dispositivos para el tratamiento de la insuficiencia tricúspide grave, algunos de ellos con intención completamente paliativa.

El tratamiento de reemplazo renal, como la diálisis peritoneal, también llega a ser un tratamiento sintomático de la congestión sistémica en pacientes con insuficiencia cardíaca avanzada sin indicación renal de la diálisis. En casos bien seleccionados es un tratamiento altamente efectivo en cuanto a la mejora de síntomas y calidad de vida, aunque no exento de complicaciones, sobre todo infecciones.

Los dispositivos implantables, como los desfibriladores automáticos implantables (DAI) y los dispositivos de asistencia ventricular izquierda (DAVI), son una opción terapéutica creciente.

Los DAI están indicados en prevención primaria en pacientes con insuficiencia cardíaca sintomática y fracción de eyección reducida (< 35 %), a pesar de un tratamiento médico óptimo para reducir el riesgo de muerte súbita por arritmias ventriculares. Es necesaria la valoración de la comorbilidad y la expectativa de vida de los pacientes antes del implante (debe ser mayor a 1 año), siendo fundamental en la toma de decisiones las estrategias de comunicación para informar a los pacientes sobre las opciones apropiadas.

Por otro lado, los DAVI son dispositivos que se implantan en pacientes con insuficiencia cardíaca avanzada con contraindicaciones para el trasplante cardíaco. De nuevo, es de especial importancia la valoración global del paciente, el estudio de su comorbilidad y las expectativas de vida.

Una vez que el paciente tiene implantado el dispositivo, existe la posibilidad de tener que desactivarlo a lo largo de la enfermedad. Se debería discutir con el paciente y su familia esta posibilidad desde el momento del implante, aunque a medida que la enfermedad avanza, suelen existir otros momentos, como reingresos, terapias de DAI, donde se puede plantear la evolución de la enfermedad y la necesidad de desactivar los dispositivos, evitándose administrar la información en situación de últimos días.

Es fundamental explicar las ventajas y los inconvenientes de cada decisión, que se deben recoger en la historia clínica, y que la decisión sea consensuada entre todos los profesionales que tratan al paciente.

Debido al aumento de la supervivencia de los pacientes con insuficiencia cardíaca, suele ser necesario el recambio de generador por agotamiento de baterías. En este momento, es preciso revalorar la situación clínica, la comorbilidad y el pronóstico, pues en caso de haber cambiado respecto al momento inicial del implante, teniendo un pronóstico menor a 1 año, puede ser necesario el implante de un dispositivo distinto (pasar de un DAI resincronizador a un resincronizador sin desfibrilador) o incluso no sustituir el generador.

En el caso de los marcapasos convencionales o resincronizadores, hay que mantener su funcionamiento, pues su desactivación empeoraría la calidad de vida del paciente o incluso produciría su muerte en caso de ser dependiente del marcapasos.

En cuanto al DAI, en las fases finales de la enfermedad, hasta un tercio de los pacientes reciben choques, apropiados o inapropiados. Estas terapias producen dolor, suponen una situación desagradable para el enfermo y sus familiares, y alargan la vida innecesariamente.

La decisión de desactivar las terapias del DAI es aún más compleja que la del implante. Hay estudios que muestran que la mayoría de los pacientes con DAI ignoran cómo funcionan o que hay una opción para desactivarlos. Existe amplio consenso en el modo de actuación en estas situaciones, recomendándose desactivar las terapias antitaquicardia; sin embargo, en muchas ocasiones el DAI sigue activo hasta la muerte. En caso de no disponer de un programador, se puede realizar colocando un imán (a diferencia de los marcapasos, en el DAI se desconectan las terapias).

Como se ha descrito previamente, se deben dejar registradas en la historia clínica las decisiones tomadas, y si es posible, el paciente debería firmar la revocación del consentimiento del implante del dispositivo del que es portador.

Los dispositivos de asistencia ventricular izquierda han demostrado mejorar el pronóstico y la calidad de vida de los pacientes con insuficiencia cardíaca avanzada, siendo cada vez más frecuente su uso como terapia de destino. Aunque se recomienda la valoración por especialistas de cuidados paliativos antes del implante de estos dispositivos y en la evolución tras el implante en caso necesario, menos de la mitad de los pacientes con DAVI reciben dicha atención en el mes previo a su muerte, y la gran mayoría fallecen en el hospital, dentro de la unidad de cuidados intensivos, con terapias avanzadas. Desactivar la asistencia ventricular produce la muerte casi inmediatamente. Las conversaciones sobre el final de la vida y la desactivación en personas con DAVI son especialmente complicadas. Las creencias espirituales y culturales de los pacientes son factores importantes en estas decisiones.

SITUACIÓN DE ÚLTIMOS DÍAS EN LA INSUFICIENCIA CARDÍACA AVANZADA. SEDACIÓN PALIATIVA

Los signos habituales de últimos días de cualquier enfermedad terminal son: *delirium*, inicio de disfagia para líquidos o medicación, signos de hipoperfusión periférica y postración. Una vez detectada la «situación de últimos días», se debe priorizar el tratamiento de alivio sintomático. En esta situación, se retirarán los fármacos fútiles y se utilizará la vía subcutánea para administrar los fármacos que alivien los síntomas presentes en esta última fase.

La sedación paliativa se considera una herramienta terapéutica para el control de un síntoma refractario y que pro-

voca un sufrimiento intenso en el paciente en situación de final de la vida. Supone la administración de fármacos, en la dosis necesaria, para causar la disminución del grado de conciencia, hasta un punto en el que el paciente ya no pueda percibir el síntoma, y para realizarla se debe contar con el consentimiento del paciente.

PUNTOS CLAVE

- La insuficiencia cardíaca es un síndrome clínico formado por síntomas y signos que se deben a una anomalía estructural y/o funcional del corazón.
- Es la primera causa de hospitalización de personas mayores de 65 años. Casi el 40 % de los pacientes morirán dentro del año de su primera hospitalización.
- La insuficiencia cardíaca se clasifica en tres grupos, según la fracción de eyección: reducida, ligeramente reducida y preservada.
- La trayectoria habitual de la enfermedad se presenta con un patrón típico, caracterizado por un declive gradual, con múltiples episodios agudos de deterioro que terminan conduciendo a la muerte.
- El tratamiento fundamental para mejorar la supervivencia y la calidad de vida se basa en cuatro grupos farmacológicos: betabloqueantes, ARNI, antialdosterónicos e inhibidores de SGLT2.

- El beneficio óptimo que obtienen los pacientes con insuficiencia cardíaca se obtiene con la combinación entre el tratamiento convencional y el paliativo.
- Los cuidados paliativos deben integrarse en todo el proceso de tratamiento de la insuficiencia cardíaca, y así no esperar a la fase más avanzada de la enfermedad.
- La planificación anticipada de decisiones debería comenzar al inicio de la enfermedad y progresar durante su curso.
- Es frecuente que los pacientes con insuficiencia cardíaca sean portadores de dispositivos en prevención primaria o secundaria de muerte súbita. Se debe plantear y discutir la desactivación de las terapias ante una situación de insuficiencia cardíaca terminal.

BIBLIOGRAFÍA

Allen LA, Yager JE, Funk MJ, Levy WC, Tulsky JA, Bowers MT, et al. Discordance between patient-predicted and model-predicted life expectancy among ambulatory patients with heart failure. JAMA. 2008;299:2533-42.

Altenberger J, Parissis JT, Costard-Jaeckle A, Winter A, Ebner C, Karavidas A, et al. Efficacy and safety of the pulsed infusions of levosimendan in outpatients with advanced heart failure (LevoRep) study: a multicentre randomized trial. Eur J Heart Fail. 2014;16:898-906.

Chen JL, Sosnov J, Lessard D, Goldberg RJ. Impact of do-not-resuscitation orders on quality of care performance measures in patients hospitalized with acute heart failure. Am Heart J. 2008;156:78-84.

Comín-Colet J, Manito N, Segovia-Cubero J, Delgado J, García Pinilla JM, Almenar L, et al. Efficacy and safety of intermittent intravenous outpatient administration of levosimendan in patients with advanced heart failure: the LION-HEART multicentre randomised trial. Eur J Heart Fail. 2018;20:1128-36.

Cook C, Cole G, Asaria P, Jabbour R, Francis DP. The annual global economic burden of heart failure. Int J Cardiol. 2014;171:368-76.

Crespo-Leiro MG, Metra M, Lund LH, Milicic D, Costanzo MR, Filippatos G, et al. Advanced heart failure: a position statement of the Heart Failure Association of the European Society of Cardiology. Eur J Heart Fail. 2018;20:1505-35.

Datino T, Rexach L, Vidán MT, Alonso A, Gándara Á, Ruiz-García J, et al. Guía sobre el manejo de desfibriladores automáticos implantables al final de la vida. Rev Clin Esp. 2014;214:31-7.

Dawson NL, Roth V, Hodge DO, Vargas ER, Burton MC. Opioid Use in Patients with Congestive Heart Failure. Pain Med. 2018;19:485-90.

De Vecchis R, Esposito C, Ariano C, Cantatrione S. Hypertonic saline plus i.v. furosemide improve renal safety profile and clinical outcomes in acute decompensated heart failure: A meta-analysis of the literature. Herz. 2015;40:423-35.

Díez-Villanueva P, Arizá-Solé A, Vidán MT, Bonanad C, Formiga F, Sanchis J, et al. Recommendations of the Geriatric Cardiology Section of the Spanish Society of Cardiology for the Assessment of Frailty in Elderly Patients With Heart Disease. Rev Esp Cardiol. 2019;72:63-71.

Diop MS, Rudolph JL, Zimmerman KM, Richter MA, Skarf LM. Palliative Care Interventions for Patients with Heart Failure: A Systematic Review and Meta-Analysis. J Palliat Med. 2017;20:84-92.

Dunlay SM, Foxen JL, Cole T, Feely MA, Loth AR, Strand JJ, et al. A survey of clinician attitudes and self-reported practices regarding end-of-life care in heart failure. Palliat Med. 2015;29:260-7.

Fernández-Gassó L, Hernando-Arizaleta L, Palomar-Rodríguez JA, Abellán-Pérez MV, Hernández-Vicente Á, Pascual-Figal DA. Population-based study of first hospitalizations for heart failure and the interaction between readmissions and survival. Rev Esp Cardiol. 2019;72:740-8.

Formiga F, Fariñas Balaguer O. Terminal heart failure: Continuous care is essential from the onset. Rev Esp Geriatr Gerontol. 2019;54:2-4.

Gilotra NA, Princewill O, Marino B, Okwuosa IS, Chasler J, Almansa J, et al. Efficacy of Intravenous Furosemide Versus a Novel, pH-Neutral Furosemide Formulation Administered Subcutaneously in Outpatients With Worsening Heart Failure. JACC Heart Fail. 2018;6:65-70.

Manito Lorite N, Rubio-Rodríguez D, González Costello J, Díez López C, Enjuanes Grau C, Segovia-Cubero J, et al. Economic analysis of intermittent intravenous outpatient treatment with levosimendan in advanced heart failure in Spain. Rev Esp Cardiol. 2020;73:361-7.

Martínez-Sellés M, Gallego L, Ruiz J, Fernández Avilés F. Do-not-resuscitate orders and palliative care in patients who die in cardiology departments. What can be improved? Rev Esp Cardiol. 2010;63:233-7.

McDonagh TA, Metra M, Adamo M, Gardner RS, Baumbach A, Böhm M, et al. 2021 ESC Guidelines for the diagnosis and treatment of acute and chronic heart failure: Developed by the Task Force for the diagnosis and treatment of acute and chronic heart failure of the European Society of Cardiology (ESC) With the special contribution of the Heart Failure Association (HFA) of the ESC. Eur Heart J. 2021;24:4-131.

McIlvennan CK, Grady KL, Matlock DD, Helmkamp LJ, Abshire M, Allen LA. End of life for patients with left ventricular assist devices: Insights from INTERMACS. J Heart Lung Transplant. 2019;38:374-81.

Mebazaa A, Nieminen MS, Filippatos GS, Cleland JG, Salon JE, Thakkar R, et al. Levosimendan vs. dobutamine: outcomes for acute heart failure patients on beta-blockers in SURVIVE. Eur J Heart Fail. 2009;11:304-11.

Moiseyev VS, Põder P, Andrejevs N, Ruda MY, Golikov AP, Lazebnik LB, et al. RUSSLAN Study Investigators. Safety and efficacy of a novel calcium sensitizer, levosimendan, in patients with left ventricular failure due to an acute myocardial infarction. A randomized, placebo-controlled, double-blind study (RUSSLAN). Eur Heart J. 2002;23:1422-32.

Packer M, Colucci W, Fisher L, Massie BM, Teerlink JR, Young J, et al. REVIVE Heart Failure Study Group. Effect of levosimendan on the short-term clinical course of patients with acutely decompensated heart failure. JACC Heart Fail. 2013;1:103-11.

Picco G, Ríos R, Lizarraga S, Escalada H, Lama M. Soporte paliativo en la insuficiencia cardíaca: un elefante en la habitación. FMC. 2018;25:170-8.

Pölzl G, Allipour Birgani S, Comín-Colet J, Delgado JF, Fedele F, García-Gonzáles MJ, et al. Repetitive levosimendan infusions for patients with advanced chronic heart failure in the vulnerable post-discharge period. ESC Heart Fail. 2019;6:174-81.

Riley J, Beattie J. Palliative care in heart failure: facts and numbers. ESC Heart Fail. 2017;4:81-7.

Ruiz-García J, Alegría-Barrero E, Díez-Villanueva P, San Martín Gómez MÁ, Canal-Fontcuberta I, Martínez-Sellés M. Expectations of Survival Following Cardiopulmonary Resuscitation. Predictions and Wishes of Patients With Heart Disease. Rev Esp Cardiol. 2016;69:613-5.

Ruiz-García J, Díez-Villanueva P, Ayesta A, Bruña V, Figueiras-Graillet LM, Gallego-Parra L,et al. End-of-life care in a cardiology department: have we improved? J Geriatr Cardiol. 2016;13:587-92.

Tadwalkar R, Udeoji DU, Weiner RJ, Avestruz FL, LaChance D, Phan A, et al. The beneficial role of spiritual counseling in heart failure patients. J Relig Health. 2014;53:1575-85.

Teply RM, Packard KA, White ND, Hilleman DE, DiNicolantonio JJ. Treatment of Depression in Patients with Concomitant Cardiac Disease. Prog Cardiovasc Dis. 2016;58:514-28.

Enfermedad renal crónica avanzada

29

E. López Tinoco y M. Correa Matos

OBJETIVOS

- Conocer los aspectos fundamentales de los cuidados paliativos renales desde el diagnóstico de la enfermedad renal crónica avanzada (ERCA).
- Describir las diferentes opciones terapéuticas en la ERCA. El tratamiento renal conservador es una opción más de tratamiento que el paciente debe conocer a la hora de ser informado sobre el abordaje de la ERCA.
- Comprender el concepto de la retirada de diálisis como un proceso gradual que se enmarca dentro de la limitación de esfuerzo terapéutico.
- Realizar una definición completa del plan de cuidados paliativos renales avanzados como un proceso basado en la toma de decisiones compartida, evaluación de la calidad de vida y planificación anticipada de la atención paliativa.
- Identificar la situación de últimos días, clave para poder poner en marcha una planificación avanzada de los cuidados con el objetivo de aliviar el sufrimiento y generar bienestar.

INTRODUCCIÓN

La prevalencia de la enfermedad renal crónica (ERC) es elevada (6,8 %), con un predominio de pacientes mayores de 75 años, diabéticos y con una gran morbilidad y fragilidad asociada. La ERC es un modelo de envejecimiento acelerado que se manifiesta con una función física deteriorada, fragilidad y deterioro cognitivo.

En España, 4 millones de personas padecen ERC. De ellas, aproximadamente 50.900 padecen una enfermedad en estadio 5 en tratamiento renal sustitutivo (TRS), diálisis o trasplante renal funcionante. El riesgo de fragilidad aumenta según progresan los estadios de ERC: estadio 1 y 2, riesgo relativo de fragilidad de 2,21; estadio 3a, riesgo relativo de 2,48; y estadio 3b a 5, riesgo relativo de 5,8814.

Está descrito en la bibliografía que la prevalencia de fragilidad en hemodiálisis es del 42 % (35 % en jóvenes y 50 % en ancianos), con 2,6 veces mayor riesgo de mortalidad y 1,43 mayor número de hospitalizaciones. La elevada prevalencia de fragilidad en la ERCA, probablemente, está en relación con inflamación crónica, malnutrición energético-proteica, anemia, acidosis, trastornos hormonales, acumulación de productos derivados de la glicosilación y del estrés oxidativo, resistencia a la insulina, calcificación vascular, etcétera.

El tratamiento conservador constituye una opción más para la ERCA. Debe ser una alternativa a la TRS y disponer de un programa completo de abordaje conservador con un plan de cuidados paliativos avanzados.

La TRS no está exenta de complicaciones, por lo que la decisión de su inicio debe alcanzarse tras un exhaustivo planteamiento en el que el paciente, la familia y el equipo terapéutico consideren esta opción como la más indicada. Los pacientes y familiares deben contar con una asistencia coordinada al final de la vida que implique a la atención primaria y al especialista en cuidados paliativos.

Los pacientes con edad mayor de 80 años con ERCA estadio 4-5, con corta expectativa de vida (menor a 6 meses), mala situación funcional (elevada fragilidad, comorbilidades, dependencia, demencia, etc.) pueden ser subsidiarios de tratamiento conservador y/o paliativo.

Las personas con ERCA presentan un importante acúmulo de síntomas y limitaciones funcionales. La prevalencia de síntomas en la ERCA en estadios 4 y 5 es similar o superior a la observada en los pacientes con cáncer. El dolor también es un problema frecuentemente subdiagnosticado e infratratado en los pacientes con ERCA (**Fig. 29-1**).

Según las directrices de la National Hospice Organization (NHO), la situación terminal de los pacientes con ERC terminal viene determinada por la presencia de clínica de uremia (confusión, náuseas y vómitos, prurito, etc.), diuresis < 400 mL/día, hiperpotasemia > 7 mEq/L que no responde al tratamiento, pericarditis urémica, síndrome hepatorrenal, sobrecarga de fluidos que no responde al tratamiento optimizado.

CUIDADOS PALIATIVOS EN ENFERMEDAD RENAL CRÓNICA

La ERCA es una patología potencialmente grave. Sin embargo, en el caso de esta enfermedad, a diferencia de otras,

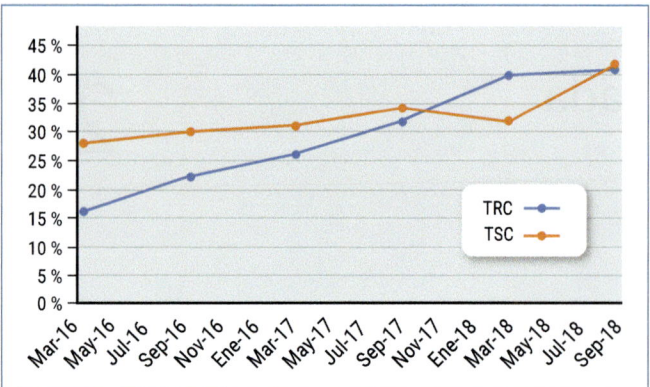

Figura 29-1. Evaluación de síntomas en pacientes con enfermedad renal crónica en estadio 4 y 5 para inicio de cuidados paliativos renales de inicio de síntomas en los primeros 6 meses. Adaptada y traducida de: Chiu HH, Murphy-Burke DM, Thomas SA, Melnyk Y, Kruthaup-Harper AL, Dong JJ, et al. Advancing Palliative Care in Patients With CKD: From Ideas to Practice. Am J Kidney Dis. 2021;77:420-6.

como sería el caso de las enfermedades oncológicas, es preciso establecer y consensuar los criterios clínicos que definen en este caso la situación de enfermedad avanzada, progresiva, avanzada e incurable, ya que en este caso se dispone de una terapia (el TRS) que permite a la persona con insuficiencia renal, en situación de ausencia de reserva funcional, el mantenimiento de sus funciones vitales de forma efectiva durante años.

Los cuidados paliativos son una respuesta profesional y humana para ayudar al paciente, a la familia y al equipo de cuidados, cuyo objetivo es aliviar el sufrimiento buscando el mayor bienestar del enfermo y de la familia. Mejoran la calidad de vida de los pacientes y de sus familias cuando afrontan problemas de orden físico, psicológico, social o espiritual inherentes a una enfermedad potencialmente mortal (**Fig. 29-2**).

Los pacientes con ERCA son una población apropiada para recibir cuidados paliativos, ya que reúnen todos los requisitos:

edad avanzada, una alta comorbilidad, una elevada carga de síntomas y una mortalidad más alta que la población general.

Los cuidados de soporte y paliativos renales son conceptos emergentes. Se definen como un modelo de cuidados de transición entre la TRS y el manejo conservador centrado en el tratamiento de los síntomas asociados a ERCA, respeto a sus preferencias y mejoría de su calidad de vida. Deben estar disponibles desde el diagnóstico de la ERC hasta el fallecimiento, con énfasis en una claridad pronóstica y en el impacto sobre la calidad de vida de la ERCA. Requiere un enfoque terapéutico multidisciplinario.

El profesional que realiza los cuidados paliativos renales debe atender a las necesidades del cuidador y de la familia, y ha de tener habilidades de comunicación terapéutica que aseguren una buena y oportuna toma de decisiones compartida (**Tabla 29-1**).

> **!** La instauración de programas de soporte renal y cuidados paliativos renales se inicia detectando a los pacientes con ERCA susceptibles de cuidados paliativos y estableciendo unos objetivos de cuidados en base al pronóstico del paciente.

Hay que incluir también a los pacientes en diálisis con criterios de retirada de la misma. En el contexto del desarrollo de la estrategia de la ERC y cuidados paliativos, se plantea la necesidad de establecer un protocolo de actuación acorde con un modelo asistencial inspirado en universalidad, equidad, calidad, coordinación y continuidad, atención integral, autonomía del paciente, atención domiciliaria, evaluación y seguimiento del programa.

El interés por los cuidados paliativos renales ha ido creciendo con el desarrollo de guías de consenso. Las guías *Kidney Disease: Improving Global Outcomes* (KDIGO) proponen un mapa de ruta que lleve a mejorar la atención y la calidad de vida de los pacientes paliativos renales (**Tabla 29-2**).

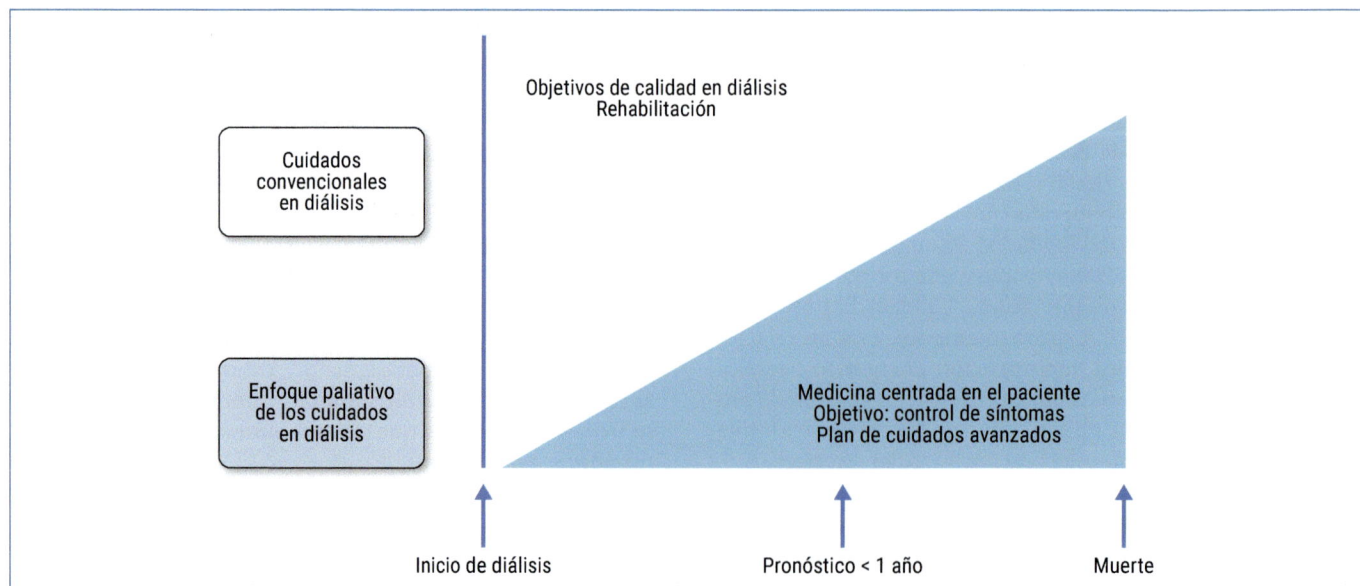

Figura 29-2. Enfoque paliativo de los cuidados en diálisis. Adaptada de: Sánchez R, Zamora R, Rodríguez-Osorio L. Cuidados paliativos en la enfermedad renal crónica. NefroPlus. 2018;10:8-15.

Tabla 29-1. Objetivos de cuidados paliativos renales
Manejo del dolor y otros síntomas asociados
Comunicación a familiares
Apoyo psicosocial a pacientes y familiares
Apoyo espiritual a pacientes y familiares
Aspectos éticos asociados a entrada y salida de diálisis
Comunicación médico-paciente
Relación de ayuda en situaciones críticas
Proceso de morir, agonía y duelo
Autocuidado y calidad de vida en profesionales sanitarios
Autonomía del paciente
Limitación de pruebas diagnósticas y estrategias terapéuticas
Documento de voluntades anticipadas y su registro

ENFERMEDAD RENAL CRÓNICA AVANZADA CONSERVADORA

El tratamiento renal conservador es una alternativa válida para el paciente de edad avanzada y factores de mal pronóstico en diálisis. Generalmente, estos pacientes tienen mejor acceso a programas de cuidados paliativos renales con menos ingresos y muertes hospitalarias, y una reducción de procedimientos invasivos al final de la vida. Se define como un plan de cuidados integrales centrados en el paciente con ERCA en estadio G5, cuyo objetivo es retrasar la progresión de la ERCA y tratar las complicaciones asociadas, realizar una toma de decisiones compartida, tratar activamente el dolor y los síntomas asociados a la ERCA, comunicar e informar detalladamente, planificar los cuidados paliativos avanzados, asegurar un soporte psicológico y social, planificar los cuidados al final de vida y atender también los aspectos culturales y espirituales. El objetivo principal es mejorar su calidad de vida.

Hay que tener en cuenta que la mortalidad en diálisis es elevada, siendo incluso superior a la de los pacientes con diferentes tipos de cáncer. En pacientes en diálisis mayores de 70 años, la supervivencia a los 10 años es equiparable al cáncer de pulmón (6 % frente al 5 %).

La uremia terminal es una condición patológica marcada por unos criterios objetivables y comparables (filtrado glomerular < 15 mL/min), con una clínica variable que depende de la causa y duración de la enfermedad, así como de la existencia de otras condiciones comórbidas, y con una evolución también variable. Las técnicas sustitutivas renales ponen fin a las de la uremia. Pero en ocasiones singulares, dichas técnicas no pueden ser aplicadas.

La elección del tratamiento renal conservador se realiza en base a la valoración pronóstica, el conocimiento de trayectoria funcional, la detección de síntomas refractarios, la presencia de criterios de enfermedad terminal y, lo más importante, el deseo del paciente. Todos ellos son fundamentales para la toma de decisiones compartidas sobre el tratamiento más adecuado en cada paciente. Una información detallada y honesta, junto con la exploración de los deseos, va a ayudar a controlar la ansiedad, reconfortando al paciente y a su médico. Si el

Tabla 29-2. Mapa de ruta para el desarrollo de programas de cuidados de soporte y paliativos renales
Por qué son necesarios los CPR
• Elevada carga de síntomas físicos y psicológicos en ERCA
• Mortalidad anual elevada en diálisis (> 20 %)
• Retirada de diálisis frecuente
• Cuidados al final de la vida insuficientes en los pacientes con ERCA
• Muchos procedimientos invasivos en situación de últimos días
• Imprescindibles en pacientes con ERCA conservadora
Para quién son necesarios los programas de CPR
• Pacientes susceptibles de diálisis que deciden una actitud conservadora
• Pacientes ancianos con elevada comorbilidad y mal pronóstico de diálisis
• Situación clínica en la que no está indicada la diálisis
• Pacientes con falta de capacidad de decisión a quienes no se les ofrece la TRS
Enfoque de desarrollo de programas de CPR
• Liderazgo. Equipo multidisciplinar
• Toma de decisiones compartida
• Estimación pronóstica específica
• Discutir siempre los objetivos de cuidados con el paciente y la familia. Plan de cuidados paliativos avanzados
• Monitorización y tratamiento del dolor y síntomas
• Formación básica en cuidados paliativos y en habilidades comunicativas

CPR: cuidados paliativos renales; ERCA: enfermedad renal crónica avanzada; TRS: tratamiento renal sustitutivo.

paciente selecciona el tratamiento renal conservador, es necesario presentar un plan de cuidados y de soporte avanzado contando con cuidados paliativos y atención primaria.

Se entiende como tratamiento conservador aquel que, aplicado preventivamente en períodos precoces de la ERCA, intenta «conservar» al máximo la función residual renal para retrasar la necesidad de recurrir a la TRS. Pero no debe confundirse con el tratamiento paliativo, aplicado cuando la TRS no es posible.

Los grupos de pacientes a los que se dirigen los cuidados paliativos renales son los pacientes con clara indicación de TRS pero que la rechazan, los que no cumplen criterios claros de inclusión en TRS (demencia grave o irreversible, situaciones de inconsciencia permanente, tumores con metástasis avanzadas, mayores de 75 años, etc.), pacientes con comorbilidad por índice de Charlson > 8 y/o deterioro funcional. La diálisis mejora la supervivencia en la gran mayoría de los pacientes, pero hay casos en los que la diálisis puede ofrecer solo una limitada supervivencia y escasas mejoras en la calidad de vida, si existen. Además, muchos pacientes, sobre todo los ancianos, empeoran su estado funcional tras el inicio de dicha técnica.

Además, la corrección de la uremia no siempre va acompañada de una mejoría de los síntomas y, sin embargo, estos pacientes, si se comparan con enfermos oncológicos o con fallo cardíaco congestivo, reciben mayor cantidad de procedimientos intensivos al final de la vida.

La diálisis mejora la supervivencia en la gran mayoría de los pacientes. Hay que tener en cuenta que la decisión de «no dializar» no es sinónimo de «no tratar», y la necesidad de eliminar barreras que dificulten la atención paliativa en estos pacientes, como el concepto de que solo los pacientes oncológicos o en situación de últimos días de vida se benefician de estos cuidados.

> ! Atendiendo al concepto de cuidados paliativos renales, el enfermo con ERCA es susceptible de cuidados paliativos desde el diagnóstico de la enfermedad hasta el final de sus días.

Las conversaciones sobre la toma de decisiones compartida deberían estar integradas dentro de la atención de la ERCA, porque lo ideal no es tomar estas decisiones en momentos de reagudizaciones, sino en momentos de la atención, como cuando se elige la opción de tratamiento de la ERCA, al inicio de diálisis, en caso de hospitalizaciones múltiples y/o deterioro funcional, fallo del acceso vascular para la diálisis y cuando se considera la retirada de diálisis.

PROCESO DE RETIRADA DE DIÁLISIS

La limitación de esfuerzo terapéutico que implica un proceso de retirada de diálisis debe tener en cuenta cuestiones clínicas, éticas, ontológicas y sociológicas. El cese de este tratamiento puede ser una opción apropiada para situaciones en las que los perjuicios de la terapia superan los beneficios. Decisiones como la retirada de diálisis actualmente preceden a una de cada cuatro muertes de pacientes que tienen enfermedad renal en etapa terminal. La retirada del TRS significa que este se suspende por ser inasumibles sus complicaciones.

Hay que tener en cuenta que la supervivencia media de los pacientes tras una retirada de diálisis en diferentes estudios suele estar entre 8 y 10 días, aunque se han descrito rangos que varían entre los 2 y 29 días. El estado funcional físico y neurológico son los factores importantes que influyen en la supervivencia, así como la función renal residual y la tensión arterial sistólica. Sin embargo, mientras la retirada de diálisis se considera como una opción, muchos pacientes y familiares pueden no estar preparados para la suspensión completa, porque consideran que el cese pueda ocasionar mucha sintomatología y la muerte inminente. Es por esto que se considera que la retirada de diálisis es un escenario difícil y con muchos retos, pero, aun así, hay que aspirar a que cada paciente que necesite un proceso de retirada de diálisis se le pueda ofrecer de forma adecuadamente planificada.

> ! Cada paciente requiere un proceso individual de toma de decisiones compartida, que se debería iniciar con algún profesional con habilidades de comunicación que le informe de la situación de la enfermedad y el pronóstico, explore sus deseos, facilite la trasmisión de malas noticias y trate de forma adecuada la respuesta emocional.

En este sentido, la integración en la planificación de equipos de cuidados paliativos puede facilitar mucho el trabajo.

De hecho, normalmente los pacientes en los que se realiza más retirada de diálisis son los que han consultado previamente a un equipo de paliativos, por tanto, los esfuerzos para ofrecer los cuidados paliativos, garantizar su continuidad y dar el soporte necesario a los familiares del paciente se deben planificar de forma adecuada. Las consideraciones sobre si los cuidados han de ser ofrecidos en el domicilio o en el hospital se deben individualizar, teniendo en cuenta las ventajas y desventajas para el paciente.

Se han descrito los siguientes criterios a considerar en el perfil del paciente susceptible de un proceso de retirada de diálisis:

- Edad mayor de 75 años.
- Alta comorbilidad. Índice de Charlson modificado para edad mayor a 8.
- Marcado deterioro funcional. Escala de Karnofsky inferior a 40.
- Malnutrición aguda. Niveles séricos de albúmina inferiores a 2,5 g/dL.
- Pregunta sorpresa negativa: «¿Me sorprendería que este paciente falleciera en el próximo año?». Si la respuesta es «no», esto implica negatividad en la respuesta.
- Intolerancia hemodinámica a la diálisis.
- Problemas refractarios de acceso vascular.
- Síntomas de difícil control o refractarios, por ejemplo: astenia aguda, dolor isquémico, disnea y *delirium*.

La retirada de la diálisis actualmente se reconoce como una opción de tratamiento apropiado. En caso de que el paciente fallezca, en este contexto, no se considera muerte tras la retirada si la suspensión de diálisis se sigue de una complicación aguda o es por falta de cumplimiento terapéutico. Murphy *et al.* proponen una codificación de la causa de muerte cuando se ha realizado una retirada de diálisis (**Tabla 29-3**) basada en la trayectoria de la enfermedad y los criterios clínicos. Siendo esta útil para conocer si la terapia de reemplazamiento renal es retirada antes de la muerte, las razones de la retirada y, sobre todo, poder ayudar a planificar los cuidados.

En algunas circunstancias, adaptar el esfuerzo terapéutico con una técnica de diálisis paliativa podría servir de transición mientras se valora la retirada. La diálisis paliativa se podría definir como un período de transición limitado para tomar decisiones con el paciente y la familia, reflexionar e intentar encontrar un equilibrio entre los valores del paciente y la TRS. Consiste en seguir con diálisis, aunque el procedimiento le beneficie poco, aplicando una técnica y una pauta lo más confortable posible, priorizando el control de síntomas. Durante esta etapa, se puede reducir el tiempo y la frecuencia dialítica, disminuir el número de pastillas e incorporar en el seguimiento del paciente a los equipos de cuidados paliativos.

PLAN DE CUIDADOS PALIATIVOS RENALES AVANZADOS

El plan de cuidados paliativos renales avanzados presenta objetivos centrados en el paciente y los familiares, y es llevado a cabo por un equipo multidisciplinar (nefrología, cuidados paliativos, psicólogos, trabajadores sociales, atención primaria, etcétera). Es un proceso estructurado, eficaz, accesible

Tabla 29-3. Causas de muerte tras la retirada de diálisis

Muerte tras la retirada de diálisis: de causa renal relacionada con la uremia
Decisión del paciente. No recomendada por equipo médico
Sin otros problemas significativos, salvo la enfermedad renal crónica avanzada
Tras un proceso activo de retirada de tratamiento dialítico
Comorbilidad elevada. Podría no ser significativo
Tiempo desde la última diálisis hasta el *exitus* de 8 días o más acorde a la función renal residual
Muerte tras retirada acompañada de otras causas como neoplasias, enfermedad isquémica, etcétera
Normalmente tras un proceso de toma de decisiones compartida en el que participan el equipo médico, el paciente y la familia, en relación con problemas añadidos al fallo renal. En determinadas circunstancias, la decisión podrá ser tomada de forma unilateral
Alto índice de comorbilidad, en el contexto de anciano frágil
Tiempo medio desde la última diálisis hasta el *exitus* de 8 días
La causa primaria del *exitus* es la patología que ha desencadenado la muerte; la segunda causa puede incluir la uremia secundaria a la retirada de diálisis
Los motivos de retirada podrían ser secundarios: pérdida de acceso vascular/peritoneal en HD/DP; empeoramiento funcional/fragilidad; complicaciones médicas agudas (accidente vascular cerebral agudo, isquemia intestinal, *shock* séptico, insuficiencia respiratoria, etc.; enfermedad degenerativa-progresiva (insuficiencia hepática, cardíaca, pulmonar, etcétera)
Muerte en diálisis. No se realiza proceso de retirada
Tiempo desde la última diálisis hasta la muerte, usualmente menor de 3 días
La causa primaria del *exitus* es la enfermedad que ha desencadenado el proceso relacionado con la muerte. Es posible que la diálisis no se haya realizado debido a una condición inestable. No se codifica como retirada de diálisis

Adaptada y traducida de: Murphy E, Germain MJ, Cairns H, Higginson IJ, Murtagh FE. International variation in classification of dialysis withdrawal: a systematic review. Nephrol Dial Transpl. 2014;29:625-35. HD/ DP: hemodiálisis/diálisis peritoneal.

y continuo, basado en el manejo integral de las necesidades físicas, psicológicas, sociales, espirituales y existenciales de los pacientes y familiares. Es fundamental el tratamiento de los síntomas asociados a la ERCA y disponer de habilidades de comunicación para abordar situaciones difíciles.

> **!** El objetivo de los cuidados paliativos renales avanzados es lograr la mejor calidad de vida posible, aliviando el sufrimiento, controlando los síntomas y restaurando la capacidad funcional.

Es un proceso que permite la preparación para la toma de decisiones y una atención integrada al final de la vida y durante el duelo.

> La incorporación de equipos de cuidados paliativos puede mejorar estos cuidados, porque los pacientes con ERCA y sus familiares tienen necesidades comunes al final de su vida con los pacientes con cáncer.

Cada vez se emplea más el termino de *atención de apoyo renal*, en lugar de *cuidados paliativos renales*, para ayudar a reforzar la atención a lo largo de toda la trayectoria de los síntomas relacionados con la ERCA y distinguirla de la atención al final de la vida. El objetivo es proporcionar un apoyo para ayudar a los pacientes a vivir de la forma más activa posible, por lo que no se limitan a la suspensión de diálisis o al tratamiento renal conservador. Idealmente, los cuidados paliativos deben comenzar lo antes posible para poder abordar los síntomas que vayan desarrollándose. Estos modelos están basados en la toma de decisiones compartida, la evaluación de la calidad de vida y la planificación anticipada de la atención paliativa.

TOMA DE DECISIONES COMPARTIDA

Las guías de práctica clínica sobre la toma de decisiones de inicio, no inicio o retirada de diálisis recomiendan que los pasos que se deberán seguir siempre se han de compartir con el paciente y la familia. Tienen que constar de una deliberación eticoclínica y de una información adecuada de las opciones de tratamientos disponibles, siempre valorando la calidad de vida asociada a cada opción terapéutica. Si existen dudas, una opción válida es un período de prueba en diálisis.

> **!** La toma de decisiones compartida es la base de la atención de apoyo renal y debe incorporarse desde la evaluación inicial de las opciones terapéuticas, el pronóstico y en la planificación avanzada de la atención paliativa.

Esto permite que el paciente priorice los componentes de la atención médica que considere más importantes. Cada paciente requiere un proceso individualizado con un profesional con habilidades de comunicación que le informe de la situación de la enfermedad y el pronóstico, que explore sus deseos, facilite la trasmisión de malas noticias y trate de forma adecuada la respuesta emocional. En este sentido, la integración en la planificación de equipos de cuidados paliativos permite facilitar mucho el trabajo interdisciplinar.

Existen una serie de elementos clave que son fundamentales para la toma de decisiones, como son el conocimiento de la enfermedad, el pronóstico y la supervivencia, explorar las voluntades anticipadas del paciente y su calidad de vida.

La toma de decisiones es un proceso complejo que implica la toma de una decisión crítica en una situación clínica y psicológica que dista de ser la ideal. El principio de autonomía permite crear un marco de decisiones compartidas en las que el profesional sanitario aporta toda la información completa acerca de riesgos y beneficios de la elección del tratamiento sustitutivo, incluyendo la alternativa del tratamiento conservador. Esta acción se realizará en cualquier momento de toma de decisiones del paciente, tanto si ha elegido o no tratamiento sustitutivo anteriormente.

EVALUACIÓN DE LA CALIDAD DE VIDA

La ERCA, como muchas enfermedades crónicas, puede tratarse, pero no llega a ser curable. Esto tiene una implicación asistencial en el control de parámetros objetivos de riesgo cardiovascular, control nutricional y repercusiones urémicas, así como parámetros subjetivos de estado funcional, físico, social, mental, espiritual, etc. (**Tabla 29-4**).

La calidad de vida es un concepto multidimensional que ha sido definido como la evaluación subjetiva que realiza un individuo sobre el impacto de la enfermedad y su tratamiento sobre la dimensión física, psicológica y social, valorando el impacto sobre la funcionalidad y el bienestar.

Debe atender como mínimo a tres dimensiones: física, psicológica y social.

La calidad de vida multidimensional informada por el paciente varía con el tiempo, independientemente de las trayectorias generales de la enfermedad, por lo que precisa

Tabla 29-4. Síntomas en enfermedad renal crónica avanzada susceptibles de intervención psicológica

Efectos secundarios de la ERCA y sus tratamientos
Manejo de la alimentación y restricción hídrica
Ansiedad y depresión
Insomnio
Pérdida de rol social
Limitaciones funcionales y atención a la dependencia
Sobrecarga del cuidador principal
Crisis espiritual
Presencia de duelo complicado: prevención y tratamiento
Agotamiento del equipo asistencial. Prevención del *burnout* (síndrome del trabajador quemado)

Adaptada de: Leiva JP, Sánchez R, García H, Fernández MJ, Heras M, Molina Á, et al. Cuidados de soporte renal y cuidados paliativos renales: revisión y propuesta en terapia renal sustitutiva. Nefrología. 2012;32:20-7. ERCA: enfermedad renal crónica avanzada.

evaluaciones periódicas. Forma parte de la evaluación integral del paciente, al igual que la evaluación del impacto de la enfermedad en el estado funcional.

La medida de la calidad de vida requiere el empleo de cuestionarios estandarizados, válidos, fiables, sensibles, fácilmente interpretables para su uso clínico, sencillos para su utilización y aceptables para el paciente. Se emplea el cuestionario europeo de calidad de vida *EuroQol* de 5 dimensiones-5 niveles (EQ-5D-5L, *EuroQol-5 dimensions-5 levels*) como medida genérica de calidad de vida basada en preferencias, que incluye un sistema de clasificación del estado de salud con cinco dimensiones (movilidad, autocuidado, actividades habituales, dolor/malestar, ansiedad/depresión), cada una con cinco niveles de problemas.

El cuestionario más empleado en la actualidad es el de la calidad de vida relacionada con la salud (*Medical Outcome Survey 36 Items Short Form Health Survey*, SF-36). Es un cuestionario genérico que incluye 36 ítems agrupados en ocho dimensiones: función física, rol físico, dolor, salud general, vitalidad, función social, rol emocional y salud mental. El cuestionario permite obtener dos puntuaciones sumarias: física y mental.

Las puntuaciones de la dimensión «salud mental» y la puntuación «sumaria mental» (subescala que engloba algunas de las dimensiones anteriormente citadas) pueden servir como *screening* (cribado) de depresión. Además, el SF-36 es la parte genérica del cuestionario de enfermedad del riñón y calidad de vida (KDQOL-SF™, *Kidney Disease Quality of Life*), originalmente diseñado para diálisis, pero que se ha aplicado (con modificaciones) en la ERC antes de diálisis y que contiene 11 escalas específicas para la enfermedad renal.

Una alternativa es el SF-12, obtenido a partir del SF-36, que consta de solo 12 ítems y elimina aquellos que plantean más problemas para los pacientes. Ha demostrado su validez y fiabilidad en pacientes ancianos y enfermos mentales. Presenta el inconveniente de que pierde información y precisión respecto al SF-36, por lo que no resulta aconsejable para el seguimiento individual de los pacientes.

Está descrita en las publicaciones científicas la relación entre los parámetros biológicos y la afectación de la calidad de vida en pacientes con ERC. En el estudio de Spiegel *et al.*, la calidad de vida (medida con el cuestionario SF-36) en ERC se afectó más en los dominios físicos. Los marcadores de metabolismo mineral (calcio, fosforo, hormona paratiroidea) e inflamatorios (proteína C-reactiva, factor de necrosis tumoral) tenían poca afectación en la calidad de vida. El hematocrito demostró una correlación moderada con los resultados de calidad de vida mental y física, y los marcadores nutricionales (albúmina, creatinina, índice de masa corporal) fueron los que mostraron una mayor correlación con la calidad de vida en esta población.

Por otra parte, las mujeres y ancianos (mayores de 65 años) presentaron peores puntuaciones en la calidad de vida, así como los pacientes con diabetes, anemia o enfermedad cardiovascular. Los factores psicológicos son elementos modificables sobre los que se puede actuar con estrategias terapéuticas para mejorar la calidad de vida de pacientes renales (**Fig. 29-3**).

Según la Organización Mundial de la Salud (OMS), la salud es un estado de completo bienestar físico, mental y social. En la ERC, la asistencia médica y farmacológica es

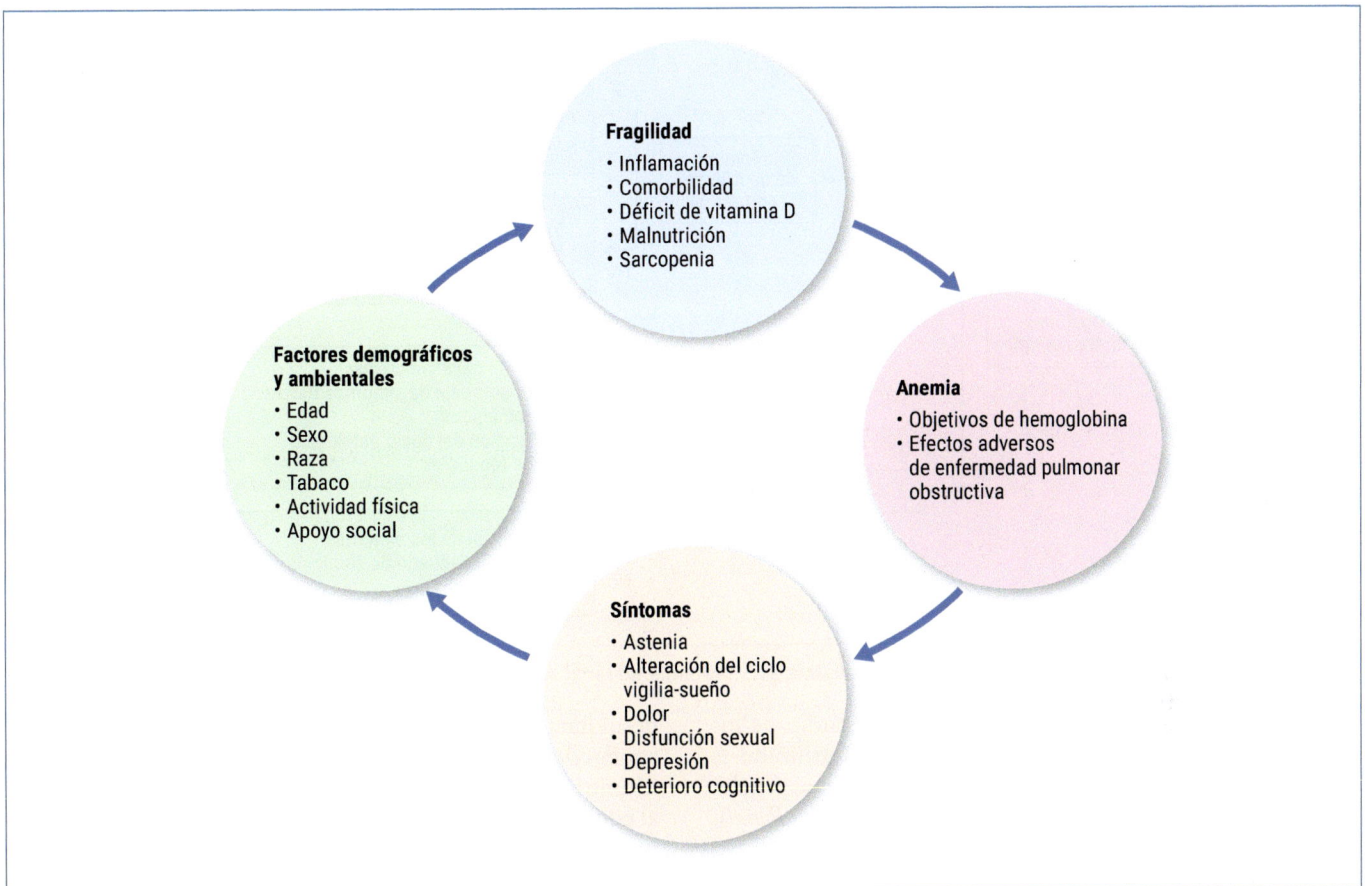

Figura 29-3. Factores que influyen en la calidad de vida.

insuficiente, y es preciso valorar aspectos más subjetivos, como la calidad de vida, para hacer un adecuado abordaje integral.

> ! Es fundamental crear equipos multidisciplinares con apoyo psicosocial y biomédicos para continuar profundizando en los factores modificables que actualmente están disminuyendo la calidad de vida en los pacientes renales.

PLANIFICACIÓN ANTICIPADA DE ATENCIÓN PALIATIVA

Se ha demostrado que la planificación anticipada de la atención en pacientes con diálisis mejora positivamente el sentido de la esperanza y la calidad de vida en estos pacientes. Gracias a una información detallada anticipada, se pueden abordar preocupaciones de los pacientes sobre su futuro. Es un modelo individualizado centrado en el paciente que garantiza que la atención médica sea adecuada a los valores y preferencias de cada individuo. También ayuda en la toma de decisiones, comunicación y atención al final de la vida. De esta forma, ofrece asistencia a familiares, disminuyendo la ansiedad, la angustia y el duelo.

Idílicamente, la planificación anticipada de cuidados paliativos debería realizarse de manera rutinaria en todos los pacientes con ERCA y abordarse de nuevo posteriormente, en función de la evolución del paciente. De esta manera, se normalizaría el proceso y permitiría a los pacientes disponer de tiempo adecuado para reflexionar y tomar decisiones bien fundamentadas en todo momento (**Fig. 29-4**).

PREVALENCIA Y EVALUACIÓN DE SÍNTOMAS RELACIONADOS CON LA ERCA

El paciente con ERC podría beneficiarse de cuidados paliativos desde el diagnóstico de la enfermedad acorde al nivel de complejidad de sus necesidades. El inicio de TRS, la descontinuación de diálisis y el manejo conservador son escenarios con mayor necesidad de cuidados de soporte.

Debido a la elevada carga de síntomas que presentan los pacientes en estadios avanzados de la ERC, es una prioridad su control en estas fases de la enfermedad. Está demostrado que la calidad de vida relacionada con la salud en pacientes con ERCA es peor que la de la población de referencia en las dimensiones estudiadas, y puede variar según el tipo de tratamiento que reciba el paciente, la edad y el sexo.

En la sintomatología del paciente renal influyen varios factores, como los ocasionados por el propio fracaso renal (prurito y síndrome de piernas inquietas), los factores relacionados con la TRS (calambres, problemas para dormir relacionados con alarmas nocturnas en DP) o la comorbilidad asociada (neuropatía diabética, angina, etc.). En cuanto a los síntomas psicológicos, la depresión es un problema frecuente en el paciente con ERCA. La depresión es más elevada en aquellos pacientes que reciben diálisis y se asocia con una mala calidad de vida.

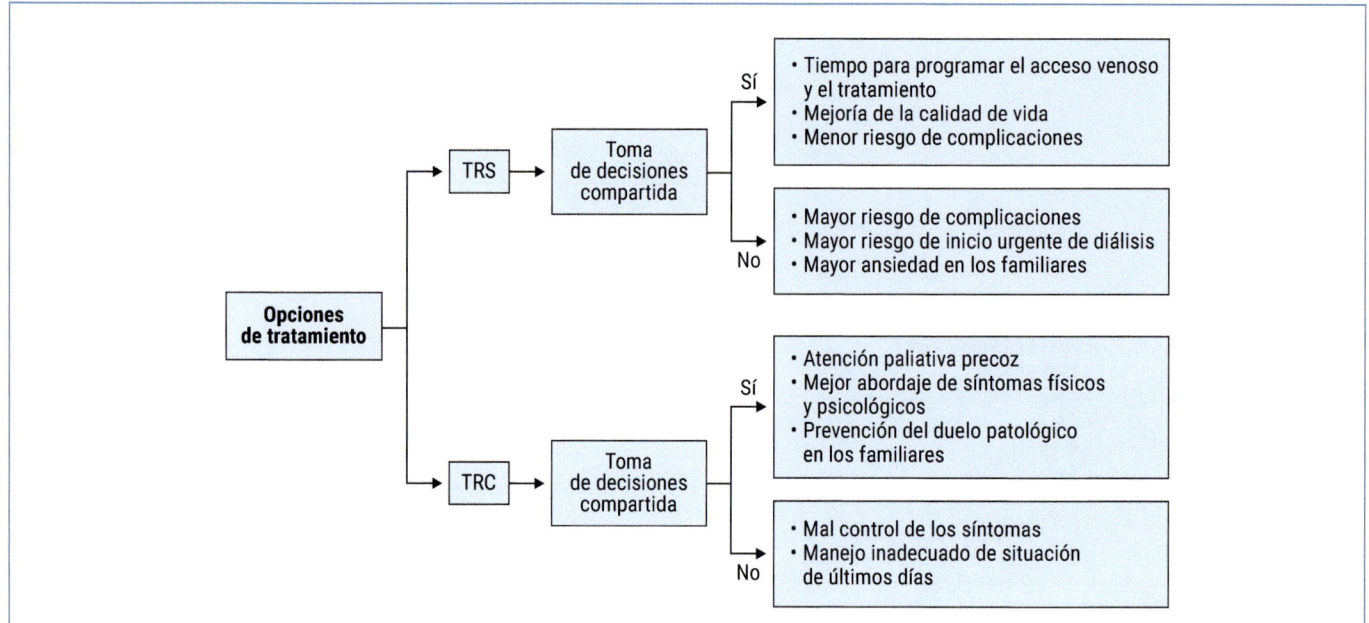

Figura 29-4. Planificación anticipada de la atención paliativa. TRS: tratamiento renal sustitutivo; TRC: tratamiento renal conservador.

Entre los instrumentos utilizados para el estudio de los síntomas en pacientes renales avanzados, el más utilizado es la escala de resultados de cuidados paliativos-síntomas renales (POS-S Renal, *Palliative care Outcome Scale-Symptoms Renal*). Se trata de un instrumento que ha demostrado su utilidad en la evaluación de síntomas en pacientes con ERCA. Es un autocuestionario de rápida y fácil cumplimentación que ha sido desarrollado para la evaluación de síntomas. La versión española está constituida por 18 síntomas, con un formato de respuesta tipo Likert de 5 puntos, donde el paciente asigna cómo le han afectado cada uno de los síntomas a una categoría que oscila desde 0 hasta 4 (siendo 4 insoportable). Ha mostrado unas propiedades psicométricas adecuadas en validez estructural, fiabilidad test-retest y validez de criterio.

Aun así, existe una necesidad importante de investigar sobre la incidencia y prevalencia de síntomas en ERCA, así como sobre su evaluación y aquellas intervenciones que permitan avanzar en el control de los síntomas en esta población (**Tabla 29-5**).

SITUACIÓN DE ÚLTIMOS DÍAS EN LA ENFERMEDAD RENAL CRÓNICA AVANZADA

La situación de últimos días es el período final e irreversible de una enfermedad que provoca un fuerte impacto emocional en los familiares, los pacientes y el equipo sanitario.

Los pacientes con ERCA en situación de últimos días de vida generalmente presentan numerosos síntomas. Por todo ello, es de gran importancia identificar cuándo un paciente está en esta fase, para poder realizar una mejor planificación de los cuidados. Sin embargo, a veces es difícil definir cuándo se inicia la situación de últimos días, y esto provoca en muchas ocasiones que no se trate de forma adecuada a estos pacientes y a sus familias.

Antes que nada, es preciso identificar las causas potencialmente reversibles de deterioro del paciente. Por ejemplo:

deshidratación, infección, toxicidad por opioides, lesión renal aguda, delirio, hipercalcemia, etc. Reconocer la situación de últimos días ayuda a preparar a la familia para el final y señala al equipo sanitario el cambio de objetivos, de curación o prolongación de vida al confort. Se ha demostrado que preparar el final de vida puede reducir la ansiedad y el temor, tanto del paciente como de la familia.

> **!** Hay que tener claro que los objetivos de esta fase son garantizar el bienestar y minimizar el sufrimiento mediante un buen control sintomático, estableciendo una comunicación clara entre el equipo sanitario, el paciente y la familia, y ofrecer apoyo psicoemocional y espiritual acorde con las creencias y deseos expresados por el paciente.

La situación de últimos días en el paciente con ERCA lleva inherentes ciertas particularidades, debiendo distinguirse dos tipos de situaciones: por un lado, hay pacientes con ERCA en tratamiento conservador; y por otro, aquellos en los que, después de un tiempo variable de tratamiento renal sustitutivo, se decide su retirada.

En el primer caso, la muerte suele acontecer, después de varios meses, tras un período de deterioro clínico lento y progresivo, y como consecuencia de las enfermedades concomitantes y/o por la uremia. En el caso de retirada, generalmente el cese de la diálisis supone una muerte segura en días; de ahí que los cuidados paliativos se pongan en marcha desde el mismo momento en que se decide la retirada.

En los últimos años, se están desarrollando modelos pronósticos con la suficiente precisión para identificar a aquellos pacientes en hemodiálisis que tienen un elevado riesgo de mortalidad a corto plazo. Esto se hace necesario para permitir a los pacientes y sus familias ser informados sobre su pronóstico, y proporcionarles la oportunidad de desarrollar un plan avanzado de cuidados.

Tabla 29-5. Principales síntomas asociados a enfermedad renal crónica avanzada y su manejo básico	
Dolor (60 %)	Fentanilo y metadona
Disnea (30-60 %)	Corregir anemia, diuréticos de asa, corregir acidosis metabólica, alprazolam si hay ansiedad
Astenia, anorexia, desnutrición	Comidas fraccionadas, respetar preferencias, antidepresivos
Náuseas y vómitos	Haloperidol al 50 % de la dosis de inicio. Si no es efectivo, ondansetrón, levomepromacina
Prurito y síntomas cutáneos	Tópicos: emolientes y jabones, anestésicos, refrigerantes, etc. Sistémicos: antihistamínicos, antidepresivos, inmunomoduladores, terapias biológicas, etcétera
Depresión y ansiedad	Intervención psicológica/espiritual. Antidepresivos
Trastornos del sueño: insomnio, nicturia, mioclonías, síndrome de piernas inquietas (SPI)	Insomnio: hipnóticos, aspectos no farmacológicos. SPI: clonacepam, ropinirol, gabapentina
Xerostomía	Estimulantes salivares (ácidos), cuidados de boca seca (parafina). Disminuir la ingesta de sal
Disgeusia	Higiene bucal, enjuagues con bicarbonato, tomar comidas frías, etcétera
Hiperpotasemia	Revisar causas no dietéticas (hiperglucemia, acidosis, estado catabólico, estreñimiento, fármacos ahorradores de potasio). Gluconato cálcico, suero glucosado con insulina, resinas de recambio iónico, diuréticos de asa, etcétera
Estreñimiento	Aumentar la ingesta de fibra en la dieta. Añadir laxantes

Algunos pacientes que llevan poco tiempo en tratamiento sustitutivo pueden vivir un tiempo más prolongado si presentan diuresis residual significativa. En estos casos, la planificación de los cuidados de soporte avanzado debe comenzar desde el mismo momento en que se decida la retirada del tratamiento sustitutivo, mediante una comunicación clara y honesta entre profesionales, familiares y paciente, con vistas a la toma de decisiones compartida que respete las preferencias, los valores y los deseos del paciente. Para ello, sería necesaria una formación avanzada de los equipos profesionales que le atienden.

Durante años, se consideró la muerte por encefalopatía urémica «indolora», ya que un gran número de pacientes fallecen en coma. Pero hay estudios prospectivos realizados al suspender la diálisis que indican que el dolor es el síntoma más común al final de la vida y que, por lo general, es muy intenso. En el caso de los pacientes con ERCA en tratamiento conservador, también existe una alta carga sintomática comparable a la de los pacientes con cáncer avanzado.

Se describen tres vías por las que ocurre la muerte en los pacientes con ERCA (no complicadas por la comorbilidad extrarrenal). Son la sobrecarga de volumen, la «uremia» y la hiperpotasemia, aunque el solapamiento es habitual:

- La sobrecarga de volumen produce principalmente disnea y edemas periféricos en estos pacientes; especialmente en aquellos con mínima función renal residual.
- La uremia se refiere a los síntomas crecientes de anorexia, náuseas y letargia, debidos a la acumulación de toxinas.
- La muerte por hiperpotasemia, en cambio, suele ser súbita, por arritmias cardíacas. En general, una vez suspendida la diálisis, no está indicado prevenirla, ya que, si el paciente ha podido despedirse de sus familiares y ha dejado expresadas sus voluntades sobre el final, este modo de muerte puede llegar a ser deseable, aunque, en general, suele ser una muerte impredecible.

Al final de la vida, los síntomas, por lo general, se intensifican. Son síntomas observables cuando se inicia la situación de últimos días:

- Oliguria.
- Debilidad, encamamiento y dependencia completa.
- Deterioro del estado de conciencia; somnolencia.
- Síndrome confusional con hiperactividad (agitación) o hipoactividad, *delirium*.
- Piel fría y cérea, con signos de hipoperfusión periférica (lividices, cianosis acra).
- Desinterés por los alimentos y bebidas con dificultad para tragar, incluso la medicación, tolerando solo escasos sorbos de agua, con alto riesgo de aspiración.
- Cambios en el ritmo de la respiración con aparición de secreciones respiratorias.
- Pérdida de interés por el medio y las relaciones sociales.

ASPECTOS MÁS IMPORTANTES EN LA ATENCIÓN A LA AGONÍA

En este momento, hay que asegurarse de que el paciente y su familia han sido informados de la situación clínica y pronóstica. Se deben proveer las medidas de confort e intimidad adecuadas, independientemente del lugar (hospital, domicilio o residencia) donde se atienda el proceso, facilitando que la familia pueda acompañar el proceso y cuidando especialmente por parte del equipo a aquellos miembros más afectados por la despedida.

Se debería adaptar el plan de cuidados para procurar un mayor bienestar y tranquilidad. Cuando el paciente esté inconsciente, es necesario informar a los familiares de las posibilidades de comunicación y cuidado.

En el caso de que el paciente se encuentre hospitalizado, se debe procurar una habitación individual que permita el acompañamiento familiar ininterrumpido, suspender todas las intervenciones innecesarias (por ejemplo, análisis de sangre, toma de constantes, saturación de oxígeno, etc.), simplificar las curas y la higiene. Es preciso retirar todos los medicamentos innecesarios, prescribir aquellos cuyo objetivo sea el control de los síntomas y el confort del paciente. Son prioritarios los aspectos como la higiene corporal, los cuidados de la boca y de la piel, las movilizaciones y la prevención de úlceras por presión, entre otros.

 Siempre hay que prescribir medicación de rescate para poder tratar los síntomas más comunes (dolor, náuseas y vómitos, inquietud, *delirium* y estertores), que son los que causan mayor malestar en los pacientes con ERCA en situación de últimos días, siendo la vía subcutánea la recomendada.

En ese caso, se debe instruir a la familia en su manejo si el paciente se encuentra en el domicilio. La medicación de rescate debe ser indicada incluso si el paciente está asintomático.

SÍNTOMAS MÁS COMUNES EN LA SITUACIÓN DE ÚLTIMOS DÍAS

Los síntomas más comunes en la situación de últimos días son:

- Dolor: el fentanilo y la metadona son los opioides de elección en caso de dolor moderado e intenso, aunque la metadona es conveniente que esté indicada por un equipo experto en su uso. Para tratar el dolor irruptivo, hay que utilizar rescates de fentanilo a dosis mínimas inicialmente: transmucoso oral (200 µg), sublingual (100 µg) o intranasal (50-100 µg). Se debe evitar la morfina en la medida de lo posible.
- Agitación/*delirium*: es frecuente y suele empeorar a medida que aumenta la uremia; es necesario tratarlo de forma activa e intensa por su impacto. De causa multifactorial, aparece en una alta proporción de pacientes en los últimos días de vida, siendo los neurolépticos (haloperidol y levomepromacina) los fármacos de elección para su tratamiento.
- Disnea: síntoma común en los últimos días de vida cualquiera que sea la causa de la muerte. Puede ser provocada por edema pulmonar, acidosis, ansiedad o enfermedad pulmonar. Muy frecuente en el enfermo renal por la sobrecarga de líquidos y la acidosis. Medidas generales, como poner al paciente en una posición cómoda o abanicar con aire fresco, pueden ayudar. Hay que evitar la sobrecarga de líquidos. Valorar el uso de oxígeno para mejorar la disnea (hipoxia). Si precisa oxígeno para el control de síntomas, las cánulas nasales se toleran mejor. Los opioides, a dosis del 50-100 %

de la dosis analgésica, pueden también ser necesarios. Las benzodiacepinas tipo midazolam asociadas a opioides son eficaces si existe agitación, distrés o sensación de pánico.
- Secreciones respiratorias/estertores: este síntoma suele causar mucho malestar, en especial a los familiares acompañantes. Su prevención es prioritaria. Se puede reducir el riesgo evitando la sobrecarga de líquidos; se ha de revisar cualquier hidratación/nutrición artificial. El cambio de la posición del paciente también puede ayudar. Es posible utilizar medicación subcutánea de rescate o en infusión continua: bromuro de butilescopolamina por vía subcutánea 20 mg (ampolla de 20 mg) cada 6 horas o en infusión continua hasta 120 mg/día.
- Náuseas y vómitos: las náuseas son un síntoma frecuente, debido a la uremia. Se aconseja utilizar un antiemético de larga duración: haloperidol por vía subcutánea 2,5-5 mg, cada 12 o 24 horas, o levomepromacina, 5-12,5 mg por vía subcutánea cada 12 o 24 horas.

HIDRATACIÓN Y NUTRICIÓN EN LA SITUACIÓN DE ÚLTIMOS DÍAS

En los últimos días de vida son frecuentes la debilidad, la anorexia, la disminución del grado de conciencia y las aspiraciones en relación con la ingesta oral. La escasa ingesta de alimentos y bebida suele ser motivo de preocupación para los familiares. Es común que se hagan preguntas sobre la posibilidad de iniciar el soporte nutricional artificial o la sueroterapia intravenosa.

En estos casos, es necesario mantener una comunicación clara y adaptada a la familia que se centre en los escasos beneficios de las mismas en esta situación, y evitar así sentimientos de culpa y abandono. Asimismo, habría que advertir del peligro que existe en los pacientes renales del riesgo de provocar una insuficiencia cardíaca congestiva si se mantiene una hidratación excesiva. Es fundamental realizar una buena higiene y cuidados de la boca, que alivian mucho la sensación de sed y el malestar.

Por otro lado, en esta fase es fundamental el apoyo a los familiares por parte de los profesionales sanitarios. Se debe reconocer y reforzar la labor que la familia realiza al final de la vida. Una buena coordinación y comunicación entre los profesionales de la nefrología y los equipos de atención primaria y de cuidados paliativos es fundamental para la atención más adecuada de los enfermos con ERCA en fase avanzada.

 Es importante establecer protocolos entre servicios y fomentar la formación en cuidados paliativos de todos los profesionales implicados.

PUNTOS CLAVE

- Los cuidados paliativos deben ser fácilmente accesibles para todos los pacientes con ERCA que lo necesiten a lo largo de la trayectoria de su enfermedad y sus familias.
- El proceso de toma de decisiones compartida es la base fundamental para el desarrollo de programas de cuidados paliativos renales.
- Los pacientes que deciden optar por el tratamiento renal conservador de la ERCA y aquellos en los que se va a realizar una retirada de diálisis necesitan un plan organizado de cuidados paliativos y de soporte.
- Dada la elevada cantidad de síntomas que contribuyen a un empeoramiento en la calidad de vida en pacientes renales, es muy importante la coordinación multidisciplinar de nefrólogos y paliativistas.

- El control sintomático en fases avanzadas de la enfermedad es una prioridad para garantizar el control adecuado de los síntomas.
- Los enfermos con ERCA tienen una carga sintomática similar al cáncer avanzado: con dolor, disnea y *delirium*.
- Aplicar cuidados paliativos en pacientes con ERCA implica desarrollar estrategias de comunicación en escenarios difíciles, como la retirada de diálisis o el no inicio, el control de síntomas y el manejo de las situaciones de últimos días.
- La situación de últimos días es el período final e irreversible de una enfermedad que provoca un fuerte impacto emocional a los pacientes, los familiares y el equipo sanitario.

BIBLIOGRAFÍA

Alcalde G, Alcázar R, Angoso de Guzmán M, Arenas MD, Arias M, Arribas P, et al. Guía de unidades de hemodiálisis 2020. Nefrología. 2021;41:1-77.

Alonso A, Varela M. Terapia de sedación paliativa. En: Alonso A, García H, Leiva JP, Sánchez R, eds. Cuidados paliativos en la enfermedad renal crónica avanzada. Pulso Ediciones; 2018.

Brown EA, Brown EE, Chambers EJ, Eggeling C. End of life care in Nephrology: from advanced disease to bereavement. Oxford University Press; 2007. Cap 4; p. 66-8.

Buades JM, Benito E. Guía para el tratamiento conservador de los pacientes con enfermedad renal crónica avanzada (ERCA). Govern de les Illes Balears; 2015.

Castro MCM. Conservative management for patients with chronic kidney disease refusing dialysis. J Bras Nefrol. 2019;41:95-102.

Combs SA, Teixeira JP, Germain MJ. Pruritus in Kidney Disease. Semin Nephrol. 2015;35:383-91.

Coombs SA, Davison SN. Palliative and end-of-life care issues in chronic kidney disease. Curr Opin Support Palliat Care. 2015;9:14-9.

Chambers EJ, Brown E, Germain M. Supportive Care for the renal patient. 2ª ed. Oxford University Press; 2010.

Chiu HH, Murphy-Burke DM, Thomas SA, Melnyk Y, Kruthaup-Harper AL, Dong JJ, et al. Advancing Palliative Care in Patients With CKD: From Ideas to Practice. Am J Kidney Dis. 2021;77:420-6.

De Miguel C, Morán C, Rumayor M, Fernández B, Del Cura I, Sanz EM, et al. ¿Cómo son los últimos meses de vida de los pacientes con insuficiencia renal crónica avanzada en los que se desestima el tratamiento con hemodiálisis o diálisis peritoneal? Med Paliat. 2017;25:83-94.

Galán J, Mota R. Manejo de la situación de últimos días en la ERCA. En: Alonso A, García H, Imamah NF, Lin HR. Palliative Care in Patients with End-Stage Renal Disease: A Meta Synthesis. Int J Environ Res Public Health. 2021;18:10651.

Kalantar-Zadeh K, Lockwood MB, Rhee CM, Tantisattamo E, Andreoli S, Balducci A, et al. Patient-centred approaches for the management of unpleasant symptoms in kidney disease. Nat Rev Nephrol. 2022;18:185-98.

Kodumudi V, Jeha GM, Mydlo N, Kaye AD. Management of Cutaneous Calciphylaxis. Adv Ther. 2020;37:4797-807.

Kurella Tamura M, Covinsky KE, Chertow GM, Yaffe K, Landefeld CS, McCulloch CE. Functional status of elderly adults before and after initiation of dialysis. N Engl J Med. 2009;361:1539-47.

Lacely J. Management of the actively dying patient. En: Cherny N, Fallon M, Kaasa S, Portenoy R, Currow DC, eds. Oxford Textbook of Palliative Medicine. 5ª ed. Oxford University Press; 2015. Cap. 18.1; p. 11268.

Lai CF, Tsai HB, Hsu SH, Chiang CK, Huang JW, Huang SJ. Withdrawal from long-term hemodialysis in patients with end-stage renal disease in Taiwan. J Formos Med Assoc. 2013;112:589-99.

Leiva JP, Sánchez R, eds. Cuidados paliativos en la enfermedad renal crónica avanzada. Pulso Ediciones; 2018.

Leiva JP, Sánchez R, García H, Fernández MJ, Heras M, Molina Á, et al. Cuidados de soporte renal y cuidados paliativos renales: revisión y propuesta en terapia renal sustitutiva. Nefrología. 2012;32:20-7.

Madziarska K, Weyde W, Krajewska M, Zukowska Szczechowska E, Gosek K, Penar J, et al. Elderly dialysis patients: analysis affecting long-term survival in 4 ¿year prospective observation. Int Urol Nephrol. 2012;44:955-61.

Mechler K, Liantonio J. Palliative Care Approach to Chronic Diseases: End Stages of Heart Failure, Chronic Obstructive Pulmonary Disease, Liver Failure, and Renal Failure. Prim Care. 2019;46:415-32.

Morillo N, Merino RM, Sánchez AM, Alcántara M. Alteraciones de la piel del paciente con enfermedad renal crónica avanzada. Una revisión sistemática. Enferm Nefrol. 2019;22:224-38.

Murphy E, Germain MJ, Cairns H, Higginson IJ, Murtagh FE. International variation in classification of dialysis withdrawal: a systematic review. Nephrol Dial Transpl. 2014;29:625-35.

Naylor KL, Kim SJ, McArthur E, Garg AX, McCallum MK, Knoll GA. Mortality in incidente maintenance dialysis patients versus incident solid organ cancer patients: a population-based cohort. Am J Kidney Dis. 2019;73:765-76.

Nigwekar SU, Kroshinsky D, Nazarian RM, Goverman J, Malhotra R, Jackson VA, et al. Calciphylaxis: risk factors, diagnosis, and treatment. Am J Kidney Dis. 2015;66:133-46.

O'Hare AM, Song MK, Kurella Tamura M, Moss AH. Research Priorities for Palliative Care for Older Adults with Advanced Chronic Kidney Disease. J Palliat Med. 2017;20:453-60.

Pang WF, Kwan BC, Chow KM, Leung CB, Li PK, Szeto CC. Predicting 12-month mortality for peritoneal dialysis patients using the "surprise" question. Perit Dial Int. 2013;33:60-6.

Rim KS, Steven DW, Mark LU. Health-related quality of life outcomes in Chronic kidney disease. Curr Opin Nephrol Hypertens. 2010;19:153-9.

Sánchez R, Zamora R, Rodríguez-Osorio L. Cuidados paliativos en la enfermedad renal crónica. NefroPlus. 2018;10:8-15.

Schmidt RJ. Advance Care Planning for Patients Approaching End-Stage Kidney Disease. Semin Nephrol. 2017;37:173-80.

Spiegel BM, Melmed G, Robbins S, Esrailian E. Biomarkers and health-related quality of life in end-stage renal disease: a systematic review. Clin J Am Soc Nephrol. 2008;3:1759-68.

Sturgill D, Bear A. Unique palliative care needs of patients with advanced chronic kidney disease- the scope of the problema and several solutions. Clin Med. 2019;19:26-9.

Weisbord SD. Patient-Centered Dialysis Care: Depression, Pain, and Quality of Life. Semin Dial. 2016;29:158-64.

Wilhelm-Leen ER, Hall YN, K Tamura M, Chertow GM. Frailty and chronic kidney disease: the Third National Health and Nutrition Evaluation Survey. Am J Med. 2009;122:664-71.e2.

Wong SPY, Kreuter W, O'Hare AM. Treatment intensity at the end of life in older adults receiving long-term dialysis. Arch Intern Med. 2012;172:661-3.

Hepatopatía crónica avanzada

30

D. Ramírez Yesa y R. Tinoco Gardón

OBJETIVOS

- Conocer el concepto de enfermedad hepática crónica y saber utilizar las escalas pronósticas en estos pacientes que ayuden en la toma de decisiones.
- Identificar qué pacientes pueden beneficiarse de un programa de cuidados paliativos. Las diferencias con otros pacientes, las particularidades clínicas y su entorno familiar/social.
- Aprender a manejar diferentes complicaciones que puedan aparecer en la evolución de la enfermedad.
- Instaurar un plan de actuación que ayude a mejorar el estado clínico mejorando siempre la calidad de vida.
- Valorar qué fármacos son prioritarios, teniendo en cuenta el deterioro de la metabolización hepática.
- Saber manejar las técnicas terapéuticas que proporcionen confortabilidad en situaciones clínicas sin respuesta a tratamiento médico.

INTRODUCCIÓN

Cuando se habla de insuficiencia hepática crónica, se hace referencia fundamentalmente a cirrosis hepática. Esta se caracteriza por la presencia de fibrosis y nódulos de regeneración que producen una alteración irreversible y difusa del hígado, que proveen una disfuncionalidad hepática por la alteración de la arquitectura vascular. Representa el estadio final de numerosas enfermedades que afectan al hígado.

Habitualmente cursa con períodos de estabilidad clínica de meses o incluso años que se ven interrumpidos con descompensaciones agudas que marcan, en muchas ocasiones, el pronóstico de la enfermedad.

Estas descompensaciones pueden desencadenarse por multitud de factores, reversibles o irreversibles, e igualmente evitables o no.

> La importancia de la enfermedad hepática avanzada radica fundamentalmente en el considerable aumento de incidencia secundaria a múltiples causas.

Entre estas, están el aumento de la esperanza de vida, con el envejecimiento de la población, la prevalencia del virus de hepatitis C y el consumo de tóxicos, como el alcohol, así como el elevado índice de obesidad en la población general.

El número de personas con hepatopatía puede encontrarse infradiagnosticado por síntomas larvados y que parecen secundarios al consumo agudo de alcohol, escondiendo un problema que puede ser irreversible cuando se llega a un diagnóstico certero.

Solo en el año 2020, según recogen los datos del Instituto Nacional de Estadística (INE), por todas las causas de fallecimiento (493.496 muertes), 4.441 fueron producidas por cirrosis y enfermedades crónicas del hígado, casi un 0,9 % del total de muertes de ese año.

La peculiaridad que rodea al paciente con insuficiencia hepática crónica, en la mayoría de las ocasiones, gira entorno a la posibilidad de realizar un trasplante hepático. El problema radica en la expectativa de curación que este supone y que muchas veces no puede llevarse a cabo.

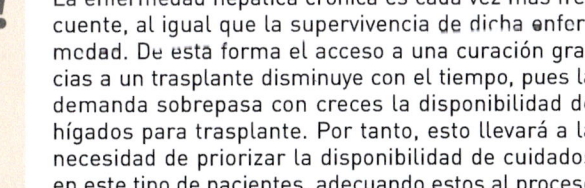
> La enfermedad hepática crónica es cada vez más frecuente, al igual que la supervivencia de dicha enfermedad. De esta forma el acceso a una curación gracias a un trasplante disminuye con el tiempo, pues la demanda sobrepasa con creces la disponibilidad de hígados para trasplante. Por tanto, esto llevará a la necesidad de priorizar la disponibilidad de cuidados en este tipo de pacientes, adecuando estos al proceso evolutivo de la enfermedad, independientemente de mantener tratamientos activos específicos.

Llegado el momento, hay que tener clara la predominancia del control de síntomas sobre las medidas para incrementar la supervivencia, que pueden ser inefectivas.

La gran mayoría de estos pacientes, como se recoge en el *Study to Understand Prognosis and Preferences for Outcomes and Risks of Treatments* (SUPPORT), son jóvenes con una edad media de 52 años. Igualmente, en el estudio mencionado, se destaca la percepción del mal control sintomático referido por familiares. En su mayoría con bajo nivel económico, que pueden, en cualquier caso, hacer más difícil el acceso a su entorno social o la aceptación de irreversibilidad a una situación clínica concreta.

Por otro lado, teniendo en cuenta las características de la evolución de este tipo de patología, habría que darle importancia al registro de voluntades vitales anticipadas en los primeros estadios de la enfermedad. El progresivo deterioro puede hacer que mermen las capacidades cognitivas de estos pacientes, haciendo imposible su registro posterior.

Por tanto, se hace fundamental establecer una perspectiva paliativa en los cuidados de estos pacientes que prioricen la confortabilidad y la mejora de la calidad de vida, evitando medidas agresivas de dudosa eficacia.

ÍNDICES PRONÓSTICOS

La complejidad asistencial de este tipo de pacientes obliga a intentar establecer una serie de criterios objetivos que ayuden a priorizar la atención. A continuación, se exponen varios índices pronósticos útiles a la hora de establecer una media de supervivencia que se pueda utilizar para la asignación de los cuidados pertinentes.

 Los índices pronósticos más utilizados son la escala de Child-Pugh, la escala del modelo para la enfermedad hepática en etapa terminal (MELD, *Model for End Stage Liver Disease*), y el índice de valoración de necesidad de cuidados paliativos (NECPAL) o el instrumento diagnóstico de la complejidad en cuidados paliativos (IDC-Pal).

Este último es utilizado para identificar a los pacientes en situación terminal que puedan beneficiarse de cuidados paliativos.

Escala de Child-Pugh

La escala de Child-Pugh (**Tablas 30-1** y **30-2**) clasifica el grado de disfunción hepática en hepatopatías, siendo de utilidad para predecir las complicaciones de la hipertensión portal. Es fácilmente aplicable, de ahí su extendido uso; sin embargo, presenta algunas limitaciones, como pueden ser las variables subjetivas (ascitis o encefalopatía hepática). Esta escala incluye el grado de ascitis, las concentraciones plasmáticas de bilirrubina y albúmina, el tiempo de protrombina y el grado de encefalopatía. Teniendo en cuenta estos parámetros, se clasifica en estadios A (5-6 puntos), B (7-9 puntos) y C (10-15 puntos). En función del grado, existe una correlación con la supervivencia estimada al año y a los 2 años.

Escala MELD

La escala MELD (**Tablas 30-3** y **30-4**), a diferencia de la de Child-Pugh, utiliza variables objetivas basadas en parámetros analíticos. Es adecuada como índice de gravedad y es utilizada para determinar la prioridad de asignación de órganos para trasplante. La puntuación va de 6 a 40, a menor puntuación, mejor pronóstico. Es ampliamente utilizada, y se prefiere en muchas ocasiones por su objetividad y precisión. Existen calculadoras que facilitan su uso.

Los criterios de enfermedad hepática avanzada son un Child-Pugh grado C o MELD > 30 puntos en pacientes que

Tabla 30-1. Escala de Child-Pugh

Parámetros	Puntos asignados		
	1	2	3
Ascitis	Ausente	Leve	Moderada
Bilirrubina (mg/dL)	≤ 2	2-3	> 3
Albúmina (g/dL)	> 3,5	2,8-3,5	< 2,8
Tiempo de protrombina Segundos sobre el control INR	1-3 < 1,8	4-6 1,8-2,3	> 6 > 2,3
Encefalopatía	No	Grado 1-2	Grado 3-4

INR: cociente internacional normalizado.

Tabla 30-2. Supervivencia según el grado en la escala de Child-Pugh

Grado	Puntos	Supervivencia al año	Supervivencia a los 2 años
A: enfermedad bien compensada	5-6	100 %	85 %
B: compromiso funcional significativo	7-9	80 %	60 %
C: enfermedad descompensada	10-15	45 %	35 %

Tabla 30-3. Escala del modelo para la enfermedad hepática en etapa terminal (MELD)

MELD Score (puntuación) = 9,57 Ln(creatinina) + 3,78 Ln(bilirrubina) + 11,2 Ln(INR) + 6,43

Ln: logaritmo neperiano.

Tabla 30-4. Mortalidad según puntuación en la escala del modelo para la enfermedad hepática en etapa terminal (MELD)

MELD (puntuación)	Mortalidad media a los 3 meses
0-9	5 %
10-19	19 %
20-29	57 %
30-39	68 %
≥ 40	100 %

no son candidatos a trasplantes y se ha descartado un síndrome hepatorrenal.

> La utilización de ambas escalas de manera conjunta, con la ayuda de otras a la hora de identificar situaciones que puedan beneficiarse de cuidados paliativos, como pueden ser la puntuación IDC-Pal o la escala NECPAL, puede aliviar la complejidad en la toma de decisiones en este tipo de pacientes.

COMPLICACIONES EN INSUFICIENCIA HEPÁTICA

Las complicaciones son las que se indican a continuación.

Ascitis

La ascitis es la complicación más frecuente en los pacientes con hepatopatía crónica avanzada.

> ! Se relaciona con la aparición de hipertensión portal, y es un signo de mal pronóstico y disminución de la calidad de vida por la cantidad de síntomas derivados de esta.

La mortalidad, una vez aparece ascitis, llega a ser del 40 % al año y del 50 % a los 2 años.

Como se ha comentado previamente, el índice MELD es el utilizado mayoritariamente para la asignación de trasplante. Dentro de este, no se incluye la presencia o ausencia de ascitis, por lo que puede derivarse en una menor priorización de estos pacientes.

Por ello, es importante optimizar el tratamiento para evitarla, o tratarla cuando esta aparezca. De hecho, el correcto manejo farmacológico para disminuir su frecuencia se refleja en una menor tasa de ingresos hospitalarios por este motivo.

En ocasiones, puede ser el primer dato de enfermedad hepática. A veces, difícilmente visible por obesidad propia,

por lo que el diagnóstico requiere no solo una evaluación inicial y examen físico, sino también una ecografía abdominal y análisis de líquido ascítico. La ecografía es capaz de diferenciar cantidades de hasta 100-200 mL y la presencia de tabiques intraabdominales que dificulten la realización de paracentesis si se precisa. El análisis de este líquido, mediante paracentesis diagnóstica, ayudará a orientar la causa de la misma, a descartar la existencia de peritonitis bacteriana espontánea (PBE), la presencia de células neoplásicas, realizar un cultivo para orientar tratamiento antibiótico necesario, etcétera.

Igualmente, según su gravedad, se puede dividir en tres grados. Esta definición es verdaderamente sugestiva, pero puede ayudar en la instauración del tratamiento inicial (**Tabla 30-5**).

Medidas generales en el tratamiento de la ascitis

- Restricción de sodio en la dieta: el objetivo fundamental es conseguir un balance negativo de sodio, de tal forma que contrarreste su retención renal. Esto se consigue reduciendo la ingesta de forma moderada. Se ha estimado que sería suficiente con un aporte diario de unos 4,6-6,9 g de sal/día. Sería incluso suficiente suprimiendo la adición de sal en las comidas y evitando las comidas precocinadas. Es importante no ser extremadamente estrictos con la supresión de sal para evitar los daños secundarios del déficit de sodio al añadir otros tipos de tratamiento y que puedan llegar a afectar al estado nutricional. Por otro lado, no se recomienda la restricción de sodio, de forma profiláctica, en aquellos pacientes que no hayan desarrollado ascitis.
- Restricción de líquidos: solo se recomienda en aquellos casos de hiponatremia aguda dilucional (concentraciones séricas < 125 mmol/L). En la mayoría de los casos, la instauración de hiponatremia ha sido de forma progresiva y no produce síntomas, excepto cuando se recupera rápidamente.
- Reposo en cama: hay que evitar el reposo forzado del paciente. No hay evidencia que respalde una mejoría clínica en la respuesta al tratamiento de ascitis en aquellos pacientes que se mantengan en reposo. Habría que respetar el reposo siempre y cuando este mejore los síntomas que presente.
- Abstención en el consumo de alcohol: aquellos pacientes que presentan una hepatitis alcohólica sobre un hígado ya cirrótico pueden responder de manera espectacular con el abandono del consumo de alcohol. Incluso en ocasiones, en ascitis refractaria a tratamiento diurético, se consigue un aumento de respuesta a este, pudiendo llegar a suspenderlo con el tiempo.

Tabla 30-5. Grado de ascitis

Grado de ascitis	Definición	Tratamiento
Ascitis grado 1	Ascitis leve solo detectable por ecografía	Sin tratamiento
Ascitis grado 2	Ascitis moderada evidente por distensión simétrica moderada del abdomen	Restricción de sodio y diuréticos
Ascitis grado 3	Ascitis grande o macroscópica con marcada distensión abdominal	Paracentesis de gran volumen seguida de restricción de la ingesta de sodio y diuréticos

- Evitar algunos medicamentos: en la medida de lo posible, hay que evitar el uso de tratamiento con potencial toxicidad renal. Esto incluye los antiinflamatorios no esteroideos (al inhibir las prostaglandinas, se favorece la vasoconstricción renal y, por consiguiente, aumenta el riesgo de insuficiencia renal aguda), los inhibidores de la enzima conversora de la angiotensina (que disminuyen la tensión arterial) y otros fármacos nefrotóxicos, como los aminoglucósidos o el contraste intravenoso de pruebas radiológicas.

Tratamiento farmacológico

El tratamiento farmacológico de la ascitis se basa fundamentalmente en mejorar la excreción renal de sodio con tratamiento diurético, además de las medidas generales anteriormente comentadas.

El hiperaldosteronismo, presente en pacientes cirróticos con ascitis, juega un papel importante en la patogenia de la resistencia a diuréticos. En estos pacientes, se ha demostrado una elevada concentración de aldosterona plasmática, al igual que un aumento de transportadores de sodio en túbulo distal sensibles a esta. Por ello, los antialdosterónicos se consideran los diuréticos de elección ante la aparición de ascitis.

> ! La dosis inicial sería de 100 mg al día, hasta un máximo de 400 mg al día. Se ha demostrado mayor eficacia de estos, aun requiriendo dosis elevadas (de hasta 600 mg al día), en comparación con los diuréticos de asa.

El efecto del tratamiento es relativamente lento, por lo que se recomienda realizar un aumento semanal de la dosis diaria.

En diferentes estudios se ha demostrado el aumento de la eficacia del tratamiento cuando se combinan diuréticos de asa con antialdosterónicos. Únicamente se recomienda el inicio de monoterapia con antialdosterónicos ante el primer episodio de ascitis, con la posología ya comentada.

> ! El tratamiento combinado debe ajustarse para lograr una reducción de peso diario (entre 0,5 y 1 kg al día) y una mejoría sintomática significativa. Una vez que el paciente presenta un aumento de diuresis con disminución consecuente de ascitis, hay que disminuir el tratamiento depletivo para evitar las complicaciones inducidas por este.

Las complicaciones más frecuentes son derivadas del aumento de la excreción renal de iones. En este caso, se puede llegar a producir una hiponatremia o hipopotasemia que puede ser aguda (sodio < 120 mmol/L y potasio < 2 mmol/L), que obliga a disminuir o suspender el tratamiento diurético. En caso de uso de antialdosterónicos a dosis elevadas u otros diuréticos ahorradores de potasio, puede producirse hiperpotasemia. Una de las complicaciones más frecuentes es la insuficiencia renal producida por la disminución de volumen intravascular secundaria a la depleción de volumen por exceso de tratamiento diurético. Otras complicaciones menos frecuentes pueden ser la ginecomastia, en aquellos pacientes en tratamiento con antialdosterónicos, o los calambres musculares por trastorno iónico, que pueden mejorar con albúmina y disminución o retirada de diuréticos.

Paracentesis evacuadora o de gran volumen

Es el tratamiento indicado en ascitis de grado 3. De elección al considerarse más eficaz y seguro, disminuyendo el número de complicaciones derivadas del tratamiento diurético, incluso con disminución significativa de la estancia hospitalaria. El objetivo fundamental de la paracentesis es el alivio sintomático, teniendo claro que no se está tratando la causa de la misma, que sería la retención de agua y sodio (**Tabla 30-6**).

La disminución de volumen en poco espacio de tiempo produce una disminución de volumen sanguíneo efectivo, conocido como disfunción circulatoria posparacentesis. Para prevenirla, se utiliza la infusión de albúmina.

> Se recomienda la administración de albúmina cuando se extraen más de 5 L de líquido ascítico a una dosis de 6-8 g por litro extraído. La infusión se debe realizar de manera lenta y una vez que se hayan extraído entre 7 y 8 L para evitar la sobrecarga que pueda desencadenar complicaciones agudas.

La paracentesis evacuadora se considera un procedimiento sencillo, con bajo índice de complicaciones. El beneficio reportado de esta técnica es muy alto, por lo que, en las condiciones oportunas y con el material adecuado, podría realizarse incluso en el domicilio del paciente.

En caso de realizarse en el domicilio para alivio sintomático, se aconseja la extracción parcial de líquido (< 5 L) ante la ausencia de reposición de albúmina posterior. Para un aumento de eficacia en la técnica, se podría valorar la realización de una ecografía abdominal portátil. De esta forma, se localizaría más fácilmente el punto de punción que lograse un aumento de la rentabilidad clínica y una disminución de las complicaciones.

Las complicaciones más frecuentes son: hemorragia o hematoma y salida de líquido ascítico en el punto de punción cuando no se ha realizado la extracción total o presenta un edema de pared. En su mayoría, son autolimitadas con presión local. Otras complicaciones mucho menos frecuentes, aunque más graves, pueden ser: neumoperitoneo, perforación de víscera hueca, hemoperitoneo, peritonitis bacteriana yatrogénica, etcétera.

Peritonitis bacteriana espontánea

La PBE es una de las complicaciones más frecuentes en pacientes con hepatopatía avanzada. Se define como la infección del líquido ascítico sin la presencia de un foco infeccioso intraabdominal. El mecanismo patogénico clave que produce una PBE es la translocación bacteriana. De esta forma, las bacterias intestinales atraviesan la barrera mucosa, se alcanza el torrente circulatorio y, debido al intercambio entre este y el líquido ascítico, se produce la infección del mismo.

En personas sanas, el sistema inmunitario es capaz de combatir los gérmenes que alcanzan los ganglios mesentéricos,

	Tabla 30-6. Pasos a seguir para la realización de paracentesis evacuadora
1	Se explica al paciente y familiares la técnica, el riesgo de complicaciones y sus indicaciones. Se firma el consentimiento informado una vez que se ha descartado que presente contraindicación
2	El paciente debe colocarse en una postura cómoda, habitualmente en decúbito supino, con el cabecero elevado entre 30 y 45º, con elevación del miembro superior izquierdo a la altura de la cabeza
3	Se localiza el punto de punción. Normalmente se encuentra en la fosa ilíaca izquierda. En caso de disponer de un ecógrafo, es posible ayudarse de este para comprobar dónde se encuentra la mayor cantidad de líquido ascítico. Si no se dispone de ecógrafo, se tomará como referencia los 2/3 externos de la línea imaginaria que une el ombligo y la cresta ilíaca externa. Una vez localizado, por ecografía o por referentes anatómicos, se puede marcar con rotulador
4	Se procede a la desinfección local de la zona, partiendo del punto de punción y haciendo un arrastre hacia el exterior. Se colocan paños estériles alrededor del punto una vez que se hayan puesto los guantes estériles. Posteriormente, se extrae todo el sistema de evacuación y se ordena la medicación necesaria durante el procedimiento
5	Se anestesia la zona del punto de punción, desde la zona más superficial, aspirando y progresando hacia el plano profundo, hasta obtener líquido ascítico con aspiración
6	Hay que esperar unos minutos. Mientras, se puede proceder a la colocación de la aguja y la jeringa de punción y comprobar su correcto funcionamiento
7	Una vez que la zona esté anestesiada, se procede a la punción sobre el punto anteriormente marcado. Para ello, se coloca la aguja en un plano de 90º, de tal forma que quede totalmente perpendicular a la piel
8	Cuando se atraviesa el peritoneo, se oirá un «click». Se realiza la aspiración y se comprueba la salida de líquido ascítico
9	En caso de necesitar una muestra, se tomará de esta jeringa utilizada, que se cambiará por el sistema colector posteriormente
10	Se coloca un apósito alrededor del catéter y la zona más inferior, para evitar la movilización durante la salida del líquido. Igualmente, se asegura el tubo colector a la cama del paciente y la bolsa en un plano más inferior
11	Cuando se evacúe la cantidad de líquido ascítico considerada o este deje de salir, se procede a la retirada del catéter. Una vez extraído, se coloca un apósito o vendaje sobre el punto de punción
12	Si se realiza en ambiente hospitalario y se extraen más de 5 L, se inicia la infusión de albúmina (6-8 g por cada litro extraído), de manera lenta, progresiva y una vez finalizado el procedimiento. En caso de realizarse en el domicilio, hay que limitarse a la toma de constantes posterior
13	Se recomienda un reposo en cama de entre 1 y 2 horas, para evitar molestias abdominales causadas por el propio procedimiento

evitando la infección posterior. En pacientes cirróticos, la barrera defensiva local está alterada, no pudiendo evitar el paso de bacterias y su proliferación. La incidencia en pacientes ambulatorios ronda el 3 %, llegando hasta el 10 % en pacientes hospitalizados. Todos los pacientes con hepatopatía avanzada y ascitis tienen riesgo de desarrollar una PBE; sin embargo, se cree que una concentración baja de proteínas en líquido ascítico (< 1,5 g/dL) la hace más probable.

Diagnóstico

El diagnóstico de PBE se basa fundamentalmente en el análisis del líquido ascítico una vez que se ha establecido una sospecha (**Fig. 30-1**). Esta se debe iniciar en cualquier paciente cirrótico con ascitis que requiere ingreso hospitalario, presenta encefalopatía hepática, ha deteriorado la función renal o tiene signos o síntomas de infección local, como dolor abdominal y/o peritonismo, o sistémica.

Se debe realizar una paracentesis diagnóstica y enviar muestras a bioquímica (se analizarán las proteínas, lacto-deshidrogenasa), hematología (contabilidad del número de polimorfonucleares [PMN]) y microbiología (cultivo de la muestra). En su mayoría, el origen se encuentra en una bacteriemia previa, por lo que es recomendable realizar un hemocultivo de sangre periférica. De esta forma, ante un aislamiento microbiológico, se rentabilizará el tratamiento antibiótico correcto.

 Si el número de PMN en líquido ascítico es mayor de 250 mm³, se establece el diagnóstico de PBE, independientemente de si *a posteriori* se aísla algún microorganismo en el cultivo.

Una vez realizado el diagnóstico, se debe iniciar un tratamiento antibiótico empírico. Si el paciente no presenta mejoría clínica en 48-72 horas, es preciso realizar un nuevo análisis de líquido ascítico. Si en esta segunda muestra no hay una disminución de al menos un 25 % de PMN, se debe sospechar que se trata de una peritonitis bacteriana secundaria (a un foco de infección intraabdominal o perforación de víscera hueca). Igualmente se sospechará una peritonitis bacteriana secundaria ante un recuento muy elevado de PMN, alta concentración de proteínas o aislamiento polimicrobiano en el cultivo. En este caso, se tiene que hacer una confirmación con prueba radiológica.

Tratamiento

El pronóstico tras una PBE está marcado por el inicio precoz del tratamiento eficaz. Ante el diagnóstico de PBE, se debe iniciar antibioterapia empírica. La mayoría de las PBE de etiología extrahospitalaria están producidas por enterobacterias y estreptococos. El tratamiento de elección en estos casos es: cefotaxima (2 g/12 h i.v.), ceftriaxona (1-2 g/24 h i.v.) o

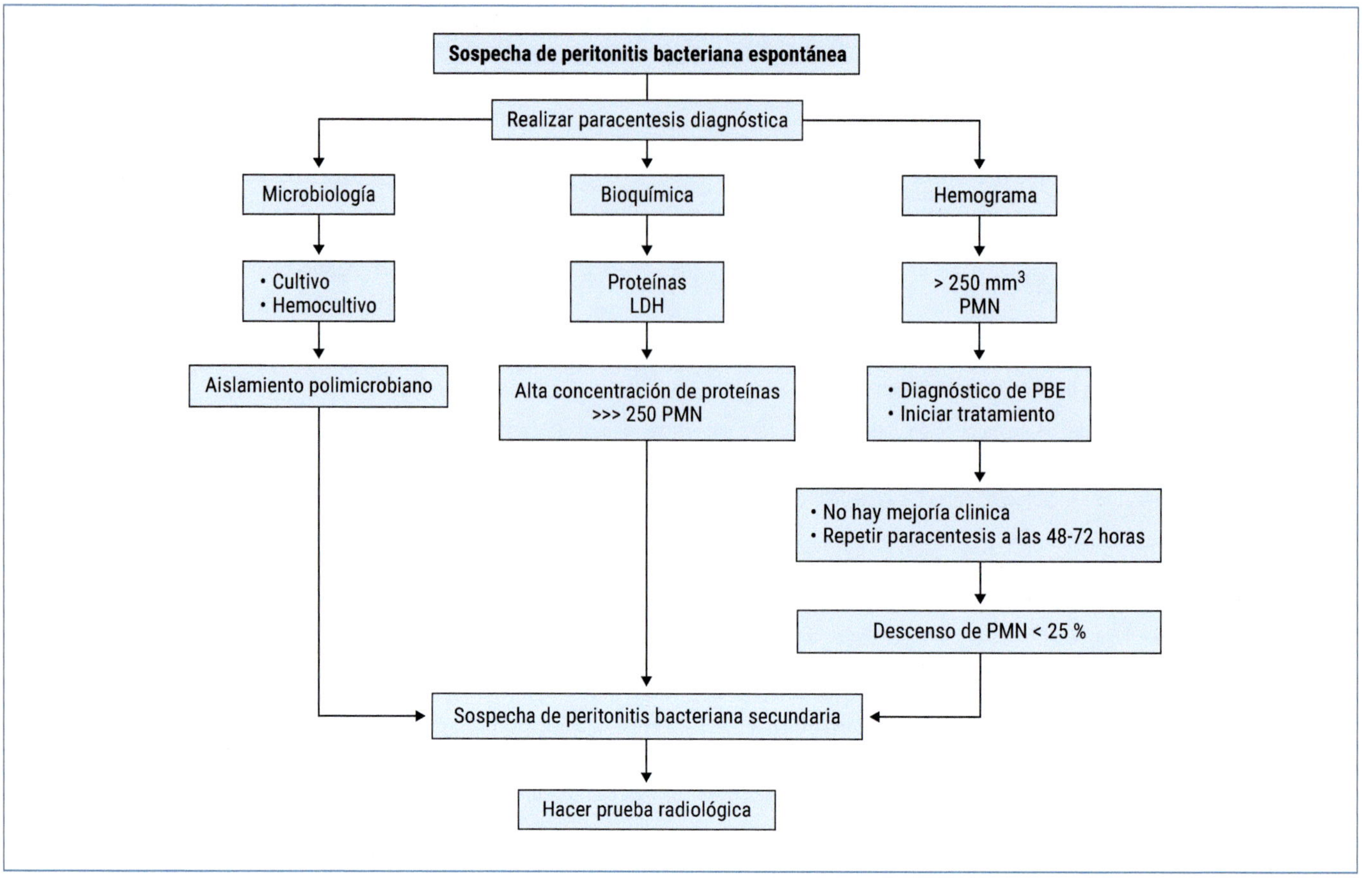

```
┌─────────────────────────────────────────────┐
│      Sospecha de peritonitis bacteriana espontánea      │
└─────────────────────────────────────────────┘
                        │
┌─────────────────────────────────────────────┐
│           Realizar paracentesis diagnóstica           │
└─────────────────────────────────────────────┘
        │                  │                  │
┌──────────────┐  ┌──────────────┐  ┌──────────────┐
│ Microbiología │  │  Bioquímica   │  │  Hemograma   │
└──────────────┘  └──────────────┘  └──────────────┘
        │                  │                  │
┌──────────────┐  ┌──────────────┐  ┌──────────────┐
│ • Cultivo     │  │  Proteínas    │  │ > 250 mm³    │
│ • Hemocultivo │  │  LDH          │  │  PMN         │
└──────────────┘  └──────────────┘  └──────────────┘
        │                  │                  │
┌──────────────┐  ┌────────────────────┐  ┌─────────────────────┐
│ Aislamiento   │  │ Alta concentración │  │ • Diagnóstico de PBE │
│ polimicrobiano│  │ de proteínas       │  │ • Iniciar tratamiento│
└──────────────┘  │ >>> 250 PMN        │  └─────────────────────┘
                  └────────────────────┘              │
                                         ┌────────────────────────────┐
                                         │ • No hay mejoría clínica    │
                                         │ • Repetir paracentesis a    │
                                         │   las 48-72 horas           │
                                         └────────────────────────────┘
                                                      │
                                         ┌────────────────────────────┐
                                         │  Descenso de PMN < 25 %     │
                                         └────────────────────────────┘
                                                      │
┌──────────────────────────────────────────────────────────┐
│      Sospecha de peritonitis bacteriana secundaria         │
└──────────────────────────────────────────────────────────┘
                        │
┌──────────────────────────────┐
│    Hacer prueba radiológica    │
└──────────────────────────────┘
```

Figura 30-1. Algoritmo de actuación frente a sospecha de peritonitis bacteriana espontánea (PBE). LDH: enzima lactato-deshidrogenasa; PMN: polimorfonucleares.

amoxicilina/ácido clavulánico (1 g/8 h i.v. o 875 mg/8 h v.o.). Se aconseja mantenerlo durante un mínimo de 5 días y hasta unas 24-48 horas después de ratificar la resolución de la infección.

En caso de sospecha de infección por germen intrahospitalario, se debe emplear una antibioterapia de amplio espectro, teniendo en cuenta el patrón de resistencia del centro hospitalario y los factores propios del paciente. En general, se aconseja la utilización de imipenem 500 mg/6 h, meropenem 500 mg/8 h i.v. o piperacilina-tazobactam 4 g/8 h i.v.

 Además del tratamiento antibiótico, se aconseja la expansión plasmática con albúmina para evitar el deterioro de la función renal posterior, sobre todo en aquellos pacientes que presenten mal pronóstico. Se inicia una infusión de 1,5 g/kg el primer día de tratamiento y 1 g/kg el tercer día.

En caso de mala evolución clínica, como se ha comentado anteriormente, se aconseja realizar una paracentesis de control para valorar la evolución analítica.

Encefalopatía hepática

La encefalopatía hepática es una de las complicaciones más invalidantes en los pacientes con hepatopatía avanzada. Se caracteriza por la aparición de síntomas neuropsiquiátricos, que pueden ir desde mínimas alteraciones conductuales, en muchos casos apenas perceptibles, hasta el coma neurológico.

! Para calificar el grado de encefalopatía, existen multitud de escalas, una de las más utilizadas es la escala de West Haven modificada (Tabla 30-7).

Diagnóstico

La variabilidad dentro de sus manifestaciones clínicas obliga a hacer un extenso diagnóstico diferencial. Habrá que descartar todos aquellos procesos que cursen con un síndrome confusional agudo. Para ello, es fundamental la realización de pruebas analíticas y radiológicas. Durante el proceso diagnóstico, se pueden ir descartando factores precipitantes que hayan desencadenado el cuadro.

Dentro de este diagnóstico diferencial, es preciso considerar:

- La encefalopatía metabólica (hiperosmolar o hipercápnica): fundamentalmente en pacientes con antecedentes de insuficiencia respiratoria crónica o diabetes *mellitus*. Para descartarla, se realizará un control analítico con determinación del equilibrio ácido-base.
- Las infecciones (meningitis o meningoencefalitis): los síntomas o signos orientarán a este diagnóstico, como puede ser la aparición de fiebre, rigidez nucal, vómitos, etc. Se

Tabla 30-7. Escala de West Haven modificada

Grado	Nivel de conciencia	Hallazgos clínicos	Hallazgos neurológicos
0	Normal	Ninguno	Normal (valorar encefalopatía hepática mínima)
1	Confusión leve	Cambio de humor, conducta inapropiada, déficit de atención, dificultad para elaborar ideas, irritabilidad y alteraciones del ciclo sueño/vigilia	Temblor o asterixis leve
2	Letargia	Desorientación temporal con gran dificultad para practicar tareas mentales y cambio marcado de la personalidad	Asterixis manifiesta y dificultad para hablar
3	Estupor	Imposibilidad de realizar tareas mentales, desorientación en tiempo y espacio, amnesia, habla ininteligible y agitación psicomotriz	Rigidez muscular y clonos e hiperreflexia
4	Coma	Coma	Postura de descerebración

realizará un análisis de líquido cefalorraquídeo para descartarlo. En presencia de ascitis, hay que descartar la PBE.

- La lesión estructural o estatus epiléptico no convulsivo: para ello, se realizará una prueba radiológica cerebral (tomografía computarizada de cráneo) y un electroencefalograma.
- La ingesta farmacológica: determinación de niveles en sangre. Hay que valorar la respuesta a antídotos que combatan sus efectos.
- La presencia de hemorragia digestiva y/o estreñimiento: exploración física con tacto rectal. Se debe valorar la anemización aguda junto a un aumento de urea en el control analítico.

Una vez realizado el diagnóstico diferencial y descartados los factores precipitantes, se puede establecer un plan terapéutico.

Tratamiento

El pilar fundamental para el tratamiento de la encefalopatía hepática es el basado en las medidas de soporte. En caso de presenciar un índice de Glasgow < 8, hay que asegurar la vía aérea. Igualmente se ha de asegurar un adecuado aporte de líquidos e iones, en primer lugar, intravenoso, y posteriormente, vía oral. El aporte nutricional es fundamental para la evolución de estos pacientes, asegurando el aporte de nutrición enteral, en caso de no recuperar, vía oral en 48 o 72 horas. En segundo lugar, el tratamiento debe corregir los factores precipitantes del cuadro clínico:

- En caso de trastorno iónico o desequilibrio ácido-base, aporte de tratamiento, sueros e iones intravenosos que se precisen para corregir estos, es necesario valorar la suspensión del tratamiento diurético.
- Instaurar antibioterapia precozmente en caso de infección.
- Emplear enemas y/o laxantes osmóticos (20-30 g de lactulosa cada 4-6 horas) para conseguir 2-3 deposiciones diarias. De esta forma, se disminuye la concentración de amoníaco en plasma. En caso de no tolerarse la vía oral, puede valorarse el tratamiento a través de una sonda nasogástrica.
- Si se confirma la hemorragia digestiva, hay que realizar una transfusión de hemoderivados si se precisa y el tratamiento endoscopio necesario.

 Es importante destacar el uso de rifaximina cuando otras medidas no son útiles en la reducción del amoníaco plasmático y la respuesta inflamatoria sistémica.

Además, se ha demostrado que la rifaximina de 550 mg administrada dos veces al día durante 6 meses mantiene la remisión de la encefalopatía hepática. Incluso puede ser usada a largo plazo, con la misma posología, hasta 24 meses.

Síndrome hepatorrenal

Es una de las complicaciones más graves en pacientes cirróticos y se asocia con mal pronóstico. No existe un daño estructural a nivel renal, sino que esta insuficiencia es funcional, por lo que es potencialmente reversible. Fundamentalmente se produce un deterioro de la función renal en un paciente con hepatopatía avanzada sin causa evidente.

Fisiopatología

En la fisiopatología del síndrome hepatorrenal están involucrados una serie de factores altamente conocidos. Fundamentalmente se produce una vasodilatación esplácnica en paciente con cirrosis avanzada, produciendo una disminución de la presión arterial. Esto deriva en una producción de factores endógenos que causan una vasoconstricción de la circulación renal (activación del sistema renina-angiotensina-aldosterona y el sistema nervioso simpático) que produce una insuficiencia renal funcional. Hay otros factores que parecen tener un papel importante en este síndrome, como la producción de mediadores vasoactivos como resultado del proceso inflamatorio existente en pacientes con cirrosis descompensada.

Diagnóstico

Clásicamente siempre han existido dos tipos de síndrome hepatorrenal, que se clasificaban, según su progresión y gravedad, en tipo 1 y tipo 2. Actualmente, el síndrome hepatorrenal tipo 1 es el que se denomina *lesión renal aguda* (*acute kidney injury*). El tipo 2 se cataloga como un empeoramiento de insuficiencia renal crónica propia de pacientes cirróticos. Este puede desencadenarse después de que un factor se precipite como una

PBA, una hemorragia digestiva o una paracentesis evacuadora de gran volumen sin reposición de albúmina posterior.

 El diagnóstico es totalmente de exclusión, una vez descartadas otras causas de insuficiencia renal aguda o el empeoramiento de insuficiencia renal crónica.

Hay que tener en cuenta que los pacientes cirróticos, al presentar menos masa muscular, pueden tener menor producción de creatina y, por tanto, infraestimar el filtrado glomerular. A pesar de esto, el método de elección para la medición de este filtrado sigue siendo la medición de creatinina sérica. Para ello, hay que suspender todo el tratamiento diurético que el paciente esté tomando y revisar la posible medicación nefrotóxica que pueda estar detrás de esta afectación renal.

Además, se ha de asegurar la ausencia de *shock*, infección bacteriana o pérdidas digestivas que hayan producido una insuficiencia prerrenal por hipovolemia.

Posteriormente, se realiza una expansión de plasma con albúmina (1 g/kg) durante 48 horas. Si se produce una buena respuesta, se puede mantener el seguimiento. Si no hay una respuesta eficaz a la expansión de plasma y el paciente cumple criterios de síndrome hepatorrenal, hay que iniciar tratamiento específico.

Tratamiento

El tratamiento de elección del síndrome hepatorrenal es el trasplante hepático. Una vez resuelto el problema hepático, se resuelve la enfermedad renal asociada. Sin embargo, la corta expectativa de vida y el tiempo de espera en lista de trasplante anulan casi por completo la aplicabilidad de este como primer paso en el tratamiento.

 El tratamiento médico consiste fundamentalmente en medidas de soporte, vasoconstrictores y albúmina.

El vasoconstrictor más utilizado por su experiencia clínica es la terlipresina. Se inicia con una dosis de 2 mg al día en infusión continua y puede ir aumentándose si hay ausencia de respuesta hasta 12 mg al día. La albúmina se utiliza complementariamente con el vasoconstrictor a una dosis de 20-40 g/día.

Se considera que existe respuesta clínica si hay una disminución de creatinina sérica de más de 0,3 mg/dL con respecto a su valor basal. Si después de 1 semana de tratamiento la creatinina no ha disminuido más de un 25 % del valor inicial, se recomienda suspender el tratamiento iniciado.

En caso de pacientes candidatos a trasplante hepático con síndrome hepatorrenal que no responden a tratamiento médico, puede valorarse el inicio de hemodiálisis como puente o estabilización hasta el trasplante.

Hemorragia digestiva

Es otra de las complicaciones más frecuentes en pacientes con hepatopatía avanzada. La mayoría de los sangrados en estos pacientes se producen por rotura de varices esofágicas secundarias a hipertensión portal. La mortalidad del sangrado por varices en pacientes con cirrosis está entre el 10 y el 20 %, por eso, ante esta complicación, se precisa una actuación rápida y eficaz.

Es importante identificar a pacientes con alto riesgo de sangrado o que ya hayan presentado un episodio previo. En estos casos, hay que informar a pacientes y cuidadores sobre cómo actuar e instruir sobre las medidas a adoptar, sobre todo si se encuentran en el domicilio. Es preciso realizar una toma anticipada de decisiones con el paciente respecto a los límites del tratamiento deseado en caso de presentación de hemorragia, pues en la mayoría de los casos el tratamiento pasa por procedimientos invasivos.

 El objetivo en pacientes con hepatopatía avanzada es respetar sus deseos, incluso permanecer en el domicilio si la situación clínica lo permitiese y se asegura un buen soporte familiar.

Tratamiento preventivo

En primer lugar, se establece un tratamiento preventivo que evite la hemorragia digestiva. Después de un primer episodio de varices, hasta el 60 % presenta un resangrado si no se instaura un tratamiento preventivo. Se utiliza el propanolol, betabloqueante no selectivo, a dosis de entre 10 y 40 mg dos veces al día. Se debe comprobar, según la tolerancia al tratamiento, el aumento de la dosis diaria. Con respecto al tratamiento endoscópico preventivo, se utilizan las ligaduras endoscópicas en la prevención de hemorragia. Igualmente, la eficacia de la terapia combinada (tratamiento farmacológico y endoscópico) se ha demostrado más eficaz que cualquier tratamiento por separado.

Hay que valorar como terapia complementaria los inhibidores de la bomba de protones, aunque esto no previene el sangrado de gastropatía por hipertensión portal.

Tratamiento farmacológico

Se debe instaurar tan pronto como se sospeche la presencia de hemorragia. En caso de encontrarse en el medio hospitalario, se tendrá al alcance una serie de medidas de soporte que mejoran el pronóstico a corto plazo. La rapidez en la instauración de estas medidas marcará el pronóstico.

En primer lugar, se debe alcanzar una estabilidad hemodinámica. A través de la vía venosa periférica o la vía venosa central, se realizará la reposición de volumen necesaria para obtener una presión arterial media de 100 mmHg. Hay que considerar la transfusión de concentrado de hematíes para alcanzar una hemoglobina entre 7 y 8 g/dL. Se evitará la sobrecarga que puede aumentar la presión portosistémica y derivar en resangrado.

Los fármacos vasoactivos deben iniciarse tan pronto como se sospeche la presencia de hemorragia. Los dos fármacos más usados son la terlipresina y la somatostatina. La terlipresina se administra a dosis de 2 mg por vía intravenosa cada 4 horas durante las primeras 48 horas, reduciéndose a

1 mg cada 4 horas durante otros 3 días, si se controla el sangrado. La somatostatina se administra como un bolo inicial de 250 µg seguido de 250-500 µg/h en infusión continua durante 5 días.

El empleo de antibioterapia profiláctica se relaciona con una disminución de las tasas de resangrado y mortalidad. El antibiótico recomendado es el ciprofloxacino a una dosis de 200 mg i.v./12 h o la ceftriaxona 2 g i.v./24 h.

Tratamiento endoscópico

La terapia endoscópica debe realizarse de inmediato ante la sospecha de hemorragia por varices. Idealmente debe practicarse con el estómago vacío, para ayudar a la visualización. Para ello, se puede administrar eritromicina 250 mg durante 5 minutos, 20 minutos antes de la endoscopia, aumentando el tránsito intestinal y ayudando a que el estómago esté vacío cuando se realice la endoscopia.

 Las bandas elásticas son el tratamiento endoscópico de elección ante sangrado activo, por menor tasa de complicación y de resangrado. La otra terapia endoscópica sería la escleroterapia.

Esta se usa cuando se trata de un sangrado activo abundante y no se puede realizar una correcta visualización local para la colocación de una banda elástica. La escleroterapia es menos costosa que la ligadura con banda.

Tratamiento paliativo

Ante un paciente con alto riesgo de sangrado que desee permanecer en el domicilio, se debe asegurar el adecuado soporte y disponibilidad de recursos necesarios que permitan controlar la situación en caso de que aparezca. Para ello, se colocará una vía subcutánea y se instruirá a la familia y/o cuidadores para su uso si fuese necesario.

Si aparece una hemorragia masiva, hay que plantear la sedación paliativa con inducción con midazolam de 5 a 15 mg por vía subcutánea. Luego se dejará la dosis de mantenimiento mediante infusión continua (si se encuentra disponible) o mediante bolos cada 4 horas. A esta se sumará el tratamiento de rescate que precise (preferiblemente con midazolam). Se puede asociar levomepromacina 25 mg si se presentan náuseas o nuevos vómitos.

La familia ha de ser consciente de que esta situación clínica, en muchas ocasiones, puede no ser abordable en el domicilio. Es necesario aconsejar el traslado del paciente al centro hospitalario si con las primeras medidas iniciadas no se consigue el grado de sedación deseado, sobre todo en caso de sangrado masivo, para evitar la situación de últimos días con alta carga de sufrimiento.

SÍNTOMAS EN HEPATOPATÍA AVANZADA

Dolor

El tratamiento del dolor en pacientes con cirrosis hepática supone un importante reto. Aquellos pacientes con cirrosis compensada pueden realizar una metabolización farmacológica similar a la de una persona sana. En caso de presentar una cirrosis descompensada con hipertensión portal, esta metabolización puede alterarse, por lo que se han de tomar precauciones. Igualmente, el desarrollo de insuficiencia renal, el estado nutricional y el consumo de alcohol son otras situaciones que deben considerarse.

Todos los fármacos que se emplean pueden presentar efectos adversos, por esto, solo tienen que ser usados cuando los beneficios superen los riesgos, respetando las expectativas y preferencias del paciente. Ante la peculiaridad de estos pacientes, se aconseja iniciar un tratamiento analgésico a la mínima dosis eficaz, titulando el efecto logrado y la aparición de efectos adversos, además de evitar la utilización de varios fármacos analgésicos al mismo tiempo.

A continuación, se comentan las características del tratamiento analgésico, de diferente nivel, más usado por su seguridad y perfil metabólico en pacientes hepáticos, dentro de los cuales se encuentra el paracetamol como analgésico de primer nivel y primera elección. Dentro de los opioides, se encuentran la morfina, la metadona, la buprenorfina y el fentanilo.

Paracetamol

Es un analgésico no antiinflamatorio con un elevado perfil de seguridad, por ello es el más utilizado. Tanto por su metabolización hepática como por la aparición de hepatitis fulminante en sobredosis de paracetamol, parece reforzada la idea errónea de que este fármaco no debe utilizarse en pacientes con cirrosis hepática.

En paciente sanos, es rara la hepatotoxicidad con dosis menores de 4 g al día. Aunque no existen estudios estandarizados del uso de paracetamol en paciente cirróticos, su amplia experiencia clínica a lo largo de los años corrobora que no hay relación entre el consumo de paracetamol a dosis media y la aparición de complicaciones en pacientes con hepatopatía avanzada.

 En paciente cirróticos, se recomienda el uso de 2-3 g de paracetamol al día en caso de tratamiento crónico. En episodios agudos (menos de 14 días), parece seguro el consumo de hasta 4 g de paracetamol diarios.

Antiinflamatorios no esteroideos

Estos fármacos están contraindicados en pacientes con cirrosis hepática. La vía de metabolización disminuye el nivel de prostaglandinas, que producen un efecto vasodilatador renal en pacientes cirróticos, por lo que su uso afecta a la vascularización renal, disminuyendo la tasa de filtrado glomerular.

Igualmente existe un aumento del riesgo de sangrado gastrointestinal con su uso en pacientes con hipertensión portal (gastropatía y varices esofágicas secundarias a esta).

Opioides

Es el tratamiento más utilizado cuando se trata de pacientes que sufren dolor crónico moderado-agudo. Por la vía oxidativa, por la que se metabolizan a nivel hepático, la vida media y la concentración plasmática puede verse afectada. Por ello, el inicio de este tipo de fármacos ha de individualizarse y usarse de forma restringida, evaluando continuamente posibles efectos secundarios y titulando lentamente el aumento de la dosis necesaria. Este tratamiento también puede provocar estreñimiento, que favorece la aparición de encefalopatía hepática, sobre todo en pacientes con hepatopatía avanzada con hipertensión portal, por lo que hay que valorar añadir fármacos coadyuvantes para prevenirla.

Los opioides como el fentanilo, la metadona y la morfina son impredecibles en su biodisponibilidad, por lo que han de usarse con precaución. Deben evitarse otros opioides, como la oxicodona y la meperidina, pues se ve altamente afectada su metabolización oxidativa en fases tempranas de enfermedad hepática.

Morfina

Es el opioide con el que se comparan el resto. Debe evitarse en pacientes con insuficiencia renal o síndrome hepatorrenal, pues existe riesgo de acumulación de sus metabolitos. La biodisponibilidad oral en estos pacientes se equipara a la biodisponibilidad por vía intravenosa, aunque su vida media está aumentada a casi el doble que en una persona sana. Por este motivo, hay que iniciarlo a dosis bajas y espaciar las tomas monitorizando los efectos adversos.

Fentanilo

Es el opioide de elección en pacientes con cirrosis. Es más potente que la morfina, más estable y libera menos histamina, por lo que se necesita menos dosis para alcanzar su efecto. Además, presenta un inicio de acción rápido.

Puede usarse en forma de parche transdérmico por su alta lipofilicidad. En pacientes con hepatopatía, la absorción transdérmica puede verse alterada por la diferente permeabilidad de la piel, por lo que la acción con esta forma de administración puede variar entre individuos.

Metadona

Es un fármaco con alta experiencia clínica, al ser el utilizado en pacientes con adicción a opioides que además presentan infección por virus de hepatitis C y, por ende, hepatopatía crónica. Es el segundo fármaco de elección por su menor incidencia de efectos adversos, por su escasa afinidad por los receptores μ. Puede usarse en pacientes con insuficiencia renal, incluso en aquellos en programa de hemodiálisis.

Presenta alta unión a proteínas plasmáticas, por lo que se necesitan dosis menores para lograr el efecto deseado. Como inconveniente, su farmacocinética y farmacodinámica tienen gran variabilidad interindividual. La metabolización de la metadona es hepática, por lo que hay que monitorizar estrechamente su uso.

Buprenorfina

Se utiliza en parche transdérmico. Su eliminación es por vía fecal, por lo que es seguro su uso en pacientes con insuficiencia renal o síndrome hepatorrenal. Hay evidencias contradictorias sobre la afectación hepática tras su uso, por lo que se aconseja la monitorización de enzimas hepáticas en caso de ser necesario.

Tramadol

Se emplea en pacientes con dolor moderado-agudo. Es un agonista parcial de los receptores μ, y aumenta la noradrenalina y la serotonina. Se ha demostrado su efectividad junto al paracetamol en dolor agudo. Produce estreñimiento, por lo que puede inducir encefalopatía hepática. En pacientes con hepatopatía, la dosis recomendada es de 25 mg/8 h.

Tapentadol

Es una excelente opción en pacientes con cirrosis hepática por sus escasos efectos gastrointestinales (no suele producir náuseas, vómitos o estreñimiento). La biodisponibilidad en estos pacientes está aumentada, por lo que se recomienda comenzar con dosis de 25-50 mg una vez al día, y no cada 12 horas, que es la posología recomendada en personas sanas.

Anticonvulsivantes

Se usan en pacientes con dolor neuropático. Muchos son metabolizados por la vía del citocromo P450, por lo que las dosis y la frecuencia de administración son menores en pacientes con cirrosis hepática. Hay que utilizarlos con precaución en pacientes con síndrome hepatorrenal, por su eliminación renal. La fenitoína, la carbamacepina y el ácido valproico son hepatotóxicos y están contraindicados.

Gabapentina

Se utiliza como primera opción en pacientes con dolor neuropático a dosis inicial de 300 mg/8 h. Suele presentar eficacia a partir de 1.200 mg diarios. Se han reportado algunos casos de hepatotoxicidad con dosis altas, por lo que debe usarse con precaución.

Pregabalina

Es de segunda opción en pacientes que no mejoran con gabapentina. Habitualmente se consiguen efectos cuando las dosis llegan a los 300-600 mg al día, repartidas en una toma cada 12 horas.

Malnutrición

En muchos casos, se define como la complicación más extendida en pacientes con cirrosis hepática. La desnutrición y la obesidad se asocian con enfermedades hepáticas desde leves a graves. La metabolización de hidratos, grasas y proteínas está alterada en pacientes con problemas hepáticos. En pacientes con cirrosis hepática, la síntesis energética está disminuida, lo que afecta directamente al estado nutricional que repercute en el desarrollo de complicaciones médicas que empeoran el pronóstico de la enfermedad. Por todo esto, se debe considerar el mantenimiento de un buen estado nutricional, esencial en cualquier enfermedad hepática para disminuir la morbilidad y la mortalidad.

Actualmente la malnutrición calórico-proteica se define como sarcopenia (disminución de masa muscular) y adipopenia (reducción de grasa subcutánea y visceral).

 En pacientes con enfermedad hepática, la malnutrición es debida a múltiples factores, muchos de ellos reversibles.

Puede haber un inadecuado aporte de nutrición por disminución de la ingesta, deterioro en la digestión y absorción de nutrientes, alteración en la metabolización, disminución de síntesis proteica y almacenamiento a nivel hepático.

En pacientes cirróticos, es más común la malnutrición proteica, que, como se ha recalcado anteriormente, empeora la evolución de la enfermedad. A su vez, esto aumenta el riesgo de complicaciones que pueden empeorar la calidad de vida (aparición de edemas, ascitis, etcétera).

Existen diferentes métodos de evaluación nutricional. En general, en el paciente con enfermedad hepática, puede ser difícil la realización de muchos de estos por la necesidad de parámetros analíticos y necesidad de evaluación exhaustiva. El índice de masa corporal es un buen indicador, con una alta especificidad y sensibilidad, siempre y cuando se realice una modificación de los valores de referencia: en los pacientes sin ascitis ≤ 22 kg/m^2, ≤ 23 kg/m^2 con moderada ascitis y ≤ 25 kg/m^2 con ascitis a tensión.

La medición de circunferencias y pliegues cutáneos es otro método fácilmente aplicable como método indirecto para calcular la grasa en pacientes cirróticos. Sin embargo, la albúmina plasmática no puede considerarse un marcador de malnutrición, al encontrarse disminuida *per se* en pacientes con enfermedad hepática avanzada y por su alteración durante períodos agudos de estados proinflamatorios.

 En general, estos pacientes suelen presentar un buen estado nutricional, por lo que es fundamental intentar mantenerlo durante el proceso de la enfermedad, con el fin de lograr el aporte suficiente de energía para mantener una actividad diaria y, en consecuencia, una buena calidad de vida.

Los requerimientos energéticos se calculan para aportar entre 25 y 40 kcal/kg/día (basado en el peso ideal en pacientes con edema y/o ascitis o en peso seco). De estos, el aporte de carbohidratos debe ser entre el 45 y el 65 % del total de requerimientos.

En pacientes con enfermedad hepática avanzada, se reduce hasta un 40-50 %, por su alta resistencia a la insulina. En pacientes sin encefalopatía hepática, se recomienda un aporte de proteínas entre 1 y 1,5 g/kg al día. En caso de encefalopatía aguda, se aconseja una restricción proteica (0,6-0,8 g/kg al día). Con respecto a las grasas, se recomienda un 25-30 % del aporte diario energético.

El aporte de sodio no debe ser mayor de 2 g al día (que equivale a aproximadamente 5 g de sal). Se aconseja una restricción hídrica en pacientes con hiponatremia aguda (< 125 mmol/L).

En diferentes estudios se ha demostrado el efecto beneficioso en la prevención de encefalopatía hepática con la toma de prebióticos, probióticos y simbióticos. La lactulosa resulta más beneficiosa que los probióticos en encefalopatía hepática.

Se recomienda una ingesta frecuente y de poco volumen, incluso hasta siete comidas al día. Hay que evitar períodos de más de 6 horas de ayuno, por la deficiente oxidación de la glucosa y el aumento de catabolismo de proteínas y grasas en pacientes cirróticos. Por esto es recomendable realizar una ingesta antes de dormir.

La nutrición enteral está indicada en aquellos pacientes que no puedan cubrir sus necesidades energéticas o proteicas. Como se ha comentado anteriormente, asegurar un adecuado aporte reduce la aparición de complicaciones a medio plazo, por lo que se considera una medida costo-efectiva.

En pacientes que estén compensados, se deben usar fórmulas estándar, pues la mayoría de estas tienen un contenido adecuado de aminoácidos de cadena corta. En pacientes que presenten una descompensación, se recomiendan formulas hipercalóricas (> 1,5 kcal/mL).

La cirrosis hepática se considera un estado hipermetabólico, por ello presenta un requerimiento energético aumentado. La disminución del aporte de proteínas no se ha de instaurar de manera generalizada para la prevención de la encefalopatía hepática.

 PUNTOS CLAVE

- Cuando se habla de hepatopatía crónica, se hace referencia fundamentalmente a cirrosis hepática. Existe un importante aumento de incidencia, debido a múltiples factores, lo cual provoca un aumento de la demanda de hígados para trasplante que supera con creces la disponibilidad de estos, marcando por tanto el pronóstico de la enfermedad.
- En la toma de decisiones, pueden servir de ayuda los índices pronósticos, como la escala Child-Pugh o el índice MELD.
- Dentro de las complicaciones más frecuentes e invalidantes en esta enfermedad, se encuentra la ascitis, un signo de mal pronóstico. Es importante la realización de un plan

terapéutico con la aplicación de unas medidas generales, un tratamiento farmacológico adecuado y paracentesis de gran volumen si es necesario.
- La PBE se define como la infección de líquido ascítico sin un foco infeccioso abdominal. El diagnóstico se realiza tras el análisis de líquido ascítico, y es importante la instauración de un tratamiento antibiótico lo antes posible, pues ello marca el pronóstico.
- La encefalopatía hepática exige hacer un extenso diagnóstico diferencial. El tratamiento se basa en establecer unas medidas de soporte y corregir los posibles factores precipitantes.

(Continúa)

PUNTOS CLAVE (*Cont.*)

- En el síndrome hepatorrenal, no existe un daño estructural renal. El diagnóstico es de exclusión. Hay que suspender los diuréticos y el tratamiento nefrotóxico. El tratamiento médico consiste fundamentalmente en iniciar la administración de vasoconstrictores y albúmina.
- La hemorragia digestiva obliga a marcar un plan terapéutico e instruir en las medidas a tomar si el paciente desea permanecer en el domicilio. Es importante respetar los deseos del paciente con unas voluntades vitales anticipadas previas. En caso de traslado al hospital, el tratamiento de elección es el endoscópico con bandas elásticas.
- En el tratamiento para el dolor se encuentra el paracetamol como analgésico de primer nivel y primera elección. Dentro de los opioides de primera elección, está el fentanilo. Los opioides deben usarse de forma restringida y evaluando continuamente los posibles efectos adversos.
- La malnutrición es la complicación más extendida entre los pacientes cirróticos. Existen múltiples factores que la provocan. Hay disponibles diversas herramientas que ayudan a realizar una correcta evaluación nutricional.

BIBLIOGRAFÍA

Alonso A, Rexach L, Gisbert A. Criterios de selección de pacientes con enfermedades no oncológicas en programas y/o servicios de cuidados paliativos. Med Paliat. 2010;17:161-71.

Bajaj JS, Barrett AC, Bortey E, Paterson C, Forbes WP. Prolonged remission from hepatic encephalopathy with rifaximin: results of a placebo crossover analysis. Aliment Pharmacol Ther. 2015;41:39-45.

Canicoba M, Domínguez N, Gutiérrez S. Nutrición en las enfermedades hepáticas crónicas. Nutrición Clínica en Medicina. 2014;3:121-35.

Cremers I, Ribeiro S. Manejo de la hemorragia digestiva alta varicosa y no varicosa en pacientes con cirrosis. Therap Adv Gastroenterol. 2014;7:206-16.

Dahl E, Gluud LL, Kimer N, Krag A. Meta-analysis: the safety and efficacy of captains (tolvaptan, satavaptan and lixivaptan) in cirrhosis with ascites or hyponatremia. Aliment Pharmacy There. 2012;36:619-26.

European Association for the Study of the Liver. EASL clinical practice guidelines on the management of ascites, spontaneous bacterial peritonitis, and hepatorenal syndrome in cirrhosis. J Hepatol. 2010;53:397-417.

Gisbert A, Alonso A, Rexach L. Cuidados paliativos en enfermedades no oncológicas: insuficiencia hepática. Med Pal. 2010;17:365-73.

Gómez Ayala AE. Cirrosis hepática. Farmacia y Salud. 2012;26:45-51.

González R, González M, Albillos A. Fisiopatología de la translocación y la peritonitis bacteriana espontánea en la cirrosis. Gastroenterol Hepatol. 2007;30:78-84.

Gutiérrez Rivero S, Sousa Martín JM, Barranco Moreno E. Cirrosis hepática en situación avanzada o terminal. En: Galindo F, Hernández C, eds. Manual de bolsillo de cuidados paliativos para enfermos oncológicos y no oncológicos. Grunenthal. Cap. 7; p. 279-93.

Kamath PS, Wiesner RH, Malinchoc M, Kremers W, Therneau TM, Kosberg CL, et al. A model to predict survival in patients with end-stage liver disease. Hepatology. 2001;33:464-70.

Navarro Sanz R, López Almazán C. Aproximación a los cuidados paliativos en las enfermedades avanzadas no malignas. An Med Interna. 2008;25:187-91.

Ojeda A, Moreno L. Tratamiento del dolor en el paciente con cirrosis hepática. Gastroenterol Hepatol. 2014;37:35-45.

Pugh RN, Murray-Lyon IM, Dawson JL, Pietroni MC, Williams R. Transection of the oesophagus for bleeding oesophageal varices. Br J Surg. 1973;60:646-9.

Redondo MJ, Díaz F. Cuidados paliativos en paciente con enfermedad hepática. En: Cuervo Pinna MA, Encinas Martínez P, Hernández Gil P, Redondo Moralo MJ, Rodríguez García MC, et al., eds. I Manual de cuidados paliativos de Extremadura. Junta de Extremadura. 2019. Cap. 11; p. 531-45.

Rumack BH. Acetaminophen hepatotoxicity: the first 35 years. J Toxicol Clin Toxicol. 2002;40:3-20.

Runyon BA. A primer on detecting cirrhosis and caring for these patients without causing harm. In J Hepatic. 2011;2011:801983.

Runyon BA; AASLD. Introduction to the revised American Association for the Study of Liver Diseases Practice Guideline management of adult patients with ascites due to cirrhosis 2012. Hepatology. 2013;57:1651-3.

Wiesner R, Edwards E, Freeman R, Harper A, Kim R, Kamath P, et al. Model for end-stage liver disease (MELD) and allocation of donor livers. Gastroenterology. 2003;124:91-6.

Insuficiencia respiratoria crónica

31

E. Vázquez Gandullo, M. Morales González y F. Montoro Ballesteros

OBJETIVOS

- Profundizar en la definición y criterios diagnósticos de la insuficiencia respiratoria crónica (IRC), de forma global y según la enfermedad de base.
- Conocer el manejo de la IRC, especialmente en el soporte ventilatorio y la oxigenoterapia.

DEFINICIÓN DE INSUFICIENCIA RESPIRATORIA CRÓNICA

El término *insuficiencia respiratoria* viene definido por una disminución de la presión parcial de oxígeno (PaO_2) por debajo de 60 mmHg. Cuando los valores de la PaO_2 se encuentran entre 60 y 80 mmHg, se denomina *hipoxemia*, la cual puede ser ligera (71-80 mmHg) o moderada (61-70 mmHg). La insuficiencia respiratoria constituye un fracaso del aparato respiratorio en sus funciones básicas: oxigenar la sangre arterial y/o eliminar el dióxido de carbono.

Para su diagnóstico, es preciso la realización de una gasometría arterial, en la que, además de la oxigenación, se obtendrá información sobre el estado ventilatorio del paciente, atendiendo a parámetros como la presión parcial de dióxido de carbono ($PaCO_2$) y el equilibrio ácido-base (**Fig. 31-1**).

La insuficiencia respiratoria se clasifica según el tiempo de evolución en aguda, crónica o crónica agudizada:

- Insuficiencia respiratoria aguda (IRA): cuando la instauración es rápida.
- Insuficiencia respiratoria crónica (IRC): se instaura de una manera más lenta, poniéndose en marcha mecanismos de compensación (habitualmente renales) para corregir las alteraciones que se producen en el equilibrio ácido-base.
- Insuficiencia respiratoria crónica agudizada (IRCA): cuando se produce un evento que descompensa una IRC ya conocida.

No hay un período que marque la diferencia entre la IRA y la IRC. Esta última se caracteriza por el desarrollo de mecanismos de compensación que intentan evitar la hipoxia tisular (como el aumento de la frecuencia respiratoria, poliglobulia, desplazamiento de la curva de disociación de la hemoglobina a la derecha y vasoconstricción pulmonar); y, por otro lado, compensar la hipercapnia (retención de bicarbonato en túbulos renales).

También se puede clasificar la insuficiencia respiratoria según su mecanismo etiopatogénico:

- Insuficiencia respiratoria hipoxémica o parcial: hipoxemia con normocapnia o hipocapnia.
- Insuficiencia respiratoria hipercápnica o global: hipercapnia además de la hipoxemia.

Otro concepto a tener en cuenta es el gradiente o diferencia alvéolo-arterial de oxígeno ($DA\text{-}aO_2$), que se refiere a la diferencia existente entre la presión parcial de oxígeno del alvéolo y la de la sangre arterial. Informa sobre el estado funcional del parénquima pulmonar y permite diferenciar los mecanismos de la insuficiencia respiratoria en función de si está ocasionada por una alteración pulmonar (siendo el desequilibrio en la relación ventilación-perfusión [V/Q] el mecanismo más importante), que cursa con gradiente aumentado, o extrapulmonar (situaciones de hipoventilación), que cursa con gradiente normal. Su valor normal oscila entre 5 y 15 mmHg respirando aire ambiente a nivel del mar.

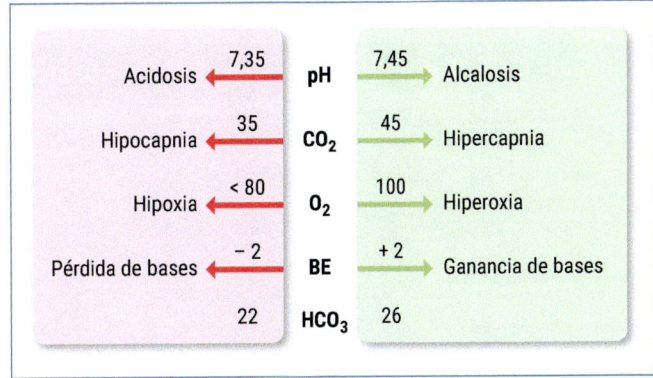

Figura 31-1. Valores de referencia y conceptos básicos en gasometría. BE: base estándar; CO_2: dióxido de carbono; HCO_3: bicarbonato; O_2: oxígeno.

Los mecanismos fisiopatológicos implicados en el desarrollo de la insuficiencia respiratoria son diversos y complejos. Las posibles etiologías componen un diagnóstico diferencial muy amplio en el que se incluyen patologías respiratorias, cardiológicas, oncológicas y neuromusculares.

El tratamiento se basa en tres pilares fundamentales: las medidas generales (entre las que destaca el abandono del hábito tabáquico), la optimización del tratamiento de la enfermedad de base y sus complicaciones, y la corrección de la hipoxemia y la hipercapnia, fundamentalmente mediante oxigenoterapia y ventilación mecánica.

Para un correcto abordaje, es preciso conocer la etiopatogenia subyacente y los mecanismos fisiopatológicos de la IRC (**Tabla 31-1**). De forma más detallada, son:

- *Disminución de la presión parcial de oxígeno en aire inspirado*: se suele producir en situaciones de altitud, donde hay una disminución de la presión barométrica y de la presión parcial de O_2. También en aquellos casos en los que el O_2 es diluido por otro gas (monóxido de carbono o metano) y cuando el O_2 es consumido por el fuego. Puede cursar con hipocapnia o normocapnia, y la respuesta a la suplementación con O_2 es buena.
- *Hipoventilación alveolar*: presente en patología extrapulmonar (neuromiopatías y defectos de la pared torácica) y en fases finales de las alteraciones del parénquima pulmonar o de las vías aéreas. Conlleva una IRC global con DA-aO_2 normal. El aporte extra de oxígeno genera una buena respuesta en la insuficiencia respiratoria hipoxémica, no así en la hipercapnia.
- *Alteración de la difusión alveolo-capilar*: presente en enfermedades intersticiales o hipertensión pulmonar, apareciendo la hipoxemia inicialmente durante el ejercicio al disminuir el tiempo de paso del hematíe por el capilar. Se corrige fácilmente con suplementos de oxígeno.
- *Efecto de* shunt *(cortocircuito) intrapulmonar*: se da en situaciones de ocupación alveolar como edema pulmonar, neumonía, atelectasia o hemorragia. En estos casos, se genera una insuficiencia respiratoria parcial con DA-aO_2 elevado, con una PaCO_2 normal o baja, y el aporte extra de oxígeno no lo corrige.
- *Desequilibrio V/Q*: mecanismo más frecuente de hipoxemia, ya que prácticamente todas las patologías con afectación intrínseca del pulmón presentan este mecanismo en grado

variable. Como resultado, aparece una insuficiencia respiratoria parcial o global con DA-aO_2 elevada y buena respuesta al oxígeno suplementario.

Por tanto, se puede concluir que, en función de la etiología que ocasiona la IRC, el manejo y tratamiento pueden variar.

ENFERMEDADES RESPIRATORIAS QUE CURSAN CON INSUFICIENCIA RESPIRATORIA CRÓNICA

Enfermedad pulmonar obstructiva crónica

Es un síndrome heterogéneo y complejo, con afectación pulmonar y extrapulmonar. El diagnóstico de enfermedad pulmonar obstructiva crónica (EPOC) se fundamenta en la exposición al tabaco u otros gases nocivos, la presencia de síntomas respiratorios y la identificación de una limitación crónica al flujo aéreo, viniendo definida la gravedad y manejo por el volumen espiratorio forzado en el primer segundo (FEV1) posbroncodilatador. Se trata de una enfermedad muy prevalente.

En los datos arrojados del estudio español EPI-SCAN II, la prevalencia fue del 14,6 % en varones y 9,4 % en mujeres, aunque con una importante tasa de infradiagnóstico del 74,7 %, lo que alerta sobre la problemática existente. Según este estudio, se estima que 2.185.764 españoles padecen EPOC de entre los 21,4 millones con edades entre los 40 y 80 años. De estos pacientes con EPOC, el 4,6 % son graves y el 0,5 % muy graves, lo que hace suponer que el número de pacientes candidatos que se puede beneficiar de cuidados paliativos es muy elevado.

Los síntomas más prevalentes en la EPOC avanzada son: la disnea, las alteraciones psicológicas, el dolor y los trastornos del sueño, siendo por tanto todos ellos los puntos a abordar.

En un estudio reciente en el que se evalúa la carga de síntomas y depresión en pacientes con IRC, se observa como la gravedad de los síntomas aumenta con la depresión, y se propone el sistema de evaluación de síntomas de Edmonton (ESAS, *Edmonton Symptom Assessment System*) como método de cribado en pacientes con enfermedades respiratorias que cursan con IRC en sus estadios finales, sobre todo en enfermedades como la EPOC. Estos hallazgos inciden en la necesidad de incluir los aspectos psicosociales de forma precoz en el tratamiento de la insuficiencia respiratoria.

Tabla 31-1. Mecanismos fisiopatológicos de la insuficiencia respiratoria crónica

Mecanismo	PaO_2	PaCO_2	DA-aO_2	Respuesta al O_2
Disminución de PAO_2	Baja	Normal o baja	Normal	Sí
Hipoventilación alveolar	Baja	Alta	Normal	Sí
Alteración de la difusión	Baja	Normal o baja	Alto	Sí
Shunt (cortocircuito)	Baja	Normal o baja	Alto	No
Desequilibrio V/Q	Baja	Normal o baja	Alto	Sí

DA-aO_2: diferencia alvéolo-arterial de oxígeno; O_2: oxígeno; PaO_2: presión parcial arterial de oxígeno; PAO_2: presión parcial alveolar de oxígeno; PaCO_2: presión parcial de dióxido de carbono; V/Q: relación ventilación-perfusión.

El estudio de Higginson *et al.* demostró que la integración precoz de los cuidados paliativos en pacientes con enfermedad pulmonar avanzada y disnea refractaria mejora el control de los síntomas. El mayor problema radica en la trayectoria impredecible de la enfermedad, que dificulta la implementación de cuidados paliativos basados en el pronóstico. En consecuencia, los cuidados paliativos deben proporcionarse de acuerdo a las necesidades de los pacientes junto con terapias modificadoras de la enfermedad.

Enfermedad pulmonar intersticial difusa

Engloba un grupo heterogéneo de enfermedades que comparten características clínicas, radiológicas e histológicas, y pueden tener un impacto significativo en la supervivencia de los pacientes, especialmente en aquellos que padecen *fibrosis pulmonar idiopática*, definida como una neumonía intersticial fibrosante crónica, limitada al pulmón, que afecta a personas mayores de 50 años y se asocia a un patrón radiológico y/o histológico de neumonía intersticial usual. Es la neumopatía intersticial idiopática más frecuente. La supervivencia media estimada se encuentra entre 3 y 5 años, equiparable a algunas enfermedades neoplásicas, por lo que tiene un alto impacto en el pronóstico de vida de los pacientes y el control de los síntomas. Todo ello conlleva un incremento de síntomas depresivos y pérdida de calidad de vida. Existen dos síntomas principales, la disnea y la tos, cuyo manejo terapéutico es en ocasiones muy dificultoso, y con escasas opciones farmacológicas para su abordaje.

En un estudio español diseñado para conocer el estado del abordaje de los cuidados paliativos en pacientes con enfermedades pulmonares intersticiales, diseñaron una encuesta de 36 preguntas, mostrando, en cuanto al tratamiento sintomático, escasa uniformidad en el tratamiento de la tos, siendo la codeína el fármaco antitusígeno más utilizado, y los opioides para la disnea. Inciden también en sus conclusiones en la necesidad de elaborar herramientas multidimensionales simplificadas y específicas para el paciente respiratorio crónico que permitan medir la repercusión global de la enfermedad, facilitando el reconocimiento precoz de la necesidad de cuidados paliativos, para alcanzar mejoras en la calidad de vida de los pacientes.

Enfermedades neuromusculares

Las enfermedades neuromusculares y las alteraciones de la caja torácica producen una alteración ventilatoria restrictiva que desemboca en una IRC, condicionada por una debilidad progresiva de los músculos respiratorios, sobre todo del diafragma.

La debilidad de estos músculos conduce a una disminución de los volúmenes pulmonares (capacidad vital forzada, capacidad residual funcional y capacidad vital), con incremento del trabajo respiratorio.

Las manifestaciones clínicas respiratorias que presentan estos pacientes están estrechamente relacionadas con el grado de hipoventilación alveolar nocturna, con predominio de los síntomas nocturnos que evolucionan hasta ocasionar clínica diurna. En el curso evolutivo, las complicaciones neumológicas

suelen ser frecuentes y son la causa de muerte en el 70 % de los pacientes. Es un grupo heterogéneo y la afectación respiratoria se puede presentar de una forma más o menos acelerada.

La esclerosis lateral amiotrófica (ELA) puede presentar una evolución rápida, con fallo respiratorio a los pocos meses del diagnóstico, con una prevalencia de 4-6 por 100.000 habitantes y una supervivencia media de 20 a 48 meses, aunque un 5-10 % de los pacientes sobreviven más de 10 años. La ventilación no invasiva se ha convertido en una parte esencial del tratamiento de estos pacientes, mejorando de forma significativa la supervivencia, calidad de vida y rendimiento cognitivo.

El ajuste y adaptación en estadios iniciales no requiere mayor esfuerzo. Sin embargo, cuando progresa la enfermedad, la dependencia del ventilador y afectación de las vías respiratorias superiores a veces dificultan el ajuste a largo plazo, con impacto sobre la supervivencia. La indicación de inicio de ventilación no invasiva viene determinada por la presencia de disnea, fatiga o datos de hipoventilación alveolar: hipercapnia diurna ($PaCO_2 \geq 45$ mmHg), pulsioximetría nocturna con saturación de oxígeno ($SatO_2$) ≤ 90 % durante más de 5 minutos consecutivos y la demostración de una presión inspiratoria máxima menor de 60 mmHg, o bien una determinación de la capacidad vital forzada inferior al 50 % del valor de referencia.

Otros factores no ventilatorios que afectan a la eficacia de la ventilación en este perfil de pacientes también deben tenerse en cuenta, como el asistente de la tos, el control de la salivación o el estado nutricional. El abordaje de esta enfermedad, por su carácter progresivo y terminal, requiere por parte de los neumólogos un manejo de los cuidados paliativos asociados al final de la vida, así como las modalidades de interrupción de la ventilación cuando sea el caso.

Neoplasias pulmonares

El cáncer de pulmón es la primera causa de muerte por cáncer a nivel mundial, siendo responsable en España del 25 % de las muertes por cáncer en varones y el 12,3 % en mujeres. Su diagnóstico en estadios avanzados condiciona una mortalidad a los 5 años desde el diagnóstico del 85-90 %.

En el momento del diagnóstico, el 80 % de los pacientes son inoperables, lo que lleva a pensar que una proporción importante de estos pacientes padecerán uno o más síntomas relacionados con la enfermedad y presentarán a lo largo de su evolución lo que se conoce como enfermedad oncológica terminal.

En cuanto a la clínica, más del 90 % de los pacientes presentan clínica en el momento del diagnóstico, y los síntomas pueden estar relacionados con el tumor primario, un ejemplo de ello es la tos (causada por obstrucción intrínseca de la tráquea y los bronquios proximales o por compresión extrínseca a estos niveles); la disnea, síntoma muy frecuente en el cáncer de pulmón avanzado, estando presente en algún momento de la enfermedad en el 65% de los casos, que produce un importante impacto en la calidad de vida del paciente, con frecuentes visitas a los servicios de urgencias.

Las causas de la disnea pueden ser por afectación directa del pulmón por el tumor o por afectación indirecta (neumonía obstructiva, derrame pleural o fístula de la vía aérea). Otras causas pueden ser las derivadas de tratamientos aplicados, comorbilidad asociada o complicaciones como la embolia pulmonar o infecciones.

DIAGNÓSTICO Y SÍNTOMAS PREDOMINANTES

El diagnóstico de la IRC se realiza por las alteraciones gasométricas que se han señalado. El diagnóstico de la enfermedad de base como causa fundamental de la IRC será prioritario para el abordaje. Dentro de los principales síntomas asociados a la insuficiencia respiratoria, figuran los siguientes:

- *Disnea*: está presente en el 70 % de los pacientes con cáncer en sus últimas semanas, así como en el 90 % de los pacientes con EPOC y otras enfermedades crónicas respiratorias. Se recomienda para su valoración el uso de escalas analógicas visuales o numéricas verbales, siendo las más usadas: la escala de Borg modificada, cuestionario de enfermedad respiratoria crónica de disnea (CRQ-D, *Chronic Respiratory Questionnaire Dyspnoea Subscale*) y la escala de disnea por cáncer (CDS, *Cancer Dyspnoea Scale*). No existe una relación consistente entre la función pulmonar y la percepción de disnea por el paciente, por lo que una mejoría de los valores espirométricos no necesariamente va unida a un buen control de síntomas. El modelo teórico de «respiración, pensamiento, funcionamiento», desarrollado por el grupo *Cambridge Breathlessness Intervention Service*, es una propuesta desarrollada a partir de la evidencia actual, que tiene el potencial de facilitar el control efectivo de los síntomas, proporcionando una justificación y un enfoque para el tratamiento. Está basado en la interacción de estos tres elementos y cómo pueden llegar a suponer un círculo vicioso difícil de romper (**Fig. 31-2**).

- *Dolor*: normalmente no es un síntoma que se identifique con las enfermedades respiratorias crónicas, aunque entre su etiopatogenia puede incluir alteraciones de la mecánica respiratoria y musculoesqueléticas, fracturas por osteoporosis o asociación al estado inflamatorio propio de la enfermedad. A pesar de todo ello, no hay ninguna guía práctica enfocada a su abordaje, aunque sí algunos estudios en pacientes con EPOC en fases avanzadas, en los que han observado que presentan dolor más frecuentemente que los enfermos de cáncer. Este hecho puede estar en relación con el poco extendido uso de opioides en la actualidad en pacientes con IRC por temor a la depresión respiratoria. Para su abordaje, pueden utilizarse igualmente escalas analógicas visuales o numéricas que ayuden a determinar la intensidad y posterior monitorización del dolor.

- *Tos*: está presente en el 4-86 % de los pacientes con cáncer pulmonar y en el 23-37 % en otros cánceres. En pacientes con enfermedades pulmonares crónicas no malignas, puede presentarse hasta en el 59 % de los casos. Es un síntoma muy limitante en cuanto a calidad de vida, por lo que es importante buscar la causa y tratarla de forma adecuada. Entre los posibles desencadenantes, se encuentran las infecciones, el reflujo gastroesofágico, el goteo posnasal y el consumo de inhibidor de la enzima conversora de la angiotensina. Si la tos interfiere gravemente con el sueño, hay que considerar tratamiento farmacológico.

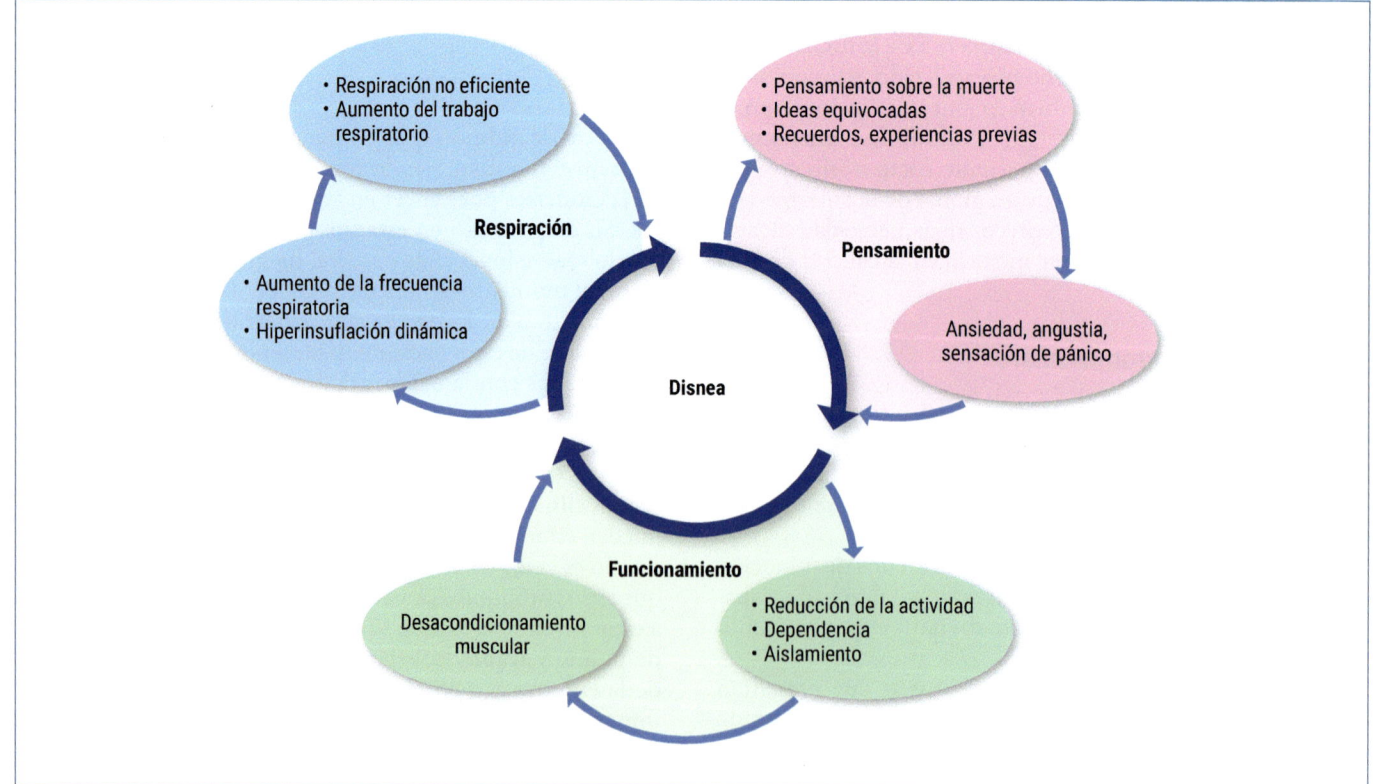

Figura 31-2. Modelo de respiración, pensamiento y funcionamiento de la disnea modificado.

- *Depresión y ansiedad*: muy prevalentes en pacientes con enfermedades respiratorias crónicas, con alta incidencia en pacientes con EPOC avanzada. En estos últimos, la depresión afecta al 40 % aproximadamente y se asocia con un aumento de la tasa de reingreso hospitalario a los 30 y 60 días y un aumento de la estancia hospitalaria. Es frecuente el infradiagnóstico o el diagnóstico tardío. A veces, es complicado diferenciar en este perfil de pacientes cuándo los síntomas son debidos a la enfermedad o son manifestaciones de la ansiedad, siendo útil la utilización de cuestionarios dirigidos, como la escala hospitalaria de ansiedad y depresión (HADS, *Hospital Anxiety and Depression Scale*).

- *Anorexia*: se trata de un problema común en enfermedades avanzadas, siendo necesario un programa de nutrición, en combinación con rehabilitación respiratoria en los casos que estén indicados, para mejorar el estado nutricional del paciente. Para su diagnóstico, será necesaria una exploración rigurosa y parámetros analíticos. Con un índice de masa corporal inferior a 21 kg/m^2 y/o si se produce una pérdida de peso del 10 % en 6 meses, o si el índice de masa magra es inferior al percentil 25, será necesario un tratamiento nutricional.

CUIDADOS PALIATIVOS EN ENFERMEDADES RESPIRATORIAS CRÓNICAS

La IRC se corresponde con el estadio final de enfermedades pulmonares crónicas que requieren un manejo específico al cursar con deterioro de la calidad de vida y mayor grado de disnea cuando la enfermedad progresa.

El curso viene marcado por un deterioro lento y progresivo con períodos de disnea incapacitante, reducción de la tolerancia al ejercicio, ingresos hospitalarios recurrentes y muerte prematura.

La principal limitación que encuentran los médicos responsables de estos pacientes es determinar cuándo se hace terminal una enfermedad crónica, ya que la enfermedad respiratoria en estadios finales progresa con períodos de estabilidad interrumpidos por agudizaciones mayores de riesgo vital. En este sentido, el papel del neumólogo y médico de cuidados paliativos es vital para iniciar los cuidados necesarios en aquellos pacientes que se encuentren en fase avanzada de la enfermedad y se puedan beneficiar de ellos.

En un estudio reciente llevado a cabo en Estados Unidos, los autores exploran y comparan perspectivas de neumólogos y médicos de cuidados paliativos sobre las barreras, factores facilitadores y los posibles criterios de derivación para los cuidados paliativos tempranos en la EPOC. Aunque en ambos casos queda clara esta necesidad, aún quedan por abordar muchos aspectos, entre ellos la tensión percibida por parte de los neumólogos hacia el papel de los opioides y las benzodiacepinas.

Esta importante barrera para el manejo holístico de la disnea y los síntomas emocionales en la EPOC ha persistido durante la última década. Aunque se espera un ensayo clínico prospectivo sobre los opioides para el alivio de la disnea refractaria en la EPOC, es precisa una colaboración entre neumólogos y médicos de cuidados paliativos para abordar

este dilema clínico y tratar la disnea en la EPOC sin precipitar efectos colaterales.

Además de esto, es prioritario establecer unos criterios de derivación consensuados e implementar nuevos modelos de cuidados paliativos tempranos. Un estudio realizado en Estados Unidos, en el que se revisaron cerca de 60.000 defunciones, demostró que existía una deficiencia en la atención de cuidados paliativos en enfermedades crónicas respecto a las oncológicas. Higginson *et al.,* en su estudio, demostraron que la integración precoz de los cuidados paliativos en pacientes con enfermedad pulmonar avanzada y disnea refractaria mejora el control de los síntomas. Por ello, las estrategias nacionales de salud han señalado la importancia de los cuidados paliativos en pacientes con enfermedades terminales no oncológicas.

Como ya se ha mencionado anteriormente, una de las mayores dificultades para la implantación de los cuidados paliativos reside en aclarar dos conceptos fundamentales: el techo terapéutico, el cual se refiere a que el paciente ha recibido el mejor tratamiento posible para su proceso y se ha revisado el cumplimiento y el adecuado empleo de la medicación, y la situación final de la vida, cuando el paciente presenta mal pronóstico a corto o medio plazo.

En la **figura 31-3**, se observa de manera gráfica una representación del paso ideal del tratamiento activo a medidas paliativas en este perfil de pacientes.

Conceptos a destacar son:
- Techo terapéutico: el paciente ha recibido el mejor tratamiento, con cumplimiento óptimo.
- Situación de final de la vida: el paciente presenta mal pronóstico a corto o medio plazo.

Los avances sanitarios han determinado que las muertes por procesos agudos hayan disminuido y que cada vez más personas sufran enfermedades crónicas que producen deterioro lentamente progresivo antes del fallecimiento, afectando a numerosas dimensiones e impactando en su calidad de vida y en la de sus familiares, haciendo necesario un enfoque de atención paliativa distinto, compatible con el tratamiento activo y con flexibilidad para acomodarse a problemas clínicos complejos.

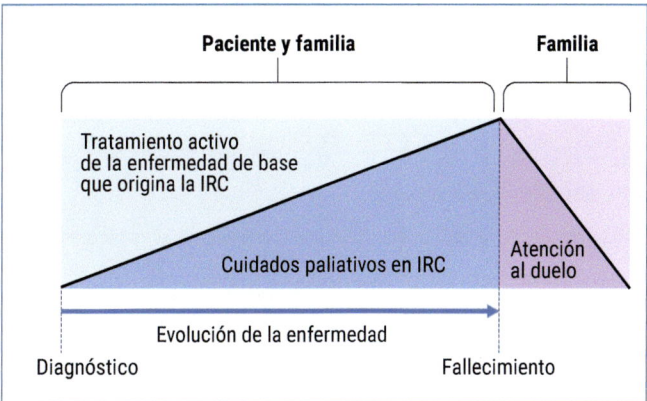

Figura 31-3. Objetivos del tratamiento en insuficiencia respiratoria crónica avanzada. Adaptada de: Martínez-Selles. IRC: insuficiencia respiratoria crónica.

Habitualmente las enfermedades respiratorias crónicas siguen una trayectoria caracterizada por un deterioro gradual, con episodios de agudización en los que puede fallecer el paciente. Debido a esto, los cuidados paliativos en este perfil de pacientes deben adaptarse para su inicio precoz, basándose más en las necesidades del paciente que en su pronóstico vital.

Identificación del paciente con insuficiencia respiratoria crónica subsidiario de cuidados paliativos

Lo ideal en todo paciente con enfermedad respiratoria crónica avanzada es realizar una planificación anticipada de los cuidados, que consiste en el proceso de diálogo con el paciente y sus familiares sobre sus objetivos, valores y preferencias para futuros tratamientos, incluyendo situaciones en las que el paciente pierde la capacidad para comunicar su deseo. Esto no siempre es fácil.

Determinar el momento exacto en el que un paciente se puede beneficiar de tratamientos paliativos puede ser difícil para el clínico. Entre las variables estudiadas, la existencia de obstrucción grave al flujo aéreo (con valores en espirometría < 30 % del FEV1), escasa actividad física, disnea importante, bajo índice de masa muscular o incremento del consumo de recursos sanitarios, puede predecir el pronóstico vital de la enfermedad. Índices multidimensionales como el BODE (acrónimo de *body mass index, airway obstruction, dyspnea, and exercise capacity,* es decir, índice de masa corporal, obstrucción de las vías respiratorias, disnea y capacidad de ejercicio) han demostrado un buen rendimiento, aunque en términos de supervivencia a corto o medio plazo es limitado.

Por todo ello, y como ya se ha mencionado, la decisión de iniciar tratamiento paliativo debe basarse en el abordaje de los síntomas que no responden a tratamiento convencional, más que en la expectativa de supervivencia. Hay que tener en cuenta que el paciente con enfermedad crónica avanzada pasa por un proceso de adaptación necesario, como se expresa de forma clara en el modelo circular de Stedeford (modificación del modelo lineal de Kübler-Ross desarrollado para enfermedades oncológicas), que consta de las siguientes etapas: incertidumbre, negación, ira, negociación, tristeza y aceptación. Aporta, como punto principal, que la transición por las distintas fases no es lineal ni completa, siendo posible volver a etapas anteriores.

Se han desarrollado instrumentos para determinar el momento de inclusión de estos pacientes en programas de cuidados paliativos. Destaca el NECPAL CCOMS-ICO©, desarrollado en España, que permitiría identificar a los pacientes con enfermedades crónicas avanzadas con necesidades paliativas de toda causa de manera precoz. Enfocados a la EPOC, los criterios o puntos de transición que pueden llevar al inicio de la planificación anticipada de los cuidados vienen citados en la **tabla 31-2**. En general, el perfil del paciente candidato es el que persiste con síntomas refractarios al tratamiento optimizado de la enfermedad.

Tratamiento farmacológico y no farmacológico

Es en la EPOC donde se ha profundizado en este campo, siendo extrapolable, por similitud en cuanto a la clínica en estadio final, al resto de enfermedades respiratorias que cursan con IRC en etapas avanzadas. En todo programa de cuidados paliativos, el objetivo final es prevenir o tratar los síntomas de la enfermedad, los efectos secundarios del tratamiento y los problemas psicológicos de los pacientes y sus cuidadores.

Medidas generales

Las medidas generales son:

- Ofrecer información detallada al paciente y los familiares del curso de la enfermedad, así como del pronóstico. Una comunicación adecuada entre todo el equipo asistencial es esencial, y debe evitarse especialmente dar información contradictoria.
- Abordar los aspectos psicosociales es vital. Las intervenciones de terapia cognitivo-conductual o psicoterapéuticas se consideran tratamientos de primera línea en pacientes con enfermedades crónicas.
- La deshabituación tabáquica constituye una de las medidas más eficaces en cuanto al abordaje de enfermedades pulmonares crónicas, ya sean de origen neoplásico o no neoplásico. Se trata de una enfermedad adictiva crónica y recidivante que representa la primera causa evitable de muerte prematura en el mundo, debido a su relación con numerosas patologías, entre las que destacan las neumológicas, las cardiovasculares y las oncológicas. Se considera el único tratamiento que evita el declinar acelerado progresivo de la función pulmonar característica en pacientes fumadores, retrasando e incluso evitando el paso a IRC. En cuanto al tratamiento, los pilares son:
  - Consejo médico establecido por las cinco aes («5 A»), que serían: averiguar si fuma, aconsejar el abandono, apreciar la opción de hacer un intento, ayudar en el intento de abandono y acordar el seguimiento.

Tabla 31-2. Puntos de transición en la EPOC para el inicio de la planificación anticipada de cuidados

Episodios recurrentes de exacerbaciones
Requerimiento de ingresos hospitalarios repetidos para el manejo de los síntomas
Aparición de hipercapnia crónica
Desarrollo de *cor pulmonale*
Agudizaciones que requieren ventilación mecánica no invasiva
Pérdida de peso no planificada
Disminución de la capacidad para participar en actividades recreativas
Necesidad de ayuda para las actividades de la vida diaria
Necesidad de cambios en el entorno familiar o traslado a una residencia por motivos de salud
Solicitud del paciente o un familiar
Dificultad para mantener una actividad social normal

EPOC: enfermedad pulmonar obstructiva crónica.

- En cuanto al tratamiento farmacológico, la terapia sustitutiva con nicotina, habitualmente bien tolerada y segura, aumenta las tasas de abandono entre 1,5 y 3 veces respecto al placebo. Hay tratamientos de acción rápida con distintas dosis (chicles, comprimidos y espray bucal) o de acción sostenida (parches de 16 o 24 horas).
- El bupropión es el primer fármaco no nicotínico aprobado para el abandono del hábito tabáquico. Es un antidepresivo atípico que actúa como inhibidor de la recaptación de dopamina y noradrenalina, con un papel antagonista no competitivo del receptor de la nicotina, mejorando los síntomas de abstinencia. Su presentación es en comprimidos de 150 mg de liberación prolongada, con una dosis de 300 mg al día, salvo la primera semana, que será de 150 mg/día. El tiempo recomendado de tratamiento es de 7 a 9 semanas.
- Y por último, en España se ha iniciado la comercialización recientemente de la citisina para el tratamiento de la dependencia tabáquica y reducción de la ansiedad de la dependencia a la nicotina en fumadores que estén dispuestos a dejar de fumar. Los comprimidos son de 1,5 mg y se iniciará con seis comprimidos al día, cantidad que se irá reduciendo de forma progresiva.
- Evitar los factores desencadenantes: los más importantes son los fármacos depresores del sistema nervioso, la falta de adhesión terapéutica y las agudizaciones por infecciones respiratorias. Debido a esto último, la vacunación periódica contra la gripe, el neumococo y, como se indica tras la pandemia por la enfermedad de coronavirus de 2019, contra la enfermedad asociada al coronavirus de tipo 2 causante del síndrome respiratorio agudo grave, está contemplada dentro de las medidas necesarias.
- Optimización nutricional: la propia IRC produce una disminución de la eficacia de la función muscular, por reducción de la capacidad aeróbica (mayor uso de fuentes de energía anaeróbica, reducción de enzimas musculares aeróbicas y acidosis metabólica temprana) y una disminución del uso de oxígeno periférico. La utilización de suplementos nutricionales por vía oral puede mejorar el estatus funcional y la tolerancia al ejercicio. Los tratamientos farmacológicos con esteroides anabolizantes andrógenos o estimulantes del apetito presentan escasa evidencia.
- Manejo de las secreciones: las secreciones son un limitante en cuanto al manejo de la clínica respiratoria en pacientes con IRC, por lo que es conveniente su correcto abordaje. Existen diferentes técnicas para asistir o sustituir a los músculos respiratorios. Se considera que un pico de flujo de tos (PFT) mínimo eficaz para movilizar las secreciones en las vías aéreas ha de ser ≥ 270 L/min. Niveles inferiores se han correlacionado con un aumento de la mortalidad en pacientes con enfermedades neuromusculares, así como el fracaso en los intentos de cierre de traqueostoma. Hay que tener en cuenta las siguientes recomendaciones:
  - Las guías de práctica clínica de pacientes con enfermedades neuromusculares recomiendan en los pacientes con PFT ≤ 270 L/min el uso de forma crónica de técnicas mecánicas de aclaramiento mucociliar, sobre todo en reagudizaciones o procesos que aumenten la producción de secreciones bronquiales.

- El otro pilar fundamental del tratamiento va enfocado a reducir la viscosidad de las secreciones para facilitar su eliminación. El drenaje postural, la fisioterapia respiratoria y la incentivación de la tos pueden ser beneficiosas.
- Cuando estas medidas no son suficientes, estaría indicado el uso de técnicas de tos asistida, las cuales reducen el número de infecciones pulmonares y tienden a mejorar la función pulmonar. La tos asistida manual consiste en la compresión del tórax, el abdomen o la unión toracoabdominal en la fase expulsiva de un esfuerzo tusígeno. La efectividad de esta prueba depende de la colaboración del paciente, el grado de disfunción bulbar y la complianza toracopulmonar. La tos asistida mecánicamente (*cough-assist*) se inicia aplicando presión positiva en la vía aérea mediante un dispositivo mecánico (insuflación), para seguidamente transformar esa presión en negativa (exuflación). Estos cambios bruscos de flujo favorecen el arrastre de secreciones al exterior. En este caso, la colaboración por parte del paciente no es necesaria.
- Otro pilar en cuanto al manejo de las secreciones es la aspiración de estas en la zona nasofaríngea, orofaríngea y bronquial, a través de un catéter conectado a una toma de succión, siempre manejadas por personal formado para evitar complicaciones. Los objetivos principales son: mantener la permeabilidad de las vías aéreas y favorecer o restaurar la ventilación, así como prevenir las infecciones y atelectasias ocasionadas por el acúmulo de secreciones. Los signos y síntomas que indican la necesidad de aspiración en los pacientes portadores de traqueostomía incluyen el aumento de la frecuencia respiratoria, intranquilidad y ansiedad, posible hipotensión, secreciones visibles, ruidos respiratorios, tos excesiva durante la fase inspiratoria del respirador, aumento de la presión pico, disminución del volumen/minuto, desadaptación del enfermo a la ventilación mecánica invasiva (VMI) y disminución de la saturación de oxígeno, medida por pulsioximetría.
- Rehabilitación respiratoria: ha demostrado beneficios en pacientes con enfermedades respiratorias crónicas con desacondicionamiento físico y debilidad muscular periférica, por el papel que estos factores desempeñan en la fisiopatología de la disnea. Es conveniente tener en cuenta las siguientes recomendaciones:
  - Todo programa de rehabilitación respiratoria debe incluir, como mínimo, tres aspectos importantes: entrenamiento muscular (evidencia 1A), educación (evidencia 1B) y fisioterapia respiratoria (evidencia 1B), y siempre hay que adaptarlo de manera individual para cada paciente.
  - En todo paciente con IRC se recomienda mantener la terapia suplementaria con oxígeno (evidencia 1C) durante el entrenamiento muscular, incrementando el flujo de oxígeno prescrito en situaciones de actividad. Este aporte aumenta la capacidad de ejercicio y disminuye la frecuencia respiratoria, mejorando la hiperinsuflación dinámica y la disnea.
  - En los casos en los que los pacientes no sean capaces de intervenir en estos programas de entrenamiento, se

ha propuesto la estimulación neuromuscular eléctrica (sobre todo en cuádriceps) como alternativa.
- También existen maniobras sencillas que no requieren de gran esfuerzo ni curva de aprendizaje por parte del paciente y que pueden beneficiar para contrarrestar la disnea en aquellos momentos puntuales en los que la sintomatología aumenta: técnicas de entrenamiento de la respiración como la respiración diafragmática o con los labios fruncidos.

Tratamiento de la disnea

En cuanto al tratamiento de la disnea, hay que destacar los siguientes puntos:

- Siempre que esté indicado, se deben tratar las causas reversibles por la agudización de la insuficiencia respiratoria, como la insuficiencia cardíaca, la exacerbación de EPOC o asma, anemia o derrame pleural, entre otros.
- Se emplea el tratamiento broncodilatador dirigido según la patología de base o para tratamiento de agudización puntual según los síntomas.

Oxígeno

La oxigenoterapia crónica domiciliaria (OCD) ha demostrado aumentar la supervivencia en los enfermos con EPOC e IRC. Es, junto con el abandono del tabaco, la única terapia que ha demostrado aumentar la supervivencia de estos pacientes. Su indicación en pacientes con enfermedades distintas de la EPOC, respiratorias o no, es discutible y, de hecho, se hace por extensión a partir de los criterios de OCD para la EPOC, ya que no existe evidencia que demuestre que la oxigenoterapia influya en la supervivencia a largo plazo o en la calidad de vida de otras enfermedades distintas a la EPOC y que cursan con hipoxemia moderada o grave. Aún menos evidencia existe sobre la utilización paliativa de oxígeno en enfermos en situación terminal.

Teniendo en cuenta el conocimiento de que la OCD alivia la insuficiencia cardíaca derecha (*cor pulmonale*), mejora la función neuropsicológica, aumenta el rendimiento al ejercicio y la capacidad para realizar las actividades de la vida diaria, se ha extendido por analogía a la IRC originada por otras enfermedades, sin que su efectividad haya podido ser demostrada.

Los criterios establecidos para indicación de oxigenoterapia en función de la PaO_2 (basados en los datos de gasometría arterial basal en situación de reposo) son los siguientes: cuando la PaO_2 se encuentra por debajo de 55 mmHg con o sin hipercapnia asociada, y en aquellos pacientes con PaO_2 entre 56 y 59 mmHg con evidencia de daño orgánico por hipoxia (insuficiencia cardíaca derecha, hipertensión pulmonar o policitemia).

El objetivo de la oxigenoterapia es mantener una PaO_2 ≥ 60 mmHg o una saturación de oxígeno ≥ 90 % en situación de reposo y a nivel del mar. La duración adecuada para obtener los beneficios esperados debe ser de 16 horas al día como mínimo, incluyendo las horas de sueño, aunque se obtienen mayores beneficios si el uso aumenta hasta las 24 horas.

Los mecanismos que justifican el uso de oxígeno paliativo para aliviar la disnea incluyen una reducción de la demanda del centro respiratorio, reducción de la hipoxemia y del ácido láctico sérico, con disminución de la presión arterial pulmonar y estimulación de receptores de la vía aérea superior, que disminuyen el impulso respiratorio y la ventilación minuto de manera independiente al efecto sobre la hipoxemia. La recomendación actual es realizar un ensayo y retirada si no lo tolera o no se beneficia sintomáticamente, siempre y cuando no se retrase el inicio de otras terapias como los opioides si están indicados.

En cuanto a los sistemas de administración, existen dos tipos: los de bajo flujo, entre los que se encuentran las gafas nasales, la mascarilla simple y la mascarilla reservorio, y por otro lado, los de alto flujo, que contemplan la mascarilla tipo Venturi y la terapia de alto flujo nasal (**Tabla 31-3**).

Los dispositivos disponibles para OCD más usados son los concentradores de oxígeno conectados a la red eléctrica, que son capaces de suministrar flujos de 3-4 L/min y una pureza de oxígeno del 95 % hasta 10 L/min (estos últimos con menor pureza de oxígeno). Este sistema es el ideal para pacientes que precisen bajos flujos y no salgan de su residencia a menudo.

Una variación de este es el concentrador portátil, el cual genera una fracción de oxígeno inspirado (FiO_2) del 90 % con 2 L/min durante un mínimo de 4 horas. El oxígeno líquido es un sistema que consigue almacenar más cantidad de oxígeno en un volumen reducido. Es capaz de proporcionar hasta 15 L/min de oxígeno de flujo continuo con una pureza del 99 % y puede almacenarse en mochilas, lo que permite mayor movilidad.

Tabla 31-3. Sistemas de oxigenoterapia suplementaria y características

Bajo flujo	Alto flujo
• < 30 L/min: aportan menos de lo que requiere el paciente	• > 30 L/min: aportan más de su demanda inspiratoria pico
• Necesidad de aire ambiental	• Nivel constante de FiO_2, independientemente del patrón respiratorio del paciente
• FiO_2 no estable	• Control de temperatura y humedad:
• Temperatura y humedad no controlables:	– Mascarilla tipo Venturi (principio de Bernoulli)
– Gafas nasales	– Sistemas de alto flujo y humidificación
– Mascarilla	
– Mascarilla con reservorio	

FiO_2: fracción de oxígeno inspirado.

! Indicaciones de OCD:
- PaO$_2$ menor de 55 mmHg o SatO$_2$ menor del 88 % (respirando aire ambiente a nivel del mar) (evidencia B).
- PaO$_2$ entre 55 y 60 mmHg o SatO2 89-90 %, con al menos uno de los siguientes criterios: hipertensión pulmonar; evidencia de cor pulmonale o edema por insuficiencia cardíaca congestiva o arritmias; poliglobulia (índice de hematocrito mayor de 56 %) (evidencia D).

Terapia de alto flujo nasal

Dentro de la oxigenoterapia, se contempla en la actualidad la terapia de alto flujo nasal (una mezcla de gas calentado y humidificado con FiO$_2$ ajustable de 0,21 a 1,0 y flujo de hasta 60 L/min) administrado por cánulas nasales que resultan confortables al paciente.

Entre sus beneficios, destaca la reducción de la resistencia nasofaríngea, mejora la oxigenación, genera presión positiva en la vía aérea que produce reclutamiento alveolar con disminución del *shunt*, efectos beneficiosos a nivel hemodinámico, mejora el patrón ventilatorio y el aclaramiento mucociliar, facilitando el manejo de secreciones, y reduce el trabajo muscular respiratorio, al mejorar la distensibilidad pulmonar y contrarrestar la autopresión positiva al final de la espiración en pacientes con patología respiratoria obstructiva. Se puede utilizar en pacientes con IRA o IRC agudizada y para el control sintomático en todas las etapas dentro de los cuidados paliativos, incluidas las fases finales de la vida.

Shah *et al.*, en su estudio, analizan el uso de la terapia de alto flujo nasal en pacientes en situación paliativa, y concluyen que esta se puede utilizar en un número seleccionado de pacientes con insuficiencia respiratoria, con una tolerabilidad mayor que la VMNI y un grado de eficacia similar (produce menos sensación de claustrofobia y lesiones cutáneas que las interfaces empleadas en ventilación no invasiva), aunque no existe aún suficiente evidencia para un uso extendido.

! Recomendación de terapia de alto flujo nasal: en pacientes hipoxémicos en los que no se consiga una saturación adecuada con mascarilla reservorio a 15 L/min de oxígeno y no sean candidatos a otro tipo de terapias, se utilizará de forma continua.

Ventilación mecánica no invasiva

En el año 2017, las guías de la *European Respiratory Society* y de la *American Thoracic Society* recomendaban el uso de VMNI para el control sintomático de la disnea de pacientes con enfermedad crónica avanzada de origen canceroso o no. El objetivo de este tratamiento en la IRC es disminuir el trabajo de los músculos respiratorios y corregir la hipoxemia y/o hipercapnia a través del aumento de la ventilación alveolar, mejorando así el intercambio gaseoso.

En pacientes con EPOC avanzada, la VMNI domiciliaria se asoció con menor riesgo de mortalidad e ingresos hospitalarios en comparación con aquellos que no recibían el tratamiento, aunque no se observaron cambios en cuanto a la calidad de vida entre ambos grupos. Sí existe una mejora de la supervivencia en pacientes con enfermedades neuromusculares y de la caja torácica, y en las anomalías del intercambio gaseoso y la calidad de vida en pacientes con síndrome de hipoventilación-obesidad.

En los casos de hipercapnia persistente con somnolencia que afecte a la calidad de vida, la VMNI puede resultar beneficiosa.

Está indicada como techo terapéutico para alivio sintomático, particularmente de la disnea, aunque su empleo con finalidad paliativa en enfermedad avanzada ofrece controversia, siendo la tolerancia a la misma por parte de los pacientes la que marcará su uso, optando siempre como primera opción para la aproximación terapéutica la oxigenoterapia.

En un estudio realizado por Curtis *et al.*, se agruparon los pacientes con IRA en tres categoría: soporte vital junto con el resto de tratamientos activos; soporte vital cuando un paciente y sus familiares han decidido renunciar a la ventilación invasiva, y con intención paliativa en pacientes que han optado por soporte vital. En los dos últimos grupos, el alivio de la disnea fue el objetivo principal; sin embargo, dicho uso puede ser controvertido, ya que puede prolongar el proceso de la muerte. Por este hecho, también ha sido considerada la VMNI en casos concretos en los que se pretende estabilizar al paciente ingresado, con el fin de que pueda ser dado de alta a su domicilio o prolongar su supervivencia hasta que pueda solucionar problemas personales o despedirse de sus familiares.

Es muy importante informar al paciente y sus familiares de los objetivos y los límites del tratamiento, de forma que estén preparados para un posible fracaso, y consensuar el momento de finalizarlo. Solo tendrá sentido su empleo si palía de forma efectiva los síntomas, pero, por lo general, los opioides son más eficaces en este contexto, y no debe retrasarse su inicio si están indicados.

En resumen, los hallazgos en las publicaciones científicas sobre el uso de la VMNI en cuidados paliativos son contradictorios, y las revisiones sistemáticas tienen importantes limitaciones, aunque sugieren que el papel de la VMNI puede mejorar la disnea y la calidad de vida en pacientes con enfermedad pulmonar terminal.

Ventilación mecánica invasiva

Existen algunas patologías que, por su evolución rápida, precisan de una progresión en las medidas para mantener una ventilación adecuada, con realización de una traqueostomía para VMI, lo que puede prolongar la supervivencia en algunas enfermedades.

Este escenario es frecuente en pacientes con enfermedades neuromusculares progresivas y afectación bulbar, como la esclerosis lateral amiotrófica (ELA), y en otras enfermedades en las que el acceso no invasivo es ineficaz (grado de recomendación 1C).

Es esencial contar con el consentimiento informado y respetar las voluntades anticipadas del paciente. La decisión siempre debe ser individualizada debido a la posibilidad de presentarse situaciones no deseadas, como el síndrome de enclaustramiento (*locked-in syndrome*), sin olvidar la sobrecarga para familiares y el sistema sanitario. Los modos ventilatorios habituales en pacientes con altas necesidades son los de ventilación asistida-controlada por volumen o presión, pudiendo en algunos casos programarse en presión soporte. Los cuidados, llegados este momento, difieren al compararlos con la VMNI, siendo más complejos y con mayor dependencia de personal sanitario y cuidadores.

Opioides

Son fármacos eficaces para el manejo de la disnea, tanto por vía oral como parenteral. No existe suficiente evidencia de su uso por vía inhalatoria.

El tratamiento con opioides muestra una reducción significativa en la puntuación de la disnea respecto a placebo, con una diferencia media estandarizada de 0,27 puntos menos, empleando la escala visual analógica o la escala de Borg. Sin embargo, el cambio medio respecto a la puntuación basal de la disnea entre ambos grupos mostró un efecto no significativo.

Por todo ello, en la última actualización de la *Guía española de la EPOC* (GesEPOC) se sugiere el uso de opioides para el tratamiento de la disnea refractaria con un grado de recomendación débil y calidad de la evidencia baja. Las dosis utilizadas deben ser bajas y por vía oral o transcutánea, dado que a estas dosis no se aumenta el riesgo de ingreso hospitalario ni de fallecimiento, incluso en pacientes con oxigenoterapia suplementaria (**Tabla 31-4**).

La Sociedad Española de Cuidados Paliativos recomienda comenzar con 2,5 mg de morfina de liberación rápida cada 4-6 horas o con 5 mg de morfina de liberación lenta cada 12 horas. Debe iniciarse siempre de forma individualizada, ya que, por ejemplo, en pacientes con hipercapnia puede ser más prudente iniciar el tratamiento con morfina de liberación rápida, al ser más fácil de titular. Hay que atender siempre a la función renal, ya que deben reducirse las dosis en estos sujetos. La valoración para el ajuste de dosis debe ser estrecho.

En pacientes que precisan altas dosis y aun así no tienen un control bueno, los rescates orales deben ajustarse del 10 % de la dosis regular diaria, administrada a demanda cada 2 horas.

Los efectos secundarios más frecuentes son: somnolencia, náuseas, vómitos, mareo y estreñimiento.

> **!** Equivalencia de la morfina según su vía de administración: la dosis de 3 mg de morfina oral = 1,5 mg de morfina subcutánea = 1 mg de morfina intravenosa.

Benzodiacepinas

No hay evidencias sólidas en su uso. Tienen mayor riesgo de efectos adversos respiratorios y baja eficacia en el alivio de la disnea, salvo en fases muy avanzadas de la enfermedad o con componente ansioso elevado. En la EPOC avanzada, las opciones de tratamiento para añadir a opioides son: loracepam oral o sublingual (dosis de 0,5 a 1 mg), midazolam subcutáneo o intravenoso (1,25 mg), o, en casos seleccionados con componente ansioso importante, perfusión continua de midazolam con 10-20 mg al día si el paciente está hospitalizado.

Corticoides sistémicos

No existe evidencia sobre su uso; sin embargo, hay determinadas enfermedades obstructivas que pueden beneficiarse de ellos. Su empleo debe individualizarse.

En los casos de cáncer de pulmón sin enfermedad pulmonar asociada no neoplásica subyacente, se podría contemplar cuando aparece broncoespasmo, linfangitis carcinomatosa, síndrome de vena cava superior, neumonitis posradioterapia y tumores obstructivos de la vía respiratoria. La dosis requerida puede ser variable (prednisona 10-40 mg/24 h o dexametasona 4-16 mg/24 h).

Otras técnicas

Existen casos de obstrucción de la vía aérea tumoral que condicionan IRC, y como síntoma principal, la disnea. Esto ocurre en más del 30 % del cáncer de pulmón avanzado.

Para su abordaje, si la obstrucción se encuentra en vía aérea proximal, lo más indicado son técnicas endoscópicas mediante broncoscopia terapéutica con desobstrucción mecánica, ablación tumoral, dilatación con balón y colocación de prótesis. Cuando la obstrucción se localiza más distal, la radioterapia externa o braquiterapia son las opciones más aceptadas.

El derrame pleural también puede ser causa de insuficiencia respiratoria y disnea limitante, por lo que se debe realizar un abordaje del mismo para, en los casos en que sea posible, su resolución total o, al menos, evitar su reacumulación y el aumento de los síntomas.

El primer paso será comprobar la reexpansión pulmonar. Si es el caso, se opta por toracocentesis evacuadora inicialmente y se observa la reposición del derrame pleural. Si esta es rápida, podría ser necesario la realización de pleurodesis química a través de tubo de drenaje o mediante pleuroscopia si el estado del paciente lo tolera.

Si a consecuencia del tumor se ha instaurado un pulmón atrapado, el manejo difiere, no siendo útil en este caso una pleurodesis, optando por un catéter pleural tunelizado, siempre y cuando el paciente y los familiares estén de acuerdo

Tabla 31-4. Dosis de morfina para el control de la disnea

	Morfina oral de liberación rápida	Morfina oral de liberación prolongada	Otras opciones
Inicio	2,5-5 mg/4-6 h. Doblar la dosis nocturna	5 mg/12 h	• Morfina subcutánea (30 mg v.o.= 15 mg s.c.)
Ajuste de dosis	Aumentar 2,5 mg/4 h si no hay buen control	Aumentar lentamente la dosis (10 mg/semana) hasta 30 mg/día	• Parches de fentanilo: 12-25 mg/3 días (60 mg/día morfina = 25 mg de fentanilo cada 3 días)
Mantenimiento	Si hay control: pasar a liberación prolongada	Si precisa rescates, usar la liberación rápida	• Efectos secundarios: estreñimiento: laxante; náuseas: haloperidol 10 gotas/día

s.c.: subcutánea; v.o.: vía oral.

(requiere manejo domiciliario por su parte), y las expectativas de vida del paciente sean al menos a medio plazo.

Tratamiento de la tos

Los principales fármacos para tratar la tos son:

- Codeína: analgésico potente que pertenece a la familia de los opioides, indicado para el tratamiento sintomático de la tos cuando esta afecta gravemente al sueño y la calidad de vida. La dosis recomendada es de 15 mg con incremento progresivo hasta 60 mg máximo.
- Gabapentina o pregabalina (con inicio a dosis bajas de 300 mg/día y se va aumentando según la tolerancia y la respuesta).
- Nebulizaciones de lidocaína al 5 % (2 mL/8 h) en casos graves. Es importante recordar que no deben ingerir líquidos o sólidos durante las 4 horas siguientes a la nebulización, por riesgo de broncoaspiración.
- Dextrometorfano a dosis de 15-30 mg/4-6 h, aunque ha demostrado menos respuesta, sobre todo en pacientes con EPOC. Este fármaco carece de efectos analgésicos, narcóticos y depresores del sistema nervioso central.
- En los casos en los que se combine además con dolor, puede estar indicado para el control de la tos el uso de morfina de liberación retardada (10 mg/12 h).

Tratamiento de la depresión/ansiedad

Se recomiendan: medidas no farmacológicas, como las intervenciones psicoterapéuticas o la rehabilitación respiratoria; y antidepresivos serotoninérgicos (inhibidores selectivos de la recaptación de la serotonina o inhibidores de la recaptación de serotonina y adrenalina), que han demostrado superioridad en cuanto a seguridad y menos eventos adversos que los antidepresivos tricíclicos. Sin embargo, la eficacia de los antidepresivos serotoninérgicos en el tratamiento de la depresión mayor en pacientes con IRC sigue siendo controvertida.

LIMITACIONES ACTUALES

Uno de los principales limitantes en la actualidad es la detección precoz de pacientes que se pueden beneficiar de un abordaje integral junto con cuidados paliativos. A día de hoy, resulta difícil su implementación por parte de neumología. Este problema es especialmente importante en lo referente a la EPOC, que como ya se ha mencionado es una enfermedad muy prevalente y con una carga de síntomas importante, por lo que es preciso establecer guías de actuación para un abordaje temprano de las fases avanzadas de la enfermedad.

Igual ocurre con las enfermedades intersticiales pulmonares, que presentan una mortalidad elevada. El tratamiento de la IRC que ocasiona las enfermedades pulmonares crónicas y lleva a la muerte en pocos casos se aborda de forma adecuada en la etapa final.

Otra limitación en este perfil de pacientes, y al hilo de la anterior, es la falta de herramientas para establecer el momento de limitar el esfuerzo terapéutico e iniciar el abordaje paliativo. Son necesarios más estudios en pacientes con IRC para aclarar estas cuestiones, y un esfuerzo por parte de los neumólogos y médicos de cuidados paliativos, para que, en un futuro próximo, se pueda evitar sufrimiento en este perfil de pacientes.

PUNTOS CLAVE

- La IRC es una manifestación frecuente en un número importante de enfermedades respiratorias que requiere un abordaje diagnóstico y terapéutico específico.
- Cuando se ha alcanzado el techo terapéutico en pacientes con IRC, se debe realizar de forma programada una transición a cuidados paliativos, con el fin de paliar los síntomas y evitar sufrimiento.
- Entre los principales síntomas de la IRC se encuentran la disnea, la tos y el aumento de las secreciones.
- En el manejo de la disnea, son tan importantes las medidas farmacológicas como las no farmacológicas.
- El uso de oxígeno y de terapia de alto flujo nasal como parte de los cuidados paliativos puede aliviar la disnea

en pacientes con IRC. La indicación de la ventilación no invasiva se puede contemplar como techo terapéutico en pacientes en los que se busca aliviar los síntomas, principalmente la disnea.
- A pesar de la escasa evidencia en enfermedades respiratorias que cursan con IRC, el uso de opioides a dosis bajas mejora la disnea refractaria con unos efectos secundarios prevenibles, mientras que el uso de ansiolíticos puede usarse como segunda o tercera línea en casos seleccionados.
- Las preferencias del paciente sobre las limitaciones del tratamiento deben ser respetadas, e idealmente deben constar en un documento de voluntades anticipadas.

BIBLIOGRAFÍA

Bajwah S, Ross JR, Peacock JL, Higginson IJ, Wells AU, Patel AS, et al. Interventions to improve symptoms and quality of life of patients with fibrotic interstitial lung disease: a systematic review of the literature. Thorax. 2013;68:867-79.

Barril S, Alonso A, Rodríguez-Portal JA, Viladot M, Giner J, Aparicio F, et al. Cuidados paliativos en la enfermedad pulmonar intersticial difusa: resultados de una encuesta de ámbito nacional. Arch Bronconeumol. 2018;54:123-7.

Bausewein C, Booth S, Gysels M, Higginson I. Non-pharmacological interventions for breathlessness in advanced stages of malignant and non-malignant diseases. Cochrane Database Syst Rev. 2008:CD005623.

Cuomo A, Delmastro M, Ceriana P, Nava S, Conti G, Antonelli M, et al. Noninvasive mechanical ventilation as a palliative treatment of acute respiratory failure in patients with end-stage solid cancer. Palliat Med. 2004;18:602-10.

Curtis JR, Cook DJ, Sinuff T, White DB, Hill N, Keenan SP, et al. Noninvasive positive pressure ventilation in critical and palliative care settings: understanding the goals of therapy. Crit Care Med. 2007;35:932-9.

Davies JD. Noninvasive respiratory support at the end of the life. Respir Care. 2019;64:701-11.

Díaz de Teran T, Barbagelata E, Cilloniz C, Nicolini A, Perazzo T, Perren A, et al. Non-invasive ventilation in palliative care: a systematic review. Minerva Med. 2019;110:555-63.

Egea-Santaolalla CJ, Chiner Vives E, Díaz Lobato S, González Mangado N, Lujan Tomé M, Mediano San Andrés O. Ventilación mecánica domiciliaria. Open Respiratory Archives. 2020;2:67-88.

Ekström MP, Bornefalk-Hermansson A, Abernethy AP, Currow DC. Safety of benzodiazepines and opioids in very severe respiratory disease: National prospective study. BMJ. 2014;348:g445.

Epstein AS, Hartridge-Lambert SK, Ramaker JS, Voigt LP, Portlock CS. Humidified high-flow nasal oxygen utilization in patients with cancer at Memorial Sloan-Kettering Cancer Center. J Palliat Med. 2011;14:835-9.

Fernández-Carmona A, Olivencia-Peña L, Yuste-Ossorio ME, Peñas-Maldonado L; Grupo de Trabajo de Unidad de Ventilación Mecánica Domiciliaria de Granada. Tos ineficaz y técnicas mecánicas de aclaramiento mucociliar. Med Intensiva. 2017;42:50-9.

García-Polo G, Sánchez-Bommatty M, Jiménez-Gálvez J. Cáncer de pulmón. Cuidados paliativos y manejo del paciente terminal. En: Soto JG, ed. Manual de diagnóstico y terapéutica en neumología. 4ª ed. Ergon; 2022. p. 647-60.

Gómez-Batiste X, Martínez-Muñoz M, Blay C, Amblàs J, Vila L, Costa X. Identificación de personas con enfermedades crónicas avanzadas y necesidad de atención paliativa en servicios sanitarios y sociales: elaboración del instrumento NECPAL CCOMS-ICO©. Med Clin. 2013;140:241-5.

González-Gutiérrez MV, Guerrero Velázquez J, Morales García C, Casas Maldonado F, Gómez Jiménez FJ, González Vargas F. Predictive Model for Anxiety and Depression in Spanish Patients with Stable Chronic Obstructive Pulmonary Disease. Arch Bronconeumol. 2016;52:151-7.

Higginson IJ, Bausewein C, Reilly CC, Gao W, Gysels M, Dzingina M, et al. An integrated palliative and respiratory care service for patients with advanced disease and refractory breathlessness: a randomised controlled trial. Lancet Respir Med. 2014;2:979-87.

Iyer AS, Dionne-Odom JN, Khateeb DM, O'Hare L, Tucker RO, Brown CJ, et al. A Qualitative Study of Pulmonary and Palliative Care Clinician Perspectives on Early Palliative Care in Chronic Obstructive Pulmonary Disease. J Palliat Med. 2020;23:513-26.

Jiménez-Ruiz CA, De Lucas Ramos P, Díaz Lobato S, García Carmona T, Losada Molina C, Martínez Verdasco A, et al. Estudio de prevalencia y actitudes sobre tabaquismo en pacientes sometidos a oxigenoterapia crónica domiciliaria. Estudio toma. Arch Bronconeumol. 2010;46:580-6.

Kelley AS, Morrison RS. Palliative care for the seriouslyill. N Engl J Med. 2015;373:747-55.

López-Campos JL, Almagro P, Gómez JT, Chiner E, Palacios L, Hernández C. Spanish COPD Guideline (GesEPOC) Update: Comorbidities, Self-Management and Palliative Care. Arch Bronconeumol. 2022;58:334-44.

Márquez FL, García MC, Gutiérrez JA, Gómez MT. Valoración de pacientes con necesidad de oxigenoterapia domiciliaria. En: Soto JG, ed. Manual de diagnóstico y terapéutica en neumología. 4ª ed. Ergon; 2022. p. 295-302.

Martínez Muñiz FB, Esperanza Barrios A, Pérez Labour RA, Rodríguez González-Moro JM. Tratamiento de la insuficiencia respiratoria crónica. Oxigenoterapia. Medicine. 2017;12:2755-65.

Martínez-Basteiro E, Vázquez-Espinosa E, Eiros-Bachiller JM, Gómez-Punter RM. Insuficiencia respiratoria crónica. Medicine. 2022:13;3721-9.

Martínez-Llorens J, Balaña Corberó A. Amyotrophic Lateral Sclerosis: The Assessment of Inspiratory Muscle Failure. Arch Bronconeumol. 2019;55:345-6.

Martínez-Sélles M, Díez-Villanueva P, Smeding R, Alt-Epping B, Jansen DJ, Leget CJW, et al. Reflections on ethical issues in palliative care for patients with heart failure. Eur J Pall Care. 2017;24:18-22.

McKim DA, Road J, Avendano M, Abdool S, Cote F, Duguid N, et al. Home Mechanical Ventilation: A Canadian Thoracic Society clinical Practice Guideline. Can Respir J. 2011;18:197-215.

Miravitlles M, Calle M, Molina J, Almagro P, Gómez JT, Trigueros JA, et al. Spanish COPD Guidelines (GesEPOC) 2021: Updated Pharmacological treatment of stable COPD. Arch Bronconeumol. 2022;58:69-81.

Morelot-Panzini C, Bruneteau G, González-Bermejo J. NIV in amyotrophic lateral sclerosis: The 'when' and 'how' of the matter. Respirology. 2019;24:521-30.

Ojeda Castillejo E, De Lucas Ramos P, López Martín S, Resano Barrios P, Rodríguez Rodríguez P, Morán Caicedo L, et al. Noninvasive Mechanical Ventilation in Patients with Obesity Hypoventilation Syndrome. Longterm Outcome and Prognostic Factors. Arch Bronconeumol. 2015;51:61-8.

Peters SG, Holets SR, Gay PC. High-flow nasal cannula therapy in donot-intubate patients with hypoxemic respiratory distress. Respir Care. 2013;58:597-600.

Rantala HA, Leivo-Korpela S, Lehtimäki L, Lehto JT. Assessing Symptom Burden and Depression in Subjects With Chronic Respiratory Insufficiency. J Palliat Care. 2022;37:134-41.

Rodríguez J, Bravo L, Alcázar B, Alfageme I, Díaz S. Oxigenoterapia continua domiciliaria. Open Respir Arch. 2020;2:33-45.

Shah N, Mehta Z, Mehta Y. High-flow nasal cannula oxygen therapy in palliative care High-flow nasal cannula oxygen therapy in palliative care #330. J Palliat Med. 2017;20:679-80.

Simon ST, Higginson IJ, Booth S, Harding R, Weingärtner V, Bausewein C. Benzodiazepines for the relief of breathlessness in advanced malignant and non-malignant diseases in adults. Cochrane Database Syst Rev. 2016;10:CD007354.

Sociedad Española de Cuidados Paliativos. Guía de cuidados paliativos. SECPAL. Solanes I, Casan P, Sangenís M, Calaf N, Giraldo B, Güell R. Factores de riesgo de mortalidad en la EPOC. Arch Bronconeumol. 2007;43:445-9.

Soriano JB, Alfageme I, Miravitlles M, De Lucas P, Soler-Cataluña JJ, García-Río F, et al. Prevalence and Determinants of COPD in Spain: EPISCAN II. Arch Bronconeumol. 2021;57:61-9.

Tavares N, Jarrett N, Hunt K, Wilkinson T. Palliative and end-of-life care conversations in COPD: a systematic literature review. ERJ Open Res. 2017;3:00068-2016.

Uronis HE, Currow DC, McCrory DC, Samsa GP, Abernethy AP. Oxygen for Relief of Dyspnoea in Mildly-Or Non-Hypoxaemic Patients With Cancer: A Systematic Review and Meta-Analysis. Br J Cancer. 2008;98:294-9.

Vogelmeier CF, Criner GJ, Martínez FJ, Anzueto A, Barnes PJ, Bourbeau J, et al. Global Strategy for the Diagnosis, Management, and Prevention of Chronic Obstructive Lung Disease 2017 Report: GOLD Executive Summary. Arch Bronconeumol. 2017;53:128-49.

Wachterman MW, Pilver C, Smith D, Ersek M, Lipsitz SR, Keating NL. Quality of end-of-life care provided to patients with different serious illnesses. JAMA Intern Med. 2016;176:1095-102.

Yohannes AM. Serotonergic antidepressants in COPD: beneficial or harmful? Eur Respir J. 2018;52:1801095.

Enfermedades neurodegenerativas

32

B. Domínguez Fuentes, B. Gómez González y R. Tinoco Gardón

OBJETIVOS

- Describir las principales características de las enfermedades neurodegenerativas más frecuentes.
- Reconocer las enfermedades neurodegenerativas como subsidiarias de un enfoque paliativo.
- Valorar la aportación de los cuidados paliativos como parte de la atención multidisciplinar de los pacientes con enfermedad neurodegenerativa.
- Identificar las actuaciones clave que ayudan a mejorar la atención de los pacientes con enfermedad neurodegenerativa, como la toma de decisiones compartida y la planificación anticipada de decisiones, entre otras.

INTRODUCCIÓN

Las enfermedades neurodegenerativas (END) incluyen un grupo heterogéneo de patologías de etiología desconocida, hereditarias o adquiridas, en las que se produce una disfunción progresiva del sistema nervioso central (SNC). La mayoría tienen como mecanismo patogénico común la acumulación de proteínas mal plegadas que se depositan como agregados intracelulares o extracelulares y producen la muerte celular.

Cada enfermedad presenta una vulnerabilidad neuronal selectiva, que condiciona la degeneración de áreas concretas, produciendo los síntomas correspondientes a su pérdida de función. Muchas END están ligadas a la edad, por lo que el envejecimiento progresivo de la población en los países desarrollados supone un aumento de su prevalencia.

Hay un gran número de END, entre las que destacan, por su prevalencia y gravedad, la enfermedad de Alzheimer, la esclerosis lateral amiotrófica (ELA), la enfermedad de Parkinson y la enfermedad de Huntington.

> **!** Estas enfermedades se inician de forma insidiosa, para seguir un curso progresivo e irreversible, sin disponibilidad de tratamientos curativos. Implican una gran carga sintomática, con una importante repercusión sobre la funcionalidad y autonomía de la persona, apareciendo en las etapas avanzadas múltiples complicaciones que limitan el pronóstico vital, por lo que los pacientes que padecen END son susceptibles de recibir cuidados paliativos.

Vivir con un diagnóstico de END se convierte en un problema de gran magnitud, gravedad y complejidad biopsicosocial, con impacto sobre el paciente, la familia y el personal sanitario. Las END precisan un abordaje integral que incluya:

- Prevención primaria y tratamiento de factores de riesgo modificables.
- Diagnóstico temprano, proporcionando información de la enfermedad y su evolución de forma gradual, adaptándose a las necesidades y deseos del paciente.
- Atención integral sanitaria y psicosocial a la población afectada, a sus cuidadores y sus familiares, basada en la mejor evidencia científica disponible en cuanto a tratamientos, control de síntomas y manejo de complicaciones.
- Elaboración de un plan de cuidados integral e individualizado.
- Aplicación de los principios bioéticos en la toma de decisiones compartidas, así como en la realización de una planificación anticipada de los cuidados al final de la vida.
- Atención en la fase avanzada de la enfermedad y de final de vida, incluyendo la atención en el proceso de duelo.

A lo largo del capítulo, se realiza una aproximación a las principales características y tratamientos de las END más destacadas, así como los principales desafíos de su enfoque paliativo. No es objeto de este texto el abordaje de los criterios diagnósticos de cada patología. Sin embargo, es importante reseñar que, en muchas ocasiones, establecen el diagnóstico como posible, probable o definitivo.

El uso de los términos *probable* y *posible* puede generar incertidumbres e incluso denegación de ayudas sociales, por lo que, en la redacción de los informes médicos, el diagnóstico sindrómico (demencia, enfermedad de la motoneurona, trastorno del movimiento, etc.) debe ser entendido como definitivo, y lo que es probable o posible es la entidad clínico-patológica que lo causa.

PAPEL DE LOS CUIDADOS PALIATIVOS EN LA ATENCIÓN A LAS ENFERMEDADES NEURODEGENERATIVAS

El objetivo de los cuidados paliativos es conseguir que el paciente y su entorno dispongan de los cuidados necesarios para mantener una aceptable calidad de vida y el mayor grado de autonomía, disminuyendo el sufrimiento asociado a la enfermedad. Se basan en una atención centrada en el paciente y la familia que aborde no solo sus necesidades físicas, sino también intelectuales, emocionales, sociales y espirituales. Sus herramientas principales son el control de síntomas y el manejo de las complicaciones que pueden aparecer con la progresión de la enfermedad, la comunicación como instrumento terapéutico, la atención multidisciplinar y la coordinación interniveles que garantice la continuidad asistencial.

El enfoque paliativo de la patología neurológica avanzada, que viene denominándose en recientes publicaciones *cuidados neuropaliativos*, avalado por las recomendaciones de sociedades científicas, debe tenerse en cuenta no solo desde los recursos especializados, sino también desde la atención primaria y especializada.

> ❗ Los cuidados paliativos pueden generar de inicio cierto rechazo, ya que se vinculan únicamente con el final de la vida; sin embargo, su papel como parte de la atención multidisciplinar a las END no solo es relevante en esa etapa.

Deben integrarse de forma temprana, a la vez que otros tratamientos que intentan prolongar la supervivencia, mediante modelos colaborativos, basados en la coordinación entre recursos sanitarios y sociales. Desde el modelo tradicional, en el que los especialistas de cuidados paliativos intervenían solo en el final de la vida cuando el neurólogo daba por terminada

la atención al paciente, se ha ido avanzando hacia los modelos de cuidados paliativos tempranos y progresivos, que se solapan con la atención neurológica especializada, adquiriendo mayor protagonismo según avanza la enfermedad, y modelos recientes más dinámicos en los que los cuidados paliativos están integrados dentro de equipos multidisciplinares, siendo los equipos de atención a los pacientes con ELA el paradigma de este modelo de atención.

La necesidad de estos cuidados puede ser variable y fluctuante a lo largo de la enfermedad, adquiriendo mayor importancia en determinados momentos, como la comunicación del diagnóstico y el pronóstico, la necesidad de apoyo psicológico y espiritual en el afrontamiento de la enfermedad y su progresión, el control de síntomas y complicaciones en fases avanzadas, la toma de decisiones complejas y los cuidados al final de la vida (**Fig. 32-1**).

La atención a pacientes con END puede resultar estresante para los profesionales implicados no solo por el desafío médico que se les presenta, sino por la carga emocional y la sobrecarga habitual de la asistencia que impide destinar el tiempo deseado en la mayoría de los casos. La falta de formación y de concienciación sobre los cuidados paliativos es un obstáculo importante en el acceso a estos recursos.

> ❗ Es fundamental potenciar la formación de los profesionales sanitarios y sociales en cuidados paliativos (incluyendo las habilidades de comunicación, los conocimientos en bioética y el marco jurídico), con el fin de atender adecuadamente las necesidades de las personas que padecen END y sus familias y/o cuidadores.

ENFERMEDAD DE ALZHEIMER Y OTRAS DEMENCIAS

Definición de demencia

La demencia es un síndrome clínico caracterizado por un déficit adquirido en más de una función cognitiva, que representa una pérdida respecto al nivel previo, no atribuible a otro trastorno y que reduce de forma significativa la autonomía funcional (criterios de la Sociedad Española de Neurología [SEN] de 2009). Cursa frecuentemente con síntomas conductuales y psicológicos, que producen importantes limitaciones.

Afecta a un 5 % de la población mayor de 65 años y hasta a un 20 % de la población mayor de 85 años, aunque está infradiagnosticada. El envejecimiento de la población hace prever que el número de personas con demencia se duplique cada 20 años, hasta convertirse en uno de los principales retos para la sostenibilidad de los sistemas sociales y sanitarios.

Puede deberse a múltiples causas, siendo el criterio de clasificación más extendido el etiológico, que considera tres grandes categorías: demencias degenerativas primarias (enfermedad de Alzheimer, demencia frontotemporal [DFT], demencia por cuerpos de Lewy [DLB], demencia asociada a la enfermedad de Parkinson y otras), demencias secundarias (demencia vascular, secundarias a infecciones, alteraciones endocrinometabólicas, tóxicos y otras) y demencias combinadas o mixtas (de etiología múltiple).

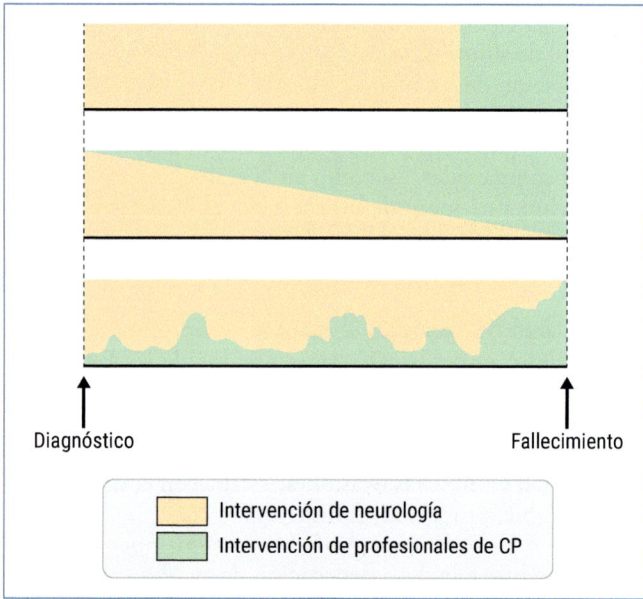

Figura 32-1. Intervención por profesionales de cuidados paliativos según distintos modelos de atención. Adaptada de: Hogden A, Foley G, Henderson RD, James N, Aoun SM. Amyotrophic lateral sclerosis: improving care with a multidisciplinary approach. J Multidisc Healthc. 2017;10:205-15. CP: cuidados paliativos.

Las causas degenerativas primarias son las más frecuentes en todos los grupos de edad, sobre todo en los mayores de 65 años. La mayoría son de presentación esporádica, si bien en casi todas ellas existen formas hereditarias y formas de inicio precoz.

Existen factores de riesgo no modificables, como son: la edad (principal factor de riesgo para la enfermedad de Alzheimer, la DLB y la demencia vascular), el sexo (la enfermedad de Alzheimer es más frecuente en mujeres y la demencia vascular en hombres) y los antecedentes familiares (10-30 % más riesgo de enfermedad de Alzheimer en familiares de primer grado afectados). Otros factores de riesgo sobre los que debe hacerse prevención primaria y secundaria son los factores de riesgo vascular, el consumo excesivo de alcohol, la depresión, la vida sedentaria y un bajo nivel cultural y/o socioeconómico.

El diagnóstico de las demencias es fundamentalmente clínico, basado en una historia clínica detallada, análisis de sangre completo, estudios neuropsicológicos y pruebas de imagen. Los datos de la historia deben recogerse del paciente y del cuidador, con objeto de confirmar que se trata de una pérdida cognitiva desde el estado previo, y recopilar datos que el paciente no puede facilitar por sí mismo. El esfuerzo inicial debe ir encaminado a intentar identificar el grupo de demencias tratables.

Existen múltiples estudios neuropsicológicos para la valoración del deterioro cognitivo, pero el más extendido como test de cribado es el *Mini-Mental State Examination* (miniexamen del estado mental), que de forma rápida permite estudiar la memoria, la orientación temporoespacial, el lenguaje, la escritura, la lectura, el cálculo y las praxis visuoespaciales e ideomotoras. Se puntúa de 0 a 30 puntos, considerándose demencia por debajo de 24 puntos.

La neuroimagen estructural mediante resonancia magnética (RM) o tomografía computarizada (TC) debe realizarse en todos los pacientes con sospecha de demencia, para excluir otras patologías y facilitar el diagnóstico diferencial.

En este sentido, pueden ser también de utilidad las técnicas de neuroimagen funcional, como la tomografía cerebral por emisión monofotónica (SPECT, *single photon emission cerebral tomography*) y la tomografía por emisión de positrones, la ecografía Doppler transcraneal o el estudio del líquido cefalorraquídeo (pueden determinarse como biomarcadores de enfermedad de Alzheimer los niveles de proteína betaamiloide, tau y fosfatau). La biopsia cerebral está desaconsejada.

> **!** El tratamiento de la demencia incluye un abordaje farmacológico y no farmacológico.

Dado que, a día de hoy, no existe un tratamiento curativo ni neuroprotector eficaz, el tratamiento farmacológico tiene como objetivo enlentecer la progresión del deterioro cognitivo. En el tratamiento de las alteraciones psicológicas y del comportamiento, se recomienda inicialmente la identificación y abordaje de posibles desencadenantes y medidas no farmacológicas dirigidas tanto a cuidadores como a pacientes, y limitar el empleo de antipsicóticos para el tratamiento de la agitación, la agresividad y los síntomas psicóticos, a la mínima

dosis y durante el menor tiempo posible, valorando la retirada gradual en caso de estabilización de los síntomas. Su uso en demencia se ha asociado a un aumento de efectos secundarios anticolinérgicos y extrapiramidales y a un aumento de la mortalidad.

Además, la demencia aumenta notablemente la carga de comorbilidad de las personas afectadas, destacando la prevalencia de factores de riesgo vascular y problemas derivados, tanto en el ámbito cerebral como cardíaco y periférico. Los síntomas depresivos son frecuentes en estadios leves y moderados de la enfermedad, abarcando desde reacciones adaptativas a episodios de depresión mayor.

Hay también un incremento del riesgo de caídas que pueden ocasionar fracturas y mayor susceptibilidad a infecciones, principalmente respiratorias y urinarias. También presentan complicaciones atribuibles a la pérdida de movilidad y una eventual postración en estadios más avanzados, como úlceras por presión, así como efectos secundarios de la polimedicación a la que están expuestos.

> **!** La demencia conlleva, por tanto, un riesgo aumentado de consultas, atenciones urgentes e ingresos hospitalarios, con estancias más largas, complejas y costosas.

Con la evolución de la enfermedad, hay una pérdida progresiva de la autonomía para la realización de actividades de la vida diaria y se produce una pérdida de la capacidad para tomar decisiones, lo que determina que el paciente pasará, en función de su supervivencia, un tiempo prolongado en situación de discapacidad y dependencia.

Por estos motivos, no solo es una enfermedad devastadora para los enfermos, sino que también supone, si no se facilitan los servicios adecuados, una pesada carga (física, emocional y financiera) para sus familias y cuidadores. Esta situación condiciona que, aunque lo mejor para estos enfermos es brindarles la asistencia necesaria para que puedan permanecer en su entorno familiar, la demencia sea una de las principales causas de institucionalización.

Estudios recientes han puesto en evidencia el impacto negativo de la pandemia por enfermedad de coronavirus de 2019 en los cuidadores de personas con demencia, que al ver limitado su acceso a recursos sociales, han experimentado un aumento de la sobrecarga percibida, así como altos niveles de ansiedad y depresión.

Enfermedad de Alzheimer

La enfermedad de Alzheimer es la primera causa de demencia neurodegenerativa en el ámbito mundial. Los principales hallazgos histopatológicos son: la degeneración neuronal y la pérdida sináptica con presencia de placas neuríticas extraneuronales compuestas fundamentalmente por agregados de betaamiloide y ovillos neurofibrilares intraneuronales de proteína tau.

Los síntomas son de tres tipos: déficit de funciones cognitivas, que dan lugar a un síndrome demencial amneso-afaso-apraxo-agnósico y disejecutivo, trastornos psiquiátricos y alteraciones conductuales, con dificultades para realizar actividades cotidianas.

En la progresión de la enfermedad, la intensidad de las alteraciones cognitivas y funcionales medidas con escalas como la escala de deterioro global (GDS) determina la gravedad de la demencia, pudiéndose definir diferentes etapas de duración variable en cada individuo:

- Demencia leve: el paciente tiene dificultad para desarrollar su trabajo o profesión, pero no precisa ayuda para las actividades cotidianas domésticas. Comienza a aparecer una pérdida de memoria de evocación para hechos recientes y alteraciones de la denominación. GDS: 3 o 4.
- Demencia moderada: el paciente tiene dificultad para desarrollar algunas actividades domésticas, la alteración cognitiva es evidente, la pérdida de memoria de evocación es intensa y hay leves alteraciones en algunas de estas áreas: lenguaje, función visuoespacial, praxia, gnosia, pensamiento abstracto y función ejecutiva. GDS: 5.
- Demencia grave: el enfermo precisa ayuda para la mayoría o la totalidad de las actividades cotidianas. La alteración cognitiva es manifiesta en todos los campos. GDS: 6 o 7. En estadios finales, el paciente permanece sentado o encamado y apenas se comunica. La muerte sobreviene por complicaciones cardiorrespiratorias, enfermedad tromboembólica o infecciones.

El tratamiento tiene por objeto mejorar los aspectos cognitivos y funcionales de la enfermedad, aunque posiblemente también modifique ciertos síntomas conductuales. No tiene efecto sobre la velocidad de evolución de la enfermedad. Se utilizan:

- Fármacos anticolinesterásicos (inhibidores de la acetilcolinesterasa, IACE): donepecilo (monodosis nocturna de 5-10 mg), rivastigmina (6 mg/12-24 h, existe presentación transdérmica) y galantamina (12 mg/12 h o 24 mg/24 h en dosis *retard*). Han demostrado lograr una mejoría discreta y transitoria sin diferencias significativas entre ellos en eficacia o seguridad. El beneficio en cada paciente puede ser muy variable. La elección del IACE debe hacerse basándose en sus efectos adversos, interacciones, tolerabilidad y las preferencias del paciente y de los cuidadores en cuanto a la forma de administración. Los principales efectos adversos son: gastrointestinales, trastornos del sueño, calambres musculares, mareos o reacción cutánea al parche. En caso de intolerancia o ineficacia al IACE iniciado, puede probarse a utilizar otro de ellos.
- Fármacos antiglutaminérgicos: memantina (10-20 mg/día en una o dos dosis), un antagonista de los receptores N-metil-D-aspartato que ha demostrado mejoría en la cognición, el estado clínico global, las actividades de la vida diaria y las alteraciones conductuales en enfermedad de Alzheimer moderada y grave. Al igual que los IACE, aunque el beneficio global es modesto, la respuesta interindividual es variable. Los efectos secundarios más frecuentes son: mareo, estreñimiento, somnolencia, cefalea, hipertensión y agitación. En pacientes con insuficiencia renal grave, la dosis debe reducirse.

En enfermedad de Alzheimer avanzada, puede utilizarse una combinación de los fármacos anteriores. No hay evidencia científica sobre el momento de retirada de estos tratamientos en la demencia avanzada, por lo que esta decisión se debe individualizar, considerándose cuando se estime que ya no ofrece beneficios al paciente (por ejemplo: pérdida de todas las capacidades cognitivas y funcionales), y reanudándolo si se objetiva un claro empeoramiento tras su supresión.

El tratamiento de los síntomas psicológicos y psiquiátricos es también fundamental. El tratamiento con trazodona mejora el sueño en la enfermedad de Alzheimer, aunque no la hipersomnolencia diurna u otros parámetros asociados a la calidad del sueño.

Los inhibidores selectivos de la recaptación de la serotonina (ISRS) suelen ser la primera elección, por su mejor tolerabilidad para el tratamiento de la depresión. No deben utilizarse los tricíclicos por su acción anticolinérgica, que agrava el trastorno mnésico. Los tratamientos con antipsicóticos típicos (haloperidol) o atípicos (risperidona) han demostrado una eficacia subóptima en el manejo de la agitación/agresividad, además de ser causa potencial de numerosos efectos secundarios. Se usan también para el tratamiento de la psicosis asociada a la enfermedad de Alzheimer (quetiapina, aripiprazol, olanzapina y clozapina), aunque los IACE también contribuyen al control de estos síntomas.

Los tratamientos descritos deben complementarse con tratamientos no farmacológicos: actividad física, estimulación cognitiva, terapias conductuales y de entrenamiento de actividades de la vida diaria, de rehabilitación funcional, lúdicas y/o de ocio, adaptación del entorno y empleo de artículos de soporte.

Demencia con cuerpos de Lewy

La DLB es la segunda causa de demencia degenerativa. Anatomopatológicamente, se objetiva la presencia de cuerpos de Lewy límbicos o corticales y depósitos de alfa-sinucleína encefálicos.

Clínicamente se caracteriza por la presencia de deterioro cognitivo progresivo pero fluctuante, con variación pronunciada en la atención y el grado de alerta, de duración variable y magnitud suficiente como para interferir con las funciones laborales o sociales y, concurrentemente, con una o varias manifestaciones clínicas, como:

- Alucinaciones visuales recurrentes: típicamente complejas y detalladas. Suelen ser bien toleradas y aparecer por la noche, al atardecer o en relación con el despertar.
- Parkinsonismo: se presenta de forma simultánea o después de la clínica cognitiva como un síndrome rígido-acinético de predominio axial, con inestabilidad postural, alteración de la marcha y caídas de repetición. Es menos frecuente el temblor en reposo.
- Trastorno de conducta asociado a la fase de sueño de movimiento ocular rápido (REM, *rapid-eye movement*), que puede preceder el deterioro cognitivo.
- Sensibilidad a neurolépticos (clásicos o atípicos), pudiendo presentarse hasta en un 50 % de los pacientes, incluso a dosis bajas, una reacción de hipersensibilidad de gravedad variable caracterizada por un deterioro del grado de conciencia, empeoramiento cognitivo y exacerbación del

parkinsonismo. En las formas más graves, puede aparecer incluso un síndrome neuroléptico maligno.

Otras manifestaciones pueden ser: la disfunción autonómica grave (estreñimiento, hipotensión ortostática, incontinencia urinaria), hipersomnia, hiposmia, alucinaciones en otras modalidades sensoriales, delirios sistematizados, apatía, ansiedad y depresión.

El tratamiento farmacológico puede exigir polimedicación, y debe tenerse en cuenta que determinados fármacos pueden mejorar unos síntomas, pero empeorar otros. Es recomendable el uso de IACE, preferentemente rivastigmina, para el tratamiento de los síntomas cognitivos y neuropsiquiátricos. Se recomienda el uso de levodopa en monoterapia a la dosis más baja eficaz para el tratamiento del síndrome parkinsoniano.

En cuanto al empleo de neurolépticos para tratar las alucinaciones, algunos especialistas prefieren el uso de quetiapina o clozapina, que parecen tener menos efectos extrapiramidales. Para los trastornos del sueño, se han propuesto melatonina y clonacepam. El tratamiento de la depresión puede mejorar la capacidad funcional del paciente, recomendándose antidepresivos como sertralina o citalopram, que no interfieren en el manejo de otros síntomas.

Este tratamiento farmacológico debe complementarse con tratamientos no farmacológicos similares a los comentados para la enfermedad de Alzheimer.

El pronóstico es pobre, con una progresión más rápida y menor supervivencia que la enfermedad de Alzheimer. Los síntomas conductuales y psiquiátricos ocasionan un mayor grado de incapacidad del que se esperaría por el grado de deterioro cognitivo, con una mayor carga para los cuidadores.

Demencia frontotemporal

Es la tercera causa más frecuente de demencia neurodegenerativa, tras la enfermedad de Alzheimer y la DLB, y la segunda en menores de 65 años. Se ha descrito un elevado porcentaje de antecedentes familiares, lo que sugiere que en la etiología de la DFT existe un componente genético importante. Se produce una atrofia progresiva de predominio en los lóbulos frontales y en las regiones anteriores de los lóbulos temporales (existiendo un extenso espectro de subtipos neurohistológicos).

Se caracteriza por un cambio progresivo en la personalidad y el comportamiento y/o por una alteración temprana y progresiva del lenguaje, con relativa preservación de la memoria y las capacidades visuoespaciales en estadios iniciales. Con la evolución de la enfermedad, aparecen generalmente reflejos de desinhibición cortical y, en ocasiones, signos parkinsonianos (rigidez y bradicinesia) y de enfermedad de la motoneurona (principalmente en la esfera bulbar, aunque debe explorarse la presencia de fasciculaciones, debilidad y atrofia muscular).

Actualmente, no hay evidencia de que ningún tratamiento pueda modificar el curso de la DFT, siendo el tratamiento sintomático. El uso de ISRS en pacientes con DFT podría ayudar a reducir la sintomatología conductual, como la irritabilidad, la agitación, la depresión, el trastorno alimentario

y la desinhibición, si bien se ha de tener en cuenta que se pueden necesitar dosis altas, con potenciales efectos secundarios relevantes.

El uso de neurolépticos es controvertido, por su limitada eficacia y la posible sensibilidad a los efectos extrapiramidales, reservando su uso para el control de la agresividad. Los fármacos más recomendables son los antipsicóticos atípicos, con pocos efectos antidopaminérgicos, como la quetiapina o la olanzapina.

El uso de IACE para el tratamiento de la sintomatología cognitiva conductual de estos pacientes no está justificado, ni se recomienda el uso de memantina.

Se deben incluir tratamientos no farmacológicos similares a los enumerados para la enfermedad de Alzheimer.

Demencias vasculares

Las demencias vasculares incluyen un grupo heterogéneo de entidades clinicopatológicas que ocasionan deterioro de diversas funciones cognitivas, debido a patología cerebrovascular (isquémica o hemorrágica).

Las alteraciones cognitivas son muy variables, dado que dependen de la localización y la extensión de las lesiones vasculares. De forma generalizada, predomina el trastorno disejecutivo, la inestabilidad de la marcha, la depresión, la apatía y la labilidad emocional, mientras que los síntomas psicóticos, aunque pueden aparecer, son menos habituales.

El tratamiento de la demencia vascular presenta tres aspectos fundamentales, además de los tratamientos no farmacológicos:

- Tratamiento del deterioro cognitivo, recomendándose el uso de IACE y memantina.
- Prevención del ictus mediante la modificación de factores de riesgo vascular.
- Tratamiento de los síntomas psicológicos y conductuales. Los antipsicóticos tan solo se recomendarían en el caso de haber fracasado el tratamiento no farmacológico y en situaciones de riesgo para el paciente y/o el cuidador, con la menor dosis eficaz, durante un corto período de tiempo y con una vigilancia estrecha de los posibles efectos adversos.

Cuidados paliativos en demencia, consideraciones específicas

Una de las principales barreras en el acceso a los cuidados paliativos de los pacientes con demencia es la dificultad para predecir el curso de la enfermedad, el pronóstico de vida y la proximidad del final de vida. La escala de necesidad de cuidados paliativos (NECPAL) puede ser de utilidad. En los últimos 6 meses, se observa mayor resistencia a los cuidados y síntomas, como pérdida de peso, problemas para comer y tragar, deshidratación, eventos infecciosos, fracturas asociadas a caídas, úlceras por presión, dolor, agitación o somnolencia.

Las personas con deterioro cognitivo sufren una evolución que les lleva a convertirse en incapaces de hecho (pérdida de la capacidad de autogobierno). Determinar una posible incapacidad para decidir es responsabilidad del facultativo que atiende al paciente, apoyándose en la consulta a otros especialistas. Para ello, se debe evaluar si tiene dificultades para comprender, retener o utilizar la información de forma lógica, si falla en la apreciación de las posibles consecuencias de las diferentes alternativas y si no logra finalmente tomar o comunicar una decisión.

En caso de que se determine incapacidad de hecho (o si el paciente expresa su preferencia de no ser informado y delega en otra persona la participación en las decisiones), se recurre al consentimiento por representación, cuyo criterio principal debe ser el respeto a las preferencias expresadas por el paciente previamente.

La pérdida de la capacidad para tomar decisiones condiciona que serán tomadas por familiares que en ocasiones no son sus cuidadores. Informar en estadios iniciales y conversar acerca de la enfermedad, su posible evolución, las opciones de tratamiento y los objetivos de los cuidados, puede ser de gran ayuda para resolver preocupaciones, manejar incertidumbres y mantener cierta sensación de autocontrol a pesar del deterioro.

La realización de una planificación anticipada de decisiones (que puede quedar por escrito en un documento de voluntades vitales), en las que el paciente pueda reflejar sus valores y deseos de cuidados en cuanto a su salud en la etapa avanzada de su enfermedad e identificar a su representante, facilita la toma de decisiones ante dilemas éticos al final de la vida, disminuyendo el riesgo de sufrir intervencionismos y hospitalizaciones.

La pérdida de las habilidades de comunicación verbal dificulta la identificación, interpretación y tratamiento adecuado de síntomas. Se deben interpretar señales sutiles de comunicación no verbal, como la tensión muscular, pequeños movimientos, cambios en la frecuencia respiratoria, gritos o llanto. Existen escalas para la valoración del dolor en pacientes con deterioro cognitivo, que son herramientas valiosas para ayudar en la evaluación del dolor. Ante la duda, pueden realizare pruebas empíricas con analgésicos, prescritos de forma programada.

El abordaje del paciente con demencia debe incluir un plan dietético-nutricional con una alimentación adaptada, para prevenir o tratar la desnutrición, y una especial vigilancia de la aparición de disfagia por el riesgo secundario de broncoaspiración.

Además, afectan otros factores, como la imposibilidad de coger o preparar alimentos, anosmia o efectos gastrointestinales secundarios de fármacos. Debe valorarse la necesidad de soporte nutricional especializado (suplementación oral o nutrición enteral por sonda) y su reevaluación en el tiempo, pudiendo plantear su retirada.

No hay evidencia que respalde los beneficios de la nutrición enteral por sonda sobre el estado de salud, la calidad de vida o la supervivencia, y no previene las aspiraciones.

Es importante la educación a familiares en el mantenimiento de una correcta higiene bucodental, en el manejo de los trastornos de la conducta que pueden afectar a la ingesta y en la administración de suplementos nutricionales o alimentación enteral.

Existe un mayor riesgo de infecciones respiratorias y urinarias recurrentes, con frecuencia por gérmenes multirresistentes, que suelen desencadenar el final de vida. El empleo de antibióticos, que puede mejorar la supervivencia principalmente en las infecciones respiratorias, en la mayoría de las ocasiones, precisa hospitalización y el empleo de una vía venosa, disminuyendo con esto el grado de confort. Además, durante las hospitalizaciones los pacientes con demencia sufren un importante deterioro y riesgo de complicaciones, por lo que se deberían definir objetivos y fijar criterios de ingreso en caso de procesos intercurrentes, priorizando la atención en domicilio.

Existe una alta prevalencia de polifarmacia en la última etapa de la vida, con mayor riesgo de efectos adversos e interacciones medicamentosas, generando mayor morbilidad, mortalidad y gasto sanitario. Es importante revisar y replantear el plan terapéutico, con el objetivo de retirar, sustituir o reducir la dosis de fármacos con escaso o nulo beneficio, y que no se asocian a un mejor control sintomático o de calidad de vida. Los criterios de desprescripción *stop-start* (detención y puesta en marcha) son rápidos de aplicar.

Las terapias no farmacológicas adquieren un papel fundamental, ya que pueden contribuir en el manejo de los síntomas neuropsiquiátricos: aromaterapia, fisioterapia, terapias con música y baile, reflexología, estimulación neurosensorial, terapias con animales, terapia ocupacional, etc., y son precisas las modificaciones ambientales con entornos familiares, agradables, tranquilos y con rutinas.

Hay que tener en cuenta la necesidad de gestionar servicios rehabilitadores y sociales, como la valoración de la discapacidad y la dependencia, el servicio de rehabilitación y la estimulación cognitiva, de teleasistencia, de ayuda a domicilio, la prestación económica para cuidados en el entorno familiar y apoyo a cuidadores no profesionales, centros de día, residencias sociosanitarias, pisos supervisados o tutelados, programas de respiro, ayudas para el desplazamiento y movilidad, facilidades en transportes públicos, tarjetas de aparcamiento para vehículos de personas con movilidad reducida, ayudas para la adecuación funcional básica de viviendas en cuestión de accesibilidad y adaptación, ayudas técnicas, prótesis y ortesis, servicio de orientación jurídica (procesos de incapacitación o tutela, retirada del permiso de conducción, etc.), y otros.

Es fundamental informar a la familia sobre la evolución de la enfermedad y los problemas a los que deberán enfrentarse en su progresión, educando y ayudando en su manejo. En la atención a las demencias, como en las demás END, las asociaciones de pacientes complementan el tratamiento integral, desarrollando cursos de formación, charlas y talleres dirigidos tanto a cuidadores como a afectados.

ESCLEROSIS LATERAL AMIOTRÓFICA

La ELA, junto a sus variantes (esclerosis lateral primaria, atrofia muscular progresiva y parálisis bulbar progresiva), es la enfermedad de neurona motora más frecuente del adulto y la tercera END en incidencia, tras la demencia y la enfermedad de Parkinson. Es una enfermedad del sistema nervioso central caracterizada por una degeneración progresiva de las neuronas motoras en la corteza cerebral (neuronas motoras superiores), tronco del encéfalo y médula espinal (neuronas motoras inferiores).

> ❗ Su característica clínica principal es la debilidad muscular progresiva, que se extiende de unas regiones a otras y que amenaza la autonomía motora, la comunicación oral, la deglución y la respiración, sin afectar a la musculatura ocular, esfinteriana ni a las fibras sensitivas.

La incidencia es de 1-2 casos por 100.000 habitantes y año, con una prevalencia de 3,5-8 casos por cada 100.000 habitantes, según diferentes series. Puede afectar a adultos de cualquier edad (se ha descrito de forma excepcional una forma infantil), pero incide principalmente entre los 50 y 70 años. La incidencia en los varones es ligeramente superior a la de las mujeres (salvo en afroamericanos, donde esta diferencia se invierte). Es de aparición fundamentalmente esporádica, pero hay una forma familiar que supone un 5-10 % de todos los casos.

La presentación de la enfermedad puede ser muy variable e inespecífica, por lo que el diagnóstico puede ser difícil y con frecuencia se retrasa, ya que el paciente tarda en consultar y suele visitar a diferentes especialistas antes que al neurólogo. Puede iniciarse como debilidad muscular, alteraciones en el habla o la deglución o, con menor frecuencia, como debilidad de los músculos respiratorios. El diagnóstico es esencialmente clínico, junto con la exclusión de diagnósticos alternativos, pruebas de neuroimagen y el electromiograma. Se recomienda hacer un estudio genético en los casos de ELA familiar para el consejo genético a las familias.

La progresión de la enfermedad puede variar en cada paciente, llegando a producir un alto grado de discapacidad. Como consecuencia de la afectación de la motoneurona superior, además de la debilidad (síntoma más relevante), los pacientes pueden presentar espasticidad, hiperreflexia y labilidad emocional.

Debido a la afectación de la motoneurona inferior, puede aparecer atrofia muscular, fasciculaciones, calambres musculares y pérdida de reflejos. Hasta el 10 % de los enfermos van a presentar demencia frontotemporal y en más del 35 % de los casos se detectan signos de deterioro cognitivo. Los pacientes con ELA desarrollarán, a la larga, signos y síntomas de afectación bulbar, principalmente: disfagia, con riesgo de aspiración e infecciones respiratorias e imposibilidad para mantener estado nutricional; disartria, que progresa hasta anartria, y afectación de los músculos respiratorios, que da lugar a una limitación ventilatoria progresiva y, finalmente, a insuficiencia respiratoria global, causa frecuente del fallecimiento.

No existe un tratamiento curativo de la enfermedad. El único fármaco que ha demostrado prolongar la supervivencia algunos meses ha sido el riluzol (fármaco neuroprotector que bloquea la transmisión glutaminérgica en el SNC, en dosis de 50 mg cada 12 horas).

Además, son de especial relevancia el tratamiento sintomático, las terapias no farmacológicas (rehabilitación neuropsicológica, fisioterapia, logopedia, terapia ocupacional), la adaptación del entorno y el uso de ayudas técnicas (ortesis, andador, silla de ruedas, soporte cefálico, disco giratorio de transferencias, sillas de ducha, elevador del inodoro, asideros de baño, camas articuladas, grúas) y de soporte (ventilación y nutrición), y el apoyo psicológico y social.

La atención por un equipo multidisciplinar (en el que participen diferentes especialidades, con profesionales identificados, con experiencia, formación e implicación con la enfermedad) es una de las medidas identificadas como más eficaz para mejorar la calidad de vida y prolongar la supervivencia de los pacientes con ELA, y así se recomienda en diferentes guías internacionales. Para valorar la efectividad del tratamiento se utiliza la escala de calificación funcional de la esclerosis lateral amiotrófica revisada (ALS FRS-R, *Amyotrophic Lateral Sclerosis Functional Rating Scale Revised*), que incluye distintos ítems para valorar la actividad funcional del paciente.

Ninguna otra alternativa terapéutica ha demostrado hasta la fecha ser efectiva (estudios esperanzadores con edaravona y masitinib); sin embargo, muchos pacientes solicitan que se les prescriba, o incluso, toman por su cuenta algunos de los tratamientos que se ofrecen por diferentes medios. Una de las tareas principales del equipo multidisciplinar es proporcionar información en este sentido.

> ❗ Hay tres momentos clave que serán puntos de inflexión en la evolución de la enfermedad, en los que el paciente debe tomar la decisión de inicio de medidas de soporte que pueden prolongar la supervivencia y mejorar la calidad de vida, pero que tienen un impacto importante sobre el paciente y sus cuidadores: la necesidad de ventilación no invasiva (VNI), la necesidad de ventilación mecánica invasiva a través de traqueostomía y la necesidad de soporte nutricional mediante la realización de gastrostomía.

Estas decisiones deben ser el fruto de un proceso en el que, de forma conjunta, participen el paciente, la familia y el equipo multidisciplinar, tras una discusión de los pros y los contras que resuelva dudas e incertidumbres. Es importante informar al paciente y familiares de que la aceptación de estas medidas no es un camino sin retorno y que, si llega el momento, puede y debe plantearse su retirada con el apoyo del equipo sanitario, ya que esto aporta enorme tranquilidad y dignifica el proceso de la muerte.

Se debe realizar una evaluación respiratoria sistematizada de forma temprana y periódica, que permita decisiones anticipadas. La fisioterapia respiratoria (inspirómetro incentivo) y la ayuda a la tos (manual o mecánica) deben iniciarse precozmente. Cuando no se pueden manejar las secreciones, la alternativa serán dispositivos de aspiración.

Al aparecer signos o síntomas de insuficiencia respiratoria, se deben consensuar con el paciente y cuidador todas las opciones de tratamiento, como el inicio de VNI, el manejo de las infecciones respiratorias y el empleo de morfina para paliar la disnea. La oxigenoterapia no debe prescribirse para el tratamiento de la disnea, ya que el problema no suele ser la hipoxemia, sino la hipercapnia.

La VNI mejora los síntomas respiratorios, los trastornos del sueño, la función cognitiva y la supervivencia. Los criterios de inicio combinan la clínica con las mediciones de la función pulmonar. Inicialmente suele ser prescrita para tratar los síntomas derivados de la hipoventilación alveolar nocturna. A medida que la debilidad muscular progresa, los pacientes pueden aumentar las horas de uso.

Seleccionar la interfase (parte del circuito que contacta con la cara del paciente) adecuada y que se adapte al enfermo de la forma más confortable posible, evitando fugas y minimizando los efectos secundarios, es un factor clave para el éxito del tratamiento. El paciente debe ser informado sobre la naturaleza temporal de la VNI y planificar la actitud a seguir a medida que vaya aumentando la dependencia de la misma.

La ventilación mecánica invasiva por traqueostomía se debe contemplar cuando el tratamiento con VNI no es eficaz, debido a la progresión de la enfermedad o cuando el paciente no puede cooperar con la VNI debido a los síntomas bulbares y la dificultad para eliminar las secreciones. Puede prolongar la supervivencia y mejorar la calidad de vida, pero tiene un gran impacto emocional, social y de cuidados para el paciente y los cuidadores. Hay que evitar por todos los medios llegar a la traqueostomía en situaciones de urgencia.

Del mismo modo, se debe hacer una valoración periódica del estado nutricional y el peso corporal, importantes factores de predicción de supervivencia. Se debe tratar la disfagia de manera precoz y asegurar el aporte calórico. El soporte nutricional incluye la utilización de una dieta oral modificada, con aumento de la densidad energética y de nutrientes, así como cambios en la consistencia para mejorar la deglución, con utilización de espesantes.

Los suplementos nutricionales son útiles cuando la ingesta oral es insuficiente para alcanzar los requerimientos calórico-proteicos. Cuando no es posible alimentar al paciente por vía oral, es necesario plantear la nutrición enteral por sonda de gastrostomía de manera precoz, ya que con una capacidad vital forzada por debajo del 50 % la mortalidad es mayor. Son de elección los procedimientos percutáneos, gastrostomía radiológica o endoscópica. En muchos casos es posible un soporte nutricional mixto oral-enteral.

Otros síntomas de especial relevancia que se deben detectar y tratar son:

- La sialorrea: se produce por la disminución en la capacidad de tragar y contener las secreciones (no por un exceso de saliva): suelen utilizarse fármacos como la atropina (gotas al 0,5 o 1 % 3-4 veces al día), la amitriptilina por vía oral en toma nocturna a dosis bajas e ir subiendo progresivamente hasta 25-50 mg cada 8-12 horas, o la escopolamina en parches transdérmicos. Si no hay respuesta, se puede realizar una infiltración de las glándulas salivares con toxina botulínica.
- El dolor: puede tener diferentes etiologías que deben evaluarse. El tratamiento, además de las medidas no farmacológicas, debe basarse en la escalera analgésica de la Organización Mundial de la Salud (OMS), valorando cuidadosamente el empleo de opioides, pero prescribiéndolos en caso necesario.
- Los calambres, fasciculaciones no toleradas, rigidez muscular, espasticidad o hipertonía: se recomienda tratarlos con baclofeno, tizanidina, gabapentina o dantroleno. Valorar la necesidad de ortesis y de programas de ejercicios para prevenirlos.
- En la dificultad para la comunicación, el tratamiento logopédico tendrá como objetivo favorecer la inteligibilidad del habla y el lenguaje, y mejorar la capacidad de comunicación del paciente. A medida que progresa la enfermedad, pueden ser necesarios los sistemas alternativos de comunicación que complementen o sustituyan al lenguaje oral, y que van desde la comunicación escrita (mientras el paciente mantenga la capacidad de escribir) hasta paneles de comunicación y comunicadores que utilizan mínimos movimientos conservados, con o sin salida de voz.
- Es fundamental la intervención psicológica y emocional, aportando herramientas para un mejor afrontamiento de la enfermedad y la necesidad de ayuda progresiva. Se debe favorecer la búsqueda de nuevos objetivos, que permita a los pacientes vivir lo más plenamente posible, disfrutando de muchas cosas que aún pueden hacerles felices. Es decisivo no quitar la esperanza al paciente ni a su familia, sin crear falsas expectativas. Los tratamientos recomendados son:
  - La depresión puede tratarse con amitriptilina, ISRS o mirtazapina.
  - El trastorno de ansiedad y el insomnio se tratarán con benzodiacepinas, sopesando el riesgo de empeorar la función respiratoria.
  - La labilidad emocional puede tratarse con la combinación de dextrometorfano/quinina como formulación magistral.
  - Es también fundamental el apoyo a los cuidadores, que, con el progreso de la enfermedad, pueden llegar a una situación de agotamiento y aislamiento social.

El pronóstico es variable, con una esperanza de vida corta (media de 3 a 5 años), siendo peor en los pacientes con sintomatología bulbar. Otros factores de mal pronóstico son: la edad avanzada, la pérdida de peso, una puntuación baja en la ALSFRS-R, una corta latencia entre el inicio de los síntomas y el diagnóstico, y el compromiso de la función respiratoria.

Cuidados paliativos en esclerosis lateral amiotrófica, consideraciones específicas

Además de las consideraciones descritas en las demencias y de un meticuloso control de los síntomas, es fundamental que en el equipo multidisciplinar se incluya un profesional de cuidados paliativos, ya que la evolución previsible de la ELA conlleva, en su fase avanzada, un estado de gran complejidad en las necesidades del paciente y su familia que requerirán la intervención de recursos avanzados de cuidados paliativos.

Conocer al paciente y su entorno familiar desde el inicio de la enfermedad permite establecer una relación médico-paciente de confianza que va a mejorar y facilitar esta intervención, así como la continuidad asistencial en domicilio cuando ya no es posible el desplazamiento del paciente a la consulta. Se contribuye además al control de los síntomas y a la intervención en otros momentos complejos en la evolución de la enfermedad, como la toma de decisiones.

En este sentido, la comunicación constituye un instrumento terapéutico esencial, con el objetivo de permitir al paciente y su familia la oportunidad de afrontar lo mejor posible la nueva situación vital. En las sucesivas consultas, se debe informar de forma gradual (el ritmo, la cantidad y la profundidad de la información requerida la modula el paciente) sobre las posibles formas de evolución de la enfermedad, y estar atentos a la oportunidad de conversar sobre sus preferencias respecto a los cuidados al final de la vida, para que pueda tomar las mejores decisiones desde el respeto a sus deseos, valores y creencias. No debe incluirse en las primeras visitas, salvo que el paciente lo pida o se espere un deterioro muy rápido de su capacidad mental y de comunicación. Debe ser un diálogo, un proceso deliberativo y reflexivo que dé lugar a una planificación anticipada de decisiones, que quede registrada en la historia, y que aborde cuestiones como:

- Posibilidad de que el equipo médico no indique todos los tratamientos posibles si los considera fútiles (limitación del esfuerzo terapéutico) o posibilidad de decidir el no inicio o retirada de medidas de soporte, como ventilación o nutrición enteral por sonda (rechazo de tratamiento por parte del paciente), intensificando el control de los síntomas y el mantenimiento de las medidas de confort. La retirada de la ventilación debe hacerse bajo sedación.
- Posibilidad de sedación paliativa en caso de síntomas refractarios (principalmente disnea, ansiedad y sufrimiento espiritual). Una vez iniciada la sedación, se indicaría una retirada gradual de las medidas de soporte vital, ajustando los parámetros para evitar prolongar la agonía.
- Preferencias en cuanto al lugar de fallecimiento, domicilio u hospital.
- Instrucciones en caso de situaciones de crisis.
- Identificación de un representante en caso de no poder expresar su voluntad.
- Posibilidad de plasmar sus deseos en un registro de voluntad vital anticipada.
- Posibilidad de donación de órganos

Como todo proceso de consentimiento informado, necesita la valoración de la capacidad para tomar decisiones.

TRASTORNOS DEL MOVIMIENTO DEGENERATIVOS

No solo se habla de la enfermedad de Parkinson cuando se alude a los trastornos neurodegenerativos del movimiento, pero esta entidad se erige, tanto por su frecuencia como por ser la de fisiopatología más estudiada, en el paradigma del grupo (**Fig. 32-2**).

Los parkinsonismos degenerativos atípicos y la enfermedad de Huntington completan las otras dos grandes subdivisiones de aquellas enfermedades neurológicas cuya principal característica clínica es la afectación del patrón normal del movimiento, y que son causadas por deterioro no atribuible a factores externos, sino del propio sistema nervioso central.

Otra peculiaridad común a este grupo es, a diferencia de los trastornos secundarios (no degenerativos), la ausencia en la actualidad de un tratamiento curativo o, al menos, que detenga su progresión.

Excepto el diagnóstico de la enfermedad de Huntington, que exige la confirmación genética para diferenciarla de otras coreas, son la sintomatología clínica y el curso evolutivo los que diagnostican en la actualidad un trastorno motor degenerativo, si bien prestan apoyo al diagnóstico determinadas exploraciones complementarias, en especial la gammagrafía cerebral con transportadores de dopamina, a las que se puede recurrir en caso de duda diagnóstica.

Enfermedad de Parkinson

La enfermedad de Parkinson es una entidad cuyo síntoma predominante es el trastorno motor, que es de etiología pri-

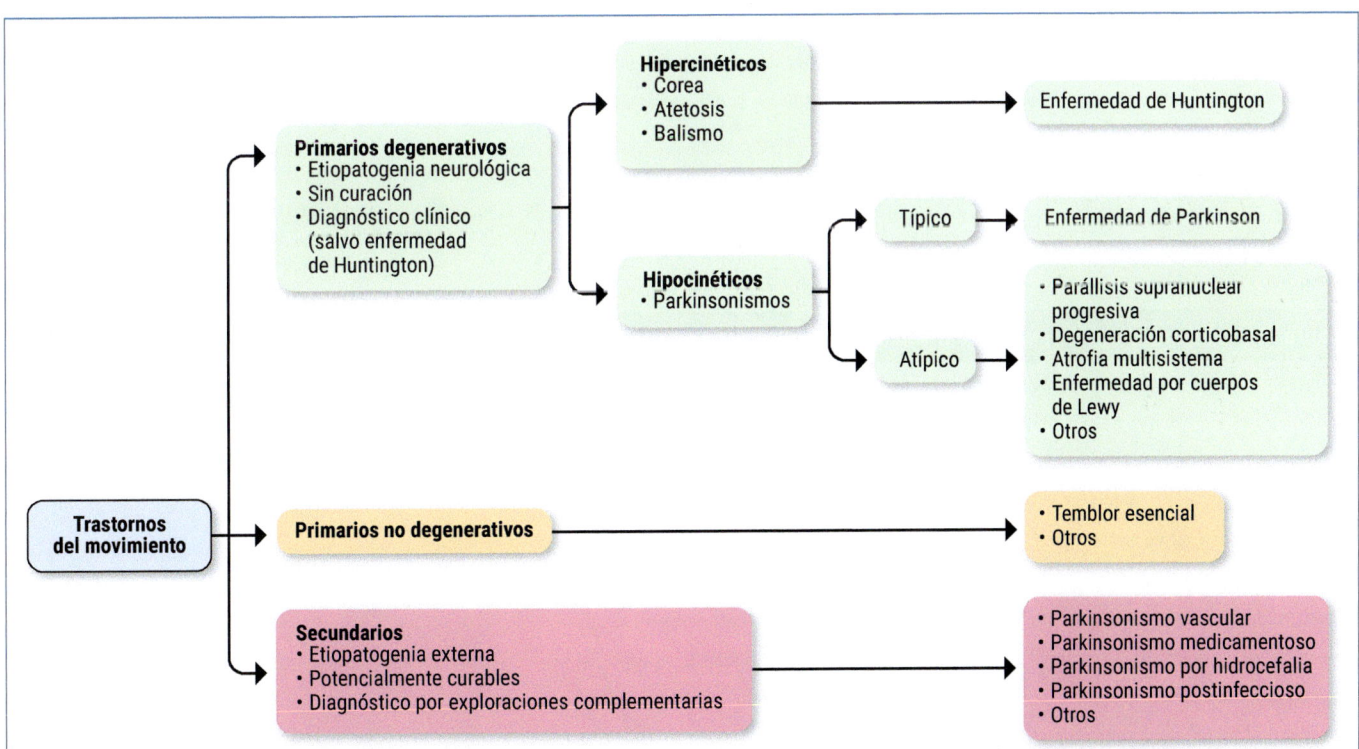

Figura 32-2. Subgrupos principales de trastornos del movimiento.

maria y naturaleza degenerativa, y viene definida por criterios diagnósticos eminentemente clínicos. La prevalencia en países occidentales es del 1 % en mayores de 60 años.

No se ha podido dilucidar con certeza, a pesar de multitud de estudios, qué causa la enfermedad. La fisiopatología subyacente es la pérdida progresiva e irrevocable de la función de neuronas dopaminérgicas cerebrales, pero se desconoce no tanto cómo sino por qué ocurre. Aunque la mayoría de los afectados lo son con carácter esporádico, se ha demostrado la correlación con diversas mutaciones genéticas, en especial en la enfermedad de Parkinson de inicio juvenil.

Según establece la Movement Disorders Society (MDS), y además se realiza de manera práctica en las consultas de neurología, el primer paso para el diagnóstico es identificar el parkinsonismo, antes denominado *síndrome extrapiramidal*. Una vez conseguido esto, la tarea consiste en establecer qué tipo de parkinsonismo padece el paciente, si es o no primario y, siendo primario, si es típico (enfermedad de Parkinson) o atípico.

> ❗ El parkinsonismo se define como la bradicinesia (lentitud motora) en combinación con temblor de reposo, rigidez o ambos. Sin bradicinesia no hay parkinsonismo. La inestabilidad postural, aunque propia del parkinsonismo, no forma parte de los criterios de la MDS.

Un parkinsonismo puede diagnosticarse como enfermedad de Parkinson clínicamente establecida en estos supuestos:

- Ausencia de criterios de exclusión absoluta (**Tabla 32-1**).
- Al menos dos criterios que sustenten el diagnóstico:
  - Respuesta clara al tratamiento dopaminérgico, casi hasta la normalización clínica en fases iniciales de la enfermedad.
  - Aparición de discinesias inducidas por levodopa.
  - Temblor de reposo en una pierna documentado en la exploración.
  - Resultado positivo de pruebas que determinen hiposmia o denervación simpática cardíaca (gammagrafía cardíaca con metayodobencilguanidina).
- Ausencia de ciertas condiciones denominadas *líneas/banderas* rojas (**Tabla 32-2**). Su presencia, si no hay criterios de exclusión, permite el diagnóstico de enfermedad clínicamente probable.

Actualmente, la detección de los denominados *síntomas no motores* (**Tabla 32-3**) cobra especial relevancia. Han conseguido un lugar entre los criterios de la MDS y, por la posibilidad de acaecer antes incluso de lo motor, se han tenido en cuenta en la definición de enfermedad de Parkinson «prodrómica» (la que presenta ya neurodegeneración cerebral, pero no cumple aún los criterios diagnósticos).

Tabla 32-1. Criterios de exclusión absolutos de enfermedad de Parkinson según la MDS en 2015

Anormalidades cerebelosas en la exploración sin causa justificante
Parálisis supranuclear de la mirada vertical
Diagnóstico probable de demencia frontotemporal durante los 5 primeros años de enfermedad
Signos de parkinsonismo restringidos a extremidades inferiores durante más de 3 años
Tratamiento con antidopaminérgicos que hayan inducido parkinsonismo farmacológico
Ausencia de respuesta a altas dosis de levodopa (superiores a 600 mg al día, durante al menos 6 semanas)
Déficit sensitivo cortical inequívoco
Si se ha realizado esta prueba, neuroimagen funcional dopaminérgica presináptica normal
Condición alternativa que produzca parkinsonismo

MDS: *Movement Disorders Society.*

Tabla 32-2. «Banderas» rojas para enfermedad de Parkinson según la MDS en 2015

Progresión rápida del trastorno de la marcha (silla de ruedas a los 5 años del inicio)
Ausencia completa de progresión de los síntomas motores en los primeros 5 años
Disfunción bulbar precoz (disfonía, disfagia, disartria, graves) en los primeros 5 años
Disfunción respiratoria inspiratoria (estridor o «suspiros» inspiratorios frecuentes)
Trastorno autonómico grave en los primeros 5 años (hipotensión ortostática, grave incontinencia o retención urinaria, excluido origen urológico)
Caídas recurrentes (más de una anual) por inestabilidad, en los 3 primeros años
Anterocollis desproporcionada o contracturas en miembros durante los primeros 10 años
Ausencia de los síntomas no motores propios de la enfermedad a los 5 años (trastorno del sueño, disfunción autonómica, trastornos psiquiátricos)
Signos piramidales no explicables por otra causa
Parkinsonismo bilateral simétrico a lo largo del curso clínico

MDS: *Movement Disorders Society.*

Tabla 32-3. Síntomas no motores más frecuentes en la enfermedad de Parkinson		
Trastornos del sueño	**Trastornos autonómicos**	**Trastornos psiquiátricos**
Insomnio	Estreñimiento	Depresión
Somnolencia diurna excesiva	Urgencia miccional diurna	Ansiedad
Trastorno del sueño REM	Hipotensión ortostática sintomática	Alucinaciones
Síndrome de piernas inquietas	Hiposmia	Ideas delirantes

REM: (fase de sueño de) movimiento ocular rápido.

En el diagnóstico diferencial, el primer elemento para diferenciar la enfermedad de Parkinson de otros parkinsonismos es clínico: descartar datos de parkinsonismo atípico («plus»). Esquemáticamente, se dirá que se caracterizan por determinadas condiciones que, si bien podrían presentarse en los otros parkinsonismos, son más propias de cada uno. Se distribuirían así:

- Parálisis supranuclear progresiva. Alteración oculomotora. Caídas precoces. Demencia precoz.
- Atrofia multisistémica. Disartria y disfagia. Disautonomía precoz. Discinesias solo faciales por levodopa. Alteración de la marcha.
- Degeneración corticobasal. Distonía. Miembro extraño («alienígena»). Mioclonías. Inicio asimétrico y unilateralidad persistente. Disartria y disfagia.
- Enfermedad por cuerpos de Lewy. Demencia precoz. Trastorno del sueño REM. Fluctuaciones. Alucinaciones.

Todos comparten con la enfermedad de Parkinson la bradicinesia y la rigidez, pero el temblor únicamente es de grado significativo en la enfermedad de Parkinson y la enfermedad por cuerpos de Lewy.

Paralelamente, habrá que descartar parkinsonismos secundarios, que representan entre el 25 y el 50 % de todos los parkinsonismos. Aquí se recurre tanto a datos de la anamnesis (tratamientos sospechosos de causar déficit dopaminérgico para diagnosticar un parkinsonismo yatrógeno, antecedentes de ictus para el parkinsonismo vascular, etc.) como a la neuroimagen (parkinsonismo por multiinfarto cerebral, por hidrocefalia, etc., en TC o RM cerebrales) y la analítica (cobre y ceruloplasmina en el parkinsonismo por enfermedad de Wilson, metabolismo cálcico en la enfermedad de Fahr, etcétera).

Dentro de las exploraciones radiológicas, la gammagrafía cerebral (SPECT) con transportadores de dopamina es útil para diferenciar un parkinsonismo degenerativo de otro secundario (es normal en parkinsonismo vascular, temblor esencial, parkinsonismo medicamentoso y parkinsonismo psicógeno), pero no discrimina entre parkinsonismos degenerativos típicos y atípicos. La gammagrafía cardíaca con metayodobencilguanidina sí diferencia entre ambos: es anormal en la enfermedad de Parkinson y la enfermedad por cuerpos de Lewy, y normal en la atrofia multisistema, la parálisis supranuclear progresiva y la degeneración corticobasal.

De todas las escalas validadas para la catalogación de la gravedad inicial o progresión de la enfermedad de Parkinson, son las más conocidas la de Hoehn-Yahr, que por su sencillez

permite su administración en la consulta de neurología general, y la escala unificada de calificación de la enfermedad de Parkinson (UPDRS, *Unified Parkinson Disease Rating Scale*), que consta de varias subescalas y de las cuales se suele utilizar en la práctica clínica únicamente la subescala motora, por su extensión y complejidad.

En los últimos años, el estudio del consenso español sobre la definición de enfermedad de Parkinson avanzada (CEPA) de 2013, promovido por la SEN, reveló que el 92 % de los neurólogos españoles encuestados estuvieron bastante o totalmente de acuerdo con esta definición de enfermedad avanzada: «fase de la enfermedad en la que están presentes determinados síntomas y complicaciones que repercuten de forma importante sobre el estado de salud del paciente y responden de forma insuficiente al tratamiento convencional».

El diagnóstico de enfermedad de Parkinson *avanzada* se hace preciso, por tanto, para la aplicación de las denominadas *terapias de segunda línea*. Pero también ha de añadirse el concepto de enfermedad de Parkinson en fase *paliativa*, un estadio posterior a la avanzada, con mayores limitaciones aún y en el que ya no sería apropiado administrar tales tratamientos o, si se hubieran implementado, habría que valorar su retirada.

Son aspectos determinantes de la fase avanzada de la enfermedad, según el estudio del CEPA, el requerimiento de ayuda en las actividades básicas de la vida diaria, la presencia de fluctuaciones motoras con un tiempo de vigilia en *off* del 25 %, que limita las actividades básicas, la presencia de disfagia grave o caídas recurrentes y la aparición de demencia.

Se denominan *fluctuaciones motoras* a las variaciones en la respuesta motora a levodopa: hay períodos con escasa mejoría, como respuesta al fármaco (*off*) y otros con mejoría significativa tras la dosis correspondiente (*on*); en estos últimos, pueden sobrevenir movimientos involuntarios, las discinesias. Las fluctuaciones son una complicación del tratamiento con levodopa.

Los criterios «5-2-1» facilitan, de manera concreta y en términos de efectividad de respuesta a levodopa, cuándo se está asistiendo a una etapa avanzada y, por ende, cuándo hay que cambiar a una segunda línea de tratamiento: requerimiento de cinco (5) o más dosis al día de levodopa, constatación de dos (2) o más horas al día de *off* en vigilia, o presencia de una (1) o más horas de discinesias incapacitantes en vigilia.

En cuanto al tratamiento de la enfermedad de Parkinson, la comunicación entre el médico, el paciente y la familia, y una transmisión adecuada de la información sobre el padecimiento son muy importantes a la hora de obtener una correcta adherencia al tratamiento.

Numerosos estudios avalan el beneficio del ejercicio físico en estos pacientes en todos los grados de la enfermedad. La psicoterapia y la terapia ocupacional pueden también producir beneficio, con menor nivel de evidencia.

El tratamiento farmacológico en las etapas iniciales se basa en los siguientes grupos farmacológicos (terapias de primera línea o convencionales): levodopa, agonistas dopaminérgicos, inhibidores de la monoaminooxidasa B, inhibidores de la catecol-orto-metil-transferasa, amantadina y anticolinérgicos. Las recomendaciones en el tratamiento son:

- Levodopa: es el fármaco más potente para la enfermedad de Parkinson, hasta el punto de que la respuesta al mismo está contemplada en los criterios diagnósticos. No obstante, salvo deterioro funcional significativo, no se administra de inicio en pacientes menores de 70 años, por la aparición casi indefectible de discinesias y fluctuaciones motoras en torno a los 5 años de su instauración.
- Agonistas dopaminérgicos: los de uso más extendido actualmente son los no ergóticos: pramipexol, ropinirol y rotigotina. Rotigotina se administra por vía transdérmica. La potencia de este grupo es inferior a la de levodopa. Se emplean de inicio en monoterapia en pacientes jóvenes, pero se ven lastrados por efectos secundarios psiquiátricos (conductas obsesivas), somnolencia o edemas en miembros. Cuando resultan insuficientes para mantener una situación aceptable, está indicado acompañarlos o sustituirlos por levodopa.
- Inhibidores de la monoaminooxidasa B: los de uso actual son rasagilina y safinamida y, con menos frecuencia, selegilina. Pueden utilizarse tanto en las primeras etapas como de apoyo en fases tardías. Su efecto es discreto y admiten la pauta en monoterapia, excepto safinamida.
- Inhibidores de la catecol-orto-metil-transferasa: los de uso actual son entacapona y opicapona. Deben administrarse en combinación con levodopa (no en monoterapia). Su efecto es discreto.
- Otros: la amantadina muestra un efecto sintomático leve y se emplea tanto en monoterapia como añadida a levodopa para mejorar las discinesias inducidas por esta. Los anticolinérgicos están en desuso por sus efectos adversos cognitivos, especialmente en pacientes mayores.

El tratamiento en las etapas avanzadas contempla tres opciones principales (terapias de segunda línea):

- Apomorfina en infusión subcutánea continua: es el agonista dopaminérgico más potente. Disminuye el tiempo en *off* y las discinesias, e incrementa el tiempo en *on*. Como efectos secundarios más frecuentes, se señalan náuseas/vómitos y nódulos subcutáneos en el lugar de infusión. Es menos probable, pero posible, la anemia hemolítica.
- Levodopa/carbidopa en infusión enteral continua: requiere la práctica de una gastrostomía. Disminuye el tiempo en *off* y aumenta el tiempo en *on* y la calidad de vida. Los efectos secundarios más frecuentes se relacionaron con el dispositivo de inserción. Es menos probable, pero posible, la polineuropatía.
- Cirugía: la estimulación cerebral profunda es la técnica quirúrgica más extendida en la actualidad. La diana quirúr-

gica mayoritariamente empleada es el núcleo subtalámico. Mejora las fluctuaciones motoras, las discinesias y la calidad de vida, y permite reducir la dosis de levodopa oral. Precisa el cumplimiento de unos criterios de selección del candidato. Las complicaciones más graves se relacionan con el acto quirúrgico (hemorragia cerebral), y las más frecuentes son la apraxia de apertura ocular, la disartria/reducción de la fluencia verbal, la inestabilidad y la alteración de la marcha.
- Ultrasonidos de alta intensidad (HIFUS): su aplicación se encuentra en fase de implantación, procedimiento no invasivo dirigido a dianas intracerebrales y que trata el temblor, debido o no a la enfermedad de Parkinson.

Cuidados paliativos en la enfermedad de Parkinson

Según una encuesta nacional realizada a neurólogos (2021), un 98,3 % opinó que adolece de un defecto de formación en el ámbito de los cuidados paliativos en trastornos del movimiento, y más concretamente sobre la explicación de voluntades anticipadas, el manejo de complicaciones médicas y la sedación al final de la vida. Como condiciones prioritarias para la remisión a una unidad de cuidados paliativos, se identificaron la desnutrición/un eventual requerimiento de sonda de gastrostomía, las neumonías u hospitalizaciones repetidas y las úlceras graves. Se demuestra la carencia de protocolos de atención paliativa en enfermedades neurodegenerativas que cursen con trastorno del movimiento.

En esta etapa de la enfermedad avanzada, cabría establecer varios pilares básicos del manejo paliativo, que ya se comienzan a aplicar antes de alcanzar este estado, pero que ahora asumen especial protagonismo:

- Optimización del tratamiento farmacológico específico (dopaminérgico) y, en la medida de lo posible, su simplificación. Es importante el consenso con el neurólogo que siga al paciente.
- Tratamiento de síntomas no motores:
  - Síntomas psicóticos: evitar en lo posible los neurolépticos más proclives a provocar parkinsonismo. Una buena elección sería la quetiapina, aunque de menor potencia que otros (comenzando por dosis en torno a 25 mg al día). La clozapina, otro buen candidato, requiere controles hematológicos.
  - Síntomas anímicos: se prefieren los ISRS. Igualmente, puede considerarse vortioxetina, por su efecto favorecedor de lo cognitivo, y también bupropión.
  - Síntomas cognitivos: un alto porcentaje de enfermos padecerá síntomas cognitivos relevantes, entre ellos, la demencia. El tratamiento de elección aquí es la rivastigmina, con formulaciones oral y transdérmica.
  - Trastorno del sueño: insistir en medidas higiénicas, como horarios constantes de sueño y evitar ingestas copiosas o abundancia de líquidos en horas tardías. Evitar en lo posible las benzodiacepinas, por su efecto negativo sobre la cognición, a excepción del clonacepam, útil en los frecuentes trastornos del sueño REM.
  - Sialorrea: las opciones son amitriptilina (precaución por efectos negativos cognitivos), escopolamina transdérmica y toxina botulínica en glándulas salivales.

– Disfagia: rebajar la consistencia de los alimentos, prescripción de espesantes con los líquidos y, si hay pérdida ponderal significativa o signos de malnutrición, proponer alimentación por sonda de gastrostomía.
– Náuseas/vómitos: los sucedidos al instaurar levodopa se tratan con domperidona. También puede servir posteriormente, pero se procura evitar su uso continuado. Como antiemético se prefiere ondansetrón a metoclopramida, por ser esta inductora de parkinsonismo.
– Estreñimiento/incontinencia urinaria: es habitual recurrir a laxantes que, junto con la dieta rica en fibra y el ejercicio, constituyen el tratamiento del estreñimiento. Los fármacos anticolinérgicos para la urgencia miccional cuentan con la dificultad de interferir en las capacidades cognitivas.
– Alteración del lenguaje: la remisión a logopedia puede favorecer la comunicación verbal de estos pacientes. Si fuera imposible la verbalización, se dispone de paneles con pictogramas.
– Prevención de contracturas dolorosas y caídas: la fisioterapia parece lograr mejorar estos aspectos. Los cambios posturales en encamados son necesarios en la prevención de escaras de decúbito.
– Sufrimiento espiritual: una comunicación óptima, sencilla y clara, quizá dosificada, entre el médico, el paciente y su familia, el soporte de la psicoterapia y, en caso necesario, la instauración de fármacos, pretenden resolver este factor de gran impacto en la calidad de vida.

Se hace necesario insistir en la importancia de una adecuada información al paciente y su familia sobre la enfermedad que permita, en la medida de lo posible, una planificación anticipada de decisiones, además de otras consideraciones ya descritas en apartados anteriores.

Enfermedad de Huntington

En el otro extremo de los trastornos motores, pero implicando igualmente el funcionamiento de los ganglios basales, se sitúa la enfermedad de Huntington.

> **!** Se trata de un síndrome hipercinético, ya que la corea constituye su seña de identidad más reconocida. El segundo gran grupo de manifestaciones son los síntomas neurocognitivos-psiquiátricos.

La prevalencia, teniendo en cuenta que se intuye infradiagnosticada, ronda los 3-7 casos por 100.000 habitantes en poblaciones europeas occidentales. Generalmente comienza con síntomas entre los 30 y 40 años, con la salvedad de las formas juvenil y tardía.

Su origen se ha establecido en la mutación del gen de la *huntingtina*, sito en el cromosoma 4, que se hereda con carácter autosómico dominante.

En la primera etapa de la enfermedad, el paciente presenta corea como principal síntoma motor y/o síntomas neuropsiquiátricos, sin discapacidad. Esta sobreviene en una segunda fase, donde se acentúan los síntomas de la primera. En la última etapa, la discapacidad es acentuada y el paciente se torna dependiente. El fallecimiento, en su mayoría por infecciones derivadas del deterioro físico pronunciado, ocurre por lo general entre los 10 y 17 años de la aparición de la clínica.

Además de la corea, los síntomas motores incluyen, entre otros, tics y, paradójicamente, también bradicinesia y rigidez, estos últimos sobre todo en la forma juvenil.

Los síntomas neurocognitivos-psiquiátricos más específicos comprenden, fundamentalmente, la disfunción ejecutiva (planificación, toma de decisiones, flexibilidad). En enfermedades avanzadas, es relativamente frecuente el delirio. Hay demencia subcortical en un 15-95 % de pacientes: se manifiesta por enlentecimiento psicomotor, alteración del recuerdo y la capacidad de solucionar problemas complejos, y no afecta tanto al lenguaje y la memoria como las demencias corticales.

Dada la gravedad y el origen genético de esta patología, el tratamiento definitivo es el preventivo mediante consejo genético.

Permanecen en fase de investigación algunas terapias genéticas que todavía no están disponibles.

Cuidados paliativos en la enfermedad de Huntington

Es necesario el abordaje multidisciplinar y el enfoque paliativo en la optimización de la atención a pacientes con diagnóstico de enfermedad de Huntington, por su naturaleza crónica y degenerativa, la carga sintomática y el impacto psicológico en los pacientes, su familia y sus cuidadores. Se deben tener en cuenta muchas de las consideraciones ya descritas en apartados previos (para demencia, ELA y enfermedad de Parkinson). En los estadios avanzados de la enfermedad de Huntington, los cuidados paliativos contribuyen a evitar las graves complicaciones inherentes a su curso clínico. En cuanto al control sintomático, cabe destacar:

• Síntomas motores: la corea se trata con antidopaminérgicos, bien sean neurolépticos (por ejemplo, olanzapina) o tetrabenacina. También es útil la amantadina. Si aparece parkinsonismo, hay que ajustar a la baja el tratamiento antidopaminérgico o incluso prescribir agonistas o levodopa. La rehabilitación motora/fisioterapia cumple la función de prevenir/aliviar el déficit motor y reeducar la marcha.
• Síntomas psiquiátricos: la psicoterapia y la terapia ocupacional ayudan en su tratamiento y prevención. Los neurolépticos atípicos empleados en la corea surten efecto también sobre la ansiedad y el control de los impulsos. Como antidepresivos, se prefieren los inhibidores de la recaptación de la serotonina. Fármacos como la gabapentina o el ácido valproico muestran beneficio sobre el ánimo.
• Síntomas cognitivos: la estimulación cognitiva y la terapia ocupacional representan la mejor estrategia para mantener las capacidades intelectuales del paciente. Los inhibidores de la colinesterasa podrían ser igualmente beneficiosos.
• Otros síntomas: para la disartria y la disfagia que pueden aparecer, se precisaría logopedia y, cuando existe alto riesgo de broncoaspiración, está indicada la gastrostomía percutánea.
• Otros tratamientos: ni la cirugía de estimulación/lesión de estructuras cerebrales, ni diversos fármacos considerados neuroprotectores, han ofrecido evidencias suficientes como para justificar su utilización rutinaria.

PUNTOS CLAVE

- Las END, por la complejidad que conllevan en fases avanzadas, son subsidiarias de cuidados paliativos.
- Es imprescindible potenciar una adecuada formación de los profesionales sanitarios en cuidados paliativos (habilidades en comunicación de malas noticias como: el diagnóstico, su posible evolución y el pronóstico; el manejo de síntomas, evitando infratratarlos o sobretratarlos; la definición de objetivos, la planificación anticipada y la toma de decisiones; y los cuidados específicos en el final de la vida), para conseguir aportar con este enfoque una mejor calidad de vida a los pacientes y su familia.

- Se debe avanzar en la organización multidisciplinar, que incluya profesionales de los cuidados paliativos, en la atención a las enfermedades neurodegenerativas como las demencias, la enfermedad de la motoneurona o los trastornos del movimiento.
- Otras enfermedades neurológicas en las que debe plantearse un abordaje paliativo pueden ser, entre otras, la esclerosis múltiple, la enfermedad de Creutzfeldt-Jakob o el ictus grave.

BIBLIOGRAFÍA

Álvarez Saúco M, García Ramos R, Legarda Ramírez I, Carrillo García F, Fernández Bueno J, Martí Martínez S, et al. Manejo de la atención paliativa de los pacientes con enfermedad de Parkinson y otros trastornos del movimiento en España. Encuesta nacional a neurólogos. Neurología. 2023:S2173-5808(23)00019-6.

Barrera JM, Boceta J, Benítez JM, Caballero C, Camino R, Díaz P, et al. Documento de consenso para la atención a los pacientes con esclerosis lateral amiotrófica. Revisión Guía Asistencial 2012 Actualización 2017. Servicio Andaluz de Salud. Consejería de Salud. Junta de Andalucía; 2012. [Actualización 2017].

Everett EA, Pedowitz E, Maiser S, Cohen J, Besbris J, Mehta AK, et al. Top Ten Tips Palliative Care Clinicians Should Know About Amyotrophic Lateral Sclerosis. J Palliat Med. 2020;23:842-7.

Estrategia en Enfermedades Neurodegenerativas del Sistema Nacional de Salud. Sanidad 2016. Ministerio de Sanidad, Servicios Sociales e Igualdad; 2016.

Flemming K, Turner V, Bolsher S, Hulme B, McHugh E, Watt I. The experiences of, and need for, palliative care for people with motor neurone disease and their informal caregivers: A qualitative systematic review. Palliat Med. 2020;34:708-30.

García Santelesforo R, Rodríguez del Rey T, Pérez-Sáez E, Peláez Hernández B. Impact of confinement measures due to the COVID-19 pandemic on people living with dementia and their caregivers in Spain. Health Soc Care Community. 2022;30:e5391-400.

Giordano A, De Panfilis L, Perin M, Servidio L, Cascioli M, Grasso MG, et al. Advance Care Planning in Neurodegenerative Disorders: A Scoping Review. Int J Environ Res Public Health. 2022;19:803.

Hogden A, Foley G, Henderson RD, James N, Aoun SM. Amyotrophic lateral sclerosis: improving care with a multidisciplinary approach. J Multidiscip Healthc. 2017;10:205-15.

Kulisevsky J, Luquin MR, Arbelo JM, Burguera JA, Carrillo F, Castro A, et al. Enfermedad de Parkinson avanzada. Características clínicas y tratamiento. Parte II. Neurología. 2013;28:558-83.

López del Val LJ, Burguera Hernández JA. Enfermedad de Huntington. Claves y respuestas para un desafío singular. Editorial Médica Panamericana; 2010.

Luquin MR, Kulisevsky J, Martínez-Martín P, Mir P, Tolosa ES. Consensus on the Definition of Advanced Parkinson's Disease: A Neurologists-Based Delphi Study (CEPA Study). Parkinsons Dis. 2017;2017:4047392.

Mataqi M, Aslanpour Z. Factors influencing palliative care in advanced dementia: a systematic review. BMJ Support Palliat Care. 2020;10:145-56.

Mc Veigh C, Donaghy C, Mc Laughlin B, Dick A, Kaur K, Mc Conville J, et al. Palliative care for patients with motor neurone disease and their bereaved carers: a qualitative study. BMC Palliat Care. 2019;18:39.

Robinson MT, Holloway RG. Palliative Care in Neurology. Mayo Clin Proc. 2017;92:1592-601.

Sociedad Española de Neurología. Guía oficial de práctica clínica en demencias. Guías diagnósticas y terapéuticas de la Sociedad Española de Neurología 2018 nº 5. SEN; 2018.

Sociedad Española de Neurología. Recomendaciones diagnóstico-terapéuticas de la SEN 2019. Manual de práctica clínica en neurofarmacología, Start & Stop nº 6. SEN; 2019.

Walsh SC, Murphy E, Devane D, Sampson EL, Connolly S, Carney P, et al. Palliative care interventions in advanced dementia. Cochrane Database Syst Rev. 2021;9:CD011513.

Weisbrod N. Primary Palliative Care in Dementia. Neurotherapeutics. 2022;19:143-51.

Infección por el virus de la inmunodeficiencia humana y COVID-19

33

C. Rodríguez Fernández-Viagas

OBJETIVOS

- Comprender el cambio de paradigma de la infección por virus de la inmunodeficiencia humana (VIH)/ síndrome de inmunodeficiencia adquirida (sida) en los últimos 40 años.
- Conocer los avances terapéuticos y el control de la infección por VIH en la actualidad.
- Identificar las enfermedades no definitorias de sida en las personas que viven con VIH y conocer su adecuado control.
- Reconocer la importancia de los determinantes sociales de la salud en el manejo global de las personas que viven con VIH.
- Plantear los cuidados paliativos en la infección por VIH y la enfermedad asociada al coronavirus de tipo 2 causante del síndrome respiratorio agudo grave (SARS-CoV-2, *severe acute respiratory syndrome coranaviruse-2*) con una visión individualizada, multidisciplinar e integradora.

INTRODUCCIÓN

En este capítulo, se va a profundizar en la atención paliativa de dos infecciones con una importante carga de morbimortalidad en el mundo: la infección por VIH/sida y la infección por SARS-CoV-2/ enfermedad de coronavirus de 2019 (COVID-19).

Han pasado 41 años desde la declaración de los primeros casos de pacientes infectados por VIH y solo tres desde los primeros pacientes infectados por SARS-CoV-2, pero en ambos casos se puede afirmar que la investigación y el estudio de estos dos virus, sus formas de transmisión y sus tratamientos, han cambiado radicalmente la visión que se tenía de ambas infecciones, de sus consecuencias clínicas y sociales.

El inicio de la pandemia de VIH/sida y la elevada mortalidad en pacientes jóvenes y sanos hasta el momento de la infección, junto al desconocimiento de la forma de transmisión, conllevó una gran estigmatización contra estos pacientes que no recibían el cuidado y el acompañamiento que, de los profesionales sanitarios y de la población general, se hubiera esperado.

Del mismo modo, el inicio de la pandemia por COVID-19 se acompañó de un gran miedo, tanto de la población general como de los sanitarios, lo que hizo que, junto a la dificultad técnica de acceso a recursos en momentos críticos, muchos pacientes no recibieran los adecuados cuidados y acompañamiento en sus últimos días.

Habían pasado 38 años entre la aparición de los primeros casos de pacientes infectados por VIH y de paciente infectados por SARS-CoV-2, y la respuesta inicial por parte de las administraciones sanitarias no fue tan diferente. Afortunadamente, algunas lecciones sí se habían aprendido, y

se han podido revertir algunos de los errores de una forma más rápida y eficaz. Además, los avances en la investigación científica han permitido conocer la etiología de esta segunda pandemia y cómo enfrentarnos a ella en un tiempo récord frente a otras infecciones previas y, por supuesto, en comparación a la pandemia VIH/sida.

En este capítulo, se realizará un estudio de ambas patologías para conocer la situación actual, tanto desde el punto de vista epidemiológico como del manejo diagnóstico-terapéutico, y se profundizará en el control de ambas enfermedades y sus complicaciones para poder realizar un adecuado acercamiento desde los cuidados paliativos.

INFECCIÓN POR VIRUS DE LA INMUNODEFICIENCIA HUMANA

Este apartado comenzará por el estudio de la infección por VIH, responsable del sida en su etapa más avanzada. El VIH ataca al sistema inmunitario destruyendo los linfocitos T CD4, disminuyendo la capacidad del organismo para defenderse de las infecciones (infecciones oportunistas) y de algunas otras enfermedades (algunos tipos de cáncer).

El VIH es un retrovirus que pertenece a la familia de los *Lentivirus*, caracterizados por un largo período de incubación. Cuando el virus infecta una célula, transmite su genoma de ácido ribonucleico, que se convierte inversamente en ácido desoxirribonucleico de doble cadena, consiguiendo con su replicación la disfunción y posterior muerte de la célula.

Sin tratamiento, la infección por el VIH va evolucionando por fases, destruyendo el sistema inmunitario y causando a la larga el sida, que representa la etapa más avanzada de la infección por VIH y que se define por la aparición de infecciones oportunistas o cánceres relacionados (se estima que un paciente con infección reciente por VIH sin tratamiento llegará a estadio de sida en 10 años, aunque en algunas personas puede avanzar más rápido).

> ! La infección por VIH es uno de los mayores problemas de salud pública mundial, estimándose que ya han fallecido casi 33 millones de personas y que hay más de 38 millones de personas que en 2021 estaban infectadas por VIH, manteniéndose el número de nuevas infecciones año tras año (1,5 millones de nuevas infecciones en el año 2020).

Descripción y recorrido histórico: 40 años de pandemia

El 5 de junio de 1981 se publica el artículo que describía cinco casos diagnosticados de neumonía atípica en hombres homosexuales previamente sanos, cuya etiología era *Pneumocystis carinii* (actualmente denominado *Pneumocystis jirovecii*), y pocos meses después se publicaba la presencia de varios casos de sarcoma de Kaposi e infecciones oportunistas en hombres que tenían sexo con otros hombres.

En España, en octubre de ese mismo año se detecta por primera vez un paciente de 35 años que presentaba sarcoma de Kaposi y una infección intracraneal, que rápidamente hicieron a sus médicos pensar en los casos detectados meses antes en Estados Unidos. Un año después de la detección de los primeros casos, en 1982, se da a conocer el nombre de la enfermedad como síndrome de inmunodeficiencia adquirida.

En estos primeros años, los casos detectados aparecen en un sector concreto de la población: varones homosexuales, consumidores de drogas por vía intravenosa, hemofílicos y otros receptores de transfusiones sanguíneas, parejas sexuales de pacientes con infección por VIH y recién nacidos de mujeres afectadas con sida.

Los medios de comunicación empezaron a hablar de «cáncer gay» o «cáncer rosa», relacionándolo directamente con hombres que tenían sexo con otros hombres, y posteriormente se fue ampliando a otros afectados. Fueron los años de la estigmatización social hacia sectores de la población que tuvieron que vivir el doble sufrimiento de padecer una enfermedad en aquel momento aterradora, con una carga de morbimortalidad muy elevada, y la incomprensión de la sociedad que dio la espalda a estas personas.

En 1983, paralelamente, el laboratorio Pasteur en París y el equipo de Robert C. Gallo logran identificar el microorganismo responsable de esta nueva enfermedad, que tuvo diversos nombres (virus asociado a linfadenopatía, virus de la leucemia/linfoma de células T humanas tipo III, agentes antirretrovirales y virus asociado a la inmunodeficiencia), hasta que en 1986 se consensuó la taxonomía actual de VIH.

Durante los primeros años de esta pandemia la transmisión del VIH fue muy alta, puesto que se desconocía la forma de transmisión. En otros países, la principal causa de transmisión eran las prácticas sexuales de riesgo, mientras que, en España, a finales de la década de 1980 y principios de la de 1990, la infección por VIH se transmitía principalmente por consumo de drogas por vía parenteral y el intercambio de jeringuillas entre usuarios. Además, dado que aún no se

hacían las pruebas de despistaje en todo producto hemoderivado, hasta 1985, muchos pacientes con hemofilia o que precisaran transfusiones fueron también contagiados.

Los primeros tratamientos comienzan a aparecer en 1987, cuando se aprueba el primer medicamento frente al VIH: la cidovudina. Aunque fue un primer paso, su uso generaba mucha toxicidad y perdía eficacia con el tiempo. En 1995, aparece el primer inhibidor de la proteasa, y en 1996, se dio un paso de gigante con la creación de ONUSIDA (Programa Conjunto de las Naciones Unidas sobre el VIH/Sida) y en la Conferencia de Vancouver, donde se demostró que la terapia antirretroviral de gran actividad, es decir, la combinación de tres fármacos que incluyera un inhibidor de la proteasa, permitía inhibir la replicación del VIH, disminuyendo la mortalidad radicalmente. Sin embargo, los efectos adversos de la medicación continuaban siendo elevados, y las múltiples pastillas diarias que debían tomar los pacientes dificultaba la adherencia y limitaba la calidad de vida de los pacientes.

Finalmente, con la aparición de fármacos más potentes que los anteriores, con menores efectos adversos y la posibilidad de tomar una sola pastilla al día, se ha conseguido un control mejor de la enfermedad, disminuyendo la mortalidad, las enfermedades relacionadas con el VIH y mejorando la calidad de vida de los pacientes.

Cambio de paradigma: indetectable es igual a intransmisible

Todos estos avances en la investigación han permitido cambiar el paradigma de la infección por VIH. Afortunadamente, se ha pasado de que un diagnóstico de sida supusiera en los primeros años de la pandemia una condena a muerte segura al cabo de 1 año, a conseguir controlar la replicación del VIH y, con ello, conseguir que los pacientes puedan tener una esperanza de vida muy similar a la de las personas seronegativas.

El tratamiento antirretroviral tomado de forma regular reduce la carga viral en sangre hasta niveles de indetectabilidad (< 50 copias/mL), lo que impide la transmisión del VIH. Esto significa que un paciente con adecuada adherencia a su tratamiento no puede transmitir la enfermedad a otras personas, modificando enormemente la calidad de vida de los pacientes con VIH, que han podido ver cómo en la actualidad pueden tener una vida plena no condicionada por su enfermedad. Por ejemplo, las parejas serodiscordantes pueden tener relaciones sexuales y cumplir sus deseos genésicos sin miedo a la transmisión, situación impensable hace solo 20 años.

> La campaña de ONUSIDA «I = I» (abreviatura de «indetectable = intransmisible») tiene como objetivo informar a la población de que hoy en día hay evidencias contundentes de que las personas que viven con el VIH y toman su tratamiento, es decir, mantienen una carga viral indetectable, no pueden transmitir el VIH.

Otras medidas de control

Desde que se consiguió un adecuado control de la enfermedad, se han establecido otras medidas de control, como las campañas orientadas a la detección y los tratamientos precoces de los pacientes infectados. Esto permite detectar a los pacientes con infección VIH, que no son conocedores de su estado virológico y, con ello, cortar la cadena de transmisión. Además, permite iniciar el tratamiento de forma precoz, consiguiendo un buen control inmunovirológico y disminuyendo las complicaciones a largo plazo de la infección.

También se han creado campañas para disminuir el diagnóstico tardío (es decir, cuando el diagnóstico de VIH se produce con un recuento de CD4 inferior a 350 células/mm³ o si de forma simultánea al diagnóstico se detecta una enfermedad definitoria de sida), puesto que este aumenta la morbimortalidad, así como el riesgo de transmitir el VIH, por lo que es muy importante conseguir que el número de diagnósticos tardíos sea tan bajo como sea posible. Sin embargo, a pesar de estas campañas, desde el año 2013, la prevalencia global de diagnóstico tardío se ha mantenido estable en torno a un 42 %.

Otra de las campañas para disminuir la transmisión del VIH es el uso de la profilaxis preexposición (aprobado por la Food and Drug Administration [FDA] en 2012 y por la European Medicines Agency [EMA] en 2016), que consiste en el uso de medicamentos antirretrovirales por parte de personas con un alto riesgo de infectarse, evitando así nuevas infecciones.

La investigación actual se centra en conseguir alcanzar la curación mediante tratamientos que consigan eliminar el virus en el paciente infectado y conseguir una vacuna frente al VIH, aunque aún está en fases iniciales.

Personas que viven con virus de la inmunodeficiencia humana: objetivo 90-90-90

Se ha vuelto a pensar en la infección por VIH como una enfermedad crónica, reconociendo a los pacientes diagnosticados con infección por VIH como cualquier paciente con otro problema crónico de salud. Así, las personas que viven con VIH (PVVIH) tienen un seguimiento similar a pacientes con otras enfermedades crónicas y se enfrentan a retos similares. Los avances en la investigación actual están orientados a encontrar nuevos tratamientos con un perfil de eficacia, tolerancia y conveniencia excelentes.

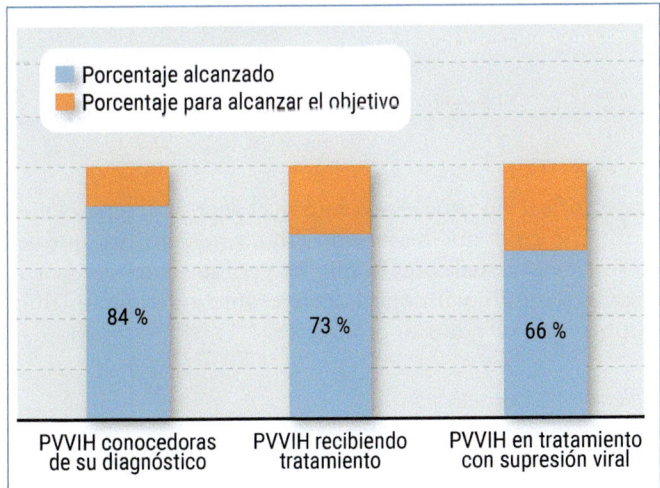

Figura 33-1. Porcentaje de personas con detección, tratamiento y supresión viral a finales de 2020. PVVIH: personas que viven con virus de la inmunodeficiencia humana.

Desde 2015, se tiene el objetivo comunitario de 90-90-90 propuesto desde ONUSIDA, que proponía la meta de llegar a finales de 2020 con el 90 % de las PVVIH siendo conocedoras de su diagnóstico, el 90 % de ellas en tratamiento y el 90 % de aquellas personas en tratamiento con carga viral indetectable. Este objetivo, aun habiéndose alcanzado en algunas regiones, no se ha conseguido a nivel global.

A finales de 2020, el 84 % (67-98 %) de las PVVIH conocían su estado serológico, el 87 % (67-98 %) de las PVVIH que conocían su estado serológico estaba en tratamiento y el 90 % (70-98 %) de las personas en tratamiento presentaban una carga viral indetectable, por lo que aún había un 27 % de las personas diagnosticadas que no estaban siguiendo un tratamiento y hasta un 34 % no presentaban supresión viral (**Fig. 33-1**).

Estos dos últimos años han permitido que muchas regiones vayan cumpliendo los objetivos de 90-90-90 y continuar con el objetivo 95-95-95 para 2030.

> **!** El objetivo 95-95-95 quiere conseguir, en el ámbito mundial, que el 95 % de las personas con VIH estén diagnosticadas, que el 95 % de esas personas estén en tratamiento y, al menos, el 95 % tengan una carga viral indetectable. Además, se ha añadido un cuarto porcentaje: que el 95 % de las PVVIH tenga una buena calidad de vida libre de estigma y discriminación.

Desarrollo de la enfermedad

La historia natural de la infección, sin tratamiento antirretroviral (TAR) o fármacos antirretrovirales (FAR), se divide en cuatro fases, cuya duración es variable, que representan distintos estadios de la relación entre el virus y el huésped.

La primoinfección se considera el primer encuentro entre el sistema inmune y el VIH. A las 2-6 semanas de la infección, la carga viral en sangre es elevada, habiendo sido capaz el virus de infectar y destruir un gran número de linfocitos CD4. En esta primera fase, podrían aparecer síntomas de un síndrome viral agudo similares a otras infecciones (fiebre, adenopatías, faringitis, exantema o artromialgias), que suelen desaparecer espontáneamente tras un par de semanas. En esta fase, se produce también una respuesta inmune mediada principalmente por los linfocitos CD8 que trata de detener la viremia inicial desarrollando anticuerpos (seroconversión).

La fase asintomática puede durar años, y aunque se registra una gran actividad viral con una continua destrucción de linfocitos CD4, se intenta alcanzar un equilibrio generando nuevas células. En esta fase, no se presentan síntomas asociados a la infección. Posteriormente, en la fase sintomática precoz aparecen manifestaciones clínicas como consecuencia de la pérdida de los CD4 (**Tabla 33-1**).

Finalmente, el sistema inmunitario es incapaz de contener la replicación viral, llevando al paciente a presentar un estado de inmunodepresión, y es cuando se considera al paciente infectado por VIH como enfermo de sida. En esta fase, disminuyen la respuesta humoral y celular; clínicamente, el paciente presenta un deterioro de su estado general, y aparecen infecciones oportunistas, determinadas neoplasias y cuadros neurológicos (**Tabla 33-2**).

Tabla 33-1. Manifestaciones clínicas

Neoplasias	Infecciones bacterianas	Infecciones virales	Infecciones parasitarias	Infecciones micóticas	Otras
Linfoma maligno	Enfermedad neumocócica invasiva	VHZ	Leishmaniosis visceral	Candidemia	Dermatitis seborreica/exantema
Cáncer/displasia anal	Neumonía adquirida en la comunidad	VHB		Candidiasis	Leucocitopenia > 4 semanas
Displasia cervical		VHC			Trombocitopenia > 4 semanas
Cáncer primario de pulmón		VHA			Fiebre sin causa aparente
		Meningitis linfocítica			Psoriasis grave o atípica
		Leucoplasia vellosa oral			Mononeuritis
		Síndrome de Guillain-Barré			Demencia subcortical
		Síndrome mononucleósido			Pérdida de peso injustificada
					Enfermedad tipo EM
					Linfoadenopatía idiopática
					Diarrea crónica
					Enfermedad renal crónica

EM: esclerosis múltiple; VHA: virus de la hepatitis A; VHB: virus de la hepatitis B; VHC: virus de la hepatitis C; VHZ: virus del herpes zóster.

Tabla 33-2. Infecciones oportunistas, determinadas neoplasias y cuadros neurológicos

Neoplasias	Infecciones bacterianas	Infecciones virales	Infecciones parasitarias	Infecciones micóticas
Cáncer de cuello uterino	*Mycobacterium tuberculosis* (pulmonar o extrapulmonar)	Retinitis por CMV	Toxoplasmosis cerebral	Neumonía por *Pneumocystis jirovecii*
Linfoma no Hodgkin	Complejo *Mycobacterium avium* diseminado	Infección por CMV (con afectación diferente a hígado, bazo o ganglios)	Criptosporidiosis intestinal > 1 mes	Candidiasis esofágica
Linfoma cerebral primario en < 60 años	*Mycobacterium kansasii* diseminado	Bronquitis/neumonitis/esofagitis por VHS	Isosporiasis intestinal > 1 mes	Candidiasis bronquial/traqueal/pulmonar
Sarcoma de Kaposi	Bacteriemia recurrente por *Salmonella* diferente a *Salmonella typhi*	Úlcera mucocutánea por VHS > 1 mes	Leishmaniosis diseminada o atípica	Criptococosis extrapulmonar
	Neumonía recurrente	Leucoencefalopatía multifocal progresiva	Reactivación de tripanosomiasis americana (meningoencefalitis o miocarditis)	Histoplasmosis diseminada
		Encefalopatía por VIH		Coccidiodomicosis diseminada
		Wasting syndrome (síndrome de desgaste)		Peniciliosis diseminada

CMV: citomegalovirus; VIH: virus de la inmunodeficiencia humana; VHS: virus del herpes simple.

El sistema de clasificación del Centro de Control de Enfermedades (CDC), instaurado en 1993, permite diferenciar las etapas de la infección y facilitar el seguimiento y tratamiento de los pacientes. Este sistema clasifica a los pacientes según la afectación clínica (categoría clínica) y los linfocitos CD4 (categoría inmunológica) (Tabla 33-3). Estas categorías son excluyentes y el paciente es clasificado en la más avanzada a la que haya llegado.

Es importante conocer esta clasificación, puesto que continúa utilizándose, y ha demostrado que los estadios se relacionan con la supervivencia, el pronóstico y la progresión de la enfermedad clínica sin tratamiento antirretroviral en adultos y niños. Sin embargo, es igualmente importante conocer que

esta clasificación sitúa al paciente en el peor momento clínico e inmune en el que ha podido estar y no significa que sea su situación actual, puesto que ha podido tener una buena respuesta inmunovirológica desde el inicio del tratamiento, cambiando por tanto su pronóstico.

Infecciones oportunistas

Durante años, las infecciones oportunistas en pacientes con sida han sido la causa principal de mortalidad, si bien en la época después del TAR la frecuencia de estas infecciones ha disminuido, siendo ahora el principal objetivo su adecuado diagnóstico y tratamiento, así como su cribado y profilaxis

Tabla 33-3. Sistema de clasificación del Centro de Control de Enfermedades

Categorías inmunológicas	A	B	C	Categorías clínicas
				Categoría A: infección aguda asintomática con o sin linfadenopatía generalizada persistente
1	A1	B1	C1	
2	A2	B2	C2	Categoría B: infección sintomática con enfermedades relacionadas con el VIH o cuyo manejo o tratamiento puedan verse complicados debido a la presencia de la infección
3	A3	B3	C3	
				Categoría C: enfermedades definitorias de sida (v. **Tabla 33-2**)
Categoría 1: CD4 ≥ 500/mm³ o CD4 ≥ 29 %				
Categoría 2: CD4 entre 200 y 499/mm³ o entre 14 y 28 %				
Categoría 3: CD4 < 200/mm³ o < 14 %				

VIH: virus de la inmunodeficiencia humana.

en aquellas infecciones recomendadas. Actualmente las infecciones oportunistas más frecuentes son: candidiasis esofágica, neumonía por *P. jirovecii*, *Mycobacterium avium complex*, citomegalovirus (CMV), tuberculosis, criptococosis y leucoencefalopatía multifocal progresiva.

La candidiasis esofágica se trata con fluconazol durante 14-21 días tras el diagnóstico endoscópico. Actualmente no están recomendadas la profilaxis primaria ni la secundaria.

La neumonía por *Pneumocystis* suele presentarse con disnea subaguda, fiebre, tos no productiva y, excepcionalmente, con neumotórax espontáneo. El tratamiento se realiza con cotrimoxazol y prednisona oral, iniciando el TAR dentro de las 2 semanas siguientes al tratamiento activo. La profilaxis primaria está indicada en pacientes con CD4 < 200/mm³ o < 14 %, en casos de candidiasis orofaríngea previa o si presenta alguna enfermedad definitoria de sida.

Para la infección por *M. avium complex*, se recomienda profilaxis primaria en aquellos pacientes con CD4 < 50 y que mantengan una carga viral detectable, aunque podría suspenderse si se inicia TAR. Está recomendada la profilaxis secundaria en pacientes con CD4 < 100/mm³, aunque podría suspenderse en pacientes ya asintomáticos, que hayan completado los 12 meses de tratamiento y que mantengan CD4 > 100/mm³ y una carga viral indetectable durante más de 6 meses.

Con respecto a la tuberculosis y su especial relación con la infección por VIH, está recomendado un cribado activo a todos los pacientes diagnosticados de VIH, ya sea mediante la técnica del Mantoux (si CD4 > 200/mm³) o la prueba de ensayo de liberación de interferón gamma.

En los casos en los que se diagnostique infección tuberculosa latente, están indicados los regímenes erradicadores con isoniacida durante 6 meses, isoniacida y rifampicina durante 3 meses o rifampicina durante 4 meses. Si se diagnostica al paciente de una infección tuberculosa activa, se iniciará tratamiento antituberculoso y se retrasará el inicio del TAR hasta 2 semanas desde el inicio de los tuberculostáticos, independientemente de la cifra de CD4 (salvo en los casos de meningitis tuberculosa, en los que se demorará el inicio del TAR al menos 4 semanas).

Se debe vigilar la posible aparición del síndrome de reconstitución inmune, y en los pacientes con CD4 < 100/mm³ que inician TAR tras tratamiento tuberculostático, se recomienda el uso de corticoides durante 2 semanas para la prevención de síndrome de reconstitución inmune. No se plantea la profilaxis primaria ni secundaria.

Para la infección por CMV, no está indicada la profilaxis primaria si el paciente está en tratamiento con TAR, y la profilaxis secundaria con valganciclovir solo se mantendrá si hubiera presentado afectación retiniana. Para la infección por el virus JC, responsable de la leucoencefalopatía multifocal progresiva, no existe profilaxis primaria ni secundaria; el tratamiento consiste en iniciar TAR para lograr el control de la replicación viral y preservar la función inmunológica.

Finalmente, en la infección criptocócica, en todos los pacientes con CD4 < 100/mm³, está indicado realizar un estudio de cribado mediante la determinación de antígeno de criptococo en suero o plasma y la realización de una punción lumbar para descartar una infección asintomática del sistema nervioso central (SNC) en los casos en los que el cribado sea positivo. Si es posible la realización del cribado, no se recomienda la profilaxis primaria. Se debe mantener la profilaxis secundaria con azoles hasta que se consiga el objetivo de CD4 > 100/mm³, pudiendo suspenderse si se logra dicho objetivo, si la carga viral se mantiene indetectable más de 3 meses y siempre que el paciente haya completado 1 año de tratamiento con azoles.

Tumores definitorios y no definitorios de sida

Actualmente, las neoplasias malignas son una de las principales causas de hospitalización y muerte en los PVVIH como consecuencia del uso de TAR y, con ello, la disminución de las muertes ocasionadas por las infecciones oportunistas. Hoy en día, se diagnostica un cáncer en el 25-40 % de los pacientes con infección por VIH, alcanzando hasta el 30 % de muertes de causa tumoral (en época previa al TAR solo un 10 % de los pacientes con infección por VIH fallecían por neoplasias).

Como ya se ha visto, el sarcoma de Kaposi y los linfomas no Hodgkin (LNH), incluyendo los linfomas cerebrales primarios, son criterio diagnóstico de sida ya desde las primeras descripciones de casos, incluyéndose posteriormente el carcinoma cervical invasivo, que las mujeres con infección VIH desarrollaban con mayor frecuencia.

Por otro lado, a partir de la introducción del TAR, se han ido diagnosticando de manera creciente tumores que no son indicativos de inmunodeficiencia, los llamados tumores no definitorios de sida (TNDS). Estas neoplasias se comportan con mayor agresividad, dada la coexistencia con la infección por VIH, siendo las más frecuentes los linfomas de Hodgkin, el carcinoma de pulmón y el hepatocarcinoma.

No existe un solo factor responsable de la aparición de neoplasias, definitorias o no de sida, en los pacientes con infección por VIH. El origen es multifactorial, y dentro de los posibles mecanismos implicados en su patogénesis, hay que considerar varios factores, entre los que destaca el propio VIH, la inmunodepresión y el uso de TAR.

La inmunodepresión y la carga viral no controlada aumentan el riesgo de desarrollar neoplasias, lo que explicaría por qué con el uso de TAR se ha observado una disminución de los tumores definitorios de sida (TDS). Por otro lado, de forma paradójica, el aumento en los TNDS podría deberse, en parte, a la mayor supervivencia de los pacientes como consecuencia del uso de TAR.

La presencia del VIH origina un estímulo persistente de los linfocitos B, lo que altera la inmunidad antitumoral, facilita la expresión de genes oncogénicos y permite la sobreinfección por virus con capacidad oncogénica, que comparten vías de transmisión con el VIH. El virus de Epstein-Barr está presente tanto en los LNH como en los linfomas de Hodgkin asociados al VIH, existiendo una relación directamente proporcional entre la agresividad del linfoma y la carga viral del virus de Epstein-Barr.

El virus de herpes simple tipo 8 es responsable del sarcoma de Kaposi, de la enfermedad de Castleman y de los linfomas primarios de cavidades. El virus del papiloma humano, responsable del desarrollo del carcinoma de cérvix, anal y otros menos frecuentes, localizados en la cabeza y el cuello, ataca especialmente a los pacientes con infección por VIH con inmunodepresión.

Los TDS y TNDS suelen aparecer a edades más tempranas que en la población general, con una presentación normalmente atípica y una progresión rápida, condicionando un peor pronóstico y una mayor tasa de recidivas. Además, su manejo clínico suele ser complejo, puesto que se ve influenciado por otras comorbilidades presentes en las PVVIH, las potenciales interacciones medicamentosas entre los TAR y los tratamientos antineoplásicos y la posible existencia de linfadenopatía regional reactiva, que puede dificultar el estadiaje adecuado de la neoplasia.

Inflamación y riesgo cardiovascular

El aumento de la supervivencia gracias al uso de TAR implica un envejecimiento paulatino en las PVVIH, y con ello no solo ha aumentado el riesgo de aparición de neoplasias, sino también los eventos cardiovasculares y la mortalidad por causas cardiovasculares. Los eventos cardiovasculares son actualmente una causa principal de morbilidad y mortalidad en la población infectada por el VIH, sobre todo en los países desarrollados (con una mortalidad estimada entre el 6 y el 15 %).

Las PVVIH tienen mayor riesgo de enfermedad cardiovascular, tanto por la propia actividad del virus como por la acción de algunos FAR (inhibidores de la proteasa de primera generación e inhibidores de la transcriptasa inversa no análogos de los nucleósidos [ITINAN]), convirtiéndose la infección por VIH en un factor de riesgo cardiovascular en sí mismo. La activación inmunitaria crónica y la replicación del VIH pueden dar lugar a una activación permanente de las células T, que puede verse afectada por la reactivación de otros virus (CMV).

Tanto el TAR como el VIH pueden conducir también a una inflamación crónica, y ambos tienen una interacción compleja con factores de la coagulación. Además, se han observado mayores grados de inflamación en las PVVIH: disfunción endotelial, mayores concentraciones de interleucina-6, proteína C-reactiva de alta sensibilidad y dímero-D se asociaron a un aumento de la mortalidad por todas las causas, y predijeron la enfermedad cardiovascular de manera independiente de los demás factores de riesgo.

Además de la propia actividad del virus y del TAR, existe una mayor prevalencia de los factores de riesgo cardiovascular clásicos en los PVVIH: hipertensión, diabetes, dislipidemia, tabaquismo y consumo de otros tóxicos.

El riesgo absoluto de enfermedad cardiovascular en las PVVIH que reciben TAR es bajo. Sin embargo, este riesgo es mayor en comparación con las personas no infectadas. Este hecho se debe, al menos en gran parte, a una mayor prevalencia de los factores de riesgo cardiovasculares clásicos. Además, la infección por el VIH puede contribuir a este riesgo a través de la activación inmunológica, la inflamación y la inmunodeficiencia.

También, aunque de una forma más modesta que la infección por el VIH, el tipo de tratamiento antirretroviral puede contribuir a mayor riesgo cardiovascular, aunque los beneficios del tratamiento antirretroviral superan cualquier riesgo potencial.

En los próximos años, tanto el riesgo como la prevalencia de la enfermedad cardiovascular asociada al VIH continuarán aumentando, debido al envejecimiento de este grupo, por lo que se deben manejar las comorbilidades de esta población.

Tratamiento antirretroviral

El tratamiento antirretroviral ha supuesto un cambio de paradigma en el manejo de la infección por VIH, como se ha visto hasta ahora. Desde la aprobación del uso de cidovudina, en 1987, hasta el uso de un inhibidor de la proteasa junto a una pareja de inhibidores de la transcriptasa inversa análogos de nucleósidos y nucleótidos (ITIAN), en 1996, no se consiguió suprimir de manera eficaz y duradera la replicación del VIH.

Desde el uso de TAR, se estima que las tasas de supervivencia se superponen con la población general cuando el paciente lleva más de 5 años en tratamiento antirretroviral con recuperación inmunológica.

El objetivo del TAR es conseguir una respuesta viral indefinida que impida la replicación del virus y que revierta el deterioro inmunitario de los pacientes, y con ello el desarrollo de infecciones oportunistas, la progresión a sida y la muerte. Con el TAR, se pretende reducir y mantener la viremia por debajo de 50 copias/mL. El régimen terapéutico actual debe ser suficientemente potente para que la carga viral sea indetectable a los 6 meses, con una tolerabilidad adecuada.

Dados los beneficios planteados, existe el consenso actual de que el TAR debe iniciarse lo más precozmente posible en todos los pacientes en los que se confirme la infección por VIH, con o sin sintomatología e independientemente del número de linfocitos CD4. Con ello se consigue evitar la progresión de la enfermedad, disminuir la transmisión del virus y tratar de limitar el efecto nocivo de la infección sobre el huésped.

El tipo de TAR elegido debe valorarse individualmente, teniendo en cuenta las características del paciente, y han de valorarse los distintos factores que podrían condicionar el éxito del tratamiento.

Existen seis familias de FAR que se clasifican según su mecanismo de acción: ITIAN, ITINAN, inhibidores de la proteasa, inhibidores de la fusión, antagonistas de los correceptores CCR5 o inhibidores de la entrada e inhibidores de la integrasa (**e-Tabla 33-4**).

Cuidados paliativos en la infección por virus de la inmunodeficiencia humana

La evolución de la infección por VIH desde sus inicios hasta la actualidad junto con el uso del TAR ha permitido la transición desde una enfermad con elevada mortalidad hacia un modelo de enfermedad crónica.

Esta evolución hace importante tener en cuenta que debe mantenerse un equilibrio entre las intervenciones curativas y las paliativas, siendo importante romper esta falsa dicotomía como en otras enfermedades crónicas. Esto hace que la evaluación de pronósticos y resultados sea más compleja en la actualidad, siendo de gran importancia la atención multidisciplinar de estos pacientes y la planificación de un plan de cuidados.

Los cuidados paliativos permiten centrarse en la prevención y el alivio del sufrimiento, así como incrementar la calidad de vida de los pacientes y sus familias y mejorar, por tanto, los resultados en salud de las PVVIH.

La planificación anticipada de la atención se define como un proceso de toma de decisiones entre el paciente y sus médicos, que recoge los cuidados que el paciente querría recibir si se encontrara en algún momento incapaz de tomar la decisión por sí mismo, pudiendo recogerse en un documento legal conocido como testamento vital.

 El uso de TAR ha permitido disminuir la aparición de infecciones oportunistas, mejorar la situación inmunológica de las PVVIH y aumentar la supervivencia a niveles similares a la población general.

Factores pronósticos y escalas

La Sociedad Española de Cuidados Paliativos (SECPAL) define la enfermedad terminal como la presencia de una enfermedad avanzada, progresiva e incurable por los medios tecnológicos existentes, con falta de posibilidades razonables de respuesta al tratamiento específico, la presencia de sinto-

matología intensa, multifactorial y cambiante que condiciona inestabilidad en la evolución del paciente, la presencia de un gran impacto emocional en el paciente, la familia y el equipo terapéutico, con presencia explícita o no de la muerte y un pronóstico de vida limitado.

El criterio de tiempo es especialmente difícil de establecer en las PVVIH, debido a lo impredecible de las complicaciones en cada paciente. Hay una serie de factores que pueden ayudar a plantear el pronóstico de la enfermedad en las PVVIH. Uno de esos factores que sistemáticamente se relaciona con un peor pronóstico es la falta de adherencia al tratamiento. También se han sumado la fragilidad, la comorbilidad y la polifarmacia.

Pero la dificultad de establecer el pronóstico de las PVVIH en la actualidad hace necesario que aquellos médicos que se encuentren en la situación de valorar a un paciente con infección VIH busquen consejo en expertos en VIH.

> **!** La dificultad de hacer estimaciones pronósticas en la era después de la terapia antirretroviral de gran actividad ha favorecido la creación de calculadoras de estratificación del riesgo, como la publicada por *The antiretroviral theraphy cohort collaboration*, que puede consultarse en la web de la Universidad de Bristol, o el índice del estudio de cohorte sobre envejecimiento de veteranos (VACS, *Veterans Aging Cohort Study*).

También se han creado guías clínicas que permiten orientar si se trata de un paciente con infección VIH en estado de enfermedad terminal. En ellas, se suelen incluir los siguientes factores:

- Menos de 25 CD4/mm^3 o carga viral > 100.000 copias/mL de forma persistente junto a cualquiera de las siguientes enfermedades:
  - Linfoma primario del SNC.
  - *Wasting syndrome* (síndrome de desgaste) que no responde a tratamiento.
  - Infección por complejo Mycobacterium avium (MAC) que no responde a tratamiento.
  - Leucoencefalopatía multifocal progresiva.
  - Linfoma en sida y con respuesta parcial a quimioterapia.
  - Kaposi visceral que no responde a tratamiento.
  - Fallo renal no beneficiario de diálisis.
  - Infección por *Cryptosporidium*.
  - Toxoplasmosis que no responde a tratamiento.
- Empeoramiento de su estado general (medido como Karnofsky ≤ 50).
- Aparición de cualquiera de las siguientes enfermedades:
  - Diarrea crónica > 1 año.
  - Albúmina sérica < 2,5 g/dL de forma continuada.
  - Adicción a drogas.
  - Edad > 50 años.
  - Falta de adherencia a tratamiento antirretroviral, tratamientos profilácticos o medidas terapéuticas.
  - Demencia por sida.
  - Toxoplasmosis.
  - Insuficiencia cardíaca congestiva, clasificación IV de la New York Heart Association (NYHA).

Control de síntomas

Los síntomas que con mayor frecuencia se pueden encontrar en las PVVIH son: dolor (hasta en un 92 %); malestar, debilidad y cansancio (hasta un 50 %); trastornos del sueño y problemas de salud mental, como ansiedad y depresión (hasta el 90 %); náuseas, vómitos, hiporexia y pérdida de peso (hasta el 70 %); tos y problemas respiratorios (hasta el 45 %); diarrea y estreñimiento (30 %); fiebre (27 %), y problemas cutáneos (24 %).

El dolor es la causa más frecuente de derivación a un profesional de cuidados paliativos, identificándose hasta en el 92 % de los casos. Es frecuentemente neuropático, aunque también puede ser musculoesquelético, siendo el dolor lumbar el más frecuentemente referido por los pacientes. La presencia de dolor crónico alcanza hasta 10 veces mayor frecuencia que la población general.

El tratamiento del dolor, como el resto de síntomas que aparecen en el paciente conVIH, debe tratarse como en cualquier otro tipo de paciente, atendiendo a las medidas farmacológicas y no farmacológicas, así como valorando al paciente en todas las esferas de su vida, incluyendo también sus aspectos sociales y espirituales.

Finalizar el tratamiento antirretroviral

Suspender el TAR implica la aparición de ciertos resultados no deseados: replicación del virus con carga viral detectable en sangre, descompensación del sistema inmune y empeoramiento de la enfermedad. Por ello, en pacientes con buen control inmunovirológico y buena adherencia, no se recomienda su suspensión. La decisión debe ser consensuada entre el paciente y su equipo médico, puesto que en la actualidad no existen criterios clínicos que apoyen la suspensión del TAR.

Los potenciales beneficios teóricos de mantener TAR incluyen la supresión virológica del VIH y, por tanto, de infecciones oportunistas, protección frente a la encefalopatía/demencia por sida, control de los síntomas constitucionales asociados con carga viral elevada y la sensación de confort del paciente por continuar su tratamiento.

Los riesgos potenciales de mantener elTAR incluyen la toxicidad farmacológica, especialmente con la interacción de otros fármacos, disminución del beneficio del tratamiento frente a la carga de tomarlo, potencial confusión terapéutica y la distracción del plan de cuidados en etapas avanzadas.

Por todo ello, la decisión de suspender o mantener el tratamiento debería ser consensuada entre el equipo médico y el paciente.

INFECCIÓN POR SARS-COV-2

Se continúa el estudio de este capítulo con la infección por SARS-CoV-2, una nueva pandemia que vuelve a golpear al planeta de una forma incontrolable, en este caso por la infección de un virus de transmisión aérea.

En diciembre de 2019, se reportaron una serie de casos de neumonía atípica e insuficiencia respiratoria causadas por un nuevo coronavirus en Wuhan (China), que finalmente fue denominado SARS-CoV-2 o SARS-2 por la Organización Mundial de la Salud (OMS) en enero de 2020, y en febrero de dicho año se nombró la enfermedad provocada por este virus como COVID-19.

El SARS-CoV-2 fue expandiéndose por el resto de países, hasta que el 11 de marzo de 2020 se declaró la COVID-19 como pandemia. En España, el primer caso fue registrado el 31 de enero de 2020 en la isla de La Gomera y el 24 de febrero se reportaron los primeros casos en la península.

Descripción y avances en la investigación

El virus SARS-CoV-2, perteneciente a la familia de los coronavirus, infecta las células alveolares, por una afinidad de los receptores de la enzima conversora de la angiotensina II con la proteína S del virus, entrando en la célula por un mecanismo de endocitosis y replicándose intracelularmente.

Este mecanismo activa la inmunidad innata o celular como primera respuesta inmunitaria y activa la producción de citocinas. Una respuesta mal regulada conlleva un síndrome de respuesta inflamatoria sistémica o «tormenta de citocinas», causando daño celular, lo cual produce en el pulmón el daño alveolar como respuesta inflamatoria, que explicaría las alteraciones radiológicas con los patrones en vidrio deslustrado y condensaciones.

Una evolución desfavorable de la enfermedad provoca mayor daño alveolar, causando en muchos enfermos un patrón de síndrome de dificultad respiratoria del adulto en estadio final. El daño alveolar conlleva una alteración de la relación ventilación/perfusión tipo *shunt* (cortocircuito), produciéndose una vasoconstricción refleja de los capilares pulmonares que explicaría las zonas de hipoperfusión pulmonar objetivadas en las pruebas de imagen, así como las alteraciones gasométricas de estos pacientes.

Desde el inicio de la pandemia, los esfuerzos de los laboratorios de investigación básica para conseguir identificar y aislar el virus han permitido que se conociera muy rápidamente la forma de actuación del virus en el organismo. Con ello, se han podido postular hipótesis que han permitido plantear diferentes alternativas terapéuticas, modificando así el curso de la enfermedad.

Sin embargo, lo que ha supuesto un cambio drástico en la evolución de la pandemia ha sido, sin duda, el uso de las vacunas y las campañas de vacunación masiva en los diferentes países, permitiendo así controlar la transmisión viral y proteger a aquellos pacientes más vulnerables (ancianos, inmunodeprimidos, pacientes con comorbilidades, etcétera).

Control sintomático y limitación del esfuerzo terapéutico

Los principales síntomas de la COVID-19 son: fiebre, tos, cansancio, mialgias, cefalea y síntomas gastrointestinales como diarrea. Según cómo sea la afectación que sufre el paciente, se ha clasificado la enfermedad como leve, moderada, grave o crítica.

En los casos leves, el principal procedimiento médico ha consistido en el aislamiento del caso y el tratamiento sintomático en el domicilio. Los casos moderados normalmente en relación con presencia de neumonía y posibilidad de necesidad de oxigenoterapia a bajo flujo podían requerir el uso de tratamiento antiviral (como remdesivir) o corticoterapia. Los casos graves requerían la monitorización de sus signos vitales, en especial el control de la frecuencia respiratoria y la saturación de oxígeno, pudiendo necesitar oxigenoterapia de alto flujo, tratamientos antivirales o tratamientos inmunomoduladores (como tocilizumab). Finalmente, en los casos críticos puede ser necesario el uso de ventilación mecánica e incluso otros procedimientos más invasivos (oxigenación por membrana extracorpórea).

La limitación o adecuación del esfuerzo terapéutico, que incluye la limitación de los tratamientos de soporte vital, es una medida que hace referencia a la decisión de no instaurar o retirar, en el caso de que ya se haya instaurado, alguna actuación de soporte vital en un determinado enfermo cuando se cree que no aporta un beneficio significativo, más allá de la prolongación del proceso de muerte.

Un tratamiento o procedimiento médico se considera fútil cuando la utilidad prevista es muy escasa, la probabilidad de conseguir un efecto beneficioso es remota, cuando el paciente estima que no le producirá ningún beneficio o si su excesivo coste o efectos secundarios son inasumibles en comparación con la poca probabilidad de que alcance el efecto deseado.

En los casos más graves y críticos de afectación por SARS-CoV-2, en los que la evolución es desfavorable a pesar de los tratamientos instaurados, se debe velar por mitigar y paliar los síntomas y el sufrimiento del enfermo, por lo que la visión de los cuidados paliativos debe acompañar la atención de estos pacientes, para asegurar un adecuado control de los síntomas y un buen acompañamiento al paciente en sus últimos momentos.

Infección por virus de la inmunodeficiencia humana y COVID-19

La confluencia de ambas pandemias supuso al principio una gran inseguridad para los PVVIH, puesto que se planteaba que estos tuvieran un mayor riesgo de contagio y de progresión a enfermedad grave. Sin embargo, tras una primera etapa de la pandemia, se ha podido comprobar que las PVVIH con buena adherencia a TAR, con carga viral indetectable y recuento de CD4 > 200/mm³ no presentan un riesgo mayor de desarrollar complicaciones graves relacionadas con la COVID-19, así como que la infección por VIH no es un factor predictor de mortalidad en personas con lesión pulmonar aguda ingresadas en cuidados intensivos.

Las recomendaciones realizadas para la atención de los pacientes con VIH en España se resumen en:

- Las personas con infección por el VIH bien controlada, gracias al TAR, tienen una esperanza de vida similar a la de la población general y, por tanto, no debería ser considerada como un factor pronóstico a la hora de evaluar la idoneidad del paciente a medidas invasivas de precisarlas.
- En España, un 93,4 % de las personas diagnosticadas de VIH toman tratamiento antirretroviral, de las cuales un 90,4 % tienen la carga viral indetectable.
- La COVID-19 se puede asociar con una disminución significativa de las células T, incluidos los recuentos de CD4, en todos los pacientes, por lo que no debe considerarse un dato de mal control inmune en el paciente VIH con buena adherencia a su tratamiento.
- La COVID-19 se puede asociar con un descenso significativo de las células T CD4, de manera que se debe realizar la determinación del recuento de CD4 a todos los pacientes con el VIH hospitalizados por la COVID-19 y proporcionarles profilaxis frente a las infecciones oportunistas en caso de que sea necesario.
- La prueba del VIH debe estar incluida en la evaluación diagnóstica de personas con enfermedad respiratoria aguda.
- Los casos de pacientes con el VIH y la COVID-19 ingresados en la unidad de cuidados intensivos deben ser comentados con un equipo de VIH que incluya un farmacólogo especialista en esta infección.
- El TAR no debe interrumpirse, incluso si se produce un deterioro de la salud. Este podría cambiarse en caso de lesión renal aguda, hemofiltración y diálisis en colaboración con el equipo de VIH del hospital.
- Algunos FAR inhiben la secreción tubular de creatinina, lo que podría resultar en una infraestimación de la tasa de filtrado glomerular, pudiendo diagnosticar de enfermedad renal al paciente de forma errónea.
- El uso de determinados fármacos antirretrovirales (sobre todo ritonavir y cobicistat) se asocia con interacciones medicamentosas potencialmente graves, por lo que se recomienda consultar las interacciones con el farmacólogo o el experto en VIH.
- Algunos medicamentos antirretrovirales necesitan administrarse junto con alimentos.
- Algunos fármacos antirretrovirales disponen de formulación líquida o pueden ser convenientemente preparados para su administración por vía nasogástrica.

PUNTOS CLAVE

- La infección por VIH es uno de los mayores problemas de salud pública mundial, estimándose que han fallecido casi 33 millones de personas y que hay más de 38 millones de PVVIH en 2021, manteniéndose el número de nuevas infecciones año tras año.
- Indetectable es igual a intransmisible. Las personas que viven con el VIH y toman su tratamiento, es decir, mantienen una carga viral indetectable, no pueden transmitir el VIH.
- El uso del TAR ha permitido disminuir la aparición de infecciones oportunistas, mejorar la situación inmunológica de las PVVIH y aumentar la supervivencia a niveles similares a la población general.

- Los cuidados paliativos en las PVVIH deben plantearse en la actualidad como la atención a personas con una enfermedad crónica, por lo que es importante realizar un plan anticipado de cuidados con el paciente.
- Los avances científicos en la prevención y el tratamiento de la infección por SARS-CoV-2 han cambiado el curso de la pandemia de la COVID-19, disminuyendo drásticamente la mortalidad en aquellas poblaciones ampliamente vacunadas.
- La atención paliativa en las infecciones es compleja, pero indispensable para un adecuado cuidado al paciente y su familia.

BIBLIOGRAFÍA

Alexander CS, Memiah P, Henley YB, Kaiza-Kangalawe A, Shumbusho AJ, Obiefune M, et al. Palliative care and support for persons with HIV/AIDS in 7 African countries: implementation experience and future priorities. Am J Hosp Palliat Care. 2012;29:279-85.

Altuna Peñacoba M. Limitación del esfuerzo terapéutico (LET) en UCI en pacientes COVID-19. [Trabajo de fin de grado]. [Internet]. Departamento de Enfermería. Facultad de Medicina. Universidad Autónoma de Madrid; 2021. Disponible en: https://repositorio.uam.es/bitstream/handle/10486/698139/altuna_penacoba_mariatfg.pdf?sequence=1

Ambrosioni J, Blanco JL, Reyes-Urueña JM, Davies MA, Sued O, Marcos MA, et al. Overview of SARS-CoV-2 infection in adults living with HIV. Lancet HIV. 2021;8:e294-305.

Bates I, Fenton C, Gruber J, Lalloo D, Medina Lara A, Bertel Squire S, et al. Vulnerability to malaria, tuberculosis, and HIV/AIDS infection and disease. Part 1: determinants operating at individual and household level. Lancet Infect. 2004;4:267-77.

Becerra Melo S. La espiritualidad en pacientes que viven con VIH. Cuestiones teológicas. 2018;45:149-75.

Brown JS, Halupa C. Improving Human Inmunodeficiency Virus/AIDS Palliative Care in Critical Care. Dimens Crit Care Nurs. 2015;34:216-21.

Casado JL, Knobel H, Collazos J, Kindelán JM, Gordillo V, González J, et al. Influencia de factores sociales en la adherencia al tratamiento antirretroviral, X Congreso de la Sociedad Española de Enfermedades Infecciosas y Microbiología Clínica (SEIMC). Enferm Infecc Microbiol Clin. 2002;20.

Castro Peraza M, Valdes K, Ortega Gonzales LM. Necesidad de cuidados paliativos en pacientes VIH/sida en un hospital de tercer nivel en La Habana. Utilidad del cuestionario NECPAL. Med Paliativa. 2022;29:96-101.Centers for Disease Control. Pneumocystis Pneumonia --- Los Ángeles. [Internet]. En: Morbility and Mortality Weekly Report. CDC; 1981. Disponible en: https://www.cdc.gov/mmwr/preview/mmwrhtml/june_5.htmConsejería de Salud y Familias. VIHsualiza Andalucía: estudio sobre la aproximación al VIH en España y recomendaciones de futuro. Junta de Andalucía. Consejería de Salud y Familias; 2021.

Fausto JA, Selwyn PA. Palliative Care in the Management of Advanced HIV/AIDS. Prim Care. 2011;38:311-26, ix.Fernández-Pérez GC, Oñate Miranda M, Fernández-Rodríguez P, Velasco Casares M, Corral de la Calle M, Franco López Á, et al. SARS-CoV-2: what it is, how it acts, and how it manifests in imaging studies. Radiologia. 2021;63:115-26. García F, Álvarez M, Bernal C, Chueca N, Guillot M. Diagnóstico de laboratorio de la infección por el VIH, del tropismo viral y de las resistencias a los antirretrovirales. Enferm Infecc Microbiol Clin. 2011;29:297-307.Geretti AM, Stockdale AJ, Kelly SH, Cevik M, Collins S, Waters L, et al. Outcomes of Coronavirus Disease 2019 (COVID-19) Related Hospitalization Among People With Human Immunodeficiency Virus (HIV) in the ISARIC World Health Organization (WHO) Clinical Characterization Protocol (UK): A Prospective Observational Study. Clin Infect Dis. 2021;73:e2095-106.

GeSIDA. Documento de consenso de GeSIDA/Plan Nacional sobre el Sida respecto al tratamiento antirretroviral en adultos infectados por el virus de la inmunodeficiencia humana (actualización enero 2022). Ministerio de Sanidad; 2022.

Goodkin K, Kompella S, Kendell SF. End-of-Life Care and Bereavement Issues in HIV/AIDS. Nurs Clin North Am. 2018;53:123-35.

Harding R, Karus D, Easterbrook P, Raveis VH, Higginson IJ, Marconi K. Does palliative care improve outcomes for patients with HIV/AIDS? A systematic review of the evidence. Sex Transm Infect. 2005;81:5-14.

Krug R, Karus D, Selwyn PA, Raveis VH. Late stage HIV/AIDS patients and their familiar caregivers' agreement on the Palliative Care Outcome Scale. J Pain Symptom Manage. 2010;39:23-32.

Martin-Fumadó C, Gómez-Durán EL, Morlans-Molina M. Consideraciones éticas y médico-legales sobre la limitación de recursos y decisiones clínicas en la pandemia de la COVID-19. Revista Española de Medicina Legal. 2020;46:119-26.

Mitchell LR, Shah N, Selwyn PA. Palliative Care in the Management of Human Immunodeficiency Virus/Acquired Immunodeficiency Syndrome in the Primary Care Setting. Prim Care. 2019;46:433-45.

Molina JM, Capitant C, Spire B, Pialoux G, Cotte L, Charreau I, et al. On-Demand Preexposure Prophylaxis in Men at High Risk for HIV-1. Infection. N Engl J Med. 2015;373:2237-46.

Montilla P. El SIDA de los excluidos en un país rico. Más de 10 años de experiencia en Madrid. En: De la Torre. 30 años de VIH-SIDA. Balance y perspectivas de prevención XIV. Cátedra de Bioética. Universidad Pontificia de Comillas. Madrid; 2013.

Namisango E, Harding R, Atuhaire L, Ddungu H, Katabira E, Muwanika FR, et al. Pain among ambulatory HIV/AIDS patients: multicenter study of prevalence, intensity, associated factors, and effect. J Pain. 2012;13:704-13.

Nóbrega Souza P, Peixoto de Miranda EJ, Cruz R, Neves Forte D. Palliative care for patients with HIV/AIDS admitted to intensive care units. Rev Bras Ter Intensiva. 2016;28:301-9.

ONUSIDA. El SIDA: cuidados paliativos. Actualización técnica. ONUSIDA; 2011.

Pérez Cortés S, Cayón M, Esquitino B. Historia natural y clasificación de la infección por el VIH-1 en el adulto. En: Pachón J, Pujol E, Rivero A. La infección por el VIH: guía práctica. 2ª ed. Sevilla: Sociedad Andaluza de Enfermedades Infecciosas; 2003. p. 85-95.

Portilla-Tamarit J, Portilla J. Confluencia de dos pandemias: COVID-19 e infección por VIH. Implicaciones en la clínica, tratamiento y prevención. Revista Multidisciplinar del SIDA. 2022;10.

Rodríguez Iglesias M, Terron A. Diagnóstico de la infección por el VIH. En: Pachón J, Pujol E, Rivero A. La infección por el VIH: guía práctica. 2ª ed. Sevilla: Sociedad Andaluza de Enfermedades Infecciosas; 2003. p. 95-108.

Selwyn PA, Forstein M. Overcoming the false dichotomy of curative vs palliative care for late-stage HIV/AIDS: Let me live the way I want t olive until I can't. JAMA. 2003;290:806-14.

Shen JM, Blank A, Selwyn PA. Predictors of Mortality for Patients With Advanced. Disease in an HIV Palliative Care Program. J Acquir Immune Defic Syndr. 2005;40:445-7.

Ssentongo P, Heilbrunn ES, Ssentongo AE, Advani S, Chinchilli VM, Nunez JJ, et al. Epidemiology and outcomes of COVID-19 in HIV-infected individuals: a systematic review and meta-analysis. Sci Rep. 2021;11:6283.

Tesoriero JM, Swain CAE, Pierce J, Zamboni L, Wu M, Holtgrave DR, et al. COVID-19 Outcomes among Persons Living with or without Diagnosed HIV Infection in New York State. JAMA Netw Open. 2021;4:e2037069.

UNAIDS. 2021 UNAIDS Global AIDS Update — Confronting inequalities — Lessons for pandemic responses from 40 years of AIDS. Ginebra: UNAIDS; 2021.

Vilaseca J, Arnau JM, Bacardi R, Mieras C, Serrano A, Navarro C. Kaposi's sarcoma and toxoplasma gondii brain abscess in a Spanish homosexual. Lancet. 1982;1:572.

Vincent I, D'Hérouville D, Moulin P, Bugler C, Fraval J, Mallet D, et al. Modalities of palliative care in hospitalized patients with advanced AIDS. AIDS Care. 2000;12:211-9.

Geriatría y centros sociosanitarios

34

J. C. Durán Alonso

OBJETIVOS

- Sensibilizar con el impacto del envejecimiento poblacional y reconocer los grados de dependencia. Saber los recursos sociales existentes y actualizarse con los nuevos modelos asistenciales en residencias.
- Conocer los recursos de la especialidad de geriatría: la valoración geriátrica integral, el trabajo en equipo multidisciplinar y los niveles asistenciales.
- Reflexionar sobre la actitud curativa o paliativa que se debe aplicar al realizar un plan individualizado de tratamiento en un paciente geriátrico. Manejar los cuidados paliativos en este grupo etario. Obtener conocimientos para participar en la toma de decisiones conjuntas y en la planificación de decisiones anticipadas.
- Conocer los problemas clínicos más frecuentes y poder aplicar en la práctica clínica el manejo paliativo en los pacientes con demencia en fase avanzada de la enfermedad.

ENVEJECIMIENTO, DEPENDENCIA Y RECURSOS SOCIALES

Envejecimiento

Se está produciendo un progresivo envejecimiento de la población. Según el Instituto Nacional de Estadística (INE), en 2018 existían en España 8.908.051 personas mayores, lo que representa el 19,6 % de la población.

> **!** Uno de cada cinco españoles son mayores de 65 años.

La esperanza de vida al nacer también está aumentando progresivamente, siendo mayor en mujeres que en hombres. Esto hace que el colectivo de «muy ancianos» (mayores de 85 años) también aumente, siendo ya octogenaria el 6,1 % del total de la población, y el censo de centenarios es de 11.229. Estos porcentajes aumentarán en los próximos años, por disminución de la natalidad y mejora en los avances científicos, que prolongarán más aún la esperanza de vida al nacer, situando a España como uno de los países más envejecidos.

El índice de envejecimiento en España en 2021 fue del 129,11 %, lo que significa que por cada 100 personas menores de 15 años hay 129 personas mayores de 65 años.

Dependencia

Entre los significados de la palabra *dependencia* que se recogen en el Diccionario de la Real Academia de la Lengua Española, uno de ellos es: «situación de una persona que no puede valerse por sí misma». Depende, por tanto, de otra persona que le ayude a realizar sus actividades.

Con la entrada en vigor de la Ley 39/2006, de 14 de diciembre, de promoción de la autonomía personal y atención a personas en situación de dependencia, conocida como Ley de dependencia, se reconocen los derechos que tienen las personas que sufren algún grado de dependencia.

A partir de dicha ley, se reconocen *tres grados de dependencia*:

- Grado I, dependencia moderada: precisa ayuda al menos una vez al día en el desarrollo de las actividades básicas de la vida diaria (ABVD).
- Grado II, dependencia severa: precisa ayuda más de dos veces al día
- Grado III, gran dependencia: precisa siempre ayuda y apoyo de otra persona para la realización de las ABVD.

> Dependiente es una persona que no puede valerse por sí misma. Se reconocen tres grados de dependencia:
>
> - Moderada: precisa ayuda en ABVD al menos una vez al día.
> - Severa: precisa ayuda más de dos veces al día.
> - Gran dependencia: precisa ayuda siempre en ABVD.

En función del grado de dependencia reconocido, se le ofrecen una serie de recursos, que oscilan desde la teleasistencia, ayuda social a domicilio, centro de día, centro de noche, residencia o prestación económica vinculada al servicio.

El *plan individualizado de atención* (PIA) es la propuesta de prestación de uno o más servicios, que elabora la autoridad competente y que mejor se adecúa a las necesidades de la persona con dependencia. Tiene en cuenta la oferta y la disponibilidad de recursos del sistema de atención a la dependencia (tanto públicos como concertados) existentes en la zona geográfica del lugar de residencia de la persona solicitante. La persona dependiente puede aceptar una o alguna de las distintas opciones ofertadas en el PIA. El proceso termina con la resolución firmada por la autoridad competente, que determina la prestación.

No todos los dependientes son personas mayores, pero el progresivo envejecimiento de la población hace que aumente la prevalencia de enfermedades crónicas que se acompañan habitualmente de problemática social y de deterioro funcional o cognitivo, llegando a situaciones de dependencia progresivas en los últimos años de vida.

Según datos recogidos por el Instituto de Mayores y Servicios Sociales (IMSERSO), en el año 2021 se recibieron un total de 1.874.819 solicitudes de valoración para reconocimiento de dependencia. De ellas, el 74,06 % corresponden a *personas mayores de 65 años*. El 52,95% de las solicitudes son de personas con más de 80 años. De las recibidas, se han resuelto 1.750.307 con asignación de un grado de dependencia.

 Tres de cada cuatro personas dependientes son mayores de 65 años.

Existen diferencias entre las diferentes comunidades autónomas en la agilización y cumplimentación de la valoración del grado de dependencia. También hay diferentes normativas para la acreditación y el concierto de plazas residenciales, con diferencias en cuanto a necesidades estructurales de los centros y a necesidades con ratios de personal requeridos.

Recursos sociales

Todo el mundo desea envejecer en casa. La mejor ubicación de los mayores es su domicilio, donde encuentran su entorno de confianza y seguridad, con sus comodidades, bienes y aficiones.

Muchas enfermedades crónicas conllevan una pérdida de capacidad funcional y de autonomía, necesitando ayuda para vivir en casa. Esta ayuda suele ser inicialmente ocasional, lo más frecuente en el aseo diario, pero conforme progresa la enfermedad o el envejecimiento se van incrementando las necesidades, hasta necesitar ayuda en todas las actividades diarias y en las transferencias. En estos casos, toma gran importancia la figura del cuidador principal. Y si no dispone del mismo y no puede valerse en casa, se hace preciso la institucionalización.

Dentro de los diferentes recursos sociales, cabe mencionar la *ayuda a domicilio,* donde cuidadores profesionales atienden en casa a los mayores, ayudándoles en las tareas domésticas y en las actividades instrumentales y básicas de la vida diaria. Los *centros de participación activa,* antiguos hogares de pensionistas, son lugares donde se potencian las relaciones sociales entre mayores, ocupan su tiempo libre y participan en la vida del barrio, pueblo o ciudad. A los *centros de día* de mayores acuden los ancianos durante la jornada diaria, con una programación más asistencial y dirigida para la atención sociosanitaria. Por último, están las *residencias geriátricas* para personas mayores. En algunas comunidades autónomas, como Cataluña, existen *centros sociosanitarios*, que cuentan con recursos sanitarios y sociales, con camas de recuperación funcional y de larga duración.

 Los diferentes recursos sociales disponibles son:
- Ayuda a domicilio.
- Centros de participación activa.
- Centros de día para mayores.
- Residencias geriátricas.
- Centros sociosanitarios.

Residencias para personas mayores

Son centros de carácter social que ofrecen alojamiento, convivencia y atención integral. Sustituyen al hogar, de forma temporal o permanente, para personas mayores dependientes.

Existe una gran heterogeneidad de centros residenciales para mayores, algunos son de titularidad pública –comunidad, diputación o ayuntamiento– y otros de instituciones privadas, con o sin ánimo de lucro. Pueden ser de pequeño tamaño, desde 30 camas, a grandes residencias de numerosas plantas y elevado número de plazas. Pueden estar ubicadas en la ciudad o en las zonas residenciales de la periferia, y contar con un equipo asistencial mínimo o con todos los miembros del equipo multidisciplinar y profesionales médicos contratados.

Los mayores que viven en residencias tienen garantizada la asistencia sanitaria pública. Serán asignados a un equipo de atención primaria del centro de salud más cercano. El médico de familia será el responsable de su asistencia y de la prescripción de toda la medicación y material sanitario que precisen. El recurso especializado debe ser aportado por el hospital de referencia.

 Es fundamental que exista una adecuada coordinación sociosanitaria, y que la comunicación entre los profesionales de la residencia y del centro de salud sea ágil y fluida, con sistemas de información interconectados, para garantizar la continuidad asistencial de los residentes.

Cada comunidad autónoma marca los requisitos estructurales y funcionales que deben cumplir las residencias geriátricas para su acreditación. En Andalucía, han de ser emplazadas en zonas rurales o urbanas saludables, integradas y accesibles a los servicios generales que puedan requerir, especialmente sanitarios. Deben disponer de zonas comunes: comedor, salón, salas de visita, de enfermería, con adecuada ventilación e iluminación de estancias, así como zonas verdes de esparcimiento. Los materiales de equipamiento y decoración tienen que tener una calidad digna, y disponer de las medidas de protección y seguridad que marque la legislación, existiendo unas ratios de personal mínimos exigibles que aseguren una adecuada asistencia.

Modelos de atención residencial. Atención integral centrada en la persona

La sociedad actual está demandando un cambio en el modelo de atención residencial, imponiéndose la atención integral centrada en la persona. La persona mayor es el protagonista de la atención, y debe ser la residencia la que se adapte a él, no al contrario. Debe decidir por sí mismo cómo quiere que se le atienda y los cuidados que quiere recibir.

En la actualidad, se tiende a tener centros residenciales de no más de 100 camas, con unidades de convivencia más reducidas (se entiende por unidad de convivencia el espacio que comparten un grupo reducido de residentes, entre 15 y 20, incluyendo las habitaciones con baño, el salón y la cocina), en los que aumente el número de habitaciones individuales, para garantizar mayor confort e independencia. Supone un cambio por un modelo más hogareño.

En el modelo de atención centrada en la persona:
- El residente es el centro de la asistencia.
- Es quien decide los cuidados que quiere recibir.
- Se potencia su autonomía y se respetan sus valores y costumbres.
- Aumenta el número de habitaciones individuales para ofrecer mayor intimidad.
- Se reducen el tamaño de las residencias y el número de residentes que comparten las unidades de convivencia.

Este modelo requiere un mayor conocimiento de cada residente. A la valoración geriátrica integral (VGI) que se viene realizando, para conocer los aspectos clínicos, las capacidades cognitiva y funcional, los aspectos psicológicos y sociales más destacados, se debe añadir la «historia de vida» o historia vital. Hay que conocer sus principales valores en la vida, sus preferencias, sus aficiones, la forma en que le gusta vestirse y arreglarse, el ritmo de vida que habitualmente sigue, las comidas que más le hacen disfrutar, el tipo de música que escucha y la lectura que lee con mayor frecuencia; conocer quiénes son su familia y sus mejores amigos; cuál es su profesión, en qué trabajó y a qué dedicó la mayor parte de su vida.

Si el residente sufre demencia, es preciso conocer si existen voluntades vitales anticipadas donde hubiera dejado por escrito sus preferencias en la atención. En caso de que no disponga de ello, hay que tener en cuenta las directrices previas, entrevistando a fondo a su familia, debiendo implicarse en sus cuidados, participando cada vez que hubiera que tomar alguna decisión concreta.

> El principal objetivo es fomentar la promoción de su autonomía, mantenerle lo más válido y activo posible, para que siga desarrollando su proyecto de vida en la residencia.

Cuando necesiten ayuda de otra persona, esta será recibida por un auxiliar gerocultor con empatía, haciendo las cosas como a él le gustan, con respeto mutuo. Los auxiliares gerocultores se convierten en este modelo en el «profesional de referencia», siendo por tanto un modelo de asistencia horizontal. El equipo técnico, formado por médicos, enfermeras, fisioterapeutas, psicólogos o terapeutas ocupacionales, pone a disposición de todo el equipo de gerocultores sus conocimientos y habilidades para cumplir el proyecto de vida individualizado de cada residente.

Desde las asociaciones de familiares de la enfermedad de Alzheimer, se ha ido promocionando una cultura de cuidados más individualizada, promocionando su actividad y participación, luchando por evitar el uso de sujeciones físicas. El riesgo de caídas no debe ser superior a la libertad de movilidad. Los centros deben asumir que no existe un riesgo cero en los cuidados de los pacientes.

El modelo de atención centrada en la persona (ACP) propone que se evite el uso de sujeciones mecánicas en los mayores.

Beneficios del modelo de atención centrada en la persona

Son muchos los beneficios que ha demostrado el modelo ACP:

- *Beneficios en la persona mayor*: mejora su autonomía e independencia; participando en la elaboración de su plan de cuidados se sienten más importantes, más desarrollados y satisfechos, mejorando su calidad de vida y bienestar subjetivo.
- *En la familia*: se le facilita y anima a que participe en las actividades del centro y en los cuidados de su familiar, que conozca el plan de cuidados y opine sobre él, aumentando con esto la confianza hacia los profesionales y hacia el centro, mejorando sus relaciones, su satisfacción con el centro y disminuyendo los conflictos con este.
- *En los profesionales*: dignifica y cualifica la labor de los auxiliares gerocultores y de los técnicos. Motiva, ilusiona y fortalece su autoestima, promocionando las buenas prácticas y la innovación. La responsabilidad es compartida, así como los logros obtenidos. Fomenta la comunicación del equipo y la cooperación entre todos.
- *En la organización*: mejora el clima laboral, disminuye el *burnout* (síndrome del trabajador quemado) y las bajas laborales, aumenta la flexibilidad, facilita la toma de decisiones compartidas y reduce los conflictos con los usuarios y sus familias, aumentando la calidad de la asistencia y el reconocimiento por parte de los residentes y familiares.

GERIATRÍA

A continuación, se aborda: el concepto de geriatría, los objetivos, el equipo, la valoración geriátrica integral, el plan individualizado de cuidados, los recursos sanitarios y los niveles asistenciales hospitalarios.

Concepto de geriatría

La geriatría es la rama de la medicina que se dedica al estudio de los aspectos preventivos, clínicos, terapéuticos y sociales de las enfermedades de las personas mayores. Su principal objetivo es evitar la aparición de enfermedades crónicas y enlentecer su evolución para evitar la pérdida de autonomía. La gerontología es la ciencia básica que estudia el proceso de envejecimiento de la población.

Los principales objetivos de la geriatría son:

- Dar respuesta a los distintos problemas sociosanitarios de los mayores.
- Prevención y detección precoz de enfermedades incapacitantes.
- Organizar una asistencia continuada capaz de dar respuesta en las distintas fases de enfermar de los mayores, integrada en el sistema de salud (atención primaria y especializada).
- Intentar mantener e integrar al anciano en la comunidad, para que esté en su domicilio con la mejor calidad de vida posible.
- Fomentar la formación, la docencia y la investigación.

El envejecimiento progresivo de la población está aumentando la prevalencia de enfermedades crónicas. En muchas ocasiones, aparecen varias enfermedades en un mismo paciente (pluripatología), lo que obliga a la polimedicación. Los ancianos son más propensos a presentar efectos adversos e interacciones con la medicación. Esto, junto a la disminución de la reserva fisiológica, que provoca fragilidad, les hace especialmente complejos en su manejo.

Valoración geriátrica integral

La herramienta fundamental para la evaluación de los mayores es la VGI, definida como un proceso diagnóstico multidimensional que cuantifica las capacidades del paciente, detectando los problemas médicos, psicológicos, cognitivos, funcionales o sociales, con la finalidad de establecer un plan exhaustivo de cuidados y seguimiento a largo plazo.

La VGI consta de diferentes partes:

- La valoración clínica incluye la historia clínica médica tradicional que valora el estado cognitivo y las funciones ejecutivas.
- La valoración de enfermería tiene en cuenta los fármacos que toma y el estado nutricional.
- La valoración social identifica al cuidador principal, el núcleo familiar conviviente, las características de la vivienda y los recursos disponibles.
- La valoración psicológica ayuda a identificar problemas afectivos, depresión, ansiedad, insomnio o alteraciones de conducta.
- También se valora la capacidad funcional del paciente para valerse en las actividades básicas e instrumentales de la vida diaria (**Fig. 34-1**).

Equipo multidisciplinar. Plan individualizado de tratamiento

En geriatría, es fundamental el trabajo en equipo, donde los diferentes profesionales sanitarios especializados abordan desde sus disciplinas tanto la evaluación diagnóstica como

la elaboración de su parte del plan individualizado de tratamiento.

En los actuales modelos de atención, es fundamental la participación de la persona mayor en el plan individualizado de tratamiento. Debe conocer los diagnósticos y las limitaciones encontradas. Tiene que participar tomando decisiones sobre lo que debe hacer y los tratamientos y programas que va a realizar:

- Si la persona tiene limitación en su capacidad cognitiva, será la familia la que participará en la elaboración del PIA, teniendo siempre en cuenta las prioridades del paciente y sus directrices previas.
- Si el paciente ingresa en una residencia y conserva su capacidad cognitiva, es importante que deje por escrito sus voluntades vitales anticipadas en el documento existente para ello, o al menos se recojan en su historial las directrices previas que el paciente indique respecto al tipo de cuidados que quiere recibir llegado el momento en que no sea capaz de poder hacerlo.

Tanto la VGI como el plan individual de tratamiento son elementos dinámicos, que hay que ir evaluando periódicamente para ver si los problemas detectados y los objetivos de tratamiento se van cumpliendo. Se deben realizar tanto en el momento del ingreso del mayor en un centro sociosanitario o en un nivel asistencial hospitalario, y revisar y evaluar al menos cada 6 meses, o cuando se haya producido una situación que descompense y genere una modificación importante en la situación basal del paciente (**Fig. 34-2**).

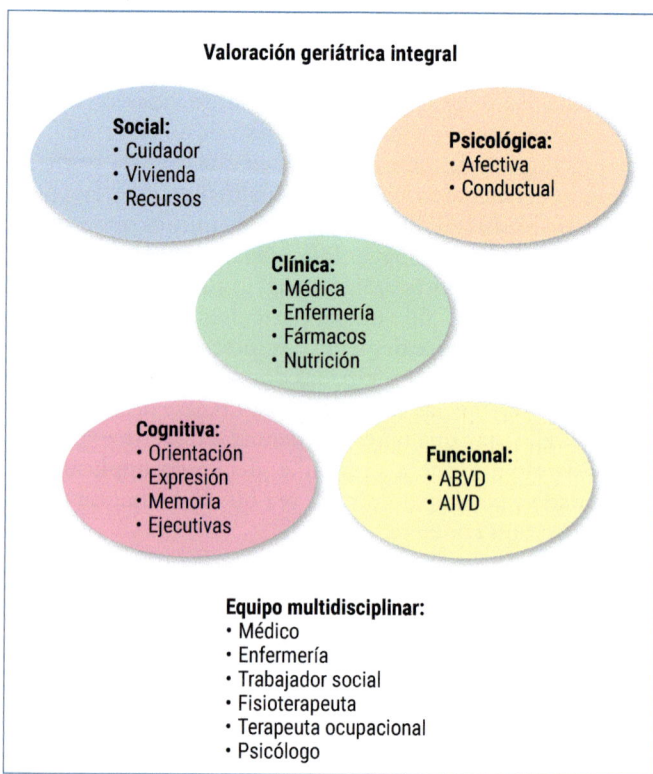

Figura 34-1. Valoración geriátrica integral. Componentes y equipo multidisciplinar. ABVD: actividades básicas de la vida diaria; AIVD: actividades instrumentales de la vida diaria.

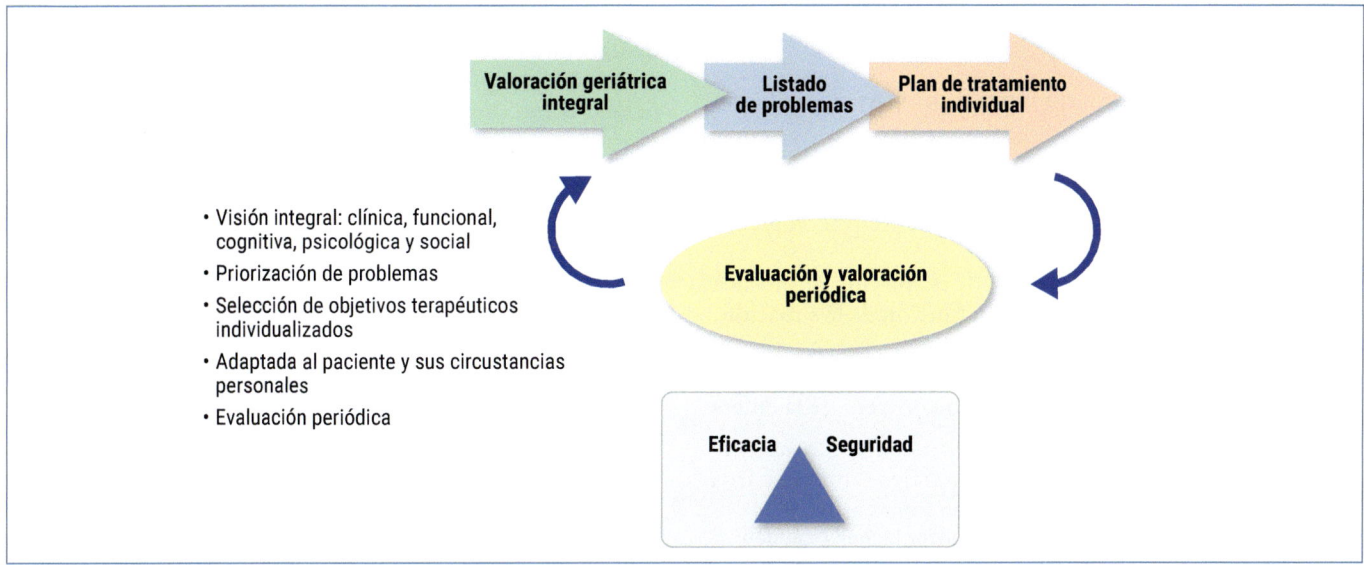

Figura 34-2. Valoración geriátrica integral y plan de tratamiento individualizado, procesos dinámicos para detectar problemas y establecer el tratamiento adecuado en cada momento, que requieren evaluación periódica.

> **!** El equipo multidisciplinar, formado habitualmente por médico, enfermero, trabajador social, fisioterapeuta, terapeuta ocupacional y psicólogo, debe trabajar utilizando como centro de atención al mayor de forma interdisciplinar, manteniendo reuniones de equipo periódicas.

En dichas reuniones, deben ponerse de acuerdo los diferentes profesionales para seleccionar los problemas de salud más destacados del paciente y decidir las diferentes opciones de tratamiento, elaborando así un PIA o plan individualizado de tratamiento. En él debe constar: los medicamentos que deben administrarse, con su pauta horaria, los cuidados de enfermería que ha de recibir y el programa de fisioterapia, terapia ocupacional o psicoterapia al que asistirá, a fin de conseguir su mejor calidad de vida y su máxima capacidad funcional, para conservar o mejorar su autonomía personal.

Niveles asistenciales en asistencia geriátrica especializada

Como la situación clínica de los mayores es cambiante, se hace necesario disponer de diferentes *niveles asistenciales*. La atención primaria debe atender la patología habitual del anciano y la cronicidad. La atención especializada se centra en la resolución de las descompensaciones agudas o reagudización de la patología crónica que requiera asistencia hospitalaria en *unidades de agudos*.

Cuando la patología genera dependencia aguda y requiere una rehabilitación para su recuperación funcional, se debe disponer de *unidades de media estancia o de recuperación funcional* para atender este tipo de pacientes, con el fin de garantizar su autonomía, y en caso de quedar limitación, enseñar al paciente y a sus familiares o cuidadores el correcto manejo de la situación.

Para la revisión y seguimiento, es preciso disponer de *consultas externas*. Para los grandes dependientes, en los que su

movilización y desplazamiento al hospital pueden ser dificultosas, debe existir un equipo de *hospitalización domiciliaria* (**Fig. 34-3**).

GERIATRÍA Y CUIDADOS PALIATIVOS

A continuación, se abordan los puntos que hay en común y las diferencias entre geriatría y cuidados paliativos, así como la actitud curativa-paliativa, con la valoración de la fragilidad, índices de fragilidad-VGI y estimación pronóstica.

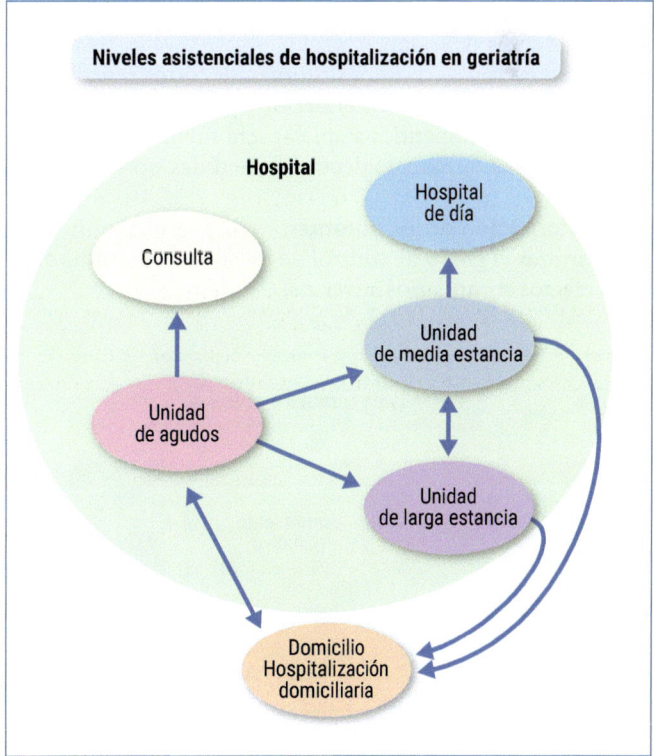

Figura 34-3. Diferentes niveles asistenciales de la asistencia geriátrica especializada, e interrelaciones entre los mismos.

Geriatría y cuidados paliativos: puntos en común y diferencias

Son muchos los puntos en común que comparten la geriatría y los cuidados paliativos:

- Complejidad de los pacientes.
- Manifestaciones clínicas con componente psicológico y situación social.
- Necesidad de valoración integral, de estimación pronóstica y de adecuación de tratamiento en función de la situación.
- Abordaje por un equipo multidisciplinar.
- Requerimiento de diferentes niveles asistenciales para dar la respuesta más adecuada al momento concreto de la enfermedad.

> **!** Y lo más importante que comparten ambas especialidades es su objetivo principal: garantizar la mejor calidad de vida posible del paciente y de sus familiares, priorizando incluso a su supervivencia.

En el objetivo de confort, los tratamientos curativos y paliativos no son mutuamente excluyentes, sino que son una cuestión de énfasis. Se aplicarán gradualmente un mayor número y proporción de medidas paliativas cuando avanza la enfermedad y el paciente deja de responder al tratamiento específico. La familia también vive los efectos de la enfermedad, y la atención debe llegar más allá del final y de la muerte del paciente, debiendo abordarse el duelo en los familiares (**Fig. 34-4**).

Los principios fundamentales para el control de síntomas son:

- Evaluar antes de tratar.
- Explicar las causas de estos síntomas, de forma sencilla para que el paciente pueda entenderlos.
- La estrategia terapéutica a aplicar será mixta, combinando tratamientos farmacológicos con medidas no farmacológicas.
- Monitorización de los síntomas.
- Optimizar el grado de control de los síntomas y minimizar los efectos secundarios adversos.

En la guía de cuidados paliativos de la Sociedad Española de Cuidados Paliativos (SECPAL), se recogen las principales características que debe cumplir un paciente para ser considerado como candidato a recibir dichos cuidados:

- Presencia de una enfermedad avanzada, progresiva, incurable.
- Falta de posibilidades razonables de respuesta al tratamiento específico.
- Presencia de numerosos problemas o síntomas intensos, múltiples, multifactoriales y cambiantes.
- Gran impacto emocional en el paciente, la familia y el equipo terapéutico, muy relacionado con la presencia, explícita o no, de la muerte.
- Pronóstico de vida limitado.

En el último punto, el pronóstico de vida, es donde se encuentra la principal diferencia. Es más fácil de estimar en pacientes oncológicos que en pacientes con insuficiencia de órganos vitales, y más difícil en los pacientes mayores con enfermedades neurodegenerativas, como la demencia, ya que la trayectoria evolutiva que va marcando el deterioro funcional progresivo es diferente en cada una de ellas (**Fig. 34-5**).

ACTITUD CURATIVA O ACTITUD PALIATIVA. VALORACIÓN DE LA FRAGILIDAD

Aunque cronológicamente todas las personas envejecen igual (cada año, se cumple uno más), biológicamente todas tienen un ritmo diferente de envejecer, e influyen tanto los factores hereditarios como los adquiridos: el estilo de vida y los cuidados de salud.

Es muy importante evaluar la fragilidad del paciente mayor a la hora de tomar decisiones en salud. Medir la estimación pronóstica ayudará a aplicar medidas de tratamiento proporcionadas, evitando tanto la discriminación etaria (no diag-

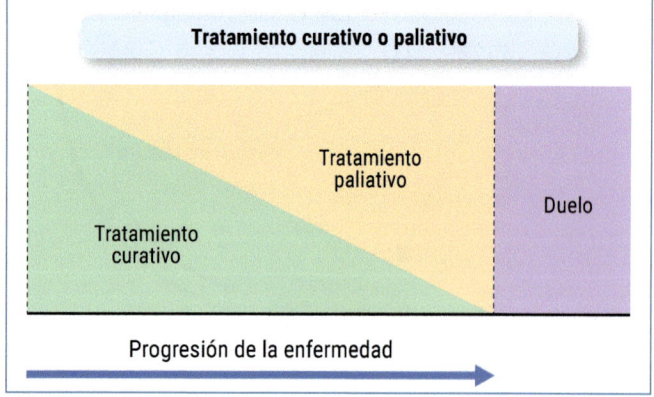

Figura 34-4. Tratamiento curativo o paliativo, diferente intensidad de los mismos conforme progresa la enfermedad.

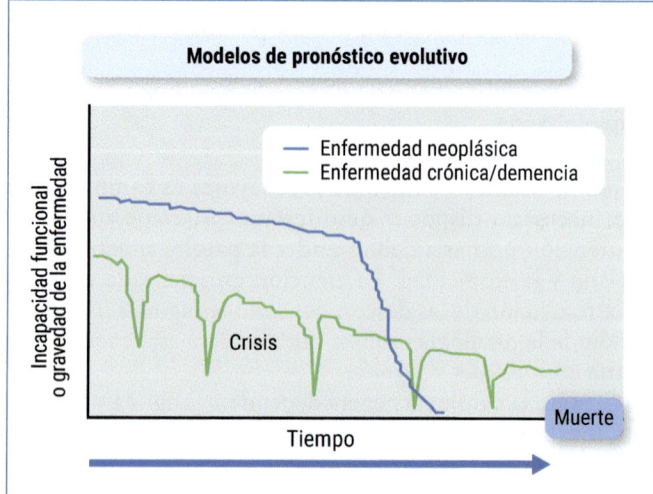

Figura 34-5. Modelos de pronóstico evolutivo en función del deterioro funcional que genera la enfermedad; diferencias entre el cáncer y las enfermedades crónicas como la demencia. Adaptada de: Alonso Renedo FJ, González Ercilla L, Iraizoz I. El anciano con enfermedad avanzada de órgano. Consideraciones desde la geriatría, la medicina paliativa y la bioética. Rev Esp Geriatr Gerontol. 2014;49:228-34.

nosticar ni tratar por la edad), como el sobretratamiento y el encarnizamiento terapéutico.

La Organización Mundial de la Salud (OMS) diferencia cuatro tipos de personas mayores:

- Mayor *sano o robusto*: el que goza de buena calidad de vida y conserva toda su autonomía tanto funcional como cognitiva.
- Mayor *enfermo*: aquel robusto que sufre una enfermedad aguda.
- Mayor *frágil*: cuando sufre varias enfermedades crónicas y empieza a tener que necesitar ayuda en actividades diarias, con problemas sociales o psicológicos.
- Mayor *dependiente o paciente geriátrico*: cuando la pérdida de autonomía por el acúmulo de enfermedades le hace depender de otra persona en sus actividades diarias.

La fragilidad es uno de los grandes síndromes geriátricos. Se entiende como fragilidad el estado de vulnerabilidad que sufre una persona mayor ante factores estresantes, por limitación de los mecanismos compensadores y de la capacidad de adaptación del organismo, que les expone a eventos adversos de salud. A mayor fragilidad, factores estresantes de menor intensidad pueden generar mayor deterioro, al estar más debilitados los mecanismos compensadores.

> Evaluar de forma integral a la persona mayor y cuantificar su grado de fragilidad ayuda a tomar decisiones de diagnóstico y tratamiento que sean proporcionadas para el estado de salud del paciente.
> El índice de fragilidad-VGI es una herramienta adecuada para ello.

Los estudios de prevalencia de fragilidad realizados en España (Fradea en Albacete, Estudio de Envejecimiento saludable de Toledo, Estudio de Peñagrande y de Leganés en Madrid, y de Fralle en Lleida) han demostrado que es un problema muy frecuente que oscila entre el 8,5 y el 20,4 %, es más frecuente en mujeres y aumenta conforme progresa la edad, siendo en mayores de 85 años entre el 18 y el 38 %.

Fried describió el fenotipo físico de fragilidad, basándose para ello en los siguientes parámetros:

- Pérdida de peso no intencionada.
- Debilidad o pérdida progresiva de fuerzas, con lentitud en la velocidad de la marcha y reducción de la fuerza presora de las manos.
- Baja resistencia al esfuerzo.
- Disminución de la actividad física.

Rockwood consideró que los mayores llegaban al estado de fragilidad por la declinación de múltiples sistemas fisiológicos, siendo los que más intervienen: el musculoesquelético, con pérdida de masa muscular o sarcopenia (como causante de la pérdida de fuerzas), el sistema cardiovascular, metabólico e inmunológico; además de influir factores demográficos y psicosociales asociados al proceso de envejecimiento.

Existen numerosas escalas que ayudan al diagnóstico de la fragilidad. El índice de fragilidad asociado a la VGI, publicado por Amblás, permite obtener una variable cuantitativa basándose en la acumulación de déficits.

Para ello, utiliza diferentes variables o dominios, como la valoración funcional en las actividades instrumentales o las ABVD, el estado nutricional, la valoración cognitiva o emocional, la situación social, los síndromes geriátricos, los síntomas graves, como el dolor o la disnea, y las enfermedades como el cáncer, la enfermedad pulmonar obstructiva crónica (EPOC), la insuficiencia cardíaca, hepática o renal, y enfermedades neurodegenerativas como la enfermedad de Parkinson o la de Alzheimer. Todo ello suma un total de 25 puntos, de forma que el cociente entre el resultado obtenido/25 da el índice frágil-VGI. Por encima de 0,2, sería una fragilidad leve; 0,4, moderada; y mayor de 0,6, avanzada.

Con ello, propone que los objetivos asistenciales y la intensidad terapéutica sean acordes al grado de fragilidad, con una aproximación más curativa en estadios leves-moderados de enfermedad, y más paliativa, basada en el bienestar y el control de síntomas, en estadios avanzados de fragilidad.

TOMA DE DECISIONES

El principio bioético de autonomía se ha convertido en la base de la asistencia sanitaria actual. Es aquel en el que el paciente tiene derecho a tomar decisiones sobre sus actuaciones en salud, siempre que tenga capacidad para poder decidir, debiendo disponer de toda la información necesaria para elegir.

> Cada vez que sea preciso tomar una determinada decisión sobre realizar un determinado acto diagnóstico o una intervención terapéutica concreta, se debe establecer un proceso deliberativo entre el equipo sanitario que le atiende y el paciente, para ofrecerle las diferentes alternativas existentes. Y el paciente, una vez informado de las ventajas e inconvenientes de cada una de ellas, puede decidir libremente la que mejor le convenga.

Decisiones anticipadas, directrices previas, voluntades vitales anticipadas

En las personas mayores, el deterioro cognitivo puede llevarle a perder capacidades cognitivas, y conforme progrese la edad y la enfermedad, su capacidad de poder decidir puede verse más mermada.

El documento de voluntades vitales anticipadas recoge las decisiones tomadas, en un momento de plenas facultades mentales, sobre los cuidados que se desea que se apliquen, en caso de enfermar y perderlas, nombrando a un familiar o persona de confianza como tutor o representante, para que tome las decisiones que dicha persona ha manifestado previamente.

Las diferentes comunidades autónomas tienen sus respectivos modelos de documentos de voluntades vitales anticipadas, con sistemas de registros donde los médicos puedan consultarlo.

En muchas ocasiones, no se dispone del documento de voluntades vitales anticipadas.

Por este motivo, es importante realizar una planificación de decisiones anticipada. Hay que hablar con detenimiento con el paciente y con sus familiares cuando se encuentra aún con capacidades conservadas, por los valores y preferencias que tienen respecto a los cuidados que precisen en momentos de descompensación y de enfermedad avanzada, si desean ser atendidos en su domicilio o en hospital, el uso o no de sondas de alimentación si no pudieran tragar, etcétera.

Todo ello debe recogerse y registrarse de forma clara en su historia clínica, y debe comunicarse a todo el equipo de atención directa, para poder cumplir con sus deseos llegado el momento.

 Para poder actuar conforme a las preferencias del paciente, es conveniente dejar una constancia escrita. Estas decisiones respecto al tipo de cuidados que cada uno quiere recibir pueden recogerse en un documento oficial de voluntades vitales anticipadas.

En el caso de que no se disponga del mismo, en el momento del ingreso residencial se puede tratar detenidamente y registrarlo por escrito en la historia clínica; serían las directrices previas del paciente.

Decisiones compartidas

Cuando se atiende a pacientes con situaciones clínicas complejas, es fundamental que exista un equilibrio entre la tecnificación y la humanización de la medicina. Los profesionales sanitarios tienen que poner todos sus conocimientos y tecnología disponible para ayudarles a tomar la decisión más acertada. Es preciso compartir con el paciente y su familia la toma de decisiones y conseguir un estado de confianza que es clave en la relación médico-paciente.

Es fundamental tener identificado al cuidador principal del paciente, especialmente si sufre un deterioro cognitivo que le impide tomar sus propias decisiones. Puede tratarse del cónyuge, uno de sus hijos, un hermano o un sobrino. Si no se dispone de ningún familiar, los pacientes deben ser atendidos por alguna fundación de tutelaje que ayude a tomar decisiones por el paciente.

Un método para la toma de decisiones compartidas es el SHARE, que consiste en cinco pasos:

- S: identificar *situaciones* del encuentro clínico entre los profesionales sanitarios y el paciente, más sensibles para compartir decisiones clínicas.
- H: *hablar* claro para que el paciente lo entienda, hacer de la incertidumbre sobre la situación un diálogo sobre las opciones existentes.
- A: *aclarar* valores y preferencias. Atender las emociones del paciente.
- R: *resumir*, recapitular y respetar el ritmo del paciente para entender y decidir sobre la opción más adecuada para actuar ante la situación clínica existente.
- E: *empoderar* al paciente para poder implementar su decisión y evaluar si encaja bien para la mejor resolución del problema.

Es importante que el paciente y sus familiares sepan que es un proceso dinámico y que dicha decisión puede modificarse según evolucione el proceso clínico.

DEMENCIAS Y PALIATIVOS

La demencia es una enfermedad crónica, progresiva, invalidante y desgraciadamente aún incurable. Afecta inicialmente a las funciones cognitivas y, posteriormente, a la capacidad funcional, incapacitando al paciente progresivamente en sus actividades diarias. Cuando llega a fases avanzadas, presenta numerosos síntomas conductuales y psicológicos cambiantes, que generan gran malestar en el paciente y estrés en el familiar/cuidador. Es por ello por lo que, llegada esta fase, debe intervenirse con enfoque paliativo.

Criterios de demencia avanzada

Son varias las escalas utilizadas para estratificar las fases, pero las dos más establecidas son la escala de deterioro global (GDS, *Global Deteriotation Scale*) y la escala de evaluación funcional (FAST, *Functional Assesment Staging*). Se considera una demencia en fase avanzada o aguda cuando llega a un GDS 7 sobre 7 o a un FAST de 7. En el estadio 7 de la escala FAST, se diferencian diferentes subestadios, siendo la supervivencia estimada al alcanzar esta fase entre 12 y 18 meses:

- 7.A: dice solo seis palabras.
- 7.B: dice solo una palabra inteligible.
- 7.C: no puede andar solo.
- 7.D: necesita apoyo para estar sentado.
- 7.E: no sonríe.
- 7.F: no puede sostener la cabeza.

Brown realizó una revisión sistemática de estudios que analizaban indicadores pronósticos de mortalidad en los últimos 6 meses. Aunque la mayoría de los estudios utilizan la escala FAST-7 como indicador de fase muy aguda, existen otros criterios pronósticos más sensibles como predictores de mortalidad que pueden servir para decidir una actuación paliativa:

- Alteración en la alimentación (disfagia) y desnutrición.
- Presencia de comorbilidades.
- Deterioro funcional agudo, con alteración total del lenguaje y la movilidad.
- Alteraciones hematológicas.

! La presencia de *disfagia orofaríngea*, con dificultad deglutoria y aspiraciones bronquiales de repetición de contenido alimenticio, suele ser un punto premonitorio de mal pronóstico. Su presencia condiciona alteraciones en el estado nutricional, y con ello, junto a la inmunosenescencia del paciente con alteraciones de la inmunidad y capacidad de defensas, empiezan a aparecer *infecciones de repetición*.

Mitchel publicó una revisión sobre el curso clínico de las demencias avanzadas. Las complicaciones más frecuentes de mal pronóstico fueron los episodios febriles, las neumonías y los problemas de alimentación. El 40,7 % de los pacientes con demencia fallecidos durante el seguimiento del estudio habían sufrido en los 3 meses antes de su muerte algún tipo de intervención agresiva: visitas a urgencias, hospitalización, terapia parenteral o uso de sondas de alimentación. Cuando los representantes de los pacientes estaban bien informados del pronóstico y las complicaciones de la enfermedad, los pacientes sufrieron de forma significativa menos intervenciones agresivas (*odds ratio* o razón de posibilidades de 0,12, intervalo de confianza del 95 %: 0,04-0,32).

Es fundamental reconocer la *fase avanzada de la demencia*. Existen escalas como la FAST que ayudan a ello. Hay que estar pendiente de la aparición de *complicaciones* que son indicadoras de mal pronóstico y fase muy avanzada de la enfermedad, como la *disfagia*, la *malnutrición* y las *infecciones de repetición*.

> **!** Existen herramientas que pueden servir de ayuda para la desprescripción en los pacientes con demencias en fases avanzadas, siendo la más reconocida internacionalmente la que utiliza los criterios STOPP-FRAIL (*screening tool of older persons prescriptions in frail adults with limited life expectancy*, es decir, herramienta de cribado de prescripción de personas mayores en adultos frágiles con una esperanza de vida limitada) o STOPP-PAL (paliativos).

Aunque la demencia es la enfermedad que con mayor frecuencia genera la demanda de ingresos residenciales, menos de un 10 % están institucionalizados, por lo que los cuidados paliativos en fases finales de la enfermedad habitualmente son realizados en el domicilio del paciente por médicos y enfermería del centro de salud.

En las residencias, la atención al final de la vida de las demencias en fase avanzada es uno de los principales retos y de los que más dificultades generan al equipo multidisciplinar. Hacer una planificación de la asistencia, conociendo y respetando las directrices previas del paciente e implicando a la familia en los cuidados, garantiza el éxito de la asistencia y la posibilidad de que puedan fallecer en su residencia.

Los tipos de cuidados más específicos que precisan este tipo de pacientes son:

- Control de síntomas conductuales y psicológicos asociados a la demencia.
- Adecuado control del dolor o del malestar.
- Manejo de los problemas de disfagia y alteraciones de la nutrición.
- Y atención al final de la vida.

Desprescripción en pacientes con demencia en fase avanzada

Un apartado importante que hay que considerar en el manejo de estos pacientes es la revisión de su tratamiento farmacológico.

Arrechea realizó un estudio donde analizó la prescripción de 178 residentes. El 66,3 % tenían diagnóstico de demencia en fase avanzada. El 46 % tenían prescrito algún fármaco antidemencia y el 83 % tomaban algún fármaco con carga anticolinérgica, el 50 % de los mismos de riesgo alto, siendo el medicamento más frecuentemente prescrito la quetiapina. Esto obliga a recordar la importancia de la revisión sistemática de la medicación y la relevancia de la desprescripción de fármacos potencialmente inadecuados en estas fases de la enfermedad.

El mismo grupo de investigadores irlandeses de la Universidad de Cork que publicaron los criterios STOPP-STAR (*screening tool to alert doctors to right*) publicaron en el año 2017 un artículo de consenso de validación de los criterios STOPP-FRAIL no solo diseñados para demencias, sino para todos los mayores que se encuentran en fase avanzada de su enfermedad y tienen expectativas de vida muy limitadas, con pronóstico vital menor de 1 año, deterioro cognitivo/funcional agudo y prioridad en el control de síntomas y calidad de vida, más que en la prevención o progresión de la enfermedad.

En España, para evitar la confusión con la fragilidad, se ha preferido denominarlos STOPP-PAL. Constan de un total de 27 criterios. Los primeros dos criterios son para deprescribir cualquier fármaco que no esté indicado o que el balance beneficio-riesgo sea desfavorable. Entre los otros 25, los más destacados son:

- Hipolipemiantes, ya que precisan períodos prolongados y tienen efectos adversos.
- Alfabloqueantes para el tratamiento de la hipertensión, por el riesgo de hipotensiones.
- Anticolinesterásicos en el tratamiento de las demencias en fase avanzada.
- Memantina si no se obtiene una mejoría en los síntomas.
- Omeprazol de forma continuada si no existe gastropatía que justifique su uso.
- Antiespasmódicos intestinales utilizados de forma prolongada.
- Teofilinas o antagonistas de leucotrieno para los pacientes con EPOC.
- Antiinflamatorios no esteroideos (AINE) a largo plazo.
- Antirresortivos en osteoporosis, ya que requiere tiempo de efecto y efectos adversos.
- Inhibidores de alfa reductasa para la hiperplasia prostática.
- Antidiabéticos con fin de control estricto de la diabetes.
- Suplementos nutricionales a largo plazo sin indicación precisa.
- Antibióticos preventivos para las infecciones urinarias.

Delgado publicó una versión en castellano de estos criterios, aconsejando el nombre de STOPP-PAL, más adecuado para esta lengua, ya que dicha herramienta de desprescripción es para pacientes con enfermedad en estadio terminal, esperanza de vida menor de 1 año e intención paliativa de control de síntomas.

Manejo de los síntomas conductuales y psicológicos asociados a demencia

Los síntomas conductuales y psicológicos de las demencias son los que más malestar producen en el paciente, y más estrés en sus familiares y cuidadores.

Dentro de los síntomas psicológicos más frecuentes están: apatía, depresión, ansiedad e insomnio, así como las alteraciones en el pensamiento en forma de alucinaciones visuales o auditivas, los falsos reconocimientos, las reduplicaciones y las ideas delirantes. Los síntomas conductuales más comunes son el habla reiterativa, la irritabilidad, la agresividad verbal o física, la deambulación errática, las alteraciones de la conducta alimentaria o de la esfera sexual.

> Lo primero que se debe hacer es tener una adecuada actitud diagnóstica, identificando los síntomas, buscando los posibles factores ambientales que puedan actuar como desencadenantes de estos, investigando las posibles influencias de la relación paciente-cuidador, así como descartar posibles enfermedades concomitantes que actúen como desencadenantes, como ocurre en casos de infecciones urinarias o respiratorias, estreñimiento o impactación fecal, retención urinaria, etcétera.

Inicialmente se han de instaurar medidas no farmacológicas: adecuar el entorno físico, con accesibilidad a los lugares de deambulación, evitar alfombras u obstáculos en el suelo; utilizar una iluminación suave, y los colores de pinturas de las estancias uniformes y de tono pastel; evitar espejos, así como objetos abstractos que, con alteraciones en la agudeza visual, puedan favorecer la distorsión de la realidad; evitar la presencia de objetos peligrosos a mano. Los cambios de vivienda generan una marcada desorientación a los pacientes con demencia.

Se debe habituar al paciente a unos horarios fijos para despertar y desayunar, y realizar actividades que le mantengan ocupado durante el día, siendo ideales los talleres de psicoestimulación y terapia ocupacional.

Es mejor integrarlos en la familia para las comidas que darles de comer solos. Hacer algo de ejercicio sería muy conveniente, siendo mejor por la tarde, con la luz solar del atardecer de frente. La musicoterapia ha demostrado efectos muy beneficiosos, reduciendo la frecuencia e intensidad

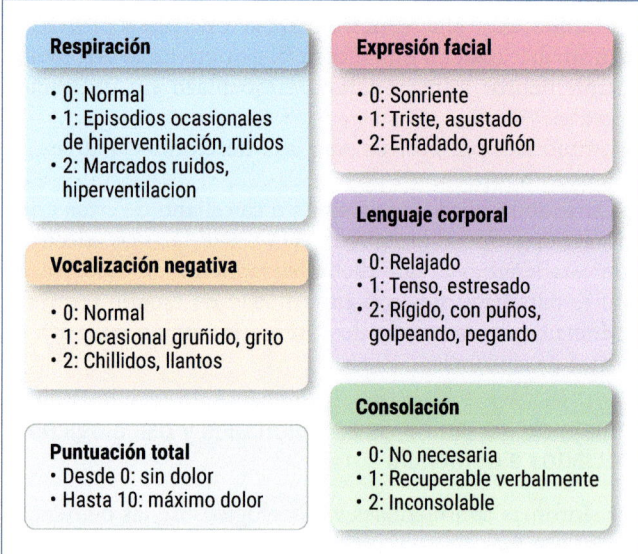

Respiración	**Expresión facial**
• 0: Normal • 1: Episodios ocasionales de hiperventilación, ruidos • 2: Marcados ruidos, hiperventilacion	• 0: Sonriente • 1: Triste, asustado • 2: Enfadado, gruñón

Lenguaje corporal
• 0: Relajado
• 1: Tenso, estresado
• 2: Rígido, con puños, golpeando, pegando

Vocalización negativa
• 0: Normal
• 1: Ocasional gruñido, grito
• 2: Chillidos, llantos

Consolación
• 0: No necesaria
• 1: Recuperable verbalmente
• 2: Inconsolable

Puntuación total
• Desde 0: sin dolor
• Hasta 10: máximo dolor

Figura 34-6. Escala de dolor en la enfermedad de Alzheimer (*PAINAD, Pain in Alzheimer Disease, PAINAD*) para evaluar el dolor y el malestar en pacientes con demencias en fases avanzada de la enfermedad. Adaptada de: Geriatric-resources.com. [Internet]. Disponible en: http://www.geriatric-resources.com/html/painad_definitions.html.

de los síntomas conductuales y psicológicos de la demencia. Respecto a las medidas no farmacológicas que ayudan a reducir los trastornos del sueño, se recomienda: evitar las siestas prolongadas durante el día, dejar pasar un tiempo prudencial para acostarse tras la cena, usar el dormitorio solo para dormir, dejar una luz tenue con un ambiente relajante y evitar la televisión antes de acostarse.

Cuando todas estas medidas no funcionan, es preciso utilizar tratamiento farmacológico. Si predominan los síntomas psicológicos, se aconseja iniciar un antidepresivo o un ansiolítico si destaca la ansiedad, y si predominan los síntomas conductuales, los fármacos de elección son los neurolépticos.

Evaluación y control del dolor y el malestar en pacientes con demencia

En muchas ocasiones, los pacientes con demencia pueden mostrar dolor. Hay que conocer si se trata de un dolor agudo o crónico, intentar precisar si es de tipo mecánico o visceral, o si tiene componente neuropático. Se debe evaluar su intensidad: leve, moderado o agudo; y saber su localización e irradiación para llegar al diagnóstico y establecer el tratamiento más correcto.

> Lo difícil es evaluar el dolor en los pacientes con demencia. En fases iniciales, está dificultada su capacidad de expresión; en fases moderadas, su lenguaje se ve más limitado y afecta a la capacidad de comprensión; y en fases agudas, no es posible su comunicación. La verbalización del dolor puede ser en forma de quejidos, gemidos o gritos, y hay que estar muy atentos al lenguaje o la expresión corporal no verbal.

Se tiende a subestimar el dolor en las personas mayores con demencia. Es más importante observar el lenguaje no verbal y estar pendiente a las expresiones faciales que puedan indicar dolor: muecas, cierre de ojos, rechinar de dientes, etc. Pueden mostrarse irritables, inquietos y ansiosos, y mostrar conductas antisociales con rechazo a los cuidados.

La escala de calificación del dolor de rostros (*Faces Pain Rating Scale*) puede ser de utilidad en los pacientes con demencia, pero la más específica es la escala de dolor en la enfermedad de Alzheimer (*Pain in Alzheimer Disease*) (**Fig. 34-6**).

Respecto al uso de analgésicos, es importante evaluar, antes de tratar, pautas de analgesia regulares, ajuste posológico individualizado y dejar la analgesia condicional para picos de dolor. Se debe seguir un tratamiento escalonado, como recomienda la OMS, empezando con analgésicos no opioides como paracetamol, metamizol o AINE, para subir al uso de opioides débiles cuando no se controle, como codeína o tramadol; y en un tercer escalón, los opioides potentes, como morfina, buprenorfina, fentanilo, oxicodona o tapentadol. Los coanalgésicos en pacientes con demencia son más la norma que la excepción (**Fig. 34-7**).

Cuando se utilicen opioides potentes, se debe iniciar con dosis bajas y escalada progresiva, con ajustes individualizados. Si la vía oral no está disponible, se pueden utilizar parches o la vía subcutánea. Hay que vigilar la posible aparición de efectos

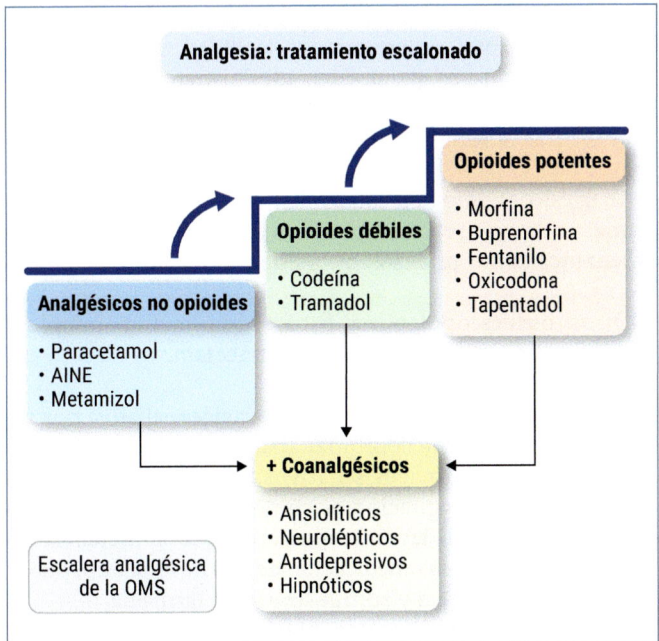

Figura 34-7. Tratamiento escalonado del dolor en el paciente geriátrico. AINE: antiinflamatorios no esteroideos; OMS: Organización Mundial de la Salud.

adversos, como la sedación. Se debe sospechar toxicidad por opioides cuando el paciente presente somnolencia extrema, náuseas y vómitos no explicables por otras causas, mioclonías o *delirium*. En estos casos, se debe reducir la dosis, suspender o proceder a la rotación del opioide. Otro efecto adverso muy frecuente es el estreñimiento, por ello es fundamental valorar la necesidad de añadir laxantes. Como coadyuvantes, son mejores los neurolépticos que los ansiolíticos.

Disfagia orofaríngea

En las fases avanzadas de la demencia, los pacientes pueden presentar trastornos de la conducta alimentaria, rechazando las comidas, escupiendo alimentos, mostrando un rechazo al cuidador, levantándose de la mesa, mostrándose irritable durante las comidas, etc. Esto debe tratarse como el resto de los síntomas conductuales.

Un síntoma común en fase final es la disfagia orofaríngea. Falla la coordinación en el proceso deglutorio, con episodios de aspiración de contenido alimenticio al árbol respiratorio. Estos episodios son muy estresantes para el paciente y para los cuidadores que deben darle de comer.

> ⚠ Para el manejo de la disfagia orofaríngea, es fundamental que la consistencia del bolo alimenticio sea homogénea. Para ello, se debe recurrir a la comida triturada. El problema surge con los líquidos, precisando para ello utilizar espesantes para líquidos o agua gelificada.

Con el espesante, conforme se aumente su concentración, se obtendrán diferentes texturas: néctar, miel y pudin. La persona encargada de ayudar a comer al paciente debe estar instruida para ello. Hay que tener paciencia, utilizar cucharas adaptadas, situarse frente al paciente, evitar que hable, dando

órdenes sencillas, como «traga». Es preciso esperar a que haya deglutido una cucharada antes de dar otra, y si tose, dejar que lo haga.

A pesar de tomar todas estas medidas, la disfagia es progresiva. Esto hace que los familiares pregunten por soluciones, como el uso de sondas de alimentación. Existen dos tipos: la sonda nasogástrica y la sonda de gastrostomía endoscópica percutánea, que requiere la realización de una endoscopia con sedación para su colocación.

En 1999, Finucane publicó en *JAMA* una revisión sistemática de todos los estudios publicados en *Medline* desde 1966 hasta 1999 respecto a los beneficios de la colocación de una sonda de alimentación:

- No se encontró ningún estudio aleatorizado que comparara nutrición oral con nutrición por sonda.
- No se demostró en ningún estudio que los sondados tuvieran mayor supervivencia.
- No se confirmó disminuir el riesgo de neumonías aspirativas con sondaje.

Concluye que se debe reconsiderar la utilización de sondas para alimentación en pacientes con demencias.

En este momento, al problema clínico le acompaña un dilema ético. ¿Es correcto utilizar sondas de alimentación para los pacientes con disfagia orofaríngea por demencia en fase muy avanzada? Poner la sonda puede ser una medida fútil que suponga un encarnizamiento terapéutico, mientras que no ponerla puede considerarse una negligencia por omisión o un absentismo terapéutico.

Ante estas situaciones, que en bioética podrían considerarse un dilema entre la maleficencia y la no beneficencia, es preciso recurrir para solucionarla al principio de autonomía, e indagar si existen voluntades vitales anticipadas o directrices previas en la toma de decisiones de sus cuidados para respetarlo.

Este tipo de decisiones deben ser consensuadas con la familia, hay que explicar la evidencia científica existente, siendo las últimas revisiones indicadoras de ausencia de ventajas, contarles los pros y los contras, e indagar en los deseos del paciente al respecto. Es preciso reunirse con toda la familia para llegar a un acuerdo común. Nunca se ha de sondar a un paciente por no enfrentarse a la familia.

Suchs realizó un estudio, objetivando que los pacientes con demencia no tienen una muerte digna:

- Mueren en hospitales.
- Sin buen control del dolor.
- Con alto grado de ansiedad y angustia.
- Con sondajes de alimentación.
- Con elevada carga de estrés en familiares y cuidadores.

Y concluye planteando estas propuestas para conseguir que los pacientes con demencia puedan tener una *muerte digna*:

- Mejorar la asistencia sanitaria en el domicilio y en las residencias.
- Mejorar el manejo de los síntomas que causen malestar: dolor, ansiedad, angustia.

- Mejorar el grado de conocimiento de familiares y cuidadores mediante programas formativos.
- Conocer que la alimentación en esos momentos no es tan imprescindible: «no mueren por dejar de comer, dejan de comer porque se están muriendo».

Sedación paliativa en residencias

Uno de los problemas de los pacientes geriátricos institucionalizados en situación de final de la vida es la dificultad para una continuidad asistencial adecuada durante todo el día, ya que muchas residencias no disponen de médico o el médico está contratado a jornada parcial algunos días en semana. Incluso hay centros geriátricos que no disponen de personal de enfermería las 24 horas.

Cuando ya no pueden tratarse por vía oral, una alternativa adecuada es el uso de la vía subcutánea. La vía subcutánea es sencilla de usar. Lo ideal es disponer de palomitas, que se dejan colocadas en las zonas del cuerpo donde existe tejido subcutáneo: brazos, piernas o abdomen. La absorción de fármacos por vía subcutánea es rápida, similar a la intravenosa, pero sin tener el efecto bolo de esta última. Como inconvenientes, destacan que: la vía subcutánea no permite administrar más que pequeños volúmenes de líquidos, siendo recomendable no superar

los 500 mL al día para evitar edemas, pueden producirse reacciones locales, que se detectan con facilidad, y es limitado el número de fármacos que pueden administrarse por esta vía.

Los fármacos más habituales que se pueden utilizar por vía subcutánea son:

- Analgésicos como ketorolaco, fentanilo, oxicodona o morfina.
- Sedantes como midazolam, haloperidol o levomepromacina.
- Otros: butilescopolamina, furosemida, metoclopramida, ondansetrón, dexametasona, levetiracetam.

A la hora de decidir iniciar una sedación paliativa por vía subcutánea, se han de combinar analgésicos potentes, como la morfina, con fármacos sedativos, como midazolam. En caso de *delirium* o agitación psicomotriz, un recurso farmacológico puede ser la levomepromacina, que, a diferencia del midazolam, que es una medicación de uso hospitalario, puede prescribirse con receta y suministrarse en farmacia.

Es aconsejable disponer de un adecuado *stock* de medicación y fungible para poder recurrir a esta por vía subcutánea en residencias, y formar adecuadamente a los profesionales del centro en su manejo.

 PUNTOS CLAVE

- Se está viviendo un progresivo envejecimiento poblacional, aumentando la esperanza de vida media, más en mujeres, y el porcentaje de personas mayores de 85 años.
- El aumento progresivo de la edad y la aparición de enfermedades crónicas está aumentando la prevalencia de dependencia: la necesidad de ayuda en actividades diarias.
- El modelo de cuidados de larga duración y el modelo de atención residencial se están adaptando a las necesidades de los mayores, destacando la atención integral centrada en el paciente, donde se tiene más en cuenta los deseos y las preferencias del usuario, haciéndole partícipe en los cuidados.
- En geriatría, la valoración geriátrica integral es fundamental para evaluar tanto la situación clínica y social como las capacidades cognitivas y funcionales. Se trabaja en un equipo multidisciplinar, donde los diferentes profesionales aportan sus conocimientos en la valoración y en la elaboración del plan individualizado de tratamiento. Es necesario disponer de diferentes niveles asistenciales para poder dar una respuesta a la necesidad de cada momento.
- La geriatría y los cuidados paliativos comparten un mismo objetivo primordial: buscar el máximo confort y la mejor calidad de vida posible en el paciente y en sus familiares.
- En los pacientes mayores con demencia hay que evaluar el estadio de la misma, para detectar si se encuentra en una fase avanzada y priorizar los cuidados paliativos.
- La presencia de disfagia orofaríngea, la malnutrición y las infecciones de repetición son indicativas de mal pronóstico y requieren un abordaje paliativo.
- El control del dolor, del malestar y de los síntomas conductuales y psicológicos asociados a la demencia son fundamentales para garantizar la mejor calidad de vida posible en esta fase avanzada de la enfermedad.
- Es importante también en estas fases avanzadas de la demencia tener en cuenta y respetar los deseos y preferencias del paciente respecto a sus cuidados, debiendo consultar si existen voluntades vitales anticipadas o evaluando con la familia las directrices previas dictadas por el paciente.

BIBLIOGRAFÍA

Abellán García A, Aceituno Nieto P, Pérez Díaz J, Ramiro Fariñas D, Ayala García A, Pujol Rodríguez R. Un perfil de las personas mayores en España, 2019. Indicadores estadísticos básicos. [Internet]. Informes Envejecimiento en red. 2019;22. pp. 38. Disponible en: http://envejecimiento.csic.es/documentos/documentos/enred-indicadoresbasicos2019.pdf

Abizanda Soler P, Rodríguez Mañas L. Fragilidad en el anciano. En: Abizanda Soler P, Rodríguez Mañas L. Tratado de medicina geriátrica. Elsevier; 2015. p. 383-90.

Alonso Renedo FJ, González Ercilla L, Iraizoz I. El anciano con enfermedad avanzada de órgano. Consideraciones desde la geriatría, la medicina paliativa y la bioética. Rev Esp Geriatr Gerontol. 2014;49:228-34.

Amblàs Novella J, Casas S, Catalán RM, Oriol-Ruscalleda M, Lucchetti GE, Quer-Vall FX. Innovando en la toma de decisiones compartidas con pacientes hospitalizados, descripción y evaluación de una herramienta de registro de nivel de intensidad terapéutica. Rev Esp Geriatr Gerontol. 2016;51:154-58.

Amblàs-Novellas J, Martori JC, Molist N, Oller R, Gómez-Batiste X, Espaulella J. Frail-VIG index: Design and evaluation of a new frailty index based on the Comprehensive Geriatric Assessment. Rev Esp Geriatr Gerontol. 2017;52:119-27.

Arrecha S, Ferro A, Beobide I, González J, AlabaJ, Sevilla D. Prevalencia de prescripción de fármacos con carga anticolinérgica y sedantes en mayores institucionalizados con demencia. Rev Esp Geriatr Gerontol. 2021;56:11-7.

Brown M, Sampson E, Jones L, Barron A. PRgonostic indicators of 6 month mortality in elderly people with advanced dementia: A systematic review. Paliat Med. 2012;27:389-400.

Burgueño A. Uso de sujeciones en residencias: de dónde venimos, cómo estamos y hacia dónde vamos. [Internet]. Dependencia.indo. 3 Sep 2019. Disponible en: https://dependencia.info/noticia/2910/opinion/uso-de-sujeciones-en-residencias:-de-donde-venimos-donde-estamos-y-a-donde-vamos.html

Consejería para la Igualdad y Bienestar Social. Normativa sobre centros residenciales de personas mayores. [Internet]. Junta de Andalucía. Disponible en: Normativa_centros_mayores.pdf (juntadeandalucia.es)

Costa Alcaraz AM, Almendro Padilla C. Un modelo para tomar decisiones compartidas con el paciente. Aten Primaria. 2009;41:285-87.

Cruz Jentoft A, Montero Fernández N. El reto de la valoración geriátrica. En: Ribera Casado JM. Avances en geriatría. GAFOS; 2005.

Delgado E, Mateos-Mozal J, Muñoz M, Rechax L, Vélez-Díaz M, Albéniz J, et al. Uso potencialmente inapropiado de fármacos en cuidados paliativos: versión en castellano de los criterios STOPP-Frail (STOPP-Pal). Rev Esp Geriatr Gerontol. 2019;54:151-5.

Díaz Veiga P, Sancho M, García A, Rivas E, Abad E, Suárez N, et al. Efectos del modelo de atención centrada en la persona en la calidad de vida de las personas con deterioro cognitivo de los centros gerontológicos. Rev Esp Geriatr Gerontol. 2014;49:266-71.

Enteral tube feeding for people with severe dementia. [Internet]. Cochrane. 13 Ago 2021. Disponible en: https://www.cochrane.org/CD013503/DEMENTIA_enteral-tube-feeding-people-severe-dementia

Fernández Fernández M, Solano Jaurrieta JJ. Niveles asistenciales en geriatría. En: Sociedad Española de Geriatría y Gerontología, ed. Tratado de geriatría para residentes. SEGG; 2007.

Finucane TE, Christmas C, Travis K. Tube feeding in patients with advanced dementia: a review of the evidence. JAMA. 1999;282:1365-70.

Formiga F, Robles MJ, Font I. Demencia, una enfermedad evolutiva: demencia severa. Identificación de demencia terminal. Rev Esp Geriatr Gerontol. 2009;44:2-8.

Geriatric-resources.com. [Internet]. Disponible en: http://www.geriatric-resources.com/html/painad_definitions.html

INE Instituto Nacional de Estadística de España. [Internet]. INE. Disponible en: https://www.ine.es/

Instituto de Mayores y Servicios Sociales. Análisis de las valoraciones de personas solicitantes en situación de dependencia. IMSERSO. Disponible en: https://www.imserso.es/interpresent4/groups/imserso/documents/binario/estsisaad_compl20211231.pdf

Instituto de Mayores y Servicios Sociales. La atención centrada en la persona. Guía de recursos documentales. [Internet]. IMSERSO; 2015. Disponible en: https://crealzheimer.imserso.es/InterPresent1/groups/imserso/documents/binario/guia_acp.pdf

Jefatura del Estado. Ley 39/2006, de 14 de diciembre, de Promoción de la Autonomía Personal y Atención a las personas en situación de dependencia. [Internet]. BOE. 2006;299:44142-56. [Actualizado 4 Jul 2018]. Disponible en: https://www.boe.es/boe/dias/2006/12/15/pdfs/A44142-44156.pdf

Lavan A, Gallagher P, Parsons C, O'Mahony. STOPPFrail (Screening Tool of Older Persons Prescriptions in Frail adults with limited life expectancy): consensus validation. Age Ageing. 2017;46:600-7.

Martínez Rodríguez T. La atención centrada en la persona, enfoque y modelos para el buen trato a las personas mayores. [Internet]. Sociedad y utopía. Rev Ciencias Sociales. 2013;41:209-31. Disponible en: https://ria.asturias.es/RIA/bitstream/123456789/4504/1/Archivo.pdf

Mitchell SL, Teno JM, Kiely DK, Shaffer ML, Jones RN, Prigerson HG, et al. The clinical course of Advanced Dementia. N Eng J Med. 2009;361:1529-38.

Organización Mundial de Salud. Informe Mundial sobre el Envejecimiento y Salud 2015. OMS; 2015.

Real Academia Española. Diccionario de la Real Academia de la Lengua Española. [Internet]. RAE. Disponible en: https://dle.rae.es/

Ribera Casado JM. Geriatría y cuidados paliativos: algunas reflexiones. Rev Esp Geriatr Gerontol. 2013;48:89-93.

Robles Raya MJ, Miralles R, Llorach I, Cervera A. Definición y objetivos de la especialidad de geriatría, tipología de ancianos y población diana. En: Sociedad Española de Geriatría y Gerontología, ed. Tratado de geriatría para residentes. SEGG; 2007.

Rodríguez Rodríguez P. Las residencias que queremos. Cuidados y vida con sentido. Catarata; 2021.

Rodríguez Rodríguez P. La atención integral y centrada en la persona. Fundación Pilares. Colección Papeles de la Fundación. 2019;1.

Rubenstein LZ. Geriatric assessment: an overview of its impacts. Clin Geriatr Med. 1987;3:1-15.

Sachs GA, Shega JW, Cox-Hayley D. Barriers to excellent end-of-life care for patients with dementia. J Gen Intern Med. 2004;19:1057-63.

Sanjoaquín Romero AC, Fernández Arín E, Mesa Lampré P, García-Arilla Calvo E. Valoración geriátrica integral. En: Sociedad Española de Geriatría y Gerontología, ed. Tratado de geriatría para residentes. SEGG; 2007.

Sociedad Española de Cuidados Paliativos. Guía de cuidados paliativos. SECPAL.

Toma de decisiones compartidas. [Internet]. Sociedad Española de Medicina Familiar y Comunitaria. Disponible en: https://www.semfyc.es/practice-share-el-arte-de-compartir-decisiones-en-el-encuentro-clinico/

Walsh SC, Murphy E, Devane D, Sampson EL, Connolly S, Carney P, et al. Palliative care interventions in advanced dementia. Cochrane Database Syst Rev. 2021;9:CD011513.

Cuidados paliativos pediátricos (I)

35

M. García de Paso Mora, E. Segura Fernández y S. Jordá Martí

OBJETIVOS

- Conocer la situación epidemiológica de los cuidados paliativos pediátricos (CPP) en España y describir las patologías más frecuentes.
- Explicar las peculiaridades de los CPP respecto a los del adulto.
- Reconocer la enfermedad crónica compleja avanzada infantojuvenil y los CPP como diferentes escenarios dentro de la posible evolución en una enfermedad.
- Identificar el punto de inflexión en el desarrollo de la enfermedad paliativa infantojuvenil.
- Repasar las técnicas de enfermería más frecuentes en CPP.
- Realizar una aproximación a los cuidados de enfermería al final de la vida en pediatría.

CONCEPTO Y CLASIFICACIÓN EN CUIDADOS PALIATIVOS PEDIÁTRICOS

Los grandes avances médicos de los últimos años han disminuido de forma importante la mortalidad infantil. A pesar de ello, siguen produciéndose casos de muerte prematura en la infancia y la adolescencia. La mayoría de las muertes ocurren dentro del primer año de vida (un tercio de las cuales tienen lugar en los primeros 28 días de vida), debido principalmente a malformaciones congénitas, deformidades y anomalías cromosómicas. Después del primer año de vida, es más probable que la causa de la muerte sea una enfermedad neurodegenerativa o neoplásica.

Por otra parte, estos avances han aumentado la supervivencia y la prevalencia de enfermedades incurables que requieren una adecuada asistencia, incluyendo los cuidados paliativos como parte de esta atención tanto a pacientes en edad pediátrica como a sus familiares.

Para la Organización Mundial de la Salud (OMS), los CPP tienen como objetivo mejorar la calidad de vida de los niños y sus familias cuando se enfrentan a enfermedades probablemente mortales a través de la prevención y mejora del sufrimiento, identificando y tratando de forma precoz el dolor y otros problemas, tanto físicos y psicosociales como espirituales.

Estos principios son aplicables a otros niños con enfermedades crónicas:

- Los CPP implican el cuidado activo de aspectos físicos, psicológicos, sociales y espirituales del niño y el apoyo a la familia.

- Los CPP comienzan cuando la enfermedad es diagnosticada (puede ser en la etapa prenatal y, en algunos casos, prolongarse más allá de los 18 años, cuando dan soporte en la transición a los cuidados paliativos en adultos). Abarcan toda la trayectoria de la enfermedad (independientemente de si el niño recibe o no tratamiento específico para la enfermedad de base) hasta los cuidados al final de la vida, y se mantienen durante el proceso de duelo (apoyo a la familia).
- Unos CPP eficaces requieren un abordaje multidisciplinar. Precisan el trabajo coordinado de diferentes especialistas (pediatras, enfermeras, psicólogos, trabajadores sociales, etc.) y una adecuada gestión de los recursos sanitarios y sociales que incluya a la familia.
- Los CPP se realizan en el lugar donde el niño se encuentre mejor atendido. Como primera elección está su domicilio, escuela, centros sociales... Aunque evidentemente, por su patología, los CPP serán también realizados en los hospitales, consultas externas, centros de atención primaria, centros de atención temprana, etcétera.

Los CPP tienen una serie de singularidades y de dificultades/barreras respecto a los cuidados paliativos en adultos. Las singularidades de los CPP son:

- La prevalencia de las enfermedades que se atienden en CPP es baja en relación con la que se atiende en el adulto. Los pacientes entre entre 0 y 18 años son demográficamente menos en número que los pacientes que superan esta edad.
- Muchas enfermedades son específicas de la infancia, aunque algunos pacientes pueden sobrevivir hasta la edad adulta.

- Los valores de tiempo son diferentes respecto a los adultos, extendiéndose desde días hasta años.
- Algunas enfermedades tienen una base genética, por lo que puede haber varios miembros de la familia afectos.
- Los CPP intervienen sobre toda la familia, ya que el núcleo de atención lo conforman el paciente, sus hermanos (también menores en la mayoría de los casos) y sus cuidadores (en general los padres). No es viable la atención exclusiva al paciente sin contar con la atención de su núcleo familiar.
- Una característica especial de la infancia es que existe un desarrollo físico, cognitivo y emocional continuo, el cual se refleja en las facultades de comunicación y la habilidad para comprender su enfermedad y la muerte.
- Se debe cuidar el aspecto educativo y el juego, a pesar de la enfermedad, lo cual añade complejidad.
- Comunicación con este tipo de pacientes: son niños de diferentes edades o adolescentes con diferentes grados de madurez. En este sentido, es importante saber situarse delante de cada niño o adolescente e intentar comunicarse con él de acuerdo a su edad, recurriendo, si es preciso, al lenguaje no verbal, como los dibujos, los cuentos u otros métodos que puedan resultar útiles.

Las principales dificultades y barreras actuales en los CPP son:

- La atención por parte de los especialistas en pediatría de las enfermedades que afectan a los pacientes en CPP se ve complicada por la baja prevalencia y el gran expectro de expresividad y evolución dentro de la misma enfermedad. Esto hace que sea necesaria una gran especialización en la formación, aumentar las investigaciones en este tipo de enfermedades, así como en sus posibles abordajes terapéuticos.
- Las enfermedades pediátricas constituyen un amplísimo abanico de entidades, que incluyen enfermedades raras o poco frecuentes, que no deben ser tratadas basándose exclusivamente en resultados extrapolados de estudios de adultos.
- Hay muchas enfermedades con pronósticos de muerte muy prematura. Sin embargo, en la práctica de los CPP se objetiva con frecuencia que, debido a la gran variabilidad en la expresividad de las enfermedades en cuidados paliativos, así como al avance en los tratamientos y cuidados que reciben los pacientes, la esperanza de vida se ve incrementada. A nivel de la atención de los pacientes implica un aumento en la complejidad del control de los síntomas y una mayor necesidad de apoyo emocional y social a las familias.
- Es necesario que los profesionales que conforman las unidades de CPP tengan una formación altamente específica. Esta formación viene dificultada por los pocos itinerarios formativos específicos oficiales dentro de los diferentes campos de los CPP.

La atención paliativa debe adaptarse a las necesidades de cada paciente en cada momento de su vida. La atención paliativa debe ser integral, interdisciplinar, coordinada y planificadora:

- Integral, se atiende al niño como persona: atención de todas las necesidades físicas, psicológicas, sociales y espirituales. Incluye el apoyo a la familia. La unidad de atención es el niño y su familia.
- Interdisciplinar: atención coordinada de diferentes especialistas. Las necesidades deben ser atendidas por el profesional con mayor competencia para ello (pediatras de atención primaria y pediatras subespecializados en determinadas áreas: cirujanos, enfermeros, psicólogos y trabajadores sociales, etc.), en función de los objetivos terapéuticos comunes establecidos por dicho grupo.
- Coordinada: el niño se beneficia de los recursos sanitarios y sociales pertinentes según la cercanía a su domicilio, así como de atención domiciliaria en caso de que sea necesario y posible.
- Planificadora: el equipo de profesionales deberá establecer objetivos terapéuticos y elaborar un plan de atención ante posibles complicaciones futuras. Este plan deberá modificarse cuando las necesidades del paciente vayan cambiando.

> ❗ Una adecuada comunicación es un elemento fundamental en los CPP para establecer la relación de confianza necesaria entre el paciente, la familia y los profesionales que los atienden. Se deben respetar los derechos del menor, sus deseos y su participación en la toma de decisiones sobre cuestiones que afectan a su propia salud.

Con objeto de optimizar la atención de los pacientes en función de los recursos disponibles, se establecen tres niveles de atención según la complejidad del caso:

- Nivel 1 o primario: enfoque de cuidados paliativos. Los CPP deben aplicarse a todos los niños con condiciones que amenazan la vida o que limitan la vida con necesidades de atención de baja complejidad. Estos cuidados deben poder ser realizados adecuadamente por cualquier profesional sanitario.
- Nivel 2 o intermedio: cuidados paliativos generales. Los realizan profesionales de la salud que tienen capacitación. Son aquellos pediatras que, por su ámbito de actuación, tratan habitualmente a pacientes en CPP y están implicados en la toma de decisiones, como pediatra neurólogo, oncólogo, intensivista.
- Nivel 3 o especializado: cuidados paliativos especiales. Los CPP deben ser proporcionados por equipos interdisciplinares formados por profesionales de la salud y de atención social que trabajen exclusivamente en un entorno de CPP, y que deben asumir el cuidado de pacientes y familias con necesidades complejas.

SITUACIÓN ACTUAL DE LOS CUIDADOS PALIATIVOS PEDIÁTRICOS

En España, se estima una prevalencia de 25-30/10.000 niños con enfermedades que limitan o amenazan sus vidas. De ellos, mueren al año entre 930 y 1.500 niños. Considerado globalmente, el cáncer es responsable del 30 % de las muertes, mientras que el 70 % de las muertes se deben a enfermedades neurodegenerativas, metabólicas y genéticas.

Según la etapa de la vida del paciente en cuidados paliativos, se pueden distinguir las siguientes causas:

- En el período neonatal (0-28 días de vida), las causas más frecuentes de muerte susceptibles de CPP son ciertas afecciones originadas en el período perinatal (70 %) y malformaciones congénitas, deformidades y anomalías cromosómicas (28 %).
- Entre los 2 y 12 meses, las causas más frecuentes de muerte susceptibles de CPP son malformaciones congénitas, deformidades y anomalías cromosómicas (51 %), ciertas afecciones originadas en el período perinatal (27 %) y enfermedades del sistema nervioso (9,5 %).
- Entre los 2 y 19 años de vida, las causas más frecuentes de muerte susceptibles de CPP son los tumores (44,4 %), enfermedades del sistema nervioso (17,5 %) y malformaciones congénitas (17 %).

Las distintas administraciones sanitarias (central y autonómicas) tienen la obligación de garantizar que la atención a los niños con necesidades de CPP se organice, se implante y se desarrolle en todo el territorio nacional.

En los últimos años, las comunidades autónomas (CCAA) han desarrollado planes de cuidados paliativos. La realidad de las CCAA en cuanto a población, dispersión y organización de los recursos es muy variable. En su mayoría, estos recursos están encaminados a la atención de la población adulta. Algunos de ellos atienden también a niños en fases finales de la vida en circunstancias particulares. La disponibilidad de servicios para niños no es equitativa y, a menudo, dependen del lugar de residencia o del tipo de diagnóstico.

En el año 2014, se publicó el documento *Cuidados paliativos pediátricos en el Sistema Nacional de Salud: criterios de atención*. Este documento define un marco de referencia para la atención de los pacientes en edad pediátrica con necesidades de cuidados paliativos. Propone un modelo de atención integral que contempla las esferas física, psicológica, espiritual y social del paciente y su familia. En lo referente a la organización, formula una serie de criterios que tienen en cuenta la diversidad entre CCAA respecto a la población infantil, la dispersión y la organización de los recursos. A continuación, se describen algunos de los criterios más relevantes:

- Se insta a las CCAA al desarrollo de un apartado específico de CPP dentro de los planes integrales de cuidados paliativos.
- Cada CCAA debe contar, al menos, con un equipo interdisciplinar pediátrico de referencia con formación específica. Existe la posibilidad de establecer redes con equipos de otras CCAA limítrofes para atender a estos pacientes y sus familias.
- La atención domiciliaria se realizará por medio de equipos específicos pediátricos u otros recursos asistenciales, como pueden ser los equipos avanzados con formación en CPP.
- Se ofrecerá, al menos, atención telefónica durante 24 horas al día, los 365 días del año, para pacientes, familias y profesionales.

Existen distintos recursos asistenciales de atención especializada en CPP, como los equipos de atención domiciliaria y hospitalización a domicilio, los equipos de soporte hospitalarios o las unidades de CPP. Estas son unidades de hospitalización específicas de CPP, atendidas por un equipo interdisciplinar compuesto, como mínimo, por: un profesional médico y otro de enfermería con formación específica en CPP, un psicólogo clínico y un trabajador social.

En la guía de práctica clínica nacional, publicada por el Ministerio en el año 2022, se recogen las características de la atención en cuidados paliativos pediátricos y el consenso nacional sobre la forma en la que los pacientes pediátricos deben recibir los CPP.

ENFERMEDADES PREVALENTES EN CUIDADOS PALIATIVOS PEDIÁTRICOS

Existen multitud de enfermedades (neurológicas, metabólicas, cromosómicas, cardiológicas, respiratorias, infecciosas, oncológicas, complicaciones por prematuridad, etc.) que, además, tienen una duración imprevisible.

De acuerdo con la trayectoria esperada de la enfermedad, la Association for Children's with Life Threatening or Terminal Conditions and their Families (ACT) y el Royal College of Paediatrics and Child Health publicaron en 2003, se ha actualizado con la guía GoPaCCS en el año 2022 (también incluida en la bibliografía), donde se han producido actualizaciones y modificaciones en cuanto a los criterios de atención, los grupos asistenciales y otras definiciones relevantes en CPP. Las cuatro categorías de condiciones médicas de elegibilidad para recibir CPP, a las que recientemente se le ha añadido una quinta, son:

- Grupo 1: situaciones que amenazan la vida, para las cuales el tratamiento curativo puede ser viable, pero también puede fracasar (por ejemplo, cáncer, infecciones, fallo orgánico cardíaco, hepático o renal). El acceso a los servicios de cuidados paliativos puede ser necesario, debido a la complejidad de las necesidades de los pacientes.
- Grupo 2: enfermedades que requieren largos períodos de tratamiento intensivo dirigido a mantener la vida, pero donde todavía es posible la muerte prematura (por ejemplo, fibrosis quística, virus de la inmunodeficiencia humana/sida, anomalías cardiovasculares, enfermedad de Duchenne).
- Grupo 3: enfermedades progresivas sin opciones curativas, donde el tratamiento es paliativo desde el diagnóstico (por ejemplo, trastornos neuromusculares o neurodegenerativos, trastornos metabólicos progresivos, anomalías cromosómicas, cáncer metastásico avanzado ya en el momento del diagnóstico).
- Grupo 4: situaciones irreversibles, no progresivas, con grave discapacidad que conllevan una extrema vulnerabilidad de padecer complicaciones de la salud (por ejemplo, parálisis cerebral grave, trastornos genéticos, malformaciones congénitas, recién nacidos de muy bajo peso, lesiones cerebrales o de la médula espinal).
- Grupo 5: niños por nacer, con problemas de salud importantes que pueden no vivir hasta el nacimiento, bebés que pueden sobrevivir solo unas pocas horas/días, bebés con anomalías congénitas que pueden amenazar las funciones

vitales y bebés a quienes se les aplicaron cuidados intensivos de manera adecuada, pero desarrollaron una enfermedad incurable.

PARTICULARIDADES DE LA PEDIATRÍA EN CUIDADOS PALIATIVOS

Los CPP son un abordaje interdisciplinar a niños con enfermedades amenazantes y limitantes para la vida, así como a sus familias. El objetivo principal es la prevención y alivio del sufrimiento, independientemente del momento de la enfermedad, así como el acompañamiento y el abordaje completo de los síntomas físicos, psíquicos, sociales y espirituales del niño y su familia.

Los principios y bases teóricas de los cuidados paliativos son equivalentes entre niños y adultos, con una condición de enfermedad limitante/amenazante para la vida. Sin embargo, existen diferencias sustanciales en el modelo de cuidados pediátricos que deben ser tenidas en cuenta. Es importante ser consciente de no caer en la «adultificación» de los pacientes pediátricos. Un niño no es un «adulto en miniatura».

A continuación, se detallan algunas de las características diferenciales más importantes de los CPP:

- En pediatría, hay grandes diferencias en el desarrollo cognitivo y de maduración emocional en las distintas etapas de la infancia. Desde la etapa neonatal hasta la adolescencia, pasando por la de lactante, la preescolar y la escolar. En cada una de estas etapas, las adquisiciones madurativas son diferentes y determinan distintas formas de entendimiento, interacción con el entorno y sus iguales, percepción de la realidad y capacidad de adaptación. Por ello, es importante que los profesionales que atienden a la población infantil estén cualificados y formados específicamente en el área de la pediatría, para poder adaptarse a las necesidades de cada paciente, en cada enfermedad y etapa del desarrollo.
- En los CPP, el eje de la asistencia es el niño, pero los padres/cuidadores son fundamentales en el abordaje terapéutico del paciente. También será esencial la atención de otros miembros esenciales en la dinámica familiar, de entre los que destacan sobre todo la atención a los hermanos, que en la mayoría de los casos se encuentran en edad pediátrica también.
- En la línea de lo anterior, los tutores legales son sobre quienes recae la toma de decisiones en los pacientes menores de edad o con incapacidad manifiesta. Es decir, las decisiones sobre el tratamiento, la adecuación de medidas y los objetivos terapéuticos son acordados entre los profesionales y los tutores. Existe la figura legal del menor maduro, pacientes entre 12 y 16 años con una madurez psicológica adecuada demostrada, que le confiere legalmente tener que ser tenido en cuenta para la toma de decisiones. Por encima de los 16 años, con un desarrollo cognitivo adecuado y con capacidad para comprender las consecuencias de sus decisiones, puede ser considerado como autónomo en algunas ocasiones. Sin embargo, en la práctica totalidad de los casos, las decisiones más relevantes son tomadas por los tutores legales y los profesionales sanitarios.

> **!** Es importante, dentro de las funciones de un equipo de CPP, conocer los valores y prioridades de cada niño, así como aquello que implica sufrimiento en cada niño y lo que es esencial a sus ojos. Forma parte del trabajo del equipo de CPP establecer junto con los padres, y muchas veces ayudarles a valorarlo, cuáles son estos valores y expectativas del paciente.

Independientemente de la figura legal, es necesario tener en cuenta que la perspectiva vital desde el punto de vista de un niño (lo que es importante y lo que no, aquello que le genera disfrute, la diferente percepción subjetiva del tiempo, las preocupaciones, la visión de futuro, etc.) es completamente diferente de la de los adultos que lo cuidan. Por ejemplo, para un niño puede suponer un sufrimiento enorme ir al hospital para realizarse una analítica y, al mismo tiempo, puede encontrarse conforme con llevar un dispositivo de nutrición parenteral continua si puede acudir al colegio con sus iguales.

- Las enfermedades que afectan a los niños en cuidados paliativos son, en general, poco prevalentes y con una gran variabilidad en el curso evolutivo. Además, son enfermedades en las que los estudios científicos realizados son menores, principalmente por la baja prevalencia, lo que dificulta el conocimiento de su evolución, posibilidades terapéuticas y pronóstico exacto. Por toda esta especificidad, es difícil encontrar especialistas pediátricos en muchas de estas enfermedades en todos los centros sanitarios. Muchas de ellas son de origen genético, y se van produciendo avances en terapia génica que pueden modificar su evolución y su pronóstico en los próximos años (por ejemplo, la atrofia muscular espinal).
- En relación con lo anteriormente mencionado, hay que reseñar que en muchas ocasiones no es posible establecer un diagnóstico concreto de la enfermedad, porque no se identifica el trastorno genético exacto o se tarda mucho tiempo en conseguir, tiempo con el que muchas veces no cuenta el paciente. Esta situación se convierte en un reto en los CPP, pues implica que, a través de los hallazgos clínicos y de pruebas complementarias, se establezca un diagnóstico probable y, en virtud de la evolución, se establezca un pronóstico y unos objetivos terapéuticos.
- La mayoría de las enfermedades que se atienden en CPP, al menos en países con un adecuado desarrollo sanitario, figuran en el marco de enfermedades con afectación neurológica.

> **!** Entre un 60 y 80 % (según series y países) van a ser enfermedades en las que el compromiso del paciente es por alteración neurológica.

Entre un 15 y 30 % se trataría de enfermedades relacionadas con patología oncológica, y el resto lo componen una miscelánea de enfermedades que afectan al resto de sistemas.

- Los síntomas más prevalentes en CPP van a estar relacionados con las enfermedades más prevalentes. El dolor, al igual que en adultos, es el síntoma más prevalente. Sin embargo, en CPP la causa más frecuente es la asociada a problemas neurológicos en los que se produce espasticidad o rigidez relacionada con malformaciones osteoarticulares que implican al sistema nervioso. En la mayoría de los casos, van a ser dolores de características mixtas (somático y neuropático) y con necesidad de manejo interdisciplinar por su difícil abordaje. También es muy frecuente el dolor por hiperalgesia visceral, tanto por disautonomías y alteraciones del sistema nervioso autónomo como por deformidades osteoarticulares que traccionan y comprimen los plexos mientéricos.

- Durante la infancia, los pacientes en CPP van a padecer enfermedades intercurrentes comunes al resto de niños. Enfermedades que en la mayoría de los niños de la población general tienen un curso leve, pero que en los pacientes en CPP complican la evolución de sus enfermedades de base. Esto ocurre, por ejemplo, con las enfermedades infecciosas en los primeros 3 años de vida, donde, de manera habitual, los niños en general pueden presentar múltiples episodios febriles. Es necesario conocer la existencia de estos cuadros y las edades a las que se producen, para poder adecuar el tratamiento y prevenir complicaciones en los pacientes en CPP.

- Existen dificultades en pediatría en el ámbito farmacológico. Muchos de los fármacos empleados para el control de síntomas no están autorizados en ficha técnica por debajo de 12 años o la dosificación no considera pesos característicos de la edad pediátrica. En muchas ocasiones, los tratamientos deben realizarse «fuera de ficha técnica». Algo similar ocurre con la forma farmacéutica. En muchos de los casos, la formulación es en comprimidos o cápsulas, dificultando la posología, ya que en los niños, la mayoría solo pueden tomar formulaciones líquidas. Aunque la trituración es una posible solución, en muchos de los casos no es posible conocer la biodisponibilidad del principio activo.

El concepto de la vida y muerte para los niños es completamente diferente al de los adultos. En el siguiente capítulo se dedica un apartado al concepto de la muerte, por lo que ahora no se profundiza más. Simplemente se hace hincapié en que el concepto de muerte se modifica a lo largo de las diferentes etapas de la pediatría, y que no es hasta la adolescencia cuando se adquiere un concepto de temporalidad y muerte similar al del mundo del adulto. Para poder trabajar con niños en CPP es necesario conocer en cada uno de ellos, y en el momento vital que transitan, su concepto de transcendencia, muerte, vida, tiempo, miedos, etc. De manera general, cabe recalcar que todos los niños, independientemente del momento evolutivo por el que transiten y la alteración cognitiva que presenten, tienen miedo a la separación de sus seres queridos, principalmente de sus padres. Este miedo los acompañará durante todas las etapas de su enfermedad, y trabajar con el niño y sus familias para atenuarlo será uno de los objetivos del abordaje terapéutico en CPP.

 Es importante ser conscientes de no caer en la «adultificación» de los pacientes pediátricos. Un niño no es un «adulto en miniatura».

ENFERMEDAD CRÓNICA COMPLEJA AVANZADA Y CUIDADOS PALIATIVOS PEDIÁTRICOS

Durante las últimas décadas, se ha producido un desarrollo científico y tecnológico en pediatría que ha transformado la prevalencia de las enfermedades que en otros momentos eran incompatibles con la vida o tenían un pronóstico vital muy limitado.

Esta mejora en la atención ha convertido a la patología crónica en muy prevalente, y a la atención a la enfermedad crónica compleja, en el gran reto de la pediatría actual.

No existe actualmente homogeneidad entre los distintos países, incluso entre CCAA, sobre el término a usar para los diferentes tipos de enfermedad crónica, y tampoco se han unificado criterios para su identificación. Existen diversas publicaciones con terminologías distintas para los mismos conceptos y criterios de inclusión diferentes. Esta gran variabilidad dificulta la generalización e identificación de los pacientes con enfermedades crónicas complejas.

Es difícil establecer un dato sobre la prevalencia de la enfermedad crónica compleja en pediatría. Se estima en torno a un 1,4 %. Lo que sí se ha estimado en muchos estudios, sobre todo en el ámbito económico, es que suponen entre el 30 y 40 % del gasto total sanitario pediátrico, siendo el 80 % gasto hospitalario.

La patología crónica compleja en pediatría supone la atención de un paciente que requiere cuidados complejos, la mayoría de las veces con dispositivos tecnológicos (ventilación mecánica no invasiva, traqueostomía, gastrostomía, bombas de nutrición, etc.) y con necesidades sociosanitarias muy elevadas. Su cuidado implica un coste emocional para el paciente y sus cuidadores, que en la mayoría de los casos suelen ser los progenitores.

La mayoría de los pacientes con patología crónica compleja permanecerán en fase de estabilidad durante mucha parte del tiempo; sin embargo, presentarán momentos de reagudización y complicaciones. Muchas de estas enfermedades evolucionarán hacia una fase avanzada, donde la atención deberá reorientarse hacia el cuidado y el control de síntomas del paciente, dentro de lo que más adelante se explicará como enfoque paliativo.

El enfoque paliativo, sin embargo, no es exclusivo de la enfermedad crónica compleja avanzada. Durante todo el proceso evolutivo de la enfermedad crónica compleja, es necesario que el abordaje del paciente se realice desde la mirada integrativa y global por parte de los profesionales que le atienden.

Esta teoría, anteriormente explicada, no es tan lineal ni claramente definida en etapas. Los niños y adolescentes se moverán en las diferentes fases (estable, avanzada, paliativa), en muchas ocasiones, de una forma dinámica, precisando la adaptación de los objetivos terapéuticos y las tomas de decisiones de manera continuada.

Es este *continuum*, en las diferentes fases, lo que justifica que los pacientes con enfermedad crónica compleja deban tener un enfoque paliativo constante durante el abordaje de su enfermedad. Y en el caso de la enfermedad crónica compleja avanzada, que sean los equipos de cuidados paliativos los que se encarguen de su atención. Las necesidades, los objetivos terapéuticos y el seguimiento que requiere el paciente en este momento avanzado justifica la atención por un recurso específico de CPP.

En la actualidad, los pacientes con enfermedades crónicas complejas avanzadas son identificados como pacientes con necesidades paliativas y, en la medida de lo posible, deben ser atendidos por recursos específicos de CPP.

Durante las últimas décadas, se ha producido un desarrollo científico y tecnológico en pediatría que ha transformado la prevalencia de muchas enfermedades, que actualmente se incluyen en crónicas complejas pero que en otros momentos eran incompatibles con la vida o tenían un pronóstico vital muy limitado.

PUNTO DE INFLEXIÓN Y ENFOQUE PALIATIVO EN CUIDADOS PALIATIVOS PEDIÁTRICOS

En CPP, al igual que en otras disciplinas, la derivación precoz de los pacientes subsidiarios de necesitar este tipo de cuidados es fundamental. No solo por el beneficio que supone para los pacientes con enfermedades amenazantes y limitantes para la vida el abordaje interdisciplinar, sino también por el control sintomático precoz y el establecimiento de la confianza necesaria con el equipo asistencial. Esta relación bidireccional de conocimiento y confianza se consigue con tiempo.

En el caso de la toma de decisiones respecto a la indicación de reanimación, por ejemplo, o de qué medidas avanzadas suponen un beneficio para el paciente, se requiere tiempo para conocer la progresión de la enfermedad en el paciente concreto. Como se ha comentado en el apartado de diferencias entre los CPP y los cuidados paliativos de adultos, la prevalencia de la tipología de una enfermedad en CPP suele ser baja, y en muchos casos la variabilidad pronóstica y evolutiva es muy heterogénea.

Conocer si el paciente ya ha transitado por este momento ayudará, en todos los pacientes en CPP, con independencia del tipo de enfermedad, a establecer el objetivo de la atención en cada momento de la enfermedad y a la toma de decisiones ante posibles descompensaciones en el mejor beneficio del paciente.

Es muy importante establecer cuándo se trata de un paciente en el que su enfermedad «ha superado» el punto de inflexión.

El punto de inflexión es el período de tiempo en la vida del paciente en el que se identifica un cambio de tendencia en la trayectoria clínica de su enfermedad, manifestado como una aceleración en el empeoramiento clínico, disminución de los intervalos libres de síntomas, incremento de los ingresos hospitalarios, ausencia de respuesta a la escalada de tratamientos o recaída repetida de su proceso basal.

Desde el punto de vista práctico, se procede a enumerar algunos ejemplos en los que habría que sospechar que el paciente ha superado el punto de inflexión de su enfermedad:

- Un paciente de 5 años con una enfermedad neurodegenerativa de tipo metabólico que anteriormente era capaz de comer por la boca pero que, desde hace unos meses, se atraganta con frecuencia, tarda más de 1 hora en comer, lo que le ha generado una pérdida de peso importante y presenta episodios infecciosos respiratorios durante este tiempo que anteriormente no se daban.
- Un paciente de 10 años afecto de parálisis cerebral infantil, en el sistema de la clasificación de la función motora gruesa (GMFCS) 5, que presentaba una epilepsia aceptablemente controlada hasta hace 6 meses, en el que se han modificado en varias ocasiones los tratamientos sin conseguir el control de las crisis y además ha precisado varios ingresos hospitalarios por estatus epiléptico.
- Un paciente de 13 años con distrofia muscular de Duchenne que, desde hace 2 años, precisa una máquina de ventilación no invasiva para dormir por apneas-hipopneas y desaturaciones durante el sueño. Desde el último invierno, precisa un aumento del número de horas diurnas de uso de la ventilación no invasiva por aparición de disnea.

En cuanto al enfoque paliativo, comoya se ha mencionado en parte en el apartado anterior, se define como el primer escalón de los CPP aquella visión integradora de la enfermedad con la aceptación por parte del profesional de la irreversibilidad como parte de la evolución de la enfermedad en el paciente al que está atendiendo. Este enfoque debe ser una práctica clínica habitual de todos los pediatras, independientemente de sus campos específicos.

Solo mediante este enfoque se consigue que la atención al niño con enfermedad amenazante o limitante para la vida sea óptima, y le permita al paciente optar a todos aquellos recursos que le faciliten un buen control de síntomas y una calidad de vida percibida buena.

DISPOSITIVOS MÁS HABITUALES EN CUIDADOS PALIATIVOS PEDIÁTRICOS

Los niños que reciben cuidados paliativos son portadores de diversos dispositivos, como la gastrostomía y los instrumentos de soporte ventilatorio.

Además, para el control de síntomas es recomendable la utilización de la vía subcutánea, que se explica más adelante en otro apartado.

Gastrostomía endoscópica percutánea

Con respecto a la gastrostomía endoscópica percutánea, cabe destacar estos cuatro conceptos:
- *Definición*: inserción quirúrgica (con ayuda del endoscopio) de una sonda de alimentación a través de la piel del abdomen hasta el estómago.
- *Indicación*: cuando el paciente no puede comer o no come lo suficiente para satisfacer los requerimientos nutricionales.

- *Objetivo*: cubrir las necesidades nutricionales y farmacológicas en pacientes que tienen dificultad en ingerir suficiente cantidad de alimento por la boca o en tragar los alimentos.
- *Complicaciones*: desalojo, rotura de balón, infección o irritación del estoma y/o piel periestoma, granuloma, obstrucción del botón, úlcera por decúbito.

Dispositivos respiratorios más habituales en el domicilio

Los dispositivos respiratorios usados más habitualmente en el domicilio son:

- Ventilación mecánica no invasiva, ya sea continua o intermitente: tiene la función de aliviar un patrón restrictivo o mixto respiratorio, evitando así los ingresos hospitalarios innecesarios.
- *Cough-assist* (tos asistida mecánicamente): dispositivo para la tos asistida mecánica. Esta técnica consiste en la insuflación y exuflación mecánica, creando finalmente una exuflación profunda con movilización de las secreciones.
- Aspirador de secreciones: se adiestra a la familia para el manejo de las secreciones mediante el aspirador.
- Oxígeno domiciliario: existen diversos modelos para proporcionar oxígeno en el domicilio: balas de oxígeno, oxígeno líquido, concentradores de oxígeno. Se pauta el que mejor se adapte a las necesidades de cada paciente.

VÍA SUBCUTÁNEA EN CUIDADOS PALIATIVOS PEDIÁTRICOS

La vía de elección para el tratamiento de síntomas de pacientes en CPP, cuando la vía oral es impracticable, es la vía subcutánea. Es tan efectiva como la vía venosa, pero menos invasiva. Su manejo es sencillo, por lo que es asumible por la familia en el domicilio. La bibliografía sobre el manejo y administración de fármacos de la vía subcutánea en niños es escasa.

Existen una serie de contraindicaciones para su uso:

- Edema agudo.
- Alteraciones en la coagulación.
- Claudicación familiar (para su uso en el domicilio).
- *Shock* e hipoperfusión periférica.
- Zonas donde exista una herida quirúrgica o fracturas óseas.
- Zonas irradiadas.

Hoy en día, se dispone en el mercado de varios dispositivos que facilitan la colocación y el manejo de la vía subcutánea: intránulas Saf-T-Intima®, Cleo®, etcétera.

La elección del lugar de inserción puede verse afectado, además de por las contraindicaciones, por el volumen del panículo adiposo del niño.

> **!** Las zonas recomendadas para la punción son: deltoides, muslos, abdomen, zona escapular y zona infraclavicular (siempre paralelo a la clavícula y en sentido hacia el esternón).

Hay que tener en cuenta que, en las primeras horas de la punción, puede aparecer eritema y, al instilar la medicación, un habón, que irán desapareciendo con las horas.

La duración del dispositivo, una vez insertado, según la ficha técnica, es de unos 3 días, pero suelen mantenerse alrededor de 1 semana siempre que no aparezcan complicaciones.

- Volúmenes de infusión:
  - Infusión intermitente/bolos: 2 mL.
  - Infusión continua: máximo 3 mL/h (aunque hay descritas en las publicaciones científicas infusiones de hasta 20 mL/h).

> **!** Es preciso tener en cuenta que el volumen de la tolerancia del espacio subcutáneo es de 2 a 3 mL por cada bolo.

- Técnica de inserción: hay que desinfectar la zona de piel elegida para la punción. Para ello, se debe pellizcar e insertar el catéter con el bisel hacia arriba en un ángulo de 45° (en niños con escaso panículo adiposo, el bisel hacia abajo), fijarlo con apósito a la piel y dejar visible el punto de punción.
- Modalidades de infusión:
  - Bolos.
  - Infusión continua: fármacos o fluidos.
- Dispositivos de infusión:
  - Infusores elastoméricos: son desechables y permiten mezclar diferentes medicamentos. Existen formatos con diferente volumen y distintas velocidades de infusión.
  - Bombas de analgesia controlada por el paciente.
  - Bombas de jeringa y bombas volumétricas.

Los fármacos más utilizados, tanto en bolo como en perfusión continua, son:

- Morfina.
- Midazolam (en bolo, debe diluirse al medio con suero salino fisiológico, porque es irritante).
- Metoclopramida.
- Bromuro de hioscina (Buscapina®): diferenciar de la presentación «Compositum», que contiene metamizol.
- Furosemida.
- Haloperidol.
- Dexametasona (debe administrarse por una vía única, ya que precipita con la mayoría de fármacos).
- Atropina.
- Metadona.
- Ketorolaco.
- Ketamina (se aconseja diluir).

Los medicamentos incompatibles con la vía subcutánea (al ser liposolubles poseen un alto poder irritante local) son:

- Clorpromacina (Largactil®).
- Metamizol.
- Diacepam.

Las diluciones suelen prepararse con suero salino fisiológico, y pueden mezclarse hasta tres fármacos para una perfusión. Se desaconseja mezclar más por el riesgo de precipitación.

Una de las preparaciones más usadas, por ejemplo, es la mezcla de morfina, bromuro de hioscina y midazolam.

En cuanto a los antibióticos, existe evidencia de su administración por vía subcutánea, como, por ejemplo, la ceftriaxona.

CUIDADOS DE ENFERMERÍA AL FINAL DE LA VIDA

El cuidado al final de la vida es una de las actividades más importantes que lleva a cabo la enfermera en el proceso de morir del niño.

En este punto, se destacarán de forma breve las principales intervenciones que la enfermera debe llevar a cabo y qué se debe tener en cuenta.

Saber si un niño está en el momento de su fallecimiento muchas veces no es sencillo. Pero existen indicios que se pueden tener en cuenta:

- Apatía, introspección: rechaza visitas que antes aceptaba.
- Aumento de la somnolencia: pasa más tiempo dormido que despierto.
- Puede aparecer oliguria, anuria o una gran micción después de un período de retención.
- Escala de Menten.

Es importante evitar algunos tipos de conversaciones en presencia del niño, comentarios como «qué mal aspecto tiene» o «seguro que está sufriendo». A pesar de estar en un estado comatoso, el oído y el tacto son los últimos sentidos que se pierden.

En estos momentos resulta esencial, tanto para el niño como para su familia, cuidar cada detalle. Y la enfermera

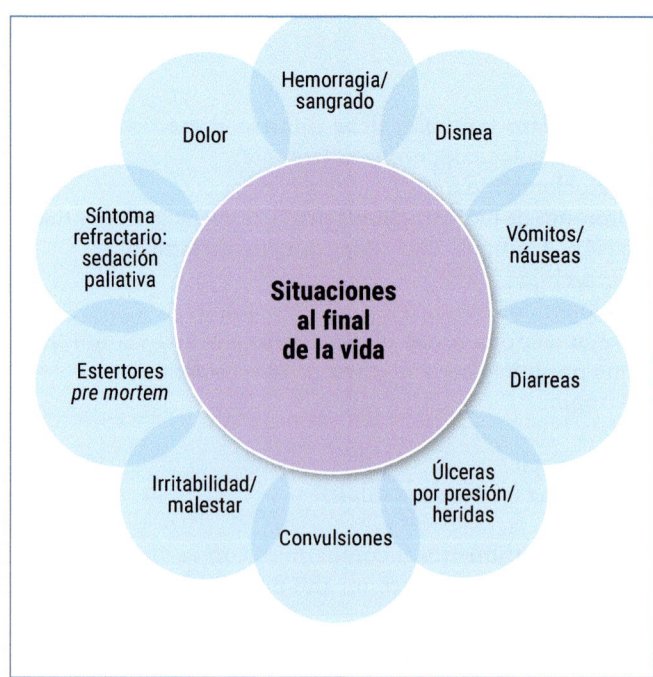

Figura 35-1. Situaciones al final de la vida.

juega un papel imprescindible, proporcionando los cuidados necesarios en cada momento.

Existen diversos escenarios a los que se podría enfrentar en un final de vida (**Fig. 35-1**).

A continuación, se abordan los principales cuidados de enfermería en estos pacientes.

Cuidados de la boca

Se debe mantener una correcta higiene bucal, realizando lavados con antiséptico oral.

Hay que vigilar la aparición de úlceras y de heridas en la mucosa y mantener la boca hidratada y fresca.

Es importante aliviar la sensación de sed, ya que su presencia puede ser motivo de malestar y angustia para el niño. Para ello, se cuenta con diferentes intervenciones:

- Lavados con manzanilla y unas gotas de limón, sin añadir azúcar.
- Hidratante labial: puede ser un aceite natural. Hay que evitar las vaselinas.
- Hisopos orales con sabor a limón: pueden refrigerarse, ya que de este modo aumentan el alivio de la sed.

Manejo de las secreciones

En los momentos ya cercanos al fallecimiento, es habitual que haya un acúmulo de secreciones por falta del buen manejo de estas.

Es importante identificar si aparece disnea, sensación de falta de aire, y evaluar si la causa es reversible. Por ejemplo, la caída de la lengua hacia atrás por una postura incorrecta del niño puede provocar disnea. Movilizando al paciente, puede conseguirse un alivio de esa sensación de ahogo.

En otros casos, la disnea puede ser originada por una causa irreversible, por lo que se utilizará el abanico de medicamentos que existen para el alivio de este síntoma, como la buscapina y la morfina.

 Estertores *pre mortem*: oscilación de las secreciones en la hipofaringe. Signo de fallecimiento en las siguientes 24/48 horas.

Cuidados de los ojos

Muchas veces, al entrar en estado de inconsciencia, los párpados pueden quedar entreabiertos. Ya no existe control en el parpadeo, por lo que es fácil que puedan producirse úlceras corneales. Para evitarlo, pueden utilizarse colirios o pomadas oculares epitelizantes.

Cuidados de la piel

Se recomiendan las siguientes pautas y consideraciones:

- Es importante que el paciente pueda notarse fresco, limpio, cómodo, libre de fluidos.

- Intentar colocar pañales muy absorbentes para evitar movilizaciones innecesarias. Pero hay que cambiarlos siempre que se precise.
- Mantener las vías aéreas permeables: limpiar los orificios nasales y la boca.
- Hacer que participen los padres (ropa, jabones, cremas, etcétera).
- Evitar la aparición de úlceras por presión: cambios posturales y aplicación de ácidos grasos hiperoxigenados.

Eliminación

La aparición del globo vesical es una complicación que puede desestabilizar la tranquilidad del paciente. Para solucionarlo, puede realizarse masaje de Credé suave.

En caso de no resolverse, se procedería a un sondaje de descarga si lo precisa para garantizar el confort.

Hay que individualizar cada caso, por lo que deberá valorarse la indicación de dejar colocada la sonda vesical, en los casos de retención urinaria no resuelta, para evitar movilizaciones muy dolorosas o para el tratamiento y/o prevención de las úlceras o heridas.

Cuidados ante una hemorragia masiva

El kit de sangrado es: ácido tranexámico (Amchafibrin®), adrenalina, gasas, compresas, paños o sábanas verdes (en caso de estar en el domicilio, se usarán toallas oscuras), midazolam (en formato bucal, rectal e intravenoso) (**Fig. 35-2**).

Estas son las pautas que se deben seguir:

- Colocar los paños verdes/toallas oscuras.
- Explicar al niño y a la familia lo que se va a hacer.
- Impregnar gasas con Amchafibrin®/Adrenalina®.
- Taponar si lo precisa.
- Colocar en posición lateral de seguridad.
- Elevar 45° la cabecera si lo precisa.

- Abrir la ventana (evitar la sensación de ahogo hasta controlar la situación con sedación).
- Administrar midazolam o diacepam (bucal, rectal, subcutáneo).

Tanto durante como después del fallecimiento, se han de abordar y respetar los deseos y creencias religiosas y espirituales de la familia (por ejemplo, los rituales a llevar a cabo según la religión que practiquen).

> La vía subcutánea es la gran aliada para el alivio y control de síntomas al final de la vida.

En los cuidados *post mortem,* se debe prestar atención al cuerpo y la familia:

- Cuidar el cadáver respetando los ritos funerarios.
- Favorecer un espacio para que la familia pueda despedirse.
- Permitir a los padres estar el tiempo necesario para estar con su hijo fallecido. Legalmente, en el momento actual, el cuerpo puede permanecer hasta 24 horas en el lugar donde se ha producido el fallecimiento, ya sea en casa o en el hospital.

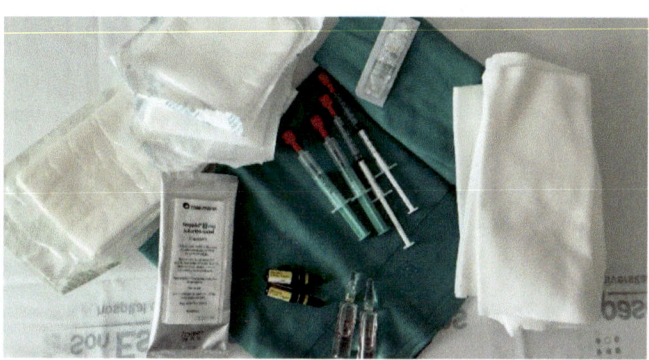
Figura 35-2. Kit de sangrado.

PUNTOS CLAVE

- Los avances médicos han disminuido la mortalidad infantil, pero también han aumentado la supervivencia y la prevalencia de enfermedades incurables que requieren una adecuada asistencia.
- Los CPP comienzan cuando la enfermedad es diagnosticada, abarcan toda la trayectoria de la enfermedad hasta los cuidados al final de la vida y se mantienen durante el proceso de duelo (apoyo a la familia). Requieren un abordaje multidisciplinar.
- La atención paliativa debe adaptarse a las necesidades de cada paciente en cada momento de su vida: debe ser integral, multidisciplinar, coordinada y planificadora.
- Existen tres niveles de atención en función de la complejidad del caso: nivel 1 o primario (enfoque de cuidados paliativos), nivel 2 o intermedio (cuidados paliativos generales) y nivel 3 o especializado (cuidados paliativos especiales).
- El punto de inflexión es el período de tiempo en la vida del paciente en el que se identifica un cambio de tendencia

en la trayectoria clínica de su enfermedad, manifestado como una aceleración en el empeoramiento clínico, disminución de los intervalos libres de síntomas, incremento de los ingresos hospitalarios, ausencia de respuesta a la escalada de tratamientos o recaída repetida de su proceso basal. Es importante identificar este momento, a fin de establecer el objetivo de la atención en cada momento de la enfermedad y a la toma de decisiones ante posibles descompensaciones en un mejor beneficio del paciente.
- La vía de elección para el tratamiento de síntomas de pacientes en CPP, cuando la vía oral es impracticable, es la vía subcutánea. Las zonas recomendadas para la punción son deltoides, muslos, abdomen, zona escapular y zona infraclavicular.
- El papel de la enfermería es fundamental en los cuidados al final de la vida. Los principales cuidados se centran en la boca, el manejo de secreciones, los ojos, la piel, la eliminación de excretas y los cuidados ante una hemorragia masiva.

BIBLIOGRAFÍA

Álvarez M, Amoedo MC, Cano AM, Gandía M, García I, Gil J, et al. Guía de recomendaciones prácticas. Uso de la vía subcutánea. Madrid: IM&C; 2021.

Benini F, Papadatou D, Bernadá M, Craig F, De Zen L, Downing J, et al. International Standards for Pediatric Palliative Care: From IMPaCCT to GO-PPaCS. J Pain Symptom Manage. 2022;63:e529-43.

Bennett H. A Guide to End of Life Care: Care of Children and young people before death, at time of death and after death. Together for Short Lives; 2012.

Cuidados paliativos pediátricos en el Sistema Nacional de Salud: criterios de atención. Madrid: Ministerio de Sanidad, Servicios Sociales e Igualdad; 2014.

EAPC Taskforce. IMPACT: standards for pediatric palliative care in Europe. Eur J Palliat Care. 2007;14:109-14.

García de Paso Mora M, Martí J, Canet M, coords. Programa d'atenció a infants i adolescents amb malalties cròniques complexes: teixint ponts per tenir-ne cura. Palma: Servei de Salut de les Illes Balears; 2019.

Gómez López L, Pedrón Giner C, Martínez Costa C. Guía para la administración y los cuidados de la nutrición enteral a través de sonda o botón de gastrostomía. [Internet]. En: Documentos SEGHNP. Sociedad Española de Gastroenterología, Hepatología y Nutrición Pediátrica (SEGHNP); 2013. Disponible en: https://www.seghnp.org/documentos/guia-para-administra-cion-cuidados-de-nutricion-enteral-traves-de-sonda-boton-de

Guía de práctica clínica sobre cuidados paliativos en pediatría. Ministerio de Sanidad. Instituto Aragonés de Ciencias de la Salud (IACS); 2022.

Hauer J. Pediatric Palliative care. [Internet]. En: Uptodate.com. UpToDate. [Actualizado 24 Mar 2023].

Martínez Carrasco C, Colls Roig M, Salcedo A, Sardon O, Asensio O, Torrent A. Tratamientos respiratorios en la enfermedad neuromuscular. Anales de Pediatría. 2014;81:259.e1-9.

Martino Alba RJ. El proceso de morir en el niño y en el adolescente. Pediatr Integral. 2007;XI:926-34.

Ortiz San Román L, Martino Alba RJ. Enfoque paliativo en pediatría. Pediatr Integral. 2016;XX:131.e1-7.

Cuidados paliativos pediátricos (II)

36

M. Echeverría López, M. I. Atiénzar Esteban y Á. Villatoro Reyes

OBJETIVOS

- Identificar, clasificar y conocer los instrumentos de medición del dolor en el paciente pediátrico y elaborar un plan terapéutico adecuado a cada paciente.
- Reconocer la disnea en el paciente en cuidados paliativos pediátricos en sus diferentes presentaciones y aplicar de forma adecuada los tratamientos específicos en cada caso.
- Detectar las complicaciones hematooncológicas y las urgencias más frecuentes en cuidados paliativos pediátricos y conocer su tratamiento específico.
- Ofrecer una atención integral y multidisciplinar en la fase del final de la vida, realizando un adecuado abordaje terapéutico de los síntomas que pueden aparecer en este momento vital.
- Acompañar las reacciones emocionales del niño y sus seres queridos. Facilitar la expresión emocional, utilizando la empatía y la escucha activa, respetando los silencios y el llanto, y manteniendo la proximidad física.
- Contemplar al niño como persona y cuidar su dignidad, respetando su intimidad, sus vínculos y sus valores, compartiendo la carga emocional e incidiendo en la naturalidad y normalidad de sus reacciones ante la enfermedad.

SÍNTOMAS MÁS PREVALENTES EN CUIDADOS PALIATIVOS PEDIÁTRICOS Y SU ABORDAJE

El objetivo de los cuidados paliativos pediátricos se basa en ofrecer una atención integral y multidisciplinar centrada en el paciente y en su familia, atendiendo los diversos signos y síntomas que puedan presentar los pacientes a lo largo de sus vidas.

Las necesidades de los pacientes que precisan cuidados paliativos en la edad pediátrica se asemejan a las que precisan los pacientes adultos. Sin embargo, en la población pediátrica existen peculiaridades, especialmente en la identificación de los síntomas y en los tratamientos empleados.

Para conseguir un adecuado control sintomático, se debe realizar una valoración integral del paciente tanto a nivel físico como psicológico, social y espiritual, por lo que cuando se desarrolla un plan de cuidados, este no debe incluir únicamente medidas farmacológicas, sino que también se deben incluir medidas no farmacológicas.

Dolor

El dolor es uno de los síntomas más comunes que presentan los pacientes que precisan cuidados paliativos pediátricos, teniendo un fuerte impacto tanto en el propio paciente como en su familia. Sin embargo, en ocasiones es difícil realizar una correcta valoración del mismo, debido a las dificultades de comunicación con los pacientes de menor edad o con afectación cognitiva.

Según la clasificación fisiopatológica del dolor, existen varios tipos, como el dolor nociceptivo, que a su vez puede ser somático o visceral, el dolor neuropático y el dolor nociplástico, que ocurre sin que se evidencie una lesión en los tejidos o en el sistema nervioso, y en el que parece que la modulación del dolor juega un papel importante. En pacientes que presentan enfermedades crónicas complejas, el dolor puede estar provocado por varios mecanismos fisiopatológicos, denominándose *dolor complejo o mixto*.

En pediatría, se emplean diversas herramientas para la identificación del dolor en función de la edad y de la capacidad cognitiva de los pacientes:

- *Autoevaluación del dolor*: el paciente es el que identifica y cataloga la intensidad del dolor, pero requiere un cierto grado de desarrollo cognitivo para poder aplicarlo:
  - 3-8 años: escalas analógicas visuales basadas en expresiones faciales representadas en caras.
  - 8-11 años: escalas analógicas visuales numéricas (0-10).
  - Adolescentes: escala analógica numérica. Además, los propios pacientes pueden añadir información sobre las características del dolor, su localización, intensidad, duración, etcétera.
- *Herramientas observacionales*: el profesional sanitario es el que, por medio de la observación de la actitud del paciente,

detecta si presenta dolor y lo cuantifica. Existen parámetros fisiológicos que se alteran cuando los pacientes presentan dolor, como la frecuencia cardíaca, la tensión arterial o la frecuencia respiratoria. Además, existen distintas escalas de medición del dolor, dependiendo de la situación de cada paciente, con las que se analizan la expresión facial, la capacidad de consuelo, el grado de interacción del paciente con el medio y las respuestas motoras y verbales al dolor:

- Escala revisada de rostro, piernas, actividad, llanto y consolabilidad (rFLACC, *Face, Legs, Activity, Cry, Controlability-revised*): de elección en niños sin comunicación verbal.
- Lista de verificación del dolor en niños que no se comunican: versión postoperatoria (NCCPC-PV, *Non-Communicating Children's Pain Checklist-Postoperative Version*): en niños sin comunicación verbal en contexto postoperatorio.
- Evaluación de enfermería de la intensidad del dolor (NAPI, *Nursing Assessment of Pain Intensity*): desde recién nacidos hasta 16 años.
- Perfil de dolor pediátrico (PPP, *Pediatric Pain Profile*): en pacientes con afectación neurológica aguda.
- Escala de calificación numérica individualizada (INRS, *Individualized Numeric Rating Scale*).

 En pacientes con enfermedades neurológicas que padecen afectación cognitiva, la identificación del dolor puede suponer un reto diagnóstico.

Para poder identificar el dolor en este grupo de pacientes, es de gran utilidad realizar una anamnesis detallada a los familiares o cuidadores del paciente, ya que pueden identificar los patrones de comportamiento habituales, así como los inusuales, y relacionarlos con la existencia de dolor. Algunos patrones de comportamiento que pueden indicar dolor son: el llanto, el quejido, la expresión facial, la imposibilidad de consuelo, la inquietud, los cambios en la postura o en el tono (aumento de la rigidez o la espasticidad), u otras respuestas más inusuales, como la risa o la hipoactividad.

 Para realizar un adecuado manejo del dolor es esencial:
- Identificar el dolor.
- Evaluar su gravedad y determinar sus características.
- Diseñar un plan terapéutico.
- Evaluar la efectividad del plan terapéutico y modificarlo si es preciso.

Los objetivos terapéuticos principales para conseguir un adecuado manejo del dolor incluyen reducir, controlar y prevenir el dolor. El abordaje del dolor debe ser integral, poniendo en el centro del tratamiento al paciente y a su familia. Antes de iniciar un plan terapéutico, hay que conocer si el paciente ha recibido intervenciones previas, ya sean farmacológicas o no farmacológicas, y su respuesta a las mismas, así como las herramientas que dispone para afrontar el dolor. Además, es preciso explorar los miedos e inquietudes del paciente y conocer los factores sociales, culturales y espirituales que le rodean.

El tratamiento del dolor ha de incluir tanto medidas farmacológicas como no farmacológicas, como son las medidas físicas y las medidas cognitivo-conductuales.

En cuanto a las medidas farmacológicas, en pediatría se sigue una estrategia de tratamiento del dolor en dos escalones:

- Primer escalón: tratamiento del dolor leve, se emplean fármacos como paracetamol y antiinflamatorios no esteroideos.
- Segundo escalón: tratamiento del dolor moderado o intenso, incluye opioides mayores.

 En pediatría, se evitan los opioides menores como el tramadol o la codeína por el riesgo de sobredosificación, debido a la variabilidad interpersonal del metabolismo de estos fármacos en la población pediátrica.

Sin embargo, en función de la gravedad del dolor, debe considerarse sobrepasar el primer escalón de tratamiento, siempre considerando la causa del dolor, la incapacidad, el pronóstico y otros aspectos que rodean al dolor. Además, se deben conocer y emplear las terapias adyuvantes disponibles para ofrecer un manejo integral del dolor.

Cuando se prescribe un tratamiento farmacológico, se debe administrar la medicación de forma pautada, y no a demanda. Siempre se deben pautar dosis de rescate para tratar el dolor irruptivo o incidental. Se ha de elegir la vía de administración más simple, efectiva y menos dolorosa. La vía oral o enteral es la vía de elección en pediatría, al ser la más fisiológica y menos invasiva. Si existen contraindicaciones para el empleo de esta vía, se pueden emplear las vías intravenosa o subcutánea (de elección en cuidados paliativos pediátricos), evitando la vía intramuscular, por ser dolorosa.

 Es de vital importancia reevaluar el dolor y valorar la respuesta del paciente a la intervención farmacológica, para poder realizar ajustes de tratamiento si fuese necesario.

A continuación, se detallan los fármacos más empleados en pediatría para el manejo del dolor:

- *Paracetamol*:
  - Vía oral o enteral: 10-15 mg/kg cada 4-6 h (máx. 60 mg/kg al día o 4 g/día).
  - Vía rectal: 10-20 mg/kg cada 6-8 h (máx. 75 mg/kg al día o 4 g/día).
  - Vía intravenosa: 15 mg/kg cada 4-6 h (máx. 60 mg/kg aldía o 4 g/día). En menores de 10 kg: 7,5 mg/kg cada 6 h (máx. 30 mg/kg al día).
- *Antiinflamatorios no esteroideos*: ibuprofeno por vía oral o enteral a 5-7 mg/kg cada 6-8 h (máx. 40 mg/kg al día o 2,4 g/día).
- *Metamizol*:
  - Vía oral o enteral: 10-15 mg/kg cada 6-8 h (máx. 575 mg/dosis).
  - Vía intravenosa: 10-40 mg/kg cada 6-8 h (máx. 2 g por dosis o 6 g/día).

- *Opioides mayores*:
  - *Morfina*: fármaco más usado (eficacia y seguridad demostradas), múltiples vías de administración: oral o enteral, intravenosa, subcutánea o intratecal.
    - *Vía oral o enteral*: dosis de inicio:
      - Neonatos: 25-50 µg/kg cada 6-8 h.
      - 1-2 meses: 50 µg/kg cada 4 h.
      - 3-5 meses: 50-100 µg/kg cada 4 h.
      - 6-11 meses: 100-200 µg/kg cada 4 h.
      - 1-11 años: 200-300 µg/kg cada 4 h.
      - 12-17 años: 5-10 mg cada 4 h.
    - *Vía subcutánea o intravenosa*:
      - Neonatos: 25 µg/kg cada 6-8 h.
      - 1-5 meses: 50-100 µg/kg cada 6 h.
      - 6 meses-1 año: 50-100 µg/kg cada 4 h.
      - 1-11 años: 100 µg/kg cada 4 h, dosis máxima inicial de 2,5 mg.
      - 12-17 años: 2,5-5 mg cada 4 h, dosis máxima inicial de 20 mg cada 24 h.

    Transcurridas unas 24-48 horas del inicio del tratamiento, se debe realizar una evaluación para determinar la dosis basal, que se calcula con el número de dosis administradas en 24 horas. Si persiste el dolor, se puede aumentar la dosis en un 25-50 %, hasta obtener un adecuado control analgésico. Es importante prescribir siempre rescates, empleando el 10-16 % de la dosis total diaria de opioide. Si el paciente precisa más de tres rescates diarios, se debe considerar aumentar la dosis de opioide.
  - *Otros opioides* empleados en pediatría son el fentanilo y la metadona:
    - *Fentanilo*: único opioide con presentación transdérmica, útil en pacientes con dolor crónico moderado-agudo.
    - *Metadona*: opioide con una vida media más larga que la morfina; sin embargo, su titulación resulta compleja, debido a su rápida distribución y a la variabilidad en el tiempo de eliminación, por lo que debe ser empleado por personal con experiencia en su manejo.

> Los opioides pueden generar efectos secundarios, como náuseas, vómitos, estreñimiento, retención urinaria, sedación y disfunción cognitiva, mioclonías, hiperalgesia y prurito. Según su repercusión, pueden ser el motivo de realizar una rotación de opioides, empleando las dosis de equivalencia de analgésica entre opioides.

Los *fármacos coadyuvantes para el dolor neuropático* son: antidepresivos (inhibidores selectivos de la recaptación de la serotonina), anticonvulsivantes (gabapentina) y ketamina:

- *Gabapentina*: puede causar depresión respiratoria, vigilar su uso en pacientes con enfermedad neurológica o compromiso de la función respiratoria o renal:
  - 2-11 años: 5-10 mg/kg cada 8 h, con inicio progresivo:
    - Día 1: 5-10 mg/kg al día (máx. 300 mg).
    - Día 2: 5-10 mg/kg cada 12 h (máx. 300 mg/dosis).
    - Día 3: 5-10 mg/kg cada 8 h (máx. 300 mg/dosis).
    - Aumentos hasta un máximo de 20 mg/kg/dosis (máx. 600 mg/dosis).
  - Mayores de 12 años: inicio de 300 mg/día, con aumento progresivo hasta 300 mg/8 h, máximo 3.600 mg/día.
- *Corticoides*: edema cerebral, afectación hepática.

Los *fármacos coadyuvantes para el dolor óseo* más empleados son los bifosfonatos y la radioterapia.

Por último, en pediatría se pueden realizar técnicas intervencionistas, como bloqueos nerviosos o administración de analgesia intratecal.

Síntomas neurológicos

Un gran número de los pacientes atendidos en las unidades de cuidados paliativos pediátricos presentan enfermedades neurológicas o sufren síntomas neurológicos a lo largo de su evolución.

Los síntomas más comunes que suelen padecer los pacientes son las crisis convulsivas, la espasticidad y la irritabilidad.

Convulsiones

La epilepsia en la edad pediátrica tiene una serie de particularidades tanto a nivel fisiopatológico como clínico y en la respuesta a los antiepilépticos. Existen diversas causas que pueden desencadenar crisis convulsivas o epilepsia en los niños, como pueden ser alteraciones estructurales del sistema nervioso central, infecciones, enfermedades metabólicas o causas tumorales. Previamente a iniciar un tratamiento antiepiléptico, se debe filiar el tipo de epilepsia que presenta el paciente. Los fármacos más empleados en pediatría de forma crónica son el ácido valproico y el levetiracetam.

Los pacientes que sufren epilepsia y que precisan cuidados paliativos pediátricos suelen presentar epilepsias de difícil control, requiriendo tratamiento con varios fármacos antiepilépticos. En estos casos, siempre se debe realizar un plan de actuación para el manejo urgente de las convulsiones que puedan presentar estos pacientes a lo largo de su vida. Generalmente, se establece que, si tras 3-5 minutos no hay cese de la crisis convulsiva, se debe administrar tratamiento con benzodiacepinas, pudiéndose repetir a los 5 minutos si no es efectiva.

Las benzodiacepinas más empleadas son el midazolam, por vía bucal o intravenosa, y el diacepam, por vía rectal o intramuscular. Si tras dos dosis de benzodiacepinas no se consigue yugular la crisis y el paciente presenta un estatus epiléptico, se iniciarán otros tratamientos por vía intravenosa, como levetiracetam, ácido valproico o fenitoína, en función de las características y de la situación del paciente.

Irritabilidad

La irritabilidad es un síntoma que puede ser debido a numerosas causas en la edad pediátrica. Sin embargo, en pacientes que presentan lesiones en el sistema nervioso central, esta puede ser de causa neurológica (por dolor central o hiperalgesia visceral).

Puede manifestarse con aumento de la espasticidad, quejidos y gritos, alteraciones del sueño, disfunción disautonómica, sialorrea, etc. Para su manejo, es importante intentar detectar la causa, y en caso de que se atribuya a una causa neurológica, se pueden emplear fármacos para tratar el dolor neuropático, como la gabapentina.

Espasticidad

La espasticidad es un síntoma que padecen muchos pacientes afectos de parálisis cerebral, entidad que se maneja con frecuencia en las unidades de cuidados paliativos pediátricos. Esta espasticidad puede generar dolor e irritabilidad, así como deformidades. Para realizar un adecuado abordaje de la espasticidad, se debe diseñar y aplicar un plan terapéutico multidisciplinar centrado en las necesidades del paciente. Existen varias herramientas para su manejo, como las *medidas farmacológicas*: baclofeno (por vía oral o enteral, en casos graves, por vía intratecal), tizanidina, trihexifenidilo, toxina botulínica (se aplica de forma local en ciertos músculos o grupos musculares; en pacientes afectos de parálisis cerebral de tipo espástico, se puede administrar en los músculos abductores de la cadera; la dosis se calcula según el peso, la zona a infiltrar y el grado de espasticidad) y cirugía ortopédica. También medidas como la *fisioterapia*, la *terapia ocupacional* y la *ortesis*.

Disnea

La disnea es la experiencia subjetiva de dificultad para respirar con malestar y otras sensaciones cualitativas que varían en intensidad en cada paciente. La disnea es uno de los síntomas más frecuentes en los pacientes pediátricos en cuidados paliativos pediátricos, siendo su prevalencia muy variable según la población (17-80 %) y la enfermedad de base (más elevada en pacientes pediátricos oncológicos en fase de final de vida).

 Esta inexactitud está acentuada por la ausencia de una herramienta específica, adecuada y validada para la gradación de la disnea en los pacientes pediátricos, con diferentes edades, diagnósticos y habilidades comunicativas, y que pueda aplicarse en diferentes escenarios, como el hospital o el domicilio.

En los niños, el espectro de percepción de disnea es muy amplio, y no siempre se relaciona con expresividad de la sintomatología del paciente. Además, suele asociarse en un gran número de casos con ansiedad y, ocasionalmente, con depresión.

La disnea en pediatría se entiende como una combinación de factores, y entre las causas se encuentran las infecciones respiratorias, el broncoespasmo agudo, la compresión de las vías respiratorias, la disfunción cardíaca, las anomalías congénitas de varios órganos y sistemas, y la debilidad de los músculos respiratorios.

A diferencia de los adultos, la disnea en los pacientes pediátricos es difícilmente medible. Por ello, un pilar fundamental en la valoración de la disnea es la exploración física, centrada en la observación del comportamiento del paciente y del trabajo respiratorio: taquipnea, aleteo nasal, quejido, uso de musculatura accesoria y retracciones costales. También son útiles la medición de ciertos parámetros, como la frecuencia respiratoria, la frecuencia cardíaca, la saturación de oxígeno, la cianosis, la capnografía y, en casos de niños colaboradores y en condiciones para realizarla, la espirometría.

 En los niños con afectación neurológica aguda, en la mayoría de las ocasiones la disnea se manifiesta de diferentes maneras, como agitación llamativa, quejido, irritabilidad o distrés.

El tratamiento de la disnea debe ser precoz, incluso debe prevenirse si es posible. Hay que explicar la situación al paciente, si es posible, e instruir a los padres en el reconocimiento temprano para evitar el sufrimiento del paciente:

- *Tratamiento preventivo*: los pacientes tratados con ventilación mecánica no invasiva pueden beneficiarse de su uso e incluso de la optimización de parámetros, ya que puede aliviar el trabajo y el esfuerzo respiratorio, mejorando la sensación de disnea y ahorrando tratamiento farmacológico. Si asocian mal manejo de secreciones, pueden ser necesarias medidas como la fisioterapia respiratoria, medidas posturales, asistente para la tos y/o aspiración de secreciones.
- *Tratamiento etiológico*: si es posible y la causa es reversible, esta debe tratarse si las medidas requeridas no son inadecuadas en la situación vital del paciente.
- *Tratamiento farmacológico*: los opioides constituyen el tratamiento principal. La morfina es el fármaco de primera elección en pediatría. La vía de administración de elección es la oral o enteral siempre que sea posible, aunque se puede administrar por vía intravenosa o subcutánea. La dosis de inicio en pacientes que no han recibido opioides es un 30-50 % menor a la dosis indicada para el tratamiento del dolor, con rescates a demanda de un 10-16 % de la dosis total diaria de opioide. Es importante vigilar la aparición de efectos secundarios.
- *Oxigenoterapia*: puede resultar útil en algunos casos de disnea o hipoxemia, ya que puede aliviar parcialmente la sensación de «hambre de aire».
- *Otras medidas*: las benzodiacepinas, principalmente el midazolam, son útiles como coadyuvantes para el tratamiento de la ansiedad asociada a la disnea en fases de final de vida. Las medidas no farmacológicas, como las técnicas de relajación, el uso de ventiladores, abanicos o flujo directo en la cara, o incluso la hipnosis, pueden reducir la sensación de disnea en algunos pacientes.

TRASTORNOS DE LA DEGLUCIÓN Y MANEJO DE LAS SECRECIONES

Los trastornos de la deglución se definen como la dificultad o la imposibilidad para tragar o manejar el bolo alimentario. Es un problema frecuente en pacientes con enfermedades graves, y un diagnóstico y manejo precoz pueden evitar la aparición de complicaciones.

Se debe realizar un diagnóstico diferencial entre la disfagia y otras patologías comunes, como las enfermedades infecciosas que inflamen la orofaringe (faringoamigdalitis, absceso retrofaríngeo o epiglotitis) o situaciones que alteran el control de la deglución (meningitis, encefalitis o tumores cerebrales).

> **!** Los pacientes que frecuentemente presentan trastornos de la deglución son aquellos afectos de enfermedades neurológicas, neuromusculares y oncológicas (bien por la presencia del tumor en la zona de la cabeza o el cuello, o por haber recibido radioterapia en dicha zona).

Puede clasificarse según la fase de la deglución afectada (disfagia oral, faríngea y esofágica), aspecto que ayuda a valorar las indicaciones en su tratamiento, aunque en los pacientes pediátricos es útil categorizar el trastorno de deglución en función de las texturas de los alimentos (disfagia a sólidos, a textura néctar-puré y a líquidos).

Las manifestaciones más frecuentes de la disfagia y sus consecuencias en los pacientes en cuidados paliativos pediátricos son: dificultad para las tomas por la boca, apneas, enlentecimiento de las comidas, episodios de atragantamiento, sensación de cuerpo extraño tras la ingesta, aspiración silente (40 %), fiebre sin foco, cuadro de tos o cambio en volumen o aspecto de secreciones respiratorias o dificultad respiratoria.

Es básico realizar una correcta anamnesis del paciente y evaluar directamente al menos una ingesta de alimentos, donde se ha de valorar la duración de la ingesta, la gestión del bolo alimentario, la tolerancia a diversas texturas y la aparición de tos o atragantamiento durante la ingesta, incluso de dificultad respiratoria.

Ante la sospecha de disfagia, tras realizar una exploración neurológica completa se debe valorar realizar:

- Prueba de deglución orofaríngea mediante fibrolaringoscopia flexible directa.
- Estudio videofluoroscópico de la deglución.
- Estudio de deglución con bario.
- Esofagogastroduodenoscopia.

> La disfagia no diagnosticada puede provocar episodios de broncoaspiración, frecuentemente silentes y crónicos, y posteriormente un empeoramiento de la función respiratoria que puede ser grave.

El tratamiento debe realizarse de forma individualizada, asegurando un seguimiento estrecho para valorar la posibilidad de progresión. Es necesario aplicar estrategias higiénico-dietéticas, modificaciones posturales, asegurar una correcta higiene y salud bucal, realizar un plan nutricional completo y seguro que asegure los aportes calóricos necesarios en cada etapa de la vida del niño, así como el seguimiento por rehabilitación y logopedia.

En la práctica clínica, pueden darse dos escenarios que condicionan el tratamiento:

- Trastorno de deglución que contraindica la alimentación por vía oral permanentemente o de forma temporal: precisa alimentación enteral con fórmulas de nutrición específicas por medio de sonda nasogástrica, gastrostomía o yeyunostomía.

- Trastorno de deglución que no contraindica de forma absoluta la alimentación por vía oral, pero sí exige modificaciones de la textura y optimización de los aportes orales:
  - Disfagia a líquidos y/o textura néctar: uso de espesantes.
  - Disfagia a sólidos: evitar las texturas mixtas, ya que suponen un mayor riesgo de broncoaspiración, especialmente en pacientes con enfermedades neurológicas y neuromusculares.

Mal manejo de las secreciones

La dificultad para gestionar la saliva y las secreciones respiratorias ocasiona un mal manejo de estas y, en ocasiones, puede provocar una obstrucción de la vía respiratoria. En pediatría, suele ocurrir en pacientes con parálisis cerebral, en pacientes afectos de enfermedades neuromusculares y en pacientes con enfermedades oncológicas e inmunosuprimidos con mucositis o micosis en el tracto digestivo.

El diagnóstico en pediatría es fundamentalmente clínico. La presencia de babeo continuo o excesivo debe hacer sospechar sialorrea, así como la presencia de alteraciones en la fonación o la deglución, el aumento de ruidos de secreciones respiratorias en las vías respiratorias altas y la ausencia de reflejo tusígeno, la tos débil no efectiva o incluso ausente. En pacientes colaboradores, algunas técnicas como la medición de la presión espiratoria máxima y la medición del pico de flujo durante la tos pueden apoyar el diagnóstico.

La sialorrea se debe valorar individualmente, dado que los efectos secundarios de los tratamientos disponibles no son infrecuentes. En la práctica, existen cuatro escalones de tratamiento:

- *Medidas higiénico-dietéticas y conductuales*: centradas en mantener una adecuada higiene bucal, asegurar la hidratación, aspirar las secreciones, etc. La fisioterapia respiratoria puede ser de gran ayuda en el manejo de la sialorrea, con el empleo de dispositivos para la asistencia de la tos o dispositivos oscilantes de alta frecuencia.
- *Medidas farmacológicas*:
  - *Fármacos anticolinérgicos*: se basan fundamentalmente en su acción antisecretora, pero se debe vigilar la aparición de efectos secundarios (confusión, hiperactividad, mareos, desequilibrio, visión borrosa, estreñimiento, retención urinaria, sequedad ocular y sequedad de boca):
    - *Glicopirrolato*:
      - *Vía oral o enteral*: dosis inicial de 40 µg/kg 3-4 veces al día, aumentando dosis si es necesario (máx. 100 µg/kg o 2 mg/dosis 3-4 veces al día).
      - *Vía subcutánea o intravenosa*: iniciar con una dosis de 4 µg/kg 3-4 veces al día, aumentando la dosis si se precisa (máx. 10 µg/kg o 200 µg/dosis 3-4 veces al día).
    - *Escopolamina*: vía transdérmica:
      - Hasta 2 años 1/6-1/4 de parche (1,5 mg/parche) cada 72 h.
      - 3-9 años: 1/2 de parche (1,5 mg/parche) cada 72 h.
      - 10-17 años: 1 parche (1,5 mg/parche) cada 72 h.
    - *Atropina*: vía sublingual mediante solución en gotas oftálmicas al 0,5 %:

○ 1-4 años (10-20 kg): una gota tres veces al día con intervalos de 6 horas entre dosis.

○ 5-18 años (> 20 kg) 1-2 gotas con intervalos de 4-6 horas entre dosis.

■ *Trihexifenidilo*: vía oral o enteral, con una dosis inicial de 1-2 mg diarios en 1-2 dosis. Si se precisa, se puede aumentar 1 mg/día cada 3-7 días, según la respuesta y la tolerancia.

■ *Clonidina*: útil en la sialorrea de origen farmacológico, por vía oral o enteral:

○ Días 1-3: 0,002 mg/kg al día.

○ Días 4-6: aumentar la misma dosis dos veces al día.

○ Días 7-9: aumentar la misma dosis tres veces al día.

— *Inyección percutánea de toxina botulínica ecoguiada en las glándulas parótidas y submandibulares*: produce menos efectos secundarios que los anticolinérgicos, pero habitualmente el efecto se desvanece hacia las 22 semanas desde la infiltración.

— *Cirugía de exéresis parcial o total de glándulas salivales* (parotidectomía parcial o total).

COMPLICACIONES ONCOHEMATOLÓGICAS

Las enfermedades oncohematológicas representan la primera causa de muerte por enfermedad en niños y adolescentes en Europa. Se recomienda que los pacientes pediátricos que padecen patología oncohematológica maligna reciban soporte precoz por parte de un equipo de cuidados paliativos pediátricos para asegurar así una atención integral. A continuación se tratarán las complicaciones más frecuentes e importantes por su gravedad.

Fiebre y neutropenia

La neutropenia febril es una de las principales complicaciones de estos pacientes, pudiendo no manifestar signos inflamatorios locales por la neutropenia.

> Existen guías específicas y en actualización continua para el manejo de este tipo de pacientes, como la del *Children Oncology Group*, la de la Sociedad Americana de Oncología Clínica, la de Infectious Disease Society of America y la de la European Conference on Infections in Leukemia.

La primera aproximación al paciente, tras determinar la gravedad y haber estabilizado al paciente si se presenta con sepsis o *shock* séptico, es realizar una correcta anamnesis y exploración clínica completa, incluyendo el tórax, el abdomen, la cavidad oral, la zona perianal, los accesos y el recorrido de catéteres venosos centrales, así como cualquier zona de dolor localizado.

En todo paciente con neutropenia febril, se debe realizar: hemograma, bioquímica completa con función hepática y renal, electrólitos, reactantes de fase aguda, sedimento de orina, gasometría en casos graves, coagulación en casos graves, cultivos para bacterias, hongos ± estudio de virus, hemocultivo de los dispositivos centrales ± periférico, urocultivo y cultivo de cualquier sitio sugerente de infección (frotis orofaríngeo, heces, herida o vesícula cutánea), detección de toxina de *Clostridium difficile* en heces si presentan diarrea y radiografía de tórax si presentan síntomas respiratorios.

En algunas guías se proponen diferentes escalones terapéuticos según el riesgo del paciente. Los *pacientes de bajo riesgo* con factores sociales favorables se tratan con antibioterapia ambulatoria con amoxicilina/ácido clavulánico y/o ciprofloxacino, asegurando la posibilidad de monitorización estrecha. Los *pacientes de riesgo moderado y de alto riesgo* deben recibir antibioterapia empírica intravenosa con antibióticos de amplio espectro (incluyendo la cobertura antiseudomónica) de forma precoz. Según la situación clínica del paciente, se pueden asociar otros antibióticos si la sospecha clínica lo requiere. En los *pacientes con alto riesgo de infección fúngica invasiva*, se ha de asociar tratamiento antifúngico sistémico. Los *pacientes con sepsis graves* pueden requerir la administración de factor estimulante de colonias de granulocitos.

Síndrome de lisis tumoral

Conjunto de alteraciones iónicas y metabólicas que pueden aparecer espontáneamente en el diagnóstico o en los primeros días de tratamiento quimioterápico. Sus consecuencias pueden ser potencialmente graves, como la insuficiencia renal aguda. Los tumores que con más frecuencia se relacionan con la aparición de este síndrome son los linfomas no Hodgkin, sobre todo los de tipo Burkitt, las leucemias agudas linfoblásticas y las mieloblásticas. Es importante valorar el tratamiento específico en un paciente que se encuentra en situación de final de la vida.

Desde el punto de vista analítico, son frecuentes la hiperuricemia, la hiperpotasemia, la hiperfosfatemia y la hipocalcemia. El sistema de clasificación de Cairo y Bishop de 2004 permite identificar y estratificar el síndrome de lisis tumoral según la gravedad (**Tablas 36-1** y **36-2**).

Las manifestaciones clínicas son consecuencia de las alteraciones metabólicas y la enfermedad de base. Son comunes: las gastrointestinales, como náuseas y vómitos; las neurológicas, como letargia, convulsiones, tetania, calambres; e incluso las cardíacas, como arritmias o parada cardíaca.

Tabla 36-1. Definición de síndrome de lisis tumoral según Cairo y Bishop (2004)
Síndrome de lisis tumoral analítico
Con ≥ 2 de las siguientes alteraciones metabólicas de forma simultánea en los 3 días previos o 7 días posteriores al inicio del tratamiento: • Ácido úrico ≥ 8 mg/dL o incremento del 25 % sobre el valor basal • Potasio ≥ 6 mEq/L o incremento del 25 % sobre el valor basal • Fósforo ≥ 2,1 µmol/L o ≥ 6,5mg/dL en niños / ≥ 1,45 µmol/L o ≥ 4,5 mg/dL en adultos o incremento del 25 % del valor basal • Calcio ≤ 1,75 µmol/L o ≤ 7 mg/dL o descenso del 25 % sobre el valor basal
Síndrome de lisis tumoral clínico
Presencia de un síndrome de lisis tumoral analítico y, al menos, uno de los siguientes: • Creatinina ≥ 1,5 veces el límite superior de la normalidad ajustado según la edad del paciente • Arritmia cardíaca • Muerte súbita • Crisis convulsiva

Tabla 36-2. Criterios clínicos y gradación del síndrome de lisis tumoral de Cairo y Bishop

Complicación*	Grado 0	Grado 1	Grado 2	Grado 3	Grado 4	Grado 5
Creatinina	≤ 1,5 × LSN	1,5 × LSN	1,5-3 × LSN	3-6 × LSN	> 6 – LSN	Muerte
Arritmia cardíaca	No	No intervención	Intervención médica no urgente	Sintomática y no controlada médicamente o controlada con dispositivo (por ejemplo, desfibrilador)	Riesgo vital (por ejemplo, arrítmica asociada a: insuficiencia cardíaca congestiva, hipotensión, síncope, *shock*, etcétera)	Muerte
Convulsión	No	No	Una convulsión breve y generalizada bien controlada con anticomiciales o convulsión parcial motora que no interfiere con las actividades de vida diaria	Convulsión con alteración de la conciencia; convulsiones no controladas a pesar de tratamiento médico	Estatus epiléptico	Muerte

*No directamente o no probablemente atribuible a agentes terapéuticos. LSN: límite superior de la normalidad.

La profilaxis es el pilar clave del síndrome de lisis tumoral, por lo que se debe prevenir en los pacientes que presentan un riesgo elevado de presentarlo, iniciándose previamente al inicio de la quimioterapia y manteniéndose hasta 5-7 días después. Esta profilaxis se compone de:

- *Monitorización estrecha* clínica, gasométrica y analítica.
- *Hiperhidratación* a 3 L/m² sin potasio, fósforo ni calcio.
- Control estricto del balance hídrico, asegurando una *diuresis* de ≥ 100 mL/m²/h. Para ello puede ser necesario el uso de diuréticos como la furosemida (0,5-1 mg/kg).
- Agentes *uricosúricos*, como el *alopurinol* en pacientes de riesgo intermedio o la *rasburicasa* en pacientes de alto riesgo.
- Corregir las alteraciones iónicas: hiperfosforemia, hipocalcemia e hiperpotasemia.
- En ocasiones, cuando se instaura el fallo renal agudo, se requiere hemodiálisis.

! Si a pesar de las medidas preventivas aplicadas aparece el síndrome de lisis tumoral, se debe iniciar un tratamiento enfocado a corregir las alteraciones metabólicas existentes y evitar la aparición de un fallo renal agudo.

Hipercalcemia maligna

Elevación de concentraciones de calcio sérico superiores a 10,5-11,0 mg/dL o concentraciones de calcio iónico libre superiores a 1,35 mmol/L por producción tumoral de sustancias que favorecen la reabsorción de calcio y la excreción de fósforo. La incidencia en pediatría es mucho menor que en los adultos, pero su presentación clínica es amplia, desde situaciones asintomáticas hasta otras amenazantes para la vida.

💡 La intensidad de los síntomas de la hipercalcemia está estrechamente relacionada con su gravedad y con la rapidez de su instauración. Puede manifestarse como fatiga, letargia, confusión, anorexia, debilidad, náuseas y vómitos, estreñimiento, íleo paralítico o exacerbación del dolor.

El tratamiento se basa en reducir el calcio sérico de manera muy controlada. Es importante valorar en los casos de hipercalcemia grave si está justificada la corrección de una complicación en un paciente que se encuentra en situación de final de la vida.

Las *medidas terapéuticas* son:

- *Restricción del aporte dietético de calcio y de vitamina D.*
- *Hidratación intravenosa,* preferentemente con suero salino isotónico al 0,9 %, aportando 1,5-3 mL/kg/m² y *diuréticos de asa* como la furosemida de 1-2 mg/kg/dosis cada 4-6 horas, añadiendo potasio intravenoso en el caso de asociar hipopotasemia y vigilando otras diselectrolitemias.
- *Corticoides* (metilprednisolona) a dosis de 2 mg/kg/día por vía intravenosa.
- *Calcitonina* a una dosis de 4-8 UI/kg cada 6-12 horas por vía subcutánea o intramuscular.
- *Bisfosfonatos*: el más utilizado es el pamidronato intravenoso a 0,5-1 mg/kg en 4 horas, en dosis única.

Hiperleucocitosis

Se define como la presencia de una cifra de leucocitos ≥ 100.000/µL, y se presenta fundamentalmente en pacientes con leucemia linfoblástica y mieloblástica aguda. Esta puede desembocar en la aparición de leucostasis, principal complicación y emergencia médica, síndrome de lisis tumoral y/o coagulación intravascular diseminada.

! La leucostasis se define como la obstrucción de los vasos sanguíneos secundaria al aumento de glóbulos blancos, ocasionando disminución del flujo sanguíneo e hipoxia tisular. Los pulmones y el sistema nervioso central son los órganos más comúnmente afectados, y entre los síntomas que pueden aparecer se incluyen disnea, taquipnea, hipoxemia, hemorragia alveolar difusa, somnolencia, mareo, convulsiones, visión borrosa, estupor y coma.

El diagnóstico se basa en la presencia de síntomas clínicos sugestivos en un paciente con diagnóstico reciente de leucemia.

El tratamiento se basa en las siguientes medidas:

- *Tratamiento de soporte*:
  - Prevención del síndrome de lisis tumoral: hiperhidratación + alopurinol o rasburicasa. Los diuréticos no se recomiendan de entrada por el riesgo de aumento de viscosidad sanguínea.
  - Tratamiento de la coagulación intravascular diseminada: transfusión de plaquetas, administración de plasma fresco congelado o fibrinógeno.
  - Evitar la transfusión de concentrado de hematíes, salvo anemia grave o inestabilidad hemodinámica. Si se precisa, se recomienda transfundir a dosis de 5 mL/kg.
- *Citorreducción*: se puede realizar mediante leucoaféresis, exanguinotransfusión, administración de hidroxiurea y quimioterapia de inducción con prednisona en la leucemia linfoblástica aguda, y citarabina en la leucemia mieloblástica aguda.

Síndrome de vena cava superior, compresión traqueobronquial y síndrome de mediastino superior

Debido a la anatomía del paciente pediátrico, las masas torácicas son muy susceptibles de producir compromiso de la vía aérea, comprometiendo el árbol traqueobronquial, comprimiendo la vena cava superior y produciendo el síndrome de mediastino superior (suma de la compresión traqueobronquial y de la cava superior). Dicho síndrome suele producirse por masas en el mediastino anterior.

Los tumores que ocasionan estas entidades difieren a los de los adultos, y para el diagnóstico diferencial se deben tener en cuenta factores como la edad del niño, posibilidad de anomalías congénitas, la velocidad de presentación de los síntomas y el compartimento en el que se encuentra la masa (**Tabla 36-3**).

El síntoma más frecuente es la disnea, seguido de tos, fiebre o sibilancias, hasta edema facial, venas prominentes superficiales en el tórax y en el cuello, ortopnea, estridor, plétora, cianosis en la cara, cefalea que aumenta con el decúbito, etcétera.

El estándar de oro para su diagnóstico es la tomografía computarizada. La radiografía de tórax, la ecografía Doppler y la resonancia magnética pueden ser útiles.

El tratamiento depende de la estabilidad del paciente. Si el paciente está estable y puede orientarse la etiología tumoral, debe administrarse el tratamiento dirigido de forma rápida. Si el paciente no se encuentra estable o no se puede orientar de forma precoz la etiología tumoral, hay que establecer medidas generales, como posición elevada de cabeza y cuello aproximadamente 30-45°, confortabilidad, oxigenoterapia suplementaria, hiperhidratación cuidadosa y ocasionalmente uso de diuréticos. Y en los casos graves puede ser necesario iniciar tratamiento con dexametasona a 0,5-2 mg/kg/día o prednisona a 40-60 mg/m², e incluso la radioterapia local, antes de tener un diagnóstico etiológico.

Síndrome de compresión medular

Se define como una compresión de la médula espinal o sus raíces nerviosas ocasionada por un proceso tumoral en cualquier fase de la evolución del proceso oncológico. Constituye una emergencia médica, debido al alto riesgo de secuelas neurológicas permanentes. En pediatría es poco frecuente, siendo las causas más frecuentes el sarcoma de Ewing, los neuroblastomas, los tumores de células germinales, los linfomas y los tumores renales.

> **!** El síntoma más frecuente al inicio del síndrome de compresión medular es el dolor de espalda, seguido de los síntomas neurológicos motores, como debilidad, hiperreflexia y parálisis, y ocasionalmente los sensitivos. La alteración de los esfínteres es tardía.

El diagnóstico se basa en una alta sospecha clínica en cualquier paciente que padece una enfermedad oncológica con dolor de espalda persistente o inexplicado. En estos casos, tras realizar una exploración neurológica, el diagnóstico se debe completar con resonancia magnética precoz.

El tratamiento de primera línea es la dexametasona intravenosa a dosis altas (1-2 mg/kg en bolo, seguido de 0,25-0,5 mg/kg/6 h). También puede valorarse la aplicación de radioterapia, neurocirugía y quimioterapia. En los pacientes en situación de últimos días de vida, deben promoverse las medidas de confort, por eso se indicará la realización de un tratamiento médico conservador, y no el quirúrgico.

Hipertensión intracraneal

La hipertensión intracraneal se produce por un aumento de la presión en la zona intracraneal que ocasiona disminución del flujo sanguíneo cerebral, asociando signos y síntomas derivados del aumento de presión, con posible herniación cerebral. Pueden ocasionarla los tumores del sistema nervioso central.

> **!** Clínicamente suele manifestarse con cefalea, irritabilidad, letargia y/o aumento del perímetro cefálico en los niños más pequeños, vómitos precedidos o no por náuseas y alteraciones visuales, desde diplopía, parálisis del sexto par craneal, tortícolis hasta papiledema. Si el cuadro evoluciona, puede llegar hasta la herniación cerebral, ocasionando la aparición de alteraciones del grado de conciencia, alteración pupilar, trastornos en la motilidad ocular y trastornos del patrón respiratorio.

Tras realizar una anamnesis y una exploración neurológica completa, ha de realizarse un fondo de ojo para valorar la pre-

Tabla 36-3. Causas más frecuentes de síndrome de vena cava superior en pediatría		
Mediastino anterior	**Mediastino medio**	**Mediastino posterior**
• Linfoma	• Linfoma	• Neuroblastoma
• Leucemia	• Tuberculosis	• Ganglioneuroblastoma
• Tumor maligno de células germinales	• Histiocitosis	• Sarcoma
• Teratoma	• Sarcoidosis	
• Lesión tímica	• Anomalías de los grandes vasos	
• Tiroides subesternal		

sencia de edema de papila y una tomografía computarizada craneal urgente.

El tratamiento se basa en la disminución de la presión intracraneal, asegurando una presión de perfusión cerebral suficiente. Requiere una monitorización estrecha, posición con elevación de la cabeza a 30°, asegurar la vía aérea y la ventilación (valorar la intubación orotraqueal y la ventilación mecánica invasiva), hiperventilación, administración de suero salino hipertónico al 3 % (25 mg/kg/dosis intravenosa) o manitol al 20 % (0,5 g/kg intravenoso), analgesia y valoración neuroquirúrgica, para la colocación de una válvula de derivación ventricular en los casos donde fracase el tratamiento médico.

SITUACIONES DE URGENCIA EN CUIDADOS PALIATIVOS PEDIÁTRICOS

Las situaciones de urgencia en cuidados paliativos pediátricos se producen por una descompensación de la patología de base del paciente. Su detección es primordial, puesto que la calidad de vida posterior del paciente dependerá de la rapidez del manejo.

Dolor no controlado

En pediatría, es importante la formación de los cuidadores en el reconocimiento del dolor, para saber valorar la intensidad y poder iniciar un adecuado control en el domicilio. Se indica siempre el analgésico a utilizar, así como las dosis y la posología. En ocasiones, el dolor no se consigue controlar en el domicilio, por lo que el paciente requerirá ingreso hospitalario para su optimización.

Hemorragia masiva

Se define como la pérdida sanguínea de gran cantidad de sangre de forma descontrolada en un tiempo breve en forma de hemoptisis, hematemesis, hematoquecia, melenas, hematuria o metrorragia, pudiendo preceder a la muerte en el 5-6 % de los casos. En pediatría, es un síntoma infrecuente. Las causas pueden ser múltiples, como: sangrado tumoral, debida a fármacos (por ejemplo, corticoides), poscirugía, secundaria a trombopenia (posquimioterapia, leucemia, etc.), varices esofágicas, aspergilosis pulmonar, bronquiectasias, etcétera.

 El tratamiento de la hemorragia masiva en el paciente pediátrico que recibe cuidados paliativos tiene como objetivo evitar el sufrimiento y asegurar el confort. Es preciso informar a los familiares del riesgo vital del paciente y explicar los posibles síntomas (estertores, disnea, agitación, apneas, etcétera).

Para su manejo, se debe disponer de un kit de sangrado, explicado en el capítulo anterior. Desde el punto de vista farmacológico, se debe considerar iniciar una sedación con midazolam para evitar el sufrimiento del paciente. Para ello, se administra un bolo intravenoso o subcutáneo de midazolam a 0,1 mg/kg y, posteriormente, se inicia una perfusión continua del mismo fármaco, ajustando la dosis necesaria para asegurar el confort del paciente. En algunos casos, pueden ser consideradas las transfusiones profilácticas de plaquetas en pacientes de riesgo.

Obstrucción intestinal

La dificultad para que el contenido intestinal avance se conoce como obstrucción intestinal.

En pediatría, las causas más frecuentes son la obstrucción por compresión intestinal, las debidas a hipomotilidad intestinal y las derivadas del tratamiento (opioides, adherencias posquirúrgicas y fibrosis posradioterapia).

La distensión abdominal, los vómitos biliosos, el dolor abdominal cólico y el estreñimiento son las manifestaciones más comunes. La radiografía simple de abdomen es la prueba complementaria más útil para el diagnóstico, ya que permite valorar el grado de obstrucción y la presencia de complicaciones, como la perforación abdominal.

Los *pilares del tratamiento* son:

- Asegurar el confort del paciente.
- Ratificar el estado de hidratación: rehidratar por vía intravenosa o subcutánea si lo requiere.
- Realizar la descompresión gastrointestinal mediante sonda nasogástrica o gastrostomía.
- Tratar el dolor: emplear morfina si el dolor es moderado o intenso.
- Valorar el uso de antieméticos y espasmolíticos.
- Realizar enemas de limpieza si la causa es un fecaloma.
- El tratamiento quirúrgico estará indicado en situaciones concretas en los pacientes que reciben cuidados paliativos si la causa de la obstrucción es fácilmente reversible y puede tener buen pronóstico con la cirugía.

Obstrucción del tracto urinario

Se define como la dificultad para la circulación y la excreción de la orina, debida a una disminución del calibre de la vía urinaria en cualquiera de sus niveles (vías altas o bajas). La ausencia de flujo urinario puede ser común en los pacientes con enfermedad avanzada. En ocasiones, se produce un espasmo del músculo detrusor de la vejiga, que desencadena en el paciente un dolor suprapúbico intenso.

 La forma de presentación más frecuente es el globo vesical. Siempre se debe descartar la causa farmacológica por el uso de opioides.

La obstrucción puede estar causada por compresión extrínseca, infiltración, fibrosis, compresión intrínseca, afectación neurológica por vejiga neurógena, farmacológica, sobre todo por opioides, secundaria a estreñimiento, infección urinaria, tumores cerebrales o espinales, o a compresión medular o radicular por lesiones extramedulares.

Las manifestaciones clínicas se pueden dividir según el grado de obstrucción:

- *Vías altas*: dolor cólico abdominal y deterioro de la función renal.

• *Vías bajas*: dolor en el hipogastrio, dificultad para orinar, oliguria o anuria, globo vesical e insuficiencia renal aguda.

Para su diagnóstico, se debe realizar una exploración física exhaustiva, y se puede considerar la realización de pruebas complementarias en casos específicos.

El tratamiento de la causa subyacente suele ser suficiente, pero ha de ser precoz para aliviar el dolor si lo asocia y evitar el deterioro de la función renal. Las medidas incluyen favorecer la micción espontánea (maniobra de Credé), medidas farmacológicas, como la rotación de opioides, o el uso de laxantes o antibióticos, y medidas técnicas, como el sondaje vesical de descarga o incluso permanente en función de la situación clínica del paciente.

ABORDAJE DE LA FASE DE FINAL DE LA VIDA EN PEDIATRÍA

Los cuidados al final de la vida están focalizados en ofrecer el máximo bienestar posible durante el proceso del fallecimiento y en minimizar el sufrimiento, tanto para el paciente como para la familia.

> **!** Para planear el fallecimiento, es necesario realizar un plan de actuación adecuado a la situación del paciente que:
> • Cumpla con los objetivos de los cuidados paliativos pediátricos.
> • Identifique las necesidades de cuidados tanto actuales como futuras.
> • Determine los recursos que se precisan para conseguirlo.

Existen una serie de puntos clave para realizar un correcto abordaje del final de la vida:

• Preparación y apoyo continuo del paciente y sus familiares.
• Manejo de los síntomas al final de la vida.
• Selección de una ubicación preferida para el fallecimiento.
• Posibilidad de realizar autopsia o donación de órganos y tejidos.
• Presentación de apoyo y asesoramiento a la familia en el duelo.

Preparación y apoyo continuo del paciente y sus familiares

El papel del equipo que atiende al paciente que se encuentra en la fase final de su vida debe estar centrado en la comodidad del paciente. El equipo debe alentar la cercanía y el contacto personal del paciente con sus seres queridos, favoreciendo un ambiente tranquilo, por ejemplo, con el empleo de música o lectura de cuentos.

También se debe intentar reducir la angustia familiar, principalmente anticipando los cambios físicos que ocurren al final de la vida, como la debilidad, la anorexia, los cambios en la piel y las mucosas, la alteración del grado de conciencia, la alteración del patrón respiratorio y la aparición de estertores, entre otros.

Además, se debe elaborar un plan de tratamiento personalizado que controle los síntomas que previsiblemente aparecen en el final de la vida, que incluya tanto intervenciones no farmacológicas (como abrazos, masajes, meditación o distracción con imágenes, música o cuentos) como medidas farmacológicas.

Manejo de los síntomas al final de la vida

La Sociedad Española de Cuidados Paliativos (SECPAL) propone una serie de principios generales para el control de los síntomas, entre los que destaca la evaluación del síntoma previamente a iniciar un tratamiento, la valoración evolutiva de los síntomas midiendo su intensidad, su impacto físico y emocional, los factores desencadenantes o agravantes del mismo y la monitorización a la respuesta al tratamiento instaurado, evitando medidas de diagnóstico que sean fútiles.

Además es de vital importancia explicar al paciente y a la familia la etiología de los síntomas, así como la estrategia terapéutica diseñada, y fijar plazos para conseguir los objetivos propuestos. Para ello, es preciso que se realice un abordaje multidisciplinar y completo de cada síntoma, en especial del dolor.

A continuación, se exponen los síntomas que aparecen más frecuentemente al final de la vida.

Dolor

El tratamiento del dolor en la fase final de la vida es esencial para reducir el sufrimiento del paciente y de sus familiares. Se siguen las mismas pautas de tratamiento que las que se emplean en otras fases de la enfermedad de los pacientes, teniendo en cuenta que, si es necesario, se puede administrar el opiáceo (en pediatría, la morfina es el fármaco de primera elección) de forma continua por vía subcutánea o intravenosa.

La dosis inicial de morfina por vía subcutánea o intravenosa depende de la edad y del peso:

• Neonatos: 120 µg/kg/24 h (5 µg/kg/h).
• 1-2 meses: 240 µg/kg/24 h (10 µg/kg/h).
• 3 meses-17 años: 480 µg/kg/24 h (10-30 µg/kg/h), máx. inicial de 20 mg/24 h.

Si el paciente previamente recibía opioides, se debe realizar la conversión de la dosis total diaria de opioide a morfina oral y dividirla entre dos, para pasar a la dosis a administrar por vía subcutánea, o dividirla entre tres para calcular la dosis intravenosa.

Si se decide emplear otro opioide, como el fentanilo, se deberá realizar la conversión empleando los factores de conversión existentes para realizar la rotación de opioides y, si lo precisa, una reducción de dosis.

> Hay que recordar que siempre se deben pautar rescates para el tratamiento del dolor irruptivo o incidental, empleando el 10-16% de la dosis total diaria por rescate y pudiendo administrarse de 1 a 4 rescates a la hora. La administración de los rescates es a demanda según lo precise el paciente, pero debe revisarse el número de rescates administrados en las 2 horas previas para recalcular la dosis óptima de opiáceo que necesita el paciente para el adecuado control sintomático.

Náuseas y vómitos

Son síntomas comunes en la fase del final de la vida, que pueden ser debidos a múltiples causas, aunque las más frecuentes son la propia enfermedad subyacente y los tratamientos farmacológicos empleados.

 Uno de los efectos secundarios más frecuentes de los opioides son las náuseas y los vómitos, y en ese caso, se podría considerar la rotación a otro opioide.

Para realizar un manejo adecuado, se deben emplear tanto medidas no farmacológicas (por ejemplo, evitar olores fuertes, fraccionar la alimentación, promover un ambiente tranquilo e incluso la acupuntura) como medidas farmacológicas. El tratamiento más frecuentemente empleado es el ondansetrón, de elección por vía oral o transmucosa a 0,15-0,20 mg/kg. En pacientes que presentan enfermedades oncológicas, es posible emplear dexametasona por vía oral o enteral, intravenosa y subcutánea. El haloperidol es otro tratamiento que puede emplearse en la población pediátrica para el tratamiento de las náuseas y los vómitos, tanto por vía oral, subcutánea o intravenosa.

Convulsiones

En la fase del final de vida, pueden aparecer convulsiones fruto de la hipoxia, la fiebre, la aparición de hemorragias intracraneales o de anomalías electrolíticas o por la enfermedad de base del paciente. Las convulsiones no causan un sufrimiento significativo al paciente más allá del daño causado por el movimiento inconsciente, pero son muy angustiantes para la familia. El tratamiento de urgencia de las crisis convulsivas son las benzodiacepinas, siendo de elección el midazolam. Se puede administrar por vía bucal o intranasal a las siguientes dosis, según la edad:

- Neonatos: 300 µg/kg.
- 1-2 meses: 300 µg/kg, máximo inicial 2,5 mg.
- 3-11 meses: 2,5 mg.
- 1-4 años: 5 mg.
- 5-9 años: 7,5 mg.
- 10-17 años: 10 mg.

Si es necesario, para el control de las crisis, se puede administrar como perfusión continua por vía subcutánea o intravenosa, a una dosis inicial de 1-3 mg/kg/24 h, con aumento de hasta 7 mg/kg/24 h. La dosis máxima de midazolam es de 100 mg/24 h o 150 mg/24 h en unidades especializadas.

Disnea y estertores

La disnea es una experiencia subjetiva consistente en sentir falta de aire. Como se ha comentado anteriormente, el tratamiento de elección de la disnea son los opioides, siendo la morfina el fármaco de elección en la población pediátrica. La dosis empleada deberá ser un 30 o 50 % menor a la dosis calculada para el tratamiento del dolor en cada paciente. Otras medidas consisten en realizar una prueba con administración de oxígeno, ofrecer aire fresco, reposicionar la vía aérea o técnicas de relajación.

 Los estertores son sonidos guturales que aparecen por la oscilación de las secreciones acumuladas en la hipofaringe o en el árbol bronquial durante las últimas horas de vida. Se debe explicar a la familia que se trata de una manifestación de la agonía y que el paciente no fallecerá ahogado por sus secreciones.

Para su manejo, se pueden emplear medidas no farmacológicas, como el posicionamiento en decúbito lateral con la cabecera elevada, realizar higiene de la boca, evitar aspirar las secreciones, ya que es una medida fútil en ese momento y puede ser estresante tanto para el paciente como para la familia, y limitar la hidratación del paciente. También pueden emplearse fármacos anticolinérgicos, con el objetivo de reducir la humedad en las secreciones.

Sangrado

Como se ha comentado, el sangrado puede ocurrir durante la evolución de determinadas enfermedades, como las enfermedades oncológicas. El sangrado masivo exteriorizado por vía respiratoria o digestiva es una situación que puede ocurrir en el final de la vida y es angustiante tanto para el paciente como para la familia.

Para su manejo, se debe disponer de un kit de sangrado, para intentar controlarlo, en el que se incluye el midazolam, que tiene como objetivo disminuir el grado de conciencia del paciente y evitar su sufrimiento.

Hidratación y nutrición

Socialmente se considera que la hidratación y la nutrición son pilares fundamentales en el cuidado. Sin embargo, en la fase final de la vida, se deben analizar los riesgos (aspiración) y los beneficios (bienestar tras la hidratación y la alimentación) que supone continuar con la hidratación y la nutrición para el paciente.

Es de vital importancia mantener una comunicación veraz y honesta con el paciente y sus familiares sobre la progresión de los síntomas en el final de vida y las medidas indicadas en cada momento, así como asegurar los cuidados de enfermería, que se han mencionado en apartados anteriores.

Agitación y delirium

La agitación se define como un estado de excitación desagradable que puede presentarse como llanto, aumento de la actividad motora, aumento de la excitación autónoma, incapacidad para relajarse o alteración del sueño. El *delirium* es una alteración de la conciencia y de la cognición que se desarrolla de forma aguda y que tiende a fluctuar.

Existen múltiples causas que pueden desencadenar estas situaciones, como estructurales, metabólicas, farmacológicas (opioides), dolor, estreñimiento, retención urinaria, así como ciertos factores psicosociales.

Antes de iniciar un tratamiento, es importante descartar aquellas condiciones que den apariencia de agitación, como la acatisia o la abstinencia de opioides.

Para su manejo, se deben emplear tanto medidas no farmacológicas (como mantener un ambiente tranquilo y, si puede ser conocido, con cercanía de familiares y seres queridos) como farmacológicas.

Los fármacos más empleados en la agitación y el *delirium* son:

- *Haloperidol*:
  - *Vía oral*: 10-20 µg/kg cada 8-12 h, máx. 5 mg cada 12 h.
  - *Vía subcutánea o intravenosa*:
    - 1 mes-11 años: dosis inicial de 25 µg/kg/24 h (máx. inicial 1,5 mg/24 h), aumento hasta un máximo de 85 µg/kg/24 h.
    - 12-17 años: dosis inicial de 1,5 mg/24 h, aumento hasta un máximo de 5 mg/24 h, aunque pueden emplearse dosis mayores en unidades especializadas.
- *Levomepromacina*:
  - *Vía oral*: 0,1 mg/kg/8 h.
  - *Vía subcutánea o intravenosa*: 0,25-1 mg/kg/24 h (máx. 25 mg/24 h), continuo o repartido cada 8 horas.

En caso de que uno de estos síntomas se considere refractario, es decir, que no se consiga el control de síntomas tras realizar todas las medidas indicadas, estaría indicado iniciar una sedación paliativa, con el objetivo de aliviar el sufrimiento del paciente.

AGONÍA Y MUERTE EN PEDIATRÍA

La agonía se define como la fase final de la vida en la que se van perdiendo las funciones básicas y, en consecuencia, la vitalidad, siendo el pronóstico vital de días u horas. En esta fase final, continúa siendo importante realizar un adecuado manejo de los síntomas que puedan aparecer.

En ocasiones, debido a la gravedad de los síntomas que ocurren en el final de la vida y pese a que un equipo experto haya aplicado todas las medidas terapéuticas, no se consigue un control sintomático adecuado en un período de tiempo razonable, apareciendo un síntoma refractario.

La sedación paliativa está indicada cuando no se consigue el control de algún síntoma, como el dolor, la disnea o la agitación, tras haber aplicado todas las medidas disponibles para su control.

El objetivo de la sedación paliativa es conseguir eliminar el sufrimiento provocado por uno o varios síntomas refractarios, proporcionando al paciente la sedación necesaria para ello. No es una medida irreversible, por lo que requiere la evaluación continua para determinar el grado de sedación necesario. Antes de iniciar una sedación paliativa, se debe informar a la familia y, si es posible, al paciente, y obtener el consentimiento informado (en menores de 16 años el consentimiento se obtendrá de la familia por representación del paciente; sin embargo, se debe considerar informar al paciente en función de su madurez cognitiva).

Los *fármacos* más empleados son las benzodiacepinas, en especial el midazolam, aunque dependiendo del síntoma refractario se pueden emplear otros fármacos, tanto en monoterapia como asociados:

- *Midazolam*: vía subcutánea o intravenosa, administrar las dosis de inducción necesarias a 0,05 mg/kg (máx. de 1,5 a 3 mg), posteriormente iniciar mantenimiento a 0,05-0,1 mg/kg/h (máx. 0,6-0,8 mg/kg/h). En pacientes con afectación neurológica, pueden emplearse dosis iniciales más bajas.
- *Levomepromacina*.
- *Haloperidol*.
- *Propofol*.
- *Fenobarbital*.
- *Ketamina*.

La sedación en sí misma no proporciona analgesia, por lo que se deberá continuar con las medidas aplicadas para el control del dolor.

Comunicación en la fase final de la vida y la muerte

En la fase del final de la vida, es de vital importancia mantener una comunicación continua con el paciente, si es posible, y con su familia. La información debe ser clara, veraz y honesta, y se debe facilitar la exposición de dudas por parte del paciente y sus familiares.

Cuando se identifica que un paciente se encuentra en la fase del final de su vida, se debe informar de la situación tanto al paciente, si es posible, como a sus familiares, explicando que el paciente presenta una enfermedad incurable avanzada, que ha evolucionado progresivamente a una fase de final de la vida, que se seguirá de una fase de agonía y, finalmente, del fallecimiento del paciente.

El equipo que atiende al paciente debe explorar una serie de cuestiones:

- *Lugar de fallecimiento*: el domicilio es el lugar donde tanto el paciente como la familia suelen encontrarse más cómodos, por lo que suele ser el lugar preferido para el fallecimiento. Sin embargo, en ocasiones existen situaciones que dificultan que el fallecimiento ocurra en el domicilio, ya sea por falta de recursos sanitarios, sociales o emocionales, teniendo que trasladarse a un centro médico. Es de vital importancia planear el lugar donde previsiblemente va a ocurrir el fallecimiento, ya que puede ayudar tanto al paciente como a los familiares a prepararse para la muerte.
- *Autopsia y donación de órganos y tejidos*: si existe una buena comunicación entre el equipo y la familia, es más fácil que se puedan tratar temas como la realización de la autopsia o la donación de tejidos, aunque en cuidados paliativos pediátricos no es una práctica extendida, por el momento, especialmente si el fallecimiento es en el domicilio.

Finalmente, tras la muerte del paciente, es importante mantener un seguimiento durante el duelo por parte del equipo que prestó atención al paciente y a la familia, con el objetivo de resolver sus dudas y ofrecer acompañamiento.

PARTICULARIDADES DEL DUELO EN PEDIATRÍA

El proceso de adaptación psicológica a la enfermedad y muerte de un niño es difícil, por la variedad de reacciones emocionales que se presentan a lo largo del proceso. Para evitar situaciones conflictivas, que pueden provocar una angustia mayor de la que la propia enfermedad conlleva, conviene que los profesionales sanitarios que les atienden conozcan estas posibles reacciones.

> **!** El manejo de síntomas en niños y adolescentes en situación de cuidados paliativos requiere definir un objetivo terapéutico fundamental y valorar los problemas que presenta y las necesidades que tiene, estableciendo objetivos de tratamiento y adecuando las acciones terapéuticas en función de esos objetivos. Los síntomas psicológicos, sociales y espirituales deben recibir tanta atención como los físicos. El manejo de síntomas ha de ser realizado con medios proporcionados, aceptables para el paciente, la familia y los profesionales sanitarios.

Hay dos tipos de situaciones que pueden requerir ayuda psicológica: la intervención preventiva, que busca proporcionar o potenciar los recursos a los pacientes, familiares y sanitarios, para que puedan afrontar situaciones que previsiblemente pueden ser amenazantes en un futuro próximo; y la intervención aguda, en crisis, debido a factores desencadenantes presentes. Para ello, es importante identificar aquellas necesidades y recursos de los niños, familiares y sanitarios:

- Momento vital y desarrollo evolutivo.
- Significado e impacto de la enfermedad.
- Estilo de afrontamiento y comunicación.
- Relaciones sociales y familiares.
- Estrés percibido (dificultades económicas, problemas familiares, etcétera).
- Necesidades espirituales y recursos sociales.
- Relación y comunicación de los sanitarios con el niño y su familia.
- Factores de riesgo y protección de duelo complicado.

La proximidad de la propia muerte implica transitar por una sucesión de pérdidas y afrontar los miedos que todo esto provoca. El niño, al igual que el adulto, necesita expresar su duelo ante una constante sensación de pérdidas.

Culturalmente se tiende a la sobreprotección de los niños, apartándoles de su propio proceso de afrontamiento de su enfermedad, y ni siquiera se les explica lo que está sucediendo. Sin embargo, los niños son sumamente sensibles al estado anímico de sus familiares y saben que algo está sucediendo, reemplazando la falta de información por sus fantasías y extrayendo sus propias conclusiones.

Al igual que los adultos necesitan expresar sus emociones, sus temores y sus deseos. Le dará seguridad si un adulto es capaz de escucharle y de explicarle con sensibilidad qué es lo que le sucede, sin mentiras, sintiéndose comprendido y acompañado.

Respuestas corporales como problemas de alimentación y alteraciones del sueño son características del duelo en los niños más pequeños (según la enfermedad). En cambio, la ansiedad, los problemas de conducta y las dificultades de aprendizaje son más frecuentes en niños más mayores y adolescentes.

El malestar fisiológico y psicológico es común en el paciente pediátrico. En situación de últimos días el impacto emocional genera conmoción, retraimiento social, confusión, ira, irritabilidad y, sobre todo, miedo a lo desconocido, a la pérdida y a la ausencia de sus seres queridos.

Lo más importante es ser compasivo con el niño a través del acompañamiento, la escucha activa y la atención a su comunicación no verbal. Los niños pueden expresar con la postura, el tono de voz y la mirada miedos o sensaciones desagradables que no son capaces de verbalizar. Estar atentos y comunicarnos con ellos de forma serena, asegurándoles que estarán acompañados durante todo el proceso, les transmitirá confianza.

> Realizar una evaluación inicial de los problemas y necesidades, establecer conjuntamente los objetivos y actuaciones, y el trabajo coordinado, permite responder al deseo del niño de estar en su casa, con su familia, y activo el mayor tiempo posible, así como la muerte sin dolor.

El duelo por la pérdida de un hijo es una de las experiencias más devastadoras, y su impacto emocional a diferentes niveles persiste durante años. Se rompen las expectativas, las esperanzas y los proyectos de vida que deseaban para él. Se supone que el rol parental es proporcionar seguridad a sus hijos. Ante una enfermedad (o accidente) los padres cuestionan su competencia parental, que puede llevarles a sentimientos de culpa y pensamientos disfuncionales.

Valorar el papel de los familiares en los procesos de decisión, respetando las diferencias culturales y religiosas, tomando conciencia de los propios valores con respecto a la muerte, facilitará su acompañamiento, un final de vida digno y la elaboración del duelo.

También cabe destacar que los sanitarios desempeñan un papel muy importante en la vida de los niños que fallecen y sus familias. Las unidades de cuidados paliativos pediátricos son un equipo humano interdisciplinar que se marcan como objetivo fundamental, para el niño y su familia, que pueda vivir con la enfermedad de la forma más humana y digna posible hasta que se produzca el fallecimiento, y ayudarles a aceptar, asumir e integrar el hecho de la muerte en sus vidas.

La diversidad de personas y profesionales que en él confluyen posibilita que se contemple y se atienda de forma integral al niño y su familia en todo su mundo de necesidades y valores.

CONCEPTOS DE VIDA, MUERTE Y TRASCENDENCIA EN PEDIATRÍA

A la hora de comunicarle al menor su futura muerte, debida a la enfermedad que padece, las particularidades de los conceptos de vida, muerte y trascendencia en pediatría adquieren especial importancia.

Tanto en pacientes adultos como en pacientes pediátricos, enfrentar la última etapa de la vida y la proximidad de la propia muerte implica transitar por una sucesión de pérdidas y afrontar los miedos que sobrevienen en consecuencia. Necesitan expresar su duelo ante una constante sensación de pérdidas. El niño afrontará la situación dependiendo de cómo responda su entorno ante los cambios, las pérdidas pasadas, presentes o futuras.

El conocimiento del grado de desarrollo de los niños y sus percepciones sobre la vida y la muerte ayudarán a los profesionales sanitarios en la valoración y orientación del caso para asesorar a los familiares.

Desde la psicología evolutiva, se ha permitido tener el conocimiento de aspectos de la enfermedad y la muerte específicos de cada etapa del desarrollo, para valorar los aspectos cognitivos, emocionales y comportamentales afectados por la situación de enfermedad avanzada, y facilitar así la adaptación psicológica del niño enfermo.

En síntesis, el concepto de muerte se define de forma multidimensional integrando la comprensión de tres conceptos fundamentales: universalidad, irreversibilidad y cesación de los procesos corporales.

Según Piaget, los conceptos del desarrollo cognitivo pueden ser aplicados en la adquisición del concepto de enfermedad unido al proceso de maduración biológico:

- Hasta los 2 años: el niño no tiene ningún concepto de muerte y lo más importante del tratamiento es asegurar la comodidad física.
- De 2 a 7 años: los niños conciben la muerte como un proceso reversible. Es importante reducir al mínimo la ansiedad de separación y tratar los sentimientos de culpa que pudiesen aparecer.
- Entre 7 y 12 años: es probable que entienda la permanencia de la muerte, y puede sufrir por el miedo al abandono y los miedos de mutilación del cuerpo.
- El adolescente tiene el concepto de muerte como el adulto y, sobre todo, sufre por la pérdida de control sobre su cuerpo.

El enfoque de Piaget es descriptivo-cronológico, es decir, el concepto de muerte varía de acuerdo a la edad, y solo después de los 11 años se interioriza, se razona y se comprende su carácter irreversible.

Otros autores defienden que la adquisición del concepto de muerte varía en cierta medida por valores culturales y las vivencias que el niño experimenta, que le capacitan para integrar y sintetizar la información, acelerando el desarrollo de los conceptos y las percepciones de los niños sobre su muerte inminente.

Debido a la experiencia temprana con la enfermedad, y a la vivencia de enfermedad y muerte de otros niños, se tiene una conciencia precoz del concepto de enfermedad, gravedad y muerte.

La edad del niño puede ser menos importante que el estilo de comunicación de la familia, la capacidad individual de entender y procesar la información sobre la enfermedad y su pronóstico, y la relación del niño con los profesionales sanitarios.

En definitiva, los niños alcanzan un entendimiento de la muerte mediante un proceso que depende tanto de su grado evolutivo como de su madurez cognitiva, más que de su edad cronológica. En esta etapa de final de la vida, es importante que se permita la expresión de afectos y de preocupaciones del paciente, que se le permita verbalizar sus fantasías y pensamientos sobre el deterioro de su cuerpo, de su soledad, de su dolor y sufrimiento para poder aliviar la carga emocional. Los padres necesitarán comprender, en algunos casos, lo desadaptativo de evitar la sobreprotección y el ocultamiento de la información a sus hijos.

En todas las definiciones existentes de espiritualidad, se observan elementos clave coincidentes: el sentido, la conexión y la trascendencia. Esta última se define como la capacidad de expandir el ser más allá de los confines comunes de las experiencias cotidianas, de abrirse a nuevas perspectivas desde unos criterios distintos a la lógica racional, que permiten aventurarse en espacios vitales de encuentro con algo o alguien que espera y acoge a este, y en lo que se encuentra sentido.

Independientemente de que la familia del niño o adolescente esté adscrita a alguna religión, la espiritualidad permite a los familiares y seres queridos poder establecer una buena comunicación, donde expresar mediante ideas y conceptos espirituales cuál puede ser el final del proceso de enfermedad del menor y cuál será su destino.

A pesar de que la religiosidad no es una condición necesaria, en algunos casos se encuentra que algunos padres tienen dificultades para expresar a sus hijos los aspectos referentes a la muerte, por no poder utilizar conceptos religiosos, por lo que estas familias pueden beneficiarse de intervenciones cuya base sea la trascendencia como esencia de la espiritualidad.

Hay que tener en cuenta los factores étnicos y transculturales en lo referente a la trascendencia como una de las bases de los valores espirituales. Tanto la comunicación verbal como la no verbal están fuertemente influenciadas por factores religiosos y culturales, y esto debe ser tenido en cuenta a la hora de mostrar apoyo, especialmente a la hora de comunicar ciertas cuestiones.

Es obvio que las necesidades espirituales de los niños son muy distintas a las de los adultos, pero también son distintas entre los niños de menor edad y los adolescentes, a tenor de sus importantes diferencias en el desarrollo cognitivo.

En los niños más pequeños, la espiritualidad está más influenciada por una moralidad heterónoma, pero a medida que la edad aumenta, la espiritualidad se individualiza. La adolescencia es, por sí misma, una etapa llena de cambios y de preguntas, de búsqueda de significado de las cosas, y ante una situación como es el diagnóstico de una enfermedad crónica o avanzada, la espiritualidad es clave para buscar el significado de la enfermedad y la muerte.

Es en la adolescencia donde comienza a ganar protagonismo el pensamiento abstracto, y la espiritualidad y la fe son aspectos esenciales, especialmente en los casos donde el desarrollo normal se ve impedido o alterado.

A su vez, en la adolescencia comienza un proceso de formación de la identidad, donde el individuo empieza a tener sus propias ideas e intereses, lo que provoca que, en muchas ocasiones, las ideas y creencias del adolescente entren en conflicto con las presentes en el núcleo familiar, lo que puede ser fuente de conflictos y, en los casos de pacientes pediátricos en cuidados paliativos, provocar un aislamiento.

Cuando los familiares son informados de que el niño va a morir, comienza un proceso de confusión y angustia, en el que las decisiones relacionadas con el cuidado y tratamiento de la enfermedad de un niño y la desesperada necesidad de esperanza se mezclan.

PUNTOS CLAVE

- La identificación de los síntomas en pediatría, en especial el dolor, puede suponer un reto diagnóstico. Es importante conocer las peculiaridades existentes en la presentación de los síntomas y en los tratamientos disponibles para poder ofrecer una atención de calidad.
- Para conseguir un adecuado control sintomático, se debe realizar una valoración integral del paciente y, posteriormente, se ha de elaborar un plan de cuidados que incluya tanto medidas farmacológicas como no farmacológicas.
- Los opioides, en especial la morfina, son fármacos empleados en pediatría tanto para el tratamiento del dolor moderado-intenso como para el tratamiento de la disnea.

- Es clave identificar los síntomas que puedan aparecer en la evolución de los pacientes, como la disfagia, en fases incipientes para instaurar un plan terapéutico precoz y poder evitar complicaciones.
- La comunicación es uno de los pilares fundamentales en la atención del final de la vida y del fallecimiento, por lo que esta debe ser veraz, honesta y clara, dejando espacio para que el paciente y los familiares expongan sus dudas y temores.
- Los cuidados paliativos mejoran la calidad de vida de los pacientes y las familias que se enfrentan a enfermedades amenazantes para la vida, mitigando el dolor y otros síntomas, y proporcionando apoyo integral (físico, psicológico, espiritual y social) desde el momento del diagnóstico hasta el final de la vida y durante el duelo.

BIBLIOGRAFÍA

Astudillo W, Astigarraga I, Salinas A, Mendinueta C, Navajas A. Medicina paliativa en niños y adolescentes. Paliativos Sin Fronteras; 2015.

Barbero J, Alameda A. El duelo en padres del niño oncológico. Psicooncología: investigación y clínica biopsicosocial en oncología. Universidad Complutense de Madrid. Sociedad Española de Psicooncología. 2009;6:485-98.

Barreto P, de la Torre O, Pérez-Marín M. Detección de duelo complicado. [Internet]. Psicooncología. 2012;9:355-68. Disponible en: https://doi.org/10.5209/rev_PSIC.2013.v9.n2-3.40902

Benito E, Dones M, Babero J. El acompañamiento espiritual en cuidados paliativos. [Internet]. Psicooncología. 2016;13:367-84. Disponible en: https://doi.org/10.5209/PSIC.54442

Bidet G, Daoust L, Duval M, Ducruet T, Toledano B, Humbert N, et al. An Order Protocol for Respiratory Distress/Acute Pain Crisis in Pediatric Palliative Care Patients: Medical and Nursing Staff Perceptions. J Palliat Med. 2016;19:306-13.

Bogetz JF, Lemmon ME. Pediatric Palliative Care for Children With Severe Neurological Impairment and Their Families. J Pain Symptom Manage. 2021;62:662-7.

Costa Colomer J, Gáboli M, Pradillo Martín MC. Indicaciones e inicio del soporte de ventilación mecánica en domicilio. Protoc Diagn Ter Pediatr. 2017;1:401-22.

Cruzado JA. Espiritualidad en clínica una propuesta de evaluación y acompañamiento espiritual en cuidados paliativos. Psicooncología. 2014;9:195-6.

Del Rincón C, Martino R, Catá E, Montalvo G. Cuidados paliativos pediátricos: el afrontamiento de la muerte en el niño oncológico. Psicooncología. 2008;5:425-38.

Friedrichsdorf SJ. From Tramadol to Methadone: Opioids in the Treatment of Pain and Dyspnea in Pediatric Palliative Care. Clin J Pain. 2019;35:501-8.

Gómez M, Altisent R, Bátiz J, Casado M, Ciprés L, Gándara Á, et al. Guía de sedación paliativa. Cuadernos CGCOM 2021. Consejo General de Colegios Oficiales de Médicos; 2021.

Handa A, Nozaki T, Makidono A, Okabe T, Morita Y, Fujita K, et al. Pediatric oncologic emergencies: Clinical and imaging review for pediatricians. Pediatr Int. 2019;61:122-39.

Hauer J. Pediatric palliative care. [Internet]. Uptodate 2022. [Internet]. En: UpToDate. Waltham, MA: UpToDate, Inc. [Actualizado 24 Mar 2023]. Disponible en: htpp://www.uptodate.com

Hauer J, Jones B. Pain in children: Approach to pain assessment and overview of management principles. [Internet]. En: UpToDate. Waltham, MA: UpToDate, Inc. [Actualizado May 2023]. Disponible en: htpp://www.uptodate.com

Ibáñez C, Ávila R, Gómez MD, Díaz R. El equipo interdisciplinar como instrumento básico en cuidados paliativos: a propósito de un caso. Psicooncología. 2008;5:439-57.

Ito T, Tomizawa E, Yano Y, Takei K, Takahashi N, Shaku F. Experience of symptom control, anxiety and associating factors in a palliative care unit evaluated with Support Team Assessment Schedule Japanese version. Sci Rep. 2021;11:19321.

Langmore SE. History of Fiberoptic Endoscopic Evaluation of Swallowing for Evaluation and Management of Pharyngeal Dysphagia: Changes over the Years. Dysphagia. 2017;32:27-38.

Martino A, Fillol A, Catá E. A propósito de un caso: "Construyendo realidades: fallecer en casa". Psicooncología. 2009;6:499-506.

Mouilly M, El Midaoui A, El Hessni A. The Effects of Swallowing Disorders and Oral Malformations on Nutritional Status in Children with Cerebral Palsy. Nutrients. 2022;14:3658.

Prusakowski MK, Cannone D. Pediatric Oncologic Emergencies. Hematol Oncol Clin N Am. 2017;31:959-80.

Rochwerg B, Brochard L, Elliott MW, Hess D, Hill NS, Nava S, et al. Official ERS/ATS clinical practice guidelines: noninvasive ventilation for acute respiratory failure. Eur Respir J. 2017;50:1602426.

Singh Jassal S, ed. Basic Symptom Control in Paediatric Palliative Care. 10ª ed. 2022. Toghether for Short Lives; 2022.

Stephanos K, Dubbs SB. Pediatric Hematologic and Oncologic Emergencies. Emerg Med Clin North Am. 2021;39:555-71.

World Health Organization. Guidelines on the management of chronic pain in children. Geneva: WHO; 2020.

Yeste D, Campos A, Fábregas A, Soler L, Mogas E, Clemente M. Patología del metabolismo del calcio. Protoc Diagn Ter Pediatr. 2019;1:217-37.

Enfermería en cuidados paliativos

V

Papel de la enfermería. Valoración enfermera. Diagnósticos enfermeros prevalentes. Plan de cuidados estandarizados

37

A. Manzanas Gutiérrez, I. García Salvador y P. Vallés Martínez

OBJETIVOS

- Identificar las necesidades de las personas con enfermedad avanzada y/o al final de la vida.
- Describir los objetivos de cuidados específicos.
- Utilizar los diagnósticos enfermeros más prevalentes en cuidados paliativos.
- Distinguir entre diagnósticos enfermeros prevalentes y preferentes.
- Diferenciar entre diagnósticos de enfermería y problemas de colaboración.
- Desarrollar un plan de cuidados estandarizado dirigido al paciente y su familia adaptándolo a cada momento de la enfermedad.
- Evaluar las intervenciones aplicadas para modificarlas si no están siendo efectivas.

INTRODUCCIÓN

Es posible que una persona se levante ilusionada, con planes importantes para esa noche, pero llega la noche y no le apetece el plan. Las necesidades van cambiando a lo largo de las horas, lo que es importante ahora no lo es dentro de un rato.

Si además una persona está en un proceso crónico avanzado y en situación paliativa, con síntomas múltiples, cambiantes, precisa un cuidado activo e integral, porque la enfermedad limita. El objetivo es alcanzar la mejor calidad de vida para el enfermo y su familia. Estar lo mejor posible, el mayor tiempo posible.

Esas necesidades cambian en minutos. En el grupo de planes de cuidados de la Asociación de Enfermería en Cuidados Paliativos (AECPAL), siempre se ha entendido que el cuidar va de necesidades. Los que determinan su importancia y su prioridad son las personas que necesitan cuidados paliativos y sus familias.

No se trabaja con pacientes, ni procesos, ni enfermedades, ni situaciones, solo con personas con necesidades, muchas de las cuales no van a poder ser satisfechas (como, por ejemplo: astenia, anorexia, caquexia), pero sí minimizadas o cubiertas parcialmente. Con lo cual, las personas tienen que vivir con estas limitaciones que originan dependencia y empeoran la calidad de vida.

El Consejo Internacional de Enfermería (CIE) establece que «la función de la enfermería es fundamental para unos cuidados paliativos destinados a reducir el sufrimiento y a mejorar la calidad de vida de los pacientes moribundos y de sus familias mediante una pronta evaluación, identificación y gestión del dolor y de las necesidades físicas, sociales, psicológicas, espirituales y culturales».

Las enfermeras de cuidados paliativos se encargan de cuidar de las personas y de sus familias, teniendo en cuenta el entorno y la situación de final de vida que reafirma el cuidado. Participan en el control de síntomas, garantizan los cuidados, aseguran el respeto por la autonomía y los derechos de la persona, ofrecen acompañamiento, respetan los valores y estilos de vida, atienden la singularidad, persiguen el bienestar, la calidad de vida, la continuidad de los cuidados y el trabajo en equipo.

Actualmente no solo son personas en situación paliativa las que presentan procesos oncológicos, sino que hay muchas otras patologías, como la insuficiencia cardíaca, la insuficiencia renal, la demencia en fases avanzadas o las enfermedades degenerativas, que conllevan un gran deterioro, pérdida de autonomía y que son irreversibles.

Con la finalidad de detectar esas personas con necesidades paliativas se cuenta con instrumentos como el NECPAL CCOMS-ICO©, una escala que ayuda a detectarlas. Una vez identificadas, se debe elaborar un plan de cuidados con las preferencias y valores de las personas, involucrando a la familia y/o cuidadores en las decisiones.

La directiva del Parlamento Europeo y del Consejo 2013/55/UE, en el artículo 31, apartado 7, reconoce que «la enfermera tiene competencia de forma independiente para diagnosticar, planificar, administrar, evaluar y garantizar la calidad de los cuidados». La enfermera va a identificar los problemas de cuidados y formulará diagnósticos de enfermería y problemas de colaboración.

El Real Decreto 1093/2010, de 3 de septiembre, que aprobó el conjunto mínimo de datos de los informes clínicos en el Sistema Nacional de Salud, expone en su anexo VII el contexto en el que debe realizarse el acto enfermero con lenguaje propio, recogiendo expresamente las clasificaciones de diagnósticos, intervenciones y resultados de la North American Nursing Diagnosis Association (NANDA), la Clasificación de Intervenciones de Enfermería (NIC, *Nursing Interventions Classification*) y la Clasificación de Resultados de Enfermería (NOC, *Nursing Outcomes Classification*).

Marjory Gordon, en 1976, definió que los diagnósticos enfermeros, o diagnósticos clínicos formulados por profesionales enfermeros, describen problemas de salud reales o potenciales que las enfermeras, en virtud de su educación y experiencia, están capacitadas y autorizadas a tratar.

Por eso, es importante en la atención a estas personas una buena valoración en todas las esferas, que lleve a obtener unos adecuados diagnósticos de enfermería (NANDA), y permita fijar objetivos (NOC) e intervenciones (NIC) para llegar a cubrir sus necesidades. Siempre, consensuando con las personas a las que se cuida. Por eso es importante distinguir entre diagnósticos prevalentes y preferentes en cuidados paliativos.

> **!** Se podrían definir los diagnósticos prevalentes como aquellos que aparecen con más frecuencia en este tipo de situaciones. Los diagnósticos preferentes son los que identifican como prioritarios las personas a las que se cuida y son los más importantes para ellas, por lo tanto, es el objetivo del ejercicio profesional.

Como las necesidades van cambiado, los diagnósticos de enfermería también, por ello este es un proceso que necesita ser continuamente revisado y consensuado con aquellas personas a las que se cuida, así se personaliza y se evalúa de forma constante.

Para valorar sus necesidades, hay que realizar una entrevista con el paciente y su familia, manteniendo una comunicación activa y una actitud empática que permita llegar a conocerlos. Esto nos dará la información que se necesita para llegar a unos adecuados diagnósticos enfermeros y hará programar una serie de intervenciones que ayuden a cumplir los objetivos de cuidado marcados.

JUSTIFICACIÓN

Los planes de cuidados estandarizados suponen una herramienta muy útil para la práctica asistencial. Reflejan la línea de decisión y actuación de las enfermeras, reduciendo la variabilidad en la práctica profesional, determinando el grado adecuado de los resultados esperados y estableciendo guías de actuación para la continuidad de cuidados.

Para ello, es importante utilizar los tres lenguajes estandarizados reconocidos por la American Nurses Association (ANA): los diagnósticos desarrollados por la NANDA, la NIC y la NOC. Estas clasificaciones permiten a la enfermera: tener un lenguaje común y propio para el desarrollo profesional mediante la taxonomía enfermera; unificar las líneas de decisión y actuación que se adapten a la práctica clínica; y facilitar la evaluación de resultados que proporcionen tanto las líneas de investigación específicas como la monitorización de la calidad en el proceso de cuidar. Por lo tanto, favorecen la valoración profesional y personal de la

enfermera, puesto que se analizan los datos y permite emitir juicios con base científica, ayudando en la investigación y la gestión, puesto que ayudan a determinar las cargas de trabajo y a medir resultados.

Por otro lado, la interrelación entre estas clasificaciones permitirá, una vez realizada la valoración de las necesidades en cada situación, identificar los diagnósticos preferentes de las personas en situación paliativa, establecer los objetivos (NOC) y programar las intervenciones (NIC) para alcanzarlos.

Con posterioridad, se mostrará la interrelación entre los diagnósticos prevalentes, NOC y NIC, establecida por el grupo de planes de cuidados de la AECPAL.

> Los planes de cuidados estandarizados permiten:
> - Utilización de un lenguaje común mediante la taxonomía enfermera.
> - Unificación de líneas de decisión y actuación que se adapten a la práctica clínica.
> - Servir de referente para todos los profesionales de enfermería que atiendan a pacientes paliativos.
> - Facilitar la evaluación de resultados que proporcionen.
> - Establecer líneas de investigación específicas.
> - Monitorización de la calidad en el proceso de cuidar.

PROCESO ENFERMERO EN CUIDADOS PALIATIVOS. VALORACIÓN

La valoración consiste en un proceso planificado, sistemático, continuo y deliberado de recogida e interpretación de datos sobre el estado de salud del paciente y de las respuestas humanas, a través de diferentes fuentes.

Para conocer las necesidades de las personas en situación avanzada de enfermedad y/o al final de la vida es muy importante seguir un proceso sistematizado.

> **!** La recogida de datos se realiza a través de la entrevista con el paciente, la familia y el entorno (es importante identificar al cuidador principal, el interlocutor, conocer cómo se siente, que información puede aportar y ver su disponibilidad), así como con su historia clínica.

Es preciso elegir un modelo de enfermería que guíe en la recogida de datos para poder organizar e interpretar la información y llegar a un correcto diagnóstico enfermero, o una disposición a mejorar un estado de salud o su calidad de vida. Los más utilizados son el modelo de Virginia Henderson y los patrones funcionales de salud de Marjory Gordon.

Virginia Henderson establece 14 necesidades básicas que deben satisfacerse en cada persona, priorizando las que más molesten. Están relacionadas entre sí, por lo tanto, si una se altera, esta influye en las demás. Son diferentes en cada persona, puesto que están determinadas por todos sus aspectos biológicos, emocionales, sociales, culturales y espirituales (e-Anexo 37-1).

Marjory Gordon definió los patrones funcionales como «una configuración de comportamientos que ocurren de forma secuencial en el transcurso del tiempo». Son 11, describen todas las áreas del ser humano y no se pueden entender separadamente, están interrelacionadas (e-Anexo 37-2).

Bien se elija un modelo u otro, para realizar la valoración de las personas en situación paliativa se utilizan escalas validadas, que ayudarán cuando llegue el momento final. Entre otras destacan: el índice de Karnofsky, la clasificación del *Eastern Cooperative Oncologic Group* (ECOG) y la de Lansky (< 16 años), que valoran el estado funcional; el método del estado de rendimiento paliativo (*Palliative Performance Status*), que valora la situación funcional del paciente en situación avanzada; el índice de Barthel, que valora las actividades de la vida diaria; la escala de Norton o Braden, que evalúa el riesgo de úlcera por presión; la relación peso/talla en pediatría; la escala visual analógica (EVA), para el dolor; la minievaluación nutricional (MNA, *Mini Nutritional Assessment*), para el estado nutricional; el test de Pfeiffer, para el estado cognitivo; la escala numérica verbal (ENV 0-10), para el estado de ánimo; la escala de evaluación de síntomas de Edmonton (ESAS), para el control de síntomas; la escala de Zarit, para la sobrecarga familiar; el instrumento diagnóstico de la complejidad en cuidados paliativos (IDC-Pal), para valorar la complejidad del paciente y su familia; y la planificación anticipada de las decisiones.

Hay que tener en cuenta que, en muchas ocasiones, la situación de deterioro o mal control sintomático de estas personas y sus familias no permite realizar una valoración exhaustiva y completa de la situación. Por ello, en estos casos, la valoración inicial debe ir encaminada a preguntas como: ¿qué le preocupa?, ¿qué le molesta?, ¿en qué necesita que le ayude?

Tampoco es inusual que haya procesos con deterioro cognitivo agudo o crónico que dificulten la valoración y la detección de las necesidades. En estas situaciones, el lenguaje no verbal es esencial. Determinados comportamientos, como cambios en la expresión facial, agitación o agresividad, se deben valorar descartando causas, como dolor, impactación fecal, retención urinaria, aislamiento o incomodidad secundaria a humedad. En muchos casos, en las personas mayores los cuadros de agitación se resuelven con analgesias de primer escalón, lo cual ayuda a identificar que la causa de la agitación es el dolor.

Tras la valoración, se detectan una serie de problemas de salud que requieren un abordaje multidisciplinar e interdisciplinar, algunos de los cuales podrá abordarlos la enfermera y se emitirán diagnósticos enfermeros. En otros casos, se precisará de la colaboración de otros profesionales; estos se consideran problemas de colaboración.

> ! Los diagnósticos enfermeros son juicios clínicos que emite la enfermera sobre las respuestas reales o potenciales que da una persona, familia o comunidad, sobre un problema de salud, estructurados y etiquetados, para que sea un lenguaje común a toda la disciplina.

La NANDA es una organización de enfermeras creada en 1982, con el propósito de estandarizarlos, basada en la evidencia científica. Es la base sobre la que se sustenta el proceso, adaptando las intervenciones para alcanzar los resultados esperados.

Los diagnósticos enfermeros están dirigidos a unos objetivos, que deben ser realistas, alcanzables y medibles, priorizando los más importante para el paciente y la familia. Hay que individualizarlos para cada situación concreta, basándose en evidencias científicas que ayuden a resolverlos o minimizarlos, no creando falsas esperanzas e intentando promover un clima de confianza para facilitar la comunicación. Por ello, es esencial establecer como mucho cuatro o cinco diagnósticos, destacando aquellos que son más importantes o preferentes para las personas y sus familias.

La evaluación constante obliga a reajustar los cuidados a la situación de los pacientes, detectando cuándo entra en situación de últimos días, para adaptarlos a sus necesidades.

PLAN DE CUIDADOS ESTANDARIZADO

A continuación, se muestran los diagnósticos de enfermería prevalentes, específicos y más relevantes en cuidados paliativos, aunque pueden ser comunes a otras disciplinas. Estos serán una orientación para las enfermeras. Sirven para identificar los preferentes en cada persona y en cada momento.

Los diagnósticos servirán para planificar los objetivos de acuerdo con la persona en situación paliativa y su familia. Deben ser realistas e ir encaminados a conseguir modificar esa respuesta de salud a través de las intervenciones para mejorar su estado. También se mostrará la interrelación de cada uno de estos diagnósticos con la NOC y la NIC:

- DxE: 00071. *Afrontamiento defensivo*: proyección repetida de una autoevaluación falsamente positiva basada en un patrón protector que defiende a la persona de lo que percibe como amenazas subyacentes a su autoestima positiva (Tabla 37-1).
- DxE: 00069. *Afrontamiento ineficaz*: patrón de apreciación no válida sobre los agentes estresantes, con esfuerzos cognitivos y/o conductuales, que fracasan en la gestión de las demandas relacionadas con el bienestar (Tabla 37-2).
- DxE: 00074. *Afrontamiento familiar comprometido*: una persona de referencia que habitualmente brinda apoyo (familiar, persona significativa o amigo íntimo), proporcionando confort, ayuda o estímulo, o una asistencia o estímulo necesario para que el paciente maneje o domine las tareas adaptativas relacionadas con su cambio en la salud, lo hace de manera insuficiente o ineficaz, o dicho apoyo se ve comprometido (Tabla 37-3).

Tabla 37-1. Afrontamiento defensivo

NOC	NIC
1300 Aceptación: estado de salud	4420 Acuerdo con el paciente
1302 Afrontamiento del problema	5250 Apoyo en la toma de decisiones
1205 Autoestima	5230 Mejorar el afrontamiento
1601 Conducta de cumplimiento	5390 Potenciación de la autoconciencia
1704 Creencias sobre la salud: percepción de amenaza	
1638 Compromiso del paciente	

NIC: Clasificación de Intervenciones de Enfermería; NOC: Clasificación de Resultados de Enfermería.

Tabla 37-2. Afrontamiento ineficaz

NOC	NIC
1300 Aceptación: estado de salud **1205** Autoestima **1302** Afrontamiento de problemas **1862** Conocimiento: manejo del estrés **1704** Creencias sobre la salud: percepción de amenaza **3009** Satisfacción del paciente/usuario: cuidado psicológico	**4640** Ayuda para el control del enfado **5240** Asesoramiento **5270** Apoyo emocional **4920** Escucha activa **5310** Dar esperanza **5340** Presencia

NIC: Clasificación de Intervenciones de Enfermería; NOC: Clasificación de Resultados de Enfermería.

Tabla 37-3. Afrontamiento familiar comprometido

NOC	NIC
2600 Afrontamiento de los problemas de la familia **2508** Bienestar del cuidador principal **1501** Desempeño del rol **2208** Factores estresantes del cuidador familiar **2603** Integridad de la familia **2604** Normalización de la familia **2202** Preparación del cuidador familiar domiciliario **2205** Rendimiento del cuidador principal: cuidados directos **2206** Rendimiento del cuidador principal: cuidado indirectos **2608** Resiliencia familiar **2210** Resistencia del papel del cuidador **2506** Salud emocional del cuidador principal **2507** Salud física del cuidador principal	**7140** Apoyo a la familia **7110** Fomentar la implicación familiar **5370** Potenciación de roles

NIC: Clasificación de Intervenciones de Enfermería; NOC: Clasificación de Resultados de Enfermería.

Tabla 37-4. Aislamiento social

NOC	NIC
2002 Bienestar personal **1204** Equilibrio emocional **1502** Habilidades de interacción social **1203** Gravedad de la soledad **1504** Soporte social	**5270** Apoyo emocional **5440** Aumentar los sistemas de apoyo **5310** Dar esperanza **5100** Potenciación de la socialización **5390** Potenciación de la autoconciencia

NIC: Clasificación de Intervenciones de Enfermería; NOC: Clasificación de Resultados de Enfermería.

Tabla 37-5. Ansiedad ante la muerte

NOC	NIC
1300 Aceptación: estado de salud **1402** Autocontrol de la ansiedad **1404** Autocontrol del miedo **2007** Muerte confortable **1307** Muerte digna **1211** Nivel de ansiedad	**5270** Apoyo emocional **5820** Disminución de la ansiedad **5230** Mejorar el afrontamiento

NIC: Clasificación de Intervenciones de Enfermería; NOC: Clasificación de Resultados de Enfermería.

- DxE: 00053. *Aislamiento social*: estado en el cual el individuo carece de un sentimiento de parentesco relacionado con relaciones interpersonales positivas, duraderas y significativas (**Tabla 37-4**).
- DxE: 00147. *Ansiedad ante la muerte*: malestar e inseguridad emocional generados por la anticipación de la muerte y el proceso de morir propio o de personas significativas, que afecta de forma significativa a la calidad de vida personal (**Tabla 37-5**).
- DxE: 00120. *Baja autoestima situacional*: cambio de una percepción positiva a una percepción negativa sobre el valor, la aceptación, el respeto, la competencia y la actitud hacia uno mismo (**Tabla 37-6**).
- DxE: 00061. *Cansancio del rol de cuidador o cuidadora*: dificultad para satisfacer las responsabilidades de cuidados, expectativas y/o comportamientos requeridos por la familia o personas significativas (**Tabla 37-7**).
- DxE: 00083. *Conflicto de decisiones*: incertidumbre sobre el curso de la acción a tomar cuando la elección entre las acciones diversas implica riesgo, pérdida o supone un reto para los valores y creencias (**Tabla 37-8**).

Tabla 37-6. Baja autoestima situacional

NOC	NIC
1205 Autoestima **1200** Imagen corporal **1305** Modificación psicosocial: cambio de vida	**5270** Apoyo emocional **5220** Mejora de la imagen corporal **5230** Mejorar el afrontamiento **5400** Potenciación de la autoestima

NIC: Clasificación de Intervenciones de Enfermería; NOC: Clasificación de Resultados de Enfermería.

Tabla 37-7. Cansancio del rol de cuidador

NOC	NIC
2508 Bienestar del cuidador principal **1806** Conocimiento: recursos sanitarios **2202** Preparación del cuidador familiar domiciliario **2506** Salud emocional del cuidador principal **2507** Salud física del cuidador principal	**7140** Apoyo a la familia **7040** Apoyo al cuidador principal **7260** Cuidados por relevo **7400** Orientación en el sistema sanitario **5370** Potenciación de roles

NIC: Clasificación de Intervenciones de Enfermería; NOC: Clasificación de Resultados de Enfermería.

Tabla 37-8. Conflicto de decisiones

NOC	NIC
1803 Conocimiento: proceso de la enfermedad **0906** Toma de decisiones	**5250** Apoyo en la toma de decisiones **5480** Clarificación de valores **5602** Enseñanza: proceso de enfermedad **5230** Mejorar el afrontamiento **7460** Protección de los derechos del paciente

NIC: Clasificación de Intervenciones de Enfermería; NOC: Clasificación de Resultados de Enfermería.

- DxE: 00128. *Confusión aguda*: alteraciones reversibles de la conciencia, atención, conocimiento y percepción que se desarrollan en un corto período de tiempo, que es inferior a 3 meses (**Tabla 37-9**).
- DxE: 00129. *Confusión crónica*: alteración gradual, progresiva e irreversible de la conciencia, atención, cognición y percepción, que presenta una duración superior a 3 meses (**Tabla 37-10**).
- DxE: 00124. *Desesperanza*: sentimiento de que uno mismo no experimentará emociones positivas o una mejora en su estado (**Tabla 37-11**).
- DxE: 00051. *Deterioro de la comunicación verbal*: capacidad reducida, retardada o ausente para recibir, procesar, transmitir y/o usar un sistema de símbolos (**Tabla 37-12**).
- DxE: 00103. *Deterioro de la deglución*: funcionamiento anormal del mecanismo de la deglución asociado con un déficit en la estructura o función oral, faríngea o esofágica (**Tabla 37-13**).
- DxE: 00046. *Deterioro de la integridad cutánea*: alteración de la epidermis y/o de la dermis (**Tabla 37-14**).
- DxE: 00045. *Deterioro de la integridad de la membrana mucosa oral*: lesión de los labios, los tejidos blandos de la cavidad bucal y/o la orofaringe (**Tabla 37-15**).
- DxE: 00052. *Deterioro de la interacción social*: cantidad insuficiente o excesiva, o calidad ineficaz de intercambio social (**Tabla 37-16**).

- DxE: 0009. *Deterioro de la movilidad en la cama*: limitación del movimiento independiente para cambiar de postura en la cama (**Tabla 37-17**).
- DxE: 00214. *Disconfort*: percepción de falta de tranquilidad, alivio y trascendencia en las dimensiones física, psicoespiritual, ambiental, cultural y/o social (**Tabla 37-18**).
- DxE: 00132. *Dolor agudo*: experiencia sensitiva y emocional desagradable ocasionada por una lesión tisular real o potencial, o descrita en tales términos (International Association for the Study of Pain, IASP); inicio súbito o lento de cualquier intensidad de leve a grave con un final anticipado o

Tabla 37-9. Confusión aguda

NOC	NIC
1403 Autocontrol del pensamiento distorsionado	**6486** Manejo ambiental: seguridad
0900 Cognición	**6510** Manejo de las alucinaciones
1902 Control del riesgo	**6440** Manejo del delirio
0916 Nivel de delirio	**6490** Prevención de caídas
0901 Orientación cognitiva	

NIC: Clasificación de Intervenciones de Enfermería; NOC: Clasificación de Resultados de Enfermería.

Tabla 37-10. Confusión crónica

NOC	NIC
1851 Conocimiento: manejo de la demencia	**7110** Fomentar la implicación familiar
0907 Elaboración de la información	**6460** Manejo de la demencia
0912 Estado neurológico: conciencia	**7140** Apoyo a la familia
0920 Nivel de demencia	**6490** Prevención de caídas

NIC: Clasificación de Intervenciones de Enfermería; NOC: Clasificación de Resultados de Enfermería.

Tabla 37-11. Desesperanza

NOC	NIC
1205 Autoestima	**5310** Dar esperanza
2000 Calidad de vida	
1206 Deseo de vivir	
1201 Esperanza	

NIC: Clasificación de Intervenciones de Enfermería; NOC: Clasificación de Resultados de Enfermería.

Tabla 37-12. Deterioro de la comunicación verbal

NOC	NIC
0902 Comunicación	**4920** Escucha activa
	4976 Mejorar la comunicación: déficit del habla

NIC: Clasificación de Intervenciones de Enfermería; NOC: Clasificación de Resultados de Enfermería.

Tabla 37-13. Deterioro de la deglución

NOC	NIC
0303 Autocuidados: comer	**3200** Precauciones para evitar la aspiración
1935 Control del riesgo: aspiración	**1860** Terapia de deglución
1010 Estado de deglución	

NIC: Clasificación de Intervenciones de Enfermería; NOC: Clasificación de Resultados de Enfermería.

Tabla 37-14. Deterioro de la integridad cutánea

NOC	NIC
0204 Consecuencias de la inmovilidad: fisiológicas	**3520** Cuidados de las úlceras por presión
1101 Integridad tisular: piel y membranas mucosas	**3590** Vigilancia de la piel

NIC: Clasificación de Intervenciones de Enfermería; NOC: Clasificación de Resultados de Enfermería.

Tabla 37-15. Deterioro de la integridad de la membrana mucosa oral

NOC	NIC
0308 Autocuidados: higiene oral	**1730** Restablecimiento de la salud bucal
1100 Salud oral	

NIC: Clasificación de Intervenciones de Enfermería; NOC: Clasificación de Resultados de Enfermería.

Tabla 37-16. Deterioro de la interacción social

NOC	NIC
1502 Habilidades de interacción social	**5270** Apoyo emocional
1503 Implicación social	**7560** Facilitar las visitas
1504 Soporte social	**5400** Potenciación de la autoestima
	5100 Potenciación de la socialización

NIC: Clasificación de Intervenciones de Enfermería; NOC: Clasificación de Resultados de Enfermería.

previsible, y con una duración inferior a 3 meses (**Tabla 37-19**).

- DxE: 00133. *Dolor crónico*: experiencia sensitiva y emocional desagradable ocasionada por una lesión tisular real o potencial, o descrita en tales términos (IASP); inicio súbito o lento de cualquier intensidad de leve a grave sin un final anticipado o previsible, con una duración superior a 3 meses (**Tabla 37-20**).
- DxE: 00301. *Duelo inadaptado*: trastorno que ocurre tras la muerte de una persona significativa, en el que la experiencia del sufrimiento que acompaña al luto no sigue las expectativas socioculturales (**Tabla 37-21**).
- DxE: 00011. *Estreñimiento*: evacuación de heces infrecuente o con dificultad (**Tabla 37-22**).
- DxE: 00026. *Exceso de volumen de líquidos*: excesiva retención de líquidos (**Tabla 37-23**).
- DxE: 00093. *Fatiga*: sensación abrumadora y sostenida de agotamiento y disminución de la capacidad para el trabajo físico y mental habitual (**Tabla 37-24**).
- DxE: 00276. *Autogestión ineficaz de la salud*: gestión insatisfactoria de los síntomas, tratamiento, consecuencias físicas, psíquicas y espirituales, y cambios en el estilo de vida inherentes a vivir con una afección crónica (**Tabla 37-25**).

Tabla 37-17. Deterioro de la movilidad en la cama

NOC	NIC
0914 Estado neurológico: función sensitiva/motora medular 2109 Nivel de malestar 0203 Posición corporal: autoiniciada	1800 Ayuda con el autocuidado 0840 Cambio de posición 0844 Cambio de posición: neurológico 3540 Prevención de úlceras por presión

NIC: Clasificación de Intervenciones de Enfermería; NOC: Clasificación de Resultados de Enfermería.

Tabla 37-18. Disconfort

NOC	NIC
1614 Autonomía personal 2008 Estado de comodidad	5420 Apoyo espiritual 5260 Cuidados en la agonía 7330 Intermediación cultural 6482 Manejo ambiental: confort

NIC: Clasificación de Intervenciones de Enfermería; NOC: Clasificación de Resultados de Enfermería.

Tabla 37-19. Dolor agudo

NOC	NIC
1843 Conocimiento: manejo del dolor 1605 Control del dolor	2210 Administración de analgésicos 1410 Manejo del dolor: agudo

NIC: Clasificación de Intervenciones de Enfermería; NOC: Clasificación de Resultados de Enfermería.

Tabla 37-20. Dolor crónico

NOC	NIC
2000 Calidad de vida 1605 Control del dolor 2101 Dolor: efectos nocivos 0309 Autocuidados: medicación parenteral 2102 Nivel del dolor 3016 Satisfacción del paciente/usuario: manejo del dolor 2301 Respuesta a la medicación	2210 Administración de analgésicos 2380 Manejo de la medicación 1400 Manejo del dolor: crónico

NIC: Clasificación de Intervenciones de Enfermería; NOC: Clasificación de Resultados de Enfermería.

Tabla 37-21. Duelo inadaptado

NOC	NIC
2600 Afrontamiento de los problemas de la familia 1305 Modificación psicosocial: cambio de vida	5290 Facilitar el duelo

NIC: Clasificación de Intervenciones de Enfermería; NOC: Clasificación de Resultados de Enfermería.

Tabla 37-22. Estreñimiento

NOC	NIC
0501 Eliminación intestinal 2301 Respuesta a la medicación	0450 Manejo del estreñimiento/impactación fecal

NIC: Clasificación de Intervenciones de Enfermería; NOC: Clasificación de Resultados de Enfermería.

Tabla 37-23. Exceso de volumen de líquidos

NOC	NIC
3121 Autocontrol: linfedema 3207 Conocimiento: manejo del linfedema 0601 Equilibrio hídrico 0603 Gravedad de la sobrecarga de líquidos	4120 Manejo de líquidos 4130 Monitorización de líquidos

NIC: Clasificación de Intervenciones de Enfermería; NOC: Clasificación de Resultados de Enfermería.

Tabla 37-24. Fatiga

NOC	NIC
2000 Calidad de vida 2008 Estado de comodidad 0007 Nivel de fatiga	1800 Ayuda con el autocuidado 0180 Manejo de la energía

NIC: Clasificación de Intervenciones de Enfermería; NOC: Clasificación de Resultados de Enfermería.

Tabla 37-25. Autogestión ineficaz de la salud

NOC	NIC
1614 Autonomía personal 1803 Conocimiento: proceso de la enfermedad 1813 Conocimiento: régimen terapéutico 1606 Participación en las decisiones sobre la salud 0906 Toma de decisiones	5240 Asesoramiento 5250 Apoyo en la toma de decisiones 5616 Enseñanza: medicamentos prescritos 4410 Establecimiento de objetivos comunes

NIC: Clasificación de Intervenciones de Enfermería; NOC: Clasificación de Resultados de Enfermería.

- DxE: 00007. *Hipertermia*: temperatura corporal central superior al rango normal diurno a causa del fallo de la termorregulación (**Tabla 37-26**).
- DxE: 00125. *Impotencia*: estado de pérdida real o percibida del control o la influencia sobre los factores o los eventos que afectan al bienestar, la vida personal o la sociedad (adaptado de la American Psychology Association, APA) (**Tabla 37-27**).
- DxE: 00319. *Deterioro de la continencia intestinal*: incapacidad para retener las heces, sentir la presencia de heces en el recto, relajar y almacenar las heces cuando no es adecuada una evacuación intestinal (**Tabla 37-28**).
- DxE: 00016. *Deterioro de la eliminación urinaria*: disfunción en la eliminación urinaria (**Tabla 37-29**)
- DxE: 00095. *Insomnio*: incapacidad para iniciar o mantener el sueño que perjudica el funcionamiento (**Tabla 37-30**).

- DxE: 00134. *Náuseas*: fenómeno subjetivo desagradable en la parte posterior de la garganta y el estómago que puede o no dar lugar a vómitos (**Tabla 37-31**).
- DxE: 00072. *Negación ineficaz*: intento consciente o inconsciente de pasar por alto el conocimiento o significado de un acontecimiento, con la finalidad de reducir la ansiedad y/o el temor, que conduce a un detrimento de la salud (**Tabla 37-32**).
- DxE: 00032. *Patrón respiratorio ineficaz*: inspiración y/o espiración que no proporciona una ventilación adecuada (**Tabla 37-33**).

Tabla 37-26. Hipertermia

NOC	NIC
2008 Estado de comodidad	**6480** Manejo ambiental
0800 Termorregulación	**3740** Tratamiento de la fiebre

NIC: Clasificación de Intervenciones de Enfermería; NOC: Clasificación de Resultados de Enfermería.

Tabla 37-27. Impotencia

NOC	NIC
1300 Aceptación: estado de salud	**4420** Acuerdo con el paciente
1302 Afrontamiento de problemas	**5270** Apoyo emocional
1205 Autoestima	**5250** Apoyo en la toma de decisiones
1700 Creencias sobre la salud	**5480** Clarificación de valores
1606 Participación en las decisiones sobre la salud	**5400** Potenciación de la autoestima
3009 Satisfacción del paciente/usuario: cuidado psicológico	

NIC: Clasificación de Intervenciones de Enfermería; NOC: Clasificación de Resultados de Enfermería.

Tabla 37-28. Deterioro de la continencia intestinal

NOC	NIC
1615 Autocuidado de la ostomía	**1804** Ayuda con los autocuidados: micción/defecación
0500 Continencia fecal	**0410** Cuidados de la incontinencia intestinal
2010 Estado de comodidad física	**0408** Cuidados de la ostomía
1200 Imagen corporal	**5400** Potenciación de la autoestima
1101 Integridad tisular: piel y membranas mucosas	**3540** Prevención de úlceras por presión

NIC: Clasificación de Intervenciones de Enfermería; NOC: Clasificación de Resultados de Enfermería.

Tabla 37-29. Deterioro de la eliminación urinaria

NOC	NIC
0503 Eliminación urinaria	**0620** Cuidados de la retención urinaria
0502 Continencia urinaria	**0610** Cuidados de la incontinencia urinaria

NIC: Clasificación de Intervenciones de Enfermería; NOC: Clasificación de Resultados de Enfermería.

Tabla 37-30. Insomnio

NOC	NIC
0003 Descanso	**6482** Manejo ambiental: confort
2009 Estado de comodidad: entorno	**1850** Mejorar el sueño
0004 Sueño	

NIC: Clasificación de Intervenciones de Enfermería; NOC: Clasificación de Resultados de Enfermería.

Tabla 37-31. Náuseas

NOC	NIC
1618 Control de náuseas y vómitos	**2300** Administración de medicación
2107 Gravedad de las náuseas y los vómitos	**1450** Manejo de las náuseas

NIC: Clasificación de Intervenciones de Enfermería; NOC: Clasificación de Resultados de Enfermería.

Tabla 37-32. Negación ineficaz

NOC	NIC
1300 Aceptación: estado de salud	**5480** Clarificación de valores
1403 Autocontrol del pensamiento distorsionado	**5602** Enseñanza: proceso de enfermedad
1803 Conocimiento: proceso de la enfermedad	**4350** Manejo de la conducta
	5230 Mejorar el afrontamiento

NIC: Clasificación de Intervenciones de Enfermería; NOC: Clasificación de Resultados de Enfermería.

Tabla 37-33. Patrón respiratorio ineficaz

NOC	NIC
1608 Control de síntomas	**2300** Administración de medicación
2008 Estado de comodidad	**5820** Disminución de la ansiedad
0402 Estado respiratorio: intercambio gaseoso	**3140** Manejo de las vía aéreas
0410 Estado respiratorio: permeabilidad de las vías respiratorias	**2260** Manejo de la sedación
0403 Estado respiratorio: ventilación	**5880** Técnica de relajación
1211 Nivel de ansiedad	
1804 Conocimiento: conservación de la energía	

NIC: Clasificación de Intervenciones de Enfermería; NOC: Clasificación de Resultados de Enfermería.

- DxE: 00153. *Riesgo de baja autoestima situacional*: susceptible de un cambio de una percepción positiva a una percepción negativa sobre el valor, la aceptación, el respeto, la competencia y la actitud hacia uno mismo en respuesta a una situación real, que puede comprometer la salud (**Tabla 37-34**).
- DxE: 00062. *Riesgo de cansancio del rol de cuidador o cuidadora*: susceptible de experimentar dificultades para satisfacer las responsabilidades de cuidados, expectativas y/o comportamientos requeridos por la familia o personas significativas, que puede comprometer la salud (**Tabla 37-35**).
- DxE: 00174. *Riesgo de compromiso de la dignidad humana*: susceptible de percepción de pérdida del respeto y el honor, que puede comprometer la salud (**Tabla 37-36**).

- DxE: 00152. *Riesgo de impotencia*: susceptible de un estado de pérdida real o percibido de pérdida de control o influencia sobre los factores o eventos que afectan al bienestar, la vida personal o la sociedad, que puede comprometer la salud (adaptado de la APA) (**Tabla 37-37**).
- DxE: 00302. *Riesgo de duelo inadaptado*: susceptible de un trastorno que ocurre tras la muerte de una persona significativa, en el que la experiencia del sufrimiento que acompaña al luto no sigue las expectativas socioculturales, que puede comprometer la salud (**Tabla 37-38**).
- DxE: 00206. *Riesgo de sangrado*: susceptible de disminución del volumen de sangre, que puede comprometer la salud (**Tabla 37-39**).
- DxE: 00261. *Riesgo de sequedad bucal*: susceptible de sufrir molestias o lesiones en la mucosa oral a causa de una reducción de la cantidad o la calidad de la saliva que hidrata la mucosa, que puede comprometer la salud (**Tabla 37-40**).

Tabla 37-34. Riesgo de baja autoestima situacional

NOC	NIC
1300 Aceptación: estado de salud 1205 Autoestima 1215 Conciencia de uno mismo 1309 Resiliencia personal	8340 Fomentar la resiliencia 5390 Potenciación de la autoconciencia 5400 Potenciación de la autoestima

NIC: Clasificación de Intervenciones de Enfermería; NOC: Clasificación de Resultados de Enfermería.

Tabla 37-35. Riesgo de cansancio del rol de cuidador

NOC	NIC
2508 Bienestar del cuidador principal 2208 Factores estresantes del cuidador familiar 1212 Nivel de estrés 2202 Preparación del cuidador familiar domiciliario 2204 Relación entre el cuidador principal y el paciente 2205 Rendimiento del cuidador principal: cuidados directos 2206 Rendimiento del cuidador principal: cuidados indirectos 2210 Resistencia del papel de cuidador 2506 Salud emocional del cuidador principal 2507 Salud física del cuidador principal	7140 Apoyo a la familia 7040 Apoyo al cuidador principal 5440 Aumentar los sistemas de apoyo

NIC: Clasificación de Intervenciones de Enfermería; NOC: Clasificación de Resultados de Enfermería.

Tabla 37-36. Riesgo de compromiso de la dignidad humana

NOC	NIC
1300 Aceptación: estado de salud 1308 Adaptación a la discapacidad física 1205 Autoestima 1614 Autonomía personal 2000 Calidad de vida	5250 Apoyo en la toma de decisiones 5420 Apoyo espiritual 5440 Aumentar los sistemas de apoyo 1800 Ayuda con el autocuidado 5260 Cuidados en la agonía 4920 Escucha activa

NIC: Clasificación de Intervenciones de Enfermería; NOC: Clasificación de Resultados de Enfermería.

Tabla 37-37. Riesgo de impotencia

NOC	NIC
1308 Adaptación a la discapacidad física 1205 Autoestima 1211 Nivel de ansiedad	5270 Apoyo emocional 5330 Control del estado de ánimo 5230 Mejorar el afrontamiento 5400 Potenciación de la autoestima

NIC: Clasificación de Intervenciones de Enfermería; NOC: Clasificación de Resultados de Enfermería.

Tabla 37-38. Riesgo de duelo inadaptado

NOC	NIC
2600 Afrontamiento de los problemas de la familia 1205 Autoestima 2603 Integridad de la familia 2007 Muerte confortable 1307 Muerte digna 1211 Nivel de ansiedad 1208 Nivel de depresión 2506 Salud emocional del cuidador principal 1203 Gravedad de la soledad 1504 Soporte social 2210 Resistencia del papel de cuidador 2608 Resiliencia familiar 1304 Resolución de la aflicción	7040 Apoyo al cuidador principal 5270 Apoyo emocional 5290 Facilitar el duelo 5300 Facilitar la expresión del sentimiento de culpa 7170 Facilitar la presencia de la familia

NIC: Clasificación de Intervenciones de Enfermería; NOC: Clasificación de Resultados de Enfermería.

Tabla 37-39. Riesgo de sangrado

NOC	NIC
0413 Gravedad de la pérdida de sangre	4020 Disminución de la hemorragia 4024 Disminución de la hemorragia: epistaxis 4250 Manejo del *shock* 4010 Prevención de hemorragias

NIC: Clasificación de Intervenciones de Enfermería; NOC: Clasificación de Resultados de Enfermería.

Tabla 37-40. Riesgo de sequedad bucal

NOC	NIC
1937 Control del riesgo: deshidratación **1008** Estado nutricional: ingestión alimentaria y de líquidos **0602** Hidratación **1100** Salud oral	**1720** Fomentar la salud bucal **1710** Mantenimiento de la salud bucal

NIC: Clasificación de Intervenciones de Enfermería; NOC: Clasificación de Resultados de Enfermería.

Tabla 37-41. Riesgo de síndrome de desuso

NOC	NIC
1804 Conocimiento: conservación de la energía **0204** Consecuencias de la inmovilidad: fisiológicas **0250** Consecuencias de la inmovilidad: psicocognitivas **1902** Control del riesgo	**0180** Manejo de la energía **3540** Prevención de úlceras por presión

NIC: Clasificación de Intervenciones de Enfermería; NOC: Clasificación de Resultados de Enfermería.

Tabla 37-42. Riesgo de soledad

NOC	NIC
1902 Control del riesgo **1502** Habilidades de interacción social **2603** Integridad de la familia **1203** Gravedad de la soledad **1504** Soporte social	**5420** Apoyo espiritual **7560** Facilitar las visitas **5100** Potenciación de la socialización

NIC: Clasificación de Intervenciones de Enfermería; NOC: Clasificación de Resultados de Enfermería.

Tabla 37-43. Sufrimiento espiritual

NOC	NIC
1302 Afrontamiento de problemas **1704** Creencias sobre la salud: percepción de amenaza **1201** Esperanza **1304** Resolución de la aflicción **2001** Salud espiritual	**5270** Apoyo emocional **5420** Apoyo espiritual **5310** Dar esperanza **5280** Facilitar el perdón **5300** Facilitar la expresión del sentimiento de culpa **5426** Facilitar el crecimiento espiritual

NIC: Clasificación de Intervenciones de Enfermería; NOC: Clasificación de Resultados de Enfermería.

Tabla 37-44. Sufrimiento moral

NOC	NIC
1614 Autonomía personal **1606** Participación en las decisiones sobre la salud **3008** Satisfacción del paciente/usuario: protección de sus derechos	**5250** Apoyo en la toma de decisiones **7460** Protección de los derechos del paciente

NIC: Clasificación de Intervenciones de Enfermería; NOC: Clasificación de Resultados de Enfermería.

Tabla 37-45. Temor

NOC	NIC
1300 Aceptación: estado de salud **1402** Autocontrol de la ansiedad **1404** Autocontrol del miedo **1211** Nivel de ansiedad **3009** Satisfacción del paciente/usuario: cuidado psicológico	**5270** Apoyo emocional **5820** Disminución de la ansiedad **5230** Mejorar el afrontamiento

NIC: Clasificación de Intervenciones de Enfermería; NOC: Clasificación de Resultados de Enfermería.

- DXE: 00040. *Riesgo de síndrome de desuso*: susceptible de deterioro de los sistemas corporales a consecuencia de la inactividad musculoesquelética prescrita o inevitable, que puede comprometer la salud (Tabla 37-41).
- DxE: 00054. *Riesgo de soledad*: susceptible de experimentar malestar asociado al deseo o necesidad de un mayor contacto con los demás, que puede comprometer la salud (Tabla 37-42).
- DxE: 00066. *Sufrimiento espiritual*: estado de sufrimiento relacionado con el deterioro de la habilidad para integrar el sentido y propósito de la vida a través de conexiones con el yo, los otros, el mundo o un ser superior (Tabla 37-43).
- DxE: 00175. *Sufrimiento moral*: respuesta a la incapacidad para llevar a cabo las decisiones y/o acciones éticas o morales elegidas (Tabla 37-44).
- DxE: 00148. *Temor*: respuesta emocional básica e intensa generada por la detección de una amenaza inminente que implica una reacción de alarma inmediata (APA) (Tabla 37-45).
- DxE: 00118. *Trastorno de la imagen corporal*: confusión en la imagen mental del yo físico (Tabla 37-46).

Tabla 37-46. Trastorno de la imagen corporal

NOC	NIC
1300 Aceptación: estado de salud **1308** Adaptación a la discapacidad física **1205** Autoestima **2000** Calidad de vida **1200** Imagen corporal	**5220** Mejora de la imagen corporal **5400** Potenciación de la autoestima

NIC: Clasificación de Intervenciones de Enfermería; NOC: Clasificación de Resultados de Enfermería.

PUNTOS CLAVE

- Identificación de las personas que tienen necesidades paliativas.
- Importancia de la valoración de las personas con enfermedad avanzada.
- Utilización de lenguaje enfermero.
- Plan de cuidados individualizado para cada persona con enfermedad avanzada.
- Evaluación constante del plan de cuidados.

BIBLIOGRAFÍA

Angheluta AA, Gonella S, Sgubin C, Dimonte V, Bin A, Palese A. When and how clinical nurses adjust nursing care at the end-of-life among patients with cancer: Findings from multiple focus groups. Eur J Oncol Nurs. 2020;49:101856.

Arribas AA, Aréjula JL, Borrego R, Blázquez MD, Morente M, Robledo J, et al. Valoración enfermera estandarizada. Clasificación de los criterios de valoración de enfermería. Madrid: FUDEN; 2006.

Butcher H, Bulechek G, Dochterman J, Wagner CM. Clasificación de Intervenciones de Enfermería (NIC). 7ª ed. Elsevier; 2018.

Da Silva Marcelle M, Orineu Esteves L, Chagas Moreira M, Da Silva Jaciane A, Da Costa Machado S, Faria Campos J. Perfil de diagnósticos de enfermería en un hospital brasileño especializado en cuidados paliativos oncológicos. [Internet]. Cienc Enferm. 2013;19:49-59. Disponible en: http://www.scielo.cl/scielo.php?script=sci_arttext&pid=S0717.955.3201300.010.0005&lng=es. http://dx.doi.org/10.4067/S0717.955.3201300.010.0005

Del Gallego Lastra R, Diz Gómez J, López Romero MA. Metodología enfermera. Lenguajes estandarizados. Madrid: Facultad de Enfermería, Fisioterapia y Podología. Universidad Complutense de Madrid; 2015. pp. 107.

Del Rocío L, Ortiz, L, Garrido C. Principales diagnósticos de enfermería y planes de cuidados en pacientes paliativos. [Internet]. Revista Electrónica de PortalesMedicos.com. 19 Dic 2017. Disponible en: https://www.revista-portalesmedicos.com/revista-medica/diagnosticos-de-enfermeria-planes-de-cuidados-paliativos/

Errasti-Ibarrondo B, Pérez M, Carrasco JM, Lama M, Zaragoza A, Arantzamendi M. Essential elements of the relationship between the nurse and the person with advanced and terminal cancer: A meta-ethnography. Nurs Outlook. 2015;63:255-68.

Fernández Conde A, Marra Gil N, Borge Dafonte S. Diagnósticos de enfermería más prevalentes en los pacientes con necesidades paliativas ingresados en el servicio de hospitalización a domicilio de Ourense. Biblioteca Lascasas. 2015;11.

Gómez-Batiste X, Martínez-Muñoz M, Blay C, Amblàs J, Vila L, Costa X, Espaulella J, et al. Proyecto NECPAL CCOMS-ICO©: Identificación y atención integral-integrada de personas con enfermedades crónicas avanzadas en servicios de salud y sociales. Documento general versión 1.0. [Internet]. Observatorio "QUALY". Centro Colaborador de la OMS para Programas Públicos de Cuidados Paliativos. Institut Català d'Oncologia; 2011. Disponible en: https://ico.gencat.cat/web/.content/minisite/ico/professionals/documents/qualy/arxius/doc_necpal_ccoms-ico_instrumento_doc_generalv1_esp_vf_201203.pdf

Instituto Español de Investigación Enfermera, Consejo General de Enfermería y Grupo de Trabajo AECPAL. Marco de actuación de las enfermeras/os en el ámbito de los cuidados paliativos. Documento de trabajo enero 2022. Instituto español de Investigación Enfermera y Consejo General de Enfermería; 2022. pp. 72.

Ministerio de Sanidad y Política Social. Real Decreto 1093/2010, de 3 de septiembre, por el que se aprueba el conjunto mínimo de datos de los informes clínicos en el Sistema Nacional de Salud. [Internet]. BOE. 2010;225:78742-67. Disponible en: https://www.boe.es/boe/dias/2010/09/16/pdfs/BOE-A-2010-14199.pdf

Moorthead S, Swanson E, Jonson M, Maas ML. Clasificación de Resultados de Enfermería (NOC). 6ª ed. Elsevier; 2019.

NANDA International; Herdman TH, Kamitsuru S. Diagnósticos enfermeros: definiciones y clasificación 2021-2023. 12ª ed. Elsevier; 2021.

Núñez Pórtela B, Martínez Cervantes Y, Hernández Calonge R, Azcoitia Álvarez B. Diagnósticos enfermeros realizados por un ESAD en pacientes oncológicos en fase terminal. Med Paliativa. 2005;12:164-8.

Sekse RJT, Hunskår I, Ellingsen S. The nurse's role in palliative care: A qualitative meta-synthesis. J Clin Nurs. 2018;27:e21-38.

Sociedad Española de Cuidados Paliativos. Guía de cuidados paliativos. [Internet]. Madrid: SECPAL. Disponible en: https://www.secpal.org/guia-de-cuidados-paliativos/

Tejada Domínguez FJ, Ruíz Domínguez MR. Abordaje asistencial en el paciente en fase avanzada de enfermedad y familia. Enferm Glob. [Internet]. 2009;15:1-13. Disponible en: http://scielo.isciii.es/scielo.php?script=sci_arttext&pid=S1695.614.1200900.010.0003&lng=pt

Tohux Pena SM, Aguilar García J, Otero Manso M, Seijo García MJ, Garea Lourido MN, Rodríguez Sánchez MN. Diagnósticos de enfermería en cuidados paliativos. Med Paliativa. 2008;15:241-2.

Vallés Martínez P, García Salvador I, Manzanas Gutiérrez A, Coroas López O, Pérez Bret E, Codorniz Zamora N, et al. Diagnósticos de enfermería prevalentes en cuidados paliativos oncológicos. Med Paliativa. 2009;16:148-51.

Vallés P. Planes de cuidados estandarizados de enfermería dirigidos a paciente y familia en procesos avanzados y terminales. 3ª ed. Reference Life Science Publisher; 2021.

Vallés P, Casado N, Codorniu N, Coroas O, García I, Jiménez B, et al. Planes de cuidados estandarizados de enfermería dirigidos a paciente y familia en procesos avanzados y terminales. Grupo de planes de cuidados de la AECPAL. Saned; 2011.

Vallés P, Casado N, García I, Manzanas A, Sánchez L. Planes de cuidados estandarizados de enfermería dirigidos a paciente y familia en procesos avanzados y terminales. 2ª ed. Grupo de planes de cuidados de la AECPAL. Saned; 2014.

World Health Organization. [Internet]. WHO. Disponible en: http://www.who.int/en/

Enfermería de práctica avanzada. Gestión de casos. Coordinación interniveles

38

L. García Villanego y M. M. León Grima

OBJETIVOS

- Adquirir conocimientos sobre la figura de la enfermería de práctica avanzada (EPA) y la enfermería en la gestión de casos (EGC), y su relación con el proceso de cuidados paliativos.
- Repasar los conocimientos sobre las competencias de la gestión de casos.
- Comprender la importancia de la navegación del paciente por lo distintos niveles asistenciales.
- Detectar la necesidad de una valoración integral exhaustiva del paciente con alta complejidad de atención.

INTRODUCCIÓN

Las enfermedades crónico-degenerativas no transmisibles, los accidentes y los problemas de salud mental constituyen en la actualidad el principal problema de salud en todo el mundo.

Muchos enfermos crónicos son pacientes pluripatológicos, que presentan pérdida de autonomía, incapacidad y fragilidad clínica, lo cual supone un reto importante para sus familias y para el sistema sociosanitario, ya que esta situación limita la calidad de vida, el estado funcional y la economía familiar de los pacientes y de sus cuidadores, y la productividad del sistema.

En 1979, la Organización Mundial de la Salud (OMS) «definió la *enfermedad crónica* como un trastorno orgánico funcional que obliga a modificar los estilos de vida de la persona que lo padece y que tiende a persistir a lo largo de la vida de esta». A partir de la década de 1980, empezaron a realizarse los estudios cualitativos que investigan los aspectos subjetivos y el significado que los pacientes y los cuidadores otorgan a la experiencia de vivir con una enfermedad crónica.

Pese a los avances científico-técnicos, la muerte sigue estando presente como elemento inherente y consustancial al propio concepto de vida. Las personas con una enfermedad crónica fallecerán tras presentar un proceso evolutivo complejo, con una evolución sintomática variable, deterioro progresivo, múltiples crisis, alta demanda de atención y utilización de recursos sanitarios, y la frecuente emergencia de dilemas ético-clínicos.

En consecuencia, es necesario identificar estos procesos y planificar estrategias que mejoren su evolución en todos los niveles asistenciales, así como el reconocimiento, en muchos casos, de la inexorable evolución hacia el proceso de final de vida.

> ❗ El proceso de final de vida es una experiencia vital única, irrepetible y potencialmente compleja. En esta situación, la atención sanitaria tiene como objetivo prioritario la atención en los aspectos terapéuticos, así como en otros relacionados con la dignidad de la persona y la humanización del proceso de atención en el final de vida.

La atención paliativa pretende reducir el sufrimiento de la persona y promocionar la adaptación a esta situación, siendo su principal objetivo la consecución del mayor grado de bienestar o de calidad de vida posible para el enfermo. El reto se centra en conciliar aspectos terapéuticos con otros aspectos relacionados con la dignificación y la humanización del proceso de final de vida.

La atención paliativa se interesa por el proceso biológico que conduce a la muerte del paciente, pero también por el impacto global que supone la experiencia vital que la precede. El período de vida previo al fallecimiento es un período vital lleno de significados y valores, muchas veces seriamente afectado por las condiciones físicas del paciente.

Al respecto, Ramón Bayés reflexiona de la siguiente manera: «No se trata de preservar la vida a cualquier precio, sino de aliviar en lo posible el sufrimiento y tratar de conservar la vida que, a juicio del enfermo, merezca ser vivida. La persona es el producto singular de su biografía, es decir, no solo es el cuerpo y la mente, sino el resultado final de su historia interactiva elaborada en entornos físicos, culturales, sociales y afectivos […]».

La compleja interacción de la evolución biológica de la enfermedad y sus síntomas, con las diferentes dimensiones del dolor y de la dignidad, requiere siempre un enfoque integral del cuidado, entendido como un compromiso moral para evitar el sufrimiento evitable o acompañar en el inevitable, razón de ser de la atención paliativa.

Los aspectos prioritarios para los afectados tienen que ver con el pronóstico, la calidad de vida y el impacto emocional, seguido del impacto físico, relacionado con la toxicidad de los tratamientos, el tiempo que se tarda en diagnosticar y las secuelas físicas y estéticas. Otro aspecto relevante es la ansiedad asociada a la gestión de los tiempos de espera y a la incertidumbre del resultado terapéutico.

Cabe destacar la importancia de un buen proceso informativo sobre la enfermedad y sus tratamientos, para que el paciente pueda participar plena y conscientemente en la toma de decisiones. La atención enfermera tiene como objetivo primordial identificar y responder a las necesidades del paciente, así como ayudarle a convivir con la enfermedad con la mayor calidad de vida posible y a morir con dignidad cuando el proceso sea irreversible.

> **!** La valoración integral enfermera, basada en el reconocimiento del impacto de la enfermedad en todas las dimensiones de la persona y en la detección de sus necesidades, es de vital importancia, tanto en la evaluación inicial como en el seguimiento. Estos pacientes necesitan una atención sociosanitaria que requiere un abordaje integral del paciente y de su entorno familiar y social, y un equipo interdisciplinar.

Requieren establecer una serie de objetivos encaminados a satisfacer las necesidades de salud físicas (manejo de los signos, los síntomas y el tratamiento, y control de la enfermedad), psicológicas (proceso de duelo, estrategias de afrontamiento, presencia de ansiedad, estrés, miedo, indefensión, aislamiento social) y socioeconómicas (situación laboral y familiar, recursos humanos y materiales necesarios y disponibles).

Todas las actividades se han de programar de forma coordinada, continuada y a largo plazo, puesto que las necesidades son complejas y cambiantes, y precisan un abordaje que integre al paciente, a la familia y al equipo sanitario.

En los últimos años, los sistemas sanitarios de muchos países están implantando nuevos modelos de gestión para mejorar la atención a las personas con enfermedades crónicas. Estos modelos comportan cambios organizativos, con nuevos roles de los pacientes, cuidadores, ciudadanos y profesionales sanitarios, que deben adquirir nuevas competencias para adaptarse a la realidad.

> **!** Existe evidencia científica de que la incorporación de una EPA en los equipos es efectiva para mejorar la calidad de vida de los pacientes con enfermedades crónicas y de sus familias, y para disminuir los ingresos hospitalarios, las visitas a urgencias y el coste sanitario. La EPA basa su práctica clínica en la evidencia, y en el uso del método clínico y de técnicas de intervención complejas mediante un enfoque holístico de la salud.

ENFERMERÍA DE PRÁCTICA AVANZADA EN ESPAÑA

El origen de la EPA se sitúa en Estados Unidos a mediados del siglo XX, cuando aparecen las figuras de la enfermera practicante (*nurse practitioner*) y la especialista en enfermería clínica (CNS, *clinical nurse specialist*). La *nurse practitioner* surge como solución a la falta de médicos en atención primaria y, en consecuencia, su «práctica avanzada» se basa en la adquisición de competencias, como valoración, diagnóstico y tratamiento, necesarias para gestionar ciertos tipos de pacientes con autonomía, mientras que la CNS responde a la necesidad de las enfermeras gestoras de contar con alguien que les ayude a formar a su personal en calidad de cuidados, de tal modo que su práctica avanzada se sustenta en los propios cuidados de enfermería.

Queda constatada en las publicaciones científicas la gran variabilidad que existe en todo el mundo en cuanto a las denominaciones usadas para referirse a las distintas figuras de EPA. Parte del problema reside en la tendencia a denominar *práctica avanzada* a todas aquellas figuras que van surgiendo, más allá de la figura de enfermera generalista tradicional. En un estudio realizado en 32 países por Pulcini *et al.*, se encontraron 13 denominaciones diferentes de figuras de EPA. Sin embargo, las figuras más comunes en todo el mundo, dentro de la práctica avanzada, siguen siendo las de *nurse practitioner* y de CNS.

En las publicaciones científicas no solo se evidencia una variabilidad en cuanto a la denominación de las distintas figuras de EPA, sino también en cuanto a aspectos clave, como el ámbito de práctica, la regulación de su práctica o los requisitos formativos necesarios para el acceso a estos roles. En este sentido, se subraya la importancia del establecimiento de programas oficiales de formación para las figuras de EPA. La inconsistencia en las políticas de educación y en el acceso a estudios de posgrado es una de las principales barreras para el desarrollo de estas figuras.

> **!** Pese a la falta de consenso sobre la definición, competencias y estándares de práctica de las EPA, en 2008 el Consejo Internacional de Enfermería las describe como: «Una enfermera titulada que ha adquirido la base de conocimientos de experto, habilidades para la adopción de decisiones complejas y las competencias clínicas necesarias para desarrollar un ejercicio profesional ampliado, cuyas características vienen dadas por el contexto o el país en el que la enfermera está acreditada para ejercer. Como nivel de acceso, se recomienda un título universitario de posgrado de nivel máster». Otras definiciones posteriores coinciden en muchos de estos elementos comunes, desarrollando algunos conceptos adicionales sobre estas enfermeras.

El rol ha ido evolucionando a lo largo de los años, ganando cada vez más autonomía al aumentar sus competencias. El aumento de los costes, unos recursos presupuestarios limitados, el incremento en los retos y las expectativas de atención de la población por los sistemas de salud ha animado a los gobiernos a aceptar que un acceso y una cobertura a los servicios de salud es más importante que quién los proporciona.

Para el desarrollo de la EPA, se ha aprendido de las experiencias de otros modelos y otros países para desarrollar el que pueda tener un mayor impacto en la sociedad. Lo que se tiene hecho hasta ahora y ya se ha analizado sirve para desarrollar una política basada en la evidencia.

Así, la definición de competencias específicas para la EPA es necesaria para delinear el desarrollo de nuevos roles, la evaluación de los existentes o la identificación de nichos potenciales de práctica avanzada en entornos sin regulación formal.

Recientemente se ha llevado a cabo una profunda revisión de los modelos de competencias desarrollados en el ámbito internacional, en la que se han podido identificar elementos competenciales comunes en la EPA y se han agrupado bajo distintos dominios conceptuales, aunque la necesidad de contrastar la validez de ese contenido y la plausibilidad en nuestro medio y entorno cultural ha llevado al planteamiento de establecer un consenso de expertos sobre las competencias de la EPA aplicables en el entorno español.

MODELO DE GESTIÓN DE CASOS EN ANDALUCÍA: ENFERMERA GESTORA DE CASOS

La gestión de casos se ha integrado en el sector de la salud como una forma de atender a personas con condiciones de salud muy complejas que afectan a todos los aspectos de estas, y requieren diversidad en el ámbito de los proveedores y los niveles de atención.

La gestión de casos tiene como objetivo integrar los servicios de atención en torno a las necesidades de una persona, utilizando una evaluación integral y una atención planificada y coordinada, para garantizar el acceso a los recursos necesarios en todo momento, durante su paso por el sistema.

Contexto

El plan de apoyo a las familias andaluzas fue puesto en marcha por la Junta de Andalucía con la publicación del Decreto 137/2002, de 30 de abril. Este decreto establece un conjunto de medidas, servicios y ayudas que se reflejan en un apoyo a la institución familiar desde una perspectiva global. Así, incide en cuestiones como la protección social, la salud, la educación, la protección de mayores y personas con discapacidad, la inserción laboral o la adecuación de sus viviendas.

> ❗ La orden de 9 de marzo de 2004 publica un texto integrado de los decretos 137/2002, de 30 de abril, de apoyo a las familias andaluzas, el 18/2003, de 4 de febrero, y el 7/2004, de 20 de enero, ambos de ampliación de las medidas de apoyo a las familias andaluzas.

Dentro de este plan, el Sistema Sanitario Público Andaluz inició actuaciones con medidas específicas referidas al cuidado de personas dependientes y la mejora de la accesibilidad a los servicios:

- Cuidados domiciliarios.
- Rehabilitación y fisioterapia.
- Plan andaluz de enfermedad de Alzheimer.
- Salud mental infantil y juvenil.

El Decreto 137/2002, de 30 de abril, del plan de apoyo a las familias andaluzas, recoge en su artículo 28 la necesidad de mejorar los cuidados enfermeros a domicilio para las personas mayores o con discapacidad que lo necesiten, así como

prestar apoyo y formación a los cuidadores familiares en su labor. Para ello, define el refuerzo de los equipos enfermeros de los grandes núcleos de población.

Marco legal

El Decreto 137/2002 de apoyo a las familias andaluzas establece, en su capítulo VII, que se promoverán una serie de medidas a favor de los mayores y las personas con discapacidad, entre las que se encuentran potenciar y mejorar los cuidados a domicilio.

En este sentido, en el artículo 24 de ese mismo decreto se expone lo siguiente:

- «Por el Sistema Público de Andalucía, se prestarán cuidados enfermeros de forma reglada y continuada, en su domicilio, a todas aquellas personas mayores o con discapacidad que lo necesiten y por indicación médica o enfermera. Este servicio se prestará en todo caso de forma coordinada con los servicios sociales correspondientes».
- «De forma complementaria, se establecerán medidas de apoyo y formación a los cuidadores».
- «A estos efectos, se reforzarán los equipos de enfermería en los grandes núcleos de población».

Los cuidados domiciliarios serán ofrecidos a las personas que no puedan acudir a los centros de salud o que tengan grandes dificultades para trasladarse, ofertándose el tiempo que el paciente lo necesite.

Líneas de actuación iniciales

En muchos casos, el envejecimiento de la población conduce a un estado de dependencia que precisa de cambios en la organización de los servicios sanitarios. La organización de la atención domiciliaria es un aspecto importante a tener en cuenta en todos estos cambios, debido a la heterogeneidad de su atención clásicamente, estableciendo la diferencia por el tipo de paciente atendido, el modelo global del sistema de salud que organiza y el órgano de gobierno de atención domiciliaria. Por tanto, los receptores de estos servicios son diversos; son los grupos con mayor necesidad de cuidados.

Las líneas de actuación iniciales fueron:

- *Personalización del servicio*: cada persona/unidad familiar tiene una enfermera de referencia para todos sus cuidados, ya sea en el centro de salud o en el domicilio.
- *Creación de la figura de la enfermera comunitaria de enlace* en el año 2002 y renombrada como EGC en 2012 (de aquí en adelante, se hará referencia siempre a EGC), ampliando competencias orientadas a la cronicidad. Debía tener formación específica sobre valoración integral y coordinación. Esta enfermera:
  - Recoge la información específica sobre las necesidades de los mayores, discapacitados y sus cuidadores, para compartirla, revisarla y coordinar las intervenciones con todos los profesionales, el médico y la enfermera del paciente, y con los demás miembros del equipo de atención primaria, además de los familiares implicados.

– Hace una valoración específica del paciente y su cuidador que están necesitados de atención domiciliaria.
– Se concentra en detectar, valorar e intervenir de forma precoz en problemas de salud y paliar los existentes, actuando en cooperación con el equipo.
– Presta apoyo al cuidador principal, de forma individual y grupal, realizando talleres para la formación de los cuidadores sobre cuidados básicos.

• *Plan de formación*: se ha desarrollado una formación específica para todas las EGC. También han recibido formación sobre personalización de los cuidados, expectativas de los pacientes en atención primaria y herramientas para la valoración de los problemas de salud de esta población.

• *Promoción de la continuidad de cuidados*: el objetivo es homogenizar la información que se necesita para establecer el plan de cuidados, lo que mejorará notablemente la continuidad entre los miembros del equipo.

• *Material de apoyo para los pacientes y cuidadoras*: se dota a los distritos de atención primaria de material de apoyo a los cuidados domiciliarios (camas articuladas, colchones viscoelásticos, bases dinámicas, etcétera).

MODELO DE GESTIÓN DE CASOS EN ANDALUCÍA

El modelo organizativo adoptado por el Servicio Andaluz de Salud para la mejora de la atención domiciliaria incorpora, entre otras medidas, a la EGC en atención primaria y atención hospitalaria. Ambas son profesionales que enmarcan su trabajo dentro de la práctica avanzada de cuidados.

> **!** La gestión de casos es un proceso de colaboración en el cual se valora, planifica, aplica, coordina, monitoriza y evalúa las opciones y servicios necesarios para satisfacer las necesidades de salud de una persona, articulando la comunicación y recursos disponibles que promuevan resultados de calidad y costo-efectivos.

Aplicada a los cuidados, es un proceso dirigido a recoger información específica sobre las necesidades de los usuarios, identificar los problemas, diseñar un plan de intervención y coordinar las actividades con los profesionales y familiares implicados, mediante el cual la enfermera vela para que el paciente alcance los objetivos marcados en su plan asistencial, coordinándose con diferentes profesionales y movilizando los recursos necesarios. Así garantizan una atención integral y continuada que resuelva las necesidades de cuidados del paciente y su cuidadora.

ENFERMERÍA GESTORA DE CASOS

El envejecimiento poblacional, la cronicidad compleja, el incremento de la dependencia, la disminución de la red de apoyo informal y la utilización inadecuada de servicios de salud son factores que están generando nuevos retos en la atención sanitaria.

En España, más de la mitad de las estancias hospitalarias que se producen son de personas con más de 65 años, siendo los mayores usuarios de los servicios sanitarios, con unas características de dependencia y discapacidad superiores

al resto. Las enfermedades crónicas suponen una importante carga. Estos elementos muestran la necesidad de cambiar las estructuras y formas de trabajar con los pacientes crónicos, orientándolas hacia una visión integradora, con valoraciones personales de las capacidades y habilidades de adaptación a su enfermedad y actuaciones preventivas individualizadas.

Líneas estratégicas de la enfermería en la gestión de casos

Es preciso un acercamiento específico hacia la atención a personas con procesos crónicos complejos, sin obviar la atención al final de la vida, la atención al debut de procesos complejos donde no se espere una curación, y aquellos agudos que, por su complejidad, necesiten de la intervención de la gestión de casos, por lo que es importante su identificación y estratificación para diferenciar sus necesidades de atención.

> **!**
> • Tal y como establece en sus estándares de práctica para la gestión de casos la Case Management Society of América, «el primer paso en el proceso de gestión de casos es identificar a las personas que más pueden beneficiarse de los servicios del gestor de casos», por lo que tanto los resultados como el abordaje del caso estarán determinados por ese proceso de identificación.
> • El modelo de atención que se propone establece un sistema de provisión de servicio muy relacionado con el «modelo de la pirámide de riesgo», procedente de la organización Kaiser Permanente y adaptado para el Sistema Sanitario Público Andaluz por el profesor y doctor José Miguel Morales Asencio.

Inspirado en el modelo Wagner de atención crónica (modelo de cuidado crónico), dicho modelo divide a la población que probablemente recibirá atención crónica en tres niveles, según su complejidad y comorbilidades, así como el uso de recursos. De acuerdo con este modelo, la atención al paciente se puede organizar de acuerdo con la complejidad del caso, de modo que los recursos se puedan utilizar mejor (**Fig. 38-1**).

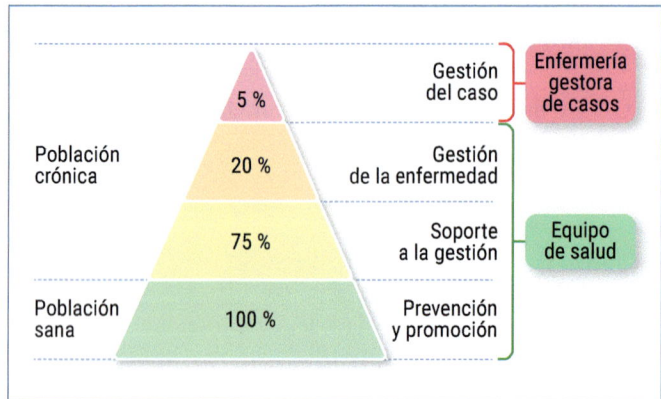

Figura 38-1. Pirámide de Kaiser para la estratificación del riesgo de los pacientes crónicos. Adaptada al Sistema Sanitario Público Andaluz (SSPA) por el doctor José Miguel Morales Asencio, catedrático de la Universidad de Málaga.

La pirámide estructura a la población según su nivel de atención por los profesionales de enfermería. De esta manera, se puede resumir que:

- La mayoría de las personas con enfermedades crónicas tienen algún nivel de complejidad que se puede manejar promoviendo el apoyo al autocuidado y su capacidad para manejar su enfermedad, correspondiente a la base de la pirámide (prevención y promoción de la salud).
- Los pacientes con morbilidad moderada encajarían en un plan de manejo de la enfermedad clásico, orientado a la atención estructurada por procesos, con intervenciones desplegadas según las guías de práctica y sistemas de apoyo a la decisión, ejecutados por su equipo de salud en los diferentes niveles de atención (gestión de la enfermedad).
- Al final de la lista, se encuentran los pacientes con condiciones crónicas complejas, con altos niveles de comorbilidades y consumo de servicios, que requieren múltiples proveedores y escenarios, así como una adecuada coordinación y acceso a los mismos. El modelo de gestión de casos es el de intervención y desempeño en grupos de ayuda.

Marco competencial

Se entiende por competencia el estado de poseer los conocimientos, el juicio, la capacidad, la energía, la experiencia y la voluntad necesarios para responder adecuada y eficazmente a las exigencias derivadas de las responsabilidades profesionales individuales.

Por otra parte, el marco de competencias se entiende como un conjunto de competencias que deben considerarse esenciales para poder seguir una práctica profesional fiable sin necesidad de supervisión por parte de otros profesionales.

Se ha completado una propuesta de marco de competencias para el modelo andaluz de gestión de casos, cuyo primer nivel se describe como:

- Práctica avanzada de enfermería clínica.
- Coordinación de cuidados complejos.
- Manejo proactivo de los problemas de salud crónicos.
- Apoyo para el autocuidado, la autogestión y la independencia.
- Práctica profesional y gestión.
- Identificación de grupos de alto riesgo, promoción de la salud y prevención de enfermedades.
- Gestión de cuidados en el final de la vida.
- Trabajo entre agencias y asociaciones.

Servicios de la enfermería en la gestión de casos

Por lo tanto, se puede concretar que los servicios a proporcionar a las personas de la población diana de la EGC son los siguientes:

- Servicios orientados a facilitar el acceso a la atención requerida por las personas con *condiciones crónicas complejas*:
  - Captación activa de personas para la EGC entre los grupos de población diana (incluidas las que se encuentren en proceso de cuidados paliativos).
  - Valoración y estratificación de la complejidad y de las necesidades relacionadas con ella, mediante instrumentos normalizados.
  - Revisión periódica del grado de complejidad: actualización frecuente de la valoración hasta la estabilización del grado.
  - Evaluación integral, biopsicosocial, de las necesidades de atención sanitaria y social anticipándose a los problemas futuros, teniendo en cuenta la previsible trayectoria de la enfermedad y los cambios a afrontar por la persona.
  - Evaluación de la red de apoyo que interviene en el cuidado y valoración exhaustiva de necesidades, orientada a prevenir y/o detectar precozmente problemas de afrontamiento y sobrecarga.
- Servicios orientados a proporcionar la diversidad de *intervenciones multidisciplinarias adecuadas* a la situación, con la intensidad y calidad requeridas:
  - Diseño del plan asistencial en colaboración con las personas implicadas: el paciente, las personas cuidadoras y el equipo profesional de referencia. Supervisión, revisión y colaboración en la ejecución del plan. Este incluirá medidas preventivas, anticipando las necesidades futuras que puedan presentarse, así como intervenciones educativas y de asesoramiento a la persona para la autogestión de su régimen terapéutico.
  - Planificación, ejecución, supervisión y revisión de los planes de atención centrados en la familia, con especial atención a las personas que cuidan.
  - Seguimiento programado, presencial (consulta, domicilio, unidad de hospitalización, residencia) y telefónico, adaptado al grado de complejidad de la persona, utilizando, según corresponda, vías clínicas, o protocolos consensuados.
  - Identificación y movilización de servicios o recursos de apoyo al cuidado.
- Servicios orientados a garantizar la *continuidad de la atención y la eficiencia* de los procesos:
  - Creación de una red de comunicaciones que facilite al grupo de profesionales implicados en el caso un rápido acceso a la información global sobre la situación, para intervenir precozmente ante problemas y crisis, promoviendo la utilización del plan de atención personalizado, de las vías clínicas y las reuniones entre los miembros del equipo multidisciplinar.
  - Coordinación de las relaciones y derivaciones, tanto en atención primaria como intrahospitalaria y entre ambos niveles, en colaboración con los equipos de referencia de la persona.
  - Planificación y ejecución de las transferencias de la atención y el proceso de transición de un nivel asistencial a otro, en especial la planificación anticipada del alta hospitalaria. Las EGC pondrán énfasis en implicar a los diferentes actores involucrados y en facilitar información relevante para lograr la ubicación más adecuada a la intensidad de cuidados requerida por la persona, y de esta manera prevenir reingresos o visitas a urgencias potencialmente evitables.
- Servicios de *atención directa a la persona y su entorno* de cuidados:

- Intervenciones educativas en pacientes y personas que cuidan sobre: acceso y utilización de servicios, manejo de medicación y dispositivos, reconocimiento de síntomas de agudización y actuación ante los mismos, actuaciones preventivas y de rehabilitación funcional, mejora del afrontamiento u otros.
- Revisión y modificación de las pautas o dosis de medicación, según protocolo de prescripción colaborativa, indicación, prescripción y uso de productos farmacéuticos, indicación y uso de medicamentos no sujetos a prescripción médica.
- Solicitud de pruebas complementarias, según protocolo, consensuado con otros profesionales, según corresponda.
- Intervenciones de apoyo a las personas que cuidan, dirigidas a proteger su salud y bienestar, a la distribución equitativa de las tareas de cuidado entre los miembros de la red de apoyo, a facilitar el acceso a diferentes servicios y, en su caso, a orientar sobre alternativas posibles ante la opción de no cuidar.
- Asesoramiento a la persona y a su familia para tomar decisiones informadas sobre su salud y bienestar, así como sobre la organización de su propio soporte y asistencia.
- Apoyo en la fase final de la vida, facilitando el acceso a servicios de cuidados paliativos que proporcionen control de los síntomas, alivio del dolor, atención psicoemocional, apoyo espiritual y ayuda en la fase de duelo.
- Servicios orientados a la *protección de los derechos de la persona y su entorno* de cuidados:
  - Representación ante profesionales e instituciones, negociando en nombre de la persona cuyo caso se gestiona, que así lo solicite, con su consentimiento explícito.
  - Ayuda a la protección y defensa de los derechos del individuo y de las personas clave para su cuidado, identificación, valoración, discusión y documentación de los potenciales dilemas éticos que puedan tener lugar durante el proceso.

Proceso de gestión del caso

El proceso de gestión de casos se desarrolla a través de cinco componentes «clave»:

- La identificación del caso.
- La valoración personalizada, que incluye la revisión de la complejidad y la evaluación integral, multidimensional, de las necesidades de atención sanitaria y social actuales y futuras.
- El diseño del plan de gestión del caso.
- La coordinación de las intervenciones.
- El cierre del caso.

Identificación del caso

La mayoría de la población susceptible de necesitar este modelo de atención pertenece a alguno de los siguientes grupos:

- Personas en un proceso integral de atención crónica, en particular: pluripatología, riesgo vascular, insuficiencia cardíaca, enfermedad pulmonar obstructiva crónica, diversos cánceres, enfermedades neurodegenerativas, enfermedad renal crónica terminal, cuidados paliativos y enfermedades raras tanto en adultos como en la infancia.
- Personas mayores frágiles, con síndromes geriátricos.
- Personas incluidas en el programa de atención domiciliaria.
- Personas ingresadas en el hospital por afecciones agudas que pueden tener complicaciones graves en la calidad de vida, como un accidente cerebrovascular agudo.
- Personas en situaciones que implican una muerte próxima.

Esto no significa que todas las personas pertenecientes a los grupos anteriores necesiten gestión de casos, pero necesitan una atención especial para confirmar o excluir la necesidad de los servicios. La gestión de casos es un servicio costoso que no es efectivo para todo tipo de pacientes, por lo que los profesionales deben asegurarse de que este tipo de atención sea necesaria en la situación que se está evaluando.

Hay varias formas de acceder a la tramitación de casos y solicitar la intervención de EGC:

- Cualquier médico, enfermera, trabajador social u otro profesional.
- Desde diferentes ámbitos asistenciales, centros de salud, familiares, urgencias, hospitalizados o centros sociosanitarios, que están tratando a una persona muy compleja y tras la valoración creen que podría beneficiarse de este tipo de intervención.

Valoración personalizada

Se parte de una valoración inicial global en la que se incluye una anamnesis y una valoración integral multidimensional, que debe ser exhaustiva y sistemática, en la que se valora la existencia de patologías, que tengan repercusión funcional y deficiencias sensoriales, así como la revisión de la medicación habitual y la exploración de los deseos de atención del paciente ante una situación de final de vida, además de la revisión de la historia clínica completa del paciente, tanto la de atención primaria como la hospitalaria.

> **!** El objetivo de todo esto es identificar los problemas clínicos, funcionales, psíquicos, emocionales, espirituales y sociales que presenta el paciente y la persona cuidadora habitual, con el objetivo de la estratificación del caso (grado de complejidad), asignar el nivel de intervención y desarrollar un plan de actuación individualizado para el seguimiento de dichos problemas, así como la óptima utilización de los recursos.

Para ello, se utilizan herramientas clinimétricas (escalas, cuestionarios, test e índices), como apoyo a la valoración, para ayudar al diagnóstico, al umbral de tratamiento, la estratificación de los pacientes, el cribado de la complejidad clínica, la comunicación con otros profesionales, etcétera.

Diseño del plan de gestión del caso

El plan de gestión de casos constituye el eje de actuación, donde cada miembro del equipo de respuesta desarrolla un plan específico en función de su campo profesional (planificación de cuidados médicos, planificación de cuidados, etc.). El proceso de planificación debe vincular las circunstancias de la persona (incluidas las condiciones de vivienda, los servicios sociales y el acceso a la atención informal) a las necesidades de atención.

El plan de gestión de casos debe permitir al EGC:

- Identificar los diversos servicios que han de abordarse.
- Coordinar los servicios con los que debe contactar.
- Comunicar con los grupos profesionales que necesitan intervenir y asegurarse de que todos tengan la información necesaria.
- Monitorear el progreso reevaluando las situaciones de las personas, comunicando información a quienes deberían usarla y haciendo los cambios apropiados.

Coordinación de las intervenciones

Se dice que la coordinación de la atención es la esencia de la gestión de casos. Esto significa mantener la comunicación con los pacientes, las personas que los cuidan y los diferentes profesionales y servicios que intervienen en el plan de cuidados.

> **!**
> - El desarrollo de este componente de coordinación hace que la EGC pueda organizar la atención y la colaboración en la atención directa, facilitar y complementar el trabajo de los equipos de referencia en atención primaria y hospitales en función de la intensidad de la situación.
> - Las EGC no se ocupan habitualmente de todo el cuidado de la persona, pero sí asumen la responsabilidad de monitorear y coordinar la atención, lo que les ayuda a «navegar» por el sistema, especialmente durante las transiciones de un nivel de atención a otro.

Las intervenciones más frecuentes de las gestoras de casos en este componente son:

- *Gestión de planes de tratamiento*: la EGC velará por el cumplimiento, actualización y seguimiento de los planes de tratamiento individuales.
- *Representación y defensa*: una de las responsabilidades de la EGC es facilitar el acceso a los servicios, instalaciones o medicamentos especificados en el plan de atención, negociar en nombre de los pacientes y defender sus derechos cuando sea necesario.
- *Revisión y seguimiento*: el plan de atención debe permitir que la EGC verifique que la persona esté recibiendo la gama adecuada de servicios para su situación. La frecuencia del seguimiento dependerá de la complejidad y necesidades individuales.

Cierre del caso

La gestión de casos es un modelo de atención oportuna diseñado para evitar situaciones de crisis y complicaciones, por lo que se deben definir criterios claros para la terminación de casos; la sostenibilidad a largo plazo del modelo y la garantía de que los más necesitados cuenten con las oportunidades y el apoyo adecuados dependen de poder dar de alta a los pacientes con regularidad.

Se usarán tres posibles criterios de salida de la gestión de casos:

- *Fallecimiento* del paciente.
- Decisiones del personal para dejar el servicio: *autonomía del paciente*.
- *Decisión de la EGC*: si se toma una decisión conjunta con el equipo multidisciplinario, el profesional puede decidir suspender los servicios porque el grado de complejidad se ha reducido hasta un punto considerado manejable sin gestión de casos, o porque la atención se optimiza y se enfoca en la atención. Los equipos pueden ser responsables de esta situación sin intervención de gestión ocasional o porque requiere una menor intensidad y un nivel de atención constante.

Objetivos específicos de la enfermera gestora de casos en el proceso de cuidados paliativos

Visto todo lo anterior, se puede concretar que los objetivos en la atención de la EGC en el paciente en proceso de cuidados paliativos se basan en que viva con dignidad la etapa final de su vida, ofreciéndole la posibilidad de tomar decisiones respecto a su cuerpo, su propia vida, respetando su ideología y valores, y ofreciendo a la familia atención y apoyo emocional.

Los objetivos específicos son:

- *Planificar los cuidados* de acuerdo con las necesidades detectadas tras la valoración integral y con los recursos disponibles. El grado de autocuidados tiene una relación directa con la calidad de vida percibida y reduce la demanda asistencial.
- *Coordinar los recursos* de tal forma que se favorezca la coordinación del plan terapéutico, se asegure la continuidad asistencial en el domicilio (favoreciendo la muerte en casa) y la accesibilidad a los servicios y a profesionales que intervienen en el proceso. Es preciso realizar una comunicación interdisciplinar, trabajando en coordinación con los equipos avanzados de soporte de cuidados paliativos (equipos hospitalarios domiciliarios).
- *Controlar los síntomas*: valoración de los síntomas más frecuentes, prescripción farmacológica adaptada a la normativa y los protocolos existentes, control de la evolución y de la respuesta al tratamiento (manejo del dolor, náuseas, vómitos y otros efectos derivados de la situación actual), así como solicitud de pruebas complementarias sujetas a protocolos específicos (supone una mejora en la agilidad del circuito asistencial y una potencial disminución de los tiempos de espera y el acceso a los servicios).
- *Realizar seguimiento proactivo* con la intención de detectar precozmente signos y síntomas, solventar dudas y mitigar el temor.
- *Fortalecer el apoyo emocional* potenciando la seguridad, la autoestima y el afrontamiento de la situación.
- *Mejorar el afrontamiento individual y familiar*, el apoyo emocional y la ayuda para la toma de decisiones.

- *Transferir la información a todos los servicios asistenciales* implicados en la atención directa del paciente.
- *Garantizar los sistemas de apoyo* y la continuidad de los cuidados hasta el fallecimiento del paciente.
- *Favorecer la protección de los derechos* de estos pacientes, poniendo en valor sus deseos y preferencias sobre la atención que quieren recibir.
- *Acompañar a las personas cuidadoras* de estos pacientes en las diferentes fases de la enfermedad, con el impacto emocional que conlleva, siendo su principal fuente de recursos y apoyo social, y, por otro lado, son los principales aliados y colaboradores para la puesta en marcha y éxito del plan asistencial.

Para todo esto, la definición de dominios competenciales de la EGC en cuidados paliativos es:

- *Liderazgo*: ejerciendo como referente para el abordaje de la complejidad de los cuidados en su ámbito y con autonomía de decisión para la resolución de problemas relacionados con el perfil de pacientes que atiende.
- *Coordinación de la atención compleja*: organizando los componentes del plan asistencial y adaptando la atención sanitaria a las necesidades de los pacientes y personas que los cuidan, realizando una gestión proactiva de problemas de salud, activando los recursos para cubrir necesidades y actuando como intermediaria de servicios para la resolución de problemas y maximizando la continuidad asistencial.
- *Consultoría para otros profesionales* y referente para su aprendizaje.
- *Motor de cambio a través de su liderazgo*: para promover innovaciones, mejorando la práctica clínica a través de la transferencia de conocimiento y evidencias en su entorno asistencial, e influyendo en la modificación de estilos de práctica y la orientación a la calidad.
- *Promoción de la investigación* en su ámbito de práctica.

Coordinación interniveles

Se han emprendido importantes iniciativas para *comprender y mejorar las transiciones de atención*, ya que aumentan la probabilidad de errores y hacen que los pacientes sean aún más vulnerables. Los pacientes en situación paliativa son particularmente vulnerables durante las transiciones de cuidados de un nivel asistencial a otro (altas hospitalarias), debido a la complejidad de su tratamiento y la fragilidad presentada.

 La atención de la transición debe entenderse como las acciones diseñadas para garantizar la coordinación y la continuidad de la atención «a medida» de los pacientes frágiles, que se transfieren a través de diferentes niveles de atención y/o ubicaciones o entre unidades de atención dentro del mismo lugar.

Las transiciones de cuidados representan un riesgo vital para los pacientes vulnerables, que necesitan múltiples servicios de salud, debido a posibles brechas en el intercambio de información, responsabilidad, competencia, organización de tareas e incluso la involucración del propio paciente y/o sus familiares.

 Estas personas que navegan de un nivel asistencial a otro tienen un mayor riesgo de reingresos hospitalarios no planificados e incluso de muerte. Por tanto, la transición de pacientes se debe enmarcar en la cultura de seguridad de estos, que abarca todos los niveles asistenciales de atención.

Las intervenciones multifacéticas se enmarcan en las competencias de la EGC, realizando intervenciones interdisciplinares e interniveles. Se ha demostrado que estas intervenciones en la transición, tanto en el entorno hospitalario como en el comunitario, son beneficiosas, observándose tasas de reingreso hospitalario más bajas en aquellos que reciben más componentes de intervención de transición.

El personal de ambos niveles asistenciales comparte responsabilidades en la atención de los pacientes vulnerables, que pasan de un nivel de atención a otro, por tanto, las mejoras en la cultura de seguridad del paciente entre niveles asistenciales pueden ser una forma de mejorar la atención de su transición.

Herramientas de cribado de la complejidad clínica del paciente

El afán cuantitativista que ha gobernado en las disciplinas sanitarias durante muchos años ha convertido la medición clínica en una actividad omnipresente en la práctica sanitaria y en la investigación. Bajo este enfoque, la legitimidad del dato numérico queda avalada por el mundo físico y objetivable del que procede. Para ello, la clinimetría es la herramienta que permite emplear cuestionarios, test e índices para medir y valorar las necesidades de los pacientes y los cuidadores familiares, a la vez que aporta instrumentos homogéneos para la enfermería, facilitando la continuidad asistencial. Además, son instrumentos interprofesionales.

El concepto de *complejidad clínica* surge en un intento de generar un modelo conceptual de operativización de las interacciones entre los sistemas biológico, psicológico, social y de los cuidados sanitarios, para su aplicación en el ámbito de la clínica y la investigación.

Escala INTERMED

El método INTERMED recibe su nombre del concepto *medicina interdiscipliniaria* (*interdisciplinary medicine*), que fue creado en 1995 por el *European Union for the European Consultation Liason Workgroup* (ECLW), con la participación del grupo de Zaragoza en España. El equipo desarrolló otras dos herramientas: la herramienta de detección de riesgos de admisión (ARSI, *Admission Risk Screening Instrument*) y la herramienta de predicción de complejidad (COMPRI, *Complexity Prediction Instrument*) para la detección temprana de pacientes complejos.

El propósito del enfoque INTERMED es proporcionar a los profesionales sanitarios un sistema para la identificación temprana de pacientes complejos y la planificación del tratamiento interdisciplinario, la evaluación de los riesgos para la salud y las necesidades de salud relacionadas, así como la comunicación interdisciplinaria entre profesionales.

El enfoque INTERMED no pretende comprender los mecanismos causales relacionados con la complejidad del caso, ni identificar las relaciones existentes entre los aspectos biológicos, psicológicos y sociales de la enfermedad, sino que más bien es una herramienta clínica y de organización de la atención para ayudar a los profesionales a evaluar rápidamente el riesgo psicosocial biológico, identificar a pacientes complejos y desarrollar un tratamiento multidisciplinar.

INTERMED no está diseñado para recopilar datos de diagnóstico, ya que esta información a menudo no está disponible al principio del curso de la atención y muchas características psicosociales de los pacientes no se recopilan de forma rutinaria durante esta.

Según los autores, el primer conjunto de variables se seleccionó teniendo en cuenta la experiencia clínica, los cuadros críticos y las publicaciones científicas sobre las características de los pacientes que influyen en el pronóstico, la respuesta al tratamiento y el uso de medicamentos. La selección de estas variables fue discutida y aprobada por un panel de investigadores y clínicos, y a partir de estos datos, se desarrolló la escala INTERMED.

La escala INTERMED es un instrumento para describir las características biológicas, psicológicas, sociales y asistenciales del paciente desde una perspectiva temporal, teniendo en cuenta la historia clínica pasada, el estado actual del paciente y el pronóstico. Consta de 12 ítems de información, con datos obtenidos a través de entrevistas con personal capacitado.

La puntuación de la escala INTERMED se obtiene en los dominios: biológico, psicológico, social y de la atención sanitaria. Reflejarían la situación del paciente en cuanto a los riesgos y necesidades de cada una de las áreas y su implicación en la complejidad.

La puntuación global tiene un margen entre 0 y 60 puntos y refleja el grado de complejidad del caso:

- *Complejidad alta (> 39 puntos)*: la EGC recibirá casos de intervención de alta intensidad de su cartera de clientes que involucran inversiones de tiempo significativas, un conjunto complejo de intervenciones y estrategias de seguimiento, y reevaluación frecuente y de alta intensidad.
- *Complejidad media (de 30 a 39 puntos)*: la EGC recibirá un caso de su cartera de clientes solicitando intervenciones menos drásticas que varían: desde menos tiempo, más intervenciones, menos complejas o simples, y estrategias de baja intensidad y seguimiento y reevaluación frecuentes.
- *Complejidad baja (< 30 puntos)*: la EGC considerará un caso fuera de su cartera de clientes que requiera intervenciones de baja intensidad con una inversión de tiempo baja, una gama de intervenciones en un papel de asesoramiento y consulta, y estrategias de terminación con un informe. Es preciso hacer recomendaciones para la intervención, la reevaluación o la derivación, según lo identificado por el paciente y el especialista que inició la derivación.

Índice BRASS

El índice *Blaylock Risk Assessment Screening Score* (BRASS) es una herramienta que ha sido validada en varios países y entornos. Es una excelente herramienta predictiva para identificar a pacientes que requieren hospitalización después del alta y están en riesgo de hospitalización prolongada, así como para la estratificación de riesgo de los pacientes hospitalizados al alta.

El índice BRASS consta de 10 ítems, con una puntuación que va de 0 a 40. Los ítems medidos en el cuestionario fueron: edad, apoyo social, estado cognitivo, estado funcional, patrones de comportamiento, comorbilidades, polifarmacia, hospitalización/hospitalización de emergencia reciente, déficit sensorial y movilidad. En términos de estado funcional, mide la capacidad del paciente para realizar ocho actividades esenciales y cinco instrumentales de la vida diaria.

Con base en los indicadores obtenidos, los pacientes fueron divididos en tres grupos de riesgo. Una puntuación superior a 10 indica que el paciente necesita coordinar la planificación del alta para evitar complicaciones y/o reingresos hospitalarios.

La puntuación del índice de BRASS consiste en:

- 0-10: riesgo bajo, no requiere planificación: *complejidad baja.*
- 11-19: riesgo moderado, requiere planificación: *complejidad media.*
- > 20: riesgo alto, posibles problemas en domicilio: *complejidad alta.*

Instrumento diagnóstico de la complejidad en cuidados paliativos

El instrumento diagnóstico de la complejidad en cuidados paliativos (IDC-Pal) es una herramienta utilizada para calcular la complejidad de los pacientes con enfermedades avanzadas y terminales, incluidas las condiciones o elementos de complejidad que se pueden identificar después de evaluar a los pacientes durante los cuidados paliativos.

Consta de 36 ítems divididos en tres dimensiones, según dependan del paciente, de la familia o de la organización sanitaria.

El IDC Pal (**Tabla 38-1**) proporciona orientación para la toma de decisiones sobre la idoneidad de las intervenciones de recursos necesarios.

Una vez evaluados, se puede obtener que:

- Las situaciones no complicadas no requieren la intervención de recursos avanzados/específicos de cuidados paliativos.
- En caso de complicaciones, se puede requerir la intervención de los recursos avanzados/específicos a discreción del profesional responsable.
- Los recursos avanzados/específicos de cuidados paliativos deben intervenir en situaciones muy complejas.

Es fundamental, una valoración multidimensional integral de los pacientes, sus familias y su entorno, una herramienta que no se debe hacer a pie de cama, sino a nivel profesional, con todos los datos recogidos. En Salvador Comino MR et al, 2027 se puede ver el Instrumento diagnóstico de la complejidad en cuidados paliativos (IDC-Pal).

Tabla 38-1. Instrumento diagnóstico de la complejidad en cuidados paliativos (IDC-Pal)

	Elementos	Nivel de complejidad	Sí	No
Dependientes del paciente				
Antecedentes	Paciente es niño/a o adolescente	AC		
	Paciente es profesional sanitario	C		
	Rol sociofamiliar que desempeña el/la paciente	C		
	Paciente presenta discapacidad física, psíquica o sensorial previas	C		
	Paciente presenta problemas de adicción recientes y/o activos	C		
	Enfermedad mental previa	C		
Situación clínica	Síntomas de difícil control	AC		
	Síntomas refractarios	AC		
	Situaciones urgentes en paciente terminal oncológico	AC		
	Situación de últimos días de difícil control	AC		
	Situaciones clínicas secundarias a progresión tumoral de difícil manejo	AC		
	Descompensación aguda en insuficiencia de órgano en paciente terminal no oncológico	C		
	Trastorno cognitivo agudo	C		
	Cambio brusco en el nivel de autonomía funcional	C		
	Existencia de comorbilidad de difícil control	C		
	Síndrome constitucional agudo	C		
	Difícil manejo clínico por incumplimiento terapéutico reiterado	C		
Situación psicoemocional	Paciente presenta riesgo de suicidio	AC		
	Paciente solicita adelantar el proceso de muerte	AC		
	Paciente presenta angustia existencial y/o sufrimiento espiritual	AC		
	Conflicto en la comunicación entre paciente y familia	C		
	Conflicto en la comunicación entre paciente y equipo terapéutico	C		
	Paciente presenta afrontamiento emocional desadaptativo	C		
Dependientes de la familia y el entorno				
	Ausencia o insuficiencia de soporte familiar y/o cuidadores	AC		
	Familiares y/o cuidadores no competentes para el cuidado	AC		
	Familia disfuncional	AC		
	Claudicación familiar	AC		
	Duelos complejos	C		
	Limitaciones estructurales del entorno	AC		
Dependientes de la organización sanitaria				
Profesional/equipo	Aplicación de sedación paliativa de manejo difícil	AC		
	Dificultades para la indicación y/o manejo de fármacos	C		
	Dificultades para la indicación y/o manejo de intervenciones	C		
	Limitaciones en la competencia profesional para el abordaje de la situación	C		
Dependientes de la organización sanitaria				
Recursos	Dificultades para la gestión de necesidades de técnicas instrumentales y/o material específico en domicilio	C		
	Dificultades para la gestión y/o manejo de necesidades de coordinación o logísticas	C		

AC: elemento de alta complejidad; C: elemento de complejidad. Documento de apoyo al proceso asistencial integrado de cuidados paliativos.
Adaptada de: Salvador Comino MR, Garrido Torres N, Perea Cejudo I, Martín Roselló ML, Regife García V, Fernández López A. El valor del instrumento diagnóstico de la complejidad en cuidados paliativos para identificar la complejidad en pacientes tributarios de cuidados paliativos. Medicina Paliativa. [Internet]. 2017;24:196-203. Disponible en: https://www.elsevier.es/es-revista-medicina-paliativa-337-articulo-el-valor-del-instrumento-diagnostico-S1134248X16000070

PUNTOS CLAVE

- La población a la que se dirige el modelo de gestión para mejorar la atención a las personas con enfermedades es la siguiente: personas con problemas crónicos complejos y en situación de final de vida.
- Los objetivos del modelo son: racionalizar la utilización de servicios, mejorar la accesibilidad, disminuir costes, gestionar la continuidad, mejorar la calidad mediante la personalización de la atención y su valoración integral multidimensional, que permita la estratificación del caso para adecuar los recursos.
- Los entornos asistenciales implicados son: atención especializada, atención primaria y centros sociosanitarios, permitiendo acompañar al paciente en su navegación por el sistema de atención sanitaria.
- Eje de las intervenciones: coordinación y gestión de la atención.

BIBLIOGRAFÍA

Asistencia de enfermería en el centro de atención primaria y domicilio. [Internet]. En: Cartera de Servicios de Atención Primaria. Servicio Andaluz de Salud. Disponible en: https://www.sspa.juntadeandalucia.es/servicioandaluzdesalud/profesionales/cartera-de-servicios/atencion-primaria/i-area-de-atencion-la-persona/1-asistencia-sanitaria-demanda-programada-y-urgente/13-asistencia-de-enfermeria-en-el-centro-de-atencion-primaria-y-domicilio

Ayuso D, Fernández del Palacio E, Velasco E, dirs. Cuidados al paciente crónico y gestión de casos en enfermería. Díaz de Santos; 2019. Disponible en: https://www.cronicidadhoy.es/arxius/imatgesbutlleti/CUIDADOS-AL-PACIENTE-CRONICO_Edicion-BOEHRINGER-2020.pdf

Barberà MG, Rossell CP, Junoy SC. Seguridad de los pacientes (I). Dimensión clave de la calidad asistencial. Conceptos generales. Taxonomía. FMC - Form Médica Contin Aten Primaria. [Internet]. 2014;21:464-70. Disponible en: https://www.sciencedirect.com/science/article/pii/S113.420.7214708205

Decreto 137/2002, de 30 de abril, de apoyo a las familias andaluzas. [Internet]. BOJA. 2002;5:7127-34. Disponible en: https://www.juntadeandalucia.es/boja/2002/52/1

Desarrollo Competencial en el Modelo de Gestión de Casos del SSPA. [Internet]. Junta de Andalucía. Disponible en: https://www.sspa.juntadeandalucia.es/servicioandaluzdesalud/sites/default/files/sincfiles/wsas-media-mediafile_sasdocumento/2019/DesarrolloCompetencial.pdf

Digitum.um.es. Disponible en: https://digitum.um.es/digitum/

IDC-Pal Instrumento diagnóstico de la complejidad en cuidados paliativos: Documento de apoyo al PAI Cuidados Paliativos. En: Redpal.es. Junta de Andalucía; 2014. Disponible en: https://www.redpal.es/wp-content/uploads/2018/12/IDC-Pal-2014-Complejidad.pdf

Jacob G, Sánchez L, eds. Manual de cuidados paliativos para la atención primaria de la salud. [Internet]. Ciudad Autónoma de Buenos Aires: Instituto Nacional del Cáncer; 2014. Disponible en: https://paliativos.uy/wp-content/uploads/2019/11/000.000.0885cnt-2016-09-manual-cuidados-paliativos-para-la-atencion-primaria-salud.pdf

Modelo de Gestión de Casos del Servicio Andaluz de Salud: Guía de reorientación de las prácticas profesionales de la gestión de casos en el Servicio Andaluz de Salud. [Internet]. Servicio Andaluz de Salud. Disponible en: https://www.sspa.juntadeandalucia.es/servicioandaluzdesalud/publicaciones/modelo-de-gestion-de-casos-del-servicio-andaluz-de-salud-guia-de-reorientacion-de-las-practicas

Quintana A. Estudio de la relación de la complejidad clínica con factores psicosociales y de morbilidad. [Tesis doctoral]. Universidad Complutense de Madrid. Facultad de Medicina. Departamento de Psiquiatría. Programa de Neurociencias. Madrid; 2013. Disponible en: https://eprints.ucm.es/id/eprint/23873/1/T34989.pdf

San Martín-Rodríguez L. Práctica avanzada en enfermería y nuevos modelos de organización sanitaria. [Internet]. Enferm Clin. 2016;26:155-7. Disponible en: https://www.elsevier.es/es-revista-enfermeria-clinica-35-articulo-practica-avanzada-enfermeria-nuevos-modelos-S113.086.2116300523

Sastre-Fullana P, De Pedro-Gómez JE, Bennasar-Veny M, Fernández-Domínguez JC, Sesé-Abad AJ, Morales-Asencio JM. Consenso sobre competencias para la enfermería de práctica avanzada en España. [Internet]. Enferm Clin. 2015;25:267-75. Disponible en: https://www.elsevier.es/es-revista-enfermeria-clinica-35-articulo-consenso-sobre-competencias-enfermeria-practica-S113.086.211500090X

Salvador Comino MR, Garrido Torres N, Perea Cejudo I, Martín Roselló ML, Regife García V, Fernández López A. El valor del Instrumento Diagnóstico de la Complejidad en Cuidados Paliativos para identificar la complejidad en pacientes tributarios de cuidados paliativos. Medicina Paliativa. [Internet]. 2017;24:196-203. Disponible en: https://www.elsevier.es/es-revista-medicina-paliativa-337-articulo-el-valor-del-instrumento-diagnostico-S1134248X16000070

Cuidados de confort. Cuidados de la boca. Cuidados de la piel

39

M. I. de la Cruz López

OBJETIVOS

- Conocer los conceptos básicos relacionados con los cuidados del confort, la boca y la piel.
- Poder valorar el grado de confort en los ámbitos físicos, psíquicos, sociales y espirituales, tanto del paciente como de su familia.
- Valorar las estrategias de prevención y tratamiento relacionadas con los síntomas que suelen aparecer en la cavidad oral de los pacientes paliativos.
- Identificar los síntomas principales que pueden aparecer en la piel de los pacientes paliativos, así como las estrategias para su prevención y su abordaje terapéutico.

INTRODUCCIÓN

La última etapa de la vida, el proceso de morir y la muerte tienen que ser vividos de la forma más digna y confortable posible, y el abordaje de este tránsito debería realizarse en compañía de profesionales formados y capacitados para hacerlo de la mejor manera. Entre este grupo de profesionales se encuentran los enfermeros y enfermeras, que buscan con sus cuidados la prevención y el alivio del sufrimiento, que en muchas ocasiones se consigue mediante intervenciones no farmacológicas y de poca complejidad tecnológica, pero con gran repercusión sobre la calidad de vida del paciente. En este sentido, las recomendaciones sobre medidas de confort, cuidados de la piel y de la boca resultan fundamentales.

CUIDADOS DE CONFORT

¿Qué es el confort?, ¿y qué entienden los pacientes y familiares tratados por equipos de cuidados paliativos como confort?

La palabra *confort* deriva de confortar, que significa fortalecer, fortificar, consolar, animar. La Real Academia Española (RAE) define confort como «aquello que produce bienestar y comodidad». Según otras definiciones, el confort es el «estado en que las necesidades humanas básicas de alivio, calma y transcendencia están satisfechas».

Las definiciones de confort contemplan múltiples dimensiones, estados subjetivos y dinámicos del paciente con la dualidad confort/malestar, salud/enfermedad. En el caso de los cuidados paliativos, el objetivo no es conseguir la recuperación de la salud, sino realizar intervenciones que promuevan el bienestar del paciente y familia.

> ! Dentro de la acción enfermera básica, está promover el confort en los cuidados no solo en lo físico, sino también en las áreas psicológica, espiritual, ambiental y social, manteniendo la dimensión individual de los pacientes como personas, y no como meros objetos de cuidados físicos. Se debe promover el confort desde el inicio de la relación, asegurando al máximo no solo los cuidados técnico-científicos, sino el soporte social y espiritual del individuo, así como de toda la unidad familiar.

La utilización de la metodología científica en la práctica enfermera debe dar respuestas y garantizar la continuidad de los cuidados, y para ello se deben utilizar planes de cuidados estandarizados, que suponen una herramienta fundamental para reducir la variabilidad en la práctica profesional. Se utilizan los diagnósticos desarrollados por la North American Nursing Diagnosis Association (NANDA), la Clasificación de Intervenciones de Enfermería y la Clasificación de Resultados de Enfermería.

La planificación de los cuidados debe ser realizada por el equipo asistencial. Como medidas generales que faciliten el confort, hay que tener en cuenta las referidas a los siguientes aspectos:

- Medicación: retirar toda la que no sea necesaria en ese momento; valorar una vía alternativa de administración por posible pérdida de la vía oral; asegurar la disponibilidad de los fármacos prescritos que necesite el paciente; registrar en la historia las modificaciones del tratamiento y los posibles cambios a realizar cuando la progresión de la enfermedad así lo requiera.

- Medidas físicas: recomendaciones sobre higiene, alimentación, cuidados de la piel y la boca, cambios posturales, cuidado y mantenimiento del sueño.
- Medidas ambientales: recomendaciones sobre intensidad de la luz, temperatura y ruidos, que puedan influir en el bienestar, el descanso y en la calidad del sueño, que son los principales problemas que manifiestan los pacientes.

La pérdida de autonomía del paciente está relacionada con la percepción de malestar, por lo que los profesionales de enfermería deben supervisar y valorar la capacidad del paciente para poder mantener las actividades básicas de la vida diaria el mayor tiempo posible, e instruir a la familia para mantener los cuidados cuando no los pueda realizar el paciente.

Según la clasificación de la NANDA, uno de los criterios de intervención en pacientes en fase terminal y en la familia a tener en cuenta sería el correspondiente al diagnóstico 00214 disconfort (malestar) (Tabla 39-1).

Entre los objetivos principales del abordaje de la situación de final de vida está garantizar el confort, tanto en lo relacionado con el alivio de los síntomas que presente el paciente como en la atención que se debe prestar a la familia. Algunas de las claves para el manejo en situación de final de la vida son:

- Valoración continua: al ser una situación muy dinámica y cambiante, requiere una revisión frecuente de la situación por parte del equipo.
- Ajuste del tratamiento farmacológico: la pérdida de la vía oral es frecuente en esta situación, por lo que será necesario valorar el cambio de la vía de administración y la modificación o retirada de fármacos.
- Prevención y tratamiento de síntomas.
- Atención a la familia y figura de cuidador principal, que cumple un papel primordial en esta situación, por los siguientes motivos:
  - Por el rol de cuidador y rol de «sanitario» si se encuentra en su domicilio.
  - Por el impacto emocional, que puede generar impotencia en la atención y los cuidados.
  - Por ser el interlocutor con el equipo.
  - Por las dudas que puede generar en cuanto a la atención prestada por el equipo (estrategia terapéutica, planes de cuidados).
  - Por la posible aparición de un duelo anticipado que pueda influir en los cuidados que se deben prestar.

CUIDADOS DE LA BOCA

Entre las causas más comunes de malestar están todos los síntomas relacionados con los problemas orales, no solo por su elevada frecuencia, sino por la influencia en el bienestar y calidad de vida del paciente, con repercusión tanto en la alimentación, hidratación y administración de tratamientos orales, como en aspectos relacionados con la comunicación y las relaciones sociales.

La boca puede ser asiento de numerosas patologías. La etiología de estas alteraciones es diversa:

- Higiene oral inadecuada.
- Consumo de fármacos.
- Tratamientos específicos de la enfermedad oncológica (como la radioterapia en los tumores de cabeza y cuello).
- Deficiencias nutricionales y de hidratación.
- Procesos infecciosos y lesiones tumorales.
- Compromiso del sistema inmunitario.

Ante todo, la principal medida es la prevención, intentando mantener una buena higiene e hidratación oral, que requiere para ello la intervención conjunta del médico y la enfermera. Para una buena higiene oral, se necesita:

- Mantener los labios y la mucosa oral limpios, hidratados y sin lesiones, en la medida de lo posible.
- Cepillar los dientes y las encías 2-3 veces al día durante 2-3 minutos.
- Usar un cepillo de cerdas suaves y pasta de dientes fluorada.
- Eliminar placas, costras, acúmulos de mucosidad y restos de alimentos si existieran.
- Utilizar colutorios sin alcohol.
- Usar hilo dental suavemente.
- En pacientes dependientes, la limpieza oral debe ser realizada por el cuidador. Pueden utilizarse torundas de algodón o el dedo índice protegido por un guante o una gasa para realizar la limpieza, evitando provocar náuseas.
- Prevenir la infección oral, la enfermedad periodontal, las caries y la halitosis.
- Aliviar el malestar y el dolor.
- Aumentar o mantener la ingesta si fuese adecuada.
- Minimizar el malestar psicológico y el aislamiento social.

Dos de los problemas más frecuentes relacionados con la boca son la mucositis y la sequedad oral o xerostomía.

 La principal medida es la prevención, intentando mantener una buena higiene e hidratación.

Mucositis

La mucositis (Fig. 39-1) es una reacción inflamatoria de la mucosa oral que se manifiesta en forma de eritema o ulceraciones, y a veces está acompañada de xerostomía y cambios en el sentido del gusto. Suele aparecer a los 5-7 días después del tratamiento con quimioterapia y/o radioterapia (dependiendo de la dosis y el tipo de tratamiento empleado, siendo especialmente frecuente con 5-fluorouracilo y metotrexato), y resulta más frecuente en neoplasias hematológicas que en tumores sólidos.

Para la valoración de la mucositis, la escala más utilizada es la de la Organización Mundial de la Salud (OMS). Dicha escala define la gravedad puntuando de 0 a 4:

- Grado 0: sin signos de mucositis.
- Grado 1: eritema o irritación.
- Grado 2: ulceración y capacidad para comer, puede comer sólidos.
- Grado 3: ulceración y limitación para comer, solo admite líquidos.

Tabla 39-1. Diagnóstico de la North American Nursing Diagnosis Association (NANDA) de disconfort (malestar)

00214 Disconfort	NIC
Definición: percepción de falta de tranquilidad, alivio y trascendencia en las dimensiones física, psicoespiritual, ambiental, cultural y social Características definitorias: • Ansiedad • Cambios en el patrón del sueño • Descontento con la situación • Gemidos • Incapacidad para relajarse • Inquietud • Intranquilidad en la situación • Irritabilidad • Llanto • Prurito • Sensación de calor • Sensación de disconfort • Sensación de hambre • Sensación de frío • Síntomas de malestar • Suspiros • Temor Factores relacionados: • Control insuficiente sobre el entorno • Control insuficiente sobre la situación • Estímulos ambientales nocivos • Intimidad insuficiente • Recursos insuficientes Problemas asociados: • Régimen terapéutico • Síntomas relacionados con la enfermedad	5420 Apoyo espiritual • Tratar al individuo con dignidad y respeto • Estar abierto a las expresiones de preocupación del individuo • Estar abierto a las expresiones del individuo de soledad e impotencia • Estar dispuesto a escuchar los sentimientos del individuo • Asegurar al individuo que el cuidador estará disponible para apoyarle en los momentos de sufrimiento • Estar abierto a los sentimientos del individuo acerca de la enfermedad y la muerte • Ayudar al individuo a expresar y liberar la ira de forma adecuada 0840 Cambio de posición • Colocar sobre un colchón/cama terapéuticos adecuados • Utilizar dispositivos adecuados para el apoyo de los miembros (rodillo de mano y rodillo para el trocánter) • Colocar los objetos de uso frecuente al alcance 5260 Cuidados en la agonía • Identificar las prioridades de cuidados del paciente • Tratar de comprender las acciones, los sentimientos y las actitudes del paciente • Minimizar la incomodidad, cuando sea posible • Ofrecer comidas culturales adecuadas • Respetar la necesidad de intimidad • Modificar el ambiente, en función de las necesidades y los deseos del paciente 7330 Intermediación cultural • Disponer la adaptación cultural (por ejemplo, cenar tarde durante el Ramadán) • Facilitar la comunicación intercultural (uso de un traductor, materiales/medios bilingües por escrito, comunicación no verbal precisa; evitar los estereotipos) • Modificar las intervenciones convencionales (por ejemplo, enseñanza al paciente) de manera culturalmente adecuada 6482 Manejo ambiental: confort • Evitar interrupciones innecesarias y permitir períodos de reposo • Crear un ambiente tranquilo y de apoyo • Determinar las fuentes de incomodidad, como vendajes mojados, posición de la sonda, vendajes constrictivos, ropa de cama arrugada y factores ambientales irritantes • Ajustar la temperatura ambiental que sea más cómoda para la persona, si fuera posible • Facilitar medidas de higiene para mantener la comodidad de la persona • Colocar al paciente de forma que se facilite la comodidad 5390 Potenciación de la autoconciencia • Animar al paciente a reconocer y discutir sus pensamientos y sentimientos • Ayudar al paciente a identificar los valores que contribuyen al autoconcepto • Ayudar al paciente a identificar el efecto de la enfermedad sobre el autoconcepto • Confrontar los sentimientos ambivalentes (enojado o deprimido) del paciente • Ayudar al paciente a aceptar su dependencia de otros, si es el caso
NOC	
1614 Autonomía personal 161407 Toma de decisiones libre de la presión indebida de otros familiares 161411 Participa en las decisiones de los cuidados de salud 2008 Estado de comodidad 200801 Bienestar físico 200803 Bienestar psicológico 200809 Vida espiritual 200812 Capacidad de comunicar las necesidades 2010 Estado de comodidad: física 201001 Control de síntomas 2011 Estado de comodidad: psicoespiritual 201101 Bienestar psicológico 201104 Autoconcepto 201109 Significado y objetivo de la vida 201110 Satisfacción espiritual 2012 Estado de comodidad: sociocultural 201201 Apoyo social de la familia 201202 Apoyo social de los amigos 201210 Incorporación de creencias culturales en las actividades diarias 201212 Capacidad de comunicar necesidades 201213 Uso de estrategias para favorecer la comunicación	

Adaptada de: Vallés P. Planes de cuidados estandarizados de enfermería dirigidos a paciente y familia en procesos avanzados y terminales. 3ª ed. Reference Life Science Publisher; 2021. NIC: Clasificación de Intervenciones de Enfermería; NOC: Clasificación de Resultados de Enfermería.

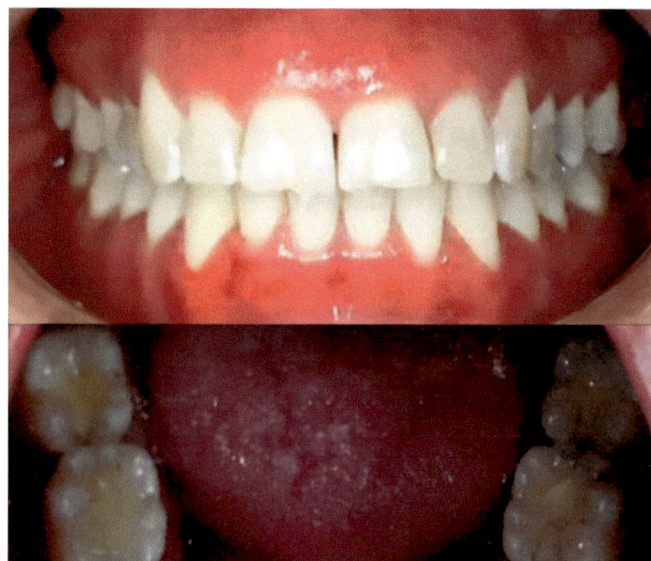

Figura 39-1. Imágenes de mucositis.

- Grado 4: ulceración con hemorragia y necrosis, requiere soporte enteral o parenteral.

> ❗ Los pacientes con mucositis pueden presentar sequedad de boca, alteración del gusto, dificultad para la deglución, sensación de quemazón, hormigueo en los labios y dolor, entre otros síntomas.

Entre las complicaciones más graves está el desarrollo de infecciones, bacterianas, víricas o micóticas (principalmente por el virus del herpes simple o por *Candida albicans*), que en estados de neutropenia prolongada pueden llegar a comprometer la vida del paciente.

El tratamiento se basa en la prevención, medidas higiénico-dietéticas, tratamiento de la sobreinfección y control analgésico. Deben llevarse a cabo evaluaciones de la cavidad oral antes de iniciar tratamientos, así como insistir en el mantenimiento de una buena higiene bucal y dental, eliminando las fuentes potenciales de infección o irritación y el empleo de medidas preventivas durante el tratamiento. Los potenciales factores de riesgo, que deberían ser solucionados antes del tratamiento, son: cavidad oral mal cuidada, patología dental previa o prótesis defectuosas o mal cuidadas.

En pacientes con mucositis ya instaurada, las medidas a seguir serían:

- Enjuagues con solución salina (en 200 mL de agua destilada o hervida, añadir media cucharada de sal), solución de bicarbonato (en 200 mL de agua destilada o hervida, añadir media cucharada de bicarbonato) o ambos cada 2-4 horas.
- Evitar el uso de agua oxigenada en la mucosa ulcerada, que impediría la granulación del tejido y su curación.
- Evitar la utilización de productos que contengan alcohol, glicerina o limón, o dentífricos con acción abrasiva.
- Evitar alimentos que desencadenen dolor, como ácidos, picantes o comidas excesivamente calientes.
- Procurar una dieta blanda, aumentar la ingesta de líquidos fríos y nutritivos.

- Abstenerse de irritantes como alcohol y tabaco.
- Mantener la boca fría, utilizando agua fría, hielo o polos, que pueden ayudar a prevenir el dolor y las úlceras bucales.

Es importante mantener el aporte nutricional adecuado, y para ello, se recomienda:

- Fraccionar las comidas aumentando el número de tomas (6-8 tomas) con ingestas más pequeñas para que sean más llevaderas.
- Tener libertad de horarios y aprovechar para la ingesta los momentos en los que el paciente se encuentre mejor.
- Masticar despacio y, si es necesario, por falta de saliva, utilizar líquidos entre cada bocado.
- Utilizar chicles o caramelos sin azúcar entre comidas para aumentar la salivación.
- La temperatura de los alimentos no debe ser caliente; es mejor tomarlos a temperatura ambiente o fría.
- Los alimentos han de ser de textura suave (puré, crema o papilla).
- Evitar alimentos ácidos, fritos, condimentos fuertes, que sean pegajosos, secos o excesivamente grasos.

Si además el paciente presenta candidiasis, las consideraciones a tener en cuenta son:

- Limpieza de la cavidad bucal antes de tomar la medicación antimicótica. Teniendo en cuenta que no se deben utilizar bicarbonato ni clorhexidina si se trata con antifúngicos tópicos.
- Retirar las prótesis dentales cuando se aplique la medicación a tejidos bucales.
- Desinfectar y tratar tanto la boca como la dentadura (las prótesis se deben sumergir en solución de hipoclorito sódico, si no hay metal, o en solución de nistatina).

Los tratamientos más utilizados en las mucositis son:

- Anestésicos locales: lidocaína (formulaciones viscosas del 0,5 al 2 %). Puede ser necesario el empleo de analgésicos sistémicos.
- Antisépticos bucales: clorhexidina, bencidamina (en forma de colutorio, aerosol o gel).
- Coadyuvantes: puede ser necesario el empleo de antifúngicos tópicos como nistatina, o antivíricos. Puede ser de utilidad la preparación de cubitos de hielo con 5 mL de nistatina, que prolongaría el contacto del antimicótico con las lesiones, a la vez que ayudaría a humedecer y refrescar la mucosa. Si el tratamiento tópico no es posible o es inefectivo, se utilizarán antifúngicos sistémicos.
- Protectores de la mucosa: sucralfato.
- Especies vegetales: manzanilla, cocimiento de llantén (por sus propiedades antiinflamatoria, antisépticas, estimulante de la cicatrización), aloe vera.
- Crioterapia.
- Otras terapias: antibióticos no absorbibles, alopurinol, corticoides, factores de crecimiento, glutamina, inmunoglobulinas, prostaglandinas, vitamina E, ácido hialurónico, etcétera.

Xerostomía

La xerostomía es la manifestación clínica más común de las disfunciones salivares. Es especialmente frecuente en personas de edad avanzada y está asociada a la toma de medicamentos.

> ! Se trata de una sensación subjetiva de boca seca, que no siempre se acompaña de una disminución detectable de saliva, siendo un síntoma muy frecuente en enfermos con cáncer avanzado y terminal.

La persistencia en el tiempo de esta hiposecreción provoca cambios en el medio bucal que propician la aparición de lesiones sobre el dorso lingual, queilitis comisural y mayor tendencia a las infecciones orales, siendo la candidiasis oral una de las más frecuentes. La disminución de saliva favorece la acumulación de placa bacteriana, ya que esta ejerce una acción de limpieza sobre la cavidad bucal, favoreciendo la inflamación de las encías y la halitosis.

La ausencia de saliva aumenta las ulceraciones, la candidiasis y las infecciones, además de hacer más difícil la alimentación y provocar una sensación desagradable en el paciente.

Las causas que lo provocan son variadas y pueden potenciarse entre sí: tratamiento con radioterapia en tumores de cabeza y cuello, medicación (anticolinérgicos, antihistamínicos, antihipertensivos, diuréticos, antidepresivos, antiparkinsonianos, neurolépticos, betabloqueantes, opioides), deshidratación y causas psicológicas, como la depresión y ansiedad.

Los síntomas más frecuentes que refieren los pacientes son:

- De carácter funcional, como dificultad para hablar, masticar o deglutir.
- Sequedad de la mucosa.
- Saliva espesa, filamentosa.
- Acidez de garganta.
- Boca y lengua urentes.
- Disgeusia.

Cuando se explora la mucosa oral, aparece seca y poco lubrificada, con aumento de la viscosidad de la saliva.

Dependiendo de la funcionalidad de las glándulas salivares, el tratamiento de la xerostomía será estimulante (si la glándula es funcional) o sustitutivo (si la glándula no es funcional):

- Tratamiento estimulante no farmacológico:
  - Vigilancia de la higiene bucal y de las prótesis dentales.
  - Lubricación de los labios con cremas de cacao o aceite de oliva, evitando la vaselina.
  - Aumento de la ingesta de líquidos (agua, infusiones de manzanilla y limón, helados de hielo o cubitos de hielo aromatizado). Preparación de alimentos caldosos o con abundante salsa.
  - Estimulación de la función masticatoria, que aumenta el flujo salival. Es recomendable masticar trozos de frutas (como piña natural o en su jugo), caramelos de limón o goma de mascar sin azúcar.

- Tratamiento estimulante farmacológico:
  - Pilocarpina, alcaloide natural estimulador de las glándulas exocrinas.
  - Cevimelina, análogo de la acetilcolina con propiedades agonistas colinérgicas.
- Tratamiento sustitutivo:
  - Salivas artificiales que humedecen y lubrican la cavidad oral, son de acción corta y las presentaciones comerciales son en gel, espray o líquido.
  - Fórmulas magistrales (pilocarpina solución oral o en piruletas, rosa de mosqueta, alantoína y vitamina E en bálsamo labial).

CUIDADOS DE LA PIEL

Dentro de los cuidados enfermeros que se realizan en pacientes paliativos, se tendrán en cuenta los relacionados con el cuidado de la piel, por ser la parte del cuerpo más expuesta, visible y extensa, que se ve afectada en un alto porcentaje de pacientes con enfermedades avanzadas, ya sea por la propia enfermedad, por los tratamientos recibidos o por la inmovilización secundaria.

A continuación se tratan algunos de los problemas más frecuentes relacionados con las afecciones de la piel.

Piel seca, áspera o xerosis

Es un trastorno frecuente en pacientes con enfermedad oncológica, siendo la desnutrición y la deshidratación su principal etiología. La piel necesita una buena hidratación para que cumpla su función protectora. Cuando la capa córnea se ve afectada por tratamientos o procesos propios de la enfermedad que comprometen esta hidratación, puede producirse una descamación con exposición externa de la dermis, produciendo inflamación y, secundariamente, prurito, que induce al rascado (llegando a provocar un círculo vicioso de rascado-inflamación-prurito).

Las principales medidas terapéuticas se basan en:

- Realizar baños, usando jabones de pH neutro (sin abusar de ellos), incluso algún producto no jabonoso específico para pieles sensibles.
- Secar adecuadamente y sin frotar, utilizando toallas suaves.
- Usar cremas emolientes aplicadas dos o tres veces al día (principalmente antes de acostarse), aceite de almendras, calamina oleosa, vaselina, etc. Cuanto mayor sea la concentración de grasa o aceite, será más efectiva por su mayor poder humectante.
- Aplicar apósitos húmedos o compresas con crema hidratante cubiertas de vendaje húmedo.
- Evitar productos cosméticos que contengan alcohol.
- Mantener una adecuada nutrición e hidratación en la medida de lo posible.

Piel húmeda

La piel húmeda se produce en zonas del cuerpo que están en contacto con agua o fluidos, siendo muy frecuente en pliegues cutáneos y en la región genital. Se caracteriza por edema, enrojecimiento, maceración, ampollas y exudado.

Para evitar que aparezcan lesiones, se ha de prestar especial atención a la inspección de la piel, mantener una buena higiene y evitar la exposición a agentes irritantes (orina, heces, lesiones que produzcan exudado).

Las principales medidas terapéuticas se basan en:

- Limpieza de la piel con agua y jabón con pH tan cercano como sea posible al pH de la piel, evitando la fricción de esta.
- Secado correcto, prestando especial atención a las zonas de los pliegues.
- Protectores de la piel/barrera contra la humedad (cremas de barrera de óxido de cinc, películas de poliuretano y dimeticona o petrolatos).
- Hidratación de la piel.
- Cambios frecuentes de pañal en pacientes incontinentes.

Linfedema

Se define como un aumento anómalo de líquido rico en proteínas dentro del espacio intersticial, debido a una alteración de la capacidad de transporte del sistema linfático, que se manifiesta por un aumento del volumen en cualquier parte del cuerpo, principalmente en las extremidades.

A diferencia de otros tipos de edemas, en el linfedema crónico se encuentran cambios en la piel y el tejido subcutáneo: inflamación persistente de la extremidad (sin fóvea por la fibrosis intersticial), que no mejora con la elevación nocturna de la extremidad, incremento de la turgencia tisular con signo de Stemmer (resulta difícil o imposible pellizcar la

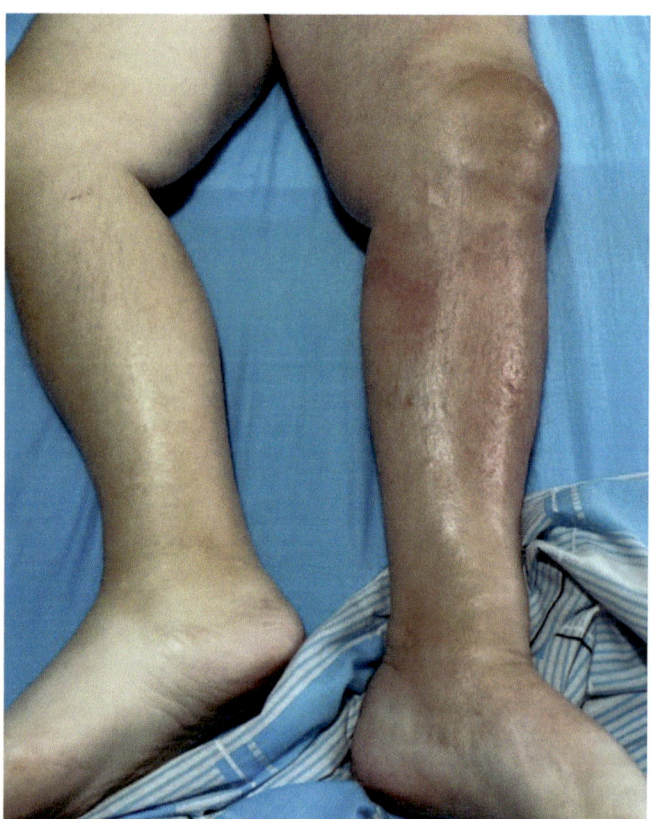

Figura 39-2. Imagen de linfedema.

piel), linfangiomas, linforrea, hiperqueratosis, pliegues cutáneos profundos con fibrosis cutáneas, procesos inflamatorios locales. Se pueden llegar a producir ulceraciones cuando existen alteraciones vasculares (**Fig. 39-2**).

Los síntomas más frecuentes que pueden aparecer son: tirantez, tensión, dolor e impotencia funcional, además de la afectación de la imagen personal.

Las causas que favorecen la aparición de linfedema son principalmente:

- Cirugía axilar o inguinal.
- Infección postoperatoria.
- Radioterapia.
- Presencia de afectación tumoral ganglionar primaria o metastásica, principalmente inguinal, axilar o retroperitoneal.

Cuando coexisten más de una causa, aumenta el riesgo de desarrollar linfedema.

El diagnóstico diferencial hay que hacerlo con otros procesos que cursan con edemas en extremidades, como insuficiencia cardíaca, renal, procesos que cursan con hipoproteinemia, etcétera.

Garantizar un plan de tratamiento individualizado y flexible es vital para la comodidad y el manejo eficaz por parte del paciente y la familia.

Dentro de las medidas no farmacológicas, se tendrá en cuenta lo siguiente:

- Precauciones:
  - Extremar los cuidados de la piel, intentando evitar en la extremidad afectada las infecciones cutáneas.
  - Evitar coger peso, exposición a fuentes de calor, compresión en forma de brazalete en el miembro afectado (especial cuidado con las medias y los calcetines apretados).
  - Evitar la canalización de vías venosas en la extremidad afectada.
  - Informar al paciente de signos de alarma por los que debe consultar a los profesionales, como aumento de la temperatura local y enrojecimiento, sensación de tirantez, aumento de peso de la extremidad, dolor, sensación de hormigueo o cualquier alteración cutánea.
- Posición: colocar las extremidades en posición elevada, sobre todo en fases iniciales. Posteriormente esta medida pierde eficacia cuando empieza a aparecer la fibrosis.
- Ejercicio físico: la contracción muscular favorece el automatismo de los vasos linfáticos, favoreciendo la acción de drenaje. Los ejercicios deben ser suaves y sencillos, sin sobreesfuerzo. Se recomienda la realización de ejercicios respiratorios, y en pacientes con suficiente autonomía, alguna actividad física suave, como la natación, el taichí o simples paseos.
- Compresión: la compresión extrínseca de la extremidad disminuye la producción de líquido intersticial. Se puede hacer mediante medias de compresión elásticas, vendajes compresivos de la extremidad, o compresión externa no elástica, mediante compresión neumática intermitente o drenaje linfático manual. Cualquiera de estas medidas tiene que ser valorada individualmente, en función del estado del paciente, se aplicará alguna de ellas o una combinación.

- Dentro de las medidas farmacológicas, se considerarán las siguientes:
  - Analgésicos: valorando un posible componente neuropático del dolor.
  - Corticoides: se puede ensayar el uso de corticoides (dexametasona) durante un tiempo, ya que si el linfedema es producido por compresión del tumor, podría mejorar; se mantendría entonces a la dosis mínima eficaz.
  - Antibióticos: para tratar y prevenir la celulitis bacteriana.
  - Diuréticos: se pueden utilizar en algunos casos, dependiendo del origen del linfedema, aunque podrían empeorar la fibrosis, ya que favorecen la eliminación del líquido intersticial.

En el tratamiento del linfedema no hay que olvidar el soporte psicológico, ya que puede provocar malestar emocional en los pacientes por pérdida de capacidad funcional o por ver afectada su imagen corporal, llegando a desarrollar ansiedad, depresión o sentimientos de aislamiento social. Se debe realizar una valoración adecuada de la situación para poder prestar el apoyo emocional necesario.

Entre las complicaciones secundarias del linfedema destacan:

- Úlceras: se suelen producir por afectación venosa o arterial, fragilidad cutánea, infecciones o úlceras tumorales.
- Linforrea: extravasación de líquido linfático a través de la superficie cutánea que produce malestar y aumenta el riesgo de infección local. Su manejo se basaría en el cuidado de la piel y el vendaje del miembro.
- Infecciones cutáneas: es preciso iniciar tratamiento empírico con antibióticos y, si fuera necesario, realizar una recogida de cultivo según la situación clínica del paciente.

 No se debe olvidar el soporte psicológico, ya que la presencia de linfedema puede provocar malestar emocional a los pacientes, ya sea por pérdida de capacidad funcional o por ver afectada su imagen corporal.

Prurito

Sensación cutánea desagradable, localizada o generalizada, que provoca el deseo de rascar, produciendo malestar. Es un síntoma poco prevalente en cuidados paliativos, pero con gran impacto en la calidad de vida cuando aparece, llegando a producir ansiedad y depresión, dificultad para mantener la atención o alteraciones en el sueño, además de las lesiones de rascado.

Entre las causas que pueden producir prurito destacan: procesos inflamatorios de la piel, infiltración por tumores primarios o metastásicos, tratamientos con determinados fármacos o radioterapia, síndromes paraneoplásicos, colestasis o insuficiencia renal avanzada.

Para medir la intensidad del prurito, se utilizarán varios parámetros:

- La escala visual analógica.

- La interferencia que produce el síntoma en la calidad de vida de los pacientes.
- Las lesiones de rascado que presentan.

El prurito intenso incluiría una puntuación alta en la escala visual analógica, alta interferencia en la vida diaria y presencia de lesiones de rascado.

El tratamiento óptimo estaría encaminado a eliminar la causa subyacente, lo que resulta difícil en muchos de los casos de pacientes con necesidades paliativas, debido a su situación clínica. No existe suficiente evidencia en el uso de fármacos sistémicos para poder hacer recomendaciones en el tratamiento del prurito en pacientes paliativos, aunque suelen usarse antihistamínicos (principalmente hidroxicina, por su efecto sedante, ebastina o levocetiricina), antidepresivos (mirtazapina o paroxetina) o setrones (útil en prurito producido por opioides, principalmente por morfina).

En líneas generales, hay que tener en cuenta los siguientes aspectos:

- Mantener una adecuada higiene e hidratación de la piel. Secado sin frotar.
- Tratar la sequedad de la piel con baños de agua tibia (se pueden añadir humectantes, como avena coloidal o aceites dispersables) y emplear cremas hidratantes o emolientes.
- Evitar el uso de irritantes para la piel (alcohol, antisépticos, desinfectantes), que puedan empeorar la clínica.
- Evitar los alérgenos cutáneos o farmacológicos, por lo que se debe revisar el tratamiento habitual para valorar posibles efectos secundarios de estos.
- En prurito secundario a colestasis, se podría valorar la colocación de prótesis biliar.
- Si el síntoma está localizado en una zona concreta, se pueden utilizar fármacos tópicos (corticoides, anestésicos tópicos o antihistamínicos).

Hay factores que pueden desencadenar o empeorar el prurito, por lo que se deben observar medidas para controlarlo (**Tabla 39-2**).

Úlceras por presión

Se define como una lesión en la piel y/o tejidos más profundos (músculo, hueso) producida por una combinación de factores, como el roce, movimientos de cizalla y/o presión, mantenidos en el tiempo en una determinada zona del cuerpo, principalmente en las prominencias óseas (talones, sacro, codos, caderas, espalda, etcétera).

Para valorar las úlceras por presión (UPP) (**Fig. 39-3**), la escala más utilizada es la del *National Pressure Ulcer Advisory Panel* (NPUAP), que define la gravedad en cuatro categorías, y dos más adicionales en Estados Unidos:

- Categoría I: eritema no blanqueable: piel intacta con eritema (enrojecimiento) no blanqueable de un área localizada, generalmente sobre una prominencia ósea. La piel oscura pigmentada puede no tener palidez visible; su color puede diferir de la piel de los alrededores.

Tabla 39-2. Factores que pueden desencadenar o empeorar el prurito y medidas para controlarlo

Sequedad cutánea	Mantener la piel hidratada
Calor	Evitar: • Ambientes secos • Exceso de ropa • Temperaturas altas y calefacciones • Comidas picantes y alcohol • Ejercicio intenso • Ducha de agua caliente
Irritación	Evitar: • Jabones detergentes y alcalinos • Tejidos sintéticos, ropa ajustada y vaqueros • Sustancias abrasivas • Humo de tabaco
Otros	Mantener las uñas cortas y limpias (evitar la infección de las lesiones) Evitar: • Rascado (en su lugar, presionar con la mano o aplicar frío en la zona) • Ambientes cargados de humo • Plantas • Animales • Estrés

Adaptada de: Bóveda E, Díez B, Fernández P, Hidalgo E, Salinas E. Protocolos de atención farmacéutica: prurito. Farmacia Profesional. 2003;17:68-76.

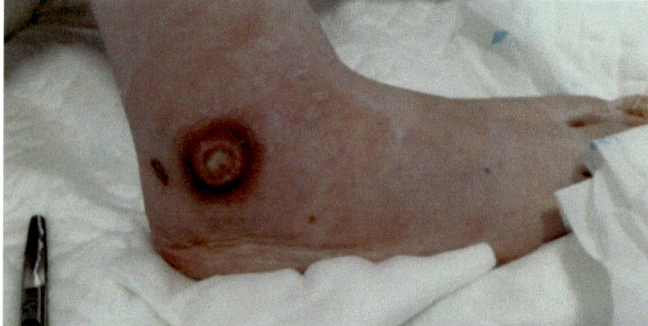

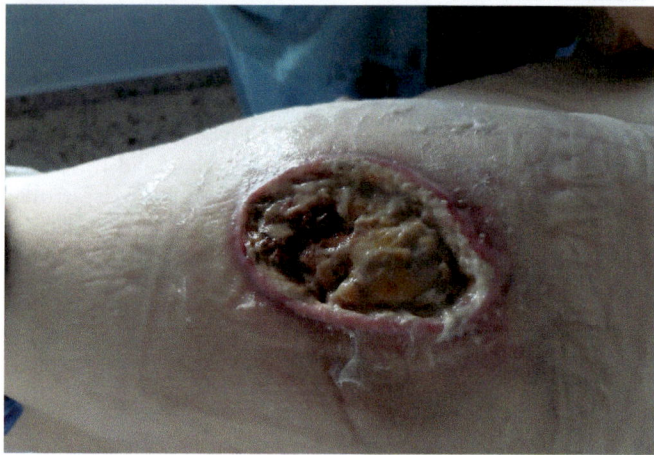

Figura 39-3. Imágenes de úlcera por presión.

- Categoría II: pérdida parcial del grosor de la piel. La pérdida de espesor parcial de la dermis se presenta como una úlcera abierta, poco profunda, con un lecho de la herida rojo-rosado, sin esfacelos. También puede presentarse como una flictena.
- Categoría III: pérdida total del grosor de la piel. Pérdida completa del tejido. La grasa subcutánea puede ser visible, pero los huesos, los tendones o los músculos no están expuestos. Los esfacelos pueden estar presentes.
- Categoría IV: pérdida total del espesor de los tejidos. Pérdida total del espesor del tejido con hueso expuesto, tendón o músculo. Los esfacelos o escaras pueden estar presentes. Incluye a menudo cavitaciones y tunelizaciones.
- Categorías adicionales para Estados Unidos:
  - No clasificable/sin clasificar: pérdida del espesor total de los tejidos, donde la profundidad real de la úlcera está completamente oscurecida por esfacelos (amarillos, canela, grises, verdes o marrones) y/o escaras (beis, marrón o negro) en el lecho de la herida.
  - Sospecha de lesión en tejidos profundos-profundidad desconocida: área localizada de color púrpura o marrón de piel decolorada o ampolla llena de sangre, debido al daño de los tejidos blandos subyacentes por la presión y/o la cizalla.

Las personas con mayor riesgo de desarrollar UPP son aquellas con movilidad reducida, encamadas, con deterioro cognitivo importante, con déficit nutricional, edad avanzada y mal estado general de la piel, por lo que los pacientes paliativos son un grupo de riesgo importante. Por todo lo anterior, es fundamental hacer una valoración integral y una correcta prevención en este tipo de pacientes, teniendo en cuenta que en el 95 % de los casos las UPP son evitables. En otras ocasiones son inevitables, de aparición súbita y evolución rápida (úlceras de Kennedy), localizadas en la zona sacrococcígea y/o talones, debido a la hipoperfusión tisular, y pueden aparecer unas 2 semanas antes del fallecimiento.

Las UPP constituyen un problema de salud importante, por el deterioro de la calidad de vida de los pacientes y por los costes sanitarios que generan, por lo que el objetivo es realizar una adecuada prevención, realizando una valoración del riesgo de presentar UPP mediante escalas (de Norton, de Braden y de Emina), realizando seguimiento continuo durante todo el proceso de la enfermedad.

Las principales medidas de prevención son:

- Mantener un adecuado estado de nutrición e hidratación: asegurar una ingesta adecuada si es posible, teniendo en cuenta que la utilización de técnicas invasivas estaría contraindicada en pacientes en situación de final de la vida.
- Procurar adecuados cuidados de la piel: mantenerla limpia, seca e hidratada, evitando las arrugas en la ropa del paciente y de la cama.
- No utilizar sobre la piel productos que contengan alcohol. Utilizar jabones o soluciones limpiadoras con pH neutro, y es mejor emplear soluciones emolientes frente a las hidratantes. Aplicar ácidos grasos hiperoxigenados y productos barrera sin alcohol en la piel perilesional expuesta a la humedad.
- Aliviar la presión mediante cambios de los puntos de apoyo y cambios posturales en el paciente encamado, utilizando dispositivos especiales para el manejo de presión (superficies

viscoelásticas o de aire alternante); en pacientes en sedestación, utilizar cojines que repartan la presión o medidas de protección local (taloneras, apósitos de hidrogel o de espuma de poliuretano).
• No elevar la cama más de 30°.
• Cuando el paciente está en situación agónica, se priorizarán las medidas de confort.

Si a pesar de realizar las medidas de prevención aparecieran las UPP, el tratamiento debe ser realista en sus objetivos y aceptado por el paciente.

> ! El objetivo principal es minimizar el impacto de las UPP en la calidad de vida del paciente, y si las medidas implementadas no aumentan la sensación de confort del paciente, replantear el tratamiento.

Se ha de mantener la herida limpia, controlar el dolor, el olor y el exudado. El desbridamiento no está indicado en aquellas lesiones donde la regeneración del tejido sea inviable o el momento en que la situación del paciente lo contraindique.

No hay evidencia que demuestre la superioridad de un apósito frente a otro, por lo que el profesional valorará el estado de la úlcera, los objetivos planteados y sobre todo el confort del paciente. Las características que debe cumplir un apósito ideal son:

• Permite absorber el exceso de exudado de la superficie de la herida.
• Proporciona un ambiente húmedo a la herida.
• Es estéril, no permite la contaminación de la herida.
• Reduce el dolor.
• Es fácil de quitar y poner.
• No causa reacciones alérgicas.
• No produce daños en los tejidos al retirarlo.
• Es impermeable a los microorganismos.
• Proporciona aislamiento térmico.

La elección del apósito debe permitir distanciar la frecuencia de las curas para evitar el malestar causado en estos procedimientos, y si fuera necesario, administrar analgesia de forma pautada antes de la cura. Cuando aparece olor en las UPP, estaría recomendado el uso de apósitos de carbón activado o geles de metronidazol.

> Es preciso hacer una valoración integral y una correcta prevención de las UPP en este tipo de pacientes, teniendo en cuenta que el 95 % de ellas son evitables.

Úlceras tumorales

Son las producidas por neoplasias primarias de piel, infiltración o diseminación linfática o hematógena, o tras maniobras invasivas de tumores muy avanzados, cuyas células infiltran y proliferan en las estructuras de la piel. Representan un riesgo potencial de daño masivo a la piel y tejidos adyacentes por el crecimiento del tumor, pérdida de vascularización y ulceración.

Este tipo de lesiones aparecen en el 5-14 % de los tumores metastásicos, siendo los más frecuentes:

• Afectación cutánea metastásica de tumores (mama, laringe, colon, vulva, ovario, recto, pene, etcétera).
• Tumores de piel no melanoma (carcinoma basocelular y carcinoma epidermoide).
• Melanomas.
• Sarcomas.

Aunque varían según el tipo de tumor y paciente, las primeras manifestaciones suelen ser nódulos cutáneos pequeños y duros, de coloración variable (rosado, violáceo, azulado, marronáceo, negruzco). El crecimiento tumoral puede ser:

• Crecimiento exofítico o vegetante, con aspecto de coliflor.
• Crecimiento endofítico, hay un crecimiento irregular, con bordes evertidos e indurados, de fondo sucio, sin halo inflamatorio perilesional, que evoluciona a la destrucción de los tejidos.

En cuanto al estadiaje de las úlceras tumorales, se diferencian los siguientes estadios:

• Estadio 1: úlcera cerrada. Piel intacta.
• Estadio 1N: úlcera cerrada, dura y fibrosa. Piel superficialmente intacta.
• Estadio 2: úlcera abierta, con afectación de la dermis y la epidermis.
• Estadio 3: úlcera abierta. Pérdida de tejido celular subcutáneo.
• Estadio 4: úlcera abierta. Invasión de estructuras anatómicas profundas.

Si los profesionales realizan unos cuidados adecuados de este tipo de lesiones, se puede mejorar considerablemente la calidad de vida de los pacientes. La estrategia terapéutica tendrá que ser valorada de forma adecuada, teniendo en cuenta el pronóstico de vida del paciente, así como la mejora en la calidad de vida que es posible aportar, utilizando medidas generales no invasivas enfocadas más en los cuidados que en la cura de la lesión.

Las úlceras tumorales se caracterizan por:

• Generar un gran impacto emocional en el paciente y la familia, así como en los profesionales que los atienden.
• No implican necesariamente un pronóstico corto de vida.
• Producir un crecimiento incontrolado del tumor que acaba rompiendo la piel, sin posibilidad de curación.
• La neovascularización produce la formación de vasos sanguíneos nuevos a partir de otros existentes que pueden romperse y originan sangrados importantes en la herida.
• La invasión de células tumorales puede romper vasos sanguíneos, produciendo sangrado, o invadir estructuras y terminaciones nerviosas, produciendo dolor.
• La mala vascularización causa un empeoramiento de los tejidos cercanos que aumenta el riesgo de necrosis, pudiendo

formar una masa tumoral necrótica, aumentando el riesgo de sobreinfección por bacterias aeróbicas (*Staphylococcus aureus, Pseudomonas aeruginosa,* etc.) y anaeróbicas que son las causantes del mal olor.

Los problemas más frecuentes asociados a este tipo de lesión son:

- Dolor, exudado, mal olor y sangrado local.
- Ansiedad y angustia, llegando a estados depresivos.
- Alteración de la imagen corporal.
- Pérdida de autoestima.
- Dificultad para mantener relaciones sociales, hasta con la propia familia y amigos, llegando al aislamiento social.
- Dificultades nutricionales.
- Dificultad para realizar curas locales adecuadas.

En los pacientes con úlceras tumorales (**Fig. 39-4**), se realizará una valoración integral, teniendo en cuenta los siguientes elementos:

- Momento evolutivo de la enfermedad.
- Patologías asociadas o problemas intercurrentes.
- Pronóstico del proceso oncológico.
- Capacidad funcional del paciente para realizar actividades básicas de la vida diaria.
- Estado nutricional.
- Aspectos psicológicos (autoestima e imagen corporal).
- Valoración local de la úlcera (localización, tamaño, profundidad, aspecto de la lesión, presencia de bacterias, presencia de exudado y/o sangrado, dolor).

> **!** El cuidado de este tipo de lesiones es complejo y constituye un reto para los profesionales de la salud no solo por la complejidad de la lesión, sino por la carga psicológica que tienen que soportar los pacientes y el impacto que produce en el cuidador y el resto de familiares.

Por tanto, los objetivos con este tipo de pacientes deben ser:

- Promover el confort del paciente y mejorar su calidad de vida.
- Mejorar la autoimagen y prevenir el aislamiento social.

En los cuidados de las úlceras tumorales (**Fig. 39-5**), antes de realizar la cura, se informará al paciente sobre el procedimiento que se va a realizar y se buscará la postura más adecuada tanto para la comodidad del paciente como para el profesional. Si fuera necesario, se administrará analgesia pautada para mitigar el dolor antes de iniciar el procedimiento.

Los pasos a seguir en el cuidado de las úlceras tumorales son:

- Humedecer la zona antes de retirar el apósito para evitar el dolor y el sangrado, y no dañar la zona perilesional.
- La cura en ambiente húmedo ha demostrado mayor efectividad que la cura tradicional.

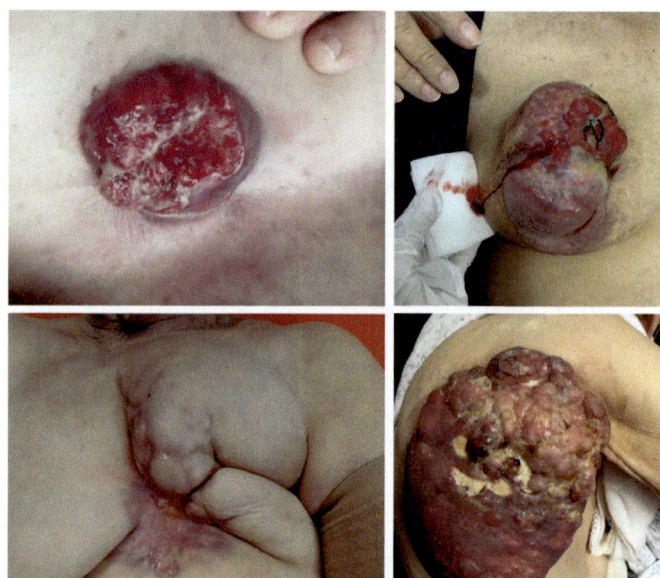

Figura 39-4. Imágenes de úlceras tumorales en mama.

- Limpiar la herida, puede realizarse con suero salino, agua destilada, agua hervida o agua del grifo. El lavado se realizará por irrigación, nunca de forma mecánica, para no dañar los tejidos.
- La utilización de antisépticos, como la clorhexidina, ayuda a descontaminar y eliminar el tejido fibroso y desvitalizado; se debe realizar un lavado posterior para eliminar los restos del antiséptico y así evitar el escozor y el prurito. Algunos autores sugieren otros productos, como el agua oxigenada, aunque no hay evidencia clínica de su acción antibacteriana.
- Mantener el tejido perilesional limpio e hidratado, utilizando películas de poliuretano transparente o pomadas de óxido de cinc (las pomadas, como son liposolubles, necesitan sustancias oleosas y algo de fricción para ser eliminadas, lo que puede aumentar el dolor y el sangrado).
- La limpieza de la herida reduce el olor y elimina el tejido desvitalizado. El olor es un problema frecuente que puede producir baja autoestima y aislamiento social (**Tabla 39-3**).
- Cuando el olor persista, a pesar de la limpieza y el desbridamiento no cortante, se utilizarán apósitos de carbón activado, que pueden asociarse a plata o metronidazol tópico (solución intravenosa o en gel al 2 %). Para eliminar el olor de la habitación, pueden utilizarse ambientadores.
- Cuando hay exceso de exudado, se emplearán apósitos absorbentes (alginato cálcico, hidrofibra).
- Si a pesar de la analgesia sistémica la cura sigue siendo dolorosa, se puede aplicar lubricante urológico antes de comenzar, lidocaína viscosa al 2 % o el uso tópico de inyectable de morfina (10 mg/mL), que se puede mezclar con la mayoría de los hidrogeles, no produciéndose absorción por vía sistémica; el efecto es solo local.
- Si se produce un sangrado durante la cura, se valorará la utilización de:
  - Compresión local durante 10-15 minutos.
  - Apósitos hemostáticos (alginato cálcico o esponjas hemostáticas).

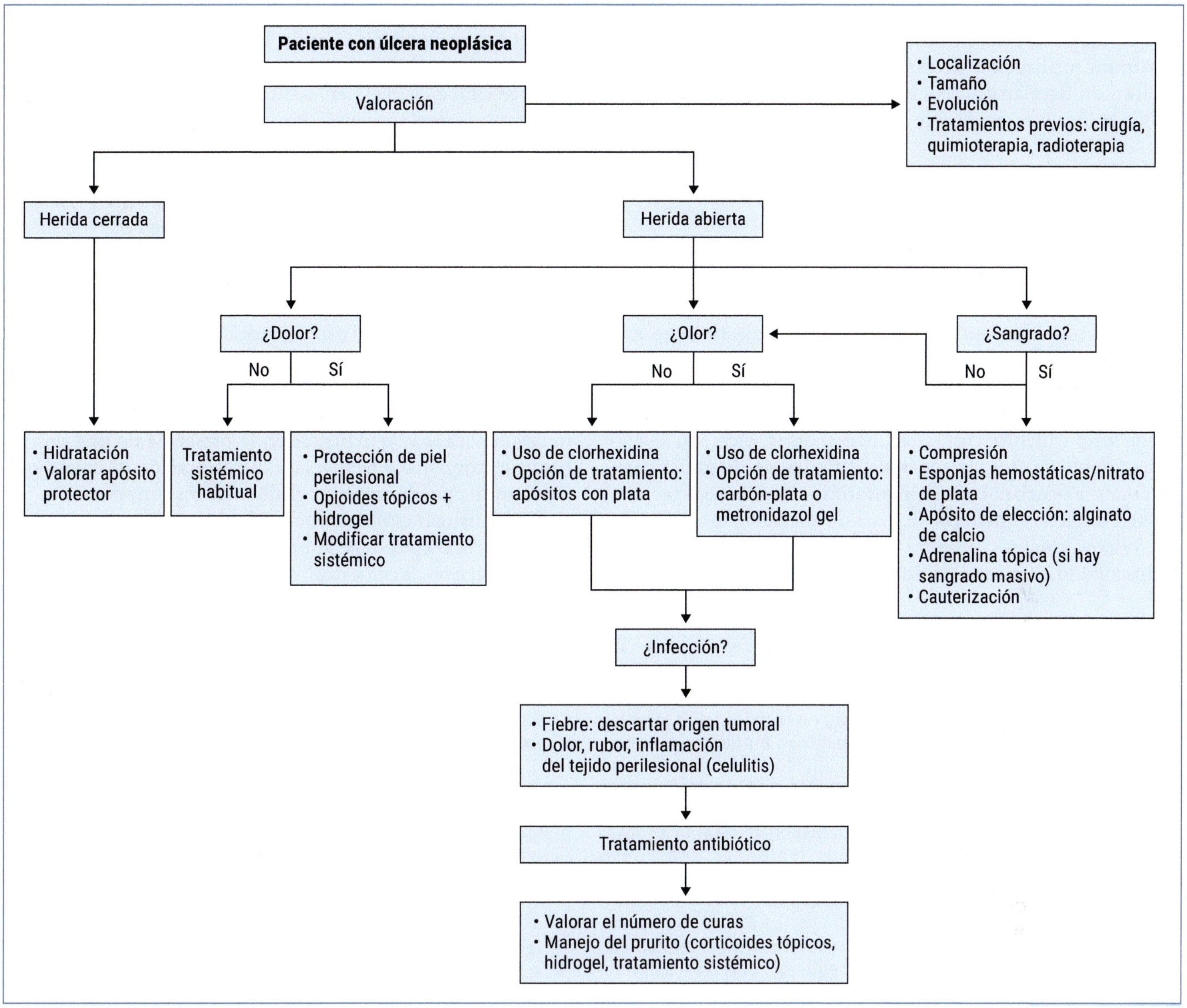

```
                        ┌──────────────────────────┐
                        │ Paciente con úlcera       │
                        │ neoplásica                │
                        └──────────────────────────┘
                                    │
                        ┌──────────────┐        ┌────────────────────────────┐
                        │  Valoración  │───────▶│ • Localización             │
                        └──────────────┘        │ • Tamaño                   │
                                                │ • Evolución                │
                                                │ • Tratamientos previos:    │
                                                │   cirugía, quimioterapia,  │
                                                │   radioterapia             │
                                                └────────────────────────────┘
```

Figura 39-5. Algoritmo terapéutico para el cuidado de úlceras tumorales.

- Pasta de sucralfato, varilla de nitrato de plata o alginato.
- En hemorragias cuantiosas, se pueden utilizar gasas empapadas en adrenalina vía tópica (1/1.000), ácido tranexámico o ácido aminocaproico.
- Ante lesiones con sangrado persistente se valorará la derivación para cauterizar, realizar cirugía o tratar con radioterapia.

Tabla 39-3. Tabla para catalogar el olor

Grado 0	Sin olor
Grado 1	Olor percibido solo al descubrir la herida
Grado 2	Olor percibido aun sin descubrir la herida
Grado 3	Olor fétido y nauseabundo

Adaptada de: Pérez Santos L, Cañadas Núñez F, García Aguilar R, Turrado Muñoz MA, Fernández García GA, Moreno Noci M, et al. Guía de práctica clínica para el cuidado de personas con úlceras neoplásicas. Hospital Reina Sofía. Complejo Hospitalario Torrecardenas. Servicio Andaluz de Salud; 2015.

- En caso de sangrado masivo, se ha de cubrir con toallas oscuras para enmascarar el sangrado, por el gran impacto que puede producir, y valorar la necesidad de sedación rápida.

 Los objetivos con este tipo de pacientes deben ser:
- Promover el confort del paciente y mejorar su calidad de vida.
- Mejorar la autoimagen y prevenir el aislamiento social.

Fístulas

Es la comunicación anormal entre vísceras huecas (fístulas internas, no hay salida del contenido al exterior) o entre una víscera hueca y la piel (externas). Se asocian a una elevada mortalidad.

La etiología más frecuente está relacionada con los procedimientos quirúrgicos oncológicos (75-85 %), tratamientos con radioterapia, infecciones o progresión de procesos tumorales.

Este tipo de lesiones producen un gran impacto psicológico en los pacientes, por todo lo que lleva asociado: curas continuas, utilización de dispositivos colectores, mal olor del líquido fistular y alteración de la imagen corporal.

Por la localización donde se producen, pueden ser:

- Fístulas enterocutáneas.
- Fístulas en piel en tumores de cabeza y cuello.
- Fístulas rectovaginales y rectovesicales.
- Fístulas esófago-bronquiales.

Respecto a los síntomas principales, en el caso de las fístulas externas, estas suelen iniciarse con enrojecimiento en algún punto de la piel, dolor, formación de un absceso, fiebre, malestar general, produciéndose posteriormente la apertura de la fístula, con salida del contenido al exterior. El contenido puede ser purulento, con saliva, heces, orina, etcétera.

Las fístulas internas son más difíciles de diagnosticar, precisando pruebas complementarias, como la realización de una analítica (prueba de azul de metileno para fístulas vesicovaginales), pruebas endoscópicas (broncoscopia, endoscopia digestiva) o radiológicas.

El tratamiento de las fístulas enterocutáneas se basa en realizar el control local de la herida, la recolección del líquido utilizando bolsas colectoras como las empleadas en las ostomías, la protección de la piel perilesional de la abrasión química que puede producir el contenido intestinal y el control del mal olor (pueden utilizarse sustancias desodorantes dentro de la bolsa colectora).

Las fístulas de cabeza y cuello pueden producir un gran impacto emocional por la deformidad secundaria que producen. Se deben realizar curas cuantas veces se necesite para evitar el olor, el exudado y el sangrado, siguiendo las mismas recomendaciones que en las úlceras tumorales. Deben valorarse medidas farmacológicas, como el uso de antibióticos para el control del olor, o de antisecretores, si existe sialorrea importante.

Cuando aparecen síntomas como disuria, neumaturia, fecaluria e infecciones urinarias recurrentes, y en pacientes con masas pélvica, hay que pensar en la presencia de una posible fístula rectovaginal o rectovesical. La colocación de colostomía o ileostomía puede favorecer el alivio de los síntomas.

En las fístulas esófago-bronquiales los principales síntomas son: disfagia o episodios de broncoaspiración. El tratamiento suele consistir en la colocación de prótesis esofágica o bronquial.

PUNTOS CLAVE

- Dentro de la acción enfermera básica, está promover el confort en los cuidados no solo en lo físico, sino también en las áreas psicológica, espiritual, ambiental y social, manteniendo la dimensión individual de los pacientes como personas, y no como meros objetos de cuidados físicos.
- En los cuidados de la boca, la principal medida a tomar es la prevención, intentando mantener una buena higiene e hidratación oral, que requiere para ello la intervención conjunta del profesional de la medicina y la enfermería.
- Dos de los problemas más frecuentes relacionados con la boca son la mucositis y la sequedad oral o xerostomía. Una valoración inicial adecuada puede prevenir o evitar que lleguen a estadios más avanzados, mejorando la calidad de vida de los pacientes.
- En los cuidados enfermeros que se realizan en pacientes paliativos, se tendrán en cuenta los relacionados con el cuidado de la piel, por ser la parte del cuerpo más expuesta, visible y extensa.
- Los problemas más frecuentes relacionados con las afecciones de la piel son: piel seca, piel húmeda, linfedema, prurito, UPP, úlceras tumorales y fístulas.
- En la UPP, es muy importante hacer una valoración integral y una correcta prevención en este tipo de pacientes, teniendo en cuenta que en el 95 % de los casos las UPP son evitables.
- Si a pesar de todas la medidas de prevención las UPP aparecen, el objetivo principal es minimizar su impacto en la calidad de vida del paciente, y si las medidas implementadas no aumentan la sensación de confort, es preciso replantear el tratamiento.
- Las úlceras tumorales representan un riesgo potencial de daño masivo a la piel y tejidos adyacentes por el crecimiento del tumor, pérdida de vascularización y ulceración. El objetivo será promover el confort del paciente, prevenir el aislamiento social, mejorar en lo posible su calidad de vida y su autoimagen. Unos buenos cuidados de una úlcera tumoral pueden mejorar de forma considerable la calidad de vida del paciente y familia.

BIBLIOGRAFÍA

Alonso Castell P, Basté Dencàs MA, Creus Viles M, Del Pino Gaya B, Gómez Blasco C, Gómez Gener A, et al. Prevención y tratamiento de la mucositis en el paciente onco-hematológico. Farmacia Hospitalaria. 2001;25:139-49.

Carneiro Mussi F, Santana Freitas K, De Almeida Moraes Gibaut M. Prácticas de cuidar en enfermería para la promoción del confort. Index Enfermería. 2014;23:65-9.

Delgado Alonso L, González Bolaños I, Rosselló Forteza MC. Prurito resistente en pacientes en situación paliativa terminal-Resolución. [Internet]. En: E-documentossemfyc.es. Barcelona: Sociedad Española de Medicina de Familia y Comunitaria; 2018. [Consultado 20 Ago 2022]. Disponible en: https://e-documentossemfyc.es/urgepaliar/prurito-resistente-en-paciente-en-situacion-paliativa-terminal-resolucion/

Domínguez Pinilla C, Fleta Gálvez S, Sanjuán Barcelona MV, Pérez Sanz N, Guarinos Rubio M, García Martínez S. Cuidados de las úlceras por presión

en pacientes paliativos. Ocronos. 2022;5:14. Disponible en: https://revista-medica.com/cuidados-ulceras-presion-pacientes-paliativos/

Dos Santos Souza MC, García Jaramillo R, Da Silva Borges M. Confort en los pacientes en cuidados paliativos: una revisión integradora. Enfermería Global. 2021;61:420-34.

González Barboteo J, Moreno Roldan F. Problemas dermatológicos. En: Porta Sales J, Gómez Batiste X, Tuca Rodríguez A. Control de síntomas en pacientes con cáncer avanzado y terminal. 3ª ed. Madrid: Enfoque Editorial; 2013. p. 291-306.

Grupo de Trabajo de la Guía de Práctica Clínica sobre Cuidados Paliativos. Guía de Práctica Clínica sobre Cuidados Paliativos. Madrid: Ministerio de Sanidad y Consumo. Servicio Central de Publicaciones del Gobierno Vasco; 2008.

Llagostera Pagès M. Cuidados de la piel. Atención Primaria. 2006;38:65-71.

National Pressure Ulcer Advisory Panel (NPUAP). Pressure Ulcer Stages/Categories 2007.

Martínez Cruz E, Planas Domingo J. Síntomas digestivos. En: Porta Sales J, Gómez Batiste X, Tuca Rodríguez A. Control de síntomas en pacientes con cáncer avanzado y terminal. 3ª ed. Madrid: Enfoque Editorial; 2013. p. 111-4.

Moya Suárez AB, Barrero Sojo S, Lupiáñez Pérez I, Morilla Herrera JC, Núñez Ortiz C. Guía Fase para la prevención de las úlceras por presión. Sevilla: Servicio Andaluz de Salud. Consejería de Salud. Junta de Andalucía; 2017.

Pérez Santos L, Cañadas Núñez F, García Aguilar R, Turrado Muñoz MA, Fernández García GA, Moreno Noci M, et al. Guía de Práctica Clínica para el Cuidado de Personas con úlceras Neoplásicas. Hospital Reina Sofía. Complejo Hospitalario Torrecardenas. Servicio Andaluz de Salud; 2015.

Vallés P. Planes de cuidados estandarizados de enfermería dirigidos a paciente y familia en procesos avanzados y terminales. 3ª ed. Reference Life Science Publisher; 2021.

Vallés Martínez MP, Lapeira Cabello JM, Gómez Cano S, Pérez Espinosa R, Portillo Peña MJ, Albert Y, et al. Guía Práctica de Abordaje Integral de la Úlceras Tumorales. Madrid: Sociedad Andaluza de Cuidados Paliativos; 2015.

Vargas E, Alfonso I, Solano D, Aguilar M, Gómez V. Heridas neoplásicas: aspectos básicos del cuidado de enfermería. Repert Med Cir. 2015;24:95-104.

Zapata Sanpedro MA, Castro Varela L, Tejada Caro R. Lesiones por humedad. Revisión de conocimientos. [Internet]. Enfermería Global. 2015;14:325-34. Disponible en: http://scielo.isciii.es/scielo.php?script=sci_arttext&pid=S1695.614.1201500.020.0017

La alimentación. Problemas de eliminación. Manejo del paciente encamado

40

J. González Otero

OBJETIVOS

- Adaptar los niveles de textura de líquidos y alimentos sólidos a las dificultades deglutorias de cada paciente disfágico.
- Considerar las cargas y beneficios de la nutrición enteral artificial en cada caso individualizado, antes de su instauración.
- Conocer los materiales usados, tipos de nutrición, técnicas, cuidados de mantenimiento y complicaciones de la alimentación por vía nasoenteral.
- Controlar el abordaje terapéutico del estreñimiento y la técnica de desimpactación fecal.
- Destacar la importancia de las técnicas de modificación conductual y de rehabilitación del suelo pélvico para reducir la frecuencia y gravedad de los problemas de eliminación urinaria.

INTRODUCCIÓN

Entre las numerosas complicaciones que pueden aparecer en los pacientes en situación paliativa, figuran las relacionadas con la alimentación, los problemas de eliminación y las dificultades asociadas a la necesidad de permanecer encamados.

Más allá de los diagnósticos sindrómicos, etiológicos y los tratamientos farmacológicos, las medidas no farmacológicas y los cuidados resultan fundamentales para minimizar el malestar asociado a los mismos.

PRINCIPALES PROBLEMAS Y CUIDADOS ASOCIADOS A LA ALIMENTACIÓN

En la sociedad civilizada actual, la alimentación y la hidratación se impregnan de unas connotaciones simbólicas y un valor social que dificultan el análisis racional de la necesidad de su mantenimiento, a pesar de que puedan llegar a ser fútiles o desproporcionadas en determinadas situaciones. Para ser proporcionadas, estas medidas deberían producir más beneficios que perjuicios para el paciente. Ahora bien, algo tan natural y básico como la alimentación subyace bajo un binomio en ocasiones antagonista, pudiendo considerarse como tratamiento médico, con la posibilidad de limitar su uso, o como un cuidado elemental y, consecuentemente, obligatorio sin excepción.

Los síntomas asociados a las alteraciones nutricionales son: anorexia, disgeusia, hipogeusia, xerostomía, mucositis, estreñimiento, náuseas, vómitos, diarrea y disfagia, cuyo tratamiento requiere modificaciones de la dieta y adaptación de la textura de los alimentos, variaciones conductuales sobre el proceso de deglución, suplementos nutricionales, alimentación enteral por sonda o nutrición parenteral.

Además, la estrategia terapéutica debe incluir el apoyo psicoemocional y adaptarse a la situación y progresión de la enfermedad, así como a los deseos del paciente.

En este capítulo, se abordará la disfagia, como uno de los principales trastornos de la alimentación, y la nutrición enteral artificial.

Manejo de la disfagia orofaríngea

La disfagia, definida como la dificultad o imposibilidad para realizar la deglución de alimentos sólidos y/o líquidos, es un síntoma muy frecuente en cuidados paliativos. Con mayor prevalencia en pacientes con patologías de origen neurológico, que suelen presentar alteración de la motilidad de la lengua, faringe y esófago (fase final de la enfermedad de Alzheimer, enfermedad de Parkinson, esclerosis lateral amiotrófica, etc.), y en el cáncer de cabeza, cuello y esófago. Se caracteriza por presentar dos grupos de complicaciones:

- Asociadas a malnutrición y/o deshidratación.
- Asociadas a la aspiración de partículas hacia la vía aérea, que puede llegar a provocar muerte por atragantamiento (obstrucción total) o neumonías por broncoaspiración.

 En personas mayores, la disfagia está infradiagnosticada, puesto que se ha normalizado el hecho de toser mientras se come o de tragar con dificultad.

La atención del paciente disfágico requiere el diagnóstico previo del tipo de alteración de la deglución para poder instaurar un programa terapéutico individualizado, cuyo objetivo principal es preservar la alimentación oral con una deglución segura que mantenga una hidratación y nutrición adecuadas. El tratamiento paliativo de la disfagia esofágica puede requerir cirugía, quimioterapia, radioterapia, braquiterapia y/o técnicas endoscópicas.

Dependiendo de la localización anatómica se diferencian dos tipos:

- Disfagia orofaríngea, producida por alteraciones en la salivación, masticación, desplazamiento del bolo o en la protección de la vía aérea. Con frecuencia aparecen dificultad para la ingesta de líquidos, regurgitación nasal, tos y alteraciones del habla.
- Disfagia esofágica, caracterizada por trastornos obstructivos, motores o sensitivos, que alteran el paso del bolo desde la faringe hasta el esófago, fundamentalmente en la ingesta de sólidos.

Diagnosis y test de volumen-viscosidad

La videofluoroscopia es el método idóneo para estudiar los mecanismos orales y faríngeos de la disfagia y evaluar la eficacia y la seguridad de la deglución. Es una técnica radiológica que permite el análisis en tiempo real de la propulsión del bolo de la boca al esófago mediante una secuencia de imágenes en el perfil lateral y anteroposterior. Así, se pueden identificar los principales signos de disfagia y valorar el efecto de las estrategias terapéuticas.

Existe otro método con elevada sensibilidad diagnóstica, asequible en cualquier entorno y de bajo coste, el test o método de exploración clínica volumen-viscosidad. Este permite identificar la disfagia orofaríngea, detectar las alteraciones de la eficacia y la seguridad en la deglución del paciente, orientar sobre la viscosidad y el volumen para la dieta del paciente, y seleccionar a los pacientes que deben ser estudiados con videofluoroscopia.

Para realizar el test, solo se necesita: agua, espesante de alimentos, jeringa de 20 o 50 mL, tres vasos (todo ello para preparar las diferentes texturas) y un pulsioxímetro. El método consiste en administrar al paciente tres series de bolos de 5 mL (bajo), 10 mL (medio) y 20 mL (alto) de alimento en texturas tipo néctar, pudín y líquido, de manera progresiva en el orden indicado, según la tolerancia del paciente a la prueba. El paciente debe estar sentado y con la cavidad oral limpia.

Se inicia con la administración de 5 mL de viscosidad tipo néctar, valorando la presencia de signos de alteración de la seguridad de la deglución (tos, voz húmeda y sin fuerza y desaturación de oxígeno ≥ 3 %) o de la eficacia de la deglución (inadecuado sello labial, residuos orales y faríngeos, deglución fraccionada); con cualquiera de estas alteraciones se interrumpe la serie y se pasa a una viscosidad superior. Si aparece alguna de las alteraciones en la seguridad o en la eficacia, el paciente presenta disfagia orofaríngea y el test se considera positivo para ese volumen y esa textura, requiriendo la consecuente adaptación de ambos parámetros alimentarios en su dieta.

Terapias rehabilitadoras

En el contexto de la terapia rehabilitadora, se contemplan ejercicios para fortalecer la musculatura, favorecer el reflejo deglutorio y el mecanismo de cierre glótico, así como estrategias posturales y maniobras facilitadoras que requieren aprendizaje de movimientos. La indicación y aplicación de estas técnicas depende de un equipo multidisciplinar en el que se incluya otorrinolaringología, fisioterapia y logopedia, incidiendo en la necesidad de colaboración del paciente y sus familiares o cuidadores.

La interacción de enfermería-logopedia es crucial para el examen y tratamiento de la disfagia, siendo los logopedas especialistas en terapia miofuncional los encargados de reeducar las funciones estomatognáticas dependientes de la musculatura orofacial. Así, estos profesionales implementan actividades de rehabilitación/estimulación pasiva, en las que el paciente no colabora en su ejecución, o activa, en las que sí colabora.

> ! El proceso de deglución en estos pacientes requiere mucha concentración en los distintos pasos, masticación, desplazamiento del bolo hacia la faringe y realización de maniobras posturales adecuadas para evitar su paso a laringe, por lo que se deben realizar las comidas en ambientes tranquilos y bajo la supervisión del cuidador, evitando distracciones. Si no está contraindicado, la postura idónea es la sedestación.

Medidas dietéticas

Para aumentar la eficacia y la seguridad de la ingesta, hay que adaptar la textura y el volumen del bolo alimenticio a las dificultades deglutorias de cada paciente. Los alimentos sólidos se agrupan en cuatro niveles de textura:

- Textura A o puré: homogéneo, sin grumos, no necesita masticación. Se puede variar la consistencia con ayuda de espesantes para adaptarla a las necesidades del paciente, de forma que se pueda tomar con cuchara o tenedor. Siempre es preferible elaborar purés caseros que consumir los industriales.
- Textura B o de masticación muy fácil: alimentos blandos y jugosos, apenas requieren masticación y forman bolo con facilidad. No necesitan ser triturados, pero se pueden aplastar fácilmente con un tenedor. Los más secos se sirven con salsa espesa.
- Textura C o de masticación fácil: alimentos blandos y jugosos que requieren masticación aunque se fragmentan fácilmente con un tenedor. Los más secos se sirven con salsa espesa. Deben evitarse los alimentos con alto riesgo de atragantamiento.
- Textura normal: cualquier tipo de alimento, incluidos los que suponen un alto riesgo de atragantamiento.

> ! En los pacientes disfágicos, hay que evitar los alimentos cuya consistencia implique riesgo de atragantamiento: fibrosos, con partes duras o punzantes, pieles de frutas, tegumentos de legumbres, cereales que no puedan ser ablandados, varias consistencias en el mismo plato, frutos secos, alimentos crujientes, de textura dura o alimentos pegajosos, como los caramelos masticables.

Los líquidos también se agrupan en cuatro niveles de textura para el tratamiento de la disfagia:

- Textura líquida clara: no deja capa en el recipiente.
- Textura néctar: deja una fina capa en el recipiente. Se puede sorber con pajita o beber directamente en vaso.
- Textura miel: deja una capa gruesa en el recipiente. No se puede sorber con pajita, pero sí beber en vaso. Al verterlo, cae muy despacio.
- Textura pudín: debe tomarse con cuchara, no cae al verterlo.

 Aún a riesgo de reducir la aceptabilidad o el disfrute de los alimentos, hay que evitar las dobles texturas de los preparados alimenticios en el plato; al proporcionarles una consistencia homogénea, se reduce la posibilidad de atragantamiento.

La textura de los alimentos se modifica atendiendo a la dificultad de su ingesta o la presencia de signos de aspiración durante la misma (voz húmeda, tos, carraspeo o desaturación de oxígeno tras la deglución). Se debe aumentar la viscosidad y reducir el volumen hasta conseguir el que permita una ingesta segura. Si no se consigue con la textura de mayor consistencia (pudín) y pequeños volúmenes, en asociación con las medidas posturales, se necesita una reevaluación diagnóstica y terapéutica en el ámbito hospitalario.

La dieta debe tener una composición equilibrada, con alimentos que tengan una elevada densidad de nutrientes para cubrir los requerimientos nutricionales con pequeños volúmenes de comida. Se recomienda enriquecer la alimentación convencional, usando alimentos que sirven además como espesantes naturales y consiguen platos más exquisitos y de presentación más estimulante, como pueden ser: patatas hervidas y trituradas, huevos, harinas de distintos cereales, queso fundido, mayonesa, leche en polvo, nata, aceite de oliva, mantequilla y endulzantes como miel, melaza, azúcar integral o mermeladas.

Es especialmente recomendable espesar los platos con almidón resistente, que actúa además como prebiótico, por los demostrados beneficios para la salud que ello conlleva. Este almidón se obtiene guardando en la nevera, al menos durante 12 horas, alimentos ricos en almidón cocidos previamente, como la patata, el arroz o la pasta. Pueden volver a calentarse para su consumo.

Con el fin de hacer más apetitoso y deseable el momento de la comida, se aconseja seguir las siguientes sugerencias:

- No hay un horario fijo para comer, el paciente comerá cuando le apetezca. Generalmente es mejor aceptada la ingesta por la mañana, siendo el desayuno el más deseado.
- Los platos con reducidas cantidades de comida son más agradables a la vista y se toleran mejor, porque disminuyen la sensación de plenitud gástrica.
- Hay que proporcionar un ambiente de tranquilidad y sin prisas, a ser posible con compañía agradable, pero sin distracciones.
- Se recomienda evitar los olores intensos o desagradables durante la preparación de la comida y en el plato. Los alimentos fríos despiden menos olor que los calientes y son refrescantes.
- Es preciso realizar una correcta higiene bucal antes y después de las comidas.

- No hay alimentos prohibidos, se respetan los gustos del paciente. Para mejorar la aceptación de los platos, se pueden utilizar adobos, condimentos, salsas o gelatinas. Las preparaciones al horno, en papillote, cocidas, al vapor o escalfadas son bien toleradas, mientras que los fritos, rebozados y estofados producen una plenitud precoz. Las preparaciones de consistencia blanda o los triturados pueden ser útiles para pacientes asténicos.

Existe en el mercado un vademécum cada vez más amplio de fórmulas de suplementación nutricional listas para su consumo, con una composición definida de nutrientes y diferentes texturas, que se adaptan a distintas enfermedades y situaciones de fragilidad. Para conseguir las diferentes texturas, existen también gelificantes en polvo, algunos saborizados, sin edulcorantes y espesantes instantáneos en polvo para líquidos y alimentos sólidos.

Es fundamental mantener una hidratación adecuada, recomendándose la ingesta de hasta 2 litros diarios de agua u otros líquidos. Igualmente importante es asegurar el aporte de fibra en la dieta, para prevenir el estreñimiento, incrementando el consumo de frutas, verduras, legumbres y cereales en general. Se recomienda el consumo diario de fibra dietética entre 20 y 35 g.

Nutrición enteral por sonda

Cuando la vía oral está comprometida pero el tracto gastrointestinal es normofuncionante, se puede indicar la nutrición enteral por sonda, siempre teniendo en cuenta la situación de enfermedad, el pronóstico, la finalidad perseguida y los deseos del paciente. Su principal objetivo es mejorar el estado nutricional y/o prevenir su deterioro administrando los alimentos, mediante sondas, directamente al estómago o a los primeros tramos del intestino delgado (duodeno o yeyuno).

Estas sondas nasoenterales cumplen además otras funciones: aspiración o drenaje del tubo digestivo, lavado gástrico, administración de medicamentos, uso diagnóstico (radiográfico, manometría y medición del pH) y compresión esofágica de varices sangrantes.

Ahora bien, si el aparato digestivo no es funcionante, la nutrición se administra por vía parenteral, aportando los nutrientes por vía venosa central o periférica. Pues, a pesar de que en la nutrición enteral artificial se eliminan las etapas oral y esofágica de la digestión, es de elección frente a la parenteral, porque mantiene la actividad fisiológica natural, tiene menos complicaciones asociadas y desarrolla un efecto trófico sobre la mucosa intestinal al mantener su integridad estructural y funcional.

Como contraindicaciones absolutas, la nutrición enteral no se puede administrar a pacientes con vómitos incoercibles, hemorragia digestiva, íleo paralítico, obstrucción o perforación intestinal. Son contraindicaciones relativas: las fístulas yeyunales altas, la inflamación intestinal en fase aguda, el síndrome del intestino corto y la pancreatitis aguda grave.

Las vías de acceso para suministrar la nutrición enteral por sonda dependen de la duración estimada y de las lesiones o alteraciones del aparato digestivo:

- En función de la duración prevista de la nutrición enteral:
  - Corto plazo, período inferior a 6-8 semanas: se usarán sondas nasoentéricas.
  - Largo plazo, período superior a 8 semanas: se optará por la realización de ostomías quirúrgicas, radiológicas o endoscópicas.
- En el caso de que haya una lesión en algún tramo del tubo digestivo, independientemente de la vía de acceso que se use, el extremo distal de la sonda debe superar el punto de lesión, para depositar el preparado nutricional alejado de este.

> **!** En la valoración de la funcionalidad del tubo digestivo, hay que considerar que, cuando el reflejo de la deglución está alterado, existe un elevado riesgo de aspiración. Al usar la vía nasoentérica en estos pacientes, el extremo distal de la sonda debe superar el píloro; de esta forma se logra que, entre el punto donde se hace llegar el preparado alimenticio y el pulmón, haya dos esfínteres, el cardias y el píloro, reduciendo significativamente la posibilidad de broncoaspiración.

Tipos de sondas de nutrición y conectores

Según la vía de acceso, las sondas pueden ser:

- No invasivas: sondas que se introducen por la nariz, nasoentéricas. Las sondas llevan marcadas en su superficie externa unas señales que indican la longitud de la sonda que se ha introducido:
  - Nasogástrica: el extremo de la sonda queda localizado en el estómago. Estas sondas tienen una longitud de 75-90 cm.
  - Nasoduodenal, el extremo de la sonda termina en el duodeno. Tanto para esta localización como para la yeyunal, se usan sondas de 100-120 cm.
  - Nasoyeyunal: el extremo de la sonda queda alojado en el yeyuno.
- Invasivas, sondas para ostomías: se introduce la sonda de alimentación en el estómago o en el yeyuno a través de un orificio en la pared anterior del abdomen. Es un método seguro, que se considera de elección en situaciones de nutrición enteral prolongada, ya que previene las complicaciones más habituales de la sonda nasoentérica. Las usadas con mayor frecuencia son las colocadas mediante gastrostomía endoscópica percutánea.

Atendiendo a su funcionalidad, hay tres tipos de sondas: sondas de nutrición (con un lumen), sondas de vaciamiento (con uno o dos lúmenes) y sondas de nutrición y vaciamiento (con hasta tres lúmenes).

Como se ha comentado anteriormente, las sondas de nutrición nasoenterales, además de servir para aportar alimento, agua y medicamentos, se pueden usar para el vaciamiento gástrico. El drenaje gástrico consiste en vaciar parte o todo el contenido del estómago con el fin de aliviar la distensión abdominal en pacientes con vaciamiento gástrico retardado, posibilitando igualmente la toma de secreciones gástricas para su análisis.

Respecto a los sistemas de conexión, hasta no hace mucho tiempo se utilizaban casi exclusivamente los conectores tipo Luer: dispositivos plásticos, con diseño universal, que permiten conectar, incluso de forma inapropiada, jeringas, agujas o cualquier sistema de administración sanitario. Lamentablemente, errores en la conexión de catéteres y tubos provocaron yatrogenias como la administración de nutrición enteral por vía intravenosa, con consecuencias fatales.

> **!** En 2008, se elaboraron las normas del Organismo Internacional de Estandarización (ISO) 80369, con el fin de evitar las conexiones erróneas mediante un diseño seguro, de forma que los conectores destinados a una aplicación no fueran compatibles con los destinados a otras. Como resultado de esta investigación, se diseñaron los sistemas de conexión para nutrición enteral ENLock, ENPlus y ENFit, incompatibles con los sistemas de administración con conexión Luer intravenoso o para otras vías.

Las sondas, en general, tienen dos medidas:

- La longitudinal: en centímetros y pulgadas. La longitud de la sonda depende de la zona que se pretenda alcanzar: el estómago, el duodeno o el yeyuno. Para adultos, las nasogástricas varían de 75 a 90 cm, y las nasoduodenales y yeyunales, entre 105 y 120 cm.
- El grosor o calibre: se expresa en unidades French (Fr) y representa el diámetro externo; 1 Fr equivale a 0,33 mm. Las sondas más utilizadas para los adultos van de 8 a 14 Fr (de 2,64 a 4,62 mm). Para la elección del calibre, es importante valorar la viscosidad del producto nutricional, el método de perfusión previsto y la medicación a administrar, ya que el mayor problema de estas sondas es la obstrucción, aunque con las dietas líquidas actuales es más frecuente el uso de sondas de pequeño calibre. Hay que elegir siempre la más fina por la que los nutrientes puedan fluir, las de calibre inferior a 12 Fr son más cómodas para el paciente y reducen el riesgo de aparición de complicaciones, como rinitis, reflujo gastroesofágico, esofagitis y estenosis esofágica.

La colocación de las sondas flexibles presenta cierto grado de dificultad por la formación de acodamientos y bucles. Para facilitar la introducción, se añade un fiador o guía interna de acero inoxidable o plástico rígido, que le proporciona la estabilidad necesaria para que la sonda avance de forma fácil y segura. El fiador se extrae cuando está asegurada la sonda y no se debe volver a introducir, ya que podría dañar las mucosas. Algunas sondas llevan incorporado un pequeño peso de tungsteno en el extremo distal, denominado *lastre*. En la actualidad, están en desuso, por no aportar una ventaja adicional evidente respecto a las sondas sin lastre, además de incrementar el malestar del paciente al ser de mayor calibre. El objetivo del lastre es ayudar a que la sonda supere el cardias y no forme bucles. Las sondas con lastre suelen utilizarse en pacientes comatosos, sedados, inconscientes o con tránsito disminuido.

Actualmente, las sondas se fabrican en los siguientes materiales:

- Cloruro de polivinilo (PVC): empleado comúnmente en las sondas de vaciamiento gástrico. En comparación con otros materiales, el PVC presenta unos niveles inferiores de biocompatibilidad y se vuelve rígido con el tiempo al exponerse a los jugos gástricos, con el riesgo de ulcerar, necrosar e incluso perforar la mucosa gastroduodenal y/o la pared del estómago. Por este motivo, se recomienda emplearlo durante un máximo de 7 días.
- Silicona: es un material flexible y biocompatible. La silicona puede utilizarse durante un período de hasta 6 semanas, con buenos niveles de comodidad para el paciente, aunque es un material fácilmente colonizable por levaduras. Así, las cepas hidrofóbicas de *Candida parapsilosis* se adhieren a los polímeros más frecuentemente usados en biomedicina (látex, PVC y silicona), siendo la silicona el material más receptivo a la adhesión. Debido a su naturaleza maleable, es frecuente la formación de dobleces, por lo que suelen presentarse con fiador para facilitar la inserción de la sonda.
- Poliuretano: presenta un grado medio en cuanto a la rigidez del material, es más suave que el PVC, pero más rígido que la silicona. Aun así, no es desagradable para el paciente, puesto que se ablanda con la temperatura corporal. Es altamente biocompatible, pudiendo utilizarse en períodos superiores a 6 semanas.

Colocación de sondas nasoenterales

La técnica de colocación se basa en los siguientes pasos:

1. En un ambiente de intimidad y tranquilidad, hay que buscar el consentimiento informado, lo que se traduce en informar al paciente o a la persona cuidadora sobre la técnica a realizar y pedir su autorización, generalmente de forma verbal.
2. Colocar al paciente en posición de Fowler (45°) o semi-Fowler (30°). En caso de no poder adoptar esta postura, se sitúa al paciente en decúbito lateral con la cabeza apoyada en almohadas. Retirar las prótesis dentales móviles.
3. Una vez dispuesto todo el material necesario, hay que realizar la adecuada higiene de manos y colocarse guantes no estériles.
4. Examinar la permeabilidad de las fosas nasales, para lo cual se tapan las fosas alternativamente y se pide al paciente que respire. Si no hay obstrucción, aquella por la que mejor respire será la puerta de entrada a la sonda.
5. Determinar la longitud de sonda que se va a introducir. La distancia aproximada hasta el estómago resulta de sumar la distancia entre la nariz y el pabellón auricular, y desde este hasta la apófisis xifoides (distancia de nariz-oreja-xifoides). Esta medida se marca en la sonda con un rotulador permanente.
6. Lubricar los 15 cm distales de la sonda con un lubricante hidrosoluble y aplicar anestésico local en la fosa nasal que se va a ocupar y en orofaringe. La aplicación de lidocaína en espray es segura y reduce las molestias de este procedimiento.

7. Insertar la sonda perpendicularmente al eje de la cabeza, despacio y sin brusquedad. Si hubiera resistencia, hay que cambiar de fosa o intentarlo con una sonda de menor calibre.
8. Con la boca abierta, se observa cómo asoma el extremo de la sonda en la orofaringe. A partir de aquí, hay que animar al paciente a que trague saliva a la vez que se introduce la sonda, con el fin de evitar que se dirija a la tráquea. Si el paciente flexiona la cabeza, se consigue el cierre momentáneo de la vía aérea. Esta maniobra se realizará siempre con ayuda en pacientes no colaboradores. Ante cualquier síntoma respiratorio, como tos, disnea o cianosis, la maniobra se detiene y se retoma cuando el paciente se encuentre bien.
9. Introducir la sonda hasta la marca dibujada, verificando que no haya quedado enrollada en la boca o faringe, lo cual es relativamente frecuente en las sondas muy finas y flexibles. Se debe comprobar la correcta ubicación de la sonda, como se describe más adelante.
10. Una vez asegurada su localización, fijar la sonda con esparadrapo hipoalergénico, primero a la nariz, asegurando que no ejerce ninguna presión sobre el orificio nasal y no está en el campo visual del paciente. Seguidamente se pasa la sonda por detrás de la oreja y se fija sobre la mandíbula y el cuello. Es recomendable marcar la sonda a la altura del apósito para tenerlo de referencia.

 Cuando la sonda nasoenteral discurre por la orofaringe, además de pedir al paciente que trague saliva, es recomendable que flexione la cabeza para conseguir el cierre momentáneo de la vía aérea.

Una vez introducida la sonda, y antes de su fijación, debería comprobarse su correcta ubicación, ya que una de las complicaciones de esta técnica es la invasión accidental de la vía aérea y las lesiones que ello produce, como el neumotórax y la infusión de alimento en el pulmón y el espacio pleural. Aunque con una frecuencia relativamente baja (1,3-3,5 %), esta complicación se asocia a una elevada morbimortalidad, sobre todo en pacientes frágiles.

Para comprobar que el extremo distal de la sonda esté correctamente localizado pueden practicarse las siguientes maniobras:

- Descartar signos de dificultad respiratoria. Estos indican una ocupación de la vía aérea y, por tanto, no se debe avanzar con la sonda, es necesario extraerla y volver a empezar.
- Instilar 20-30 mL de aire con una jeringa por la sonda y, mediante auscultación, escuchar el gorgoteo en el estómago. Este método de insuflación-auscultación no es fiable, ya que puede plantear dudas entre la colocación de la sonda en el estómago o en la vía aérea.
- La capnometría colorimétrica se considera más fiable que el método auscultatorio para confirmar la colocación de la sonda y es similar al radiológico. La capnometría es el análisis de la concentración de dióxido de carbono en los gases respiratorios, sin un registro escrito continuo de la forma de la onda, solo análisis. La colorimétrica tiene incorporado

una tecnología con un papel que cambia de color de púrpura a amarillo en presencia de dióxido de carbono. Si al introducir la sonda permanece en color púrpura, es que está en el estómago, mientras que si cambia a marrón o amarillo, es porque ha captado dióxido de carbono y está en la vía respiratoria. No obstante, este método es inadecuado para distinguir entre localización gástrica y duodenal.

- Otro método de localización usado es la ecografía, sobre todo para sondas lastradas. No obstante, en una exhaustiva revisión sistemática y metaanálisis de estudios observacionales (Lin, Gifford y Lan, 2017) se recomienda precaución a la hora de usar los ultrasonidos como herramienta de diagnóstico para la comprobación de la colocación de sondas enterales.
- La determinación del pH gástrico es un método bastante fiable. Durante la ingesta de alimentos, la concentración de H⁺ en el estómago alcanza valores cercanos a 3; sin embargo, el pH que se obtiene del líquido aspirado por la sonda en ayunas debe ser ≤ 5,5. Valores superiores indican que la sonda se encuentra en el pulmón o que ha pasado el píloro. Esta prueba pierde validez por la frecuente ingesta de fármacos que alteran el pH.
- La radiografía de tórax es el único método totalmente fiable (estándar de oro) para verificar la posición de las sondas radiopacas. Sus desventajas son la exposición a radiaciones y que no es una técnica inmediata. Las agencias sanitarias de diversos países recomiendan el control radiológico de la sonda y la medición del pH antes de iniciar la alimentación; de esta forma se evita la entrada de alimento en el árbol bronquial, aunque no se impiden las posibles lesiones bronquiales o pulmonares producidas por la sonda colocada a ciegas. Lo aconsejable, para evitar cualquier daño a la vía aérea, es que el control de la colocación de la sonda se hiciera durante el proceso, no después.

Cuidados y mantenimiento

Las principales recomendaciones respecto a los cuidados y el mantenimiento son:

- Cambiar a diario los esparadrapos de fijación, limpiar e hidratar la piel. Se limpian también las fosas nasales y se alternan los puntos de fijación al menos una vez al día para evitar ulceraciones por roce o por presión. Para ello, se saca la sonda varios centímetros y se vuelve a introducir hasta la marca prefijada, rotando sobre sí misma, con el fin de cambiar los puntos de apoyo de la sonda sobre la mucosa digestiva.
- Conservar una buena higiene bucal y dental, así como la hidratación de la mucosa oral para prevenir infecciones tanto fúngicas como bacterianas. Hidratar los labios con cremas de cacao o cremas labiales con aceite de oliva, no usar vaselina ni glicerina, pues tienen efectos deshidratantes por su naturaleza hidrofóbica.
- Mantener la permeabilidad de la sonda, recomendándose lavar la sonda con 30-50 mL de agua después de cada administración de alimentos, antes y después de la administración de fármacos, y cada 4-6 horas en pacientes con alimentación continua.

Fórmulas nutricionales

La nutrición enteral por sonda es una técnica de soporte nutricional especializado, segura y eficaz que, gracias a los avances realizados en la adecuación de las nuevas formulaciones y la mejoría de las vías de administración, permite el óptimo aporte de nutrientes y su mantenimiento en el tiempo, incluso en el domicilio del paciente. Actualmente se desaconseja el uso de alimentos naturales, cocinados y triturados, para la nutrición por sonda, ya que existe mayor probabilidad de contaminación, de obstrucción y no es posible conocer con exactitud la cantidad ni la calidad de los nutrientes administrados.

Las fórmulas nutricionales enterales se clasifican teniendo en cuenta diferentes criterios: balance nutricional, densidad calórica, osmolaridad de la mezcla, presentación (líquida o en polvo), origen de los nutrientes, forma química de los mismos y características fisicoquímicas.

Suelen presentarse en envases originales de fábrica listos para su administración, reduciendo el riesgo de contaminación al no ser manipulados. La presentación más frecuente es en paquete de medio litro. Existe también la posibilidad de reconstituir fórmulas en polvo con agua potable, aunque es preferible usar agua estéril, para lo que se usan contenedores vacíos flexibles o semirrígidos. Los flexibles tienen una capacidad de hasta 2.000 mL, y los semirrígidos, un máximo de 1.500 mL. No se debe agregar agua ni otras sustancias, como hielo o zumos, ni añadir una fórmula nueva a una que ya se esté administrando.

Las fórmulas se consumirán, una vez abiertas o preparadas, en un período máximo de 6 horas. Si se va a posponer su uso o no se consume totalmente, el volumen sobrante se refrigera y se desecha a las 24 horas de su apertura, administrándose siempre a temperatura ambiente.

Cuando se reconstituye una fórmula en polvo, la mezcla resultante ha de ser homogénea, sin necesidad de usar batidora ni cucharillas, solo agitando el frasco o el contenedor. Los contenedores que se han manipulado para la preparación de la fórmula deben conservarse en nevera, sacarlos media hora antes de su uso y agitar el envase.

Las líneas de infusión son tubos de plástico transparente y flexible, cuyo extremo proximal se adapta al contenedor, y el distal, a la sonda de alimentación. Al igual que en la mayoría de los sistemas de infusión, se fabrican dos tipos, para administración por gravedad o para el uso de bombas. Los conectores de estas líneas se han adaptado a las normas ISO 80369, por lo que usan los modelos ENLock, ENPlus o ENFit. Al igual que los equipos de sueroterapia convencionales, presentan una cámara de goteo y un regulador de flujo. Se recomienda el cambio de los sistemas cada 24 horas para reducir el riesgo de contaminación.

En la alimentación por vía nasoenteral, los volúmenes y velocidades de administración dependen de la zona del tubo digestivo donde se vaya a depositar el alimento. El estómago admite más volumen que el intestino delgado y, por tanto, es factible la infusión con jeringa o por gravedad en este nivel. Ahora bien, cuando la fórmula nutricional se deposita en el duodeno o el yeyuno, tanto el volumen como la velocidad deben ser moderados, de lo contrario, existe el riesgo de intolerancia nutricional, con diarrea y síndrome de *dumping* (de vaciamiento o evacuación rápida). Las bombas de infusión permiten administrar volúmenes determinados de fórmula nutricional en un tiempo establecido. Pueden ser peristálticas o volumétricas, siendo las primeras las más usadas actualmente.

El régimen de infusión debe ser adaptado individualmente a cada paciente, considerando diversos factores como la vía de acceso, el tipo de fórmula nutricional, la tolerancia, los problemas específicos del paciente, así como las preferencias personales.

Los tipos de nutrición son:

- Nutrición enteral intermitente o discontinua: es la forma de nutrición más fisiológica, puesto que desarrolla un ritmo parecido al de una alimentación oral convencional. Hay que dejar pasar como mínimo 2 horas entre las tomas. Permite mayor movilidad del paciente y provoca períodos de hambre y saciedad. Se pueden usar jeringas, por gravedad o mediante bomba de infusión. La administración de fórmulas nutricionales con jeringa, a bolos, solo se puede realizar si la sonda está en el estómago, por su mayor capacidad volumétrica, nunca en el duodeno o el yeyuno.
- Nutrición enteral continua: consiste en administrar la fórmula a un ritmo continuo, sin interrupción a lo largo de todo el día. Esta técnica condiciona poco residuo gástrico y permite un balance energético más eficiente que la nutrición enteral intermitente. Además, permite un mayor volumen, gracias a que favorece la tolerancia digestiva. En algunas unidades hospitalarias, como la unidad de cuidados intensivos, se está sustituyendo por la cíclica.
- Nutrición enteral cíclica: es un método de administración continua, pero en períodos de 8-12 horas. Facilita la nutrición oral a demanda diurna y una suplementación nocturna. Es muy utilizada en nutrición enteral domiciliaria, en combinación con alimentación oral o en bolo.

Procedimiento de administración

En el procedimiento, se deben seguir los siguientes pasos:

1. Como en cualquier intervención, hay que realizar el consentimiento informado.
2. El paciente debe estar sentado o con la cabecera de la cama elevada al menos 30-45° durante la administración de la fórmula. Se recomienda que el paciente permanezca en posición de Fowler o semi-Fowler durante varias horas después de la infusión nutricional para evitar reflujo. En el caso de la nutrición enteral continua se mantendrá esta postura todo el día.
3. Realizar la higiene de manos y la colocación de guantes no estériles.
4. Situar el envase a una altura superior a 1 metro por encima del estómago.
5. Conectar el sistema de infusión al envase y a la bomba, si se usara, y purgar.
6. En la administración continua y en la cíclica, infundir 50 mL de agua a través de la sonda para comprobar la permeabilidad. A continuación, ajustar la velocidad del gotero en la infusión por gravedad, sin bomba, o regular el flujo de administración en la infusión con bomba.
7. En la infusión con jeringa, la presión sobre el émbolo debe ser continua y lenta; se recomienda no exceder de 30 mL/min.
8. Una vez terminado el aporte nutricional, infundir agua a través de la sonda para dejarla permeable, entre 20 y 40 mL en la nutrición discontinua y 50 mL en las otras.

> ! En la nutrición enteral discontinua a bolos, que se realiza a nivel gástrico exclusivamente, la permeabilidad de la sonda se verifica con 20-40 mL de agua. El volumen total que se administra en una toma no debe superar los 300 mL; por tanto, si se usaran 50 mL para ver la permeabilidad de la sonda y otros 50 mL para limpiarla tras la infusión, solo se podrían infundir 200 mL de la fórmula nutricional. Cuanta menos agua se use, más cantidad de preparado se podrá administrar.

Complicaciones y medidas de prevención

La administración de nutrición enteral presenta complicaciones de diversa índole: mecánicas, metabólicas o gastrointestinales.

Las gastrointestinales son las más usuales, con una frecuencia de aparición entre el 30 y el 50 %. Destacan:

- Aumento del residuo gástrico: es la complicación más frecuente cuando la nutrición se administra por vía gástrica, debido a los numerosos factores que modifican la velocidad de vaciamiento gástrico. Se debe valorar el volumen mediante la conexión periódica de la sonda nasogástrica a una bolsa de drenaje o aspirando con jeringa. En el estudio REGANE (2010), se concluye que un valor de 500 mL de residuo gástrico puede ser considerado como normal al no asociarse con complicaciones gastrointestinales. Cuando se supera esta cifra, hay que suspender la nutrición durante al menos 6 horas y asociar un procinético, como metoclopramida, para prevenir una broncoaspiración, mientras se valora la posible causa.
- Estreñimiento: entre los factores concomitantes de este síntoma destacan la falta de fibra en la mayoría de las dietas, el uso de soluciones con escasos residuos y/o la ingesta de escasas cantidades de líquido. Como prevención, es necesario un aporte de fibra dietética y corregir la deshidratación.
- Diarrea: la prevención se lleva a cabo reduciendo el ritmo de administración, comprobando la osmolaridad de la fórmula nutricional y una manipulación aséptica en todos los pasos.
- Distensión abdominal: debida generalmente a un desequilibrio entre el aporte de nutrientes y la capacidad funcional del sistema digestivo. Hay que reducir el volumen en cada toma y separarlas en el tiempo.

Las recomendaciones para evitar las principales complicaciones mecánicas son:

- Aspiración: elevar la cabecera de la cama 45°.
- Obstrucción de la sonda: limpiar la sonda con agua después de cada toma.

- Desplazamiento de la sonda: verificar la posición de la sonda antes de cada toma.
- Lesiones producidas por la presión continuada de la sonda en cualquier punto de su trayecto. Aunque las más habituales son las nasales, hay que destacar una muy grave lesión mecánica: la fístula traqueoesofágica, producida por necrosis por presión en pacientes portadores de tubo orotraqueal o traqueostomía, con asistencia respiratoria mecánica y sonda nasoenteral. La prevención de las lesiones mecánicas, en general, consiste en emplear sondas finas de silicona y movilizar las sondas con frecuencia.

Las recomendaciones para evitar las principales complicaciones metabólicas son:

- Desequilibrios hidroelectrolíticos: hidratación adecuada y aporte de electrólitos.
- Hipoglucemia e hiperglucemia: en pacientes con una nutrición inadecuada, puede aparecer una deficiencia insulínica relativa. La hiperglucemia debida a la alta concentración de hidratos de carbono de una dieta puede ser importante en pacientes con diabetes e insuficiencia pancreática. Es fundamental una estricta monitorización de la glucemia, la prevención de la deshidratación y la selección de una dieta adecuada, ajustando las necesidades de insulina.

PRINCIPALES PROBLEMAS Y CUIDADOS ASOCIADOS A LA ELIMINACIÓN

Eliminación intestinal. Estreñimiento

El estreñimiento es la deposición infrecuente y difícil de heces pequeñas y duras, que puede acompañarse de uno o varios de los siguientes síntomas: dolor y distensión abdominal, flatulencia, sensación de evacuación incompleta, dolor rectal, incontinencia o retención urinaria.

Además, la distensión rectal prolongada puede enlentecer el vaciamiento gástrico, provocando anorexia, dispepsia, halitosis, náuseas y vómitos. La causalidad de este síntoma es multifactorial, por lo que debe primar una estrategia terapéutica centrada en los factores etiopatogénicos sobre los que se pueda actuar.

Se debe tener en cuenta la posible implicación del dolor asociado a la movilización o al acto de defecar, lo que predispone al estreñimiento por evitación, y abordar su tratamiento, así como la retirada, la reducción de dosis o el cambio de vía de fármacos que producen estreñimiento, destacando el uso de opioides, suplementos de hierro por vía oral, compuestos con aluminio (antiácidos), antidiarreicos, diuréticos, antagonistas del calcio, algunos citostáticos, anticolinérgicos y antieméticos antagonistas del receptor 5-hidroxitriptamina 3 («setrones»). El diagnóstico etiológico se basará en la historia clínica (anamnesis y examen físico) y las pruebas complementarias.

Es importante la detección precoz del estreñimiento, con el objetivo de lograr un hábito intestinal regular mediante la instauración de medidas higiénico-dietéticas y/o tratamiento con laxantes, reduciendo o evitando procedimientos rectales.

Medidas higiénico-dietéticas

La dieta rica en fibra está indicada para prevenir el estreñimiento, pero se desaconseja una vez instaurado el síntoma. Se necesitan volúmenes muy elevados de fibra para conseguir un aumento del peso de las heces y reducir el tiempo de tránsito intestinal. Además, se recomiendan al menos 2 litros de agua diarios para facilitar la hidratación y el aumento de volumen de las heces, y asegurar así la eficacia de la fibra dietética. El tercer factor que favorece el tránsito intestinal es la actividad física.

No obstante, ninguna de las tres medidas básicas (dieta rica en fibra, hidratación y ejercicio) se aconsejan en pacientes en estado avanzado de su enfermedad, por la dificultad de su aplicación.

Un aspecto muy importante a tener en cuenta es la intimidad; hay que proporcionar privacidad durante el acto defecatorio, facilitar el acceso al cuarto de baño o el uso de sillas con inodoro.

Tratamiento farmacológico

El tratamiento farmacológico de primera línea lo constituyen los laxantes (**Tabla 40-1**), descritos en el **capítulo 18**. Cuando los pacientes no responden a los laxantes orales, hay que considerar la aplicación de enemas. Debe tenerse

Tabla 40-1. Grupos de laxantes

Vía oral		
Osmóticos	**Emolientes-lubricantes**	**Estimulantes**
Polietilenglicol Lactulosa Sorbitol Lactitol Glicerol Sales de magnesio	Aceite de parafina Glicerina (también con efecto estimulante) Docusato sódico (también con efecto estimulante)	Senósidos Bisacodilo o su derivado el picosulfato sódico Cáscara sagrada Aceite de ricino

Vía rectal			
Osmóticos	**Lubricantes**	**Salinos**	**Estimulantes**
Enemas de lactulosa	Enemas de aceite de oliva Glicerina supositorios	Enemas de fosfatos	Bisacodilo supositorios Microenemas de miel

en cuenta que su administración es molesta y que su uso frecuente puede provocar sobrecarga de líquidos, irritación y pérdida del tono muscular del intestino y el esfínter anal.

Para la administración de un enema, el paciente debe colocarse en decúbito lateral izquierdo, con la rodilla derecha ligeramente flexionada (posición de Sims). Esta posición permite la visualización del ano, la vehiculización del enema hacia el colon sigmoide y descendente y la retención del líquido. Existe la posibilidad de usar sondas rectales para la evacuación de heces, gases o la administración de enemas.

Los enemas se agrupan en los siguientes tipos:

- Lubricantes: enema de aceite de oliva, puro o mezclado con agua aplicado a 37°, y supositorios de glicerina, que facilitan la salida de las heces duras por lubricación.
- Osmóticos: enemas de lactulosa, que estimulan el peristaltismo y ablandan las heces.
- Salinos: enemas de fosfatos, que, al igual que el grupo anterior, estimulan el peristaltismo y ablandan las heces.
- Estimulantes: supositorios de bisacodilo, que estimulan la peristalsis intestinal.
- Los enemas de miel desarrollan una triple acción: estimulante, lubricante y protectora. Están formados por un complejo elaborado de mieles y extractos polisacáridos de aloe vera y malta, de elevado peso molecular. Aunque se considera como un nuevo remedio laxante, el uso de la miel por vía rectal se remonta al 1500 a. de C.

> ❗ La efectividad de los enemas, así como de los supositorios de glicerina o bisacodilo, depende de la capacidad de retención del paciente. Se debe intentar retener los productos o fármacos introducidos entre 5 y 10 minutos o hasta el mayor tiempo tolerado.

Desimpactación fecal

Ante la persistencia de heces endurecidas que no se pueden expulsar a pesar del tratamiento, es necesario realizar una extracción manual. Acompañando a la impactación, puede aparecer seudodiarrea, debido a que la materia fecal más alta es disgregada por la acción bacteriana en forma líquida.

En el 98 % de los casos, estas heces se localizan en el recto, aunque los opioides pueden alterar la distribución, produciendo la ocupación de tramos más altos. La forma más extrema de impactación fecal, aunque poco frecuente, es el fecaloma gigante, que puede producir retenciones urinarias, ulceraciones e incluso megacolon tóxico. Cuando las medidas conservadoras expuestas hasta ahora y la extracción manual fracasan, este fecaloma de grandes dimensiones se extrae mediante procedimiento quirúrgico.

> ❗ La desimpactación es una maniobra bastante incómoda, por lo que se recomienda administrar un sedante de vida media corta, como alprazolam 0,25-0,50 mg s.l., media hora antes. A los pacientes en situación de últimos días, solo se les practicará esta maniobra si presentan gran incomodidad.

En el procedimiento de extracción manual de un fecaloma, se siguen los siguientes pasos:

1. Informar sobre las características de la maniobra a realizar y pedir autorización.
2. Realizar la higiene de manos y la colocación de guantes. Es importante tener las uñas bien cortadas.
3. Colocar al paciente en decúbito lateral derecho con la rodilla izquierda ligeramente flexionada; esta posición facilita la extracción de las heces, al quedar el colon sigmoideo en la parte más alta. Si no tolera la posición anterior, colocar al paciente en decúbito supino, con ambas caderas y rodillas flexionadas.
4. Vaciar una o dos cánulas de lubricante anestésico hidrosoluble en la ampolla rectal y esperar 10 minutos.
5. Introducir el dedo índice enguantado y lubricado en el recto, extraer la materia fecal con movimientos de retracción, con mucho cuidado para evitar desgarros, sobre todo cuando hay hemorroides.
6. Hay que realizar pausas para el descanso del paciente y para que descienda la masa fecal. Si la masa es muy grande, se extrae en varias sesiones. Es preciso suspender las maniobras ante la aparición de sangrado, dolor anal intenso o reacción vagal (sudoración, palidez facial, palpitaciones).

La estimulación digital puede inducir el reflejo de la defecación. Si no se produjera, es conveniente aplicar un enema de limpieza para eliminar los restos de heces o bien para limpiar la ampolla rectal una vez vacía.

Esta maniobra está contraindicada en pacientes con hemorroides dolorosas, fisuras, abscesos o con sospecha de obstrucción intestinal.

Eliminación urinaria

Los pacientes en situación paliativa presentan frecuentes problemas relacionados con la eliminación urinaria, que contribuyen a mermar su calidad de vida y favorecen el aislamiento social, como consecuencia del olor, del temor a mancharse o del uso de pañales. El autoaislamiento por problemas urinarios es más frecuente en hombres que en mujeres. Se pueden clasificar en dos grupos: los relacionados con la incontinencia urinaria *per se* y los que forman el síndrome miccional.

La incontinencia urinaria se define como la pérdida involuntaria de orina, diferenciándose según criterios sintomáticos:

- Incontinencia permanente: pérdida continua de orina por incompetencia esfinteriana.
- Incontinencia urinaria de urgencia: salida súbita de orina precedida de un deseo miccional súbito e intenso, difícil de demorar y con miedo al escape.
- Incontinencia urinaria de esfuerzo: pérdidas que coinciden con cualquier actividad o esfuerzo que aumente la presión intraabdominal, como ejercicios físicos, estornudos, tos, risa o incorporación brusca.
- Micción por rebosamiento o paradójica: pérdidas de orina descontroladas en pacientes sin deseo miccional previo.

El síndrome miccional es la asociación de varios trastornos de la micción, de presencia e intensidad variables: disuria, polaquiuria, tenesmo y urgencia miccional, los cuales se suelen acompañar de espasmo vesical y/o hematuria, según la etiopatogenia del cuadro. Cuando la causa principal es de origen infeccioso, este síndrome puede presentar además fiebre, escalofríos, dolor en fosas renales, dolores osteomusculares, náuseas y molestias hipogástricas.

Recomendaciones de cuidados generales

En cuanto a los cuidados generales, las recomendaciones son:

- Facilitar el acceso al cuarto de baño y/o suministrar orinales o cuñas sanitarias.
- Mantener un peso corporal adecuado, para evitar la sobrecarga del suelo pélvico.
- Abandonar el consumo de tabaco. Hannestad *et al.* encontraron una correlación significativa entre el hábito tabáquico y la incontinencia urinaria.
- Limitar la ingesta hídrica desde media tarde y cenar temprano para acostarse con la vejiga vacía, con el fin de evitar la nicturia y facilitar el descanso nocturno.
- Tratar el estreñimiento y evitar comidas pesadas o productoras de gases. Suprimir los excitantes (café, alcohol, té) y las aguas minerales hiposódicas, por su efecto diurético.
- Usar a dosis bajas o reemplazar por otros, si fuera posible, los fármacos que afectan al funcionamiento fisiológico de la continencia. Medicamentos frecuentemente usados que favorecen la incontinencia son: sedantes, neurolépticos, antidepresivos, anticolinesterásicos, hormonas reguladoras de la menopausia y diuréticos.
- Existen técnicas de modificación conductual y de rehabilitación muscular del suelo pélvico que han demostrado una notable reducción de la frecuencia y gravedad de los episodios. El objetivo de estos procedimientos es intentar restablecer un patrón normal de vaciamiento vesical para potenciar la continencia urinaria.
- Como tratamiento paliativo de elección en la incontinencia urinaria, se usan los absorbentes o pañales, productos sanitarios de un solo uso ajustables al cuerpo, para absorber y retener la orina en su interior, con la finalidad de mantener la piel seca y sin humedad. Hay una gran variedad de absorbentes eficaces, con diferentes propiedades según el tipo de incontinencia, todos formados por tres capas.

Sondaje vesical

El sondaje vesical es una técnica que consiste en la introducción de un catéter a través del meato uretral hasta la vejiga, para establecer una vía de drenaje con los siguientes objetivos: vaciar la vejiga, controlar el volumen de diuresis, recoger una muestra de orina estéril, valorar la orina residual, permitir la cicatrización de las vías urinarias tras la cirugía, realizar irrigaciones vesicales, administrar la medicación y mantener seca la zona genital para el tratamiento de escaras, úlceras o dermatitis de contacto en la región genitourinaria o sacra.

Según el tiempo de permanencia del sondaje, pueden ser:

- Permanentes de larga duración: con una duración mayor de 30 días. La sonda se mantiene en su lugar por un balón que se hincha con suero o agua esterilizada. Las sondas recomendadas son las de silicona, de mayor biocompatibilidad.
- Permanentes de corta duración: similares a las anteriores, pero con un tiempo menor de 30 días. Las sondas usadas son las de látex o látex cubierto de silicona para alérgicos a este.
- Sondaje intermitente o autosondaje: es el drenaje periódico de orina (4-6 veces al día) mediante una sonda de un solo uso. Una vez drenada la vejiga, se retira el catéter y se elimina en un contenedor de residuos. Esta técnica se asemeja a la micción fisiológica y permite eliminar los residuos posmiccionales elevados que aparecen en la evacuación urinaria incompleta. Con residuos superiores a 100-150 mL aumentan las posibilidades de daño renal, de infecciones o de sufrir incontinencia urinaria. El sondaje intermitente se considera el estándar de oro en el tratamiento de los trastornos vesicales neurogénicos y tiene una serie de ventajas sobre el cateterismo vesical permanente, puesto que reduce los eventos adversos asociados con su uso como infecciones del tracto urinario, hematuria y tenesmo vesical. Además, proporciona una mayor independencia al paciente, mejorando la calidad de vida en general. La técnica puede ser realizada por otras personas o por los propios pacientes, siempre que no presenten limitaciones que impidan el control de la técnica.

Una de las clasificaciones usuales de las sondas vesicales es la que se realiza según las características de su extremo distal (**Tabla 40-2**).

MANEJO DEL PACIENTE ENCAMADO

En la búsqueda de confortabilidad para el paciente encamado, hay que incluir todo aquello que proporciona comodidad y genera bienestar, con el fin de conseguir el fortalecimiento de la persona mediante un abordaje holístico en los distintos contextos: físico, espiritual, psicoemocional y social. Esta afirmación es extrapolable a cualquier persona desde el momento en que es paciente, no solo en situación paliativa.

Siguiendo los preceptos teóricos de la gerontóloga Katherine Kolcaba, el personal de enfermería asume un rol importante para satisfacer las necesidades humanas básicas, además de las intervenciones técnicas, enfatizando, no obstante, en que la atención multidisciplinar es fundamental para conseguir los grados óptimos de confort.

La atención va encaminada a satisfacer las necesidades de higiene, descanso, sueño, ocio, nutrición, eliminación y apoyo psicoemocional, considerando prioritario instruir a las personas cuidadoras para continuar con los cuidados en el domicilio.

Un aspecto importante a considerar es el riesgo continuo de deterioro de la integridad cutánea en el paciente encamado, siendo la presión continuada sobre los puntos de apoyo la causa principal de la formación de úlceras de decúbito. Para prevenir su aparición, es necesario respetar

Tabla 40-2. Tipos de sondas vesicales según las características del extremo distal

Tipo	Características	Indicaciones
Foley	Son rectas, con dos o tres vías y balón de fijación. Punta roma. Pueden ser de látex, PVC o silicona	Con dos vías: para vaciado vesical y sondajes permanentes Con tres vías: una para drenaje permanente, otra para inflado de balón y otra para lavados vesicales
Nélaton	Son rectas, semirrígidas y con una vía. De punta roma. Sin sistema de fijación. Generalmente de PVC	Drenaje vesical y recogida de muestras
Tiemann	Son curvas, con punta olivada y puntiaguda o «en pico de pato». De silicona, goma rígida o poliuretano	Pacientes prostáticos o con dificultad en el vaciado vesical
Couvelaire	Punta biselada o «en pico de flauta». De PVC, látex o silicona	En pacientes con hematuria o para mantener un circuito de lavado
Mercier	Punta acodada y olivada (en forma de palo de golf) y con orificios más anchos. De silicona	Se emplean después de la resección del adenoma de próstata. Su ángulo de 30-45° facilita el paso por la uretra membranosa o prostática
Dufour	Punta acodada, en forma de pico y perforada en el codo. De goma rígida o látex	Para lavados vesicales con coágulos
Folysil	Punta completamente abierta para poder introducir una guía de referencia. De silicona	Postoperatorio de prostatectomía radical

PVC: cloruro de polivinilo.

las recomendaciones generales y de movilización indicadas en el **capítulo 39**.

La *higiene corporal* debe ser diaria, se realiza por zonas corporales, siguiendo este orden: cara, cuello, tórax, brazos, axilas, espalda, piernas, pies, genitales y región perianal. Hay que destacar los siguientes pasos:

- Evitar las variaciones térmicas, la temperatura de la habitación ha de ser agradable y el agua templada.
- Poner la cama en posición horizontal y retirar la ropa que cubre al paciente, excepto la sábana de arriba, para preservar la intimidad, destapándose conforme se avance en el lavado.
- Cambiar el agua y la esponja cuando sea necesario.
- Al secar la piel, es preciso poner mucha atención en la zona de los pliegues para prevenir la humedad continua. En el resto, aplicar cremas hidratantes para evitar la descamación. No usar alcohol ni colonias en zonas expuestas a tratamiento radioterápico.
- Limpiar cada ojo con una gasa humedecida en agua templada, arrastrando desde el lagrimal hasta el ángulo externo.
- Limpiar la boca después de cada comida y cada vez que sea necesario. Usar pasta dentífrica con flúor, sin xilitol y sin agentes espumantes; diversos estudios demuestran la actividad antimicrobiana del flúor y la nula actividad del xilitol. En pacientes dependientes, se prepara una solución de antiséptico bucal y agua a partes iguales, y se aplica con una gasa sobre la lengua, el paladar, los laterales de la boca y las encías. Es preciso retirar las prótesis dentales durante el sueño, limpiarlas y mantenerlas en solución antiséptica.
- Mantener los labios continuamente hidratados con cremas labiales de cacao, de aceite de oliva o soluciones de metilcelulosa, nunca con vaselina ni glicerina, puesto que tienen efecto deshidratante sobre el tejido labial por su naturaleza hidrofóbica.
- Limpiar los pabellones auditivos, evitando que entre agua en el oído y no utilizar bastoncillos. Retirar audífonos durante el sueño, limpiando los restos de cerumen.
- Realizar el lavado del cabello al menos una vez por semana (existen recipientes o dispositivos para el lavado), el cepillado o peinado a diario y el afeitado frecuente.
- Tanto las uñas de las manos como las de los pies se cortan rectas y/o se liman, preferiblemente después del baño.
- Las zonas interdigitales deben limpiarse y secarse escrupulosamente, sobre todo en los pies, vigilando las posibles lesiones dermatológicas o la presencia de onicomicosis.
- Para evitar infecciones, en las mujeres, el aseo de la zona genital se debe realizar de delante hacia atrás, y en los hombres, hay que limpiar y secar bien el prepucio.
- Cuando el paciente es incontinente, o bien para evitar que se levante al baño con frecuencia o para no interrumpir el sueño, se utilizan pañales. Es preciso recordar que debe ejercerse siempre una presión suave para pegar las tiras de velcro al cinturón, comprobando que el absorbente esté bien ajustado en la zona inguinal y alisarlo para que no se formen pliegues en esta zona.

> **!** Los siguientes factores intervienen en la aparición de lesiones cutáneas en el paciente encamado y son susceptibles de un abordaje sencillo: la presión continuada sobre puntos de apoyo por inmovilidad, el exceso de humedad por hipertermia o incontinencia esfinteriana, el estado nutricional, el déficit de higiene o la sequedad de la piel.

PUNTOS CLAVE

- En relación con la alimentación artificial y en virtud del principio de autonomía, el paciente o las personas delegadas deciden sobre su instauración. De esta forma, se considera que durante la fase paliativa prevalece la calidad de la vida restante del paciente, siendo la hidratación y la nutrición posibles, pero dependiendo de esta calidad, mientras que durante la fase agónica, en la que principalmente se antepone la calidad de la muerte, ambas están contraindicadas.

- El tratamiento idóneo de la disfagia comprende la reeducación de la musculatura implicada en la deglución, el desarrollo de estrategias posturales para el desplazamiento del bolo alimenticio y la adaptación de texturas y volúmenes de alimentos sólidos y líquidos a las necesidades del paciente.

- Las medidas generales para el control del estreñimiento tienen la misma importancia que las farmacológicas, destacando la contraindicación del consumo de fibra si no se acompaña de suficiente hidratación.

- Cuando el paciente no está limitado o tiene apoyo familiar, se considera el cateterismo vesical intermitente o autosondaje como la técnica a implementar en el ámbito extrahospitalario. Asemeja la micción fisiológica, reduce los eventos adversos asociados al sondaje permanente y mejora la calidad de vida al proporcionarle independencia.

BIBLIOGRAFÍA

Aguilar RE, Campos M. El dolor en los protocolos de procedimientos de enfermería. III Congreso Internacional Virtual de Enfermería y Fisioterapia Ciudad de Granada. 11-12 May 2012. Granada: FUDEN; 2012.

Alzueta Istúriz N, Lacasa Arregui C. Nuevos sistemas de conexión para la administración de nutrición enteral. Panorama Actual del Medicamento. 2015;39:955-8.

Arribas L, Frías L, Creus G, Parejo J, Urzola C, Ashbaugh R, et al. Documento de estandarización sobre las vías de acceso en nutrición enteral en adultos. Nutr Hosp. 2014;30:1-14.

Blanc BF, Rodríguez-Almagro J, Lorenzo-García C, Alcaraz-Zomeño E, Fernández-Llorente G, Baixauli-Puig M, et al. Quality of Life and Autonomy in Patients with Intermittent Bladder Catheterization Trained by Specialized Nurses. J Clin Med. 2021;10:3909.

Campos Martín C, Rabat Restrepo JM. Alimentación de las personas con disfagia. En: Sancyd.com. Sociedad Andaluza de Nutrición Clínica y Dietética (SANCYD). 10 May 2010.

Clavé P, Arreola V, Romea M, Medina L, Palomera E, Serra-Prat M. Accuracy of the volume-viscosity swallow test for clinical screening of oropharyngeal dysphagia and aspiration. Clin Nutr. 2008;27:806-15.

Cockburn DW, Koropatkin NM. Polysaccharide degradation by the intestinal microbiota and its influence on human health and disease. J Mol Biol. 2016;428:3230-52.

Cordero Ponce M, Romero Sánchez IM. Protocolo sobre el estreñimiento en una unidad de cuidados paliativos oncológicos. Nure Investigación. 2008;35.

Cuerda C, coord. Vías de acceso y cuidados al alta en pacientes adultos con nutrición enteral. Nutr Hosp. 2014;29:1-46.

De Martino P, Cockburn DW. Resistant starch: impact on the gut microbiome and health. Curr Opin Biotechnol. 2020;61:66-71.

Dumoulin C, Hay-Smith J. Pelvic floor muscle training versus no treatment for urinary incontinence in women. A Cochrane systematic review. Eur J Phys Rehabil Med. 2008;44:47-63.

Erzincanli S, Zaybak A, Güler A. Investigation of the efficacy of colorimetric capnometry method used to verify the correct placement of the nasogastric tube. Int Crit Care Nurs. 2017;38:46-52.

Fass R. Approach to the evaluation of dysphagia in adults. [Internet]. Waltham, MA: UpToDate Inc. [Actualizado Mar 2022]. Disponible en: https://www.uptodate.com/contents/approach-to-the-evaluation-of-dysphagia-in-adults?-search=Fass%20R.%20Approach%20to%20the%20evaluation%20of%20dysphagia%20in%20adults&source=search_result&selectedTitle=1~150&usage_type=default&display_rank=1

Garduño Eseverri E. Estudio de los factores de patogenicidad de Candida parapsilosis. [Tesis doctoral]. Universidad de Extremadura; 2005.

Gómez-Busto F, Andia V, Ruiz de Alegría L, Francés I. Abordaje de la disfagia en la demencia avanzada. Rev Esp Geriatr Gerontol. 2009;44:29-36.

González Romero S, Domenech Cienfuegos I. Nutrición enteral: concepto, indicaciones, vías y formas de administración, material necesario. En: Olveira Fuster G, ed. Manual de nutrición clínica y dietética. 3ª ed. Díaz de Santos; 2007. p. 155-71.

Hannestad YS, Rortveit G, Daltveit AK, Hunskaar S. Are smoking and other lifestyle factors associated with female urinary incontinence? The Norwegian EPINCONT Study. BJOG. 2003;110:247-54.

ISO 80369-6:2016. Small bore connectors for liquids and gases in healthcare applications — Part 6: Connectors for neuraxial applications. [Internet]. En: Iso.org. ISO. Disponible en: https://www.iso.org/standard/50734.html

Kolcaba K, Steiner R. Empirical evidence for the nature of holistic comfort. J Holist Nurs. 2000;18:46-62.

Lin T, Gifford W, Lan Y, Qin X, Liu X, Wang J, et al. Diagnostic accuracy of ultrasonography for detecting nasogastric tube (NGT) placement in adults: A systematic review and meta analysis. Int J Nurs Stud. 2017;71:80-8.

Marderstein EL, Simmons RL, Ochoa JB. Patient safety: effect of institutional protocols on adverse events related to feeding tuve placement in the critically ill. J Am Coll Surg. 2004;199:39-47.

Medeiros Lucena G, Sobreira França R, Valeska Alves A, Lemes H. Effects of fluorine and xylitol in the antimicrobial activity of child dentifrices. REFACS. 2017;5:101-7.

Mesejo Arizmendi A, Acosta Escribano J, Vaquerizo Alonso C. Nutrición enteral. En: Gil A, ed. Tratado de nutrición. Tomo IV. Nutrición clínica. 2ª ed. Madrid: Editorial Médica Panamericana; 2010.

Mihai R, Florescu IP, Coroiu V, Oancea A, Lungu M. In vitro biocompatibility testing of some synthetic polymers used for the achievement of nervous conduits. J Med Life. 2011;4:250-5.

Montejo JC, Miñambres E, Bordejé L, Mesejo A, Acosta J, Heras A, et al. Gastric residual volume during enteral nutrition in ICU patients: the REGANE study. Intensive Care Med. 2010;36:1386-93.

Mushtaq M, Shah MA, Malik AA, Wani KA, Thakur N, Q Parray F. Giant Fecaloma Causing Small Bowel Obstruction: Case Report and Review of the Literature. Bull Emerg Trauma. 2015;3:70-2.

National Dysphagia Diet Task Force. National Dysphagia Diet: Standardization for optimal care. Chicago IL: American Dietetic Association; 2002.

National Patient Safety Agency. Reducing the harm caused by misplaced nasogastric feeding tubes. [Internet]. 10 Mar 2011. Disponible en: https://www.cas.mhra.gov.uk/ViewandAcknowledgment/ViewAttachment.aspx?Attachment_id=101341

Rodríguez Acevedo MN, Vaamonde P, González T, Quintana A, González MJ, eds. Disfagia orofaríngea: actualización y manejo en poblaciones específicas. Sociedad Gallega de Otorrinolaringología y Patología Cérvico-Facial; 2018.

Roldán-Aviña JP, García-Bellido C, Merlo-Molina S, Camacho-Marente V, Aparecero-Fuentes A. Obstrucción intestinal por fecaloma gigante. [Internet]. RAPD ONLINE. 2017;40:154-6. Disponible en: https://www.sapd.es/revista/2017/40/3/07

Serra J, Mascort-Roca J, Marzo-Castillejo M, Aros SD, Ferrándiz Santos J, Rey Díaz Rubio E, et al. Guía de práctica clínica sobre el manejo del estreñimiento crónico en el paciente adulto. Parte 2: Diagnóstico y tratamiento. Gastroenterol Hepatol. 2017;40:303-16.

Smukalla SM, Dimitrova I, Feintuch JM, Khan A. Dysphagia in the elderly. Curr Treat Options Gastroenterol. 2017;15:382-96.

Tripoloni DE, Dionisio N, Penedo SA, Valero M, Domínguez E. Lesiones de las vías aéreas por sondas para alimentación ¿Problema solucionado? Rev Argent Cirug. 2015;107:160-9.

University of Glasgow, School of Medicine, Dentistry and Nursing. Nasogastric tuve insertion clinical skills guidance. [Internet]. University of Glasgow. Disponible en: https://www.gla.ac.uk/media/Media_678213_smxx.pdf

Velasco MM, Arreola V, Clavé P, Puigrós C. Abordaje clínico de la disfagia orofaríngea: diagnóstico y tratamiento. Nutr Clin Med. 2007;1:174-202.

Vidal Úbeda C, Puchades Chulià J. Logopedia y nuevos ámbitos de actuación en disfagia orofaríngea en la Comunidad Valenciana. Bol AELFA. 2012; 12:45-53.

Cuidados de accesos venosos

41

A. M. Ponce Pacheco

OBJETIVOS

- Definir los diferentes accesos venosos y sus indicaciones.
- Conocer los diferentes dispositivos de acceso venoso utilizados con más frecuencia en pacientes con necesidades paliativas, su manejo y cuidados.
- Identificar las principales complicaciones de los accesos vasculares y aplicar intervenciones para su prevención.
- Aplicar la evidencia a las competencias de la enfermería en los cuidados de los catéteres venosos.

INTRODUCCIÓN

Desde que en el siglo XVII se descubriera la inyección intravenosa como procedimiento para la administración de fármacos y en 1662 Johann Daniel Major llevara a cabo con éxito la primera inyección de fármaco *intravenoso* en el cuerpo humano, la utilización de la terapia intravenosa ha tenido un enorme desarrollo (materiales, técnicas y medidas de prevención de la infección), hasta ser actualmente un procedimiento ampliamente extendido en la práctica clínica habitual.

La posibilidad de utilizar los vasos sanguíneos con fines diagnósticos (extracción sanguínea para analíticas, monitoreo hemodinámico o administración de contrastes) o terapéuticos (administración de fluidos, fármacos, hemoderivados o nutrición parenteral) aporta múltiples beneficios, aunque también tiene riesgo de complicaciones, que pueden llegar a ser graves, aumentando la morbimortalidad asociada. Tal es la importancia de las complicaciones asociadas a accesos venosos que las instituciones plantean y recogen indicadores de calidad relacionados con estos.

Son muchos los pacientes y las situaciones asistenciales susceptibles de precisar un acceso venoso, utilizándose dispositivos y localizaciones muy variadas, con tiempos de permanencia que pueden ser cortos o prolongados. También los pacientes con necesidades paliativas pueden requerir el empleo de terapia intravenosa en situaciones de inestabilidad o urgencia, necesidad de hidratación, transfusiones, indicación de nutrición parenteral o administración de citostáticos, entre otras.

El manejo de los accesos venosos solo puede ser realizado por personal capacitado, ajustándose a protocolos y rutinas que garanticen el mínimo riesgo para el paciente. Los profesionales de cuidados paliativos deben recibir formación sobre el uso, los procedimientos de inserción y el mantenimiento de los dispositivos intravasculares, ya que muchos de sus pacientes serán portadores de catéteres venosos.

En las directrices para la prevención de las infecciones asociadas a catéteres intravasculares del Centers for Disease Control and Prevention (CDC), se recoge la importancia de esta formación, así como la evaluación periódica del conocimiento y el cumplimiento de las instrucciones en todas aquellas personas que implantan y manejan catéteres intravasculares. En este capítulo, se describirán de forma resumida los aspectos principales.

TIPOS DE ACCESOS VENOSOS Y DISPOSITIVOS

Por acceso venoso periférico se entiende el abordaje a una vena superficial de localización extraaponeurótica, generalmente en las extremidades superiores, siendo excepcional las extremidades inferiores en los adultos.

Se entiende por acceso venoso central el abordaje de una vena profunda (preferentemente subclavia o yugular), localizada centralmente en el organismo, aunque su inserción puede ser periférica, pero la localización de la punta del catéter acaba siendo central.

La selección de la zona de inserción y la del catéter se harán en función de (**Fig. 41-1**):

- Objetivo buscado.
- Características del líquido o medicación a infundir.
- Duración prevista.
- Complicaciones conocidas (alteraciones de la coagulación, alteraciones anatómicas, agitación del paciente, riesgo de complicaciones mecánicas, riesgo de infección).
- Experiencia profesional y preferencias del paciente.

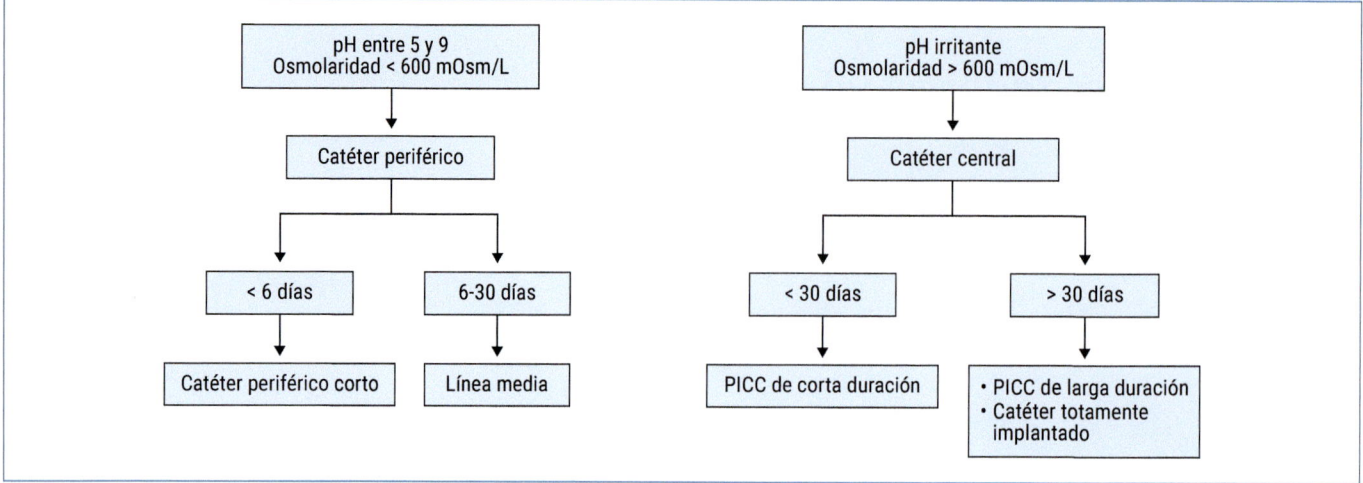

Figura 41-1. Algoritmo de decisión para la selección de los catéteres vasculares. PICC: catéter central de inserción periférica.

Se recomienda la utilización de catéteres de poliuretano, silicona o teflón, ya que dichos materiales se han asociado a un menor riesgo de infección.

Existen diferentes tipos de catéteres, entre los que destacan:

- El catéter venoso periférico (corta duración, < 6 días).
- El catéter de línea media (tipo Midline) (media duración, 1 semana-1 mes).
- El catéter venoso central:
  - No tunelizado.
  - Tunelizado (tipo Hickman/Neostar) (larga duración, > 1 año).
  - Implantado con reservorio subcutáneo (tipo Ports o Port a Cath®) (larga duración, > 1 año).
  - Catéter venoso central de inserción periférica (media-larga duración, 1 mes-1 año).

> **!** • Los accesos venosos de corta duración en el medio extrahospitalario están desaconsejados, ya que requieren una especial vigilancia y un elevado riesgo de complicaciones (mecánicas, infecciosas, trombóticas), por lo que su uso se limita al contexto hospitalario.
> • Los catéteres de media-larga duración (principalmente catéteres centrales de inserción periférica [PICC] y Midline) conllevan mayores ventajas en el domicilio, aunque no están exentos de complicaciones.

Se debe elegir el dispositivo con menor riesgo de complicaciones y de menor coste para el tipo y duración de la terapia intravenosa que se planifique.

La mayoría de los pasos de la inserción de un catéter vascular son comunes a todos los procedimientos. Se necesita tiempo para escoger el dispositivo y el sitio óptimo, explicación del procedimiento al paciente y asepsia, esencial para todo tipo de inserciones y cuidados posprocedimiento.

El personal sanitario debe lavarse las manos antes y después de palpar, insertar, reemplazar o curar cualquier dispositivo intravascular, haya utilizado guantes o no. El uso de guantes no elimina la necesidad de una adecuada higiene de manos.

La posición adecuada del catéter debe verificarse ya sea por la aspiración o reflujo de sangre venosa, el lavado del catéter con suero, ultrasonido o radiología. La fijación es un tema importante y necesario para evitar el desplazamiento del catéter. Esta puede realizarse con parches y sistemas adhesivos, suturas o bien con sistemas de anclaje internos. Para mantener un funcionamiento efectivo y seguro del catéter, se requiere de un meticuloso control posprocedimiento y vigilancia.

Desde 1990, se realiza anualmente en España el Estudio de Prevalencia de las Infecciones Nosocomiales en España (EPINE) (estudio epidemiológico, transversal, de prevalencia de las infecciones relacionadas con la asistencia sanitaria), promovido por la Sociedad Española de Medicina Preventiva, Salud Pública e Higiene.

Según datos del estudio EPINE 2021, del total de pacientes ingresados, el 76,57 % fueron portadores de dispositivos venosos periféricos, frente al 12,34 % de catéteres venosos centrales, constituyendo el uso de catéteres vasculares un factor de riesgo extrínseco destacable para el desarrollo de infecciones nosocomiales. Se concluye que la prevalencia de bacteriemias e infección asociada a catéter presenta una tendencia ascendente, siendo mayor la prevalencia de pacientes con infecciones asociadas en portadores de catéter vascular central.

> **!** Es fundamental formar al personal sanitario en lo relacionado con las indicaciones para el uso de catéteres intravasculares, los procedimientos para su inserción, el mantenimiento y las adecuadas medidas de control para prevenir las infecciones relacionadas.

CATÉTER VENOSO PERIFÉRICO

Permite la canalización de una vena periférica a través de la piel mediante un catéter de longitud corta, cuyo calibre se mide en unidades Gauges (escala inglesa que se utiliza para agujas y catéteres cortos), cuyo valor es inversamente proporcional al grosor del catéter. La técnica de colocación es sencilla, rápida y poco cruenta, permitiendo cumplir las necesidades diagnósticas o terapéuticas del paciente, teniendo en cuenta sus características.

Indicaciones

El catéter venoso periférico está indicado en pacientes con capital venoso preservado, con necesidad de acceso venoso de duración estimada inferior a 7 días y terapia con sustancias no irritantes. Los pacientes oncológicos tienen con frecuencia dificultad de accesos venosos periféricos por esclerosis de las venas secundaria a tratamientos.

 El catéter periférico está indicado para sustancias no vesicantes o irritantes con pH entre 5 y 9 y una osmolaridad inferior a 600 mOsm/L.

Elección del dispositivo y lugar de inserción

En la selección del dispositivo, la zona de inserción y la vena a puncionar para el acceso venoso periférico, se tendrán en cuenta: la causa que motiva la inserción de una vía (valorando el tipo de fluidos y el ritmo de infusión), el estado de las venas (eligiendo aquellas donde no existan signos de punción previa ni lesiones de la piel), y características del paciente como su edad o el estado general, buscando la mayor comodidad (aunque siempre prima la seguridad).

Se utilizarán preferentemente las extremidades superiores, evitando las inferiores, sobre todo en pacientes diabéticos. No se deben emplear las venas de extremidades dominantes, con paresias, afectadas por cirugías, con fístulas arteriovenosas, quemaduras, lesiones cutáneas, muy edematosas, o zonas de flexión, esclerosadas o doloridas.

Las venas más utilizadas son: dorsales metacarpianas, radial, cubital, basílica y cefálica. Hay que procurar tomar en primer lugar las venas más distales, dejando las de mayor calibre para situaciones de urgencia y volúmenes de perfusión mayores.

 El calibre del catéter debe ser el más pequeño que cumpla los requisitos del régimen terapéutico.

Procedimiento de canalización de vía periférica

Higiene de manos

El lavado de manos se realizará con una solución alcohólica o con un jabón antiséptico (gluconato de clorhexidina), siempre antes y después de cada inserción, movilización o manipulación del catéter y de los cambios de apósitos.

 El procedimiento de higiene de manos será una medida de actuación equivalente para todas las intervenciones sobre accesos vasculares, independientemente de que sean periféricos o centrales. El uso de guantes no excluye el lavado de manos.

Uso de clorhexidina en la preparación de la piel

Se coloca el compresor aproximadamente a 5-10 cm por encima del lugar de inserción y se palpa la vena. Es posible que deba valorarse la conveniencia de rasurar la zona antes de la punción, siendo más aconsejable cortar el pelo que el rasurado con maquinillas manuales, por la presentación de microtraumatismos que luego pueden favorecer la aparición de infección. La palpación se realiza, generalmente, con los dedos índice y medio de la mano no dominante.

Posteriormente se prepara la piel, limpiando con una solución de clorhexidina alcohólica al 2 %. Si se observa una hipersensibilidad a la clorhexidina, se pueden usar como alternativas tintura de yodo o alcohol al 70 %. Hay que tener en cuenta los tiempos de secado de cada antiséptico utilizado, de acuerdo a las recomendaciones de cada fabricante.

 Se seguirán tiempos de secado de 30 segundos para la clorhexidina alcohólica al 2 %, 2 minutos para la povidona yodada y 20 segundos para el alcohol al 70 %.

Se tendrá especial cuidado en no contaminar el envase del antiséptico ni el conector de dispensación en el proceso de apertura o cierre del mismo, además de evitar su contacto con el paciente o con el material preparado en el carro o batea.

Es importante revisar las caducidades y las fechas de apertura de los frascos. Los antisépticos en solución alcohólica se desecharán al mes de su apertura, salvo que el fabricante indique otro modo al respecto, y los antisépticos jabonosos se desecharán al cabo de 1 mes.

Inserción de un catéter venoso periférico

La inserción de un catéter venoso periférico (**Fig. 41-2**) debe hacerse mermando el riesgo de molestias, complicaciones, riesgo de lesiones e infecciones. No se debe palpar el lugar de la punción después de aplicar el antiséptico de la piel y se usarán guantes no estériles de un solo uso. Se inserta el catéter con el bisel hacia arriba con un ángulo entre 10 y 45°, según la profundidad de la vena, y con un movimiento suave y firme, para intentar disminuir la sensación de dolor. Al refluir la sangre, se irá poniendo el catéter paralelo a la piel para evitar perforar la vena y se retiran el compresor y el fiador. Debe comprobarse que el catéter está en la luz de la vena aspirando con una jeringa, lavando con 2 o 3 mL de suero fisiológico, vigilando que no exista extravasación.

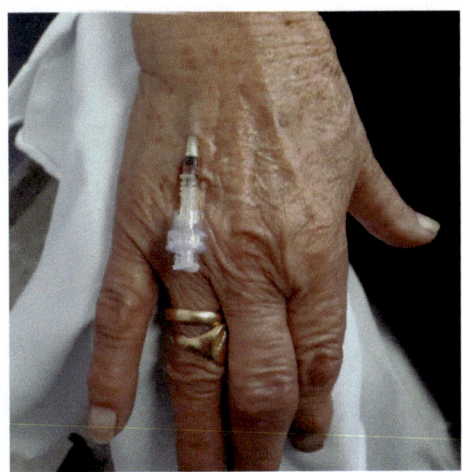

Figura 41-2. Catéter venoso periférico.

En la actualidad, existen distintos tipos de obturadores, tapones de cierre o bioconectores, que en algunos casos incorporan una toma de inyección que facilita su uso sin necesidad de tener que desconectar el tapón del catéter (sistema de válvulas Split Septum).

Fijación del catéter

Para fijar el catéter (**Fig. 41-3**), hay que elegir el apósito adecuado, procurando que cubra con garantías suficientes las necesidades de fijación/oclusión y asepsia, de forma que permita hacer un seguimiento de la zona de punción.

El *tamaño* del apósito estará en relación con el tamaño del catéter, la edad del paciente y el lugar de inserción. El *tipo* de apósito estará en función de las necesidades diagnóstico-terapéuticas, de las características individuales del paciente, de la zona de inserción (estado de la piel, presencia de sudoración, etc.) y de la disponibilidad de materiales.

Se recomienda la utilización de apósitos transparentes semipermeables (**Fig. 41-4**) como primera opción, ya que permiten la transmisión de vapor y sudoración y dificultan la proliferación de microorganismos patógenos. Estos apósitos ayudan a la valoración del catéter en su punto de inserción, pues permiten la vigilancia continua y no producen residuo de pegamento en comparación con el esparadrapo.

Si el paciente presenta exceso de sudoración, o si la zona de inserción presenta hemorragia o secreción, es preferible un apósito de gasa.

Mantenimiento de la vía periférica

Se trata de conservar el acceso venoso periférico en adecuadas condiciones de permeabilidad y asepsia. Hay que comprobar la permeabilidad y lavar el catéter con suero fisiológico antes y después de su uso, utilizando para el sellado la técnica de presión positiva (que consiste en dejar una pequeña cantidad de suero en la jeringa que se aplica en el mismo momento de realizar el sellado, y a la vez que esta, se retira o clampa el sistema).

El sellado de catéteres venosos puede realizarse con suero fisiológico, heparina o citrato (utilizado principalmente en catéteres de diálisis). No hay estudios que demuestren diferencias de efectividad entre el suero fisiológico o una solución de heparina sódica (10 U/mL).

> **!** Es preciso sellar un acceso venoso periférico utilizando una jeringa de 10 mL con suero fisiológico, que se infunde hasta llegar al final retirando la jeringa del obturador sin dejar de ejercer presión, para crear una turbulencia en la punta del catéter; es lo que se conoce como *presión positiva*.

Vías venosas periféricas de perfusión intermitente (vía seca)

Las recomendaciones para las vías venosas periféricas de perfusión intermitente son:

- Comprobar la permeabilidad de la vía venosa aspirando suavemente a través del obturador hasta que salga sangre a la jeringa.
- Lavar con suero fisiológico antes y después de administrar medicación, así como después de realizar una extracción sanguínea.
- Sellar manteniendo la presión positiva, introduciendo a través del obturador o llave de tres vías un bolo de suero fisiológico o solución de heparina sódica, en cantidad suficiente para cubrir el calibre del catéter más el reservorio del tapón/llave de tres vías (1-3 mL).

Mantenimiento de la vía seca si no se administra medicación o se extrae sangre

Las recomendaciones para el mantenimiento de la vía seca, si no se administra medicación o se extrae sangre, son:

- Comprobar la permeabilidad de la vía venosa.
- Si no refluye sangre, se intentará lavar suavemente el dispositivo con suero fisiológico/solución de heparina; si se encuentra resistencia, no se debe insistir y se procederá a la retirada del catéter, considerando que ha perdido la permeabilidad.
- Si el catéter está permeable, lavar con suero fisiológico (1-3 mL) y sellar el dispositivo.

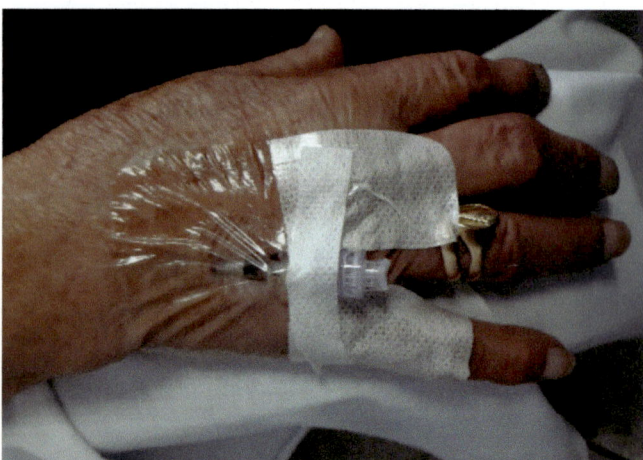

Figura 41-3. Fijación del catéter.

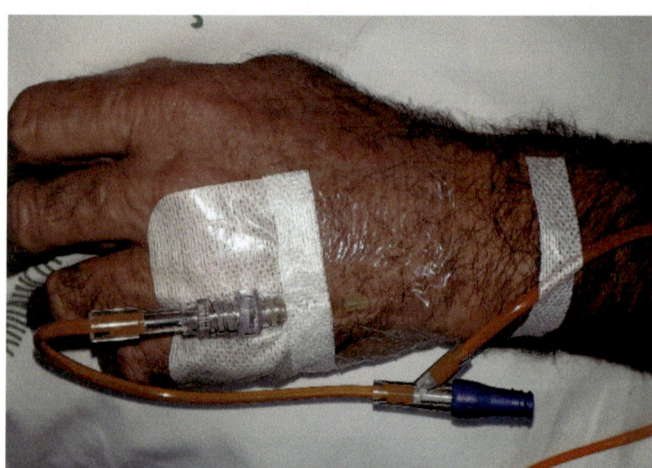

Figura 41-4. Utilización de apósitos transparentes semipermeables.

Cuidados del catéter periférico

Lo fundamental es mantener limpia la zona de inserción, y el catéter permeable y bien fijado. Debe vigilarse de forma regular la aparición de signos locales de infección en la zona de inserción de los accesos periféricos, visualmente o al tacto, a través del apósito intacto y semipermeable, a ser posible. El cambio de apósito se realizará con guantes de un solo uso no estériles (tras realizar el lavado de manos), siempre que esté sucio, húmedo o despegado, cuando la inspección de la zona de inserción lo requiera (signos de infección, dolor o fiebre sin otra focalidad) y siempre cada 2 días en apósitos de gasa y cada 7 días en los transparentes.

El punto de inserción se limpiará con antiséptico realizando movimientos circulares desde dentro hacia fuera. No deben usarse pomadas o cremas antibióticas tópicas en las zonas de inserción. Es conveniente valorar la permeabilidad y la correcta posición del acceso periférico y, por último, volver a colocar la nueva fijación.

Es fundamental animar a los pacientes y familiares a comunicar al personal sanitario cualquier cambio o molestia que se note en la zona de inserción del catéter.

Se deben desinfectar los bioconectores antes de cada uso.

 Es necesario valorar diariamente la necesidad de mantener el catéter venoso periférico.

Principales complicaciones

Las principales complicaciones asociadas al catéter venoso periférico son:

- Obstrucción.
- Extravasación: intentar aspirar la mayor cantidad de producto, administrar un antídoto (si existe) según el agente extravasado, retirar el catéter, elevar la extremidad y valorar frío/calor.
- Flebitis: es la inflamación del endotelio venoso.
- Infección asociada a catéter.

Estudios de investigación han demostrado que los medicamentos con una osmolalidad superior a 600 mOsm/L pueden producir flebitis química en una vena periférica en 24 horas. Las soluciones fisiológicas con 40 Meq/L de potasio tienen 642 mOsm/L, y el bicarbonato sódico al 5 % tiene una osmolaridad de 1.190 mOsm/L.

El catéter debe cambiarse ante cualquiera de estas complicaciones (y enviar la punta del catéter a cultivar si se sospecha infección), debiendo quedar registrado en la historia clínica-evolución de cuidados.

CATÉTER VENOSO DE LÍNEA MEDIA

Se trata de un catéter cuya longitud puede variar entre 4 y 30 cm, fabricado de poliuretano, material más duradero y con una elevada biocompatibilidad, lo que se traduce en un menor riesgo de lesionar la íntima venosa y una alta resistencia química, por lo que los fármacos no lo debilitan.

 El catéter Midline está indicado para la infusión de sustancias no vesicantes o irritantes con pH entre 5 y 9 y una osmolaridad inferior a 600 mOsm/L, durante un tiempo más prolongado, entre 6 y 30 días.

Su inserción es periférica y alcanza venas de diámetros importantes (vena axilar), quedando la punta a una distancia media entre una localización periférica y central. Es necesario utilizar un ecógrafo para la visualización de las venas y proceder a su inserción, ya que se suelen canalizar vasos profundos (venas basílica o cefálica). La inserción se hace con la técnica de Seldinger (utilizando guía y dilatador). Tiene además un prolongador, que disminuye el riesgo de flebitis o infección al manipular el catéter a distancia del punto de inserción.

No se aconsejan extracciones sanguíneas de rutina de un catéter de línea media, a diferencia de otros tipos de catéteres venosos más centrales.

La línea media permite un acceso vascular periférico a un calibre de vena suficientemente grande como para evitar las complicaciones relacionadas con una localización muy periférica de la punta del catéter (flebitis, extravasación), y ofrece una mayor durabilidad, reduciendo las punciones.

No está indicada cuando se deban infundir: nutrición parenteral total, fármacos vasopresores o sustancias irritantes o vesicantes. No es recomendable para nutrición parenteral periférica ni para administración de medios de contraste a presiones elevadas.

Cuidados generales del catéter de línea media

La técnica de lavado intraluminal donde se instila suero fisiológico a emboladas (10 o 20 mL), haciendo pequeñas pausas cada 1-2 mL para generar turbulencias y garantizar la limpieza de las paredes, al evitar el depósito de eritrocitos, fibrina o sustancias en la luz del catéter, se conoce como técnica *push-stop-push* (infundir-parar-infundir).

Los lavados se realizarán con jeringas de 10 mL o mayores, con la técnica *push-stop-push* y presión positiva.

Las extracciones sanguíneas no son recomendables, pero si se decide realizar, se deberán desechar 3-6 mL de sangre y, posteriormente, lavar con 20 mL de suero fisiológico.

Ante una obstrucción del catéter, no se debe forzar la infusión y hay que valorar la administración de un fibrinolítico con la técnica de presión negativa con llave de tres pasos.

La primera cura y cambio de apósito será a las 24 horas de su inserción, con clorhexidina alcohólica al 2 % como mejor opción; las siguientes curas serán cada 7 días para apósitos semipermeables y cada 2 días si son de gasa. Se deben desinfectar los tapones o bioconectores antes de cada uso y cambiarlos cada 7 días o cuando presenten suciedad, coágulos o restos.

En pacientes que presenten zonas de acceso limitadas y no se tenga evidencia de flebitis o infección, los catéteres pueden permanecer en la misma zona durante períodos largos, si bien el paciente y las zonas de inserción tendrán que ser estrechamente vigilados.

Una medida que favorece la información y la vigilancia es registrar el nombre del profesional, la fecha y hora de la inserción y retirada del catéter, así como los cambios de apósitos, de una forma estructurada en la historia clínica.

Principales complicaciones del catéter de línea media

Las principales complicaciones son: la obstrucción, la extravasación, flebitis, trombosis e infección asociada. Debe vigilarse la aparición de signos y síntomas que hagan sospechar alguna complicación.

Al encontrarse alojado el extremo distal en un vaso más profundo, la detección de las complicaciones puede ser más difícil.

CATÉTER VENOSO CENTRAL

Se inserta en un gran vaso, dejando la punta del mismo en la vena cava superior o inferior, justo en la entrada de la aurícula derecha. En el ámbito de los cuidados paliativos, los más utilizados son el catéter venoso central de inserción periférica y el implantado con reservorio subcutáneo.

Catéter venoso central de inserción periférica

Se trata de un dispositivo para acceso vascular (**Fig. 41-5**), de 55-60 cm de longitud, cuyo extremo distal queda alojado en la vena cava superior justo en la desembocadura de la unión cavoatrial, realizado en material biocompatible, válido para cualquier tipo de terapia intravenosa y que se implanta en una vena periférica por punción ecoguiada.

Aporta menor agresividad y mayor comodidad para el paciente, pudiendo mantener el catéter de forma duradera, por lo que se presenta como una alternativa posible tanto en el hospital como en el domicilio, en el manejo de pacientes con necesidades paliativas que requieren de accesos venosos prolongados. Además, ayuda a preservar el capital venoso del paciente.

Su colocación es más fácil que la de otros catéteres centrales, con una curva de aprendizaje rápida. El profesional de enfermería debe estar capacitado para la colocación de un PICC siempre que haya sido formado de manera competente para saber enfrentarse a las situaciones que pudieran suceder.

Antes de la elección y la canalización de la vena, debe hacerse una detallada exploración ecográfica bilateral de las venas profundas del brazo (basílica, braquial) y el cuello (axilar, subclavia, yugular interna, anónima), para excluir anomalías anatómicas o trombóticas previas y, con ello, elegir la vena más óptima para el éxito de la maniobra. Es importante la identificación ecográfica del nervio mediano y la arteria braquial para evitar daños accidentales.

Existen distintos métodos para realizar una evaluación venosa previa a la colocación del PICC. El Grupo Gavecelt (grupo italiano para el estudio de accesos venosos de larga duración) ha creado un conjunto de medidas, basadas en la evidencia, para el implante seguro de los mismos, que se conoce como protocolo SIP (*save insertion of PICC,* es decir, inserción segura del PICC), así como el método de evaluación rápida de venas periféricas (RAPEVA, *rapid peripheral vein assessment*) para la exploración ecográfica del miembro superior.

El método de inserción por zona (ZIM) fue elaborado por Robert Dawson para la elección ideal del punto de salida del catéter PICC en la zona de inserción. Este método tiene en cuenta la longitud del brazo (distancia entre el acromion y el olécranon), dividiéndolo en tres áreas o zonas:

• La zona amarilla (tercio proximal).
• La zona verde (tercio medio).
• La zona roja (tercio distal).

El punto de salida del catéter deberá quedar en la zona verde.

Una vez seleccionada la vena con ayuda del ecógrafo, se efectúa una venopunción ecoguiada con aguja de micropunción, bajo anestesia local, medidas de asepsia (lavado de manos y uso de guantes y bata estériles, campo estéril) y técnica de Seldinger modificada.

El catéter a implantar no debe ocupar más del 45 % de la luz del vaso. Precisa garantizar una fijación correcta y duradera (preferiblemente sin suturas: sistemas adhesivos o anclaje subcutáneo), que evite la salida o desplazamiento del catéter y la comprobación de la correcta ubicación del catéter mediante una radiografía o un electrocardiograma.

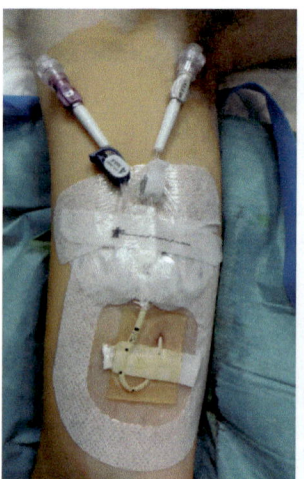 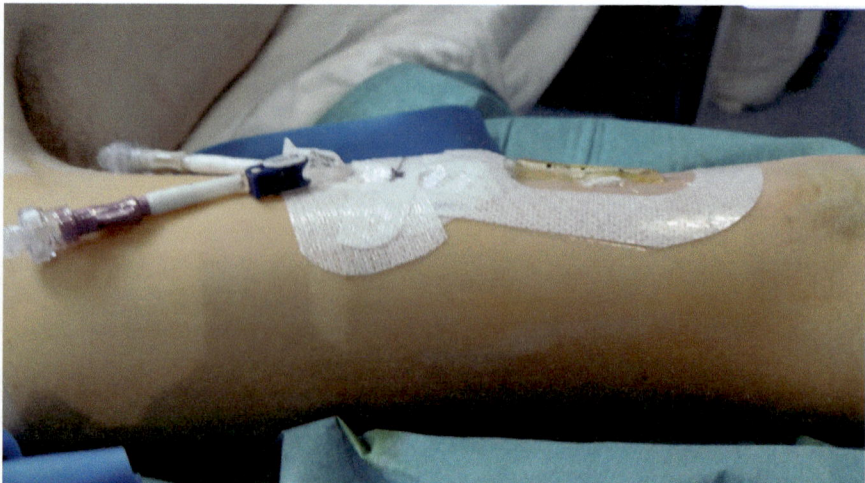

Figura 41-5. Catéter venoso central de inserción periférica.

Tipos de catéter

Clasificación por tipo de punta:

Los catéteres, dependiendo del tipo de punta que tengan, se clasifican en:

- PICC de punta abierta con válvula proximal (sin pinza): la válvula mantiene la presión positiva, dispone de un sistema que impide el reflujo de sangre hacia la punta del catéter. No puede ser usado en la monitorización de la presión venosa.
- PICC de punta cerrada con válvula distal (sin pinza): ya que la punta especial impide el reflujo sanguíneo, no es necesario el sellado con heparina.
- PICC de punta abierta y con pinza proximal: son de poliuretano, suelen ser de alto flujo. Permiten medir la presión venosa central.

Clasificación según la composición del dispositivo:

- PICC de poliuretano: ofrece gran resistencia y durabilidad. De duración intermedia.
- PICC de silicona: es un material más flexible. Las paredes del catéter son más gruesas. De larga duración.

Clasificación según el flujo de infusión:

Los catéteres, dependiendo del flujo de infusión, se clasifican en:

- Alto flujo: soportan altas presiones de infusión 7-5 mL/s y admiten la infusión de contrastes. Presentan una inscripción de la velocidad máxima de infusión en la pinza o luz del catéter.
- Flujo estándar: estos catéteres no soportan altas presiones de infusión. El flujo máximo recomendado de infusión es de 4 mL/s.

Manejo y mantenimiento

Es fundamental el papel de la enfermería para prolongar la vida del catéter y conseguir su pleno rendimiento, aplicando unos cuidados basados en la evidencia y evitando la variabilidad en la práctica clínica. El mayor riesgo para el paciente que porta un catéter PICC es su infección. Por ello, los cuidados enfermeros estarán centrados en evitar el riesgo potencial de infección de catéter y deben seguir los siguientes procedimientos:

- Procedimiento de los cuidados extraluminares:
  - La primera cura se realizará a las 24 horas de su inserción, recomendándose posteriormente cada 7 días, de forma estéril, el cambio del apósito semipermeable y bioconector (valorar la necesidad de cambio del sistema de fijación), o siempre que el apósito esté sucio o despegado.
  - Colocación de guantes limpios para retirar la malla, apósito y sistema de fijación sin sutura si es necesario. Extremar los cuidados para evitar desplazamientos o la salida accidental del catéter.
  - Colocación de guantes estériles.
  - Vigilancia y antisepsia del punto de salida del catéter en la piel y alrededores y la zona externa del catéter, dejando secar completamente la zona. Vigilar la correcta posición del catéter.
  - Colocación del nuevo sistema de fijación sin suturas y apósito transparente semipermeable.
  - Los conectores se envuelven en gasas estériles y se fijan colocando una malla sin ejercer presión.
  - Se recomienda anotar la fecha de la cura de forma visible y registrar la actividad enfermera en la historia del paciente.
- Procedimiento de los cuidados intraluminares, de forma estéril, para garantizar su permeabilidad:
  - Antisepsia del bioconector con clorhexidina alcohólica al 2 % o gasa impregnada en alcohol isopropílico al 70 %, evitando tocar la superficie de conexión tras la desinfección. Se recomienda que todos los catéteres PICC tengan un conector valvulado sin aguja.
  - Comprobar la permeabilidad del catéter con una jeringa de 10 mL y, a ser posible, precargada con suero fisiológico, infundir 1-2 mL y aspirar posteriormente, comprobando que refluye sin dificultad.
  - Cuando el catéter está en reposo, se realizará un mantenimiento con 10 mL de suero fisiológico una vez por semana (se hará coincidir con la cura del catéter) con la técnica *push-stop-push* y presión positiva.
  - Si el catéter está en uso con una infusión continua, se recomienda realizar el lavado tras cada cambio de perfusión; y si la infusión es intermite, tras cada uso. Se hará con 20 mL en el caso de hemoderivados o nutrición parenteral con lípidos.
  - Se recomienda el uso de bombas de infusión con el fin de evitar oclusiones (obligatorio si se trata de hemoderivados).
  - Se practicará el sellado del catéter PICC con suero fisiológico, heparina o citrato, cada 7 días si esta fuera de uso.
  - En el catéter PICC de doble luz, se considera cada luz de forma independiente.

Para la extracción de analíticas desde un PICC, se seguirán los pasos que se describen:

- Higiene de manos, colocación de guantes no estériles y antisepsia del bioconector.
- Si alguna de las luces está en funcionamiento, suspenderla hasta finalizar la extracción.
- Comprobar la permeabilidad del catéter infundiendo, con una jeringa de 10 mL, 3-5 mL de suero fisiológico.
- Si el catéter tiene dos luces, antes de la extracción, lo descrito se realiza en cada luz.
- Aspirar y desechar 5-8 mL de sangre.
- Conectar el sistema tipo Vacutainer, abrir la pinza del catéter y extraer las muestras solicitadas. Al finalizar, cerrar la pinza del catéter y extraer el Vacutainer.
- Terminada la extracción de la analítica, realizar el lavado con suero fisiológico con técnica *push-stop-push* y presión positiva, y realizar el sellado.
- Recoger el catéter, protegiendo con gasa estéril todas sus luces y conectores.

Principales complicaciones

Las complicaciones potenciales asociadas al PICC son:

- Obstrucción, desplazamiento o rotura del catéter.
- Flebitis.
- Infección.
- Trombosis venosa.
- Embolia aérea.
- Durante la inserción: neumotórax, arritmia cardíaca.

Causas de la trombosis

La trombosis puede ocurrir hasta en un 30 % de los pacientes portadores de PICC (diferente de la obstrucción del catéter causada por un coágulo), siendo los principales factores que inciden en su formación: la inserción del catéter, la estasis y la hipercoagulabilidad del paciente.

Según el doctor Pittiruti, considerando el aspecto «flujo», el problema real no reside en que el PICC en comparación con el catéter central tenga una luz más pequeña (menos flujo), sino en la elección de un catéter de calibre inadecuado respecto a la vena, que puede generar un trombo en la parte proximal del dispositivo, donde la vena es más pequeña (más periférica).

El riesgo que tiene un paciente de desarrollar una trombosis se puede estimar utilizando la escala de riesgo de Michigan (*Michigan Risk Score*) (**Tabla 41-1**) que, en función de una serie de variables, otorga una puntuación y un nivel de riesgo, y puede orientar para tomar medidas que minimicen el mismo. La tromboprofilaxis no está recomendada de forma rutinaria.

En caso de trombosis, la anticoagulación se mantendrá durante al menos 3 meses. No está indicada la trombólisis sistémica ni a través del catéter, quedando limitada a trombosis masiva que suponga un riesgo para la integridad de la extremidad o la vida. No se recomienda la retirada del catéter, salvo que el catéter no sea funcionante, asocie otras compli-

caciones, fracase la anticoagulación o la situación clínica sea inestable, y en la medida de lo posible, se llevará a cabo tras 5-7 días de anticoagulación.

Actuación si no refluye el catéter central de inserción periférica

Si no refluye sangre a través del catéter PICC, es preciso seguir las siguientes recomendaciones:

- La oclusión es una de las complicaciones más comunes del PICC. Puede deberse a una oclusión parcial o total de la luz de catéter, debido a un coágulo interno, un trombo de la vena o una vaina fibroblástica. La oclusión parcial permite la infusión, pero no refluye. Es fundamental en su prevención mantener una adecuada técnica de mantenimiento.
- Se deberá comprobar la integridad del catéter, verificando que no existen acodamientos, desplazamientos ni una mala disposición de la punta del catéter.
- Se procederá al lavado del catéter con técnica *push-stop-push* y se intenta aspirar. Si es necesario, se debe combinar con la movilización de la extremidad y maniobras de Valsalva (aumento de la presión intratorácica).
- Si estos pasos no resuelven la situación, será necesario usar la técnica de desobstrucción. Hay que tener en cuenta que una obstrucción puede ser por coágulos (tras extracciones analíticas), agregados lipídicos (nutrición parenteral), precipitados de fármacos y/o medios de contraste. Puede ser total o parcial.
- La técnica de desobstrucción consiste en comprobar la integridad del catéter y la ausencia de acodamientos y/o mal posición del catéter. Se deben realizar intentos de desobstrucción con suero fisiológico con una jeringa de 10 cc. La maniobra de *pumping* (bombeo) consiste en pequeños y rápidos movimientos de aspiración/infusión repetidamente con suero fisiológico.
- Si estas maniobras no son efectivas, habrá que recurrir a soluciones según el origen de la obstrucción y siguiendo el protocolo de cada centro:
  - Coágulos: se usará trombolítico.
  - Lípidos: se empleará etanol al 50-75 %.
  - Contraste: se utilizará bicarbonato molar (8,5%).
  - Precipitados de fármacos de bajo pH: se usará una solución ácida.
  - Precipitados de fármacos de elevado pH: se utilizará una solución básica.

Si la obstrucción es total, la solución se administrará con la técnica de presión negativa con llave de tres pasos.

Si los pasos anteriores no son efectivos, se procederá a la retirada, dejándolo registrado en la historia clínica, y se considerará la sustitución del mismo.

Si sospecha de infección

En caso de que se sospeche de la existencia de infección, no se debe retirar el catéter PICC de manera sistemática. Se han de realizar hemocultivos seriados extraídos del catéter PICC y de sangre periférica.

Tabla 41-1. Escala de riesgo de Michigan para trombosis venosa asociada al PICC	
	Puntos
Presencia de otro catéter central al colocar el PICC	1 punto
Leucocitos < 12.000 al insertar	1 punto
Cáncer activo	2 puntos
Número de luces del PICC	1-2 luces: 2 puntos
	3-4 luces: 3 puntos
Antecedentes de trombosis	2 puntos
	Ha sido en < 30 días: 3 puntos

Nivel de riesgo:
Pacientes clase I: 0 puntos = 0,9 % de riesgo.
Pacientes clase II: 1-2 puntos = 1,5 % de riesgo.
Pacientes clase III: 3-4 puntos = 2,6 % de riesgo.
Pacientes clase IV: > 4 puntos = 4,5 % de riesgo.

PICC: catéter central de inserción periférica.

El diagnóstico se basa en la comparación entre el tiempo de positivización del hemocultivo central frente al hemocultivo de sangre periférica. Si el paciente está estable, es recomendable iniciar antibioterapia y esperar a los resultados de los hemocultivos antes de retirar el catéter.

Una vez confirmada la infección por hemocultivos, limpiar y desinfectar la zona con clorhexidina alcohólica, así como retirar el catéter y realizar el cultivo de la punta del mismo. Se debe registrar la complicación y la actuación en la historia clínica.

Exudado en la zona de inserción

Si no existe fiebre y no hay molestia, se limpia la zona con suero fisiológico y se recoge una muestra con hisopo para cultivo. Seguidamente, se procede a desinfectar con clorhexidina alcohólica. Se recomienda el uso de apósitos que controlen el exudado, como son los semipermeables o de gasa si es abundante; y vigilancia y seguimiento cada 24-48 horas. Si se confirma la infección, hay que retirar el catéter.

Dolor en el brazo o zona cercana

La aparición de dolor no debe considerarse como algo normal. Se debe tener siempre en cuenta la valoración subjetiva del paciente. Si aparece durante los primeros 10 días, puede deberse a una flebitis mecánica. Hay que aplicar frío local en la zona alrededor del apósito y vigilar su evolución.

Si se produce tras la administración de algún fármaco intravenoso, puede deberse a una flebitis química. Dependiendo del fármaco, se debe aplicar frío o calor y vigilar su evolución. Hay que valorar si aparece cordón venoso en el brazo, siguiendo un trayecto ascendente o descendente por la vena del PICC.

Para la valoración de la flebitis, existen distintas escalas, siendo la más utilizada la escala visual de valoración de flebitis Maddox, que ayudará en la práctica clínica a reconocer los diferentes grados y proceder a unas recomendaciones:

- Si la flebitis es de grado 0 (sin dolor, eritema, edema ni cordón palpable): observación.
- Si la flebitis es de grado 1 (dolor): aplicar frío local y vigilancia.
- Si la flebitis es de grado 2 (dolor con eritema y/o edema): curar, aplicar frío local y recolocación de la parte externa del catéter, evitando rotaciones o acodamientos.
- Si la flebitis es de grado 3, 4 o 5 (dolor, eritema, edema y cordón venoso palpable): realizar una ecografía Doppler, hemocultivos de PICC y periféricos, y valorar la retirada estéril del PICC para el cultivo de la punta.

Retirada del catéter central de inserción periférica

Para retirar el PICC, se deben tener en cuenta los siguientes puntos:

- Se debe retirar cualquier catéter venoso central que no sea necesario.
- Es recomendable una exploración ecográfica previa para descartar la presencia de trombosis.

- La retirada es sencilla y no debe ser dolorosa. Se ha de retirar la cura y la fijación sin sutura con guantes limpios no estériles. Se procederá a la antisepsia cutánea con clorhexidina alcohólica y se extraerá el catéter PICC lentamente ejerciendo una tracción continua. Si existe sangrado por el punto de inserción, hay que aplicar presión en la zona.
- Es necesario comprobar que se ha extraído por completo, confirmando la longitud en los registros.
- No se debe realizar el cultivo de punta de PICC de manera sistemática.
- Hay que registrar la retirada del catéter en la historia del paciente.

Recomendaciones para los pacientes

El PICC ha de interferir lo mínimo posible en la vida del paciente, procurando mantener sus actividades cotidianas, siempre que su estado de salud se lo permita. Es necesario mantener una higiene diaria correcta. La zona de la piel circundante ha de estar limpia, se recomienda la ducha diaria usando alguna protección impermeable para mantener la zona seca.

No es conveniente sumergir el brazo en el agua, como la inmersión en piscina o el mar. Estos medios se consideran potencialmente contaminantes. Además, la natación podría provocar una salida del PICC.

Los pacientes que convivan con mascotas han de protegerse de forma especial esa zona, y evitar arañazos y mordeduras. Se recomienda no realizar tareas en lugares sucios, practicar deportes bruscos o de contacto, actividades extenuantes o levantar objetos pesados (sobre todo en las primeras 48 horas después de haberse colocado el catéter).

Se debe evitar el uso de tijeras (o extremar la precaución cuando se utilicen) para retirar la cinta adhesiva o el vendaje alrededor del catéter.

Ante signos de alarma, hay que estar siempre atento, y si presenta uno de los siguientes síntomas o signos, comunicarlo a la enfermera:

- Dolor, enrojecimiento o inflamación en la zona de inserción del catéter.
- Fiebre.
- Cordón rojo a lo largo del recorrido del PICC.
- Secreción por el punto de punción o las zonas adyacentes.
- Imposibilidad para flexionar el codo del brazo donde tiene instalado el catéter.
- Observación de una porción mayor del catéter PICC fuera del punto de inserción.
- Rotura del catéter o pérdida de sangre.

Catéter venoso central con reservorio subcutáneo

Se trata de un catéter venoso central (extremo distal en el punto de unión de la vena cava superior con la aurícula derecha) de larga duración (**Fig. 41-6**), de acceso a través de la vena yugular o subclavia, cuyo extremo proximal se conecta a un dispositivo insertado en un bolsillo subcutáneo, sobre el plano muscular, posicionado generalmente en la pared anterior del tórax en la zona infraclavicular.

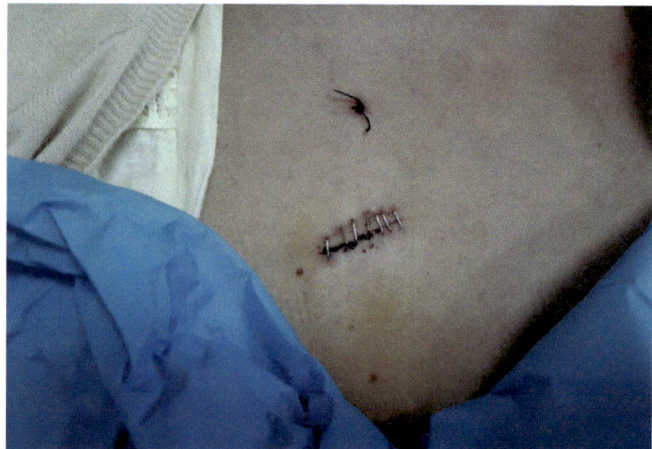

Figura 41-6. Port-a-Cath®, catéter venoso central con reservorio subcutáneo.

Posee puntos para sutura en los laterales de su base, que permiten su anclaje, para evitar de este modo su torsión o desplazamiento. Se coloca y se retira quirúrgicamente bajo anestesia local, de forma ambulatoria. Es muy utilizado en pacientes oncológicos, ya que presenta las ventajas de ser más cómodo para el paciente, con menor riesgo de infecciones y mayor tiempo de permanencia que el PICC.

Consta de tres partes:

- Portal: una pequeña cámara metálica única o doble de titanio, acero o polisulfona, sellada en la parte superior con una membrana de silicona autosellante.
- Catéter: un tubo delgado, flexible y radiopaco de silicona o poliuretano.
- Conector del catéter: un componente que conecta el catéter con el portal.

Cuidados de la zona de implantación

La cura de los puntos de sutura se realizará con clorhexidina alcohólica al 2 %, vigilando la presencia de sangrado o de signos de infección de la herida quirúrgica (enrojecimiento, inflamación, dolor o exudado), y se valorará la toma de muestra para cultivo en caso necesario. La retirada de los puntos se efectúa cuando la herida quirúrgica esté completamente cicatrizada.

 La cicatrización en pacientes pancitopénicos o en tratamiento con quimioterapia se enlentece, se recomienda la retirada de puntos a los 14 días de la implantación.

Pasos a seguir para la punción del acceso

Se recomienda seguir los siguientes pasos (**Fig. 41-7**):

- Preservar la intimidad del paciente.
- Fomentar la colaboración del paciente en la medida de sus posibilidades.
- Colocar al paciente en la posición adecuada, preferentemente reclinado sobre una cama o un sillón a 45°. De esta forma el reservorio subcutáneo se observa mejor y está más fijo.

- Lavarse las manos con jabón antiséptico.
- Localizar las membranas de las cámaras del reservorio visualmente o por palpación.
- Montar un campo estéril.
- Colocarse los guantes estériles.
- Realizar antisepsia de la piel con antisépticos, respetando el tiempo de secado.
- Purgar las agujas específicas para Port-a-Cath® con suero fisiológico o solución heparinizada, que previamente se habrá cargado en jeringas de 10 mL.
- Utilizar solamente agujas específicas, tipo Gripper o Huber.
- Se debe utilizar la aguja de calibre más pequeño en función de la terapia prescrita, con una longitud adecuada para que la base del dispositivo quede a ras de la piel y reduzca la salida accidental.
- Fijar la membrana de acceso o portal mediante palpación de la mano no dominante, buscando el punto central. Al palpar la piel que recubre el portal, se nota la superficie abombada o con resaltes, lo cual facilita la localización del punto de punción (centro de la membrana).
- No pinchar siempre en el mismo punto de la piel; para ello hay que tirar un poco de ella y extenderla.
- Indicar al paciente que tome aire para visualizar mejor el reservorio, y ponerlo sobre plano duro mientras se inserta la aguja de forma firme y perpendicular a la membrana del portal, avanzando hasta notar un tope metálico (pared posterior del reservorio).
- Aspirar con la jeringa cargada con suero fisiológico para comprobar la permeabilidad del catéter. Tras observar la salida de sangre, aspirar el sellado e irrigar el catéter con suero fisiológico, quedando preparado para su utilización.
- Cubrir con un apósito estéril transparente o de gasa que cubra la aguja y el sitio de punción (**Fig. 41-8**). Cambiar cada 7 días el transparente y cada 2 el de gasa, o antes si se observa este contaminado, húmedo o despegado.
- Informar al paciente de los cuidados para evitar las desconexiones o la salida de la aguja.

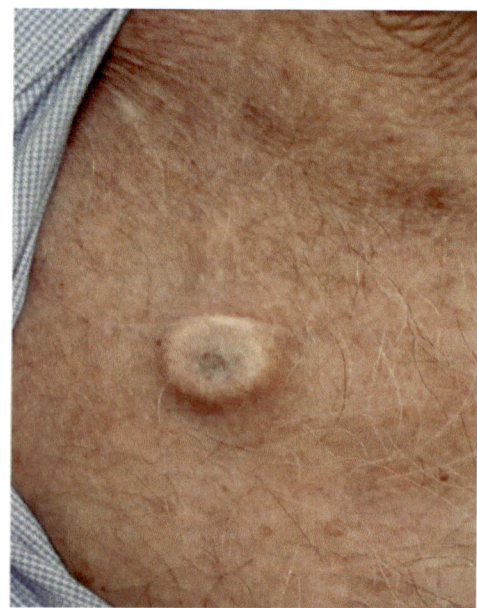

Figura 41-7. Port-a-Cath®, punción del acceso.

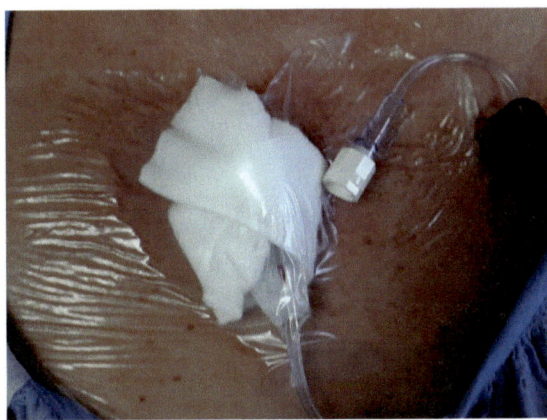

Figura 41-8. Port-a-Cath®, apósito estéril transparente o de gasa que debe cubrir la aguja y el sitio de punción.

Cuidados y mantenimiento del catéter central implantado

Las recomendaciones para el cuidado y mantenimiento del catéter central implantado son:

- Mantener una técnica aséptica, tanto para la inserción como para el cuidado del catéter y la manipulación de las conexiones.
- Mantener la pinza cerrada y usar conectores cerrados (bioconectores). Evitar las desconexiones de los sistemas y limitar el uso de llaves de tres pasos y alargaderas, ya que representan un mayor riesgo de infección.
- Asegurar la inmovilidad del catéter según el método que al paciente le resulte más cómodo, evitando acodamientos y estiramientos, y solicitar que se mueva con precaución para evitar las desconexiones del sistema.
- Las infusiones se administran a través de bombas de perfusión para prevenir obstrucciones. Se debe vigilar el ritmo de infusión, evitando excesos de presión.
- Manipular la alargadera por debajo del nivel de la aurícula del paciente para evitar la entrada de aire en caso de desconexión accidental.
- Lavar el catéter con jeringas de 10 mL (no utilizarlas más pequeñas para evitar someter al catéter a presiones excesivas) con la técnica *push stop-push* y presión positiva, siguiendo las mismas recomendaciones que para el catéter PICC, y realizar el sellado siempre que no se vaya a usar.
- El catéter central de larga duración se tiene que sellar cada 6-8 semanas.
- Vigilar signos de complicación que indiquen trombosis venosa o infección: dolor, eritema o inflamación en el cuello, en el brazo o en el lado del punto de implantación, inflamación cervical, supraclavicular o de las venas accesorias del tórax.
- Dejar registrados los procedimientos realizados, con la fecha de realización y del próximo sellado.

Retirada de la aguja

Las recomendaciones para retirar la aguja son:

- Lavado del catéter con la técnica *push-stop-push* y presión positiva y sellado.

- Fijar el reservorio con los dedos índice y pulgar de la mano no dominante.
- Indicar al paciente que tome aire para visualizar mejor el reservorio.
- Tirar suavemente de la aguja al mismo tiempo que se empuja el sistema de seguridad.
- Presionar el punto de punción con una gasa impregnada con clorhexidina alcohólica al 2 %.
- Poner un apósito de gasa.

Extracción de sangre

Para extraer sangre del catéter venoso central implantado, se sigue la técnica de punción del acceso, de forma aséptica, se conecta la campana de vacío o jeringa de 10 cc y se deshechan de 5 a 10 mL de sangre.

Si no se extrae sangre, hay que pedir al paciente que realice inspiraciones profundas y/o elevar el brazo homolateral para movilizar el catéter dentro de la vena. En algunas ocasiones será necesario tumbar al paciente y/o ponerlo en decúbito lateral.

Al finalizar la extracción, proceder al lavado del catéter con 20 mL de suero fisiológico y sellado si no se va a utilizar.

Complicaciones del Port-a-Cath®

Las principales complicaciones del Port-a-Cath® son:

- Obstrucción parcial: se puede infundir, pero no se extrae sangre. Hay que pedir al paciente que realice maniobras para aumentar la presión torácica, como toser o respirar profundamente; irrigar con suero salino heparinizado sin forzar; y aspirar para crear vacío, utilizando la técnica de presión negativa.
- Obstrucción total: no es posible infundir líquidos ni extraer sangre. Se manifiesta como resistencia a aspirar y/o empujar el émbolo de la jeringa. Se indicará al paciente que cambie de posición, si es posible acostado, con los pies elevados, y que gire la cabeza al lado contrario, elevando el miembro homolateral. Hay que realizar maniobras de Valsalva. Si después de esta maniobra el catéter no está permeable, debe comunicarse al facultativo para valorar la desobstrucción mediante fibrinolíticos.
- Infección: no se debe pinchar ni manipular el reservorio con aguja. Se recomienda recoger el cultivo de la zona si existe exudado y valorar el inicio de antibioterapia. No existen recomendaciones claras sobre el empleo de antibióticos como sellado del catéter.
- Extravasación: la de quimioterápicos puede producir necrosis tisular. Se debe suspender de inmediato la perfusión del agente, extraer 3-5 mL de líquido (sangre y parte del contenido extravasado) a través del catéter y retirar la aguja. Posteriormente, se llevarán a cabo medidas específicas en función del agente extravasado.

Recomendaciones para los pacientes portadores de catéteres venosos centrales con reservorio

Las principales recomendaciones serán evitar levantar pesos con el brazo del lado donde está insertado el catéter central, no llevar prendas de vestir que puedan friccionar el acceso, adecuar el cinturón de seguridad del automóvil para evitar el roce sobre el acceso venoso y contactar con su enfermera si aparece cualquier signo de complicación.

PUNTOS CLAVE

- Es fundamental la formación del personal sanitario en las indicaciones en el uso de catéteres intravasculares, los procedimientos adecuados para su inserción y mantenimiento, con el objeto de prevenir sus complicaciones asociadas.
- Es muy importante el papel de la enfermería para prolongar la vida del catéter intravenoso y conseguir el pleno rendimiento del mismo, aplicando unos cuidados basados en la evidencia y evitando la variabilidad en la práctica clínica.
- Se debe elegir el dispositivo con menor riesgo de complicaciones y de menor coste para el tipo y duración de la terapia intravenosa que se planifique.
- En los catéteres venosos periféricos, se debe optar por venas más distales, evitando las zonas de flexión, consi-

derando que, a menor grosor de catéter, más tiempo de permanencia y menor riesgo de extravasación. Es preciso valorar diariamente la necesidad del catéter venoso periférico.
- Entre los catéteres de duración prolongada, los más utilizados en el ámbito de los cuidados paliativos son el PICC y el catéter central con reservorio subcutáneo.
- Es importante conocer y aplicar la técnica *push-stop-push* para garantizar la limpieza de las paredes, al evitar el depósito de eritrocitos, fibrina o sustancias en la luz del catéter, y la técnica de presión positiva para el sellado de los catéteres.
- Hay que usar preferentemente apósitos transparentes semipermeables estériles, ya que permiten la valoración y la vigilancia continua del catéter en su punto de inserción.

BIBLIOGRAFÍA

Arévalo JM, Arribas L, Hernández J, Lizán M. Guía de utilización de antisépticos. [Internet]. Sociedad Española de Medicina Preventiva, Salud Pública e Higiene (SEMPSPH). Disponible en: http://www.sefh.es/fichadjuntos/Antisepticos.pdf

Carballo M, Llinas M, Feijoo M. Flebitis en catéteres periféricos, incidencia y factores de riesgo. Rev ROL Enf. 2004;27;584-98.

Chopra V, Kaatz S, Conlon A, Paje D, Grant PJ, Rogers MAM, et al. The Michigan Risk Score to predict peripherally inserted central catheter-associated thrombosis. J Thromb Haemost. 2017;15:1951-62.

Dawson, Robert. PICC Zone Insertion Method™ (ZIM™): A systematic approach to determine the ideal insertion site for PICCs in the upper arm. JAVA. 2011;16:156-65.

Enríquez de Luna Rodríguez M, Barroso Gutiérrez C, Cuadros Gómez MJ, Fontalba Díaz F, Gavira Albiach P, Jiménez Fernández S. Guía fase para la prevención de infecciones asociadas al uso de dispositivos venosos. PiCuida. Junta de Andalucía; 2017.

Flebitis Zero. [Web]. Flebitis Zero. Disponible en: https://flebitiszero.com/app/

Fundación Santafé de Bogotá. Guía para el manejo del catéter venoso central. [Internet]. 2004.

Informe global de España. Análisis EPINE-EPPS 2021. Informe España: Prevalencia de infecciones (relacionadas con la asistencia sanitaria y comunitarias) y uso de antimicrobianos en hospitales de agudos. Sociedad Española de Medicina Preventiva, Salud Pública e Higiene; 2021.

Lombardi R, Malo J, Caragna E. Infección relacionada a catéter central insertado periféricamente. [Internet]. 2004. Disponible en: http://www.chasque.net/sumi/paciente/1998v11n2/lombardi-molo.htm

Mermel LA, Farr BM, Sherertz RJ, Raad II, O'Grady N, Harris JS, et al. Guidelines for the management of intravascular catheter-related infections. Clin Infect Dis. 2001;32:1249-72.

Moureau NL, McKneally E, Hofbeck D, Sharp J, Hanley B, Williams V. Integrative Review: Complications of Peripherally Inserted Central Catheters (PICC) and Midline Catheters with Economic Analysis of Potential Impact of Hydrophilic Catheter Material. Int J Nurs Health Care Res. 2022;5:1347.

NANDA International. Diagnósticos enfermeros. Definiciones y Clasificación 2018-2020. 11ª ed. Madrid: Elsevier; 2019.

O'Grady NP, Alexander M, Burns LA, Dellinger EP, Garland J, Heard SO, et al. Guidelines for the prevention of intravascular catheter-related infections. Clin Infect Dis. 2011;52:e162-93.

Pittiruti M, Scoppettuolo G. Manual GAVeCeLT sobre catéteres PICC y MIDLINE: indicaciones, inserción, mantenimiento y gestión. Edra; 2017.

Registered Nurses' Association of Ontario (RNAO). Acceso vascular. [Internet]. 2ª ed. Toronto (ON): RNAO; 2021. Disponible en: https://www.bpso.es/wp-content/uploads/2021/12/Acceso-Vascular_2021.pdf

Sociedad Española de Infusión y Acceso Vascular (SEINAV). [Internet]. SEINAV; 2019. Disponible en: https://seinav.org/

Trezza C, Califano C, Iovino V, D'Ambrosio C, Grimaldi G, Pittiruti M. Incidencia del manguito fibroblástico y de la trombosis venosa relacionada con el catéter en catéteres centrales de inserción periférica: un estudio prospectivo en pacientes oncológicos y hematológicos. J Vasc Access. 2021;22:444-9.

Ullman AJ, Cooke ML, Mitchell M, Lin F, New K, Long DA, et al. Dressings and securement devices for central venous catheters (CVC). Cochrane Database Syst Rev. 2015;2015:CD010367.

Cuidados de ostomías y drenajes

42

J. L. Pérez Corona

OBJETIVOS

- Conocer los diferentes tipos de estomas (digestivos, urológicos y respiratorios) que pueden requerir las personas con necesidades paliativas.
- Aprender los tipos de drenajes quirúrgicos más prevalentes en el ámbito de los cuidados paliativos.
- Aplicar los mejores cuidados basados en la evidencia al manejo de los estomas y/o drenajes.
- Diseñar una planificación de cuidados acorde a las necesidades de la persona y familia.

INTRODUCCIÓN

El término *estoma* procede del griego *stoma*, que significa «boca u orificio». La American Cancer Society define las ostomías como «una abertura quirúrgica que se hace en la piel cuando un problema no permite que una parte del cuerpo funcione bien». Se trata de un procedimiento quirúrgico que conforma una comunicación o derivación artificial de una víscera a piel con la finalidad de eliminación (heces u orina), nutrición u oxigenación.

Actualmente son técnicas muy utilizadas, calculándose que hasta 1,9 millones de personas viven con una ostomía en todo el mundo. Tienen un gran impacto en el bienestar físico y psíquico del paciente y su familia, con repercusión sobre la calidad de vida. Muchos de los pacientes con necesidad de cuidados paliativos han requerido en la evolución de su enfermedad la realización de una ostomía o pueden necesitarla como medida paliativa.

Además, el paciente paliativo puede precisar de drenajes en el contexto de cirugías o de sistemas de drenaje terapéutico de fluidos. Es por ello que resulta de gran ayuda para los profesionales de cuidados paliativos estar familiarizados con los principales tipos de ostomías y drenajes, diferentes productos sanitaros disponibles, sus indicaciones, posibles complicaciones y los aspectos más relevantes a tener en cuenta en sus cuidados, donde el papel de la enfermería es especialmente relevante.

BREVE RESEÑA HISTÓRICO-ANTROPOLÓGICA

Aludiendo a la más frecuente de las ostomías, la colostomía, y a una de sus principales indicaciones, la obstrucción intestinal, se encuentran diferentes referencias históricas.

Ya eran conocidas desde las antiguas civilizaciones egipcias, apareciendo en el *papiro de Ebers* allá por el 1500 a.

de C., anotaciones como la siguiente: «cuando al explorar a un paciente que sufre trastornos digestivos, sientes cómo los intestinos se mueven en su interior como un odre lleno de aceite...», que son señales inequívocas de los problemas que impiden una normal evacuación.

También *Hipócrates* (en torno al 400 a. de C.) hizo esta descripción de la obstrucción intestinal: «cuando le coge a uno el íleo, el vientre se vuelve duro y no evacúa, y el dolor afecta a todo el vientre, y hay fiebre y sed, y a veces, a causa de la fatiga, también vomita bilis».

Los primeros estomas fueron de naturaleza traumática, debidos fundamentalmente a heridas por arma blanca, que abocaban de manera inevitable órganos huecos al exterior. *Praxágoras de Cos* es reconocido como el primero que ejecutó una ostomía intestinal en tiempos de Aristóteles (sobre el año 300 a. de C.); la realizó con un hierro candente en la zona del íleon. Más tarde, en el 1700, *Littré* practicó una colostomía en un niño con una malformación rectal. Otros, como *Pillore* o *Duret*, fueron avanzando y modificando la técnica. En 1793, *Fine* realizó la primera colostomía transversa a un paciente con cáncer de colon avanzado.

En 1950, *Brickett* realizó la primera ureterostomía con la técnica que lleva su nombre.

Otros, como *Ward, Leeds, Hartmann y Miles*, fueron perfeccionando las técnicas en el siglo XX, al igual que surgieron las primeras asociaciones de pacientes ostomizados allá por 1935 en Estados Unidos, país donde emergió la primera asociación de profesionales de la ostomía, en 1952.

En 1954, la enfermera *Elise Sorensen* (Copenhague, 1903-1979) sugirió la utilización de una bolsa autoadhesiva desechable; primer dispositivo de recogida de heces que poco a poco ha ido perfeccionándose. Lo patentó en 1955, dando lugar al nacimiento de la marca Coloplast®, de origen danés. Esta enfermera desarrolló el dispositivo para dar respuesta a las necesidades de su hermana Thora, quien, con 32 años, sufrió cáncer de colon. Inmediatamente después de su patente, el dispositivo se universalizó. En entrevistas que le hicieron declaró: «Lo hice con mis ojos, mis oídos y mi corazón».

Fue un hito en la evolución histórica de los cuidados a los pacientes ostomizados, ya que antes se usaban paños, con las importantes consecuencias que llevaban aparejadas, tanto físicas (irritación, úlceras, infecciones) como psicosociales.

La alimentación artificial mediante un orificio realizado para ese fin no es tan relativamente reciente si se tiene en cuenta que las primeras terapias nutricionales se remontan al 3500 a. de C., mediante enemas de nutrientes. Sin embargo, las primeras técnicas quirúrgicas se remontan a 1849 (*Sedillot*), teniendo que esperar hasta 1980 para la primera gastrostomía endoscópica (*Gaudererer* y *Ponsky*).

Igualmente se hace referencia a la traqueostomía en el famoso *papiro de Ebers*, fechándose en torno al 3100 a. de C. La primera traqueostomía documentada es realizada por el griego *Asclepíades de Bitinia* (siglo I a. de C.), siendo *Lorenz Heister* quien, en 1718, la denomina finalmente *traqueostomía* (hasta entonces tuvo diferentes nombres, como broncotomía).

En 1955 se describió la primera traqueostomía percutánea por medio de un trocar y un dilatador, conocida como técnica de *Seldinger*. Hasta que se produjeron los avances en la intubación orotraqueal, la práctica de la traqueostomía fue muy extendida y llevaba asociada una alta mortalidad y desgarros de tejidos adyacentes.

TIPOS DE OSTOMÍAS Y ESTOMAS SEGÚN SU FUNCIÓN

En este apartado, se van a describir las ostomías más frecuentes según la función que suplen. En el ámbito de la atención a las personas incluidas en programas de cuidados paliativos, hay personas y familiares que ya llevan tiempo abordando los cuidados de estos dispositivos y que lo hacen con competencia, junto a otro grupo de personas que debutan en este campo.

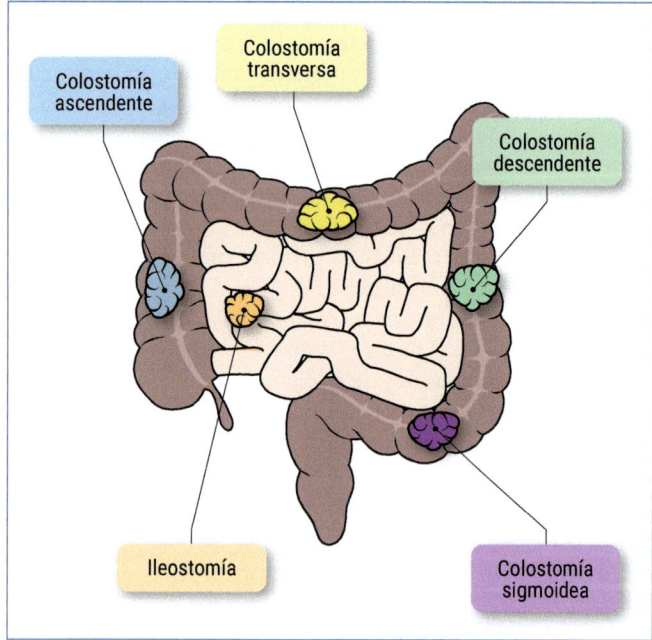

Figura 42-1. Ostomías de evacuación intestinal.

Ambos grupos requieren un conocimiento profundo de la materia de cara a poder efectuar las mejores intervenciones para el manejo diario y las posibles complicaciones que puedan surgir.

Ostomías de evacuación intestinal

Son las realizadas con mayor frecuencia. En España, se estima que se realizan unas 13.000 ostomías evacuadoras intestinales anuales. Las principales indicaciones para la realización de una ostomía intestinal son las resecciones quirúrgicas y la obstrucción o perforación del colon, ya sea por enfermedad maligna (cáncer de colon) o benigna (enfermedad inflamatoria intestinal, diverticulitis). Aproximadamente, al 30 % de los 30.000 casos de cáncer de colon anuales se les practicará una ostomía (75 % colostomía y 25 % ileostomía). Las ostomías pueden ser temporales o definitivas, en función de la indicación y la posibilidad de volver a unir o no el intestino (anastomosis). El 40 % de las ostomías que se practican son irreversibles y definitivas.

Se diferencian dos tipos (**Fig. 42-1**):

- *Colostomía*: se trata de una apertura del colon a la piel de la pared abdominal con el objetivo de desviar el tránsito intestinal y/o descomprimir el intestino grueso. Según la Organización Mundial de la Salud (OMS), sería «una abertura creada quirúrgicamente en el intestino grueso (colon), a través de la pared abdominal. Esto resulta en un cambio de la función corporal normal para permitir la eliminación del contenido intestinal...». Puede ser *ascendente, descendente, transversa o sigmoidea*, dependiendo del segmento anatómico implicado. Es la más practicada de todas, conformando el 55 % de la totalidad.
- *Ileostomía*: se trata de la apertura del íleon distal (intestino delgado) a la pared abdominal. Según la United Ostomy Association, una ileostomía es «una abertura creada quirúrgicamente en la pared abdominal. La porción terminal del íleon (la parte más baja del intestino delgado) es llevada a través de la pared abdominal para formar un estoma, por lo general en el lado derecho inferior del abdomen». Esta técnica se realiza con menor frecuencia (aunque es frecuente en la enfermedad inflamatoria intestinal). Una consecuencia es el daño a la piel periestomal, debido a que el contenido ileal es más líquido y muy rico en enzimas proteolíticas.

Dispositivos

Desde que en 1954 la enfermera Sorensen inventara la bolsa de colostomía, se han producido multitud de actualizaciones hasta llegar al día de hoy. Se pueden encontrar de una pieza (el adhesivo forma una única pieza con la bolsa, y una vez utilizada, se desecha todo) o dos piezas (adhesivo/placa y bolsa van por separado, de forma que el adhesivo puede permanecer puesto 3-4 días si no se despega), cerradas o evacuables, opacas o transparentes, de medidas estándar o recortables, convexas, con filtro desodorizante, etc. Estos dispositivos pueden también utilizarse en fístulas enterocutáneas (**Fig. 42-2**).

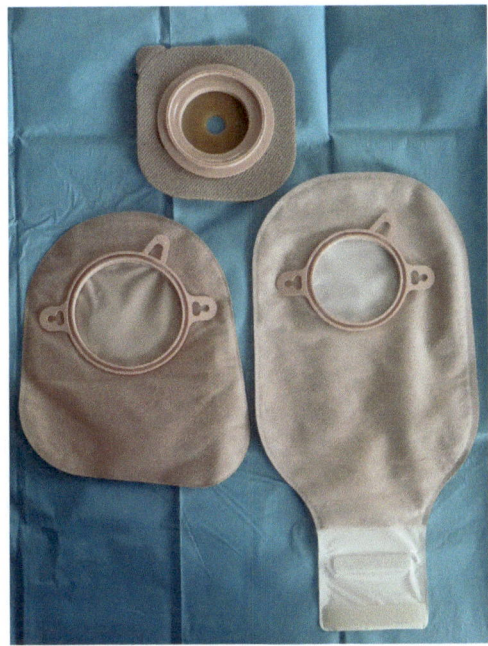

Figura 42-2. Diferentes modelos de bolsa.

La elección se basará en factores siempre ligados al confort, la calidad de vida, la tipología del estoma y las características de las heces. Los principales factores a tener en cuenta son:

• La piel periestomal debe mantenerse lo más íntegra posible. Una adecuada bolsa de recogida junto con una colocación acorde al tamaño del estoma incrementan las posibilidades de preservar dicha piel. Se debe valorar la frecuencia de los cambios (si es alta, usar bolsa de dos piezas), así como medir el diámetro del estoma para una buena adaptación del dispositivo, para lo que se puede utilizar un medidor, habitualmente incluido en las cajas de los productos. Los estomas van cambiando de tamaño con el paso del tiempo. Aquellas personas que portan bolsas desde hace años, con poca variación en el tamaño, pueden usar las no recortables. Las personas que se inician deben usar las recortables.
• Las características de las heces: si son de consistencia líquida, se optará por una bolsa evacuable para minimizar los cambios; si no es imprescindible la visualización y vigilancia del aspecto y color de las heces, se utilizarán modelos opacos.
• Adaptación del dispositivo al abdomen: es imprescindible valorar la anatomía de la persona para que el ajuste sea perfecto, sin arrugas que posibiliten fugas de contenido. Para ello, es importante el marcaje prequirúrgico.

Principales signos de alerta

Los principales signos de alerta son:

• *Estreñimiento*: relativamente frecuente en pacientes con poca movilidad y/o escasa ingesta hídrica y/o en tratamiento con opioides, que deben ser objeto de una valoración diaria de la frecuencia de deposiciones para evitar cuadros de oclusión o seudooclusión intestinal. La prescripción de opioides (en especial, morfina y sus derivados, es decir, los opiáceos) debe llevar aparejada la toma de laxantes. Si

esto no funciona, la terapia de elección sería la administración de enemas a través del estoma. Antes de proceder a su administración, hay que comprobar que no existe parálisis abdominal ni signos de abdomen agudo. La administración de una irrigación o enema a través del estoma es un procedimiento sencillo, pero que requiere alguna consideración:

– Existen equipos especiales de irrigación para evitar posibles perforaciones, que contienen unas cánulas en forma de cono.
– Se debe preparar el contenido de la irrigación a una temperatura cercana a la corporal (37 °C).
– La persona debe estar sentada, si lo tolera, por ejemplo, en el inodoro.
– Se inicia la irrigación despinzando el catéter, con una velocidad que el paciente tolere.
– Al finalizar, se pinza el catéter de nuevo y se retira el cono, colocando la bolsa o manga de recogida.
– Hay que esperar unos 30-45 minutos, tiempo durante el cual la persona puede deambular, si lo tolera, para favorecer la expulsión de heces.
– Las contraindicaciones van desde personas con quimioterapia/radioterapia en activo, enfermedad inflamatoria, diverticulitis, etcétera.
– Durante la irrigación, es preciso parar si el paciente siente espasmos, que pueden ser debidos a una temperatura o velocidad inadecuadas.

• *Hemorragia*: hay que distinguir el pequeño sangrado en sábana, muy frecuente en el epitelio del estoma, de un sangrado interno. Las hemorragias suelen asociarse a alteración del periestoma, irritación local, traumatismos en el estoma o invasión tumoral. Las medidas de abordaje pasan desde la presión local, el uso de ácido tranexámico en gasas empapadas y, en caso de un punto sangrante, la cauterización con nitrato de plata. Si el sangrado proviniera de la piel perilesional, hay que valorar posibles irritaciones y laceraciones y aplicar productos barrera para evitar el contacto de la humedad de las heces con dicha piel.
• *Prolapso y evisceración*: el primero es la salida de un trozo de asa por el estoma, que se puede intentar reducir por medio de movimientos circulares con el dedo. Si el tamaño es grande, se habla de evisceración y requiere intervención de los servicios de atención especializada (**Fig. 42-3**).

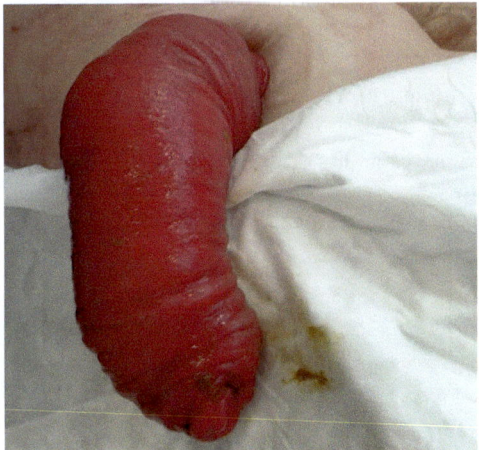

Figura 42-3. Prolapso.

- *Retracción*: en caso de estoma hundido, normalmente por una tensión excesiva del intestino, se deben utilizar bolsas convexas para intentar proteger la piel periestomal lo máximo posible.
- *Granulomas*: normalmente secundarios a irritación de la piel de manera continuada, a veces por una mala elección o colocación del dispositivo. Las lesiones que se forman son como pequeños gránulos que pueden producir prurito y sangrar con facilidad. Los cuidados pasan por usar bien povidona yodada, cremas de corticoides o nitrato de plata, sin que ningún estudio de calidad avale el uso de una u otra opción.
- *Dermatitis*: asociadas tanto al contacto con el material del dispositivo como secundarias a la humedad (lesiones cutáneas asociadas a la humedad, LESCAH) por fugas de heces que contactan con la piel. Varían desde un ligero enrojecimiento hasta ulceraciones importantes. Es fuente de mucho malestar, por dolor y prurito. Las medidas para minimizarla incluyen una higiene delicada, usando jabones neutros, un secado sin frotar, la aplicación de cremas barrera y el uso de dispositivos que no generen alteraciones de la piel. Existen una gran variedad de cremas barrera en el mercado de una alta calidad, tanto para proteger la piel como para eliminar de manera más efectiva los restos de adhesivos que pueden proporcionar alteraciones en la zona.

Cuidados basados en la evidencia

En la **tabla 42-1**, se detallan las recomendaciones de cuidados más relevantes junto con el nivel de evidencia.

La enfermera de práctica avanzada en ostomía

Las intervenciones de las enfermeras estomaterapeutas están contrastadas y evidenciadas en multitud de estudios, que avalan la necesidad de estas intervenciones para un adecuado control de las ostomías, la prevención de complicaciones y la detección precoz de signos de alarma. La Registered Nurses Association of Ontario (RNAO) plasma las siguientes recomendaciones en su *Guía de buenas prácticas de apoyo a adultos que viven o esperan una ostomía*:

- *Recomendación 1*: el panel de expertos recomienda que las enfermeras estomaterapeutas formen parte del equipo multidisciplinar *como miembros fundamentales* de la atención a personas que tienen o van a tener una ostomía (*fuerza de la recomendación: fuerte*).
- *Recomendación 2*: el panel de expertos recomienda las siguientes intervenciones para las enfermeras estomaterapeutas (*fuerza de la recomendación: fuerte*):
  - Marcado preoperatorio del estoma.
  - Educación y asesoramiento perioperatorio.
  - Consulta de seguimiento y manejo del estoma.
  - Implicación de la persona y entorno de cuidados en el proceso.

De esta manera, las enfermeras estomaterapeutas se conforman como un aliado imprescindible en el cuidado de las personas con ostomías.

En la ostomía, hay que seguir las siguientes recomendaciones:

Tabla 42-1. Recomendaciones y nivel de evidencia	
Recomendación	**Grado de evidencia**
Diseñar un plan de cuidados que fomente el autocuidado y optimice la salud	III
Identificar los factores de riesgo para evitar complicaciones del estoma y periestoma	III
Evitar la introducción de supositorios de glicerina	Ib
Dar de alta al paciente con continuidad de cuidados	Ib
Es recomendable la intervención de la enfermera estomaterapeuta	IIb
Se puede usar irrigación en adultos con ostomías descendentes o sigmoideas	III
Valoración de la ostomía: tipo, ubicación, construcción, forma, efluente, ángulo de drenaje, características de la piel periestomal	IIa
En caso de existir dermatitis periestomal, aplicar un protector cutáneo sin base de alcohol y polvo hidrocoloide previamente a la colocación del sistema colector y valorar la frecuencia de cambio	IIb
Para realizar el cambio del dispositivo, se recomiendan los siguientes pasos: 1. Preparar el material y/o equipo 2. Retirar suavemente la barrera de la piel: con ayuda de una gasa húmeda o de una toallita, retirar el adhesivo 3. Limpiar la piel periestomal con agua de irrigación o del grifo, utilizar jabón si la piel tiene remanentes de efluente 4. Secar la piel periestomal 5. Aplicar un protector cutáneo si es necesario 6. Medir la ostomía, marcar la medida en la parte posterior de la barrera y recortarla 7. Aplicar pasta hidrocoloide si las condiciones de la piel y abdomen lo requieren 8. Colocar la placa sobre el abdomen si es de dos piezas 9. Colocar la bolsa a la placa si es un sistema colector de dos piezas	Buena práctica

- Valorar la frecuencia de deposiciones de la persona, especialmente si está tomando mórficos, para evitar cuadros de oclusión o suboclusión.
- Los signos de alerta de los estomas de personas con cáncer de colon en cuidados paliativos son:
  - Sangrado, evaluar la procedencia, si es interno o de la superficie de la mucosa (valorar ácido tranexámico o nitrato de plata).
  - Aparición del tumor a través del estoma, en la mucosa o en la perilesión. Se deberá abordar como cualquier lesión tumoral. Si presenta mal olor, valorar apósitos de carbón, carbón plata y fomentos con metronidazol o metronidazol en crema.
  - LESCAH en periestoma.

Ostomías de evacuación urinaria

Las ostomías urinarias se hacen imprescindibles cuando se interrumpe el paso fisiológico por algún punto del tracto urinario. Al igual que en el caso de las ostomías de evacuación intestinal, pueden ser temporales o definitivas, dependiendo de si la causa es o no reversible. En el ámbito de la oncología y los cuidados paliativos, las causas son las cirugías o complicaciones de los tumores de riñón, de pelvis renal, de uréteres, de vejiga y tumores de otro origen que invadan e interrumpan el flujo de orina por compresión y/o invasión.

Otras causas son de naturaleza benigna, como la obstrucción por litiasis, la estenosis de uréter o uretra o los problemas neurológicos que impidan el vaciado vesical.

Las más frecuentes en función de la región anatómica de derivación y técnica son:

- *Nefrostomía*: derivación urinaria que se realiza mediante la colocación percutánea (con mayor frecuencia) o quirúrgica de un catéter flexible de pequeño calibre en la pelvis renal, permitiendo la salida de la orina que se deposita en un dispositivo colector similar a los de evacuación intestinal (todos con llave de drenaje). Normalmente se insertan por la región lumbar.

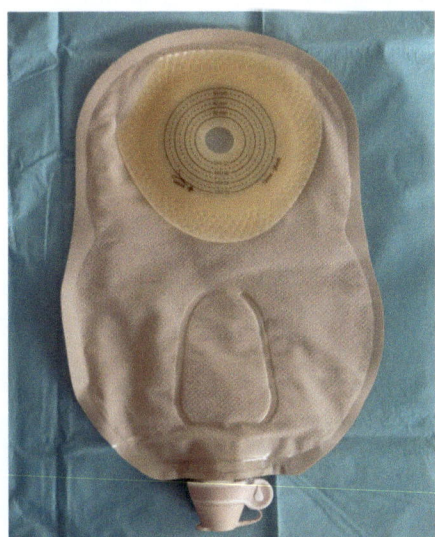

Figura 42-4. Bolsa de urostomía.

- *Ureterostomía*: en este caso, es un uréter o ambos los que se abocan directamente a la pared abdominal. A veces, se colocan catéteres ureterales permanentes para que la fibrosis no cierre el estoma.
- *Ureteroileostomía*: normalmente y usando la técnica tipo Bricker, se abocan uno o los dos uréteres usando un trozo de intestino delgado, que hace las veces de receptáculo y que es la parte que aboca a la piel. El aspecto final es el de un estoma de evacuación intestinal. Por este estoma, además de orina, se expulsará el moco propio que produce esta porción intestinal.
- *Cistostomía*: en este caso, es la vejiga la que se aboca a piel por medio de una sonda o catéter, que se denomina *sonda suprapúbica*. Esta técnica se realiza como alternativa al sondaje vesical cuando no se puede realizar este. Mediante anestesia local, se introduce un trocar dilatador que permite alojar la sonda en la vejiga.

Dispositivos

Al igual que los dispositivos para la evacuación intestinal, están disponibles de diferentes medidas, recortables, de una o dos piezas, con sistema de vaciado (casi todos), transparentes u opacos (dependiendo de si se quiere vigilar el contenido). Existen cinturones que ayudan a mantener el dispositivo sin moverse. Por la noche, se suelen usar colectores de orina de mayor capacidad que se adaptan a los dispositivos para facilitar un mejor descanso nocturno (**Fig. 42-4**).

Signos de alerta

Los principales signos de alerta son:

- Obstrucción: si alguno de los catéteres deja de drenar o se observa una disminución del caudal, se debe sospechar obstrucción. Para intentar desobstruirlo, se pueden irrigar pequeñas cantidades de suero salino estéril (entre 3 y 5 cc). La obstrucción puede deberse a cálculos, tapones de fibrina e incluso crecimiento tumoral. En caso de persistir, se debe derivar a atención especializada para hacer pruebas de imagen.
- Salida del catéter: no se recomienda volver a reintroducir a ciegas.
- Fugas periestomales: pueden deberse a obstrucción del catéter o acodamiento del mismo. Se debe revisar todo el circuito.
- Lesiones periestomales: en caso de LESCAH, usar cremas de barrera.
- Hemorragias: en caso de sangrado, hay que discernir el origen (interno, hematuria, periestomal por irritación, por lesión tumoral). La cistitis hemorrágica tras quimioterapia es la causa más frecuente, aunque no pueden olvidarse otras, como infecciones del aparato urinario (inmunodepresión), litiasis urinaria, presencia de neoplasias sólidas renales, quistes, tumores, etcétera.
- Fiebre y/o dolor: descartar infección, que tiene muy alta prevalencia entre los pacientes paliativos, debido a la inmunosupresión. La profilaxis es evitar la colocación de catéteres innecesarios. Si es inevitable la colocación, son fundamen-

tales unos cuidados con la máxima asepsia posible. No existe evidencia alta en el uso de vitamina C para acidificar la orina y evitar infecciones, existiendo recomendación débil a favor del uso de frutos rojos para la prevención.

Cuidados basados en la evidencia

Los cuidados son similares en todas las uronefrostomías. A los cuidados descritos en al apartado anterior de evacuación intestinal, se pueden añadir:

- Usar técnicas lo más asépticas posibles en la manipulación de los catéteres utilizando clorhexidina en el punto de inserción.
- Vigilar el catéter, comprobando que no varíe su longitud exterior o tutor para evitar la salida (se pueden efectuar mediciones periódicas para comprobar su ubicación).
- Vigilar la salida ininterrumpida de orina, vaciando el contenido de la misma cada 4-5 horas para que la bolsa no acumule más de la mitad de su capacidad.
- Vigilar la piel periestomal, ya que a veces se producen fugas e incluso el propio hidrocoloide de las bolsas puede alterar dicha zona. La aplicación de cremas barreras es fundamental. Se debe cambiar la base de la bolsa cada 3-4 días si es de dos piezas y la bolsa a diario.
- Vigilar la aparición de fiebre, dolor agudo o lesiones que sugieran infección.
- Algunos estudios aconsejan lavados cada 48/72 horas con 5/10 cc de suero salino estéril para evitar obstrucciones.
- Normalmente, el cambio del catéter de nefrostomía se efectúa cada 6 meses.
- En las cistostomías, se recomienda el cambio de bolsa cada 48-72 horas, igual que con las sondas vesicales uretrales, usando bolsas con sistema de vaciado. El cambio se debe realizar según lo disponga el fabricante de la sonda (de 1 a 3 meses). Este puede hacerlo incluso un miembro de la familia si se le educa en la competencias adecuadas.

- Es preciso vigilar la diuresis especialmente en las personas con urostomías. Ante una disminución sin justificación (restricción hídrica), hay que valorar la posible obstrucción/acodamiento de los dispositivos y catéteres.
- Los pacientes de cuidados paliativos normalmente portarán los dispositivos hasta el final del proceso.
- Las urostomías también son susceptibles de lesiones tumorales que afloran en la piel.
- Es importante valorar la aparición de fiebre, dolor, irritación local y hemorragia.

Ostomías con función respiratoria

Son las ostomías que facilitan y aseguran una correcta vía de acceso al árbol respiratorio.

Se denomina *traqueostomía* al procedimiento quirúrgico mediante el que se realiza un orificio en la región cervical anterior y la tráquea, permitiendo la colocación de un tubo con el fin de mantenerlo abierto y asegurar el paso del aire

al tracto respiratorio (también se pueden hacer de manera percutánea, siguiendo la técnica de Seldinger).

Las principales indicaciones para la traqueostomía son cirugías de cabeza y cuello, la obstrucción de la vía aérea superior, la ventilación mecánica prolongada y la imposibilidad del manejo de secreciones. Pueden ser secundarias a tumores, fallos en la función del órgano u obstrucciones. La reversibilidad del proceso dependerá de si se ha efectuado una laringectomía parcial o total.

Al extirpar en su totalidad la laringe, la función fonatoria se pierde, por lo que la fonación laríngea habitual se anula, pudiendo ser sustituida por la fonación esofágica o por un laringófono. Normalmente, la práctica totalidad de las personas que se atiende entran en este segundo grupo.

Dispositivos

La cánula de traqueostomía es un tubo con un diámetro menor al de la tráquea, que se introduce a través del orificio o estoma, para evitar que se cierre y permitir así la ventilación del paciente. Existen en el mercado diferentes tipos de cánula (**Fig. 42-5**), dependiendo de las necesidades y circunstancias de cada paciente:

- Las tradicionales son de plata, utilizadas en traqueostomías permanentes o de larga duración y que no necesitan conectarse a un respirador.
- También pueden ser de material plástico, como es el caso de los kits percutáneos que se colocan en las unidades de cuidados intensivos, y que se pueden conectar a un respirador. Estos kits disponen además de un balón que, al inflarse, impide el paso de alimentos y secreciones al árbol respiratorio (la presión recomendada para evitar isquemias vasculares y, a su vez, prevenir aspiraciones debe oscilar entre 15 y 25 cm de agua [10-18 mmHg]).
- Las cánulas de silicona, que están sustituyendo a las tradicionales de plata, disponen además de la posibilidad de incorporarle un filtro que hace las veces la función de la nariz, proporcionando calor y humedad al aire. Pueden ser fenestradas si se va a trabajar la fonación.

Las cánulas se componen de distintas partes:

- Cánula externa: es la parte que comunica la tráquea con el exterior. En su parte externa, está provista de unas aletas con orificios de sujeción al cuello, donde puede leerse la marca,

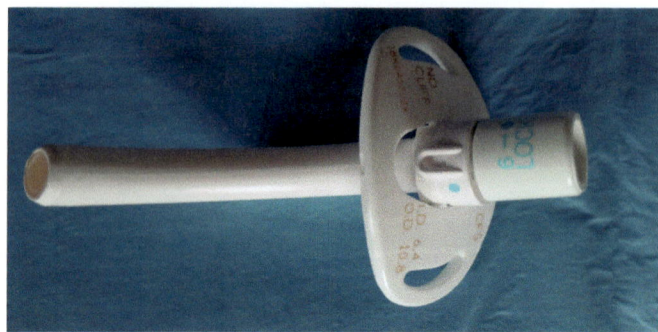
Figura 42-5. Cánula.

el diámetro y la longitud. El extremo distal es romo, para evitar dañar la tráquea.

- Cánula interna: es la que se coloca en el interior de la cánula externa para asegurar la permeabilidad de la vía aérea.
- Fiador o guía: permite una mejor recanalización del estoma, sobre todo en las primeras ocasiones. Una vez insertada la cánula, se retira el fiador y se coloca la cánula interna.
- Balón: está disponible en las cánulas de material plástico; es un globo que rodea la cánula y la sella, evitando al inflarlo el paso de alimentos o secreciones a la vía respiratoria. Es de elección en el caso de ventilación mecánica.

El primer cambio de cánula se realizará a los 7-14 días tras su colocación, y posteriormente la frecuencia de los cambios completos dependerá de las condiciones de cada paciente. En general, se recomienda: cada 30-90 días en cánulas con balón; a diario en el caso de las cánulas de plata, y semanalmente en el caso de las de silicona.

La duración de cada modelo de cánula es variable, ya que: las cánulas de plata se desechan cuando se deterioran; las de silicona, a los 30 días de uso continuado, y las de plástico son de un solo uso.

Independientemente del cambio completo, la cánula interna debe cambiarse al menos una vez al día, para evitar tapones mucosos. Su higiene es imprescindible, y se hará con agua, jabón y un cepillo, para poder acceder a las mucosidades adheridas al interior. Una vez limpia, se seca meticulosamente con una gasa, aunque algunos fabricantes aconsejan dejar secar al aire.

Algunos pacientes con traqueostomías irreversibles pueden no necesitar cánula, teniendo solo el estoma. Para ellos también se pueden usar los filtros de humedad y calor.

Signos de alerta

Los principales signos de alerta son:

- Granulomas: al igual que en cualquier estoma, la aparición de granulomas es relativamente frecuente. La humedad, junto con la reacción inflamatoria secundaria a un cuerpo extraño (la cánula), suele ser la causa más frecuente de aparición. Pueden ocasionar sangrado al cambio de cánula o estenosis del estoma. Para resolverlos, se puede usar povidona yodada, cremas de corticoides o nitrato de plata, que son las intervenciones recomendadas para su abordaje.
- Obstrucción por tapón mucoso: ante la sospecha, hay que retirar la cánula interna y comprobar su permeabilidad. Se debe alentar al paciente para que tosa. Si no se resuelve, instilar suero salino o mucolítico (bolos de no más de 1 cc) y proceder a aspirar (aspiración suave y corta, con una duración no superior a los 15 segundos y una presión entre 80 y 120 mmHg, con cánula interna no fenestrada y calculando solo el trayecto de la cánula al introducir la sonda para evitar irritaciones. La sonda de aspiración debe cambiarse como mínimo cada 24 horas). Es aconsejable una buena hidratación de la persona, adecuada humidificación del entorno y fisioterapia, si fuera preciso, junto con la administración de fármacos que favorezcan la disolución del moco.

- Salida accidental: se debe proceder a recolocar lo antes posible y fijar adecuadamente. Si no es posible, se procederá a colocar una cánula de menor tamaño o, en su defecto, la propia cánula interna, que es de un calibre inferior.
- Broncoaspiración: se manifiesta con aparición de tos, dificultad respiratoria o salida de alimentos o líquidos por la cánula o alrededor del estoma. Se debe aconsejar al paciente el uso de alimentos espesados y comer de manera tranquila, con una adecuada masticación y deglución.
- Lesiones por presión y/o humedad (LESCAH): la propia cánula puede producir escoriaciones en el estoma y formar lesiones por presión y/o humedad. El uso de productos barrera es eficaz junto con un abordaje correcto de las causas que lo producen.
- Hemorragias locales y hemoptisis: valorar siempre la cuantía del sangrado y si es secundario al cambio de cánula, a tos persistente, etc. En el caso de pacientes con enfermedad avanzada y afectación de cuello, con úlcera tumoral aflorada, hay que ser muy cautos, ya que el tejido tumoral que invade las estructuras adyacentes a la cánula pueden ser atravesados con la propia cinta que sujeta la cánula, llegando incluso a producir compromiso o lesión vascular. En este caso, se deben tener siempre preparadas toallas oscuras por si se produce sangrado.
- Infecciones: tanto locales del estoma como respiratorias. En la primera, los signos son los propios de cualquier infección local, aumento de color-calor-dolor y la aparición de lesiones. En este caso, el uso de apósitos con plata periestomales favorece la resolución del problema. En el caso de infección respiratoria, la clínica incluye el aumento de secreciones, con aparición de mal olor de las mismas, dificultad respiratoria y fiebre.

Cuidados basados en la evidencia

Los pacientes traqueostomizados requerirán cuidados especiales del estoma con los que deben estar familiarizados. El autocuidado es imprescindible. La unidad paciente-familia debe ser autónoma en los cuidados rutinarios, entre los que se recomiendan:

- La técnica de cambio de cánula, aunque no es estéril, debe mantener las máximas medidas de asepsia. Se recomienda el lavado de manos antes y después de tocar el estoma.
- Se debe prestar atención al estoma y periestoma, manteniendo una buena higiene del mismo, para evitar la formación de costras, y vigilar signos de infección. Puede utilizarse solución salina para limpiarlo y secar con gasa. No está indicado el uso de antiséptico en el estoma de manera reiterada y sin justificación.
- Se debe proteger el estoma del agua, polvo, arena, humos, etc., mediante la utilización de filtros.
- En cánulas con balón, este debe inflarse antes de la ingesta (15-25 mmHg, no más).
- Se recomienda cubrir con un pequeño babero la piel que rodea el orificio y asegurar bien la cánula con una cinta alrededor del cuello de forma segura y cómoda.
- Estas personas pueden requerir oxigenoterapia o aerosolterapia. Para una correcta administración, existen mascarillas adaptadas a la anatomía del cuello.

- En el caso de las personas con ostomías, hay que vigilar de manera especial el adecuado aporte de oxígeno.
- Como en todos los estomas, la zona periestomal es especialmente sensible, por lo que hay que valorar el grado de humedad y la aparición de lesiones.
- Hay que fomentar el autocuidado entre la persona afectada y la familia.
- Las hemorragias y el crecimiento tumoral en forma de lesiones y úlceras tumorales son las complicaciones más características de las personas en programa de paliativos.

Ostomías con función nutricional/alimentaria

Cuando no es posible alimentar al paciente por vía oral para mantener un correcto estado nutricional, por la presencia de disfagia neurógena o mecánica (patología orofaríngea, laríngea o esofágica), y se plantea la posibilidad de nutrición enteral de larga duración, la sonda de gastrostomía (colocación de una sonda directamente en el estómago) es la modalidad de elección (por encima de las sondas nasogástricas, nasoduodenales o nasoyeyunales).

La gastrostomía se puede realizar mediante cirugía o empleando técnicas menos invasivas con anestesia local y/o sedación. Hay tres métodos de colocar una gastrostomía: quirúrgica, percutánea con control radiológico y percutánea con endoscopia (la técnica más frecuente). Los procedimientos percutáneos son de primera elección por: su facilidad técnica, no necesitar de anestesia general, evitar la morbimortalidad asociada a la laparotomía y tener menor coste.

La yeyunostomía (quirúrgica o percutánea), consistente en la colocación de una sonda en la luz del yeyuno proximal, a unos 20 cm del ángulo duodenoyeyunal o de Treitz, se realiza en los pacientes sometidos a cirugía gastrointestinal alta para permitir la nutrición enteral en el postoperatorio y en los pacientes con patología gástrica en los que no puede colocarse una sonda de gastrostomía para nutrición enteral.

Gastrostomía endoscópica percutánea

Las sondas de gastrostomía endoscópica percutánea (PEG) son una extraordinaria alternativa para posibilitar la alimentación/hidratación y la administración de medicación para los pacientes sin posibilidad de vía oral en un proceso crónico.

Su facilidad de uso, el confort, la durabilidad de las sondas y el bajo impacto en la imagen corporal hacen que sea la intervención recomendada para pacientes en los que se prevea largo tiempo sin poder usar la vía oral, o que no la vayan a recuperar más, fuera siempre del entorno de los cuidados paliativos.

Son susceptibles las personas con afectación neurológica, secundaria a accidentes cerebrovasculares, enfermedad lateral amiotrófica y cualquier otro proceso crónico degenerativo (enfermedad de Alzheimer, otras demencias, enfermedad de Parkinson avanzada), además de procesos tumorales de esófago y/o cavidad orofaríngea que comprometan la vía oral.

Su colocación se realiza bajo sedación mediante gastroscopia, a través de una incisión en la pared abdominal que comunica el estómago con el exterior.

Cuando no es posible mediante esta técnica, se hace mediante gastrostomía quirúrgica, con las consiguientes complicaciones de lo que supone la cirugía abdominal.

Las principales contraindicaciones incluyen las alteraciones de la coagulación no corregibles, los factores anatómicos que imposibiliten el abordaje por interposición de estructuras, la presencia de una derivación ventriculoperitoneal por el elevado riesgo de infección, infecciones o tumores de la pared abdominal.

Dispositivos

Existen varios tipos de sonda de tipo PEG (**Fig. 42-6**):

- Las de primera utilización no llevan globo, siendo un mecanismo similar a una «T» o a un paraguas lo que impide su salida haciendo de tope, llamadas tipo «hongo».
- Las de primer recambio y sucesivas llevan globo, pudiendo ser de bajo perfil (tipo botón) o clásicas. Las de tipo botón son más estéticas, disponen de unas conexiones que facilitan la administración de la alimentación conectándose al botón y se suelen usar en personas independientes (contraindicadas en obesos por posibilidad de invaginación) y en niños. Las de tipo botón disponen de unas conexiones que facilitan la administración de la alimentación conectándose al botón.

Principales signos de alerta

Los principales signos de alerta son:

- *Granuloma*: al igual que en otras ostomías, es frecuente su aparición. Se puede tratar, al igual que los granulomas de los demás estomas, con nitrato de plata o hidrofibra de hidrocoloide con plata, corticoide tópico o povidona yodada.
- *Infección del estoma*: se limpiará la zona con agua y jabón o suero salino y se aplicará sulfadiacina argéntica o apósitos con plata, para el control de la carga bacteriana. Suele ser suficiente y no es necesario emplear antibioterapia.
- *Fugas* (LESCAH): complicación frecuente; a veces, es necesario optar por un número más en el calibre de la sonda. También ayuda la administración de la nutrición en menor cantidad y mayor frecuencia, haciéndolo en decúbito supino, anclando el globo un poco más fijo (observando que no presione en demasía la pared abdominal; hay que dejar unos 3 mm entre la piel y la placa) y, por último, comprobar el globo. Para evitar lesiones por humedad, se pueden

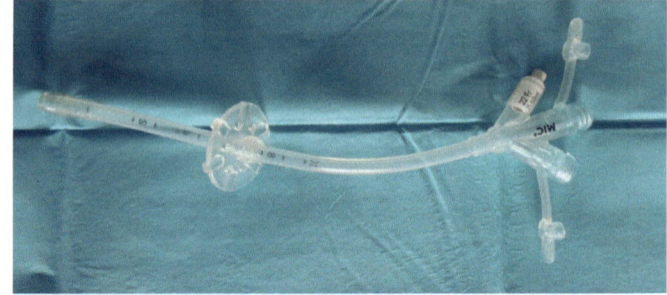

Figura 42-6. Sonda de gastrostomía endoscópica percutánea.

usar cremas barreras, apósitos absorbentes tipo alginatos o hidrofibras.

- *Salida del catéter*: se debe actuar con premura para evitar el cierre del trayecto gastrocutáneo, que ocurre en horas. En un primer momento, se puede intentar volver a colocar la misma sonda (aunque es recomendable disponer de un recambio en el domicilio). Si no se dispone de recambio y mientras el paciente accede a su centro asistencial, se puede colocar una sonda tipo Foley de un calibre similar al estoma, la cual se fija llenando el balón vesical en la luz gástrica, evitando el cierre del estoma. Es posible administrar alimentación de manera similar a la sonda PEG hasta que se solvente el cambio.
- *Obstrucción*: cuando sucede, se puede irrigar con bolos de agua tibia y aspirar cuidadosamente. Hay que evitar bebidas carbonatadas que puedan dañar el material (no hay evidencia a favor de su uso en vez de agua templada). Si no es posible la desobstrucción, se procederá a su cambio.
- *Diarrea*: como con cualquier nutrición enteral, la diarrea es una complicación frecuente. Hay que insistir en eliminar o minimizar las causas infecciosas secundarias a la manipulación, preparación y conservación de las fórmulas nutricionales, mediante el lavado sistemático de manos previo y un correcto manejo de los preparados, que se deben desechar tras 24 horas desde su preparación, incluso si se han conservado en nevera. A veces es necesario fraccionar la alimentación para el control de la diarrea.
- *Vómitos*: de igual manera que con cualquier dispositivo de alimentación, se suspenderá esta hasta que el síntoma remita. Se debe comprobar el residuo gástrico aspirando con la jeringa de 50 cc.

Cuidados basados en la evidencia

Para realizar los cuidados basados en la evidencia, se recomiendan las siguientes pautas:

- Es muy importante realizar a diario cuidados rigurosos de limpieza e higiene del estoma (lavar con agua y jabón y secar meticulosamente) y la sonda. Antes de la manipulación, hay que ser estricto en el lavado y la desinfección de las manos y preferiblemente usar guantes.
- Es imprescindible educar al entorno de cuidados de la persona en el manejo y las técnicas seguras de administración de alimentación y fármacos. La medicación se administrará en solución o triturada si la presentación lo permite (los medicamentos de acción retardada no deben triturarse). Los preparados efervescentes se removerán hasta que pierdan dicha efervescencia para evitar dañar la silicona.
- La sonda debe rotarse todos los días 360° para evitar adherencias. El disco no debe presionar la piel, debiendo dejar una holgura máxima de 3 mm.
- Comprobar diariamente la integridad del globo y el correcto llenado, según las indicaciones del fabricante.
- Antes de proceder a administrar la alimentación, el paciente debe incorporarse 30-45° y mantenerse así 1 hora después, para evitar aspiraciones.
- Comprobar el residuo gástrico antes de comenzar a alimentar, recomendándose esperar si fuera superior a 150 cc, para evitar vómitos.

- Cuidar la temperatura de líquidos y alimentos. El exceso de calor puede perjudicar la durabilidad de la sonda. La temperatura corporal es la adecuada para ello.
- Administrar en torno a 50 cc de agua tras la alimentación y la administración de medicación.
- No olvidar la higiene bucal de la persona.
- Si las condiciones de la persona lo permiten, se puede duchar, secando muy bien la zona *a posteriori*.
- La sonda PEG puede tener una vida útil que se acerca al año y medio, aunque la mayoría de protocolos y guías recomiendan su cambio a los 6 meses. El primer recambio puede precisar de endoscopia. Los cambios posteriores no requieren traslado al hospital. El procedimiento incluye:
  - Preparación del material necesario.
  - Antisepsia de la zona.
  - Comprobar que la última ingesta haya sido al menos 3-4 horas antes y el residuo gástrico.
  - Comprobar el globo de la nueva sonda antes de introducirla, vaciarlo. Comprobar que el calibre (medido en unidades French) sea el mismo que el de la que tiene colocada.
  - Lubricar la punta con una solución hidrosoluble (no usar vaselinas, ya que son liposolubles).
  - Vaciar el globo de la antigua sonda, retirarla (a veces es necesario rotar y traccionar por posibles adherencias) e inmediatamente colocar la nueva.
  - Una vez colocada, llenar el globo con la cantidad que el fabricante determine (en torno a 10-15 cc de salino o agua destilada).
  - Ajustar el disco a la pared abdominal observando los 3 mm de seguridad.
  - Administrar 50 cc de agua para comprobar la tolerancia y la colocación.

El soporte nutricional mediante sondas en las personas en programas de cuidados paliativos es motivo constante de controversia y de frecuentes dilemas éticos. Persiste en gran parte de la población en general y en muchos profesionales sanitarios la creencia de que hay que alimentar e hidratar a los pacientes a toda costa (si no es así, morirán), en vez de pensar y asumir que el propio proceso será inevitablemente el que acabe con la vida de la persona, independientemente de que coma o beba.

En el caso de situación de últimos días, hay que suspender o limitar al máximo su uso, ya que puede dar lugar a vómitos y neumonías aspirativas. En caso de que sea posible, se retirará el dispositivo.

DRENAJES

Las personas con necesidades paliativas también son sometidas a intervenciones quirúrgicas, que precisan el mantenimiento de los drenajes y los procedimientos terapéuticos para la evacuación de líquidos corporales. Se describen los más frecuentes a continuación.

Drenajes quirúrgicos

Un drenaje es una salida al exterior de fluido (sangre, pus, y otros), con objeto de disminuir la presión y así acelerar la cicatrización de la zona. Tradicionalmente los drenajes se han clasificado en:

- Activos: aquellos que se conectan a algún sistema de aspiración o vacío.
- Pasivos: aquellos que drenan por gravedad o diferencia de presiones.

Drenaje tipo de gasa o dedo de guante

Consiste en la introducción de una tira de gasa para que, por capilaridad, vaya drenando hacia el exterior. En el caso del dedo de guante, se corta un dedo de un guante y se introduce en la cavidad a drenar para evitar su cierre, dejando el otro extremo insinuado al exterior.

Drenaje tipo Penrose

Es la evolución del dedo de guante. Se trata de un tubo flexible y plano que, a modo de dedo de guante, se introduce en la cavidad y se aboca al exterior, manteniéndose colapsado en ausencia de fluido. Se suele fijar con un punto y se puede abocar a una bolsa de drenaje.

Redon

Tubo con varias conexiones conectado a un sistema de vacío que va succionando el exceso de sangre u otros fluidos. Este sistema de vacío, a veces, es de tipo acordeón, que se activa al presionarlo. A medida que va perdiendo la capacidad de succión o se va llenando, se va expandiendo el acordeón.

Drenaje tipo Kher

Es un tubo flexible en forma de «T» muy común en la cirugía biliar (drenaje transparietohepático), donde por un lado se conecta la vía biliar y el extremo largo se aboca a piel y a un sistema de recolección cerrado, facilitando el tránsito por gravedad de la bilis.

Drenaje tipo Jackson Pratt

Tubo flexible con un extremo aplanado y fenestrado que se coloca en el lecho de la herida, conectado en el otro extremo a un sistema de vacío en forma de pera/bombilla, que lleva incorporado un tapón. La pera debe estar apretada en todo momento, con el tapón puesto para generar una succión constante y suave, excepto cuando se vacíe el drenaje.

Drenaje tipo pig-tail (cola de cerdo)

Tubo en forma de espiral usado para drenar colecciones, muy usado en nefrostomías, en drenajes torácicos y peritoneales.

Drenaje torácico (pleural) con cámara de sellado líquido

Es un tipo de drenaje muy frecuente para abordar casos de neumotórax, derrame pleural (infecciosos y/o malignos) y traumatismos torácicos (hemotórax). De manera universal,

el sistema usado es el desarrollado con cámaras de agua, que proporcionan seguridad en todo el recorrido del drenaje. Hay que seguir las instrucciones del fabricante para recomponer las cámaras de sellado con total seguridad.

La punción para la colocación del tubo de drenaje se realiza como una toracocentesis, alojando el catéter en la pleura. Si el paciente tiene un sistema de sellado con cámaras de agua, es innecesario pinzar el tubo del catéter.

Entre las complicaciones, figuran: las infecciones del punto de punción (junto con LESCAH), las obstrucciones del tubo, hemorragias y enfisemas subcutáneos.

Drenaje ventricular

Usado para evacuar el exceso de líquido cefalorraquídeo (LCR) y evitar un aumento pernicioso de la presión intracraneal. Su uso está indicado en tumores cerebrales que cursan con hipertensión intracraneal, hidrocefalia y hemorragias intraventriculares. Se pueden distinguir dos tipos: los drenajes ventriculares internos o derivaciones ventriculoperitoneales y los drenajes ventriculares externos.

Drenajes ventriculares internos o derivaciones ventriculoperitoneales

Consiste en la trepanación del cráneo en la zona parietal, para alojar una parte del catéter en el ventrículo. Posteriormente se efectúa otra incisión en la retroaurícula, donde se coloca una válvula (aquí se conecta el catéter que viene del ventrículo) y otro catéter, que, por vía subcutánea, se va deslizando hasta el peritoneo, donde drena el exceso de LCR.

La válvula detecta la presión del LCR y drena en caso de necesidad. Este tipo de válvulas también se pueden bombear de manera manual, localizándola en la zona adecuada (retroauricular).

Es una técnica que se efectúa en niños y adultos con hidrocefalia, bien idiopática o secundaria a tumores o traumatismos craneoencefálicos, entre otras causas.

Los síntomas de la hidrocefalia asociados al aumento de LCR van desde la somnolencia, vómitos, cefalea, deformidad en la cara, desorientación, etcétera.

A veces, bombear la válvula de derivación de manera manual ayuda a la eliminación del LCR y agiliza la reversión del síntoma.

Drenajes ventriculares externos. Ventriculostomía

Igual que el sistema de derivación ventriculoperitoneal, este drenaje está fundamentado en gestionar el exceso de LCR o su monitorización. Es un drenaje no permanente y sus indicaciones son similares.

Consiste en la inserción de un catéter en el ventrículo, que va conectado a una bolsa cerrada de recogida de LCR. Este catéter puede ir conectado a una sonda transductora que monitoriza la presión del LCR y facilita su salida. Es usado fundamentalmente en unidades de cuidados intensivos.

Las principales complicaciones son: la *infección del punto*, la *infección regional* con meningitis asociada y la *salida del catéter*, por lo que es muy importante vigilar la movilidad de la persona y observar una antisepsia adecuada de todos los cuidados para prevenir estas complicaciones.

Drenajes peritoneales

Son muchas las personas que en algún momento de su proceso de salud, y más cuando se trata de las últimas fases, presentan ascitis (acumulación de líquido en el peritoneo). Recordando brevemente cómo se produce la ascitis, esta resulta del anormal acúmulo de líquido en el peritoneo, y las causas más frecuentes son los procesos inflamatorios y el cáncer. Así, la hepatitis crónica B o C y el cáncer local o locorregional (cáncer de ovario, hígado, colon, estómago, mama, páncreas) son las factores desencadenantes.

Estas personas con ascitis precisan de manera periódica la evacuación del líquido peritoneal mediante una técnica denominada *paracentesis*, que puede ser *diagnóstica* (extracción de muestras para su análisis), *terapéutica* (para eliminar la mayor cantidad de líquido ascítico) o *ambas*.

Se denomina *ascitis maligna* a aquella que padecen personas con cáncer en estadio avanzado con síntomas como dolor abdominal secundario a distensión, náuseas, edema en miembros inferiores e incluso en genitales (como consecuencia de la proteinemia asociada), astenia, disnea y limitación en las actividades de la vida diaria. En estas personas, es posible encontrar con paracentesis donde se evacúen más de 10 litros en una sola sesión (hay que tener en cuenta que la cantidad considerada normal de líquido peritoneal está en torno a 50 cc).

Estas personas, a medida que van avanzando en su proceso, suelen requerir la paracentesis cada vez con más frecuencia, incluso no llegando a la semana el tiempo en el que su vuelve a reproducir una gran cantidad de líquido ascítico, con la consiguiente repetición de la técnica de paracentesis.

Para evitar este tipo de punciones de repetición, se suele colocar un drenaje permanente peritoneal cuando se cumplen las condiciones necesarias.

La colocación de este tipo de catéteres intraperitoneales reduce los contactos con el sistema hospitalario si se ha ofrecido una buena educación sanitaria y buen soporte en el ámbito extrahospitalario al entorno de cuidados. Estos catéteres posibilitan la evacuación del líquido ascítico por parte de la propia familia en el domicilio con la frecuencia indicada o a demanda de la sintomatología que presenten.

Un estudio de 2010, realizado en España, revela que la media de volumen y cadencia de evacuación es de 1 litro cada 2-10 días. En otro estudio se establece una mediana de 66 días de permanencia del catéter, con una baja incidencia de infecciones, llegando uno de ellos a 124 días. En otro estudio se ha realizado una comparación de coste-beneficio entre paracentesis y drenaje, siendo este último más costo-efectivo.

Consiste en la colocación de un catéter tunelizado con control ecográfico intraperitoneal. El extremo exterior del catéter consta de una válvula unidireccional y un conector externo con un tapón protector, al que se le une el sistema de evacuación (uno de los más utilizados es el sistema PleurX®).

Cuidados basados en la evidencia

Las buenas prácticas incluyen:

- Mantener seco el punto de inserción del catéter.
- Limpieza y antisepsia del punto.
- Protección de los puertos para evitar contaminación.
- Antisepsia de los puertos antes y después de la evacuación.
- Sujeción del catéter para evitar salidas accidentales.
- Educación sanitaria para manejar el catéter, realizar un drenaje seguro y evitar complicaciones.

Signos de alarma

Los principales signos de alarma son:

- *Fiebre*: puede indicar un proceso infeccioso.
- *Aumento de color y calor* de la zona de inserción: indica un proceso infeccioso.
- *Exudado seropurulento*: puede ser síntoma de infección local.
- *Líquido con cambios en el color, densidad u olor*: igualmente puede indicar infección peritoneal u otro desequilibrio secundario a la enfermedad.
- *Fugas*: hay que valorar la integridad del sistema en caso de fuga evidente por el punto de inserción.
- *Obstrucción*: hay que retirar y volver a colocar otro. A través de la válvula de drenaje, el fabricante desaconseja instilar suero o similar.

Drenajes torácicos

La presencia de derrame pleural maligno supone una situación de enfermedad avanzada, constituyendo un problema clínico frecuente en pacientes con patología neoplásica. La etiología más frecuente es el carcinoma broncogénico, seguido del carcinoma de mama y el linfoma. Con el objetivo de aliviar los síntomas respiratorios asociados (muchos de ellos incapacitantes para la persona, como la disnea, astenia y el dolor), se han desarrollado diferentes técnicas terapéuticas, como son las *toracocentesis repetidas*, la *pleurodesis* y la colocación de *drenajes permanentes*.

El drenaje permanente consiste en la colocación de un catéter pleural tunelizado, con control ecográfico, similar al catéter intraperitoneal (sistema PleurX), precisando los mismos cuidados. Hay que hacer hincapié en la necesidad de educar al entorno de cuidados en la gestión del procedimiento y resaltar la necesidad de saber identificar las complicaciones, que son las mismas que para el caso de los catéteres peritoneales. Cabe resaltar el hecho de que la familia no debe evacuar más de 1 litro en cada sesión que se efectúe en el domicilio.

Este tipo de drenajes reduce el número de contactos y traslados al ámbito hospitalario, aumenta el confort de la persona y no supone un incremento en la incidencia de infecciones y complicaciones asociadas.

Las personas en programas de cuidados paliativos con necesidad frecuente de evacuación del líquido peritoneal o pleural se pueden beneficiar (siempre que su entorno de cuidados lo permita) de los catéteres tunelizados permanentes, que reducen los contactos de la persona con el ámbito hospitalario, favoreciendo su confort.

PUNTOS CLAVE

- Tanto las ostomías como los drenajes son técnicas y procedimientos que se vienen practicando desde los albores de la humanidad.
- Pueden tener diferentes funciones (eliminación intestinal/urinaria, alimentaria, respiratoria), y los drenajes se pueden posicionar en casi cualquier parte del cuerpo con una función claramente evacuadora.
- En las personas en programas de cuidados paliativos, hay que valorar el riesgo-beneficio de cada intervención propuesta, dada las características que pueden presentar por la historia natural de su enfermedad.

- Los cuidados del periestoma son comunes a cualquier ostomía que se vea. Es preciso valorar las LESCAH, el sangrado y las lesiones tumorales; son intervenciones que se deben aplicar a cualquier persona con una ostomía.
- Programar intervenciones para dar autonomía e independencia a la persona y a su entorno de cuidados en el manejo de su dispositivo es fundamental para lograr corresponsabilidad en el proceso de salud.

BIBLIOGRAFÍA

Butcher H, Bulechek GM, Dochterman JM, Wagner C. Clasificación de intervenciones de enfermería (NIC). 7ª ed. Elsevier; 2018.

Butcher HK, Bulechek GM, Dochterman JM, Wagner CM. Diagnósticos enfermos: definición y clasificación 2021-2023. Barcelona: Elsevier; 2021.

Charúa Guindic L. Aspectos anecdóticos e historia de las ileostomías y colostomías. [Internet]. Rev Med Hosp Gen Mex. 2006;69:113-8. [Consultado 1 Oct 2022]. Disponible en: https://www.medigraphic.com/pdfs/h-gral/hg-2006/hg062j.pdf

Corrales-Nevado D, Alonso-Babarro A, Rodríguez-Lozano MÁ. Continuidad de cuidados, innovación y redefinición de papeles profesionales en la atención a pacientes crónicos y terminales. Informe SESPAS 2012. [Internet]. Gaceta Sanitaria. 2012;26:63-8. [Consultado 8 Oct 2022]. Disponible en: https://www.sciencedirect.com/science/article/pii/S021.391.1111003700

Drenajes quirúrgicos. [Internet]. En: enfermeriacreativa.com. Enfermería Creativa. 22 Abr 20. [Consultado 2 Jun 2022]. Disponible en: https://enfermeriacreativa.com/2020/04/22/drenajes-quirurgicos/

García Martínez C, García Cueto B. Cuidados de enfermería al paciente ostomizado. RqR Enfermería Comunitaria. 2017;5:35-48.

Grasa V, Lainez N, Villafranca E. Manejo urgente de las complicaciones urológicas en el paciente tumoral. [Internet]. Anales del Sistema Sanitario de Navarra. 2004;27:125-35. [Consultado 24 Jun 22]. Disponible en: https://scielo.isciii.es/scielo.php?script=sci_arttext&pid=S1137.662.7200400.060.0013

Guzmán-Valdivia Gómez Gilberto, Arellano-Lomelí Shantalle Maribell. Bosquejo histórico de los drenajes en cirugía y sus autores. [Internet]. Cir Gen. 2016;38:35-40. [Citado 14 Jul 2022]. Disponible en: https://www.scielo.org.mx/pdf/cg/v38n1/1405-0099-cg-38-01-35.pdf

Haeger K. Historia de la cirugía. Madrid: Editorial Raíces; 1993.

Haggerty JL, Reid RJ, Freeman GK, Starfield BH, Adair CE, McKendry R. Continuity of care: a multidisciplinary review. BMJ. 2003;327:1219-21.

Hueso-Montoro C, Bonill-de-las-Nieves C, Celdrán-Mañas M, Hernández-Zambrano SM, Amezcua M, Morales-Asencio JM. Experiences and coping with the altered body image in digestive stoma patients. [Internet]. Rev Latino-Am Enfermagem. 2016;24:e2840. [Consultado 24 Sep 2022]. Disponible en https://www.scielo.br/j/rlae/a/9PnfmBncjX8N3D3ShtQYSPH/?lang=es&format=pdf

Iglesias Moreno MC, Poch Pérez-Botija A, Poch Broto J. Historia de las primeras laringectomías. An RANM. 2019;136:54-64.

Juárez Ruiz JL, López Galiano MC, Rojas Aguilar Y. Evolución histórica de las ostomías y cuidados enfermeros en cirugía. [Internet]. Rev Paraninfo Digital. 2011;13. [Consultado 10 Oct 2022]. Disponible en: http://www.index-f.com/para/n13/p052.php

Knowlton MC. Guía de enfermería para la extracción de drenaje quirúrgico. [Internet]. Nursing. 2016;33:42-3. [Consultado 2 Jun 2022]. Disponible en: https://www.elsevier.es/es-revista-nursing-20-articulo-guia-enfermeria-extraccion-drenaje-quirurgico-S021.253.821630053X

López M, Piqueras MC, Martín A. Vivir con una ostomía. [Internet]. Escuela Andaluza de Salud Pública; 2010. [Consultado 12 Jun 2022]. Disponible en: https://escueladepacientes.es/ostomias/colostomias/guias-colostomias/vivir-con-una-ostomia-colostomia

Luque Oliveros M, Bullon M, Peña A. La disfunción del sistema de derivación ventriculoperitoneal: implicación de enfermería de urgencias. [Internet]. Enferm Glob. 2010;15:1-18. [Consultado el 8 Sep 2022]. Disponible en: https://scielo.isciii.es/scielo.php?script=sci_arttext&pid=S1695.614.1200900.010.0008

Moorhead S, Swanson E, Johnson M, Maas ML, eds. Clasificación de resultados de enfermería (NOC). 6ª ed. Elsevier; 2018.

Moreno MP, Ubeda RR. Consideraciones prácticas para el cuidado de un estoma digestivo de eliminación. Inquietudes: Revista de enfermería. 2014;48:2-19.

Olalla MÁ. Metodología y técnicas. Manejo de gastrostomías en Atención Primaria. [Internet]. Medicina de Familia SEMERGEN. 2008;34:177-82. [Consultado 10 May 2022]. Disponible en: https://www.elsevier.es/es-revista-medicina-familia-semergen-40-articulo-metodologia-tecnicas-manejo-gastrostomias-atencion-13119391

Olea-Soto J, Soler-Sempere MJ, Cerveró-Ferragut S. Manejo domiciliario del catéter pleural tunelizado permanente: a propósito de un caso. Hosp Domic. 2020;3:43-9.

Pérez I, Abeledo MC, Argibay C, Bas M, Cabada MJ, Campos L, et al. Procedemento de coidados da gastrostomía endoscópica percutánea. [Internet]. Servizo Galego de Saúde; 2019. [Consultado 10 Oct 2022]. Disponible en: https://libraria.xunta.gal/es/procedemento-de-coidados-da-gastrostomia-endoscopica-percutanea-femora

Registered Nurses' Association of Ontario. Apoyo a adultos que esperan o viven con una ostomía. [Internet]. 2ª ed. RNAO; 2019. [Consultado 30 Sep 2022]. Disponible en https://rnao.ca/bpg/language/apoyo-adultos-que-esperan-o-viven-con-una-ostom%C3%ADa

Saiz-Mendiguren R, Gómez-Ayechu M, Noguera JJ, García-Lallana A, Marginet C, Cano D, et al. Drenaje permanente tunelizado de la ascitis maligna: experiencia inicial con el catéter PleurX®. [Internet]. Radiología. 2010;52:541-5. [Consultado 26 Jul 2022]. Disponible en: https://www.elsevier.es/es-revista-radiologia-119-articulo-drenaje-permanente-tunelizado-ascitis-maligna-S003.383.3810002626

Vías de administración de tratamientos. La vía subcutánea

43

M. C. Macías de la Flor

 OBJETIVOS

- Conocer las distintas vías de administración, haciendo mayor hincapié en las más usadas en cuidados paliativos y en especial en la vía subcutánea, la gran desconocida fuera de esta especialidad.
- Aportar recomendaciones sobre el adecuado uso de la vía subcutánea, optimizando el bienestar, la autonomía, la sensación de seguridad y el confort del paciente.
- Unificar criterios de inserción y localización de la vía subcutánea.
- Disminuir la variabilidad en los cuidados de la vía subcutánea.
- Aprender a utilizar la farmacopea disponible de uso subcutáneo.
- Capacitar al alumno para el manejo adecuado, seguro y eficaz de la vía subcutánea, reduciendo el riesgo de complicaciones. La mayor capacitación conllevará una mejora en la calidad asistencial de los pacientes en general y, en especial, en los de cuidados paliativos.

INTRODUCCIÓN

A la hora de decidir la vía de administración de un fármaco en cuidados paliativos, hay que hacer previamente una valoración integral, teniendo en cuenta que es un paciente con unas características especiales físicas, psíquicas y emocionales. Además, es preciso adaptarse al medio en el que se encuentre, bien sea hospitalización, domicilio o residencia social.

Se buscará el máximo confort y autonomía del paciente, la sencillez en el manejo y la minimización de los efectos secundarios.

VÍAS DE ADMINISTRACIÓN MÁS UTILIZADAS EN CUIDADOS PALIATIVOS

Las vías de administración más utilizadas en cuidados paliativos son:

- Vía oral.
- Vía sublingual.
- Vía transdérmica.
- Vía transmucosa oral.
- Vía rectal.
- Vía intramuscular.
- Vía intravenosa.
- Vía subcutánea.

Vía oral

El medicamento se administra por la boca y se absorbe en el estómago o en el intestino, pasando desde allí a la circulación general. Es la vía de elección en cuidados paliativos siempre que sea posible. Hay que valorar los siguientes aspectos:

- Ventajas:
  – Permite controlar la mayoría de los síntomas.
  – No es dolorosa.
  – Fácil manejo.
  – Es la que mayor autonomía da al paciente.
  – Menor coste económico.
- Inconvenientes:
  – Absorción lenta y variable.
  – No se puede usar en caso de náuseas, vómitos y disfagia.
  – Intolerancia a fármacos.
  – No indicada en caso de debilidad extrema, inconsciencia y coma.
  – Paso por el sistema portal disminuyendo la biodisponibilidad del fármaco.

Vía sublingual

Es una alternativa a la vía oral. El fármaco se coloca bajo la lengua y se va absorbiendo a través de la mucosa. Hay que valorar los siguientes aspectos:

- Ventajas:
  – Permite la incorporación directa al torrente sanguíneo, evitando el tránsito por el tracto gastrointestinal y el sistema portal.
  – Es indolora y no invasiva.
- Inconvenientes:
  – Difícil manejo en pacientes agitados.

– Puede resultar molesta en pacientes con la boca seca o aftas.
– Existen pocos fármacos con esta presentación.

Vía transdérmica

Los fármacos suelen presentarse en forma de parche que se adhiere a la piel y permite que este se libere de forma controlada y constante. Se elegirá para su colocación una zona con poco vello, evitando las áreas húmedas o de rozamiento. Se rotará la zona de aplicación. Hay que valorar lo siguiente:

• Ventajas:
– Vía cómoda, de fácil manejo y bien aceptada por el paciente.
– Efecto mantenido en el tiempo cada 48-72 horas.
– Disminuye los efectos secundarios digestivos.
• Inconvenientes:
– Tiempo de latencia relativamente largo.
– Dificultad en la titulación de la dosis.
– Aumento de la absorción con el aumento de la temperatura.
– Lentitud en la reversión de los efectos secundarios.
– No es útil en pacientes con sudoración profusa.
– Existen pocos medicamentos con esta presentación.

Vía transmucosa oral

Es una forma especial de administración de vía oral. La mucosa oral está muy vascularizada y es relativamente permeable, por lo que gran parte de la dosis administrada pasará directamente a la circulación, evitando el primer paso. En esta forma se suelen presentar los analgésicos. Hay que valorar los siguientes aspectos:

• Ventajas:
– Vía cómoda, fácil de utilizar y bien aceptada por el paciente.
– No es invasiva.
– Muy útil en casos de dolor irruptivo.
• Inconvenientes:
– Es molesta en presencia de aftas bucales, mucositis o boca seca.
– Las variaciones del pH bucal pueden alterar la absorción de los fármacos.
– La velocidad de disolución del fármaco determina la velocidad de paso a través de la mucosa.
– Existen pocos medicamentos con esta presentación.

Vía rectal

Es la aplicación en el recto de un fármaco, que es absorbido por la mucosa de este, que, al estar muy vascularizada, permite el paso directo al torrente sanguíneo. Hay que valorar los siguientes aspectos:

• Ventajas: es útil en los casos de obstrucción intestinal, estados agónicos y crisis comiciales.
• Inconvenientes:

– Es una vía incómoda para el paciente.
– Su absorción es irregular.
– Existen pocos fármacos en esta presentación.

Vía intramuscular

Es una vía parenteral que consiste en inyectar el medicamento directamente en el músculo; poco utilizada en cuidados paliativos. Hay que valorar los siguientes aspectos:

• Ventajas:
– Permite la administración de algunas sustancias irritantes u oleosas.
– No sufre el primer paso hepático.
• Inconvenientes:
– Es dolorosa.
– Precisa personal cualificado para su manejo.
– El tiempo de absorción es similar al de la vía subcutánea, que es mejor aceptada por el paciente.

Vía intravenosa

Consiste en la administración a través de una vena de un fármaco o fluido, pasando directamente al torrente sanguíneo. Hay que valorar los siguientes aspectos:

• Ventajas:
– Es la vía más rápida, siendo de elección en casos de urgencia.
– Permite la administración de sustancias irritantes que producirían dolor o dañarían los tejidos por otras vías.
• Desventajas:
– No se emplea en ambiente domiciliario por su difícil manejo, que precisa personal cualificado.
– Disminuye la autonomía del paciente.
– Su canalización es dolorosa.
– Las complicaciones más frecuentes que pueden provocar son: flebitis, extravasación, salida accidental.

Vía subcutánea

Debido a su amplio manejo en cuidados paliativos, se le dedicará la segunda parte del capítulo.

VÍA SUBCUTÁNEA Y SU USO EN CUIDADOS PALIATIVOS

La enfermedad terminal se asocia a múltiples síntomas, multifactoriales y cambiantes. En esta situación, los objetivos terapéuticos están centrados en la mejora de la calidad de vida, la promoción de la autonomía y un buen control de síntomas mediante una concepción activa de la terapéutica. Cuando para ello no es posible la vía oral, la vía subcutánea supone una opción segura y sencilla para el paciente y su familia, siendo tan efectiva como la vía intravenosa, pero con la ventaja de ser menos invasiva, permitiendo mayor confort y calidad de vida.

Es una vía muy útil en el paciente en domicilio, que además permite la participación activa de los familiares en la administración de los tratamientos.

La vía subcutánea es una vía parenteral. Clásicamente su uso estaba reservado a la administración de algunas vacunas, insulina, heparina y tratamientos muy puntuales. Sin embargo, su utilización en cuidados paliativos está muy extendido por su fácil manejo, su eficiencia y su eficacia, por lo que no existen razones para que no se incorpore a otros ámbitos y patologías.

Fue el Dr. Alexander Wood, en 1853, quien empezó a inyectar morfina a través de una aguja en el tejido subcutáneo. Esta técnica se fue extendiendo, llegando a ser imprescindible en la práctica asistencial hasta mediados del siglo xx. En esta época, se comunicaron algunas complicaciones (muerte, *shock*), por lo que se dejó de utilizar, aunque más tarde se demostró que dichas complicaciones se debieron a un mal uso de ella, como fallos con los volúmenes, las velocidades y los fluidos.

En la década de 1970, se retoma su uso para la administración de morfina en pacientes en el final de la vida. En el hospital infantil de Boston se demuestra que la terapia intravenosa que se usaba para la talasemia infantil era igual de efectiva si se empleaba por vía subcutánea, pero tenían un problema: ¿cómo administrar el tratamiento por esta vía en infusión continua? Bernadette Modell y Martin Wright crearon entonces el infusor Grabesy.

En 1979, Patrick Rusell empezó a usar la vía subcutánea en el St. Christopher Hospice en pacientes en los que la vía oral era imposible. Ya en la década de 1980, empieza a emplearse en la hidratación de pacientes ancianos y paliativos.

> **!** Por todo esto, se puede considerar la vía subcutánea una alternativa frente a la intravenosa en la hidratación, el control de los síntomas, la sedación, incluso en la administración de algunos antibióticos, tanto en el ámbito hospitalario como en atención primaria, en el domicilio y en residencias sociales.

El tejido subcutáneo

El tejido subcutáneo o hipodermis es la capa íntima de la piel situada debajo de la epidermis y la dermis. Actúa como aislante térmico, reserva energética y almohadilla de protección frente a traumatismos externos. Está compuesto por tejido conjuntivo laxo y adiposo, y su vascularización es similar a la que tienen los músculos. Es flexible y deformable, gracias al tejido conectivo, y así permite la inyección de volúmenes de líquidos, retornando a su estado natural tras la reabsorción.

Al estar muy vascularizado, el tejido subcutáneo permite la absorción de la medicación, ya que entra directamente en el torrente circulatorio a través de los capilares, eliminando de esta manera el primer paso hepático. El tejido subcutáneo se extiende con mayor o menor grosor por todo el cuerpo, lo que favorece su accesibilidad. Cabe destacar que tiene muy pocos receptores nerviosos, siendo la colocación de la vía subcutánea y su uso cómodo y poco doloroso.

Todas estas características son muy importantes de cara a la elección de la vía subcutánea en cuidados paliativos.

Ventajas de la vía subcutánea

La vía subcutánea es la alternativa a la vía oral cuando esta fracasa. Tiene una biodisponibilidad similar al resto de las vías parenterales, aunque el inicio del efecto es algo más tardío que en la vía intravenosa y parecido a la intramuscular. Al ser una vía parenteral, evita el metabolismo del primer paso hepático.

Su accesibilidad sencilla y su fácil manejo permiten que, tras un sencillo entrenamiento, pueda ser utilizada en los domicilios. Así, se aumentará la sensación de utilidad y seguridad en el paciente y los familiares, evitando muchos ingresos hospitalarios y permitiendo la permanencia en el domicilio. Una de sus mayores ventajas es que es poco dolorosa y cómoda, proporcionando confort y autonomía al paciente. Además, es económica, precisa de poco material y no requiere medidas especiales de mantenimiento, como la heparinización en las vías venosas.

Una vía subcutánea permite administrar medicaciones en diferentes tiempos, evitando así inyecciones repetidas. También permite su uso en infusiones continuas, algunas con combinaciones de varios medicamentos, con lo que se evitan picos, caídas de niveles en sangre y toxicidades importantes.

Por esta vía hay un menor riesgo de infecciones, de sobrecarga hídrica y, como consecuencia, una menor afectación cardiovascular.

Inconvenientes de la vía subcutánea

Entre los inconvenientes de esta vía está que solo se puede utilizar en un número limitado de fármacos y en pequeños volúmenes. Para alcanzar niveles plasmáticos adecuados de estos, requiere más tiempo que la vía intravenosa, por lo que en situaciones de urgencia es preferible la vía intravenosa a la subcutánea.

La absorción varía según el flujo sanguíneo de la zona, el estado previo de la piel y el lugar de punción.

No permite más de 3 L/día en los casos de hidratación (usando dos puntos de inserción distintos), y en bolos, no se aconseja más de 2 cc.

En el manejo diario, se puede producir la salida accidental del dispositivo, la aparición ocasional de eritema, induración, hematoma, saturación, abscesos en la zona de punción precisando el cambio del punto de punción o también una reacción local al material empleado.

Se desaconseja la administración de heparina de bajo peso molecular en zonas próximas a la vía subcutánea.

Indicaciones de la vía subcutánea

Esta vía es utilizada tanto para la administración de fármacos como para la de líquidos (hipodermoclisis), principalmente cuando se pierde la posibilidad de la vía oral.

Esto permite el control de diferentes situaciones habituales en cuidados paliativos, como son náuseas y vómitos incoercibles, obstrucción intestinal o síndromes de malabsorción, estados confusionales, debilidad extrema, coma, necesidad de sedación paliativa, problemas de disfagia, odinofagia, boca seca o infección, fístulas esofagotraqueales o enterocutáneas.

Contraindicaciones

Existen situaciones en las que la vía subcutánea no es una opción segura y eficaz. Se trata de contraindicaciones generales y locales:

- Generales: hipoalbuminemia aguda, anasarca, *shock* periférico, alteraciones de la coagulación, trombocitopenia grave, negativa del paciente o falta de un soporte familiar adecuado en los casos de asistencia domiciliaria.
- Locales: se evitarán las zonas con infecciones locales cutáneas, hematomas, úlceras cutáneas, que hayan recibido radioterapia, infiltradas por tumor, induradas, cicatrices, pliegues cutáneos, regiones periumbilicales, mamarias o axilares, prominencias óseas, mal perfundidas.

Lugares recomendados en la inserción de la vía subcutánea

En la **figura 43-1**, se pueden ver los diferentes ángulos de inyección, y en la **figura 43-2**, las zonas de punción más recomendadas, que son:

- Región pectoral-infraclavicular.
- Abdomen (evitando la zona periumbilical y siempre en horizontal, para evitar en el paciente la sensación de pinchazo al estar sentado).
- Deltoides.
- Cara anterolateral del muslo.
- Región interescapular o subescapular.
- Nalgas.

Ante la indicación de una vía subcutánea, primero habrá que valorar al paciente, teniendo en cuenta su estado físico, mental, emocional, su entorno y el soporte familiar si es en domicilio.

Se elegirá una zona con buen grosor de tejido subcutáneo (1-2,5 cm). Sobre todo cuando se va a usar para hidratación, por tener mayor superficie de absorción, se elegirá abdomen. Debe permitir que el paciente este cómodo, atendiendo a su grado de postración y tipo de ropa, tener un fácil acceso y manejo. Si el paciente está agitado, será mejor utilizar la región interescapular o subescapular para evitar la salida accidental.

Se puede incrementar la velocidad de absorción mediante masajes, calor local y administración de hialuronidasa; por el contrario, es posible disminuirla con vasoconstrictores y frío local.

Material necesario

El material necesario consiste en: catéter subcutáneo, antiséptico, guantes, gasas, apósitos transparentes (para mejor control del punto de punción y las zonas adyacentes) y suero fisiológico para purgar, si fuera necesario.

Las no metálicas son más caras, pero son mejor toleradas, y pueden durar hasta 21 días, aunque permiten flujos más bajos. Ninguna necesita heparinización.

Los tipos de catéteres son:

- Aguja de acero inoxidable (palomita), de calibre 23-25 unidades Gauge (G). Duración: no más de 7 días según el tratamiento empleado. Son menos usadas por ser más traumáticas y dolorosas, sobre todo en las movilizaciones del paciente. Pueden dar reacciones locales y precisan purgado (**Fig. 43-3**).

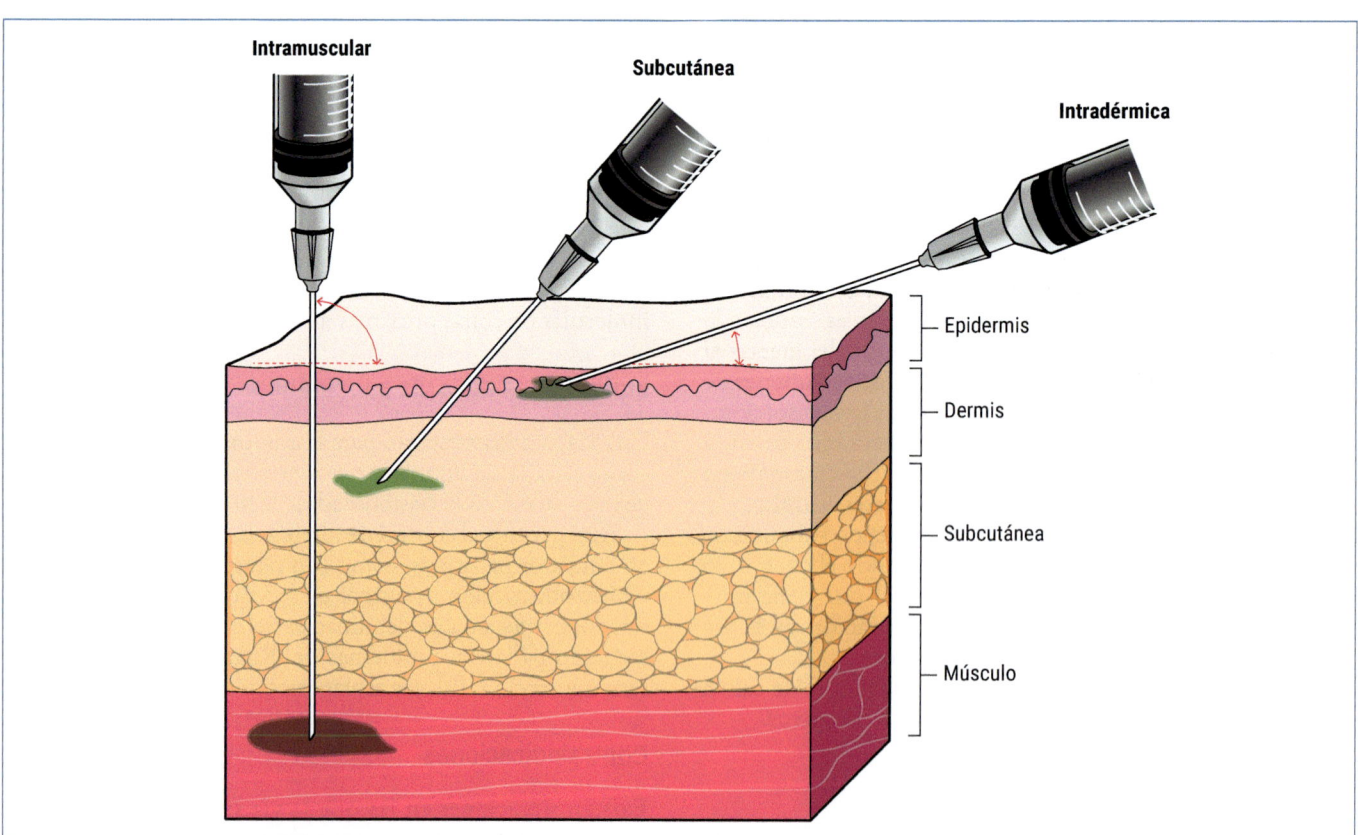

Figura 43-1. Diferentes ángulos de inyección.

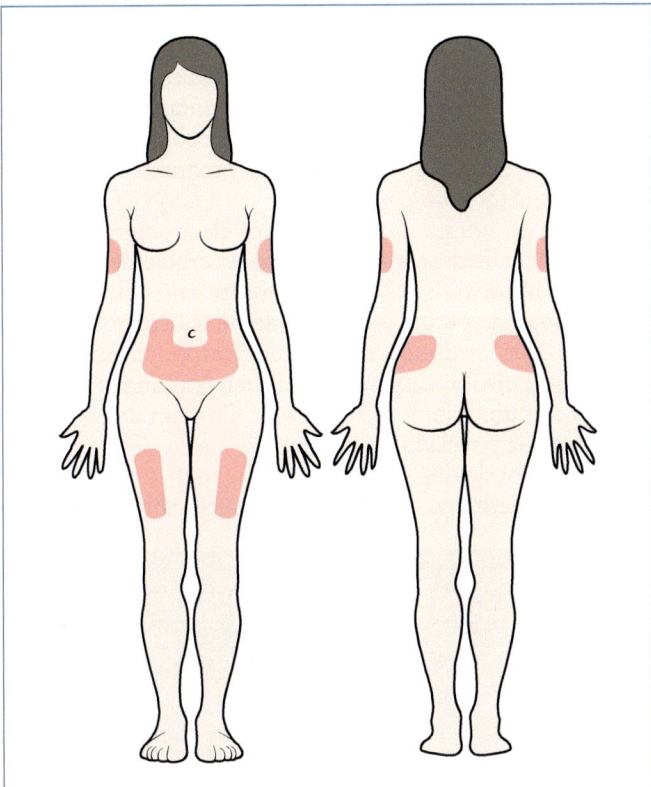

Figura 43-2. Zonas de punción más recomendadas.

- Catéter periférico corto. Son usados habitualmente como vías intravenosas, aunque también se pueden utilizar como vías subcutáneas. Se recomiendan los de calibre 22 y 24 G (**Fig. 43-4**).
- Catéter intravenoso adaptado para terapia subcutánea. Fabricados en poliuretano. Son bien tolerados y tienen una aguja guía de acero inoxidable que queda protegida tras su extracción, evitando así pinchazos accidentales. Además, disponen de unas alas que nos ayudan en la inserción y fijación (**Fig. 43-5**).
- Set de infusión subcutáneo de teflón. Consta de una aguja de acero que sirve de guía, catéter de teflón y apósito hipoalergénico. Muy utilizados en pacientes domiciliarios, por su fácil colocación, por parte incluso del paciente o cuidador en caso de salida accidental con solo unas simples instrucciones. No precisa lavado de arrastre por su mínimo volumen de cebado. Se introducen en ángulo de 90° (**Fig. 43-6**).

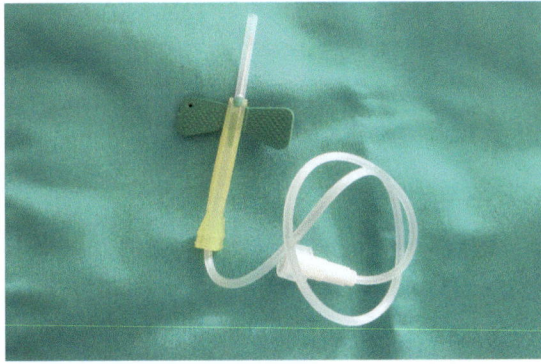

Figura 43-3. Aguja de acero inoxidable.

Técnica de colocación

Antes de iniciar cualquier procedimiento, es preciso explicar al paciente y la familia, o a los cuidadores, la técnica que se va a realizar y por qué motivo, resolviendo posibles dudas. De esta forma, también se recabará el consentimiento verbal para su realización. No es necesario un consentimiento informado por escrito.

Se consensuará con el paciente, si es posible, el punto de inserción. Se le recomendará el sitio más idóneo. Se procederá a desinfectar la zona con un antiséptico y se purgará el dispositivo si fuera necesario. Se tomará un pliegue con el dedo índice y el pulgar de la mano no dominante, y se pinchará en un ángulo de 45°. Esto se hará siempre en paralelo de las líneas de la piel, para evitar que los pliegues naturales de esta choquen con la punta del catéter, molesten y den sensación de pinchazo al paciente.

Se recomienda insertar el dispositivo con el bisel hacia arriba, excepto en casos de caquexia. Una vez colocado, se debe comprobar que no refluye sangre, si es así, se cambiará el punto de punción. Para finalizar, se fijará con un apósito transparente y se registrará el punto de inserción y la fecha en la evolución de enfermería.

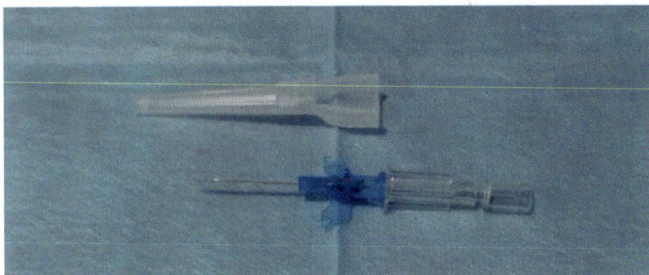

Figura 43-4. Catéter periférico corto.

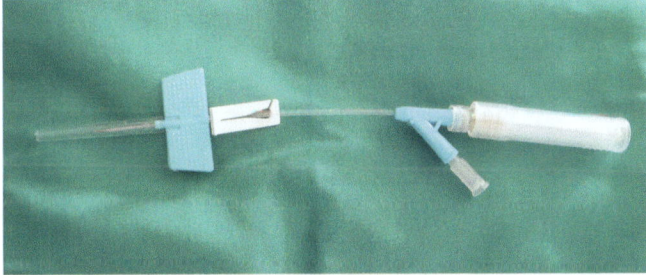

Figura 43-5. Catéter intravenoso adaptado para terapia subcutánea.

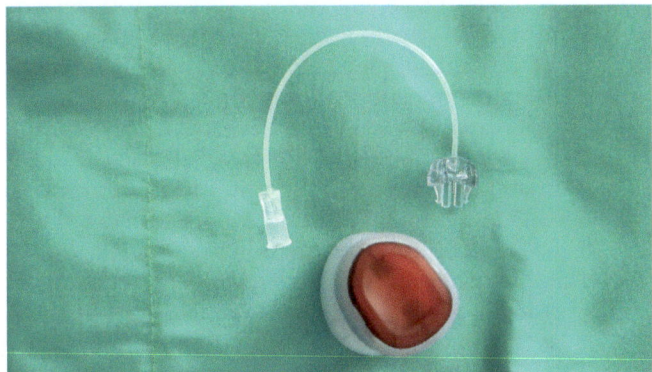

Figura 43-6. Set de infusión subcutáneo de teflón.

Vigilancia de la vía subcutánea

Hay que vigilar la aparición de las posibles complicaciones: eritema, induración, edema, infección o celulitis, hematoma, salida accidental, reflujo a través del punto de punción, reacción alérgica al material o la medicación, saturación del tejido subcutáneo. Siempre que esto ocurra, se debe retirar el dispositivo y cambiar el punto de punción.

También habrá que controlar la aparición de acodamientos o desconexiones de los infusores.

Se entrenará a la familia en la observación de estas posibles complicaciones y en su manejo, dejando información escrita tanto para ellos como para los servicios de urgencias.

Formas de administración

A continuación, se explican las distintas formas de administración por la vía subcutánea.

Infusión en bolos

Administración de un fármaco puntualmente de forma pautada o a demanda ante picos de dolor, disnea, vómitos, etc. Lo mejor para evitar inyecciones repetidas es colocar una palomita. La administración se hará lentamente, sin diluir, evitando volúmenes de más de 2 cc, realizando después un lavado de arrastre con 0,5 cc de suero fisiológico. Esta forma produce efecto en picos, donde pueden aparecer efectos secundarios, y efectos en valle, en los que pueden reaparecer síntomas. Permite la autonomía del paciente y no precisa personal especializado.

Infusión continua

Administración de medicación y de fluidoterapia de forma continua con una velocidad uniforme, para así mantener unos niveles plasmáticos constantes. Permite bolos de rescate y combinaciones de varios fármacos.

Para esta modalidad, se pueden usar:

- Bombas elastoméricas: dispositivos de un solo uso, seguros y sencillos, cuya fuente de energía es la retracción elástica del reservorio. Las hay con distintos ritmos de infusión, de 0,5 a 20 mL/h, con una capacidad de 50 a 250 mL. Se usan mucho en el ámbito domiciliario. Constan de:
  - Depósito elástico o reservorio: es de látex y se expande al introducir la medicación.
  - Punto de llenado: protegido por una válvula unidireccional que impide la manipulación de la medicación.
  - Carcasa externa: suele llevar una escala para el control del vaciado.
  - Restrictor de flujo: capilar de cristal de diámetro determinado que va soldado en el interior del conector Luer-lock al final del tubo de conexión.
  - Tubo de conexión: une el reservorio con el conector Luer-lock y tiene un filtro que impide el paso de partículas (**Fig. 43-7**).
- Bombas peristálticas o electrónicas: son más usadas en el ámbito hospitalario, más precisas y permiten administrar

volúmenes muy bajos. Son programables, con un motor con un microprocesador que, a través de movimientos peristálticos, hace que se infunda la medicación. Son eléctricas, disponen de batería, tienen distintas alarmas y permiten la administración de bolos extra con alta precisión. Constan de teclado y pantalla para programar volúmenes y ritmos (**Fig. 43-8**).

- Bombas de jeringa: son dispositivos electromecánicos que infunden la medicación al empujar el émbolo de la jeringa, más utilizados en el ámbito hospitalario. Su volumen máximo es de 60 cc, con ritmo desde 0,1 hasta 99 mL/h. Al igual que las anteriores, son eléctricas, disponen de batería, tienen distintas alarmas y permiten la administración de bolos con un pulsador (**Fig. 43-9**). Constan de:
  - Pantalla y teclado.
  - Pulsador de dosis extra.
  - Alargadera para conectar a la vía subcutánea.

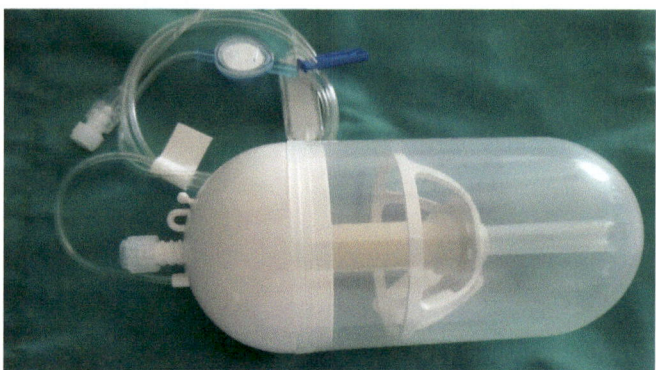

Figura 43-7. Tubo de conexión.

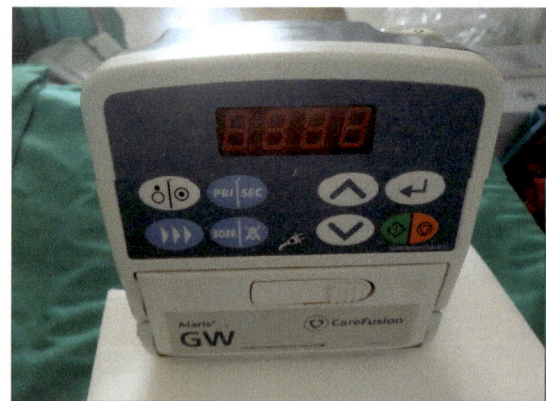

Figura 43-8. Bomba electrónica.

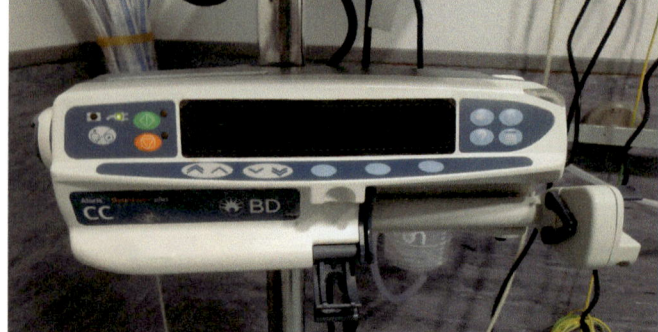

Figura 43-9. Bomba de jeringa.

- Reguladores de flujo: sencillos de manejar, pero poco precisos, por esto se usan más en fluidoterapias que en mezclas de fármacos. Se usan tanto en ámbitos hospitalarios como en domicilios y residencias (**Fig. 43-10**).
- Infusores por presión atmosférica: son de un solo uso, administran la medicación mediante vacío controlado por la presión atmosférica. Constan de:
  - Carcasa.
  - Restrictor de flujo.
  - Tubo de conexión.
  - Filtro.

A algunos de estos dispositivos se les puede asociar una analgesia controlada por el paciente, que le permite administrarse dosis de rescate oprimiendo un pulsador, siempre dentro de unos límites marcados. No es útil en pacientes con deterioro cognitivo o agitados.

La elección del tipo de dispositivo se hará según las características del paciente, si está en el domicilio o en el centro hospitalario, dependiendo del tipo de tratamiento, la duración, los volúmenes a infundir y el soporte familiar.

Carga del infusor

Para hacer una técnica correcta, se debe elegir el infusor en función de la medicación a infundir, el volumen que ocupa y los días que se mantendrá. Se tendrá una jeringa de 60 mL cono Luer-lock y filtro, medicación a infundir, suero fisiológico al 0,9 %, glucosado al 5 % o agua de inyección y la funda del infusor.

En la indicación médica, habrá una serie de fármacos en miligramos o microgramos para administrar en un tiempo determinado. Hay que calcular el volumen que ocupan esas dosis de fármacos en mililitros. Por ejemplo: 20 mg de cloruro mórfico al 1 % son 2 mL. Una vez que se ha calculado el volumen, habrá que multiplicarlo por los días que se mantendrá el infusor. El resto de la capacidad del infusor se rellenará con suero fisiológico.

Por ejemplo:

- Se tiene un infusor de 2 días con una capacidad máxima de 105 mL y una velocidad de flujo de 2 mL/h.
- La medicación a infundir en 24 horas es: 20 mg de cloruro mórfico al 1 % + 30 mg de midazolam + 2.000 mg de escopolamina.
- Equivalencia en volumen: 2 mL + 6 mL + 4 mL = 12 mL.
- Así que en 48 horas serían 24 mL.
- Si el volumen total del infusor son 105 mL, habrá que restar a este el volumen que ocupan los fármacos (105 – 24). Así que se completará el infusor con 81 mL de suero.
- El infusor dispone de un *clamp,* que se cerrará lo más cerca posible a este, luego se cargará el suero y, por último, la medicación. Se terminará retirando el clampado para que el sistema se purgue con la dilución correcta. Se introducirá en la funda, a poder ser opaca, pues a menudo la medicación es fotosensible; y se rotulará con el nombre del paciente, el día, la hora y la medicación (**Tabla 43-1**).

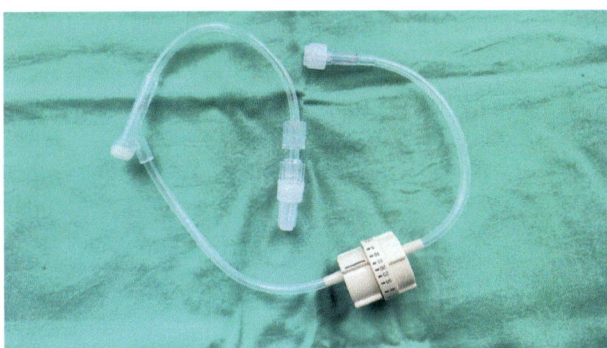
Figura 43-10. Regulador de flujo.

Hipodermoclisis

Es la administración de líquidos y electrólitos, fluidoterapia, en el tejido subcutáneo. Es una técnica sencilla y con pocas complicaciones.

Está indicada en los casos de imposibilidad de ingesta oral, si existe deshidratación y si esta produce síntomas como sequedad de boca, sensación de sed, estreñimiento, fiebre, deterioro cognitivo, astenia, aumento del riesgo de úlceras por presión. Es de primera elección cuando el paciente está en el domicilio y también cuando existe toxicidad por opiáceos o hipercalcemia tumoral.

Por el contrario, está contraindicada en situaciones de emergencia y deshidratación grave, debido a la lentitud de absorción de los líquidos. Tampoco se aconseja en casos de coagulopatía aguda y edemas generalizados.

Se podrá administrar suero fisiológico al 0,9 %, suero fisiológico al 0,45 %, suero glucosalino al 0,3 %, suero glucosado al 2,5 y al 5%, Ringer Lactato®. No se aconseja suero glucosado al 10 %, soluciones coloidales o hiperosmolares, ni hipertónicas, ya que pueden provocar *shock,* edemas y terceros espacios.

Se puede administrar entre 20 y 40 mEq de cloruro de potasio/L en perfusión continua, pero nunca en bolos.

El volumen máximo a infundir por palomita será de 1.500 cc/24 h. Pudiendo administrar un máximo de 3.000 cc/24 h con dos palomitas. Si se usa suero glucosado al 5 %, el máximo será 2.000 cc/24 h en total.

Las zonas recomendables de inserción son el abdomen y la cara anterolateral del muslo, al tener mayor grosor el tejido subcutáneo.

Tabla 43-1. Velocidad de flujo, capacidad máxima y duración de perfusión		
Velocidad de flujo	**Capacidad máxima**	**Duración de perfusión**
5 mL/h	65 mL	12 h
2 mL/h	65 mL	24 h
2 mL/h	105 mL	2 días
1 mL/h	105 mL	4 días
4 mL/h	105 mL	24 h
0,5 mL/h	65 mL	5 días
0,5 mL/h	95 mL	6 días

Se puede usar de forma continua o de manera intermitente. Utilizada de forma continua, limita la movilidad del paciente. Una forma bien tolerada es la clisis nocturna. Al administrar el suero durante el descanso, se favorece la movilidad del paciente durante el día.

La clisis en bolos consiste en infundir 500 cc en 1-2 horas, pudiéndose repetir 2-3 veces al día. Si se aprecia un edema local repetido, se puede aplicar previamente 150 UI de hialuronidasa.

Pero ¿qué ventajas tendría el uso de la hipodermoclisis frente a la vía intravenosa? La inserción de la hipodermoclisis es menos difícil y dolorosa que la canalización de la vía venosa, suele ser más confortable, no produce tromboflebitis y, además, tiene una menor incidencia de reacciones locales. Es ideal para el uso en domicilio por su fácil manejo.

Como desventaja, figura la posible aparición de edema y reacciones locales en el lugar de inyección, requiriendo entonces un cambio del punto de punción. Otras desventajas serían que no permite una reposición rápida de líquidos y la falta de conocimientos sobre el manejo de la vía subcutánea entre los profesionales sanitarios.

Fármacos más utilizados en cuidados paliativos por vía subcutánea

No es habitual que en las fichas técnicas oficiales de los fármacos se haga referencia a su uso por vía subcutánea, aun siendo esta la de primera elección dentro de las parenterales en cuidados paliativos. Existen estudios que sugieren que la mayoría de los pacientes reciben la medicación en el tejido subcutáneo cuando se administra por vía intramuscular. Por lo que es posible deducir que, salvo excepciones, y en cuidados paliativos, se puede recomendar para su uso por vía subcutánea cualquier fármaco del listado adjunto cuyo uso esté aprobado por vía intramuscular.

> ! Los fármacos ideales son los compuestos no citotóxicos e hidrosolubles, por su escaso potencial irritante y su escaso riesgo de acumulación. No se recomienda usar liposolubles, irritantes y con alto riesgo de acumulación y precipitación.

Analgésicos

Los analgésicos más utilizados en cuidados paliativos por vía subcutánea son:

- *Ketorolaco*:
  - Es el único antiinflamatorio no esteroideo (AINE) con buena tolerancia local, no se debe mezclar con otros fármacos y tiene una vida media de 8 horas.
  - Indicado en dolores somáticos y como antitérmico.
  - La inyección subcutánea puede resultar dolorosa.
  - Se puede utilizar dosis de 10-30 mg/6 h por vía intravenosa o subcutánea, pudiendo llegar a 120 mg/24 h.
- *Tramadol*:
  - Es un opiáceo agonista puro de segundo escalón, con una vida media de 8 horas.
  - Indicado para el dolor y la tos.

  - La equivalencia de la vía oral y la vía subcutánea es de 120:100.
  - Si se usa en perfusión continua, la dosis oscilaría entre 100 y 300 mg/24 h, y si se usa de forma intermitente, la dosis sería de 50-100 mg/6-8 h.
  - Su administración subcutánea está aprobada en ficha técnica.
- *Meperidina o petidina*:
  - Es un opiáceo agonista puro, con una vida media de 2-3 horas.
  - Se puede emplear una dosis de 50-100 mg/8 h, con un máximo de 500 mg/24 h.
  - No se debe mezclar con otros fármacos.
  - Está indicado en dolor agudo. Si se usa en el dolor crónico, habrá que vigilar una posible toxicidad neurológica.
  - Su uso subcutáneo está aprobado en ficha técnica.
- *Cloruro mórfico*:
  - Es un opiáceo agonista puro, fotosensible, con una vida media de 4 horas.
  - Indicado para el dolor, la disnea, la tos y, en ocasiones, la diarrea.
  - La equivalencia vía oral/vía subcutánea es de 1:1/2; y vía oral/vía intravenosa, de 1:1/3.
  - Se consiguen concentraciones plasmáticas similares a la vía intravenosa en 15 minutos.
  - Su administración subcutánea está aprobada en ficha técnica.
- *Fentanilo*:
  - Es un opiáceo sintético de tercer escalón, con una vida media de 7 horas.
  - Dosis 25 µg/30 min; y en infusión, 100-4.800 µg/24 h.
  - La equivalencia entre el cloruro mórfico subcutáneo y el fentanilo es de 100:1.
- *Metadona*:
  - Es un opiáceo sintético de larga vida, de hasta 24 horas. Esto supone un riesgo alto de acumulación, pudiendo aparecer toxicidad, lo cual hace que su manejo sea complejo.
  - Puede producir irritación local y es mal tolerada en infusión continua.
  - Se pueden emplear dosis de 3-10 mg/4-6 h.
  - Su uso subcutáneo está aprobado en ficha técnica.
- *Oxicodona clorhidrato*:
  - Es un opiáceo con una biodisponibilidad similar tanto si se administra por vía intravenosa como si se hace por vía subcutánea.
  - Está indicado en el tratamiento del dolor y la disnea. Es la alternativa a otros opioides cuando estos son mal tolerados.
  - Dosis de inicio recomendada en adultos de 5 mg en una concentración de 10 mg/mL, pudiéndose repetir cada 4 horas. En perfusión continua, se recomienda su dilución en suero fisiológico al 0,9 %, suero glucosado al 5 % o en agua de inyección, siendo la dosis inicial de 7,5 mg cada 24 horas. Se hará el ajuste en función de las necesidades del paciente y dependiendo de si ha recibido o no opioides anteriormente.
  - Su administración subcutánea está aprobada en ficha técnica.

Antieméticos

Los antieméticos más utilizados en cuidados paliativos por vía subcutánea son:

• *Metoclopramida*:
  – Es un procinético y antiemético, con una vida media de 6-8 horas.
  – La dosis habitual será de 10-20 mg cada 6-8 horas si se administra de forma puntual, mientras que en infusión continua sería un máximo de 120 mg/24 h. Será la misma tanto si se administra por vía oral, intravenosa o subcutánea. Habría que disminuir el 50 % en los casos de insuficiencia renal.
  – Es irritante, por lo que se recomienda su administración diluida. Puede producir efectos extrapiramidales.
• *Ondansetrón*:
  – Antagonista del receptor de la 5-hidroxitriptamina 3. Está indicado en vómitos refractarios que no han respondido a los antieméticos habituales.
  – La dosis recomendada es de 8-24 mg/24 h.
  – El uso concomitante con tramadol puede reducir su efecto.

Neurolépticos

Los neurolépticos más utilizados en cuidados paliativos por vía subcutánea son:

• *Haloperidol*:
  – Es un fármaco con efecto antipsicótico, con una vida media de 8-12 horas.
  – Está indicado en estados confusionales, delirio o agitación. También se puede emplear como antiemético de acción central y en casos de hipo incoercible.
  – La dosis máxima es de 15 mg/24 h en el control de vómitos, teniendo que subir en los casos de delirio o agitación hasta 30 mg/24 h como máximo. Dejando pautadas dosis de rescate de 1,5-2,5 mg cada 20-30 minutos. Se puede usar hasta tres antes de pasar a otro neuroléptico más sedante.
  – La equivalencia de la vía oral y la vía parenteral es de 2:1.
• *Levomepromacina*:
  – Es una fenotiacida de acción antipsicótica, antiemética, sedante y analgésica, con una vida media 15-30 horas. Es irritante, por lo que habrá que revisar más el punto de punción.
  – Está indicado en náuseas y vómitos, estados confusionales con alto grado de ansiedad y delirio, sedaciones en pacientes con delirio, sedaciones con fallo a midazolam y, por último, en casos de contraindicación de benzodiacepinas.
  – La dosis máxima es de 300 mg/24 h. Haciendo inducción con bolo de 12,5-25 mg. Las dosis de rescate serían de 12,5 mg. En los casos de náuseas y vómitos, la dosis habitual es de 6,25-25 mg/24 h.

Benzodiacepinas

Las benzodiacepinas más utilizadas en cuidados paliativos por vía subcutánea son:

• *Midazolam*:
  – Es una benzodiacepina de acción corta, usada como inductor anestésico. Por su hidrosolubilidad, es la benzodiacepina de elección por vía subcutánea y tiene una vida media de 2-5 horas.
  – Indicado en estados confusionales con gran componente de ansiedad. Entonces es muy útil asociarlo al haloperidol, combinando así las acciones antipsicótica y ansiolítica que tienen respectivamente. También se emplea en convulsiones, sedaciones, agitación en situación de últimos días, disnea terminal y espasmos musculares.
  – El inicio de la acción por vía subcutánea es a los 5-10 minutos, y por vía intravenosa, a los 2-3 minutos.
  – La dosis a emplear en convulsiones es de 5-10 mg. En sedaciones, se hará un bolo inicial de 2,5-5 mg, repitiendo hasta lograr la sedación. La dosis en 24 horas será la empleada en la inducción a la sedación multiplicada por seis.
• *Flunitracepam*: indicado para agitación, insomnio, distonía en adultos y en niños en situación terminal.

Anticolinérgicos

Los anticolinérgicos más utilizados en cuidados paliativos por vía subcutánea son:

• *N-butilbromuro de hioscina*:
  – Es un potente antisecretor y antiespasmódico. No atraviesa la barrera hematoencefálica, por lo que no produce somnolencia, con una vida media de 6-8 horas
  – Indicado para la disminución de las secreciones salivares y bronquiales (estertores). Hay que iniciarlo precozmente y no suspenderlo aunque desaparezcan los estertores. También es posible usarlo en cuadros de espasmos vesicales y de obstrucción intestinal con dolor cólico por su doble acción. La dosis habitual es de 10-20 mg/6-8 h cuando es de forma puntual, pudiéndose usar hasta 180 mg/24 h en perfusión continua.
  – Está aprobado su uso subcutáneo en ficha técnica.
• *Hidrobromuro de hioscina (escopolamina)*:
  – Fármaco anticolinérgico con efecto antisecretor más potente que la N-butilbromuro de hioscina. Tiene efecto sedante, ya que atraviesa la barrera hematoencefálica. Su vida media es de 6 horas.
  – Indicado en estertores.
  – Se emplearán dosis 0,5-1 mg/4-6 h. Si se usa en infusión continua, la dosis será de 1-3 mg/24 h.
  – Está aprobada su administración subcutánea en ficha técnica.

Corticoides

El corticoide más utilizado en cuidados paliativos por vía subcutánea es *dexametasona*:

• Es el corticoide de elección en cuidados paliativos por su alta potencia, escaso efecto mineralocorticoide y su vida media larga.
• Está indicado en casos de dolor, disnea, astenia-anorexia, disfagia, vómitos, compresión medular, obstrucción intes-

tinal, hipertensión intracraneal, síndrome de vena cava superior, sudoración intensa y fiebre.
- Es un fármaco fotosensible y la administración en bolos puede ser dolorosa. No se recomienda más de 8 mg en dosis única. El bolo nocturno puede provocar insomnio. Se recomienda cambiar la aguja cada 7 días.
- Las dosis varían según la indicación:
  - Dolor neuropático por infiltración o compresión nerviosa: 4 mg/12 h.
  - Cefaleas por hipertensión endocraneal: 4-16 mg/12 h, reduciendo lentamente hasta 2-4 mg/24 h como dosis de mantenimiento.
  - Compresión medular: 4-8 mg/6 h.
  - Dolor nociceptivo: 2-4 mg/24 h.
  - Anorexia, caquexia, fiebre, sudoración, disnea: 2-4 mg/24 h.
  - Disfagia: 12-16 mg/24 h.
  - Obstrucción intestinal: 24 mg/24 h.
  - Síndrome de vena cava superior: 6-10 mg/6-8 h, posteriormente ir reduciendo lentamente.
  - La equivalencia entre la vía subcutánea y la vía oral es de 1:1.

Antibióticos

La experiencia clínica en el uso de la vía subcutánea de antibióticos es escasa. Existen algunos estudios en los que los niveles en sangre tras la administración por vía intravenosa y subcutánea son similares en algunos antibióticos, como ceftriaxona, cefepima, ceftacidima, ampicilina, tobramicina y teicoplanina. Aun así, no hay suficientes datos como para recomendar su uso en la práctica clínica.

Los antibióticos más utilizados en cuidados paliativos por vía subcutánea son:

- *Ceftriaxona*:
  - Es el antibiótico más usado en los ensayos clínicos. Algunos autores concluyen que la ceftriaxona por vía subcutánea es bioequivalente a la administrada por vía intravenosa, por lo que podría ser una alternativa para los pacientes que no la pueden recibir por esta última vía.
  - Es bien tolerada por vía subcutánea, aunque se recomienda mezclarla con lidocaína al 1 % a una dosis de 1-2 g/24 h.
- *Cefepima*:
  - Suele ser bien tolerada su administración por vía subcutánea, aunque a veces se describen reacciones locales y dolor en el punto de punción que desaparece rápidamente.
  - Dosis de 1 g en 50 mL de suero glucosado al 5 % a pasar en 30 minutos.
- *Tobramicina*: dosis de 80 mg en 50 mL de suero fisiológico al 0,9 % a pasar en 30 minutos.
- *Ampicilina*: dosis de 1 g en 50 mL de suero fisiológico al 0,9 % a pasar en 20 minutos.
- *Teicoplanina*: dosis de 6 mg/kg/día. Se puede administrar en bolos tras la reconstitución del fármaco. No requiere dilución en suero.

- *Ertapenem*: dosis de 1 g en 50 mL de suero fisiológico al 0,9 % durante 30-45 minutos.
- *Ceftacidima*: administración mediante infusión continua.

Antiepilépticos

El antiepiléptico más utilizado en cuidados paliativos por vía subcutánea es *levetiracetam*:

- No hay estudios sobre la farmacocinética y farmacodinámica de este medicamento por vía subcutánea. Sin embargo, en la práctica clínica se viene usando como alternativa en pacientes paliativos con metástasis o tumores cerebrales que requieren el uso de anticonvulsivantes al tener problemas con la vía oral y la intravenosa.
- Dosis de 1 g cada 12 horas diluido en 100 cc de suero fisiológico al 0,9 % a pasar en 30 minutos-1 hora.

Otros fármacos usados por vía subcutánea

Otros fármacos que se administran por esta vía son: adrenalina, efedrina, atropina, hidrocortisona, bupivacaína, naloxona, cianocobalamina, piridoxina, dexclorfeniramina, salbutamol, vitamina K, neostigmina y fenobarbital.

Los más usados en cuidados paliativos son:

- *Furosemida*:
  - Es un diurético en asa con una vida media de 8 horas.
  - Indicado en casos de insuficiencia cardíaca, edema de origen cardíaco, hepático o renal, hipercalcemias.
  - Dosis de 40-140 mg/24 h.
  - En bolo, puede provocar escozor y dolor en el punto de punción. Se tolera mejor en perfusión continua. Es fotosensible.
- *Octeotrida*:
  - Análogo sintético de hormona inhibidora de crecimiento. Inhibe la liberación de péptidos del sistema gastroenteropancreático. Tiene un efecto antisecretor mayor al de los anticolinérgicos. Algunos autores lo recomiendan como de primera elección por vía subcutánea, debido a su biodisponibilidad del 100 % por esta vía.
  - Está indicado en aquellos casos de oclusión intestinal no quirúrgica que no respondan al tratamiento habitual, diarreas incoercibles, fístulas intestinales, síntomas asociados a tumores secretores de hormonas.
  - Se pueden emplear dosis de 0,2-0,9 mg/24 h.
  - Puede provocar hipoglucemia en pacientes con diabetes *mellitus*.
  - La inyección puede ser dolorosa; se recomienda calentar el vial con las manos.
  - Precisa refrigeración y es estable a temperatura ambiente 24 horas, protegido de la luz.
- *Calcitonina*:
  - Hormona producida por la glándula tiroidea que interviene en la regulación del metabolismo del calcio y el fósforo.
  - Indicada en casos de pérdida aguda de masa ósea, debido a la inmovilización en fracturas recientes en

pacientes osteoporóticos, enfermedad de Paget ósea e hipercalcemia maligna. En metástasis óseas, reduce significativamente el dolor.
– Las dosis varían según la indicación:
   ▪ Prevención de pérdida aguda de masa ósea: 100 UI/24 h o 50 UI/12 h durante 2-4 semanas. Debe mantenerse el tratamiento hasta recuperar la movilidad.
   ▪ Enfermedad de Paget ósea: 100 UI/24 h, aunque la pauta de 50 UI tres veces por semana ha conseguido una mejoría clínica y bioquímica.
   ▪ Hipercalcemia maligna: 100 UI/6-8 h; si no responde en 1 o 2 días, subir hasta un máximo de 400 UI/6-8 h.
   ▪ Dolor por metástasis óseas: 400 UI/24 h y en infusión continua.
• *Omeprazol*:
   – Es un fármaco inhibidor de la bomba de protones que actúa regulando la cantidad de ácido que produce el estómago.
   – Indicado en casos de enfermedad por reflujo gastroesofágico, úlceras de duodeno o gástricas, úlceras infectadas por *Helicobacter pylori*; también se usa como prevención si se toman medicamentos irritantes como los AINE y si existe un exceso de ácido provocado por el síndrome de Zollinger-Ellison.

– Dosis de 40 mg diluida en 100 cc de suero fisiológico al 0,9 % en perfusión durante 3-4 h como dosis única diaria.

Fármacos que no deben administrarse por vía subcutánea

Los siguientes fármacos no deben administrarse por vía subcutánea: adenosina, digoxina, propafenona, amiodarona, dopamina, sulpirida, baclofeno, flumacenilo, teofilina, biperideno, isoniacida, tiaprida, clomipramina, lidocaína, tiamina, cloracepato dipotásico, metamizol, verapamilo, diacepam, nitroglicerina.

COMBINACIONES DE FÁRMACOS PARA ADMINISTRACIÓN POR VÍA SUBCUTÁNEA

No es recomendable mezclar más de tres medicamentos, por el riesgo de precipitación o inestabilidad de la solución, aunque en la práctica clínica se mezclan hasta cinco con buenos resultados.

> **!** Los medicamentos que presentan pH similar suelen ser compatibles, siendo los hidrosolubles y los de pH neutro los más adecuados para las mezclas. Es aconsejable desechar cualquier mezcla con cambios de color, aparición de cristales, etc. Otros factores como la luz, la temperatura y el volumen de diluyente pueden afectar a la mezcla (Tablas 43-2 y 43-3).

Tabla 43-2. Combinaciones más usadas de cuatro fármacos

Cloruro mórfico	Midazolam	Metoclopramida	Haloperidol
		Haloperidol	Hioscina
		Hioscina	Metoclopramida
	Hioscina	Metoclopramida	Haloperidol

Tabla 43-3. Combinaciones más usadas de cinco fármacos

Cloruro mórfico	Midazolam	Haloperidol	Hioscina	Metoclopramida
Tramadol	Midazolam	Hioscina	Metoclopramida	Haloperidol

PUNTOS CLAVE

• El eje central de este capítulo, en el que se ha hecho un recordatorio sobre las vías de administración más utilizadas en cuidados paliativos, es la vía subcutánea.
• Hay que tener en cuenta las ventajas e inconvenientes del uso de la vía subcutánea en cuidados paliativos y la extensión de su uso a otros ámbitos de la práctica diaria.
• Es importante hacer una buena valoración del paciente y su entorno a la hora de elegir el lugar de inserción de la vía.
• Hay diferentes modos de administración, en bolo o en perfusión continua.
• Existen diferentes medicamentos a utilizar y posibles mezclas.

BIBLIOGRAFÍA

Aguilera C, Camacho T, Cía R, Fernández A, Garrido J, Romero J, et al. Manual de uso de la vía subcutánea en cuidados paliativos. Fundación Iavante. Consejería de Salud, Junta de Andalucía; 2010.

Álvarez M, Amoedo MC, Caco AM, Gandía M, García I, Gil J, et al. Guía de recomendaciones prácticas. Uso de la Vía Subcutánea. IM&C; 2021.

Auría G, Cabrero AI, Narvión A, Ortega V, Puértolas Y. Guía de práctica clínica para el manejo de la vía subcutánea. Servicio Aragonés de Salud; 2020.

Ávila Tato R. Perfusión continuada subcutánea: utilidad de la combinación de fármacos. Medicina Pal. 2005;12:215-9.

Gallardo R, Gamboa F. Monografías SECPAL. Uso de la vía subcutánea en cuidados paliativos. Monografías SECPAL. 2013;4.

Hernández Pérez B, López López C, García Rodríguez MA. Vía subcutánea: utilidad en el control de síntomas del paciente terminal. Medifam. 2002;12:44-54.

Puerta MD, Bruera E. Hidratación en cuidados paliativos: cuándo, cómo y por qué. Med Pal. 2007;l14:104-2.

Ruíz Márquez MP. Guía clínica. Uso y recomendaciones de la vía subcutánea en cuidados paliativos. Observatorio Regional de Cuidados Paliativos de Extremadura; 2010.

Soler Mieras A, Santaeugenia González S, Montané Esteva E. Antibióticos por vía subcutánea en pacientes que precisan cuidados paliativos. Med Clin. 2007;129:236-7.

Compromiso con la excelencia de los cuidados

44

A. M. de la Flor Fuentes y A. González Quiñones

OBJETIVOS

- Reconocer qué es un centro comprometido con la excelencia en cuidados.
- Revisar buenas prácticas en los equipos de trabajo.
- Despertar el pensamiento crítico.
- Fomentar la implantación y el mantenimiento de buenas prácticas en cuidados, basadas en la evidencia.

INTRODUCIÓN

La enfermería es una disciplina en constante evolución. Aunque deben seguirse unas precauciones de seguridad estándar, a medida que aumenten los conocimientos gracias a la investigación habrá que introducir cambios en la atención que se presta a personas, familias y comunidad. Es responsabilidad ineludible de la enfermera determinar los mejores cuidados a cada persona en función de su experiencia y del conocimiento de cada caso concreto.

El *cuidado* es una actividad inherente y fundamental de la profesión enfermera, que le permite establecer una relación profunda y significativa con el paciente en todas las fases de su vida, desde el nacimiento hasta la muerte. En la profesión de enfermería, resulta necesario integrar las dos dimensiones del cuidado, una inmersa en la cultura, con sus prácticas individuales y colectivas, y otra moral, que asigna un valor al cuidado, un bien que da legitimidad a actuar.

Para poner en valor la importancia de los cuidados enfermeros en situaciones de gran fragilidad humana, se requiere gran entrega y esfuerzo, cuando el objetivo principal ya ni es curar, sino aliviar el sufrimiento y promover la calidad de vida de las personas que padecen una enfermedad avanzada, progresiva e incurable, o que se encuentran en el proceso de morir.

Los cuidados han formado parte de la condición humana desde su existencia. El cuidado no es incompatible con la curación; los procesos de curar y cuidar presentan diferencias: no puede existir curación sin cuidado, pero pueden existir cuidados sin curación.

> **!** Proporcionar cuidados asistenciales de alta calidad es un reto diario que va más allá de dar una respuesta adecuada a una necesidad social o asumir los cuidados como una responsabilidad personal.

LA ÉTICA DEL CUIDADO

Cuando se estudian los orígenes del hombre en la tierra y su evolución hasta hoy, se puede defender que la aparición del ser humano no hubiera sido posible sin los cuidados: cuidados de crianza para con los nuevos miembros del clan, del jefe para protegerlos y guiarlos a los lugares seguros y con alimento, del tallador de utensilios y armas, de los cazadores y recolectores para procurar alimentos para todo el clan, del chamán para protegerlos de los malos espíritus, de la curandera buscando y probando remedios medicinales… Sin una relación de cuidados integrales e integrados, no hubiera sido posible el desarrollo de la especie desde el *Homo neanderthalensis* y el *Homo sapiens* hasta lo que es hoy.

Y del cuidado han hecho los que atienden a los enfermos su profesión. Pero ¿se sabe realmente de qué se trata? ¿Se aborda en toda su extensión en estos tiempos en que la ciencia ha logrado tantas metas para curar enfermedades? ¿Se sabe cómo prevenir que aparezcan muchas enfermedades?

La ética del cuidado surge al reconocer la vulnerabilidad y la dependencia del ser humano, cuando a lo largo de su vida pasa por momentos en los que no puede cuidar de sí mismo y precisa de otros para vivir y encontrar su bienestar.

Cuidar es «poner diligencia, atención y solicitud en la ejecución de algo; asistir, guardar, conservar; discurrir, pensar; mirar por la propia salud, darse buena vida; vivir con advertencia respecto a algo». Son las acepciones señaladas en el diccionario de la Real Academia Española (RAE), que advierten de la polisemia de este término de uso tan común en el habla. Proviene del término latín *cogitare* (pensar, prestar atención, asistir a alguien), de ahí que coloquialmente suele entenderse como «atender con solicitud».

En el cuidado, es imprescindible buscar el mayor beneficio para la persona sin dañarla. El profesional ha de evaluar qué es lo mejor para el paciente, replantearse acciones de cuidado que sean correctas. Asimismo, es necesario conocer la opinión del paciente para percatarse de sus valores y realizar aquellas acciones que desee. La responsabilidad del cuidado se deriva del respeto a la dignidad de las personas.

Fue Carol Gilligan, psicóloga estadounidense, la que en la década de 1980 sacó a la palestra y profundizó en la ética del cuidado. Lo hizo criticando el modelo de desarrollo moral propuesto por su maestro Lawrence Kohlberg y desde un enfoque feminista. Kohlberg llegó a la conclusión de que las niñas, frente a los niños, tenían dificultades para llegar a los grados más elevados de desarrollo moral. Gilligan, incluyendo niñas en sus investigaciones, concluyó que niños y niñas tienen en realidad patrones diferentes de desarrollo moral, y construyó un nuevo modelo de desarrollo moral que llamó «ética del cuidado o de la responsabilidad», asociándolo a las niñas, en contraste con el modelo masculino, que llamó «ética de los derechos o de la justicia».

Para la ética del cuidado, la responsabilidad hacia los demás se entiende como una acción en forma de ayuda. Una persona tiene el deber de ayudar a los demás, de tal modo que no puede plantearse la omisión. Si una persona ve una necesidad, se siente obligada a procurar que se resuelva. Esto se basa en la comprensión del mundo como una red de relaciones, en la que la persona se siente insertada. Así surge un reconocimiento de la responsabilidad hacia los otros.

En el siglo XX y como respuesta a las enfermedades que la ciencia no puede curar, surge el movimiento *hospice* (hospicio), los cuidados paliativos centrados en el cuidado de aquel a quien no se puede curar.

En 1970, Milton Mayeroff publica *On caring,* donde habla de los aspectos del cuidar y también del cuidado como algo necesario para atender e integrar la propia vida.

VISIÓN FILOSÓFICA DEL CUIDAR

El cuidar se ha convertido en la clave para comprender, explicar e interpretar los cambios que han ocurrido en el desarrollo de la humanidad y entender la relación que las personas mantienen con la naturaleza. Es así como el término *cuidado* ha sido objeto de reflexión por varios filósofos desde el siglo pasado. Por citar algunos: Heidegger afirma que el cuidado es consustancial al ser humano, permite el crecimiento mutuo tanto de la persona que cuida como la cuidada; y Boff argumenta que el cuidado es una actitud amorosa hacia sí mismo y hacia los demás, establece la relación de cuidado-amoroso, cuidado-preocupación, cuidado-protección y cuidado-prevención.

La fenomenología de Heidegger, la ontología de Foucault y el humanismo de Mayeroff y Boff permiten la comprensión del arte del cuidado. A pesar de la diferencia de enfoques, estos coinciden en que el cuidado pertenece a la naturaleza del ser humano y se comparte con su grupo social, con el fin de reconocer la propia existencia como manifestación del ser, el cuidado de sí y el crecimiento mutuo, de quien cuida y a quien se cuida, en un entorno armónico con la Tierra.

EL ARTE DE CUIDAR

La consideración de la enfermería como ciencia y arte surge desde 1859 con *Florence Nightingale,* quien definió que el arte fino de enfermería se expresa en la práctica e incorpora la imaginación, la mente y el alma a los cuidados (**Fig. 44-1**).

Florence Nightingale es considerada la madre o precursora de la enfermería moderna. Promovió el cuidado del ambiente para facilitar una pronta recuperación de los enfermos, pues gracias al trabajo desempeñado con los pacientes pudo percatarse de las variables que eran causas por las que enfermaban o morían. Empezó a ser conocida como la dama de la lámpara (*the lady of the lamp*).

Otra idea que se incorpora al arte de cuidar es actuar de manera consciente y responsable, expresada en 1971 por Dorothea Orem. Implica la escucha activa, la capacidad empática, los deseos de participar en la experiencia de los sentimientos de la persona y el interés por conocer sus particularidades, con lo cual demuestra creatividad en el diseño de los cuidados.

El cuidado es la esencia de la enfermería y su función, ya descrita por *Virginia Henderson,* es «ayudar al individuo, sano o enfermo, en la realización de aquellas actividades que contribuyen a su salud o recuperación, o a una muerte tranquila, y que el individuo podría realizar sin ninguna duda si tuviera la fuerza, la voluntad y el conocimiento necesario. Del mismo modo, es preciso realizar estas acciones de tal manera que el individuo sea lo más autónomo posible».

En el arte de cuidar, se pueden dar distintos tipos de relación con la otra persona:

- Indiferencia: no reconocerla como ser humano individual, único e irrepetible. Solo es posible cuidar a otro ser humano en la superación de la indiferencia.
- Instrumentalidad: utilizar a las personas como medios, no como fin, atenta contra la dignidad ética.
- Amor: es la relación más importante en la ética del cuidado. Todas las personas son sujetos activos y pasivos con capacidad y necesidad de amar.
- Orden: cuando más insegura y vulnerable se siente una persona es en el desorden. Cuidar es ayudarle a ordenar la realidad y su mundo por sí misma.
- Igualdad: a todas las personas se les debe la misma consideración y respeto. Cuidar es tratar con justicia, no de modo homogéneo, sino personalizado.

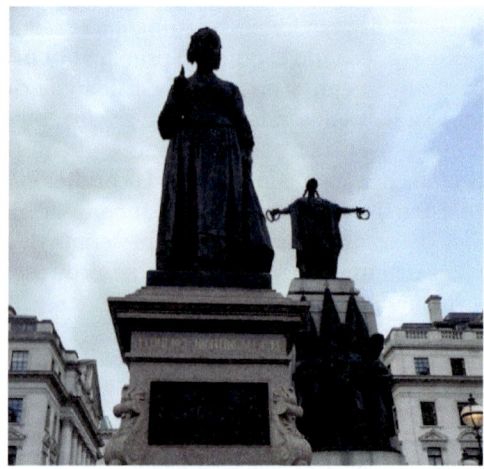

Figura 44-1. Imagen de Florence Nightingale en Waterloo Place, en Londres.

- Honor: reconocimiento del ser humano en relación con su entorno social. Cuidar es mantener la consideración y el respeto de las personas en su dimensión social.
- Seguridad: mantener referencias necesarias para saber a qué atenerse. Cuidar a una persona es darle información.
- Arraigo: las personas necesitan realizarse en un determinado contexto. Todas tienden a arraigarse (echar raíces), a involucrarse en ese contexto. Cuidar es acogerlas en una morada, un espacio personal y propio.
- Privacidad, espacio y pertenencias: espacio privado donde se puede ser tal cual y protegerse de personas externas para expresar su identidad personal sin complejos ni temores. Cuidar es velar por su privacidad.
- Libertad y responsabilidad: ayudar a ejercer la libertad de las personas, aunque sea en una perspectiva de mínimos. Cuidar es corresponsabilizarlas de sus actos y decisiones.

> «Una enfermera es temporalmente la conciencia de la inconsciencia, el amor por la vida del suicida, la pierna del amputado, los ojos del nuevo ciego, el medio de locomoción del infante, el conocimiento y la confianza de una nueva madre, y la voz de aquellos demasiado débiles como para poder hablar».
>
> Virginia Henderson

CALIDAD Y EXCELENCIA

La *calidad* es un requisito, un atributo y una dimensión ineludible de la prestación de servicios de salud. Inseparable de la calidad, surge el tema de la seguridad, en la medida en que, para que haya calidad, tiene que haber seguridad. Así, es posible afirmar que la seguridad es una de las dimensiones clave de la calidad.

La calidad del cuidado es un concepto cada vez más extendido en la profesión enfermera, que lleva implícito la búsqueda de la mejora y excelencia en los cuidados. El contexto de los cuidados paliativos exige una serie de competencias enfermeras basadas en unos valores que favorezcan un cuidado exquisito con el paciente y su familia.

La consideración del paciente como un ser único, su integridad y la del profesional, la relación interpersonal basada en la autenticidad, la empatía, no juicio y la compasión, el sentido de los cuidados, la transcendencia de la experiencia de enfermedad y la búsqueda de significados del paciente son las dimensiones básicas que integran la calidad del cuidado enfermero paliativo (**Fig. 44-2**).

La *excelencia profesional* es un esfuerzo consciente para superar las expectativas ordinarias. El *compromiso con la excelencia* es un objetivo reconocido para todo el personal de enfermería e incluye el compromiso del aprendizaje durante

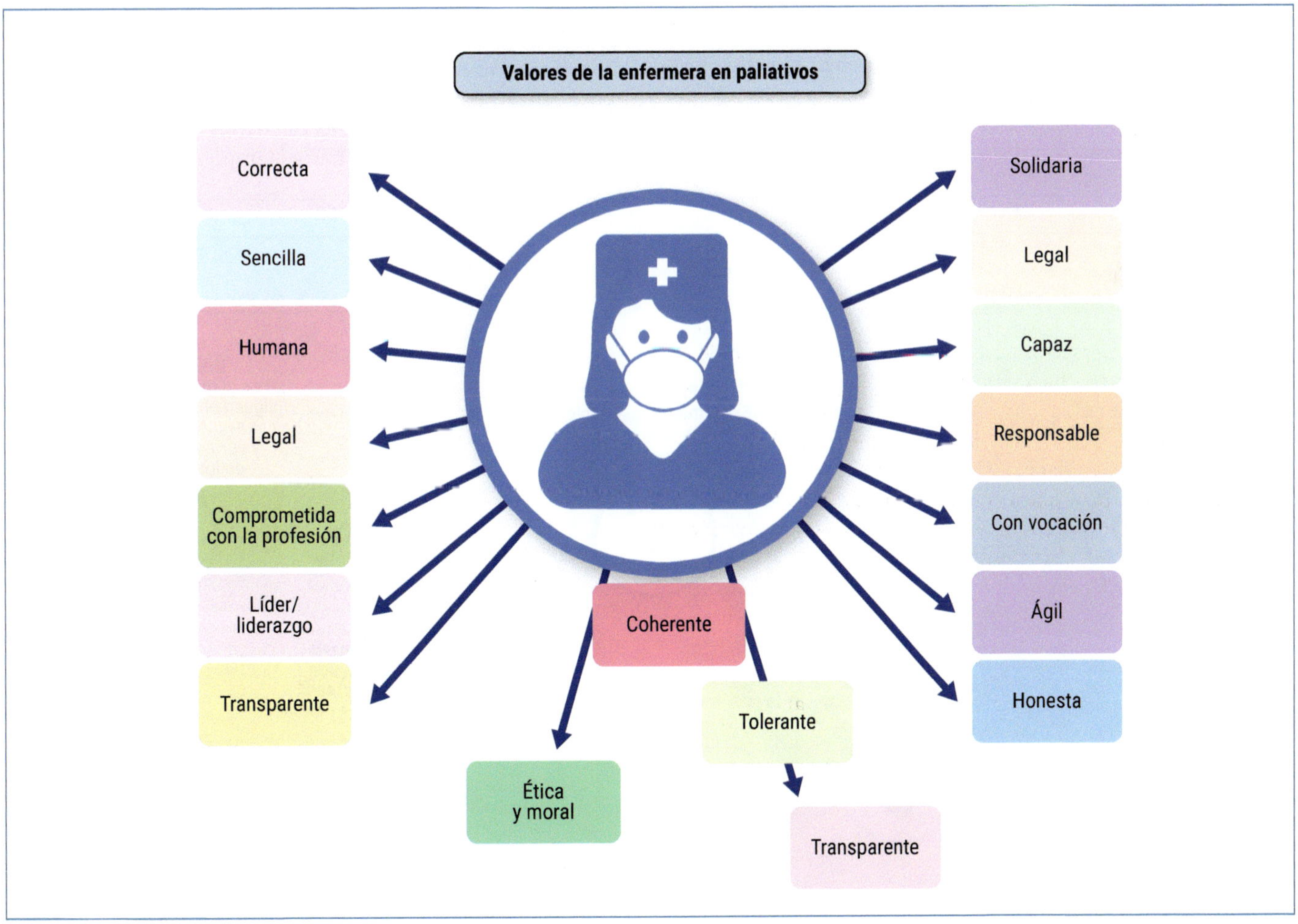

Valores de la enfermera en paliativos

Correcta · Sencilla · Humana · Legal · Comprometida con la profesión · Líder/liderazgo · Transparente · Solidaria · Legal · Capaz · Responsable · Con vocación · Ágil · Honesta · Coherente · Tolerante · Transparente · Ética y moral

Figura 44-2. Valores enfermeros.

toda la vida y la mejora continua de los propios conocimientos y prácticas.

Uno de los objetivos de las organizaciones sanitarias para la profesión enfermera es: impulsar el cuidado excelente, que dé respuesta a las necesidades cotidianas de la ciudadanía de una forma más cálida, humana y personal, potenciando las actividades preventivas que fomenten el autocuidado de las personas para la mejora de su calidad de vida, colaborando en el manejo de su enfermedad y fomentando el acompañamiento en el final de la vida.

Se trata de garantizar que la mirada enfermera esté presente en la organización sanitaria, a través de los valores que ella conlleva en el cuidado integral, la promoción de la salud y la relación de ayuda.

La *excelencia de los cuidados paliativos* debe marcar la atención de estos momentos del final de la vida de una persona. Cuidar a estos pacientes exige una cualificada preparación para responder hasta a los más pequeños detalles, que facilitará alcanzar el final de la vida lo más apaciblemente posible.

Investigar dentro de la disciplina de los cuidados significa avanzar en el conocimiento de la misma, aportar el valor añadido que esto supone para la práctica asistencial y la respuesta que desde la perspectiva de los cuidados se está dando a la ciudadanía.

Los resultados de la investigación en cuidados han de orientarse en los sistemas sanitarios hacia la generación de las evidencias científicas necesarias para poder avanzar en una forma renovada de entender la asistencia sanitaria y los cuidados en particular. Esos resultados deben constituir el fundamento para la toma de decisiones en la práctica, de manera que estén basadas en evidencias sólidas procedentes de la mejor investigación disponible.

El informe *Nursing Practice,* elaborado por un comité de expertos de la Organización Mundial de la Salud (OMS) en 1996, indica que «[...] toda enfermera/o debe ser capaz de utilizar los hallazgos de las investigaciones y modificar la práctica a la luz de los nuevos hallazgos».

Para que los cuidados que han mostrado ser efectivos se apliquen en la práctica clínica, es necesario que los resultados de la investigación se difundan de modo sencillo y asequible para aquellos profesionales sanitarios que han de ponerlos en práctica (**Fig. 44-3**).

«A menos que progresemos en nuestra enfermería cada año, cada mes, cada semana, toma mi palabra que vamos hacia atrás».

Florence Nightingale

PRÁCTICA BASADA EN LA EVIDENCIA

La OMS establece la promoción de la práctica basada en la evidencia (PBE) como un área de actuación prioritaria para aumentar la contribución de las enfermeras en la salud de la ciudadanía (World Health Organization Regional for Europe, 2015). La PBE es un elemento fundamental en la asistencia sanitaria.

La *evidencia científica* es información procedente de estudios de investigación, especialmente estudios que se realizan en el marco de la investigación clínica centrada en el paciente, cuya finalidad es generalizar y utilizar sus resultados en diferentes entornos clínicos.

El concepto de PBE se está desarrollando con éxito desde la investigación académica hasta la implementación práctica,

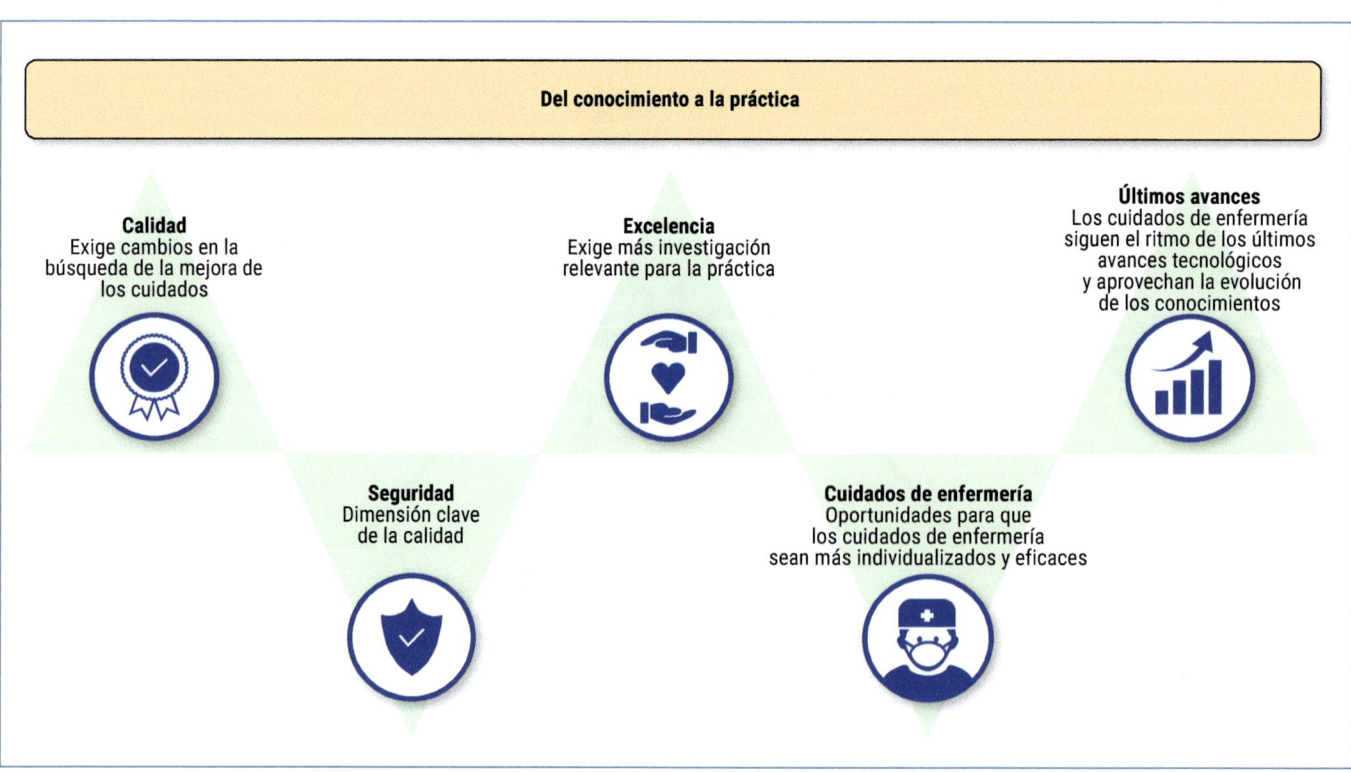

Figura 44-3. Del conocimiento a la práctica.

es decir, la implementación de la evidencia de la investigación en la práctica clínica. En la actualidad, la PBE se considera un elemento importante de la atención de calidad, y su importancia va en aumento.

La correcta utilización de la evidencia científica por parte de las enfermeras constituye uno de los determinantes principales de la salud de la población, y las consecuencias afectan al conjunto de la misma de forma significativa, ya que supone la diferencia principal entre salud y enfermedad. Así, las enfermeras que tienen una relación de cuidado más directa con los pacientes realizarán mejores cuidados si aplican una mejor evidencia.

A pesar del crecimiento en la investigación dirigida a mejorar el conocimiento sobre la provisión de cuidados, la utilización de los resultados de la investigación o evidencia científica todavía no es una práctica habitual en muchos sistemas de salud. En numerosas ocasiones, la práctica clínica se basa en la incertidumbre. La actuación enfermera se ha apoyado en la tradición y la experiencia. Las enfermeras conocen y utilizan poco los hallazgos de la investigación, lo que conduce a prácticas derivadas de la experiencia clínica, de fuentes de información inaccesibles y de información incorrecta o no actualizada que deriva directamente en la utilización de protocolos y guías clínicas elaboradas con poca calidad y poco fundamentadas en los hallazgos de la investigación, aumentando así la variabilidad en los cuidados proporcionados al paciente.

Está demostrado empíricamente que el conocimiento generado mediante la investigación implementado en la práctica mejora la salud de las personas que reciben los nuevos cuidados de enfermería frente a los cuidados habituales.

Además, hay que tener en cuenta que el uso clínico de la PBE no es solo una simple aplicación de los *resultados de la investigación* a la práctica de la enfermería, sino que también implica que, en el proceso de la toma de decisiones, la enfermera incorpore su propia *experiencia clínica* y tenga en cuenta la *opinión, valores y creencias* de los pacientes para aplicar el *mejor cuidado* en un paciente concreto (**Fig. 44-4**).

> **!** Si como enfermera el objetivo es utilizar la investigación como base de la práctica, se descubrirá que la PBE sitúa esta profesión a la vanguardia del cambio y de la mejora de los resultados de los pacientes. La forma de cambiar esta situación es conseguir enfermeras formadas en *pensamiento crítico*, que les ayude a considerar de forma crítica la aplicabilidad práctica de los resultados de la investigación para conseguir un mejor efecto en los cuidados de enfermería.

> **💡** «Lo importante es no dejar de cuestionar».
>
> Albert Einstein

GUÍAS DE PRÁCTICA CLÍNICA

Una guía de práctica clínica (GPC) es un documento que aporta información para manejar y proporcionar el mejor cuidado respecto a una enfermedad o problema de salud específico. Suelen ser documentos extensos, ya que respon-

den a muchos aspectos sobre la atención a un determinado problema de salud y situación clínica.

Según el Institute of Medicine (1990), una GPC es «un conjunto de recomendaciones desarrolladas de forma sistemática para ayudar a profesionales y pacientes a tomar decisiones sobre la atención sanitaria más apropiada, y a seleccionar las opciones diagnósticas o terapéuticas más adecuadas a la hora de abordar un problema de salud o una condición clínica específica».

La característica importante de la GPC es que hace una síntesis y valoración de los resultados de la investigación, presentando recomendaciones específicas para la toma de decisiones clínicas y la optimización del cuidado del paciente.

Estos documentos incorporan la evaluación de los beneficios y perjuicios de las distintas opciones de cuidados existentes y califican la fuerza de las recomendaciones.

Para ser fiable, una GPC debe utilizar un proceso transparente para reunir y evaluar las evidencias externas (revisiones sistemáticas y estudios primarios), que servirán para desarrollar la guía de buenas prácticas (GBP).

La elaboración de GPC suele implicar el consenso de un grupo de investigadores, expertos, clínicos y pacientes, y está financiada por asociaciones profesionales y gobiernos.

> **!** Entre los objetivos más importantes que se buscan con las GPC, están los de mejorar la práctica clínica, ya que dan un soporte científico para ello. Además de disminuir la variabilidad en la práctica asistencial, educar a los profesionales y a los pacientes ofreciéndoles las mejores evidencias científicas disponibles, mejorar la calidad asistencial y, en definitiva, la salud de la población.

En la práctica clínica enfermera, sigue dominando la tendencia a proporcionar cuidados basados en las costumbres, la rutina y la experiencia de otros compañeros. Estos cuidados pueden no ser la mejor respuesta o decisión para apoyar los cuidados prestados. La consecuencia es una elevada variabilidad en el modo de decidir y aplicar los «mejores cuidados» y la falta de consenso en las pautas a seguir, lo que repercute en los resultados en salud de los pacientes, la seguridad y la utilización inapropiada de los recursos materiales y humanos

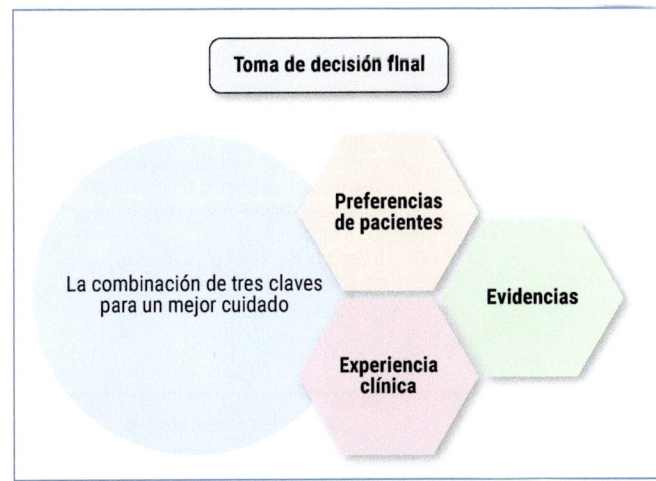

Figura 44-4. Toma de decisión final.

disponibles. De hecho, muchos de los cuidados que se prestan pueden ser innecesarios o potencialmente dañinos.

Cuando los pacientes reciben cuidados basados en las mejores evidencias científicas, incluso aunque solo lo hayan incorporado a su práctica un bajo porcentaje de profesionales, tienen mejores resultados en salud.

Las GPC se consideran un elemento de gran utilidad para facilitar la aplicación de los resultados de investigación en la práctica clínica (**Fig. 44-5**).

RECOMENDACIONES DE UNA GUÍA DE PRÁCTICA CLÍNICA

Las recomendaciones que da una guía pueden tener distinta fuerza. La fuerza de una recomendación refleja el grado hasta el que se puede confiar en que los efectos deseados de una intervención sean superiores a los adversos. En relación con dos estrategias terapéuticas, refleja hasta qué punto se puede confiar en que existe un beneficio neto a favor de una de ellas.

La herramienta más ampliamente adoptada para calificar la calidad de la evidencia y para la elaboración de recomendaciones es el sistema de calificación de recomendaciones, evaluación, desarrollo y evaluaciones (GRADE, *Grading of Recommendations, Assessment, Developmet and Evaluations*) (**Fig. 44-6**).

Este sistema considera dos categorías en relación con la fuerza de las recomendaciones:

- *Recomendación fuerte*: se formula una recomendación fuerte a favor de una intervención cuando se confía en que los efectos deseables de la intervención superan a los indeseables; o fuerte en contra, en la situación inversa, en la que los efectos indeseables de la intervención superan los deseables.
- *Recomendación débil*: las recomendaciones débiles, tanto a favor como en contra de una intervención, se formulan cuando no se dispone de pruebas concluyentes sobre los efectos de la intervención.

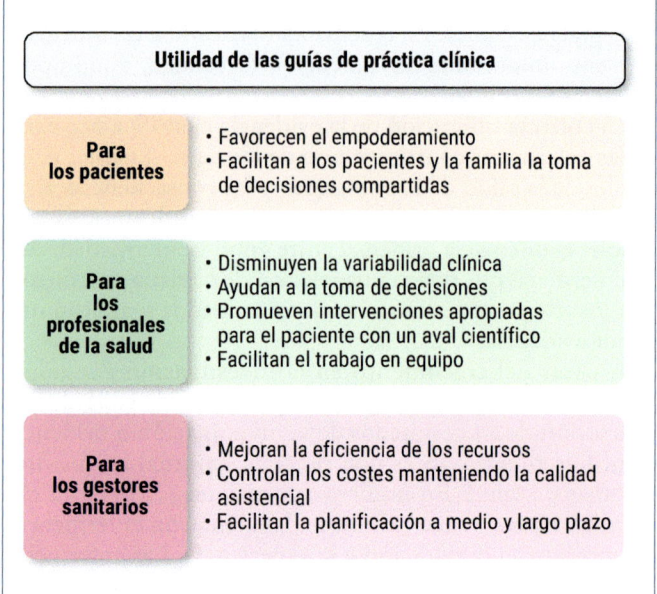

Figura 44-5. Utilidad de las guías de práctica clínica.

MODELOS DE GUÍAS DE PRÁCTICA CLÍNICA

Muchas organizaciones, asociaciones profesionales y gobiernos patrocinan, elaboran y/o difunden GPC. Como ejemplos, tenemos:

- *Guia Salud*: organización del Sistema Nacional de Salud (SNS) español, en el que participan las 17 comunidades autónomas y el Ministerio de Sanidad. Fue creado en el año 2002 y adoptado en 2003 por el Consejo Interterritorial como instrumento para mejorar la calidad de la atención sanitaria en el SNS. Tiene por misión potenciar la oferta de recursos, servicios y productos basados en la evidencia científica, para apoyar la toma de decisión de los profesionales y de los pacientes en el SNS.

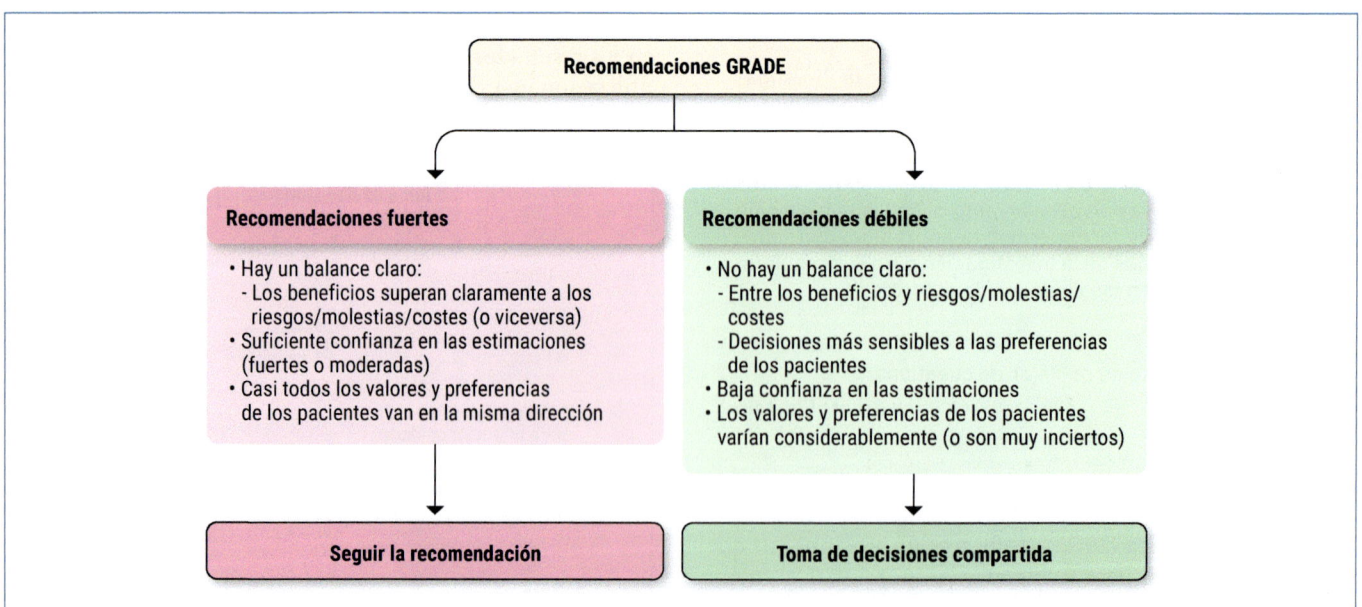

Figura 44-6. Recomendaciones GRADE (*Grading of Recommendations, Assessment, Developmet and Evaluations*).

- *Registered Nurses' Association of Ontario* (RNAO): se trata de una asociación de enfermeras de la provincia de Ontario, en Canadá, que se encarga de hacer GPC que llaman *Best Practice Guidelines* y que están orientadas a temáticas relacionadas con los cuidados de enfermería. Están traducidas a varios idiomas, incluido el español.
- *National Institute for Health and Care Excellence* (NICE): está patrocinado por el gobierno británico. Elabora numerosas GPC que se pueden consultar directamente en su web. Es uno de los centros de referencia en el desarrollo de GPC.
- *Scottish Intercollegiate Guidelines Network* (SIGN): el objetivo de este centro es mejorar la calidad de la atención sanitaria a los pacientes, reduciendo la variación en la práctica y los resultados, mediante el desarrollo y la difusión de GPC que contengan recomendaciones para una práctica eficaz basada en la evidencia actual.
- *Canadian Task Force on Preventive Health Care* (CTFPHC): la Agencia de Salud Pública de Canadá creó el grupo de trabajo canadiense sobre atención sanitaria preventiva para elaborar GPC que apoyen a los profesionales de salud de atención primaria en la prestación de atención sanitaria preventiva.
- *National Health and Medical Research Council* (NHMRC) de Australia: tiene un portal de GPC que proporciona acceso a las guías de práctica clínica elaboradas para la práctica australiana que han sido evaluadas según los criterios de selección modificados del *National Guidelines Clearinghouse* de Estados Unidos, y adaptadas al contexto australiano.

HERRAMIENTAS DE AYUDA A LA TOMA DE DECISIONES

Muchos problemas de salud cuentan con distintas opciones de tratamiento, cada una con diferentes beneficios y efectos secundarios, que no afectan ni importan a todas las personas de la misma forma.

En las enfermedades en las que no existe una única o «mejor» opción de tratamiento, es necesario informar e incorporar las preferencias de las personas afectadas para que tomen decisiones junto con los profesionales sanitarios que las asisten.

Existen herramientas que pueden ayudar a las personas a sentirse más informadas y capaces de tomar decisiones sobre su salud, teniendo en cuenta sus valores y preferencias. Estas son las herramientas de ayuda a la toma de decisiones (HATD).

Las HATD son materiales (cuadernillos, folletos, vídeos, DVD, páginas web) con información fiable (basada en estudios científicos) sobre una determinada enfermedad o problema de salud.

Las HATD pueden apoyar a la toma de decisiones diagnósticas o terapéuticas por parte de los pacientes de forma independiente o en conjunto con los profesionales sanitarios.

> **!** Las HATD facilitan la relación de las personas afectadas por una enfermedad y los profesionales sanitarios que las asisten, facilitando el proceso de *toma de decisiones conjunta*.

CENTROS COMPROMETIDOS CON LA EXCELENCIA EN CUIDADOS

El programa *Best Practice Spotlight Organizations* (BPSO®), conocido en España como Centros Comprometidos con la Excelencia en Cuidados (CCEC®), es un programa internacional impulsado por la RNAO de Canadá en el que participan instituciones proveedoras de salud y académicas de todo el mundo.

Un CCEC® o BPSO® es un centro reconocido a nivel nacional e internacional como una institución implicada en la síntesis, innovación, difusión e implantación de los cuidados en salud basados en la evidencia. La finalidad de esta acción es fomentar, facilitar y apoyar la implantación, la evaluación y el mantenimiento, en cualquier entorno de la práctica enfermera, de buenas prácticas en cuidados, con la elaboración, implantación y difusión de las GBP, previamente desarrolladas por la RNAO (**Fig. 44-7**).

Este programa se inició en el año 2003, convocando a instituciones interesadas en implantar sus GBP por un período de 3 años, que culminan con la designación como BPSO® y con la renovación del compromiso con las buenas prácticas y con el programa. La RNAO ha extendido esta iniciativa internacionalmente y, en la actualidad, hay más de 250 BPSO® en todo el mundo.

En España, el programa BPSO® comenzó en el año 2012 y se coordina desde la Unidad de Investigación en Cuidados y Servicios de Salud del Instituto de Salud Carlos III (Investén-isciii) y el Centro Español para los Cuidados de Salud Basados en la Evidencia (CECBE), constituidos como BPSO Host-España (o centro coordinador).

En 2017, la RNAO confirió al BPSO Host-España la capacidad de coordinar la creación y desarrollo de BPSO Host Regionales dentro de España, con el objetivo de expandir el modelo y adoptar en el ámbito autonómico el desarrollo y coordinación del programa de CCEC®. Actualmente existen cuatro cohortes coordinadas desde el BPSO Host-España,

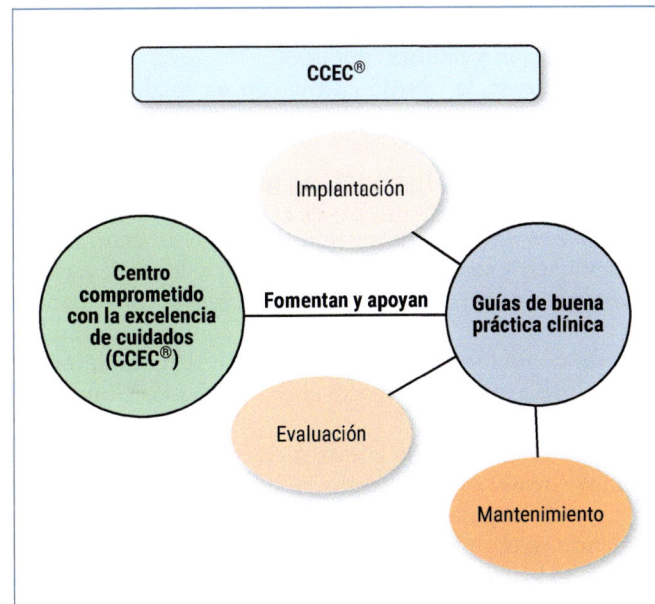

Figura 44-7. Centros comprometidos con la excelencia.

donde participan más de 30 organizaciones, y cohortes BPSO HOST-Regionales, como en Euskadi, las Islas Baleares, Asturias, Andalucía, Canarias, Cantabria y Castilla la Mancha.

Al igual que la RNAO, en España cada 3 años se realiza una convocatoria para las instituciones interesadas en participar. Con ello se pretende crear una red nacional de CCEC® que fidelice el uso de prácticas basadas en los mejores resultados de la investigación en cuidados.

Las organizaciones seleccionadas tras las convocatorias trienales se denominan candidatos a CCEC® o BPSO®, y adquieren el compromiso de implantar, evaluar y mantener la implantación de, al menos, tres GBP de RNAO durante un período de 3 años.

Al finalizar los 3 años de candidatura, y asumiendo que se han cumplido todos los objetivos, el candidato alcanzará el estatus de CCEC® o BPSO® designado, que se renueva cada 2 años. Para ello deben mantenerse las GBP implantadas y expandirlas a toda la institución o iniciar la implantación de una GBP nueva.

Las metas del programa de buenas prácticas de RNAO son:

- Mejorar la consistencia y calidad de la atención de enfermería.
- Aumentar el acceso a servicios de enfermería de calidad.
- Difundir los recursos lo más ampliamente posible para que se obtengan los máximos beneficios para los pacientes, las enfermeras y el sistema de atención de la salud.

DESARROLLO DE LAS GUÍAS DE BUENAS PRÁCTICAS DE LA RNAO

Las GBP de la RNAO son desarrolladas sistemáticamente por revisores experimentados en la sede central de dicha asociación, en Toronto, Canadá. Contienen declaraciones basadas en la evidencia y recomendaciones para las enfermeras y el equipo clínico interprofesional, entornos laborales y educadores. Estas guías apoyan la toma de decisiones basándose en la evidencia. Cada una de las guías contiene tres grupos de recomendaciones: para los profesionales, educativas, y para la organización y políticas públicas.

Actualmente, la RNAO cuenta con un total de 54 GBP publicadas.

CHAMPIONS O IMPULSORES DE BUENAS PRÁCTICAS

Los *champions* o impulsores son un elemento central para implementar y sostener el uso de GBP en el lugar de trabajo. Greenhalgh *et al.* (2005) definieron *champions* como «personas que se dedican a apoyar, difundir y conducir un cambio a través de una innovación», quienes, en definitiva, logran que la PBE genere un impacto en los resultados clínicos del paciente.

Son profesionales de la institución quienes voluntariamente se involucran en este proceso y reciben entrenamiento en el uso de las guías con el propósito de influenciar el uso de evidencia en el ámbito de la unidad de servicio y la organización. Esto lo hacen tanto modelando directamente una práctica clínica basada en la evidencia como también asumiendo diversos roles, como concienciar sobre las mejores prácticas

para su organización, influenciar a los grupos y comités para considerar estas mejores prácticas, movilizar, coordinar y facilitar la capacitación y el desarrollo de personal profesional en la implementación de las mejores prácticas.

 Los *champions* o líderes son imprescindibles para cerrar la brecha entre la evidencia y la práctica, así como también para motivar el proceso de cambio desde las bases.

GUÍAS DE PRÁCTICA CLÍNICA PARA LOS CUIDADOS PALIATIVOS

Muchas son las guías publicadas para la atención de los pacientes en situación paliativa. Una GPC es una ayuda a la toma de decisiones en la atención sanitaria. No es de obligado cumplimiento ni sustituye el juicio clínico del personal sanitario.

Hay que tener en cuenta la fecha de publicación de las guías, así como el avance en la investigación para la atención de cuidados paliativos, por lo que las GPC deben actualizarse en forma total o parcial cada cierto tiempo.

Dentro del catálogo de GPC en el SNS, hay dos guías elaboradas para abordar los cuidados paliativos.

La guía llamada *Guía de Práctica Clínica sobre atención paliativa al adulto en situación de últimos días*, editada en septiembre de 2021, actualiza parcialmente la GPC previa sobre cuidados paliativos publicada en el año 2006 (específicamente las áreas clínicas de atención en los últimos días y sedación paliativa).

El objetivo de la GPC es servir como instrumento para mejorar la atención sanitaria de las personas en situación de últimos días y de sus familias, en los distintos ámbitos y centros donde sean atendidos (atención hospitalaria, atención primaria, atención en domicilio, servicios de urgencias y centros sociosanitarios). La población diana, por tanto, abarca pacientes adultos (mayores de 18 años) durante el período que precede a la muerte cuando esta se produce de forma gradual, en el que existe deterioro físico intenso, debilidad extrema, alta frecuencia de trastornos cognitivos y de la conciencia, dificultad de relación e ingesta y pronóstico de vida de días u horas, independientemente de que la persona estuviese o no en un programa de cuidados paliativos.

En cuanto al período temporal considerado, se centra en los últimos 7-10 días porque se considera más cercano a la realidad asistencial.

En esta guía, no se abordan casos de pacientes menores de 18 años, los cuidados paliativos antes de los últimos días de la vida, la atención al duelo, la organización de los cuidados y los modelos de atención, la composición de los equipos multidisciplinares o los aspectos referidos al cuidado y autocuidado de los profesionales.

La otra guía que se puede encontrar en el catálogo de guías del SNS es la *Guía de Práctica Clínica sobre Cuidados Paliativos en Pediatría,* editada en septiembre de 2022.

Los cuidados paliativos pediátricos (CPP) son: «cuidados activos totales del cuerpo, la mente y el espíritu del niño, incluyendo también el apoyo a la familia. Comienzan cuando se diagnostica una enfermedad amenazante para la vida y continúan independientemente de si el niño recibe o no tratamiento de la propia enfermedad».

El objetivo de la GPC sobre CPP es ofrecer un conjunto de recomendaciones basadas en la evidencia científica para mejorar la atención integral prestada a la población infantil y adolescente con enfermedad amenazante y/o limitante para la vida, sus familiares y/o cuidadores. Entre estas situaciones, se encuentran un amplio rango de enfermedades neurológicas, metabólicas, digestivas, cromosómicas, cardiológicas, respiratorias e infecciosas, oncológicas, complicaciones por prematuridad y trauma.

La población diana de la guía son los niños, niñas y adolescentes, hasta la edad de 18 años.

Esta GPC aborda cuestiones relacionadas con el control de síntomas en CPP y con la comunicación de los profesionales sanitarios con el paciente y su familia y/o cuidadores. No se abordan aspectos organizativos de los CPP. Tampoco es objeto de la GPC la aflicción y el duelo después de la muerte del paciente.

La GPC se centra en el ámbito del SNS, en atención primaria y atención especializada y en todos los ámbitos donde se proporciona CPP.

La GPC se dirige a todos los profesionales que atienden en un determinado momento a la población diana, así como a los pacientes y a sus familiares, a sociedades científicas y asociaciones de pacientes, así como a gestores sanitarios.

Otra guía que se puede encontrar para los cuidados paliativos es la que RNAO ha elaborado: *Enfoque paliativo de los cuidados en los últimos 12 meses de vida*, cuya última revisión, tanto en inglés como en castellano, fue en el año 2020. El objetivo de esta guía es mejorar la provisión de cuidados seguros a adultos (mayores de 18 años) en los últimos 12 meses de una enfermedad progresiva y fomentar la coordinación de cuidados. Su ámbito de aplicación es en todos los ámbitos de atención al paciente.

Esta GBP ofrece recomendaciones de práctica basadas en la evidencia para organizaciones sanitarias, enfermeras y miembros del equipo sanitario interprofesional que dan apoyo a adultos (personas a partir de 18 años) que atraviesan sus últimos 12 meses de vida con una enfermedad progresiva y que limita su vida, así como a sus familias y sus cuidadores.

Los objetivos de las recomendaciones son:

- Mejorar la prestación de unos cuidados seguros desde el punto de vista psicosocial, espiritual y cultural.
- Mejorar la coordinación de los cuidados.
- Procurar apoyo en el entorno de trabajo.

Es aplicable a todos los entornos de práctica en los que haya personas, con sus familias, que precisen cuidados paliativos y cuidados al final de la vida (es decir, ámbitos de cuidados agudos, comunitarios y cuidados de media y larga duración). Específicamente, esta GPC se centra en personas que conviven sus últimos 12 meses con una enfermedad progresiva que limita su vida, así como en sus familias.

La planificación anticipada de los cuidados, el apoyo en la aflicción y el duelo, las competencias para cuidados paliativos, las intervenciones farmacológicas y el manejo de síntomas quedan fuera del ámbito de esta guía, así como las poblaciones pediátricas (es decir, bebés y niños menores de 18 años).

Otro recurso que se puede encontrar es la HATD sobre atención paliativa a personas en situación de últimos días. Este documento ofrece información para pacientes y familiares de personas en esta situación, e incluye recomendaciones prácticas, resolución de dudas, cómo actuar ante síntomas y cambios físicos más frecuentes, y enlaces a sitios web con información adicional.

PUNTOS CLAVE

- En la actualidad, la PBE se considera un elemento importante de la atención de calidad y su importancia va en aumento.
- Uno de los objetivos más importantes que se busca con las GPC es el de mejorar la práctica clínica, ya que dan un soporte científico para ello.
- Otros objetivos son: disminuir la variabilidad en la práctica asistencial, educar a los profesionales y a los pacientes ofreciéndoles las mejores evidencias científicas disponibles y mejorar la calidad asistencial y la salud de la población.
- Las HATD facilitan la relación de las personas afectadas por una enfermedad y los profesionales sanitarios que las asisten, facilitando el proceso de toma de decisiones conjunta.

- La finalidad de los CCEC® es fomentar, facilitar y apoyar la implantación, evaluación y mantenimiento en cualquier entorno de la práctica enfermera, de buenas prácticas en cuidados, con la elaboración, implantación y difusión de las GBP, previamente desarrolladas por la RNAO. Estas contienen declaraciones basadas en la evidencia y recomendaciones para enfermeras y el equipo clínico interprofesional, entornos laborales y educadores. Las guías apoyan la toma de decisiones basándose en la evidencia.
- Los *champions* o impulsores son un elemento central para implementar y sostener el uso de guías de buenas prácticas en el lugar de trabajo.
- Los *champions* o líderes son imprescindibles para cerrar la brecha entre la evidencia y la práctica, así como también para motivar el proceso de cambio desde las bases.

BIBLIOGRAFÍA

Alvarado García A. La ética del cuidado. Aquichan. 2004;4:30-9.

Belmar A, Guell M, Chaparro J, Grinspun D. Implementación de buenas prácticas en enfermería. Programa BPSO como herramienta principal. Implementation of good practices in nursing: BPSO program, as the main tool. Rev Med Clín Las Condes. 2018;29:311-21.

Canadian Task Force on Preventive Health Care. Published Guidelines. [Internet]. CTFPHC. Disponible en: https://canadiantaskforce.ca/guidelines/published-guidelines/

Catálogo de Guías de Práctica Clínica en el Sistema Nacional de Salud (SNS). [Internet]. En: Guiasalud.es. Ministerio de Sanidad, Instituto Aragonés de Ciencias de la Salud. Disponible en: https://portal.guiasalud.es/gpc/

Estrategia de Cuidados de Andalucía. [Internet]. En: sspa.juntadeandalucia.es. Consejería de Salud y Consumo, Junta de Andalucía. [Actualizado 16 May 2023]. Disponible en: https://www.sspa.juntadeandaluzdesalud/el-sas/planes-marco-y-estrategias/estrategia-de-cuidados-de-andalucia

González-María, E, Moreno-Casbas, T, Albornos-Muñoz, L, Grinspun D. Implantación de guía de buenas prácticas en España a través del Programa de Centros Comprometidos con la Excelencia en Cuidados. Enferm Clín. 2020;30:136-44. Disponible en: www.elsevier.es/enfermeriaclinica

Grinspun D. Guías de práctica clínica y entorno laboral basados en la evidencia elaboradas por la Registered Nurses' Association of Ontario (RNAO). Enferm Clín. 2011;21:1-2.

Grinspun D. Modelo de enfermería para optimizar sistemas de salud. MedUNAB. 2017;20:224-34.

Grupo de trabajo de la Guía de Práctica Clínica sobre atención paliativa al adulto en situación de últimos días. Información para familiares y allegados de personas en situación de últimos días: recomendaciones para acompañar a su ser querido. [Internet]. Ministerio de Sanidad, Unidad de Asesoramiento Científico-técnico, Avalia-t, Agencia de Conocimiento en Salud (ACIS); 2021. Disponible en: https://portal.guiasalud.es/wpcontent/uploads/2021/09/gpc_612_atencion_paliativa_avaliat_pacientes_cast.pdf

Grupo de Trabajo de la Guía de Práctica Clínica sobre Cuidados Paliativos. Guía de práctica clínica sobre atención paliativa al adulto en situación de últimos días. [Internet]. Ministerio de Sanidad; 2021.

Grupo de Trabajo de la Guía de Práctica Clínica sobre Cuidados Paliativos. Guía de Práctica Clínica sobre Cuidados Paliativos en Pediatría. Guía de Práctica Clínica en el SNS. [Internet]. Ministerio de Sanidad; 2022. Disponible en: https://portal.guiasalud.es/wp-content/uploads/2022/09/gpc_618_cuidados_palitativos_pediatria_iacs_compl.pdf

Grupo de Trabajo de la Guía de Práctica Clínica sobre Cuidados Paliativos. Guía de Práctica Clínica sobre Cuidados Paliativos. Guías de Práctica Clínica en el SNS. [Internet]. Vitoria: Ministerio de Sanidad y Consumo, Agencia de Evaluación de Tecnologías Sanitarias del País Vasco; 2008. Disponible en: https://portal.guiasalud.es/wp-content/uploads/2018/12/GPC_428_Paliativos_Osteba_compl.pdf

Grupo de trabajo sobre implementación de GPC. Implementación de Guías de Práctica Clínica en el Sistema Nacional de Salud. Manual Metodológico. Guías de Práctica Clínica en el SNS. Ministerio de Sanidad y Política Social, Instituto Aragonés de Ciencias de la Salud, I+CS; 2009. Disponible en: https://portal.guiasalud.es/wp-content/uploads/2019/01/manual_implementacion.pdf

Jefatura del Estado. Ley 41/2002, de 14 de noviembre, básica reguladora de la autonomía del paciente y de derechos y obligaciones en materia de información y documentación clínica. BOE. 2002;274. [Actualizado 1 Mar 2023].

Juárez-Rodríguez PA, García-Campos ML. La importancia del cuidado de enfermería. Rev Enferm Inst Mex Seguro Soc. 2009;17:113-5.

López-Medina IM, Sánchez-García I, García-Fernández FP, Pancorbo-Hidalgo PL. Nurses and ward managers' perceptions of leadership in the evidence-based practice: A qualitative study. J Nurs Manag. 2022;30:135-43. Disponible en: https://doi.org/10.1111/JONM.13469

National Health and Medical Research Council. Guidelines. [Internet]. NHMRC. Disponible en: https://www.clinicalguidelines.gov.au/

National Institute for Health and Care Excellence. NICE Guidance. [Internet]. NICE. Disponible en: https://www.nice.org.uk/guidance

Perestelo-Pérez L, Salcedo-Fernández F, Toledo-Chávarri A, Álvarez-Pérez Y, Vicente-Edo MJ, Abt-Sacks A, et al. Desarrollo de herramientas de ayuda para la toma de decisiones compartida derivadas de las recomendaciones de las guías de práctica clínica. Guías de práctica clínica en el SNS. [Internet]. Ministerio de Sanidad, Servicios Sociales e Igualdad, Servicio de Evaluación del Servicio Canario de la Salud; 2017. Disponible en: https://portal.guiasalud.es/wp-content/uploads/2019/01/desarrollo_hatd_sescs_2017.pdf

Pérez Bret E. La excelencia de los cuidados paliativos. Cuadernos de Bioética. 2011;22:535-41.

Pericas-Beltrán J, González-Torrente S, De Pedro-Gómez J, Morales-Asencio JM, Bennasar-Veny M. Perception of Spanish primary healthcare nurses about evidence-based clinical practice: a qualitative study. [Internet]. Int Nurs Rev. 2014;61(1):90-8. Disponible en: https://doi.org/10.1111/inr.12075

Quiñoz Gallardo MD, Gonzalo Jiménez E, Barrientos Trigo S, Porcel Gálvez AM. Implantación del programa "Centros Comprometidos con la Excelencia en Cuidados" en el Hospital Universitario Virgen de las Nieves. [Internet]. Rev Esp Salud Pública. 2021;95:e1-6. Disponible en: https://www.sanidad.gob.es/biblioPublic/publicaciones/recursos_propios/resp/revista_cdrom/VOL95/C_ESPECIALES/RS95C_2

Ramos-Morcillo AJ, Fernández-Salazar S, Leal-Costa C, Ruzafa-Martínez M. Evidence-based practice nurses' competency: Spanish national survey and establishment of a scale of the EBP- COQ-Prof©. [Internet]. J Nurs Manag. 2021;29:794-804. Disponible en: https://doi.org/10.1111/jonm.13220

Ramos Pozon S. La ética del cuidado: valoración crítica y reformulación. Revista Laguna. 2011;109-22.

Registered Nurses' Association of Ontario. Best Practice Guideline Program. [Internet]. RNAO. Disponible en: https://rnao.ca/bpg

Registered Nurses' Association of Ontario. Enfoque paliativo de los cuidados en los últimos 12 meses de vida. Guía de buenas prácticas clínicas. [Internet]. Toronto: RNAO; 2020. Disponible en: https://www.bpso.es/wp-content/uploads/2020/10/D0046_Enfoque-Paliativo_12-Meses-de-Vida.pdf

Registered Nurses' Association of Ontario. Herramienta de implantación de buenas prácticas. [Internet]. 2ª ed. RNAO. Investén-isciii; 2012. Disponible en: https://rnao.ca/sites/rnao-ca/files/Toolkit_en15.pdf

Registered Nurses' Association of Ontario. Toolkit: implementation of best practice guidelines. Best Practice Guidelines. [Internet]. 2ª ed. Toronto: RNAO; 2012. Disponible en: https://RNAO.ca/bpg/resources/toolkitimplementation-best-practice-guidelines-second-edition

Scottish Intercollegiate Guidelines Network. SIGN makes sense of evidence. [Internet]. SIGN. Disponible en: https://www.sign.ac.uk

World Health Organization Regional Office for Europe. European strategic directions for strengthening nursing and midwifery towards Health 2020 goals. WHO; 2015.

Zulueta-Egea M, Prieto-Ursúa M, Bermejo-Toro L. La calidad del cuidado enfermero en el ámbito paliativo. [Internet]. Cultura de los Cuidados. 2018;22:195-204. Disponible en: http: //dx.doi.org/10.14198/cuid.2018.52.18

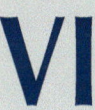

La atención de los psicólogos especializados en cuidados paliativos

45

I. Jamal Reche

 OBJETIVOS

- Saber justificar la importancia de la presencia de profesionales de la psicología paliativa en los equipos de cuidados paliativos (ECP).
- Discriminar el campo de conocimiento práctico en el que se encuadra su atención diferenciándolo de otras áreas de la psicología en el ámbito sanitario, así como conocer sus principales objetivos de trabajo.
- Reconocer sus funciones específicas y las compartidas con otros componentes de los ECP.
- Detectar las situaciones y/o momentos en los que es adecuada su atención.
- Plantear la dinámica necesaria para el trabajo conjunto dentro de los ECP y poder planificar aproximadamente las necesidades de recursos profesionales según su tipología.
- Identificar las situaciones de complejidad psicológica y saber analizar sus repercusiones en la organización asistencial para dar la mejor respuesta a estas.
- Conocer los contenidos formativos necesarios en psicología paliativa.
- Percibir la situación en la que se encuentra actualmente dicha profesión en su contexto, sus necesidades y tener una visión general de algunos planteamientos en respuesta a dichas necesidades.

INTRODUCCIÓN Y ENCUADRE: PSICÓLOGOS PALIATIVISTAS. ¿POR QUÉ?

Tal y como indica la Organización Mundial de la Salud (OMS), «los cuidados paliativos constituyen un planteamiento que mejora la calidad de vida de pacientes (desde la infancia a la adultez) y sus personas allegadas cuando afrontan problemas inherentes a una enfermedad potencialmente mortal. Previenen y alivian el sufrimiento a través de la identificación temprana, la evaluación y el tratamiento correctos del dolor y otros problemas, sean estos de orden físico, psicológico, social o espiritual».

Al mismo tiempo, la International Association for Hospice and Palliative Care (IAHPC) define los cuidados paliativos del siguiente modo: «la asistencia activa, holística, de personas de todas las edades con sufrimiento agudo relacionado con la salud debido a una enfermedad grave, y especialmente de quienes están cerca del final de la vida. Su objetivo es mejorar la calidad de vida de pacientes, sus familias y personas cuidadoras».

Asimismo, en esta definición, se desarrollan detalles sobre aspectos centrales de los cuidados paliativos, entre los que destacan: la prevención e identificación precoz; la evaluación integral; el control de problemas físicos y otros síntomas angustiantes; el sufrimiento psicológico y espiritual; facilitar una comunicación efectiva, ayudando a pacientes y a sus familias a determinar los objetivos de la asistencia de acuerdo con las necesidades de cada paciente, brindando apoyo a familia y personas cuidadoras durante la enfermedad y durante su propio duelo.

A poco que se observen estos aspectos básicos en las definiciones, se puede advertir el protagonismo que recae en conceptos como: calidad de vida, alivio del sufrimiento o problemas psicológicos y espirituales, atención al duelo, etc., de forma reiterada. Es por ello que el grupo de trabajo sobre educación para psicólogos de la Sociedad Europea de Cuidados Paliativos (EAPC), en su guía para la formación de posgrado de psicólogos que intervienen en este ámbito, afirma que «los aspectos psicológicos en el cuidado y los problemas psicológicos y sociales son componentes esenciales de los cuidados paliativos».

Desde este mismo grupo de trabajo, en la introducción de un importante documento al respecto de hace ya más de una década, se indicaba que la provisión de dichos servicios es competencia de todos los profesionales, para añadir que «en la práctica, los psicólogos juegan actualmente un importante rol en los cuidados paliativos, tanto en la dispensación de los cuidados como en el diseño de las estrategias».

Y es que, si bien en cuidados paliativos la provisión de la atención a los aspectos referentes a la esfera psicológica es responsabilidad de todo el ECP, el avance y desarrollo de la atención en cuidados paliativos y la variabilidad de situaciones de complejidad (psicológica) que puede devenir abocan en la necesidad de que los ECP cuenten con una figura profesional de la psicología especializada en la atención a los aspectos psicológicos de pacientes y familiares y que, a su vez, esta también posea un extenso currículo formativo en psicología paliativa.

En las definiciones anteriores también se observa cómo la naturaleza de los aspectos tratados en cuidados paliativos hace que *la atención* que llevan a cabo los profesionales de la psicología paliativa dentro de los ECP se enmarque en el área de la psicología de la salud.

La Federación Europea de Asociaciones Profesionales de Psicología (EFPPA) define la psicología de la salud como «la aplicación de la teoría y métodos psicológicos a la salud, la enfermedad física y al cuidado de la salud; se preocupa de los aspectos psicológicos de la promoción, mejora y mantenimiento de la salud», añadiendo que «cualquier actividad o proceso psicológico que mejore el bienestar (la calidad de vida) le interesa a la psicología de la salud; y del mismo modo le interesa cualquier actividad, proceso o circunstancia que tenga componentes psicológicos y que amenace el bienestar».

Así, dentro del campo de la psicología aplicada al ámbito sanitario, hay que diferenciar entre la psicología de la salud, en los términos previamente descritos, y la psicología clínica, especializada en la investigación, evaluación, diagnóstico y tratamiento de los trastornos emocionales y del comportamiento, además de la neuropsicología clínica, dirigida a la evaluación y rehabilitación de las lesiones cerebrales (del desarrollo o adquiridas) que afecten a la capacidad de funcionamiento de cada persona. Dichas disciplinas son de necesaria complementariedad y no excluyentes, aunque poseen claras diferencias en las perspectivas de su abordaje e implicaciones de su práctica clínica.

Por todo lo señalado, los profesionales que llevan a cabo la evaluación y tratamiento psicológicos dentro de los ECP son psicólogos de la salud especializados en psicología paliativa.

DEFINICIÓN. ¿QUIÉN ES?

Continuando con lo expuesto, y en base a la citada definición de consenso de cuidados paliativos de la IAHPC, se podría definir al psicólogo paliativista como el «profesional de la psicología, integrado en un equipo interdisciplinar de cuidados paliativos, que atiende de forma activa las necesidades psicológicas de personas de cualquier edad con sufrimiento relacionado con su salud, debido a una enfermedad grave, especialmente en el final de vida.

Su objetivo es minimizar el malestar psicológico y fomentar la calidad de vida de pacientes, familiares y/o personas cuidadoras durante el proceso de enfermedad y duelo, además de la investigación, la docencia, el asesoramiento y el soporte al resto de profesionales del equipo asistencial en dichos aspectos. Todo ello se hace desde la psicología de la salud, con un enfoque no patologizante, centrado en la promoción de la salud mediante la prevención, identificación precoz, valoración integral y continua, el control de síntomas y abordaje del sufrimiento psicológico y/o espiritual-existencial».

OBJETIVOS DE LA ATENCIÓN. ¿PARA QUÉ?

La mayoría de los trabajos referentes al rol del profesional de la psicología paliativista ponen de relieve el objetivo de la *disminución del malestar psicológico*, teniendo la tríada *paciente-fa-*

milia-equipo como objeto de su atención, siendo estos aspectos donde se han asentado la mayoría de los modelos imperantes en esta área. El concepto de *malestar psicológico* presenta dificultades en su conceptualización y delimitación, estando su definición muy ligada a las *perspectivas y constructos* con que una persona se aproxime al fenómeno del sufrimiento en cuidados paliativos. A continuación, explican estas perspectivas:

- Las que tienen como marco conceptual el proceso de *adaptación* de la persona enferma a la situación de enfermedad, poniendo su foco en las diferentes fases de este proceso y en las reacciones emocionales de pacientes y su entorno en cada una de ellas.
- Las centradas en los *estilos y estrategias de afrontamiento* de la enfermedad empleadas por pacientes y familiares.
- Las dirigidas al estudio de los *aspectos psicológicos* desde el marco de la calidad de vida y/o el bienestar.
- Las que parten del *impacto psicológico* de tal situación de enfermedad avanzada (y sus consecuencias) y el balance entre amenazas/recursos que realizan pacientes y familiares, teniendo en cuenta las reacciones desencadenadas a partir de dicho balance.
- Las enfocadas a la atención y abordaje de los *aspectos existenciales y espirituales*.
- Las que parten de una *perspectiva psicopatológica*, dirigida a la detección de la presencia de trastornos emocionales, como trastornos de ansiedad, del estado de ánimo, trastornos adaptativos, trastornos cognitivos, etc., aun teniendo en cuenta aspectos propios del contexto paliativo.

Cada una de estas perspectivas o aproximaciones al fenómeno del sufrimiento o malestar psicológico en el contexto de enfermedad avanzada, por sí misma, presenta sus ventajas y limitaciones. Además, muchas de ellas pueden compartir características de las otras. Todas tienen sus implicaciones en la evaluación e intervención de los aspectos psicológicos de pacientes y sus familiares al final de la vida.

Las cinco primeras, con sus matices, facilitan el abordaje desde una perspectiva preventiva o enfoque positivo en salud, más relacionada con los rasgos propios de la psicología de la salud, frente a la última, probablemente más enfocada al trabajo desempeñado en psicología clínica desde los recursos tradicionales de salud mental. Sin embargo, para el logro de una visión holística y en profundidad de las necesidades psicológicas de pacientes y familiares en el contexto paliativo, todas resultan imprescindibles para poder obtener una aproximación con el mayor alcance y resultados posibles en la minimización del malestar psicológico.

> **!** Teniendo en cuenta la visión holística del malestar psicológico, cuando se hable de dicho concepto, en este se incluyen tanto los aspectos existenciales como los espirituales. Actualmente existen modelos de atención que intentan integrar componentes de varias de estas perspectivas en el abordaje del malestar psicológico.

Si se toma en primer lugar la definición propuesta en el apartado anterior, donde se señalaba como objetivo principal del psicólogo paliativista «minimizar el malestar psicológico y fomentar la calidad de vida de pacientes, familiares y/o personas cuidadoras durante el proceso de enfermedad y duelo», y, en segundo lugar, los distintos enfoques comentados en este apartado, es posible hacer un esbozo de objetivos específicos de la atención a las necesidades psicológicas y la minimización del malestar psicológico en cuidados paliativos (**Tabla 45-1**).

Para la consecución de dichos objetivos, a continuación se desarrollan con mayor detalle las funciones de los profesionales de la psicología paliativa.

FUNCIONES. ¿QUÉ HACE?

Se abordan, en primer lugar, los niveles asistenciales en la atención psicológica paliativa como encuadre, para pasar, posteriormente, al desempeño de las funciones posteriormente.

Niveles asistenciales en la atención a las necesidades psicológicas en cuidados paliativos

El abordaje de las necesidades psicológicas en cuidados paliativos es responsabilidad de todos los niveles asistenciales de la atención sanitaria y de todas las disciplinas que conforman los recursos específicos de cuidados paliativos, como parte transversal del sistema de salud. Pero la complejidad y consecuencias de estas en un contexto como es el de enfermedad avanzada, para una asistencia efectiva de dichas necesidades, hace imprescindible contar con un perfil específico, como es el de los profesionales de la psicología paliativa.

Siguiendo estas premisas, se han planteado diferentes modelos estableciendo niveles de atención según el tipo de asistencia a efectuar. Desde el mencionado grupo de trabajo sobre educación para psicólogos de la EAPC, que toma como referencia la guía *Improving Supportive and Palliative Care for Adults with Cancer*, elaborada por el National Institute for Health and Clinical Excellence (NICE), para proponer unos niveles asistenciales relacionados con el abordaje de las necesidades psicológicas en el contexto de los cuidados paliativos.

Dicha estadificación ha servido para el diseño de algunas guías y modelos de actuación. No obstante, en España el medio sanitario posee bastantes características y aspectos de su ordenamiento bien diferenciadas del británico (y otros), como, por ejemplo: la tipología y concepción de recursos asistenciales, más allá del modelo *hospice* (hospicio) británico, con centros de este tipo referentes en España, pero con

características adaptadas al contexto del país; la diferencia en cuestiones legislativas en torno a los cuidados paliativos y el final de vida; la inexistencia de figuras como el *counsellor* (profesional de la relación de ayuda) o el *chaplain* (capellán) en el ordenamiento profesional, al estar recogidas sus funciones tanto de forma transversal, por el conjunto de profesionales que componen el equipo, como específica, en las del psicólogo paliativista; las funciones diferenciadas entre dicho entorno y el de algunas disciplinas del ECP; el amplio desarrollo histórico y actual de la figura profesional de la psicología paliativa en España dentro del marco y postulados de la psicología de la salud frente al de otros países, etcétera.

Atendiendo a esto, autores de referencia de este ámbito hacen una adaptación de dicha clasificación a la realidad asistencial. Se tiene en cuenta esta última adaptación, con algunas modificaciones que atienden al desarrollo más reciente de la praxis y presencia de la disciplina de la psicología paliativa dentro de los recursos asistenciales (**Tabla 45-2**).

Funciones de los profesionales de la psicología paliativa

Más allá del soporte emocional básico que se ha de proporcionar en todos los niveles de la asistencia sanitaria y social, la mayoría de los trabajos al respecto coinciden en que la atención psicológica específica se centra en unos ejes principales, situados en torno a personas de cualquier rango de edad (desde la infancia a la senectud):

- *La atención al paciente-familia* (evaluación e intervención de necesidades, incluida la atención al duelo, tanto de las pérdidas progresivas durante el proceso de enfermedad como tras el fallecimiento) y al *equipo* (soporte experto en las actuaciones compartidas y la prevención, detección y atención al desgaste por la continua exposición al sufrimiento y la muerte).
- *La docencia* y formación continuada en estas áreas.
- *La investigación* específica en psicología y cuidados paliativos.
- *La participación en políticas* que atañen a los cuidados paliativos, en general.

De un modo más detallado, asumiendo la atención a todas las edades y teniendo en cuenta la clasificación anterior (v. **Tabla 45-2**) sobre niveles en el abordaje de las necesidades

Tabla 45-1. Objetivos específicos de la atención psicológica paliativa

Favorecer el proceso de comunicación-información (paciente-familia-equipo)
Promover la adaptación al proceso de enfermedad (paciente y familia, promoviendo a su vez la adaptación al proceso de duelo)
Aumentar los recursos de afrontamiento al proceso de enfermedad
Minimización del impacto psicológico: control de la sintomatología psicológica aparecida/prevención de la aparición de trastornos psicológicos derivados de dicha situación de impacto
Control de la sintomatología física (desde la esfera psicológica que repercute en estos y viceversa)
Favorecer el bienestar y la calidad de vida
Atender a los aspectos existenciales y espirituales
Mejora en la eficiencia de la atención de todo el equipo de cuidados paliativos. Asesoramiento en aspectos psicológicos y soporte a profesionales sanitarios

Tabla 45-2. Niveles de abordaje de las necesidades psicológicas			
Nivel	Profesional	Evaluación	Intervención
1	Todos los profesionales de cuidados de la salud y la atención social	Reconocimiento de necesidades psicológicas Cribado (*screening*) de malestar psicológico y aspectos asociados al nivel general	Comunicación compasiva y medidas de apoyo emocional básico
2	Profesionales de los recursos específicos de cuidados paliativos (ECP)	Evaluación del malestar psicológico asociado a aspectos propios del proceso de enfermedad avanzada (físicos, sociales, existenciales/espirituales) desde los conocimientos propios de cada disciplina	Habilidades de comunicación avanzadas en el contexto de final de vida (incluido el abordaje en situaciones difíciles de comunicación e información), soporte en la solución de problemas, asesoramiento en la toma de decisiones (anticipadas)
3	Psicólogos paliativistas dentro de los ECP	Evaluación psicológica paliativa exhaustiva (de los aspectos propios de las distintas perspectivas, incluyendo las existenciales/espirituales) Diferenciación de grados de malestar y cuidado psicológico paliativo específico necesario (incluida la derivación a otros recursos de atención psicológica, como los propios de salud mental, en caso de necesidad)	Psicoterapias psicológicas paliativas y psicooncológicas (desde cada una de las perspectivas, y otras con aplicación en el campo de los cuidados paliativos)
4	Profesionales de los servicios de salud mental (psicología clínica y psiquiatría, en su caso)/neurología (neuropsicología clínica)	Evaluación de los aspectos psicopatológicos/neuropsicológicos implicados	Psicoterapia clínica/rehabilitación neuropsicológica y abordaje psiquiátrico/neurológico, en su caso

Adaptada de: Cruzado JA. Psicología de la salud y cuidados paliativos. En: Barbero J, Gómez-Batiste X, Maté J, Mateo D, coords. Manual para la atención psicosocial y espiritual a personas con enfermedades avanzadas: intervención psicológica y espiritual. [Internet]. Obra Social «La Caixa»; 2016. p. 31-46. [Acceso 1 Oct 2022]. Disponible en: http://www.neorgsite.com/lacaixa/intervencion_psicologia/
ECP: equipos de cuidados paliativos.

psicológicas y la minimización del malestar psicológico (diferenciación de niveles 1 y 2, del resto de profesionales sanitarios, que también contemplan el abordaje por parte del psicólogo paliativista, con respecto al 3, específico y propio de este), sus funciones serían las que se exponen a continuación.

Áreas de competencia (funciones) compartidas con otros profesionales (niveles 1 y 2)

Estas áreas de competencia son:

- Proporcionar recursos teóricos y técnicos a la ciudadanía para evitar factores de riesgo durante la enfermedad y promover estilos de vida saludables a través de programas de educación para la salud, adaptados a todas las edades.
- Informar, aconsejar y educar en aspectos sanitarios, fomentar la adhesión terapéutica, asesoramiento y apoyo a pacientes en las distintas fases del proceso. Valorar y explorar las necesidades y conocimiento de información, de forma adaptada al desarrollo cognitivo/evolutivo que presenten, y asesorar y/o participar en el proceso de información.
- Asesorar sobre pautas de organización y funcionamiento del entorno de cada paciente y apoyo a las personas vinculadas a este, especialmente a la persona cuidadora principal. Mediar en la resolución de conflictos que dificulten la adaptación al proceso de enfermedad de paciente y/o familiares.
- Valorar integralmente las necesidades de pacientes y familiares (destacando la persona cuidadora principal y, sobre todo, en cuidados paliativos pediátricos, de otros miembros de la familia especialmente vulnerables), estableciendo un plan de cuidados que incluya medidas preventivas, recomendaciones higiénico-dietéticas, control de síntomas y cuidados generales.
- Valorar el estado cognitivo (grado de conciencia, actitud, lenguaje, orientación, percepción, memoria, problemas de orientación), emocional (existencia de sintomatología ansioso-depresiva) y autonomía del paciente.
- Valorar la capacidad y/o condiciones de participación en la toma de decisiones con respecto al proceso de enfermedad de pacientes y familiares, promover y facilitar dicha participación, apoyar y asesorar durante esta.
- Valorar la estructura y dinámica familiar y las fuentes de apoyo familiar y social; identificar al cuidador o interlocutor familiar principal.
- Valorar la capacidad para el cuidado de familiares (especialmente el cuidador principal), orientando para un adecuado desempeño de estos.
- Detectar los factores de predicción de complicaciones, así como la atención y el soporte, de forma preventiva, de duelo en familiares.
- Participar en la formación de otros profesionales y/o voluntariado que participen en la atención sobre aspectos relacionados con la enfermedad avanzada y los familiares.
- Participar en equipos y/o proyectos de investigación encaminados a facilitar el avance y la mejora de la actividad preventiva y asistencial en el campo de los cuidados paliativos y ciencias afines.
- Coordinación con otros recursos sanitarios y no sanitarios (sociales, educativos e institucionales).

Áreas de competencia (funciones) específicas (nivel 3)

Estas áreas de competencia son:

- Promover la adaptación psicológica (en el ámbito cognitivo, físico, emocional, conductual, de relación con otros y con el medio, y espiritual) de paciente y familiares (destacando la persona cuidadora principal y, sobre todo, en cuidados paliativos pediátricos, de otros miembros de la familia especialmente vulnerables) al proceso de enfermedad y sucesivas pérdidas (como, por ejemplo, de autonomía), a través de técnicas de intervención psicológica específica, promoviendo la capacitación de estos como agentes de cambio. Todo ello, aplicando métodos de intervención psicológica paliativa validados empíricamente.

- Evaluación continua del impacto psicológico, recursos de afrontamiento y las necesidades de pacientes, en las dimensiones cognitivas, físicas, emocionales, conductuales, sociales, de relación con otros y con el medio, y espirituales-existenciales, ante el diagnóstico de enfermedad avanzada, el posible pronóstico, los tratamientos y sus síntomas asociados, las posibles pérdidas (por ejemplo, autonomía), y situación de final de vida, en el paciente y sus familiares (destacando la persona cuidadora principal y, sobre todo, en cuidados paliativos pediátricos, de otros miembros de la familia especialmente vulnerables), así como la calidad de vida, especialmente de los factores psicológicos relacionados con esta. Dicha evaluación se llevará a cabo mediante el uso de la entrevista, la observación y los instrumentos con propiedades psicométricas contrastadas.

- Evaluar de forma continua los aspectos psicológicos relacionados con la sintomatología presente en cada paciente (por ejemplo: dolor, astenia, insomnio o hipersomnia, náuseas, emesis, tristeza, ansiedad y culpabilidad desadaptativa, miedo, soledad, ira, etc.), indicando y aplicando la intervención psicológica adyuvante necesaria para el control de estos.

- La evaluación continua de las personas cuidadoras y familiares directos, de sus necesidades, estrategias de afrontamiento, niveles de calidad de vida, sobrecarga, de los riesgos de duelo anticipado desadaptativo, de complicaciones durante el proceso de resolución del duelo y duelo persistente.

- Promover la adaptación psicológica de las personas cuidadoras y familiares con el objeto de mejorar su calidad de vida, favorecer la comunicación y el soporte emocional y familiar, prevenir y tratar tanto la sobrecarga como las complicaciones en el proceso de duelo.

- Orientación y asesoramiento a familiares (mediante abordajes psicoeducativos y otros de su competencia) sobre aspectos relacionados con la crianza y el desarrollo evolutivo del menor con enfermedad subsidiaria de cuidados paliativos pediátricos, así como de sus hermanas y hermanos.

- Atención a los aspectos psicológicos relacionados con las creencias y deseos relacionados con la muerte y la enfermedad, así como de aspectos existenciales-espirituales del paciente y la familia.

- Coordinar y asesorar a otros profesionales del ECP y de otros equipos consultores o referentes, tanto del ámbito sanitario como social (incluyendo recursos educativos y de ámbito asociativo en el caso de pediátricos), implicados en la atención al paciente, sobre los aspectos psicológicos (como referente de dicho abordaje) del paciente y el cuidador principal, para optimizar el abordaje interdisciplinar y el manejo individualizado del paciente y la familia, la

adherencia y la mejora de la información en general, y la comunicación de las malas noticias.

- Evaluar de forma preventiva el bienestar y los niveles de *burnout* (quemado), el desgaste de empatía/fatiga por compasión del personal de los equipos asistenciales, así como llevar a cabo la intervención psicológica a tal efecto, cuando sea necesaria.

- Elaborar protocolos y guías prácticas y/o de atención al paciente, la familia y el equipo asistencial relacionados con aspectos psicológicos en estas áreas.

- Facilitar la formación psicológica en cuidados paliativos:
  – Formación básica: sobre aspectos psicológicos relacionados con otros profesionales sanitarios, no sanitarios y voluntariado que colaboren en la atención de pacientes de cualquier rango de edad al final de la vida, realizando programas de docencia institucional y comunitaria.
  – Formación avanzada: en atención psicológica en estas áreas a otros psicólogos y/o profesionales de salud mental mediante programas de docencia institucional.

- Impulsar y participar en equipos y/o proyectos de investigación encaminados a facilitar el avance y la mejora de la actividad preventiva y asistencial en el campo de la psicología paliativa.

Por último, en referencia a las funciones de soporte a los ECP (funciones específicas), hay autores que proponen que dicho soporte debiera ser efectuado por profesionales de la psicología externos a los equipos. No obstante, aun desde este planteamiento, los psicólogos paliativistas insertos en los ECP poseen funciones específicas en el soporte, el entrenamiento y la supervisión al resto de profesionales de los aspectos de la atención a las necesidades psicológicas que forman parte de su marco competencial propio.

MOMENTO DE LA ATENCIÓN. ¿CUÁNDO?

Las funciones expuestas previamente deben ser implementadas a lo largo del proceso de enfermedad en un sentido amplio, adaptadas a las necesidades y circunstancias de cada caso y desde el enfoque preventivo propio de la psicología de la salud.

De este modo, la American Psychology Association (APA) propone una aproximación de las aportaciones de los profesionales de la psicología paliativa desde una visión temporal, diferenciando cuatro momentos. A partir de dicho trabajo y teniendo en cuenta los aspectos expuestos hasta ahora, se plantean unos hitos u objetivos específicos de la acción de los profesionales de la psicología paliativa en cada uno de estos momentos/fases (**Tabla 45-3**).

Dicho planeamiento pone de manifiesto la necesidad de que la figura del profesional de la psicología paliativa sea accesible y tenga la oportunidad de iniciar su acción de forma precoz, con objeto preventivo.

A colación de esto, hace ya varias décadas, el grupo de psicología de la Sociedad Catalano-Balear de Cuidados Paliativos puso de manifiesto cómo un tercio de las primeras demandas que se realizaban a dichos profesionales eran catalogadas como «desesperadas», es decir, en «circunstancias emocionales extremas».

Tabla 45-3. Aproximación al abordaje psicológico paliativo desde una perspectiva temporal

Momento	Antes del proceso de enfermedad avanzada (tratamientos «activos» y/o fase de cronicidad)	Establecimiento de limitación pronóstica vital	Avance de la enfermedad y aumento de deterioro (pérdidas)	Tras fallecimiento (duelo)
Objetivos/ acciones de la intervención psicológica paliativa	**1.** Centrados en la atención a paciente-familia-equipo: – Facilitar la comunicación en la tríada paciente-familia-equipo – Explorar y adecuar necesidades de información en dicho momento de forma ajustada al grado de comprensión y desarrollo madurativo del paciente (y la familia, en su caso) – Desarrollar un plan de cuidados anticipado adaptado a los objetivos, valores y preferencias del paciente – Soporte precoz a los recursos asistenciales y equipos que atienden al paciente en proceso de tratamiento «activo» y/o cronicidad (en este aspecto, cabe destacar la coordinación con otros profesionales de la psicooncología y/o de la psicología de la salud en su conjunto, que estén atendiendo a dichos pacientes y familiares para facilitar su continuidad asistencial) **2.** Centrados en la comunidad (promoción de la salud): – Participación en programas de educación y concienciación sobre aspectos relacionados con el proceso de enfermedad avanzada – Promoción de agentes de cambio en la comunidad – Acciones relacionadas con la indicación de activos en salud en su conjunto que apelen a dichos contextos	• Minimización del impacto de la comunicación diagnóstica y pronóstica asociada • Soporte en la toma de decisiones y solución de problemas asociados a la nueva situación • Valoración de necesidades de apoyo al cuidado • Atender la sintomatología emocional derivada de dicha situación, previniendo la aparición de trastornos psicológicos • Dotar de recursos de afrontamiento y adaptación a la enfermedad, favoreciendo la percepción de control, con objeto de minimizar situaciones de mayor complejidad, como el deseo de adelantar la muerte • Continuidad a los objetivos centrados en paciente-familia-equipo de la fase anterior (1)	• Promover el control de la sintomatología física desde la esfera psicológica • Aumentar la percepción de control ante dicha sintomatología • Apoyar en la preservación de las capacidades cognitivas • Fomentar la adaptación a las nuevas pérdidas, sobre todo de autonomía y capacidad de relación • Favorecer el abordaje de los aspectos espirituales y existenciales • Facilitar la atención necesaria para adaptar el entorno a una provisión efectiva de los cuidados • Prevenir la sobrecarga y posible claudicación de las personas cuidadoras, así como la percepción de carga para estas personas por parte del paciente • Detectar y abordar complicaciones en el proceso de anticipación del duelo • Coordinación con otras especialidades de la psicología (clínica y/o neuropsicología) en caso de necesidades al respecto • Continuidad del trabajo realizado en la fase anterior (incluyendo 1) adaptado a esta situación, destacando la toma de decisiones sobre el lugar de cuidados, así como del fallecimiento	• Detección de complicaciones en el proceso de duelo • Normalización de reacciones psicológicas (emocionales, cognitivas, conductuales y de relación) adaptativas en dicho proceso • Fomento de estilos de vida saludables y autocuidado • Prevenir el aislamiento y favorecer la apertura de canales de comunicación con su entorno • Abordaje de necesidades espirituales y existenciales • Readaptación a la situación de vida sin la persona querida

Adaptada de: Haley WE, Larson DG, Kasl-Godley J, Neimeyer RA, Kwilosz DM. Roles for psychologists in End-of-Life Care: Emerging Models of Practice. Professional Psychology: Research and Practice. 2003;34:626-33.

En la práctica asistencial, dichas situaciones extremas suponen, evidentemente, una mayor dificultad y coste en el intento de reversibilidad o minimización de la intensidad del malestar psicológico, coste no solo en los recursos a implementar (un mayor tiempo de las intervenciones, que no siempre es posible en este marco; un incremento de la demanda de medicamentos para el manejo de la sintomatología física, intrínsecamente asociada a la psicológica; necesidad de abordaje de recursos especializados de salud mental; abordaje psicofarmacológico, etc.) y, por ende, económico, sino, sobre todo, en el sufrimiento de pacientes y sus personas cercanas (además del de los propios equipos asistenciales).

Estas situaciones son las que suelen ser catalogadas como de (alta) complejidad psicológica. Y aunque muchas de ellas pueden presentarse de forma previa al abordaje de los psicólogos paliativistas, qué duda cabe que los efectos de una evaluación e intervención psicológicas tempranas pueden ofrecer una reducción de dichas situaciones y de todos sus costes a todos los niveles.

 Los abordajes que contemplan valoraciones iniciales por parte de profesionales de la psicología paliativa desde el momento de entrada del ECP, para así poder detectar con mayor precisión necesidades de forma precoz, pueden ser una medida a llevar a cabo en el fomento de dicha labor preventiva.

La actuación de equipos asistenciales interdisciplinares pioneros tanto en unidades de hospitalización de agudos como en el medio domiciliario (como, por ejemplo, los de la Asociación Española Contra el Cáncer [AECC]) ha actuado según dicha praxis con prolíficos resultados, y se ha establecido este modelo como estándar óptimo.

TIPOS DE RECURSOS ASISTENCIALES. ¿DÓNDE?

A continuación, se tratan algunos aspectos relacionados con la dinámica del trabajo dentro de los equipos, junto a la tipología de recursos existentes donde se desempeña este trabajo y sus derivadas.

Equipos de cuidados paliativos interdisciplinares

Uno de los aspectos que está siendo el *leitmotiv* en el desarrollo de este capítulo es la explicitación de la necesidad de la realización del abordaje psicológico paliativo dentro de los ECP interdisciplinares.

A este respecto, antes de continuar hay que hacer una diferenciación entre los conceptos de *multidisciplinariedad e interdisciplinariedad*. Si bien, en ocasiones, son utilizados de forma aleatoria sin incidir en su contenido diferencial y, al mismo tiempo, existen diversas acepciones dependiendo del contexto y el enfoque, es posible establecer una importante diferenciación.

En el primer caso, el *trabajo multidisciplinar* se refiere al desempeño profesional que incluye a *más de una disciplina*, pero cuyo mecanismo de interacción es la *yuxtaposición* de estas, es decir, las distintas disciplinas o perfiles profesionales se centran en una parte del problema y lo abordan desde su visión y conocimientos, pero de forma separada, por lo que su interacción es meramente aditiva.

El *trabajo interdisciplinar* se dirige al trabajo de *cooperación e integración entre varias disciplinas*, y cuyo enfoque se centra en la unificación de objetivos de trabajo desde la integración de conceptos, metodología y prácticas de cada una de las disciplinas o perfiles profesionales que trabajan bajo este marco.

Como se ha expuesto en esta obra, las personas atendidas en cuidados paliativos presentan «una situación de enfermedad avanzada, progresiva e incurable»; «con presencia de numerosos problemas o síntomas intensos, múltiples, multifactoriales y cambiantes»; «con una gran impacto emocional en el paciente, la familia y el equipo terapéutico, muy relacionado con la presencia, explícita o no, de la muerte»; siendo una «situación compleja con gran demanda de atención y soporte» (Sociedad Española de Cuidados Paliativos, SECPAL).

Además, no hay que perder de referencia que todo lo anterior va unido a un pronóstico vital limitado que repercute en el abordaje a realizar, obliga a priorizar los objetivos de trabajo del conjunto del equipo, según las necesidades (múltiples y cambiantes) de cada paciente y su entorno sociofamiliar, reevaluando de forma continua dichos objetivos de trabajo y la toma de decisiones conjunta.

Pero el abordaje interdisciplinar no debe llevar al error de visualizarlo como el conocimiento absoluto de la variabilidad de valoraciones e intervenciones necesarios en la atención a pacientes y familiares por parte de cada uno de los profesionales que componen el equipo, como tampoco en solo uno, obviamente.

En este sentido, es preciso diferenciar entre un *abordaje integrado y un abordaje integral*. Así, el concepto *integrado* apela al abordaje por parte del conjunto de disciplinas que comparten objetivos comunes en el seno del equipo, desde sus competencias compartidas con las demás disciplinas y las propias de la suya, en contraposición al concepto *integral*, que apelaría al abordaje de todas las esferas o necesidades del paciente y la familia por parte de una única figura profesional. Por este motivo, en cuidados paliativos se hablará de atención interdisciplinar integrada.

A partir de esta clarificación conceptual y con mayor evidencia de la imprescindibilidad del desempeño profesional del psicólogo paliativista como parte de los ECP interdisciplinares que actúan de forma integrada, se verán algunos aspectos de su desempeño según su tipología.

Tipología de equipos de cuidados paliativos y sus repercusiones en la atención psicológica paliativa

La diversidad de recursos existentes de ECP, *según el medio* en el que estos se desenvuelvan, es muy diversa: desde unidades de cuidados paliativos de agudos (UCP-A) hasta equipos de soporte hospitalario (ESH), equipos de soporte de atención domiciliaria (ESD), equipos de soporte mixtos (ESM), unidades de cuidados paliativos de media y larga estancia (UCPMLE), unidades de cuidados paliativos pediátricos (UCPP), etc., diferenciados, a su vez, *según su autonomía de gestión o integración* en otros servicios/unidades; con distinta denominación y características según la comunidad autónoma, etcétera.

En la totalidad de estos, es imprescindible disponer del acceso a profesionales de la psicología paliativa, tal y como indican los principales documentos de estándares y recomendaciones para establecer políticas en esta cuestión. A su vez, para poder implementar de manera óptima las actuaciones propias de los profesionales de la psicología paliativa, estos deben estar integrados dentro de los ECP.

> **!** Las características y particularidades de los distintos ECP van a tener una influencia directa en el desempeño de los psicólogos paliativistas integrados en estos recursos. De modo que afectará a la planificación de los objetivos, su priorización y la dinámica de atención en cada caso.

Se deben tener en cuenta algunos aspectos:

- El número de camas atendidas en el caso de los recursos hospitalarios (UCP-A y UCPMLE).
- La ratio de población diana atendida por los ESD (y hospitalarios o mixtos).
- La dispersión geográfica de la población diana y los tiempos medios de desplazamiento, en el caso de los ESD y ESM.
- La estancia media de los recursos hospitalarios (ESH, UCP-A y UCPMLE).
- El número de profesionales de otras disciplinas que conforman el propio recurso de cuidados paliativos (a mayor número de profesionales, mayores implicaciones en la coordinación con estos para conseguir un trabajo interdisciplinar integrado).

- La necesidad de coordinación continua con otros recursos asistenciales según la autonomía o dependencia de la UCP o la adscripción oficial de la persona atendida de otros servicios/unidades/recursos asistenciales; y a su vez, la disponibilidad o no de estos otros recursos asistenciales para el abordaje conjunto en caso de que sea preciso.
- Las características (situación evolutiva de la enfermedad) de las personas que son atendidas en dichos recursos.
- El número de psicólogos paliativistas incluidos en cada recurso de cuidados paliativos, en su caso.
- Y, ni que decir tiene, la cantidad (y características referidas) de ECP en los que da atención un psicólogo paliativista, en las situaciones en las que se da dicha disposición organizativa, siendo esta limitada.

La importancia de estos aspectos, entre otros, debe ser tenida en cuenta para un eficiente desempeño de la asistencia psicológica paliativa. De otro modo, es posible encontrar indicaciones, como las referidas en el documento ministerial de estándares y recomendaciones al respecto, para la estimación de necesidades de profesionales en recursos hospitalarios (un psicólogo paliativista por 35 camas, recogiendo además la atención al duelo), que puede no ajustarse a los mínimos necesarios para un desempeño profesional óptimo, dependiendo de las circunstancias anteriores (el tipo de UCP, es muy diferente el desempeño en UCP-A frente a una UCPMLE; la disponibilidad o la dependencia de otros recursos asistenciales; la estancia media dependiendo del tipo de UCP es muy distinta, etcétera).

De hecho, existe una clara variabilidad en las recomendaciones según cada sistema de salud autonómico (en Castilla-La Mancha, la recomendación es de un psicólogo paliativista por cada 25 camas, por ejemplo).

En lo referente a los ESD, se estima que la ratio media en España es de un psicólogo paliativista por cada 200.000 habitantes, sin tener en cuenta aspectos referidos, como la dispersión geográfica, el tiempo de desplazamientos o el número de profesionales de otras disciplinas de los cuidados paliativos que dan cobertura a dichas ratios poblacionales.

Y es que, qué duda cabe, los volúmenes atendidos por cada profesional (y de cada recurso) tienen repercusión directa en la calidad y posibilidad de efectuar un correcto trabajo preventivo, especialmente de situaciones de alta complejidad psicológica en cuidados paliativos. A partir de aquí, se exponen algunas reflexiones acerca de dicha complejidad psicológica.

ORGANIZACIÓN DE LA ATENCIÓN. ¿CÓMO?

A continuación, se aborda el concepto de complejidad psicológica en su relación con la organización de la atención psicológica paliativa.

Complejidad en psicología paliativa

Por *complejidad* se entiende el «conjunto de factores de mayor dificultad o intensidad de necesidades que requieren habitualmente la intervención de un ECP. Depende tanto de las características de cada paciente, como de problemas de difícil control, de la necesidad de determinadas acciones diagnós-

ticas o terapéuticas y de dificultades de adaptación familiar» (Ministerio de Sanidad, Política Social e Igualdad).

Como se ha mantenido a lo largo de todo el texto, el trabajo en cuidados paliativos debe ser realizado de modo transversal por todos los recursos asistenciales del sistema. Es en situaciones de complejidad (teniendo en cuenta criterios basados en la evidencia, de variabilidad en su aplicación según el planteamiento/organización de las políticas sanitarias en cada territorio en cuestión) cuando los ECP se pondrán en marcha para el abordaje de las necesidades de pacientes y familiares. Bajo este planteamiento, se ha argumentado la necesidad de que dicho acceso sea al equipo interdisciplinar integrado en su conjunto, incluyendo al psicólogo paliativista.

Uno de los principales postulados de la complejidad en cuidados paliativos, en el que coinciden varias visiones al respecto, parte de garantizar la accesibilidad a los recursos avanzados de cuidados paliativos desde un modelo de atención compartida. Siguiendo esta idea y lo remarcado durante el presente texto, para una accesibilidad a recursos paliativos avanzados que puedan realizar un abordaje holístico, con carácter precoz y coordinación directa con otros recursos, será necesaria la asistencia del psicólogo paliativista de forma integrada, sistemática, continua, proactiva y con carácter preventivo dentro de los ECP, contribuyendo de forma efectiva a la minimización de los costes ya comentados.

> La valoración interdisciplinar inicial por parte de los ECP será realizada por parte de profesionales de la medicina, la enfermería, la psicología (y otros) desde el inicio, sin derivación por parte y/o a criterio de otros profesionales del propio ECP.

Bien es cierto que, desde la entrada de los ECP, es posible encontrarse con situaciones de alta complejidad ya instauradas, que no hayan sido o no hayan podido ser minimizadas o prevenidas. Esto es otro argumento más sobre la necesidad de un abordaje interdisciplinar integrado de máxima precocidad. De lo contrario, es posible verse abocados a que los profesionales de la psicología paliativa terminen atendiendo únicamente la *complejidad de la complejidad paliativa* (esas situaciones de atención «desesperada» ya señaladas hace varias décadas), con las derivadas ya referidas.

A pesar de esto, la realidad asistencial actual supone que, en la mayoría de los casos, el acceso se supedita a equipos de cuidados paliativos compuestos únicamente por un profesional de medicina y otro de enfermería (denominada *unidad básica*). Esta unidad, a partir de unos criterios de complejidad específica o herramientas de *screening* (cribado) psicológico estandarizadas (como pueda ser, por ejemplo, la de Detección del Malestar Emocional [DME], entre otras), derivará al paciente/familia a atención psicológica paliativa.

De este modo, hay dos planteamientos en la dinámica asistencial de los ECP: la señalada en primer lugar (como óptima), con acceso directo a la atención psicológica; y en la que se accede a la atención psicológica a través de la derivación por parte de otros profesionales del ECP (con los hándicaps comentados) (**Fig. 45-1**).

Siguiendo en la complejidad, en cuidados paliativos, la variabilidad de situaciones que pueden ser catalogadas como

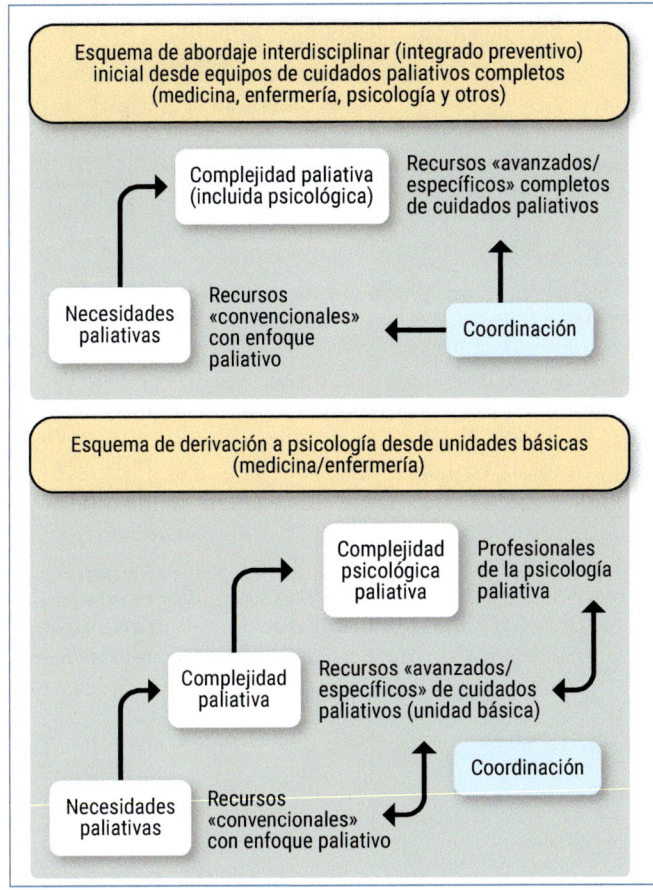

Figura 45-1. Planteamientos en la dinámica asistencial paliativa.

tales es muy extensa, existiendo, aun con diferentes enfoques, importantes herramientas validadas en este contexto en población con necesidades paliativas.

No obstante, independientemente del enfoque o aproximación a la cuestión, se destacan algunas de las situaciones que pueden catalogarse de complejidad o alta complejidad y que requieren del abordaje psicológico paliativo de forma integrada dentro de los equipos interdisciplinares, ya sea dirigido al paciente o a sus familiares/personas cuidadoras:

- Sintomatología física o psicológica/espiritual-existencial de difícil control o refractaria.
- Situaciones clínicas de difícil manejo (por ejemplo, obstrucción intestinal).
- Disfuncionalidad familiar.
- Claudicación familiar.
- Dificultad en la toma de decisiones (incluidas las clínicas) al final de la vida.
- Situación de últimos días de difícil control.
- Sedación por sintomatología física o psicológica/espiritual-existencial de manejo difícil.
- Deseo de adelantar la muerte (incluidas las demandas de eutanasia o suicidio médicamente asistido).
- Riesgo de ideación autolítica.
- Presencia de trastorno mental o consumo de tóxicos.

Situaciones que pueden requerir de la coordinación/derivación con otros recursos, como, por ejemplo, las dos últimas

con dispositivos de salud mental, y cuya prevención, si es posible, o minimización mediante una intervención temprana, son imprescindibles.

Adecuación de la atención psicológica paliativa

Tomando en cuenta todo lo expuesto hasta el momento, se puede realizar una clasificación de los modelos de organización de la atención psicológica paliativa según el cumplimento de los aspectos comentados como necesarios para su correcta implementación (**Tabla 45-4**).

FORMACIÓN. ¿QUÉ SABE?

Para la consecución de las funciones de los psicólogos paliativistas en todos los ámbitos y situaciones en las que dicho profesional se desenvuelve, es necesario un vasto y extenso conocimiento.

En este entorno, además de los trabajos efectuados por el grupo de trabajo sobre educación para psicólogos de la EAPC, la SECPAL, desde hace bastantes años, viene desempeñando una enorme labor a colación de la formación de los profesionales de la psicología paliativa. Fruto de este trabajo es un documento curricular para la formación de dichos profesionales.

Si bien en la actualidad el enfoque y estructura de dicha formación no se ajusta a las necesidades de la realidad del ejercicio profesional de la psicología paliativa especializada (aspectos que se tratarán en mayor profundidad en el siguiente apartado), se trata probablemente de uno de los trabajos más exhaustivos y rigurosos en lo concerniente a los contenidos curriculares publicados en España hasta el momento.

Por este motivo, en la **tabla 45-5**, se expone una adaptación del resumen descriptivo de los objetivos generales formativos, establecidos por dominios y de forma unificada, pertenecientes a dicho trabajo (teniendo en cuenta aspectos tratados en los diferentes apartados del presente capítulo).

ANTECEDENTES, PRESENTE Y FUTURO

A continuación, se hará un breve repaso de la evolución de la psicología paliativa en este contexto y de sus necesidades actuales.

Implantación de la psicología paliativa en España (y necesidades al respecto)

Desde que se conocen las primeras figuras profesionales dedicadas a la psicología paliativa en España, a mediados de la década de 1980, hasta la actualidad, el desarrollo de esta profesión ha sido enorme.

En la década de 1990, instituciones con UCP concertadas con el Sistema Nacional de Salud (SNS) (como la Orden Hospitalaria de San Juan de Dios o Cruz Roja) o los ESD de la AECC sentaron las bases del trabajo interdisciplinar integrado con esta disciplina, empezando a implementarse progresivamente en diferentes recursos del propio SNS.

Posteriormente, en el año 2008, el programa para la atención integral a personas con enfermedades avanzadas de la Obra

Tabla 45-4. Clasificación de los modelos de organización de atención psicológica paliativa según el cumplimento de aspectos necesarios para su implementación

Nivel	Dedicación del PsPal	Ratio PsPal/recurso[1]	Entrada de PsPal (con paciente y/o familiares)	Valoración de las necesidades psicológicas	Posibilidad de actuaciones preventivas por parte del PsPal	Posibilidad de planificación conjunta de objetivos de trabajo en el ECP (trabajo interdisciplinar)	Posibilidad de minimizar situaciones de complejidad psicológica
1 Óptimo	100 %	1 PsPal por médica/o de cuidados paliativos (y 1 enfermera en caso de ESD o ESH o equipo enfermería UCP; y 1 TS)	Totalidad de personas atendidas por el ECP	PsPal	Sí	Sí	Sí, máxima. Posibilidad de prevención desde estadios precoces
2 Ajustado	Parcial, ajustada a estándares mínimos	1 PsPal por 2 unidades básicas (ESD/ESH) o 2 médicas/os UCP	Personas con alto grado de malestar y/u otros criterios de derivación	Cribado (*screening*) por parte de otros miembros del ECP	Sí, con alcance parcial	Sí	Sí, posibilidad de minimización de algunas de estas
3 Limitado	Parcial sin ajuste a estándares mínimos	Ratio menor a estándares mínimos	Personas con alto grado de malestar y/u otros criterios de derivación	*Screening* por parte de otros miembros del ECP y/o situaciones de crisis	No	Únicamente en situaciones de alta complejidad	No. Actuación en situaciones de complejidad ya instauradas
4 Deficitario	Sin dedicación específica	No tiene en cuenta ratios de los equipos/servicios donde actúa	Situaciones de alta complejidad y/o personas con trastorno mental	*Screening* por parte de otros miembros del ECP y/o situaciones de crisis	No	No	No. Atención únicamente a las de mayor complejidad

[1] Asumiendo que dichos recursos (ECP) están ajustados a estándares de población diana atendida.
ECP: equipos de cuidados paliativos; ESD: equipos de soporte de atención domiciliaria; ESH: equipos de soporte hospitalario; PsPal: psicólogo paliativista; TS: trabajador social; UCP: unidad de cuidados paliativos.

Tabla 45-5. Resumen de los objetivos generales formativos por dominios en psicología paliativa

Dominios	Conocimientos y habilidades necesarias
Ámbito de los CP	• Conocer la filosofía y los conceptos principales de los CP, su evolución histórica • Conocer y saber discriminar los criterios de enfermedad avanzada generales y de las patologías más prevalentes en CP
Físico	• Conocer los problemas clínicos más prevalentes y de mayor complejidad de los CP y su tratamiento • Conocer y saber aplicar los instrumentos de valoración del enfermo útiles y adecuados en CP • Conocer la influencia de los aspectos psicológicos en los síntomas físicos más frecuentes, los aspectos más complejos de la relación de los síntomas físicos con el estado psicológico y contribuir al control de estos mediante estrategias psicológicas
Comunicación e información	• Conocer las bases y adquirir las habilidades necesarias para gestionar las dificultades más complejas en la comunicación • Manejar las actitudes y respuestas de enfermos, cuidadores y profesionales derivados de la relación profesional-paciente • Manejar adecuadamente las situaciones difíciles y la gestión de la información y malas noticias • Manejar los aspectos relacionados con el asesoramiento a profesionales en materia de comunicación y proceso de información
Psicológico y espiritual -existencial (paciente)	• Saber diferenciar entre emociones y conductas adaptativas y desadaptativas, al igual que la forma de manejarlas • Conocer y saber aplicar los instrumentos diagnósticos más específicos y sus características psicométricas • Conocer, valorar e intervenir en los problemas psicológicos habituales y más complejos • Detectar los trastornos mentales más frecuentes en CP • Conocer y saber aplicar adecuadamente las técnicas y modelos terapéuticos de mayor evidencia de la psicología paliativa y áreas afines (como la psicooncología) • Elaborar evaluaciones adecuadas sobre la importancia global de las creencias espirituales y las prácticas religiosas del paciente • Conocer y utilizar dentro del abordaje terapéutico los principios espirituales del paciente y la familia • Reconocer y responder a los aspectos espirituales y existenciales del malestar psicológico

(Continúa)

Tabla 45-5. Resumen de los objetivos generales formativos por dominios en psicología paliativa *(Cont.)*

Dominios	Conocimientos y habilidades necesarias
Psicológico y espiritual -existencial (familia y personas cuidadoras)	• Explorar las creencias y valores personales, sociales y culturales de la familia en relación con la enfermedad y la muerte • Prevenir y detectar problemas de comunicación en familiares y personas cuidadoras • Evaluar las amenazas, necesidades y potenciar los recursos y estrategias de familiares y personas cuidadoras • Conocer y saber aplicar los instrumentos de valoración familiar útiles en CP • Conocer e identificar precozmente indicadores de alto riesgo de problemática familiar o de complicaciones en duelo • Realizar acciones preventivas de cuidado a la familia según los momentos en la evolución de la enfermedad • Conocer, valorar e intervenir en los problemas psicológicos de mayor prevalencia en CP • Establecer intervenciones familiares con el equipo • Saber detectar e intervenir en situaciones familiares especialmente complejas (como claudicación o complicaciones en el duelo) • Realizar un seguimiento de los resultados de la intervención del equipo sobre la familia
Trabajo en equipo y soporte a profesionales	• Conocer la implicación de las dinámicas grupales en el proceso de atención integral al paciente en situación paliativa • Conocer e iniciar el trabajo interdisciplinar en equipo como recurso del proceso de atención • Conocer las estrategias de prevención del *burnout* (síndrome de desgaste profesional) • Optimizar el trabajo en equipo interdisciplinar como recurso del proceso de atención • Obtener habilidades para la gestión de los conflictos en el equipo • Conocer y aplicar las estrategias de evaluación y manejo del síndrome de desgaste profesional dentro del equipo
Organización	• Conocer los aspectos de las estructuras organizativas relacionadas con los CP, la gestión de dichos recursos y la información • Saber gestionar las interacciones entre estructuras organizativas relacionadas con los CP y sus recursos en los distintos ámbitos sanitarios • Diseñar el plan organizativo y funcional de los recursos de CP, asegurando su gestión financiera, así como los estándares de calidad, los indicadores de resultado y rendimiento, la monitorización de los objetivos de la dirección clínica y la auditoría • Participar en la redacción de protocolos y guías de práctica clínica
Sociocultural	• Conocer las implicaciones de la dimensión sociocultural y la multiculturalidad en CP • Prevenir y abordar los conflictos que puedan surgir a raíz de estos aspectos en la tríada paciente-familia-equipo
Bioética	• Conocer las bases conceptuales y prácticas de la bioética aplicada a los CP • Aplicar los principios éticos a la práctica clínica diaria, con especial énfasis en las situaciones más complejas y específicas de los CP • Manejar apropiadamente dilemas bioéticos de gran complejidad
Autocuidado y trabajo autorreflexivo	• Conocer y aplicar estrategias de autorregulación emocional • Lograr desarrollar hábitos de práctica reflexiva
Docencia	• Dominar los recursos pedagógicos de uso habitual para el diseño y realización de sesiones clínicas y de formación • Realizar correctamente la lectura crítica de artículos científicos • Realizar de modo experto búsquedas bibliográficas en bases de datos electrónicas • Capacitar para el diseño de proyectos formativos
Investigación	• Conocer en profundidad las bases metodológicas de la investigación biomédica y psicológica en CP • Conocer las normas de los comités éticos • Analizar los resultados y redactar las conclusiones • Capacitarse para la comunicación científica de las investigaciones • Trabajar en grupos cooperativos y conocer las fuentes de financiación para la elaboración de proyectos • Diseñar, elaborar y ejecutar un proyecto de investigación
Legal	• Conocer y aplicar las leyes que rigen el sistema sanitario y las interacciones entre los componentes que afectan a los CP, dentro de la política sanitaria global del Estado y las comunidades autónomas, así como los códigos deontológicos de la profesión en estos ámbitos • Diligenciar aquellos aspectos burocráticos relacionados con los CP • Discriminar las situaciones de necesidad de búsqueda pertinente de consejo legal y capacitar para ello

Adaptada de: Soler MC, Lacasta MA, coords. Sociedad Española de Cuidados Paliativos (SECPAL), Área de Capacitación Específica (ACE) y Diploma de Acreditación Avanzada (DAA) de Psicología en Cuidados Paliativos. [Internet]. Monografías SECPAL. 2013;2. [Acceso 1 Oct 2022]. Disponible en: https://www.secpal.org/wp-content/uploads/2022/01/01_MONOGRAFIA.pdf
CP: cuidados paliativos.

Social «La Caixa» supuso un salto cuantitativo (y cualitativo) en la aparición de nuevos recursos específicos dentro de los ECP.

De hecho, el grupo de trabajo sobre educación para psicólogos de la EAPC, ya en 2010, señalaba a España como segundo país de Europa con mayor número de profesionales de la psicología paliativa en Europa.

En 2016, la SECPAL indicaba una cifra de 240 profesionales de la psicología paliativa en la totalidad del Estado, con una ratio media de 0,5 por cada 100.000 habitantes, si bien había gran disparidad de ratios según las comunidades.

Dichas cifras, no obstante, a la luz de la variabilidad de actuaciones y medios en los que se desarrolla el trabajo de estos profesionales, centrado en el enfoque preventivo, hoy en día resultan aún insuficientes.

Si se sigue la recomendación de la EAPC de un ESD como mínimo por cada 100.000 habitantes, y la población de España se situaba a mediados del año 2022 en 47.615.034 de habitantes, se necesitarían 476 profesionales de la psicología paliativa. De esta forma, asumiendo un aumento de profesionales dedicados a esta área desde esa fecha, si se pretendiese disponer de un psicólogo paliativista por cada ESD, habría que doblar la cifra de psicólogos referidos en 2016 por la SECPAL solo para el ámbito domiciliario.

Si se pone el foco en los recursos hospitalarios (de cualquier tipología, incluidos los ESM), el *Atlas de cuidados paliativos en Europa* de la EAPC, en 2019, cifraba la cantidad en España en 160 dispositivos. Si se añade a la cifra necesaria anterior la de un profesional por cada uno de estos ECP hospitalarios, seguiría siendo insuficiente, habida cuenta de que no se está contabilizando el número de camas asignadas/atendidas por dichos ECP en el ámbito hospitalario. Esto teniendo en cuenta, al mismo tiempo, que dicho atlas sitúa a España en el tercer cuartil de países en cuanto a número de recursos por habitante.

> **!**
> - El desarrollo y los avances en materia del número de profesionales de la psicología paliativa han sido importantísimos, pero aún existen importantes déficits.
> - Alcanzar unas cifras acordes a las necesidades de la población es una cuestión capital, que, como sociedad no se puede ignorar, si se desea proveer a la ciudadanía de la prevención y minimización efectiva del sufrimiento en el afrontamiento de la enfermedad avanzada, evitando situaciones como las referidas de actuación altamente complejas, causantes de altos niveles de malestar psicológico a pacientes y seres queridos.

Otras necesidades: especialidad en psicooncología y psicología paliativa del Sistema Nacional de Salud

Habida cuenta de la totalidad de los aspectos expuestos en relación con la psicología paliativa, en estos momentos son muchas las instituciones que reclaman la creación de una especialidad dentro del SNS como única forma de dar una respuesta satisfactoria a las necesidades formativas y profesionales de dicha disciplina en la actualidad.

La referencia señalada sobre el plan curricular de SECPAL de 2013 es muy destacable en lo que respecta a los aspectos formativos, pero no a su enfoque. Se pretendía una modalidad curricular similar tanto para psicólogos especialistas como para sanitarios generales, lo que no tiene en cuenta las necesidades formativas previas.

Asimismo, las estancias formativas o rotaciones señaladas en el documento son claramente insuficientes para la impregnación de las actitudes, capacidades y conocimientos necesarios para un desempeño satisfactorio de esta disciplina con una visión holística, en lo que respecta a su extensión temporal y al conocimiento del trabajo en recursos/servicios asistenciales de áreas afines.

En la actualidad, la propia sociedad autora de ese texto (la SECPAL) demanda como vía de acreditación para la psicología paliativa la creación de la especialidad en psicooncología y psicología paliativa.

Existen antecedentes al respecto en el año 2013, en el *Libro Blanco sobre los Recursos Humanos del Sistema Sanitario*, el cual exponía la necesidad de desarrollar la especialidad de la psicología en psicooncología y cuidados paliativos, entre otras.

La razón de esta unión es la fuerte afinidad de ambos campos, que comparten cuestiones paradigmáticas en lo referente a la psicología (bajo el marco de la psicología de la salud, siendo, además, dos de las áreas de mayor desarrollo y más prolífico, tanto en la investigación como en su praxis asistencial dentro de esta), así como la necesidad de que sus profesionales tengan una visión transversal y longitudinal de todo el proceso de enfermedad.

Si bien los cuidados paliativos no se supeditan solo a las enfermedades oncológicas, las necesidades de pacientes y familiares y sus aproximaciones desde lo psicológico son extrapolables a otras enfermedades no oncológicas al final de la vida, con sus matices, las cuales también recaen en dicha formación.

Organismos como el Consejo de la Psicología de España también reclaman dicha especialidad como vía para la formación de los profesionales de la psicología en cuidados paliativos, habiendo llevado a cabo iniciativas para reconocer dicho perfil como específico de la psicología.

Hay que añadir que la perspectiva psicopatológica no es sino una más entre las que son necesarias para el correcto desempeño profesional de los profesionales de la psicología paliativa, por lo que no puede ser la base central para su recorrido formativo. Por lo anterior, sus derivadas y por la cantidad de contenidos necesarios para el desarrollo competencial de estos profesionales, opciones curriculares como las áreas de capacitación específicas no satisfarían las demandas instructivas mínimas para el adecuado desempeño del rol del psicólogo paliativista.

Cabe añadir que la psicología es una de las pocas profesiones tituladas superiores que no posee varias especialidades sanitarias (como medicina o enfermería), lo que contrasta con el enorme desarrollo investigador y práctico de sus áreas en salud, y con el consiguiente freno que esto supone, a su vez, en la continuidad de su avance.

Para el progreso de los cuidados paliativos, en concreto, y de la sanidad, en su conjunto, es necesaria la creación de la especialidad en psicooncología y psicología paliativa en el SNS. Dicha necesidad viene a cubrir las de los pacientes y familiares (y del resto de profesionales asistenciales y del sistema sanitario en general) en un momento tan crucial como es el de enfrentarse a una enfermedad avanzada en el final de la vida. La satisfacción de las necesidades de cuidados paliativos debe ser central en los planteamientos de cualquier estado de bienestar y sociedad que se precie como tal.

PUNTOS CLAVE

- El abordaje de las necesidades psicológicas es un aspecto central en la atención paliativa. La especificidad y el alcance de dichas necesidades a todas las demás esferas y su complejidad hacen imprescindible contar con un perfil profesional específico: el del psicólogo paliativista. Su objeto de atención es la tríada paciente-familia-equipo.

- Su enfoque se basa en los postulados de la psicología de la salud, claramente diferenciado, pero no excluyente de otros como el de la psicología clínica.

- Existen distintas perspectivas y aproximaciones al abordaje psicológico paliativista. Todas son necesarias para alcanzar un abordaje holístico, no pudiéndose reducir a un único enfoque, como, por ejemplo, el psicopatológico.

- La atención a los aspectos psicológicos se establece según varios niveles, desde el realizado por todos los recursos sanitarios hasta el de la totalidad del ECP y el que precisa las funciones específicas del psicólogo paliativista. En ocasiones, se puede requerir la atención de los servicios especializados en salud mental.

- Se precisa un abordaje psicológico paliativo preventivo, desde los primeros momentos de atención de los ECP interdisciplinares de forma integrada hasta el duelo. Dicho abordaje tiene beneficios en la reducción de los costes que conlleva el malestar psicológico de pacientes y familiares, no debiéndose reducir a situaciones de alta complejidad psicológica.

- Las características organizativas, la composición y los volúmenes asistenciales de cada uno de los ECP deben ser tenidos en cuenta para una óptima atención psicológica paliativa.

- La cantidad de psicólogos paliativistas ha aumentado de forma exponencial en España en las últimas décadas, pero aún existen déficits para el alcance de un óptimo desempeño con alcance a toda la población.

- La extensión de la formación necesaria para la adquisición de los conocimientos para su desempeño profesional hace imprescindible la creación de una especialidad en psicooncología y psicología paliativa del SNS.

BIBLIOGRAFÍA

¿Qué importancia y consecuencias tendría el desarrollo de nuevas especialidades sanitarias en Psicología? - Entrevista a Juan Antonio Cruzado, Óscar Pino López, Mª José Catalán y José Pedro Espada. [Internet]. En: InfoCOP. Consejo General de la Psicología de España. 17 Nov 2020. [Acceso 1 Oct 2022]. Disponible en: https://www.infocop.es/view_article.asp?id=15144

Alessandra Strada E. Palliative Psychology: Clinical Perspectives on an Emerging Specialty. New York: Oxford University Press, 2018. pp. 275.

American Psychological Association. Clinical neuropsychology. [Internet]. En: APA Dictionary of Psychology. APA. [Acceso 1 Oct 2022]. Disponible en: https://dictionary.apa.org/clinical-neuropsychology

American Psychological Association. Clinical Psychology. [Internet]. En: APA Dictionary of Psychology. APA. [Acceso 1 Oct 2022]. Disponible en: https://dictionary.apa.org/clinical-psychology

Arias-Casais N, Garralda E, Rhee JY, De Lima L, Pons JJ, Clark D, et al. EAPC Atlas of Palliative Care in Europe 2019. [Internet]. Vilvoorde: EAPC Press; 2019. [Acceso 1 Oct 2022]. Disponible en: http://hdl.handle.net/10171/56787

Arranz P, del Rincón C, Sánchez C, Toledo N, Albarracín D. Protocolo de actuación para favorecer la comunicación entre paciente, familia y equipo sanitario en cuidados paliativos. [Internet]. Rev Psicol Salud. 2001;13:79-95. [Acceso 1 Oct 2022]. Disponible en: https://revistas.innovacionumh.es/index.php/psicologiasalud/article/view/775/1120

Barbero J. Psicólogos en cuidados paliativos: el largo camino de la extrañeza a la integración. Clínica Contemporánea. 2010;1:39-48.

Barbero J, Gómez-Batiste X, Maté J, Mateo D, coords. Manual para la atención psicosocial y espiritual a personas con enfermedades avanzadas: intervención psicológica y espiritual. [Internet]. Obra Social «La Caixa»; 2016. pp. 484. [Acceso 1 Oct 2022]. Disponible en: http://www.neorgsite.com/lacaixa/intervencion_psicologia/

Bayés R. Medicina paliativa: psicología y cuidados paliativos. Med Pal. 2005;12:137-8.

Bayés R, Arranz P, Barbero J, Barreto P. Propuesta de un modelo integral para una intervención terapéutica paliativa. Med Paliat. 1996;3:114-21.

Breitbart W, Gibson C, Poppito SR, Berg A. Psychotherapeutic interventions at the end of life: a focus on meaning and spirituality. Can J Psychiatry. 2004;49:366-72.

Busquet-Duran X, Jiménez-Zafra EM, Manresa-Domínguez JM, Tura-Poma M, Bosch-de la Rosa O, Moragas-Roca A, et al. Describing Complexity in Palliative Home Care Through HexCom: A Cross-Sectional, Multicenter Study. J Multidiscip Healthc. 2020;13:297-308.

Chochinov HM, Hack T, Hassard T, Kristjanson LJ, McClement S, Harlos M. Dignity therapy: a novel psychotherapeutic intervention for patients near the end of life. J Clin Oncol. 2005;23:5520-5.

Comas MD, Javaloyes N. Proceso de adaptación psicosocial a la fase terminal. En: Aspectos psicológicos en cuidados paliativos: la comunicación con el enfermo y familia. Madrid: ADES; 2000. p. 159-74.

Comas MD, Schröder M, Villalba O. Intervención psicológica en una unidad de cuidados paliativos. En: Remor E, Arranz P, Ulla S, eds. El psicólogo en el ámbito hospitalario. Bilbao: Desclée de Brouwer; 2003. p. 777-813.

Cruz-Quintana F. Funciones y situación actual de la intervención de los psicólogos en cuidados paliativos. Psicooncología. 2014;11:163-72.

Cruzado JA. Psicología de la salud y cuidados paliativos. En: Barbero J, Gómez-Batiste X, Maté J, Mateo D, coords. Manual para la atención psicosocial y espiritual a personas con enfermedades avanzadas: intervención psicológica y espiritual. [Internet]. Obra Social «La Caixa»; 2016. p. 31-46. [Acceso 1 Oct 2022]. Disponible en: http://www.neorgsite.com/lacaixa/intervencion_psicologia/

Fernández-Alcántara M, Ortega-Valdivieso A, Pérez-Marfil MN, García-Caro MP, Gil F, Maté J. Búsqueda de sentido: una aproximación al modelo de William Breitbart. En: Barbero J, Gómez-Batiste X, Maté J, Mateo D, coords. Manual para la atención psicosocial y espiritual a personas con enfermedades avanzadas: intervención psicológica y espiritual. [Internet]. Obra Social «La Caixa»; 2016. p. 135-42. [Acceso 1 Oct 2022]. Disponible en: http://www.neorgsite.com/lacaixa/intervencion_psicologia/

Gómez-Batiste X, Maté J, Mateo D, coords. Manual para la atención psicosocial y espiritual a personas con enfermedades avanzadas: intervención psicológica y espiritual. [Internet]. Obra Social «La Caixa»; 2016. p. 65-73. [Acceso 1 Oct 2022]. Disponible en: http://www.neorgsite.com/lacaixa/intervencion_psicologia/

Haley WE, Larson DG, Kasl-Godley J, Neimeyer RA, Kwilosz DM. Roles for psychologists in End-of-Life Care: Emerging Models of Practice. Professional Psychology: Research and Practice. 2003;34:626-33. https://www.sanidad.gob.es/organizacion/sns/planCalidadSNS/cuidadosPaliativos.htm

Instituto Nacional de Estadística. INE. Cifras de población y censos demográficos. [Internet]. INE. [Acceso 1 Oct 2022]. Disponible en: https://www.ine.es/dyngs/INEbase/es/categoria.htm?c=Estadistica_P&cid=125.473.5572981

International Association for Hospice and Palliative Care. Palliative Care Definition. [Internet]. En: Hospicecare.com. IAHPC. [Acceso 1 Oct 2022]. Disponible en: https://hospicecare.com/what-we-do/projects/consensus-based-definition-of-palliative-care/definition/

Jamal I, Peralta V. Definición psicólogo/a paliativista. [Internet]. Revista Profesiones. 2019;179:15. [Acceso 1 Oct 2022]. Disponible en: http://www.unionprofesional.com/revista/Profesiones_N179.pdf

Jünger S, Payne S. Guidance on postgraduate education for psychologists involved in palliative care. Eur J Palliat Care. 2011;5:238-52.

Jünger S, Payne S, Costantini A, Kalus C, Werth J. The EAPC TASK Force on education for psychologists in palliative care. [Internet]. Eur J Palliat Care. 2010;17:84-87. [Acceso 1 Oct 2022]. Disponible en: https://eprints.lancs.ac.uk/id/eprint/32728/1/JournalArchiveArticle.pdf

Klein JT. An interdisciplinary lexicon. En: Klein JT. Interdisciplinarity: History, Theory and Practice. Wayne State University Press; 1990. p. 55-73.

Klein JT. A taxonomy of interdisciplinary. En: Frodeman R, Klein JT, Mitchman C, eds. The Oxford Handbook of Interdisciplinary. Oxford; 2011. p. 15-30.

Limonero JT. Breve historia de la psicología paliativa en España. En: Barbero J, Limonero JT, Bayés R. Bienestar en el ámbito de los enfermos en situación terminal. Med Paliat. 1995;2:53-9.

Limonero JT, Mateo D, Maté J, González-Barboteo J, Bayés R, Bernaus M, et al. Evaluación de las propiedades psicométricas del cuestionario de Detección de Malestar Emocional (DME) en pacientes oncológicos. Gaceta Sanitaria. 2012;26:145-52.

Martin-Roselló ML, Fernández-López A, Sanz-Amores R, Gómez-García R, Vidal-España F, Cía-Ramos R. IDC-Pal: Instrumento Diagnóstico de la Complejidad en Cuidados Paliativos. [Internet]. Sevilla: Junta de Andalucía. Consejería de Igualdad, Salud y Políticas Sociales. Fundación Cudeca; 2014 [Acceso 1 Oct 2022]. Disponible en: https://www.juntadeandalucia.es/export/drupaljda/salud_5af1956edd07e_idc_pal_2014.pdf

Maté-Méndez J, González-Barboteo J, Calsina-Berna A, Mateo-Ortega D, Codorniu-Zamora N, Limonero-García JT, et al. The Institut Català d'Oncologia model of palliative care: an integrated and comprehensive framework to address the essential needs of patients with advanced cancer. J Palliat Care. 2013;29:237-43

Mateo D, Comas MD, Schröder M. Evaluación del impacto emocional y el proceso de adaptación en enfermos paliativos. Med Paliat. 1995;2:56.

Ministerio de Sanidad y Política Social. Unidad de Cuidados Paliativos: Estándares y recomendaciones [Internet]. Madrid: Ministerio de Sanidad y Política Social, Centro de Publicaciones; 2009. [Acceso 1 Oct 2022]. Disponible en: https://www.sanidad.gob.es/fr/organizacion/sns/planCalidadSNS/docs/cuidadospaliativos.pdf

Ministerio de Sanidad, Política Social e Igualdad. Estrategia en Cuidados Paliativos del Sistema Nacional de Salud. Actualización 2010-2014. [Internet]. Madrid: Ministerio de Sanidad, Política Social e Igualdad, Centro de Publicaciones; 2011. [Acceso 1 Oct 2022].

Ministerio de Sanidad, Servicios Sociales e Igualdad. Libro Blanco sobre los Recursos Humanos del Sistema Sanitario. Madrid: Ministerio de Sanidad, Servicios Sociales e Igualdad; 2013.

National Institute for Health and Clinical Excellence. Improving supportive and palliative care for adults with cancer. [Internet]. London: NICE, 2004. [Acceso 1 Oct 2022]. Disponible en: https://www.nice.org.uk/guidance/csg4/resources/improving-supportive-and-palliative-care-for-adults-with-cancer-pdf-773375005

Organización Mundial de la Salud. Cuidados Paliativos. [Internet]. En: Who.int. OMS. 20 Ago 2020. [Acceso 1 Oct 2022]. Disponible en: https://www.who.int/es/news-room/fact-sheets/detail/palliative-care

Peralta V, Jamal I, Cruzado JA, Del Rincón C, Ibáñez C, Díaz L, et al. Acreditación para la especialización en psicooncología y/o psicología en cuidados paliativos. Consejo General de la Psicología de España; 2017.

Raja I, coord. Red de Expertos y Profesionales de Cuidados Paliativos. Estrategia Regional de Cuidados Paliativos de Castilla-La Mancha 2016-2020. [Internet]. Toledo: Consejería de Sanidad de Castilla-La Mancha; 2016.

[Acceso 1 Oct 2022]. Disponible en: https://sanidad.castillalamancha.es/files/documentos/pdf/20170117/estrategia_regional_de_cuidados_paliativos_de_castilla_la_mancha.pdf

Rodríguez-Marín J. Psicología de la salud y psicología clínica. Psicología y Salud. [Internet]. 1998;69:41-7. [Acceso 1 Oct 2022]. Disponible en: https://www2.papelesdelpsicologo.es/resumen?pii=772

Romero C, Álvarez M, Bayés R, Schröder M. ¿Cuándo se pide la intervención del psicólogo en una unidad de cuidados paliativos? Med Pal. 2001;8:170-2.

Royo J, Llagostera C, Videgaín A. Dignidad. Una aproximación al modelo de Harvey Max Chochinov. En: Barbero J, Gómez-Batiste X, Maté J, Mateo D, coords. Manual para la atención psicosocial y espiritual a personas con enfermedades avanzadas: intervención psicológica y espiritual. [Internet]. Obra Social «La Caixa»; 2016. p. 143-8. [Acceso 1 Oct 2022]. Disponible en: http://www.neorgsite.com/lacaixa/intervencion_psicologia/

Sánchez-Sobrino M, coord. Plan integral de cuidados paliativos de la Comunidad de Madrid 2017-2020. [Internet]. Madrid: Dirección General de Coordinación de la Asistencia Sanitaria Servicio Madrileño de Salud; 2019. [Acceso 1 de Octubre de 2022]. Disponible en: https://www.madrid.org/bvirtual/BVCM020297.pdf

Sanz-Amores R, Martín-Roselló M. IDC-PAL. Debate: criterios de complejidad utilizados en cuidados paliativos. En: Limón E, Meléndez A. Cronicidad avanzada. [Internet]. Monografías SECPAL. Madrid: Inspira Network; 2018. p. 43-6. Disponible en: https://www.secpal.org/wp-content/uploads/2022/01/Monografia-Cronicidad.pdf

Schröder M, Comas, MD. Atención psicológica del enfermo oncológico en situación avanzada/terminal. En: Gil F, ed. Manual de psico-oncología. Madrid: Nova Sidonia; 2000. p. 173-209.

Sociedad Española de Cuidados Paliativos (SECPAL). Diez sociedades científicas se unen para solicitar la creación de un Área de Capacitación Específica en Medicina Paliativa. [Internet]. SECPAL; 2021. [Acceso 1 Oct 2022]. Disponible en: http://infocuidadospaliativos.com/wp-content/uploads/2021/10/Diez-sociedades-cientificas-se-unen-para-solicitar-ace-medicina-paliativa-131021.pdf

Sociedad Española de Cuidados Paliativos (SECPAL). Análisis y evaluación de los recursos de cuidados paliativos de España. [Internet]. Monografías SECPAL. 2016;9. [Acceso 1 Oct 2022]. Disponible en: http://www.infocuidadospaliativos.com/ENLACES/monografia9_analisis_directorio.pdf

Sociedad Española de Cuidados Paliativos. Guía de cuidados paliativos. [Internet]. Barcelona: SECPAL; 1994. p. 4. [Acceso 1 Oct 2022]. Disponible en: https://www.secpal.org/guia-de-cuidados-paliativos/

Soler MC, Lacasta MA, coords. Sociedad Española de Cuidados Paliativos (SECPAL), Área de Capacitación Específica (ACE) y Diploma de Acreditación Avanzada (DAA) de Psicología en Cuidados Paliativos. [Internet]. Monografías SECPAL. 2013;2. [Acceso 1 Oct 2022]. Disponible en: https://www.secpal.org/wp-content/uploads/2022/01/01_MONOGRAFIA.pdf

Habilidades de comunicación. *Counselling*

46

H. García Llana

 OBJETIVOS

- Identificar los efectos de la comunicación en la relación profesional sanitario-paciente.
- Introducir el *counselling* (relación de ayuda) como herramienta relacional de excelencia: qué es y cómo se hace.
- Entrenar las habilidades principales para la comunicación de malas noticias en el ámbito de los cuidados paliativos.
- Identificar situaciones de comunicación delicada con las familias en el ámbito de los cuidados paliativos: abordaje del pacto de silencio.
- Mejorar la comunicación con otros profesionales sanitarios: estrategias comunicativas para la mejora del trabajo en equipo.
- Anticipar y abordar situaciones de crisis en el ámbito de los cuidados paliativos.

HABILIDADES DE COMUNICACIÓN

La eficacia de una buena comunicación entre los profesionales sanitarios y los enfermos y sus familias se torna fundamental en el ámbito de final de la vida.

Necesidades de comunicación del enfermo y su familia. Efectos de la comunicación

Las necesidades de comunicación y su influencia apuntan a claras mejoras de la calidad de vida de dichos enfermos, en especial de los pacientes que padecen mayor dolor y sufrimiento. Se puede encontrar un análisis detallado de las posibilidades que ofrece la utilización de la comunicación con pacientes oncológicos en un trabajo de Goodare.

Por lo que se refiere a la atención a los enfermos en situación terminal, diversos autores han señalado tanto la dificultad como la urgente necesidad de disponer de datos empíricos sobre la eficacia de las estrategias profesionales de intervención en el ámbito comunicativo en este tipo de enfermos. En efecto, la experiencia clínica acumulada a lo largo de las últimas décadas en diversos países avala el hecho de que, si existe un ámbito en el que lo profesionales sanitarios deberían dominar las técnicas de comunicación y *counselling,* este es, sin duda, el de los cuidados paliativos.

Con frecuencia, las preocupaciones más importantes para el paciente no coinciden con las de la familia o las de los profesionales. Una pregunta llave es: «¿Qué es lo que más le preocupa?», de esta forma se facilita la identificación y priorización de problemas. La mayoría de las personas tienen diversas preocupaciones en distintos ámbitos de la vida, pero al preguntar por lo que más le preocupa, no solo se identifican las preocupaciones, sino que se le ayuda a priorizarlas.

Otra pregunta clave es: «¿Qué es lo que más podría ayudarle en este momento?», para dirigir los esfuerzos hacia ello. Esto también debe aplicarse a la familia, sobre todo al cuidador principal. No se debe olvidar que cuando un miembro de la familia vive la fase de despedida, repercute en toda ella.

La fase terminal de uno de sus miembros es un tiempo difícil, doloroso, pero muy importante para todos sus integrantes. En la medida en que se desarrolle una comunicación eficaz con ellos (dadores y receptores en la relación de ayuda), se podrá prevenir la conspiración del silencio y/o la claudicación emocional familiar, facilitando la adaptación a la situación y previniendo las dificultades en el proceso de duelo.

Habilidades de comunicación y la relación de ayuda en cuidados paliativos. *Counselling*

En la asistencia clínica, se hace especial énfasis en la formación en aspectos técnicos. Aun siendo fundamentales, estos aspectos no garantizan un buen manejo relacional de situaciones complejas, como las que se producen con los pacientes y sus familias en el ámbito de los cuidados paliativos.

Todo proceso de relación interpersonal acontece según una secuencia de intercambios de información que se denomina *comunicación*. Es un proceso siempre presente en cualquier interacción, siendo imposible no comunicar. Resulta evidente que la comunicación es una condición *sine qua non* de la vida humana. Afecta de continuo, incluso la propia autoconciencia depende de la comunicación. Las palabras o los silencios tienen siempre valor de mensaje: influyen en los demás, quienes, a su vez, no pueden dejar de responder a tales mensajes y, por ende, también comunican. Toda comunicación implica un compromiso, y es esta la que define la relación, es decir, tiene un aspecto de contenido y un aspecto relacional, ejerciendo determinada influencia recíproca.

Comunicación verbal y no verbal

La congruencia entre el lenguaje verbal y el no verbal es lo que da el sentido al mensaje (**Tabla 46-1**). En el ámbito de los cuidados paliativos, la importancia del lenguaje no verbal se hace muy presente en situaciones de alto impacto emocional.

Estilos de comunicación: agresivo, inhibido y asertivo

Comunicar no es fácil. Al observar las distintas formas de comunicar, se distinguen diferentes estilos. Cuando se evita expresar la opinión sobre comportamientos que molestan, por temor a las consecuencias o a abordar la situación de manera poco directa, la persona tiende a inhibirse, a sentirse enfadada consigo misma por pensar en lo que debería hacer y no hace o no ha hecho. No ejercer la libertad de expresar los propios pensamientos/sentimientos/creencias conduce a una comunicación inhibida.

El *estilo inhibido o pasivo* suele hablar dubitativamente, con un volumen de voz bajo, una postura corporal retraída, tensa, con los hombros hacia delante, la cabeza hacia abajo, sin contacto visual, con movimientos forzados, rígidos e inquietos, y acostumbra a retorcerse las manos, comunicando una tendencia a alejarse del habla.

Por el contrario, cuando se exige un cambio inmediato en la conducta molesta del interlocutor mediante intimidación, sarcasmo, apelando a la violencia física o perdiendo los estribos, la persona tiende a la hostilidad, a la agresividad sin considerar al otro. El *estilo agresivo* suele utilizar órdenes en el habla, así como imposiciones e interrupciones, un volumen de voz elevado y una postura corporal erecta con los hombros y la cabeza hacia atrás. Acostumbra a mantener un contacto visual fijo y penetrante, y a realizar movimientos y gestos amenazantes que comunican una tendencia a invadir el espacio del interlocutor.

El estilo agresivo y el inhibido suelen ser complementarios: la persona que es agresiva en ciertas situaciones puede, en otras, ser inhibida. Por ejemplo, puede ser una persona muy impositiva con los compañeros, pero dubitativa con su jefe. Además, la persona que se comunica agresivamente no respeta los derechos de los demás y se entromete en las elecciones de los otros, mientras que la persona inhibida permite que no se le respete y que los demás elijan por ella. En general, las personas que utilizan estilos de comunicación agresivo o inhibido suelen sentir poco control de la situación, no suelen

lograr sus objetivos, pueden generar conflictos interpersonales y, en último término, desarrollan una baja autoestima.

En general, resulta difícil encontrar modelos de aprendizaje de buena comunicación. ¿Cómo no caer en un estilo de comunicación agresivo o inhibido? ¿A qué se llama una buena comunicación?

Existe un tercer estilo de comunicación denominado *estilo asertivo*. Se basa en la consideración del derecho a pensar, sentir u opinar de forma diferente a las otras personas, sin que afecte a la propia autoestima, pudiendo expresar pensamientos, creencias y sentimientos sin herir a los demás (tengo derecho a ser una persona con mis propias ideas, sentimientos y percepciones, respetando los de los demás siempre que no me hagan daño ni lo haga yo).

La filosofía en que se basa dicho estilo promueve los valores de honestidad, responsabilidad individual y el respeto de los derechos, tanto propios como de los demás, minimizando la posibilidad de conflicto interpersonal. La persona que utiliza un estilo asertivo se comunica de forma clara, directa y honesta, sin ser ofensiva. Suele guiarse por sus objetivos (en vez de dejarse llevar por la situación como en los anteriores), y cuando ello no es posible, los modifica o los demora. Siente mayor percepción de control y autoestima. Es consciente de que actuar asertivamente implica pensar asertivamente.

Las claves de la comunicación asertiva han sido descritas por varios autores, y se pueden sintetizar en:

- Elegir el momento y el lugar oportunos para tratar determinados temas: a pesar de lo obvio que resulta, en algunas ocasiones no se presta adecuada atención al momento y al lugar en el que se desarrolla la comunicación. Dar una mala noticia en un pasillo, de pie, mientras otras personas vienen y van, es una práctica lamentable que aún se puede observar.
- Mostrar disponibilidad: no todas las personas tienen ganas de comunicar cuando el profesional tiene tiempo, y en algunas ocasiones no se dispone del tiempo necesario para abordar ciertas preocupaciones. De ahí la importancia de la disponibilidad en la relación para comunicar sin barreras al ritmo de las pistas que muestra el paciente.
- Considerar el estado emocional de los interlocutores fundamentalmente observando el lenguaje no verbal. Cuando una persona comunica, oye, ve y siente con la otra persona, y esta con la primera. El estado emocional influye en el procesamiento de la información, e ignorarlo no es comunicar de un modo efectivo.
- Escuchar activamente lo que se dice y lo que no se dice. Aprender a escuchar es la base de la relación de apoyo.

Tabla 46-1. Congruencia del mensaje verbal-no verbal

Congruencia del mensaje (verbal-no verbal) Dependen del tema, de la situación, del rol de los interlocutores y fundamentalmente, de los objetivos que pretenda alcanzar	
Lenguaje no verbal	**Lenguaje verbal**
• Expresión facial, mirada, postura, gestos, proximidad espacial, contacto físico, claves vocales, apariencia personal	• Las palabras que se utilizan para describir operativamente y con un código común sirven para explicitar el mensaje: dar información, comunicar ideas, opiniones, actitudes, sentimientos, acuerdos o desacuerdos, preguntar, demandar, razonar, argumentar

Todas las demás técnicas se fundamentan en la escucha. No es sinónimo de oír, implica ir más allá de las palabras, escuchar los sentimientos. El proceso de escuchar es ineficaz cuando se es incapaz de identificar los momentos en que la persona solo espera comprensión, o cuando no se es capaz de compartir el tiempo necesario y con la suficiente atención a los sentimientos que acompañan al problema.

- Empatizar, comunicando a la otra persona que se le ha comprendido. Es interesante discriminar entre la simpatía, cuya etimología griega significa «sufro/siento con», y la empatía, que significa «sufro/siento en». En este sentido, se puede reconocer como diferencia fundamental que la simpatía lleva implícita la experiencia personal y la emoción, mientras que la empatía se relaciona con aspectos afectivos y cognitivos, y se traduce en que el interlocutor sienta o exprese que comparte su experiencia tal como él la vive.
- Parafrasear: una paráfrasis es una sentencia corta que refleja o interpreta lo que la otra persona ha dicho. Esta técnica es seguramente una de las más difíciles, porque para parafrasear cuidadosamente lo que una persona está diciendo hay que escuchar activamente. Una buena paráfrasis ayuda a la persona a clarificar lo que está diciendo y demuestra que se le está entendiendo.
- No presuponer, hay que preguntar.
- Hacer preguntas abiertas y/o específicas, evitando las preguntas cerradas que conducen al interlocutor a las respuestas globales, formales o inducidas. Las preguntas abiertas animan a la persona a hablar, a explorar sus sentimientos y pensamientos, y facilitan el camino para solucionar problemas.
- Trabajar y explorar los sentimientos de la persona. Utilizando preguntas, reflexiones sobre los sentimientos y otras técnicas, se aprenderá a hacer que las personas entren en contacto con sus sentimientos.
- Pedir opinión (implica el reconocimiento de la opinión del otro) desde el modelo de competencia, del reconocimiento de las potencialidades y las libertades de otra persona, y no desde el autoritarismo del supuesto saber del experto que indica lo que se debe o se tiene que hacer.
- Mensaje tipo «yo»: declaración de deseos, opiniones y sentimientos, sin evaluar o reprochar la conducta de los demás, facilitando la expresión de diferencias y desacuerdos.
- Ser recompensante, buscar la información positiva, en vez de centrarse en lo negativo. Una de las funciones de la comunicación más gratificantes, pero menos utilizada, es justamente la de ser un agente reforzante de las personas del entorno.
- Dar información útil para los propios objetivos y los de los demás; la comunicación es el vehículo de la información.
- Ayudar a pensar por medio de preguntas, del mensaje tipo «yo» y del humor (hacer reír no es ser irónico).
- Utilizar, en la medida de lo posible, el mismo código comprensible y claro, individualizando la intervención a la edad, el grado cultural, los valores, las creencias y los recursos del interlocutor.
- Mencionar conductas u observaciones específicas, evitando generalidades y enjuiciamientos subjetivos difíciles de modificar.

Y algunas de las estrategias más frecuentes que dificultan la comunicación son:

- Utilizar preguntas cerradas que impliquen una respuesta deseada («¿Está mejor, verdad?»).
- Imponer, decir a las personas lo que tienen que hacer («¡No diga eso!»).
- Preguntas múltiples: no se sabe a qué pregunta contestar («¿Qué tal pasó la noche?, ¿pudo dormir o se despertó para orinar?, ¿sigue con diarrea?, ¿tuvo dolor?»).
- Decir que no hay motivo para preocuparse cuando el paciente está preocupado («¡No se preocupe, Juan!»).
- Dar la charla o sermonear con mensajes del tipo: «debe de...», «tiene que...» («Si no sale de la cama va a perder toda la masa muscular y a ver quién la recupera...». «Si se hubiera levantado cuando se lo dijimos, no tendría escaras»).
- Desviar la atención solo a lo físico («Yo eso no se lo puedo arreglar, así que a mí no me lo cuente»).
- Utilizar un lenguaje científico-técnico («Me temo que la biología molecular indica que ha entrado en crisis blástica»).
- Dar soluciones, intentar resolver los problemas de otros en lugar de ayudarles a que encuentren la solución que consideren más oportuna por sí mismos («Eso se soluciona cantándole las cuarenta». «Ya hablaré yo con su mujer»).
- Transmitir juicios de valor negativos («Parece mentira que se ponga así»).

El counselling

La comunicación asertiva, enmarcada dentro de la filosofía del *counselling*, implica un conjunto de actitudes y habilidades, así como la consideración de cada situación y los objetivos que en ella se plantean.

Para una práctica clínica eficaz, es imprescindible una buena comunicación, y para desarrollar este tipo de comunicación terapéutica se necesita incorporar conocimientos, habilidades y actitudes. Un instrumento terapéutico que ha mostrado ser muy útil en el ámbito clínico es el *counselling*.

Existen muchas definiciones de este término. Dietrich ofrece una de las más completas, y dice: «en su núcleo sustancial, es esa forma de relación auxiliante, interventiva y preventiva, en la que un asesor, a través de la comunicación, intenta, en un lapso de tiempo relativamente corto, provocar en una persona desorientada o sobrecargada un proceso activo de aprendizaje de tipo cognitivo-emocional, en el curso del cual se puedan mejorar su disposición de autoayuda, su capacidad de autodirección y su competencia operativa».

Además de todo lo anterior, el *counselling* es un proceso interactivo en el que, en función del principio de la autonomía de la persona, se ayuda a esta a tomar las decisiones que considere más adecuadas para ella, en función de sus valores e intereses. Promueve la motivación al cambio desde la dinámica de la elección, desde el respeto a sí mismo y a los demás. Es una forma bien definida de abordar los problemas y ayudar a la toma de decisiones en el marco de un proceso antipaternalista. Se trata de incorporar la dinámica de la elección por parte del paciente y su familia, en lugar de la dinámica del control externo, tan habitual en la práctica clínica.

No se ha podido encontrar en castellano un término que traduzca toda la riqueza conceptual de la palabra inglesa *counselling*. No es un consejo asistido ni un consejo clínico, pues es todo lo contrario a aconsejar. Quizá el término que más se adecúe sea el de *relación de ayuda*.

Los elementos que lo componen son los que se indican a continuación (**Fig. 46-1**):

- Unos *conocimientos técnicos*, acerca de las estrategias y variables comunicativas, y también los que se refieren a los problemas específicos que se están atendiendo, teniendo en cuenta tanto el contexto (domicilio, unidad de cuidados paliativos u otros servicios hospitalarios) en el que se produce la interacción y el tipo de enfermedad, como aquellos inherentes a la propia profesión.
- Unas *actitudes* determinadas que contextualicen el modo de relación con el enfermo y la familia, en las que se respeten las necesidades de la persona.
- Unas *estrategias relacionales*, que incluyen:
  - *Comunicación asertiva*: habilidades muy útiles y eficaces, pero no siempre bien entrenadas y frecuentemente poco desarrolladas en aquellos ámbitos en los que la persona se encuentra en situaciones como el afrontamiento de la propia muerte o la de un ser querido.
  - *Habilidades para el apoyo emocional*: se entiende por dar apoyo emocional a la creación de una relación terapéutica en la que el enfermo no se sienta juzgado ni marginado, sino entendido y ayudado para poder confrontar, desde la acogida y el respeto, sus temores, deseos y necesidades.
  - *Habilidades personales de autorregulación*: control emocional que permita al profesional reaccionar en función de sus valores y no actuar desde la impulsividad o el miedo.
  - *Habilidades para la solución de problemas*: facilita la toma de decisiones, muchas veces compleja, en múltiples situaciones relacionadas con el final de la vida.

El *counselling* puede ser integrado como estrategia (en cuanto a actitudes, habilidades y proceso a desarrollar) en profesiones de la salud (medicina, psicología, enfermería, trabajo social, etc.) a través de una formación adecuada.

Pone el énfasis en las habilidades de escucha activa, de diálogo desde la empatía, dejando hablar al paciente; cuida la comunicación no verbal, los gestos cargados de contenidos; respeta los silencios, la congruencia informativa; utiliza la comunicación en primera persona (mensajes tipo «yo»), la cual permite asumir responsabilidad por lo que se dice; refuerza; refleja; parafrasea; confronta desde la acogida; rechaza la conspiración del silencio; se acerca al paciente; no huye de su mirada; facilita el desahogo emocional; refleja; parafrasea; refuerza la esperanza; y utiliza la pregunta y no la aseveración, para que el paciente se dé respuestas a sí mismo dentro de su propio marco de referencia.

Contempla, asimismo, las dificultades del profesional en la comunicación con los pacientes y familias en su afrontamiento de la muerte: ante sus propios temores, al contestar preguntas difíciles y al dar malas noticias.

Establecer una buena relación con los enfermos al final de la vida solo es posible si se efectúa a través de una comunicación efectiva y afectiva. El *counselling* propone como habilidades facilitadoras:

- Realizar preguntas abiertas y focalizadas: «¿Qué es lo que más le preocupa en estos momentos?».
- Ayudar al paciente a redefinir los términos inespecíficos. No se puede intervenir cuando el paciente manifiesta generalizaciones como: «Temo por mi familia». «¿Qué es lo que teme exactamente con respecto a su familia?».
- Atender a las pistas indirectas proporcionadas por los pacientes, teniendo en cuenta que la mayor parte de ellas son no verbales.
- Utilizar un diálogo empático. Reconocer la emoción del paciente y facilitar el permiso a sentirla.
- Motivar a comunicarse: «Bien, continúe, le escucho».

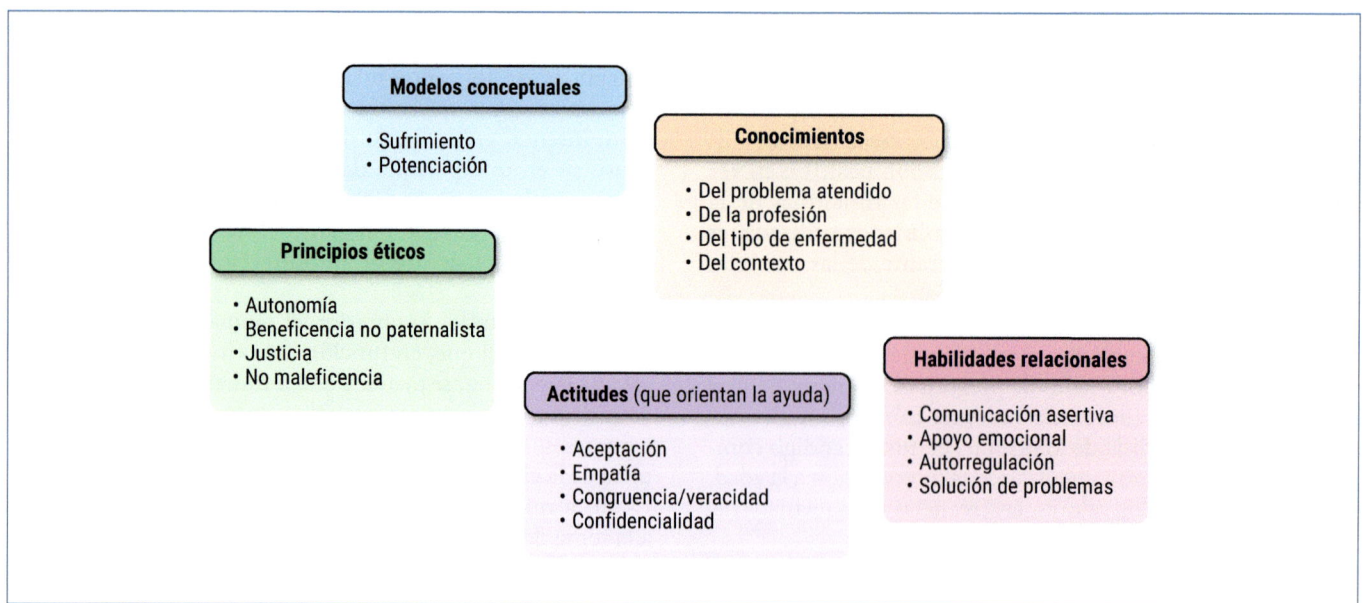

Figura 46-1. Los elementos del *counselling* (relación de ayuda). Adaptada de: Arranz y Cancio, 2003.

- Preguntar sin dar nada por supuesto: «¿Qué entiende por tratamiento de soporte?».
- Escuchar antes de hablar.
- Explorar otros problemas: «Además de esta, ¿tiene otras preocupaciones?».
- Identificar atribuciones: «¿A qué atribuye su malestar?».
- Respetar los mecanismos de negación adaptativos mientras no generen dificultades para los pacientes o familiares.
- Evitar dar consejos del tipo: «debería…», «tiene que…».
- Facilitar que el paciente aumente su percepción de control sobre su bienestar.
- Prestar atención a lo que se dice y cómo se dice. Con frecuencia, lo que da significado a lo que se dice es cómo se dice: los elementos paralingüísticos (tono, latencia de respuesta, etc.) son muy importantes.
- Elegir un lugar tranquilo, evitando prisas, pasillos y teléfonos móviles.
- Centrar la comunicación en lo que se puede hacer, en lugar de lamentarse de lo que no se puede realizar.
- Graduar y anticipar la información negativa.
- Utilizar un contexto de afirmaciones positivas.
- Comunicar «la verdad» al ritmo de las necesidades y demandas del paciente.

El *counselling* lo pueden utilizar todos aquellos profesionales dentro del ámbito de los cuidados paliativos que estén formados para ello con garantías y, si es posible, con acceso a supervisión por parte de expertos en el tema de la comunicación; cuando se da la aparición de trastornos psicopatológicos, se requiere una intervención específica de los especialistas en salud mental más orientada a la psicoterapia (**Fig. 46-2**).

Cómo dar malas noticias: comunicación equipo-paciente-familia

Gran parte de la investigación en psicooncología se ha centrado en la evaluación del impacto generado por la comunicación de malas noticias y de las estrategias, guías o protocolos dirigidos a su minimización. Buckman define las malas noticias como «cualquier información que afecta de forma adversa y grave a la visión de futuro de un individuo».

Por tanto, las malas noticias significan una ruptura de las expectativas del paciente respecto a su salud o curación de la enfermedad, influyendo en sus pensamientos, conductas, sentimientos, valores y creencias.

Comunicar malas noticias es una habilidad esencial dentro del ámbito de los cuidados paliativos. El impacto emocional se puede incrementar o amortiguar en función de cómo se interactúe y se comunique. Dar malas noticias de un modo empático puede mejorar la capacidad del paciente y su familia para adaptarse a su nueva situación y planificar su vida en función de objetivos realistas. Siempre que se dé una mala noticia ha de acompañarse de esperanza realista.

Protocolo de la «acogida» como modelo de dar malas noticias

Arranz y Coca proponen un protocolo interdisciplinar como guía para dar malas noticias adaptado de Buckman. Trata de responder a las necesidades de los pacientes y sus familias, así

como del equipo interdisciplinar. Dentro de este protocolo, la incorporación de la familia se hace de forma explícita, con el objetivo de movilizar a los apoyos del paciente.

Paso 1: preparación de la entrevista

Cuando un paciente se enfrenta a una enfermedad grave, se somete a múltiples estresores reactivos a variables situacionales y personales. Comienza todo un proceso de adaptación a una nueva situación en la que, en función de cómo se lleve a cabo, se incrementarán o disminuirán las dificultades. Se propone la realización de una entrevista interdisciplinar (médico, enfermera y psicólogo) con el paciente y aquellos allegados con los que él desee compartir lo que le sucede, una vez que se disponga de los datos necesarios. Se le explican los objetivos de la entrevista, llamada «acogida»: tener un espacio y un tiempo para discutir lo que necesiten respecto a su diagnóstico, el tratamiento y el afrontamiento de la enfermedad.

Paso 2: contexto adecuado

No se dan malas noticias en un pasillo, en un box de urgencias o en el marco de una puerta. Es importante poder tener un espacio de privacidad, evitando las interrupciones y las prisas en la medida de lo posible.

Paso 3: explorar lo que sabe el paciente

Tras las presentaciones, se comienza la entrevista estableciendo lo que el paciente y la familia conocen sobre el estado de salud del paciente: «¿Qué cree que le sucede?», «¿Qué ha entendido de lo que le han informado sobre su enfermedad?», «¿Cómo describiría su situación médica?», «Cuando sintió sus primeros síntomas, ¿qué pensó que tenía?».

Paso 4: identificar qué quiere saber el paciente

Identificar lo que quiere y cuánto quiere saber el paciente («¿Qué le gustaría saber sobre su enfermedad?»). Existe una enorme variabilidad en la forma en que las personas quie-

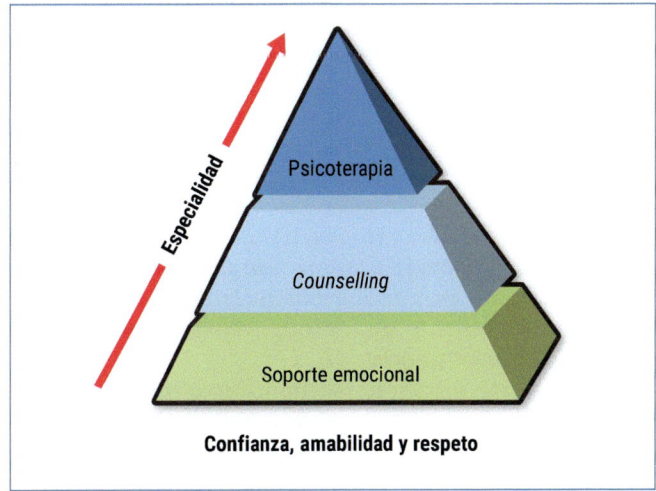

Figura 46-2. ¿Quién puede hacer *counselling* (relación de ayuda)? Adaptada de: Schröder.

ren recibir información. Algunas personas prefieren delegar en algún familiar la información y otras conocer todos los detalles.

Paso 5: compartir la información

Una vez establecidas las bases de lo que sabe y de lo que quiere saber el paciente, el médico facilita la información de un modo empático y directo. Habla y espera. Utiliza un lenguaje comprensible, en los códigos que ha manifestado el paciente.

Paso 6: identificar, aceptar y responder a reacciones emocionales

El impacto emocional ante las malas noticias es normal que sea intenso. Las respuestas son muy variables: llanto, ansiedad, tristeza, miedo, culpa, negación, disociación, rabia, etc., o gran parte de ellas mezcladas.

Es importante dar tiempo a que los pacientes reaccionen, a pesar de que pueda resultar incómodo para los profesionales. Las reacciones emocionales son esperables, suelen ser conductas normales, deben valorarse como procesos que facilitan la adaptación y vienen determinadas por la forma en que las personas perciben su situación. Facilitar la expresión emocional y manejar los tiempos de silencio para que puedan ir elaborando la situación son fundamentales en este momento.

Paso 7: identificar preocupaciones

Esta fase consiste, básicamente, en indagar acerca de sus preocupaciones («¿Qué es lo que más le preocupa?»). Con frecuencia, las preocupaciones más importantes para el paciente no son las mismas que para los profesionales.

Paso 8: planificación del futuro y seguimiento

Es preciso establecer un plan de tratamiento y seguimiento adecuado a las necesidades del paciente, con la mayor concreción posible para evitar la sensación de abandono.

Situaciones de difícil manejo en el ámbito de las malas noticias

A continuación, se detallan las situaciones de difícil manejo más habituales:

- Comunicando el pronóstico:
  - Asegurarse de lo que quiere conocer el paciente y de por qué lo quiere conocer. Las razones de cada paciente son muy variables y requieren respuestas personalizadas.
  - Utilizar el llamado *warning shot*: decir algo que ayude a prepararle para recibir una mala noticia, como, por ejemplo: «Siento decirle que…»; «Me temo que no tengo buenas noticias…».
  - Dar una estimación del pronóstico, cuando se pide explícitamente: «No me sorprendería si (el paciente) muriera en unos meses, años, días».
  - Esperar y escuchar.
  - Identificar específicamente los temores y ayudar a confrontarlos.

- Evitar respuestas que impliquen un límite de tiempo excesivamente concreto.
  - Anticipar las respuestas y poner las cosas en orden genera tranquilidad.
  - Ofrecer la propia disponibilidad y apoyo. Siempre se puede hacer algo.
- Comunicación en los últimos días:
  - En estos momentos, el silencio, la mirada, el tacto, la presencia sin muestras de prisas o incomodidad tienen un peso superior, muchas veces, a las palabras. Es importante adentrarse con respeto y humildad en la percepción subjetiva del paciente.
  - En los últimos días, el paciente puede estar obnubilado, somnoliento o desorientado. También en estos casos sigue percibiendo y sintiendo, por ello es fundamental seguir comunicándose con él, preguntarle por su estado o por sus dificultades, escuchando sus temores y ayudando a amortiguarlos. Las necesidades espirituales pueden ser claves en este momento, si se pueden detectar tanto en el paciente como en la familia, se podrá también facilitar que sean atendidas.
  - En todo caso, son importantes los mensajes, verbales y no verbales, de seguridad y confianza que faciliten las sensaciones de control y que disminuyan la posible angustia.
  - Un elemento clave a reforzar en estos últimos días son los familiares, a quienes es muy importante apoyar aclarando dudas sobre la evolución y las medidas terapéuticas empleadas. Es recomendable facilitar información sobre el cuidado, referida a cambios posturales, cambiar la ropa de la cama, cuidados de la piel y la boca, protección de úlceras, etc., y proporcionar instrucciones precisas para cuando se presenten situaciones que puedan ser previstas, por ejemplo, qué fármacos administrar o qué cuidado específico proporcionar. Siempre intentando no alarmar y sí amortiguar la angustia innecesaria.

Micro-malas noticias. La comunicación médica diaria

La función de la comunicación no es únicamente ofrecer información médica, sino que permite, además, el intercambio bidireccional de otro tipo de información, la construcción de la relación terapéutica o la toma de decisiones conjunta. Las publicaciones científicas especializadas en este tema han concentrado su atención, principalmente, en las malas noticias dadas en situaciones de elevada amenaza vital, relacionadas con la enfermedad grave: información diagnóstica, falta de eficacia del tratamiento, recaída o mal pronóstico y final de la vida.

Sin embargo, los pacientes se ven afectados también, cada día, por otras informaciones negativas que reciben de los profesionales sanitarios respecto al proceso de su enfermedad y hospitalización. A este tipo de mensajes, se les ha denominado *micro-malas noticias* (MMN), considerándose como aquellas informaciones relacionadas con la enfermedad y los tratamientos que generen malestar al paciente y no son consideradas «malas noticias» en sentido estricto (**Tabla 46-2**).

Por este motivo, el cuidado en la comunicación de todo tipo de información, hasta la más trivial, se considera prio-

Tabla 46-2. Contenido de micro-malas noticias

- Aquellas MMN relacionadas con la percepción por parte del paciente de la posibilidad de sufrir una molestia o daño físico:
  - *Pruebas diagnósticas vividas como aversivas*: entre ellas se encuentran todas las pruebas que sirven para llegar al diagnóstico de la enfermedad o de cualquier tipo de complicación. Por ejemplo, se incluirían las punciones lumbares, endoscopias, etcétera
  - *Tratamiento vivido como aversivo*: información relacionada con poner o retirar tratamiento para la enfermedad (quimioterapia paliativa, eritropoyetina) o para un síntoma concreto (aerosoles, oxígeno, etc.) con expectativa del paciente de sufrir dolor o malestar. Se incluiría en esta categoría la comunicación de la necesidad de transfusiones, entendiéndolas como parte de un tratamiento de soporte
  - *Otros procedimientos vividos como aversivos*: otro tipo de información sobre procedimientos, como poner un catéter, coger una vía femoral, y el uso, mantenimiento o retirada de la sonda
- Aquellas informaciones que amenazan la esfera privada del paciente, sus expectativas en relación con los siguientes aspectos:
  - *Espacio-temporal*, son características: alargar el ingreso o el alta precipitada, cambiar a una habitación doble o no poder dormir en casa
  - *Resultados en salud*: se refiere a información relacionada con aspectos médicos o resultados de pruebas. Por ejemplo, «tienes fiebre», «ha bajado la hemoglobina»
  - *Expectativa de normalidad*: aquello que afecta a la funcionalidad del día a día (actividad física, dieta, etc.) y el aspecto físico. Se trata de aspectos que alejan a la persona de su normalidad o que le hacen darse cuenta de sus limitaciones funcionales. Cuando una persona se siente tremendamente agotada, la indicación «tienes que hacer ejercicio, subir y bajar escaleras» puede resultar una MMN
- Información que genera incontrolabilidad o no la resuelve:
  - *Incertidumbre*: aquella MMN generada por información no disponible o por situaciones novedosas de las que apenas se tiene información
  - *Espera para ser atendido*: se refiere a momentos en los que el paciente necesita que se le haga una prueba o que le vea otro profesional y que, por distintas circunstancias, esa atención se retrasa, sin saber cuándo va a poder ser atendido
- MMN que potencian la ambigüedad. Incluye situaciones en las que la información recibida no es clara, específica o admite distintas interpretaciones:
  - *Respuesta que no recoge la preocupación del paciente*: se incluyen las situaciones en las que el paciente hace una pregunta o comentario y no se recibe respuesta, o la información que recibe no se corresponde con su preocupación
  - *Confusión en la información*: información discrepante entre los propios profesionales

MMN: micro-malas noticias.

ritario, sobre todo con pacientes con enfermedad avanzada, entendido como un paso necesario para establecer una atención clínica continua e integral susceptible de incidir en el bienestar del paciente.

La comunicación de determinados mensajes durante la fase avanzada de una enfermedad puede suponer una fuente de estrés añadida. Desde el modelo interactivo del estrés de Lazarus y Folkman, los estímulos no son estresantes en sí mismos, sino que es el individuo el que los experimenta como tal después de valorar la demanda como desbordante y los propios recursos como insuficientes para hacer frente a la situación.

Estos autores diferencian dos tipos de factores que pueden influir en dicha valoración: situacionales (novedad de la situación, predictibilidad, incertidumbre, ambigüedad del mensaje, inminencia de la mala noticia y duración del estresor) y personales (aquello que es importante para la persona [compromisos] y las creencias de control personal y creencias existenciales).

En un estudio, se encontró que el 10 % de las interacciones observadas (N = 5.068) presentaban al menos una MMN e implicaba a más de la mitad de los pacientes ingresados. El estudio remarca el carácter subjetivo de las MMN y la necesidad de valorar su efecto de forma continuada en la situación individual de cada paciente. Los hallazgos obtenidos ofrecen ciertas recomendaciones a tener en cuenta en la atención diaria de los pacientes, con el fin de identificar las fuentes de estrés y promover un afrontamiento adaptativo:

- Las personas jóvenes y con hospitalizaciones prolongadas son un grupo con mayor susceptibilidad a la hora de percibir la información médica como MMN y de recibir más cantidad.

- Con carácter preventivo, se recomienda a los profesionales estar especialmente atentos durante las 2 primeras semanas de contacto al tipo de información que se envía, así como a las reacciones de los pacientes ante la misma durante esos días.
- Los datos revelan que los factores situacionales como la espera, la incertidumbre, la ambigüedad o la confusión tienen capacidad de generar malestar, pero los pacientes los refieren en muchas menos ocasiones (16 %) en comparación con los factores personales y experienciales (84 %).
- Se han encontrado diferencias en el tipo de MMN según el contenido en función de la edad, el sexo y el diagnóstico:
  - Los jóvenes se ven afectados en mayor medida por el hecho de esperar a ser atendidos, mientras que, a partir de los 65 años, los pacientes comunican en más ocasiones verse afectados por la información que amenaza su funcionalidad diaria.
  - Los hombres refieren con más frecuencia MMN relacionadas con aspectos situacionales (información discrepante entre varios profesionales y la espera en ser atendidos) y las mujeres destacan los contenidos referidos a tratamientos vividos como aversivos.
  - El fin último del análisis de la comunicación diaria entre médico y paciente no consiste en eliminar las MMN de la experiencia cotidiana. Ya se sabe que son inevitables, pero profundizar en su conocimiento puede ayudar a entender mejor las reacciones de los pacientes y facilitar su manejo.

PACTO DE SILENCIO

El pacto de silencio se define como un acuerdo implícito o explícito de alterar la información al paciente por parte de familiares, amigos y/o profesionales sanitarios, con el fin de ocultarle el diagnóstico, el pronóstico o la gravedad de la situación. En el manejo del pacto de silencio, se ha de distinguir entre las necesidades reales de los pacientes y las de sus familiares y allegados (**Tabla 46-3**).

Las consecuencias pueden traducirse en serios problemas emocionales para el enfermo. Se introduce una barrera, sin desearlo, en la comunicación. Se puede manifestar en sentimientos de soledad, incomunicación, aislamiento y algo tan importante como la sensación de falta de comprensión. Se atenta contra la relación de confianza que debe existir entre el equipo sanitario y el paciente. Si este último se siente engañado, se puede potenciar fácilmente una sintomatología ansiosa y depresiva.

Otra de las consecuencias importantes a tener en cuenta es que se inhabilita al paciente para que pueda «cerrar» asuntos importantes que él podría querer resolver. En resumen, se le está quitando al paciente un derecho fundamental en la gestión de los procesos de enfermedad-salud, el derecho a conocer la verdad y poder decidir en base a la misma.

Los objetivos generales en el manejo del pacto de silencio son:

- Apoyar al paciente en su proceso de adaptación desde los mediadores comunicativos en base a sus necesidades de información concretas.
- Mantener un grado de comunicación lo más claro, honesto y abierto posible, en función del ritmo de las necesidades del paciente. Garantizar la relación de confianza entre el paciente, la familia y el equipo asistencial.
- Apoyar a la familia en su proceso de adaptación y ayudarla a manejar sus miedos. No hay que olvidar que el pacto de silencio en un «acto de protección mal dirigido». Es preciso ayudar a la familia a reconducirlo.

Los objetivos específicos en el manejo del pacto de silencio son:

- Entender y contener los miedos y ansiedades de la familia.
- Mantener la relación de confianza entre el personal sanitario y el enfermo.
- Ayudar al enfermo en sus necesidades, informando si este es su deseo y no informando si lo niega adaptativamente.
- Evitar la incomunicación entre la tríada: profesional, paciente y familia.
- Intentar un equilibrio entre esperanza y verdad ajustada a una realidad soportable.

En cuanto a las intervenciones recomendadas cuando la familia rechaza que se comunique la gravedad de la situación clínica al enfermo, es preciso:

Tabla 46-3. Pacto de silencio adaptativo frente a desadaptativo

Pacto de silencio adaptativo	Pacto de silencio desadaptativo
El paciente evita o delega la información, o la niega	El paciente quiere conocer su situación, pero la familia no quiere que se le proporcione

- Comenzar ocupándose de la familia: empatizar con sus miedos, preocupaciones y validar su necesidad de mantener comportamientos de evitación para proteger al paciente.
- Identificar lo que más temen y hacerlo explícito: «¿Qué es lo que más les preocupa o temen si el enfermo llegara a saber...?».
- Tranquilizar: «No se preocupen, nuestra intención es encontrar entre todos cómo ayudarles mejor y favorecer al enfermo».
- Anticipar las consecuencias del «secretismo» y evaluar el coste emocional para el paciente. El argumento técnico con el familiar no es que él lo esté haciendo mal, sino que la desinformación puede ser contraproducente para el enfermo en relación con ayudarle en su proceso de adaptación. «¿Cómo cree usted que se sentirá el enfermo en el momento que perciba lo avanzado de su enfermedad y que se sienta engañado por todos?».
- Sopesar el alto coste emocional del engaño para el familiar. El disimulo se consigue a cambio de un elevado coste emocional que va acompañado de agotamiento.
- Confrontar opiniones, siempre desde la empatía, acerca de cómo le gustaría ser informado y tratado si el familiar estuviera en el lugar del enfermo: «Si usted estuviera en su lugar, ¿qué cree que le ayudaría más?».
- Proponer un acuerdo: «¿Qué le parece si escuchamos juntos al paciente y valoramos qué es lo que él necesita o puede ayudarle mejor?».
- Establecer el grado de información a partir del conocimiento y de las necesidades del paciente. Si lo niega adaptativamente, acompañar.
- Ofrecerse como mediador si la conspiración del silencio genera serios problemas.

Es importante entender que el familiar que defiende la conspiración del silencio no está instalado en el deseo de no respetar los derechos del paciente ni de hacerle mal, sino que está instalado en un deseo primario de proteger a alguien a quien ama y que, además, está en una situación de enorme vulnerabilidad.

COMUNICACIÓN CON OTROS PROFESIONALES. TRABAJO EN EQUIPO

El equipo es un grupo de personas que trabajan con un objetivo común en el que prevalece la colaboración y la cooperación frente a la competencia. El trabajo en equipo es un proceso a construir y mantener, supone interdependencia, frente a la dependencia o independencia de los miembros que lo conforman.

En cuidados paliativos adquiere especial relevancia, ya que las necesidades que se han de cubrir son multidimensionales, integrales y personalizadas. Se trabaja en contacto constante con el sufrimiento y el trabajo en equipo puede funcionar como un importante reductor de la ansiedad. El trabajo puede ser fuente de gratificación o un constante cúmulo de dificultades que generan frustración y amargura. Trabajar en equipo es complejo, como expone Mount (médico canadiense que coordinó la primera unidad de cuidados paliativos en el ámbito hospitalario): «¿Has trabajado en equipo? Enséñame las cicatrices».

Los objetivos generales para promover la comunicación intraequipo son:

- Fomentar un trabajo en equipo capaz de compartir cargas, liberar tensiones y conseguir los objetivos terapéuticos propuestos.
- Planificar el trabajo en equipo.
- Establecer un buen clima grupal que facilite la orientación hacia la tarea.
- Establecer una relación de confianza entre los miembros del equipo.
- Fomentar metodologías para la toma de decisiones basadas en la deliberación, la negociación y el consenso.

Los objetivos específicos para promover la comunicación intraequipo son:

- Crear espacios formales e informales donde identificar y discutir problemas de diversa índole: organizativos, falta de información, roles mal definidos, etcétera.
- Definir las funciones de cada miembro del grupo, especificando lo que se espera de ellos y lo que ellos pueden esperar del grupo, clarificando, por tanto, las funciones comunes y las específicas.
- Facilitar la participación activa de los miembros.
- Identificar las necesidades de las personas que conforman el equipo: de reconocimiento, de escucha, etcétera.
- Fomentar la cohesión asociada a un proyecto común del que todos se benefician.
- Desarrollar la creatividad y el buen humor.

Las intervenciones recomendadas para trabajar en equipo y no morir en el intento son:

- Habilidades básicas de comunicación asertiva: empatía, escucha activa, utilizar mensajes en primera persona (mensaje tipo «yo»), reforzar, confrontar con acogida, etcétera.
- Estrategias asertivas: hacer y recibir críticas, denegar peticiones (**Tabla 46-4**).
- Motivación al cambio y favorecer el sentido de pertenencia al grupo.
- Reconocimiento y refuerzo de la competencia de los miembros.
- Evitar etiquetas.
- Reconocimiento de las necesidades, intereses y objetivos de los otros.
- Mantener actitudes de imparcialidad y equidad.
- Entrenamiento en estrategias de *counselling*, autorregulación emocional, manejo de la hostilidad, etcétera.

Los equipos se configuran para desarrollar un objetivo común; en el caso de cuidados paliativos, habitualmente para conseguir una asistencia técnica y humana en los pacientes al final de la vida y sus familias. El trabajo en equipo consistirá, por tanto, en un conjunto de actividades programadas en función de una serie de metas y objetivos, para cuya consecución forzosamente deben concurrir diferentes personas, en el marco de una institución.

Las características del trabajo en equipo son:

- Necesidad mutua de compartir unas habilidades o conocimientos.
- Los distintos miembros de un equipo se complementan en sus perfiles técnicos.
- La confianza que les permite delegar en la competencia del compañero y compartir los conocimientos.

Trabajar en equipo requiere aprender a escuchar, a facilitar, a relativizar, a cooperar, a compartir. Supone escuchar con respeto el punto de vista de los demás y admitir que el propio puede no ser aceptado por los otros.

Las ventajas del trabajo en equipo son:

- Puede incorporarse todo el potencial que encierran las relaciones grupales, el aprendizaje por observación y la fuerza positiva de la presión de grupo, que puede actuar como un motor para el cambio de comportamientos. Cuando varios miembros del mismo equipo incorporan cambios, el mantenimiento de este y su generalización se aseguran más.
- Hace posible la realización de numerosas tareas que los miembros no podrían realizar de forma individual.
- Es una oportunidad para el desarrollo tanto personal como profesional. Cada miembro del equipo aporta su competencia y su saber y, al mismo tiempo, aprende e incorpora nuevos conocimientos y habilidades.

Tabla 46-4. Hacer y recibir críticas; denegar peticiones

Hacer críticas

- Describir, no juzgar
- Expresar sentimientos (mensaje tipo «yo»)
- Empatizar, validar
- Responsabilización propia
- Pedir soluciones
- Ofrecer alternativas

Recibir críticas

- Oportuna:
  - Escuchar
  - Acuerdo total
  - Recompensar
  - Compromiso de rectificar y/o pedir alternativas
- Inapropiada:
  - Escuchar
  - Negar asertivamente
  - Expresar sentimientos
  - Pedir o sugerir cambios

Denegar peticiones

- Escuchar
- Empatizar y/o reforzar
- Expresar mi objetivo con mensaje tipo «yo»
- Sugerir alternativas

- En la medida en la que el trabajo en equipo sea una historia de esfuerzos compartidos por un objetivo común, cada profesional puede constatar con satisfacción cómo su punto de vista puede enriquecer su consecución.
- Las sesiones y reuniones, tanto formales como informales, pueden ser una oportunidad de encuentro entre personas y profesionales que enriquezcan y faciliten el aprendizaje y el progreso, tanto personal como profesional.

Las intervenciones recomendadas para la resolución de conflictos son:

- Los conflictos se producen cuando existen intereses, objetivos o necesidades contrapuestas. En función de cómo se maneje el conflicto, puede llegar a ser un factor de riesgo para el equipo o, por el contrario, un factor de protección para este.
- Es factor de riesgo cuando la comunicación se reduce a la idea de que la solución es cuestión de fuerza y de poder, y se utiliza la dinámica de «yo gano, tú pierdes». También es un factor de riesgo cuando se evita el conflicto, no se habla de él, no existe y, por tanto, no se aborda ni se buscan soluciones.
- El conflicto es factor de protección cuando se identifica, se define y se aborda teniendo en cuenta los objetivos e intereses del interlocutor, cuando se mantienen abiertos los canales de comunicación: los de la crítica, por ejemplo, donde se escuchan, no solo se oyen, las necesidades del otro, se empatiza y se expresan las propias necesidades u opiniones, de tal modo que se pueda llegar a un acuerdo (hacer posible la dinámica de «todos ganan»).
- En la resolución de los conflictos, es importante ponderar los principios y valores implicados, así como las circunstancias y consecuencias derivadas de estos.
- Es importante mantener vivo el esfuerzo de realizar procesos, con el fin de mantenerse en una dinámica activa de trabajo en equipo que fomente la cooperación, y no la competencia. Ayuda el mantener la ilusión por la tarea y por los pacientes. Solo así se compensa, en gran medida, el insoportable vacío de la soledad no buscada en el interior de los equipos, el sufrimiento no compartido o los silencios entre sus miembros.

Un ejemplo para reflexionar es la parábola india de los ciegos del Rajastán, que se narra a continuación.

Había una vez seis hombres ciegos que vivían en Rajastán, en la India. Habían oído hablar a menudo de los elefantes, pero nunca los habían visto. Un buen día decidieron averiguar cómo era un elefante. Para ello, lo fueron explorando individualmente, tocando con sus manos diferentes partes del animal. A partir de su particular experiencia, cada uno de los ciegos sacó su propia idea acerca de lo que era un elefante.

Uno, que había explorado el costado, creyó que un elefante debía ser como una pared de piedra. El segundo, que había tocado la trompa, creyó que era como una serpiente. El tercero, que había tocado el colmillo, creyó que era como una lanza. El cuarto, que había tocado una pata, creyó que era como un árbol. El quinto, que había tocado la oreja, creyó que era cómo un abanico, y el sexto, que había tocado la cola, creyó que era como una cuerda.

Después de haber tocado el elefante, cada ciego trató de convencer a los otros de que la suya era la correcta descripción de un elefante, y se entabló una fuerte disputa. Pero pronto quedó claro que la idea de cada uno era tan diferente como la de los demás, que no valía la pena tratar de persuadir a los otros y ponerse de acuerdo con ellos.

Un observador que había asistido al debate les informó a los ciegos de que el elefante era un animal enorme y que cada una de las descripciones era apropiada solo para una de las partes del animal. Para llegar a tener una idea completa, el observador sugirió a los ciegos que pusieran en común sus respectivas experiencias y puntos de vista. Después de oír esto, los ciegos empezaron a comprender mejor.

SITUACIONES DE CRISIS

La intervención en crisis se define como un proceso de ayuda dirigida a ayudar a una persona o familia a soportar un suceso traumático, de modo que la probabilidad de debilitar sus efectos (estigmas emocionales, daño físico) se aminore, y la probabilidad de crecimiento (nuevas habilidades, perspectivas en la vida, más opciones vitales) se incremente.

Este proceso abarca dos fases:

- Intervención de primer orden o primera ayuda psicológica: puede durar desde minutos hasta horas, y puede ser proporcionada por gran número de asistentes comunitarios.
- Intervención de segundo orden, que es el principio primordial de la terapia en crisis: puede durar semanas o meses, y es proporcionada por terapeutas y consejeros con conocimiento de técnicas de evaluación y tratamiento.

Esta es la definición de crisis: una crisis es un estado temporal de trastorno y desorganización, caracterizado principalmente por la incapacidad del individuo para abordar situaciones particulares utilizando métodos acostumbrados para la solución de problemas, y por el potencial para obtener un resultado radicalmente positivo o negativo. Crisis significa al mismo tiempo peligro y oportunidad.

Las crisis pueden ser de dos categorías: circunstanciales o de desarrollo. Las primeras son inesperadas, accidentales (incendios, violaciones, desempleo, divorcio, etc.) y dependen sobre todo de factores ambientales. Las crisis de desarrollo son más predecibles y sobrevienen cuando una persona va cumpliendo etapas en su vida desde la niñez hasta la senectud. Las que se abordan en este capítulo son las crisis dentro del ámbito del final de la vida, que pueden pertenecer a ambas categorías, dependiendo del proceso de enfermedad que haya llevado la persona.

Un modelo de intervención amplio debe considerar cuatro principios clínicos: la duración, los objetivos, la evaluación y la persona que ayudará en la crisis.

La *duración* depende del tiempo que necesite la persona para recobrar su equilibrio.

En cuanto a los *objetivos*, algunos dicen que la intervención debe tener como meta ayudar a la persona a restablecer su equilibrio, y otros opinan que en realidad la persona no vuelve a un equilibrio anterior, sino a un nuevo equilibrio, por lo tanto, aquí la meta es ayudar al individuo en su aprendizaje de nuevas formas de resolver problemas.

La *evaluación* implica hacer un examen de las capacidades y las deficiencias de la persona en crisis, y de la familia y del entorno social y laboral donde vive.

En cuanto al *profesional que ayuda*, debe ser más activo, directivo y orientado hacia las metas vistas anteriormente dirigidas al restablecimiento del equilibrio emocional.

La duración, los objetivos, la evaluación y las estrategias de intervención variarán si se trata de intervenciones de primer orden o de segundo orden.

Así, en cuanto a la duración, esta será de minutos a horas en intervenciones de primer orden, y de semanas a meses en intervenciones de segundo orden.

Las *intervenciones de primer orden* son los *primeros auxilios psicológicos*. Tienen cinco componentes básicos:

- Hacer contacto psicológico: hacer sentir al paciente que es escuchado, comprendido, aceptado y apoyado. Comunicar interés, simpatía, invitar a dialogar, resumir y reflejar hechos y sentimientos.
- Examinar las dimensiones del problema: centrarse en el pasado, presente y futuro inmediatos a la crisis.
- Examinar las soluciones posibles: el objetivo aquí es identificar una o más soluciones o necesidades inmediatas y posteriores. Los medios son preguntar al paciente lo que ha intentado hasta ahora; explorar lo que puede o pudo hacer ahora; proponer otras alternativas: nueva conducta del paciente, redefinición del problema, ayuda externa, cambio ambiental.
- Ayudar a tomar una acción concreta: el objetivo es implementar soluciones inmediatas intentadas al encontrar necesidades inmediatas. Si la mortalidad (peligro de morir) es baja y el paciente es capaz de actuar en su propio beneficio, entonces aquí se le estimulará a actuar, se le instará a dialogar y se le aconsejará. En una palabra, se toma una actitud facilitadora. En cambio, se toma una actitud directiva para controlar la situación cuando hay mortalidad alta y la persona no es capaz de actuar en su propio beneficio (un intento de suicidio, por ejemplo).
- Seguimiento: registrar la evolución posterior del paciente. Hay que asegurarse de que seguirá con el apoyo recibido, que el riesgo de mortalidad se mantendrá bajo y que hay un enlace con recursos consumados, es decir, que puede seguir aplicando las soluciones ensayadas antes. El seguimiento concluye cuando el profesional se asegura de que el paciente hizo un enlace con necesidades posteriores. Si no, debe volverse a la segunda fase, para volver a examinar las dimensiones del problema.

Las *intervenciones de segundo orden* son las *terapias multimodales en crisis,* que intentan ayudar al paciente a enfrentar el suceso de crisis de modo que pueda llegar a integrarlo funcionalmente dentro de su estructura de vida, dejando al paciente dispuesto, en vez de indispuesto, para afrontar el futuro.

Como es evidente, dentro del ámbito de los cuidados paliativos este tipo de intervención apenas va a producirse, pero sí es importante dar algunos apuntes de su metodología para situar al lector.

Es una ayuda mucho más amplia que la primera ayuda psicológica (primer orden) y es tanto más eficaz si se aplica cuando coincide con el período de desorganización (6 o más semanas)

de la crisis en sí misma. La intervención de segundo orden busca tomar al paciente desorganizado para poder ayudarle a reorganizarse hacia la salud y el crecimiento, no hacia una reorganización patológica.

En la terapia multimodal, hay que considerar dos aspectos: la valoración y el tratamiento.

La *valoración* implica considerar el perfil CASIC (acrónimo de conductual, afectivo, somático, interpersonal y cognoscitivo) de la personalidad del paciente, o sea, los cinco subsistemas de la persona:

- *Aspecto conductual*: patrones de trabajo, juego, pasatiempos, ejercicios, hábitos alimentarios, conducta sexual, hábitos de sueño, uso de drogas, tendencias suicidas u homicidas, etcétera.
- *Aspecto afectivo*: sentimientos sobre cualquiera de las conductas mencionadas anteriormente: ansiedad, cólera, alegría, depresión, y ver si los afectos son adecuados a las circunstancias de vida. Averiguar también si los sentimientos se expresan u ocultan.
- *Aspecto somático*: funcionamiento físico general, salud. Tics, dolores de cabeza, malestares estomacales o de otro tipo, estado de relajamiento o tensión, sensibilidad de la visión, audición, tacto, etcétera.
- *Aspecto interpersonal*: naturaleza de las relaciones con la familia, amigos, vecinos, compañeros de trabajo, dificultades y fortalezas en los vínculos. Cantidad y frecuencia del contacto con amigos y conocidos. Papel asumido con íntimos (dependiente o no, pasivo, líder, etc.), estilo en la resolución de conflictos con los demás (asertivo, agresivo, introvertido), modo interpersonal básico (compatible, suspicaz, manipulador, sumiso, etcétera).
- *Aspecto cognoscitivo*: sueños actuales diurnos o nocturnos, imágenes mentales del pasado o el futuro, propósitos en la vida y razones de su validez; creencias religiosas, filosofía de vida; delirios, alucinaciones, diálogo interno irracional, racionalizaciones, ideación paranoide, actitud general hacia la vida (positiva o negativa).

Estos cinco subsistemas están interrelacionados: los cambios en uno de ellos pueden producir modificaciones en los otros.

Deberá obtenerse información en cinco puntos importantes: acerca del suceso precipitante, sobre el problema presente, sobre el contexto en que ocurre la crisis, sobre el funcionamiento del sistema CASIC en la precrisis (antes de la crisis) y el mismo funcionamiento durante la crisis.

En cuanto al tratamiento, aquí se abordan las cuatro tareas básicas para la resolución de la crisis:

- Supervivencia física: buscar que los pacientes permanezcan vivos y físicamente tan bien como sea posible durante el período de estrés excesivo y desorganización personal.
- Expresión de sentimientos relacionados con la crisis: identificar y expresar los sentimientos relacionados con la crisis de una forma socialmente aceptable, ilustrar sobre la utilidad de expresar los sentimientos, etcétera.
- Dominio cognoscitivo de la experiencia de crisis, procurando que el paciente integre la crisis en sus sistemas de creencias, en su vida y en sus objetivos para el futuro.

- Adaptaciones conductuales y/o interpersonales para su vida futura. Realizar cambios en los patrones diarios de trabajo, juego y de relaciones con los demás en función de la crisis padecida.

Los profesionales de la salud se ven inmersos a menudo en intervenciones en situaciones de crisis, especialmente en unidades de cuidado intensivo, traumatismos, cirugía, ancianos hospitalizados, enfermos en situación terminal, muerte de un miembro de la familia,, insuficiencia renal, abortos, etcétera.

Los médicos y enfermeras deben estar entrenados en situaciones de crisis y, como complemento del tratamiento médico, deben poder utilizar las cuatro tareas indicadas: supervivencia física, expresión de sentimientos, dominio cognoscitivo y adaptación conductual e interpersonal.

Por lo que se refiere a la *intervención en crisis y cuidados paliativos*, en este ámbito las situaciones de crisis de mayor prevalencia son:

- Muerte repentina.
- Intento de suicidio.
- Crisis de ansiedad.

En su abordaje, es muy importante poder adaptar la teoría de la crisis a los escenarios concretos de final de vida.

En el caso de la *crisis de ansiedad,* tanto en pacientes como en familiares, se propone el siguiente protocolo:

- Intentar recabar la mayor información posible sobre el caso antes de entrar en escena. Comunicación con enfermería, equipo médico, miembros de la familia o de la comunidad si la intervención es en el domicilio, etcétera.
- Autorregulación del profesional para que las propias reacciones emocionales no sean el peor enemigo.
- Presentación del profesional que va a realizar la intervención: «Hola, Mariano, me llamo Pepa y soy la psicóloga/enfermera de la unidad. Estoy aquí para ayudarte».
- Preparación del entorno: si es posible, llevarle a un lugar apartado y tranquilo (otra habitación) para evitar el contagio emocional («Quiero que me acompañes a un lugar más tranquilo, ven conmigo»), con lenguaje cálido, pero firme, no hay que dar opciones.
- Realizar la respiración diafragmática profunda (técnica de elección para el manejo de la crisis de ansiedad) mediante modelado («Vamos a respirar juntos, quiero que lo hagas conmigo, los dos al mismo tiempo y verás que, poco a poco, te vas a sentir algo más tranquilo»).
- Realizar una escucha activa, ayudándole a expresar sus sentimientos y miedos concretos.
- Animar a que pregunte aquello que le preocupa.
- Permanecer junto al afectado, con un contacto físico muy prudente (puede disparar reacciones agresivas).
- Facilitar el apoyo por parte de la familia, a la vez que se va retirando el apoyo profesional.
- Valorar el uso de medicación si todo lo anterior no ha dado resultado.

PUNTOS CLAVE

- Es importante que los profesionales de cuidados paliativos dispongan de las habilidades de comunicación que les permitan un verdadero encuentro y acompañamiento al paciente y su familia.
- Determinadas actitudes y actuaciones, desde el marco del *counselling*, podrían emplearse para garantizar una comunicación efectiva durante todo el proceso de su enfermedad, y con mayor delicadeza, si cabe, al final de la vida.
- Estas intervenciones deben llevarse a cabo en el marco de un conjunto de actuaciones por parte del equipo interdisciplinar. Además, deben tener un enfoque preventivo, entendido como anticipatorio de las situaciones que probable-

mente puedan ocurrir y se deban afrontar, y centrarse en identificar y potenciar los recursos del paciente y su familia, para paliar su sufrimiento y maximizar su bienestar.

- El equipo interdisciplinar es un factor excelente de protección para trabajar mucho, a gusto y bien. El foco está centrado en la persona, en ayudarla a despertar sus recursos. Es preciso estar despierto para poder elegir cómo orientarse en su proceso final de su personal y valiosa vida, aceptando lo que uno no puede cambiar. Para llegar a este punto de libertad, es fundamental darse cuenta de la importancia que tiene la comunicación para una buena vida y una buena muerte. Y ello es tarea de todos.

BIBLIOGRAFÍA

Alonso C. La comunicación con la familia del paciente en fase terminal. La conspiración del silencio. En: Die Trill M, López Imedio E, eds. Aspectos psicológicos en cuidados paliativos. Madrid: Ades; 2000. p. 93-6.

Arranz P. La comunicación en cuidados paliativos. Med Pal. 2001;8:26-31.

Arranz P, Barbero J, Barreto P, Bayés R. Intervención emocional en cuidados paliativos. Modelo y protocolos. Barcelona: Arial; 2003.

Arranz P, Coca C. Comunicación entre el enfermo en situación terminal, su familia y el equipo sanitario. Comunicación difícil. Behavioral Residential Treatment. 2001;29:25-36

Arranz P, Cancio H. Counselling: Habilidades de información y comunicación con el paciente oncológico. En: Gil F, ed. Manual de Psico-Oncología. Madrid: Nova-Sidonia; 2000.

Arranz P, Torres J, Cáncio H, Hernández Navarro F. Factores de riesgo y de protección en los equipos de tratamiento de los pacientes terminales. Rev Soc Esp Dolor. 1999;6:302-11.

Barbero J, López-Fando T, García-Llana H, Díaz-Sayas L, Hernández-Navarro F. Is there any discrepancy between professionals and patients in the perceived threat degree (PTD) related to stressfull events? – VIII congress of Psycho-Oncology. Psychooncology. 2006;15:94.

Barragán Brun N, Borrell Carrió F. El trabajo en equipo. En: Casado V, coord. Tratado de medicina de familia y comunitaria. Sociedad Española de Medicina de Familia y Comunitaria; 2007.

Barreto P, Arranz P, Molero M. Counselling, instrumento fundamental en la relación de ayuda. En: Martorell MC, González R, eds. Entrevista y consejo psicológico. Madrid: Síntesis; 1997. p. 83-104.

Bayés R. Principios de la investigación psicosocial en cuidados paliativos. En: Die Trill M, López Imedio E, eds. Aspectos psicológicos en cuidados paliativos: La comunicación con el enfermo y la familia. Madrid: ADES; 2000. p. 651-68.

Bayés R. Psicología del sufrimiento y de la muerte. Barcelona: Martínez Roca; 2001.

Block SD. Perspectives on care at the close of life. Psychological considerations, growth, and transcendence at the end of life: the art of the possible. JAMA. 2001;285:2898-905.

Bruera E, Sweeney C, Calder K, Palmer L, Benish-Tolley S. Patient preferences versus physician perceptions of treatment decisions in cancer care. J Clin Oncol. 2001;19:2883-5.

Buckman R. Com donar les males noticies. Vic: Eumo, 1998.

Buckman R. Communications and emotions. Skills and effort are key. BMJ. 2002;325:672.

Buckman R. How to break bad news. A guide for health care proffesionals. London: Papermac; 1992.

Callahan D. Death and the research imperative. N Engl J Med. 2000;342:654-56.

Costa M, López E. Los secretos de la dirección: liderar y fortalecer personas y equipos. Madrid: Pirámide; 1996.

Costa M, López E. Manual para el educador social. Vol. 1. Habilidades de comunicación en la relación de ayuda. Madrid: Ministerio de Asuntos Sociales; 1996.

Díaz-Sayas L, Cruzado JA, Barbero J. Estudio de las micro-malas noticias en pacientes hematológicos hospitalizados. La comunicación médica diaria. Piscooncología. 2010;7:175-91.

Dietrich G. Psicología general del counselling: teoría y práctica. Barcelona: Herder; 1986.

Emanuel EJ, Emanuel LL. The promise of a good death. Lancet. 1998;351:SII21-9.

Field MJ, Cassel CK, eds. Approaching death. Improving care at the end of life. Washington, DC: National Academy Press; 1997.

Garrido C. Te lo contaré en un viaje. Barcelona: Ares y Mares; 2002.

Goodare H. Counseling people with cancer: questions and possibilities. Advances. 1994;10:4-17.

Goodwin PJ, Leszcz M, Ennis M, Koopmans J, Vincent L, Guther H, et al. The effect of group psychosocial support on survival in metastatic breast cancer. N Engl J Med. 2001;345:1719-26.

Gracia D; Proyecto de Bioética para Clínicos del Instituto de Bioética de la Fundación de Ciencias de la Salud. La deliberación moral: el método de la ética clínica. Med Clín. 2001;117:18-23.

Jenkins V, Fallowfield L. Can communication skills training after physicians`-beliefs and behavior in clinics? J Clin Onc. 2002;20:765-9.

Jovell AJ. Medicina basada en la afectividad. Med Clín. 1999;113:173-5.

Lazarus RS, Valdés M, Folkman S. Estrés y proceso cognitivos. Barcelona: Martínez Roca; 1986.

Lee SJ, Back AL, Block SD, Stewart SK. Enhancing Physician-Patient communication. Hematology Am Soc Hematol Educ Program. 2002;464-83.

Mira JJ, Rodríguez Marín J. Análisis de las condiciones en las que los pacientes toman decisiones responsables. Med Clín. 2001;116:104-10.

Ojeda M. Habilidades y técnicas de comunicación. En: Gómez-Sancho M., dir. Cuidados paliativos: atención integral a enfermos terminales. Las Palmas: ICEPSS; 1998.

Ptacek JT, Eberhardt, TL. Breaking bad news: A review of the literature. JAMA. 1996;276:496-502.

Quill T. Perspectives on care at the close of life. Initiating end-of-life discussions with seriously ill patients: addressing the "elephant in the room". JAMA. 2000;284:2502-7.

Sánchez-Sobrino M, Arranz P, Lacasta M. Comunicar con la familia, dar malas noticias. Cursos de Medicina Paliativa en Atención Primaria. Madrid: Ergon; 2000.

Slaikeu KA. Intervención en crisis: manual para práctica e investigación. México: Manual Moderno; 1984.

Abordaje psicológico al paciente y a su familia en el final de la vida

47

F. F. González Moreno

OBJETIVOS

- Describir de forma general las situaciones clínicas psicosociales más prevalentes en pacientes al final de la vida y sus familias.
- Conocer los protocolos y las propuestas de intervención psicológica para cada una de las situaciones clínicas desarrolladas en este capítulo.
- Facilitar a los profesionales sanitarios los aspectos más importantes durante el proceso de adaptación del paciente y sus familiares en la situación de final de vida.

INTRODUCCIÓN

La experiencia de cualquier enfermedad crónica evolutiva (oncológica o no oncológica) que requiera de un abordaje integral paliativo provoca en la persona y en su familia un elevado malestar emocional, ya que supone una seria amenaza para el paciente. Las esferas biológica, psicológica, social y espiritual se ven fuertemente afectadas, generándose además una elevada repercusión negativa en el ámbito psicológico.

Es así como, desde el diagnóstico hasta el final de la vida, se dan diferentes reacciones, siendo las más comunes las de tristeza, ansiedad, miedo e incluso rabia, que constituyen el denominado *malestar emocional*, definido como una experiencia emocional desagradable y multifactorial de naturaleza psicológica, social y/o espiritual que puede interferir en el afrontamiento de la enfermedad.

En líneas generales, se produce una sensación de pérdida de control que es esperada y que da lugar a las emociones mencionadas anteriormente. La expresión de estas por parte del paciente se hace necesaria, ya que suprimirlas o evitarlas se vincula a mayor presencia de síntomas físicos, como pueden ser el dolor y la disnea, lo que puede agudizar la experiencia de sufrimiento, además de tener repercusiones negativas en términos de calidad de vida. Por el contrario, facilitar la expresión emocional juega un papel adaptativo, en la medida que permite al paciente procesar lo que está vivenciando y movilizar sus recursos personales para ajustarse a la situación y alcanzar un afrontamiento efectivo.

No solo recibir un diagnóstico de enfermedad grave conlleva al paciente a expresar tales respuestas emocionales. La no remisión de la enfermedad y su evolución ligadas a un pronóstico vital limitado en el tiempo provocan el mismo patrón de respuestas, incluso de forma más intensa. Este hecho se produce especialmente cuando los tratamientos

farmacológicos aplicados para el tratamiento activo de la enfermedad dejan de ser efectivos y hasta yatrogénicos, porque su continuidad provocarían en el paciente un mayor daño del que ya está provocando el avance de la enfermedad. Además, hay patologías que se diagnostican en una fase avanzada de la enfermedad sin posibilidad alguna de tratamiento curativo, y otras que, desde el inicio de un diagnóstico temprano, son evolutivas y sin opción alguna de tratamiento curativo, como puede ser un diagnóstico de esclerosis lateral amiotrófica.

Por otro lado, las reacciones emocionales del paciente están determinadas por el rol y el lugar que ocupa dentro de la jerarquía y la estructura familiar. Sin ánimo de restar importancia a la experiencia personal de sufrimiento, las respuestas emocionales y su intensidad variarán dependiendo de si el paciente es una mujer joven con dos hijos pequeños o si el paciente es de avanzada edad, con un recorrido vital satisfactorio y dotado de sentido.

Aunque se ha tratado de clarificar en numerosas ocasiones que las reacciones emocionales del paciente y su familia están determinadas por muchas variables que puedan explicar las características particulares, se tiene un consenso unánime sobre las manifestaciones psicológicas presentes que son comunes en la gran mayoría de los pacientes al final de la vida. Estas manifestaciones son principalmente: la tristeza, ansiedad, depresión, miedo, rabia y culpa.

TRISTEZA

Por lo general, la tristeza es un sentimiento que se experimenta como respuesta ante una gran variedad de situaciones o estímulos desagradables. Dentro del contexto del acompañamiento al final de la vida, surge como reacción ante la pérdida de algo significativo.

Se caracteriza por ser una experiencia congruente con la pérdida o situación dolorosa específica, es decir, la intensidad con la que la persona experimenta la tristeza es proporcional a la circunstancia que la provoca. Suele ser de corta duración temporal y remite cuando finaliza el motivo que la provoca o cuando la persona se encuentra en un proceso de afrontamiento que le permite ajustarse y sentir la tristeza de forma adaptativa.

Por tanto, la tristeza es un fenómeno emocional normal y adaptativo, siendo necesario eliminar la creencia errónea y negativa de su naturaleza inservible y dañina. De la misma manera que el ser humano es capaz de expresar alegría, también es capaz de expresar tristeza, siendo ambos sentimientos naturales y adaptativos. De lo contrario, se hubiera borrado la tristeza durante los miles y miles de años del desarrollo de la evolución humana. Se le debe mucho a la tristeza, porque sin ella las personas no serían capaces de buscar el apoyo de los seres queridos ni hacerse preguntas sobre ellas mismas, su comportamiento y el sentido de la vida. Gracias a la tristeza, se tiene la oportunidad de darse cuenta de los errores y movilizarse hacia el cambio.

En el contexto de final de la vida, su aparición es esperable, normal y necesaria. Mediante su expresión a través del llanto (aunque no suele ser la única forma de expresar la tristeza), permite adaptarse al proceso de aceptación de la situación de final de vida.

> **!** Es muy importante conocer y diferenciar entre la reacción normal y adaptativa de la tristeza frente a la desadaptativa o depresión clínica, ya que de producirse la segunda situación, sería adecuado derivar o comunicarlo al profesional sanitario responsable de su proceso de salud.

La *tristeza adaptativa* tiene las siguientes características:

- Facilita la ventilación emocional.
- Facilita la relación empática con el que sufre.
- Conecta y refuerza los recursos internos de afrontamiento.
- Promueve la búsqueda de ayuda y apoyo, tanto familiar como social y profesional.

Suele ser una respuesta ajustada y congruente ante la aparición de momentos vitales críticos. El reciente diagnóstico, la progresión de la enfermedad mediante recidivas y la aparición de nuevas lesiones o el paso a proceso paliativo son algunos de los principales momentos críticos en la vida del paciente. La duración es breve y de moderada intensidad. Se manifiesta como síntoma único, y habitualmente el paciente es capaz de mantener su funcionalidad biopsicosocial, a pesar de lo que está experimentando.

La *tristeza desadaptativa* tiene las siguientes características:

- Se presenta como síntoma dentro del cuadro más complejo de depresión clínica.
- Dificulta el reconocimiento de recursos de afrontamiento internos, o simplemente los agota.
- Su expresión a través del llanto no implica una adecuada ventilación emocional.

- Su intensidad y duración no son congruentes con la situación que la provoca.

Por tanto, aparece o se mantiene en ausencia de desencadenantes estresantes vitales. Es de larga duración, afecta a su funcionalidad y, por lo general, acompaña a otra sintomatología. Se relaciona con la depresión y el síndrome de desmoralización.

Pero ¿cómo gestionar de forma adecuada la tristeza? La tristeza no es una enfermedad o un mal que haya que eliminar o evitar a toda costa, pero sí es posible expresarla de forma natural, normalizándola, para mantener en todo momento la sensación de control y evitar que se vuelva desadaptativa. Aunque es habitual que la tristeza vaya acompañada de sentimientos de baja autoestima, abatimiento, aislamiento y, en ocasiones, ideas de culpa que requieren intervenciones más específicas, hay tres recomendaciones generales y muy efectivas para mantener la tristeza en su versión adaptativa e incluso superarla:

- Llorar: es uno de los medios para liberarse de emociones negativas. Ayuda a sentirse mejor.
- Compartir: la tristeza a veces hace sentir la necesidad de estar solos, ya que de esta forma es posible reflexionar sobre la vida y la gravedad de las cosas. Pero, en otras ocasiones, es muy importante poder compartir y «repartir» el malestar que en ocasiones se hace muy pesado de soportar. Tan solo con la compañía, se puede paliar la soledad y hacer que el bajo estado anímico vaya disminuyendo.
- Descansar: es una condición indispensable para poder seguir experimentando la tristeza de forma adaptativa y saludable. Permite alejarse de las preocupaciones y facilita un mejor estado físico y anímico necesario para la búsqueda de motivaciones, proyectos e ideas.

Si se trata de una intervención más exhaustiva, es necesario explorar más a fondo la tristeza adaptativa, siendo las intervenciones más adecuadas a realizar por el profesional las siguientes:

- Facilitar la ventilación emocional, especialmente permitiendo el llanto desde el acompañamiento silencioso.
- Demostrar empatía: es fundamental que el paciente se sienta acompañado, escuchado y entendido.
- Preguntar los motivos por los que se siente triste. No es lo mismo que el paciente sienta tristeza por cuestiones físicas, emocionales o espirituales. Además, es habitual que el paciente esté reaccionando a una pérdida previa, sufriendo los efectos de sintomatología mal controlada o anticipando escenarios futuros negativos.
- Preguntar qué necesidades tiene el paciente, para valorar si es posible que sean cubiertas.
- Explorar posibles fuentes de gratificación que pueden ser inadvertidas por el paciente. Para ello, es fundamental conocer la historia biográfica del paciente.
- Reforzar verbalizaciones o actitudes positivas.
- Sugerir al paciente que contacte con su emoción, la identifique y la comprenda, para poder canalizarla correctamente. Es muy habitual que los pacientes, y en general las

personas, no sepan describir su mundo emocional, por lo que se hace más complejo poder canalizar las emociones. Se suele utilizar un mismo adjetivo para referirse a diferentes categorías emocionales, como, por ejemplo, «me siento mal», «estoy agobiado», por lo que poner nombre de forma correcta a las emociones que embargan es fundamental para la intervención.

- Recomendar la actividad física y mental recompensante, siempre que sea posible y adaptada a la situación funcional del paciente.
- Sugerir actividades de distracción.
- Evitar frases que no consuelan. Es habitual que, ante la experiencia de sufrimiento del paciente, se reaccione verbalizando frases como «no te preocupes, tienes que ser fuerte, etc.», que en ningún caso ayudan al paciente y que además generan una barrera entre ambos, impidiendo una adecuada comunicación.

Ante la tristeza desadaptativa, las recomendaciones suelen acompañarse de tratamiento farmacológico (psicofármacos) y la indicación de terapias psicológicas específicas. Entre las recomendaciones, destacan las siguientes:

- Visualización de acontecimientos positivos previamente detectados en la exploración de la biografía del paciente.
- Técnicas de solución de problemas, centradas en ayudar en la toma de decisiones del paciente.
- Detención del pensamiento.
- Reestructuración cognitiva de los pensamientos que generan malestar emocional, reforzando así la sensación de control.
- El control de estimular, introduciendo refuerzos positivos en el ámbito del paciente.

 Llorar, compartir y descansar es fundamental para que el paciente se libere de emociones negativas. Ayuda a sentirse mejor.

DEPRESIÓN

El término *depresión* tiene distintos significados y más interpretaciones, que van desde el diagnóstico específico de depresión mayor hasta una categoría menor relacionada con las pérdidas o con el malestar emocional y la infelicidad de los pacientes.

! Es necesario recordar que un estado depresivo permanente puede ser el resultado de no expresar adecuadamente el sentimiento de tristeza tan habitual en situaciones de final de vida. Por tanto, es fundamental facilitar la expresión de la tristeza para evitar la aparición del fenómeno depresivo en su versión más patológica.

En el apartado dedicado a la tristeza, se han mencionado tres recomendaciones básicas para superarla que además también son necesarias para superar un estado depresivo (o al menos minimizarlo). Pero al tratarse de un fenómeno mucho

más complejo y desadaptativo, requiere de intervenciones más específicas, tanto farmacológicas como no farmacológicas, y siempre bajo criterio del profesional sanitario correspondiente.

Si se contempla la depresión como una categoría diagnóstica, se describe un grupo de síntomas con una intensidad y duración determinadas, asociado a una limitación funcional, laboral y social. Tales síntomas, como pueden ser la pérdida de peso, astenia, anorexia, insomnio y bradipsiquia, son básicos para el diagnóstico de depresión en personas sin otra enfermedad que lo justifique. Sin embargo, son de poca utilidad diagnóstica en pacientes oncológicos, ya que son comunes tanto para la enfermedad neoplásica como para la depresión.

Por tanto, dentro de la oncología y los cuidados paliativos, se tiene la tendencia cada vez mayor de centrar el foco de atención en aquellos factores presentes en el paciente que pueden aumentar el riesgo de aparición de la depresión, como pueden ser:

- Tener un diagnóstico de enfermedad avanzada.
- Edad: es más prevalente en jóvenes.
- Presencia de síntomas mal controlados o de difícil control.
- Disfunción cognitiva.
- Pérdida de relaciones significativas.
- Antecedentes de depresión.
- Antecedentes de ideación autolítica o historia familiar de suicidios.
- Antecedentes de consumo de sustancias (alcohol, drogas, etcétera).
- Soporte social escaso.

! El tratamiento de la depresión requiere intervenciones más específicas, tanto farmacológicas como no farmacológicas, y siempre bajo criterio del profesional sanitario correspondiente.

En cuanto a su abordaje terapéutico, lo primero que se debe tener en cuenta es el alivio sintomático no controlado, especialmente del dolor, centrándose al mismo tiempo en disminuir la recurrencia de la sintomatología depresiva, pero siendo conscientes de que en muchos casos solo se podrán paliar dichos síntomas, y no remitirlos completamente.

! Mantener una comunicación abierta y efectiva, congruente con las necesidades comunicativas y de información del paciente, ayudará a que se ajuste emocionalmente a la enfermedad avanzada. Habilidades como la escucha activa y el *counselling* (relación de ayuda) permiten a los profesionales detectar las preocupaciones y el malestar emocional en el paciente antes de que se desarrolle una depresión.

Los tratamientos no farmacológicos que han demostrado ser más eficaces en pacientes oncológicos son las terapias conductuales, la terapia cognitiva de Beck y la psicoterapia interpersonal de Klerman.

En cuanto al paciente con diagnóstico avanzado, además de las técnicas cognitivo-conductuales, se pone el énfasis en un enfoque humanista-existencial, siendo las más destacadas las técnicas narrativas vitales o biográficas, las técnicas basadas en el *mindfulness* (atención plena) o la terapia de la dignidad.

Por tanto, desde la óptica de los cuidados paliativos, parecen más apropiadas aquellas técnicas que promueven la búsqueda de sentido o significado, así como la aceptación de la situación de final de vida. En este sentido, existe evidencia empírica que apoya la existencia de un cuadro sintomático depresivo diferente caracterizado por la aparición de desesperanza, la impotencia, la pérdida de significado, un profundo pesimismo y, en líneas generales, un elevado malestar existencial, especialmente en pacientes que sienten amenazada su vida y su integridad física.

Aunque estos síntomas son considerados adaptativos en pacientes paliativos, es necesario ahondar más en estudiar y delimitar el llamado *síndrome de desmoralización*.

SÍNDROME DE DESMORALIZACIÓN

La diferencia básica con respecto a la depresión radica en la capacidad que tiene el paciente de mantener la capacidad de interactuar con el ambiente de forma positiva y de disfrutar del presente, pese a la aparición de síntomas afectivos negativos. Esta capacidad estaría explicada por la disminución del grado de ansiedad tras las intervenciones terapéuticas dirigidas a reducirlo. Dicho de otra forma, en el paciente desmoralizado, se mantiene la capacidad hedónica, pero no en el paciente deprimido.

 La desmoralización es el resultado de un conflicto existencial que se manifiesta mediante la desesperanza y la impotencia, causados por la pérdida de sentido de su experiencia vital. Esta pérdida de sentido puede llevar en muchos casos a la anticipación de deseos de muerte por parte del paciente.

Al igual que ocurre con la depresión, la desmoralización puede pasar desapercibida en pacientes con enfermedad avanzada. Además, el hecho de que *a priori* es un fenómeno adaptativo, y que sea normal que los pacientes paliativos presenten estos sentimientos desmoralizadores, puede llevar a que se le reste importancia por parte de los profesionales sanitarios. En la última década, se ha producido un incremento en la investigación y los estudios relacionados con las necesidades espirituales y el sufrimiento en pacientes paliativos, siendo

actualmente una dimensión de atención fundamental en pacientes con enfermedad grave avanzada.

Padecer una enfermedad incurable que llevará a la muerte irremediablemente provoca el surgimiento de necesidades espirituales que hasta entonces estaban latentes, y que si no son satisfechas, darán lugar al sufrimiento espiritual. Está demostrado que los pacientes con las necesidades espirituales cubiertas presentan grados bajos de ansiedad y depresión.

Hay estudios que encontraron que pacientes con necesidades espirituales presentaban grados más altos de desmoralización. Otros no encontraron una relación directa entre espiritualidad y desmoralización, pero sí entre pérdida de sentido y desmoralización. El alto volumen de trabajos realizados sobre la espiritualidad en clínica está provocando una sustitución en cierta medida de los trabajos realizados sobre la desmoralización en pacientes paliativos.

Para una mejor descripción de ambos constructos, pueden consultarse las relaciones y semejanzas de cada uno de ellos (**Tabla 47-1**).

 La existencia del síndrome de desmoralización plantea unos objetivos terapéuticos diferentes a los habituales, por lo que el desarrollo de terapias psicológicas que aborden su tratamiento es de vital importancia dentro de los cuidados paliativos.

💡 La diferencia básica del síndrome de desmoralización con respecto a la depresión radica en la capacidad que tiene el paciente de mantener la capacidad de interactuar con el ambiente de forma positiva y de disfrutar del presente, pese a la aparición de síntomas afectivos negativos.

ANSIEDAD

La ansiedad es una respuesta ante la incertidumbre que surge cuando se ve amenazada la propia sensación de integridad, de coherencia y de continuidad. En el caso de pacientes con enfermedades avanzadas, esta sensación habitualmente está referida a la propia enfermedad o a alguno de los elementos que configuran la situación de final de vida.

La ansiedad es una respuesta anticipatoria ante estímulos que pueden ser reales o no, estar presentes o no, y entrañar un riesgo real. Aparece tras la presentación de un estímulo nocivo

Tabla 47-1. Características de la desmoralización y dimensión espiritual	
Desmoralización	**Espiritualidad**
• Pérdida de sentido de la vida	• Dimensión intrapersonal: relaciones con uno mismo y de satisfacción, sensación de logro. Necesidades: pérdida de autonomía, fracaso
• Desesperanza	
• Pesimismo	
• Sensación de renuncia	• Dimensión interpersonal: relaciones con los demás, sentirse querido y en paz. Necesidades: aislamiento
• Incapacidad de afrontamiento	
• Aislamiento	• Dimensión transpersonal (conciencia de pertenencia a una dimensión trascendente, esperanza, legado, conexión con una realidad superior). Necesidades: desesperanza, pérdida de sentido, impotencia
• Potencial pensamiento suicida	
• Intensidad emocional fluctuante	
• Persistencia de la clínica de más de 2 semanas	

o que constituye una amenaza, implicando en el ámbito físico un aumento de la actividad del sistema nervioso autónomo simpático.

> **!** Se sabe que la ansiedad, en pacientes que se encuentran en situación de enfermedad avanzada, es frecuente y habitualmente normal, pudiendo no representar un problema, e incluso puede ser una forma constructiva y funcional de abordar su situación.

Es importante comprender la naturaleza de la ansiedad en el paciente avanzado, ya que la ansiedad anormal o desadaptativa es susceptible de tratamiento psicológico. Por lo tanto, la *ansiedad es adaptativa o funcional* cuando aparece como una respuesta de intensidad moderada, proporcional a la amenaza real, es transitoria, solo dura mientras persiste la amenaza a disminuir y facilita la puesta en marcha de recursos.

Por el contrario, la *ansiedad es desadaptativa* cuando es desproporcionada y de elevada intensidad, se produce un aumento de su frecuencia, intensidad y duración, y se mantiene a pesar de que la amenaza disminuya o desaparezca. Suele ir acompañada de sensación duradera de pérdida de control, vulnerabilidad personal y graves dificultades para pensar, planear y tomar decisiones con claridad.

En cuanto a los síntomas de la ansiedad, es tan elevado su número y sus cualidades que generalmente se agrupan en tres dimensiones: fisiológica, cognitiva y conductual (**Tabla 47-2**).

En cuanto a las causas de la aparición de la ansiedad en pacientes con enfermedad avanzada, lo más habitual es que existan múltiples causas. Al igual que los síntomas, las causas se agrupan dando lugar a cuatro bloques:

- Percepción de amenaza de la propia integridad física: cercanía de la muerte; efectos del tratamiento o de la enfermedad (hipoxia, disnea, deformación, dolor, cambios metabólicos, etcétera).
- Pérdida del sentimiento de coherencia y continuidad vital: dificultad para entender, expresar y ventilar emociones; temores y preocupaciones acerca de un futuro incierto o infausto; preocupaciones existenciales y necesidades espirituales: trascendencia, miedo a la muerte, asuntos pendientes.
- Pérdida de capacidad de control: sensación de pérdida de control, impotencia y desesperanza; actitud pasiva o victimista ante la enfermedad; pérdida de autonomía, sobreprotección o dependencia.
- Problemas sociales y del entorno: económicos, familiares, de relación interpersonal o laboral, asuntos pendientes; aburrimiento, privación o exceso de estimulación, falta de cuidados o sobreprotección, falta de garantía de soporte.

> La ansiedad es una respuesta ante la incertidumbre, que surge cuando se ve amenazada la propia sensación de integridad, de coherencia y de continuidad. En los pacientes con enfermedades avanzadas, esta sensación habitualmente está referida a la propia enfermedad y a la situación de final de vida.

En cuanto a los trastornos de ansiedad con más prevalencia dentro de la oncología y el final de vida, es fundamental discernir en qué medida existían previamente o si, por el contrario, surgen en relación con la enfermedad. Estos trastornos de ansiedad pueden ser:

- Ataque de pánico: de súbita aparición por intenso malestar, alcanzando su pico en cuestión de pocos minutos y acompañado de síntomas como palpitaciones, sudoración, temblor, sensación de disnea, dolor torácico, mareos, náuseas, desrealización o despersonalización, miedo a perder el control absoluto o miedo a la muerte.
- Trastorno de ansiedad generalizada: presencia de ansiedad y preocupaciones excesivas y persistentes al menos durante 6 meses. Estas preocupaciones pueden estar muy asociadas a la enfermedad y al posible fallecimiento. Suele expresarse mediante tensión muscular, cansancio y múltiples temores aparentemente menores, que enmascaran la verdadera preocupación a la posibilidad de fallecer.
- Fobia específica: presencia de ansiedad como respuesta a la exposición de situaciones u objetos específicos temidos, dando lugar a comportamientos de evitación. Fobia a la

Tabla 47-2. Características de la ansiedad según sus tres dimensiones		
Dimensión fisiológica	**Dimensión cognitiva**	**Dimensión conductual**
Aumento de la actividad del sistema nervioso autónomo	**Percepción y evaluación**	**Comportamiento observable**
• Taquicardias	• Pensamientos negativos y recurrentes	• Aislamiento
• Sensación de ahogo	• Miedo	• Evitación
• Disnea	• Sobregeneralización	• Irritabilidad
• Opresión torácica	• Magnificación	• Mutismo/verborrea
• Molestias gástricas (náuseas, vómitos)	• Catastrofismo	• Inquietud interna
• Cefalea	• Culpa	• Agitación psicomotriz
• Tensión muscular	• Pérdida de control	• Hiperactividad/inactividad
• Sudoración		• Abandono o mala adherencia terapéutica
• Escalofríos		
• Temblores		
• Cansancio		
• Dolor		
• Pérdida de apetito		
• Insomnio		

sangre, inyecciones y transfusiones o al daño, pueden llegar a ser un verdadero impedimento para una adecuada adherencia terapéutica.

También hay que destacar aquellos trastornos traumáticos y relacionados con el estrés más significativos en oncología:

- Trastorno por estrés postraumático (TEPT):
  - Se caracteriza por cuatro grupos de síntomas:
    - Reexperimentación del acontecimiento traumático.
    - Hiperactivación fisiológica.
    - Comportamiento de evitación de los estímulos relacionados con el trauma.
    - Cogniciones y estado de ánimo negativo. Además, las alteraciones han de durar más de 1 mes.
  - En cuanto a los estresores, hay que diferenciarlos de los estresores agudos que aparecen en el TEPT clásico. Las características del estresor en oncología y final de vida radican principalmente en su interna y compleja naturaleza, ya que el paciente presenta dificultades para identificar el estresor que produce la respuesta traumática; el trauma se vivencia mediante referencias futuras (sufrimiento y muerte); la amenaza es persistente, y existe una mayor percepción de control asociada a los tratamientos, seguimientos y acciones clínicas, por lo que la información, la prevención, la planificación y la toma de decisiones compartidas con el paciente resultan de vital importancia para la disminución y erradicación del TEPT, así como para evitar su posible aparición.
- Trastorno por estrés agudo: presenta prácticamente los mismos síntomas que el TEPT, pero su duración comprende entre 3 días y 1 mes tras la experiencia del acontecimiento traumático.
- Trastornos adaptativos: son los de mayor prevalencia, y su es diagnóstico el más usado, por considerarse una categoría no estigmatizante, posicionado entre lo normal y lo patológico, y hace referencia a síntomas emocionales normales ante acontecimientos vitales estresantes, como es el padecimiento de un diagnóstico oncológico. Precisamente por estos motivos, se suele infravalorar y restar importancia al estado emocional del paciente, por lo que su potencial tratamiento queda sin cubrir y auspiciado bajo la etiqueta de «normal».

> **!** El tratamiento debe ser multimodal, es decir, compaginando medidas psicoterapéuticas y farmacológicas cuando sea necesario. En enfermedad oncológica avanzada y final de vida, la comorbilidad entre ansiedad y depresión es muy alta, por lo que en la mayoría del tiempo, el tratamiento psicoterapéutico se hace en paralelo con los dos síntomas y agrupado en la categoría de malestar emocional.

El malestar emocional, en este caso la ansiedad, surge porque el paciente siente amenazada su integridad y la forma en la que percibe el mundo y a sí mismo. Se pueden distinguir dos tipos de procesos o cambios que favorecen la adaptación a la evolución oncológica, y que pueden facilitarse con diferentes técnicas y propuestas psicoterapéuticas:

- Procesos de asimilación: surgen en los primeros momentos posteriores a afrontar un acontecimiento estresante en cáncer. Están relacionados con los cambios que el paciente experimenta en la enfermedad, para luego hacerla más congruente con su forma de ver y comprender las cosas. Dentro de estos procesos, se incluyen las siguientes estrategias:
  - Habilidades psicoterapéuticas que faciliten la alianza terapéutica, la expresión y comunicación emocional, es decir, empatía y escucha activa.
  - Técnicas conductuales, como la exposición con prevención de respuestas.
  - Técnicas cognitivas, como la contención, la reestructuración cognitiva y la resolución de problemas.
  - Facilitar la comprensión de la respuesta ansiosa, especialmente en la enfermedad avanzada, mediante el uso de la psicoinformación, la psicoeducación y la toma de conciencia.
  - Técnicas de manejo y regulación de la ansiedad, como la relajación profunda, la respiración abdominal y la relajación mediante imaginación guiada, entre otras.
- Procesos de acomodación: son los cambios que el paciente da en su forma de ver las cosas para integrarlas completamente a su experiencia vital y evolución de la enfermedad. Está relacionado con la toma de conciencia de la importancia y gravedad de los síntomas en el cáncer evolucionado. Paradójicamente, estos cambios reducen la ansiedad, especialmente la ansiedad de la muerte. Se facilitan mediante las siguientes actuaciones:
  - Favorecer la toma de conciencia pronóstica de forma progresiva, adecuándose al ritmo de aceptación del paciente y siempre que muestre interés por saber más sobre la evolución de la enfermedad.
  - Hacer una revisión biográfica vital.
  - Trabajar asuntos pendientes.
  - Facilitar posibilidades de reconciliación y perdón.
  - Fomentar la búsqueda de sentido.
  - Disminuir o prevenir la desesperanza mediante la creación de una esperanza más congruente con la situación pronóstica.
  - Construir un legado mediante la identificación de personas referentes en el afrontamiento e instituirse como referente para otras personas significativas.

> La ansiedad surge porque el paciente siente amenazada su integridad y la forma en la que percibe el mundo y a sí mismo. Se pueden distinguir dos tipos de procesos o cambios que favorecen la adaptación a la evolución oncológica y que pueden facilitarse con diferentes técnicas y propuestas psicoterapéuticas.

MIEDO

El miedo es una emoción básica. Surge ante algo conocido y que ha sido experimentado como desagradable, o ante algo futuro que tiene bastantes probabilidades de ocurrir y genera una espera negativa. En ocasiones, aparece ante algo que es bastante improbable, ya que la imaginación alimenta el miedo. Es la vivencia subjetiva del estímulo y el significado que se le atribuye lo que desencadena la respuesta de miedo.

Es una respuesta transitoria a un estímulo específico que disminuye una vez que la persona ha escapado del peligro.

Se manifiesta de forma consciente o inconsciente. Expresiones de tristeza, depresión, ansiedad, enfado, retraimiento, soledad e insomnio pueden estar provocadas por miedos no reconocidos.

> **!** El miedo constituye un mecanismo adaptativo, ya que supone aumentar el grado de alerta o vigilancia hacia posibles factores agresores. El miedo avisa para poder evitar una situación peligrosa, por lo que ayuda a detectar y evitar amenazas.

Sin embargo, el miedo se vuelve desadaptativo cuando la causa que lo provoca no puede manejarse o cuando la misma respuesta de miedo es desproporcionada y/o se mantiene en el tiempo, o cuando impide respuestas que pueden ser funcionales o adaptativas.

A modo de resumen, se puede considerar el miedo como *adaptativo* cuando se trata de una respuesta ante un peligro real, es proporcional al estímulo y no bloquea o interfiere otras respuestas terapéuticas. En contrapartida, el miedo es *desadaptativo* cuando se trata de una respuesta ante un peligro imaginario o muy improbable; es desproporcionado, ya sea real o imaginario, y bloquea otras respuestas terapéuticas o interfiere en ellas.

En el paciente con enfermedad avanzada, los miedos están presentes de forma expresa a lo largo de todo el proceso.

Entre las causas o desencadenantes del miedo con mayor aparición en el final de vida del paciente, se encuentran las experiencias de pérdida, especialmente las relacionadas con la pérdida de capacidad funcional y autonomía, y las experiencias previas vividas por el paciente (enfermedades previas, duelos etcétera).

Por tanto, será útil conocer qué tipo de estrategia está utilizando la persona ante las amenazas percibidas. Ante cualquier tipo de miedo y también en el ámbito de los cuidados paliativos, pueden aparecer estrategias de evitación, de bloqueo, de defensa o de hostilidad. Se deberá valorar cuándo estas estrategias son adaptativas y cuándo no lo son, y si no es posible hacer desaparecer la fuente de peligro que genera el miedo, se debe tratar de ayudar al paciente a utilizar la estrategia más adecuada para afrontar ese momento.

De nuevo es de gran importancia la exploración de la historia vital del paciente, para valorar las posibles estrategias y habilidades de afrontamiento utilizadas con anterioridad en la gestión del miedo. Si no fuera posible hacer desaparecer la fuente de peligro del miedo, es preciso ayudar al paciente a usar la estrategia más adecuada para afrontarlo.

Las manifestaciones que caracterizan al miedo se agrupan en tres ámbitos:

- Cognitivo: disminución de la percepción del mundo exterior, bloqueo mental y emocional, pensamientos de abandono, etcétera.
- Conductual: cuerpo encogido, hombros levantados, ojos muy abiertos, dificultad para emitir sonidos, paralización, alteraciones del sueño o de la ingesta, etcétera.

- Fisiológico: presión en el pecho, tensión muscular, sudoración, sensación de ahogo, tasa cardíaca elevada, etcétera.

Debido a la complejidad de definición y naturaleza del miedo, es conveniente realizar una distinción importante entre miedo y fobia. La fobia conlleva una respuesta desproporcionada al peligro, no pudiendo el paciente razonarlo o explicarlo, y siempre implica una pérdida total de control, por lo que el paciente toma irremediablemente una conducta de evitación. Además, la fobia suele venir acompañada con ansiedad anticipatoria con tan solo imaginarse el objeto fóbico. Estas características no tienen por qué aparecer con las reacciones que acompañan al miedo, ya que, por ejemplo, en el miedo siempre se tiene el deseo de evitar, pero no necesariamente se manifiestan conductas de evitación.

Con todo lo desarrollado hasta el momento sobre el miedo, en un escenario de enfermedad avanzada y final de vida, parece que confluyen todas las condiciones para que se agudicen los miedos y su posterior respuesta de ansiedad. Sin embargo, para el paciente, más que miedo a la muerte como tal, está descrito de forma destacable el miedo a las circunstancias que acompañan a todo el proceso de evolución de la enfermedad y final de vida. Es habitual durante la exploración con el paciente que exprese un mayor miedo a cómo será su vida durante la evolución de la enfermedad, como, por ejemplo, el miedo a un mal control sintomático o la llegada de una gran pérdida de autonomía funcional, que al momento de la muerte en sí misma.

Los miedos más habituales que afectan al paciente en cuidados paliativos se agrupan principalmente en tres ámbitos: físico-funcional, relacional y existencial (**Tabla 47-3**).

El principal objetivo de la intervención psicoterapéutica es que el paciente pueda afrontar y superar sus miedos, pero antes se deben plantear unos objetivos específicos, como son los siguientes:

- Identificar intensidad, frecuencia y contenido del miedo.
- Facilitar el clima de confianza para que el paciente pueda expresarse con confianza y sensación de seguridad.
- Aportar recursos externos para su manejo.

Además, el psicoterapeuta debe tener en cuenta una serie de consideraciones previas al abordaje general del miedo:

- El significado que se atribuye a lo que nos sucede es lo que provoca o mantiene los miedos. Es a través de la experiencia previa y la imaginación como se construyen esos significados.
- Los familiares y amigos juegan un papel importante en la generación, el mantenimiento y la reducción de los miedos. Es conveniente prestar atención a las influencias de personas cercanas.
- Las personas tienen derecho a sentir sus propios miedos, y permitirse aceptarlos aumenta la confianza. Por ello, la actitud favorable de las personas del entorno, profesionales y/o voluntariado es respetarlos, normalizarlos.
- Permitir la expresión de los miedos, ya que dar nombre a lo que se teme reduce la incertidumbre. Así, los miedos que no

Tabla 47-3. Tipos de miedos en pacientes al final de la vida

Área funcional	Área relacional	Área existencial
Miedo al dolor físico	Miedo a ser una carga para los demás	Miedo a la muerte, al proceso de morir, miedo a dejar de ser
Miedo a la pérdida de autonomía o a ser dependiente	Miedo a la separación de sus seres queridos	Miedo a ser juzgado
Miedo a perder el control de la situación o sobre la propia vida	Miedo al rechazo, al aislamiento o al abandono	Miedo a la soledad, a quedarse solo
Miedo a la pérdida de roles que habitualmente ha ejercido	Miedo a no poder comunicarse	Miedo a la incertidumbre, a lo desconocido

se expresan hacen más daño que hablar de ellos. Hacerlos explícitos puede reducirlos y constituir una oportunidad para encontrar recursos para afrontarlos.

- Garantizar el acceso a la información (sobre la enfermedad, el control de síntomas, los cuidados) y a la atención, para aumentar la sensación de control. Dar garantías de soporte.
- Permitir que la persona tome la iniciativa, decida y tome decisiones en relación con el proceso de enfermedad en general o en cualquier actividad de su vida cotidiana, incluyendo el desarrollo o planificación de la acción voluntaria.
- Ayudarle a reconocer su valor como persona potenciando sus habilidades y capacidades, permitiendo la expresión de su vivencia actual o historia biográfica.
- Utilizar el contacto físico desde el respeto y de manera no invasiva, así como otras formas de comunicación no verbal.
- Fomentar los apoyos, potenciando, en la medida de lo posible, aspectos previos y habituales de su vida familiar y social, que pueden cubrir la familia, los amigos y el voluntariado a través del acompañamiento.

En cuanto a las intervenciones más específicas, se deben tener en cuenta los tipos de miedo (v. **Tabla 47-3**):

- Ante el miedo al dolor físico: valorar el umbral de soportabilidad de cada paciente, nunca garantizar el resultado de eliminación del miedo, pero sí el proceso de atención.
- Ante el miedo a la pérdida de autonomía funcional: facilitar una intervención gradual con respecto a la progresiva pérdida, facilitar estrategias adaptativas en el domicilio en caso de encontrarse en él.
- Ante el miedo a volverse loco: explicar la causa que lo produce, en su mayor parte, son efectos secundarios de la medicación analgésica y/o encefalopatías metabólicas; anticipación de los síntomas cuando sea posible.
- Ante el miedo a la desfiguración de la imagen corporal: ayudarle a reconocer otras formas de comunicación distintas a la imagen corporal; promover la reestructuración cognitiva ante el posible rechazo de visitas por parte del paciente.
- Ante el miedo a ser una carga: ayudarle a evaluar la diferencia entre una carga llevadera y una carga no soportable y generadora de malestar emocional para sus seres queridos; ayudar a valorar que dejarse cuidar es una forma de cuidar a sus seres queridos.
- Ante el miedo a la separación definitiva de sus seres queridos: acompañamiento en el proceso de aceptación de la separación; ayudar a despedirse; dar garantía de soporte.

- Ante el miedo al rechazo, abandono y aislamiento: utilizar el contacto físico desde el respeto y de forma no invasiva; fomentar en el paciente recursos de comunicación asertiva.
- Ante el miedo a no poder comunicarse: estrategias de comunicación aumentativa; potenciar la comunicación no verbal.
- Ante el miedo a lo desconocido: anticipación de medidas de bienestar y confort; informar sobre qué elementos se irán usando conforme aparezcan los problemas.
- Ante el miedo a ser juzgado: aceptar como legítimas las expresiones de queja; potenciar la afirmación de sus derechos asertivos; diferenciar entre hechos y el juicio de las personas.
- Ante el miedo a la soledad no deseada: facilitar una comunicación abierta y fluida que acoja la expresión de emociones.
- Ante el miedo a dejar de ser: acompañamiento espiritual, manejando conceptos como el de perdurabilidad afectiva, aceptación de la muerte como proceso natural, trascendencia, etcétera.
- Ante el miedo a perder el control: aumentar la percepción de control sobre los aspectos habituales de su vida diaria, tanto familiar como social.

IRA Y HOSTILIDAD

Las relaciones interpersonales que se producen entre pacientes, familiares y profesionales están moduladas, en ocasiones, por manifestaciones emocionales de enfado, irritación o, incluso, franca hostilidad. Algunas de estas manifestaciones están plenamente justificadas, pero otras aparecen como desproporcionadas, aparentemente injustas y suelen interferir en la solución de los problemas que se plantean. Además, pueden ser motivo de sufrimiento personal y de deterioro de las relaciones interpersonales.

Los sentimientos no tienen categoría moral. Tampoco la rabia. En sí misma, no es ni buena ni mala. Pero sí interesa saber si su expresión es adaptativa o desadaptativa, porque facilitará el conocimiento y el abordaje de la situación que se esconde detrás.

Según su manifestación, es posible encontrarse la ira como adaptativa o desadaptativa (**Tabla 47-4**).

La ira se puede contemplar de distintas formas:

- Un estado emocional que produce activación física y posee unos correlatos fisiológicos característicos.
- Una sensación que afecta al modo de percibir las situaciones y el mundo que rodea a las personas.

Tabla 47-4. Manifestaciones de la ira	
Ira adaptativa	**Ira desadaptativa**
Expresión breve	Expresión prolongada
Expresión conectada con el motivo de la ira	Expresión no conectada con la ira
Se produce tras aparecer el estímulo	Aparece desplazada en el tiempo
Se manifiesta sin gran dramatismo	Se manifiesta con dramatismo
No busca culpables	Busca culpables
Suele dar lugar a la reconciliación	Suele generar culpa desproporcionada

- Una forma de comunicación que proporciona información sobre otras personas y es capaz de producir efectos y resultados específicos.

Por otra parte, la manifestación de la ira sigue generalmente un proceso muy característico que habrá que tener en cuenta:

- Fase de disparo: explosión emocional, abandono de la autorregulación y del nivel racional.
- Fase de enlentecimiento: disminución del nivel de agresividad.
- Fase de normalización: desaparición del comportamiento hostil y retorno al nivel racional.

Si no se interrumpe este proceso mediante intervenciones verbales reactivas, aun cuando puedan ser bienintencionadas, la manifestación de ira o enfado tiende a extinguirse y desaparecer.

En cuanto a las intervenciones a realizar, hay que tener en cuenta que:

- En las fases de disparo y enlentecimiento: reconocer la rabia, activar la empatía y la escucha activa, especialmente la no verbal, sin invadir su espacio y sin actitud desafiante; no retroalimentar la conducta hostil; no interrumpir con frases como «cálmese, tranquilo»; evitar un volumen de voz elevado; seguir escuchando sin replicar.
- En la fase de normalización: verbalización empática; realizar preguntas abiertas por el motivo de la ira; valorar con el paciente la escasa utilidad de la conducta hostil; buscar conjuntamente alternativas mediante la resolución de problemas.
- Para concluir, la expresión de la ira y hostilidad es *a priori* natural, y el paciente está en su derecho a expresarla. Es importante no presuponer nada acerca de la causa que ha provocado la conducta hostil. Además, esta conducta es una forma de ventilación emocional que, en muchas ocasiones, antecede a la expresión emocional de la tristeza.

CULPA

El sentimiento de culpa forma parte de la vida y puede aparecer en determinados tipos de trastornos, en crisis existenciales, en fracasos personales y, especialmente, en el repaso biográfico durante el final de la vida, como ante la muerte de un ser querido.

> ! Desde una aproximación psicológica, la culpa es el resultado de la valoración afectiva y cognitiva de determinados comportamientos u omisiones en transgresiones de la norma ética personal o social, especialmente cuando ha derivado en un daño a terceros. La culpa requiere, en última instancia, que la desaprobación sea internalizada.

Se trata de un sentimiento que no es deseable, pero que existe y genera malestar emocional. No desear algo no significa que no esté presente, por lo que se deberá estar atentos a la presencia de la culpa, aunque no se exprese, y no caer en el error de la banalización o la sobredimensión.

La culpa, al igual que la *vergüenza*, está considerada como una emoción existencial, siendo ambos conceptos confundidos, por lo que es necesario clarificar la diferencia para una correcta valoración y abordaje psicológico.

La vergüenza se produce por la discrepancia entre lo que la persona quiere ser o cómo desea comportarse y el modo en que dicha persona es socialmente identificada, mientras que la culpabilidad es un lapsus moral. Por tanto, la vergüenza no tiene nada que ver con la norma moral, sino con la preocupación que tiene el individuo por su propia identidad. La vergüenza devuelve a través de los demás una autovaloración. Ahora bien, si esa valoración es moral, entonces la vergüenza es al mismo tiempo culpa.

La culpa también tiene una dimensión adaptativa, que será necesario saber identificar y acompañar, aunque solo sea en su función de señal de alarma ante la aparición de disfunciones internas o relacionales. No hay que olvidar que no sentir culpa también puede ser desadaptativo (**Tabla 47-5**).

Aunque son muchos los factores causantes de la aparición de la culpa en el escenario de los cuidados paliativos y el final de la vida, tanto en el paciente como en la familia, destacan los siguientes:

- No haber mantenido una adherencia terapéutica adecuada, dando como resultado un mal control sintomático.
- Vivir una situación de dependencia funcional como una carga para sus seres queridos.
- Identificarse con la imagen negativa que los demás han dado previamente.
- Vivir emociones y afectos desagradables ante alguien a quien se ama.
- Incumplir los mandatos subliminales de género.
- No experimentar emociones que supuestamente se deberían sentir ante una determinada situación.
- La necesidad de hacer un balance biográfico vital y el escaso tiempo disponible para hacerlo.
- La existencia de determinadas «asignaturas pendientes» con personas afectivamente significativas, pero con una difícil relación.

Las principales recomendaciones para una adecuada intervención de la culpa son:

Tabla 47-5. Manifestaciones de la culpa

Experiencia de culpa adaptativa	Experiencia de culpa desadaptativa
Cuando se limita a una serie de comportamientos y no realiza juicios globales sobre la persona. Compatible con el sano amor por uno mismo («Debería haberme callado en aquella discusión»)	Cuando cuestiona a la persona en su totalidad y no a la conducta concreta que la ha producido. Se refiere a la forma de ser («Soy un desastre»). Incompatible con una autoestima adecuada
Cuando predomina el elemento cognitivo frente al emocional («Sé que lo hice mal, pero no me voy a agobiar»)	Cuando predomina el elemento emocional frente al cognitivo («Me siento fatal, debería haberlo hecho de otro modo, pero no hubiera sabido ni cómo empezar»)
Cuando no es muy espontánea ni muy cultivada	Cuando es muy espontánea o muy cultivada
Cuando es relacional y duele por haber hecho daño a otros	Cuando se vive por no haber dado la talla ideal
Cuando son realistas	Cuando se instala mediante fantasías de omnipotencia y grados de autoexigencia muy altos
Cuando es más personal que impersonal	Cuando se da frente a una idea, un principio o un tabú
Cuando incita a hacer algo bueno o mantiene el deseo de reparar	Cuando encierra a las personas en su propia pasividad
Cuando la reparación es vincular	Cuando la reparación es unilateral (ritos, etcétera)
Cuando moviliza los recursos personales para cambiar	Cuando bloquea los recursos personales para cambiar
Cuando facilita la empatía	Cuando dificulta la relación con los demás interlocutores
Cuando no desborda ni tortura y permite vivir otros espacios de serenidad	Cuando desestabiliza la serenidad interior
Cuando invita a perdonar y a perdonarse	Cuando se instala en el autodesprecio y la autoagresión
Cuando se elabora en libertad, como si el paciente dijera: «Me siento culpable porque me siento responsablemente libre»	Cuando deja sin salida, con la sensación de tener que vivir con ella dolorosa y permanentemente
Cuando no se asocia a ningún tipo de trastornos	Cuando se trata de un síntoma propio de un episodio depresivo o de un trastorno obsesivo de la personalidad, caracterizado por un alto grado de exigencia y perfeccionismo

- Facilitar el manejo de los estados emocionales asociados.
- Cuestionar las normas que están juzgando la conducta.
- Realizar un balance realista haciendo conscientes las causas del sentimiento de culpa.
- Toma de conciencia de la importancia de eliminar la autocrítica negativa no justificada.
- Uso de la reestructuración cognitiva, sustituyendo los pensamientos negativos e irracionales por otros racionales y ajustados a la realidad.
- Explorar los posibles beneficios secundarios de experimentar la culpa.
- Valorar si la culpa ha sustituido a otros sentimientos porque sean más tolerables y aceptables para la persona.
- Detectar los mandatos subliminales de género.
- Facilitar la experiencia de perdón.

La culpa también tiene una dimensión adaptativa que será necesario saber identificar y acompañar, aunque solo sea en su función de señal de alarma ante la aparición de disfunciones internas o relacionales. No hay que olvidar que no sentir culpa también puede ser desadaptativo.

ATENCIÓN A LA FAMILIA EN CUIDADOS PALIATIVOS

No cabe la menor duda de que la presencia de una enfermedad evolutiva en alguno de los miembros de una familia provoca un gran impacto emocional y una grave crisis en su estabilidad. Cada miembro va a presentar una serie de reacciones que influirán tanto en el funcionamiento familiar como en el estado emocional y de bienestar del paciente. Teniendo en cuenta que el cuidado de la salud del paciente depende en gran medida de la familia, hay que considerarla como objeto de valoración y de atención, al igual que se atiende al paciente.

De la misma manera que el paciente va a desarrollar una serie de alteraciones multidimensionales (físicas, emocionales, espirituales, sociales) que se pueden categorizar como síntomas, el familiar también desarrollará una serie de síntomas que, incluso en muchos casos, serán idénticos a los que presenta el paciente. En otros casos, las alteraciones de los miembros de la familia serán propias de la figura familiar.

Las alteraciones y síntomas aparecidos en un miembro de la familia provocan una reacción en el resto de componentes de la familia, incluido el paciente, dando lugar a un balance positivo o negativo descrito en términos adaptativos a la nueva situación. Por todo ello, el objetivo principal de los cuidados paliativos es atender al paciente y a su familia para disminuir el sufrimiento que conlleva el final de vida de un ser querido.

Antes de seguir desarrollando la valoración de síntomas en la familia y su abordaje psicoterapéutico, se debe tener muy claro cuáles son las principales semejanzas y diferencias de los síntomas presentados por el paciente y por su familia. Destacan como principales semejanzas:

- Los síntomas evolucionan con el avance de la enfermedad, son cambiantes. De hecho, existe una gran relación entre

los síntomas del paciente y los del familiar, ya que ambos se descompensan o se mantienen estables de forma coordinada.
• Los síntomas de la familia también se pueden tratar y controlar.

Dentro de las principales diferencias, hay que mencionar las siguientes:

• Los síntomas del paciente ganarán en intensidad y frecuencia a la vez que evoluciona la enfermedad; los de la familia tienden más a la fluctuación.
• En general, los síntomas del paciente son más fáciles de explicar y de comprender que los de la familia.
• Los síntomas de la familia se mantienen una vez fallecido el paciente y requerirán atención durante un tiempo prolongado (atención durante el duelo).

ABORDAJE FAMILIAR

El abordaje familiar debe realizarse considerando las diferentes alteraciones que puede presentar la familia. Para poder identificar estas alteraciones, es necesario una valoración sistemática de los miembros de la unidad familiar. De esta forma, se consigue detectar lo más pronto posible tales alteraciones e intentar modificar o evitar las consecuencias inadecuadas y desadaptativas (**Tabla 47-6**).

Síntomas por alteración del funcionamiento familiar

Patrones rígidos de funcionamiento

La enfermedad evolutiva al final de la vida conlleva una enorme crisis en el funcionamiento de la familia. Lo más

---

Tabla 47-6. Sintomatología en la familia de pacientes al final de la vida

Síntomas por alteración del funcionamiento familiar

• Patrones rígidos en su funcionamiento
• Alteraciones del ciclo vital
• Sobreprotección del paciente
• Síndrome del cuidador

Síntomas emocionales

• Negación
• Cólera
• Miedo
• Ambivalencia afectiva

Síntomas dependientes de la comunicación

• Pacto de silencio

Síntomas de la esfera social

• Aislamiento
• Claudicación familiar

Síntomas familiares en el duelo

• Duelo patológico

---

habitual es que esta crisis se plasme mediante patrones rígidos de distribución de roles. Cuando la persona enferma se ve limitada o imposibilitada a ejercer el rol que desempeñaba con anterioridad a la enfermedad, la familia se ve obligada a negociar los roles y funciones que hasta ese momento venía realizando el paciente. Además, esta negociación se produce de forma brusca y favorecida por la sobreprotección al paciente, aunque la enfermedad no lo haya privado de su capacidad de toma de decisiones y de control.

 El rol de cuidador se suele asignar a una mujer, debido a los patrones culturales de la sociedad, generándose un conflicto, porque implica el descuido de sus otras funciones y roles, como pudieran ser el cuidado de los hijos, el abandono laboral o su formación académica.

De mantenerse de forma prolongada en el tiempo, podría motivar la aparición de problemas de pareja, disfunción familiar, problemas económicos y culpabilizaciones. El paciente también cambia de actitud con respecto a la familia y, dependiendo del grado de comunicación, la relación será más o menos disfuncional: aislamiento, exigencia, cólera y abatimiento, principalmente. Por tanto, las familias podrán responder mejor y adaptarse cuanto más flexibles puedan ser en sus roles y funciones. Las familias con mayor rigidez presentan más dificultades para enfrentarse a la crisis. Para flexibilizar la dinámica de relaciones familiar, de tal forma que cada miembro pueda responder a su nuevo rol sin que se vean afectados sus límites establecidos anteriores a la enfermedad, se recomiendan las siguientes medidas:

• Evitar el aislamiento social, especialmente de la persona asignada como cuidadora principal.
• Facilitar que el cuidador principal tenga ciertos momentos de respiro y que la enfermedad no suponga una carga física y/o psicológica importante.
• Realizar una transición progresiva de los nuevos roles, evitando así una asignación brusca.
• Favorecer que el paciente pueda mantener funciones sin caer en el error de la sobreprotección.
• Mantener una comunicación efectiva entre el paciente y el resto de componentes de la estructura familiar.

Alteraciones del ciclo vital

Debe tenerse muy en cuenta la etapa del ciclo vital, ya que el impacto de la enfermedad en cada miembro de la familia será diferente dependiendo del momento de la vida en que se encuentre y del miembro al que le ocurra.

No es lo mismo una enfermedad evolutiva que afecte al cónyuge económicamente activo en la etapa de independencia de los hijos que la misma enfermedad en un abuelo del que toda la unidad familiar depende económicamente de sus ingresos. De la misma manera, no es igual que aparezca la enfermedad en una familia sin experiencia previa en la confrontación de crisis familiares o en algún miembro inmerso en un ciclo vital complejo, como puede ser su etapa de formación académica o desempeño laboral, o ser padre de hijos menores a su cargo.

Sobreprotección del enfermo

Es muy frecuente observar cómo la familia realiza con excesivo celo los cuidados al enfermo, llegando a generar una sobreprotección, anulándole cualquier tipo de esfuerzo o logro, como si fuera un minusválido físico y mental, infantilizándolo y tratándolo como un incapacitado total sin llegar a serlo. Evidentemente, la familia no es consciente de lo que se consigue con la sobreprotección, dando como resultado lo contrario a lo que realmente busca: el bienestar del paciente. Las actitudes a tener en cuenta para prevenir o intervenir en la instauración de la sobreprotección son las siguientes:

- Información real y ajustada a las necesidades informativas y de comunicación del paciente.
- Negociar un plan de cuidados que no anule las capacidades que el paciente todavía mantenga, como, por ejemplo, que se ocupe del control de la medicación, que conozca dosis, horarios y efectos de los medicamentos; que se cuente con él para la toma de decisiones y que siga realizando tareas y actividades en la medida de sus posibilidades.

Síndrome del cuidador

La persona que realiza el rol de cuidador principal es figura clave en todo el proceso de atención de los cuidados paliativos. Se puntualiza que el perfil de la persona cuidadora principal es mujer, debido al condicionante social y cultural que recae sobre la mujer como principal proveedora de los cuidados.

> **!** Es muy frecuente que el síndrome del cuidador que pueden llegar a padecer sea infravalorado e injustamente tratado, imponiéndose además la etiqueta de «normalidad» ante la aparición de repercusiones físicas, emocionales y sociales, precisamente por la designación del rol de cuidador.

En líneas generales, este síndrome afecta al ámbito biopsicosocial, por lo que para el tratamiento del síndrome, es fundamental una valoración integral de estos tres enfoques:

- En el ámbito físico, destaca la aparición de problemas de salud, como afectaciones osteoarticulares, cefaleas y dolor mecánico crónico. También es frecuente la alteración del ritmo del sueño y la astenia.
- En el ámbito emocional, destacan la ansiedad y la depresión, expresadas como un malestar emocional continuo del que no puede liberarse haga lo que haga, llegando a provocar en la persona cuidadora la aparición de sentimientos de impotencia y desesperanza.
- En el ámbito social, aparece el aislamiento social y los conflictos familiares que surgen en el desempeño constante de su función como cuidador principal; comienza a dejar de preocuparse de su arreglo personal y de todas las actividades que le resultan placenteras, pudiendo derivar en un sentimiento de culpa al pensar en sí mismo antes que en el cuidado del paciente.

Las intervenciones generales recomendadas se indican a continuación:

- Ayudar a expresar el malestar emocional de forma abierta, reconduciendo las respuestas emocionales como aspectos saludables.
- Respiro del cuidador: los respiros deben planificarse desde el inicio, no esperar a una situación cercana a la claudicación familiar. Orientar acerca del reparto de tareas, ayudas externas, favorecer el apoyo social natural y de voluntarios, y contemplar el respiro del cuidador como motivo de ingreso del paciente son estrategias importantes.
- Grupos de ayuda al cuidador, planificando una intervención grupal con cuidadores con el doble objetivo de la información y la expresión compartida de sentimientos.

> El síndrome del cuidador afecta al ámbito biopsicosocial, por lo que para el tratamiento del síndrome, es fundamental una valoración integral de estos tres ámbitos: físico, emocional y social.

Síntomas emocionales

Como se ha mencionado anteriormente, la presencia de una enfermedad avanzada en un miembro de la familia supone un fuerte impacto emocional en el resto de componentes familiares. De la misma manera que el paciente reacciona con respuestas emocionales diversas, la familia también reacciona con las mismas respuestas emocionales.

Los síntomas emocionales que aparecen con mayor frecuencia, tanto en el paciente como en la familia, son la negación, la ira y el miedo. La ansiedad y la depresión también son ampliamente compartidas, pero no se abordarán, debido a la semejanza que presentan en cuanto a sus diagnósticos y tratamientos. Estas respuestas (negación, ira, miedo) no constituyen en sí mismas un síntoma familiar, sino que pueden ser necesarias para la aceptación de la enfermedad y la muerte.

Solo en familias en que no se produzca una respuesta adaptativa final y queden «enganchados» en una determinada respuesta emocional o esta altere gravemente los cuidados del paciente o la situación del cuidador principal, se considera que se trata de una respuesta desadaptativa.

Negación

La negación es un síntoma que aparece desde el diagnóstico de la enfermedad y que puede mantenerse o reaparecer en una fase avanzada de esta. La familia duda o niega la realidad del diagnóstico. Dicho de una forma más coloquial, no se cree lo que está ocurriendo.

> **!** En ocasiones, es tan impactante la fuerza de la negación, que los familiares buscan otras opciones terapéuticas, como pueden ser tratamientos alternativos sin evidencia científica alguna o recurrir a la santería y la brujería. De esto se deriva un retraso en el manejo emocional del paciente, dificultades en la comunicación y esperanzas no realistas, por no decir el elevado desgaste físico, emocional e incluso económico que conlleva.

Las pautas más utilizadas para el tratamiento de la negación son las siguientes:

- Evaluar las causas, la persistencia y las consecuencias de la negación para confirmar si se trata de una negación adaptativa o desadaptativa.
- No confrontar directamente la negación. Si se trata de una negación adaptativa, lo mejor que se puede hacer es «no tocarla», puesto que la principal ganancia que obtiene el familiar es el tiempo suficiente para un mejor ajuste a la situación de enfermedad. Si se trata de una negación disfuncional o con gran riesgo de serlo, lo más adecuado es mantener una comunicación abierta y efectiva, respetando en todo momento el ritmo de aceptación del familiar y sus manifestaciones emocionales.

Ira

La ira, al igual que la negación, es por sí misma adaptativa. Se transforma en un síntoma disfuncional cuando es el sentimiento predominante y fijo que domina la vida familiar, dando lugar a una situación de rabia prolongada que modula constantemente cualquier capacidad de respuesta adaptativa.

La ira puede ser dirigida hacia diferentes representaciones, siendo las más destacables: hacia el paciente, por realizar negligencias en su hábito de vida o su negativa a acudir a los servicios médicos; hacia otro familiar, como responsable en parte de la enfermedad o por falta de compromiso; contra los profesionales sanitarios, por su incapacidad médica o retraso diagnóstico; contra el azar, y contra Dios, por sentirse abandonado por él.

Si bien es cierto que, en muchos casos, la ira familiar puede ser pasajera y resuelta de forma natural, la premisa de intervención general a tener en cuenta es no caer en la trampa de responder de forma autoritaria e impositiva. Otras intervenciones aconsejadas ya están descritas en el apartado dedicado a la ira en el paciente.

Miedo

El miedo constituye un mecanismo adaptativo, en cuanto que supone aumentar el grado de alerta o vigilancia hacia posibles factores agresores. En la familia del enfermo, y en especial en el cuidador principal, el miedo, o mejor dicho, los miedos, están presentes de forma expresa a lo largo de todo el proceso de enfermedad.

Los principales miedos que embargan al familiar son los siguientes:

- Miedo a que el paciente no reciba la atención médica necesaria.
- Miedo a que el paciente sufra hasta el final de su vida.
- Miedo a hablar de la enfermedad.
- Miedo a que el paciente sepa que se muere.
- Miedo a no ser capaces de mantener los cuidados de forma efectiva.
- Miedo a no estar presentes en el momento de la muerte.
- Miedo a estar solos en el momento de la muerte.
- Miedo a no saber identificar la muerte.
- Miedo a la soledad.

- Miedo a no tener ayuda profesional después de la muerte en caso de necesitarla.

Las herramientas más útiles frente al miedo de los familiares son: normalizarlo, es decir, explicar a la familia que tener miedo es «lo normal» en sus circunstancias, que sus miedos suelen coincidir con los del enfermo y que son incluso necesarios para superar la dolorosa etapa que están viviendo; ofrecer información lo más detallada posible de cada aspecto presente en los temores de la familia, especialmente en una situación de últimos días de vida del paciente; y garantizar al familiar la disponibilidad de atención en todo momento.

 La familia también reacciona con las mismas respuestas emocionales que el paciente. Estas respuestas (negación, ira, miedo) no constituyen en sí mismas un síntoma familiar, sino que pueden ser necesarias para la aceptación de la enfermedad y la muerte.

Ambivalencia afectiva

Mención especial merece tratar la ambivalencia afectiva que aparece en el mundo emocional de los familiares, tanto del cuidador principal como del resto de componentes de la familia. Se trata de la presencia simultánea de sentimientos encontrados, contradictorios, en los miembros de la familia. Por un lado se desea que el paciente «mejore o viva el mayor tiempo posible», y por otro lado, se siente rabia contra el enfermo «por no colaborar», incluso, en último término, se desea la muerte de su ser querido para que «deje de sufrir».

! La ambivalencia afectiva se trata de un síntoma sistemáticamente abolido por la familia por ser moralmente inaceptable, por lo que nunca se expresará abiertamente, y genera reacciones emocionales intensas, como crisis de ansiedad, depresión y una intensa culpa que podría propiciar el riesgo de padecer posteriormente un duelo patológico o complicado de elaborar.

La intervención más adecuada es facilitar al familiar un espacio de seguridad donde pueda expresar su ambivalencia sin miedo a ser juzgado y transmitirle la legitimación de su pensamiento ambivalente dotándolo de normalidad.

En este proceso, es fundamental hacer ver al familiar que precisamente el deseo de muerte anticipada que pueden pensar responde en realidad a un sentimiento de amor hacia el enfermo, y no a un sentimiento de odio o egoísmo, dentro de un contexto de elevado malestar emocional que aumenta la percepción de agotamiento de herramientas de afrontamiento, por lo que la muerte aparece como única alternativa para el «alivio» del sufrimiento del enfermo y por extensión del suyo propio.

Síntomas dependientes de la comunicación

Pacto de silencio

El pacto de silencio es una de las situaciones más frecuentes y temidas. No son pocas las veces en las que el médico se encuentra ante un enfermo a cuyas espaldas se presenta la familia levantando pancartas y emitiendo todo tipo de señales y amenazas para evitar que sea informado de su diagnóstico o de la gravedad de su situación. Este hecho evita no solo que el enfermo pueda preguntar acerca de la enfermedad que sufre, sino que también impide que pueda expresar preocupación o sentimiento alguno al respecto, generándose una gran soledad y aislamiento.

En el entorno cultural, es frecuente ocultar el diagnóstico o pronóstico al paciente de una enfermedad que se supone terminal. En estos casos, los familiares suponen que el paciente ignora que su enfermedad es incurable y de mal pronóstico, y quieren evitar que se entere de ello.

En ocasiones, los profesionales sanitarios, siguiendo la recomendación familiar, ocultan el diagnóstico o pronóstico al paciente, generándose la situación conocida como *pacto de silencio* o *conspiración de silencio*.

Esta ocultación se retrata en el pasaje de un libro clásico de Tolstoi, *La muerte de Ivan Illich*: «El principal tormento de Ivan Illich era la mentira, esa mentira admitida por todos, ni se sabe por qué, de que no estaba más que enfermo, y no moribundo, y que no tenía más que quedarse tranquilo y cuidarse para que todo se arreglara, y esa mentira le atormentaba, sufría por el hecho de que no quisieran reconocer lo que todos veían bien como él mismo y por el hecho de que le mintieran obligándose a él mismo a tomar parte de aquel engaño…».

El pacto de silencio se suele definir como un acuerdo, implícito o explícito, entre los familiares, allegados y profesionales sanitarios de ocultar o distorsionar la información sobre su situación, diagnóstico, tratamiento y/o pronóstico al paciente, para evitarle el sufrimiento que conlleva afrontar el final de su vida.

La verdad es un proceso, y no un conjunto de hechos que nunca cambian. Decir la verdad no es incompatible con la esperanza, y va a favor del respeto al principio ético de autonomía del enfermo.

Desde el punto de vista legal, existen dos excepciones a la obligatoriedad de informar al enfermo:

• Los menores de edad o discapacitados psíquicos: en cuyo caso, se informa a los padres o tutores legales, no pudiendo ser informados de nada sin su consentimiento previo.
• El llamado privilegio terapéutico: según el cual, el médico puede omitir una información o parte de ella si esta supone un riesgo vital para el paciente. En tal caso excepcional, el médico debe reflejar en la historia clínica el motivo por el que ejerce dicho privilegio. Para que esto ocurra, deben al menos contemplarse seis condiciones: podrá hacerse para una información concreta, y no para todo el proceso; debe estimarse como muy grave el daño que puede causar la información; la información debe ser siempre verdadera, aunque no se ofrezca en su totalidad, ya que la mentira se vuelve contra la confianza terapéutica, generando un mal mayor; debe ser considerado como una alternativa muy excepcional; el profesional que quiera aplicarlo debe justificar por qué lo hace, dejando constancia en la historia clínica; el profesional que decida aplicar esta excepción debe comprometerse a buscar lo antes posible las herramientas adecuadas para revertir dicho proceso.

De igual manera, el enfermo tiene derecho a no ser informado si así lo expresa (un 10 % de los pacientes no quieren hablar de su enfermedad ni desean información). Además, según trabajos realizados en España, alrededor del 50-70 % de los pacientes con cáncer desean que se les comunique su diagnóstico, pero una parte sustancial de los pacientes (entre el 16 y el 58 %) y sobre todo de los familiares (61-73 %) prefieren que no se les revele el diagnóstico. Los estudios parecen indicar un progresivo cambio de actitudes hacia una mayor demanda de información, sobre todo en los pacientes más jóvenes.

Se barajan dos hipótesis para explicar por qué hay pacientes que no quieren conocer información sobre su enfermedad: la primera es que el paciente está inmerso en un proceso de negación adaptativa; y la segunda, que el paciente no es capaz de enfrentarse al pacto de silencio que se ha montado a su alrededor.

En cuanto a la legislación española, la Ley General de Sanidad estableció el derecho a que el paciente y sus familiares reciban «información completa y continuada, verbal y escrita, sobre su proceso, incluyendo el diagnóstico, el pronóstico y las alternativas de tratamiento».

La Ley 41/2002, de Autonomía del Paciente, en su capítulo II, recoge el derecho que le asiste al enfermo en cuanto a la información sanitaria. Se indica que tiene derecho a conocer toda la información disponible con motivo de cualquier actuación y que también tiene derecho a no ser informado.

Estipula que la información, por regla general, será verbal, con constancia de la misma en la historia clínica, y que comprenderá como mínimo la finalidad y la naturaleza de cada intervención, sus riesgos y sus consecuencias. Deberá ser una información verdadera, comprensible y adecuada a las necesidades del paciente, de manera que pueda ayudarle para tomar sus propias decisiones. Deberá ser el médico responsable del paciente quien garantice el cumplimiento del derecho a la información. En cuanto a la familia (artículo 5), podrá ser informada en la medida que el paciente lo permita de manera expresa o tácita.

A la hora de proporcionar información, los profesionales sanitarios deberían tener en cuenta las barreras que pueden condicionar una comunicación efectiva: déficit de habilidades para valorar las necesidades de información y para facilitar la participación del paciente y de sus familiares en la toma de decisiones; tendencia a interpretar los deseos y las necesidades de los pacientes; la idea errónea de que «si el paciente quiere, ya preguntará»; el sentimiento de ser considerado responsable del fracaso en la curación del paciente; la creencia de que la información producirá un mayor daño al enfermo, o la incertidumbre acerca de determinados aspectos como el diagnóstico o el pronóstico del paciente.

> **!** Todas las investigaciones realizadas sugieren que una comunicación eficaz influye en la salud de los pacientes sobre diversos aspectos, como el estado emocional, la resolución de los síntomas, el estado funcional y el dolor.

El intercambio adecuado de información puede mejorar la implicación de los pacientes en los cuidados y la adherencia a los tratamientos, reducir el malestar psicológico y contribuir a transmitir unas expectativas realistas. Además, un proceso de comunicación adecuado tiene una gran influencia sobre la capacidad de adaptación de los pacientes y de sus familiares a las nuevas situaciones, la asimilación de la enfermedad y la consideración de las diferentes opciones. Ofrecer a los enfermos la posibilidad de tomar decisiones compartidas puede reducir los síntomas de ansiedad y depresión.

El paciente tiene derecho a decidir con conocimiento de causa sobre su vida, su proceso de salud o enfermedad y sobre su muerte. Por esto, los profesionales deben ser fieles a la verdad del paciente, informándole de todo y solo de lo que quiera saber sobre su «verdad objetiva». Además, es de gran importancia ofertarle una garantía de soporte adecuada a la enfermedad y a la fase terminal de esta, contemplando al menos los siguientes puntos:

- No abandonar al enfermo cuando ya no se puede lograr su curación.
- Respeto en la confianza y fidelidad mutua.
- Ofrecer un espacio en el que el paciente y la familia puedan expresar sus miedos y preocupaciones para poder ser atendidos con las mayores garantías.

Una buena comunicación refuerza el principio de autonomía, la autoestima, la seguridad, la búsqueda de ayuda realista, la movilización de recursos, y facilita la adaptación y la colaboración del paciente. Por esta razón, es necesario que los profesionales aprendan a dar y obtener una información objetiva que respete los valores de los pacientes y que permita afrontar situaciones adversas.

La falta de sinceridad solo hará que el paciente se sienta más aislado y angustiado. Es esencial decirle la verdad, es lo mínimo que se merece. Si no se le dice la verdad, ¿cómo podrá prepararse para la muerte?, ¿cómo podrá atender los numerosos asuntos prácticos que deben resolver?, ¿cómo podrá ayudar a los que quedan atrás y han de seguir viviendo después de su partida?

> **!** En cuanto al papel de la familia en la instauración del pacto de silencio, la incapacidad habitual del familiar que defiende el pacto de silencio no está fundamentada desde el deseo de no respetar los derechos del paciente, ni desde el deseo de provocarle un mal, sino más bien desde un deseo primario y muy respetable de proteger a alguien al que se ama y que además está en una situación de enorme vulnerabilidad.

Proteger un derecho (del paciente) no exime de la responsabilidad de cuidar un proceso (el de intentar persuadir para conseguir un consenso con la familia).

Esta actitud de bloqueo en la comunicación se adopta por varias razones:

- Intento de autoprotección: la familia también tiene sus miedos, sus temores y sus dificultades para mantener una comunicación sobre este tema con el paciente.
- Falso proteccionismo: se le niega al paciente la posibilidad de hablar y expresar sus sentimientos con respecto

a su situación para evitarle sufrimiento o por el temor a su reacción al conocer la verdad (depresión, intento de suicidio).
- El paternalismo médico que contribuye a que se mantenga estas situaciones contrarias a los derechos de los enfermos.
- El entorno sociocultural que, a diferencia de otros, refuerza esta actitud.
- Falta de preparación y formación de los profesionales para abordar estas situaciones.
- A veces, se produce una situación de mutuo engaño o doble silencio en la que el paciente sabe o intuye su diagnóstico e interpreta el ocultismo en la familia como un gesto bien intencionado, optando a su vez por guardar silencio. Esta actitud puede resultar adaptativa en las fases iniciales. Sin embargo, conforme avanza la enfermedad, el doble silencio se vuelve insostenible y genera incomunicación, que añade sufrimiento en forma de aislamiento.

En cuanto a su intervención y tratamiento, se aconsejan las siguientes pautas:

- El enfermo debería estar siempre presente en las visitas al médico. Si la familia solicita una entrevista con el médico, este debería asegurarse de que el enfermo conoce tal petición y de que se le ofrece la posibilidad de estar presente.
- Identificar cuáles son las fuentes de temor en la familia. Aclarar con la familia que quizás el enfermo se deprima al conocer la mala noticia sobre su estado de salud, pero que esta es la respuesta inicialmente esperada y, en el caso de que la tristeza o depresión perdurara excesivamente o fuera demasiado intensa, existen formas de tratarla. Habrán de tenerse en cuenta los antecedentes de historia previa de intento autolítico a la hora de determinar la información médica que se va a transmitir.
- Explorar cómo piensa la familia que el enfermo va a reaccionar ante la transmisión de información médica y en qué se basan para pensar así. En los casos en los que la familia quiera hablar con el enfermo, pero se siente incapaz de hacerlo, una alternativa es proponerle hacerlo en presencia de un profesional.
- Empatizar con la familia, es decir, reconocer lo difícil que tiene que resultarle compartir información médica amenazante con el enfermo.
- Facilitar la expresión afectiva de los miembros de la familia y transmitir respeto por las decisiones de la familia.
- Aclarar que el profesional quiere apoyar a la familia y comparte su deseo de no dañar al enfermo, pero que no le pueden mentir. Además, habrá que contestar a las preguntas que plantee el enfermo acerca de su situación.
- Anticipar las consecuencias negativas del secretismo: «¿Cómo cree usted que se sentirá el enfermo en el momento que perciba lo avanzado de su enfermedad y que se sienta engañado por todos?» «¿Cree usted que él necesita confiar en su médico? Con las mentiras perderemos su confianza y él las necesita en estos momentos. Si mentimos, ¿en quién podrá apoyarse y confiar?». El argumento técnico con el familiar no es que él lo esté haciendo mal, sino que la desinformación puede ser contraproducente para el enfermo en relación con ayudarle en su proceso de adaptación.

- Explicar que el enfermo está expuesto a múltiples fuentes de información: medios de comunicación, otros enfermos y su propio cuerpo, que le emite señales de que algo no funciona bien. La información del médico debe ser congruente con la que el enfermo recibe del entorno, en su propio beneficio.
- Negociar con la familia y asegurar que la información no se le impondrá al enfermo y se respetarán sus deseos de no querer saber.
- Aliarse con la familia reconociendo que son ellos quienes mejor conocen al enfermo y solicitar su ayuda para facilitar el proceso de información: «Usted conoce a su esposo mejor que nosotros. Quizás podría darnos alguna información acerca de él que nos ayude a plantear su enfermedad del modo menos doloroso posible».
- Pedir al enfermo que hable con la familia. Cuando el enfermo conoce su enfermedad y la familia se niega a reconocerlo, se le puede pedir al enfermo mismo que sea quien rompa el hielo e informe a sus familiares de la enfermedad que padece. En ocasiones, esto puede facilitar el intercambio posterior.

> - El pacto de silencio se suele definir como un acuerdo, implícito o explícito entre los familiares, allegados y profesionales sanitarios, de ocultar o distorsionar la información sobre su situación, diagnóstico, tratamiento y/o pronóstico al paciente, para evitarle el sufrimiento que conlleva afrontar el final de su vida.
> - El paciente tiene derecho a decidir con conocimiento de causa sobre su vida, su proceso de salud o enfermedad y sobre su muerte. Por esto, los profesionales deben ser fieles a la verdad del paciente, informándole de todo y solo de lo que quiera saber sobre su «verdad objetiva».

SÍNTOMAS DE LA ESFERA SOCIAL

Aislamiento

El aislamiento social es un fenómeno común en los pacientes paliativos y sus familias. La restricción severa de actividades, unida a las connotaciones socialmente negativas que tienen algunas enfermedades como el cáncer, reducen la red social del enfermo y su familia a la mínima expresión, en un momento en que precisamente necesitará fortalecerse.

El aislamiento es favorecido por las pautas culturales de la sociedad. Está mal visto que una familia con un enfermo en el final de su vida mantenga conexiones con el exterior, porque se podría interpretar como un «descuido» del enfermo.

Es fundamental asesorar a la familia en la conveniencia de mantener relaciones sociales con su entorno y explicar los efectos beneficiosos que tiene en los cuidados del enfermo y en la prevención de «males mayores», como la claudicación familiar o el síndrome del cuidador.

Hay que adoptar una actitud abierta respecto a mantener lazos con las redes sociales naturales de la familia; fomentar intervenciones «sobre los de fuera», no solo sobre el paciente, evita también la sobreimplicación y sobreprotección del enfermo.

En caso de que la familia previamente tuviera un escaso o pobre apoyo social, puede ser de gran utilidad la participación del voluntariado. Cada vez es mayor el número de estudios que evidencian la gran importancia que tiene la acción voluntaria para generar efectos beneficiosos en el apoyo a las familias de pacientes al final de la vida.

Claudicación familiar

La claudicación se define como la incapacidad de los miembros de una familia para ofrecer una respuesta adecuada a las múltiples demandas y necesidades del paciente. La claudicación queda reflejada en la dificultad que tiene la familia en mantener una comunicación positiva y congruente con el paciente y entre los miembros de la familia y el equipo terapéutico. Puede incluso quedar comprometida la presencia y calidad de los cuidados.

De no resolverse la claudicación, se llega a una situación de abandono emocional y/o ausencia o deterioro de los cuidados del paciente. En casos extremos puede llevar a malos tratos por negligencia en los cuidados. Supone además un gran sufrimiento, tanto para la familia como para el paciente, y una falta de garantías de la continuidad de los cuidados, provocando decisiones como ser llevado el paciente a las urgencias hospitalarias de forma reiterada e incluso forzar su ingreso.

> **!** La claudicación suele tener unos desencadenantes comunes, siendo los más frecuentes la aparición de síntomas nuevos o el agravamiento de algunos preexistentes, dudas sobre el tratamiento previo o su evolución, y sentimientos de pérdida, miedo, incertidumbre y agotamiento del cuidador por sobrecarga.

Además, dependiendo del área afectada, es posible encontrarse con tres tipos de claudicación:

- Claudicación emocional: los miembros de la unidad familiar, especialmente el cuidador principal, no toleran la percepción continua de la experiencia de sufrimiento del paciente y la suya propia.
- Claudicación por motivos de salud: aparición de enfermedades o agravamiento de las existentes, debido al estrés mantenido.
- Claudicación social: aislamiento y empobrecimiento de las relaciones sociales y la incapacidad para asumir o continuar con el rol que antes desempeñaba el paciente.

Diferentes estudios identifican una serie de factores de riesgo desencadenantes de la claudicación. A continuación, destacan:

- Familias desestructuradas.
- Red social insuficiente.
- Vínculos afectivos frágiles.
- Lugar de residencia: en el medio rural, se ofrece mayor apoyo social y se acepta la muerte de forma más natural que en el medio urbano.

- Negación de la enfermedad y su evolución por parte de los familiares.
- Conflictos surgidos por las diferencias de criterio entre los familiares con respecto al uso de la información diagnóstica y/o pronóstica o el lugar de estancia más adecuado para sus cuidados y muerte.
- Enfermedad larga con gran dependencia del paciente.
- Dificultades de comunicación entre la familia, especialmente el pacto de silencio. A veces la familia fuerza ingresos hospitalarios y demanda constantemente la realización de pruebas y analíticas al paciente como recursos para intentar mantener al paciente en la «ignorancia» de la gravedad de la situación clínica.
- Aparición de síntomas de difícil control o que requieran un manejo más específico y técnico.
- Malas condiciones del lugar de residencia del paciente.
- Percepción de la familia de abandono por parte de los equipos terapéuticos.
- La presencia en la unidad familiar de menores, especialmente cuando se acerca el final de vida del paciente.
- La presencia en la familia del «síndrome del primo de Bilbao»: cuando un miembro de la familia que no ha participado en los cuidados acude a última hora e impone puntos de vista diferentes y hasta erróneos sobre la adecuación de los cuidados y tratamiento del paciente. A veces incluso culpabiliza a la familia y al equipo terapéutico de la gravedad de la situación clínica del paciente.

En cuanto a las intervenciones recomendadas, hay que describirlas de forma específica tanto para el paciente como para la familia.

Con respecto al paciente, las principales intervenciones recomendadas son:

- Reestructuración cognitiva de aquellas obligaciones realistas de cuidados que son exigibles a la familia.
- Disponibilidad para una escucha atenta, franca y atenta de sus preocupaciones y prioridades.
- Garantía de soporte en los cuidados.
- Explorar con el paciente que puede ser un factor activo de cuidado a la dinámica familiar.

Con respecto a la familia, destacan las siguientes intervenciones:

- De nuevo, una escucha de sus demandas y comunicación franca y honesta.
- Dar información puntual, adecuada, comprensible y continua sobre la evolución de la enfermedad.
- Dar soporte y apoyo emocional.
- Explicarles que adaptarse a la situación también es un proceso que conlleva tiempo y no se produce de forma inmediata.
- Reforzar los cuidados realizados hasta el momento y fomentar la percepción de utilidad.
- Ayudar a planificar los cuidados explicando la importancia de las rotaciones entre los miembros de la familia.
- Romper con los intentos de instauración del pacto de silencio.
- Entrenamiento en técnicas específicas de los cuidados.

 De no resolverse la claudicación, se llega a una situación de abandono emocional y/o ausencia o deterioro de los cuidados del paciente. En casos extremos, puede llevar a malos tratos por negligencia en los cuidados. Supone además un gran sufrimiento tanto para la familia como para el paciente y una falta de garantías de la continuidad de los cuidados.

Atención en situación de últimos días de vida

Durante el tiempo que transcurren los últimos días de vida del paciente, se produce un gran impacto emocional tanto en el paciente como en su familia. A veces es tan elevado el malestar emocional que presentan, que les resulta intolerable su padecimiento.

Por tanto, los objetivos terapéuticos deben centrarse en el confort y bienestar del paciente y su familia. Un aspecto clave para la consecución de estos objetivos es la planificación de medidas terapéuticas y de cuidados centrada en la atención de últimos días de vida y, especialmente, en la situación de agonía, por lo que la toma de decisiones compartidas entre paciente, familia y equipo terapéutico es de vital importancia.

Lo más aconsejable es que la planificación se realice con antelación a la llegada de los últimos días de vida y agonía, sobre todo con el paciente, para que sea informado y se pronuncie sobre las medidas y deseos a adoptar una vez llegada la situación.

! No hay olvidar que el enfermo, aunque obnubilado, somnoliento, desorientado, también tiene percepciones, por lo que hay que hablar con él y preguntarle sobre su confort o problemas y preocupaciones, sin olvidarse de dar instrucciones a la familia en este sentido. El paciente es quien sigue decidiendo sobre su vida, las opciones terapéuticas a realizar y su muerte.

En la intervención dirigida al paciente y su familia, hay que:

- Asegurarse de que la familia conoce el estado de muerte inminente del paciente y, en general, proporcionar la información necesaria y adecuada a sus necesidades.
- Aumentar la disponibilidad de la atención para el paciente y familiares durante el proceso de final de vida. La comunicación con el paciente y la familia debe mantenerse constante para garantizar el soporte emocional que genera la presencia profesional.
- Garantizar que el paciente y/o los familiares dispongan de los datos de contacto de los profesionales (teléfono, horario de atención, etc.), aumentando la accesibilidad del equipo.
- Facilitar atención religiosa si fuera deseo del paciente y de la familia.
- Asegurar que el paciente esté siempre acompañado en un entorno de seguridad y tranquilidad.
- Seguir hablando al paciente con serenidad y naturalidad, evitando en todo momento las conversaciones cruzadas entre varias personas. El sentido del oído se mantiene hasta el final de la vida.

- Mantener la comunicación corporal, como el contacto con su mano, la piel, dar besos, caricias, etc. El sentido del tacto se mantiene hasta el final de la vida.
- Evitar la estimulación directa del paciente. Aunque es inevitable no estimularlo y molestarlo durante las actividades de higiene básicas, se informa a la familia de que una vez realizada la actividad el paciente volverá a su situación previa de confort.
- No hacerle al paciente preguntas. Es muy habitual en la familia querer saber, por medio de preguntas, cómo se encuentra el paciente (incluso estando en una situación de sedación).
- En el caso de niños, dar pautas a los adultos de comunicación con ellos acerca de la situación. Antes de la visita, se les debe explicar lo que van a encontrar y lo que pueden hacer. Conviene elegir a un interlocutor de su confianza, pero con cierta capacidad de contención emocional. En caso de que el menor conviva en el mismo domicilio o mantuviera una relación estrecha, se informará a través de sus progenitores de la misma situación que a los adultos, pero con la información adaptada a su edad.
- Facilitar en todo momento la ventilación emocional de forma sosegada. En caso de desbordamiento emocional intenso se recomienda que se realice apartado del lugar donde se encuentre el paciente.
- Facilitar las despedidas.
- Informar de la posibilidad de atención en el duelo.

> **!** En las horas previas, o como mucho de 2 a 3 días antes de la muerte, el paciente padecerá signos y síntomas específicos. Se producen una serie de cambios y respuestas fisiológicas en el cuerpo del paciente que, en la circunstancia de proximidad de la muerte, son normales.

Sin embargo, si la familia no es convenientemente bien informada de estos cambios, podrá experimentar la vivencia como de gran sufrimiento, tanto para el paciente (aunque esté bien sedado) como para ellos. Este tipo de información es muy práctica cuando se está esperando la muerte del paciente en el domicilio:

- Tendencia al sueño: una persona próxima a la muerte podría dejar de hablar o responder y comenzar a dormir más y más a medida que el cuerpo cambia su forma de usar la energía. Siempre hay que asumir que puede oír, incluso si parece inconsciente y no se comunica más. Hay que seguir hablando al ser querido y tocarlo si eso reconforta.
- Pérdida de apetito y dificultad para tragar: a medida que el cuerpo empieza a apagarse y pierde su capacidad para procesar alimentos y líquidos, la persona podría tener poco interés en comer y beber. La producción de orina disminuirá y podría ser del color del té y maloliente. Surge a menudo la pregunta de si se le deben dar líquidos y alimento a la persona. Los alimentos y líquidos dados artificialmente en este punto no tienen sentido alguno, y mucho menos, recorrido terapéutico, consiguiéndose únicamente que el paciente se sienta incómodo e inquieto. Sin embargo, el adecuado cuidado de la boca (hay que mantenerla húmeda y limpia) es particularmente importante en este momento. Forzar la alimentación e hidratación por vía oral provocaría disnea y sufrimiento, al aumentar el riesgo de que pase a la vía respiratoria. Esta situación es muy compleja para la familia, porque puede sentir la necesidad de seguir «haciendo» algo por su ser querido y mitigar el sentimiento de impotencia. Además, en ocasiones piensan que si no lo alimentan están «acelerando» la llegada de la muerte. Es de vital importancia reforzar los cuidados realizados y la importancia que tiene la familia para el control de síntomas. Es preciso tener en cuenta que el reflejo de succión se mantiene hasta los últimos momentos, por lo que podría ser útil para que la familia siga manteniendo la sensación de control.
- Cambios en la temperatura corporal: la piel, especialmente en las manos y pies, podría verse amoratada. No implica ningún tipo de malestar para el paciente. En todo caso, se recomiendan medidas físicas para disminuir la temperatura en caso de fiebre (paños húmedos) y arropar al paciente en caso de disminución de la temperatura corporal.
- Sonidos roncos en garganta y pulmones: más conocidos como estertores de la muerte. Se producen cuando el aire que penetra al respirar moviliza la acumulación de mucosidad, ya que el paciente no es capaz de movilizar y tragar sus propios mocos. Informar minuciosamente a la familia sobre este hecho es muy importante para eliminar la creencia errónea de que el paciente se está asfixiando o tiene los pulmones «encharcados».
- Cambios en el patrón respiratorio: pueden aparecer días antes a la muerte, siendo cada vez más llamativos a medida que esta se acerca. El paciente presenta un ritmo respiratorio que se hace irregular, con respiraciones muy profundas y lentas, luego tiene una pausa de apnea que puede llegar a durar bastantes segundos, para finalmente respirar de forma acelerada (respiración de Cheyne-Stokes). Nuevamente es importante recalcar que este patrón respiratorio no indica que el paciente se esté asfixiando.
- Incapacidad para moverse debido a la falta de tono muscular: además la mandíbula se suele caer, quedando la boca parcialmente abierta y, a veces, los párpados se entreabren. Es importante aclarar que no significa que el paciente esté mal sedado (en caso de estarlo) y que se produce por la relajación muscular, por lo que la relajación del paciente es profunda.
- Mantener la comodidad del paciente: algunos familiares temen que suministrar medicación para el control de síntomas (rescates para dolor, disnea, inquietud) pudiera apresurar la muerte. A veces, los familiares creen que la última dosis de medicación puesta haya provocado la muerte, incluso si el paciente estuvo recibiendo la misma dosis antes sin problemas.

> **!** Hay que asegurar a la familia que, cuando estos medicamentos son usados adecuadamente y se ajustan a las necesidades del paciente, no aceleran la muerte y tampoco la retrasan. De esta forma se evita la posibilidad de aparición de una enorme culpa que pudiera provocar además dificultades en el desarrollo normal de duelo.

Es muy importante aclarar que todos estos cambios no reportan en el paciente distrés ni sufrimiento alguno, pero la observación por parte de la familia puede provocar un enorme malestar emocional si no se informa convenientemente.

Por último, es muy importante también informar a la familia de los aspectos burocráticos a realizar tras la muerte del paciente. Si la muerte se produce en casa, la familia y los amigos podrían desear estar con el cuerpo para seguir expresando su dolor y despedirse. No hay necesidad de acelerar los trámites pertinentes. Estar con el ser querido, rezar o recordar el pasado podría ser reconfortante.

Dichos trámites se realizan a través de cualquier aseguradora que se encargue de la gestión y burocracia de la muerte. No es importante avisar a los servicios de emergencias, ya que el paciente ha fallecido. Por tanto, lo primero que hay que hacer es avisar al seguro, comentar el fallecimiento y decir el lugar donde se encuentra.

Una vez hecho esto, la aseguradora se encargará de todos los trámites, incluido el de gestionar un servicio sanitario para certificar el fallecimiento. Dar esta información a la familia es fundamental para garantizar seguridad y sensación de control y utilidad. Los trámites en hospitales y residencias son exactamente los mismos, pero con la salvedad de que los sanitarios presentes ayudarán en la gestión.

Los objetivos terapéuticos deben centrarse en el confort y bienestar del paciente y su familia. Un aspecto clave para la consecución de estos objetivos es la planificación de medidas terapéuticas y de cuidados centrada en la atención de últimos días de vida y, especialmente, en la situación de agonía, por lo que la toma de decisiones compartidas entre paciente, familia y equipo terapéutico es de vital importancia.

 PUNTOS CLAVE

- La tristeza es un sentimiento normal y esperable como reacción adaptativa al proceso de aceptación de pérdidas significativas para la persona. Requiere apoyo relacional empático, que facilite la expresión de las experiencias dolorosas y el refuerzo de sus recursos.

- El síndrome de desmoralización es una categoría diagnóstica muy útil, porque no todos los pacientes se deprimen al final de la vida, pero sí pueden padecer un malestar emocional moderado o agudo, o desear morirse, y requerir intervenciones de apoyo psicológico específico. Este síndrome comprende tres elementos fundamentales: desesperanza, pérdida de sentido y distrés existencial.

- En el abordaje del pacto de silencio es fundamental: explorar motivos y temores por los que no se quiere informar al paciente; empatizar con los miedos de la familia, especialmente del cuidador principal; valorar las posibles consecuencias negativas del pacto de silencio; adaptarse a las necesidades informativas y de comunicación del paciente

- Para poder identificar las alteraciones presentes en la familia es necesario una valoración sistemática de los miembros de la unidad familiar. De esta forma se consigue detectar lo más pronto posible tales alteraciones e intentar modificar o evitar las consecuencias inadecuadas y desadaptativas.

- No hay que confrontar directamente la negación. Si se trata de una negación adaptativa, lo mejor que se puede hacer es «no tocarla», puesto que la principal ganancia que obtiene el familiar es tiempo suficiente para un mejor ajuste a la situación de enfermedad. Si se trata de una negación disfuncional o con gran riesgo de serlo, lo más adecuado es mantener una comunicación abierta y efectiva, respetando en todo momento el ritmo de aceptación del familiar y sus manifestaciones emocionales.

- La claudicación se define como la incapacidad de los miembros de una familia para ofrecer una respuesta adecuada a las múltiples demandas y necesidades del paciente. La claudicación queda reflejada en la dificultad que tiene la familia en mantener una comunicación positiva y congruente con el paciente, entre los miembros de la familia y con el equipo terapéutico.

- Si la familia no es convenientemente bien informada de los cambios que aparecerán en el paciente en una situación de últimos días de vida, podrán experimentar la vivencia como de gran sufrimiento tanto para el paciente (aunque esté bien sedado) como para ellos. Este tipo de información es muy práctica cuando se está esperando la muerte del paciente en el domicilio.

BIBLIOGRAFÍA

Antequera JM, Barbero J, Bátiz J, Bayés R, Casares M, Gérvas J, et al. Ética en cuidados paliativos. Guías de ética en la práctica médica 2. Fundación de Ciencias de la Salud; 2006.

Arranz P, Barbero J, Barreto P, Bayés R. Intervención emocional en cuidados paliativos. Modelo y protocolos. Ariel; 2003.

Astudillo W, Mendinueta C. Cómo ayudar a la familia del enfermo terminal. Sociedad Vasca de Cuidados Paliativos, Diputación Foral de Álava; 2001.

Bayés R. Psicología del sufrimiento y de la muerte. Martínez Roca; 2001.

Benito E, Barbero J, Dones M, eds. Espiritualidad en clínica. Una propuesta de evaluación y acompañamiento espiritual en cuidados paliativos. Monografías SECPAL nº 6. Sociedad Española de Cuidados Paliativos; 2014.

Bizkarra K. Encrucijada emocional. Desclée de Brouwer; 2005.

Die Trill M, López Imedio E. Aspectos psicológicos en cuidados paliativos. Ades; 2000.

García-Soriano G, Barreto Martín P. Trastornos del estado de ánimo al final de la vida: ¿desmoralización o depresión? RPPC; 2008.

Gutiérrez JB, Batiste XG, Méndez JM, Ortega DM. Manual para la atención psicosocial y espiritual a personas con enfermedades avanzadas. Intervención psicológica y espiritual. Obra Social La Caixa; 2016.

Julià-Torras J, Bermúdez GS. Manual de control de síntomas en pacientes con cáncer avanzado y terminal. Arán; 2019.

Kassinove H. El manejo de la agresividad. Manual de tratamiento completo para profesionales. Desclée de Brouwer; 2005.

Kissane DW, Kelly BJ. Demoralisation, depression and desire for death: Problems with the Dutch guidelines for euthanasia off the mentally ill. Aust N Z J Psychiatry. 2000;34:325-33.

Maté J, Hollenstein M, Gil F. Insomnio, ansiedad y depresión en el paciente oncológico. Psicooncología. 2004;1:211-30.

Wilson KG, Chochinov HM, De Faye B, Breitbart W. Diagnosis and management of depression in palliative care. En: Breitbart W, Chochinov HM, eds. Handbook of psychiatry in palliative Medicine. Oxford University Press; 2000.

Zabalegui L. ¿Por qué me culpabilizo tanto? Desclée de Brouwer; 1997.

Necesidades espirituales al final de la vida

48

C. Ruiz Pau

OBJETIVOS

- Profundizar en conocimientos y actitudes, crear condiciones y promover que los profesionales de cuidados paliativos adquieran unos grados de conciencia, compasión, competencia y compromiso que les permita ayudar a trascender la experiencia de sufrimiento del final de la vida y transformarla en una experiencia compartida de crecimiento a través de la aceptación, la confianza, la paz, el coraje y la ternura.
- Reconocer y dejar salir los recursos internos de los pacientes para afrontar y trascender su sufrimiento, e igualmente conocer los propios recursos, las herramientas y actitudes para acompañarlos y sostenerlos, y para crecer personal y profesionalmente en estos momentos de final de la vida.

INTRODUCCIÓN

Ante tanto sufrimiento como experimentaban los pacientes al final de la vida, en los comienzos de los cuidados paliativos en España, los objetivos iban encaminados exclusivamente al control de los síntomas, al manejo del dolor, a formar a los compañeros para desterrar los mitos y miedos a los opiáceos para que los enfermos pudieran aliviarse con sus propiedades.

Era importante llegar a ellos y a sus familias, establecer una corriente comunicativa honesta, veraz y eficaz. Conocer sus necesidades emocionales y sociales. Ahondar en los recursos de los que disponían para soportar y más aún salir fortalecidos de la experiencia, aumentando sus capacidades de adaptación, entrega y crecimiento interior.

Aun con todo este camino recorrido, los pacientes/familiares seguían sufriendo. Cada vez se fue profundizando más en el mundo interno, profundo y esencial de los pacientes (a la vez que en el propio) para buscar las raíces de algunas vivencias tan dolorosas, tan traumáticas, que no había fármaco ni terapia alguna que pudieran aliviarlas.

Y así fue emergiendo *la experiencia espiritual*. El anhelo de llegar, de conectar con los valores más esenciales e intrínsecos de los seres humanos.

De una manera espectacular, como una primavera que expresa su fuerza, en los foros, congresos y plataformas formativas, se impartían lecciones magistrales, se organizaban cursos y talleres encaminados a prepararse, a sacar las propias capacidades para dar respuesta a esta necesidad.

En diferentes etapas de la andadura de los cuidados paliativos, han existido distintas definiciones para tener un marco de referencias de este trabajo.

La Organización Mundial de la Salud (OMS) define así los cuidados paliativos: enfoque que mejora la calidad de vida de pacientes y familias que se enfrentan a los problemas asociados con enfermedades amenazantes para la vida, a través de la prevención y el alivio del sufrimiento por medio de la identificación temprana, una impecable evaluación y tratamiento del dolor, y otros problemas físicos, psicológicos y espirituales.

Los cuidados paliativos consisten en atender las necesidades de las personas que viven un *proceso* caracterizado por el *sufrimiento* y la *proximidad de la muerte* intuida o percibida por el enfermo y la familia.

 El proceso es biológico, pero sobre todo biográfico.

El objetivo final de los cuidados paliativos es promover la aceptación pacífica y serena de la muerte.

«Su atención supone facilitar las condiciones para completar la biografía con dignidad, calidez y confianza. Lo que llamamos "dar sentido a la vivencia". Buscando que nadie muera con dolor, ni solo, ni con miedo» (lema del Hospital San Diego).

Las intervenciones de los profesionales pueden ayudar a transformar la experiencia del paciente y de su familia.

Este es el fin último de los cuidados paliativos: estar, sostener y cuidar a los pacientes y sus familiares para que, junto al dolor que provocan tantas pérdidas por las que atraviesan, puedan aflorar sentimientos de paz, de fuerza y de crecimiento interior que permitan a todos, incluidos los profesionales, «sanar» y madurar como seres humanos.

MODELO DE INTERVENCIÓN: EL SANADOR HERIDO

Antes de entrar de lleno en este capítulo, es básico hacer hincapié en el modelo del «sanador herido», desarrollado por

Henry Nowen, pues establece la base sobre la que se va a trabajar (**Fig. 48-1**).

Todo el mundo tiene una dimensión sana y una herida o «ser vulnerable».

> **!** Los profesionales ofrecen sus conocimientos, habilidades y actitudes y, a la vez, son conscientes de su propia vulnerabilidad. Los pacientes muestran sus preocupaciones, anhelos, sufrimientos, etc., y es importante explorar sus recursos internos para que puedan hacerles frente, es decir, crear condiciones de simetría desde la condición humana con sus necesidades, recursos, fragilidad y posibilidades.

Siempre desde este modelo de intervención, se ahondará en los conceptos que se detallan a continuación.

SUFRIMIENTO EXISTENCIAL

Se trata del sufrimiento como clave del objetivo profesional. Profundizando en las múltiples causas del sufrimiento, en un principio se sentía que cada vez se trataba con más eficacia el sufrimiento físico, el abordaje emocional, la red socioeconómica que sostiene al paciente, etc., pero en muchísimas ocasiones el sufrimiento seguía presente.

El sufrimiento es una afección de la persona, subjetiva, de malestar intenso, ante una amenaza a la propia integridad que proviene de las áreas física, emocional, social y espiritual o existencial.

El lenguaje que define y describe el sufrimiento existencial es distinto al de la medicina. Esta está habituada a evaluar lo que no funciona en el cuerpo, pero aquí se trata de evaluar lo que no funciona en la persona. Pertenece a su biografía, no a su biología, como ya se ha mencionado.

El sufrimiento atraviesa todas las áreas del ser humano y puede expresarse como:

- *Sufrimiento intrapersonal*: la persona sumergida en su mundo interior, que le preocupa, que le atormenta, manifiesta expresiones de este tipo: «¿Por qué me ha tenido que pasar esto a mí?».
- *Sufrimiento interpersonal*: en este proceso, la persona está muy preocupada por los suyos, por la tristeza y carga que les ocasiona. Y puede expresarlo: «Soy una carga y pesar para mi familia».
- *Sufrimiento transpersonal*: esta manifestación de profundo sufrimiento surge del malestar existencial, de la pérdida de sentido, de control, de la dignidad perdida que puede percibir: «¿Qué sentido tiene todo esto en mi vida?».

> **!** Eric Cassell define el sufrimiento como «el estado específico de distrés que se produce cuando la integridad de la persona se ve amenazada o rota, y se mantiene hasta que la amenaza desaparece o la integridad es restaurada» o trascendida.

En el contexto de «final de vida», el sufrimiento puede cursar de diversas maneras:

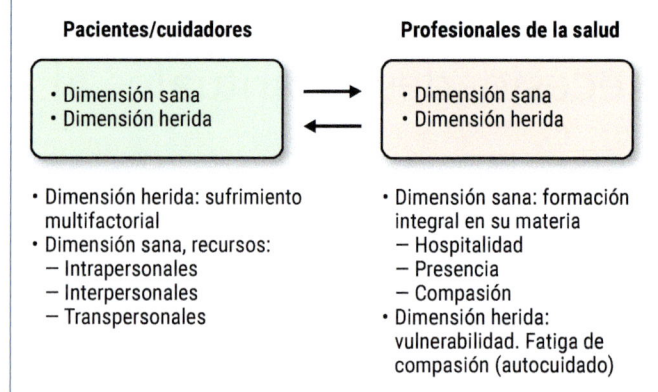

Figura 48-1. El sanador herido. Adaptada de: Nouwen HJM. El sanador herido. Colección Sauce. Madrid: PPC Editorial; 2000.

- Como un problema, el cual puede atenderse, resolverse o paliarse.
- Como una condición existencial que aboca a la experiencia del misterio. Es una experiencia que hay que acompañar y ayudar a reconocer, aceptar y trascender. Es uno de los grandes misterios de la vida, como ocurre también con el nacimiento.

Por consiguiente, cada vez se es más consciente de la importancia de profundizar en la dimensión espiritual del ser humano al final de la vida como punto de partida, como puerta para trascender el sufrimiento.

ESPIRITUALIDAD

Desde un visión clínica, humanista inclusiva para todos, se va intuyendo y descubriendo cómo al final de la vida la persona se aleja de la periferia y se coloca en el centro. «La tarea que se presenta ante nosotros, en el momento de una enfermedad terminal, es el reto de encontrar el coraje para afrontar el misterio de la muerte, es el reto de encontrar la fuerza interior que nos permita vivir mientras esperamos la muerte, en lugar de ir muriendo mientras todavía estamos vivos» (Singh).

Se va profundizando en esta dimensión espiritual inherente al ser humano, que emerge con tanta potencia al final de la vida. El desarrollo espiritual es una capacidad evolutiva innata en el ser humano, es un impulso hacia la totalidad, hacia el descubrimiento del verdadero potencial de uno mismo. Es tan natural como el nacimiento, el crecimiento o la muerte.

> **!** El despertar espiritual esta psicológicamente estructurado, no es una opción cultural. El Grupo Espiritualidad de la Sociedad Española de Cuidados Paliativos (SECPAL), conocido por GES, lo define como: «la naturaleza esencial que caracteriza a los seres humanos y de la que surge el anhelo inagotable de dotar a la propia vida de sentido, conexión y trascendencia».

El anhelo y la búsqueda pueden estar vehiculizados o no a través de la religión. Implica conectar con los valores más consustanciales de la dimensión humana. Se vivencia como un estado modificado de conciencia asociado a momentos o situaciones límite, como pueden ser:

- Momentos de gran felicidad y amor.
- Contacto con la belleza y el arte.
- Contacto con la naturaleza.
- Pertenencia a un grupo o comunidad.
- La oración, la contemplación.
- Momentos de gran sufrimiento y de duelo por la proximidad de la muerte.

En Ginebra, en 2013, un grupo de expertos de ámbito mundial en materias de espiritualidad estableció una nueva definición: «Espiritualidad es el aspecto intrínseco y dinámico de nuestra humanidad que nos mueve a las personas a la búsqueda del sentido último, de propósito y de trascendencia, y se experimenta a través de nuestra relación con nuestro ser, la familia, los otros, la comunidad, la sociedad, la naturaleza y lo significante y sagrado. La espiritualidad se expresa a través de los valores, tradiciones y prácticas» (GES y Benito *et al.*).

Frankl dice: «La espiritualidad puede ser un recurso poderoso para trascender el sufrimiento que acompaña la pérdida, así como para promover el desprendimiento y la aceptación implicados en el proceso de morir».

Y existen recursos, potenciales y necesidades no expresadas en las personas. Las más significativas son:

- Necesidad de ser reconocido como persona.
- Necesidad de amar y ser amado.
- Necesidad de volver a leer la propia vida.
- Necesidad de liberarse de la culpa. Perdonarse.
- Necesidad de reconciliación. Sentirse perdonado.
- Necesidad de encontrar sentido a la existencia.
- Necesidad de establecer su vida más allá de sí mismo.
- Necesidad de continuidad, de un más allá.
- Necesidad de auténtica esperanza.
- Necesidad de expresar sentimientos y vivencias religiosas.

La dimensión espiritual impulsa, dirige a las personas en la búsqueda de valor (**Fig. 48-2**).

También se puede expresar la integridad de la persona como una red de relaciones:

- Consigo misma: *coherencia y sentido.*

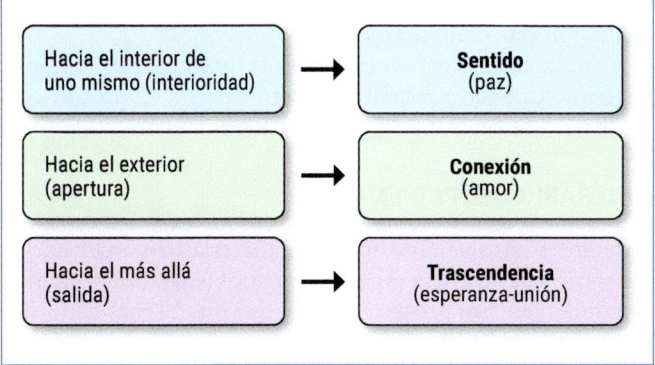

Figura 48-2. La dimensión espiritual nos impulsa en la búsqueda de valores. Adaptada de: Grupo Espiritualidad. [Internet]. En: Secpal.org. Sociedad Española de Cuidados Paliativos (SEPAL). Disponible en: https://www.secpal.org/grupo-espiritualidad/

- Con los demás y lo demás: *conexión.*
- Con lo que está más allá de uno mismo y de lo demás: *trascendencia.*

En el final del proceso, estos elementos pueden transformar la experiencia de los que participan en ella.

La búsqueda de valores espirituales camina por tres vertientes: intrapersonal, interpersonal y transpersonal.

Dimensión intrapersonal

Es una vertiente para encontrar el sentido, la coherencia en la vida y la paz. Va hacia lo más profundo de las personas, hacia el interior, para encontrar allí el sentido a la experiencia y poder alcanzar la coherencia y la paz. Como decía V. Frankl: «El hombre no se destruye por sufrir, sino por sufrir sin sentido».

La experiencia del sufrimiento en el final de la vida se vive como un sinsentido, siendo más patente en casos de niños y jóvenes. Así pues, es preciso matizar en qué consiste este concepto de «sentido», que en ocasiones confronta en lo más profundo.

Encontrar el sentido es: integrar, aceptar todas las experiencias de la vida (incluidas el sufrimiento y la muerte), reconciliarse con lo que se ha sido y hecho, perdonarse a sí mismo. Es dar valor y propósito: agradecer todo aquello que ha contribuido a la felicidad y a la de los demás, todo aquello que ha hecho crecer y madurar a la persona (relaciones, ideales, experiencias); y sobre todo *confiar*, confiar en el fluir de la vida, en el transcurso de los acontecimientos, que no se pueden controlar, pero sí se puede modificar la actitud con que se vive, la maduración interna, el grado de entrega para conseguir la paz.

«Ayudarles a repasar su vida con sus luces y sus sombras, tomando conciencia de los malos y los buenos momentos y procurar hacer un balance positivo y significativo. Ayudarles a cerrar su biografía de forma serena». Como objetivo primordial de los cuidados paliativos, «que se sienta reconocido como persona con toda su dignidad. Y pueda expresarse con total libertad» (GES *et al.*).

La cercanía de la muerte coloca a la persona frente a lo esencial: no se dirige hacia la fama, la fortuna, los bienes materiales o la satisfacción sexual, sino a la necesidad de encontrar un sentido a la existencia.

Dimensión interpersonal

Vertiente que sirve para encontrar una apertura hacia los demás: una conexión *hacia el exterior* que produce una apertura, una conexión con la red de relaciones que inducen al perdón, a la reconciliación; a conectar con la esencia, con el auténtico motor que mueve el mundo, es decir, a conectar con el amor.

Se busca un aumento de la conciencia relacional. Se experimenta la pertenencia (unidad) con el entorno y la íntima relación de todo con todo. A través del *amor*: necesidad de amar y sentirse amado, reconocido, respetado. El paciente debe rescatar su capacidad de amar y de dejarse amar; ser amado hasta el final de su vida incondicionalmente.

Las personas muy enfermas anhelan que las toquen, que las traten como personas vivas, no como meras enfermedades.

Y lo que persigue el amor es la búsqueda de la *paz* y del *perdón*: la necesidad de paz y la reconciliación con los seres queridos y con todos y todo.

Vertiente transpersonal

Vertiente que sirve para vincularse con lo que está más allá de uno mismo y de lo demás: es el encuentro con la trascendencia; la búsqueda de una *conexión hacia todo lo demás*. Reconocer que las personas son guiadas y acogidas por una realidad de la que se forma parte y que a la vez les trasciende.

¿Qué es la trascendencia? Es la capacidad de «expandir el ser» más allá de la percepción limitada de la realidad que ofrecen los sentidos, más allá de los confines de las experiencias vitales y cotidianas; es la capacidad de *abrirse a* nuevas y más amplias perspectivas del yo y de las circunstancias (incluidas el sufrimiento y la muerte) y que permite «aventurarse en espacios vitales» de encuentro con algo o alguien que *supera y acoge a la persona y con lo que se encuentra sentido*. «No es irracional es arracional (más allá de la razón)» (GES *et al.*).

Carl Jung dice: «El sufrimiento y la muerte, como la mayoría de problemas importantes en la vida, son fundamentalmente insolubles... Estos no pueden nunca solucionarse, solo trascenderse».

Victor Frankl, en su libro *El hombre en busca del sentido último*, explica: «Cuando nos enfrentamos a un destino que no podemos cambiar, estamos llamados a dar lo mejor de nosotros mismos, elevándonos por encima de nosotros mismos y creciendo más allá de nosotros mismos; en una palabra, a través de la transformación de nosotros mismos». Esto es válido para el dolor, la culpa y la muerte.

La cercanía de la muerte coloca a la persona frente a lo esencial: la necesidad de encontrar un sentido a la existencia. Es un momento único. Esto puede vivirse desde una perspectiva horizontal, con una visión existencial, lo que se llama *el legado*; o desde una perspectiva vertical, de unión con *lo supremo o trascendencia; la esperanza en un encuentro con «el todo»*:

- *Perspectiva horizontal o existencial*: buscar y encontrar sentido a lo que se está viviendo. Encontrando respuesta en el interior de uno mismo, en los demás, en el arte, en la naturaleza, en el universo, etcétera. Algunas personas lo vivencian como una proyección de su vida y el legado que dejan a los demás; otras lo vivencian como sentirse satisfecho, sereno y en paz con uno mismo y con su vida.
- *Perspectiva o visión trascendental*: esperanza.

La persona se vincula con lo que está más allá de la percepción humana.

Existen personas que desean prepararse espiritualmente para morir: «La vuelta a casa» o el encuentro con «el Padre».

Otros describen el proceso como un «caminar hacia la Luz», hacia la esencia que forma parte de la condición humana.

¿Y cómo se plasman estos conceptos en la praxis diaria? Atendiendo a las necesidades de los pacientes y, muy importante, tomando conciencia de los recursos interiores que poseen.

Todas las personas tienen una biografía, un bagaje, unos aprendizajes adquiridos, una manera de afrontar y salir de las dificultades. Hay que abordar, potenciar, sacar a la luz los recursos internos:

- De continuidad, del legado que se dejan.
- De una esperanza auténtica basada en el amor y con realismo, no con un falso optimismo.
- De decir adiós, facilitar la oportunidad de despedirse.
- De obtener el permiso para la partida de los seres queridos.
- De cerrar su ciclo vital.

La espiritualidad vivida desde estas tres direcciones permite salir del sufrimiento, del caos emocional en que la persona está sumergida con estas fundamentales y únicas vivencias para poder experimentar la entrega, la aceptación, y para entrar en ese estado de confianza, de plenitud, de fuerza, de vida interior.

Como se ha expuesto anteriormente, es vital ahondar, profundizar, sacar a la luz los recursos que todos los seres humanos, de manera más o menos consciente, han elaborado a lo largo de la vida.

El GES ha diseñado una escala de valoración del bienestar/sufrimiento espiritual. Dicha escala no solo es un medio eficaz para abordar al paciente en estas cuestiones tan delicadas, sino que ha demostrado su carácter terapéutico (**Fig. 48-3**).

Creencias religiosas

Otro punto importante a tener en cuenta son las creencias de la persona, sean del tipo que sean. Si son de índole religiosa, es esencial, si la persona lo desea, la libertad para la expresión de dichas creencias. La *oración* es considerada por muchos enfermos como el mejor vehículo de apoyo.

 Es básico para los profesionales reconocer y respetar el derecho de todos los seres humanos a que sean respetadas sus creencias y facilitar los deseos de «vivir la muerte» según sus credos.

En el final de la vida, estas convicciones religiosas pueden aparecer con mucha fuerza y necesidad de expresión. Es conveniente conocer los ritos, las expresiones y textos de las principales religiones, para ayudar a que puedan morir en paz. La presencia en los equipos de los agentes de la pastoral facilitarán este cometido.

Y un factor a tener en cuenta es la inmigración, donde es frecuente que haya pacientes de otros países, con otras costumbres y culturas, y con unos credos diferentes.

ITINERARIO DEL PACIENTE

Diferentes autores eruditos en la materia han analizado el itinerario que atraviesa el paciente y también, en cierto modo, su familia, en este proceso de final de vida. El más conocido y estudiado es Kübler-Ross, quien en su libro *Sobre la muerte y los moribundos* describe magistralmente estas fases: *shock*, rabia, negociación, depresión y aceptación.

Posteriormente, otros autores (Sporken, Weisman, Singh y Breibart) han estudiado estas fases en un contexto más cer-

Preguntas **abiertas** En estos momentos, en su situación actual…:

1. ¿Qué es lo que más le preocupa?
2. ¿Qué es lo que más le molesta?
3. ¿Qué es lo que más le ayuda?
4. ¿En qué o en quién se apoya en situaciones de crisis?
5. ¿Qué le hace sentir seguro, a salvo?
6. ¿Qué es lo que más valora su gente de usted?

	Nada	Poco	Algo	Bastante	Mucho
1. Revisando mi vida me siento satisfecho con lo que he vivido y conmigo mismo					
2. He hecho en mi vida lo que sentía que tenía que hacer					
3. Encuentro sentido a mi vida					
4. Me siento querido por las personas que me importan					
5. Me siento en paz reconciliado con los demás					
6. Creo que he podido aportar algo valioso a la vida o a los demás					
7. A pesar de mi enfermedad mantengo la esperanza de que sucedan cosas positivas					
8. Me siento conectado con una realidad superior (la naturaleza, Dios…)					

Figura 48-3. Escala de valoración del bienestar/sufrimiento espiritual.

cano al actual, donde el paciente no tiene la información que tiene en el mundo anglosajón: ignorancia, inseguridad, negación explícita, preguntas para conectar con las fases descritas por Kübler-Ross.

Actualmente, se ha seguido profundizando en este tema, y aparecen autores como Singh, que aglutina las fases anteriormente descritas como caos (miedo, lucha, rabia), para llevar a un punto de entrega, de aceptación, de *surrender* (rendirse), en que el enfermo deja de luchar y acepta la situación. Y desde este estado de aceptación, aparece la trascendencia (nuevo espacio de conciencia donde el enfermo está en paz) (**Fig. 48-4**).

Singh describe el proceso con palabras tan bellas como estas: «El espíritu de la persona moribunda comienza con el proceso final de desapego o desinterés por: el propio cuerpo, por sus condiciones sociales (trabajo, familia, amigos, etc.). Hemos observado frecuentemente como este desapego es más fácil cuando el enfermo está en paz con la propia historia

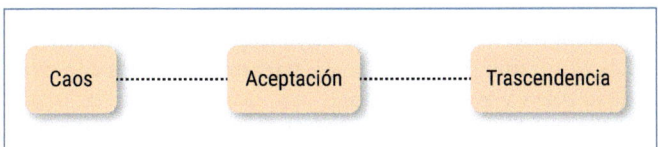

Figura 48-4. Fases del final de la vida según Singh.

y tiene resueltos todos las aspectos pendientes, a veces de carácter práctico, y también cuando cuenta con el permiso de las personas queridas para dar el paso final, morir. Estos acontecimientos son la forma normal y natural por la cual el espíritu se prepara para trasladarse de esta existencia a otra dimensión de la vida. Las formas más adecuadas de responder a los cambios mentales-emocionales y espirituales son las que fomentan este desapego y permiten la transición.

El proceso de morir nos reblandece, nos hace abrirnos por dentro. Durante el curso de una enfermedad terminal, nuestra experiencia interior empieza a cambiar en su naturaleza. A medida que vamos perdiendo nuestras corazas, podemos empezar a experimentar una capacidad de perdón más espontánea, una mayor profundidad en nuestro amor y una profunda gratitud por la experiencia de la vida.

Morir se muestra como un profundo proceso de transformación espiritual; en la medida que nos aproximamos a la muerte, nuestra mente empieza a cerrarse mientras se nos va abriendo el corazón. Mientras se instaura, vamos descubriendo que morir no es solo un hecho biológico, sobre todo es un hecho espiritual de enorme importancia».

En este proceso de entrega, los pacientes, desde su sabiduría interior, valores y recursos, atraviesan y llegan a la trascendencia. Los profesionales sanitarios, con su actitud y acompañamiento basado en la compasión, pueden hacer una labor muy eficaz y favorecer la partida. En el acompañamiento, como profesionales, como voluntarios o como cuidadores, con la fuerza y la entrega para poder dar lo mejor de sí mismos.

> ❗ Se puede definir el *acompañamiento espiritual* como: «El soporte compasivo, continuado y comprometido del acompañamiento (profesional o no), orientado a la aceptación y la entrega, dando soporte para ayudar a trascender el sufrimiento y llegar a descubrir un nuevo espacio de conciencia, abierto a la paz, la serenidad y la esperanza» (GES *et al.* y Benito *et al.*).

«El profesional debe tener la capacidad de sostener en el dolor durante el viaje que la persona va realizando hacia el interior de sí mismo. Una vez alcanzado el final, puede trascender sus roles y encontrarse con lo que le vincula más allá de su propia existencia» (J. Barbero) (**Fig. 48-5**).

Carl Robert describió las tres principales actitudes psicológicas para un buen acompañamiento: *aceptación incondicional, congruencia y empatía.*

• Al profundizar en la aceptación incondicional, esta se convierte en una actitud espiritual: *hospitalidad.*

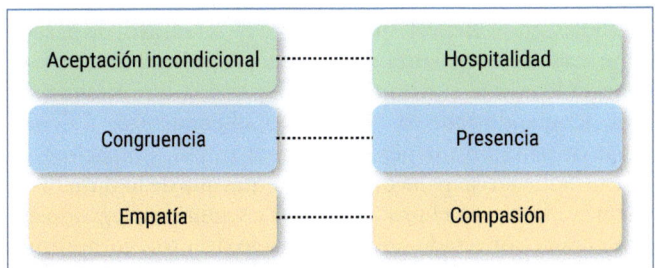

Figura 48-5. Actitudes psicológicas y espirituales.

- La congruencia lleva al proceso de la *presencia*.
- La empatía se transforma en *compasión*.

A continuación, se analizan cada una de ellas.

Hospitalidad

Con la *aceptación incondicional,* la persona se posiciona en el respeto, en el no juicio, en la aceptación de su pasado, presente y futuro sin juicios de valor y en la aceptación de su mundo de sentimientos. Y esta aceptación abre la puerta a la hospitalidad: «Es la virtud que nos permite romper la estrechez de nuestros miedos y abrir nuestras casas al extraño, con la intuición de que la salvación nos llega en forma de un viajero cansado», H. Nowen en su libro *El sanador herido.*

«Aprender a estar simplemente abierto en presencia del paciente, como si hubiera una puerta en tu interior, que tú conscientemente abres para permitir entrar al paciente en tu interior. Esto es ser un buen profesional, un buen instrumento». Es decir, abrirte, abrir tu corazón al que sufre, siendo consciente de tus fortalezas y tus debilidades.

Presencia

Al analizar la *congruencia*, se ven sus dos vertientes:

- Congruencia interna como comunicación con uno mismo.
- Congruencia externa como comunicación con los demás.

Que haya armonía entre la manifestación interna y externa, entre *«lo que pienso, lo que siento y lo que hago».*

Hay que decir que quien camina con otra persona ayuda, comparte y a veces tan solo puede sentarse a su lado con las manos vacías, y no trata de huir: es la espiritualidad de la presencia, de «estar a mano», en atención plena, disponible de «ser aquí».

Es estar conectado con uno mismo: se piensa, se siente y se expresa. Es estar conectado con el otro y su realidad. Y también es estar conectado con esa misma realidad de la que todos forman parte, que nos une: la conciencia.

La proximidad lleva a la presencia. Hay que aportar calidad en la presencia, que *es la cualidad de estar delante*, y ahí invitar al paciente a que se exprese. Y con ello se da sentido a las palabras que utilizan al releer su vida. Para sostener y validar.

Lo importante es poder pasar del hacer al ser.

Enric Benito, en su artículo «El poder terapéutico de habitar el presente en la práctica clínica», escribe: «la presencia es estar en contacto consigo mismo, enraizado en su propia profundidad, en su esencia, que es fuente de serenidad, de paz, de seguridad, con confianza y sin miedo. Al mismo tiempo está conectado con el sufrimiento de la persona que atiende sin huir, acogiendo todo lo que se da en el encuentro. Y siendo capaz de percibir una perspectiva más amplia y espaciosa, lo que se llama en "expansión", viendo más allá de lo inmediato y con confianza en el proceso que va a seguir desplegándose y sintiéndose conectado con y al servicio del otro, comprometido con la sanación del paciente». En la presencia se integran todos los sentidos. Se está presente con la mirada, la escucha, el olfato, que tantas vivencias evoca, y con el tacto, las manos que dan y reciben y conectan con el corazón.

Empatía y compasión

La tercera actitud es la empatía. Es la capacidad de reconocer y expresar los propios sentimientos, para poder reconocer los sentimientos de los demás. Es abrirse a las propias emociones, para poder abrirse a las emociones de los demás; es la capacidad de captar los mensajes sutiles y los no verbales del otro. Es captar el mundo del otro, sus arcos de referencias, sus sentimientos. Percibir y comunicar: captar y devolver.

Partiendo de la empatía, se dan unos pasos más adelante y se llega a la compasión. Es un proceso que se desenvuelve en respuesta al sufrimiento. Comienza con el reconocimiento del sufrimiento, el cual da pie a pensamientos y sentimientos de empatía y preocupación por el bienestar de quien sufre. Y, a su vez, esto motiva a la acción que alivia el sufrimiento.

«Es la comprensión y respuesta empática con la intención mantenida de ayudarle a transformar lo que está viviendo, a traspasar y trascender el sufrimiento» (GES).

El profesional debe tener la capacidad de sostener en el dolor durante el viaje que la persona va realizando hacia el interior de sí misma. Una vez alcanzado el final, puede trascender sus roles y encontrarse con lo que le vincula más allá de su propia existencia (J. Barbero).

La compasión («con-pasión») es estar con el otro, acompañándolo en el sufrimiento y sosteniéndolo. Es un compromiso con el sufrimiento del otro, para sostener y acoger su sufrimiento, dar amor, seguridad y consuelo. La compasión lleva a la acción, a reducir el sufrimiento. La compasión está llena de creatividad.

Estos son los pasos de la compasión:

- Se conmueve ante el sufrimiento.
- Mueve a la persona a una acción eficiente: deseo de ayudar.
- Acompaña y ayuda a afrontar y paliar el sufrimiento, a salir de su situación con coraje y acción.
- Hace falta equilibrio, atención y afecto.
- Hace falta también intención altruista e intuición.
- Es un trabajo personalizado y comprometido.

El cultivo de la compasión debería constar en el currículo de toda profesión que implique la relación con otros. Va más allá de sentir empatía y preocupación por los demás. Hace surgir la fortaleza para estar acompañando en el sufrimiento, el valor para actuar con resiliencia para prevenir la «fatiga por compasión» (**Fig. 48-6**).

La compasión, para que sea efectiva, fluye en varias direcciones:

- La compasión hacia uno mismo, el autocuidado del que se hablará más adelante y que da sentido a nuestra existencia.
- La compasión hacia los demás, para establecer esa conexión de la que ya se ha hablado.
- La autocompasión es una de las claves fundamentales para estar en paz y armonía con uno mismo. Dejar de juzgarse, culparse y fustigarse creyendo no merecer. Una práctica

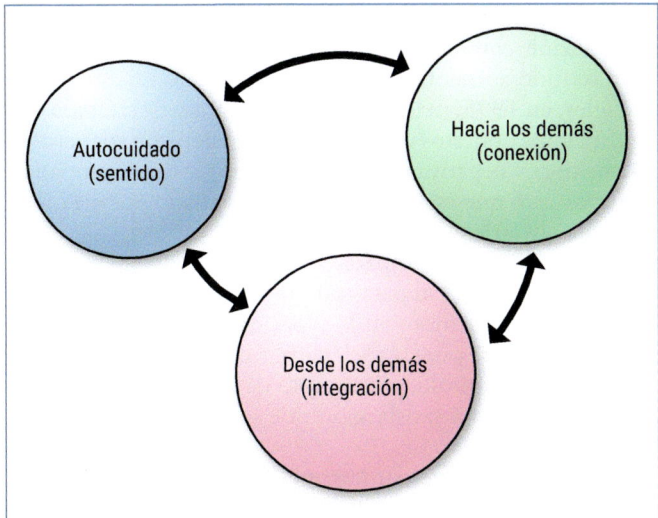

Figura 48-6. Terapia centrada en la compasión. Adaptada de: Gonzalo Brito.

recomendable sería respirar hondo por la nariz, cerrar los ojos y poner las manos en el corazón sintiendo el calor que emana y decir: «Estoy en paz y armonía conmigo, no me juzgo».
- Aceptar la ayuda, la compasión de los demás para poder integrar todo lo expuesto.
- Como profesionales sanitarios, sea cual sea el rol que se desempeñe, se está llamado a cuidar, ayudar y sostener, pero también se necesita ser sostenido, por ello se puede pedir ayuda, sentir que se forma parte de un equipo que está para apoyarse mutuamente.

Es importante diferenciar la compasión de la pena o lástima. Esta surge desde el miedo al contagio del sufrimiento ajeno. Es un actitud paternalista que pone barreras a la proximidad con el paciente (v. **Fig. 48-1**).

AUTOCONOCIMIENTO Y AUTOCUIDADO DE LOS PROFESIONALES

A lo largo de este capítulo se han analizado y reflexionado sobre los recursos (dimensión sana), los problemas y el sufrimiento (dimensión herida) de los pacientes y de los profesionales.

Los pacientes muestran sus necesidades y sus sufrimientos, y ya se ha visto cómo se pueden observar y abordar, y acompañarlos en su camino, ayudarlos a sacar los recursos internos que todos las personas han ido elaborando y construyendo a lo largo de su vida.

Los profesionales deben tomar conciencia y exponer sus heridas, su vulnerabilidad, para poder cuidarse y salir fortalecidos de las experiencias que les ha dado el trabajo y que viven a diario. Así pues, es apremiante abordar también el autoconocimiento y autocuidado de los profesionales.

Un estudio del GES, orientado a conocer la percepción del acompañamiento espiritual en los equipos, mostró que el 94,2 % consideraba esta disciplina como propia de sus tareas y que el 67 % señalaba la falta de preparación para acompañar al final de la vida.

Ante la falta de formación y de recursos personales para entender y acompañar el sufrimiento gestionando las emociones que surgen en el proceso, los profesionales a veces se debaten entre dos acciones: huir de lo que sienten como amenazante o luchar para no sobreimplicarse y contagiarse. Sin embargo, ambas actitudes tienen consecuencias negativas.

Se hace imprescindible la formación en estas áreas tan importantes para abordar el sufrimiento existencial. El grupo GES ha impartido talleres presenciales para la formación en acompañamiento espiritual al final de la vida.

> **!** Es un hecho más que constatado que los profesionales que se acercan a los pacientes y sus cuidadores al final de la vida son la mejor y mayor herramienta de la que los pacientes disponen: profesionales formados, cada uno en su materia o en su rol profesional, competentes en habilidades de comunicación, preparados en el arte de dar malas noticias y con buenas actitudes de hospitalidad, presencia y compasión.

Estos profesionales deben cuidarse a sí mismos, nadie puede dar nada que previamente no tenga, por lo cual es fundamental conocer cuáles son las fuentes de sufrimiento y las de bienestar.

Para mantener la *ecuanimidad*, para poderse sostener sin dejarse llevar por el sufrimiento, es preciso cuidarse. Es un deber ético de los profesionales que acompañan a personas y familiares en el tramo final de su vida aprender a aceptarse y respetarse. Hay que ser consciente de la importancia del desarrollo del autocuidado y del desarrollo de la propia espiritualidad, alcanzar un mayor grado de autoconciencia y una mayor capacidad de hospitalidad, presencia y compasión.

> **!** Los profesionales que proporcionan cuidados al final de la vida afrontan muchos retos. El continuo contacto con el sufrimiento y la muerte, la ansiedad de la familia, la frustración por no poder sacar al paciente del pozo del sufrimiento, etcétera.

En este contexto, es apremiante permanecer abiertos y responder positivamente a las necesidades de las personas a las que se acompaña sin volverse indiferentes a ellas ni verse abrumados por su sufrimiento. Cuando se logra, acompañar a los moribundos y a sus familias se convierte en fuente de satisfacción profesional y personal.

Es preciso conocer las propias debilidades y potenciar las fortalezas, pues ellas acercan al autocuidado y a la necesidad de adquirir herramientas que nutran dichas capacidades y contrarresten nuestros miedos y debilidades.

En cuidados paliativos se tiene muy presente el *síndrome de burnout* o «estar quemado», síndrome que tiene muchas definiciones.

En este capítulo, se conceptuará dicho síndrome como el resultado del estrés que surge de la interacción de los profesionales con el entorno de trabajo, y se caracteriza por un estado de agotamiento físico, emocional y mental causado por la involucración en situaciones emocionalmente demandantes durante un tiempo prolongado, la despersonalización y el bajo sentimiento de autorrealización. Se asocia con una baja calidad de la atención, con la insatisfacción de los pacientes y con el aumento de los errores médicos y otras consecuencias personales y profesionales.

Para Cristina Maslach, el *burnout* «representa una erosión en valores, dignidad, espíritu y voluntad, una erosión del alma humana».

Una vez definido este síndrome, se abordará un cuadro con una etiología y síntomas diferentes, pero que finalmente puede conducir igualmente al síndrome de *burnout*.

Fatiga de compasión

La fatiga de compasión o desgaste por empatía se desarrolla específicamente en la relación entre el profesional y el paciente.

> M. Kearney define la fatiga de compasión como el «coste de cuidar a los demás que sufren, dolor emocional que conduce a los profesionales de ayuda a abandonar su trabajo con personas traumatizadas».

Según Danieri, «cuando la tensión y angustia que genera el relato de las experiencias del consultante nos provocan un malestar insoportable, tendemos a cambiar de tema, a intentar minimizar o consolar, o a tener conductas de distracción, con lo que se obstaculiza la posibilidad de relato y experiencia reparadora en el paciente».

Acinas la define como «la consecuencia natural, predecible, tratable y prevenible de trabajar con personas que sufren; es el residuo emocional resultante de la exposición al trabajo con aquellos que sufren las consecuencias de eventos traumáticos».

Este cuadro está bien estudiado en psicología, y algunos investigadores lo describen como algo similar al trastorno por estrés postraumático; y aunque los profesionales siguen llevando a cabo su trabajo con entrega y dedicación, si no se toman medidas efectivas, puede conducir al *burnout*.

Los síntomas de la fatiga de compasión son paralelos en tres esferas de la sintomatología clásica del trastorno de estrés postraumático:

- *Excitación*: problemas de sueño, irritabilidad o estallidos de ira, e hipervigilancia.
- *Evitación*: «no queriendo volver ahí otra vez» y deseo de evitar los pensamientos, sentimientos y conversaciones asociadas con el dolor del paciente y su sufrimiento.
- *Reexperimentación*: pensamientos o sueños intrusivos, *distrés psicológico o fisiológico* en respuesta a los recuerdos del trabajo con los moribundos.

Satisfacción de compasión

Como contrapunto, y en muchas ocasiones simultáneamente, los profesionales expertos en cuidados paliativos describen sentimientos de satisfacción y gratitud, y una apreciación aumentada del ámbito espiritual y existencial de la vida como resultado de su trabajo con las personas que mueren. Esto incluye una comprensión del proceso de sanación recíproco, que se da a través de relaciones significativas cuidador-pa-

ciente; mediante una autorreflexión interna y una búsqueda de conexión con los semejantes, la familia y la comunidad. Y un sentido aumentado de la espiritualidad.

Figley, en 1995, matiza los condicionantes del trabajo con sentimientos opuestos y explora la compasión con sus vertientes positivas y negativas: «Sentimiento de profunda empatía y pena por otro que está sufriendo, acompañado por un fuerte deseo de aliviarle el dolor o resolverle sus problemas».

El sentimiento de empatía y compasión está en el centro mismo de la capacidad para realizar el trabajo con los pacientes y, al mismo tiempo, en la capacidad para ser lastimados en el trabajo. Así pues, cabe analizar el siguiente punto que da vida a este capítulo, el concepto de *satisfacción de la compasión*. Esta es una satisfacción que se deriva del trabajo de ayuda a los otros.

Hay un factor que contrarresta los riesgos de fatiga que causa la compasión y explica la extraordinaria resiliencia del espíritu y el temple humano. Este factor se basa en conceptos que están muy bien definidos en psicología, de forma que se puede extrapolar la satisfacción de compasión al crecimiento postraumático y al crecimiento postraumático vicario.

Crecimiento postraumático

El crecimiento postraumático no es poco corriente y puede aparecer concurrentemente con secuelas negativas o traumas. Se caracteriza por:

- Cambios positivos en las relaciones interpersonales.
- Sentido de uno mismo o autoconciencia.
- Filosofía de la vida subsiguiente que remueve las bases de la propia visión del mundo.

Los profesiones/voluntarios/familiares que viven este crecimiento experimentan el llamado crecimiento vicario postraumático, que es un fenómeno de crecimiento clínico que resulta de presenciar las secuelas positivas de las experiencias traumáticas de otros. Incluye sentimientos de que la vida (de los profesionales) se ha enriquecido, se ha visto profundizada o potenciada por el testimonio del crecimiento traumático del paciente o la familia.

Estos sentimientos suelen provocar cambios positivos en las relaciones interpersonales, en el sentido de la vida de uno mismo, de los demás y del mundo.

Es posible conocer cuáles son los propios niveles de fatiga, de satisfacción o de *burnout* a través del cuestionario de Barbara Stam o de la página web *Cuidados con compasión* (disponible en: cuidadoscompasion.es).

Con mucha frecuencia, se tiene el privilegio de acompañar a pacientes y familiares que, en medio del sufrimiento, del cambio, de los reveses que están atravesando, son capaces de sacar lo mejor de ellos mismos. Transforman el sufrimiento y la angustia en una experiencia de plenitud e integridad, es decir, en vivencias y conexiones sanadoras (**Fig. 48-7**).

Conexiones sanadoras

Balfour, en un estudio para analizar la calidad de vida, las definía como «presencia de bienestar subjetivo interno». En

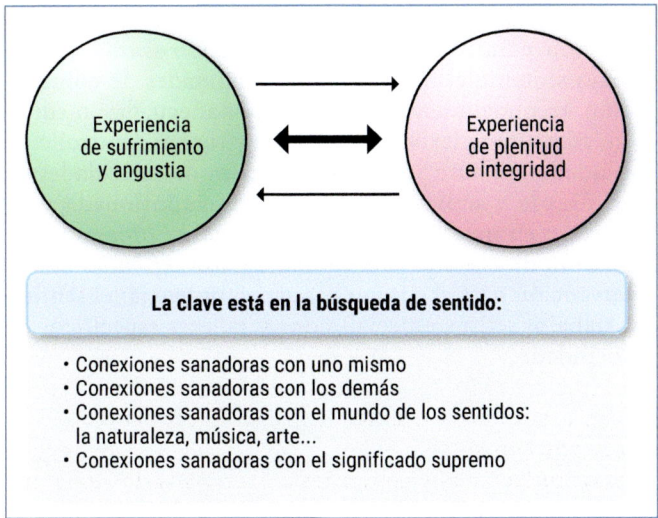

Figura 48-7. Conexiones de sanación. (Dr. Balfour M. Mount).

pacientes con enfermedades terminales, constató que aquellos que encontraron un sentido, un significado, a lo que estaban viviendo eran capaces de encontrar una sensación de bienestar y plenitud al enfrentarse a una enfermedad seria, mientras que el sentido de «ausencia de significado» fue común en aquellos que solo experimentaban sufrimiento y angustia. Asoció la sensación de bienestar con una capacidad de formar lazos de conexión.

Describió cuatro tipos de conexiones sanadoras:

- Conexiones sanadoras con uno mismo.
- Conexiones sanadoras con los demás.
- Conexiones sanadoras con el mundo de los sentidos: la naturaleza, la música, el arte, etcétera.
- Conexiones sanadoras con el significado supremo.

Autocuidado y autoconocimiento

Por último, se hará una mención al crecimiento y a la maduración interior que experimentan todas las personas, profesionales o no, que acompañan a los pacientes y a sus familiares. Cuando los pacientes experimentan significado y serenidad en relación con la proximidad de su muerte, esto enriquece la vida de los clínicos que se implican. Lo que Cicely Saunders denomina «el legado» de confianza y coraje que dejan aquellas personas a las que se acompaña, cuando atravesando la incertidumbre y el miedo, alcanzan un estado de serenidad y gozo.

A pesar de los retos, los profesionales de cuidados paliativos describen sentimientos de satisfacción, gratitud y valoración de la esfera espiritual y existencial de la vida como resultado del trabajo con las personas a las que atienden. Esto incluye una comprensión del proceso autocurativo recíproco, que se da a través de establecer una relación significativa de cuidado entre el profesional y el paciente, una autorreflexión y un sentido de conexión entre iguales, la familia y la comunidad, además de un intenso sentido de espiritualidad.

Probablemente el modelo desde donde trabaja el profesional también influye. Los profesionales que se centran

exclusivamente en aspectos biomédicos tienen una relación más distante con el paciente, experimentan un mayor sentido de fracaso y de no ser capaces de alterar el curso de la enfermedad, en contraste con los que atienden con un modelo (integral) biopsicosocioespiritual (**Fig. 48-8**).

Se han expuesto los aspectos difíciles y duros que conlleva acercarse al sufrimiento, con el riesgo de padecer fatiga de compasión, e igualmente se ha saboreado el crecimiento, la satisfacción y la paz que acontecen al acompañar a los pacientes cuando encuentran sentido a la experiencia que les ha tocado vivir. El presenciar cómo conectan con ellos mismos, con los demás y con lo demás, y observar que aunque no haya curación, sí hay sanación, y que esta sanación envuelve, impregna y también sana a los profesionales.

¿Qué mecanismos, qué herramientas se deben conocer, qué habilidades hay que desarrollar para evitar la fatiga y fortalecer la satisfacción de la compasión? En las diferentes disciplinas que configuran los cuidados paliativos, no hay formación específica en acompañamiento a los pacientes y familiares con una actitud empática y compasiva, con el corazón abierto para acogerles (hospitalidad). Además, en esta caótica sociedad, es difícil mantenerse «presente». Por lo cual, hay que prestar atención a todas las facetas del ser humano, integrándolas adecuadamente.

Es fundamental atender al cuerpo físico con una alimentación coherente, ejercicio físico y participación en actividades como el yoga, el taichí, el *chi kung* o cualquier actividad realizada con conciencia.

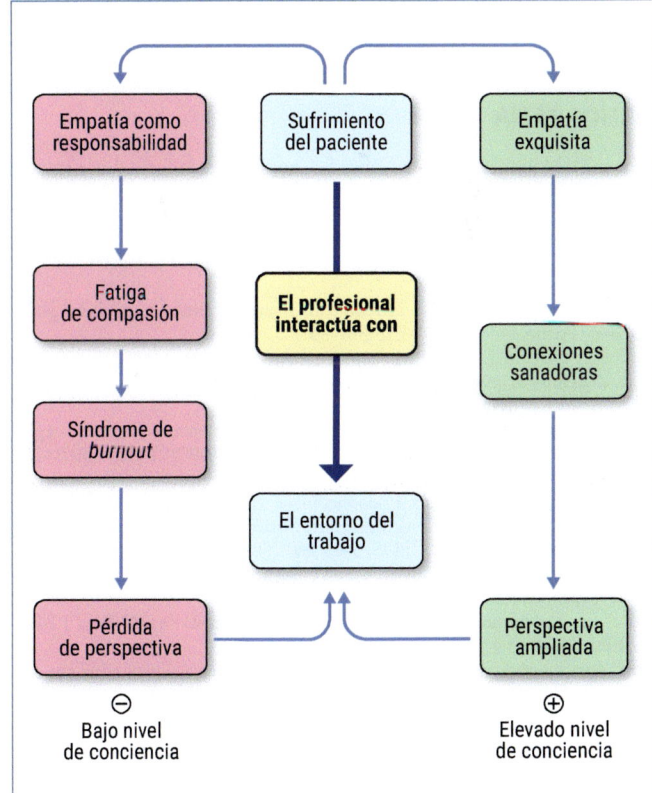

Figura 48-8. Modelo de autocuidado basado en la autoconciencia. Adaptada de: Kearney MK, Weininger RB, Vachon ML, Harrison RL, Mount BM. Self-care of physicians caring for patients at the end of life: "Being connected… a key to my survival". JAMA. 2009;301:1155-64.

! Hay que adquirir herramientas de autogestión emocional: entender la prioridad de aprender a escucharse, entenderse y atenderse, y asumir el compromiso de cuidarse, desarrollando la atención y la autoconciencia.

Y finalmente adquirir el compromiso de aprender ciertas prácticas «nutridoras» que permitan mantener la ecuanimidad, sean cuales sean las circunstancias de la vida: respiración consciente, técnicas de relajación, técnicas de visualización, *mindfulness* (atención plena), técnicas de meditación adaptadas a las características y necesidades de cada uno, que permitan mantener la atención y la conciencia en el momento presente, en el aquí y el ahora.

Kearney recomienda las estrategias que se citan a continuación para prevenir la fatiga y el *burnout*: carga de trabajo sostenible, formación en habilidades de comunicación, reconocimiento y recompensas adecuadas, meditación, escritura reflexiva; supervisión y tutela; desarrollo de habilidades de autoconciencia; práctica de actividades de autocuidado y actividades de formación continuada; participación en investigación; uso de rituales; programas de reducción de estrés para el equipo basados en *mindfulness*; intervención para el equipo basada en potenciar el sentido del trabajo; retiros especializados y talleres específicos de autocuidado.

PUNTOS CLAVE

- A lo largo de este capítulo, se han abordado diferentes materias relacionadas con el acompañamiento espiritual al final de la vida.
- Como punto central, se ha explicado el sufrimiento existencial, esa sensación de vacío, de profundo dolor, de sinsentido, que suele acompañar al paciente y sus cuidadores al final de la vida.
- Las personas creen no poder solventar esa amenaza que las destruye, pero sí se puede cambiar la visión, la perspectiva, y trascenderla. Y ahí se entra de lleno en la espiritualidad como salida al muro que el sufrimiento ha levantado en todas las áreas del ser humano, con nuestros conocimientos, las habilidades y las actitudes: hospitalidad, presencia y compasión. Con ellas se acompaña, se sostiene a esa persona en su viaje interior, con

conciencia de que es el cierre de su biografía. Para que sus recursos intrapersonales, interpersonales y transpersonales emerjan y puedan partir con amor, ternura, paz y coraje.
- Y por último, se ha tomado conciencia de que con este trabajo los profesionales se exponen, sufren, se frustran, y aparecen las vulnerabilidades, el agotamiento, la fatiga. Por lo cual se hace imprescindible aprender a cuidarse desde el autoconocimiento, con profundidad, con conciencia, entrando en la propia espiritualidad, y así, al igual que los pacientes, aceptar que estas vivencias transforman y permiten vivir el trabajo como una experiencia de crecimiento, nutriendo el interior y a la vez nutriendo a los pacientes y a sus familias.
- Es un proceso global.

BIBLIOGRAFÍA

Balfour M, Mount MD, Robin Cohen S. Conexiones sanadoras: desde el sufrimiento hacia un sentido de bienestar. Journal of Painand and Symptom Management. 2007;33:1-23.

Benito E, Arranz Castillo de Albornoz P, Cancio López H. Herramientas para el autocuidado del profesional que atiende a personas que sufren. FMC. 2011;18:59-65

Benito E, Barbero J, Dones M. El acompañamiento espiritual en cuidados paliativos. Psicooncología. 2016;13:367-84.

Benito E, Barbero J, Dones M. Espiritualidad en clínica. Una propuesta de evaluación y acompañamiento espiritual en cuidados paliativos. Monografías SECPAL. 2014;6.

Benito E, Maté Méndez J, Pascual López A. Estrategias para la detección, exploración y atención del sufrimiento en el paciente. FMC. 2011;18:392-400.

Benito E, Mindeguía MI. La presencia: el poder terapéutico de habitar el presente en la práctica clínica. Psicooncología. 2021;18:371-85.

Breitbart W. En: X Congreso Mundial de la Sociedad Internacional de Psicooncología (IPOS). Madrid: IPOS. 9-13 Jun 2008.

Brito G. El cultivo de la compasión para cultivar la mente. Sociedad Andaluza de Cuidados Paliativos (SACPA).

Cassel EJ. The nature of suffering and the goals of medicine. N Engl J Med. 1982;306:639-45.

Cuidados con compasión. [Internet]. Junta de Andalucía. Disponible en: cuidadoscompasion.es

Grupo Espiritualidad SECPAL (GES). Cuestionario GES: evaluación de recursos y facilitación de necesidades espirituales. Sociedad Española de Cuidados Paliativos; 2014.

Grupo Espiritualidad. [Internet]. En: Secpal.org. Sociedad Española de Cuidados Paliativos (SECPAL). Disponible en: https://www.secpal.org/grupo-espiritualidad/

Halifax J. A heuristic model of enactive compassion. Curr Opin Support Palliat Care. 2012;6:228-35.

Kearney M, Weininger R. El cuidado del alma. En: Puchalski C, Coob M, Rumbold B, eds. Oxford Textbook of Spirituality in Health care. Oxford; 2014.

Kearney MK, Weininger RB, Vachon ML, Harrison RL, Mount BM. Self-care of physicians caring for patients at the end of life: "Being connected... a key to my survival". JAMA. 2009;301:1155-64.

Maslach C, Leither MP. The truth about burnout. San Francisco: Jossey-Bass; 1997.

Nouwen HJM. El sanador herido. Colección Sauce. Madrid: PPC Editorial; 2000.

Payás A, Barbero J, Bayés R, Benito E, Giró RM, Maté J, et al. ¿Cómo perciben los profesionales de paliativos las necesidades espirituales del paciente al final de la vida? Med Paliat. 2008;15:225-37.

Ruiz Pau C, Jiménez E, Cabodevilla I, Giro R. Formación en acompañamiento espiritual. Algunas experiencias. Cap. 14. En: Benito E, Barbero J, Dones M. Espiritualidad en clínica. Una propuesta de evaluación y acompañamiento espiritual en cuidados paliativos. Monografías SECPAL. 2014;6.

Singh KD. The Grace in Dying: How We Are Transformed Spirituall. HaperOne; 2000.

Stamm BH. Measuring compassion satisfaction as well as fatigue: developmental history of the compassion satisfaction and fatigue test. Treating Compassion Fatigue. 2002:107-19.18.

Atención social en cuidados paliativos

49

F. Sierra García

OBJETIVOS

- Saber identificar cuándo un paciente o familia en cuidados paliativos puede precisar de intervención social.
- Reconocer la importancia y aportes que desde el trabajo social sanitario se hace en pro de una atención integral al paciente y su familia.
- Profundizar en la metodología, funciones, actividades y, en general, el *modus operandi* de los trabajadores sociales sanitarios en cuidados paliativos.
- Integrar la necesidad de contar con trabajadores sociales sanitarios de forma habitual en los equipos de atención paliativa.

TRABAJO SOCIAL SANITARIO: QUÉ ES, RECORRIDO HISTÓRICO Y MARCO LEGAL

Lo que hoy en día se entiende por salud y enfermedad difiere de lo informado en épocas anteriores. Son términos que han evolucionado a lo largo de la historia, influidos por el propio contexto.

En ese recorrido conceptual es destacable la impregnación de una visión integral, impulsada por la Organización Mundial de la Salud (OMS), que considera la salud como el bienestar físico, mental y social, obteniendo el estatus de «derecho humano». Esta misma entidad ha revisado y ampliado el concepto, realizando importantes declaraciones que llenan de contenido las aportaciones del trabajo social al campo de la salud, dando una especial relevancia a las acciones desde la atención primaria de salud. Dos ejemplos de ello son:

- La Conferencia Internacional de Atención Primaria de Alma ATA (1978): amplía esa mirada sobre el concepto de salud, haciendo referencia a «la posibilidad para cualquier persona de aprovechar y desarrollar todas sus capacidades en el orden intelectual, cultural». A partir de dicho encuentro, diferentes Estados integran esta nueva concepción de salud, reestructurando sus sistemas sanitarios y facilitando la incorporación de los trabajadores sociales.
- La Conferencia Internacional de Atención Primaria de Astaná (2018): recoge el compromiso de los gobiernos a responder eficazmente a las necesidades de salud de las personas en un contexto multidisciplinario.

En relación con el concepto de enfermedad, cabe mencionar que resulta algo difícil de detectar en sí, por lo que habría que fijarse en los síntomas que esta causa en la persona, para tratar de paliarlos y, en su caso, prevenirlos. Este proceso conlleva, de forma resumida, la descripción del problema existente, la elaboración del diagnóstico correspondiente y la prescripción de un tratamiento, que puede ser efectuado por la propia persona o bien precisar la asistencia de otra.

Ya en los orígenes del trabajo social sanitario (TSS), vinculaban la profesión a la medicina. Tal sería la importancia dada por los facultativos médicos, que fue uno de ellos, el Dr. Richard Cabot, el que impulsó institucionalmente en 1903 la figura del trabajador social en los hospitales.

Este médico, tras conocer el programa de visita domiciliaria impulsado en 1889 por el Dr. William Osler, del Hospital Johns Hopkins, en el que los estudiantes de medicina podían observar las condiciones sociales y personales de los pacientes visitándolos personalmente en su hogar, incorporó a su equipo del Hospital General de Massachussets de Boston a la trabajadora social Garnet Isabel Pelton. Más adelante, en 1906, fue sustituida por Ida M. Cannon. Ambas son figuras pioneras de la profesión.

Con respecto a la evolución histórica del colectivo en España, y atendiendo a lo expuesto por el Consejo General del Trabajo Social, en la década de 1950 aparecen los servicios de asistencia social en los hospitales. Acto seguido se crearon las asociaciones profesionales de asistentes sociales, origen de los colegios profesionales actuales. Ya el extinto Instituto Nacional de Previsión, en la circular 28/1977, definía cuáles eran las funciones de los trabajadores sociales en los hospitales.

Otro hito importante para el TSS fue la reforma psiquiátrica, que tuvo lugar en 1984, donde la atención a personas con enfermedades crónicas fuera del contexto institucional precisaba una intervención propiciada por equipos multidisciplinares y basada en técnicas nuevas. Así, los equipos de salud mental contaron con los trabajadores sociales, dados los beneficios obtenidos en pacientes y familias resultantes de la aplicación de los tratamientos sociales.

Respecto al marco legal aplicable y donde se pueden reconocer vínculos con la profesión, cabe destacar la Ley 14/1986 General de Sanidad (LGS) y la Ley 16/2003 de Cohesión y Calidad en el Sistema Nacional de Salud (LCC).

La LGS fue promovida por el entonces ministro de Sanidad y Consumo, Ernest Lluch. Es uno de los pilares del estado del bienestar en España, de ahí su carácter fundamental. Vino a hacer realidad una necesidad de la época en cuanto a organización: una única ley que sirviera de base y argumento legal para que las diferentes comunidades autónomas (CC. AA.) pudieran implementar/desarrollar en sus territorios, según sus competencias, diferentes normativas que favorecieran la cobertura en materia sanitaria a los ciudadanos. Reconoce el derecho a recibir prestaciones sanitarias a cualquier ciudadano o extranjero residente en España.

Para evitar la centralización de los poderes en las CC. AA., la organización quedó configurada de la siguiente manera: se dividió el territorio en áreas de salud, que atienden, entre otros, a criterios de proximidad de las poblaciones, y desde las cuales se garantizan los mismos servicios en todas ellas; y además, se garantiza la participación de las corporaciones locales, incorporando un representante en los principales órganos de las áreas de salud, para que participen en su control y gestión.

Recoge igualmente una serie de derechos, como a la información, la no discriminación, la confidencialidad, etc.; y también las obligaciones, como cumplir con las prescripciones, realizar un uso adecuado de los servicios/prestaciones, etcétera.

Pone sobre el papel los servicios y programas específicos, como: actuaciones propias del sistema de salud, atención a la salud laboral, intervención en la salud individual y colectiva y la atención a la salud mental.

Define las competencias en materia de salud del Estado, las CC. AA. (según establezcan sus estatutos de autonomía) y las corporaciones locales.

Se podrían destacar las siguientes cualidades que la definen:

- Propicia una atención sanitaria a toda la población y en condiciones de igualdad, como un derecho, cumpliendo así con la Constitución.
- Sienta las bases para una atención integral, que atienda a los ciudadanos para curar y rehabilitarlos, y también añada programas de promoción de la salud y prevención de la enfermedad.
- Coordina e integra en un único sistema todos los dispositivos públicos.
- Establece la financiación del propio sistema.
- Prevé métodos de control y evaluación de la calidad del sistema.
- Establece los cauces para la participación no solo de las administraciones, sino también de los ciudadanos.

> **!** La LCS vino a desarrollar y mejorar aspectos recogidos por la LGS: «establece acciones de coordinación y cooperación de las administraciones públicas sanitarias como medio para asegurar a los ciudadanos el derecho a la protección de la salud, con el objetivo común de garantizar la equidad, la calidad y la participación social».

Igualmente, en ella se detallan seis áreas o «ámbitos de colaboración» entre administraciones: prestaciones, farmacia, profesionales sanitarios, investigación, sistema de información sanitaria y calidad del sistema. También prevé órganos de participación, diseñados específicamente en las áreas donde se precisa esa colaboración entre Estado y CC. AA.

Tanto en la LGS como en la LCS se hacen referencias a aspectos claves para el TSS, como son la reinserción social del paciente (artículo [art.] 6 de la LGS), su inclusión dentro de la prestación en atención primaria, la necesaria coordinación entre los sistemas de salud y social en la atención sociosanitaria, o la importancia de valorar las necesidades sociales dentro del desarrollo de la cartera de servicios (art. 12, 14 y 20, respectivamente, de la LCS).

La definición más reciente de trabajo social es del año 2000, cuando la Federación Internacional de Trabajo Social (FITS), reunida en Montreal, acordó que: «La profesión del trabajo social promueve el cambio social, la solución de problemas en las relaciones humanas y el fortalecimiento y la liberación de las personas para incrementar el bienestar. Mediante la utilización de teorías sobre el comportamiento humano y los sistemas sociales, el trabajo social interviene en los puntos en los que las personas interactúan con su entorno. Los principios de los derechos humanos y la justicia social son fundamentales para el trabajo social».

> **!** Se entiende por TSS la actividad que se ocupa de los aspectos psicosociales del individuo, a través del estudio, diagnóstico y tratamiento de los factores sociales que concurren en el mantenimiento de la salud y en la aparición de la enfermedad de las personas, los grupos y las comunidades, colaborando en potenciar el carácter social de la medicina. Su trabajo se centra también en la prevención y el fomento de la salud a través de programas preventivos, aplicando la estrategia de detección de riesgo, identificando a las personas en riesgo social para cada programa.

Y es que resulta imposible aspirar a ser una persona/sociedad sana sin comprender la complejidad que caracteriza a cada sujeto que enferma. Y en ello juega un papel fundamental el TSS. Sus aportaciones han ido ligadas y evolucionando de la misma forma que el propio concepto de salud y enfermedad. Así, irían unidas a identificar e intervenir en cada caso concreto, con conocimiento previo de esas necesidades psicosociales que presente el individuo/familia, haciendo ver a los equipos multidisciplinares en los que desarrolla su labor la importancia de los mismos. Sin su aportación, el diagnóstico quedaría incompleto. Su función principal sería poner en marcha los mecanismos que inciden en aspectos sociales del individuo para devolver la salud.

Por otro lado, el TSS realiza aportaciones que van más allá de la asistencia a la persona, pues trabaja igualmente en los ámbitos de la prevención y la promoción de la salud, lo que incluye no solo al individuo, sino también a su familia y a la comunidad, es decir, a la población general.

Del mismo modo participa cada vez más en proyectos de investigación que fundamentan las intervenciones y crean una base de documentación teórica propia de la disciplina, y realiza publicaciones de estos trabajos que, aunque minoritarios, poco a poco se van abriendo paso.

En la **figura 49-1**, puede observarse la evolución de publicaciones en revistas científicas en la base de datos ProQuest, tras incluir como palabras clave «*heatlh social work*» (trabajo social de salud). Cabe mencionar que la última columna está actualizada a 8 de septiembre de 2022, por lo que, finalizado el año, se prevé un aumento en esas publicaciones.

EL SUJETO EN TRABAJO SOCIAL: IMPACTO DE LA ENFERMEDAD TERMINAL EN LA ESFERA SOCIAL DEL PACIENTE Y SU FAMILIA

La visión que se tiene sobre las personas objeto de intervención en trabajo social ha evolucionado al mismo tiempo que la profesión. En sus inicios, para el trabajo social tradicional el sujeto era alguien pasivo, un cliente, un usuario que precisaba una intervención de carácter individual para regresar a su medio social y salvar el problema por el que llegaba a consulta.

Más tarde pasó a ser un agente que, al tomar conciencia de su problema, identifica como necesaria su participación política para cambiar las injusticias producidas por la estructura social. Es decir, el sujeto de la profesión miraría hacia la intervención comunitaria.

Avanzando un paso más, se puede decir que actualmente se desarrolla una disciplina con mirada contemporánea, centrada en la construcción de sujetos que promueven cambios sociales. Desde aquí se trabaja en relación con la complejidad del ser humano, ya que se identifican al menos tres áreas que dan cuenta de esa complejidad:

- Se habla de sujetos sociales que se construyen y reconstruyen interactuando con otros.
- También de sujetos autónomos, en tanto en cuanto toman sus propias decisiones con cierta responsabilidad social.
- Y por último, de sujetos históricos, ya que al cambiar su propia realidad junto a otros, produce hitos históricos, y es a su vez resultado de los hitos históricos de sus antepasados.

Teniendo en cuenta todo ello, es posible asegurar que, cuando una enfermedad llega a la vida de una persona, no solo le afecta a ella, sino también a la relación con su familia, los amigos, los conocidos reales y, en un mundo altamente tecnologizado, virtuales.

Basta ver el seguimiento en redes sociales, como Twitter o Instagram, de pacientes que cuentan su día a día con una enfermedad, albergando multitud de respuestas en cada publicación, y que, al fallecer, son mencionados o reciben numerosas dedicatorias por parte de otros usuarios. Se verán afectadas las relaciones económicas, laborales, familiares, personales, etc., y hay que tenerlo en cuenta en pro de garantizar la calidad de vida de las personas que se atienden.

El contexto social en España es analizado por diferentes entidades de manera recurrente, como el Consejo General de Trabajo Social, Cáritas o el Observatorio de la Dependencia de la Asociación de Directoras y Gerentes de Servicios Sociales. Cada año, se pueden leer los informes que elaboran y que es importante conocer porque, con mucha probabilidad, se están atendiendo a las personas que ponen cara a las cifras que en ellos se contienen. Sirven de ejemplo los siguientes datos:

- El perfil principal de los usuarios de servicios sociales en España es: una mujer de edad adulta o anciana, sin estudios o con estudios elementales, de nacionalidad española y pensionista o desempleada. Otros perfiles emergentes significativos son: personas no binarias sexualmente, personas más jóvenes (infancia y adolescencia), personas ocupadas y con estudios de Bachiller o superiores.
- Crecen las situaciones de exclusión severa en el país (más de 1 millón de personas). El desempleo, la pobreza, los gastos excesivos de vivienda y las barreras económicas a los cuidados de salud son los problemas más frecuentes y afectan a entre un 13 y un 18 % de la población. La exclusión crece entre la población extranjera, los jóvenes, los hogares sustentados por mujeres y las familias numerosas y monoparentales. La enfermedad de coronavirus de 2019 sacude el mercado de trabajo y crecen los problemas relacionados con el empleo. Aumenta el porcentaje de población con problemas de exclusión social en la dimensión de la salud y crecen los problemas de aislamiento.
- El Sistema de Atención a la Dependencia de Andalucía se encuentra entre los tres valorados más positivamente de España. El pasado 21 de diciembre de 2021, la Agencia de Servicios Sociales y Dependencia de Andalucía aprobó un *protocolo de actuación para la tramitación preferente en las situaciones de urgencia social y de emergencia social en el ámbito de la dependencia*, que contempla el acceso de manera directa a diferentes colectivos, entre ellos las personas con enfermedad avanzada con pronóstico de vida limitado. A pesar de ello, siguen existiendo cuestiones mejorables. Por ejemplo, más de 36.000 andaluces murieron en 2021 sin haber recibido su prestación, a pesar de contar con una resolución positiva por parte de la Junta de Andalucía.

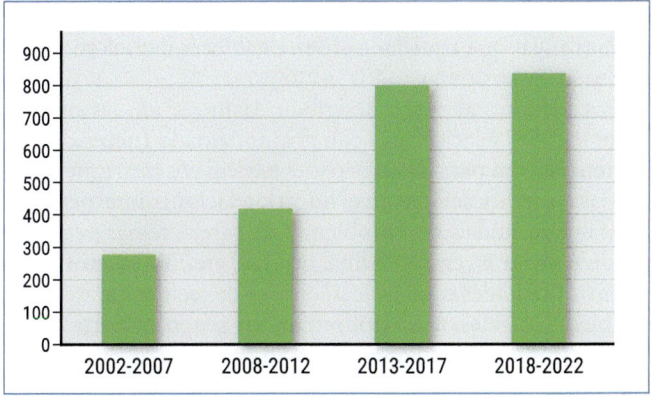

Figura 49-1. Artículos publicados y recogidos en ProQuest (búsqueda con palabras clave «*health social work*»).

Estas cuestiones del contexto se relacionan directamente con diferentes determinantes sociales, como la pobreza, el paro, la precariedad laboral, la calidad de la vivienda, el lugar de residencia, el grado educativo y el entorno relacional. Además, la debilidad del estado del bienestar existente en España y las fuertes desigualdades internas entre áreas geográficas y clases sociales agravan esta situación.

Se sabe que la salud no es la misma entre los diversos grupos sociales y que, de forma inequívoca, se constatan peores o mayores riesgos de salud en personas con desventaja social. Así, es entendible que los procesos de final de vida y muerte también serán distintos para todos ellos.

En el contexto de cuidados paliativos, es recurrente hablar del concepto *dolor total*, término acuñado por Cicely Saunders. Ella, tras sus análisis y gran experiencia de atención con cientos de pacientes, distinguió cuatro áreas diferenciadas, que en muchas ocasiones se entrelazan y desdibujan sus límites: dolor físico, psicológico, social y espiritual.

> **!** Está comprobado que existe una correlación entre la presencia de dolor y la existencia de vulnerabilidad social. Así, factores como vivir en un ambiente relacional conflictivo, la disminución de las relaciones sociales o la soledad (real o percibida) incrementan el riesgo de padecer el llamado *dolor social*.

Se entiende que el dolor social es una reacción emocional seguida de la percepción de que uno es excluido de relaciones sociales deseadas, o es rechazado por personas o grupos deseados (**Fig. 49-2**).

Las relaciones sociales pueden mejorar el afrontamiento del dolor directamente, a través de la provisión de apoyo social, e indirectamente, al promover otros factores que mejoran la resistencia al dolor a través de intercambios interpersonales agradables o positivos.

La calidad del apoyo social, en lugar de la cantidad de personas dentro de la red social de una persona, es probablemente un predictor más importante. De hecho, algunas personas con dolor pueden mostrar un descenso en su función física o psicológica si su red social brinda un apoyo excesivo, lo que puede comprometer el desarrollo de la autosuficiencia y el manejo efectivo del dolor.

Es igualmente significativo identificar formas de revertir las relaciones problemáticas de quienes padecen dolor con las personas de su entorno y sus seres queridos, e identificar formas en las que aquellas puedan establecer nuevas conexiones sociales positivas.

Por último, tal como describen Álamo *et al.,* las dificultades sociales relacionadas con el autocuidado (necesidad de asistencia física para las actividades básicas y/o instrumentales diarias o modificaciones en el hogar), relaciones interpersonales (falta de cuidadores, problemas de pareja, temas pendientes de resolver en casos de final de vida, etc.) y aspectos prácticos (dificultades económicas, escasez de recursos materiales, problemas legales, etc.) conforman un grupo importante de parámetros a tener en cuenta.

Prestar atención a todas las cuestiones anteriormente expuestas permitirá avanzar en el abordaje del dolor; de lo contrario, siendo ignorados o no tratados con la rigurosidad

que merece, perpetuará la presencia del círculo vicioso que conforman la exclusión social y el dolor físico.

EL TRABAJADOR SOCIAL EN EL EQUIPO DE CUIDADOS PALIATIVOS

El día a día de la labor de los trabajadores sociales sanitarios está inmerso en el trabajo interdisciplinario. Unos profesionales y otros abordan las necesidades de pacientes y familias desde su propio ángulo, pero con objetivos comunes consensuados con el paciente y la familia. Según Bermejo, Díaz-Albo y Sánchez, el principal objetivo del trabajo social en cuidados paliativos es «proporcionar un tratamiento especializado e interdisciplinar, tanto al enfermo como a la familia y al propio equipo».

A grandes rasgos, las funciones de los TSS se pueden enmarcar en seis grupos:

- *Asistenciales*: facilitan la atención directa a personas que, como consecuencia de su enfermedad, presentan una demanda de atención social o psicosocial.
- *Preventivas y de promoción*: ayudan a disminuir los riesgos de enfermar o las consecuencias que se pueden derivar de la enfermedad. También sirven para mejorar la salud y ejercer un mayor control sobre la misma.

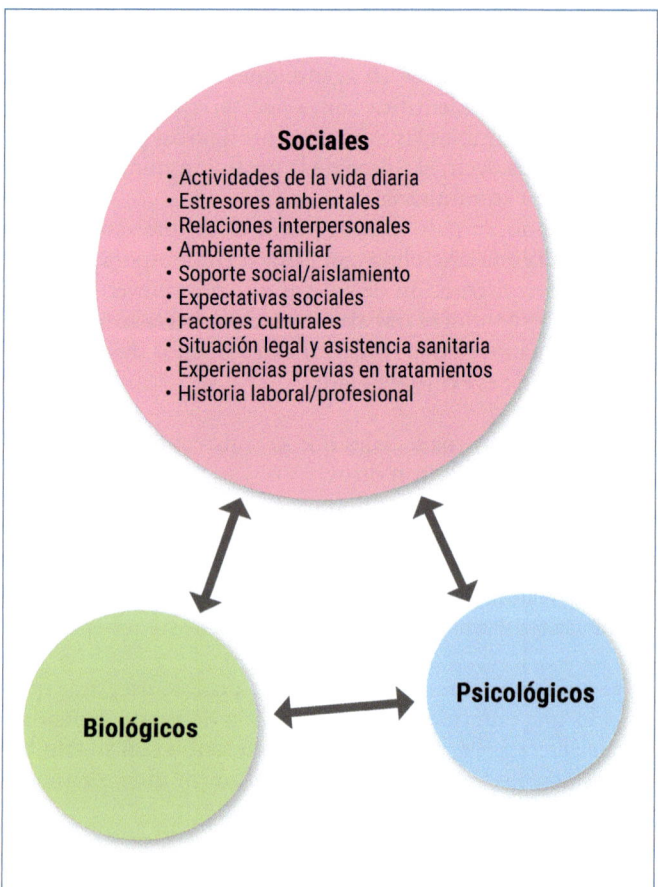

Figura 49-2. Aspectos sociales en procesos de salud-enfermedad dentro del modelo de atención biopsicosocial. Adaptada de: Gatchel RJ. Comorbidity of Chronic Mental and Physical Health Conditions: The Biopsychosocial Perspective. American Psychol. 2004;59:792-805.

- *Educativas y de trabajo comunitario*: dirigidas a potenciar la participación y capacitación individual y de la comunidad para la autorresponsabilidad y el autocuidado, mediante la educación para la salud.
- *Investigadoras*: orientadas a explorar las causas o factores sociales que tienen mayor relación en el proceso de salud-enfermedad, así como aquellas intervenciones sociales más eficaces en los diferentes procesos.
- *De coordinación*: el trabajador social es el enlace entre el equipo y la comunidad. Es importante para optimizar los recursos y desarrollar actuaciones de coordinación intrainstitucional e interinstitucional, especialmente frente a situaciones o problemáticas sociosanitarias.

- *Formativas*: participar en las unidades docentes aportando los aspectos sociales y psicosociales y de participación comunitaria (**Tabla 49-1**).

La actuación desde el área de TSS está justificada en relación con todo un conjunto de procedimientos, procesos y protocolos, que se basan en la práctica y el estudio científico de las necesidades y su abordaje de manera eficaz y eficiente. Esto permite evaluar las acciones puestas en marcha, reorientarlas, en su caso, y dar pie a nuevas investigaciones.

El horizonte es la mejora continua de la atención a pacientes y familias, optimizando los recursos existentes. Si se atienden las cuestiones que preocupan a las familias y se es capaz de

Tabla 49-1. Funciones de los trabajadores sociales sanitarios y actividades asociadas

Funciones del trabajador social sanitario	Actividades
Asistenciales	• Estudio global de las situaciones-problemas para llegar a la identificación de las dificultades, factores causales limitantes o facilitadores en el contexto del paciente • Aportación de las valoraciones sociales al diagnóstico general • Establecimiento de un tratamiento social continuado integrado en el plan global de intervención del equipo • Orientación, apoyo y asesoramiento a familias, individuos y grupos • Informar al usuario de los derechos y deberes respecto a su salud • Informar sobre prestaciones, acceso y utilización de los recursos sanitarios y sociales existentes • Valoración y captación de situaciones y grupos de riesgo en colaboración con el resto de profesionales, analizando los factores sociales que inciden en el proceso de salud • Potenciación de los recursos personales de las personas y sus familias, fomentando la autorresponsabilidad en la resolución de su problemática
Preventivas y de promoción	• Conocimiento y análisis de los factores sociales de riesgo • Intervenciones por programas de salud junto con el resto de los miembros de los equipos, aportando contenidos psicosociales y aspectos metodológicos • Captación y atención a grupos de riesgo • Refuerzo de la acción comunitaria y de participación de la comunidad
Educativas y de trabajo comunitario	• Conocer los recursos asociativos de la zona/áreas y sus actividades • Captar y atender las demandas surgidas en los grupos, instituciones u organizaciones de la comunidad • Promover la organización de la comunidad para lograr su participación activa en las actividades del centro/institución • Movilizar los recursos personales e institucionales • Diseño, desarrollo y evaluación de actividades educativas con el resto de miembros de los equipos • Mantener contactos periódicos con colectivos y asociaciones • Participar en la captación y formación de los agentes de salud y voluntarios de la zona. Si se cuenta con voluntariado propio de la entidad, es habitual que se encargue de su gestión (coordinación del grupo de voluntariado, formación, seguimiento de su actividad, gestiones administrativas, etcétera) • Contacto y coordinación con instituciones de la comunidad: educación, servicios sociales, asociaciones, etcétera
Investigadoras	• Participar en la elaboración del diagnóstico de salud (condiciones sociosanitarias, medioambientales y culturales) • Evaluación de la actividad profesional • Investigación social • Participar en investigaciones interdisciplinares
De coordinación	• Información a los equipos sobre recursos sanitarios y sociales • Establecimiento de canales de interconsulta permanente con los equipos • Participación en reuniones periódicas de evaluación y coordinación en los equipos • Establecimiento de reuniones y/o contactos de coordinación con los trabajadores sociales sobre los recursos sociosanitarios existentes en las zonas/áreas para derivación y seguimiento de los casos
Formativas	• Participación en formación continuada • Colaboración en la formación de pregrado y posgrado de los diferentes profesionales de los equipos

acompañarlas y apoyarlas, en un amplio sentido de la palabra, se sentirán preparadas para afrontar hasta los últimos días el final de vida de los pacientes, proceso que en la sociedad adquiere unas connotaciones para las que habitualmente no está preparada.

El TSS, pieza clave en el abordaje integral de estos pacientes y familias, es la figura principal en la gestión del caso. Este modelo de intervención sitúa a la persona en el centro, prestando atención al entorno en el que vive, potenciando su autonomía personal y su participación social, y promueve, en función de las necesidades que presente, el acceso a recursos de manera coordinada, y no aislada.

> ! Gracias al trabajo de Agulló *et al.*, se sabe que la inclusión del TSS en planes de intervención que contemplen la coordinación intraniveles e interniveles favorece el abordaje integral del paciente, siendo efectivo para ello crear instrumentos que afiancen una participación real de los TSS.

Asimismo, servirán *a posteriori* como base de recopilación de evidencia científica para otros proyectos o actividades.

Además, entre las funciones del TSS se encuentran: proporcionar orientación, apoyo psicosocial y asesoramiento a la persona enferma, a la familia y a la comunidad. En concreto, tal como identifican Moro y Lerena, se recogen a continuación las funciones del TSS en el ámbito de los cuidados paliativos:

- Valorar el riesgo psicosociofamiliar, teniendo en cuenta la capacidad de resiliencia del paciente y la familia para determinar la intervención. Esta se realizaría mediante la observación y la obtención de datos sobre la situación del enfermo, la familia y la red de apoyo.
- Asesorar y gestionar los recursos básicos disponibles (por ejemplo: ayudas económicas, ayuda a domicilio, teleasistencia, centros de día, de noche, residencias, programas de acompañamiento, de respiro familiar, aplicación de la Ley de dependencia, etcétera).
- Mediar entre la familia, el paciente, el equipo terapéutico y la institución, buscando las soluciones más apropiadas, estableciendo una relación de ayuda honesta con el objetivo de restablecer la comunicación y conseguir atender las necesidades de las partes implicadas.
- Apoyar, acompañar y comprender la situación de sufrimiento ante esta situación límite, incrementando la dimensión ética y los valores humanos.
- Orientar al enfermo y la familia sobre los recursos sociosanitarios y la gestión más adecuados en cada momento del proceso de la enfermedad.
- Coordinar el trabajo con otros servicios sociosanitarios y optimizar el uso de los recursos disponibles. Son procedimientos de actuación común (compartir guías y protocolos de actuación).
- Enseñar a voluntarios y auxiliares para favorecer la calidad de vida del enfermo terminal y su familia.
- Realizar buenas prácticas en el ámbito sociosanitario desde el enfoque multidisciplinar.

- Evaluar el proceso de cambio del paciente terminal en el transcurso de la enfermedad, mediante el seguimiento de los casos.

La intervención del TSS sigue una metodología propia de la disciplina y contempla varias fases. La primera es la relacionada con la valoración social. Partiendo de la idea del TSS en entidades/instituciones sanitarias con profesionales suficientes que permitan su capacidad proactiva, las diferentes fases durante la intervención contemplan habitualmente la realización de varios *screenings* (criterios).

Primero, los TSS buscan incorporar de manera sistemática a los pacientes y familiares en cuidados paliativos que puedan precisar su intervención. Para ello, pueden realizar actividades como la consulta de los datos de nuevos ingresos en las unidades de paliativos, y en su caso, la lectura de sus historias clínicas, así como la participación activa en reuniones interdisciplinares, donde sus compañeros puedan derivarles a alguna persona, o bien que los propios TSS, ante la exposición del caso, propongan su intervención para valorar el riesgo social.

A posteriori, realizan un segundo *screening*, en el que se establece un primer contacto con el paciente/familia, bien por teléfono o de manera presencial. Se consultan, en su caso, los informes sociales de TSS con los que anteriormente hayan tenido contacto, para conocer las intervenciones realizadas y el estado de estas, especialmente las relacionadas con la problemática psicosocial.

A continuación se inician las entrevistas a los pacientes/familiares, enfocadas a conocer su realidad, de una manera flexible y adaptándose a las circunstancias y planteamientos que realicen.

A lo largo de todo este proceso de conocer, observar y comprobar los aspectos de la unidad familiar, surgirán las fortalezas de las personas que la componen, los factores de riesgo que la propia enfermedad acarrea, así como los factores protectores y los elementos de complejidad o factores de vulnerabilidad.

Con toda esa información, el TSS realiza un diagnóstico social sanitario de la unidad familiar y, tras su elaboración, se procede a describir un plan de intervención personalizado para cada una de ellas. Se trata de que el plan esté orientado a salvar cuestiones problemáticas observadas en la fase diagnóstica. Es imprescindible que sea un plan consensuado con el paciente y la familia. También se les hará partícipes y conocedores de los procesos que se seguirán para prestar los servicios correspondientes.

Todas estas cuestiones son las que el TSS aporta al equipo, que vienen a sumar al diagnóstico general del paciente/familia, y que suponen una atención de mirada amplia y una gestión compartida del caso que se trate, donde la información y la transparencia fluyen entre todos los intervinientes, ya sean parte del equipo o los propios pacientes y familiares que atienden (**Fig. 49-3**).

Los procesos habituales para la intervención de los TSS con pacientes y familias en cuidados paliativos que presentan problemas psicosociales suelen ser:

- Apoyo psicosocial para la aceptación de la fase final de vida del paciente y su necesidad de recibir cuidados paliativos.
- Apoyo psicosocial para facilitar la despedida y el cierre vital.

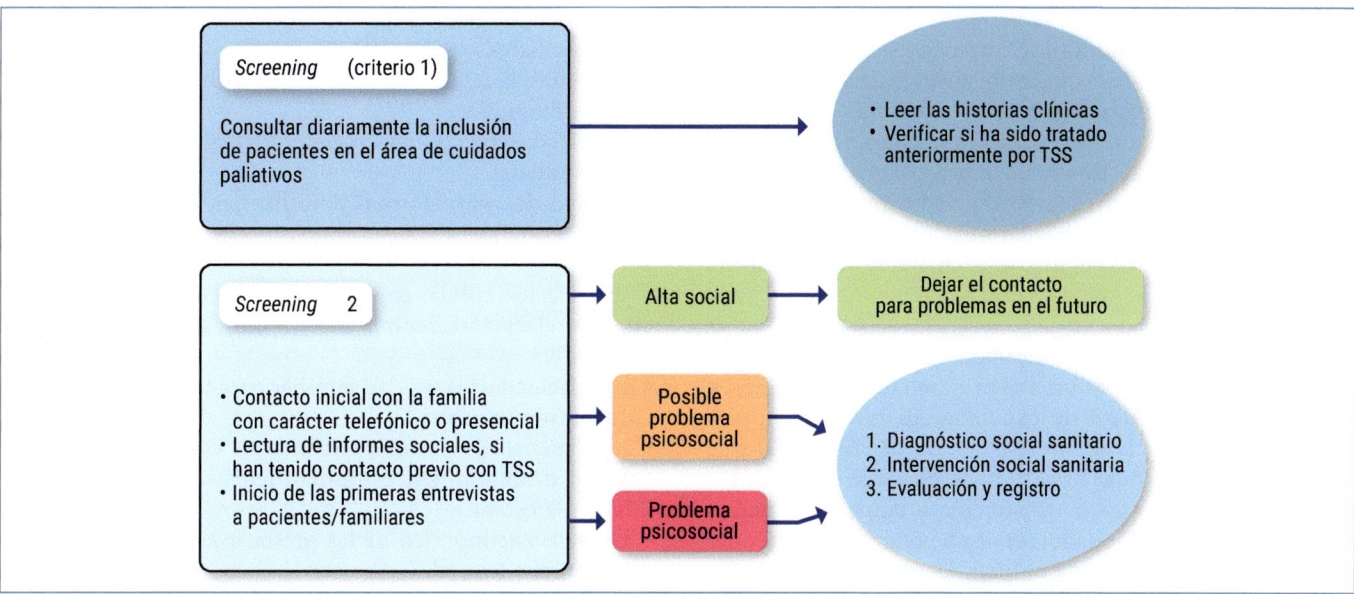

Figura 49-3. Fases de intervención en trabajo social sanitario. TSS: trabajador social sanitario.

- Orientación y apoyo psicosocial para la reestructuración familiar y la conciliación de roles.
- Orientación psicosocial familiar para el control del estrés, la ansiedad y la sobrecarga por los cuidados.
- Apoyo psicosocial para prevenir la claudicación familiar.
- Orientación y acompañamiento psicosocial en el acercamiento a diferentes recursos existentes en la comunidad.
- Apoyo en las gestiones prácticas relacionadas con el acceso de recursos/servicios.

Estos procesos tienen lugar durante las intervenciones practicadas, y en ellas se hace uso de diferentes técnicas que permiten afinar y alcanzar el objetivo que en ese momento se tiene.

Es interesante señalar que las técnicas no son inherentes a una única profesión, aunque su uso sí que está condicionado a la formación que se tenga en ellas (**Tabla 49-2**).

RECURSOS SOCIALES EN LA ATENCIÓN PALIATIVA

El devenir de una enfermedad que culmina en un proceso de final de vida afecta según su presentación al paciente/familia, que puede contar, o no, con una serie de capacidades que le permitan adaptarse. A veces se muestran de manera abrupta,

otras, como en el caso de una demencia, de manera lenta y progresiva.

Los recursos externos al paciente/familia existentes no siempre están en consonancia con sus necesidades, ajustados en tiempo y forma. A continuación, se señalan algunas variables que influyen en el grado y la capacidad de respuesta del paciente/familia durante el proceso:

- *La información en relación con la enfermedad* (diagnóstico, carácter de los tratamientos, pronóstico, etcétera):
  - Saber qué grado de información tiene el paciente y la familia puede ayudar a ir resolviendo las cuestiones que planteen y acogiendo sus preocupaciones. También favorece la prevención de situaciones no deseadas en relación con el cuidado, y la movilización de aquellos recursos personales, de su red familiar, social/comunitaria e institucional que precisen en el momento.
  - Facilitar los espacios y momentos de intercambio de información al paciente/familia por parte del equipo interviniente, tantas veces como sea necesario, ayudará a la integración de la misma, la toma de decisiones conjunta y la elaboración de un plan de cuidados consensuado.

Tabla 49-2. Procesos de trabajo social sanitario habituales en cuidados paliativos y técnicas empleadas

Procesos de trabajo social sanitario	Técnicas empleadas
• Apoyo psicosocial para la aceptación de la fase de final de la vida del paciente y su necesidad de recibir cuidados paliativos • Apoyo psicosocial para facilitar la despedida y el cierre vital • Orientación y apoyo psicosocial para la reestructuración familiar y la conciliación de roles • Orientación psicosocial familiar para el control del estrés, la ansiedad y la sobrecarga por los cuidados • Apoyo psicosocial para prevenir la sobrecarga y claudicación familiar • Orientación y acompañamiento psicosocial en el acercamiento a diferentes recursos existentes en la comunidad • Apoyo psicosocial en el proceso de duelo	Entrevistas Visitas domiciliarias Mediación Grupos de ayuda mutua Grupos socioeducativos Atención en crisis Apoyo comunitario Documentación y registro de información Escucha activa *Brainstorming* (tormenta de ideas) *Counselling* (asesoramiento)

- *Características y desarrollo de la enfermedad*:
  - La aparición de múltiples síntomas, así como la dependencia, son factores que influyen en el riesgo de claudicación familiar y la demanda de recursos sociosanitarios.
  - Otra cuestión a tener en cuenta es el pronóstico. Aunque no se puede aseverar que este patrón sea único, se sabe que, a menor tiempo de vida pronosticado, más compromiso adquiere la familia cuidadora, que espera poder cuidar hasta el final al paciente. Resulta también más difícil en estos casos que acepten e integren ayuda externa.
  - Para casos en que la enfermedad avanza lentamente, en los que se espera un mayor riesgo de claudicación y sobrecarga por parte de los cuidadores, la realidad muestra que es precisamente ese tiempo de cuidado el que alienta a continuar hasta el final. Hay que estar atentos a los sentimientos de frustración o culpa que puedan aparecer en los cuidadores por no poder o saber atender a su ser querido hasta el final. La claudicación puede irrumpir en el inicio, a lo largo de la enfermedad o al final de la misma. Así, cobra sentido que las personas cuidadoras asuman una visión más positiva del cuidado, el autocuidado, los recursos y la atención compartida.
- *Contexto sociofamiliar y red de recursos familiares, sociales y comunitarios*: la familia es, en la mayor parte de los casos, el sostén y pilar fundamental proveedor de cuidados del paciente. En el entorno familiar, existen factores que influyen en su capacidad de adaptación y respuesta, como:
  - Estructura, dinámica y características de sus relaciones.
  - Personas convivientes, tipo de vínculo y grado de parentesco de la persona enferma y el cuidador.
  - Perfil y limitaciones de atención de los cuidadores, la familia y el entorno.
  - Grado de adaptación y aceptación de la enfermedad y cambios causados en la familia.
  - Predisposición y capacidad real de provisión de cuidados familiares.
  - Habilidades de comunicación y consenso en el ámbito intrafamiliar.
  - Circunstancias socioeconómicas y laborales de la unidad familiar.
  - Red de apoyo formal y no formal, incluido el comunitario.

En relación con las condiciones socioeconómicas más frecuentes relacionadas con la enfermedad, se puede encontrar:

- Incapacidad de la unidad familiar para hacer frente a gastos con costes variables.
- Incremento de gastos relacionados con la enfermedad, como desplazamientos, alojamientos, adaptaciones del hogar, etcétera.
- Descenso económico de las prestaciones por incapacidad temporal y laboral.
- Dificultades en la conciliación laboral y familiar para el cuidado.
- Aumento progresivo de recursos externos.

Siendo consciente de que no todas las personas cuentan con las mismas fortalezas, habilidades y recursos para afrontar un proceso de final de vida, es interesante que al menos puedan contar con factores que faciliten su capacitación y adaptación, como el acceso a la formación o el seguimiento y el apoyo estrecho por parte de un equipo especializado.

Por último, cabe señalar que la falta de coordinación intrainstitucional e interinstitucional puede llevar a duplicidades en los servicios, el desconcierto del paciente/familia y un uso inadecuado de los recursos, que son limitados. La valoración y seguimiento estrecho por parte de los equipos favorecerá un uso apropiado de estos (**Tabla 49-3**).

Tabla 49-3. Programas y recursos existentes de los que se benefician pacientes y familiares	
Recursos sanitarios	• Atención primaria • Atención hospitalaria (equipos de soporte domiciliario, unidades de cuidados paliativos, atención urgente, etcétera)
Recursos y servicios sociales	• Ley 39/2006, de 14 de diciembre, de promoción de la autonomía personal y atención a las personas en situación de dependencia. Acceso a tramitación preferente con carácter urgente en Andalucía • Prestación económica de los cuidadores del entorno familiar • Pensiones contributivas y no contributivas de invalidez y jubilación • Teleasistencia • Servicio de atención domiciliaria (SAD) • Adaptaciones técnicas y ayudas ortoprotésicas • Programas y servicios de descanso familiar • Centros de día y residencias • Servicio de orientación jurídica. Documentos de voluntades anticipadas y otros documentos preventivos • Asociaciones de atención específica a las personas con enfermedades oncológicas y su familia • Voluntariado • Formación de personas enfermas y cuidadores
Equipos de atención psicosocial	Ponen en marcha el *Programa de atención integral a personas con enfermedades avanzadas*, impulsado por Fundación La Caixa. En cada territorio, estos equipos forman parte de entidades sin ánimo de lucro y están compuestos por médicos, psicólogos, enfermeros, trabajadores sociales, agentes pastorales y voluntarios Actualmente existen 45 equipos de atención psicosocial, presentes en todas las provincias de España

ESCALAS DE VALORACIÓN INDIRECTA

Tal y como Mary Richmond recogía en relación con el diagnóstico social sanitario, del mismo modo que el médico necesita entender la naturaleza del desorden orgánico que trata para poder aliviarlo, el TSS necesita el diagnóstico social para entender la naturaleza del desorden social que está tratando y saber cómo aliviarlo.

Para ello, utilizan diferentes instrumentos que, a continuación, se distinguen según el objeto de la valoración. Se deja a criterio profesional cuándo emplear cada uno de ellos, teniendo en cuenta que los resultados obtenidos no constituyen de ninguna de las maneras el diagnóstico social sanitario, y es necesaria una interpretación posterior.

Escalas de valoración familiar

Sirven para profundizar en la idiosincrasia y personalidad propia de cada familia. Son instrumentos que permiten conocer aspectos muy relevantes como:

- *Estructura y funcionamiento familiar*: genograma, jerarquías, si existe un cuidador principal, roles de cada integrante, su flexibilidad y recursos propios con los que cuentan.
- *Relaciones*: cómo es su vinculación, comunicación y actitudes con la persona enferma y entre ellos.
- *Emociones presentes*: cómo están afrontando ahora o han afrontado en el pasado otros sucesos similares, expectativas, miedos, manejo de esas emociones, si han pasado previamente algún duelo, etcétera.
- *Relación con el equipo interviniente*: cómo es la comunicación con los profesionales, el tipo de vínculo, qué necesidades han evidenciado los profesionales en la familia y el paciente.

Entre los instrumentos más conocidos está el *test de Apgar familiar*. Se trata de un cuestionario que permite, con tan solo cinco preguntas, obtener una evaluación de la función familiar o, al menos, del grado de satisfacción que percibe la persona enferma con respecto a la función familiar.

La *Escala de Sobrecarga del Cuidador de Zarit* es otro instrumento muy utilizado para prevenir el agotamiento y la claudicación de los principales cuidadores inmersos en situaciones estresantes por el cuidado que prestan. Es un cuestionario con 22 ítems, que se emplea para conocer la sobrecarga experimentada por estos.

La Escala de Evaluación de Cohesión y Adaptabilidad Familiar III (FACES III) se centra en dos dimensiones del modelo circumplejo de Olson:

- La cohesión, referida al grado de unión emocional percibido por cada miembro de la familia.
- La flexibilidad familiar, relacionada con el cambio en los roles, reglas y liderazgo que experimenta la familia.

Estas dos cuestiones dan idea del funcionamiento en el sistema familiar que se trate, que puede ser: extremo, de rango medio o equilibrado.

Es importante tener en cuenta aspectos relacionados con el género de cara al análisis familiar y la posterior intervención, pues existen en la bibliografía numerosos estudios que sugieren que las personas fundamentalmente más afectadas en diferentes planos por cuidar a las personas son mujeres.

De hecho, las trayectorias vitales (que incluyen vida, familia y desarrollo laboral) influyen de manera distinta en hombres y mujeres en relación con sus formas de vivir y enfermar. Diferentes investigaciones han constatado que las mujeres de familias cuidadoras son propensas a dedicar más horas y tareas de cuidado a personas dependientes que los hombres. Esta feminización de los cuidados podría explicarse por los roles de género que desde pequeñas son asignados a las mujeres.

Por último, hay que señalar que los estudios sobre los factores que influyen en la sobrecarga de las personas cuidadoras de dependientes concluyen que los roles de género determinan un mayor grado de sobrecarga en las mujeres, y que existen diferencias muy significativas en los aspectos relacionados con la experiencia de cuidar de hombres y mujeres.

Escalas de valoración social

El entorno social y familiar son aspectos fundamentales que hay que tener en cuenta a la hora de intervenir con el paciente. Tanto es así que, a mayor apoyo social, mayor capacidad demostrará la familia para resistir una crisis y equilibrar aquellos aspectos que se vean más afectados.

Por *apoyo social* se entiende todos aquellos elementos que favorecen el bienestar de la persona en su propio entorno. Se distinguen dos tipos:

- *Redes formales de apoyo*: las prestaciones económicas, asistenciales y sanitarias, determinantes en situaciones de riesgo (ancianos en riesgo, personas discapacitadas, etcétera).
- *Redes informales de apoyo*: en el sentido de relaciones interpersonales que emergen del contexto de forma natural (amistades, compañeros de trabajo, vecinos, etcétera).

Muchos de los instrumentos que se emplean para realizar una valoración social van de la mano del estudio familiar, por lo que se puede hablar a su vez de una valoración sociofamiliar. Algunos de los instrumentos más destacados son:

- La Escala del Calendario de Entrevistas de Apoyo Social de Arizona (ASSIS, *Arizona Social Support Interview Schedule*) es una entrevista en la que las preguntas planteadas tratan de identificar quiénes son los miembros que componen la red social, en función de la pertenencia a las siguientes dimensiones de apoyo: sentimientos personales, ayuda material, consejo, *feedback* o refuerzo positivo, acompañamiento o asistencia física y participación social.
- La Escala de Valoración Sociofamiliar de Gijón permite, mediante pocos ítems, detectar las situaciones de riesgo o aquellas que presentan alguna problemática social, siendo especialmente útil como instrumento de medición de la situación social. Contempla cinco áreas de valoración: situación familiar, situación económica, vivienda, relaciones sociales y apoyo de las redes sociales.
- El Cuestionario de Apoyo Social Funcional Duke-UNK es una evaluación cuantitativa del apoyo social percibido en relación con dos aspectos: personas a las que se puede

comunicar sentimientos íntimos y personas que expresan sentimientos positivos de empatía.

- La escala TSO, diseñada para medir el grado de riesgo social en personas de 65 años o más que vivan en un entorno comunitario. Contempla cinco indicadores, correspondientes a las áreas de necesidades clave de las personas mayores: estructura y función familiar, contactos sociales, ayuda necesitada y recibida de la red de recursos formales y/o informales en las actividades de la vida diaria, ingresos económicos y vivienda.

Escalas de valoración de la complejidad social

En este apartado, se pretende acercar al lector a una definición de conceptos que conciernen a aspectos relacionados con rasgos sociofamiliares y que muestran la existencia de ciertas características que sugieren posibles dificultades en el transcurso de la enfermedad. Se trata de indicadores sociales relacionados exclusivamente con el paciente y su entorno familiar cuidador.

Glosario de indicadores

- *Actitudes pasivas o distantes*: falta de interés o implicación en los cuidados, depositando en el equipo asistencial la responsabilidad de los mismos. Esta actitud puede ser fruto del impacto, del sentimiento de incapacidad, etcétera.
- *Alta demanda o exigencia*: situación en la que la persona enferma o su familia reclaman un grado de atención por encima del que el equipo sanitario puede proporcionar.
- *Alteración o ausencia de roles de la persona enferma*: modificación o ausencia del cargo y cometido que la persona enferma desempeña en el seno de la familia.
- *Antecedentes psicopatológicos en personas enfermas o cuidadores*: detección de antecedentes de enfermedad mental en la persona enferma o en alguno de los miembros del entorno cuidador que requieren control o coordinación con el centro terapéutico que está atendiendo la patología.
- *Ausencia de apoyo en la gestión de los recursos*: dificultades para acceder a recursos que pueden contribuir a mejorar la calidad de vida de la persona enferma y su familia, por falta de conocimiento o capacidad para acceder a los mismos.
- *Ausencia de hábitos de autocuidado*: la persona enferma carece de hábitos de cuidado personal: higiene personal y farmacológica, alimentación, etcétera.
- *Ausencia de redes sociales o familiares que presten apoyo económico*: carencia de redes sociales o familiares que presten ayuda económica.
- *Ausencia de vivienda*: la persona enferma carece de vivienda y de recursos propios o redes sociofamiliares que posibiliten el acceso a la misma.
- *Carencia o ausencia de cuidadores*: persona enferma sin ningún familiar ni otras personas que atiendan o puedan atender la totalidad de los cuidados requeridos. No cuenta con ningún cuidador implicado en el cuidado.
- *Carencias en el sistema de comunicación con las redes sociales o con los servicios sanitarios y sociales*: inexistencia o escasez de sistemas de comunicación con el centro y con las redes de apoyo, por falta de disposición, de habilidades o de conocimientos en su manejo, o por no contar con los recursos económicos necesarios para su adquisición.
- *Cargas familiares*: existencia de otros miembros vulnerables en el seno de la familia que requieren atención.
- *Claudicación o riesgo de claudicación*: presencia de indicadores que expresan riesgo de déficit en los cuidados o riesgo de abandono del cuidado.
- *Cobertura de los cuidados precaria o insuficiente*: factores humanos, prácticos y relativos al tiempo insuficientes o deficitarios para poder hacerse cargo de las atenciones y los cuidados que requiere la persona enferma u otros miembros dentro del seno familiar. Las causas pueden ser muy variadas: compromisos laborales, poca cercanía geográfica con el entorno cuidador, situación de itinerancia, etcétera.
- *Conducta inapropiada*: actitud del cuidador o cuidadores que refleja una inadaptación a las circunstancias del momento, contrariando el proceso de atención: sobreprotección, hostilidad, actitudes reivindicativas hacia el equipo asistencial, etcétera.
- *Conflicto de culturas*: fundamentos o valores propios, o del entorno cultural, dotados de significado para la persona enferma y sus familiares y que pueden entrar en contradicción con la propuesta terapéutica del equipo asistencial o con el propio entorno familiar.
- *Conflicto de intereses*: existencia de desavenencias entre la persona enferma y la persona o personas que la cuidan, o en el seno del entorno cuidador, que conducen a una involución del proceso de atención.
- *Conflictos de relación con los familiares o el entorno*: presencia o existencia de controversias o barreras en la relación familiar, o en el entorno cercano, que dificultan la posibilidad de contar con una red de apoyo social y familiar estable.
- *Conflictos no resueltos*: inquietud familiar por la presencia de conflictos latentes acompañados de sentimientos de impotencia en cuanto a su resolución.
- *Deficiencias en la relación o coordinación con el equipo asistencial*: escasa o insuficiente disposición, cooperación o participación en la toma de decisiones, lo que dificulta la planificación del proceso debido al déficit de cooperación e implicación en la atención.
- *Déficit en las condiciones de habitabilidad y salubridad*: la vivienda de la persona enferma no cuenta con los equipamientos básicos y de seguridad para su habitabilidad. Ausencia de salubridad de la vivienda y falta de recursos económicos para realizar las mejoras necesarias al respecto. Falta de redes de apoyo que contribuyan a mejorar el estado de la vivienda.
- *Dependencia funcional*: indica que la persona requiere atención total o parcial para las actividades de la vida diaria.
- *Desplazamiento debido a la enfermedad*: enfermo y cuidador o cuidadores que, debido a la atención o tratamiento requeridos, se encuentran lejos de su domicilio habitual.
- *Dificultades en el proceso de información o comunicación*: presencia de deficiencias en la comunicación con la persona enferma o entre los propios miembros de la familia,

que pueden estar provocadas por el propio impacto, el miedo a no encontrar las palabras más adecuadas, el temor a perjudicar o a herir sentimientos, etc. Estas dificultades pueden manifestarse en forma de bloqueo, minimización, falsedad, evasión, etc., y pueden ser motivo de conflicto en la organización y reparto de tareas en los cuidados. También pueden desencadenar sentimientos de frustración, soledad, exclusión, etc., tanto en la persona enferma como en los miembros implicados en la atención o los cuidados.

- *Dificultades para el desplazamiento al centro o centros de salud*: no contar con los recursos económicos necesarios para acceder al servicio de transporte público.
- *Distancia con respecto al centro sanitario*: la distancia al centro sanitario supone una dificultad de acceso para la persona enferma cuando esta no cuenta con vehículo propio ni con un adecuado servicio de transporte público.
- *Duelos no resueltos*: experiencias acerca de pérdidas o procesos de duelo en la persona enferma o la familia que están dificultando la adaptación al proceso y la capacidad de los cuidados.
- *Existencia de barreras arquitectónicas*: el espacio urbano, el edificio, la vivienda o una parte de la misma presentan obstáculos físicos que impiden o dificultan la accesibilidad y el desplazamiento.
- *Experiencias previas determinantes*: existencia de experiencias conflictivas o traumáticas previas o actuales en el entorno familiar que condicionan su organización o capacidad cuidadora.
- *Expresión de expectativas desajustadas*: manifestación, por parte de los cuidadores, de expectativas que no coinciden con el proceso diagnóstico o pronóstico descrito en el curso clínico de la persona enferma, y que pueden dificultar la organización de los cuidados.
- *Falta de autonomía o capacidad para poder tramitar recursos sociales de la Administración Pública*: situación de imposibilidad para la realización de trámites de solicitud de recursos.
- *Falta de recursos económicos para acceder a una vivienda adaptada*: imposibilidad financiera, de recursos de la Administración y de las redes sociofamiliares para facilitar el acceso a una vivienda adaptada.
- *Falta de recursos económicos para adaptar la vivienda*: insuficiencia económica para poder llevar a cabo las adaptaciones necesarias en el hogar donde vive la persona enferma.
- *Inadecuación de la diligencia en los cuidados*: estilo inapropiado, poco adecuado o contraproducente, en la forma de prestar los cuidados dirigidos a la persona enferma o a otros miembros del entorno familiar.
- *Inmigración*: problemas agravados por cuestiones relacionadas con temas de inmigración.
- *Inquietud e incertidumbre*: situación de alerta e inseguridad ante el riesgo de no poder alcanzar los propios intereses o aspiraciones familiares deseados o esperados, y por la necesidad de resolver temas pendientes.
- *Insuficiencia económica*: no contar con un nivel de ingresos suficiente como para dar respuesta a las necesidades básicas y las emergentes a raíz del proceso de la enfermedad.
- *Limitaciones tangibles del cuidador o cuidadores*: presencia de limitaciones moderadas o agudas, tanto físicas (problemas de salud, osteoarticulares, de dolor mecánico, etc.) como psíquicas (fobias, miedos, ansiedad, tristeza, depresión, angustia, rabia, ira, apatía, llanto, etc.) o emocionales (sentimiento de impotencia, frustración, desorientación, etc.), que limitan la capacidad de cuidado del entorno de la persona enferma.
- *Malestar emocional*: experiencia emocional multifactorial de naturaleza psicológica (cognitiva, conductual, emocional), social y espiritual, que puede interferir en la capacidad de afrontar adecuadamente la enfermedad, sus síntomas y su tratamiento.
- *Precariedad social*: conocimiento de la insuficiencia de la cobertura de las necesidades básicas en el entorno sociofamiliar.
- *Reducción del poder adquisitivo*: disminución en los ingresos causada por factores como el fin del cobro de una prestación, cambios en el ámbito laboral, etcétera.
- *Riesgo de ausencia de vivienda*: situación en la que la persona que está enferma puede sufrir riesgo de desahucio o recibir daño o perjuicio debido a factores económicos, laborales, de salubridad o barreras arquitectónicas.
- *Seguimiento por los servicios sociales en la actualidad o con anterioridad*: existencia de situaciones previas que han requerido la atención de los servicios sociales.
- *Sentimiento de amenaza*: sensación de presagio individual o colectivo sobre la existencia de un mal o un peligro que pueda causar daños físicos o psíquicos.
- *Situación de impacto familiar*: vivencia de un alto grado de intranquilidad, inquietud o temor causado por el proceso de información o comunicación del diagnóstico o por la evolución de la enfermedad. Percepción de falta de control, impresión, emoción, incertidumbre o turbación de uno o más miembros de la familia.
- *Situación estresante*: presencia de elementos o factores generadores de estrés en la persona enferma o en su cuidador o cuidadores (dentro de la individualización de cada situación).
- *Situación laboral que interfiere en la evolución de la enfermedad*: situación laboral de la persona enferma que puede ser motivo de dificultades en la atención o el tratamiento requeridos.
- *Soledad doméstica*: persona enferma que vive sola en su domicilio, situación que afecta a su percepción de falta de apoyo o cuidado.
- *Temores y miedos*: intranquilidad ante la posibilidad de que sucedan situaciones reales o imaginarias inesperadas.
- *Trastorno de conducta o comportamiento*: dificultades para adaptarse al proceso de desarrollo de la enfermedad que han desembocado en trastornos de la conducta de la persona enferma.
- *Trastornos de conducta premórbidos*: presencia de trastornos de conducta premórbidos en la persona enferma que dificultan la adaptación al proceso.

Estos indicadores no deben emplearse para etiquetar a las personas que se traten, sino que se han de usar con la idea de ampliar la mirada hacia cuestiones que a veces escapan al resto de profesionales intervinientes, para incidir especialmente en ellos cuando resulten un problema (**Tabla 49-4**).

Tabla 49-4. Instrumentos recomendados para valorar la complejidad familiar

- Cuestionario de Apoyo Social Funcional Duke-UNC
- Escala de Valoración Sociofamiliar de Gijón
- Escala de Valoración Sociofamiliar de Gijón en ancianos
- Cuestionario de Barber
- Inventario de Recursos Sociales en Ancianos
- Test de Apgar familiar de comunicación
- Escala de Evaluación de Cohesión y Adaptabilidad Familiar
- Prueba de Percepción del Funcionamiento Familiar (FF-SIL)
- Escala de Sobrecarga del Cuidador de Zarit
- Escala de Claudicación Familiar
- Escala de complejidad de la intervención social con adultos en contexto hospitalario (ECISACH)-BCN PSMAR

PUNTOS CLAVE

- El TSS es la actividad que se ocupa de los aspectos psicosociales del individuo, a través del estudio, diagnóstico y tratamiento de los factores sociales que concurren en el mantenimiento de la salud y en la aparición de la enfermedad de las personas, los grupos y las comunidades.
- El dolor social es una reacción emocional seguida de la percepción de que uno es excluido de relaciones sociales deseadas, o es rechazado por personas o grupos deseados.
- Las funciones de los TSS son de tipo asistencial, preventivas y de promoción, educativas y de trabajo comunitario, investigadoras, de coordinación y formativas.
- La inclusión del TSS en planes de intervención que contemplen la coordinación intraniveles e interniveles favorece

el abordaje integral del paciente, siendo efectivo para ello crear instrumentos que afiancen una participación real de los TSS.
- Algunas variables que influyen en el grado y capacidad de respuesta del paciente/familia durante el proceso de enfermedad y final de vida son: la información en relación con la enfermedad, las características y desarrollo de la enfermedad y el contexto sociofamiliar, y la red de recursos familiares, sociales y comunitarios.
- Es importante conocer instrumentos de valoración social, familiar, así como de complejidad social, que permitan identificar posibles cuestiones en las que los trabajadores sociales sanitarios son especialistas.

BIBLIOGRAFÍA

Agulló A, Alfaro R, Lopéz B, Rubio MD, Sahuquillo MC, Sempere A, et al. Trabajo social sanitario y gestión de casos. [Internet]. Documentos de Trabajo Social. 2012;51:268-84. Disponible en: https://dialnet.unirioja.es/servlet/articulo?codigo=4642313

Álamo de la Gala MC, Conteras Martínez J, De Madariaga Muñoz M, Gil Moncayo F, López Alarcón D, López Campos F, et al. Guía para el abordaje interdisciplinar del dolor oncológico. Sociedad Española de Cuidados Paliativos (SECPAL); 2017.

Allué Martínez X. Orígenes y necesidad del ser humano de cuidarse. En: Allué Martínez X, Colom Masfret D, Villalobos Hidalgo J, eds. Contexto histórico en el trabajo social sanitario. Barcelona: FUOC; 2017.

Bermejo JC, Díaz- Albo E, Sánchez E, eds. Manual básico para la atención integral en cuidados paliativos. Madrid: Cáritas; 2011.

Burgos Varo ML, Chico López A, García Roldán P, Gualda García R, Gutiérrez Nieto AM, Hervás de la Torre A, et al. Propuestas desde el Trabajo Social Sanitario: Aportaciones del trabajo social sanitario al Sistema Sanitario Público de Andalucía. Sevilla: Asociación Española de Trabajo Social y Salud; 2017.

Calasanti T, Bowen ME. Spousal caregiving and crossing gender boundaries: Maintaining gender identities. J Aging Stud. 2006;20:253-63.

Castrillo Alonso JL, Díez Sánchez TJ, Escaja Muga MA, García Vela JM, González Camino E, González Fernández R, et al. Documento de consenso sobre las funciones del profesional de trabajo social sanitario en el Sistema de Salud de Castilla y León. [Internet]. Junta de Castilla y León. Dirección General de Asistencia Sanitaria de la Gerencia Regional de Salud, 2013. pp. 24. [Citado 11 Dic 2018]. Disponible en: https://goo.gl/12F6i1

Claramonte Fuster MA, Nadal Miquel D, González Merino R, Pou Canales N, Rams López S. La intervenció social en la malaltia crònica infantil. [Internet]. Colegio de Trabajo Social de Cataluña; 2011. pp. 79 [Citado 11 Sep 2022]. Disponible en: https://exposiciollibres.tscat.cat/exposicio/intervencio-social-malaltia-cronica-infantil/

Colom Masfret D. De la ayuda filantrópica al enfermo y su familia a la ayuda del trabajo social sanitario. En: Allué Martínez X, Colom Masfret D, Villalobos Hidalgo J, eds. Contexto histórico en el trabajo social sanitario. Barcelona: FUOC; 2013.

Consejo General del Trabajo Social. IV Informe sobre los servicios sociales en España y la profesión del trabajo social. Consejo General del Trabajo Social; 2022.

Costa Requena G, Espinosa Val MC, Cristófol R, Cañete J. Demencia avanzada y cuidados paliativos: características sociodemográficas y clínicas. Med Paliat. 2012;19:53-7.

Fajardo Chica D. Sobre el concepto de dolor total. [Internet]. Rev Salud Pública. 2020;22:1-5. Disponible en: http://www.scielo.org.co/pdf/rsap/v22n3/0124-0064-rsap-22-03-e401.pdf

Fuentes Caballero MT. Los conflictos éticos en la práctica de los trabajadores sociales, una experiencia de sistematización. Servicios Sociales y Política Social. 2004;68:79-113.

Fundación FOESSA. Informe sobre exclusión y desarrollo social en Andalucía. Madrid: Cáritas; 2022.

Gatchel RJ. Comorbidity of Chronic Mental and Physical Health Conditions: The Biopsychosocial Perspective. American Psychol. 2004;59:792-805.

Generalitat Valenciana. Guía de intervención en Trabajo Social Sanitario. Generalitat. Conselleria de Sanitat; 2012.

Giménez Bertomeu VM, Guinovart Garriga C, Rovira Soler E, Viñas Segalés N. La Escala de Valoración Sociofamiliar TSO: Fundamentos descripción, validación e instrucciones de uso. Versión 1. Español. [Internet]. Cuadernos de Trabajo Social. 2020;35:111-2. Disponible en: https://doi.org/10.5209/cuts.75835

Jiménes S, Viola A. Cuarto informe. Estudios sobre la economía española. Observatorio de la Dependencia FEDEA; 2022.

MacDonald G, Leary RM. Why does social exclusion hurt? The relationship between social and physical pain. Psychol Bull. 2005;131:202-23.

Morin E. Introducción al pensamiento complejo. Gedisa; 2009.

Moro Yerpes MP, Lerena Tejón I. El trabajador social como agente de cambio en cuidados paliativos. [Internet]. Documentos de Trabajo Social. 2011;49:270-6. Disponible en partir de: https://dialnet.unirioja.es/servlet/articulo?codigo=4111523

Navaie-Waliser M, Spriggs A, Feldman PH. Informal caregiving: differential experiences by gender. Med Care. 2002;40:1249-59.

Novellas A, Munuera MP, Lluch J, Gómez-Batiste X, coords. Manual para la atención psicosocial y espiritual a personas con enfermedades avanzadas. Intervención Social. Obra social La Caixa; 2018.

Ramón Arbués E. Sobrecarga del cuidador principal del paciente dependiente. Estudio de las desigualdades de género. Cuidando la Salud. 2017;14:5-24.

Romero Rodríguez I. Trabajo social y medicina en Extremadura. Revista de Estudios Extremeños. [Internet]. 2003;59:343-67. Disponible en: https://dialnet.unirioja.es/servlet/articulo?codigo=665109

Sturgeon JA, Zautra AJ. Social pain and physical pain: shared paths to resilience. Pain Manag. 2016;6:63-74.

Vallejo Pareja MA. Perspectivas en el estudio y tratamiento psicológico del dolor crónico. Clínica y Salud. 2008;19:417-30.

Vanzini L. El trabajo social en el ámbito de los cuidados paliativos: una profundización sobre el rol profesional. [Internet]. Documentos de trabajo social. 2010;47:184-99. Disponible en: https://dialnet.unirioja.es/servlet/articulo?codigo=3655799

Villarejo Galendea A, Eimil Ortizb M, Llamas Velascoa S, Llanero Luque M, López de Silanes de Miguel C, Prieto Jurczynskad C. Informe de la Fundación del Cerebro. Impacto social de la enfermedad de Alzheimer y otras demencias. Neurología. 2021;36:39-49.

World Health Organization and the United Nations Children's Fundation. Declaración de Astaná. Conferencia Mundial sobre Atención Primaria de Salud. [Internet]. WHO; 2018. [Citado 20 Nov 2018]. Disponible en: https://www.who.int/docs/default-source/primary-health/declaration/gcphc-declaration-sp.pdf

Desgaste profesional y autocuidado

50

M. Parejo Espinar

OBJETIVOS

- Profundizar en el interés por las emociones, que ha ido adquiriendo importancia a lo largo de los años, debido a que son las consecuencias más directas de las diferentes formas de actuar del ser humano.
- Analizar el estrés, que aumenta la vulnerabilidad a la hora de tener fatiga por compasión, pudiendo incluso padecer el síndrome conocido como *burnout* (o estar quemado), disminuyendo claramente el bienestar emocional y laboral.
- Desmitificar la muerte.
- Aprender a utilizar las herramientas para el autocuidado: autocompasión, *mindfulness* (atención plena).

INTRODUCCIÓN

En cuidados paliativos, hay que trabajar en los propios profesionales: la demanda del conocimiento, el autocuidado, la fortaleza emocional y psicológica, el compromiso y la resiliencia. Los cuidados formales de personas con necesidades paliativas también pueden desarrollar fatiga por compasión, debido a la naturaleza de su trabajo. Esta fatiga afecta a sus relaciones interpersonales y a la calidad del cuidado que brindan.

¿Quién puede estar preparado para asistir al momento íntimo de la muerte de un niño en su propia casa? ¿Y al adiós de una madre o un padre? ¿Y a lo últimos instantes de vida de una pareja? ¿Quién nos prepara para mirar de frente a la muerte? ¿Quién es capaz de hacer todo esto sin mirar hacia atrás y suspirar?

El personal que trabaja en los equipos de cuidados paliativos está a diario expuesto al sufrimiento humano. ¿Y quién nos prepara para esto? La exposición reiterada puede llevar a padecer una serie de síntomas que se entremezclan y a los que no se les puede poner nombre con claridad. Y el nombre no es tan importante, pero sí lo es el hecho de que, si no se identifica a tiempo, se pondrá en peligro la propia salud (tanto mental como física) y también la calidad con la que se atiende a los pacientes. El estrés traumático secundario, el *burnout*, el trauma vicario y la fatiga por compasión son algunas de las consecuencias que se pueden tener como resultado de la relación de ayuda, de la empatía y del compromiso emocional. Todos estos términos realmente describen el estrés postraumático que sufren los profesionales expuestos a situaciones traumatizantes.

Los cuidados paliativos tienen como objetivo mejorar la calidad de vida de los pacientes con enfermedades crónicas y avanzadas y sus familias. Aunque cuidar a los demás puede ser gratificante, y esta satisfacción se relaciona con un mayor compromiso y resiliencia en el trabajo, los cuidadores formales de pacientes de cuidados paliativos pueden desarrollar fatiga por compasión, debido a la naturaleza de su trabajo. Esta fatiga afecta a los cuidadores, sus relaciones interpersonales y la calidad de la atención que brindan.

Los profesionales de cuidados paliativos se enfrentan a múltiples y cambiantes problemas que aparecen en la fase terminal de la vida que ocasiona un intenso sufrimiento a los pacientes y sus familiares, así como a los propios profesionales.

Desempeñan su labor en contextos de ayuda a personas que se enfrentan a situaciones vitales altamente emocionales y estresantes, con una gran demanda hacia los profesionales, tanto técnica como emocional.

Los cuidados paliativos son a la vez una filosofía y un sistema altamente organizado de cuidados, que va más allá del modelo tradicional de tratamiento de una enfermedad. Se basa en la afirmación de la vida, teniendo en cuenta la muerte como un proceso normal, en busca del control del dolor y de otros síntomas, la integración de los aspectos psicológicos y espirituales en la asistencia, la oferta de un sistema de apoyo para los pacientes, para vivir lo más activamente posible hasta la muerte, ofrecer un sistema de ayuda a la familia para afrontar la enfermedad y el duelo (Higginson y Davies, 2004; Pessini, 2006).

LA MUERTE, EL GRAN DESAFÍO

Uno de los desafíos a lo largo de los años ha sido romper con el tabú que se ha construido alrededor de la muerte y plantear el tema sin prejuicios (Alfonso *et al.,* 1982).

Las cuestiones relacionadas con la muerte y el morir han adquirido en las últimas décadas gran relevancia en las ciencias sociales y humanas (Tomer y Eliason, 2000). El desarrollo de la medicina ha permitido una profunda mejora en la salud humana, con directas implicaciones en la mejora de la calidad de vida de personas, cuyas consecuencias son la reducción de la mortalidad y el aumento de la esperanza de vida.

Como nacer y crecer, la muerte es parte del desarrollo de la vida humana, y se caracteriza como un hecho natural y esperado. En ocasiones, la muerte aparece de manera imprevista, pero en muchas otras las personas mueren después de un proceso de enfermedad crónica, en la que el tratamiento curativo deber ser complementario con el enfoque paliativo (Sansó, 2014).

Todavía, con la certeza de que la finitud llegará, la muerte molesta y pone retos a la omnipotencia humana, que puede contener varios significados de acuerdo con la formación estructural, la identidad cognitiva y religiosa de cada persona (Salomé, Cavali y Espósito, 2009). Cada cual la concibe y la afronta de forma individual, o en un contexto familiar, de acuerdo con las experiencias vividas previamente, con sus creencias religiosas, con la filosofía con que se ha regido su vida, con su origen étnico cultural y su personalidad particular (Grau y Chacón, 2002; Olivé, 1995).

Philippe Ariés (1977), en sus estudios sobre el hombre y la muerte, menciona que la muerte era un tema más frecuente en las charlas de la Edad Media y también estaba más presente, resultaba más familiar y menos oculta. En la época medieval, los hombres morían en las guerras o por enfermedades, conocían la trayectoria de su muerte y era esperada en el lecho de muerte, en una especie de ceremonia pública organizada por el propio moribundo. Había una actitud familiar y próxima con la muerte.

A partir del siglo xx, ha habido un profundo cambio en la manera de afrontar la muerte.

La muerte pasó a ser vista como un fracaso, impotencia o impericia, dejó de ser un fenómeno natural (Ariés, 1977; Cabral, 2001; Kovács, 1992).

Poner la atención en la muerte en el contexto sanitario ha repercutido profundamente en la manera en que la sociedad ve y se relaciona con las enfermedades, con las personas enfermas y los posibles resultados de este proceso. Si anteriormente había alguna autonomía de las familias en el tratamiento de los enfermos, sus dolores y posible muerte, a partir de la entrada de la medicalización en este escenario la relación de dependencia se estableció y está presente hasta la actualidad (Chagas y Abrahão, 2017).

La muerte acompaña al ser humano en su ciclo vital, dejando distintas marcas. Kovács (2005) señala que la preparación de las personas para este hecho es un desafío, aún más urgente para las personas que trabajan frecuentemente ante la muerte, como los profesionales sanitarios.

Los profesionales actuantes en servicios de cuidados paliativos a menudo se enfrentan con la muerte, atendiendo a pacientes moribundos y familiares en duelo. Además de paliativos, profesionales de oncología, cuidados intensivos, urgencia/emergencias y centros de cuidados a largo plazo para personas mayores también se enfrentan con esta realidad en sus cuidados.

Al cuidar a personas que están en un proceso de sufrimiento, dolor o en fase terminal, los profesionales son direccionados a admitir su propia finitud, la finitud de los que aman o de cualquier ser humano, prójimo o distante. Afrontan varios desafíos emocionales y existenciales, como sentirse abrumados por las emociones y el sufrimiento de los pacientes que atienden.

La muerte, al igual que el nacimiento, es un fenómeno natural, inherente a la condición humana: como refieren Gala et al. (2002): «es, de todas las certezas, la más absoluta», y a pesar de ello, es uno de los acontecimientos que mayor impacto emocional genera tanto en la población general como en los profesionales de la salud, quienes a diario deben enfrentarse a numerosas situaciones en las que la muerte puede ocurrir incluso de forma inesperada (Maza, Zavala y Merino, 2008). Y una de las situaciones que produce más angustia, desconcierto y evitación de la situación es la relación con el paciente moribundo (Alfonso, Martín y Buisan, 1982).

Filósofos como Epicuro, citado en Ramos (2017), referían que «el miedo a la muerte implica el no haber asumido que somos mortales». A partir de las primeras reflexiones de Heidegger, la psicología existencialista considera que «la muerte será lo único que podamos esperar con total certeza» (Ramos, 2017), y a pesar de ello, «la única forma de una vivencia auténtica es manteniendo una plena conciencia de muerte» (Grau et al., 2008).

De hecho, Yalom (1984), citado en Grau et al. (2008), decía que concienciarse de la idea de la muerte e involucrarla dentro del propio sentido de vida puede ayudar a fomentar el desarrollo personal y la madurez respecto a la muerte y lo que trae consigo (la pérdida, el duelo, la aceptación, la resiliencia, etc.). Al respecto, Fonnegra (1988) recuerda que «morir es saber perder».

En comparación con siglos atrás, en los que la muerte era vivenciada de forma más «doméstica» y natural, en la actualidad la muerte tiene un fuerte y sofisticado componente biotecnológico que alarga o acorta la vida de la persona, lo que ha hecho que el fin de vida sea más percibido como un mecanismo que debe estar bajo control, y no como algo natural, humano, y asimismo impredecible, sobre todo en el personal que trabaja en cuidados paliativos y/o con pacientes terminales (Acinas, 2012; Ramos, 2017).

La muerte no solo es un proceso biológico, sino también psicosocial y cultural, por lo tanto, a pesar de ser una experiencia universal, cada individuo la concibe subjetivamente, de acuerdo a su propio contexto social, a su historia de vida y a su propio sistema filosófico de creencias (Grau et al., 2008).

Socialmente, sobre todo en la cultura occidental, existe una negación social de la muerte que se traslada al ámbito médico, ya que la medicina tradicional se ha centrado básicamente en eliminar la enfermedad y todas las causas posibles de muerte, a partir de la idea de que esta es en teoría evitable, y que cuando se presenta, se vive como un fracaso profesional, y su carga y malestar, como un inicio psicopatológico.

A lo largo de la historia, el hospital se ha convertido en el espacio institucional principal de la cultura occidental, en el que se acoge el proceso de morir; sin embargo, paradójicamente, en la gran mayoría de las instituciones no existen sistemas de apoyo a los profesionales que enfrentan día a día la muerte.

Según Pincus (1989), «la educación para la muerte es la educación para la vida». Y es que, si no se aprende a enfrentar las pérdidas durante la vida, cualquier proceso de morir será más doloroso.

«Cuando uno aprende a morir, aprende a vivir».

Se supone que el profesional de la salud es el profesional más educado por, para y contra la muerte; sin embargo, ante la realidad laboral, lo anterior se transforma en una mera quimera reforzada por la academia (Grau *et al.,* 2008).

Por más profesional que se sea, generalmente nunca se está preparado para la muerte, y es importante humanizar y desmitificar el trabajo de los profesionales de la salud. Ayudar a los enfermos a morir en paz se reconoce como una tarea ante todo humana y digna de elogio, pero permanece como una labor médica de menor categoría que vencer la muerte.

En las profesiones en donde se presta un servicio de ayuda a terceras personas, se exige mayor exigencia respecto a uno mismo y, por lo tanto, representa una fuente de mayor vulnerabilidad al estrés.

El personal sanitario refiere, por ejemplo, que establecer una comunicación fluida con el paciente de cuidados paliativos y su familia es difícil, y lo anterior supone una puesta en marcha de estrategias que implican un coste psicológico extra que puede alterar su estabilidad emocional (Acinas, 2012).

Precisamente por esta razón, el servicio de enfermería, específicamente, es el más vulnerable a sufrir desgaste por empatía, ya que paradójicamente es la empatía una de las herramientas principales de trabajo del personal que trabaja con el sufrimiento humano, y a su vez, es precisamente esa capacidad empática un factor de vulnerabilidad en el que las demandas son un factor estresante y la angustia psicológica resultante es supuestamente alta.

Y es que en los hospitales, prevalecen una serie de características que hacen especialmente vulnerables a este tipo de profesionales para la aparición del estrés, que son:

- La continuidad: el personal de enfermería es el que más cerca y más continuamente está con el paciente.
- La contingencia o la necesidad de resolver problemas que surgen de forma imprevista (agravamiento o muerte de pacientes, accidentes, entre otros).
- La alta emotividad, ya que el personal de enfermería trabaja permanentemente frente al dolor y la muerte, lo cual crea un clima de gran estrés emocional.

Es por ello que la empatía por el paciente al que se le brinda apoyo puede traer tantos riesgos como beneficios, y en cuanto a estos últimos, desde un punto de vista positivo, este apoyo incondicional es una excelente oportunidad para sacar a relucir los propios recursos del profesional y, de dicha forma, la fatiga de compasión se puede transformar en satisfacción de compasión, que se define como la satisfacción de trabajar ayudando a los demás, percibiéndola como un desafío, y no como una amenaza (Acinas, 2012; García-Llana y Rodríguez-Rey, 2017; y Ledoux, 2015).

Sin embargo, no todos los profesionales son susceptibles de presentar síntomas de desgaste por empatía. También dependerá de diversas variables personales y contextuales y factores de riesgo, que según las publicaciones científicas y diversos estudios al respecto se resumen en: traumas no resueltos y/o un historial significativo de historias de traumas laborales; la naturaleza, la gravedad y el grado de exposición ante el evento traumático; la población a la que se atiende; el tipo de enfermedad y el tipo de relación con el paciente previo al trauma; el tipo de locus de control y la evaluación que se haga de la amenaza percibida; los rasgos particulares de personalidad, el funcionamiento psicológico previo y la capacidad de organización, estrategias de afrontamiento y de resiliencia; la experiencia laboral, otros factores ambientales (redes de apoyo social) y variables sociodemográficas (género, edad, estado civil, etnia y estatus educacional-socioeconómico) (Acinas, 2012; Beck, 2011; González, Sánchez y Peña, 2018; Hernández, 2017; Kelly, Runge y Spencer, 2015; Ziadni, Hoerger, Levine, Baron y Gerhart, 2017).

Como refieren García-Llana y Rodríguez-Rey (2017), la compasión se caracteriza por sentimientos de calidez, preocupación y cuidado por el otro, así como por una fuerte motivación de querer mejorar el bienestar de la otra persona, «organizar» la mente y hacer que esta funcione en una determinada dirección, que no debería de ser otra que la de procurar que los seres vivos estén libres de sufrimiento y de las causas de sufrimiento.

Una de las consecuencias de la compasión es su repercusión positiva en el estado de ánimo del profesional, generando alegría, satisfacción y bienestar. Aceptar incondicionalmente al paciente y sus momentos más «oscuros» (como el final de vida) puede ser un trabajo tremendamente gratificante, pero puede tener un coste emocional (García-Llana y Rodríguez-Rey, 2017).

Se produce entonces una paradoja en la atención sanitaria: el profesional de la salud sufre daño personal y daños en la eficacia profesional, en la misma medida que este sana a los pacientes (González, Sánchez y Peña, 2018; Montero, 2014).

El estar constantemente expuesto a la muerte, paradójicamente, puede favorecer en el profesional un mayor aprecio por la vida, por el auténtico sentido de esta y por sus relaciones con otras personas. De esta forma, el estrés traumático secundario puede transformarse en crecimiento postraumático (García-Llana y Rodríguez-Rey, 2017).

CALIDAD DE VIDA PROFESIONAL

Trabajar en el campo sanitario no siempre se presenta como una actividad agradable. Es un escenario profesional caracterizado por incertidumbre e inseguridades, tanto por las exigencias en la jornada laboral, como por la especificidad de las tareas y funciones desempeñadas (Batista y Bianchi, 2006). Las exigencias específicas de cada tipo de servicio, aliadas con las necesidades de afrontar de manera eficiente las necesidades de los pacientes, pueden influir en la calidad de vida profesional de los trabajadores y, consecuentemente, en la calidad de la asistencia prestada.

Cuando los profesionales que trabajan en el ámbito sanitario tienen una mala calidad de vida profesional, pueden presentar comportamientos inadecuados en el trabajo, disminución del compromiso con los pacientes, falta de interés y absentismo (Collins y Long, 2003; Poghosyan, Clark, Finlayson y Aiken, 2010). En contrapartida, una buena calidad de vida profesional se puede reflejar en un aumento de la satisfacción de los pacientes con el cuidado recibido (McHugh, Kutney-Lee, Cimiotti, Sloane y Aiken, 2011).

Duro (2013) comparte que hay dos perspectivas que sobresalen en la relación con la definición de calidad de vida profesional: como un conjunto de características objetivas del ambiente o situación de trabajo, y como un estado psicológico consecuencia del trabajo.

Fue la psicóloga americana Beth Hudmall Stamm quien conceptualizó como variable la calidad de vida. Actualmente ella ya está retirada y cedió los derechos de su escala a una organización no gubernamental que se ocupa de las víctimas de tortura. Es interesante este abordaje por sus contribuciones en las publicaciones científicas y por ser una de las principales referencias internacionales cuando se trata de las manifestaciones y consecuencias que sufren los profesionales sanitarios como respuesta a la condición de envolvimiento emocional y afectivo al sufrimiento de aquellos que prestan asistencia. Tales manifestaciones son referidas inicialmente por Stamm (2005) a través de los términos *satisfacción por compasión*, *fatiga por compasión* y *riesgo de burnout* (**Fig. 50-1A**).

Más adelante, la autora añade un cuarto término, el *trauma de estrés secundario* (Stamm, 2010), que forma parte, junto con el riesgo de *burnout*, de la denominada *fatiga de compasión*. Este término se encuentra en el polo opuesto de la satisfacción por compasión (**Fig. 50-1B**).

DIFERENCIAS Y SIMILITUDES CONCEPTUALES

Las investigaciones en el campo del desgaste por empatía y del estrés traumático secundario son escasas, y pocas se han centrado en el desarrollo de programas de prevención, ya sea primaria, secundaria o terciaria, desde una perspectiva ocasional y situacional (Acinas, 2012; Moreno-Jiménez *et al.*, 2004; Nolte *et al.*, 2017).

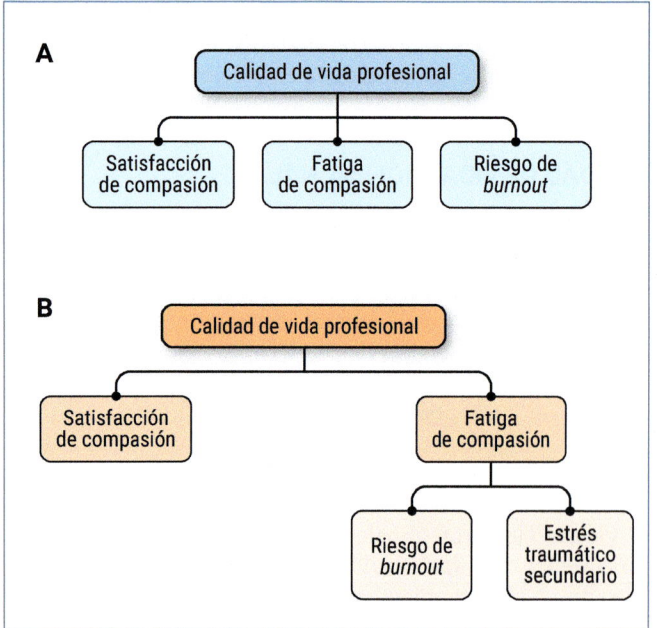

Figura 50-1. Calidad de vida. **A)** Calidad de vida profesional según Steamm (2005). **B)** Calidad de vida profesional según Steamm (2010).

Incluso algunos autores refieren que el desgaste por empatía no se puede prevenir, pero son conscientes de que puede y debe paliarse, incrementando la capacidad de reconocer y minimizar el impacto del desgaste con el fin de fomentar el autocuidado (Campos *et al.*, 2017).

Se podría decir que la investigación sobre el desgaste por empatía se ha visto obstaculizada por la falta de claridad conceptual (Ledoux, 2015; Sorenson *et al.*, 2016). El uso de terminología diferente a veces para referirse al mismo concepto contribuye a esa confusión. Los conceptos estrechamente relacionados, como el estrés traumático secundario, la traumatización vicaria y el *burnout* deben diferenciarse (Devilly, Wright y Varker, 2009).

Según Gentry y Baranowsky (1197) y Cocker y Joss (2016), el desgaste por empatía surge de la combinación sinérgica del estrés traumático, el estrés traumático secundario y el *burnout*, por eso, en algunos casos y en algunas situaciones laborales sanitarias, los conceptos pueden confundirse y los síntomas pueden solaparse, ya que se comparten varios síntomas del trauma en general.

El *burnout*, como se explicará más adelante, está más relacionado con el tedio crónico en el lugar de trabajo que con la exposición a los problemas de una persona. El estrés traumático secundario y la traumatización vicaria no están relacionados con las condiciones del lugar de trabajo ni con la exposición acumulativa a traumas a lo largo del tiempo, a diferencia del *burnout*. En comparación con el desgaste por empatía, los síntomas se dan solo por la exposición a un individuo traumatizado, y no por la exposición al propio evento traumático, y se caracteriza por la transformación del esquema cognitivo y, por lo tanto, de la experiencia interna del terapeuta, que se ve reflejada en conceptos como autoidentidad, espiritualidad y visión del mundo, en el caso de la traumatización vicaria, y por ser somáticos y emocionales, más del tipo trastorno de estrés postraumático, en el caso del estrés traumático secundario (Beck, 2011; Devilly *et al.*, 2009; Jenkins y Baird, 2002).

Sin embargo, en las publicaciones científicas es muy común encontrar que los términos de *estrés traumático* y *desgaste por empatía* se usan indistintamente (Beck, 2011).

El síndrome de *burnout* o síndrome de estar quemado por el trabajo es una patología derivada de la interacción del individuo con unas demandas psicosociales nocivas en el ámbito laboral. Maslach y Jackson, en 1986, lo definen como «un síndrome de cansancio emocional, despersonalización y reducida realización personal que puede aparecer en personas que trabajan con gente de alguna forma».

Dicho síndrome es reconocido mundialmente como uno de los grandes problemas psicosociales que afectan a la calidad de vida de los profesionales de diversas áreas. Y a su vez, genera una importante cuestión ocupacional y social cuando acomete a profesionales de la salud, visto que su surgimiento compromete la práctica profesional frente a la calidad de la asistencia prestada al usuario y la red de servicio asistida (Rosa y Carlotto, 2005).

Es un proceso (más que un estado), y por lo tanto es progresivo, gradual, y consiste en la acumulación y sobrecarga de contacto intenso con consultantes (pero lo que afecta es más la forma de organización laboral, más que los consultantes en sí, como la sobrecarga de trabajo, lo entornos de trabajo no favorables, las políticas y estructuras del sistema sanitario, la falta de apoyo, etc.), más que la exposición al trauma y el sufrimiento de un paciente específico (Beck, 2011; Cazabat, 2002; Figley, 1995; Jenkis y Baird, 2002; Moreno-Jiménez *et al.*, 2004). El proceso incluye (Acinas, 2012; Cazabat, 2002; Jenkins y Baird, 2002):

• Exposición gradual al desgaste laboral.
• Incapacidad de alcanzar logros.
• Mala prestación de servicios.
• Frustración e insatisfacción laboral.

El término funciona como una metáfora para explicar que se ha llegado al límite de esfuerzo, y que, debido a la falta de energía, no hay ni condiciones físicas ni mentales para trabajar. La persona se siente infeliz e insatisfecha con su desempeño laboral, pues sus recursos emocionales ya están consumidos, se considera incapaz de dar una respuesta psicológica adecuada (Rebelo, 2011).

Sus comportamientos, en el ambiente de trabajo, pasan por actitudes sarcásticas y de cinismo con las personas con las que se trabaja, hasta llegan a tratarlas como objetos impersonales (Maslach *et al.*, 2011).

Con respecto al síndrome de *burnout,* se han enumerado hasta 130 síntomas posibles (Sá, 2002), organizados en cinco grupos distintos:

• Síntomas afectivos (humor depresivo, ansiedad, irritabilidad, agotamiento emocional, etcétera).
• Síntomas cognitivos (fallos en la memoria, dificultad de concentración, disminución de autoestima, hostilidad, etcétera).
• Síntomas físicos (dolores de cabeza, desorden o perturbación de sueños, náuseas, dolores musculares, etcétera).
• Síntomas comportamentales (hiperactividad, abandono de actividades sociales, bajo grado del desempeño, impulsividad, etcétera).

• Síntomas motivacionales (desmoralización, pérdida de interés e iniciativa, aburrimiento, etcétera).

Las consecuencias del *burnout* no influyen solamente en el profesional sanitario que está quemado, sino que también presenta resultados negativos en su relación con sus pacientes y el espacio en el que trabaja (**Fig. 50-2**).

Tanto el *burnout* como la fatiga por compasión son síndromes derivados de la actividad de ayudar y proporcionar cuidado a aquellas personas que presentan una necesidad. Sin embargo, ambas presentan varias diferencias. El *burnout* resulta del estrés de las interacciones de profesionales sanitarios con su entorno. Por otro lado, la fatiga por compasión es consecuencia de la relación del profesional sanitario con el paciente.

El trabajo sanitario de las unidades de cuidados paliativos y oncología implica un cuidado complejo de pacientes y familias que puede favorecer la aparición de estrés y carga emocional. El estrés emocional puede deberse a la exposición repetida al dolor y al sufrimiento, al intento fallido de aliviar dicho sufrimiento, a las muertes frecuentes, a las preguntas existenciales de familias y pacientes, y al conflicto que puede surgir entre el paradigma de «curar» frente a «cuidar». Si este estrés continúa sin solventarse, los sanitarios pueden ser vulnerables a los efectos psicológicos de experimentar fatiga por compasión y *burnout.*

En el ámbito de la atención sanitaria, enfermeros, médicos, psicólogos, etc., establecen una relación clínica con el paciente y sus familiares en la cual se trata de responder ante una demanda de salud. Cuando el deseo de solventar esta respuesta es sobreexigido psicológicamente frente al sufrimiento y la expectativa del paciente, el profesional puede experimentar ansiedad, estrés y un progresivo desgaste.

El concepto de *fatiga por compasión,* también denominada desgaste por empatía o cansancio por empatía, se emplea por primera vez en 1971 para describir los efectos negativos en el personal de salud que está en contacto directo y que asiste a pacientes con historia de trauma. De acuerdo a la actualización más reciente, establecida en 2012, el desgaste

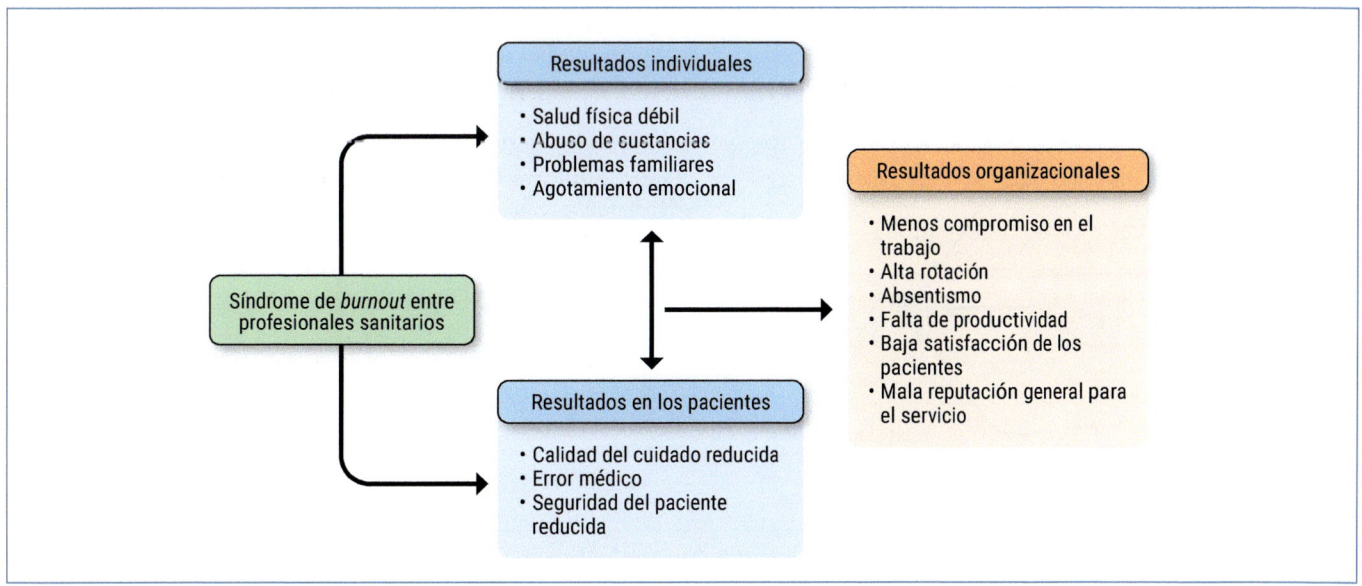

Figura 50-2. *Burnout* y sus consecuencias en individuos, pacientes y servicios.

por empatía se genera en los profesionales de la salud por la continua exposición a situaciones estresantes, por el exceso empático y el compromiso emocional en la relación de ayuda terapéutica, además del deseo de paliar la sintomatología de los pacientes en estado crítico.

El término *fatiga por compasión* fue usado por primera vez en 1992 por Joinson, en referencia a un síndrome observado en el personal de enfermería a cargo del cuidado de pacientes, que afrontaban una alteración o amenaza de su vida a causa de una enfermedad.

La fatiga por compasión o estrés por compasión es una respuesta ante el sufrimiento de un individuo más que a la situación laboral. Repercute en el ámbito físico, emocional, social y espiritual del profesional. Los individuos que experimentan fatiga por compasión refieren una sensación de cansancio que provoca una disminución generalizada del deseo, la habilidad o la energía para ayudar a otros individuos.

Como bien expuso Tew Bunnag, en su comunicación en la IX Jornada Nacional de la Sociedad Española de Cuidados Paliativos (SECPAL):

- «La compasión es una cualidad universal que incluye la simpatía y la empatía, pero a la vez va más allá, es decir, que además de la compresión del estado y de la situación del otro, implica la capacidad de identificarse emocionalmente con el sufrimiento de esta persona».
- «Todo el mundo la ha vivido en algún momento y se reconoce como el impulso de ayudar o apoyar a otra persona».

Por tanto, la compasión es entendida como un sentimiento de profunda empatía por otro que está sufriendo, acompañado de un fuerte deseo de aliviarle el dolor o resolverle sus problemas.

Esta capacidad que se pone en juego, y que es necesaria en las relaciones de ayuda, tiene una vertiente positiva y otra negativa. Puede dar lugar a la satisfacción por compasión, la satisfacción que se deriva del trabajo de ayudar a otros, o puede dar lugar a la fatiga por compasión, que no es una enfermedad, es simplemente un aviso de que hay que introducir cambios en la manera de afrontar el trabajo diario.

La fatiga por compasión, a diferencia del *burnout*, es un estado de aparición abrupta y aguda que se puede derivar de la exposición a un acontecimiento o una serie de ellos que impactan especialmente. Las consecuencias que conlleva se pueden organizar en torno a tres grupos de síntomas:

- Reexperimentación (revivir, recordar con una gran carga emocional).
- Evitación y embotamiento psíquico o sobreimplicación (actitudes de distanciamiento tanto físico como afectivo de las personas, no solo de los pacientes, echándose a las espaldas toda la situación del paciente, pensando que solo él puede ayudar).
- Hiperactivación (estado de tensión, alerta y permanente reactividad).

Las consecuencias concretas que pueden tener la fatiga por compasión han sido descritas en los siguientes términos: fatiga, cansancio, dificultad para dormir, dolores de cabeza, molestias digestivas inespecíficas, excitación, irritabilidad, estallidos de ira, agresividad, ansiedad, sentimientos de culpa, hipervigilancia, evitación, deseo de evitar los pensamientos, sentimientos y conversaciones asociados con el paciente, pensamientos o sueños intrusivos, pesimismo, estar a la defensiva, poca concentración, disminución de la calidad del trabajo, dificultad de comunicarse con los compañeros (**Fig. 50-3**).

La satisfacción por compasión ha sido descrita como la capacidad de recibir gratificación por dispensar cuidados, lo que es un aspecto positivo en el desempeño laboral del profesional sanitario.

Está relacionada con la consecuencia sana del desempeño de actividades de ayuda, la recompensa por la tensión y por el desgaste que este tipo de actividad genera en aquellos que la ejecutan (Lago, 2013).

Sacco y Copel (2017) refieren que la satisfacción por compasión ocurre cuando la empatía conduce a comportamientos altruistas por parte del profesional de ayuda y resulta en el alivio del sufrimiento del paciente, permitiendo así al «cuidador» afrontar los aspectos negativos de su vida profesional.

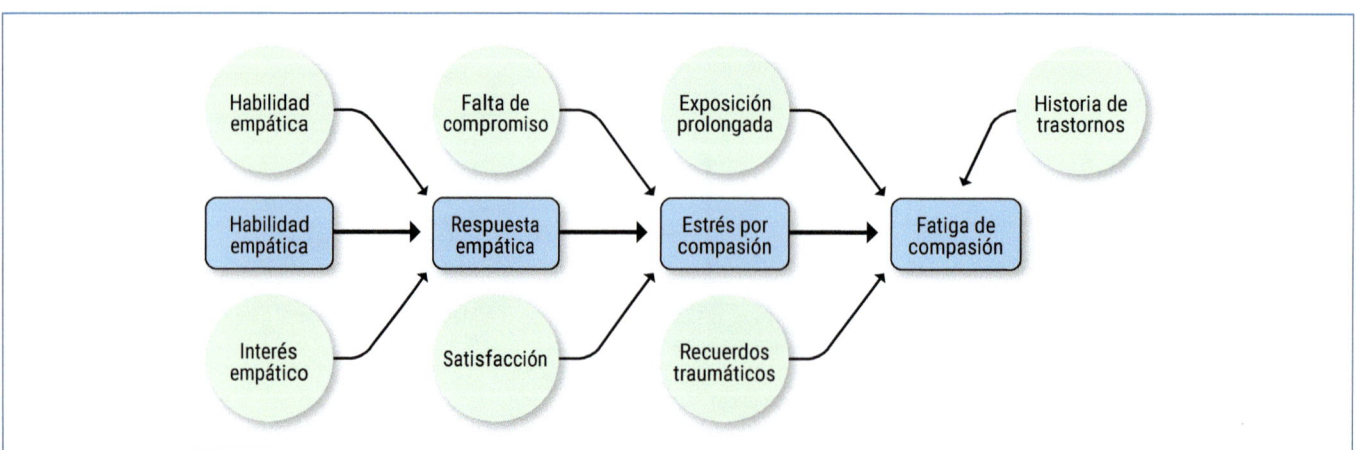

Figura 50-3. Modelo de fatiga de compasión. Adaptada de: Figley CR. Compassion fatigue: psychotherapists' chronic lack of self care. J Clin Psychol. 2002;58:1433-41. Figley CR. Compassion fatigue: Toward a new understanding of the costs of caring. En: Hudnall Stamm B, ed. Secondary Traumatic Stress: Self-care Issues for Clinicians, Researchers and Educators. Lutherville; MD: Sidran Press; 1995. p. 3-28.

Los profesionales experimentan la esperanza y el optimismo como una respuesta de sus esfuerzos en el trabajo, y sienten que a través de ello pueden marcar la diferencia.

Su desarrollo puede venir a proporcionar al profesional un mayor sentido de responsabilidad y control sobre la salud de sus pacientes (Lloyd y Carson, 2011; Van der Cingel, 2011), aumento de confianza entre profesional-paciente y aumento de esperanza por aquellos que son atendidos (Lown, Rosen y Marttila, 2011), aumento significativo del reconocimiento personal e impacto positivo en la vida de las personas, elevado sentido de empatía con el prójimo, mayor cohesión entre grupos y una comprensión más profunda sobre la naturaleza humana (Stamm, Varra, Pearlman y Guiller, 2002).

En el trabajo realizado por Sacco y Copel (2017), que hace un análisis sobre la satisfacción por compasión en profesionales de enfermería, los autores presentan el desarrollo de un marco conceptual que abarca sus antecedentes, características y consecuencias en los profesionales (**Fig. 50-4**).

Para tener una calidad de vida profesional, es necesario mantener un equilibrio entre las experiencias positivas y negativas en el trabajo en la asistencia, de modo que los pensamientos positivos prevalezcan sobre los negativos (Stamm, 2010).

 «El trabajo con pacientes que sufren puede afectarnos personal y profesionalmente. Se deberían desarrollar métodos de evaluación constante del riesgo desde el momento en que se empieza el trabajo en unidades con alto sufrimiento, para poder diseñar estrategias de prevención y superación de este problema».

AUTOCUIDADO PROFESIONAL

En la última década, dentro del contexto sanitario, el autocuidado se ha convertido en objeto epistemológico en lo que se refiere al bienestar y desempeño de los profesionales de la salud. Ello permite actualmente encontrar en las publicaciones científicas estudios sobre el tema que analizan esta variable a través de diferentes campos de actuación y categorías profesionales (Bub, 2006; Silva *et al.*, 2009).

Los profesionales sanitarios están altamente entrenados para cuidar de sus pacientes, pero poco es el entrenamiento recibido para cuidar de sí mismos. Los trabajadores de la salud, cuando se comparan con trabajadores de otras áreas, presentan altas tasas de enfermedades relacionadas con el estrés (Cotrell, 2001; Gibb, Cameron, Hamilton, Murphy y Naji, 2010; Patterson y Bell, 2000).

Además, las tasas de enfermedades pueden ser aún mayores cuando se trata de profesionales que, en sus ambientes de trabajo, conviven frecuentemente con la muerte y el sufrimiento. Pues se encuentran más expuestos a cuestiones de carácter existencial, afrontando desafíos psicológicos y experimentando sufrimiento emocional.

Los riesgos de trabajar en estos contextos emocionalmente tensos están bien documentados (Kearney, Weininger, Vachon, Harrison y Mount, 2009; Peters *et al.,* 2012), y señalan que las consecuencias revierten en el profesional y también en quienes atienden.

El autocuidado de los profesionales, en este caso de la salud, está definido como habilidades y estrategias por parte de los trabajadores para satisfacer sus necesidades personales, familiares, emocionales y espirituales, mientras atienden a sus pacientes (Figley, 2002; Newell y MacNeil, 2010; Stamm, 1995).

Uustal (1992) señaló la necesidad de cuidarse al cuidar de otros, y la necesidad de mantener el equilibrio entre otros cuidados. Si un profesional solo se cuida de sí mismo, excluyendo el cuidado del otro, habrá un desequilibrio. Por otro lado, afirma la autora, si quien cuida no se presta cuidado a sí mismo, habrá un desequilibrio que podrá llevar a la frustración, al resentimiento y al *burnout*.

Las acciones de autocuidado en las profesiones de ayuda se consideran esenciales para mantener la energía positiva y aumentar la capacidad empática con los pacientes. Es una práctica que está asociada a la resiliencia y la prevención del *burnout*, mientras que su ausencia está relacionada con la ya citada fatiga por compasión.

Todo ello lleva a comprender que un profesional que no se encuentra bien refleja su estado mientras trabaja, corroborando las palabras de Silva *et al.* (2009) de que «cualquier profesional de la salud tiene que preocuparse de sí mismo para entonces poder cuidar de otros».

Pero ¿qué abordajes se han seguido para profundizar en este concepto de autocuidado?

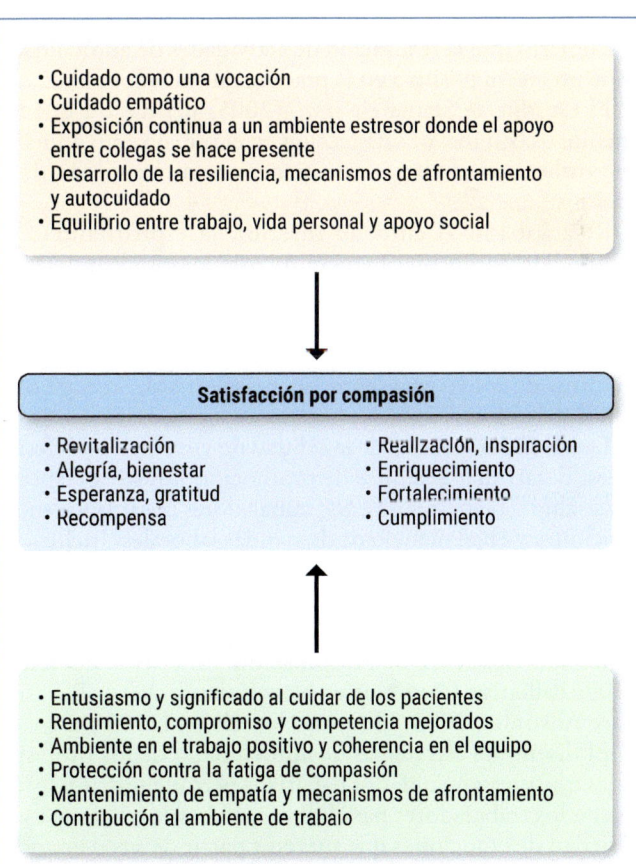

Figura 50-4. Marco conceptual de la satisfacción de compasión. Adaptada de: Sacco TL, Copel LC. Compassion satisfaction: A concept analysis in nursing. Nurs Forum. 2018;53:76-83.

En un estudio realizado con enfermeros oncológicos, Vera Rudunz (1999) señala categorías y subcategorías relacionadas con la práctica de autocuidado, a partir de la percepción de las actividades realizadas por los participantes justamente al cuidarse.

Las principales actividades citadas fueron: alimentación adecuada, que de acuerdo con los participantes del estudio, es importante para mantener una buena salud; práctica de actividades físicas, como forma de relajación y reposición de energía; hacer las cosas que gustan, para obtener placer, descentración y relax; preocupación de la autoimagen; relaciones interpersonales; establecimiento de prioridades para aprovechar mejor el tiempo; disfrutar de las horas de sueño necesarias para reponer las energías, prevenir la fatiga y el desgaste; la preocupación con el propio estado emocional, afectivo, espiritual, mental y psicológico.

Las actividades presentadas por Radunz (1999) son coincidentes con las que caracterizan las dimensiones de autocuidado de la Escala de Autocuidado Profesional (Galiana, Oliver, Sansó y Benito, 2015), utilizada en ese estudio, pues abarcan actividades que comprenden el autocuidado en el ámbito: externo, entendido como la práctica de actividades que ayudan a mantener el cuerpo sano; interno, consistente en llevar a cabo actividades que ayuden a mantener el equilibrio emocional; y social, que se refiere al cuidado de las relaciones personales y de apoyo.

Con relación al autocuidado por parte de profesionales que afrontan la muerte en su día cotidiano, algunos autores han descubierto que la realización de actividades de autocuidado tiene un efecto positivo en la práctica de cuidados paliativos.

El estudio de Shanafelt *et al.* (2005) demuestra que los oncólogos con mayor satisfacción en el trabajo eran aquellos que utilizaban estrategias de bienestar en el cuidado de sí mismos.

Relacionado al cuidado interior, la espiritualidad es reconocida como una manera de que los profesionales se reconecten con sus raíces y así puedan atender a los que sufren (Puchalski y Guenther, 2012). El autocuidado social también se ha relacionado como un buen funcionamiento en forma de apoyo entre compañeros (Bernard, Steet y Love, 2006).

Desde la perspectiva de la calidad de vida de los profesionales, desarrollar acciones de promoción holística respecto de la salud y bienestar de estos trabajadores contribuye en las relaciones y en el manejo de demandas laborales. Incluso en algunos países el uso de estrategias efectivas de autocuidado es obligatorio en los estándares profesionales y de calidad de cuidados paliativos en el ámbito de servicio (Canning, 2005; American Academy of Hospice and Palliative Medicine, 2003; Palliative Care Nurses New Zeland, 2014; Paliative Care Australia, 2005; Hospice New Zeland, 2012).

El diseño de estrategias de autocuidado de los profesionales que prestan cuidados paliativos permite nutrir y fortalecer a los trabajadores para lidiar con el estrés, la fatiga y la variedad de emociones que surgen a partir de sus demandas de trabajo. Los esfuerzos de esta actividad ofrecerán beneficios no solo a los profesionales que lo realizan, sino también a los pacientes, las instituciones y las relaciones laborales en general.

HERRAMIENTAS PARA EL AUTOCUIDADO DE LOS PROFESIONALES SANITARIOS

Son varias las investigaciones que sugieren que cuando la gente tiende a buscar no solo su propio interés sino también el respeto, el apoyo y la compasión hacia los demás, paradójicamente consigue una mayor satisfacción de sus propias necesidades fundamentales, además de experimentar un mayor bienestar.

Una de las alternativas propuestas por Crocker para contrarrestar la tendencia al egocentrismo es el cultivo de la compasión, una actitud que tiene sus raíces en lo que se experimenta cuando una persona se pone en el lugar de otra que sufre y siente deseos de ayudarle.

Se ha comprobado que la compasión y la empatía tienen una base biológica en las llamadas neuronas espejo (Rizzolatti, 2004), que se activan tanto cuando la persona hace o siente determinadas cosas, como cuando observa que otro las hace o siente.

En la cultura occidental, la compasión es más conocida como actitud hacia otras personas, pero en las tradiciones orientales se considera que una parte de la compasión, igualmente importante, consiste en aplicarla a uno mismo (Brach, 2003; Salzberg, 1997).

Por tanto, la compasión puede definirse como una actitud positiva dirigida hacia uno mismo y hacía los demás, que acepta las limitaciones inherentes al ser humano y procura contribuir al bienestar propio y ajeno.

Autocompasión

El concepto de *autocompasión* ha existido en el pensamiento filosófico oriental desde hace siglos, pero es relativamente nuevo en Occidente.

Implica tratarse con amabilidad a uno mismo, reconociendo lo que se tiene en común con otros seres humanos y siendo consciente de los propios déficits o aspectos negativos. Es decir, la persona autocompasiva procura buscar su felicidad y su bienestar, aceptando plenamente sus limitaciones.

Kristin Neff es la investigadora más destacada en el estudio de la autocompasión, que define como un concepto derivado de la filosofía budista, conceptualizado en los últimos años en términos seculares y de forma que permite su investigación científica.

Neff (2003) ha definido la autocompasión como formada por tres componentes principales que interactúan entre sí: la autoamabilidad, como alternativa a la autocrítica; el sentimiento de pertenencia a una humanidad común, como alternativa al sentimiento de aislamiento, y la atención plena o *mindfulness*, como alternativa a la sobreidentificación con los propios pensamientos o emociones.

Amabilidad hacia uno mismo

La autocompasión implica ser cálidos y comprensivos con uno mismo cuando se está sufriendo o cuando uno se siente inadecuado o incompetente, en vez de flagelarse con autocríticas.

Cuando una persona reconoce que ser imperfectos y experimentar las dificultades de la vida es inevitable, se tranquiliza y se cuida cuando se enfrenta a su dolor, en vez de enojarse cuando la vida no calza con sus expectativas. Reconoce claramente sus problemas y las faltas sin enjuiciarse, de manera tal que hace lo posible para autoayudarse en la situación en la que se encuentra.

No siempre se puede tener lo que se quiere ni ser quien se quiere ser. Cuando esta realidad es negada o resistida, el sufrimiento surge en forma de estrés, frustración y autocrítica. Sin embargo, cuando esta realidad es aceptada con benevolencia, se generan emociones positivas, como la amabilidad y el cuidado, que ayudan a enfrentar la situación.

Humanidad común

Uno de los mayores problemas de que una persona se autocritique duramente es que la hace sentirse aislada. Cuando nota algo de sí misma que no le gusta, siente irracionalmente que todos los demás son perfectos y que solo ella es inadecuada o incompetente.

Este no es un proceso lógico, sino que está distorsionado por una perspectiva autocentrada: focalizarse en las debilidades da una visión de túnel que impide ver cualquier cosa que no sea el propio yo débil y despreciable. Del mismo modo, cuando las cosas andan mal en la vida, se siente que, de alguna manera, para los demás, las cosas son más fáciles y que la propia situación es anormal o injusta.

Cuando se interpretan las experiencias desde la perspectiva de un yo separado del resto, cuesta recordar las experiencias similares que viven los compañeros, que son seres humanos (como el hombre moribundo de 84 años cuyas últimas palabras fueron «¿Por qué a mí?»). La autocompasión reconoce que las dificultades y errores son parte de la experiencia humana que todo el mundo comparte. De esta forma, la autocompasión ayuda a sentirse menos desolados y aislados cuando se pasa por una experiencia dolorosa.

Atención plena o mindfulness

El *mindfulness* es un estado mental receptivo y no enjuiciador en el cual los pensamientos y las emociones son observados por lo que son, sin reprimirlos o negarlos. No se puede ignorar el propio dolor y sentir compasión al mismo tiempo. Es probable creer que el sufrimiento es absolutamente obvio e innegable. Pero ¿cuántas personas, cuando se han mirado al espejo y no les gusta lo que ven, recuerdan que este es un momento de sufrimiento digno de una respuesta compasiva?

De manera similar, cuando las cosas salen mal, a menudo las personas se ponen inmediatamente en el «modo solucionar problemas», sin reconocer la necesidad de reconfortarse por las dificultades que se están afrontando. Al contrario, la atención plena requiere que la persona no se sobreidentifique con los pensamientos o las emociones negativas, de manera que no se entrampe y se deje llevar en reacciones aversivas. Este tipo de rumiación limita la perspectiva y exagera las implicancias sobre la autoestima. El espacio mental que ofrece la atención plena a las emociones difíciles permite tener mayor claridad, más perspectiva y equilibrio emocional.

La escala para evaluar la autocompasión (SCS, *Self-Compassion Scale*), diseñada por Neff (2003), evalúa seis aspectos de la autocompasión, que se corresponden con los tres componentes de la autocompasión propuestos por Neff, y con la alternativa contraproducente de cada uno de ellos (autoamabilidad o autocrítica, humanidad compartida o aislamiento, y atención plena o sobreidentificación con los propios pensamientos o emociones) (Tabla 50-1).

Mindfulness y autoconciencia

El *mindfulness* tiene sus raíces en la filosofía budista (Burch, 2011; Kabat-Zinn, 1982; 2003). Su primer concepto operacional surgió en Occidente, a partir de los resultados preliminares en pacientes con dolor crónico y estrés, a través de Jon Kabat-Zinn (1982), denominándola inicialmente como meditación *mindfulness*.

Se define como la conciencia que surge en la capacidad de estar atento al momento presente, sin juzgar las experiencias reveladas momento a momento, darse cuenta de lo que está pasando y elegir la manera de contestar a esas experiencias con una conciencia emocional, compasiva y amable (Burch, 2011).

Es una práctica desarrollada para cultivar la autoconciencia y la percepción profunda o *insight* (Goldstein, 1976). La práctica de la atención plena permite una mejor conciencia de uno mismo, la conciencia del aquí y el ahora, ya que quien la practica aprende a soltar rumiaciones sobre el pasado y las puertas sobre el futuro.

La práctica de *mindfulness* requiere la puesta en marcha de una serie de componentes actitudinales, como:

- No juzgar-ecuanimidad.
- Paciencia.
- Mentalidad de principiante.

Tabla 50-1. Ejemplos de ítems extraídos de la escala de autocompasión (Neff, 2003)

Aspectos evaluados	Ejemplo de ítem
Amabilidad	Trato de ser compasivo con los rasgos de mi personalidad que no me gustan
Autocrítica	Me desapruebo y critico por mis fallos y limitaciones
Humanidad compartida	Trato de ver mis defectos como parte normal de la condición humana
Aislamiento	Cuando pienso en mis déficits, suelo sentirme separado del resto de la gente
Atención plena	Cuando sucede algo doloroso, intento tener una visión equilibrada de la situación
Sobreidentificación	Cuando me siento mal, tiendo a obsesionarme y a fijarme en todo lo negativo

- Confianza.
- No luchar.
- Dejar ir/ceder.
- Aceptación.

De forma natural, el ser humano busca evitar aquellas emociones que le producen malestar, las que se conocen como desagradables. Esto hace que, generalmente, el esfuerzo vaya dirigido a cambiar la situación y «no sentir» estas emociones, dejándolas a un lado. Esta evitación emocional dificulta la gestión adecuada de los acontecimientos y los cambios que ocurren cuando aparece una enfermedad grave, complicando aún más un proceso que *per se* es realmente doloroso.

Trabajar la aceptación de las emociones desagradables y las situaciones complicadas permite poner en marcha otras estrategias de afrontamiento que podrían ser de mayor utilidad.

La aceptación es entendida como el proceso por el cual la persona se adapta a la situación, integrándola y dirigiendo su conducta hacia sus valores a través de metas y objetivos vitales. Esto convierte a la aceptación en una herramienta útil para mejorar la calidad de vida.

Los estudios señalan que el programa *Mindfulness-Based Stress Reduction* (MBSR) demuestra efectos positivos en la ansiedad, depresión, empatía y espiritualidad, en muestras compuestas por médicos y estudiantes de medicina. En otros programas, semejantes al MBSR, también han surgido efectos positivos en la empatía de estudiantes de enfermería y en el grado de *burnout*, relajación y satisfacción con la vida (Mackenzie, Poulín y Seidman-Carlson, 2006).

Apenas un estudio de cuidados paliativos evalúa el efecto de la práctica de la atención plena (Sansó, *et al.*, 2015) que demuestra un grado más alto de autoconciencia sobre la calidad de vida y la salud.

En los últimos 20 años, varios estudios se han centrado en los efectos de los programas de *mindfulness,* cuyo principal objetivo es mejorar el grado de autoconciencia. Estos presentan que las intervenciones de atención plena reducen efectivamente el estrés, la ansiedad y la depresión tanto en muestras clínicas como no clínicas. Además, está relacionada con el bienestar de los profesionales sanitarios.

Entre los muchos instrumentos para medir la atención plena en las publicaciones científicas internacionales, los más conocidos son: *Freiburg Mindfulness Inventory* (FMI) (Buchheld, Grosman y Wlach, 2001; Walach, Buchheld, Butternmuller, Kleinknecht y Schmidt, 2006); *Kentucky Inventory of Mindfulness Skills* (KIMS) (Baer, Hopkins, Krietemeyer y Toney, 2006); *Cognitive and Affective Mindfulness Scale-Revised* (CAMS-R) (Feldman, Hayes, Kumar, Greeson y Laurenceau, 2007); *The Southampton Mindfulness Questionnaire* (SQ) (Chadwick *et al.,* 2008); *Toronto Mindfulness Scale* (TMS) (Davis, Lau y Cains, 2009); *Philadelphia Mindfulness Scale* (PHLMS) (Cardaciotto, Herbert, Forman, Moitra y Farrow, 2008); y *Mindfulness Attention Awareness Scale* (MAAS) (Brown y Ryan, 2003).

Práctica de *mindfulness*

«Solo amanece el día para el que estamos despiertos».

La meditación es el cultivo sistemático de estar en el presente, plenamente vivo.

El momento para sentir, cambiar, crecer y vivir no está en el pasado ni en el futuro, es ahora.

¿Qué es lo verdaderamente importante de la meditación?

Cuenta una historia zen cómo un anciano, sentado tranquilamente debajo de un árbol, ve pasar a un hombre a caballo y, al cabo de un momento aparece de nuevo en sentido contrario. Así una y otra vez, yendo de un lado a otro sin parar. Impulsado por la curiosidad, en un momento dado, le pregunta: «¿A dónde vas?». Y el jinete responde: «No lo sé, donde me lleve el caballo».

Una cuestión básica, relevante y universal en *mindfulness* es la siguiente: tienes una mente, pero no eres el jefe de tu mente. Más bien al contrario, a menudo es tu mente la que dirige sin demasiada intervención de tu voluntad. Tu paisaje mental determina tu visión, tu percepción de la vida. Y la buena noticia es que tienes un papel activo en el diseño de ese paisaje.

¿Cuál es el gran valor de la meditación? Que ayuda a conocer la propia mente, proporciona riendas para cabalgar en la dirección que se decida. Y esto afecta a todo lo demás y a todas las esferas de la vida.

El entrenamiento en *mindfulness* ayuda a desarrollar una serie de habilidades, que se podrían resumir en las cuatro que se explican a continuación.

Parar

Esta es la habilidad que la mayoría de la gente asocia con la meditación.

Cuando una persona vive de manera inconsciente, en modo «piloto automático», es un producto del entorno. Reacciona, en lugar de responder. En este estado, los impulsos son más fuertes que la razón y el cerebro más primitivo es el que actúa.

Vivir una vida creativa y satisfactoria requiere todo lo contrario. Actuar de acuerdo con los propósitos, tomando decisiones de las que se es consciente, desde la claridad y sin automatismos. Para ello, la capacidad para hacer una pausa es esencial.

Parar permite:

- Ver con claridad lo que está pasando realmente.
- Prevenir la actuación dejándose llevar por la ira u otros impulsos destructivos que arruinan relaciones y vidas. En cierto modo, es posible decir que, cuando no hay pausa, cuando no hay un espacio entre el impulso y la acción, el arrepentimiento toma su lugar.
- Volver a alinear las acciones en la vida con los propios valores fundamentales.
- Romper los malos hábitos.
- Obtener la perspectiva necesaria para tomar decisiones más acertadas.
- Pensar menos y ser más.

Reaccionar sin pensar es fácil. Es el camino de menor resistencia, porque sigue rutas neuronales que el cerebro elabora para sobrevivir. Pero estas rutas instintivas, heredadas de siglos de evolución, a veces están caducadas. Ya no existen los mismos peligros que hace miles de millones de años. Y en lugar de salvar, causan infelicidad.

Parar durante unos minutos es difícil con el estilo de vida actual. Tal y como se llevan las cosas, se ha convertido en una habilidad que necesita ser entrenada, una cualidad que hay que desarrollar.

En la meditación *mindfulness*, se entrena haciendo una «parada técnica» cada vez que una persona se da cuenta de que está distraída, y se interrumpe esa corriente de pensamientos.

Atención enfocada

La primera habilidad que se obtiene de la práctica regular y continuada es la mejora de la capacidad para concentrarse en algo. Enfocarse significa poder dirigir la atención a cualquier objeto (la respiración, las sensaciones corporales, la llama de una vela, etc.) y sostenerla ahí. Es lo que se llama *anclaje*, una especie de punto de amarre, una referencia para cuando una persona se distrae.

Cuando una persona se inicia, surgen dudas: ¿lo estoy haciendo bien? Esta inestabilidad de la mente es totalmente normal. Lo importante es darse cuenta de ello. Se podría llamar *atender a la atención* (o metaatención).

El entrenamiento diario va aumentando la cantidad de tiempo en el que se puede mantener la atención.

A veces se puede llegar a tener una sensación creciente de tener la «atención secuestrada», ya que los factores de dispersión crecen alrededor de forma exponencial. No hay que caer en la trampa de la multitarea, porque eso no existe.

Es preciso disfrutar de las pequeñas alegrías de la vida más profundamente (una buena comida, un atardecer, una conversación, una canción, etc.) y favorecer así la longevidad.

Cuando hay voces compitiendo en esa especie de «radio interior» que hay en la mente (como la voz del miedo y la voz de la confianza), se podrían ver con claridad. Entonces, como la persona es capaz de distinguirlas, puede decidir en cuál de ellas se centrará.

Las prácticas de meditación guiadas o el propio hábito de la meditación es el ejercicio que robustece el músculo de la atención.

Atención abierta

Es la práctica central del *mindfulness*: estar atentos a todo lo que va surgiendo en el campo de la conciencia, sin dejarse llevar por los contenidos, ni por los pensamientos, ni por imágenes, sensaciones o emociones que puedan llegar. Viene a ser como una conciencia sin elección. La experiencia que surge tal y como es. Sin preferencias, una persona no se apega a nada de lo que aparezca, pero tampoco lo rechaza, simplemente lo experimenta sin juzgarlo.

Se pone la atención en la conciencia observadora misma. Esta especie de *zoom out* (alejamiento) amplía la imagen hacia afuera y da perspectiva. Es la capacidad de no dejarse atrapar por las cosas, de ver con claridad y serenidad.

A veces, aunque no se desea enfocarse en algo concreto, no se puede evitar. Normalmente esto ocurre porque hay una emoción que arrastra; un trauma del pasado o un patrón emocional adictivo, como la victimización o el diálogo interno negativo.

Puede que una persona haya empezado bien el día, hasta que alguien dice algo que desencadena la ira y la sepulta en un pozo de confusión y dudas. Y muchas veces ni siquiera hay un estímulo exterior. Los pensamientos autocríticos están ahí para hacer *auto-bullying* (autoacoso) y se contempla el paisaje con las gafas del miedo y el pesimismo.

En situaciones como estas, enfocar hacia fuera viene muy bien, libera la mente y permite ampliar la perspectiva con la que se ve la realidad.

Esos pensamientos y emociones desagradables no desaparecen, pero se ven, se piensan y se sienten de forma distinta. Ya no son un vaso de sal en un bote, sino más bien un vaso de sal arrojado al océano.

En la meditación, se entrena la atención abierta cada vez que una persona se da cuenta de que se ha dejado arrastrar por una corriente de pensamientos. Entonces, amablemente, reclama a su atención que vuelva, sacándola de ese embudo.

Cambiar de canal

Los poderes de la pausa, enfocar la atención en un objeto y abrir la atención se juntan en uno: la capacidad de «cambiar de canal».

Giovanni Dienstmann compara la mente con una televisión con varios canales. Algunos de ellos son informativos, otros de entretenimiento o temáticos. También hay canales llenos de programas malos y adictivos.

El problema, como ocurría con la historia del jinete del principio, es que este televisor no obedece todo el tiempo, aparecen al azar espectáculos de los canales que no gustan, y ni siquiera permite silenciarlos. A veces, se intenta cambiar de canal, pero después de unos segundos está de nuevo el viejo canal.

Cuanto más se desarrollan las habilidades para hacer una pausa, enfocar y ampliar la atención, mejor va el ajuste fino del mando a distancia. Como resultado, los canales favoritos se quedan más tiempo en la pantalla y los más cutres terminan siendo suspendidos, debido a la falta de atención.

La fórmula para cambiar de canal es:

- Observar que se ha llegado a un canal tóxico: podría ser el miedo, la ansiedad, el odio, etc. A veces el etiquetado de la sensación puede ser muy útil.
- Hacer una pausa, inhalar y dar un paso atrás. No luchar con ella, sino que más bien hay que darse cuenta de que no es necesario estar viendo eso.
- Atención de cambio abierto: observar el cuadro más grande («yo no soy ese pensamiento, yo no soy esa emoción»), la persona es algo más que un pensamiento o emoción en un momento dado. Dejar que el pensamiento esté ahí, pero hay que darse cuenta de que no es necesario identificarse con él.
- Cambiar de canal y luego hacer un *zoom in* (acercamiento) a tope en un canal más útil o agradable. Esto es cambiar de canal. Es un ejercicio natural de control sobre la atención. Así se recupera el poder de decidir en dónde hay que centrarse. No se trata de resignarse, sino de aceptar lo que está pasando sin juzgarlo, sin identificarse con ello, solo aceptándolo.

Con la meditación, la persona se da cuenta de esos canales que hay en ella y que generan tanto dolor. Son estímulos subyacentes a las emociones negativas. Ser conscientes de ellos permite arrancar de raíz sus causas poco a poco, o, por lo menos, «cambiar de canal».

De lo que se habla realmente es del paisaje de fondo, el de referencia, el que genera emociones en la persona. Ese paisaje puede ser una sensación de inquietud, una sensación de insatisfacción o también podría ser una sensación de paz o de alegría.

Ahora bien, esto no se consigue con la meditación únicamente y por sí misma. La práctica regular también se alimenta de la autorreflexión, la contemplación y las lecturas.

Los sentimientos van y vienen; sin embargo, las propias emociones de referencia parecen persistir durante mucho más tiempo y definen cuál es el grado de bienestar personal. Por eso podría ser una buena idea poner un poco de amor en la mejora de estas referencias, esos canales del propio televisor.

 PUNTOS CLAVE

- Formar parte de un equipo médico y trabajar como personal sanitario brindando ayuda a los pacientes es una de las profesiones más atractivas y, a la vez, más difíciles, puesto que los profesionales de la salud han de hacer frente al sufrimiento de la persona que requiere de su apoyo. Dicho sufrimiento puede ser emocional, psicológico o físico, y si el profesional que lo atiende no tiene recursos y herramientas necesarias para sobrellevarlo, puede conllevar a un desgaste general, junto con síntomas de ansiedad, depresión e incluso de estrés traumático, produciendo una baja funcionalidad en su vida, en su trabajo y haciendo estragos en la calidad de la relación con el paciente (Figley, 2002; Lynch y Lobo, 2012).

- La fatiga por compasión es un fenómeno cuyo estudio, relativamente reciente en comparativa con otros fenómenos como el *burnout*, ha puesto de manifiesto la importancia de las consecuencias psicoemocionales y comportamentales que puede acarrear la exposición continuada al sufrimiento y el dolor de las personas a las que se proporciona ayuda y cuidado durante la enfermedad.

- Es importante también señalar que no todos los profesionales sanitarios enferman por percibir demandas de otros ni van a padecer desgaste profesional. También se ha visto cómo el desgaste psíquico en el trabajo es un estado personal, en el que interactúan factores contextuales y personales (Gil-Monte, Peiró, 1997 y 2005).

- No hay que olvidar que parte del bienestar de los pacientes se basa en la calidad de la relación con el personal sanitario. El *burnout* y la fatiga por compasión reducen la capacidad de empatía hacia los pacientes, sintiéndose estos poco escuchados y con sentimientos negativos hacia la sanidad en general, pudiendo desencadenar conductas como no ir a las revisiones médicas, una baja adherencia al tratamiento, etcétera.

- Se ha comprobado a través de los estudios que factores como el autocuidado, la conciencia y la capacidad de afrontamiento de la muerte han sido relacionados con una mayor satisfacción por compasión, mejor fatiga por compasión y *burnout*.

- Los profesionales cuya labor gira en torno al contacto con personas representan un problema significativo sobre el cual se debe incidir, no solo por el malestar que genera en el individuo que lo padece, sino también por las implicaciones que tiene sobre el desempeño laboral y, por consiguiente, sobre el bienestar emocional de quienes requieren los servicios que se prestan.

- Actualmente existen múltiples estrategias de afrontamiento; sin embargo, se considera importante ahondar en el estudio de su efectividad y aplicabilidad y en la creación de nuevas estrategias efectivas, pero sobre todo se debe promover su utilidad.

- La fatiga por compasión no se puede prevenir, pero puede y debe paliarse de forma consciente. Incrementar la capacidad de reconocer y minimizar el impacto del desgaste es una responsabilidad del profesional y de la organización en la cual trabaja.

- El personal de salud reconoce la importancia del autocuidado, pero la fatiga por compasión y el agotamiento requieren intervenciones estructurales que muchas veces van más allá de los individuos.

«La cuerda de una guitarra,
si la aprietas demasiado, se rompe;
y si la aprietas demasiado poco, no suena»,
(Sidharta Gautama)

BIBLIOGRAFÍA

Acinas MP. Burnout y desgaste por empatía en profesionales de cuidados paliativos. Revista Digital de Medicina Psicosomática y Psicoterapia. 2012;24:1-22.

Álvarez Gallego E, Fernández Ríos L. El síndrome de "burnout" o el desgaste profesional. Revista de la Asociación Española de Neuropsiquiatría. 1991;11:257-65.

Bayés R. Afrontando la vida, esperando la muerte. Madrid: Alianza Editorial; 2006.

Bejarano XF, De Jaramillo I. Morir con dignidad: fundamentos del cuidado paliativo. Atención interdisciplinaria del paciente terminal. Fundación Omega; 1992.

Brown KW, Ryan RM. The benefits of being present: mindfulness and its role in psychological well-being. J Pers Soc Psychol. 2003;84:822-48.

Cohen-Katz J, Wiley SD, Capuano T, Baker DM, Shapiro S. The effects of mindfulness-based stress reduction on nurse stress and burnout: a quantitative and qualitative study. Holist Nurs Pract. 2004;18:302-8.

Cole R. Meditation in palliative care--a practical tool for self-management. Palliat Med. 1997;11:411-3.

Du Boulay S. Cicely Saunders: fundadora del movimiento Hospice de Cuidados Paliativos. Palabra; 2011.

Duro A. Psicología de la calidad de vida laboral. Trabajo, trabajador y consecuencias del trabajo sobre el trabajador. España: Ediciones Pirámide; 2013.

Field D, McGaughey J. An evaluation of palliative care services for cancer patients in the Southern Health and Social Services Board of Northern Ireland. Palliat Med. 1998;12:83-97.

Figley CR. Compassion fatigue: Toward a new understanding of the costs of caring. En: Hudnall Stamm B, ed. Secondary Traumatic Stress: Self-care Issues for Clinicians, Researchers and Educators. Lutherville; MD: Sidran Press; 1995. p. 3-28.

Figley CR. Compassion fatigue: psychotherapists' chronic lack of self care-self-care. J Clin Psychol. 2002;58:1433-41.

Getino MR. La espera. El proceso de morir en el mundo de los cuidados paliativos. [Tesis doctoral]. Universitat Rovira i Virgili. Departament d'Antropologia, Filosofia i Treball Social; 2009.

Gil-Monte P. El síndrome de quemarse por el trabajo (burnout). Una enfermedad laboral 25-en la sociedad del bienestar. Madrid: Pirámide; 2005. p. 36-37.

Gil-Monte P, Peiró J. Desgaste psíquico en el trabajo: el síndrome de quemarse. Madrid: Síntesis; 1997.

Grossman P. Mindfulness for psychologists: Paying kind attention to the perceptible. Mindfulness. 2010;1:87-97.

Grossman P, Niemann L, Schmidt S, Walach H. Mindfulness-based stress reduction and health benefits. A meta-analysis. J Psychosom Res. 2004;57:35-43.

Guerra C, Rodríguez K, Morales G, Betta R. Validación preliminar de la escala de conductas de autocuidado para psicólogos clínicos. Psykhe. 2008;17:67-8.

Harr C. Promoting Workplace Health by Diminishing the Negative Impact of Compassion Fatigue and Increasing Compassion Satisfaction. Social Work and Christianity. 2013;40:71-88.

Holland JM, Neimeyer RA. Reducing the risk of burnout in end-of-life care settings: the role of daily spiritual experiences and training. Palliat Support Care. 2005;3:173-81.

Hombrados MI. Estrés y salud. Valencia: Promolibros; 1997.

Hospice New Zealand. Hospice New Zealand Standards for Palliative Care 2012. [Internet]. Worldwide Hospice Palliative Care Alliance (WHPCA); 2102. Disponible en: http://www.thewhpca.org/resources/item/hospice-new-zealand-standards-for-palliative-care-2012

Kabat-Zinn J. Mindfulness-based interventions in context: past, present, and future. Clinical Psychology: Science and Practice. 2003;10:144-56.

León J, Fernández C, Grijalvo F, Núñez JL. Assessing mindfulness: The Spanish version of the Mindfulness Attention Awareness Scale. Estudios de Psicología. 2013;34:175-84.

Martin K. Compassion Fatigue in Emergency Medical Services (EMS): The Influence of Self-Care on Compassion Fatigue Among EMS Professionals in Northwestern Pennsylvania. [Tesis doctoral]. Clarion University of Pennsylvania and Edinboro University; 2017.

Martino Alba R, Casado Flores J, Ruiz Díaz MA. Actitudes y necesidades de los intensivistas pediátricos ante la muerte de sus pacientes. An Pediatr. 2007;66:351-6.

Maslach C. Burnout: A multidimensional perspective. En: Schaufeli W, Maslach C, Marek T, eds. Professional burnout: recent developments and research; 1993.

Maslach C. Job burnout: new directions in research and intervention. Curr Dir Psychol Sci. 2003;12:189-92.

McCann IL, Pearlman LA. Vicarious traumatization: A framework to understanding the psychological effects of working with victims. J Trauma Stress. 1990;3:131-49.

Miller JJ, Fletcher K, Kabat-Zinn J. Three-year follow-up and clinical implications of a mindfulness meditation-based stress reduction intervention in the treatment of anxiety disorders. Gen Hosp Psychiatry. 1995;17:192-200.

Morales G, Pérez J, Menares MA. Procesos emocionales de cuidado y riesgo en profesionales que trabajan con el sufrimiento humano. Revista de Psicología. 2003;12:9-25.

Najjar N, Davis LW, Beck-Coon K, Carney Doebbeling C. Compassion fatigue: a review of the research to date and relevance to cancer-care providers. J Health Psychol. 2009;14:267-77.

Newell JM, MacNeil GA. Professional burnout, vicarious trauma, secondary traumatic stress, and compassion fatigue. Best Practices in Mental Health. 2010;6:57-68.

Olivares RB, Messerer GM, Rodríguez K, Guerra C. La frecuencia de emisión de conductas de autocuidado y su relación con los niveles de estrés traumático secundario y de depresión en psicólogos clínicos. Pensamiento Psicológico. 2010;3:9-19.

Oliver A, Arena F, Galiana L, Garcya-Layunta M, Sansó N, Rudilla D, et al. Autocuidado del profesional en cuidados paliativos: primeros resultados Brasil-España. En: XI Jornadas Nacionales de la Sociedad Española de Cuidados Paliativos y VI Jornadas de la Sociedad Valenciana de Medicina Paliativa. Valencia, 5-6 Nov 2015. SECPAL; 2015.

Pearlman LA, Saakvitne KW. Trauma and the therapist: countertransference and vicarious traumatization in psychotherapy with incest survivors. New York: Norton; 1995.

Radey M, Figley CR. The social psychology of compassion. Clinical Social Work Journal. 2007;35;207-14.

Robinson K, Sutton S, Von Gunten CF, Ferris FD, Molodyko N, Martinez J, et al. Assessment of the Education for Physicians on End-of-Life Care (EPEC) Project. J Palliat Med. 2004;7:637-45.

Robbins RA. Competencia ante la muerte: escala de Bugen de afrontamiento de la muerte y escala de autoeficacia frente a la muerte. En: Neimeyer RA, ed. Métodos de evaluación de la ansiedad ante la muerte. Barcelona: Paidós; 1997. p. 159-74.

Robles SH, Peralta MI. Programa para control del estrés. Madrid: Pirámide; 2006.

Rosenzweig S, Reibel DK, Greeson JM, Brainard GC, Hojat M. Mindfulness-based stress reduction lowers psychological distress in medical students. Teach Learn Med. 2003;15:88-92.

Sacco TL, Copel LC. Compassion satisfaction: A concept analysis in nursing. Nurs Forum. 2018;53:76-83.

Sansó N. Afrontamiento ante la muerte en profesionales de cuidados paliativos. [Tesis doctoral]. Universitat de les Illes Balears; 2014.

Sansó N, Galiana L, Oliver A, Pascual A, Sinclair S, Benito E. Palliative Care Professionals' Inner Life: Exploring the Relationships Among Awareness, Self-Care, and Compassion Satisfaction and Fatigue, Burnout, and Coping With Death. J Pain Symptom Manage. 2015;50:200-7.

Sanz-Ortiz J. La comunicación en medicina paliativa. Med Clin. 1992;98:416-8.

Saunders C. Velad conmigo: inspiración para una vida en cuidados paliativos. Obra Social La Caixa; 2011.

Schmidt Rio-Valle J. Validación de la versión española de la "escala de Bugen de afrontamiento de la muerte" y del "perfil revisado de actitudes hacia la muerte": estudio comparativo y transcultural. Puesta en marcha de un programa de intervención. Granada: Universidad de Granada; 2007.

Shapiro SL, Schwartz GE, Bonner G. Effects of mindfulness-based stress reduction on medical and premedical students. J Behav Med. 1998;21:581-99.

Simon CE, Pryce JG, Roff LL, Klemmack D. Secondary traumatic stress and oncology social work: protecting compassion from fatigue and compromising the worker's worldview. J Psychosoc Oncol. 2005;23:1-14.

Sinclair S. Impact of death and dying on the personal lives and practices of palliative and hospice care professionals. CMAJ. 2011;183:180-7.

Skovholt TM, Trotter-Mathison M. The resilient practitioner: Burnout prevention and self-care strategies for counselors, therapists, teachers, and health professionals. 2ª ed. Routledge; 2014.

Slatten LA, David Carson K, Carson PP. Compassion fatigue and burnout: what managers should know. Health Care Manag. 2011;30:325-33.

Smart D, English A, James J, Wilson M, Daratha KB, Childers B, et al. Compassion fatigue and satisfaction: a cross-sectional survey among US healthcare workers. Nurs Health Sci. 2014;16:3-10.

Sociedad Española de Cuidados Paliativos. Historia de cuidados paliativos y movimiento hospice. SECPAL; 1997.

Steele LL, Mills B, Long MR, Hagopian GA. Patient and caregiver satisfaction with end-of-life care: does high satisfaction mean high quality of care? Am J Hosp Palliat Care. 2002;19:19-27.

Steinhauser KE, Christakis NA, Clipp EC, McNeilly M, McIntyre L, Tulsky JA. Factors considered important at the end of life by patients, family, physicians, and other care providers. JAMA. 2000;284:2476-82.

Tavares de Carvalho R, Afonseca Parsons H. Manual de cuidados paliativos ANCP. Academia Nacional de Cuidados Paliativos; 2012.

Vidal G, Oliver A, Galiana L, Sansó N. Calidad de vida laboral y autocuidado en personal de enfermería asistencial con alta demanda emocional. Enfermería Clínica. 2017;29:186-94.

Vives Benedicto L, Garcés de Los Fayos Ruiz EJ. Variables motivacionales y emocionales implicadas en el síndrome de burnout en el contexto deportivo. Revista Electrónica de Motivación y Emoción. 2002;5:11-2.

Walach H, Buchheld N, Buttenmüller V, Kleinknecht N, Schmidt S. Measuring mindfulness - The Freiburg mindfulness inventory (FMI). Personality and Individual Differences. 2006;40:1543-55.

La relación de ayuda en el sufrimiento causado por las pérdidas en cuidados paliativos: duelo

51

R. Álvarez Álvarez

OBJETIVOS

- Conocer el fenómeno del duelo y las reacciones psicológicas que experimentan los familiares por la pérdida de un ser querido.
- Identificar, describir y explicar el proceso de duelo, las tareas a las que se enfrenta el doliente y sus implicaciones para el acompañamiento de los profesionales en cuidados paliativos.
- Comprender cuándo el proceso de duelo se complica para poder conocer e identificar los predictores de un duelo complicado y los factores que facilitan la elaboración de un duelo sano, y, de esta forma, prevenir la aparición de un duelo patológico.
- Responder a las manifestaciones de un duelo anticipado en los cuidadores del enfermo paliativo para facilitar el proceso de duelo y la aceptación de la pérdida.
- Facilitar el aprendizaje de las técnicas y actitudes del *counselling* (relación de ayuda) para la relación de ayuda y el acompañamiento de los familiares en duelo.

INTRODUCCIÓN

Perder a un ser querido es una de las experiencias más traumáticas por las que puede pasar el ser humano. Se crece y aprende a vivir como si la muerte no fuera a ocurrir nunca (o al menos no a nosotros o a los que amamos). Pero de repente, la mayoría de las veces sorprende. A veces, aparece precedida por una larga o corta enfermedad, y otras, por un acontecimiento abrupto, repentino y accidental donde, sin aviso, el ser querido desaparece, sin motivo ni razón. Esta situación límite sorprende cuando menos se esperaba, llevándose a alguien muy cercano al que se ama. No nos adiestramos ni preparamos para afrontar un acontecimiento tan triste y doloroso, y sentimos cómo algo muy profundo dentro de nosotros se desgarra y se rompe. Y sentimos eso que llamamos pérdida.

¿Qué se puede hacer entonces? Muchas personas la viven con resignación y esperan pacientemente a que el tiempo atenúe y calme su dolor, y la vida se abra paso renovando sus energías y esperanzas; otras, se revelan, y con rabia y enfado se preguntan una y otra vez por qué su ser querido ha muerto y por qué no pudieron hacer más para evitarlo.

Muchas viven con su dolor todos los días de su vida sin poder arrancarlo de su alma, de su mente, de su corazón, y se tornan tristes y melancólicas. Algunas visitan a especialistas en duelo (psicólogos, psiquiatras y expertos en *counselling*) y consiguen sobrellevarlo más o menos bien, sin que les cause demasiadas molestias. La gran mayoría, después de un tiempo de dolor y sufrimiento, con la ayuda y el acompañamiento de su familia y seres queridos, pasan un camino, no exento de lágrimas, rabia, tristeza e impotencia, para asumir y aceptar la muerte de su ser querido, y aprender a vivir sin esa persona.

> ! Esta experiencia de dolor por la pérdida de un ser querido es lo que se llama duelo. Es el dolor de amor. El precio que se paga por amar. Es una experiencia de sufrimiento por la que todo el mundo va a pasar por el hecho de vincularse y de ser seres en relación, consigo mismo, con los otros y con el mundo.

Es la respuesta emotiva a la pérdida de algo o de alguien significativo. Cada desapego provoca una serie de reacciones o sentimientos que hacen pasar por un período llamado duelo: respuesta emocional por la pérdida (alimento interno, el ser amado) y separación (desvinculación, del ser amado) total e irreversible de alguien o de algo. Su manifestación externa (codificación social) —llanto, ritos de despedida, acompañamiento de seres queridos y conductas externas de manifestación del dolor propios de la cultura y de las costumbres del entorno social— es lo que se llama luto.

«Podemos definir el duelo (del latín *dolus*, dolor) como la reacción natural ante la pérdida de una persona, objeto o evento significativo. O también, como la reacción emocional y de comportamiento en forma de sufrimiento y aflicción cuando un vínculo afectivo se rompe. Incluye componentes físicos, psicológicos y sociales, con una intensidad y duración proporcionales a la dimensión y significado de la pérdida. Es un proceso normal, por lo cual, en principio, no se requiere del uso de psicofármacos ni de intervenciones psicológicas para su resolución» (Gómez Sancho, 2007).

Entonces, se puede afirmar que no es un problema, ya que los problemas se solucionan, y no es un conflicto, ya que no es una situación desagradable que genera malestar y que impulsa a negociar con las personas del entorno una solución para modificarla. No es una enfermedad; es una experiencia vital traumática donde la vida del sobreviviente se transforma en una nueva realidad, en la cual tendrá que adaptarse y hacer continuos esfuerzos para dar significado a su vida y enfrentarse a la ausencia, intentando dar sentido a su existencia, y aprender a vivir sin el ser querido. Si fracasa en estos esfuerzos, puede sobrevenir lo que se llama duelo complicado o duelo patológico, y ahí sí conllevaría la vivencia de un duelo que, por no ser enfrentado y elaborado, acabará en una enfermedad que afecta a la persona en su dimensión física, psíquica, social y espiritual.

El duelo es una verdadera crisis existencial y se describe como el conjunto de reacciones emotivas y conductuales por la pérdida de un ser querido. Dicha crisis puede servir para crecer o para debilitarse y enfermar, dependiendo de cómo se afronte. Pero no se debe olvidar que es una respuesta a cualquier tipo de pérdida o separación, no solo a la muerte de una persona amada.

Es una respuesta subjetiva, personal y única, dentro de la biografía y la existencia de una persona. Cada persona lo experimenta a su modo y manera. Y sus respuestas estarán determinadas por múltiples factores: personales (historia de apegos, personalidad), relacionales (estilo de relación con el fallecido), sociales (la reacción de su entorno familiar y socioafectivo) y la manera en que se ha producido la pérdida.

El duelo es una experiencia global que afecta a la persona en su totalidad: en sus aspectos psicológicos, emotivos, mentales, sociales, físicos y espirituales. Es un proceso durante el cual se atraviesan diferentes etapas, un trabajo que debe realizar el doliente. El duelo elaborado de manera natural necesita siempre la ayuda de las personas que nos aman para soportar el sufrimiento.

«En ninguna otra situación como en el duelo el dolor producido es total: es un dolor biológico (duele el cuerpo), psicológico (duele la personalidad), social (duele la sociedad y su forma de ser), familiar (nos duele el dolor de otros) y espiritual (duele el alma). En la pérdida de un ser querido duele el pasado, el presente y especialmente el futuro. Toda la vida, en su conjunto, duele» (Montoya, 2017).

Todo duelo, y más ante las pérdidas personalmente importantes, implica toda una modificación del mundo de significados, presupuestos, valores y sentido de vida. Es lo que Rando y Neimeyer llaman el mundo de supuestos de la persona, un esquema que contiene todo lo que la persona asume que es verdad sobre el mundo y el *self* (yo) a partir de la experiencia previa.

EL APEGO: NOS DESAPEGAMOS COMO NOS HEMOS APEGADO

Desde que se nace, se tiene la necesidad de establecer un vínculo emocional con las personas significativas de nuestro entorno inmediato (madre-padre, hermanos y familia), después creamos lazos emocionales con otras personas y establecemos relaciones afectivas con otros seres humanos. Son apegos que se desarrollan y perduran durante parte de la vida, cubriendo las necesidades de protección, seguridad y confianza.

La conducta de apego cumple una función de supervivencia, es la fuerza necesaria para la construcción de nuestra personalidad, la relación con el mundo, la relación con nosotros mismos, la adquisición de nuestras capacidades mentales superiores y nuestra habilidad para convertirnos en «seres en relación con los otros».

Por esta razón, es fácil comprender las intensas reacciones emocionales que se disparan en las personas que están acompañando a su ser querido en la etapa final de su vida cuando se produce la muerte, y la consiguiente ruptura del vínculo emocional.

Toda pérdida significativa entraña la necesidad de un duelo. No obstante, en la mayoría de los casos el duelo por una muerte es diferente del duelo por otro tipo de pérdidas (empleo, jubilación, enfermedad, divorcio, emigración, etc.), porque la intensidad de los sentimientos, en el caso de una muerte, es más intensa y más duradera en el tiempo. La intensidad del duelo no viene siempre condicionada por la naturaleza de lo que se ha perdido, sino por la función que cumplía esa persona para el doliente. Es decir, le proveía de seguridad, protección, autoestima, autorregulación emocional, sentido de vida y sexualidad, etcétera.

No es la persona que se pierde, sino el valor que se le atribuye a esa persona en concreto. Es más, el carácter definitivo e irreversible que tiene la muerte hace que la pérdida sea inevitable y total. En otros casos, cabe la posibilidad de recuperar aquello que se ha perdido.

Estamos determinados genéticamente y socialmente predestinados a amarnos y vincularnos, pero nunca somos tan vulnerables como cuando amamos, y al mismo tiempo, tan necesitados de este amor para crecer seguros y confiados. Necesitamos amar y ser amados, vincularnos y establecer relaciones de apego duraderas y estables desde que nacemos.

> **!** La enfermedad paliativa, la muerte y el posterior duelo por la separación nos colocan frente a la vulnerabilidad, la incertidumbre y la inseguridad que sentimos como niños; la proximidad y disponibilidad de nuestras figuras de apego resolvieron estas sensaciones desagradables en nuestra infancia, y ahora, con la muerte de la persona amada, vuelven en forma de ansiedad, rabia y soledad.

Fueron Anna Freud y John Bowlby los primeros en investigar sobre las consecuencias del duelo, y las llamadas transiciones o etapas que deben pasar los niños y niñas a través de la infancia y la adolescencia.

John Bowlby realizó estudios empíricos, observaciones y análisis sobre el apego y la pérdida de este en niños, jóvenes, adolescentes, viudos y voluntarios. Describió un esquema de respuesta que se produce ante la ruptura del apego, la tríada de la pérdida afectiva: aflicción y protesta, desesperanza y desapego o depresión. Fue este autor, junto con su gran colaboradora Mary Ainsworth, los que estudiaron el fenómeno del apego, cómo la meta de la conducta de apego es mantener el vínculo afectivo y cómo reaccionan los bebés cuando este se ve amenazado y se rompe, provocando reacciones emocionales intensas.

Estos autores pudieron comprobar en qué consiste el apego, los tipos de apego y las consecuencias de su ruptura, y cómo el duelo se produce por la ruptura del vínculo. De esta manera, las reacciones afectivas intensas que aparecen ante la pérdida o ruptura del vínculo en la infancia se manifestarán luego, de una u otra forma, en los procesos de duelo que vivirán los adultos, en cualquier momento de su vida, ante la pérdida de su ser querido o cualquier transición psicosocial (la jubilación, por ejemplo).

Bowlby describe su modelo de las cuatro fases del duelo, cuya base son los trabajos sobre el apego. Estas serían: impacto, obnubilación; protesta, anhelo y búsqueda; desorganización y desesperación; reorganización.

Como recuerda el gran teórico del duelo Jorge Luis Tizón, «en definitiva, en todo duelo o transición psicosocial encontraremos fases, momentos o, menos esquemáticamente, manifestaciones de embotamiento, desorganización e inhibición (I), momentos de pena, aflicción y protesta (II). Momentos de desesperanza, desapego, afectos de tono "depresivo" y una visión negativa del mundo, del futuro, de uno mismo y de los otros (III). Por último, momentos o expresiones bien sea de recuperación, bien sea de psicologización (patologización) del duelo (IV)».

Es una consecuencia duradera de los estudios y revisiones de Bowlby, y que, desarrollada, ha dado lugar a uno de los programas de investigación más fructíferos en la psicología actual: la teoría de la vinculación (o teoría del apego).

EL DUELO COMO PROCESO: VIVENCIAR LA AUSENCIA, VIVIR LA PÉRDIDA

Aquí se va a hablar del fenómeno del duelo con respecto a la pérdida de una persona amada o querida. Es el proceso de experiencias y vivencias personales subjetivas (pensamientos, sentimientos, comportamientos) que presenta una persona ante el conocimiento de la muerte próxima, anunciada, de un ser allegado, querido y significativo. Se presenta como un gran dolor, pena y aflicción por la pérdida de una presencia significativa, simbólica y con valor.

El fallecimiento de una persona comporta el inicio del momento más difícil de la existencia de la persona: «el viaje a otro mundo». Para algunos, el paso a otra realidad trascendente, para otros, el paso al «mundo de recuerdos», ya que no poseen creencias religiosas o espirituales. Pero, para todos, la realidad se presenta de manera inexorable: su ser querido no está, no va a volver y su presencia es imposible.

Por lo tanto, el duelo es necesario y cumple una función de adaptación. Es una respuesta normal y natural a una pérdida o separación. Quizás no sería natural la ausencia de respuesta. Se manifiesta ante cualquier tipo de pérdida. Es personal y única, aunque produce reacciones humanas comunes. Por tanto, se puede afirmar que hay tantos duelos como personas en duelo.

Por eso, la persona en duelo tiene que «peregrinar» por un largo camino de sangre, sudor, lágrimas y fatiga, requiere un tiempo que va a depender de su estructura de personalidad y de la manera que enfrente su sufrimiento, sabiendo que debe

permitirse abrirse al dolor, hacerlo suyo, darse permiso para sentir, y sostener el dolor de la ausencia, asimilando esta y expresando los sentimientos que experimenta: tristeza, miedo, enfado, confusión, soledad, etcétera.

Debe entender y comprender que tiene que asumir que se abre un tiempo para asimilar la pérdida, y que esto supone abandonar su deseo de controlar el dolor, apartarlo y decidir comportarse como si nada hubiera ocurrido, intentando mantener las relaciones sociales, las tareas, los centros de interés y los roles como antes.

La pérdida de estabilidad, la sensación de inseguridad, el miedo y la vulnerabilidad, junto con sentimientos intensos de ansiedad, están presentes en estos primeros momentos del duelo. La incertidumbre y el miedo al futuro se unen a la vivencia de más pérdidas asociadas con la pérdida fundamental del ser querido. Personas que creía próximas y que me iban a acompañar pueden alejarse, así como la percepción de una rutina que queda transformada por la ausencia: amistades, trabajo, ocio, tiempo libre y *hobbies* pueden desaparecer junto con proyectos e ilusiones truncados por la muerte. Esto constituye los duelos secundarios o microduelos que «cuelgan» del gran duelo, la pérdida de la persona amada.

> ! Esta vivencia de sufrimiento que se revela ante la pérdida de alguien que se ama provoca una serie de comportamientos, pensamientos, sentimientos y reacciones físicas que hacen pasar por un período llamado duelo. Esta respuesta conlleva un largo y costoso proceso de elaboración y ajuste. Pasar por este proceso permite el restablecimiento del equilibrio roto por la pérdida y posibilita nuevos vínculos.

El duelo comienza antes del fallecimiento, cuando se tiene conciencia de la pérdida, pero no es posible decir con exactitud cuándo el deudo ha elaborado el duelo. Elaborar el duelo es algo que va a llevar bastante tiempo al doliente y no concluye nunca, ya que el recuerdo, el amor y la ausencia colocan al deudo frente a la experiencia del dolor inevitable de sentir la falta de la persona amada. Ahora bien, el sufrimiento o la manera de vivir sin ese ser querido es un aprendizaje que se lleva a cabo a través del proceso de duelo.

El duelo no es una enfermedad, «no se cura», no es una patología, es un proceso normal de adaptación a una nueva realidad que, en la mayoría de los casos, tiene una evolución favorable a lo largo del tiempo, y solo en un 10-20 % de los casos suele presentar dificultades, derivando en lo que se conoce como duelo complicado o patológico.

Es un proceso único e intransferible. Cada persona vive el dolor de una manera única, no hay dos duelos iguales, de la misma manera que no hay dos personas iguales.

Tiene una cronología indeterminada. El duelo es un proceso complejo, no se puede establecer exactamente cuándo empieza ni cuándo termina; en algunos casos puede durar toda una vida. En los casos de enfermedad avanzada, puede comenzar antes del fallecimiento.

Está condicionado por el entorno sociocultural. Aunque el duelo es una experiencia universal, los ritos y ceremonias que ayudan a afrontar la realidad de la pérdida están influidos por el entorno sociocultural.

Desde una visión constructivista del duelo, siguiendo los postulados de Robert Neimeyer, este señala que:

- Pueden existir manifestaciones cognitivas, emocionales y comportamentales comunes en los procesos de duelo. No existe un proceso lineal-secuencial, donde la persona siga su camino de elaboración y afrontamiento por etapas, pasando por estadios concretos, desde la separación dolorosa hasta la recuperación personal.
- El duelo es como un proceso que implica el esfuerzo por volver adaptarse a un mundo en el que se ha perdido una persona, lugar o proyecto fundamental.
- El proceso de duelo es una experiencia existencial activa, donde las personas luchan por asimilar, adaptarse y reajustarse a una vida transformada por la pérdida.
- La persona busca reconstruir su visión del mundo, reconstruir nuevos significados para vivir una vida con nuevos sentidos.
- La persona, para conseguir crear nuevas perspectivas y significados para su vida, dentro de un aprendizaje activo, se enfrenta a la realización de tareas cognitivas y emocionales.
- El duelo es algo que nosotros mismos hacemos, no algo que se nos hace a nosotros.
- El duelo es el acto de afirmar o reconstruir un mundo personal de significado que ha sido desafiado por la pérdida.
- Los sentimientos tienen la función de señalarnos nuestros esfuerzos por dar significado.
- Todos construimos y reconstruimos nuestra identidad como supervivientes de la pérdida en negociación con los demás.

La atención al duelo debe empezar antes de producirse el fallecimiento de la persona querida, siendo preferible prevenir las complicaciones que tener que tratarlas. Los principios básicos de actuación son: informar acerca de la normalidad de las manifestaciones del duelo y favorecer la expresión de sentimientos y pensamientos del doliente.

La persona, profesional o voluntaria, que tenga como tarea acompañar y ayudar a una persona en duelo tiene que conocer perfectamente las características de este proceso. Para acompañar respetando los ritmos, estilos personales y conocer las habilidades y actitudes de la relación de ayuda en el duelo, el ayudante deberá conocer: las manifestaciones «normales» del duelo, los momentos o etapas por las que atraviesa, las tareas básicas de elaboración y cuándo un duelo se complica o, incluso, cuándo se está frente a un duelo patológico; en definitiva, qué estrategias se pueden desplegar ya desde el momento en que el familiar percibe la realidad de la pérdida hasta el instante mismo en el cual empieza a vivir sin su ser querido.

PROCESO DE DUELO: UN CAMINO CON DIVERSOS MOMENTOS Y ETAPAS HACIA DELANTE Y HACIA ATRÁS

Una pérdida origina dolor. La experiencia de pérdida es parte de la experiencia humana, y a lo largo de la vida se sufren a menudo pérdidas. El sentido y la extensión de la pérdida son percibidos de modo diferente por cada persona.

La mayoría de las pérdidas aparecen como negativas para el que las experimenta: la muerte de un ser querido, la pérdida de bienes materiales, la pérdida de un trabajo, la pérdida de un proyecto, etcétera.

La muerte de un ser querido es una pérdida principal. Puede generar en el doliente, dependiendo del rol que haya jugado en su vida la persona fallecida, aparte de la pérdida principal de la relación, otras pérdidas como: pérdida de estatus, de lugar de residencia, de amistades, de relación con otros miembros de la familia y del entorno social.

Estas pérdidas secundarias no siempre se identifican como tales y pueden causar problemas al originar reacciones que no se entienden o hacen sufrir.

Elaborar el dolor consiste en aprender a pensar sin culpa sobre la pérdida, expresar los sentimientos que esta provoca, compartirlos en un clima de respeto y sin obsesiones, analizar las consecuencias que dicha pérdida supone y poner en práctica conductas tendentes a afrontar la vida en toda su riqueza.

> **!** El duelo es un proceso que dura toda la vida. Existen «picos de duelo», que no deben confundirse con recaídas o duelos «enquistados» y mal elaborados.

La vida de una persona significativa, con la cual se ha compartido un compromiso, un proyecto y muchos momentos de placer, contagian toda la existencia, forman parte de la propia biografía y llenan de recuerdos la vida. Acontecimientos, fechas, celebraciones, personas y lugares quedan simbolizados y asociados de manera simbiótica a la figura del ausente.

En ocasiones, los objetos quedan «antropomorfizados», es decir, son como una prolongación del ser querido, siendo, de alguna manera, como si fuesen él/ella. Estas experiencias de recuerdo intenso ante una fecha, acontecimiento o persona, que evoca la representación del desaparecido, son normales.

Las características de un duelo normal son: es inevitable, comporta sufrimiento, es portador de crecimiento, es como un largo viaje, alumbra una nueva realidad, es individual, exige la realización de unas tareas, es un reclamo y lleva bastante tiempo.

Son muchos los estudios que muestran cómo el doliente atraviesa distintas etapas o momentos en el proceso de elaboración del duelo (**Tabla 51-1**).

Tabla 51-1. Fases del duelo

Rando (1984)	Lindemann (1944)	Bolwby (1961; 1980)	Parkes, Weiss (1983)
Fase de evitación: conmoción (*shock*)	Conmoción e incredulidad	Embotamiento de la sensibilidad	Reconocimiento intelectual y explicación de la pérdida
Fase de confrontación	Duelo agudo	Añoranza y búsqueda Desorganización y desesperanza	Aceptación emocional de la pérdida
Fase de reestablecimiento	Resolución	Proceso de reorganización	Adquisición

A continuación, se abordan las etapas de un proceso de duelo no complicado o normal, con sus siguientes manifestaciones. Estas se basan en los estudios empíricos de Bowlby y su fundamento de su modelo de tres fases del duelo, al que Parkes agregó la cuarta fase.

Como recuerda Nahoul Serio: «El duelo no es un estado, sino un proceso en el que se suceden diversos cuadros clínicos que se entremezclan, se entrelazan y reemplazan unos a otros» (Parkes, 1998).

Las personas progresan, se detienen y retroceden dentro de estas fases, por ello no es raro que después de años de labor de duelo, el encuentro repentino con una fotografía pueda evocar otro episodio de protesta, que es a lo que se refieren Bolwby, Robertson y Robertson cuando estudiaron la reacción del niño ante la separación de su figura de apego (Nahoul, 2018; Bowlby, 1997).

Fase de incredulidad, *shock,* entumecimiento o protesta

Puede durar entre algunas horas y hasta 1 semana, y verse interrumpida por momentos de pena o cólera intensas. En un primer momento, sobre todo si la muerte ha sido brusca o inesperada, se produce una sensación de desconcierto que hace que se vivencie la muerte como irreal, en un estado descrito por las personas que lo sufren como de ensueño. La persona siente que lo sucedido no es real («esto no es posible»).

Este fenómeno de *shock,* que la mayoría de autores consideran normal, protege de una realidad insoportable y puede durar horas o días. Pasados estos momentos, la persona puede relatar que entendía la situación, veía a sus familiares y comprendía lo que le decían los profesionales y familiares sobre la muerte de su ser querido, pero era como si no consiguiese sentir, como si estuviera paralizada y no pudiese contestar de forma coherente con la realidad dolora que estaba experimentando.

Al lado de esta ausencia inicial de emoción (embotamiento emocional), pueden aparecer ciertas sensaciones de tranquilidad y descanso. Cuando las personas salen de este estado, pueden experimentar una fuerte carga de angustia, sentimientos de tristeza y llanto. Esto es consecuencia de la pérdida de seguridad, confianza y estabilidad en su mundo, donde el deudo experimenta la vulnerabilidad, la pérdida de control y la imposibilidad para enfrentar la vida sin su ser querido.

De ahí que surja la confusión y la parálisis: «no puedo creerlo…», «no es verdad…», «esto no puede estar pasando…», «esto no puede pasarme a mí…», «no es cierto» son verbalizaciones ante la pérdida importante, significativa, brusca o, aunque esperada, difícil de asimilar al principio.

En la viudedad inesperada, por ejemplo, pasadas unas semanas pueden referir: «no podía creerlo, me sentía como en un sueño, creía que cualquier día, en cualquier momento, volvería a verlo», «a veces, oía su voz, en muchos momentos del día, y creía que iba a volver, que no se había ido».

A continuación, a esas reacciones de incredulidad, le pueden seguir reacciones de ira, rabia, enfado y protesta arrojadas a Dios, el destino, y a otras personas: «¡Por qué él, por qué a mí!». «¿Por qué Dios permite esto?». Pueden tomar la forma de acusaciones contra los médicos, amigos, allegados, familiares, etc., por ejemplo, por la falta de cuidados (reales o supuestos) que facilitaron o adelantaron la pérdida. Es un período de protesta, unido a la pena y la tristeza por la ausencia. Esta suspicacia, desconfianza y rebeldía irán remitiendo cuando el deudo vaya asimilando y enfrentando el duelo.

Anhelo y búsqueda de la figura perdida

En esta etapa, el doliente va a vivenciar dos hechos fundamentales: el primero es la sensación de peligro y amenaza; y el segundo, íntimamente relacionado con el primero, es la vivencia de la pérdida de la persona amada y la necesidad de restablecer el vínculo. Con respecto a este segundo hecho, al deudo se le hace presente la ausencia y la sensación desagradable, cargada de tristeza, vacío y soledad, de no poder tenerlo a su lado.

Fomentado por este desagradable estado afectivo, se pondrán en marcha toda una serie de conductas de apego, con la finalidad de recobrar el vínculo perdido, y con él la seguridad. En ocasiones, se activan conductas que implican una búsqueda decidida de la persona fallecida, como pensar en ella o centrar la atención en estímulos recordatorios como: ir continuamente al cementerio, «toquetear» sus cosas e incluso llamar al difunto.

Con respecto al primer hecho, la percepción de amenaza y peligro, junto a la necesidad de estar al lado de la persona amada, le lleva al deudo a experimentar fuertes sentimientos de rabia, cólera y agresividad, por sentir la impotencia y la imposibilidad de revertir la ausencia y recobrar el vínculo. La cólera y la agresividad que siente el deudo es indiscriminada, y se vivencia hacia el exterior, hacia los demás, hacia uno mismo y hacia el fallecido. La rabia puede provocar conflictos con la familia y amigos, fomentar intensos sentimientos de culpa y favorecer la aparición de deseos de muerte e intentos de suicidio.

Por otro lado, el mundo, las personas y el ambiente compartido con el difunto le mandan continuamente mensajes de la ausencia (que no está, no va a volver y su presencia es imposible), como los papeles que tiene que arreglar tras el fallecimiento, los amigos que preguntan, el cementerio, las cosas del muerto, etcétera.

Esta información que percibe del mundo externo es extremadamente significativa y alarmante para su presente y futuro.

A la muerte se puede añadir la pérdida económica o de estatus y hasta la ruina; en definitiva, puede asociarse un cambio de rol.

Es de suponer que las reacciones de pánico, ansiedad y miedo van a aparecer, y serán diferentes según los peligros reales y potenciales asociados. A consecuencia de esta situación de estrés agudo, su cuerpo, que podía haber funcionado sin problema hasta entonces, comenzará a presentar signos alarmantes. Con frecuencia, las personas consultan por taquicardia, disnea, insomnio, cefalea, sofocos, que no son sino signos y síntomas de activación general del organismo, aunque a veces desencadenan numerosas exploraciones complementarias y consultas a especialistas.

Habitualmente, las conductas de distracción y búsqueda de placer son abandonadas. Se pierde peso, concentración y capacidad de memoria a corto plazo. Esta etapa suele durar alrededor de 1 mes.

Esta necesidad intensa de búsqueda del difunto puede durar desde semanas hasta meses. Siguiendo a Bowlby, «la búsqueda inquieta, la esperanza intermitente, el desengaño repetido, el llanto, la rabia, las acusaciones son expresiones de la imperiosa necesidad de encontrar y recuperar a la persona fallecida». Pero, por debajo, a un nivel más o menos preconsciente, va imponiéndose el sentimiento-cognición de que la reunión o la reparación en el mundo externo con el ser querido es más y más improbable».

Desorganización y desesperación

Se producen sentimientos de tristeza, soledad y desesperación junto con pensamientos de falta de sentido vital, baja autoestima y una continua «cascada» de ideas alrededor de la enfermedad, la muerte y sus causas. Estas rememoraciones y recuerdos continuos de los acontecimientos vividos se repiten con frecuencia en la mente del doliente.

Pueden producirse alucinaciones en momentos de relajación, somnolencia o en los períodos de sueño nocturno. También puede experimentar la presencia de la persona perdida. La vivencia del deudo es como si su tiempo se hubiera detenido. Las horas pasan, los días se suceden, pero no existe sensación de cambio.

Esta ruptura de su biografía, proyectos y devenir de su vida aviva sentimientos de apatía, desesperanza y vacío interior. Esto hace que para la persona en duelo sea imposible, incluso a veces ni siquiera imaginar, un futuro. Ya no se producirán las explosiones afectivas de las primeras fases del duelo, y se puede llegar a una situación de tranquilidad y recuperar la monotonía de su vida con una aparente normalidad.

Estos pasos hacia delante y atrás son la antesala de la fase definitiva de reorganización.

Es muy importante aquí señalar la orientación que hace Tizón, desde la perspectiva de Bowlby: se trata de la tercera fase o momento del duelo por la separación y la pérdida, si no es adecuadamente asistida ni contenida o sustituida.

Es el momento, entonces, donde la asistencia es indispensable, si no se ha podido organizar antes, y ha de hacerse teniendo en cuenta los dos elementos: por un lado, el cuadro psicopatológico que presenta el paciente (depresión, somatizaciones, delirio crónico, trastornos de conducta, etc.); por otro lado, la realidad del proceso de duelo no elaborado que subyace, que puede complicar el tratamiento del cuadro (aunque, por otra parte, ayudar a la elaboración de ese duelo puede facilitar el tratamiento del cuadro psicopatológico).

Reorganización

En torno a los 6 meses o 1 año, la persona puede empezar a recuperar las conductas sociales, laborales y de autocuidados que había abandonado en los momentos de duelo agudo. Es capaz de crear una nueva forma de percibir su vida y su pérdida; recordar al ser querido y sentir que puede reconstruir su mundo percibiendo que el amor que tiene por su ser amado no va a desaparecer.

Construir una visión de sí mismo y aceptar la ayuda de los otros puede ayudarle para adquirir la capacidad para enfrentarse con nuevas habilidades a los problemas cotidianos y permitirse establecer nuevos vínculos de apego con otras personas.

Podrá conseguir tener creencias más realistas sobre sí misma y su entorno, una visión de futuro con nuevos proyectos y un estado afectivo más sereno y equilibrado, aunque todavía aparezcan momentos de una sana tristeza y la necesidad de hablar de su ser querido, pero sin la amargura y los sentimientos intensos de rabia y tristeza de los primeros momentos. La mayoría de las personas reconocen su propia recuperación a lo largo del segundo año (**Fig. 51-1**).

MANIFESTACIONES QUE SE CONSIDERAN NORMALES

En términos generales, durante el proceso del duelo se describen una multiplicidad de sentimientos, cogniciones y conductas que constituyen repertorios de respuestas más o menos «normales».

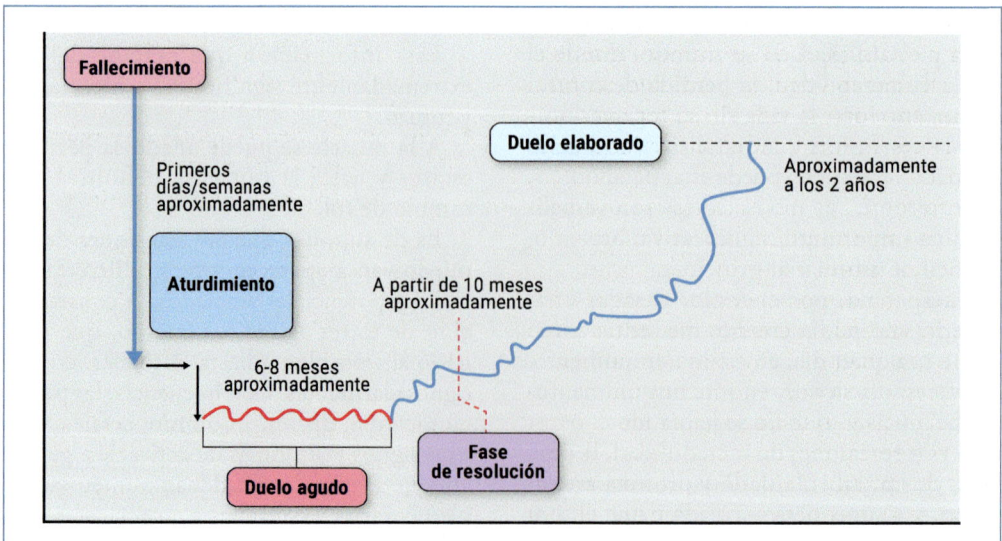

Figura 51-1. Gráfica aproximada del duelo adaptativo. Adaptada de: Magaña M. Introducción al duelo. Maliaño: SalTerrae; 2021.

Se trata de repertorios que son útiles en la medida en la que permiten que los acompañantes que ayudan a personas en duelo tengan constancia de que cualquiera de ellos puede formar parte de un proceso de duelo normal, y que pueda obrar en consecuencia, evitando intromisiones innecesarias y, en ocasiones, tranquilizando al doliente y a su familiar respecto a algunos fenómenos que, a veces, se viven como muy amenazantes (como los fenómenos de sentir la presencia de la persona fallecida o los momentos de embotamiento o descontrol emocional).

El inconveniente de conocer estos comportamientos que son expresión de un duelo normal es que pueden transmitir la creencia de que todas las personas que sufren una pérdida manifiestan estas reacciones como una muestra general y universal de la expresión de un duelo. Nada más lejos de la realidad. El duelo es un proceso, con una historia, dentro de una biografía particular y única, con una vivencia de apego entre el fallecido y sus seres queridos, en la que unos y otros comportamientos se suceden o se simultanean. Las manifestaciones del duelo son:

- Sentimientos: entre los sentimientos que se expresan durante el duelo están: tristeza, rabia, culpa y autorreproche, ansiedad, soledad, fatiga, apatía, indiferencia, impotencia, anhelo, liberación, alivio, insensibilidad, etcétera.
- Sensaciones físicas: también se ven intensificadas en este proceso. Las personas las describen como «vacío del estómago», «opresión en el pecho o garganta», «hipersensibilidad al ruido», «sensación de irrealidad», «falta de aire», «debilidad muscular», «falta de energía», «sequedad de la boca», etcétera.
- Cogniciones: la persona se vuelve más incrédula, existe confusión y dificultad en la memoria, falta de atención y concentración, preocupaciones, rumiaciones, pensamientos obsesivoides, pensamientos intrusivos con imágenes del muerto.
- Alteraciones perceptivas: ilusiones, alucinaciones auditivas y visuales, generalmente transitorias y seguidas de crítica, y sensaciones de que la persona muerta «está aquí».
- Conductas: trastornos del sueño, comer demasiado o demasiado poco, andar continuamente distraído, aislamiento social, soñar con la persona perdida, evitar los recuerdos, comenzar a buscar y llamar en voz alta al fallecido, suspirar continuamente, hiperactividad, llanto, visitar lugares significativos y realizar un atesoramiento de objetos relacionados con el desaparecido.
- Sociales (reacciones sociales): resentimiento hacia los demás por distintas causas (no ser comprendido, sentimientos de envidia por poseer lo que la persona ha perdido, recordarles la ausencia, etc.), sensación de no pertenecer a una familia, a un mundo y a un lugar. Elaboración de una nueva identidad (viudo, huérfano o madre que ha perdido un hijo).
- Espirituales: tomar conciencia de la propia finitud. La ilusión de control, pertenencia y estabilidad se ve rota. El papel de Dios, si se tienen creencias religiosas, se ve afectado por la imposibilidad de comprender la pérdida, el sufrimiento y el dolor. Surgen preguntas sobre el sentido de la vida, el futuro y el porqué de las cosas. Todas ellas pueden ir acompañadas de rabia, desesperanza y pérdida de sentido o vacío.

EL TRABAJO DEL DUELO: LAS TAREAS DEL DUELO

Como señalan Pilar Barreto y Mª del Carmen Soler, la frase «tareas del duelo» la acuñó Freud en 1917 y rápidamente fue adoptada por muchos teóricos (Parkes y Weiss, 1983; Raphael, 1983; y Worden, 1991, 1997).

> **!** La idea central de las teorías tradicionales del duelo es que ven el duelo como un proceso en el que el doliente, de forma activa, tiene que ejecutar una serie de tareas adaptativas y de elaboración interna en la dimensión cognitiva, emocional y comportamental, durante un período de tiempo en el cual recuerdos, significados, pensamientos, emociones y comportamientos tienen que ser trabajados por él para poder elaborar su duelo y afrontar la pérdida.

A continuación, se abordan dos de los modelos más relevantes, siguiendo a las autoras citadas (**Tabla 51-2**):

- Parkes y Weiss, desde la teoría de los constructos, hablan de tres tareas que el deudo tiene que realizar para elaborar su duelo:
  - Reconocimiento intelectual y explicación de la pérdida: el superviviente tiene que reconocer, identificar, poner nombre y, de esta forma, entender y comprender la irreversibilidad de la perdida; cómo ocurrió esta, y la causa incontrolable e inevitable de la misma, asimilando el hecho, asumiendo lo ocurrido, con la finalidad de darse cuenta y no sentirse amenazado por una nueva pérdida.
  - Aceptación emocional de la pérdida: permitirse conectar, identificar, expresar para hacerlos suyos, los recuerdos, sentimientos, pensamientos y significados para ser capaz de sostenerlos, examinarlos, expresarlos y compartirlos, para llegar a sentir que puede soportarlos, aceptarlos y transformarlos en un recuerdo totalmente sano y amoroso.
  - Asunción de una nueva identidad: comienza cuando la persona es capaz de recolocarse y arreglárselas para distinguir el pasado doloroso, el mundo de ayer y el mundo de hoy, el aquí y ahora. Poder expresar: «ya no puedo hablar con él, sé que no va a volver, y eso duele, pero puedo seguir recordándolo y hablar con las personas que me importan».
- William Worden propone su modelo de tareas donde el doliente tiene que realizar cuatro tareas:
  1. Aceptar la realidad de la pérdida.

Tabla 51-2. Momentos y tareas en los duelos

Momentos	Tareas fundamentales
Impacto, crisis	Aceptar la realidad de la pérdida
Aflicción (y turbulencia afectiva)	Trabajar las emociones y el dolor de la pérdida
Pena y desesperanza reversibles	Readaptación al medio contando con la ausencia del objeto
Recuperación o desapego	Reubicación del objeto (interno), olvidar recordando

2. Dar expresión a los sentimientos y trabajar el dolor de la pérdida.
3. Adaptarse a un mundo en el que el ser querido no está.
4. Recolocar al ser querido muerto y seguir viviendo.

CUANDO EL DUELO SE COMPLICA: PREDICTORES DE DUELO COMPLICADO

Worden afirma que pueden existir mediadores importantes que pueden influir en la intensidad y duración de las respuestas que manifiestan en el proceso de duelo las personas que se enfrentan a la pérdida:

- *Relacionales*: definen el tipo de relación que tiene la persona con el fallecido. Cuando existe un alto grado de ambivalencia, es decir, fuertes sentimientos de amor y rechazo, el doliente puede inhibir el duelo o presagiar un exceso de enfado, rabia y culpa. O cuando el vínculo con el fallecido era de una gran admiración hacia este, la relación se construía en base a esta admiración narcisista, donde el fallecido representa una parte de sí mismo. Admitir la pérdida es admitir parte de la muerte de uno mismo, así que se niega. En otras ocasiones, puede abrir viejas heridas, como en el caso de que el familiar muerto haya sido un abusador. Surge un anhelo de lo que nunca se tuvo en una relación: amor, aceptación y complicidad. Se pierde no solo a la persona real, sino a la que nunca se pudo tener. Cuando las relaciones han sido muy dependientes, el deudo tiene la sensación de quedarse perdido, abandonado (Horowitz, 1980). Se produce un alto sentimiento de impotencia, desesperación, desbordamiento, con un autoconcepto negativo y una descompensación de su autoimagen.
- *Circunstanciales*: cuando la pérdida es incierta (Lazare, 1979), se desconoce si está vivo o muerto, se vive un duelo inacabado. O cuando hay pérdidas múltiples, se puede inhibir el duelo o producir una sobrecarga en el proceso, con sintomatología ansioso-depresiva.
- *De personalidad*: están relacionados con el carácter de la persona y cómo esta afecta a su capacidad para afrontar el malestar emocional. Algunas personas son incapaces de tolerarlo, evitando dichos sentimientos, por lo que tendrán reacciones disfuncionales durante el duelo. En cambio, otros dolientes, con una elevada imagen de sí mismos (gran autoconcepto), se consideran «personas fuertes» y no se permiten experimentar los sentimientos que requieren una resolución adecuada.
- *Sociales*: que no se pueda hablar socialmente de la pérdida (por ejemplo, en caso de suicidio). En estos casos se produce entonces una conspiración de silencio de las circunstancias que rodean a la muerte. O también cuando se produce la negación social de la pérdida, como si no hubiera ocurrido (por ejemplo, un aborto). Y unos de los factores más importantes es la ausencia de una red social de apoyo. Esto añade una gran soledad a la experiencia del dolor por la pérdida.

Se pueden resumir los factores que complican un duelo, a la luz de los estudios que sobre duelo complicado han realizado muchos investigadores, de la siguiente manera:

- Muertes repentinas o inesperadas, circunstancias traumáticas de la muerte (suicidio, asesinato).
- Pérdidas múltiples, pérdidas inciertas (no aparece el cadáver).
- Muerte de un niño, adolescente (joven, en general).
- Doliente en edades tempranas o tardías de la vida.
- Muerte tras una larga enfermedad terminal.
- Historia previa de duelos difíciles, depresiones u otras enfermedades mentales. Problemas de salud. Poco apoyo sociofamiliar real o sentido, alejamiento del sistema tradicional sociorreligioso de apoyo (emigrantes).
- En el caso de enfermedades crónicas avanzadas, degenerativas y que han implicado una gran sobrecarga de cuidados para el familiar, el duelo se puede complicar porque: el paciente ha presentado un gran deterioro cognitivo y funcional y ha supuesto cuidados complejos para el familiar; el cuidador ha experimentado altos niveles de sobrecarga (cansancio acumulado, irritabilidad, secuestro relacional, ansiedad y depresión). Si ha necesitado recurrir a los servicios de una institución sociosanitaria, ha podido vivenciar una sensación de abandono a su ser querido. Si han aparecido conflictos en los cuidados por alteraciones conductuales, pueden aparecer sentimientos de ambivalencia, culpa y deseos de muerte en el cuidador, que después dificultan la elaboración del duelo.

FACTORES PROTECTORES DE LA ELABORACIÓN DE UN DUELO SANO

De la misma manera que el profesional necesita conocer cuáles son los factores que pueden complicar la elaboración de un duelo, también es fundamental que conozcan los factores que pueden ayudar al doliente a elaborar su duelo de una manera sana y asimilar la pérdida, protegiéndole de la vivencia de un proceso de duelo que se puede complicar.

Pilar Barreto señala los siguientes factores:

- *Características relacionales*:
  - Una buena red de apoyo familiar y social.
  - Alto grado de comunicación con familiares y amigos.
  - Tener la posibilidad y capacidad para poder expresar y compartir la pena y la tristeza.
  - La pérdida es aceptada socialmente.
- *Características relacionadas con la persona fallecida*:
  - La vejez del fallecido: la muerte se ha producido en una etapa avanzada de su vida.
  - Un vínculo y apego seguros con la figura que se ha perdido.
  - El momento biográfico de la persona: no ser padre-madre, esposo/a o hijo/a.
  - Alto nivel de desarrollo familiar.
  - Participación en el cuidado del paciente.
- *Características de la enfermedad o de la muerte*:
  - Muerte prevista o anticipada.
  - Duración corta de la enfermedad.
  - Enfermedad con buen control sintomático.
  - Conocimiento del pronóstico de la enfermedad ajustado a la realidad.
- *Características personales*:
  - Madurez del doliente.

- Salud física y mental, sentimiento de utilidad con respecto a la labor de cuidados.
- Autocuidado, resiliencia.
- Creencias y valores espirituales.
- Ausencia de problemas económicos.
- *Otros aspectos*:
  - Desplegar estrategias adecuadas de afrontamiento dirigidas al problema y estrategias de afrontamiento dirigidas a las emociones.
  - Habilidad para la planificación y resolución de problemas.
  - Flexibilidad mental, capacidad para recordar, experimentar gratitud por la vida compartida con el ser querido que no está. Reconciliarse con lo negativo y autoafirmarse en lo vivido de manera positiva en el proceso de enfermedad.
  - Capacidad para encontrar sentido a la experiencia de sufrimiento vivida.
  - Experimentar y sentir que se ha cerrado la vida con el ser querido con amor y reconciliación. Ser consciente y comprender el perdón y los cuidados hasta el final como una forma de cerrar la vida con sentido y valor, y una forma de liberación de obsesiones y culpas, reconciliándose consigo mismo, con el mundo, la vida y los demás.

FORMAS PATOLÓGICAS DE DUELO

En las investigaciones que se han hecho sobre el duelo anormal, los investigadores lo han llamado de muchas formas distintas: patológico, no resuelto, complicado, crónico, retrasado o exagerado.

Como señala Worden: «Se elija como se elija llamarlo, ya sea anormal o patológico, este duelo es la intensificación del duelo al nivel en que la persona está desbordada, recurre a conductas desadaptativas o permanece inacabablemente en este estado sin avanzar en el proceso de duelo hacia su resolución. Esto implica procesos que no van hacia la asimilación o acomodación, sino que, en su lugar, llevan a repeticiones estereotipadas o a interrupciones frecuentes de la curación (Horowitz, 1980)».

Bowlby afirma, en sus trabajos sobre el apego y la pérdida de este, que resulta difícil qué personas pueden resultar más propensas al duelo patológico. Señala que entre ellas estarían:

- Las personas que tienen, y han tenido, dificultades con el apego, que han presentado una historia de apegos ansiosos o ambivalentes.
- Las personas que presentan una excesiva independencia con respecto a los lazos afectivos y las relaciones interpersonales.
- Las que tienen una tendencia a prodigar compulsivamente cuidados.

Siguiendo los trabajos de los investigadores que se han citado a lo largo del capítulo (Bowlby, Worden, Barreto, Gómez Sancho, Tizón, etc.), las manifestaciones de un duelo patológico y las pistas que el profesional puede encontrar son múltiples, algunas más típicas que otras, aunque se pueden dar con relativa frecuencia, y serían:

- No puede hablar del fallecido sin experimentar un dolor intenso y reciente. Experimenta fuertes sentimientos de culpa, rabia, tristeza y abandono, incluso después de mucho tiempo.
- Algún acontecimiento relativamente poco importante desencadena una intensa reacción emocional. Esto puede ser un indicador de duelo retrasado, no elaborado.
- En la entrevista clínica aparecen temas de pérdidas. En la vivencia del duelo, pueden estar presentes sentimientos y significados que pertenecen a otros duelos no resueltos, que reaparecen ante la nueva pérdida.
- La tristeza puede permanecer mucho tiempo después de la pérdida, a veces con un período de latencia en la cual esta no ha aparecido, tras un período largo de negación, falta de resonancia afectiva con incapacidad para sentir la pena o embotamiento emocional, indicadores de un duelo que se ha congelado en el tiempo.
- La persona que ha sufrido la pérdida no quiere desprenderse de posesiones materiales del ser querido. Convierte la casa en un santuario, con la esperanza de hacer «como si» no se hubiera marchado, es como una especie de «momificación» de la persona que no está. También, por el contrario, apartar todas las pertenencias o desprenderse de todo lo que pertenecía al difunto, inmediatamente después de fallecer, puede ser un indicador de no aceptación y evitación de reconocer la ausencia.
- Duelo enmascarado: el doliente puede tener importantes repercusiones en su dimensión biológica, perturbaciones del sueño, apetito o excitación sexual. Incluso desarrollar síntomas físicos como los que experimentó el fallecido y que estaban relacionados con su proceso de enfermedad antes de la muerte. Son síntomas que señalan un trastorno de expresión somática, que tiene un componente de identificación con el ser amado perdido. Pueden manifestarse anualmente, alrededor de la fecha del aniversario de la muerte o ante situaciones vitales estresantes: llegar a la misma edad que la persona que murió, el inicio de una relación amorosa o un cambio significativo en la vida.
- Cambios radicales en su estilo de vida evitando todo lo relacionado con el fallecido. Hay un marcado impacto en sus centros de interés vital: actividades sociales, laborales y familiares. Después de la muerte, evitan las personas, los lugares y las actividades que tenían que ver con el desaparecido. Esto puede ser indicador de un duelo no resuelto que dificulta de un modo prolongado su vida y el desenvolvimiento de esta. Produce una inhibición psíquica.
- Larga historia de depresión subclínica marcada por la culpa persistente y la baja autoestima, o una falsa euforia después de la muerte, con un cese repentino y brusco de la tristeza sin elaboración o motivo aparente, pueden ser dos caras de una misma realidad, la imposibilidad de aceptar la pérdida y el reflejo de un duelo no resuelto.
- Compulsión en imitar al fallecido (identificación compensatoria): viene de la necesidad de imitar al fallecido, para así controlar su angustia y miedo a la separación y al abandono, haciendo como que forma parte de él, y sentir de esta forma que está siempre presente, aunque sea de una forma internalizada, incluyéndolo dentro de sí mismo, adoptando sus conductas y personalidad, para no perderlo nunca.

- Estimular y reforzar impulsos destructivos que nacen de la imposibilidad de aceptar la pérdida, llevando al doliente a adoptar comportamientos que ponen en riesgo su vida, para no sentir el sentimiento profundo de abandono.
- Una tristeza inexplicable que se produce en ciertos momentos cada año, asociados a momentos vitales compartidos y recordados de manera obsesiva por el doliente. Se da en relaciones que han sido muy simbióticas, que hacen difícil la continuidad de la vida independiente por la dificultad de la separación.
- Fobia respecto a la enfermedad (sobre todo la que condujo a la muerte del familiar) o a la muerte.
- Evitar visitar el cementerio o participar en rituales o actividades relacionadas con la muerte.
- También se puede dar lo contrario al punto anterior, el duelo necrófilo: consiste en presentar una vinculación excesiva al muerto, a los cementerios, apego inadecuado al cadáver (puede ser a sus cenizas). Se manifiesta por un deseo de mantener a toda costa el vínculo e impedir el reconocimiento de la ausencia y aceptación de la pérdida, intentando conservar a toda costa el apego por miedo al abandono y la separación.
- No tener familia u otro apoyo social durante el período de duelo, llevando al doliente a experimentar soledad, incomprensión y falta de apoyo, que incrementarán la sensación de pérdida, abandono y dolor.

CRITERIOS DE TRASTORNO PERSISTENTE DE DUELO COMPLICADO (DSM-5)

Este trastorno se encuentra clasificado en la quinta edición del *Manual diagnóstico y estadístico de los trastornos mentales* (DSM-5, *Diagnostic and Statistical Manual fifth edition*, del año 2013) dentro de los trastornos relacionados con trauma y estresores:

- *Criterio A*: el individuo ha experimentado la muerte de un familiar o amigo cercano hace al menos 12 meses.
- *Criterio B*: desde el fallecimiento ha experimentado al menos uno de los siguientes síntomas, diariamente o en grado intenso o perturbador:
  a. Anhelos perturbadores y fuertes por lo que se ha perdido. En los niños pequeños, el anhelo se puede expresar en el juego y la conducta.
  b. Dolor intenso por la separación.
  c. Preocupación por el difunto.
  d. Preocupación por las circunstancias del fallecimiento. En los niños, esta preocupación por la persona fallecida puede expresarse a través de los temas del juego y el comportamiento, y puede extenderse a la preocupación por la posible muerte de otras personas cercanas a ellos.
- *Criterio C*: desde el fallecimiento, ha experimentado por lo menos seis de los siguientes síntomas, diariamente o en un grado intenso o perturbador:
  – Respecto al dolor/distrés por la separación:
    a. Dificultades marcadas para aceptar la muerte. En los niños, esto depende de su capacidad para comprender el significado y la permanencia de la muerte.
    b. Aturdimiento.
    c. Dificultad para recordar positivamente al fallecido.
    d. Evaluaciones desadaptativas sobre uno mismo en relación con el difunto o la muerte (por ejemplo, sentimiento de culpa).
    e. Tristeza o ira.
    f. Evitación excesiva de recordatorios de la pérdida (por ejemplo, la evitación de las personas, lugares o situaciones relacionadas con el fallecido). En los niños, esto puede incluir la evitación de pensamientos y sentimientos con respecto a la persona fallecida.
  – Respecto a la alteración social de la identidad:
    a. Deseo de morir para estar con el fallecido.
    b. Dificultad para confiar en los otros.
    c. Sentimiento de soledad.
    d. Sentir que la vida no tiene sentido.
    e. Confusión sobre su propia identidad o papel en su vida.
    f. Dificultad o reticencia para marcarse metas futuras.
- *Criterio D*: la alteración provoca malestar clínicamente significativo o deterioro en las áreas social, ocupacional o de otro tipo de funcionamiento.
- *Criterio E*: la reacción de duelo debe ser desproporcionada o no acorde con las normas culturales, religiosas o adecuadas a la edad del doliente.

Se debe valorar como duelo complejo persistente: A + B + C + D + E.

EL DUELO ANTICIPADO: UNA REALIDAD QUE PRECISA SER ABORDADA EN CUIDADOS PALIATIVOS

Cuando el familiar que cuida a su ser querido que padece una enfermedad paliativa se confronta con la gravedad, evolución y deterioro, toma conciencia de la proximidad de la muerte y la separación de la persona que ama. Esto provoca en el cuidador una intensa reacción emocional de pena, preocupación, angustia y rabia ante la amenaza de la futura muerte.

Este reconocimiento de la amenaza de la futura pérdida es lo que se denomina *duelo anticipado* o *anticipatorio*.

> **!** Es el proceso de experiencias y vivencias personales subjetivas (pensamientos, sentimientos, comportamientos) que presenta una persona ante el conocimiento de la muerte próxima anunciada de un ser allegado querido y significativo.

Se caracteriza por un aumento del lazo afectivo que une al cuidador con su familiar y pone en marcha comportamientos de protección, preocupación y una fuerte necesidad de compartir el tiempo que les queda juntos. Como resultado de los cuidados, la protección y el anhelo para que el enfermo no sufra, junto con los cuidados especializados por los profesionales de cuidados paliativos, el proceso de morir ocurre como un proceso que, en algunos casos es largo, y el morir se presenta como un proceso crónico: «el enfermo no acaba de vivir ni de morir definitivamente».

El duelo anticipado contiene muchos de los elementos que corresponden al duelo en sí, es decir, al que tiene lugar tras la muerte real del ser querido. Es distinto al «duelo real». No lo sustituye. Tiene sus cualidades propias.

Permite la primera tarea de la elaboración del duelo: aceptar la realidad de la pérdida. Es el primer acto de un proceso de dolor afectivo que culminará en el duelo propiamente dicho, después de la muerte del ser amado, en una continuidad natural y sin intervalo. Es un tiempo para la despedida.

A pesar del dolor, el cansancio, la angustia del día a día de los cuidados y el acompañamiento, puede ser una posibilidad de sanación y elaboración del duelo por parte del familiar, una oportunidad para nombrar las palabras esenciales que se dicen solo en aquellos momentos donde la vida cobra todo su significado, y el sentido final del amor y la presencia es cerrar la vida con sentido con su ser querido. Es el momento de pronunciar las palabras: «adiós», «te amo», «perdóname/te perdono». Esto puede ser expresado de forma explícita entre el enfermo y su familiar o, como sucede tantas veces en cuidados paliativos, el acompañamiento, la presencia, la complicidad y ese tiempo compartido entre personas que comparten una biografía, un vínculo, se puede hacer de forma serena y tranquila en el proceso de compartir la vida, el tiempo y el amor en esta etapa final.

El duelo anticipado es una experiencia compartida, porque puede ser un proceso largo, doloroso y lleno de sufrimiento para la persona que ha perdido un ser querido, porque se inicia antes de que ocurra el fallecimiento.

Es muy importante señalar que el fenómeno del duelo y este primer momento del duelo anticipado es una parte esencial de la atención y cuidados del equipo de cuidados paliativos por dos razones importantes:

- La familia es una parte muy importante del cuidado. Es la unidad y diana de intervención (paciente-familia).
- El objetivo final de los cuidados paliativos es la consecución del bienestar y la atenuación del sufrimiento del paciente y la familia, considerando que la principal fuente de sufrimiento de esta última es el dolor por la pérdida de una persona efectivamente importante (Lacasta Reverté, 1997).
- La elaboración del duelo comienza en el momento en que se tiene conciencia de la pérdida: diagnóstico-pronóstico. Diversos estudios demuestran que es una causa importante de morbimortalidad en la familia después del fallecimiento.

Futterman (Futterman, Hoffman y Sabshin, 1972) empieza a utilizar el concepto de duelo anticipado y describe cinco componentes:

- Reconocimiento de la inevitabilidad de la muerte. Los familiares toman conciencia de que el deterioro global del enfermo anuncia su desaparición y se confrontan con la realidad.
- Pena por el dolor y la angustia de separación, que les lleva a experimentar y expresar sentimientos y significados que les permitan el desahogo y les conecte con el significado y valor de cuidarle.
- Reconciliación y desarrollo de una perspectiva que soporte la creencia del valor de la vida y del amor a su ser querido, reconociendo a través del recuerdo lo importante que ha sido la persona que se va en sus vidas.

- Desapego o retiro de la investidura emocional del moribundo. Es un tiempo para aprender a despedirse y asimilar el hecho de su partida.
- Memorización o desarrollo de una imagen mental estable del difunto. El proceso de morir conlleva muchas pérdidas desde el punto de vista global: física, relacional, psíquica y espiritual. Antes de su partida, la añoranza de la persona que fue, y ya no es, va construyendo un recuerdo antes de su partida.

El duelo anticipado permitiría:

- La aceptación gradual de la realidad y de la inevitabilidad de la pérdida.
- La posibilidad de terminar asuntos inconclusos con el enfermo, expresar sentimientos y resolver conflictos pasados.
- Modificar gradualmente la percepción de la vida y de la propia identidad.
- Trazar planes para un futuro sin el difunto.

En definitiva, esta etapa final con la persona amada es un tiempo difícil, por los sentimientos de fuerte intensidad y la angustia de separación por aquello que va a venir, la muerte. También puede ser un tiempo que se abre como una oportunidad para que, en el día a día de los cuidados, se puedan favorecer conductas de cierre, despedida, cerrar heridas e iniciar, de esta forma, un duelo sano que permita a la familia expresar los sentimientos que favorezcan la aceptación y expresión de significados para poder asumir la pérdida futura.

Según Jay Lebow (1976), el proceso de duelo anticipado lleva inherente un conjunto de tareas adaptativas que deben ser realizadas por la familia:

- Permanecer involucrada con el paciente: esto implica responder frente a lo que el paciente está viviendo, atendiendo a sus necesidades, brindándole apoyo, cariño y soporte, e incluirlo en los eventos familiares, porque la vida es vida hasta el final. La vida cobra significado y valor en su conjunto, y la manera en que hoy le cuidan significa lo que ha sido su vínculo y apego.
- Permanecer separada del paciente: esta tarea resulta opuesta, en cierta medida, a la anterior. Implica que cada miembro de la familia pueda diferenciarse del enfermo y aprenda a tolerar el reconocimiento de que el otro morirá, mientras que él continuará existiendo. El familiar cuidador debe conectar con su mundo interior y con la necesidad de poder expresar también su dolor, ya que el familiar sufre y necesita la autocomprensión y la autoconfrontación con la realidad de la pérdida para poder ejecutar con sentido, valor y libertad su labor de cuidados.
- Adaptarse al cambio de roles: cada miembro debe acomodarse a las nuevas demandas dentro de la familia y asumir nuevas responsabilidades.
- Soportar los efectos del duelo mismo: esta tarea implica saber gestionar la avalancha de sentimientos que afloran en el duelo anticipado.
- Aceptar la realidad de la inevitabilidad de la muerte: los miembros de la familia transitan una serie de reacciones

emocionales que los lleva al reconocimiento y aceptación creciente de la inevitabilidad de la muerte del enfermo. Deben poder anticipar un futuro sin la persona que aman, y tolerar los pensamientos sobre ello para poder planificar sobre un futuro por ellos mismos.

- Despedirse: esto puede ocurrir tanto en la expresión verbal como no verbal, y es el reconocimiento y aceptación de que la muerte está sucediendo. Es un «como si» la familia tuviera que darle permiso al enfermo para morir; a pesar del dolor y la pena, deben manifestarle al enfermo que está bien que parta y despedirse. Y así, darse permiso ellos también para, desde su tristeza, rabia y angustia, conectar con el amor y cariño que sienten por su ser querido, y que tienen derecho a sentir el dolor y elaborar la aceptación del proceso y la futura pérdida.

Llegado este momento de presentimiento de un dolor por venir, de una sensación de pérdida de control por el futuro que traerá la ausencia, cada familia habrá sido más o menos exitosa en la manifestación de sus sentimientos y en la concreción de sus asuntos pendientes.

El duelo anticipado permite ir incorporando una pérdida como algo natural. No por ello disminuye el dolor, pero brinda a la persona la posibilidad de reorganizarse ante el impacto con más tiempo e ir estructurando sus mecanismos de afrontamiento.

Posibilita el resolver asuntos pendientes en el final de la vida, preparándose para la muerte e ir despidiéndose el enfermo y sus familiares.

Un sano duelo anticipado precisa de un esfuerzo consciente por parte de la persona que va mucho más allá de la mera anticipación a una pérdida.

Implica que el sujeto (ya sea el enfermo o su familia) se pueda reorganizar ante el impacto del diagnóstico, procesar las pérdidas presentes y las pasadas, y anticiparse a las futuras; reorganizarse en torno a los cambios y reajustar su manera de ver el mundo y de verse a sí mismo.

REACCIONES NORMALES EN EL CUIDADOR PRINCIPAL, NÚCLEO FAMILIAR EN EL DUELO ANTICIPADO

El duelo anticipado es vivido por cada familiar de distintas maneras, en función de: su autoestima y confianza, rasgos de personalidad, el rol desempeñado en la familia, su aprendizaje de vida y valores y creencias espirituales, etc., aunque pueden aparecer reacciones comunes en las personas que cuidan un ser querido al final de su vida. Las principales vivencias son:

- Actitud de lucha y negación del significado de lo que está viviendo: «No, no es posible, no puede suceder. Tengo que cuidarle». «Necesito que coma, que se mueva e intente poner todo de su parte». Esto lleva al cuidador a una necesidad de «asirse» a su ser querido, estar a su lado y reducir a cero la posibilidad de que algo malo ocurra: «cuanto más le cuido, más posibilidad de que no empeore». Esta «ambigüedad» del proceso de morir en muchas enfermedades con momentos de estabilidad, mejora y recaída, hacen posible esta actitud de lucha del familiar hasta la etapa final.

- Ambivalencia: «se muere, no se muere». Expresiones del tipo: «quiero que fallezca ya, no puedo verle así», «mira, es como un niño, no se entera de nada». Reproches, remordimientos y sentimientos de culpa posteriores: «¡Dios mío, qué estoy diciendo, parece que quiero que se muera!». Estos sentimientos contradictorios y ambivalentes son producto del dolor, el cansancio y el agotamiento del familiar, y la percepción del deterioro físico y psíquico del enfermo, que provocan rabia, angustia y un sufrimiento por verle abatido por una enfermedad que no para de «hacer su trabajo», llevarle al final de su vida.

- Vigilancia e hiperprotección: la necesidad de los cuidadores de intentar controlar los síntomas que generan malestar y sufrimiento en el paciente provocan una gran dependencia emocional y un deseo de evitar y suprimir el avance de la enfermedad y la llegada del anunciado final que les coloca frente a la ausencia, el vacío y la soledad, que ya es vivida en el día a día con la percepción del declive general de su ser querido.

- «Espíritu de sacrificio», fortaleza, entrega: el abandono de conductas de autocuidados, centros de interés vital, aislamiento y evitación del ocio y el tiempo libre por parte del cuidador para dedicarse a lo que ahora tiene sentido: el cuidado de la persona amada. Se ve en expresiones como: «yo ahora tengo que estar fuerte para él, ya descansaré cuando todo acabe», «no quiero que me vea mal, tengo que evitar que me vea llorar y estar triste, lo que necesita ahora es alguien fuerte que le cuide y esté a su lado, yo ya lloraré y estaré triste».

- Llanto encubierto: suprimir la manifestación de sentimientos de fuerte carga emocional, como tristeza, rabia y miedo, con el objetivo de no provocar en el paciente preocupación o dolor por la visión de que sus familiares sufren. Y esto se manifiesta en el cuidador con un intento continuo de evitar el llanto delante de su ser querido.

- Deseo de que «todo acabe», anticipar la muerte: el duelo anticipado que vive el cuidador, en el día a día del cuidado del enfermo, trae consigo a la conciencia las imágenes, fantasías y temores del final, de cómo pasará, qué sucederá y cómo se responderá a ese momento. Experimenta en su mente ensayos imaginarios de su muerte. El familiar, por un lado, desea que su ser querido deje de sufrir y acabe tanta angustia y agonía y, por otro lado, la necesidad de no perderle, el deseo de que no se vaya y no vivir la separación y la ausencia hace que luche para no pensar y evitar imaginar y sentir como será el final.

- Hostilidad hacia el enfermo, distanciamiento, desapego: en ocasiones, el sufrimiento que vive el cuidador, que le hace experimentar la impotencia, desesperanza, frustración e indefensión, le genera un fuerte sentimiento de rabia por la incapacidad para controlar y revertir el deterioro del enfermo y la comprobación del avance de la enfermedad. Esta rabia se manifiesta, a veces, en forma de enfado hacia su ser querido. Es una forma de desplazar la angustia, la rabia y la impotencia sobre el objeto de cuidados, porque en el fondo, debajo de esa rabia están la tristeza y el amor, que conectan con la herida de separación y ausencia próximas que no pueden ser sostenidas y toleradas por la persona que cuida.

- Culpa: este sentimiento puede aparecer en el cuidador como una emoción secundaria defensiva, que le impide conectar con la tristeza primaria que le conecta con la futura pérdida. La imposibilidad de reconocer e identificar el dolor por la futura pérdida le lleva a una valoración cognitiva y al cuestionamiento de su rol de cuidador, los comportamientos de cuidados y su relación de amor con el enfermo. Puede sentir que ha transgredido su escala de valores morales y presupuestos en la vida. La transgresión puede ser real, ha hecho algo incorrecto, inadmisible, a su ser querido, o, por el contrario, está en su imaginación o fantasía, es algo imaginado.

La culpa puede aparecer como emoción primaria asociada a otras secundarias como: vergüenza, orgullo, envidia, celos, etc. Son consideradas emociones existenciales.

Reflejan el propio autoconcepto y autoestima (*self*-yo). Generan disonancia cognitiva (malestar). Es una emoción autoconsciente. La persona reconoce que experimenta la culpa, aunque en muchas ocasiones es difícil de identificar y poner nombre. Se vive más en la esfera emocional que en la cognitiva y conductual. En muchas ocasiones, viene acompañada (intensificada) con ira, hostilidad y/o agresividad.

La culpa aparece como un respiro o reajuste de la angustia de separación próxima de su ser querido. Puede adoptar múltiples formas:

- Culpabilidad como tabú: quebranta una norma no escrita, irracional: «tanto he pensado que iba a matar a mi madre su forma de ser, que al final enfermó porque yo lo deseaba».
- Culpabilidad narcisista: su autoconcepto no refleja aquello que le gustaría ser o que entiende que debería ser: «tendría que haberme dado cuenta de que ese dolor de espalda durante tanto tiempo podría ser un cáncer».
- Culpabilidad melancólica (ética): no ha hecho aquello que prescribía el código social aceptado: «no tenía que haberle gritado cuando se quitaba el pañal en el pasillo, el pobre no era consciente, bastante tenía él con hacérselo encima, y no poder evitarlo».
- Culpabilidad paranoide: imposibilidad para aceptar la imprevisibilidad, la incontrolabilidad y la frustración que ello conlleva, de la enfermedad y la muerte: «la culpa de todo la tienen los médicos; si le hubieran dado el tratamiento antes, seguro que no estaría ahora en esta situación».
- Culpabilidad religiosa: percibir e interpretar la enfermedad como castigo, experimentada ante la divinidad por haber transgredido el código moral que lleva implícito o explícito una confesión religiosa concreta: «nos merecemos esto, no hemos sido buenas personas, nunca hemos ayudado a nadie y, ahora, ya ves, él con enfermedad de Alzheimer y yo…».

EL PROFESIONAL ANTE LA PÉRDIDA: CÓMO AYUDAR DESDE EL *COUNSELLING* ACOMPAÑANDO DUELOS Y PÉRDIDAS

El proceso de duelo pone en marcha una serie de patrones de respuesta psicológicos que, comenzando con la pérdida, terminan con la aceptación de la nueva realidad interna y externa del doliente. Ello supone a la larga la superación de la tristeza y la posible ambivalencia hacia lo perdido, y la reorientación de la actividad mental. Es lo que se conoce como *trabajo de duelo*, el esfuerzo y la fatiga necesarios para elaborar los sentimientos ligados a la pérdida de una persona o realidad significativa. Y para conseguirlo, como señala Worden: «Después de sufrir una pérdida, hay ciertas tareas que se deben realizar para establecer el equilibrio y para completar el proceso de duelo».

Este proceso integra cuatro elementos que se corresponden con las tareas enunciadas por Worden, que son las siguientes:

- Aceptar la realidad de la pérdida.
- Dar expresión a los sentimientos.
- Adaptarse al ambiente en el que el difunto no está.
- Invertir energía emotiva en otras relaciones.

El proceso de duelo es una experiencia existencial activa, donde las personas luchan por asimilar, adaptarse y reajustarse a una vida transformada por la pérdida. A continuación, se abordará el duelo anticipado, es decir, la toma de conciencia por parte del familiar de que su ser querido, que todavía está, no va a estar en un tiempo relativamente corto y, como se ha señalado, el proceso de duelo comienza antes de la muerte real. Se tratarán las estrategias, habilidades y actitudes que pueden facilitar el proceso de duelo y la realización de las dos primeras tareas (aceptar la realidad de la pérdida y dar expresión a los sentimientos). Se facilitarán unas consideraciones para ayudar a la familia en duelo, porque los profesionales de cuidados paliativos realizan su actividad con pacientes y familias que sufren, porque se encuentran en «situaciones límite». Se llaman así porque: les amenazan en su identidad/integridad; tienen la sensación de pérdida de control; y esta angustia les hace evaluar su dolor como imposible de afrontar.

La desesperanza, la angustia y la desmoralización determinan, muchas veces, sus reacciones emocionales y favorecen la aparición de comportamientos que no ayudan al abordaje de su enfermedad, el afrontamiento de su grave situación y la aceptación de la futura pérdida de su ser querido, lo cual requiere que vayan más allá de la propia eficacia en la consecución de los objetivos de cuidados y convertirse en una persona capaz de ayudar, sostener y contener el dolor tanto del paciente como de la familia.

Las conversaciones que tienen lugar entre los profesionales y los pacientes (y sus familias) se recuerdan siempre. Cuando se interviene meses después con la familia en los procesos de duelo, los deudos recuerdan esos momentos difíciles donde las conversaciones con el médico/enfermera fueron de una alta carga emotiva, por lo significativa y cargada de sufrimiento, ya que el contenido reflejaba un momento muy crítico en el diagnóstico, el pronóstico, la evolución de la enfermedad o en el proceso final y el afrontamiento del duelo, y se recuerdan palabra a palabra.

Recuerdan, y lo saben, si el profesional fue honesto, auténtico y amable, si fue eficaz a la hora de hacerse comprender, si comprendió de forma empática, compasiva y cordial; o si, por el contrario, fue frío y distante, enmascarando su miedo en palabras de difícil comprensión, cargadas de tecnicismos y expresiones que le apartaban de una realidad: el significado de la situación de sufrimiento, para el paciente, aceptar el hecho de que se tiene que marchar, y para el familiar, aceptar el hecho de que tiene que dejar ir.

Es por ello que trabajar con personas en duelo demanda una serie de conocimientos y una especial sensibilidad en el trato con el doliente, que debe tener como finalidad no solo no «herir su sensibilidad», sino ser «terapéutico» con este, es decir, «provocarle un bien».

Está comprobado científicamente que aumentar la competencia relacional, la capacidad de crear una relación cordial, auténtica y compasiva, que facilite la comunicación empática con la persona que está sufriendo, genera una gran sensación de comprensión y una mejora del estado de ánimo y, lo que es más importante, facilita el desarrollo de un proceso de duelo sano en el familiar cuidador.

Esta capacidad de comunicación empática, finalmente, otorga al profesional una calidad humana que marcará, sin duda, la diferencia tanto desde el punto de vista profesional como personal, y convertirá a este en un «ser para el otro», capaz de ayudar al paciente y su familiar a cerrar la vida con sentido, generar un clima de seguridad y confianza para facilitar la aceptación de la pérdida.

PRINCIPIOS DE PARTIDA: LA AYUDA QUE AYUDA

La mayoría de las pérdidas y los duelos no deberían derivarse a las líneas profesionalizadas de la asistencia. A continuación, se muestran los principios de partida que indica Tizón a la hora de plantearse un acompañamiento o intervención en duelo:

- Como tantos problemas humanos, una persona o grupo es tanto más sano cuanto más autónomo puede permanecer.
- La atención a los duelos y los procesos de duelo debe estar centrada en la comunidad, lejos de una profesionalización abusiva, intrusiva y generadora de dependencias y falsas «curaciones mágicas» por la ciencia médica (fármaco) o la psicoterapia.
- Como seres humanos, toda persona tiene el deber de ayudar en los duelos de los demás, y el derecho de que le ayuden en los suyos, en la medida de las fuerzas biopsicosociales.
- Como profesionales, la primera tarea es hacer el pronóstico del duelo, lo cual debe llevar a discernir los duelos «previsiblemente» normales, los duelos «previsiblemente» complicados y los duelos «previsiblemente» patológicos.
- Si lo previsible es un duelo normal, la ayuda profesional debería estar «voluntariamente limitada» a facilitar los cuidados «profanos» (familiares y/o no profesionalizados) del duelo.
- Si se solicita la intervención profesional, se ha de adoptar, de partida, una actitud de acompañamiento, más que de intervención en el duelo o tratamiento del duelo.
- El acompañamiento puede suponer una importante prevención en salud mental e incluso su promoción.
- Si el duelo se prevé complicado (por las circunstancias graves en las que acaece, por las características de la pérdida o por la personalidad del deudo), la labor de acompañamiento es prescriptiva y, en la medida de lo posible, debe de ser realizada lo más próxima posible a la comunidad.

- La labor de acompañamiento ha de realizarse lo más próxima posible a la comunidad. Desde los núcleos vivenciales habituales y los servicios profesionalizados de atención primaria (pedagógica, social o sanitaria).
- Si es previsible o probable que el duelo evolucione hacia un duelo patológico, pueden ser necesarias desde principio las ayudas a la elaboración del duelo realizadas desde esas líneas de acción de las profesiones asistenciales.
- Tanto en el caso en que se prevean duelos complicados como duelos patológicos (por el acúmulo de duelos, por los factores de riesgo implicados o por la vulnerabilidad del individuo o familia), habría que preparar y realizar labores de prevención: primaria, secundaria y terciaria.
- En algunos duelos gravemente patológicos y en los duelos en personas con psicopatología declarada previa, es conveniente realizar la interconsulta con los servicios de salud mental psicológicamente orientados y, en su caso, la ayuda psicológica y/o psiquiátrica a esas personas.

Acompañar a una persona que está perdiendo, o acaba de perder, a un ser querido no es una tarea fácil, y la elaboración del duelo depende de muchos factores. Depende del modo que tiene lugar la pérdida, de cómo han vivido y han sido acompañados en el proceso de enfermedad el paciente y su familia, del significado que tiene la pérdida y quién es ese ser amado que se pierde, de los sentimientos que produce en el deudo la separación, y los recursos personales y su capacidad para afrontar la ausencia, del apoyo social de otras personas, familiares y amigos, que mostrando una sana compasión y consuelo acompañan a los dolientes a despedirse y aceptar el hecho de la muerte de su ser querido.

También depende de cómo la muerte y la pérdida colocan al paciente y la familia frente a las grandes preguntas existenciales: «¿por qué a mí», «¿por qué Dios permite esto?», «¿existe algo más?», «¿hay vida después de la muerte?», «¿cómo voy a vivir sin ti?», «¿volveré a verte o después ya no habrá más?»

Dichas preguntas no pueden ser contestadas, pero colocan al familiar ante la experiencia del sufrimiento y el dolor de amor de ver cómo se va la persona amada. Para muchos, este sufrimiento inevitable les brinda la oportunidad para «sacar de sí» recursos espirituales que les conectan con valores, creencias y significados que, sin apartar el dolor, les dan un sentido para iniciar ese proceso de aprendizaje que es elaborar el duelo y abrirse a la trascendencia, y a descubrir que hay algo que no se llevará la muerte nunca: el amor, el recuerdo y esa presencia interna que se experimenta en las personas que amamos, de alguna manera, viven en nosotros.

El duelo anticipado, acompañado, sostenido, validado, aceptado y permitido, puede ser una oportunidad no solo para acompañar a cerrar la vida con la persona enferma, sino también el primer acto de esa tarea que está por llegar: aprender a vivir sin el ser querido.

El profesional, desde una relación y comunicación empática y compasiva, utilizando las habilidades y destrezas del *counselling*, puede acompañar en el arte de perder y separarse.

PUNTOS CLAVE

- Se puede definir el duelo como la reacción natural ante la pérdida de una persona, objeto o evento significativo; o también como la reacción emocional y de comportamiento en forma de sufrimiento y aflicción cuando un vínculo afectivo se rompe. Incluye componentes físicos, psicológicos y sociales, con una intensidad y duración proporcionales a la dimensión y significado de la pérdida.

- Si se fracasa en estos esfuerzos, puede sobrevenir el duelo complicado o duelo patológico, y ahí sí conllevaría la vivencia de un duelo que, por no ser afrontado y elaborado, acabará en una enfermedad que afecta a la persona en su dimensión física, psíquica, social y espiritual.

- El duelo es una experiencia global, que afecta a la persona en su totalidad: en sus aspectos psicológicos, emotivos, mentales, sociales, físicos y espirituales. Es un proceso durante el cual se atraviesan diferentes etapas, un trabajo que debe realizar el doliente.

- La intensidad del duelo no viene siempre condicionada por la naturaleza de lo que se ha perdido, sino por la función que cumplía esa persona para el doliente. Es decir, le proveía de seguridad, protección, autoestima, autorregulación emocional, sentido de vida, sexualidad, etcétera. Bowlby describe su modelo de las cuatro fases del duelo, cuya base son los trabajos sobre el apego: impacto, obnubilación; protesta, anhelo y búsqueda; desorganización y desesperación; reorganización.

- El duelo es necesario y cumple una función de adaptación. Es una respuesta normal y natural a una pérdida o separación. Quizás no sería natural la ausencia de respuesta. Se manifiesta ante cualquier tipo de pérdida. Es personal y única, aunque produce reacciones humanas comunes. Por tanto, es posible afirmar que hay tantos duelos como personas en duelo.

- El duelo no es una enfermedad, «no se cura», no es una patología, es un proceso normal de adaptación a una nueva realidad que, en la mayoría de los casos, tiene una evolución favorable a lo largo del tiempo, y solo en un 10-20 % de los casos suele presentar dificultades, derivando en el duelo complicado o patológico.

- La atención al duelo debe empezar antes de producirse el fallecimiento de la persona querida, siendo preferible prevenir las complicaciones que tener que tratarlas. Los principios básicos de actuación son: informar acerca de la normalidad de las manifestaciones del duelo y favorecer la expresión de sentimientos y pensamientos del doliente.

- Elaborar el dolor consiste en aprender a pensar sin culpa sobre la pérdida, expresar los sentimientos que esta provoca, compartirlos en un clima de respeto y sin obsesiones, analizar las consecuencias que dicha pérdida supone y poner en práctica conductas tendentes a afrontar la vida en toda su riqueza.

- Las características de un duelo normal son: es inevitable, comporta sufrimiento, es portador de crecimiento, es como un largo viaje, alumbra una nueva realidad, es individual, exige la realización de unas tareas, es un reclamo y lleva bastante tiempo.

- El inconveniente de conocer los comportamientos que son expresión de un duelo normal es que pueden transmitir la creencia de que todas las personas que sufren una pérdida manifiestan estas reacciones como una muestra general y universal de la expresión de un duelo. Nada más lejos de la realidad. El duelo es un proceso, con una historia, dentro de una biografía particular y única. Si han aparecido conflictos en los cuidados por alteraciones conductuales, pueden aparecer sentimientos de ambivalencia, culpa y deseos de muerte en el cuidador, que después dificultan la elaboración del duelo.

- Como señala Worden: se elija como se elija llamarlo, ya sea anormal o patológico, este duelo es la intensificación del duelo al nivel en que la persona está desbordada, recurre a conductas desadaptativas o permanece inacabablemente en este estado sin avanzar en el proceso de duelo hacia su resolución.

- El duelo anticipado contiene muchos de los elementos que corresponden al duelo en sí, es decir, al que tiene lugar tras la muerte real del ser querido. Es distinto al «duelo real». No lo sustituye. Tiene sus cualidades propias. Permite la primera tarea de la elaboración del duelo: aceptar la realidad de la pérdida.

- También puede ser un tiempo que se abre como una oportunidad para que, en el día a día de los cuidados, se favorezcan las conductas de cierre, la despedida, cerrar heridas e iniciar, de esta forma, un duelo sano, que permita a la familia expresar los sentimientos que propicien la aceptación y expresión de significados para poder asumir la pérdida futura.

- El sentimiento de culpa puede aparecer en el cuidador como una emoción secundaria defensiva que le impide conectar con la tristeza primaria que le conecta con la futura pérdida.

- Trabajar con personas en duelo demanda una serie de conocimientos y una especial sensibilidad en el trato con el doliente, que debe tener como finalidad no solo no «herir su sensibilidad», sino ser «terapéutico» con este, es decir, «provocarle un bien».

- Si es previsible o probable que el duelo evolucione hacia el duelo patológico, pueden ser necesarias desde el principio las ayudas a la elaboración del duelo realizadas desde las líneas de acción de las profesiones asistenciales.

- El *counselling* brinda al profesional de cuidados paliativos las actitudes y habilidades para lograr la consecución de los objetivos del abordaje del duelo anticipado, el acompañamiento y la relación de ayuda en los momentos finales y después del fallecimiento.

- Si se favorece la expresión de sentimientos y pensamientos, y se ayuda a su elaboración, se permitirá que el duelo fluya con normalidad, de forma que el dolor y el pesar den paso a la pena y el recuerdo afectuoso.

- Hay que entender las preguntas existenciales como una manifestación de dolor y la ansiedad de separación. Ante expresiones como «por qué Dios permite esto», «por qué ahora, con lo bien que estábamos», se invita a que se responda de forma racional y devolver el sentimiento que reflejan.

BIBLIOGRAFÍA

American Psychiatric Association. Diagnostic and statistical manual of mental disorders: DSM-5. [Internet]. En: Psychiatry.org. APA; 2013. Disponible en: https://www.psychiatry.org/psychiatrists/practice/dsm

Astudillo W, Pérez M, Ispizua A, Orbegozo A, eds. Acompañamiento en el duelo y medicina paliativa. San Sebastián: Sociedad Vasca de Cuidados Paliativos; 2007.

Barreto P, De la Torre O, Pérez Martin M. Detección de duelo complicado: Psicooncología. 2012;9:355-68.

Barreto P, Soler MC. Muerte y duelo. Madrid: Síntesis; 2008.

Bowlby J. La pérdida. Barcelona: Paidós; 1983.

Bowlby J. La pérdida afectiva, tristeza y depresión. Barcelona: Paidós; 1993.

Gómez Sancho M. La pérdida de un ser querido. El duelo y el luto. 2ª ed. Madrid: Arán; 2007.

Magaña M. Introducción al duelo. Maliaño: SalTerrae; 2021.

Montoya Carrasquilla J. Guía para el duelo. México: Trillas; 2017.

Nahoul Serio V. El duelo, una mirada psicoanalítica. Madrid: Psimática; 2018.

Neimeyer RA. Aprender de la pérdida: una guía para afrontar el duelo. Barcelona: Paidós; 2002.

Protocolo de atención al duelo en la Comunidad de Madrid: Documento de apoyo a los profesionales de la salud para la atención al duelo. [Internet]. Madrid: Consejería de Sanidad de la Comunidad de Madrid; 2019. Disponible en: http://www.cop.es/uploads/pdf/protocolo-de-atencion-al-duelo.pdf

Tizón JL. Pérdida, pena, duelo. Vivencias, investigación y asistencia. Barcelona: Paidós; 2004.

Vilajoana J. Duelo anticipado en familiares cuidadores de enfermos de Alzheimer y otras demencias. [Tesis doctoral]. Universitat de Barcelona; 2017.

Worden JW. El tratamiento del duelo: asesoramiento psicológico y terapia. 2ª ed. Barcelona: Paidós; 2004.

Trabajo en equipo

52

J. M. Martín Muñoz

OBJETIVOS

- Adquirir los conocimientos necesarios para lograr ser parte de un equipo de trabajo eficaz, empleando para ello las técnicas y herramientas que potencien las habilidades personales, liderando y motivando al logro de los resultados esperados por la organización sanitaria donde se prestan los servicios.
- Analizar los canales de comunicación para consolidar el sentimiento de pertenencia a un equipo y mejorar su funcionamiento de manera eficaz, para optimizar el grado de competencia en la comunicación con el paciente y los familiares.
- Aprender los conocimientos referentes a los dilemas y conflictos éticos que puedan derivar del trabajo sanitario profesional.
- Diferenciar las características definitorias del equipo de trabajo y del grupo de trabajo.
- Enumerar las principales actividades desarrolladas por un equipo de trabajo.
- Profundizar en los conocimientos sobre los cinco conceptos necesarios para que se cumplan las habilidades emocionales necesarias para lograr un equipo efectivo.
- Identificar el término de trabajo en el equipo interdisciplinar y los objetivos principales que pretenden obtenerse con su implementación en los trabajadores de las instituciones sanitarias.
- Conocer los modelos de asignación de cuidados en el trabajo en equipo para los trabajadores de las instituciones sanitarias, detallando sus ventajas e inconvenientes principales.

INTRODUCCIÓN

Los hospitales son una de las organizaciones donde se refleja directamente la circunstancia de dar una segunda oportunidad a la vida de los pacientes, por lo que la comunicación en los equipos de trabajo será fundamental para garantizar y asegurar su bienestar.

Ello se logra mediante las relaciones interpersonales, el apoyo entre los integrantes de los equipos de trabajo, el liderazgo efectivo y la empatía, entre otros aspectos relevantes, lo cual permite realizar un abordaje integral del paciente desde una compresión compleja del ser humano.

De acuerdo con Amaya, Idarraga, Giraldo y Gómez (2015), la ocurrencia de errores médicos o eventos adversos se encuentra asociada a procesos comunicativos y de trabajo en equipo.

Entidades como la Organización Mundial de la Salud (OMS) o la Organización Panamericana de la Salud (OPS) han abordado la necesidad de comprender la relevancia del trabajo en equipo, así como la importancia de la formación académica universitaria, técnica y tecnológica sobre el tema del pensamiento emocional, crítico y reflexivo (desarrollo de habilidades blandas).

En este sentido, se han generado líneas de trabajo de ámbito internacional que orientan la inclusión de programas de seguridad del paciente, e incluyen la necesidad de la interacción comunicativa de los equipos encargados de los pacientes y los procesos de capacitación permanente, así como la inclusión de estrategias técnicas que permitan minimizar la ocurrencia de eventos adversos.

En el estudio desarrollado por Amaya, Idarraga, Giraldo y Gómez (2015), se señala el sistema *TeamSTEPPS* como una herramienta ampliamente difundida mundialmente, la cual tiene una inspiración en modelos aeronáuticos y permite el desarrollo de habilidades para el trabajo en equipo en términos de inteligencia colectiva. Dentro de este estudio, se encontró que es posible mejorar los procesos de trabajo en equipo dentro de unidades de cirugía y obstetricia, para lo cual se estableció un programa de entrenamiento y se realizó una medición antes y después de la intervención.

El trabajo en equipo se puede definir como la coordinación de dos o más personas que realizan aportes para lograr un objetivo en común. En el trabajo realizado por Bayona y Heredia (2013), se realizó el análisis sobre las publicaciones del período del año 2011 al 2012 sobre el trabajo en equipo, donde lograron identificar elementos comunes como: la responsabilidad en común, objetivos claros a intervenir, análisis de roles y perfiles laborales, y su grado de compromiso con la organización (Cannon-Bowers y Bowers, 2011, Bayona y Heredia, 2012).

La constitución de equipos de trabajo es fundamental para las organizaciones y el alcance de sus metas. La diversidad dentro de los grupos puede convertirse en un factor esencial para el desarrollo de la creatividad, búsqueda de soluciones alternativas, resolución de problemas y toma de decisiones adecuadas.

> ! Trabajo en equipo: coordinación de dos o más personas que realizan aportes para lograr un objetivo en común.

Para Hackman, la efectividad de los equipos se relaciona con tres indicadores: resultados obtenidos, deseo de trabajar en equipo en labores futuras y satisfacción personal de sus integrantes (Bayona y Heredia, 2012; Hackman, 1987). En este mismo estudio, se resalta que la mayoría de artículos analizados abordan el tema de la productividad, dejando de lado la pertenencia al grupo o la satisfacción personal.

Finalmente, cuando se habla de la comprensión del trabajo en un equipo en salud, se tiene una connotación especial, ya que estos equipos se relacionan de forma directa con la salud de los pacientes y la satisfacción sobre las necesidades propias de ellos, en tanto que son seres humanos que necesitan superar afectaciones relacionadas con el mantenimiento de la salud, así como el tratamiento o la superación de la enfermedad.

El mantenimiento, la recuperación o el cuidado de la salud dependen en gran medida de la interacción de los equipos de salud, su comunicación y la capacidad comunicativa.

En este sentido, la plataforma web del informe sobre la salud en el mundo de 2013 de la OMS manifiesta que la atención de la salud personifica el sistema para una atención humanizada, el control del dolor y el sufrimiento, la prevención de enfermedades y riesgos, y este es el vínculo entre el saber y el hacer, lo que significa que el personal de salud cumple funciones relacionadas con el cuidado, la atención humanizada, la prevención de la enfermedad y la promoción de la salud, relacionando el conocimiento científico y la sensibilidad humana (OMS, 2019).

De acuerdo con la información sostenida en este informe de la OMS (2019), existe necesidad de formación de talento humano en salud, calificado desde la academia en tres aspectos:

- Desarrollar instituciones docentes sólidas.
- Garantizar la calidad de la formación.
- Revitalizar la capacidad de contratación.

Y en la etapa laboral, identifican como puntos esenciales los siguientes aspectos:

- La supervisión logra notables mejoras.
- Una compensación justa y fiable.
- Sistemas básicos de apoyo.
- La noción de aprendizaje de por vida.

En esta última, incluyen el concepto de formación durante toda la etapa laboral en los lugares de trabajo y la motivación para los colaboradores, dado que en su día a día conciben ideas sencillas y eficientes que son el desarrollo de sus ideas para generar un mejor ambiente laboral (OMS, 2019).

De esta forma, es necesario resaltar que la interacción comunicativa se conecta con la innovación, la solución de problemas y la búsqueda de alternativas basadas en la construcción dialógica y la toma de decisiones informadas.

De acuerdo con el estudio realizado por Rando (2016), se señalan las características de un buen trabajo en equipo centrado en el desarrollo de lo que ella denomina *pilares de desempeño*:

- Liderazgo.
- Comunicación.
- Monitorización situacional.
- Comportamientos de respaldo mutuo.
- Adaptabilidad.
- Modelos mentales de funcionamiento.
- Orientación en el equipo.

Lo más interesante del trabajo de Rando (2016) es que incluye en su artículo una tabla que muestra los indicadores de desempeño de los equipos de trabajo, y que da un horizonte amplio sobre la forma de abordaje y medición con referentes para su valoración en contextos reales de desempeño.

Ahora bien, la carencia de comunicación dentro de los equipos de trabajo es uno de los principales fallos que genera riesgo a la seguridad y vida de un paciente, adicional a las causas adversas derivadas de la propia enfermedad.

Resulta problemático identificar que, a pesar de los sistemas de calidad actuales, aún se continúan presentando casos de eventos adversos asociados al factor humano, que podrían superarse si los sistemas comunicativos derivados de la actuación colaborativa de los equipos se dieran de forma integral.

En experiencias de diversas instituciones de salud, se ha incursionado en la inclusión de inteligencia artificial para mitigar el riesgo de error y ocurrencia de accidentes o eventos adversos mediante la toma de decisiones basada en la evidencia y la información.

El caso Watson de IBM (2019) es paradigmático en este sentido, ya que presenta las opciones para el manejo de grandes datos (*big data*) y el procesamiento en la nube (*cloud computing*) para la toma de decisiones informadas, orientadas a los equipos que intervienen sobre las acciones dirigidas a los usuarios de los servicios de salud.

La incursión de tecnologías de la cuarta revolución industrial en este campo de la salud provee elementos que permiten la reducción de errores derivados de la falta de información, y apoya la toma de decisiones, al permitir la comprensión de datos complejos para la toma de decisiones en equipos centrados en el apoyo.

> El cuidado de la salud depende de la interacción de los equipos de salud, su comunicación y la capacidad comunicativa.

QUÉ ES UN EQUIPO DE TRABAJO

Una de las primeras cuestiones que resulta necesario abordar es la distinción entre grupo pequeño (*small group*) y equipo de trabajo. Aunque comparten algunas características, existen diferencias a tener en cuenta.

Un *grupo pequeño* puede definirse como un sistema complejo y adaptativo caracterizado por la interacción y la interdependencia mutua entre los miembros que lo componen, los proyectos a realizar y la tecnología utilizada, el cual posee una identidad colectiva compartida.

Los grupos cuentan con límites, tanto temporales como psicológicos, sus miembros son conscientes de la existencia del grupo como entidad y de su pertenencia a él, y su comportamiento se encuentra relacionado de manera interdependiente, con consecuencias que son compartidas (Arrow, McGrath y Berdahl, 2000; McGrath, 1984).

Por lo que respecta a los *equipos*, la síntesis de las aportaciones de diferentes autores sugiere las siguientes características identificadas en las definiciones más relevantes (Guzzo, 1996; Salas, Dickinson, Converse y Tannenbaum, 1992; Salas, Rosen, Burke y Goodwin, 2009; Salas, Stagl, Burke y Goodwin, 2007):

- Entidades sociales que forman parte de sistemas sociales más amplios (organizaciones).
- Realizan una o más tareas relevantes para alcanzar los objetivos de su organización.
- Su rendimiento en la tarea tiene consecuencias que afectan a otros dentro y fuera de la organización.
- Los miembros cuentan con competencias heterogéneas que se distribuyen de manera asimétrica dentro del equipo.
- Están compuestos por individuos cuyo desempeño de roles requiere que sean interdependientes en un grado elevado, y es la interdependencia la esencia de un equipo.
- La pertenencia de sus miembros no solo es identificable para aquellos que componen el equipo, sino también para otros fuera de él, pertenecientes o no a la misma organización.

En la práctica, estas características implican que los miembros de un equipo cuentan con objetivos compartidos en relación con su trabajo, para cuya consecución necesariamente han de interactuar entre ellos de forma adaptativa y dinámica.

Además, desempeñan roles que pueden estar más o menos definidos, caracterizados por contar con grados heterogéneos y distribuidos de pericia, competencia o experiencia (por ejemplo, un equipo de atención primaria está compuesto por médicos con distintas especialidades, personal de enfermería, personal técnico de laboratorio, auxiliares administrativos y celadores, entre otros), siendo dichos roles interdependientes (Salas, Stagl, Burke y Goodwin, 2007). Precisamente es la interdependencia de los miembros lo que define la esencia de un equipo (Saavedra, Earley y Van Dyne, 1993).

En definitiva, como señalan Tannenbaum, Beard y Salas (1992), si bien todos los equipos son grupos, no todos los grupos pueden ser considerados equipos. Para ser un equipo, es necesario al menos que sus miembros cuenten con cada uno de los otros, es decir, que sean interdependientes y compartan una meta común.

En resumen, interacción, interdependencia, tamaño pequeño, objetivos compartidos de rendimiento, funciones y roles diferenciados, responsabilidad mutua en relación con los resultados e identidad compartida pueden considerarse como las características básicas que definen a los equipos.

Dado que esta definición se aproxima prácticamente en su totalidad a la ofrecida con respecto a los grupos de trabajo, la mayor parte de los autores tienden a no establecer diferencias entre *equipo* y *grupo de trabajo*, si bien esta equiparación no es observada unánimemente en las publicaciones científicas especializadas (véase, para autores que defienden la distinción, por ejemplo, Johnson y Johnson, 1994; Katzenbach y Smith, 1993; Robbins, 1997). Dado que estas distinciones implican cuestiones de matiz sin una gran trascendencia real, en este capítulo se consideran como sinónimos los términos grupo de trabajo y equipo de trabajo.

> **!**
> - Grupo de trabajo: los miembros son independientes entre sí, tienen responsabilidades individuales, un objetivo común, son flexibles y horizontales. No se distribuyen las labores.
> - Equipo de trabajo: la responsabilidad es compartida y se trabaja en estrecha colaboración para resolver las dificultades. Suelen ser estables, fijos, con cierto nivel de compromiso y de formalidad. Existe una jerarquía y un orden interno de cara a resolver ciertos problemas.

Tipos de equipos de trabajo

Existen muy diversas tipologías de equipos de trabajo, en función del criterio que se utilice para su clasificación. Como resulta imposible presentar un resumen de todas ellas, se ofrece una selección de algunas de las más utilizadas en las publicaciones científicas especializadas, sin pretender ser exhaustivos en su enumeración.

Las formas de equipo de trabajo dependen de su orientación y sus propósitos:

- *Equipos informales*: de organización interna flexible, usualmente autogestionada; surgen a partir de los intereses comunes de los individuos o de la posibilidad de resolver dudas, necesidades, etc., al margen de todo tipo de oficialidad o formalidad administrativa; y con tal sencillez pueden disolverse, una vez logrados los objetivos propuestos.
- *Equipos tradicionales*: como su nombre indica, son equipos formados «a la antigua», es decir, a partir del poder legítimo que emana de la organización, y por ende son equipos formales. Poseen directrices claras y bien definidas dentro de la misma, y suelen constituir áreas, departamentos o equipos funcionales claramente identificados.
- *Equipos de resolución de problemas*: creados con un fin específico, surgen para enfrentar el problema en cuestión y desaparecen apenas se haya resuelto, agrupando en él mientras tanto a los individuos mejor capacitados para, conjuntamente, darle una resolución rápida y eficaz.
- *Equipos de liderazgo*: también conocidos como equipos de *management*, se componen de líderes de áreas, departamentos u otros equipos, y se constituyen para acordar directrices generales de la organización o colaboraciones entre áreas, que sería muy engorroso llevar adelante juntando al personal completo de estas.

Equipos autodirigidos: comunes en el *outsourcing* (subcontratación), se trata de equipos a los que se les da la libertad y la autonomía para conducir sus esfuerzos y decidir cuál es la mejor estrategia para conseguir un objetivo, al margen de su posición dentro de la organización o la empresa. Suelen elegir sus propios miembros y tener una estructura de liderazgo horizontal.

Equipos virtuales: propios de la era global que inauguró el siglo XXI, consisten en grupos de individuos alejados el uno del otro geográficamente, pero conectados gracias a la tecnología. Sus herramientas de trabajo suelen ser la videoconferencia, el correo electrónico y otras formas de conexión vía Internet.

La disparidad de denominaciones se debe a los diferentes criterios utilizados en su clasificación, que pueden ser, entre otros, la dimensión temporal, el grado de formalidad, la función, la finalidad, el nivel jerárquico, el tipo de estructura grupal o el grado de autonomía del equipo (Gil y García Saiz, 1996). Además, hay que tener en cuenta que, en ocasiones, aunque se utilice la misma denominación, cada autor otorga unas características o funciones diferentes al tipo de equipo, lo que dificulta contar con tipologías precisas.

Por otra parte, los tipos de equipos pueden presentar características adicionales si, por ejemplo, utilizan diferentes tecnologías para interactuar o comunicarse (dando lugar, entre otros, a equipos *virtuales*, *a distancia* o *distribuidos geográficamente*), si están compuestos por miembros de diferentes profesiones (interdisciplinares o multidisciplinares), nacionalidades (*internacionales*), culturas, razas o etnias (*transculturales*).

En cualquier caso, esta variedad de tipos demuestra la enorme versatilidad que pueden presentar los equipos en contextos organizacionales, dado que constituyen sistemas contingentes al tipo de tarea, las funciones o los objetivos que determinan su utilización.

Así, lo importante no es la *etiqueta* que se les otorgue, sino definir con precisión los factores internos y externos que influyen o condicionan su funcionamiento, factores que serán analizados en próximos apartados.

Características de los equipos de trabajo

Los equipos de trabajo se caracterizan por:

- *Poseer objetivos comunes*: todo equipo de trabajo avanza conjuntamente hacia la consecución de un mismo objetivo, cuyas ventajas se compartirán entre los integrantes del grupo o resultarán igualmente benéficas para todos. Todo equipo debe operar como si fuera una única entidad.
- *Poseer algún tipo de liderazgo*: todo equipo de trabajo posee un líder, o un conjunto de líderes, encargados de la conducción y la toma de decisiones, cuando no de la coordinación de los esfuerzos y la resolución de disputas internas.
- *Sus partes poseen interdependencia*: esto es, que los integrantes de un equipo de trabajo se necesitan entre sí para poder alcanzar el objetivo, ya que de otro modo podrían intentar hacerlo por cuenta propia.
- *Posee dinámicas de comunicación*: para que un equipo de trabajo funcione, ha de poseer dinámicas comunicativas, esto es, formas de compartir la información y de nutrirse de manera recíproca.

Roles en un equipo de trabajo

Un equipo de trabajo puede tener tantos roles como requiera, y estos pueden ser formales o no, fijos o rotativos, todo de acuerdo a la naturaleza del grupo. Incluso, en algunos casos, un mismo individuo puede desempeñar más de un rol.

Los principales roles asignables en un equipo de trabajo son:

- *Líder o coordinador*: quien toma las decisiones, guía el esfuerzo mancomunado o resuelve las disputas internas, tratando de mantener un ambiente cordial y eficaz dentro del grupo, orientado hacia el trabajo en equipo y no hacia la competencia. Sus obligaciones incluyen motivar y dar ejemplo.
- *Secretario*: se encarga de la burocracia interna del equipo, de haberla, o de la gestión administrativa mínima necesaria para tener un orden interno, como llevar el archivo, hacer una minuta de cada reunión, comunicar a los miembros del grupo entre sí, etcétera.
- *Creativo*: encargado de la parte artística o creativa del grupo, suele dedicarse al diseño, el embellecimiento o la redacción de los documentos emanados del equipo, así como de presentaciones, disertaciones, etcétera.
- *Generador de recursos*: se encarga de conseguir los recursos necesarios para el funcionamiento constante y fluido del grupo, sin importar de qué tipo de recursos se trate. Puede pensarse en él como un «productor» en términos cinematográficos.
- *Evaluador*: aquel que evalúa, como su nombre indica, la gestión del grupo de trabajo, para así retroalimentarlo a partir de los objetivos conseguidos y saber cómo se está de cerca de conseguir el objetivo final.

QUÉ ES EL TRABAJO EN EQUIPO

El trabajo en equipo es una forma de actividad colectiva que comprende la interacción, la interdependencia, la coordinación y la cooperación de los miembros, orientada hacia la consecución de metas u objetivos, y cuyo resultado posee un carácter grupal.

Se trata de un conjunto de mecanismos que conectan procesos dinámicos, simultáneos y recursivos, los cuales inhiben o contribuyen al rendimiento del equipo y al logro de los resultados (Salas *et al.*, 2007).

Se considera que el trabajo en equipo ha resultado eficaz cuando dicha actividad provoca un resultado emergente que excede a la contribución de cualquier miembro y la suma de todas ellas, es decir, cuando se logra *sinergia*, lo que implica que el resultado grupal es superior (en cantidad) o diferente (en calidad) a la mera suma de las contribuciones de los miembros que componen el equipo.

El concepto de trabajo en equipo puede entenderse fácilmente tomando como ejemplo los equipos deportivos: ¿puede un equipo de fútbol compuesto por once jugadores con aptitudes discretas derrotar a otro formado por once estrellas?

La respuesta es sí, ya que, aunque tomado individualmente este último supere en competencia al primero, la óptima interacción, coordinación y cooperación de un equipo mediocre en sus individualidades puede superar a la mera *suma* de las contribuciones de los jugadores brillantes (obviamente, si el equipo de estrellas fuera capaz de alcanzar sinergia en su actividad, resultaría invencible). El buen trabajo en equipo es una especie de *alquimia*, una suerte de proceso combinatorio e interactivo capaz de convertir materiales corrientes en brillantes resultados.

Un elemento útil para entender el trabajo en equipo es pensar en competencias, que pueden ser de dos tipos: *competencias de equipo y de tarea* (Salas, Rosen, Burke y Goodwin, 2009; Stevens y Campion, 1994).

Las *competencias de tarea* incluyen los conocimientos, las habilidades, las actitudes y otras características empleadas para realizar las tareas asignadas, cuya aplicación no requiere interacción interdependiente dentro del equipo.

Las *competencias de equipo* se refieren a los conocimientos, las habilidades, las actitudes y otras características que los miembros necesitan para funcionar dentro de un equipo interdependiente.

En definitiva, los miembros deben poseer competencias y experiencia tanto de carácter técnico relevante para el rendimiento de tarea como de carácter social y relacional, pertinentes para las dinámicas de interacción (Salas, Rosen, Burke, Goodwin y Fiore, 2006). El trabajo en equipo es el *proceso* de implementación de estas competencias.

Competencias del trabajo en equipo:
- Motivación.
- Comunicación.
- Organización.
- Negociación.
- Compromiso.
- Responsabilidad.

Componentes del trabajo en equipo

¿De qué depende que el proceso sea un éxito? Obviamente, dadas sus consecuencias prácticas, la investigación sobre equipos ha mostrado un gran interés en identificar los factores que permitirían lograr un trabajo en equipo eficaz.

Salas, Sims y Burke (2005) han tratado de aislar lo que denominan los *cinco grandes factores* del trabajo en equipo:

- *Liderazgo de equipo*: referido al proceso social de solución de problemas que permite el logro de un rendimiento coordinado y adaptativo a través de la definición y la consecución de metas. El liderazgo se ejerce a través de cuatro tipos de acciones: búsqueda y estructuración de información, su uso en la resolución de problemas, la gestión de los recursos humanos y la gestión de los recursos materiales.
- *Adaptabilidad*: incluye un conjunto de funciones y conductas caracterizadas por la capacidad del equipo para modificar los procesos de rendimiento en respuesta a las señales del entorno, de manera que se logre alcanzar resultados funcionales.

- *Monitorización mutua del rendimiento*: referido a la capacidad para tener conciencia del trabajo de los demás miembros mientras se realiza el propio, asegurándose de que los procesos y procedimientos son correctos; se trata de una vigilancia constructiva del trabajo de los compañeros, con el objetivo de detectar problemas de coordinación, errores, retrasos, etc., proporcionando retroalimentación para su corrección en tiempo real.
- *Conductas de ayuda o compensatorias*: se trata de proporcionar recursos y esfuerzos a los demás para mantener equilibrada la carga de trabajo entre los miembros del equipo; la asistencia puede ser física o verbal (informativa), y requiere una monitorización mutua del rendimiento previa, al mismo tiempo que sirve de potenciadora de esta.
- *Orientación de equipo*: referida a la propensión para coordinar, evaluar y utilizar los apoyos y las aportaciones de tarea de los demás miembros, así como a la receptividad para aceptar retroalimentación de ellos.

Por último, estos cinco componentes de equipo resultan posibles gracias a la acción de tres mecanismos de coordinación (Salas *et al.*, 2009):

- Los modelos mentales compartidos o estructuras de conocimiento organizado que facilitan la ejecución de los procesos interdependientes.
- La comunicación en bucle o en circuitos cerrados, referida a procesos comunicativos recursivos o en flujo, que eviten la unidireccionalidad.
- La confianza mutua de los miembros.

En resumen, el trabajo en equipo requiere unas metas y unas tareas bien especificadas y estructuradas que posibiliten la motivación y el rendimiento adecuados; un liderazgo eficaz que guíe al equipo y facilite sus procesos; un sistema de apoyo, que incluye los sistemas de recompensas, formación y retroalimentación, y una cultura organizacional que sustente a los equipos; y unas relaciones entre los miembros caracterizadas por la confianza, la cooperación y el compromiso mutuos, que permitan alcanzar elevados niveles de cohesión.

Estos componentes pueden ser clasificados en dos grandes grupos en función de un criterio temporal (Zornoza, Salanova y Peiró, 1996):

- El conjunto de tareas prescritas, que condicionan los procesos adecuados para un rendimiento eficaz, la distribución y coordinación de dichos procesos y los estándares de calidad que se pretenden alcanzar. Este componente implica la planificación y estructuración de estrategias y procesos, y comprende actividades previas a la realización de la tarea.
- La ejecución real y efectiva del conjunto de tareas, que implica el despliegue de las competencias de los miembros y los procesos o mecanismos empleados por el equipo para alcanzar las metas, y que es simultáneo a la realización de las tareas.

En suma, no hay ninguna fórmula mágica que garantice el éxito del trabajo en equipo; se trata de una delicada combinación de ingredientes que no todos los equipos son capaces de lograr, en parte, por las limitaciones impuestas por las características internas de los equipos; y en parte, por las constricciones del contexto organizacional del que forman parte.

> ! El trabajo en equipo requiere unas metas y unas tareas bien especificadas y estructuradas, un liderazgo eficaz, un sistema de apoyo, una cultura organizacional y unas relaciones cohesionadas.

VENTAJAS E INCONVENIENTES MÁS FRECUENTES DE LOS EQUIPOS Y EL TRABAJO EN EQUIPO

Las ventajas e inconvenientes de los equipos y el trabajo en equipo que se dan con más frecuencia son (Gil y García Saiz, 1996; West, Borrill y Unsworth, 1998):

- *Ventajas*:
  - Capacidad potencial de un mayor volumen de información, conocimientos y habilidades.
  - Diversidad de puntos de vista, que posibilita una perspectiva más amplia y una mayor heterogeneidad, esenciales en las tareas de solución de problemas y la toma de decisiones.
  - Eficaces medios para generar nuevas ideas y soluciones creativas a problemas complejos.
  - Mayor potencial para afrontar con éxito tareas complejas e interdependientes.
  - Al permitir la participación en los procesos de toma de decisiones, es frecuente que los miembros se impliquen y acepten en mayor grado las soluciones o decisiones adoptadas.
  - Ofrecen una mayor confianza y seguridad acerca de las decisiones tomadas frente al carácter arbitrario y autocrático con que suelen percibirse las decisiones individuales.
  - Medios para el desarrollo de una *identidad grupal* que puede potenciar la implicación y el compromiso de los miembros entre sí, en relación con la tarea y con respecto a los objetivos.
- *Inconvenientes*:
  - Mayor lentitud en los procesos.
  - Potencian el conformismo y la reducción de juicios críticos en algunos miembros.
  - Dificultades de coordinación si los miembros carecen de habilidades de comunicación.
  - El posible dominio y manipulación del propio equipo y de sus recursos por parte de un miembro o de una minoría influyentes.
  - Los posibles efectos negativos del estatus, el género o la jerarquía sobre las contribuciones de algunos miembros.
  - La reducción del esfuerzo y de la motivación individual que da lugar a holgazanería social.
  - La no agrupación y aprovechamiento de todos los recursos disponibles por el equipo.
  - La complacencia grupal o la inmediata toma de decisiones aceptables para el equipo sin buscar otras posibles de mayor calidad.

- Otros procesos de consecuencias negativas, como: inhibición, difusión de responsabilidad, polarización de los juicios o las decisiones, o desarrollo del pensamiento grupal (**Fig. 52-1**).

VARIABLES DEL TRABAJO EN EQUIPO

El trabajo en equipo depende de las siguientes variables:

- *Formación*: políticas y prácticas dirigidas a mejorar las competencias de los miembros de los equipos.
- *Asistencia técnica*: tecnologías y herramientas disponibles en apoyo del trabajo del equipo.
- *Clima organizacional*: existencia de un clima que apoye tanto a las personas como al trabajo en equipo.
- *Cultura organizacional*: valores y creencias fuertemente arraigadas que subyacen tras las políticas y las prácticas de la organización.
- *Diseño de la organización*: estructura que permite interrelacionar los equipos de trabajo y estos con el resto de la organización, al tiempo que articula los flujos de comunicación y coordinación, y permite apoyos que facilitan recursos y elimina obstáculos.
- *Grado de competitividad interna* y de intrigas políticas entre grupos dentro de la organización, así como el control y el tipo de supervisión ejercidos sobre los miembros.
- *Grado de incertidumbre ambiental*: en relación con la tarea, los clientes, los proveedores, la cuota de mercado, etcétera.

A estos factores pueden añadirse otros, como son el tipo de liderazgo organizacional o la presión temporal y los plazos impuestos para llevar a cabo las actividades encaminadas al logro de los objetivos (Guzzo y Dickson, 1996; Hackman, 2002; Ilgen, 1999).

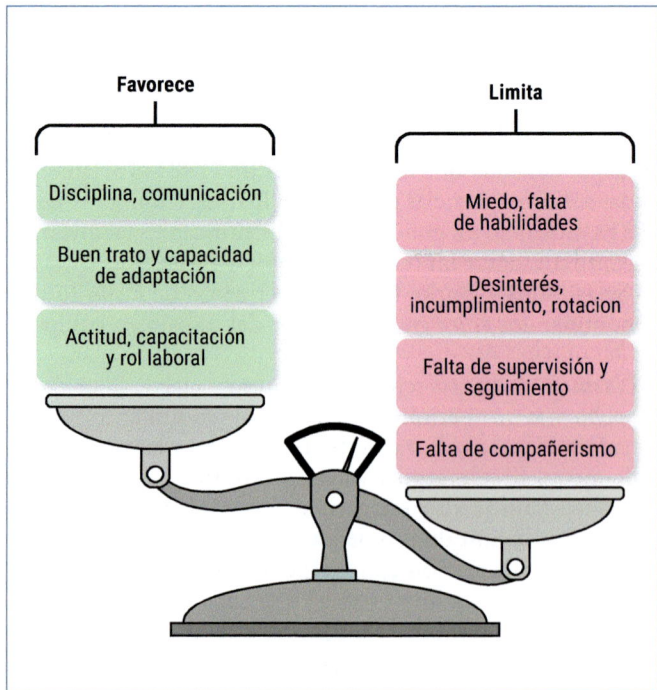

Figura 52-1. Lo que favorece o limita el trabajo en equipo.

LUCES Y SOMBRAS DE LOS EQUIPOS DE TRABAJO Y DEL TRABAJO EN EQUIPO

Es indudable que los equipos de trabajo, considerados como sistemas sociales complejos, desempeñan un papel fundamental en los contextos organizacionales actuales, ya que parece comprobada su influencia significativa sobre el funcionamiento y la eficacia de las organizaciones.

Es innegable también el valor potencial que encierra el trabajo en equipo, ya que permite el incremento de la colaboración y la cooperación, de las interacciones positivas, de la autonomía, del compromiso con la tarea y con los objetivos, de la creatividad y, en general, de la eficacia en relación con los resultados.

En la actualidad, los equipos y el trabajo en equipo constituyen señas de identidad para muchas organizaciones y elementos insustituibles de su estructura y su funcionamiento.

Las demandas reales de las organizaciones actuales y las nuevas formas de organización del trabajo, como, por ejemplo, equipos con alta virtualidad (Rico, Alcover, Sánchez-Manzanares y Gil, 2009), el papel de la cultura, los nuevos estilos y estrategias para motivar y liderar equipos (Gil, Alcover, Rico y Sánchez-Manzanares, 2011; Gil, Rico, Alcover y Barrasa, 2005), los sistemas multiequipo o el impacto de los equipos sobre la efectividad organizacional (Alcover, Rico y Gil, 2011) van adelantadas respecto a los desarrollos teóricos y metodológicos.

No obstante, el enorme interés que suscitan los tópicos relacionados con los equipos de trabajo como nuevo eje de la gestión organizacional augura un futuro prometedor para la investigación en este campo, si bien es necesario realizar importantes esfuerzos de integración (Rico, Alcover y Tabernero, 2010).

Sin embargo, no todo son parabienes. En los últimos años ha cobrado fuerza una corriente crítica que cuestiona el optimismo ingenuo depositado en los equipos como medios para alcanzar una eficacia ilimitada, al tiempo que llama la atención sobre los usos perversos que los responsables organizacionales pueden hacer de ellos (Aritzeta y Alcover, 2006).

En particular, se denuncia su potencial o real utilización como mecanismos de control de los trabajadores, muy similares a los sistemas tradicionales tayloristas, burocráticos u otros enfoques directivos de carácter coercitivo (Ezzamel y Willmott, 1998; Sewell, 1998).

En muchas organizaciones, se ha instaurado una *devoción* a la cultura y a la ideología «de equipo» que alcanza tintes totalitarios. Una *tiranía* (Sinclair, 1992) que en realidad entorpece y dificulta el funcionamiento de los grupos y somete a sus miembros, ya que camufla la coerción y el conflicto bajo la apariencia de la consulta, la discusión, la cohesión y la búsqueda a toda costa del consenso.

Así, los propios miembros crean una *disciplina* de trabajo en equipo, término con el que Barker (1999) alude a un recurrente, agresivo y voraz modo de trabajar juntos: la exigencia de ser un «buen miembro del equipo» presiona a los individuos hacia el conformismo, la inhibición de juicios críticos, el control del comportamiento de los otros com-pañeros, la evitación de la oposición y la confrontación, la cooperación y el consenso superficiales.

Como consecuencia de ello, el control externo tradicional se desplaza insidiosamente al interior del equipo, convirtiéndose en un control *concertado* por los propios miembros, los cuales desarrollan un sistema de normas basadas en valores que controlan sus acciones de manera más poderosa y completa que los sistemas coercitivos tradicionales.

Las organizaciones, en definitiva, no necesitan ya supervisores o sistemas de control de asistencias, de tiempo de trabajo real, etc. Este control externo ha sido diluido en la estructura de los equipos autónomos o autodirigidos: los propios miembros actúan como mecanismos de control para no defraudar al equipo y para demostrar su competencia como buen miembro de equipo.

Idealmente, los equipos de trabajo en las organizaciones deberían satisfacer objetivos económicos, sociales y de transformación cultural, en el sentido de potenciar valores de participación, autonomía y responsabilidad de los trabajadores (Aritzeta y Alcover, 2006). Y si bien las organizaciones asumen estos beneficios, sus inercias y herencias administrativas, directivas y culturales dificultan su logro.

Aunque sin duda estas últimas no son las únicas consecuencias de los equipos de trabajo ni las únicas utilizaciones que las organizaciones hacen de ellos, su mera existencia obliga a llevar a cabo una reflexión crítica que acompañe su implantación, dado que los equipos y el trabajo en equipo van a ser, con mucha probabilidad, elementos constantes en el diseño de las organizaciones futuras.

CRITERIOS UTILIZADOS PARA VALORAR LA EFICACIA O LOS RESULTADOS DE LOS EQUIPOS

Los criterios que se emplean para valorar la eficacia o los resultados de los equipos son:

- Resultados productivos (pueden medirse a través de cantidad y/o calidad, o de errores).
- Viabilidad del equipo o potenciación de su capacidad para continuar funcionando eficazmente en el futuro.
- Consecuencias que el equipo y el trabajo en equipo tienen para sus miembros, o resultados socioemocionales (cohesión, satisfacción con el equipo, compromiso, etcétera).
- Grado general de innovaciones.
- Calidad de la toma de decisiones.
- Resultados individuales relacionados con el bienestar de los miembros (satisfacción personal, cambio de actitudes y desarrollo personal, incremento de las oportunidades de desarrollo de carrera, salud mental, etcétera).

POR QUÉ HACE FALTA UN EQUIPO PARA CUIDADOS PALIATIVOS

Un equipo es un grupo de personas con un objetivo común que trabajan con una metodología similar. El trabajo en equipo es una característica esencial de los cuidados paliativos y constituye uno de sus fundamentos.

Dada la multidimensionalidad y complejidad de los problemas de la situación terminal, es preciso un equipo en el que todos trabajen con el objetivo común del alivio del paciente, según los distintos conocimientos y habilidades que representa su profesión.

La participación de varios profesionales aporta la complementariedad de sus visiones ante un mismo problema y permite aproximarse más a la realidad que una visión unidimensional.

Otra de las razones para trabajar en equipo es la colaboración que los miembros del equipo se brindan entre sí. El final de la vida constituye una situación muy intensa emocionalmente que puede llegar a agotar. El equipo de paliativos también hace de soporte del propio equipo y de cada uno de sus miembros, ya que, entre otras funciones, permite compartir cargas, liberar tensiones, ofrecer apoyo y detectar sobreimplicación.

Cómo son los equipos de cuidados paliativos. El equipo interdisciplinario

Hoy en día se habla mucho de trabajo en equipo, pero la reunión de un grupo de personas con un objetivo común no siempre produce los resultados del trabajo en equipo. La clave está en cómo conseguir un trabajo en equipo eficaz. Para ello, es preciso distinguir entre equipos multidisciplinarios e interdisciplinarios.

Un equipo multidisciplinario consiste en un grupo de profesionales con competencias diferenciadas que buscan un objetivo común o pretenden dar solución a un problema a partir de un conjunto de disciplinas sucesivas o aisladas.

Esto supondría trabajar individualmente en compañía de otros profesionales, de modo que las distintas aptitudes y disciplinas aflorarían, pero sin relacionarse eficazmente.

Por interdisciplinario se entiende un equipo en el que existe interacción e interrelación de sus profesionales, con el fin de abordar múltiples dimensiones del individuo. Un equipo interdisciplinario requiere ejercitar una serie de capacidades esenciales del trabajo en equipo, como dar y recibir *feedback*, saber adaptarse y gestionar bien el tiempo, sacando el máximo partido a cada componente.

Escucha, colaboración y optimismo son actitudes esenciales de este trabajo en equipo interdisciplinario.

En cuidados paliativos, se presentan situaciones en las que existe un gran compromiso biográfico o vital, que requiere un grado de respuesta superior a la suma de las contribuciones de los distintos miembros del equipo.

La composición de un equipo interdisciplinario especializado en cuidados paliativos viene determinada por las necesidades de los pacientes y la disponibilidad de recursos. Lo ideal es que no sean equipos demasiado grandes, pero que sean lo más completos posible. Idealmente, un equipo básico estaría compuesto, al menos, por un médico, una enfermera, un psicólogo y un trabajador social.

La interdisciplinariedad en cuidados paliativos y la propia naturaleza de la situación que se debe abordar hace que los roles de los distintos profesionales no sean tan nítidos como en otros equipos sanitarios. Suelen estar difuminados, e incluso solapados, en muchos aspectos. Esto es bueno, pero exige cierta flexibilidad y adaptación por parte de cada profesional, para evitar conflictos de competencias.

Pero el equipo interdisciplinario es necesario no únicamente por la necesidad de diversos profesionales, sino que para cuidar mejor también se requiere el concurso de varios, precisamente porque son personas distintas. En un equipo, cada uno es distinto del otro. Unos aportan un modo mejor de cuidar, otros analizan mejor y otros quizá resuelven o ejecutan de un modo más adecuado.

> **!**
> - El equipo multidisciplinar es el conjunto de personas, con diferentes formaciones académicas y experiencias profesionales, que operan en conjunto, durante un tiempo determinado, abocados a resolver un problema complejo, es decir, tienen un objetivo común.
> - El equipo interdisciplinar está constituido por diferentes profesionales que trabajan en un área común de forma interdependiente e interactúan entre ellos de manera formal e informal.
> - El equipo transdisciplinar trabaja hacia un mismo objetivo, cooperando entre ellos, de modo que los esfuerzos se ven multiplicados en el paciente para conseguir aquello que buscan tanto el paciente como el profesional.

En definitiva, para poder trabajar en cuidados paliativos, hace falta un equipo interdisciplinario, pero ¿cómo se lleva a la práctica?

Para pensar en la forma de llevar a la práctica este trabajo en equipo en cuidados paliativos, hay que partir de unas premisas básicas:

- Es necesario un equipo para lograr el control sintomático en cuidados paliativos y para desarrollar una atención integral.
- La comunicación y la colaboración son aspectos clave de cualquier equipo interdisciplinario.
- Para que un equipo funcione bien, se necesita diálogo y flexibilidad, comprensión y confianza en los demás, actitud de escucha y mucho respeto por todos.
- Favorecer el trabajo en equipo es fundamental como medida de calidad de atención al enfermo, pero también como prevención del desgaste que pueden sufrir sus profesionales.
- La sobrecarga emocional del trabajo en cuidados paliativos puede ser alta, y añadir las dificultades del trabajo en equipo puede resultar un reto difícil.
- El equipo puede ser una de las mayores fuentes de apoyo de los profesionales de cuidados paliativos.
- Hay que tener en cuenta a todos los miembros del equipo como válidos.

Partiendo de estas premisas, para trabajar en equipo en cuidados paliativos, habría que plantearse una serie de objetivos:

- *Objetivos generales*:
  - Promover una actitud de trabajo en equipo interdisciplinario.
  - Definir una estrategia global para el equipo.
  - Establecer un liderazgo capaz de promover distintos objetivos terapéuticos en un buen clima.

- Definir una metodología de trabajo en la que predomine una buena comunicación, colaboración y coordinación.
- Establecer una distribución de tareas adecuada y consensuada.
- Fomentar una óptima coordinación entre los distintos miembros del equipo.
- Desarrollar formas de regulación de conflictos.
- Fomentar una adecuada gestión del tiempo.

- *Objetivos específicos*:
  - Establecer un organigrama dentro del equipo.
  - Fomentar reuniones clínicas periódicas en las que se establezca y se evalúe el plan terapéutico de cada paciente.
  - Entrenar al equipo en habilidades específicas básicas para el desempeño de la tarea (habilidades de comunicación, entrenamiento en asertividad, etcétera).
  - Diseñar cronogramas que permitan llevar a cabo una adecuada gestión del tiempo (reuniones, sesiones, formación, etcétera).
  - Elaborar protocolos de intervención que ayuden en la toma de decisiones.

Para alcanzar estos objetivos y llevar a la práctica el trabajo en equipo, hay que tener en cuenta una serie de aspectos fundamentales, que se detallan a continuación.

Actitud

Es necesario conseguir, en primer lugar, una actitud adecuada para trabajar en equipo. Para ello, es preciso abrirse a otras perspectivas a través de la escucha receptiva y activa que pretenda entender el punto de vista de los demás y promover un diálogo constructivo.

También es de ayuda, y especialmente importante en cuidados paliativos, el optimismo. Intentar ver las cosas desde su aspecto más favorable es útil, al tiempo que permite desarrollar la capacidad de adaptación de los miembros del equipo.

Además, la colaboración o disposición al trabajo para alcanzar un objetivo común, al mismo tiempo que se es capaz de compartir éxitos y fracasos desde el respeto, forma parte de una actitud adecuada para trabajar en equipo.

Aspectos de organización

Para llevar a la práctica el trabajo en equipo en cuidados paliativos, se necesita contar con un equipo interdisciplinario completo, con formación específica y una estructura física. Una vez se cuente con ello, podrá establecerse una estrategia global para el equipo que permita trabajar para alcanzar los objetivos.

Liderazgo

Es necesario establecer un liderazgo claro. El liderazgo participativo se ejerce cuando se favorece el aprendizaje y la participación, ayudando a mantener la motivación de los miembros del equipo. El liderazgo del equipo de cuidados paliativos requiere cualidades que fomenten el consenso y la coordinación, más que la autoridad. El líder de un equipo debe marcar el paso a corto y medio plazo planteando una serie de preguntas: ¿cómo trabajamos?, ¿cómo nos gusta trabajar?, ¿estamos trabajando bien?

Las funciones del líder de paliativos deberían incluir, al menos, las siguientes:

- Definir, junto al resto, una estrategia global para el equipo.
- Moderar las reuniones interdisciplinarias.
- Repartir las funciones entre los miembros (docencia, investigación, registro, documentación, evaluación, sesiones, programa de duelo, etcétera).
- Repartir y equilibrar cargas de trabajo clínico.
- Atender a las necesidades de todo tipo del equipo como tal.
- Fomentar la cohesión en el equipo.
- Potenciar a cada miembro para que se centre en su área propia de interés, aumentando así los conocimientos y habilidades en paliativos.
- Fomentar el autocuidado de todos, atendiendo a aspectos de descanso y de desgaste emocional o profesional.
- Actuar de gestor y catalizador de conflictos interpersonales, administrativos y con otros equipos.
- Ser el responsable de las relaciones con la dirección del centro de trabajo.
- Asegurar que se documenta adecuadamente el trabajo clínico.

Reuniones

Hay que llevar a cabo reuniones de equipo periódicas con distintos fines. Las reuniones de trabajo constituyen uno de los distintivos del trabajo en equipo en cuidados paliativos, y pueden ser de muy diversos tipos, entre las que destacan:

- *Reuniones clínicas*: su objetivo es analizar a los distintos pacientes, estableciendo un plan terapéutico para cada uno de ellos, con unos objetivos claros, examinando su evolución y unificando los criterios de valoración.
- *Reuniones de formación*: en los equipos, suele ser útil realizar sesiones formativas periódicas en las que todos puedan participar y en las que se traten temas de interés para el equipo (sesiones bibliográficas, reuniones con otros equipos de cuidados paliativos de la zona, etcétera).
- *Reuniones estratégicas*: para revisar aspectos de organización del equipo, en las que los distintos miembros puedan participar y realizar sus propias valoraciones y aportaciones.
- *Supervisiones externas*: algunos equipos pueden tener la oportunidad de beneficiarse de la presencia de un miembro ajeno al equipo que, de forma periódica (quincenal o mensual), lidere reuniones para supervisar casos que, por su complejidad emocional o por constituir situaciones de gran impacto, puedan afectar a los profesionales.

Habilidades básicas para el trabajo en equipo

En primer lugar, hay que tener motivación para trabajar en equipo. Es importante identificarse con el objetivo, que en este caso es ofrecer una atención integral al paciente y a sus familiares.

Es necesario poseer formación para la tarea que se va a desempeñar, según la propia disciplina y lo que los demás esperan de la persona en cuestión en el equipo.

También es necesaria la formación en otros aspectos, como los relativos a la organización (aprender a planificar, a evaluar, a coordinarse con los demás, etc.), a las habilidades de comunicación y de relación, así como a las habilidades para resolver conflictos o para tomar decisiones en equipo.

Además, es básica la habilidad para evaluar las dinámicas que se producen en el equipo.

Para poder llevar a cabo unos cuidados paliativos de calidad, hay que aprender a trabajar en un equipo interdisciplinario, y para ello es crucial conocer la propia actitud y la del resto de los miembros, así como las distintas dinámicas individuales y grupales.

Cómo mejorar el trabajo en equipo en tu clínica: las cinco ces

Disponer de un equipo cohesionado es fundamental para generar un ambiente positivo, tanto para las personas que trabajan en la clínica como para los pacientes. De hecho, muchos doctores comentan que, cuando el equipo no fluye como debería, esto repercute en la facturación.

El grado de satisfacción de las personas dentro del equipo influye directamente en la calidad de la atención y de los servicios prestados. Como consecuencia, la satisfacción del equipo influye en su productividad y es percibida por los pacientes.

Tom Peters, considerado el autor más influyente en gestión empresarial de esta época, defiende que las personas son el recurso más importante dentro de cualquier organización. Gran parte de su trabajo se centra en desarrollar cómo el equipo debe enfocarse hacia los clientes y la innovación.

Los miembros del equipo son quienes más tiempo pasan en contacto con los pacientes y quienes mejor conocen sus percepciones sobre la calidad de la atención y los tratamientos, y son ellos quienes deben implementar prácticas orientadas a su mejora.

Este autor identifica cinco competencias clave a desarrollar para que un equipo esté preparado para afrontar los retos a los que se debe enfrentar de un modo excelente. Como los conceptos empiezan por la letra «C», se le conoce como las cinco ces («5 C») del trabajo en equipo (**Fig. 52-2**).

Esta filosofía es muy aplicada por su sencillez, fácil incorporación y aprendizaje, y ha sido desarrollada a partir de una investigación donde se estudió qué elementos tenían en común los equipos de alto rendimiento. Esto llevó a definir los cinco conceptos que deben estar presentes para que un equipo funcione armónicamente.

Compromiso

Permite a cada miembro del equipo *asumir* como propios todos los proyectos y tareas con los que se han comprometido como conjunto. Va más allá de la simple colaboración.

Un equipo comprometido es un valor estratégico para cualquier organización, y para afianzarlo, estas son algunas claves:

- *Compartir los valores*: es importante darlos a conocer y hacer partícipes a los colaboradores de ellos.
- *Fomentar la involucración*: un medio es mostrando cómo afecta el trabajo de cada uno a los resultados del equipo y de la clínica.
- *Destacar los logros*: compartirlos y premiarlos son elementos que contribuyen a crear un mejor ambiente laboral y generan compromiso.

Confianza

Un clima de confianza mejora la productividad del equipo y contribuye a la cohesión. Además, es la base sobre la que se desarrollan las demás competencias. Confianza en uno mismo, en cada miembro del equipo y en el logro de los objetivos compartidos.

Algunos de los elementos que contribuyen a crear este clima son:

- *Sinceridad* por parte de las personas que dirigen la clínica, que deben actuar siendo transparentes a la hora de dirigir el equipo y tomar decisiones estratégicas.
- *Coherencia* entre el discurso y las acciones. Las contradicciones en este sentido generarán confusión y desconfianza.
- *Facilitar la confianza* entre los miembros del equipo, creando espacios donde se compartan experiencias con pacientes, casos, aprendizajes, etcétera.

La confianza dentro de un equipo permite que sus miembros tengan la certeza de que el esfuerzo y la aportación conjunta los llevará a realizar los mejores tratamientos para los pacientes y los mejores resultados para la clínica.

Complementariedad

La complementariedad de sus miembros es una de las características constantes en los equipos de alto rendimiento. Cada profesional dispone de una especialidad, conocimientos o habilidades diferentes que *suman* a la hora de dar respuesta a las necesidades que surgen en el día a día. Dentro de la

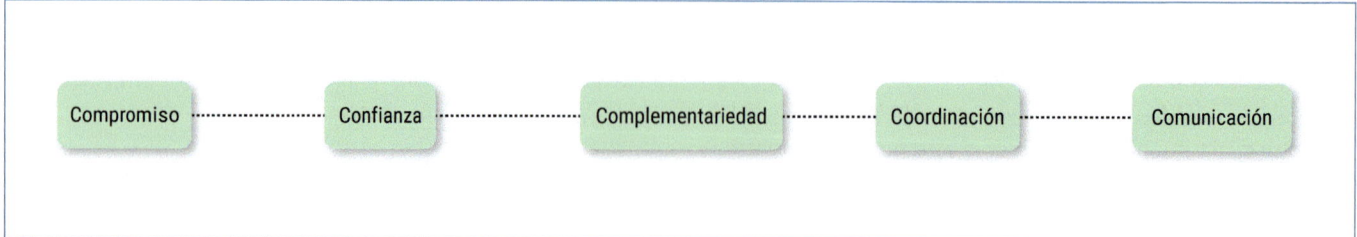

Figura 52-2. Las cincos ces («5 C») del trabajo en equipo.

clínica, teniendo en cuenta las necesidades de cada puesto, es enriquecedor contar con diferentes *especialidades y capacidades* para poder ofrecer una mejor atención.

Coordinación

Para optimizar la coordinación del equipo, debe existir un *liderazgo claro* por parte de la dirección de la clínica. Entre las funciones del líder están: *distribuir tareas* (y respetar esa distribución), definir *tiempos, tomar decisiones* contando con las diferentes opiniones y nunca perder el objetivo fundamental, *desarrollar la clínica*.

Para una óptima coordinación, cada profesional debe ser consciente del rol que debe desempeñar, pero también del que les corresponde a los demás componentes del equipo.

¿Qué puede dificultar una buena coordinación?:

- Que cada persona no esté desempeñando las funciones para las que está más especializada o dispone de mejores competencias.
- Que las funciones de cada persona, las tareas a realizar y los objetivos a conseguir no estén claramente definidos.
- La desinformación dentro de la clínica: falta de información o información errónea.

Comunicación

Tal vez sea el atributo más mencionado cuando se habla de equipos eficientes, y es evidente que sin comunicación no se puede *sincronizar* el trabajo de un colectivo.

El primer paso para una comunicación efectiva y omnidireccional es crear un *clima de confianza que lo facilite*. Debe existir un emisor empático, un mensaje claro y un *receptor con capacidad de escucha activa*. Se considera que una comunicación es eficaz cuando produce *cambios*:

- En los conocimientos del interlocutor (la persona que recibe la información).
- En las actitudes.
- En los comportamientos.
- En los sentimientos.

TÉCNICAS PARA MEJORAR EL FUNCIONAMIENTO DE LOS EQUIPOS

Existen un buen número de técnicas para mejorar el funcionamiento y los resultados de los equipos. La eficacia de algunas de ellas ha sido comprobada en diferentes tipos de equipos, como tripulaciones aéreas, equipos de intervención quirúrgica y equipos militares.

Cabe distinguir dos clases de técnicas o programas de intervención: programas de entrenamiento y técnicas de desarrollo de equipo (*teambuilding*).

Entre los primeros, *programas de entrenamiento* (Day, Gronn y Salas, 2004), destacan:

- El entrenamiento cruzado (los miembros del equipo adquieren conocimiento sobre los roles y tareas de los compañeros).

- El entrenamiento metacognitivo (orientado a que los miembros tomen conciencia de las estrategias que usan para aprender y seleccionen y usen las más apropiadas).
- El entrenamiento en coordinación del equipo (orientado a que los miembros conozcan y manejen los procesos que determinan el trabajo en equipo efectivo).
- El entrenamiento en autocorrección (los miembros aprenden habilidades para analizar su propio desempeño, revisar los hechos, intercambiar retroalimentación y planificar futuras actuaciones).
- La exposición a situaciones de estrés (los miembros aprenden los principales estresores que pueden perjudicar el desempeño del equipo y las estrategias de afrontamiento eficaces).

Por su parte, los programas de *teambuilding* intentan mejorar el funcionamiento global del equipo usando diferentes técnicas, como la clarificación de roles, la fijación de metas, la solución de problemas y la mejora de las relaciones interpersonales.

Numerosas investigaciones, agrupadas en lo que se ha denominado la *ciencia del entrenamiento grupal*, están tratando de mejorar las técnicas de entrenamiento anteriormente mencionadas, así como desarrollar guías para orientar la práctica profesional.

Un reciente metaanálisis (Salas, Nichols y Driskell, 2007) confirma la eficacia del entrenamiento cruzado y el entrenamiento en coordinación. No obstante, los resultados de los estudios sobre la utilidad de las técnicas de desarrollo de equipo no son totalmente concluyentes.

SUGERENCIAS PARA LA PRÁCTICA PROFESIONAL

Las investigaciones ofrecen algunas sugerencias de gran utilidad para la práctica profesional. Por una parte, se plantean recomendaciones formativas, como las que se están abordando actualmente en el Espacio Europeo de Educación Superior.

Trabajar en equipo y dirigir equipos eficazmente son competencias que se pueden aprender. Así, resulta fundamental incorporar estas experiencias formativas en el currículo académico de los futuros profesionales, a fin de responder a las necesidades del mercado laboral y las organizaciones actuales.

Por otra parte, se plantean recomendaciones centradas en las políticas y prácticas organizacionales, muchas de la cuales se derivan del modelo *input*-proceso-*output* examinado. El modelo señala que las organizaciones deben proveer a sus equipos de sistemas de recompensas contingentes al rendimiento del equipo, sistemas de entrenamiento o asistencia técnica y sistemas de información que faciliten a los miembros el acceso a la información necesaria para realizar su trabajo.

De forma general, las organizaciones necesitan desarrollar tanto políticas orientadas a los equipos como prácticas que apoyen de forma consecuente los procesos de dichos equipos.

Esto exige un cambio en la actual orientación al individuo en el entorno de trabajo. Por ejemplo, aunque los estudios demuestran la mayor eficacia de los equipos cuyos miembros trabajan juntos durante un tiempo, a la hora de planificar turnos de trabajo o configurar tripulaciones de vuelo, se aplican otros criterios diferentes, como la rotación o la antigüedad. Asimismo, los sistemas de evaluación y compensación del desempeño suelen centrarse preferentemente en las contribuciones individuales de los miembros.

Por otra parte, pueden plantearse recomendaciones específicas. Así, por ejemplo, respecto a la composición del equipo, resulta recomendable seleccionar a los miembros no solo considerando sus conocimientos y habilidades para la tarea,

sino también sus competencias para trabajar en equipo (por ejemplo, comunicación interpersonal, manejo de conflictos).

De esta forma, los nuevos miembros se integrarían más fácilmente en el equipo y aportarían mayor valor. Actualmente, existen diferentes instrumentos para evaluar las competencias de trabajo en equipo y técnicas de *assessment center* (centro de evaluación) para acometer los procesos de selección.

Por otra parte, al reemplazar a los miembros de un equipo, conviene realizar cambios limitados y graduales.

PUNTOS CLAVE

- Hay que saber diferenciar lo que es un equipo de trabajo de un grupo de trabajo, ya queno tienen los mismos objetivos, los miembros tienen responsabilidades distintas, ylos límites e identidades son opuestas, así como la jerarquía y el liderazgo.
- Cada equipo de trabajo puede ser de un tipo en función del criterio que se utilice, tiene características propias, sus miembros desempeñan roles diferentes y tiene competencias específicas.
- El trabajo en equipo requiere unas metas y unas tareas bien especificadas y estructuradas, un liderazgo eficaz,

un sistema de apoyo, una cultura organizacional y unas relaciones cohesionadas.
- Es preciso saber distinguir entre equipo multidisciplinar, interdisciplinar y transdisciplinar.
- En cuidados paliativos, se trabaja desde la interdisciplinariedad.
- Para mejorar el trabajo en la clínica y poder tener un quipo cohesionado es fundamental conocer y poner en práctica cinco competencias esenciales: compromiso, confianza, complementariedad, coordinación y comunicación.

BIBLIOGRAFÍA

Alcover CM. ¿Nuevas formas de "mente de grupo"? Una revisión de la aplicación de constructos cognitivos al trabajo en equipo. Boletín de Psicología. 2000;66:7-47.

Alcover CM. Equipos de trabajo y dinámicas grupales en contextos organizacionales. En: Gil F, Alcover CM, coords. Introducción a la psicología de las organizaciones. Psicología y Educación Alianza Editorial; 2003.

Alcover CM, Rico R, Gil F. Equipos de trabajo en contextos organizacionales: dinámicas de cambio, adaptación y aprendizaje en entornos flexibles. Papeles del Psicólogo. 2011;32:7-16.

Arranz P, Barbero JJ, Barreto P, Bayés, R. Intervención emocional en cuidados paliativos. Modelo y protocolos. Barcelona: Ariel; 2003.

Arranz P, Torres J, Cancio H, Hernández F. Factores de riesgo y de protección en los equipos de tratamiento de los pacientes terminales. Rev Soc Esp Dolor. 1999;6:302-11.

Bernardo A, Rosado J, Salazar H. Trabalho em equipo. En: Barbosa A, Galrica Neto, eds. Manual de cuidados paliativos. Lisboa: Facultad de Medicina; 2006. p. 463-73.

Centeno C, Gómez M, Nabal M, Pascual A. Manual de medicina paliativa. Pamplona: Eunsa; 2009.

Gil F, Rico R, Sánchez-Manzanares M. Eficacia de equipos de trabajo. Papeles del Psicólogo. 2008;29:25-31.

Martínez M. Desgaste y cuidado del profesional: cuidarse para cuidar. En: Centeno C, Gómez M, Nabal M, Pascual A. Manual de medicina paliativa. Pamplona: Eunsa; 2009.

Monroe B, Oliviere D, eds. Resilience in Palliative Care. Oxford: Oxford University Press; 2007.

Ojeda M, Píriz G, Gómez M. El equipo interdisciplinario en medicina paliativa. En: Gómez Sancho M. Avances en cuidados paliativos. [Curso]. Las Palmas de Gran Canaria: GAFOS; 2003.

Speck P, ed. Team work in palliative care. Oxford: Oxford University Press; 2006.

El acompañamiento del voluntariado al final de la vida

53

I. Ruiz Torreras

 OBJETIVOS

- Contextualizar la participación de las personas voluntarias en cuidados paliativos.
- Conocer el rol del voluntario en el ámbito de los cuidados paliativos.
- Aprender los fundamentos y competencias del voluntariado en cuidados paliativos.
- Describir los diferentes tipos de apoyo que ofrecen las personas voluntarias a los pacientes paliativos y su familia.
- Conocer los principios básicos para la puesta en marcha de un programa de voluntariado.

EL VOLUNTARIADO Y EL CONTEXTO SOCIAL ACTUAL

El envejecimiento progresivo de la población y el aumento gradual de la prevalencia de algunas enfermedades crónicas en las últimas décadas es muy importante. Los avances logrados en el tratamiento de algunas enfermedades han hecho que muchas personas convivan con una enfermedad no curativa estabilizada y controlada a lo largo del tiempo, y que su calidad de vida sea considerable.

En este sentido, las demandas a los servicios de salud de estas personas aumentan, pero también pueden incrementarse sus demandas sociales. Así, el proceso de envejecimiento de la población y los nuevos modelos de organización familiar tienen como consecuencia un aumento de la necesidad mundial de cuidados paliativos. Estos factores, entre otros, tienen sin duda un gran impacto en cómo las personas viven el final de sus vidas, especialmente con una población envejecida y con un alto riesgo de soledad.

Morir es también un proceso social, y las demandas físicas, emocionales, sociales y espirituales que suponen requieren enfoques asistenciales adicionales.

Desarrollar intervenciones creativas e innovadoras y que sean económicamente viables para los gobiernos, de cara a apoyar la atención que reciben los pacientes paliativos y su familia, es de vital importancia.

Esta realidad está generando que algunos autores propongan la vuelta a un modelo comunitario, que es la clave para promover una «buena muerte» desde la perspectiva personal y social. Estos enfoques pretenden, entre otros aspectos, proporcionar un tipo de apoyo social adicional, informal y no profesional a los pacientes paliativos y a su familia, introduciendo un valioso sentido de «comunidad», que sin duda conlleva importantes mejoras en la calidad de vida de los pacientes y también de su familia.

Cada vez son más las iniciativas comunitarias que se dirigen hacia la sociedad a través de un modelo en el que la ayuda a otras personas se integra como eje vertebral. El voluntariado es una de las acciones más relevantes en este sentido. La implicación de la comunidad integrando personas voluntarias en el modelo de cuidados paliativos representa un recurso comunitario importante y necesario para mejorar la experiencia de final de vida.

Actualmente, el voluntariado es un fenómeno social de gran relevancia, debido al gran número de personas a las que involucra, con una repercusión política por las implicaciones sociales y económicas de la labor desarrollada.

La importancia del voluntariado fue reconocida por la Asamblea General de las Naciones Unidas, en la sesión del 17 de diciembre de 1985, en la que se proclamaba el día 5 de diciembre como Día Internacional de las Personas Voluntarias para el Desarrollo Económico y Social. Posteriormente, en la resolución 52/17, de 20 de noviembre de 1997 de este mismo órgano, se proclamaba el año 2001 como Año Internacional de los Voluntarios.

La persona voluntaria se interesa por las necesidades de los otros y se hace responsable de las soluciones. Esto le lleva a tomar una posición en la que decide libremente pasar a la acción, realizar actuaciones que se dirigen hacia los demás. El voluntariado supone el trabajo en equipo de forma organizada, sistemática y sinérgica, implica integrarse en una organización para actuar desde ella.

Ser voluntario es dar a los demás una pequeña parte de tu propia vida.

Hablar de voluntariado es sin duda alguna hablar de altruismo, de solidaridad y de ayuda desinteresada. Pero hablar de voluntariado acompañando a personas que viven el final de sus vidas, y también a sus familiares, es acercarse al proceso de morir de otros y vivirlo desde el respeto, sin establecer juicios, sin mostrar valores y creencias, ofreciendo apoyo en aquellos momentos en las necesidades manifiestas que muestran que una persona desconocida, pero formada para estar ahí, va a repercutir positivamente en la calidad de vida del paciente y de sus familiares.

LA PARTICIPACIÓN DEL VOLUNTARIADO EN LOS CUIDADOS PALIATIVOS

Para aquellos pacientes y sus familiares que están viviendo una enfermedad no curativa, contar con el acompañamiento de un voluntario puede ser una fuente de apoyo, confort y compañía.

El voluntario es alguien con el que el paciente y sus familiares pueden hablar para expresar sus miedos y preocupaciones. Pero la labor de los voluntarios no solo se centra en el acompañamiento, sino que también abarca un apoyo más práctico en el día a día de los pacientes en tareas que, debido a la evolución de la enfermedad, son complicadas de realizar por ellos mismo. Asimismo, los voluntarios también dirigen su labor hacia los familiares durante la enfermedad y después de la pérdida del ser querido.

En estas situaciones de extrema complejidad, muchos son los aspectos implicados y que no pueden ser abordados únicamente por la infraestructura de servicios sanitarios. Otros elementos, como son el afecto, la comprensión o la distracción, deben también contemplarse como parte de los cuidados que tienen que ofrecerse tanto a los pacientes como a sus familiares.

El voluntario es una pieza de gran relevancia para completar el apoyo social que se necesita, complementando la labor que realiza el equipo de cuidados paliativos (Montesinos, Martínez y Fernández, 2008).

En este sentido, Gosselin y Claxton-Oldfield (2009) desarrollaron una investigación en la que preguntaban a los encuestados que, si estuvieran en una situación de enfermedad no curativa, si les gustaría contar con el acompañamiento de un voluntario en este proceso. Los resultados mostraron que, a pesar de que un gran número de personas indicaron que lo elegirían, otro porcentaje rechazó esta ayuda alegando, entre otros motivos, que la situación que estaban viviendo pertenecía a su vida íntima y no les apetecía compartir un problema personal de este tipo con extraños.

Los voluntarios que colaboran en el ámbito de los cuidados paliativos desarrollan una labor muy específica, y han sido una parte importante en su desarrollo para integrar la aportación de la comunidad en el final de vida. Hoy en día, las entidades públicas y privadas que trabajan en el final de vida cuentan con programas de voluntarios como parte de los servicios que ofrecen, los integran en diferentes áreas, como unidades de hospitalización, unidades de día, centros residenciales, y también visitan a los pacientes en sus domicilios, entre otras tareas.

En este sentido, el compromiso institucional es cada vez mayor, y cada vez son más las iniciativas que se promueven para mostrar, en foros científicos y profesionales, la importancia de involucrar a las personas voluntarias como parte del equipo interdisciplinar y como medida de sensibilización a la comunidad para promover los cuidados paliativos.

Una de esas iniciativas reconocidas y recientes es la realizada por los miembros del grupo de trabajo de la Asociación Europea de Cuidados Paliativos (EAPC), la Worldwide Hospice and Palliative Care Alliance (WHPCA) y la International Association for Hospice & Palliative Care (IAHPC).

En 2017, presentaron el documento *Voice of Volunteering* (carta) para promover el apoyo, el reconocimiento, la promoción y el desarrollo del voluntariado en cuidados paliativos. El texto recogía una solicitud de compromiso a las instituciones públicas y privadas que desarrollan programas de cuidados paliativos, pero también a la comunidad en general, para poner en valor el importante rol que los voluntarios desarrollan y la necesidad de promoverlo como una herramienta esencial para mejorar la calidad de vida de los pacientes paliativos y de su familia.

A continuación, se detallan los objetivos específicos recogidos en el texto:

- Promover el desarrollo exitoso del voluntariado en beneficio de los pacientes, las familias y la amplia comunidad de los cuidados paliativos.
- Reconocer el voluntariado como un tercer recurso, junto con la atención profesional y el cuidado de la familia, con su propia identidad, posición y valor.
- Promover modelos de investigación y buenas prácticas en el reclutamiento, la gestión, el apoyo, la integración, la capacitación y la dotación de recursos de voluntariado.

LA PRESENCIA DEL VOLUNTARIO EN CUIDADOS PALIATIVOS

Por qué colaboran los voluntarios

Las publicaciones científicas existentes ofrecen evidencias sobre el número de motivaciones básicas de los voluntarios que colaboran en cuidados paliativos. Si bien algunos voluntarios muestran un interés especial en la comprensión de la muerte y el morir, y se decidieron a colaborar por la experiencia de la pérdida de un ser querido, en otras investigaciones los voluntarios indican que realizan su labor básicamente por los mismos motivos que otros voluntarios de otras áreas de actuación, es decir, porque coincide con sus valores, para estar con otras personas, para sentirse bien haciendo lo que hacen, para avanzar en su carrera (Planalp y Trost, 2009).

Estos hallazgos ponen de manifiesto que, aunque la labor que realizan los voluntarios puede ser triste, difícil y desafiante, a menudo estos expresan lo contrario y dicen sentirse privilegiados de saber que han jugado una pequeña parte en las vidas de los pacientes y de sus familiares (Korda, 1995). Los pocos estudios que miden este impacto muestran que el motivo más común citado para decidir ser un voluntario en el área de los cuidados paliativos son las experiencias personales de la muerte de un familiar o de algún amigo.

La mayoría de los voluntarios indican que de algún modo han cambiado desde que empezaron a colaborar como voluntarios en cuidados paliativos. Además, exponen que colaborar como voluntarios en un centro de cuidados paliativos ha cambiado su forma de ver la vida, es gratificante y lo recomendarían a otros (Claxton-Oldfield, 2007).

Tipos de apoyo que ofrece el voluntario

Una vez expuesta ya la importancia del valor que supone contar con personas voluntarias en las estructuras de programas de cuidados paliativos, es importante aclarar cuáles son las funciones que van a realizar y cómo se estructuran.

En este sentido, Claxton-Oldfield (2008) realizó un estudio con el objetivo de analizar los diferentes tipos de apoyo que ofrecen las personas voluntarias a los pacientes y a su familia, para clasificarlos de acuerdo a las actividades que realizaban. A continuación, se detallan:

- *Apoyo emocional*: mostrándose presente junto al paciente y la familia, escuchando sus recuerdos, preocupaciones y deseos, etcétera.
- *Apoyo social*: quizás el más conocido, en el que se comparten aficiones con el paciente y su familia, se disfruta de su ocio y se realizan actividades, como salidas del hogar y otras que ayuden a evitar los momentos de soledad.
- *Apoyo práctico*: en algunas zonas, este tipo de apoyo puede resultar sorprendente, pero es vital para muchos pacientes que tengan una baja autonomía. Los voluntarios acompañan al paciente a gestiones domésticas, como hacer la compra, ofrecerle soporte en citas médicas, etc., siempre de acuerdo a los procedimientos establecidos por la organización.
- *Apoyo informacional*: es aquel en el que el voluntario establece un nexo de unión entre el paciente, la familia y el equipo médico, ofreciendo información acerca de programas o actividades de área de residencia del paciente que puedan ser de interés para este.
- *Apoyo espiritual*: siempre que haya sido solicitado por el paciente y la familia, con la información y el consentimiento del equipo médico.

De acuerdo a la clasificación anterior, el apoyo de los voluntarios es sin duda importante para complementar el trabajo de los equipos médicos. Las funciones que los voluntarios suponen un extra son aquellas acciones necesarias para que el paciente y su familia continúen con las actividades propias del día a día y, al mismo tiempo, sumen desde una base de relación cercana con el paciente y la familia, en el ámbito clínico.

LAS COMPETENCIAS DE LOS VOLUNTARIOS

Un aspecto importante también a destacar es el de las competencias de los voluntarios que colaboran en cuidados paliativos. En este sentido, el estudio que realizó en 2013 la organización Canadian Hospice Palliative Care para examinar el papel de los voluntarios e identificar las competencias básicas necesarias para una buena actuación en cuidados paliativos, tiene relevancia de cara a definir sus perfiles.

Sus conclusiones identificaron los componentes de conocimiento, habilidades, conciencia, actitud, juicio y discernimiento que la formación de voluntarios de cuidados paliativos debe identificar y desarrollar. Estos componentes son aplicables a todos los contextos de cuidados paliativos:

- *Elementos de conocimiento*:
  - Comprender la filosofía y los valores de los cuidados paliativos, y los principios de la práctica.
  - Conocer las normas y el lenguaje común de los cuidados paliativos.
  - Comprender la estructura, la cultura, los servicios y los recursos del sistema de cuidados, la organización y el programa de cuidados y cómo acceder a ellos.
  - Comprender los elementos y tipos de comunicación, como la verbal y la no verbal, las pautas y los usos del silencio.
  - Comprender que la comunicación y el intercambio de información son actividades dialógicas.
  - Comprender la filosofía de la cooperación interdisciplinar y el trabajo en equipo.
  - Reconocer las dimensiones éticas y jurídicas, los derechos de los clientes.
  - Comprender los modelos de toma de decisiones.
- *Elementos de destreza-habilidades de comunicación*:
  - Facilitar de forma general la comunicación.
  - Recopilar y compartir información con atención.
  - Organizar y aclarar la información.
  - Confirmar la comprensión.
  - Identificar las barreras de la comunicación y trabajar con ellas.
  - Sensibilidad y competencia culturales.
  - La atención se centra en la persona: saber establecer relaciones de apoyo eficaces con los clientes, las familias y el equipo.
- *Elementos de concienciación y actitud*:
  - Relación con el cliente y su familia:
    - Establecer una buena comunicación y crear una relación con el cliente y su familia.
    - Estar preparado para presentar la realidad del momento al cliente y su familia.
    - Valorar y respetar la individualidad del cliente y su familia.
    - Honrar y respetar la situación única de la persona.
  - Autoconciencia:
    - Ser consciente de los prejuicios personales, las suposiciones, los valores y las limitaciones.
    - Ser consciente de los límites y las cuestiones relacionadas con ellos.
    - Reflexionar y debatir sobre el impacto que tiene en uno mismo el hecho de trabajar con moribundos y personas en duelo.
    - Reflexionar sobre la propia mortalidad.
  - Valores:
    - Valorar la comunicación, los pensamientos y los sentimientos de los demás.
    - Respetar y apreciar a las personas y su singularidad.
    - Empatía-respeto por la otra persona y por uno mismo. Comprensión del otro.
    - Lo que el otro puede estar experimentando, cómo es su realidad; un enfoque centrado en la persona.
  - Practicar:
    - Cuidar: transmitir apoyo como postura fundamental.
    - Transmitir atención y preocupación sin juzgar.
    - Actitud de confianza hacia los clientes.

- Proporcionar cuidados con un estilo de comunicación tranquilo y constante.

Límites del voluntario

En relación con las actividades que desarrollan los voluntarios, es importante reconocer los límites en sus funciones. Se trata de límites personales, familiaridad con la normativa y a quién dirigirse en caso de duda. Por supuesto, los límites son flexibles y pueden variar considerablemente de una organización a otra. Forman parte de la cultura de la organización encargada de atender a los pacientes en la fase final de la vida.

Un estudio ha agrupado los problemas de límites a los que se enfrentan los voluntarios en tres categorías: cuestiones de límites definitivas, cuestiones de límites potenciales y cuestiones de límites cuestionables.

La esencia de los voluntarios en cuidados paliativos

En 2013, la organización Canadian Hospice Palliative Care estudió el papel de los voluntarios desde la base de entender qué aportaba su presencia en un equipo interdisciplinar de cuidados paliativos. Los resultados de la investigación fueron muy interesantes: se identificaron 10 fundamentos esenciales para la práctica del voluntariado en cuidados paliativos, que venían a demostrar la necesidad de un reconocimiento especial al valor que aportaban dentro del equipo y también a la necesidad de una supervisión continuada de estos. A continuación, se detallan estos 10 fundamentos:

- *Marcar la diferencia*: dada la singularidad de las personas y las situaciones, la complejidad de los cuidados y las diferentes situaciones de la vida, nunca se sabe lo que marcará la diferencia para alguien en un momento dado. Un simple acto de un voluntario, como asegurar que hay flores frescas en una habitación de hospital, asegurar que el paciente escuche la música que le gusta o leer para él su libro favorito, puede tener un sentido especial para una persona que vive el final de sus días.
- *Trabajar desde el compromiso*: los voluntarios están profundamente comprometidos con su labor, y es importante identificar y explorar la naturaleza de ese compromiso con ellos.
- Los voluntarios son *miembros esenciales del equipo interdisciplinar*: trabajan de forma coordinada, se ofrecen apoyo mutuo y forman parte del equipo.
- *Responsabilidad y calidad*: como parte del equipo interdisciplinar, los voluntarios de cuidados paliativos son también cuidadores, responsables ante la visión, la misión, los valores, los estándares, los principios y las normas de su programa. La evaluación del programa de voluntariado en el que colaboran es importante para asegurar un buen funcionamiento.
- *Autorreflexión, autoexploración y profundización de la autoconciencia*: una persona ajena a los cuidados paliativos, que decide entrar en contacto con los pacientes y su familia y acompañarlos en su proceso, debe ser consciente de sí misma. Tiene que ser capaz de diferenciar entre las necesidades del paciente, la familia, los miembros del equipo

y las suyas propias. Debe comprender la importancia de compartir como un proceso de dar y recibir, y también reconocer la singularidad de cada situación, los momentos íntimos y especiales que se viven y los cambios de cada persona en cada momento.
- *Apertura al aprendizaje continuo*: los voluntarios reciben mucho de los pacientes, su familia y los miembros de los equipos con los que trabajan. Este aprendizaje profundo (formal y experiencial) ha de reconocerse y mejorarse a través de los esfuerzos del programa para ayudar al voluntario a pasar de la práctica principiante a la práctica avanzada a lo largo del tiempo. El voluntario crece, cambia y evoluciona a lo largo de su etapa de trabajo.
- *Respetar*: el voluntario afirma la individualidad y la dignidad inherente de cada persona, honrando la diversidad y la cultura, de forma no prejuiciosa.
- *Presencia y tiempo*: el reto central para el voluntario es cómo estar activamente presente para la persona a la que acompaña. Esta presencia y apertura a la persona en el momento transmite un mensaje único de aceptación y mejora la calidad de sus funciones. La atención, el acompañamiento y estar activamente presente requiere un enfoque abierto que no puede acelerarse y debe respetar los tiempos que el paciente y su familia marcan.
- *Autocuidado*: los voluntarios reconocen que, a veces, experimentarán sentimientos complejos en el trabajo de cuidados paliativos y en respuesta a los cambios esperados e inesperados del avance de la enfermedad. Se comprometen a un autocuidado y a recibir apoyo del equipo y del programa de voluntariado si se considera necesario.
- *Aceptación de la muerte y la pérdida*: los voluntarios reconocen que la muerte es el desenlace de las personas a las que acompañan, a menudo inesperado, a menudo no esperada, a menudo no planificada, y que los propios voluntarios pueden experimentar sentimientos por sí mismos. Saben que el programa proporciona apoyo personal continuo cuando es necesario.

ASPECTOS RELEVANTES EN LOS VOLUNTARIOS DE CUIDADOS PALIATIVOS

Sobre quiénes y cómo son los voluntarios

Los voluntarios son personas comprometidas con los cuidados paliativos que ponen al servicio de las entidades su voluntad de ayudar. Son generalmente mayores de edad y pueden ser empleados, desempleados, estudiantes o jubilados. No necesitan una formación formal ni experiencia específica, ya que la entidad para la que colaboren les ofrecerá la formación requerida para desarrollar su labor.

Su principal función es la de acompañar a personas que viven la última etapa de su vida y a su familia. La sensibilidad, la empatía, la experiencia de vida, la calidez y la comunicación son atributos esenciales que debe tener un voluntario que colabora en este ámbito.

Los voluntarios deben ser pacientes, flexibles, no juzgar, comprender y aceptar las creencias y valores de otras personas.

Su capacidad de escucha es esencial para generar bienestar en el paciente y en la familia. Ha de mostrarse cercano a la persona, ayudando a evitar que esta se sienta sola, y debe hacerlo adaptándose al ritmo que le marque, sin acelerar o enlentecer los tiempos, practicando la escucha activa, centrando toda su atención en ella.

En 2010, Claxton-Oldfield realizó un estudio con el que pretendía examinar las características de personalidad de voluntarios que colaboran en cuidados paliativos mediante la medición de los denominados *cinco grandes rasgos de personalidad* y de cuatro aspectos distintos de la empatía. La gran mayoría (84 %) de los que cumplimentaron el cuestionario eran mujeres, y puntuaron significativamente más alto en los rasgos de amabilidad, extraversión y apertura, y significativamente más bajo en el rasgo relacionado con la inestabilidad emocional y la tendencia a experimentar sentimientos negativos. También ofrecieron una puntuación significativamente más alta en las subescalas de preocupación empática y la toma de perspectiva.

Los resultados de este estudio, sin duda, tienen gran interés por sus implicaciones para la captación de los voluntarios y para que permanezcan en la organización. Ayuda a conocer los perfiles que más se acercan a la labor de acompañamiento que realizan.

Sobre la importancia de la coordinación de voluntariado

Un coordinador del programa de voluntariado es la persona responsable de la gestión de todos los aspectos de la participación del grupo. Debe poseer habilidades de gestión bien desarrolladas, conocer el sector de los cuidados paliativos, para implementarlas, y los programas de voluntariado de una organización.

Precisa también: diversas habilidades de comunicación y negociación para relacionarse, si es necesario, con los pacientes, su familia y, por supuesto, los voluntarios y otros miembros de la comunidad de cuidados paliativos; la capacidad de escuchar y ser una presencia reconfortante, con apertura de mente; la capacidad de comunicarse de diferentes maneras, la compasión y el compromiso. Es recomendable que esta figura sea un puesto de estructura de la organización.

Sobre la dedicación de los voluntarios

En relación con la dedicación del voluntario a la actividad de acompañamiento, si bien es cierto que no existe un consenso generalizado sobre cuánto tiempo hay que dedicar, se suele limitar su tiempo a 4 horas semanales aproximadamente y a un paciente. Sin duda, el compromiso de cada voluntario es diferente, y también su disponibilidad y las necesidades del servicio, pero bajo la premisa de tener presente el bienestar emocional y prevenir el desgaste del voluntario, es vital tenerlo en cuenta de cara a la permanencia del voluntario que está colaborando.

Sobre la actividad de los voluntarios

Dependiendo del programa en el que colabore el voluntario, las actividades van a ser diferentes y el entorno también. Este aspecto es muy importante, ya que el voluntario va a estar más o menos acompañado en su actividad.

Los voluntarios que colaboran en un entorno hospitalario van a tener la presencia del equipo médico de forma más cercana, y aquellos que visitan a los pacientes en sus domicilios van a actuar de manera más autónoma.

En ambos casos, el voluntario debe mantener un contacto regular y cercano con el equipo médico, para compartir con él aquellos aspectos que considere relevantes sobre su acompañamiento.

Se han diversificado los entornos asistenciales a través de los que se cuida a los pacientes, y esto también ha hecho que se diversifiquen las funciones de los voluntarios, y las entidades se han visto obligadas a definir sus perfiles y a protocolizar su labor, contando así con programas de voluntariado estructurados que velan por el bienestar de los pacientes y su familia, y también por las organizaciones, asegurando una adecuada supervisión de los voluntarios y, finalmente, por estos últimos, diseñando y ofreciéndoles herramientas que les capacitan en su labor y que previenen consecuencias negativas en el ámbito personal.

El voluntario debe comprender y aceptar la filosofía de los cuidados paliativos. Quizás uno de los aspectos más importantes es que los voluntarios entiendan que el simple hecho de estar presente junto al paciente y conversar, dejando que sea este quien guíe la conversación, con independencia de la profundidad de los diálogos que se mantengan, implica el cumplimento de su función.

En ocasiones, los voluntarios interpretan que el paciente va a compartir con ellos conversaciones en torno a su situación de final de vida y que se espera de ellos que aborden estos temas. Los voluntarios no deben tener expectativas y sentir «que tienen que arreglar o salvar una situación». La experiencia demuestra que se trata de «presencia» y, en ocasiones, de decir: «no, lo siento, me temo que no puedo ayudarte con eso».

Sobre la asignación y la relación de los voluntarios con el paciente y la familia

La actividad de los voluntarios se inicia cuando el responsable del programa de voluntariado asigna un voluntario al paciente y/o al familiar, para cubrir una necesidad que ha sido previamente detectada por el equipo médico y para la que propone la incorporación de un voluntario al equipo que pueda trabajarla.

El responsable del programa expone al voluntario la situación del paciente, propone cuáles serían sus funciones y pregunta por su disponibilidad para aceptar. Este trámite suele realizarse telefónicamente. Si lo hace así, el equipo médico será quien presente al voluntario al paciente en una visita a su domicilio. A veces, se pide a los pacientes que firmen un formulario de consentimiento para recibir servicios de voluntariado. Es importante explicar al paciente y a su familia qué puede y qué no puede esperar del voluntario. También se puede hablar de la formación del voluntario y explicarle que no es un profesional sanitario.

Tras estas reuniones iniciales, se celebran reuniones de seguimiento más o menos estructuradas. Los coordinadores hacen un seguimiento regular de la actividad del voluntario, aproximadamente cada 15 días, y los voluntarios envían informes con datos sobre su visita. Estos mecanismos de seguimiento pretenden mostrar lo que ocurre durante las visitas, cómo se está desarrollando la relación, si es una buena combinación el grado de satisfacción del paciente y una valoración sobre el número de horas. También es importante comprobar con el voluntario si es necesario transmitir cierta información a los equipos asistenciales.

Sobre lo que esperan los voluntarios

Si bien la colaboración de los voluntarios es desinteresada, como personas que forman parte de una entidad y que participan activamente en ella esperan ciertas actitudes:

- Sentirse respetados y valorados como personas.
- Que su tiempo y sus capacidades se utilicen eficazmente.
- Ser escuchados y atendidos.
- Ofrecer ideas y puntos de vista, y tener la oportunidad de contribuir al desarrollo.
- Recibir información adecuada que les ayude a ser eficaces.
- Recibir comentarios constructivos sobre lo que hacen.
- Comprender cómo su trabajo marca la diferencia a los pacientes que cuidan y a la organización en su conjunto.

Sobre lo que hace que los voluntarios quieran seguir colaborando

Los voluntarios siguen haciendo voluntariado porque es gratificante y les da satisfacción personal. Esto tiene una repercusión directa en la fidelización de los voluntarios de cuidados paliativos, en cómo valoran a la entidad en la que colaboran y cómo de satisfactoria encuentran su labor y la utilidad social.

Existe un consenso general en que la naturaleza de la actividad de voluntariado es en sí misma un importante factor de motivación. Los coordinadores pueden centrarse en el aspecto altruista y la calidad de la relación establecida con el paciente como factores que contribuyen a retener a los voluntarios.

Según investigaciones recientes que estudian los factores predisponentes a continuar colaborando en cuidados paliativos, los signos de reconocimiento son importantes (ser apreciado por los pacientes, su familia y el equipo de cuidados paliativos, y recibir el agradecimiento por su parte), aunque no son un factor determinante en la decisión de los voluntarios de continuar con su participación.

Por otro lado, los investigadores también coinciden en que el sentimiento de pertenencia al equipo es un factor muy importante para su retención.

Sobre la confidencialidad

Durante el acompañamiento, el voluntario tiene acceso a información muy sensible sobre su situación clínica, social y espiritual. Implica también el conocimiento de aspectos muy personales de sus vidas. De alguna manera, la confidencialidad significa «guardar secretos». El voluntario escuchará información confidencial sobre las personas con las que tra-

baja. Tiene la obligación legal y moral de respetar el derecho a la intimidad de la persona.

En algunas circunstancias, compartir información con el equipo médico sobre ciertos aspectos del acompañamiento que esté realizando puede estar justificado si tiene el objetivo de beneficiar al paciente y a la familia, y debe comunicarse siguiendo siempre los protocolos establecidos para tal fin por la entidad.

Sobre las experiencias de pérdidas de los voluntarios

Por otro lado, es importante destacar que es común que una persona se ofrezca a colaborar como voluntaria en cuidados paliativos después de una experiencia previa de pérdida. Es posible que haya perdido recientemente a un ser querido y su motivación para ayudar sea la de apoyar a personas que se encuentran viviendo una situación similar a la que vivió.

En este sentido, es importante destacar dos aspectos. Por un lado, el hecho de que haya experimentado los cuidados al final de la vida puede ser valioso, ya que conoce el contexto y situaciones que se van a experimentar, pero esta persona ha de entender que el rol que va a desempeñar será el de voluntario, y no el de familiar, por lo que tanto la relación como las funciones que realice con el paciente van a estar guiadas y protocolizadas de acuerdo a un programa de voluntariado, y no desde una vinculación afectiva y emocional. Por otro lado, es importante que se considere que haya pasado un tiempo desde la pérdida y que la persona no se encuentre en un duelo no resuelto.

De manera general, los programas estipulan un mínimo de 12 meses después del duelo antes de comenzar el voluntariado.

Sobre el autocuidado y la conciencia de las emociones de los voluntarios

Los voluntarios obtienen muchos beneficios psicosociales en el desempeño de su función; el agradecimiento directo de los pacientes y su familia tiene mucho impacto para que sigan colaborando. Aun así, es importante que tomen conciencia de las situaciones de vulnerabilidad que experimentan y el desgaste que esto puede suponerles. Cuanta más exposición a la muerte y al sufrimiento ajeno, mayor es el riesgo de sufrir *burnout* (desgaste o estar quemado).

Cuidar de uno mismo es sumamente importante cuando se cuida de los demás. Por ello, hay que tener presente herramientas que de manera continuada les ayuden. Es precisa la formación y el desarrollo de estrategias de afrontamiento individualizadas para fomentar el autocuidado, las técnicas de afrontamiento, formación adicional y práctica reflexiva, como la meditación o el *mindfulness* (atención plena).

Sin embargo, el estrés, el agotamiento u otros factores que vulneran la estabilidad del voluntario tienen un impacto en su bienestar emocional y en cómo afrontan su actividad. Es fundamental destinar tiempo para hacer actividades que ayudan a sentirse mejor. Cada persona es diferente, por lo que el autocuidado que funciona para una persona puede no hacerlo para otra. Es importante que los voluntarios reflexionen sobre aquellas actividades que les benefician.

Las entidades deben también desarrollar las funciones para maximizar el beneficio de contar con voluntarios, en lugar de explorar el impacto que esta función tiene en el bienestar emocional de los voluntarios.

LA RELACIÓN ENTRE LOS VOLUNTARIOS Y LOS EQUIPOS MÉDICOS

Una relación entre el equipo asistencial y los voluntarios debidamente articulada favorece la mejora del estado de los pacientes, y así lo ponen de manifiesto las investigaciones desarrolladas al respecto.

La situación terminal supone un reto para los profesionales que atienden a los pacientes y su familia en esta fase. Los profesionales lo abordan de forma integral y multidisciplinar para abarcar todas las esferas que comprende. Es preciso integrar la figura del voluntario bien formado dentro de una organización estructurada, con experiencia en el mundo del voluntario.

Las personas voluntarias que colaboran en programas de cuidados paliativos son una parte absolutamente esencial del enfoque basado en el equipo interdisciplinar para cuidar a los pacientes y a sus familias. Son cuidadosamente seleccionadas y reciben por parte de las entidades una formación previa antes de que inicien su actividad sobre conceptos, conocimientos, habilidades y otras herramientas de las que harán uso cuando entren en contacto con los pacientes y la familia, capacitándolas así para el desarrollo de su labor.

Como se ha mencionado anteriormente, en la actualidad se muestra cada vez más en los foros científicos y profesionales los beneficios de integrar a voluntarios en los cuidados que se ofrecen a pacientes y a sus familiares, desde la argumentación de que contribuyen de forma única al cuidado, por la propia naturaleza de su función voluntaria, que son formados para la actividad que desarrollarán y que pueden ofrecer una presencia y un apoyo que los equipos médicos no pueden ofrecer.

El clima cercano, no formal y distendido que se crea entre los pacientes, sus familias y los voluntarios genera relaciones personales cercanas y sinceras que establecen con estos, las cuales pueden llegar a ser muy valiosas para los miembros del equipo asistencial en cuanto a información relevante que vuelcan en ellos.

Los voluntarios no sustituyen a los profesionales, ya que sus funciones son totalmente diferentes, sino que se complementan mutuamente. De hecho, se ha demostrado que los voluntarios y los equipos médicos, en particular las enfermeras, pueden llegar a establecer una colaboración importante en tanto en cuanto a la prestación y coordinación de los cuidados.

A pesar de todo lo mencionado hasta el momento, hay investigaciones que muestran, si no una total desconfianza, cierta parte de cautela de algunos profesionales en torno a la labor de los voluntarios, entendiendo que no son personas cualificadas y que su figura puede llegar a interferir de forma negativa en el bienestar emocional del paciente con determinadas intervenciones que realicen con ellos, al extralimitarse en sus funciones, y también los profesionales pueden sentirse incómodos al trabajar junto a voluntarios cuando desconocen su formación, habilidades, experiencia, conocimientos y vivencias previas.

Estas preocupaciones son muestra de una visión tradicionalista de la atención médico-paciente, y poco a poco los cuidados paliativos están cambiando hacia un modelo más comunitario del final de la vida.

Para ello, la principal herramienta es ofrecer formación a los sanitarios acerca de las funciones y responsabilidades de los voluntarios, para así mostrarles cómo los voluntarios pueden ayudar a hacer su trabajo más fácil.

Sin lugar a dudas, si los equipos médicos están informados sobre las funciones y la capacitación de los voluntarios, estarán más dispuestos a incorporarlos como parte de los cuidados que se ofrecen a los pacientes y a su familia (Claxton-Oldfield, 2008).

LOS VOLUNTARIOS COMO PARTE DE LA COMUNIDAD IMPLICADA EN EL DESARROLLO DE CUIDADOS PALIATIVOS

Sin duda, después de lo expuesto, es evidente concluir que los beneficios de que una entidad cuente con voluntarios son importantes. Forman parte del equipo asistencial, por lo que no deben entenderse como un valor añadido, sino como una necesidad para proporcionar una atención más completa a los pacientes y su familia. Así pues, la organización en su conjunto debe conocer sus programas de voluntariado y participar de forma activa en ellos. Se debe reflexionar sobre lo que aporte el voluntario a la entidad, es decir, lo que suma no solo desde su rol como persona, sino también desde su rol como estructura organizativa. Se destacan a continuación tres importantes motivos:

- El voluntariado forma parte de la entidad y de su estructura. Los programas de voluntariado se integran dentro de planes estratégicos, de los calendarios organizativos y de los presupuestos. Pero lo más valioso es que estas personas voluntarias también cuentan con el punto de vista externo de la comunidad y lo integran en la entidad. Su percepción sobre el sentir de los cuidados, sobre cómo acercar a la ciudadanía los cuidados paliativos y que esta los perciba también como un nexo de unión con las entidades de cuidados paliativos tiene un gran valor. Al mismo tiempo, pueden aportar una visión crítica incorporando diferentes visiones de la realidad que nutran el desarrollo de los programas y que los enriquezcan con propuestas reales y actuales.
- El reto de acercar el proceso de morir a la comunidad es un movimiento que recientemente está tomando cada vez más valor a través de los proyectos sociales, como el desarrollo de comunidades compasivas. La implicación de la ciudadanía es la clave para garantizar la conexión de la organización con la sociedad y sus necesidades. El voluntariado es una de las principales formas que produce esta conexión, una vinculación con el sentir de la comunidad, que muy probablemente, más tarde o más temprano, va a precisar los servicios de cuidados paliativos.
- Finalmente, es importante destacar que el voluntariado aporta credibilidad ante la sociedad, porque implica el compromiso y la participación ciudadana. Cada vez son más las líneas de sensibilización que desarrollan los cuidados paliativos. Se trata de difundir la importancia de vivir el

final con calidad y de forma humanizada, pero también de que la comunidad se implique y participe de forma activa en estos cuidados a través de las diferentes acciones.

APROXIMACIÓN A LA PUESTA EN MARCHA DE UN PROGRAMA DE VOLUNTARIADO EN CUIDADOS PALIATIVOS

Las entidades de cuidados paliativos acogen a sus voluntarios como personas que participan en ellas, ofreciendo su tiempo, y estas les ofrecen un lugar en el que son reconocidas y valoradas por lo necesario y esencial de su rol, y también por su persona.

Pero para que su actuación proporcione resultados positivos, es decir, para que la actividad que desarrollan tenga un beneficio positivo en los pacientes y en su familia, debe estar guiada y ejecutarse de forma protocolizada desde el conocimiento del voluntario de entender la misión de la entidad en la que colabora y las actividades que desarrolla.

Por este motivo, su actividad debe estar estructurada en programas de voluntariado, en los que se protocoliza su actuación y se definen sus funciones. Si bien posteriormente se profundizará en esta área de la organización, es importante avanzar que uno de los aspectos más relevantes para que el programa tenga éxito es que los voluntarios que forman parte de él hayan sido correctamente seleccionados. En este sentido, resulta esencial que las entidades tengan muy claro cuál es el perfil de los voluntarios que sus programas precisan.

Las actitudes de la persona voluntaria es también un factor relevante que las entidades deben tener en cuenta, motivadas por las situaciones que van a vivir acompañando a los pacientes y su familia. Sin duda, van a poner a prueba muchos aspectos de su vida y pueden también suponerles en ocasiones un reto para abordar determinadas situaciones.

De manera general, se podría decir que las cualidades que se buscan en los voluntarios que colaboran en cuidados paliativos forman parte de un conjunto de cualidades personales, entre las que destacan:

- Ser imparcial y mantener un compromiso con los principios de los cuidados paliativos.
- Ser capaz de comprender y aceptar los valores, creencias y decisiones de los demás cuando difieren de los propios.
- No ofrecer un criterio propio sobre opiniones espirituales, sociales, psicológicas o médicas.
- Tener una madurez emocional.
- Sensibilidad, empatía, comprensión, tolerancia y paciencia.
- Tacto, discreción y fiabilidad.
- Capacidad de escucha.

En 2014, la organización International Association for Hospice & Palliative Care (IAHPC) realizó un estudio entre directivos de planes y estrategias de cuidados paliativos, coordinadores de equipos y otros profesionales, coordinadores de voluntariado y voluntarios, en el que se les preguntaba sobre diferentes aspectos del voluntariado en cuidados paliativos para elaborar la guía *Volunteering: vital to our future*.

Los participantes en el estudio identificaron una serie de *factores que aseguraban el éxito del voluntariado asistencial*. A continuación, se exponen las respuestas, siguiendo el orden de mayor a menor frecuencia:

- Buena formación.
- Aceptación y comprensión del voluntariado por parte del personal y compromiso efectivo con ellos.
- Funciones, límites y expectativas (claramente entendidas por todos los implicados en el programa).
- Apoyo y supervisión eficaces por parte del personal y también de voluntarios sénior.
- Captación, selección y asignación de programas para los voluntarios adecuados considerando las aptitudes adecuadas.
- Compromiso y personalidad del voluntario.
- Supervisión eficaz por parte del personal.
- Adecuada y correcta integración del voluntario con el equipo médico.
- Estructuras y políticas organizativas claras.
- Gestión eficaz de los programas de voluntariado.
- Valoración y capacitación de los voluntarios para que utilicen sus habilidades.

Los participantes en el estudio también fueron preguntados sobre los *obstáculos que interferían en el éxito de un programa de voluntariado* según su experiencia, que se detallan de acuerdo al orden de prevalencia de respuestas:

- Resistencia del personal/miedo a perder el empleo/reticencia a dar tareas a los voluntarios.
- Falta de recursos: tiempo, personal, financiación, capacidad de los gestores.
- Tiempo y personal inadecuados para impartir formación, incluyendo formación de los profesionales para trabajar junto a voluntarios.
- Capacidades, actitudes y reticencias de los voluntarios.
- Salud y seguridad.
- Falta de estructuras organizativas eficaces.
- Falta de recursos para proporcionar apoyo y supervisión a los programas de voluntariado.
- Protección.
- Miedo.
- Los voluntarios no son valorados en la organización.
- Confidencialidad
- Falta de disponibilidad de funciones significativas.

De lo expuesto anteriormente, se puede deducir que son muchos y muy diversos los factores implicados en la puesta en marcha y el desarrollo de un programa de voluntariado de cuidados paliativos.

Se debe considerar, en primer lugar, la situación de vulnerabilidad de los pacientes y su familia, y el entorno organizativo en el que los voluntarios desarrollan su labor. Una actividad del voluntario dirigida de forma independiente hacia los pacientes y su familia sin integrar su actividad en la estructura del equipo interdisciplinar no tendrá consideración en aspectos relevantes que van a repercutir de forma directa en su bienestar.

CICLO DE GESTIÓN DEL VOLUNTARIADO

Los programas se organizan de acuerdo al ciclo de gestión de voluntariado. Se trata de un modelo que facilita su funcionamiento en la entidad, que considera que las entidades están formadas por un modelo mixto de personal remunerado y voluntariado.

Dicho ciclo de gestión permite tener una visión integral de las diferentes etapas de colaboración entre la persona voluntaria y la organización. Define en estas fases las diferentes situaciones por las que pasa una persona desde que contacta con la entidad, para mostrar su disponibilidad de colaborar en ella, hasta que inicia su actividad, y también recoge el aspecto organizativo de un programa de voluntarios desde el punto de vista de la entidad, es decir, desde que esta decide incorporarlos en su estructura organizativa hasta que protocoliza su actuación. De esta forma, la gestión del voluntariado no se centra solo en áreas concretas o programas, sino que se realiza de forma transversal, teniendo en cuenta su relación con la entidad de principio a fin.

El modelo del ciclo del voluntariado es genérico para todas las entidades, aunque el peso de cada una de las fases puede variar según la organización, o incluso en una misma entidad, según la tipología de voluntariado.

A continuación, se detallan las diferentes etapas del ciclo del voluntariado y se describen los elementos que la componen.

Fase de planificación

Se trabajan aquellos aspectos generales que contextualizan al voluntario en la organización: la planificación, la definición de tareas, el rol del voluntario, etcétera.

Las entidades responden a preguntas como:

- ¿Está claro cuál es el rol del voluntario en la organización?
- ¿Está definido el modelo de gestión del voluntariado (personal, voluntarios, mixto)?
- ¿Están asignadas dentro de la organización las responsabilidades del voluntariado?
- ¿Tienen los voluntarios identificados a sus referentes?

Fase de captación y selección

Se trata del período previo para que la persona voluntaria se incorpore a la entidad, y garantiza que las personas que se incorporan son adecuadas de acuerdo a los perfiles y funciones descritas.

De manera general se trabajará en cuáles son los perfiles, cómo se va a realizar la captación, cómo se lleva a cabo el proceso de selección y dónde deben dirigirse para atraer a los voluntarios que buscan. Es importante también reflexionar sobre las motivaciones que pueden tener las personas que pueden colaborar como voluntarias en la entidad, sus expectativas y la realidad de la organización.

La entidad tiene que organizar un primer contacto más o menos formal con la persona interesada en colaborar. El objetivo es hacer una selección, que suele basarse en una entrevista personal entre el coordinador de voluntariado y la persona interesada. En ella se presentará la entidad (misión, valores y actividades), las funciones del voluntario (tareas y actividades del voluntario), las condiciones en las que se desarrollará la actividad y el compromiso de dedicación del voluntario, conocer las motivaciones de la persona voluntaria (motivaciones para colaborar en la organización, para colaborar como voluntario, estudiar la cohesión entre sus expectativas y motivaciones, y las propuestas de la organización) y conocer las habilidades, las experiencias y los conocimientos de la persona (formación académica, experiencia laboral y del voluntariado), entre otras. La persona puede ser o no aceptada de acuerdo a su idoneidad.

Fase de incorporación

En esta etapa, en la que el voluntario pasa a formar parte de la organización, se incluyen los procesos que se desarrollan a partir del momento en que la organización acepta a la persona tras el proceso de selección.

La importancia de esta fase reside en que la persona voluntaria tomará un primer contacto con la organización y los miembros que la forman. Habrá, por tanto, que cuidar las primeras percepciones del voluntario, el grado de adecuación del proceso de acogida establecido y la ejecución de los procesos.

Se trata de la etapa más burocrática, con la firma de la documentación necesaria en torno a la actividad voluntaria (compromiso y seguro de voluntario, documento de confidencialidad, entrega de uniformes y material para la actividad, lectura de los derechos y obligaciones de los voluntarios, etcétera).

Fase de desarrollo

Esta fase es quizás la más relevante en los programas de voluntariado de cuidados paliativos, ya que incorpora las acciones del diseño del plan de formación (básica, específica, avanzada y transversal) y también se establecen los procesos de seguimiento del voluntario para asegurar: la detección de problemas y necesidades de los voluntarios, la integración del voluntario en la organización, y la satisfacción del voluntario con la actividad que desarrolla y con la organización.

Sobre la formación

La formación de voluntarios introduce al voluntario en el concepto de cuidados paliativos y en el tipo de paciente que se cuida en la entidad y también a su familia. Además, la formación de cuidados paliativos aborda las competencias profesionales y los atributos personales necesarios de los voluntarios de cuidados paliativos. Algunos de ellos ya se han mencionado previamente.

De manera general, un programa de formación básico para voluntarios debe ser obligatorio y previo al inicio de colaboración, e incluirá: una introducción a los cuidados paliativos (definición e historia, filosofía y objetivos), programas de voluntariado, procedimientos y funciones del voluntario, actitudes del voluntariado con el paciente y la familia, comunicación e información, necesidades del paciente en situación avanzada y su familia, duelo y autocuidado del voluntario.

La formación inicial es una oportunidad para que los voluntarios reflexionen sobre su decisión de colaborar como voluntarios de cuidados paliativos. Por otro lado, también ofrece a los coordinadores la oportunidad de identificar factores de riesgo en ellos (duelo en curso, conflicto de intereses, etcétera).

La formación a los voluntarios debe ser entendida como un proceso continuo a lo largo de toda la experiencia de estos y de la organización, ya que sus necesidades formativas no serán las mismas al inicio que después de un tiempo de actividad.

De manera indirecta, se va a trabajar la implicación, la identidad y la cohesión de los voluntarios.

Sobre el seguimiento

De alguna manera, en el seguimiento de los voluntarios se les acompaña a lo largo de su crecimiento. Se trata de acciones como: entrevistas, encuentros, registros, etc., que la entidad dirige periódicamente para supervisar la actividad que realiza de forma más o menos estructurada.

Está muy cercano a la evaluación de la actividad que el voluntario realiza, pero también a aquellos aspectos como persona que influyen en el desarrollo de su actividad. Es el momento en el que se le pregunta sus opiniones, pareceres, sugerencias, etc., de su labor del voluntariado de manera global.

Una supervisión eficaz incluye flexibilidad y normas, comunicación formal e informal, reflexiones sobre los cuidados paliativos y una comprensión clara de las necesidades de los voluntarios.

Los coordinadores de voluntariado desempeñan un papel crucial en la supervisión del grupo, ayudándoles a resolver problemas y proporcionándoles apoyo emocional. El seguimiento bien estructurado puede garantizar la calidad de los servicios prestados y evitar el desgaste.

En este momento, la entidad se realiza preguntas como:

- ¿Se han fijado reuniones con las personas voluntarias de forma periódica para hacer un seguimiento?
- ¿Se ha elaborado un protocolo de los diferentes mecanismos de seguimiento de las personas voluntarias y sus responsables?
- ¿Se tienen definidos los criterios y los indicadores de evaluación de la tarea del voluntario en la organización?
- ¿Se proporciona una evaluación al voluntario sobre su tarea y se le da oportunidad de expresar cómo se siente en su grupo, etcétera?

Es importante en este espacio valorar cómo puede estar afectando al voluntario el acompañamiento a los pacientes y su familia. La exposición a situaciones de pérdida de forma continuada puede suponer un desgaste personal y emocional para el voluntario. En este sentido, es importante desarrollar protocolos que permitan detectar estas circunstancias en el voluntario y también ofrecerle herramientas que ayuden a prevenirlas.

Fase de motivación y satisfacción

En esta fase, se estructuran aquellas acciones específicas destinadas a valorar la aportación del voluntariado, reconocer su labor de manera interna y también de forma pública.

Sobre la motivación

Se trata de desarrollar acciones para asegurar que la persona voluntaria sigue mantenido interés en colaborar, aunque su motivación inicial puede haber cambiado.

En este momento, la entidad se realiza preguntas como:

- ¿Se conocen y se tienen en cuenta las motivaciones de las personas voluntarias para establecer sus responsabilidades?
- ¿Cómo se evalúa el grado de satisfacción de las personas voluntarias en la entidad?
- ¿Se establecen mecanismos para que las personas voluntarias no pierdan el interés por las actividades que realizan?

Sobre el reconocimiento

Se trata de las acciones que se desarrollan para poner en valor y mostrar el valor esencial que los voluntarios aportan a la entidad. Este reconocimiento puede establecerse de manera más o menos formal, con mayor o menor frecuencia según el tipo de actividad que se realice, y pueden hacerse de forma interna en la entidad y de forma pública.

En este momento, la entidad se realiza preguntas como:

- ¿Se ha reflexionado en torno a los mecanismos de reconocimiento y estos se han puesto por escrito?
- ¿Se visualiza la acción de los voluntarios fuera y dentro de la organización?
- ¿La persona responsable de voluntariado tiene iniciativas propias de agradecimiento en el día a día?
- ¿Se conmemoran fechas, logros alcanzados, retos?

Sobre la comunicación

Es esencial, en este momento, compartir con el voluntario los logros y progresos de la entidad, especialmente aquellos en los que él participa, así como dirigir acciones para que se sienta escuchado.

Las entidad se realiza preguntas como:

- ¿Cómo se establece la comunicación con el voluntario en la entidad?
- ¿Están recogidas por escrito las principales formas de comunicación con el voluntariado, los contenidos y la periodicidad?
- ¿Hay algún sistema establecido para que el voluntario pueda comunicar sus inquietudes, transmitir informaciones, etc., a la organización o a sus compañeros?
- ¿Se comunica a todos los miembros de la organización los avances del programa de voluntariado?

Desvinculación

Es la última etapa, pero quizás la más olvidada; es cuando cesa la colaboración del voluntario con la entidad. Es el momento de revisar con él su trayectoria en la organización, valorando cómo ha sido la vida del voluntario, y se le solicita aportaciones de mejora en relación con los aspectos de gestión del voluntariado y el funcionamiento de la organización.

También pueden suceder determinados incidentes del voluntario que requieran su expulsión del programa de voluntariado y de la organización. Para estos casos, estas acciones deben estar también protocolizadas.

 PUNTOS CLAVE

- El voluntariado es una pieza muy importante en el cuidado de pacientes paliativos y de su familia, ya que complementan al equipo asistencial a través de diferentes tipos de apoyo, enfocados principalmente hacia actividades de ocio y tiempo libre. El voluntario no desarrolla funciones profesionales, no sustituye a estos, sino que los complementa.
- Los voluntarios que se incorporan a colaborar deben ser seleccionados siguiendo los perfiles descritos para cada programa.
- Los voluntarios en cuidados paliativos reciben una formación inicial previa a su actividad que les capacita en las fun-

ciones que van a desarrollar, les ayuda a comprenderlas, conocer las necesidades de los pacientes y las mejores prácticas para brindar apoyo.
- La formación debe ser un proceso continuado a lo largo de todo el tiempo que el voluntario permanezca vinculado a la organización.
- Resulta esencial acompañar a los voluntarios durante toda su relación con la organización, especialmente para hacer un seguimiento de la actividad que desarrollan. Esto va a permitir entender los cambios motivacionales y trabajar su satisfacción.

BIBLIOGRAFÍA

Claxton-Oldfield S. Hospice palliative care volunteers: the benefits for patients, family caregivers, and the volunteers. Palliat Support Care. 2015;13:809-13.

Claxton-Oldfield S. Hospice Palliative Care Volunteers: A Review of Commonly Encountered Stressors, How They Cope With them, and Implications for Volunteer Training/Management. Am J Hosp Palliat Care. 2016;33:201-4.

Claxton-Oldfield S, Claxton-Oldfield J. Some common problems faced by hospice palliative care volunteers. Am J Hosp Palliat Care. 2008;25:121-6.

Claxton-Oldfield S, Crain M, Claxton-Oldfield J. Death anxiety and death competency: the impact of a palliative care volunteer training program. Am J Hosp Palliat Care. 2007;23:464-8.

Coleman H, Sanderson-Thomas A, Walshe C. The impact on emotional well-being of being a palliative care volunteer: An interpretative phenomenological analysis. Palliat Med. 2022;36:671-9.

Doley D. Volunteers in hospice and palliative care. A handbook for volunteer service managers. New York: Oxford University Press; 2002.

Jefatura del Estado. Ley 45/2015, de 14 de octubre, de Voluntariado. BOE. 2015;247.

Fernández M, Farriols C, Moreno N, Riera M, Planas J. Efectividad de los voluntarios en una unidad de cuidados paliativos: estudio observacional prospectivo. Med Pal. 2010;17:13-6.

Finucane AM, Bone AE, Etkind S, Carr D, Meade R, Munoz-Arroyo R, et al. How many people will need palliative care in Scotland by 2040? A mixed-method study of projected palliative care need and recommendations for service delivery. BMJ Open. 2021;11:e041317.

Montesinos F, Martínez A, Fernández B. Formación y satisfacción del voluntariado de cuidados paliativos. Psicooncología. 2008;5:401-8.

Patrick Durivage P, Van Pevenage I, Couturier C. Management Practices for Hospice Palliative Care Volunteers. Centre Integrée de Santé et de Services Sociaux du Centre-Ouest-de-l'Ile-de-Montreal; 2015.

Planalp S, Trost M. Reasons for starting and continuing to volunteer for hospice. Am J Hosp Palliat Care. 2009;26:288-94.

Vanderstichelen S, Cohen J, Van Wesemael Y, Deliens L, Chambaere K. Perspectives on Volunteer-Professional Collaboration in Palliative Care: A Qualitative Study Among Volunteers, Patients, Family Carers, and Health Care Professionals. J Pain Symptom Manage. 2019;58:198-207.e7.

Yildiz B, Allan S, Bakan M, Barnestein-Fonseca P, Berger M, Boughey M, et al. Live well, die well – an international cohort study on experiences, concerns and preferences of patients in the last phase of life: the research protocol of the iLIVE study. BMJ Open. 2002;12:e057229.

Aspectos éticos y legales al final de la vida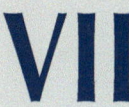

Aspectos bioéticos al final de la vida

54

J. Bátiz Cantera

OBJETIVOS

- Destacar la bioética como herramienta fundamental en cuidados paliativos.
- Conocer la buena práctica de los cuidados paliativos desde la bioética.
- Aprender los cinco imperativos éticos al final de la vida para poder cuidar mejor a los enfermos.

INTRODUCCIÓN

A veces no se entiende qué tiene que ver la ética con la actividad clínica. Cuando el autor empezó su ejercicio profesional como médico, y sobre todo junto a la cabecera de los enfermos en fase terminal, se dio cuenta de lo importante que era tener conocimientos de bioética para poder atender mejor a sus pacientes. Comprobada la utilidad de poseer estos conocimientos en bioética para su práctica clínica a lo largo de los años, desea compartirla con los lectores.

La ética médica es una herramienta para el clínico que está basada en la compasión junto con la competencia profesional, teniendo siempre presente la autonomía del enfermo. Esta ética médica cobra más interés en la atención médica al final de la vida y no se puede considerar como una cuestión opcional. Por eso, se abordarán cuáles deben ser los imperativos éticos en cuidados paliativos. Hay que tener conocimientos básicos de bioética, pero en este caso, es fundamental tener muy presente cinco imperativos éticos que ayudarán a cuidar mejor a los pacientes.

LA IMPORTANCIA DE LA BIOÉTICA EN EL FINAL DE LA VIDA

La primera pregunta que habría que hacerse es: ¿para qué sirve la bioética? La siguiente pregunta que habría que plantearse sería: ¿con esta disciplina se van a resolver los problemas de salud que confían los enfermos a los profesionales?

La realidad es que los profesionales no están dotados de los conocimientos, habilidades y actitudes necesarios para resolver otro tipo de problemas que no sean los clínicos; estos son los problemas éticos.

Los dilemas éticos que se presentan son tan complejos o más que los meramente clínicos. Cada día se puede observar que una parte muy importante de los asuntos que más preocupan no encuentran solución en el conocimiento científico-técnico. En consecuencia, los sanitarios necesitan trascender la ciencia experimental y recurrir a las humanidades ocupadas en estudiar la dimensión personal del ser humano a quien atiende.

La bioética es una herramienta fundamental para cuidar al final de la vida (Bátiz, 2021), porque en cuidados paliativos los conflictos éticos pueden ser diversos, ya que la mayor parte de las veces tienen que ver con la vida, la muerte, el sufrimiento, la fragilidad y la vulnerabilidad del enfermo.

Estos conflictos requieren un análisis racional, de modo que puedan tomarse las decisiones apropiadas, para lo que la ética y el trabajo clínico han de ir de la mano. El conflicto es un síntoma que muestra a los clínicos la necesidad de trabajar con valores con la misma capacidad y habilidad profesional con la que se desenvuelven en el trabajo clínico. Pero se ha de tener en cuenta que no existe un protocolo ético; hay que conjugar la ciencia que dirá lo que hay que hacer en la mayoría de los casos y la sabiduría práctica, basada en la prudencia, que dirá lo que habrá que hacer en cada caso concreto.

La bioética ayudará a pensar, a razonar con rigor, de tal manera que se pueda explicar y argumentar por qué se toma una decisión y no otra; va a facilitar el análisis de por qué se ha cometido una equivocación en una determinada actuación. La bioética debiera estar al servicio de la dignidad humana de cada uno de los pacientes. Además, puede ayudar a resolver los conflictos que se presenten, así como conciliar posturas contrarias.

La bioética, que incluye la ética médica, se ocupa de los valores morales, que están siempre involucrados en la toma de decisiones clínicas. Esta disciplina ha alcanzado en los últimos años un desarrollo espectacular, en la medida en que se ha reconocido el derecho individual a sostener diferentes sistemas de valores, como es el principio de autonomía, teniendo en cuenta que las sociedades democráticas actuales se caracterizan por la coexistencia de sistemas de valores éticos y religiosos muy diversos, que pueden fácilmente entrar en conflicto con ocasión de un acto clínico. La bioética es entendida hoy como un intento de decálogo racional entre distintos sistemas de valores.

> ! Los cuidados de las personas al final de la vida plantean muchas decisiones difíciles a los profesionales sanitarios, a los pacientes y a sus familiares. Por ello, es esencial el enfoque apropiado en relación con la toma de decisiones éticas para prestar una atención adecuada. Nunca se insistirá lo suficiente en la importancia de la bioética y de la toma de decisiones éticas dentro del campo de los cuidados paliativos.

Ejemplos en los que los paliativistas han de adoptar las decisiones del representante legal del paciente, el control del dolor, la nutrición e hidratación artificiales, el mantenimiento o la retirada de un tratamiento, suscitan una variedad de cuestiones éticas difíciles.

La bioética y los cuidados paliativos han evolucionado en campos multidisciplinarios e independientes, con una superposición significativa, que comparten un planteamiento común para adoptar unas decisiones adecuadas.

La ética clásica se caracteriza por seguir un código único de deberes y normas que se extiende a todas las esferas y personas. Desde hace dos siglos, surge un cierto pluralismo preocupado por el respeto a la libertad de conciencia de las personas.

Karl Jarspers, médico psiquiatra alemán y filósofo (1883-1969), decía que solo la vivencia de situaciones límite da al hombre la dimensión profunda y moral. Se puede decir que es la transición de una ética principalista a una ética de situación. A partir de este momento, los conflictos éticos pueden resolverse mejor debido a la similitud con la práctica clínica; paralelamente a la *medicina de situación* (entendiéndose por tal la que se deriva del concepto de salud de la Organización Mundial de la Salud [OMS], en el que aparecen, además de los conceptos objetivos o biológicos, los conceptos subjetivos o biográficos), se define la *ética de situación*.

El término *bioética* aparece en 1970 y rápidamente recibe un fuerte impulso a través del informe Belmont (1978) y los *Principios de ética biomédica de Beauchamp y Childress* (1979). Los autores de estos principios establecieron un modelo para la toma de decisiones bioéticas que defendía el empleo de cuatro consideraciones básicas en la deliberación ética:

- *Respeto por la autonomía*: se define como un acto o decisión que un paciente toma de modo intencional, con comprensión y en ausencia de influencias controladoras. Si un paciente actúa voluntariamente, comprendiendo bien lo que ha decidido y sin influencia controladora, se considera que es un acto autónomo que debe ser respetado por el profesional sanitario.
- *Beneficencia*: este principio hace referencia a una obligación moral de obrar en beneficio de otros y tener en consideración las consecuencias beneficiosas de una acción.
- *No maleficencia*: este principio se asocia estrechamente con la máxima bien conocida de la ética médica *primum non nocere* o «primero, no hacer daño». La consideración de este principio requiere una valoración del daño que puede resultar de una decisión.
- *Justicia*: hace referencia a la consideración de justicia y equidad; se refiere al equilibrio de cargas y beneficios en la distribución de los recursos médicos limitados para potenciar los beneficios del paciente. Este principio requiere que los recursos médicos se distribuyan de modo que se basen en criterios claros y en la equidad.

Los clínicos deben sopesar cada una de estas consideraciones para determinar la acción apropiada. En los últimos años, ha surgido la autonomía como el factor aislado más importante en la toma de decisiones de la clínica práctica. Aunque los cuatro principios definidos siguen siendo un constructo útil para evaluar las facetas de un caso ético de modo ordenado, la autonomía ha sido muy acentuada por los filósofos de la ética, los tribunales y los clínicos.

¿Por qué la bioética es una herramienta fundamental en cuidados paliativos? Porque va a ayudar a buscar la mejor solución posible a un problema o conflicto. No se va a preocupar por lo que es correcto o incorrecto, sino que orientará a conocer cuál es la mejor solución a dicho problema o conflicto.

La ética no aspira a lo bueno, sino a lo mejor, a lo óptimo. Esto es muy importante cuando se trata de la salud de las personas, porque la obligación del médico no es indicar al paciente un tratamiento que no sea malo o incorrecto, sino proponerle el mejor posible. Ayudará a optimizar la solución a los conflictos de valor, a mejorar la calidad de la toma de decisiones clínicas.

> ! La función de la bioética en la práctica clínica es ayudar al profesional en el análisis de los valores que intervienen en una decisión clínica determinada, a fin de que la decisión que adopte sea óptima, no solo desde el punto de vista de los hechos clínicos, sino también desde el de los valores implicados.

La bioética durante los cuidados paliativos desemboca en una bioética de final de la vida. Nunca es más manifiesta la precariedad del ser humano que durante la enfermedad, y tanto más cuando se hace gravosa e irreversible. En estos momentos es cuando la bioética, que siempre obliga, se vuelve más exigente y ocupa espacios de decisión a los que la ciencia no llega. Cuando en las situaciones de incertidumbre los saberes son insuficientes, solo los valores acuden a nuestra ayuda.

Por otro lado, hay que tener en cuenta que la legislación vigente en España protege unos comportamientos ya aprobados hace tiempo por la ética, pero que de esta manera reciben un reforzamiento jurídico (en el ámbito nacional: Ley 41/2002, del 14 de noviembre, básica reguladora del paciente y de derechos y obligaciones en materia de información y documentación clínica; y en el ámbito autonómico del País Vasco: Ley 7/2002, de 12 de diciembre, de las voluntades anticipadas en el ámbito de la sanidad, y Ley 11/2016, de 8 de julio, de garantía de los derechos y de la dignidad de las personas en el proceso final de su vida).

El bioderecho confirma lo que hace tiempo recomendaba la bioética (Masiá, 2012): la necesidad de garantizar a todas las personas que se respetará su derecho a afrontar el trance final de su vida, respetando la dignidad de cualquier persona durante el proceso de morir y hasta el momento de su muerte; y también en el acompañamiento humano de estos procesos, desde las situaciones paliativas y terminales hasta el tratamiento del cadáver y los procesos de duelo.

El bioderecho apoya a la bioética para mantener el término medio entre la obstinación terapéutica y el descuido irresponsable o la mala práctica, asegurando los derechos de los pacientes y los deberes de los profesionales, en centros públicos o privados. La postura equilibrada entre ambos extremos está formulada siguiendo el criterio de la moderación, la regulación y la limitación de la aplicación de tecnologías sanitarias en las etapas irreversibles de enfermedades que desembocan en el final de la vida, pero teniendo siempre presentes la autonomía y los valores de la persona que padece la enfermedad.

UNA ÉTICA MÉDICA BASADA EN LA COMPASIÓN, LA COMPETENCIA Y LA AUTONOMÍA

La compasión con el enfermo, la competencia profesional y la autonomía del enfermo, junto con el respeto de los derechos humanos fundamentales, son la base de la ética médica, sobre todo al final de la vida.

La *compasión* es el entendimiento y la empatía del médico ante lo que le ocurre y preocupa al enfermo. Esto es esencial en la práctica de la medicina. Hay que recordar que, cuando el médico se dispone a tratar los problemas del enfermo, lo primero que ha de hacer es identificar los síntomas que refiere y sus causas de fondo, para poder ayudarle a lograr su alivio. Los enfermos responden mejor al tratamiento si perciben que el médico aprecia sus preocupaciones y les trata a ellos, en lugar de tratar solo su enfermedad.

La compasión dignifica, hace más humano a quien la ofrece y a quien la recibe. Sin duda alguna, el acercamiento en el acompañamiento al final de la vida, desde una actitud compasiva, es útil para las personas a las que se acompaña a la hora de afrontar esta situación límite de sufrimiento. Esta compasión ayuda a las personas enfermas y a sus familias, e influye en el propio profesional, de manera que puede llegar a sentirse transformado (Bátiz, 2019).

Desde la deontología médica, también se indica cómo hacerlo: «La asistencia médica exige una relación plena de entendimiento y confianza entre el médico y el paciente» (artículo [art.] 8.2. del Código Deontológico Médico [CDM] de la Organización Médica Colegial [OMC] de 2011). «El médico tiene el deber de prestar a todos los pacientes una atención médica de calidad humana y científica» (art. 21.1. del CDM de la OMC de 2011).

La *competencia* es lo que se espera y se necesita del médico. Si el médico careciera de competencia profesional, estaría poniendo en peligro la vida del enfermo. Esta competencia está asegurada por el largo período de formación que tienen los médicos. Pero si se tiene en cuenta el rápido avance en los conocimientos médicos, mantenerse competente es un continuo desafío. Además, no solo hay que mantener los conocimientos científicos y técnicos, sino también los conocimientos y actitudes éticas, ya que los nuevos problemas éticos se plantean con los cambios en la práctica médica y su entorno social y políticos.

La *autonomía* del enfermo es el valor central de la medicina que más ha cambiado en los últimos años. Los médicos tradicionalmente han gozado de un amplio margen de autonomía clínica para decidir cómo tratar a los enfermos. La profesión médica ha tenido la libertad de determinar los grados de adecuación y prácticas médicas.

Es verdad que los médicos siguen valorando la autonomía clínica y profesional, pero al mismo tiempo han aceptado la obligación de respetar la autonomía del enfermo, siendo el propio enfermo quien decide, en definitiva, sobre los asuntos que le afectan. Hay que tener en cuenta que el respeto a las decisiones autónomas de los enfermos se ha impuesto en la práctica médica diaria como norma reguladora de las relaciones entre profesionales y enfermos.

La deontología médica también se pronuncia en este sentido con normas de obligado cumplimiento para el médico: «La principal característica de la relación médico-paciente es, en la actualidad, el reconocimiento médico de la autonomía del paciente. La ley es respetuosa con la idea de que quien mejor conoce lo que es más favorable para sí mismo es el propio paciente, después de ser correctamente informado» (OMC, 2012). «El médico respetará el derecho del paciente a decidir libremente, después de recibir la información adecuada sobre las opciones clínicas disponibles. Es un deber del médico respetar el derecho del paciente a estar informado en todas y cada una de las fases del proceso asistencial. Como regla general, la información será la suficiente y necesaria para que el paciente pueda tomar decisiones» (art. 12.1 CDM de la OMC de 2011).

IMPERATIVOS ÉTICOS EN CUIDADOS PALIATIVOS

¿Hasta dónde se debe llegar en la aplicación de los conocimientos y los recursos de la medicina? La respuesta no es simple. Por un lado, la prudencia indicará que hay casos donde hay que moderar el esfuerzo terapéutico, mientras que en otras situaciones la necesidad de controlar los síntomas obligará a intervenir con energía para aliviar el sufrimiento, después de confirmar un diagnóstico de enfermedad incurable, entrando en lo que se ha denominado, de un modo quizá un tanto rudo, la *situación de enfermedad terminal*. En otras palabras, se intenta ofrecer una base para afrontar la práctica profesional en el campo de los cuidados paliativos de un modo integral, evitando la dicotomía entre la ética y la técnica, con el fin de que, cuando la dimensión moral de los problemas asistenciales adquieran preponderancia, sean capaces de buscar y encontrar respuestas sensatas.

Desde la ética y la deontología, hay cinco estrategias de acompañamiento profesional en cuidados paliativos que no pueden considerarse cuestiones opcionales, sino imperativos éticos, que son: no abandonar al enfermo ni a su familia, tratar los síntomas molestos con la energía suficiente para que no le provoquen sufrimiento, evitar los tratamientos innecesarios e inútiles que les harían sufrir más que la propia enfermedad, sedar cuando lo precise y, siempre, teniendo en cuenta sus valores, sus deseos y su consentimiento.

No abandonar al enfermo

El primer imperativo ético en cuidados paliativos es no abandonar al enfermo. Cuando se trata de un enfermo en situación clínica de terminalidad, no cabe la exclamación: «¡No hay nada que hacer!». En ocasiones, la familia suele escuchar dicha exclamación a los profesionales que atienden a su familiar enfermo. Pero lo más imperdonable es cuando quien lo escucha es el propio paciente. Sentirse abandonado por los profesionales es un síntoma que provoca un sufrimiento añadido a los síntomas que acompañan a su fatal enfermedad.

No solo se abandona diciendo que ya no hay nada que hacer, se abandona también cuando los profesionales no se preocupan por formarse en cuidados paliativos para acompañarlo en el tramo final de su vida. En otras ocasiones, se abandona al enfermo en fase terminal por miedo o sensación de fracaso profesional. Cabe recordar las formas de abandonar al enfermo, para que no se hagan, porque aún, en esa etapa final, hay muchas cosas por hacer.

Abandono por falta de formación

Tradicionalmente la formación académica en medicina se ha centrado en la curación como objetivo, lo que ha provocado en muchos casos que los profesionales carezcan de herramientas clínicas y personales para enfrentarse a situaciones en las que no es posible curar al enfermo. La falta de formación en medicina paliativa suele derivar en tres tipos de actitudes que favorecen el abandono del enfermo:

- Los que consideran que se encuentran ante una situación compleja y deciden evitarla, y dejan a la persona enferma y a su familia a la libre evolución de su proceso, entendiendo además que los cuidados paliativos solo deben ser aplicados en las fases agónicas.
- Los que consideran una situación nimia y de escasa complejidad, que puede ser fácilmente manejada con unos nimios conocimientos técnicos y la atención de los síntomas físicos.
- Los que, ante el miedo y las reticencias a aceptar la situación, emprenden actitudes más intervencionistas y evitan la comunicación y los encuentros incómodos con el enfermo y su familia.

Estas tres actitudes (el miedo, el abandono y la autosuficiencia) pueden provocar que la persona al final de la vida y su familia tengan la falta de una atención integral del proceso, la falta de apoyo domiciliario y la escasez de cuidados continuados. Sin embargo, hay evidencia alentadora de que estas actitudes pueden evitarse con los conocimientos y las habilidades adquiridas durante la formación académica de grado y posgrado.

Abandono por miedo o sensación de fracaso profesional

Los enfermos ya saben que los profesionales no son unos dioses. Lo que desean es que no se les abandone cuando más lo necesitan. Desean tener a los profesionales a su lado con un acercamiento humano, para que les ayuden en todas sus necesidades. En esta etapa avanzada o terminal de su enfermedad, han comprendido que la técnica ya no les resulta útil para curar su enfermedad, pero tienen necesidad de las personas, de su familia, de sus amigos y de su médico. Precisan que se les explique lo que les va a pasar, que no se les engañe, pero todo ello con una gran sensibilidad exquisita para que se les ayude a comprender lo que necesitan en esos momentos tan difíciles y únicos para ellos.

Abandono paternalista y abandono autonomista

Hasta la vigencia de la Ley 41/2002, básica, reguladora de la autonomía del paciente, el paternalismo que ejercían los médicos sobre los pacientes y sus familiares era una forma de «no contar con ellos», de no tenerlos en cuenta, de abandonarlos. Se imponía el criterio del propio profesional. Una vez vigente dicha ley, pueden surgir, y surgen, conflictos cuando se entiende la relación médico-enfermo en términos excesivamente «autonomistas».

Por ello no hay que abandonar al enfermo argumentando la Ley de autonomía del paciente. ¿Cuándo puede darse el abandono autonomista? Por ejemplo, cuando, una vez informado debidamente el paciente y su familia sobre las alternativas de tratamientos y sus consecuencias, el paciente pregunta: «Doctor, ¿y usted qué me aconseja?». Y el doctor le responde: «Yo ya le he informado, usted es el que tiene que decidir ahora?». Esto también es abandonar al enfermo.

En ese momento necesita ayuda para tomar una decisión acertada. Es entonces cuando se debe ejercer razonablemente la autonomía del enfermo, a lo que se podría llamar *autonomía compartida*. Y para ello hay que tomarse en serio la autonomía del enfermo, haciendo todo lo necesario para que sus decisiones sean lo más meditadas, prudentes y razonables que sean posible, lo cual se conseguirá con una información comprensible sobre los beneficios y los riesgos o las molestias. Para cumplir con este primer imperativo ético de no abandonar al enfermo, hay que ser delicados para ayudarle a decidir.

La simple relación contractual médico-paciente no es la única alternativa al paternalismo ya rechazado en la práctica médica. Pero tampoco esta relación resulta suficiente como ayuda, especialmente para afrontar situaciones difíciles, porque el enfermo necesita más personalización, mirar más hacia su mundo personal, y puede encontrar crueles las actitudes «defensivas» o de distanciamiento.

Esto ocurre, por ejemplo, cuando se reclama un consentimiento escrito o excesivamente explícito ante una demanda evidente, o cuando se hace decidir a la familia la retirada de un tratamiento fútil. La alternativa que el ciudadano pide es la de una relación más comprensiva y compasiva que se base en la hospitalidad; es decir, que se interese por el mundo personal que representa, que permita expresar miedos, manifestar deseos y descubrir preferencias, y que favorezca llegar a decisiones compartidas y basadas en la confianza mutua (Comité de Bioética de Cataluña, 2010).

Abandono terapéutico

Cuando la actuación médica es insuficiente, se puede decir que se realiza un abandono terapéutico (Requena, 2017). Se abandona al enfermo cuando no se adecúan las dosis necesarias a la eficacia de la analgesia por miedo a «pasarse», si no se previene el estreñimiento cuando se prescriben opioides, si no se utiliza la sedación cuando está indicada, etc. En definitiva, se le abandona cuando no se atiende cualquier síntoma que produzca sufrimiento al paciente, cuando solicita la escucha y no se le dedica tiempo, cuando no se le informa adecuadamente, cuando se pretende conseguir el éxito controlando las metástasis sin tener en cuenta el sufrimiento inútil que le puede suponer dicho tratamiento.

El extraordinario desarrollo de la tecnología y de la biología molecular ha propiciado saber más sobre la enfermedad y menos sobre el enfermo. Esto ha generado en los profesionales sanitarios una sobreexpansión del concepto de *curar* en detrimento y olvido del que fue el principal objetivo de la medicina en su inicio: «cuidar». Cuando no es posible curar, a veces se deja de cuidar, abandonando a la persona en la etapa de la vida que más ayuda necesita, en circunstancias difíciles y con un sinfín de síntomas no aliviados.

Por otra parte, nuestra cultura rechaza la muerte. A menudo se contempla como un fracaso médico, más que como algo circunstancial con la condición humana. A este respecto, se suele mantener una relación contradictoria con la tecnología médica. Cuando las personas enferman, quieren tener fe en las exageradas promesas de la intervención tecnológica, pero, al mismo tiempo, muchos temen una muerte de alta tecnología, con tubos que se introducen en cada orificio del cuerpo.

Controlar los síntomas que provocan sufrimiento

Tratar cualquier síntoma que provoque sufrimiento al enfermo con la energía necesaria para aliviárselo también es un imperativo ético en cuidados paliativos. De todos los síntomas que provocan sufrimiento, se abordará el tratamiento del dolor desde algunos aspectos éticos (Bátiz, 2009) que es preciso tener en cuenta para hacerlo del todo bien.

¿Qué papel juega la ética en este asunto del dolor? ¿Por qué considerar aspectos éticos frente al tratamiento del dolor? La respuesta está en el ser humano mismo, en la persona doliente. Más allá de las medidas científico-técnicas que se adopten para tratar a quien sufre dolor, es básico y fundamental conocer a la persona misma, con su carga física, emocional, social y espiritual.

La ética ayuda a humanizar la medicina. Hay que reflexionar sobre los aspectos éticos relacionados con la atención a las personas que sufren y se quejan de dolor en la fase terminal de una enfermedad cuando ya su dolor no ayuda al diagnóstico, sino que es molesto y no le permite una muerte plácida y digna. Esto ayudará a humanizar la atención y a conseguir que el porcentaje de los enfermos que presentan dolor y que no desean padecerlo se aproxime al 0 %. Tal vez se pueden leer muchos artículos en los que se tratan con detalle, y desde todos los ángulos, los diversos tratamientos del dolor, pero será muy poco lo que se pueda leer sobre cómo hay que hacerlo éticamente.

El enfermo tiene derecho a que su dolor sea aliviado, y el médico tiene el deber de aliviárselo. No es posible considerar el tratamiento del dolor como una cuestión opcional, sino que se debe tomar como un imperativo ético del médico.

 Los profesionales deben tener claro que aliviar el dolor de los enfermos no debiera ser un privilegio para ellos, sino un imperativo ético profesional.

Existen evidencias de que el inadecuado tratamiento del dolor no solo es un problema ético o compasivo, sino que disminuye la calidad global de vida del paciente que lo sufre y también su esperanza de vida. Los médicos que están involucrados en el manejo del dolor han de considerar que su inadecuado tratamiento, cuando se dispone del conocimiento y los medios para ello, no es una falta ética, sino una negligencia.

Para satisfacer el derecho que tiene el enfermo a recibir tratamiento contra el dolor que padece, es preciso tener presente que si el paciente dice que le duele, es que le duele; y si dice que le duele mucho, es que le duele mucho. Hay que evitar creer que el dolor propio es insufrible, y el ajeno, siempre exagerado. Se tendrá que identificar el tipo de dolor que padece para tratarlo adecuadamente.

Una condición ética imprescindible es estudiar y aprender lo máximo posible con lo que se trabaja, por lo que se han de conocer bien los fármacos que se usarán en el manejo del dolor. Se empleará el tratamiento adecuado para el dolor concreto de ese enfermo que tiene nombre y apellidos; hay que tener en cuenta que quien va a indicar la eficacia de la analgesia que le haya procurado será el propio paciente cuando diga: «Doctor, ya no tengo dolor».

 No se puede ser indiferentes ante el dolor de los demás y hay que comprender que, para ayudar a los enfermos, no es suficiente la buena voluntad o la inclinación caritativa, sino que es indispensable instruirse, informarse e ilustrarse, para ser realmente útiles y competentes.

Adecuar el esfuerzo diagnóstico y terapéutico

Uno de los fundamentos de los cuidados paliativos es realizar aquellas acciones tanto diagnósticas como terapéuticas que estén acordes con la situación en la que se encuentre el paciente en ese momento (Bátiz, 2014).

Adecuar el esfuerzo es no utilizar o cancelar algún tipo de medida diagnóstica o terapéutica cuando se percibe una desproporción entre los fines y los medios, con el objetivo de no caer en la obstinación diagnóstica o terapéutica.

El médico, en la fase terminal de la enfermedad de una persona, debe continuar a su lado, proporcionándole aquellos tratamientos que alivien su situación de sufrimiento de cualquier tipo, pero deberá abstenerse de medidas penosas e inútiles. Ha de abandonar la idea de curar para centrarse en cuidar al enfermo con toda la humanidad y competencia técnica que requiera su situación. Adecuando el esfuerzo de la atención con la aplicación de medidas diagnósticas y de estrategias terapéuticas, evitando tanto el encarnizamiento diagnóstico y terapéutico como el abandono, el alargamiento innecesario y el acortamiento deliberado de la vida, se estará realizando una buena práctica médica.

La tecnología médica es capaz de intervenir cada vez con mayor potencia y agresividad en los procesos de salud y enfermedad de las personas. Esta capacidad, que en principio es deseable, tiene también sus inconvenientes (Simon, Couceiro, 1995). No utilizar o cancelar algún tipo de medida diagnóstica o terapéutica cuando se percibe una desproporción entre los fines y los medios, con el objetivo de no caer en la obstinación terapéutica, es lo que se podría considerar una adecuación del esfuerzo terapéutico.

En España, se puede morir mal por falta de recursos de cuidados paliativos, pero también hay enfermos que tal vez mueren mal por exceso de tecnologías médicas. Son muchos los enfermos en fase terminal que aún mueren con el suero puesto y esperando una analítica, o intubados en un servicio de urgencias.

En ocasiones, hay una obstinación terapéutica cuando se aplican tratamientos inútiles que no solo no aportan ningún beneficio, sino que además pueden añadir sufrimiento al enfermo. Por eso, no es de extrañar que muchas personas tengan miedo no solo al dolor y al sufrimiento, sino además a quedar atrapadas en un sistema médico sumamente tecnificado.

Un acto médico puede ser útil en determinadas ocasiones, pero no en muchas otras. Un tratamiento no es obligatorio cuando no ofrece beneficio para el enfermo o es inútil. No obstante, es conveniente que los médicos tengan en cuenta que el uso de un procedimiento puede ser inapropiado en las siguientes circunstancias (Sanz, 2002):

- Si es *innecesario,* porque el objetivo deseado se puede obtener con medios más sencillos.
- Si es *inútil,* porque el paciente está ya en una situación demasiado avanzada para responder al tratamiento.
- Si es *inseguro,* porque sus complicaciones sobrepasan el posible beneficio.
- Si es *inclemente,* porque la calidad de vida ofrecida no es lo suficientemente buena para justificar la intervención que se propone.
- Si es *insensato,* porque consume recursos de otras actividades que podrían ser más beneficiosas.

El médico no tiene la obligación de continuar un tratamiento cuando este se ha comprobado que es ineficaz. Muchas veces, solo se comprueba su ineficacia después de iniciarlo. Es entonces cuando se contempla la posibilidad de detener el mecanismo de la maquinaria biomédica, una vez que se ha puesto en marcha y se entiende que no es beneficiosa para el enfermo.

Esta decisión de comenzar o terminar un tratamiento debe basarse en los derechos y en el bienestar del enfermo, así como en el balance de los beneficios y las cargas que supone dicho tratamiento. Hay omisiones, como la supresión de tratamientos que han dejado de estar indicados y que no se está obligado a realizar por futilidad, aunque la consecuencia indirecta sea la muerte del enfermo.

Pero es preciso que se tenga en cuenta que, cuando en estos casos se suspende un tratamiento, es la propia enfermedad la causante principal del fallecimiento, no la práctica médica.

Adecuar el esfuerzo terapéutico no es ninguna forma de eutanasia, sino una buena práctica médica, aunque es más fácil poner que quitar. Es verdad que los avances técnicos de la medicina ofrecen muchas posibilidades que no se deben

emplear de manera arbitraria, sino valorando cuidadosamente si van a beneficiar o no al enfermo.

Cuando se cuida diariamente a los enfermos que se encuentran al final de sus vidas, son ellos los que enseñan a los profesionales y los que «corrigen» la teoría tan ideal y, a veces, tan poco objetiva. Por eso, para formarse en cuidados paliativos no solo basta con oír conferencias o leer libros, es preciso estar junto a los enfermos para poder ver en sus caras, en sus miradas, las necesidades que tienen en la fase terminal de su enfermedad. El gran médico paliativista José Enrique Núñez, ya fallecido, en su libro *Junto a ellos* (2007), confirmaba lo expresado en el párrafo anterior con estas palabras:

> ! «Mis enfermos me han enseñado, me enseñan y seguirán haciéndolo. Solo porque tengo la inmensa suerte de tener tiempo para ellos. Siempre, y en cada caso, tengo la oportunidad de aprender. Quizás porque quiero hacerlo y hay algo en mí que me empuja a ello. Quiero y tengo ganas de estar dispuesto para responder a sus demandas, que me hacen tanto de forma explícita como implícita».

El siguiente caso clínico que se expone es útil para comprender la adecuación del esfuerzo terapéutico de la reanimación y plantearse la siguiente pregunta: ¿reanimar o no reanimar? (Bátiz, 2018).

Juan tenía 88 años y había sido diagnosticado de una insuficiencia renal avanzada en fase terminal. Su médico de familia y el nefrólogo que le trataban explicaron a sus hijos la situación de terminalidad de su padre y que, ante esa situación, lo que había que hacer era procurarle un final confortable, advirtiéndoles de que su final estaba muy próximo. También se lo explicaron a él, y cuando comprendió que su problema no tenía solución, dijo a los médicos que no intentaran hacer nada para prolongar su vida innecesariamente. A sus hijos les transmitió un mensaje claro: «Deseo morir en mi casa, no en el hospital».

Juan se encontraba en su domicilio, donde siempre había vivido, cuidado por sus hijos; dos hijas vivían en la misma ciudad y se turnaban para que estuviera acompañado siempre, y otro hijo vivía en otra ciudad, a 150 km, pero los fines de semana venía junto con su mujer a cuidar a su padre, para facilitar que sus hermanas pudieran descansar junto a su familia. De esta manera, Juan siempre estaba acompañado por alguno de sus hijos.

Un fin de semana, cuando estaba siendo cuidado por su hijo y su nuera, y sus otras dos hijas estaban disfrutando con sus respectivas familias fuera de la ciudad, Juan empeoró, se le paró el corazón y falleció. Era fin de semana y los médicos habituales que le atendían y le conocían bien estaban de descanso.

El hijo que le cuidada vio que su padre había dejado de respirar. En ese momento, no tuvo presente lo que los médicos les habían explicado sobre la situación terminal de su padre; él quería hacer algo más por su progenitor, ya que se había encargado de cuidarle y se sentía con cierta sensación de culpabilidad porque había muerto mientras él le cuidaba.

El servicio de emergencias, cuando recibió su llamada, activó el código de parada. Una vez junto a Juan, los profesionales sanitarios comprobaron que estaba en parada y aplicaron el protocolo de reanimación y lo trasladaron conectado a un desfibrilador al hospital de referencia, donde falleció.

Juan no falleció en su domicilio, donde había manifestado a sus hijos su deseo de hacerlo. Por otro lado, se intentó prolongar su vida, a pesar de que él había pedido lo contrario a sus médicos: que no la prolongaran innecesariamente.

Ante este caso, es conveniente hacer la siguiente reflexión desde la bioética: la parada que antecede al fallecimiento esperable del enfermo en fase terminal constituye un episodio biológico final, ante el cual, la única actuación profesional que cabe es la pasiva, derivada del profundo respeto. Ante esta situación, no hay que reanimar.

Pero un anciano con una aceptable calidad de vida al que se le aplica reanimación cardiopulmonar (RCP) tras sufrir una parada cardiorrespiratoria tras una arritmia, en el seno de un proceso agudo tratable o un bloqueo auriculoventricular senil, debe saber que podría disfrutar de más años de vida de calidad similar o incluso mejor que la prevista si la RCP es eficaz o si, tras ella, en el segundo caso, se implanta un marcapasos definitivo. Ante esta situación, sí habría que reanimar.

La maniobra de RCP consigue en muchos casos recuperar el latido cardíaco y su función fisiológica, pero en ocasiones lo hace a un precio muy alto. Algunos pacientes quedan seriamente dañados en el ámbito neurológico, en otras ocasiones su agonía se prolonga.

Por todo ello se comenzó a plantear la posibilidad de no utilizar la RCP en todos los casos de parada cardíaca y comenzaron a aparecer las órdenes de no reanimación. Fue entonces cuando muchos pacientes pudieron morir más tranquilamente sin prolongarle innecesariamente su agonía. Que en algunos casos esta maniobra no sea adecuada o incluso se pueda considerar completamente desproporcionada no resta su eficacia y su necesidad en otros muchos casos. Cada año sigue salvando la vida de muchas personas (Requena, 2017).

Para resumir este apartado, extenso debido a su importancia en cuidados paliativos, cabe recordar algunas reflexiones que podrán ser útiles para adecuar el esfuerzo terapéutico a los enfermos al final de sus vidas:

- Los médicos están entrenados para curar y les suele resultar difícil aceptar que la medicina tiene un límite, pero no hay que olvidar que tan importante como luchar por curar a un enfermo es saber parar cuando se tiene claro que es imposible curarle.
- Una adecuación del esfuerzo diagnóstico y terapéutico ante un enfermo en fase terminal no es ninguna forma de eutanasia, sino una buena práctica médica. Esta adecuación es una decisión compleja y de consecuencias morales innegables que, en ocasiones, se confunde con la eutanasia. Pero no se deben confundir.
- Ni la obstinación que llevaría al encarnizamiento terapéutico ni el abandono son respuestas éticas ante un enfermo en fase terminal.
- Es verdad que los avances técnicos de la medicina ofrecen muchas posibilidades que no se deben emplear de manera aleatoria, sino valorando verdaderamente si van a beneficiar o no al enfermo.
- Es esencial que los médicos reconozcan los límites prácticos y éticos de su poder. Deben tener presente que hay límites

éticos que no han de sobrepasar, porque sus acciones serían, además de inútiles, dañosas para el enfermo.
- Ante un paciente en situación terminal, lo que se hace o se deja de hacer con la intención de prestarle el mejor cuidado, permitiendo la llegada de la muerte, no solamente es moralmente aceptable, sino que muchas veces llega a ser obligatorio desde la ética de las profesiones sanitarias.
- El médico deberá seguir al lado del enfermo, proporcionándole aquellos tratamientos que alivien su situación, pero absteniéndose de medidas penosas e inútiles: debe abandonar la idea de curar para centrarse en cuidar al enfermo, con toda la humanidad y competencia técnica que requiere su situación.
- Hay que adecuar el esfuerzo terapéutico con la aplicación de medidas diagnósticas y estrategias terapéuticas proporcionadas, evitando tanto el encarnizamiento diagnóstico y terapéutico como el abandono, el alargamiento innecesario y el acortamiento deliberado de la vida. Así se estará realizando una buena práctica médica.

Sedar ante síntomas refractarios

Se ha avanzado mucho en el control de los síntomas, aspecto fundamental en medicina paliativa, y han aparecido nuevos fármacos, sobre todo analgésicos, que facilitan mucho el alivio del dolor al final de la vida. Sin embargo, todavía hay algunos enfermos que, a pesar de todo, tienen, en algún momento de la evolución de su enfermedad (oncológica o no), uno o más síntomas refractarios al tratamiento que le provocan un sufrimiento insoportable.

La necesidad de disminuir el grado de conciencia de un enfermo en las horas anteriores de su muerte ha sido y es objeto de controversias, en sus aspectos clínicos, éticos, legales y religiosos. Además, quienes no conocen las indicaciones y la técnica de la sedación, o carecen de experiencia en medicina paliativa, pueden confundirla con una forma encubierta de eutanasia. Con la sedación paliativa, ¿se está provocando la muerte?, ¿o se está aliviando su sufrimiento mientras llega su muerte? En este apartado, hay que aclarar las siguientes cuestiones.

La sedación paliativa es la disminución deliberada del grado de conciencia del enfermo mediante la administración de los fármacos apropiados, con el objetivo de evitar un sufrimiento intenso causado por uno o más síntomas refractarios. La sedación se ha de considerar actualmente como un tratamiento adecuado para aquellos enfermos que son presa de sufrimientos intolerables y no han respondido a los tratamientos adecuados. Desde la deontología médica, se confirma que la sedación en la agonía es científica y éticamente correcta solo cuando existen síntomas refractarios a los recursos disponibles y se dispone del consentimiento del paciente implícito, explícito o delegado (art. 3.5. del CDM de 2011).

La necesidad de sedar a un enfermo en fase terminal obliga al médico a evaluar los tratamientos que hasta entonces ha recibido el enfermo y diferenciar el síntoma difícil del síntoma refractario. No es aceptable la sedación ante síntomas difíciles de controlar, cuando estos no han demostrado su condición de refractarios. Tampoco está indicada para aliviar la pena de los familiares o la carga laboral y la angustia de las personas que lo atienden, ni como «eutanasia lenta» o «eutanasia encubierta».

Para evaluar, desde un contexto ético-profesional, si está justificada la indicación de la sedación, es preciso considerar los siguientes criterios:

- La aplicación de sedación paliativa exige del médico la comprobación cierta y consolidada de las siguientes circunstancias: que existe un sufrimiento intenso causado por síntomas refractarios; que el enfermo o, en su defecto la familia, ha otorgado el adecuado consentimiento informado de la sedación paliativa. El consentimiento no debe entenderse por consentimiento informado escrito. En este contexto de cuidados paliativos, no solo es difícil obtenerlo por escrito, sino poco sensible, inoportuno e incluso nocivo. El consentimiento verbal debe considerarse suficiente, pero es imprescindible que quede registrado en la historia clínica (Rivas-Flores, *et al.*, 2022). El enfermo debe haber tenido oportunidad de satisfacer sus necesidades familiares, sociales y espirituales.
- En el caso de la sedación en la agonía se requiere, además, que los datos clínicos indiquen una situación de muerte inminente o muy próxima.

Sobre el consentimiento, habría que tener en cuenta que sería conveniente obtener del paciente dicho consentimiento para disminuir su conciencia y poder abordar dicho tratamiento con antelación a la situación de crisis. Pero sería suficiente con el consentimiento verbal, siendo imprescindible que conste en la historia clínica que ha sido informado, que ha comprendido la información dada y que ha autorizado a que se realice. En el momento de obtener el consentimiento (tanto del paciente como de la familia), es muy recomendable que estén presentes, al menos, el médico y el personal de enfermería.

Si el médico responsable tuviera dudas de la indicación, deberá solicitar el parecer a un colega experimentado en el control de síntomas. Además, el médico dejará constancia razonada de esa conclusión en la historia clínica, especificando la naturaleza e intensidad de los síntomas y las medidas que empleó para aliviarlos (fármacos, dosis y recursos materiales y humanos utilizados), e informará de sus decisiones a los otros miembros del equipo asistencial.

El inicio de la sedación paliativa no descarga al médico de su deber de continuar con los cuidados. Aunque esta sedación pueda durar más de lo previsto inicialmente, no pueden suspenderse los cuidados básicos e higiénicos exigidos por la dignidad del moribundo, por el cuidado y el aseo de su cuerpo. Es necesario transmitir a la familia que el enfermo adecuadamente sedado no sufre.

> ! Es muy importante diferenciar la sedación de la eutanasia. Diferenciar estos dos conceptos es fundamental, en primer lugar, para que quien la vaya a recibir no piense que le van a aplicar la eutanasia. En ocasiones, se resisten a este tratamiento adecuado porque consideran que se les va a aplicar la eutanasia.

Por otro lado, es necesario conocer cuándo una sedación tendría una función eutanásica. Existe una clara y relevante diferencia entre sedación paliativa y eutanasia. La frontera entre ambas se encuentra en la intención, en el procedimiento empleado y en el resultado. Con la sedación, se busca disminuir el grado de conciencia, con la dosis mínima necesaria de fármacos, para evitar que el paciente perciba el síntoma refractario. Con la eutanasia, se busca deliberadamente la muerte anticipada tras la administración de fármacos a dosis letales, para terminar con el sufrimiento del paciente (Gómez, 2021).

La sedación paliativa implica para el enfermo una decisión de profundo significado antropológico: la de renunciar a experimentar conscientemente la propia muerte. Tiene también para su familia importantes efectos psicológicos y afectivos. Tal decisión ha de ser el resultado de una deliberación sopesada y una reflexión compartida acerca de la necesidad de disminuir el grado de conciencia del enfermo como estrategia terapéutica. Además, la sedación ha de estar siempre bien indicada, bien realizada, siendo los elementos fundamentales el consentimiento, la administración de fármacos a dosis adecuadas y la evaluación.

> ! Cuando la sedación paliativa está indicada y existe consentimiento, el médico tiene la obligación de aplicarla. Si un médico se negara a realizarla, el paciente o, en su defecto, la familia, la podría exigir como un derecho, que se corresponde con el deber profesional del médico. Cuando existe una adecuada indicación para la sedación, la objeción de conciencia no tiene cabida, como tampoco sería posible objetar ante cualquier otro tratamiento médico correctamente indicado.

La sedación paliativa, en sí misma, es un recurso terapéutico neutro más y, por tanto, éticamente neutro. Lo que puede hacerla éticamente aceptable o reprobable es el fin que busca y las circunstancias en que se aplica. Cuando el médico seda al enfermo que se encuentra sufriendo en fase terminal y lo hace con criterios clínicos y éticos, no está provocando su muerte, está evitando que sufra mientras se muere. Está realizando una buena práctica médica (Bátiz, 2015).

Respetar la voluntad y los valores del enfermo

En la actualidad, la principal característica de la relación médico-paciente es el reconocimiento de su autonomía. La ley es respetuosa con la idea de que quien mejor conoce lo que es más favorable para él es el propio paciente, después de ser correctamente informado. Por ello, reconocer al paciente su autonomía como derecho lleva a establecer el deber del médico de informar la verdad; la decisión del paciente, su elección, solo será adecuada si dispone de información veraz, suficiente y necesaria, aunque prudente y con tintes esperanzadores, acerca de los aspectos médicos sobre los que ha de decidir.

La obligación de informar es un deber legal, pero la ética no es ajena al mismo; al contrario, es absolutamente necesaria, porque se puede cumplir escuetamente con el deber legal sin haber cumplido con la exigencia ética de personalizar el acto médico, centrar la explicación en el paciente concreto, interesarse y conocer sus circunstancias personales y familiares, y ofrecer así una información personalizada, prudente, comprensible y esperanzadora, aunque sin caer en una información «caritativamente engañosa», en la que todos saben lo que el paciente tiene, excepto el propio paciente.

Pero ¿los médicos ejercen bien la autonomía del paciente? Antes abandonaban al enfermo con su paternalismo. Eran los médicos los que decidían sobre todo lo concerniente al enfermo. El respeto a las decisiones autónomas de las personas se ha impuesto en la práctica médica diaria como norma reguladora de las relaciones entre el profesional y los pacientes. Ahora suelen abandonar al enfermo escudándose en la Ley de autonomía del paciente. Pero pueden surgir conflictos cuando se entiende la relación médico-enfermo en términos excesivamente «autonomistas».

Hay que evitar las situaciones extremas: ni paternalistas, ni autonomistas. Es preciso ejercer razonablemente la autonomía del enfermo a través de lo que se podría llamar «autonomía compartida». Para ello, es necesario tomarse en serio la autonomía del enfermo, haciendo todo lo necesario para que sus decisiones sean lo más meditadas, prudentes y razonables posibles.

El paciente pide que se le ayude a decidir. Se le informará de forma comprensible sobre los beneficios y sobre los riesgos o las molestias de la prueba diagnóstica y del tratamiento que se le propone. Hay que realizar un ejercicio razonable de la autonomía del paciente. Tal vez habría que hacerse algunas preguntas para reflexionar sobre este asunto. Si se respeta la autonomía del paciente y el tratamiento fracasa, ¿qué es lo que reprocha el paciente al médico? ¿Se cree que el tiempo que se ha de emplear en informar, el grado de compromiso del médico y a veces la falta de reflexión son condiciones para tomar en serio la autonomía del paciente? ¿Se cree que cuando el paciente deposita la confianza en el médico pierde la autonomía?

Sobre este asunto de la autonomía del paciente, la deontología da unas indicaciones claras a los médicos: «El médico está obligado a atender las peticiones del paciente reflejadas en el documento de voluntades anticipadas, a no ser que vayan contra la buena práctica médica» (art. 36.4 del CDM de la OMC de 2011).

> **!** Buscar el máximo beneficio para el enfermo continúa siendo el objetivo básico de la práctica médica, pero su voluntad determina ahora la dirección correcta y su límite.

El médico aporta conocimiento científico y valoración de la situación y lo concreta en una indicación. El enfermo aporta su escalera de valores, la forma de construir su futuro y su concepto peculiar de salud y de calidad de vida; esto lo concretará ponderando la indicación médica para aceptarla o rechazarla.

Se aconseja una deliberación franca entre el médico y el enfermo, basada en el diálogo y el respeto, y muy alejada de la imposición rutinaria de antaño o de la aplicación acrítica de protocolos actuales en nombre de una buena práctica profesional. Los enfermos necesitan que se hable más con ellos, que se les escuche y que se comparta con ellos las decisiones que se vayan a tomar en esos momentos tan difíciles como es el final de la vida.

El documento de voluntades anticipadas, también llamado documento de instrucciones previas, permite expresar opiniones del enfermo que pueden servir para iniciar el diálogo entre el enfermo y el equipo asistencial en la etapa final de su vida.

No obstante, es preciso tener en cuenta dos aspectos importantes del documento de voluntades anticipadas: para qué sirve y a qué vincula este documento.

Es un documento por el cual una persona mayor de edad, capaz y libre, manifiesta anticipadamente su voluntad sobre los cuidados y los tratamientos y, una vez llegado el fallecimiento, sobre el destino de su cuerpo o de los órganos del mismo, con el objeto de que esta se cumpla si, cuando llegue el momento, la persona no se encuentra en condiciones de expresarla personalmente.

La Ley de voluntades anticipadas, en el ámbito de la sanidad, ha sido desarrollada en todas las comunidades autónomas con distintas denominaciones, como, por ejemplo, voluntad vital anticipada o manifestación anticipada de voluntad, aunque popularmente se conoce con el nombre de *testamento vital*. Este término es especialmente inadecuado, ya que la palabra *testamento* hace referencia expresa a los deseos de la persona para después de su muerte.

Dicho documento no puede vincular algo que sea contrario a la legislación vigente, que no se corresponda exactamente con la situación planteada y que vaya en contra de las buenas prácticas médicas. Conviene precisar que no sustituye la comunicación continua y adecuada del médico con su paciente, cuando este conserva aún la capacidad para tomar decisiones.

Como dice Tauber (2011), los enfermos no pueden ejercitar por completo su autonomía, por la simple razón de que carecen de la formación y los conocimientos necesarios para tomar las complejas decisiones requeridas en el contexto de una ciencia clínica altamente técnica y oscura para los no iniciados.

Cuando el enfermo solicita que se respete su dignidad y su autonomía como persona, además pide ayuda a la hora de tomar decisiones en su proceso de morir. Es en ese momento cuando hay que plantearse lo siguiente (López Romero, *et al.*, 2011):

• No iniciar o, en su caso, retirar tratamientos desproporcionados. Se trata de abstenerse de lo que no hay necesidad ni obligación de proporcionar, ni tiene sentido para el enfermo, sino que es una carga, sin esperanza razonable de aportar calidad de vida.
• Administrar los analgésicos o anestésicos, en la medida necesaria, ni más ni menos de lo requerido para aliviar el dolor, o cualquier otro síntoma molesto, aunque ello conlleve la aceleración del proceso de morir.
• Acompañar humanamente al enfermo respetando su dignidad junto a una gran compasión hacia su vulnerabilidad.

Para finalizar este apartado, el autor comparte cómo desea ser cuidado cuando llegue su momento final (Bátiz, 2022):

• Que me traten como un ser humano hasta el momento de mi muerte. Que no solo me contemplen como una estructura biológica, sino que además tengan en cuenta mi dimensión emocional, social y espiritual.

- Que me permitan expresar mis propios sentimientos y emociones sobre mi forma de enfocar la muerte.
- Que me permitan participar en las decisiones que incumban a mis cuidados. Quien me voy a morir seré yo y quien estoy sufriendo soy yo.
- Que no me dejen morir solo, abandonado por mis seres queridos y por los profesionales.
- Que mis preguntas sean respondidas con sinceridad, que no me engañen.
- Que respeten mi individualidad y no me juzguen por mis decisiones, aunque sean contrarias a quienes me atienden.

- Que me cuiden personas solícitas, sensibles y entendidas. Que intenten comprender mis necesidades y que, además, sean capaces de obtener satisfacción del hecho de ayudarme a afrontar la muerte.
- Que quien me cuide al final de la vida lo haga como le gustaría que le cuidaran a él cuando llegue su momento.
- Que no precipiten deliberadamente mi muerte, pero que tampoco prolonguen innecesariamente mi agonía, sino que me cuiden para no sufrir mientras llegue mi muerte.
- Que atiendan a mis seres queridos después de mi muerte para aliviar su pena.

 PUNTOS CLAVE

- La bioética es una herramienta fundamental para cuidar al final de la vida, porque en cuidados paliativos, los conflictos éticos pueden ser diversos, ya que la mayor parte de las veces tienen que ver con la vida, la muerte, el sufrimiento, la fragilidad y la vulnerabilidad del enfermo.
- La función de la bioética en la práctica clínica es ayudar al profesional en el análisis de los valores que intervienen en una decisión clínica determinada, a fin de que la decisión que adopte sea óptima, no solo desde el punto de vista de los hechos clínicos, sino también desde el de los valores implicados.
- La compasión con el enfermo, la competencia profesional y la autonomía del enfermo, junto con el respeto de los

derechos humanos fundamentales, son la base de la ética médica, sobre todo al final de la vida.

- Desde la ética y la deontología, hay cinco estrategias de acompañamiento profesional en cuidados paliativos que no pueden considerarse como cuestiones opcionales, sino como imperativos éticos, que son: no abandonar al enfermo ni a su familia; tratar los síntomas molestos con la energía suficiente para que no le provoquen sufrimiento; evitar los tratamientos innecesarios e inútiles que les harían sufrir más que la propia enfermedad; sedar cuando presente síntomas refractarios; y, siempre, teniendo en cuenta sus valores, sus deseos y su consentimiento.

BIBLIOGRAFÍA

Bátiz J. Adecuación del esfuerzo diagnóstico y terapéutico en cuidados paliativos. Gaceta Médica de Bilbao. 2014;111:57-62.

Bátiz J. Ante la muerte, ¿cómo cuidar a las personas? Rev Iberoam Bioética. 2019;11:01-14.

Bátiz J. Aspectos éticos de la analgesia en cuidados paliativos. Revista Mexicana de Algología. 2009;6:8-16.

Bátiz J. Bioética y cuidados paliativos. Madrid: San Pablo y Universidad Pontificia de Comillas; 2021. p. 49-55.

Bátiz J. Hacia una cultura paliativa. Madrid: Fundación Pía Aguirreche; 2022. p. 77-86

Bátiz J. La sedación paliativa es una buena práctica médica. Gaceta Médica de Bilbao. 2015;112:105-6.

Bátiz J. Reanimación en los ancianos. 7DM. 2018:881.

Comité de Bioética de Cataluña. Recomendaciones a los profesionales sanitarios para la atención a los enfermos al final de la vida. Generalitat de Catalunya, Departament de Salut; 2010.

Gómez M, Altisent R, Casado M, Ciprés L, Gándara del Castillo Á, Mota R, et al. Guía de sedación paliativa. Cuadernos CGCOM. Madrid: Consejo General de Colegios Oficiales de Médicos (CGCOM); 2021. p. 14.

López Romero MA, González-Garzón A, López Alonso MY. Morir nos sienta fatal. Diálogos a vida y muerte. Madrid: San Pablo; 2011.

Masiá J. Cuidar la vida. Debates bioéticos. Barcelona: Herder; 2012. p. 159.

Organización Médica Colegial. Código de Deontología Médica. Madrid: Consejo General de Colegios Oficiales de Médicos (CGCOM); 2011.

Organización Médica Colegial. Manual de ética y deontología médica. OMC; 2012. p. 53.

Requena P. ¡Doctor, no haga todo lo posible! De la limitación a la prudencia terapéutica. Granada: Editorial COMARES; 2017. p. 22.

Requena P. ¡Doctor, no haga todo lo posible! De la limitación a la prudencia terapéutica. Granada: Editorial COMARES; 2017. p. 48-59.

Rivas-Flores J, Vilches-Aguirre Y, Muñoz-Sánchez D, Altisen R, Novellas A, Núñez JM, et al. Consentimiento informado en cuidados paliativos: trabajos del Comité de Ética de la SECPAL. Med Pal. 2002;9:32-6.

Sanz J. ¿Qué es bueno para el enfermo? Med Clín. 2002;119:18-22.

Simón P, Couceiro A. Decisiones éticas conflictivas en torno al final de la vida: una introducción general y un marco de análisis. Oncología. 1995;18:2-19.

Tauber AI. Confesiones de un médico. Madrid: Triacastela; 2011. p. 109.

Perspectivas médico-legales al final de la vida

55

M. A. Casado Blanco

OBJETIVOS

- Recordar la importancia de las cuestiones éticas y legales en situaciones de atención médico-sanitaria al final de la vida.
- Revisar las principales normas legales que hay que tener presente para llevar a cabo una correcta atención al final de la vida.
- Cumplir con los derechos del paciente en la fase de atención al final de la vida.
- Asociar la importancia que tiene la documentación clínica en el proceso del final de la vida.

INTRODUCCIÓN

Cuando lo que se pretende es establecer el límite biológico entre la vida y la muerte, este resulta ser muy preciso y hasta simple; en cambio, cuando este límite se analiza desde perspectivas sociales, psicológicas e incluso legales, deja de tener esa precisión y esa sencillez, y parece como si ambos conceptos se fusionaran en uno solo.

También suele ocurrir que las cosas más simples y obvias son las que resultan más difíciles de conceptualizar y de definir. Eso es lo que pasa cuando se hace referencia al *final de la vida*, el cual, y con independencia de otras cuestiones, se presenta siempre rodeado de incertidumbres, dudas, miedos y hasta cierta carga de ritualidad y de superstición. Y cuando se reflexiona sobre el mismo, realmente, es un fenómeno bastante complejo que puede y debe ser analizado desde ángulos tan diferentes como el social, el histórico, el biológico, el antropológico, el bioético, el religioso, el cultural y, por supuesto, el médico-legal.

Pero para poder opinar sobre una determinada cuestión o tema, hay que saber bien de lo que se está hablando, y esto no resulta nada fácil cuando se pretende dar un concepto sobre el final de la vida que incluya tanto su contenido como sus límites.

A este respecto, parece oportuno recordar lo que indicaba el propio Kant diciendo que el término *concepto* tiene algo de idealizado, de generado, de concebido e incluso de acordado (White Beck, 1956), lo cual indica que no hay nada sistematizado ni, lógicamente, inamovible, aun sabiendo la importancia que tienen tanto las palabras como el lenguaje, los cuales no son meros envoltorios para el que habla o escribe, sino instrumentos potentes para acceder a la realidad de lo que son las cosas (Gómez-Sancho *et al.,* 2010). De ahí que, como inicio a este capítulo sea oportuno establecer algo que unifique y permita entender lo que se quiere decir, para de esta manera saber qué, cómo y cuándo actuar.

> **!** Por ello, y tratando de evitar algunas confusiones, parece claro que, cuando se hace referencia al final de la vida, se correlaciona con la última fase del ciclo vital de una persona, aunque esta puede ser muy variable y oscilar desde períodos que comprenden unos pocos días hasta muchos meses e incluso años, siempre teniendo en cuenta tanto la situación del paciente como la de sus patologías de base.

A este respecto, Castellano Arroyo plantea si es previsible el final de la vida, indicando que, aunque se dice que «…no sabéis ni el día ni la hora», sin embargo, son numerosas las situaciones que anticipan ese acontecimiento, las cuales van ligadas a:

- Traumatismos que producen daños irreversibles en órganos o sistemas.
- La edad, como proceso de envejecimiento y agotamiento natural de los mecanismos biológicos.
- Enfermedades incurables para las que todavía no hay remedio.

Pero, aun sin quitarle la menor importancia, este proceso no solamente incumbe al paciente que padece una determinada enfermedad, sino que igualmente se extiende y afecta a los profesionales sanitarios que intervienen a lo largo de todo el proceso que precede a la muerte natural del individuo. Además, está considerado como algo que no puede ser detenido por el equipo de salud, lo que conlleva a una situación eventualmente estresante, aunque con independencia de esto, no se puede perder de vista el hecho de que la medicina se sustenta en el principio del servicio al ser humano en función de su salud, y que sus objetivos son muy claros, como propiciar su bienestar físico y mental, curar o, por lo menos, aliviar su enfermedad.

Esta fase del final de la vida, como ocurre en cualquier otra, precisa una específica atención, la cual conlleva aspectos difíciles, complejos y muchas veces controvertidos para el mundo de la medicina, como ya se ha expuesto en otros capítulos, donde básicamente se plantea la intervención médica con la finalidad de prolongar en cierta manera la vida y/o para mejorar la calidad de esta.

Con este simple planteamiento, se otean en el horizonte no solamente cuestiones de tipo médico-sanitarias, sino otros aspectos que están directamente relacionados con el amplio mundo del Derecho, pues no se puede negar que múltiples parcelas de nuestra vida están regladas y reguladas este, el cual se desarrolla y se plasma por medio de normas, tanto generales como específicas.

Y, ¿por qué plantear o incluir esta perspectiva médico-legal cuando se hace referencia al final de la vida? La respuesta es evidente, ya que todo tiene su norma en el Derecho actual, desde que se nace hasta que se muere, pasando por la enfermedad e incluso cómo y dónde morir, hasta qué hacer después de muerto, todo está ordenado de manera minuciosa por el propio Estado.

Además, y asociado a este fenómeno del final de la vida, los derechos que tienen los pacientes debieran ser un proceso organizado, tanto para quien cuida como para quien es cuidado. Aunque, por otra parte, las intervenciones sociosanitarias que se llevan a cabo sobre la vida del paciente permiten observar que, en ocasiones, no todo cuidado llega a ser suficientemente respetuoso.

Al hacer referencia a las perspectivas médico-legales al final de la vida, se pretende plantear determinados aspectos éticos, médico-legales y jurídicos respecto a este período de la vida de la persona y tratar de hacerlo de una forma global y coordinada, para que el profesional sanitario implicado en el proceso pueda disponer de la actualización necesaria que le permita actuar conforme a la *lex artis*, dentro del marco normativo actual, y al mismo tiempo promover la reflexión en el ámbito profesional sobre esta materia.

En este sentido, hay que recordar que tradicionalmente los aspectos éticos y legales relacionados con las profesiones sanitarias han sido soslayados por quienes la ejercen, un tanto porque los consideran desvinculados de su actividad y porque, hasta hace poco, el modelo de atención prevaleciente transcurría de tal manera que los pacientes rara vez se inconformaban y acudían a instancias profesionales e incluso judiciales.

Con el paso del tiempo, al estar los pacientes más informados de los derechos que les asisten y detectar determinadas transgresiones en su atención, entablan cada vez más demandas y reclamaciones en contra de quienes los atienden. Por ello, es necesario que los médicos y otros profesionales sanitarios recuerden la necesidad de adentrarse en los conocimientos éticos y legales básicos que rigen la profesión.

ASPECTOS ÉTICOS

Nadie que tenga relación y experiencia puede dudar acerca de que el proceso del final de la vida constituye un ámbito particularmente complejo, sobre todo en las actuales socie-dades tecnológicamente desarrolladas, y por ello el manejo de estos asuntos originan una combinación de dilemas éticos que es preciso determinar para poder mantener la máxima dignidad de la persona, ya que esta tiene un valor intrínseco, donde los valores éticos no pueden estar separados de los hechos biológicos.

Aun así, es preciso tener presente lo que la Declaración de la Asociación Médica Mundial (AMM) dice sobre la atención médica al final de la vida, del año 2011, indicando que todas las personas tienen derecho a una atención médica de calidad, científica y humana.

Por tanto, recibir una adecuada atención médica al final de la vida no debe considerarse un privilegio, sino un auténtico derecho, independientemente de la edad o de cualquier otro factor asociado. A lo que se añadía que el médico debe adoptar ante el sufrimiento una actitud compasiva y humana, con empatía, respeto y delicadeza. Abandonar al paciente cuando necesita esta atención constituye una práctica médica inaceptable.

Nada novedoso se añade si se dice que, desde hace aproximadamente dos milenios, los profesionales de la salud en su práctica asistencial desarrollaron un cuidado basado esencialmente en el principio ético de la beneficencia.

Su gran objetivo era la consecución de la salud y el bienestar del enfermo (ámbito individual). En este sentido, su propósito era la excelencia y, como tal, se adoptó el paternalismo como forma de obtener esta excelencia. La actitud del profesional sanitario se inspiró entonces de dos tipos de moral: una de carácter básicamente altruista, anclada en el criterio del bien para el paciente, y otra más corporativista, con el propósito de confirmar un carácter especial de defensa en referencia al prestigio profesional.

La perspectiva del principio de beneficencia hizo que se constituyese como el pilar ético del ejercicio de las profesiones sanitarias, ya que sus intervenciones siempre tienen como objetivo el ansiado bien del paciente.

Más adelante y en los albores del liberalismo, se transfirió el orden natural al orden humano, y con ello la exaltación de lo racional se emancipaba de la naturaleza. A partir de aquel momento, era el hombre quien tenía que construir ese orden a través de un pacto social para la sociedad civil, constituyéndose así la denominada *autonomía moral*, y dando comienzo al principio del respeto a la autonomía, aconsejando intervenir para respetar al paciente en su dignidad personal y en su derecho a decidir responsablemente sobre su estado de salud.

El desarrollo de los derechos a la salud, sin embargo, incitó a implantar políticas igualitarias y de equidad con una preocupación por la consecución de la justicia redistributiva. Los profesionales sanitarios, en particular los médicos, terminaron siendo en cierta manera «rehenes» de aquellas políticas regulatorias que podían conllevar a la aparición de ciertos sesgos éticos en su práctica clínica.

De esta manera, se establecía el denominado *principio de justicia* (ámbito universal), que priorizaba la intervención para que los beneficios y las cargas se pudieran distribuir con prudencia entre las personas. Por lo tanto, los profesionales sanitarios se enfrentaban a cuestiones de toma de decisiones que implicaban problemas éticos complejos. Sin embargo, esta época, marcadamente incitada por el uso de la tecnología en la medicina, terminó por generar tensiones éticas entre los derechos de los pacientes basados en el principio de autonomía, los deberes de los profesionales con su principio de beneficencia y la justa distribución de los recursos escasos defendida por el principio de justicia.

Sin embargo, hubo un momento en que se constató que la relación clínica creaba, en un espacio y tiempo, condiciones para el surgimiento de valores vivenciales y profesionales, a través de los cuales fuera posible establecer relaciones interpersonales de confianza, tan importante y considerado como el único principio que defiende al ser humano.

Es ante el requerimiento del paciente y la disponibilidad vocacional del profesional sanitario cuando se llega a establecer un equilibrio seudofamiliar en la relación, que es lo que permite abrir ese ansiado punto de confianza. Por otro lado, cuando la compasión se alimenta de una verdadera demostración entre la petición del paciente y la disponibilidad, permite el proceso de escenarios para que el paciente sea percibido como un prójimo. Por tanto, una ética de la responsabilidad basada en el principio de la vulnerabilidad hace que la compasión se asuma como un verdadero núcleo ético.

En este contexto, y con el fin de abordar algunos de los aspectos bioéticos del cuidado del enfermo terminal, es preciso atenerse a una de las teorías fundamentales en bioética, la *teoría del principalismo*, la cual se sustenta en cuatro principios fundamentales, que son: la no maleficencia, la beneficencia, la autonomía y la justicia, que, sin extenderse excesivamente, sí es posible plantear su esencia.

Así, y según el *principio de no maleficencia*, no se debe hacer el mal o causar daño a los demás, aunque se autorice a realizarlo (ámbito universal). Y si no se puede hacer el bien, al menos no se debe hacer daño (*primun non nocere*). En esta circunstancia, los daños no morales deben percibirse como algo incorrecto. En la misma línea de pensamiento, se pueden incluir determinadas situaciones relacionadas con tratamientos que pueden ser más agresivos, incluso invasivos.

A esto le sigue el precepto más antiguo de la ética médica, el conocido *principio de beneficencia*, y en él se ha asentado toda la atención médico-sanitaria hasta nuestros días. Lo que mantiene este principio es que cualquier acción de un profesional sanitario siempre tiene que tener como resultado el bien del paciente y para el paciente.

Llevándolo al ámbito del final de la vida, este principio garantiza al paciente el derecho a no sufrir de manera innecesaria, por lo que incluye la obligación de los profesionales sanitarios de hacer uso de los medios que resulten indispensables para poder combatir tanto el dolor como otros síntomas que pudiera presentar el paciente. Además, requiere el esfuerzo y la diligencia para ofrecer una atención adecuada dedicando el oportuno apoyo psicológico con el objetivo de contribuir al alivio del sufrimiento, siempre y cuando el paciente lo requiera.

 En definitiva, el principio de beneficencia exige para el paciente que se encuentra en el final de la vida el derecho a ser tratado como persona humana hasta su final, mediante seguimiento y atención personalizada e individualizada.

Por su parte, el *principio de autonomía* expone que el paciente (ámbito individual) que se encuentra en esta fase del final de la vida tiene derecho a recibir información adecuada, completa y continua sobre su situación, en la que se incluye tanto el tratamiento propuesto como las posibles alternativas que existen al mismo.

Esto implica que los profesionales sanitarios deben responsabilizarse y asegurarse de que la información sea correctamente comprendida, para que el paciente pueda decidir consecuentemente y de manera libre y consciente, o por el contrario pueda justificar una decisión sobre sí mismo, basada en principios éticos y morales, que acepta y asume como propios. Estas decisiones incluyen no recibir o rechazar el tratamiento, si ese es su deseo, y respetar y cumplir sus decisiones, cualesquiera que sean, siempre que sea posible y, en todo caso, que no perjudiquen a terceros.

> **!** Es de suma importancia señalar que la autonomía del paciente no es un derecho ilimitado en lo referente a las decisiones que le conciernen, sino que debe estar siempre en consonancia con la autonomía de los profesionales que le asisten. A estos les conciernen siempre los derechos y deberes de practicar o no practicar los actos que su ética personal y profesional les determina. Por otra parte, en las sociedades democráticas, los profesionales siempre tienen derecho a la objeción de conciencia, siempre que las normas establecidas y las actitudes o decisiones del paciente en relación con la atención que se le brinda sean contrarias a sus principios éticos.

Y finalmente está el *principio de justicia*. Tanto la equidad como la accesibilidad a los servicios sanitarios son un derecho del propio ciudadano y deben estar debidamente dispuestos y garantizados por el Estado. Teniendo en cuenta este principio, los cuidados que se brindarán al paciente que se encuentra en la fase final de su vida, como ocurre con los cuidados paliativos, deben ser accesibles a todos los que los necesiten, incluida la propia familia. Este principio de justicia aparece íntimamente asociado a valores esenciales como la igualdad, la dignidad, la consideración y el respeto a las personas y comunidades.

ASPECTOS MÉDICO-LEGALES

Nuestra legislación, como se expondrá más adelante, establece el derecho del paciente a recibir cuidados integrales y de calidad. Además, es preciso garantizar el derecho a que se respete la autonomía de la persona enferma, incluyendo el proceso final de su vida.

Es evidente que al profesional sanitario, y particularmente al médico, en su quehacer asistencial diario, se le plantean dudas de tipo médico-legal que, en ocasiones, tiene serias dificultades para resolverlas y, en determinadas circunstancias, no sabe cómo dar una respuesta acertada. Esto mismo ocurre cuando se hace referencia a los temas relacionados con el final de la vida, donde surgen situaciones íntimamente relacionadas con aspectos legales, con especiales particularidades.

Llegan a ser prolijas y variadas las cuestiones que se pueden plantear, y por ello, para hacer una exposición que resulte didáctica, se establecerá la siguiente secuencia.

El primer punto a considerar no es baladí, ya que resulta esencial, y se concreta en determinar cuándo el paciente se encuentra verdaderamente en el final de su vida. Como se indicó al inicio de este capítulo, y aunque este proceso es muy variable, tanto en tiempo como en forma, es muy importante establecer el diagnóstico de situación, ya que se trata de un momento (o de momentos) en el que se han de tomar muchas decisiones en referencia al tratamiento y a la propia atención que precisa el paciente.

> **!** Si tenemos que dar una definición del final de la vida, se podría indicar que se trata de una situación en la que el paciente presenta una enfermedad activa y grave, con un curso progresivo y con situación avanzada, donde el pronóstico que tiene está limitado y la atención que precisa debe quedar centrada o limitada principalmente en aportar o facilitar mecanismos o métodos que mantengan la calidad de vida del paciente, incluyendo en esa atención también a las familias.

Si un paciente sufre un proceso patológico que no cumple con los criterios indicados, tiene probabilidades de curarse y se establece el diagnóstico clínico de que está en el final de su vida, se cometerá un error del que se pueden producir, y de hecho se derivan, graves consecuencias, como puede ser el ocasionar una muerte prematura o incluso la aparición de graves secuelas que pueden empeorar de manera importante el resto de su vida, sin olvidar la consiguiente responsabilidad del profesional, tanto ética como legal.

De igual manera, el aplicar a un paciente que presenta una patología incurable y en una fase irreversible y final tratamientos que no están indicados científicamente también conlleva responsabilidades, por las graves consecuencias que pueden tener, como puede ser el sufrimiento derivado de actos de obstinación terapéutica. Quizás por estas circunstancias, la relación que se establece entre el profesional sanitario y el paciente debe estar ajustada a las exigencias que marca la propia Constitución española, basada en la dignidad hacia la persona y el respeto a su intimidad y autonomía.

De ahí que, determinada esta situación y el estado del paciente, la segunda cuestión de importancia legal a considerar se centre en valorar la autonomía del paciente y, consecuentemente, en el derecho que tiene a tomar decisiones de una forma libre e informada.

> **!** El marco jurídico internacional sobre la autonomía del paciente, en el ámbito de la sanidad, está fundamentado en dos documentos jurídicos que tienen especial correspondencia con el ámbito de lo defendido por la ética profesional. Por un lado, está el Convenio sobre Derechos Humanos y Biomedicina del Consejo de Europa del año 1997 y, por otro, la Declaración Universal sobre Bioética y Derechos Humanos de la Unesco del año 2005.

Aunque ambos textos no tienen la misma robustez jurídica, sí es cierto que regulan todo lo relacionado con la toma de decisiones, en el ámbito asistencial y de la investigación,

por parte de los pacientes. Ambos reconocen básicamente el derecho a decidir, aunque con la previa *información adecuada*, que les permite consentir por sí mismas, es decir, de manera libre y voluntaria, en referencia a qué tratamientos o intervenciones aceptan o rechazan.

Aunque se trata de una regla de carácter general, se consideran algunas excepciones, que son las que se conocen como *decisiones por sustitución* o *consentimiento por representación*. Son aplicables a aquellas personas que, por diferentes circunstancias, han perdido la capacidad para dar su consentimiento por sí mismas, como ocurre con personas que son incapaces de hecho o aquellas que hasta la aprobación de la Ley 8/2021, de 2 de junio, por la que se reforma la legislación civil y procesal para el apoyo a las personas con discapacidad en el ejercicio de su capacidad jurídica, se encontraban incapacitadas legalmente y por sentencia judicial, así como aquellas personas que nunca fueron autónomas, e incluso menores de edad y situaciones consideradas de urgencia.

Básicamente, el Convenio sobre Derechos Humanos y Biomedicina, conocido como Convenio de Oviedo, fue el primer instrumento internacional con carácter jurídico vinculante para los países que lo ratificaron. Tras considerar claramente que los intereses tanto de la ciencia como de la sociedad no pueden predominar sobre los derechos de la persona, y que estos deben garantizar tanto la igualdad como la no discriminación, así como la protección y promoción de los derechos humanos y libertades en los campos de la medicina y la biología, declara que las decisiones de los Estados a través de soluciones jurídicas deben tener como referente la ética profesional y las normas de conducta aplicables a cada caso concreto.

Igualmente, en el artículo 5, quedó establecida la regla general del consentimiento, de manera que cualquier intervención en el ámbito sanitario debe ir precedida del consentimiento expresado por la persona, de una forma libre e informada. La condición previa que garantiza que el consentimiento sea libre e informado es la de que el paciente haya recibido información adecuada en referencia a la finalidad, carácter, riesgos y consecuencias de una determinada actuación médico-sanitaria que se le plantea. Y además, se ampliaba al reconocimiento del derecho a revocar el consentimiento prestado en cualquier momento, sin condiciones ni consecuencias.

Por otra parte, en el convenio se incluían algunas disposiciones específicas dirigidas a aquellas *personas que presenten una carencia en su capacidad para consentir*, con el específico objetivo de que puedan estar protegidas ante cualquier acto de tipo asistencial que se les pueda realizar. De esta manera, únicamente podrá efectuarse el referido acto médico-sanitario cuando este tenga como objetivo el beneficio directo del paciente.

Y, finalmente, con respecto al *menor de edad*, cuando este no tenga capacidad para dar su consentimiento, lo dará su representante legal, autoridad, persona o institución que designe la propia ley, aunque, según la edad y madurez del menor, su criterio y opinión serán tenidos en cuenta en la toma de decisiones, tal y como se recoge en el artículo 6.2: «La opinión del menor será tomada en consideración como un factor que será tanto más determinante en función de su edad y su grado de madurez».

El convenio dedicaba un artículo específico a las personas que padecen trastornos mentales en referencia a intervenciones sin su consentimiento. Así, si por causa de *disfunción mental, enfermedad o situación análoga* la persona mayor de edad no tuviera capacidad para consentir, igualmente se establece el requisito de aplicar el consentimiento por representación, aunque bien es cierto que se recoge que «la persona afectada deberá intervenir, en la medida de lo posible, en el procedimiento de autorización».

Se trata de intervenciones que «tengan por objeto tratar dicho trastorno, cuando la ausencia de este tratamiento conlleve el riesgo de ser gravemente perjudicial para su salud y a reserva de las condiciones de protección previstas por la ley, que comprendan los procedimientos de supervisión y control, así como los de recurso».

Por último, establecía disposiciones muy concretas para las *situaciones de urgencia* en las que no sea posible obtener el consentimiento de las personas y, por tanto, se podrá realizar cualquier intervención indispensable según el criterio médico favorable para la salud del propio paciente (artículo 8).

Y en referencia al segundo texto indicado, la Declaración Universal sobre Bioética y Derechos Humanos de Unesco del año 2005, en relación con el tema que se está tratando, es de destacar que igualmente quedaba establecido el principio de *autonomía y responsabilidad individual* específicamente en el artículo 5, cuando indica que la capacidad de las personas para tomar decisiones deberá respetarse, con la correlativa asunción de responsabilidad sobre lo que se decide.

Para aquellas *personas que carecen de la capacidad* para ejercer su autonomía, se deberán tomar medidas especiales para proteger sus derechos e intereses. Y continuaba en el artículo 6 indicando que: «toda intervención médica preventiva, diagnóstica y terapéutica solo habrá de llevarse a cabo previo consentimiento libre e informado de la persona interesada, basado en la información adecuada. Cuando proceda, el consentimiento deberá ser expreso y la persona interesada podrá revocarlo en todo momento y por cualquier motivo, sin que esto entrañe para ella desventaja o perjuicio alguno», de lo que se puede fijar que, cuando proceda, el consentimiento será expreso, es decir, por escrito, aunque bien es cierto que igualmente se acepta el consentimiento verbal.

Añade el artículo 6.1 el *derecho a la revocación del consentimiento* prestado, aunque esta decisión no puede tener efectos negativos sobre la persona ni ocasionarle una situación de desventaja. Nuevamente se hace referencia al tema de la *información* (artículo 6.2), la cual debe ser adecuada y facilitarse de forma comprensible, incluyendo las modalidades que permitan la revocación del consentimiento.

Y por último, con respecto a las *personas sin capacidad para consentir* por sí mismas, resalta igualmente la necesidad de una especial protección por parte de los Estados, que deben regular las condiciones específicas al respecto. Del mismo modo, se considera que cualquier actuación, tanto médica como en investigación, en personas carentes de capacidad para consentir, debe llevarse a cabo en interés de la persona afectada. Hay que tener presente que el hecho de que no pueda consentir no significa que no pueda participar en su propio proceso. Por ello, la declaración establece que los afectados deben participar en la medida de sus posibilidades en la toma de decisiones que les permitan consentir o no.

Estos textos tuvieron su reflejo en la legislación sanitaria nacional, y tal y como disponía el propio Convenio de Oviedo, en referencia a que cuando un país lo ratifique, debe ajustar su propia jurisdicción, para garantizar la protección de la dignidad humana en la aplicación de la tecnología sanitaria.

Dando cumplimiento a ello, determinadas comunidades autónomas comenzaron a regular estas materias mediante la promulgación de normas autonómicas, aunque no fue hasta el 16 de mayo de 2003 cuando finalmente entró en vigor la Ley 41/2002, de 14 de noviembre, básica reguladora de la autonomía del paciente y de derechos y obligaciones en materia de información y documentación clínica (LAP), en la que se desarrollaban cuestiones que la Ley General de Sanidad (LGS), de 25 de abril de 1986, había tratado de una manera insuficiente en cuestiones tan importantes como: la información, el consentimiento o incluso la propia historia clínica.

Además, introdujo algunos aspectos novedosos hasta entonces no regulados legalmente, como la clasificación de las formas de limitación de la incapacidad, la atribución a los médicos de la capacidad para llevar a cabo la evaluación de la capacidad, las instrucciones previas, la figura del médico responsable del proceso asistencial e incluso la fijación de los 16 años como la mal denominada *mayoría de edad sanitaria*.

El título de dicha ley establece que se trata de una ley básica, lo que implicaba que las disposiciones autonómicas que se hubieran publicado antes de la fecha de promulgación de la Ley 41/2002 y que su contenido pudiera contradecir sus preceptos quedaban sin efecto tras la entrada en vigor de la misma, y además obligaba a las comunidades autónomas al desarrollo y ejecución de gran parte de sus preceptos.

INSTRUCCIONES PREVIAS Y VOLUNTADES ANTICIPADAS

Quizás uno de los mayores problemas que se originan cuando, a causa de la evolución de su enfermedad, al paciente se le limita o incluso pierde la capacidad para comprender y decidir, es que queda a expensas de las decisiones de los demás, bien sea del propio médico responsable del proceso o incluso de los familiares. Precisamente es esta una situación frecuente en el final de la vida, y es cuando alguien tomará entonces las decisiones en sustitución de las del propio paciente, conllevando el riesgo de que la propia voluntad quede oculta.

Al inicio de este capítulo, se recordaba la importancia que tiene saber de lo que se habla para poder opinar correctamente, y es algo que ocurre muy claramente en este caso que se expone a continuación, y que hace referencia a las denominadas *instrucciones previas*, aunque de manera muy extendida. Hay tres términos que hacen referencia a lo mismo: el referido documento de instrucciones previas, el de voluntades anticipadas y el testamento vital, que en ocasiones lleva a ciertos equívocos.

El término *testamento vital*, conocido en el ámbito anglosajón como *living will*, sería preciso desecharlo del vocabulario, ya que resulta jurídicamente inadmisible. Sin embargo, socialmente es el más extendido, es el que prácticamente cualquier ciudadano conoce o al menos tiene alguna referencia sobre él y, aunque en cierta manera pudiera ser hasta el más clarificador, ha sido rechazado por el propio ordenamiento español. Es inadecuado en referencia al concepto que se tiene de lo que es y constituye un testamento, el cual, para que logre su efectividad aplicativa, requiere en primer lugar el fallecimiento del testador, circunstancia que no ocurre con las instrucciones previas, pues las acciones que se deben tomar o se llevan a cabo sobre la persona lo son cuando aún esa persona está viva.

Por otra parte, y con independencia de que se haga referencia bien a las voluntades anticipadas o a las instrucciones previas, lo cierto es que se trata de un importante elemento a tener muy en cuenta en relación con la intervención médica al final de la vida, aunque otros autores no están conformes con esta idea, indicando que la ley, por lo tanto, no parece relacionar explícitamente las instrucciones previas con los tratamientos y cuidados al final de la vida y habla *in genere* de cualquier tratamiento o cuidado.

Dados los términos con los que se expresa, puede entenderse que las instrucciones previas sean admitidas como un instrumento de voluntad prospectiva, de manera que el paciente no solo cuenta con el documento de consentimiento informado para los tratamientos y cuidados contemporáneos, sino también con el documento de instrucciones previas para los tratamientos y cuidados futuros.

Así su importancia radica en consonancia con dos cuestiones muy significativas. Por un lado, la que la relaciona con el desarrollo del propio consentimiento informado, como fiel reflejo de la autonomía que ejerce el paciente en todo su proceso de tipo asistencial y que, en base a ello, las instrucciones previas se constituyen como un tipo de consentimiento informado de carácter prospectivo, y siempre aplicable para el caso de que el paciente presente un deterioro o, incluso, una pérdida de su capacidad de manifestar su opinión sobre la aplicación de tratamientos o medidas, tanto en fases terminales como para circunstancias en las que haya una pérdida de la conciencia. Y, por otro lado, las instrucciones previas guardan relación con determinadas actuaciones médico-sanitarias muy directamente relacionadas con el encarnizamiento terapéutico o con la prolongación innecesaria de los sufrimientos.

> **!** En cuanto a su origen, hay que fijarlo en el propio Convenio para la Protección de los Derechos Humanos y la Dignidad del Ser Humano con respecto a las aplicaciones de la Biología y la Medicina, aprobado por el Comité de Ministros del Consejo de Europa en 1996, abierto a la firma de los 41 Estados miembros el 4 de abril de 1997 en Oviedo (por ello, se le conoce con el nombre común de Convenio de Oviedo, que es el que se va a utilizar en adelante) y hace referencia a deseos expresados anteriormente. Concretamente, en su artículo 9, se dice que: «Serán tomados en consideración los *deseos expresados anteriormente* con respecto a una intervención médica por un paciente que, en el momento de la intervención, no se encuentre en situación de expresar su voluntad».

El Convenio de Oviedo quedó incorporado al ordenamiento jurídico del país, al ser ratificado por España el 27 de marzo de 1999, entrando en vigor el 1 de enero de 2000, y desde aquella fecha y de manera consecutiva, a tenor de la aplicación del contenido del convenio, diferentes comunidades autónomas, y en virtud de sus derechos constitucionales, promulgaron leyes que regulaban dicho derecho, de manera que aquellas que así lo hicieron las denominaron con los términos de *voluntades anticipadas* (Cataluña, Aragón, Baleares, Castilla-La Mancha, Comunidad Valenciana, Navarra y País Vasco).

También se dieron algunas particularidades terminológicas, como: manifestaciones anticipadas de voluntad (Canarias), voluntades previas (Cantabria), expresión anticipada de voluntades (Extremadura) o voluntades vitales anticipadas (Andalucía).

Posteriormente, tras la promulgación de la Ley 41/2002, que, como se ha indicado, hacía referencia no a voluntades anticipadas sino al término de *instrucciones previas*, fue la aplicada en aquellas comunidades que, hasta aquel entonces, no habían regulado este documento, como: Castilla y León, Madrid, Murcia, Galicia, La Rioja y Asturias.

Con la finalidad de unificar y controlar el funcionamiento y la efectividad bien del documento de voluntades anticipadas o de instrucciones previas, posteriormente se aprobó, por medio del Real Decreto 124/2007, de 2 de febrero, la regulación del Registro Nacional de Instrucciones Previas y el correspondiente fichero automatizado de datos de carácter personal.

Dicho texto resaltaba en su preámbulo que la efectividad de este derecho del paciente exige que el documento de instrucciones previas, independientemente del lugar en el que haya sido formalizado, pueda ser conocido precisa y oportunamente por los profesionales sanitarios a los que, en su momento, corresponda la responsabilidad de la asistencia sanitaria que deba prestársele.

> **!** A pesar de los años que lleva implantada esta norma, resultan evidentes las importantes limitaciones que dicho documento tiene tanto en los profesionales sanitarios, especialmente en los médicos, como en la propia ciudadanía. A este respecto, únicamente hay que revisar las estadísticas que trimestralmente se publican, por parte del Ministerio de Sanidad, y que hacen referencia a los declarantes con instrucciones previas activas por comunidad autónoma y sexo en base a los datos obrantes en el Registro Nacional de Instrucciones Previas, y donde se puede comprobar que, en las últimas publicadas, correspondientes al mes de julio de 2022, el número total de documentos registrados en todo el Estado es de 382.158 sobre una población total española de 47.385.107, lo que refleja que un 0,80 % de la población tiene redactado el referido documento («Declarantes con instrucción previa activa por comunidad autónoma y sexo en julio de 2022»).

Como indican estos datos, una gran mayoría de las personas que se enfrentan al proceso del final de la vida carecen de este documento, con lo cual, en determinadas situaciones en que su competencia se ve mermada o incluso anulada y, consecuentemente, su autonomía para decidir se sustituye por la decisión que pueda dar el representante legal, si lo tuviera. En caso contrario, la decisión será tomada por las personas vinculadas a él por razones familiares o derecho, que parece sencillo desde un punto de vista teórico, pero que finalmente no resulta nada fácil, ya que, en no pocas ocasiones y en determinadas situaciones, no se llega a un consenso entre los miembros de la familia, y se dan posturas opuestas y, a veces, incompatibles con un verdadero cumplimiento de la *lex artis*.

Valorando el documento, se puede indicar que tiene una doble óptica. Por un lado, básicamente de tipo legal y otro con un amplio matiz ético profesional. Legalmente, y sin entrar en excesivos detalles, hay que recordar el derecho básico a la libertad personal del paciente junto al de la inviolabilidad de su propio cuerpo, los cuales son derechos fundamentales por los que se impiden la actuación del profesional sanitario sin el previo consentimiento expreso del enfermo, y menos aún ante una negativa.

Siguiendo con lo que se establece en el artículo 11.1 de la Ley 41/2002, se trata de un documento por el que una persona mayor de edad, capaz y libre, manifiesta anticipadamente su voluntad, con el objeto de que esta se cumpla en el momento en el que llegue a situaciones en cuyas circunstancias no sea capaz de expresarlo personalmente, sobre los cuidados y el tratamiento de su salud o, una vez llegado el fallecimiento, sobre el destino de su cuerpo o de sus órganos.

El otorgante del documento puede designar, además, un representante para que, llegado el caso, sirva como interlocutor suyo, con el médico responsable del proceso o con el equipo médico-sanitario, para procurar el cumplimiento de las instrucciones previas. En definitiva, se trata, a la vista del tenor literal de dicho precepto, de una manifestación de voluntad, recogida en forma necesariamente escrita, documental, que viene referida, principalmente, a los tratamientos o cuidados médicos que un sujeto quiere o no recibir cuando se encuentre en una situación de incapacidad.

En este sentido, y con la finalidad de plantear alguna duda, se aprecian diferencias léxicas, a tener en cuenta, entre lo que se recoge enel Convenio de Oviedo y la Ley 41/2002. En el primero se hace referencia literal a la *consideración*, indicando que «serán tomados en consideración los deseos expresados anteriormente con respecto a una intervención médica…». Es decir, que se pueden plantear dudas objetivas sobre la plena eficacia y sobre si estos deseos manifestados por el paciente deben ser seguidos y cumplidos necesariamente por el médico y por otros profesionales sanitarios que presten la asistencia al paciente, mientras que en la ley se hace referencia al *cumplimiento*, indicando «el objeto de que esta se cumpla en el momento en el que llegue a situaciones en cuyas circunstancias no sea capaz de expresarlo personalmente», aunque con todo en la exposición de motivos se establece que debe ser tenido en cuenta lo dispuesto en el propio convenio, lo que, como se indicaba anteriormente, genera al menos alguna duda.

Por su parte, desde la óptica de la ética profesional y, aunque no exista el registro del documento de instrucciones previas, no por ello el paciente no debe y no puede dudar acerca del desarrollo de una buena asistencia médico-sanitaria en el final de su vida, la cual conlleva tanto la aplicación del correspondiente tratamiento como el respeto a la dignidad y a la voluntad, lo que en puridad haría innecesaria la existencia del documento de instrucciones previas. Pero la realidad es otra bastante diferente y, en la actualidad y por variadas cir-

cunstancias, se elige una relación formal de tipo contractual que resulta ser muy legal, pero mucho menos personal.

En este sentido, las instrucciones previas deben ser consideradas como un proceso, y no solo como un acto de tipo documental, que forma parte directa de la ética de la relación clínica, y no simplemente como un acto legal. Esto conlleva a que sea considerado, sin lugar a dudas, como un recurso fundamental en las relaciones de los profesionales sanitarios con el paciente, especialmente en la etapa del final de la vida, permitiendo al paciente influir en las futuras decisiones asistenciales y constituyendo el reconocimiento de su autonomía moral, para facilitar a los profesionales sanitarios la toma de decisiones respetuosas con la voluntad del enfermo en momentos de gran incertidumbre.

> **!** Con todo lo expuesto, aunque el documento de instrucciones previas es un buen recurso tanto para el paciente como para el representante y, por supuesto, para el propio profesional sanitario, muy particularmente para el médico responsable del proceso asistencial del final de la vida, sí que se aprecian diversas deficiencias que deberían ser perfeccionadas para que pueda resultar más eficaz, tanto en la mejora de su aplicación como en su interpretación.

En Estados Unidos, con la finalidad de poder resolver estas dificultades, muy similares a las que tenemos en España, se creó en el año 1990 el *Advance Care Planing*, traducido como planificación de decisiones anticipadas (PDA), como una estrategia de abordaje de las decisiones sanitarias al final de la vida, que eran un procedimiento que permitía disminuir determinados procedimientos invasivos o incluso tratamientos potencialmente inapropiados, especialmente en aquellos pacientes con una baja probabilidad en la recuperación de su calidad de vida previa, y que progresivamente se han ido afianzando en muchos de los sistemas sanitarios del mundo.

Aun así, no se trata ni se limita el realizar o cumplimentar el documento de carácter o valor legal, sino que mediante las PDA se trata de cambiar el estilo de la relación clínica entre pacientes y profesionales sanitarios, vinculándose la relación asistencial a una relación más de carácter personal, sobre todo en el proceso del final de la vida.

Por tanto, hacer referencia tanto a la aplicación como a la utilización de las PDA no resulta algo novedoso, y además está recogido como un indicador de calidad en numerosas guías, especialmente en el ámbito de los cuidados paliativos, como de sobra es conocido, algo que ha surgido fundamentalmente para pacientes crónicos complejos o pacientes con enfermedad crónica avanzada, con la finalidad de ayudar a los profesionales sanitarios en la toma de decisiones para que les permita garantizar unos cuidados y una atención sanitaria individualizada y guiada por los valores, objetivos y preferencias de las personas atendidas.

Para los no avezados en este tema, básicamente se trata de «un proceso deliberativo, relacional y estructurado, mediante el cual una persona competente manifiesta sus valores, preferencias y expectativas de atención y, de acuerdo con estos y en colaboración con su entorno afectivo y equipo asistencial de referencia, planifica los cuidados que desearía recibir ante una situación de complejidad clínica o enfermedad grave, en la que se prevé un pronóstico de vida sustancialmente limitado, o en situación de final de vida, particularmente en aquellas circunstancias en las que no se encuentre en condiciones para decidir» (Lasmarías *et al.*, 2018).

Llegados a este punto y presentadas ambas alternativas (instrucciones previas/planificación anticipada de voluntades), no es cuestión de decidirse por una o por otra, ya que realmente las dos son válidas y básicamente complementarias, aunque tengan sus marcados elementos diferenciadores.

Para su redacción, y su constancia en la historia clínica del paciente, se precisa tener presente algunas cuestiones muy importantes, a la vez que básicas, pero muy útiles para los profesionales que intervienen en este proceso del final de la vida (médicos, profesionales de la enfermería, trabajadores sociales, psicólogos,etc.), ya que les puede aliviar, en cierta medida, en los posibles conflictos éticos derivados de la responsabilidad que genera el tener que tomar decisiones en unos contextos complejos de actuación y de rápida respuesta donde los recursos son limitados.

Además, interesa igualmente considerar que la planificación de decisiones anticipadas es un proceso de carácter dinámico, donde a instancias del propio paciente puede ser modificado e incluso anulado, teniendo en cuenta únicamente la última decisión que haya tomado y manifestado.

De esta manera, hay que considerar que:

- Es esencial tantear el momento más oportuno en el cual se le puede plantear al paciente la actuación respecto a esta planificación, teniendo muy en cuenta el previsible impacto emocional que le puede causar y las consecuentes reacciones que podría tener, al ser conocedor del pronóstico de su proceso patológico.
- Cuando se toma la decisión de actuar, es preciso hablar abiertamente con el paciente sobre su proceso patológico, para entender tanto el conocimiento como la percepción que este tiene acerca de su proceso, así como la cantidad de información que quiere conocer, y con ello aportándole la que se considere más oportuna y necesaria, siempre y cuando el paciente desee conocerla. Todo este proceso se debe llevar a cabo en un espacio o escenario apropiado, que permita garantizar en todo momento la intimidad y la confidencialidad.
- En esta entrevista, es muy importante que se pongan de manifiesto tanto los objetivos como las preferencias acerca de los cuidados y tratamientos que el paciente desea, ya que puede ayudar, en gran medida, a tomar decisiones de una forma más activa y ajustada tanto a su voluntad como a sus valores y vivencias.
- Es preciso establecer el grado de competencia del paciente, cuestión que, como siempre en el ámbito asistencial, resulta tan compleja y problemática. Para ello, existen diferentes movimientos y técnicas que permiten establecer este nivel, para lo cual, deben tenerse en cuenta cuestiones como: grado de comprensión de la información que se le aporta, forma de procesar la información de manera racional e incluso determinar las habilidades que tiene el paciente para transmitir sus decisiones.
- Hay que plantearse si conviene implicar a otras personas en este proceso, bien sean otros profesionales sanitarios o incluso familiares del propio paciente, los cuales deberán ser designados por él mismo y constar debidamente en la correspondiente historia clínica.
- En este caso, el profesional sanitario, básicamente centrado en la figura del médico, tiene la obligación de informar adecuadamente y ayudar a mediar y a deliberar, junto con la familia, cuál es la mejor opción, pero siempre sin vulnerar la autonomía del paciente y respetando, en todo momento, su proceso de razonamiento.
- Y aunque sea reiterativo, toda la planificación de decisiones debe quedar registrada en la correspondiente historia clínica del paciente, además detallando todo lo tratado, hablado, decidido e incluso rechazado, teniendo en cuenta que este proceso puede sufrir cambios por circunstancias personales o incluso por el desarrollo del propio proceso patológico.

DERECHO A LA LIBERTAD DE LA PERSONA EN EL PROCESO DEL FINAL DE LA VIDA

Analizando la Ley 41/2002, y a pesar de los avances que esta legislación aportó en su momento a todo el proceso de tipo asistencial, resulta evidente que, con el paso del tiempo, ha resultado ser insuficiente para dar respuesta legal a variadas cuestiones que se plantean en la práctica médico-sanitaria. Una de estas es la que hace referencia a la libertad de la persona en el proceso del final de la vida, la cual ha resultado ser insuficiente para garantizarla.

De esta manera, determinadas comunidades autónomas han establecido su propia legislación al respecto. Desde que en el año 2010 lo hiciera Andalucía, con su Ley 2/2010, de derechos y garantías de la dignidad de la persona en el proceso de la muerte, le han seguido hasta un total de nueve comunidades en esta regulación.

Con todo ello, no es menos cierto que el resultado final de estas aprobaciones legislativas ha configurado una normativa algo difusa que incluye dentro de su ámbito de aplicación lo que pudiera definirse como *decisiones al final de la vida*, las cuales no se refieren siempre a esta materia, aunque guarden una especial conexión con ella.

Esto lleva a plantear que quizás hubiera sido oportuno establecer una regulación específica de ámbito estatal, ya que hasta la fecha, y a pesar de los intentos de ordenación, no existe una regulación específica que ofrezca criterios claros sobre lo que en cada caso puede o debe hacerse, a diferencia de lo que se ha hecho en otros países con regulaciones específicas en materia de cuidados paliativos o como se ha hecho en España con la regulación de la eutanasia y del suicidio médicamente asistido.

Ante esta ausencia, hay que tener en cuenta las normas legales autonómicas, así como las normas de carácter deontológico y las guías clínicas, que tratan de dar respuestas a los profesionales sanitarios que, en definitiva, planteen y regulen el proceso del final de la vida desde un abordaje que comprenda tanto la prevención como el alivio del sufrimiento por medio de la identificación precoz, la evaluación y el tratamiento del dolor y de otros problemas físicos, psicológicos, sociales y espirituales.

Además, es muy importante tener en cuenta que quien realice el acompañamiento al paciente, ya sea familiar, amigo o alguien cercano, tiene derecho a recibir información acerca del estado de salud, el tratamiento y el equipamiento que interviene en el procedimiento médico-sanitario.

> ⚠ En este sentido, ya en el año 2021 y con motivo de la presentación de la *Guía de sedación paliativa*, texto redactado conjuntamente por el Observatorio de Atención Médica al final de la vida, perteneciente a la Organización Médica Colegial de España, y por parte de la Sociedad Española de Cuidados Paliativos (SECPAL), se indicó que lo prioritario no debía ser la aprobación de la Ley de la eutanasia, sino una *ley de cuidados paliativos*, sobre todo teniendo en cuenta que entre el 50 y el 60 % de los enfermos al final de la vida van a necesitar cuidados paliativos para tener un final apacible, digno y en su momento.

Volviendo a las leyes autonómicas reguladoras del proceso de la muerte, hay que indicar que estas amplían, como se ha referido, lo establecido en la propia Ley 41/2002. Concretamente, la mayoría de estas normas autonómicas hacen referencia a conceptos tan importantes como: limitación del esfuerzo terapéutico, obstinación terapéutica, futilidad de un tratamiento, personas al final de su vida, planificación anticipada de la atención o sedación paliativa y terminal, entre otros.

Asimismo, recogen específicamente como derechos de las personas en el proceso del final de su vida y deberes relacionados con los mismos: el deber de promover siempre su participación en la toma de decisiones; el derecho a la información clínica, el derecho a rechazarla o a que se informe a terceros; el derecho a la toma informada de decisiones, ya sea directamente o mediante el otorgamiento de un documento de instrucciones previas o voluntades anticipadas, tras un proceso de comunicación y conversación, y a que estas se cumplan; la obligatoriedad del consentimiento informado, ya sea verbal o escrito, en los supuestos establecidos por la ley; el derecho al rechazo de intervenciones y a que este se respete; el derecho a la adecuación de los medios de la atención y los medios de soporte vital, especialmente en lo referido a paliar el sufrimiento, aliviar el dolor u otros síntomas, y hacer más digno y soportable el proceso final de la vida; el consentimiento por representación adecuado a las circunstancias y proporcionado a las necesidades a atender, con indicaciones sobre quién será dicho representante según las circunstancias, junto con la obligatoriedad del representante de actuar en el mayor beneficio y respeto a la dignidad y voluntad del representado; el derecho a los cuidados paliativos integrales de calidad y a elegir dónde recibirlos; y el derecho a la intimidad, privacidad y confidencialidad.

En este sentido, destaca el derecho reconocido en algunas comunidades a disponer de una habitación individual y la compañía de familiares en ese momento de máxima intimidad.

También existen menciones especiales a la situación especial de los pacientes incapacitados de hecho y la valoración de su competencia, a los pacientes incapacitados judicialmente, instando a revisar la resolución judicial concreta (asunto que recientemente se ha visto modificado con la aprobación de la Ley 8/2021, de 2 de junio, por la que se reforma la legislación civil y procesal para el apoyo a las personas con discapacidad en el ejercicio de su capacidad jurídica) y a los menores de edad.

Por último, la legislación establece que los centros e instituciones sanitarias deberán ofrecer garantías respecto a todo lo anterior, así como apoyo a las familias o cuidadores y acceso a quienes les brinden apoyo espiritual.

DERECHO A LA SEDACIÓN PALIATIVA

La realidad es que el derecho a la sedación paliativa se encuentra incorporado con absoluta normalidad en la práctica clínica de los cuidados paliativos, ya que se trata de un recurso terapéutico prescrito por el médico y con unos criterios de indicación muy concretos.

Siguiendo la indicada *Guía de sedación paliativa*, en ella se distingue la *sedación paliativa* de la *sedación paliativa en la agonía*:

- La *sedación paliativa*: es la disminución deliberada del grado de conciencia del enfermo mediante la administración de los fármacos apropiados, con el objetivo de evitar un sufrimiento intenso causado por uno o más síntomas refractarios. Puede ser de manera continuada o intermitente, cuya profundidad puede ser graduada, buscando el nivel de sedación mínimo que permita conseguir el alivio sintomático.
- La *sedación paliativa en la agonía*: es aquella sedación paliativa que se utiliza cuando el enfermo se encuentra en sus últimos días u horas de vida para aliviar un sufrimiento intenso. En esta situación, la sedación es continua y tan profunda como sea necesario para aliviar dicho sufrimiento.

Tanto desde el punto de vista médico-legal como desde el ético, cuando la sedación está indicada y existe el consentimiento del paciente o, en su caso, de sus familiares o allegados, el médico tiene la obligación, tanto legal como deontológica, de aplicarla. De esta manera, cuando existe una adecuada indicación para la sedación, la objeción de conciencia no tiene cabida.

> ⚠ Muchas controversias se han planteado con la sedación paliativa y su clara diferenciación con la eutanasia, siendo esta distinción muy nítida, la cual viene determinada por elementos tan simples e importantes como la intención, el procedimiento o el resultado. Con la *sedación*, se busca disminuir el grado de conciencia, con la dosis mínima necesaria de fármacos, para evitar que el paciente perciba el síntoma refractario. Mientras que con la *eutanasia* se busca deliberadamente la muerte anticipada, tras la administración de fármacos a dosis letales para terminar con el sufrimiento del paciente.

PUNTOS CLAVE

- En la fase final de la vida, surgen numerosas dudas, dilemas y conflictos que en ocasiones resultan difíciles de responder, y cuando una persona se enfrenta a estas situaciones y se trata de actuar, aparecen algunas dudas cuyo componente médico-legal y ético es preciso tener muy presente.
- La realidad es que tradicionalmente los aspectos éticos y legales relacionados con la profesión sanitaria han sido evitados en cierta medida por quienes la ejercen, en parte, porque los consideran desvinculados de su actividad profesional.
- Es necesario que los profesionales sanitarios recuerden la necesidad de adentrarse en los conocimientos tanto éticos como legales que rigen la profesión y que dan respuesta a estas dudas.

- El derecho a la sedación paliativa se encuentra incorporado con absoluta normalidad en la práctica clínica de los cuidados paliativos.
- Se aboga por una ley de cuidados paliativos, sobre todo teniendo en cuenta que los enfermos al final de la vida van a necesitar sedación paliativa.
- El documento de instrucciones previas/voluntades anticipadas es un buen recurso tanto para el paciente como para el representante, y muy particularmente para el médico responsable del proceso asistencial del final de la vida.
- Por ello, hay que promocionar la redacción del documento de instrucciones previas/voluntades anticipadas.

BIBLIOGRAFÍA

Castellano Arroyo M. La medicina ciencia y arte, siempre junto al enfermo, también al final de la vida. An RANM. 2020;137:309-14.

Convenio para la Protección de los Derechos Humanos y la Dignidad del Ser Humano con respecto a las aplicaciones de la Biología y la Medicina. [V. española]. [Internet]. Convenio sobre los Derechos Humanos y la Biomedicina. Convenio de Asturias de Bioética. Consejo de Europa; 1998. [Consultado 7 Ago 2022]. Disponible en: https://www.filosofia.org/cod/c1997as2.htm

De Montalvo Jääskeläinen F. Límites a la autonomía de voluntad e instrucciones previas: un análisis desde el derecho constitucional. Estudios. 2010;20:71-95.

Declaración de la AMM sobre la Atención Médica al Final de la Vida. [Internet]. Montevideo; 2011. [Consultado 7 Ago 2022]. Disponible en: https://www.wma.net/es/policies-post/declaracion-de-la-amm-sobre-la-atencion-medica-al-final-de-la-vida/

Declarantes con Instrucción Previa Activa por Comunidad Autónoma y sexo. Ministerio de Sanidad; 2022.

Gómez-Sancho M, Altisent R, Bátiz J, Ciprés L, Corral P, González-Fernández JL, et al. Atención médica al final de la vida. Conceptos. Rev Soc Esp Dolor. 2010;17:177-9.

Hui D, Nooruddin Z, Didwaniya N, Dev R, De La Cruz M, Kim SH, et al. Concepts and definitions for "actively dying," "end of life," "terminally ill," "terminal care," and "transition of care": a systematic review. J Pain Symptom Manage. 2014;47:77-89.

Jefatura del Estado. Ley 41/2002, de 14 de noviembre, básica reguladora de la autonomía del paciente y de derechos y obligaciones en materia de información y documentación clínica. BOE. 2002;274. [Actualización 1 Mar 2023].

Lasmarías C, Aradilla-Herrero A, Santaeugènia S, Blay C, Delgado S, Ela S, et al. Development and implementation of an advance care planning program in Catalonia, Spain. Palliat Support Care. 2019;17:415-24.

Organización de las Naciones Unidas para la Educación, la Ciencia y la Cultura. Declaración Universal sobre Bioética y Derechos Humanos. [Internet]. UNESCO; 2005. [Consultado 7 Ago 2022]. Disponible en: https://unesdoc.unesco.org/ark:/48223/pf000.014.2825_spa#page=85

Rietjens JAC, Sudore RL, Connolly M, Van Delden JJ, Drickamer MA, Droger M, et al. Definition and recommendations for advance care planning: an international consensus supported by the European Association for Palliative Care. Lancet Oncol. 2017;18:e543-51.

Sandman L, Nordmark A. Ethical conflicts in prehospital emergency care. Nurs Ethics. 2006;13:592-607.

Serrano Ruiz-Calderón JM. La relevancia de la voluntad del paciente. En: Eutanasia y vida dependiente. 2ª ed. Madrid: Eiunsa; 2001.

Valdés E. Haciendo más práctico el principialismo. La importancia de la especificación en bioética. Rev Bioética y Derecho. 2015;35:65-78.

Vera Carrasco O. Aspectos éticos y legales en el acto médico. Rev Méd La Paz. 2013;19:73-82.

White Beck L. Kant's Theory of Definition. Philosophical Review. 1956;65:179-91.

Zabala Blanco J, Díaz Ruiz JF. Reflexión sobre el desarrollo y utilidad de las instrucciones previas. Semergen. 2010;36:266-72.

Documento de voluntades anticipadas y planificación anticipada de las decisiones

56

P. Balbuena Mora-Figueroa y M. D. Fernández Caballero

OBJETIVOS

- Conocer el desarrollo histórico y legislativo en lo referente a la toma de decisiones anticipadas en el ámbito sanitario.
- Reconocer la utilidad de la planificación de decisiones en el ámbito sanitario, especialmente en situaciones de enfermedad avanzada y de final de vida.
- Adquirir habilidades para planificar con los pacientes la atención y cuidados en función de sus valores vitales y preferencias.
- Desempeñar los deberes profesionales en cuanto al asesoramiento para el registro de las instrucciones previas o registro de voluntades vitales anticipadas (RVVA), así como la consulta del documento cuando sea necesario.

DESARROLLO HISTÓRICO DE LA TOMA DE DECICIONES EN EL ÁMBITO SANITARIO

El eje básico de las relaciones clínico-asistenciales en la práctica diaria es el respeto a su libertad, como algo inherente a la persona que se atiende. Este modo de entender la relación clínica no siempre ha sido así, sino quese pone de manifiesto a partir del siglo XX.

Sin embargo, se ha ido gestando desde el origen de la humanidad y avanzando en paralelo con el papel de la figura del médico y su obligación moral, que vehiculiza su relación con sus pacientes en tanto en cuanto la actuación médica es siempre una actuación en el ámbito de una relación con el otro, el paciente.

Origen del paternalismo como deber sagrado

Desde el inicio de la humanidad, tanto el nacimiento como el final de la vida, más allá del hecho físico, han sido considerados de profundo significado para la persona, la familia, el clan en sus orígenes y la sociedad en general a día de hoy. Sin embargo, durante millones de años, no se podía intervenir en estos sucesos sagrados de principio y fin de la vida; tan solo unos pocos privilegiados, reconocidos socialmente y con autoridad moral altísima (chamanes, curanderas, parteras, religiosos, médicos) podían ser conductores o catalizadores de estos acontecimientos, convirtiéndose en sus protagonistas y dejando a la persona y su familia en el «banquillo», como meros espectadores.

Con el nacimiento del pensamiento clásico, la figura del médico surge como guardia del orden físico de las cosas. La *tekné* que practica tiene el papel sagrado de mantener el orden natural de la vida, gestándose una relación vertical, inherente a la práctica de la medicina desde sus orígenes. El paciente, un ser débil, necesita del médico que maneja la salud y la vida, bienes sagrados, incluso contra su voluntad, como un deber moral.

Con la llegada del monoteísmo (como el judaísmo, el cristianismo y el islamismo) con una doctrina de compasión y amor al prójimo, se convierte este deber de cuidado y curación en algo aún más irrenunciable.

Del inicio de la autonomía: del humanismo al derecho a la información

En la Edad Media, comienza la profesionalización de la medicina, se generan requerimientos académicos y legales, y aparecen las instituciones destinadas a la formación de este gremio que maneja la salud y la vida del *infimu* (no firme, débil) como deber sagrado y desde un punto de vista teocentrista, por encima de su voluntad.

Con el Renacimiento, llega al mundo occidental el Humanismo, dando lugar al importante cambio en el enfoque que se da al ser humano y su relación con la naturaleza y el creador, así como el método del conocimiento y su divulgación. Se desarrolla el pensamiento crítico y se gesta el concepto de libertad del individuo para dirigir su propia vida.

Más adelante, en el siglo XVIII, Kant defiende que la dignidad del ser humano radica en su libertad para autogobernarse. Aun así, ha tenido que pasar mucho tiempo para que se impregnara de ello la esfera de la salud y la enfermedad.

La actitud dominante de paternalismo en la profesión médica, buscando especialmente no hacer daño al paciente con malas noticias y entendiendo que era el profesional el que conocía realmente lo que le beneficiaba, se ha mantenido durante siglos, y tan solo en el siglo XIX empieza a plantearse que se precisa un delicado sentido de la veracidad como característica del profesional virtuoso, si bien la verdad cede ante la importante obligación de ocultar información que pueda ser perjudicial para los pacientes (Thomas Percival, *Ética médica*, 1803).

Aunque en ocasiones se proporcionaba alguna información, se hacía buscando beneficios terapéuticos, o bien para proteger el respeto de las instituciones médicas, y no por respeto a las decisiones autónomas del paciente.

El nacimiento del consentimiento informado

La primera norma legal sobre el consentimiento informado surge en Alemania, promulgada por el Ministerio del Interior del Reich en 1931. Se dictan directrices para nuevas terapias y experimentación en humanos, recogiendo los principios de beneficencia, no maleficencia, autonomía del paciente y prohibiéndose la experimentación con moribundos y necesitados económicos o sociales.

Tras 1933, con Adolf Hitler, las leyes de segregación racial, los programas de esterilización forzada para prevenir las enfermedades hereditarias, los programas de eutanasia o muerte caritativa de discapacitados mentales y físicos, y experimentos médicos en ellos y en prisioneros sanos fueron invadiendo la atención sanitaria, con la participación activa de los profesionales, aceptando con las leyes eugenésicas que priorizaban el beneficio de la nación en lugar del beneficio del individuo, para dejar un legado de salud a generaciones venideras.

Se consideró que los avances científicos estaban sobre los derechos del ser humano, en beneficio de la sociedad (especialmente cuando no se trataba de arios sanos), también buscando subir en la escala social y, claro está, en ocasiones, para no ser considerados sospechosos enemigos del Reich y proteger su vida y la de los suyos. En muy pocos años, la preocupación de la profesión médica por el respeto a la autonomía de las personas había sido borrada.

Es en el *Código de ética médica de Núremberg*, escrito en 1947, como respuesta a las atrocidades cometidas con seres humanos, donde por segunda vez se afirma la necesidad de obtener el consentimiento en los participantes de una investigación, en su artículo 1 («el consentimiento voluntario del sujeto humano es absolutamente esencial»). Se redactó tras el juicio a 20 médicos por la ejecución de experimentos médicos en prisioneros de guerra y civiles de países ocupados e incluso de la propia población civil alemana.

Mientras era promulgado este código que guiaba la experimentación con seres humanos, Estados Unidos y los países aliados (Inglaterra, Francia y la Unión Soviética) no contaban con un código ético a la hora de investigar. Después del código de Núremberg, en estos países, en Suiza, Checoslovaquia, Suecia, Guatemala, Perú y otros, se han realizado no poco número de investigaciones de naturaleza cruel con seres humanos, en la mayoría de las ocasiones con las personas más desprotegidas del sistema, como niños, minorías étnicas, presos y enfermos mentales sin su consentimiento, hasta al menos el final del siglo xx.

En 1994, la Asociación Médica Mundial (AMM) se reúne y adopta unos acuerdos, la Declaración de Helsinki, que es considerado el documento más importante en la ética de la investigación con seres humanos. Promulga que debe primar el beneficio del paciente y que la responsabilidad de proteger a las personas que toman parte de la investigación recae siempre en el profesional sanitario, que debe velar por su vida, salud, dignidad, integridad, intimidad y confidencialidad y derecho a la autodeterminación.

DESARROLLO LEGISTATIVO DE LA AUTONOMÍA DEL PACIENTE. EL CONSENTIMIENTO INFORMADO Y LOS DOCUMENTOS DE PLANIFICACIÓN ANTICIPADA DE DECISIONES

El desarrollo de la autonomía del paciente como un derecho amparado por la ley y su implantación en la práctica clínica nace en Estados Unidos, paralelo al de la bioética, para luego llegar a implantarse en el resto de los países, principalmente los democráticos.

El consentimiento informado

Este término no se introduce hasta el caso Salgo, en 1957, en el que se especificaba que el consentimiento debía basarse en información suficiente para que fuera inteligible, aunque la misma sentencia especifica que, al proporcionar información sobre los riesgos, hay que hacerlo con un cierto grado de discreción para evitar daños al paciente.

Mientras la sociedad avanzaba sobre los derechos individuales y había avances legales en relación con ello, los profesionales de la medicina tardaron tiempo en adoptarlo como una práctica estándar, manteniendo la práctica del engaño benévolo.

Los deberes del consentimiento informado

Al mismo tiempo que la Organización Médica Mundial regulaba en la Declaración de Helsinki los deberes de consentimiento informado para las investigaciones clínicas, se desarrollaba cada vez más jurisprudencia, especialmente en Estados Unidos, con respecto al consentimiento informado previo a una actuación médica y también sobre la capacidad de ejercer la representación para rechazar tratamientos o para la retirada de medidas de soporte vital (caso de Nancy Cruzan, 1989). Otros casos sucesivos fueron dando lugar al desarrollo de la teoría de la responsabilidad y el derecho a la autodeterminación, que se configuró como principal requisito del consentimiento.

Ya en 1966, se había definido al consentimiento informado como una realidad que necesariamente debería ir acompañada de un proceso deliberativo, y en varias sentencias se incluyó la obligación de usar un lenguaje tan simple como fuera necesario que explicara la naturaleza de la enfermedad, del tratamiento propuesto o puesto, las probabilidades de éxito y las distintas alternativas, así como los riesgos en cada caso, y se van incluyendo otros términos, como el deber de informar de los efectos de no someterse al tratamiento.

Posteriormente, fueron surgiendo el debate y las normas jurídicas en torno al consentimiento por representación para cuando el paciente no era capaz de decidir por sí mismo, y la posibilidad de toda persona de decidir sobre actuaciones sanitarias de las que pudiera ser objeto en un futuro en el supuesto de que, llegado el momento, no gozara de la capacidad de decidir por sí misma.

El nacimiento de los documentos de voluntades vitales anticipadas

En 1967, la Eutanasia Society of America lanzó la primera idea de un documento escrito como testamento anticipado para decisiones sanitarias. Previamente, en 1961, el abogado Louis Kutnet, fundador de Amnistía Internacional, propuso un modelo que defendió ante el congreso, y en 1969 publica en el *Indiana Law Journal* un modelo de documento que denominó *testamento vital* (*living will*). La *Eutanasia Education* organizó y difundió miles de formularios, pero con un impacto escaso en la práctica real. Solo tras el caso Kilian de 1976, en California, se legisla, y se reconocen los testamentos vitales que se fueron promulgando en los 10 años siguientes en casi todos los estados de Estados Unidos de América.

Las limitaciones de estos primeros modelos fueron:

- No se sabía realmente quién tenía que interpretar los deseos del paciente.
- El carácter genérico gracias a aquello que se expresaba.

Para solucionarlo, se legisló sobre los poderes de representación, para una o varias personas, se fueron incorporando a los documentos de voluntades anticipadas referencias explícitas al rechazo o aceptación de determinadas terapias y a especificar situaciones de enfermedades concretas.

A pesar del enorme desarrollo legislativo, su implementación fue muy escasa y, en 1991, se legisló la *Pacient Self-Determination Act,* que obligaba a las organizaciones y centros sanitarios y sociosanitarios que recibían fondos a ofrecer de forma activa a sus pacientes la cumplimentación de las voluntades vitales anticipadas (VVA).

El estudio SUPPORT, el paso de los testamentos vitales a la planificación anticipada de las decisiones

El *Study of Understand Prognosis and Preference for Outcomes and Risks of Trataments* (SUPPORT) fue la cuna del nacimiento de las planificaciones avanzadas de cuidados (*advances care planning*). Se realizó entre 1989 y 1994 un macroestudio con 9.105 pacientes, con una fase descriptiva y una de intervención, con el que tampoco se logró impulsar la cumplimentación de VVA ni estimular que fueran respetadas.

Su importancia fue que motivó gran número de reflexiones entre los bioeticistas y se tomó conciencia de que el futuro de la toma de decisiones debería desarrollarse no únicamente con las VVA, sino en un proceso integral y amplio de planificación anticipada de las decisiones (PAD) sanitarias, que arrancó en 1994.

A partir de ahí se desarrollaron investigaciones cualitativas, información a profesionales sanitarios, profesores, trabajadores sociales y miembros de asociaciones ciudadanas, para promocionar el desarrollo de una PAD que estuviera en la historia clínica del paciente y fuese respetada.

Desarrollo legislativo en España

A continuación, se indican las leyes que se han desarrollado en España sobre el tema.

Ley 14/1986 General de Sanidad

La Ley General de Sanidad plasma los derechos relativos a la información clínica y la autonomía individual de los pacientes en relación con su salud, manteniendo el máximo respeto a la dignidad y libertad de la persona como principios generales.

Reconoce el consentimiento por representación, sin establecer orientaciones sobre a qué tipo de decisiones se refiere ni los criterios que se podrían utilizar, elaborando unos principios generales.

Convenio de Oviedo, de 4 de abril de 1997

El Convenio de Oviedo, de 4 de abril de 1997, fue ratificado por España el 23 de julio de 1999, entrando en vigor el 1 de enero de 2000. Es el Convenio del Consejo de Europa para la protección de los derechos humanos y la dignidad del ser humano con respecto a la aplicación de la biología y la medicina.

En el ámbito europeo, el Consejo de Europa impulsó el Convenio de Oviedo con el objetivo de impedir el abuso del desarrollo tecnológico en lo que concierne a la biomedicina y proteger la dignidad humana y los derechos humanos, reconociendo en su artículo 9 los denominados testamentos vitales: «serán tomados en consideración los deseos expresados anteriormente con respecto a una intervención médica por un paciente que en un momento de la intervención no se encuentre capaz de expresar sus voluntad».

Ley 21/2000, del 21 de diciembre, de la Generalitat de Catalunya

La Ley 21/2000, del 21 de diciembre, de la Generalitat de Catalunya sobre los derechos de información concerniente a la salud y la autonomía del paciente y a la documentación clínica, es la primera ley que surge en España, en el ámbito autonómico y anticipando la Ley de autonomía del paciente, que incluye la regulación sobre la posibilidad de elaborar documentos de voluntades anticipadas en su artículo 8: «voluntades anticipadas». Entra en vigor el 11 de enero de 2001. A esta le siguieron otras leyes autonómicas con expresión similar.

Ley de autonomía del paciente

La Ley 41/2002, de 14 de noviembre, básica reguladora de la autonomía del paciente y de derechos y obligaciones en materia de información y documentación clínica, entra en vigor el 16 de mayo de 2003.

Esta ley básica refuerza y da concreción al derecho de autonomía del paciente en cuanto a consentir y revocar una actuación médica, la comunicación de la información de forma comprensible y adecuada, incluso en caso de incapacidad, el consentimiento por representación y el derecho a la intimidad. El capítulo IV está dedicado a la autonomía del paciente, expresándose sobre las instrucciones previas en el artículo 11, que se reproduce a continuación:

- **Artículo 11. Instrucciones previas**
  - Por el documento de instrucciones previas, una persona mayor de edad, capaz y libre, manifiesta anticipada-

mente su voluntad, con objeto de que esta se cumpla en el momento en que llegue a situaciones en cuyas circunstancias no sea capaz de expresarla personalmente, sobre los cuidados y el tratamiento de su salud o, una vez llegado el fallecimiento, sobre el destino de su cuerpo o de los órganos del mismo. El otorgante del documento puede designar, además, un representante para que, llegado el caso, sirva como interlocutor suyo con el médico o el equipo sanitario para procurar el cumplimiento de las instrucciones previas.

- Cada servicio de salud regulará el procedimiento adecuado para que, llegado el caso, se garantice el cumplimiento de las instrucciones previas de cada persona, que deberán constar siempre por escrito.
- No serán aplicadas las instrucciones previas contrarias al ordenamiento jurídico, a la *lex artis*, ni las que no se correspondan con el supuesto de hecho que el interesado haya previsto en el momento de manifestarlas. En la historia clínica del paciente, quedará constancia razonada de las anotaciones relacionadas con estas previsiones.
- Las instrucciones previas *podrán revocarse libremente en cualquier momento dejando constancia por escrito*.
- Con el fin de asegurar la *eficacia en todo el territorio nacional* de las instrucciones previas manifestadas por los pacientes y *formalizadas* de acuerdo con lo dispuesto en la legislación *de las respectivas comunidades autónomas*, se creará en el Ministerio de Sanidad y Consumo el *Registro Nacional de Instrucciones Previas,* que se regirá por las normas que reglamentariamente se determinen, previo acuerdo del Consejo Interterritorial del Sistema Nacional de Salud».

Al amparo de esta ley, se han desarrollado las normativas autonómicas al respecto, contribuyendo a garantizar el derecho a decidir sobre actuaciones sanitarias futuras en el supuesto de que la persona no pudiera expresarse por sí misma por medio de un documento de instrucciones previas, que ha variado en nombre y forma en cada comunidad autónoma.

Al legislar de esta manera, se ha buscado que la atención del profesional al paciente esté focalizada desde el punto de vista ético en el respeto a la autonomía que el paciente puede desarrollar desde su experiencia de enfermedad, especialmente en el tramo final de su vida.

Sin embargo, los esfuerzos de las administraciones se han quedado casi totalmente centrados en disponer de un documento legal para ello, especialmente en los primeros años tras su publicación, desvirtuando la meta de prestar una atención sanitaria de calidad desde la que se acompañe y facilite el afrontamiento del proceso de enfermar, su vivencia y el impacto sobre el paciente y la familia, así como el respeto para ser cuidado de acuerdo con sus valores y preferencias.

En los últimos tiempos, se asiste a iniciativas desde distintos lugares que llegan al fondo de la cuestión para afrontar el reto de incorporar la planificación anticipada como herramienta para una atención de calidad, que respeta realmente la autonomía de la persona sobre cómo ser cuidado en su trayectoria de la enfermedad y hasta dónde prolongar la etapa final con los medios que la ciencia permite.

Decisiones sanitarias en pacientes incapacitados

La Ley 8/2021, del 3 de junio de 2021, reforma la legislación civil y procesal para el apoyo a las personas con discapacidad en el ejercicio de su capacidad jurídica.

Hasta el año 2021, se había usado el término *incapacitación* como la pérdida de capacidad jurídica para la toma de decisiones en todas las esferas de la vida (incluido el ámbito sanitario) y el de *incapacidad* como la pérdida de hecho para la toma de decisiones. Con esta nueva ley, se regula el derecho de la persona discapacitada para «…tomar sus propias decisiones no solo de carácter patrimonial, sino también sobre las vicisitudes de su vida ordinaria, domicilio, salud». Desapareció la figura del tutor legal, en que se apoyaban hasta ahora muchas decisiones médicas a este respecto, y se crearon medidas de apoyo (curatela, guarda de hecho, defensor judicial), buscando promover la autonomía de la persona discapacitada.

Registro Nacional de Instrucciones Previas y el fichero automatizado

El Registro Nacional de Instrucciones Previas (RNIP), que se creó por Real Decreto 124/2007, del 2 de febrero, estableció que las comunidades autónomas debían remitir el documento de instrucciones previas registrado en ella para asegurar la eficacia y posibilidad de conocimiento en todo el territorio nacional de las instrucciones otorgadas en cada autonomía a través de un registro con fichero automatizado.

La regulación por ley de la prestación de ayuda a morir ha sido revisada a través del Real Decreto 415/2002, de 31 de mayo, adaptando el apartado de la declaración de prestación de ayuda para morir dentro de la información mínima que debe contener.

VOLUNTADES VITALES, PLANIFICACIÓN ANTICIPADA DE DECISIONES, PLANIFICACIÓN COMPARTIDA DE LA ATENCIÓN

Se pueden describir varias fases en el desarrollo de esta preparación para las decisiones de futuro, siguiendo la experiencia norteamericana, con:

- Las primeras propuestas: donde late un temor reactivo a la posible deshumanización del morir por la irrupción de la tecnología.
- Fase legislativa (sobre todo hasta 1990): donde se pone el énfasis en el derecho a la autonomía del paciente y se impulsan los documentos de voluntades previas.
- Fase de iniciativas de implementación en clínica (primera mitad de la década de 1990): con un esfuerzo por conciliar el derecho y la lógica clínica.
- Fase de PAD sanitarias (segunda mitad de la década de 1990): resitúa los documentos escritos como medio, y no como un fin, dando preeminencia al proceso comunicativo.
- Fase integral, social y comunitaria (comienzos del siglo XXI): planificación anticipada de la asistencia sanitaria, en línea con la mejora continua de la calidad, especialmente en la atención a pacientes con enfermedades crónicas avanzadas.

En la fase prelegislativa, y ante la preocupación de un final de vida tecnificado y desprovisto de humanidad, como se ha visto, nace el término de testamento vital. Pronto fue sustituido por los términos voluntades anticipadas, instrucciones previas y directrices previas o anticipadas en la fase legislativa, como se han ido llamando en las distintas comunidades autónomas en España. Es en esta etapa cuando surge la preocupación sobre la autonomía del paciente y el respeto a sus decisiones para cuando no sea capaz de expresarlas al final de su vida.

Tal como ocurrió en su país de nacimiento, Estados Unidos, el desarrollo de las directrices anticipadas ha tenido poca repercusión: se han registrado 336.329 documentos de voluntades vitales anticipadas (DVVA), a 21 de enero de 2021, con una tasa por 1.000 habitantes de 8,06, y menos de 600.000 DVVA, a 30 de noviembre de 2022, para toda España.

La Iglesia católica se había adelantado a lo regulado en la Ley de autonomía del paciente en 2002, difundiendo en 1989 un texto llamado testamento vital a partir de las Segundas Jornadas Nacionales de Profesionales Sanitarios Cristianos de 1988, en formato cartulina, para llevar junto a la documentación, pero tampoco llegó a tener una repercusión suficiente entre sus miembros.

Estos documentos, como los de consentimiento informado, frecuentemente se llevan a cabo como mero trámite administrativo, deformando la esencia de su verdadero valor ético. No son pocas las ocasiones en que estos documentos son cumplimentados por personas sanas que se acercan al registro para expresar, con una actitud defensiva frente al sistema sanitario, el rechazo a vivir en la etapa final de su vida asistidos por medidas de soporte, muchas veces invasivas y no siempre claramente indicadas en tanto en cuanto se aplican en situaciones avanzadas de una enfermedad sin posibilidad de curación, tras haber acompañado a un familiar en el final de su vida con medidas que han considerado desproporcionadas y que alargaban innecesariamente el proceso de final de vida.

Tampoco ha sido de mucha utilidad el desarrollo de los documentos de VVA realizados con antelación a la situación de enfermedad, en tanto en cuanto no parecen haber estimulado a los pacientes a discutir con sus médicos el contenido de sus preferencias sobre su atención al final de la vida ni las implicaciones sobre su situación de enfermedad.

En muchas ocasiones, no es el propio paciente el que comunica al médico que le atiende que tiene RVVA, sino que este lo «descubre» al acceder a la historia clínica, aunque a menudo no está visible, sino perdido en el conjunto de apartados de esta por no haber sido suficientemente impulsado por la administración el verdadero objetivo de este derecho, un medio para procurar una asistencia sanitaria de calidad en la que se respete su autonomía no solo al final de su vida, sino conforme se va acercando a esta, con una atención en la que se respeten sus valores y preferencias (si bien tampoco se están consultando en muchas ocasiones los RVVA por parte de los profesionales cuando atienden a un paciente sin capacidad de hecho).

Con cierta frecuencia lo expresado en los RVVA parece estar muy lejos de los valores y preferencias que van emergiendo cuando se pasa de una situación de salud a padecer una enfermedad que producirá gran afectación para la persona hasta llegar a la muerte. Al basarse principalmente en un modelo legalista y autonomista en cuanto a la toma de decisiones, no cubre lo que los pacientes esperan de aquellos que le atienden.

Cuando una persona enferma, cambia el prisma desde el cual mira su vida y a sí mismo, cambia a menudo el orden de sus valores vitales y los va a referenciar a la situación que está viviendo y a los problemas que anticipa, de modo que se va a preocupar sobre lo importante para él desde el punto de vista no solo del final de la vida, el eje central del DVVA, sino también a una situación ya no tan hipotética; y el sentido que cobra su vida, sus preferencias en esa parte de la vida, que es el proceso de enfermar y el reto que supone adaptarse a los cambios y a las pérdidas de la salud.

Es entonces el momento adecuado para que el profesional comience a tener conversaciones sobre cómo ser cuidado en el proceso de la enfermedad, lo importante para el paciente, atendiendo a sus miedos, a aquello que considera importante para su propio concepto de calidad de vida, contrastando lo que hubiera expresado en un DVVA, si lo hubiera realizado, y su visión actual. Es este el momento en el que surge la necesidad de realizar una planificación anticipada de la asistencia sanitaria.

El paciente no solo desea sentirse en manos de alguien que sea competente y tenga dominio técnico, sino también que le sepa asesorar sobre la implicación que la enfermedad y sus distintos cursos en otros pacientes y, en su caso, cuáles serían los escenarios posibles. Para ello, hay que mantener una adecuada relación clínica médico-paciente y, a partir de ahí, poder realizar una PCA.

> ❗ La PCA «es un proceso deliberativo, relacional y estructurado que facilita la reflexión y la comprensión de la vivencia de la enfermedad y el cuidado entre las personas implicadas, centrándose en la persona que afronta una trayectoria de enfermedad para identificar y expresar sus preferencias y expectativas de atención. Su objetivo es promover la toma de decisiones compartida en relación con el contexto actual y los retos futuros de atención como aquellos momentos en los que la persona no sea competente por sí misma» (Asociación Española de Planificación Compartida de la Atención [AEPCA], 2020, disponible en: www.aepca.es).

Esta definición abarca los mismos conceptos promulgados por un grupo internacional de expertos en PAD apoyado por la European Association for Palliative Care (EAPC), y en cuanto a los contenidos y cómo llevarla a cabo, sigue similares directrices a las que se llegó con un estudio Delphi realizado entre 1914 y 1917.

Las preferencias sobre cómo ser cuidado y seguir distintos tipos de tratamiento, entre otros, los de soporte vital e incluso tratamientos que le permitan sobrevivir a reagudizaciones de la enfermedad que padecen, u otras que le sobrevengan, habrán de marcar el camino de la atención sanitaria y la base de la planificación anticipada de la atención sanitaria (PAD, PAAS, PCA). Su desarrollo en España ha sido promovido por distintas asociaciones con apoyo institucional que ha impulsado programas formativos, así como guías y recomendaciones (**Tabla 56-1**).

El profesional sanitario ha de acompañar en la toma de decisiones a su paciente, debe buscar la concordancia entre el sentido de la vida y el estilo de vida elegido por la persona también en su proceso de enfermar y morir. Por ello no hay que quedarse en una planificación que el paciente realiza y el profesional recoge tras aclararle sus dudas. Debe ser, como dice la definición de la AEPCA, un proceso relacional.

Planificación

El concepto *planificación* ya lleva incluido en su significado la anticipación para un futuro más o menos inmediato.

Para iniciarlo, lo primero que se debe preguntar el paciente es «quién soy yo», como persona, en mi entorno familiar y social, el rol que ocupo en ellos con mis creencias y mis valores, con lo importante para mí y mis metas y deseos, tanto a lo largo de mi proceso biográfico como en la situación actual, y qué represento para los demás, así como mis dificultades, mis fortalezas y mis temores. Se trata de un importante proceso de autorreflexión.

La segunda pregunta que surge y que se debe abordar es «por qué realizar una planificación», y «por qué en este momento», lo que ayudará y, a menudo, completará esa autorreflexión, poniendo palabras a los miedos, los deseos y las principales preocupaciones, las experiencias previas en el ámbito de la salud que me han dejado una marca, destapando incluso duelos mal resueltos, como se ve cuando personas sanas se acercan al RVVA para cumplimentarlo, debido a vivencias de enfermedad, al sufrimiento y la muerte de seres queridos.

Enfrentarse al reto que supone la pérdida de la calidad de vida y su vivencia puede representar un cambio importante en lo más profundo del *self*. Y por ello el proceso de planificación ha de ser dinámico, respetando los cambios de preferencias que previsiblemente se van a dar en las distintas etapas en que se acompañará al paciente, y también de aquellos que conviven con él y los que les procuran los cuidados.

La percepción de ser una carga para la familia, de no ser dueño de su propia vida, incluso el impacto económico que la enfermedad tiene para la unidad familiar, la vivencia del sufrimiento o la aceptación, van a marcar a veces elecciones que puedan chocar con los valores vitales que surgieron en una DVVA previa o una PAD al inicio de la enfermedad, y que pueden pasar a un segundo orden o cambiar y, por tanto, habrá que estar atentos a esos cambios de las preferencias y del significado del vivir, la enfermedad y el proceso de morir.

Y sobre qué planificar, especialmente sobre escenarios posibles en la situación de enfermedad que se padece, es un aspecto que se abordará más adelante.

Implicados en la atención compartida de la asistencia sanitaria, la cuestión de la autonomía relacional

Tomando el valor de autonomía como la realización de la libertad individual a través de la cual una persona con ideales y valores asigna un orden de prioridades y elige según sus preferencias, se está manejando un concepto de autonomía personal, tal como se ha hecho en el medio anglosajón.

La realidad del proceso de la enfermedad, especialmente en enfermedades crónicas complejas en un estadio avanzado, y desde luego, en los cuidados paliativos, es que el paciente está situado en un complejo entramado de relaciones y vínculos compuesto por su círculo afectivo, pero también por las personas encargadas de cuidarle, sean o no de su entorno familiar, los profesionales que le atienden, así como el entorno cultural, la comunidad de la que forma parte y las instituciones sanitarias y sociosanitarias en que se realiza la atención.

De este modo, no solo sus preferencias, sino el contexto y las relaciones, posibilitan las distintas opciones alcanzables y compatibles con la escala de valores del paciente. Así que además de los condicionantes socioeconómicos y de la enfermedad en sí misma, los que rodean la esfera personal del paciente influyen, se quiera o no, en que sean posibles distintas opciones.

Y las prioridades del paciente, primarias y secundarias, irán cambiando, adaptándose a cada etapa del proceso con una autonomía oscilante, como sucede cuando hay que enfrentarse a una claudicación familiar o síntomas y manejo de cuidados que la familia no puede asumir.

Tabla 56-1. Acciones promovidas en España para el desarrollo de la PAD	
2011	Guía promovida por la Fundación de Ciencias de la Salud y la Organización Médica Colegial en 2011
2013	El programa de la Estrategia de Bioética de Andalucía, con un programa de formación y una guía de PAD
2014	Modelo catalán de PAD
2015	Guía de PAD en salud mental
2017	Creación de la AEPCA
De 2014 a la actualidad	Programa Kayrós-Conversaciones que ayudan, desarrollado por Javier Júdez, aplicándose en la actualidad en Murcia (disponible en: www.conversaciones kairos.es)
En la actualidad	En el País Vasco, Iñaqui Zaralegui promociona un proyecto facilitador con profesionales de atención primaria en PCA
En la actualidad	Alfinaldelavida.org promociona la necesidad social de reconocer la muerte como parte de la vida y vivir esta etapa sanamente
2022, implantándose en la actualidad	Comunidad de Madrid: regula un modelo para la PCA en pacientes con enfermedades crónicas avanzadas

AEPCA: Asociación Española de Planificación Compartida de la Atención; PCA: planificación compartida de la atención; PAD: planificación anticipada de las decisiones.

El proceso de planificación ha de ser dinámico y contar con una reevaluación cuando cambian las circunstancias del enfermo, el curso de la enfermedad o su entorno familiar y sanitario. Así pues, en el desarrollo de la autonomía, es preciso tener en cuenta distintos actores:

- El paciente: es el protagonista del proceso.
- El profesional sanitario: especialmente su médico, referente que le acompaña en el proceso de su enfermedad, pero también los demás profesionales (enfermeras y técnicos en cuidados auxiliares de enfermería, trabajadores sociales, psicólogos y otros médicos implicados en procesos intercurrentes y en técnicas y tratamientos).
- La familia: especialmente los convivientes y también aquel en quien el paciente habitualmente deposita su confianza en las cuestiones sanitarias, convirtiéndose en su referente, y otras personas de vínculo.
- El representante: nombrado por el paciente para cuando no sea capaz de tomar decisiones o simplemente no desea participar en la toma de decisiones.
- La organización sanitaria y, de un modo muy importante, los centros sociosanitarios: que van a acoger durante un tiempo más o menos largo a pacientes en etapas avanzadas de su vida, gran número de ellas con necesidades paliativas y muchas con pérdida de la capacidad para tomar decisiones conforme avanza el tiempo.
- Y el escenario en el que se va a desarrollar, va a ser su entorno familiar y sociocultural, y también económico, tanto del propio paciente como de la sociedad y la organización sanitaria, que harán posible o no que se cumplan distintas metas y expectativas.

La atención: contenidos de la planificación compartida de decisiones sanitarias

La atención, según recomiendan la EAPC y la AEPCA, será dirigida a todas las esferas de la persona: física, psicológica, social y espiritual. Los contenidos exactos sobre los que se delibera deben ser decididos por la persona, explorando hasta qué punto los objetivos y preferencias para tratamientos médicos y de atención futuros son realistas.

Para que sea completo, debe abarcar:

- Valores relevantes: como son la calidad de vida, la capacidad de mantenerse autónomo para las actividades de la vida diaria, la capacidad de comunicarse y de tomar decisiones, etcétera.
- Preferencias sanitarias de carácter general: como el balance entre calidad y cantidad de vida, el grado de deterioro de su conciencia que presuman, como la pérdida de calidad de vida, el nivel del control de los síntomas físicos.
- Indicaciones sanitarias concretas ante determinadas situaciones clínicas, siempre que se ajusten al marco jurídico y a la buena práctica. Estas pueden ser de tres tipos:
  - Rechazo de intervenciones: legalmente vinculantes si han sido registradas en un DVVA o en la historia de salud, según el procedimiento establecido por las normas legales.
  - Solicitud de instauración de intervenciones: si son clínicamente indicadas y se registraron en una VVA, han

de ser interpretadas como expresión de consentimiento informado.
  - Donación de órganos y tejidos: legalmente vinculantes, independientemente de la opinión de la familia o los representantes si han quedado registradas y se cumplen los requisitos técnicos para la extracción.

Además, para una buena atención, puede ser importante que se reflejen:

- Otras cuestiones no sanitarias relacionadas con el proceso de muerte, como su acompañamiento en esta etapa, el destino de su cuerpo tras el fallecimiento, el destino de sus objetos personales, etcétera.
- Cuestiones existenciales relativas a su salud, la enfermedad, la muerte, que permitan expresar sus miedos, su sentido de la vida en esta etapa, la trascendencia que para la persona tenga su vida y esta etapa concreta, creencias religiosas y sentimientos, así como preocupaciones con respecto a la familia, económicas, filantrópicas, etcétera.
- Designación de una persona como representante para cuando haya que interpretar alguna situación en la que no haya quedado concretamente aclarada su decisión. Se recomienda que sea una persona accesible en la etapa que pueda necesitarse, cercana a su vida, emocionalmente capaz de respetar sus deseos y que conozca suficientemente sus valores vitales para que pueda ejercer correctamente la representación. Se podrán limitar aquellos campos en los que el representante pueda o no ejercer su función. El representante deberá aceptar y dar su consentimiento. Además, puede elegirse a otra persona distinta al representante que sea referente a la hora de realizar el acompañamiento, los cuidados e incluso a la hora de recibir malas noticias por ser quien más seguridad aporte.
- Para que sea legalmente vinculante, ha de hacerse mediante un registro de VVA o notarial. Es conveniente que la familia, los cuidadores y allegados sepan quién ha sido designado como representante, y sería recomendable que se incorporara y participara activamente en el proceso de planificación anticipada.

Recomendaciones para planificar en fases avanzadas como acompañamiento para una muerte en paz

Los profesionales que atienden a los pacientes al final de la vida han de estar preparados y formados para acoger el sufrimiento y acompañar al paciente en su proceso, explorando, del modo adecuado en cada caso, la dimensión espiritual, es decir, el sentido de la vida del paciente en esa etapa, su sufrimiento existencial y sus propias herramientas, para conocer qué preferencias y valores emergen y ascienden sobre otros en esa etapa de la vida, que es el morir. La exploración de sus deseos y preferencias se ha de realizar con suma delicadeza.

Cuando es posible decir que no es extraño que la persona fallezca en los siguientes 12 meses, es importante haber iniciado conversaciones con ella, preocuparse por conocer las vivencias de los pacientes a través de ellos y otras personas, y explorar a través de las conversaciones que se tienen con el paciente y la familia su trayectoria vital, sus valores y sus deseos, cuáles son sus temores, sus creencias y sus necesidades.

La AEPCA sugiere la entrega de un documento para reflexionar, que el paciente se llevará a casa hablando de las necesidades, valores vitales, preferencia, experiencia de enfermedad, temores y creencias, para luego, en dos entrevistas sucesivas, completar el proceso y registrarlo en la historia clínica o en un DVVA (**Fig. 56-1**).

En los equipos de cuidados paliativos, cuando se conoce al paciente en una fase ya cercana a la muerte, a menudo la información sobre sus preferencias habrá que tomarlas de su familia, especialmente de aquellos que han estado a su lado o aquellos con quien les ha sido más fácil expresarse sobre sus preocupaciones y deseos para la etapa del morir, sin obviar que el paciente puede haber querido proteger a su familia del sufrimiento expresando a veces sus preocupaciones a alguien no tan cercano, al que se deberá incluir en el proceso.

Entonces habrá que debatir entre esa persona, el representante, si lo hubiese nombrado, y el resto de los vínculos familiares los deseos y preferencias que deben guiar en la atención en esa etapa con una mirada realista, adaptada a las particularidades de ese proceso de enfermedad en el momento concreto y según lo está viviendo la persona, teniendo en cuenta que, para que la atención de las preferencias sea posible, también habrá que atender a aquellos que le rodean.

Ante un paciente al final de su vida, al que previamente no se le había realizado PAD, la intervención adecuada es a menudo simplemente estar ahí, la presencia, hacerle llegar que se le van a respetar siempre sus preferencias y tener en cuenta a aquellos que quiere.

Para planificar en fase de negación, hay que valorar si se puede plantear que, con todo el respeto, se estará ahí para atenderle y procurar hacerlo atendiendo sus preferencias. Si el paciente, con su lenguaje no verbal o con alguna expresión, da «permiso» para entrar en su mundo interior y expresa desolación y preocupación, se podrá expresar que, si en algún momento de esa etapa las cosas van mal, puede expresar cómo quiere ser cuidado o lo que más le importa.

Ante la respuesta: «no he pensado en eso», o si ni tan siquiera se percibe tener permiso para preguntar, nunca se debe insistir; el paciente ya sabe que los profesionales están ahí si en algún momento se quiere expresar.

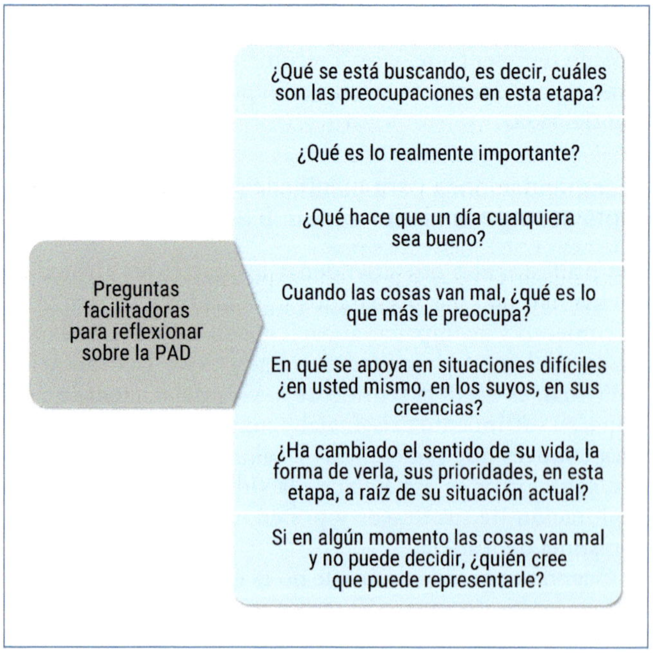

ELEMENTOS PARA LA TOMA DE DECISIONES SANITARIAS

El ejercicio de la autonomía de las personas, de los pacientes, exige que se cumplan al menos tres condiciones:

- Actuar voluntariamente, es decir, libre de coacciones externas.
- Tener información suficiente sobre la decisión que va a tomar, es decir, sobre el objetivo de la decisión, sus riesgos, beneficios y alternativas posibles.
- Tener capacidad, esto es, poseer una serie de aptitudes psicológicas (cognitivas, volitivas y afectivas) que le permiten conocer, valorar y gestionar adecuadamente la información anterior, tomar una decisión y expresarla.

Javier Júdez, bioeticista y miembro de la AEPCA, estructura el proceso de un modo muy claro y, a partir de ello, va a ser desarrollado (**Fig. 56-2**).

Las herramientas que se utilizarán serán la comunicación a través de una entrevista clínica con relación de ayuda, las hojas de información y formularios de consentimiento, los protocolos de evaluación de la capacidad y los registros en fichas clínicas.

Capacidad para la toma de decisiones sanitarias al final de la vida

La incapacidad, de hecho, puede darse no solo a causa de una pérdida del grado de conciencia, sino también en la pérdida de competencia, definida por las aptitudes para realizar actos basados en sus convicciones.

Preguntas facilitadoras para reflexionar sobre la PAD

¿Qué se está buscando, es decir, cuáles son las preocupaciones en esta etapa?

¿Qué es lo realmente importante?

¿Qué hace que un día cualquiera sea bueno?

Cuando las cosas van mal, ¿qué es lo que más le preocupa?

En qué se apoya en situaciones difíciles ¿en usted mismo, en los suyos, en sus creencias?

¿Ha cambiado el sentido de su vida, la forma de verla, sus prioridades, en esta etapa, a raíz de su situación actual?

Si en algún momento las cosas van mal y no puede decidir, ¿quién cree que puede representarle?

Figura 56-1. Preguntas facilitadoras para reflexionar sobre la planificación anticipada de las decisiones (PAD).

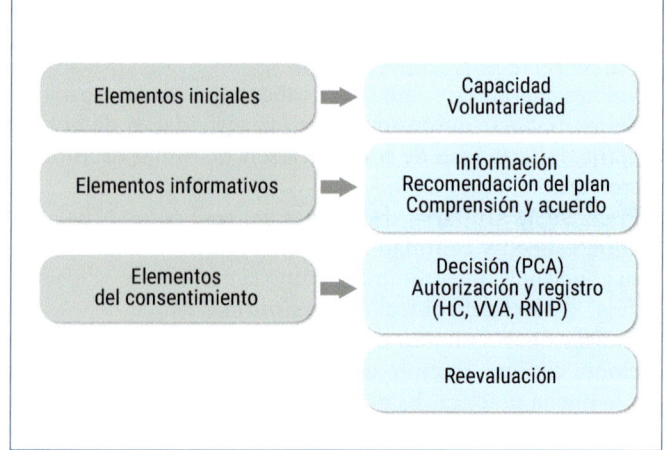

Figura 56-2. Elementos para la planificación compartida de la atención (siguiendo el esquema de Javier Júdez). HC: historia clínica; PCA: planificación compartida de la atención; RNIP: Registro Nacional de Instrucciones Previas; VVA: voluntad vital anticipada.

Competencia o capacidad de hecho: evaluación

La capacidad de hecho o competencia se evalúa considerando las capacidades cognitivas del paciente: grado de atención, memoria, lenguaje argumentado y capacidad de introspección o juicio, que son la base de la comprensión de la información, el razonamiento y la expresión de la decisión razonada.

Es el médico encargado de la atención el que deberá valorar la capacidad del paciente para la toma de decisiones, pudiendo consultar a un especialista, médico o no, por ejemplo, a un psicólogo u otros profesionales que intervengan.

Para determinar la situación de incapacidad, de hecho, se valorarán, entre otros factores que el clínico estime conveniente:

- La dificultad para comprender la información que se le suministra.
- La capacidad de retener dicha información.
- La capacidad de usarla de forma lógica durante el proceso de toma de decisiones
- La apreciación que existe sobre las posibles consecuencias de las distintas alternativas.
- El logro de tomar una decisión y comunicarla.

El profesional de la salud, incluso considerando a una persona incapaz de tomar decisiones, debe escuchar su voluntad y poner todos los medios tecnológicos y de relación de apoyo para que pueda seguir tomando decisiones. Hay que tener en cuenta que:

- Entre los 12 y los 16 años, el menor tendrá que ser oído, y el profesional sanitario valorará su capacidad y ponderará el riesgo de la intervención y su decisión sanitaria con el nivel madurativo del menor.
- La capacidad para la toma de decisiones (también para otorgar una DVVA) se logra a partir de los 18 años, o de los 16 si el menor está emancipado.
- En caso de que la decisión la adopte el representante legal y se considere que no es el mayor beneficio de la vida, calidad de vida y salud del paciente, se procurará una mediación, se consultará al comité de ética asistencial y, llegado el caso, como cuando se trata de niños o grandes discapacitados, deberá ponerse en conocimiento de la autoridad judicial.

La capacidad para tomar decisiones clínicas se suscribe a una decisión de asistencia en particular y se limita a ella, y no a todo el proceso asistencial. A veces, es transitoria, y así se ve en la atención a pacientes paliativos cuando están en situación muy avanzada de enfermedad, con desestabilización en una enfermedad mental, con delirio como consecuencia de una complicación en algunas enfermedades orgánicas, con un grado disminuido de conciencia reversible, situaciones con gran impacto emocional debido a malas noticias, etcétera.

Deberá valorarse entonces si la toma de decisiones puede posponerse hasta que mejore la capacidad del paciente, cuando esto es posible para actuaciones que comprometan de un modo importante la situación y calidad de vida del paciente.

Drane establece una escala móvil de la competencia en la que dice que, cuanto más riesgo e implicaciones tenga la decisión del paciente, los requisitos para evaluar la capacidad en la toma de decisiones han de ser más estrictos (**Tabla 56-2**).

El representante

En el caso de que el profesional sanitario considere que la persona ha perdido la capacidad de tomar decisiones en este ámbito, tendrá que recurrir a quien legalmente le sustituya en la toma de decisiones, que las tomará con el criterio de juicio sustitutivo.

Para dotar de valor las decisiones por juicio sustitutivo, Buchanan y Broca proponen esta guía:

- Cuanto más descriptiva y directamente se haya expresado una preferencia, mayor valor tiene (si una persona expresa a sus familiares y profesionales que no desearía continuar mantenida con vida por medio de un respirador artificial cuando avance su enfermedad de esclerosis lateral amiotrófica, tendrá más peso que si hubiera expresado simplemente que no desea vivir sin calidad de vida).
- Cuanto más personalizada y autorreferenciada sea (por ejemplo, «yo para mí no querría eso», y no que otra persona no se debería haber mantenido con esos medios), tiene más peso.
- Cuanto mayor sea el número de fuentes que aportan esa evidencia (personas vinculadas en el plano afectivo, personal sanitario, etcétera), tiene más peso.
- Cuanto más cercanas sean esas fuentes en cuanto a efecto (objetividad analítica y ausencia de intereses económicos o de otro tipo), tiene más peso.
- Cuantas más veces hayan sido expresadas esas preferencias y más cercanas al momento actual y la situación que se

Tabla 56-2. Escala móvil de Drane según el grado de capacidad para la toma de decisiones			
	Nivel 1	**Nivel 2**	**Nivel 3**
Consentir	Tratamiento efectivo +++beneficio – – – riesgo	Beneficio/riesgo intermedio	Tratamiento incierto – – – beneficio +++riesgo
Rechazar	Tratamiento incierto – – – beneficio +++riesgo	Beneficio/riesgo intermedio	Tratamiento efectivo +++beneficio – – – riesgo
Grado de capacidad necesaria para decidir	+ + + + +	+ – + – + –	– – – – –
A mayor riesgo, precisa mayor grado de capacidad			

está viviendo (no es lo mismo expresar una preferencia al inicio de una enfermedad, cuando esta no existe o cuando la situación del paciente le hace vislumbrar las consecuencias que tendrá para su situación vital), tiene más peso.

A partir de ello, también es posible guiarse en caso de que el paciente no sea capaz y existan ciertas dudas sobre una actuación concreta sobre la que no se hubiera expresado previamente ni se hubiese expresado en un DVVA.

Toma de decisiones y dimensiones vitales, evaluación en función del daño siguiendo el criterio del mejor interés

Las dimensiones de calidad de vida, los elementos de esta y los grupos de decisiones terapéuticas del profesional, siguiendo la *lex artis,* que definen el mejor interés del paciente son, según Drane y Coulehan (**Tabla 56-3**): cuando se atiende a pacientes y es posible decir que no pueden expresar sus preferencias con capacidad suficiente, ni se puedan elegir opciones por criterio subjetivo, ni por criterio de juicio sustitutivo, tomando en consideración las dimensiones vitales en riesgo de ser dañadas, se podrá seguir una guía para una correcta actuación con este análisis (**Tabla 56-4**).

Voluntariedad

Desde una ética de mínimos, tan solo se tendrá en cuenta la voluntariedad, la capacidad y una información científica y veraz lo suficientemente comprensible para cumplimentar un consentimiento o una DVVA.

Pero, sin valorar elementos como falsas creencias y miedos, ¿se podrá decir que realmente los elementos iniciales se cumplen y es esa realmente la voluntad del paciente y no está coaccionado por ellas?, ¿la información que maneja es la que precisa para tomar decisiones?

Sin una recomendación de un plan adecuado a su situación particular, valores y preferencias vitales, ¿podrá entender las implicaciones que sus decisiones tienen para el curso de su enfermedad y de su vida, incluidas las implicaciones para aquellos que le rodean y acompañan en el proceso? Y por tanto, ¿será una decisión realmente libre?

Para que se lleve a cabo, además de conocimiento sin coacción, debe haber autenticidad, y así la opción elegida no contradecirá al sistema de valores que sustenta a esa persona, acompañándola a dotarlo de significado en esa situación de enfermedad avanzada, con la repercusión de sus decisiones.

Entorno

La experiencia vital del paciente se produce en el entorno familiar y sanitario que le rodea y en el que se ha de desenvolver a lo largo de su proceso de enfermedad, por lo que debe ser tenido en consideración e integrarse para el proceso de toma de decisiones.

Como ya se ha explicado, se trata de ejercer una autonomía relacional en que se produce un flujo continuo de las decisiones y las experiencias consecuencia de estas, para todos los que forman parte de la atención del paciente y la del propio paciente. Se entiende que la libertad del paciente, desde el punto de vista kantiano, forma parte de la esencia del ser humano; los valores y los principios que gobiernan la vida en lo concreto, que son la conducta y las acciones con-

Tabla 56-4. Evaluación en función del daño

Tipo de daño: grado A, daño leve; grado B, daño medio o considerable; grado C, daño máximo o agudo

Grupo 1

Pacientes con daño considerable permanente en las seis dimensiones o daño agudo en las psicológicas y sociales, aunque la mejora fisiológica sea posible; dolor agudo, intratable; dolor considerable, pero paciente incapaz de otorgar significado al dolor; o daño leve en todas las dimensiones, pero con un daño agudo personal o familiar a la economía o el agotamiento de los recursos institucionales:

- No iniciar o retirar tratamiento de soporte vital para mejor interés del paciente
- Las decisiones, realizadas por familiares sustitutos o representantes de modo razonable y correcto
- El mantenimiento de las medidas solo se justificaría en situaciones extremas

Grupo 2

- Paciente con daño permanente considerable o agudo y sospecha por la biografía del paciente de que él hubiera rechazado el tratamiento; o daño acompañado de un proceso de muerte inevitable aunque no sea inminente; daño permanente considerable con gran carga económica para el paciente, familia y comunidad; daño permanente agudo en pacientes de avanzada edad o con incertidumbre sustancial sobre la eficacia del tratamiento; esperanza de que este producirá una mejoría fisiológica leve que requiera medidas muy invasivas o con gran carga económica; que el único tratamiento disponible sea experimental; o sugerencias sobre las preferencias del paciente basada en su biografía
- Los profesionales sanitarios pueden respetar las decisiones de los familiares sustitutos o representantes sin quebrantar sus propios valores profesionales

Grupo 3

Daño permanente leve en toda o cualquiera de las dimensiones o daño fisiológico considerable, pero con déficit en parte subsanables y tratamiento que supone una carga ligera:

- El tratamiento de soporte vital es el mejor interés para el paciente
- El no inicio o retirada de tratamiento de soporte vital no es aceptable, aunque lo demanden los familiares sustitutos o los representantes legales

Tabla 56-3. Dimensiones vitales y de calidad de vida, los elementos afectados, siguiendo a Drane y Coulehan

Dimensiones vitales	Elementos de la calidad de vida
Biológica:	
Somatosensorial	Placer, dolor, respuestas funcionales
Fisiológica conductual	Funcionalidad física y sentimientos asociados
Psicológica:	
Cognitiva relacional	Conciencia, vigilancia, instrospección y sentimientos asociados
Ética volitiva	Curiosidad y sentimientos asociados
Social:	
Social	Capacidad de relación, cuidado, apoyo
Económica	Sentido de necesidad financiera para sostener la vida

cretas, serán adecuados o no para el entorno familiar, social, económico y sanitario en que tienen lugar.

Información

Aún hoy en día, no es extraño ver actuaciones médicas paternalistas que indican una prueba o tratamiento para extender luego un formulario de consentimiento informado convertido en un modelo de información técnica sobre un proceso concreto y, a menudo, desprovisto de información sobre otras opciones posibles.

Además, no es infrecuente que se diagnostiquen enfermedades importantes sin opciones de tratamiento curativo, que deriven pacientes a los equipos de soporte de cuidados paliativos sin haber informado al paciente o, al menos, explorado sus deseos de información y sin haberle siquiera informado de la nueva atención que se pretende que reciban ni los objetivos de esta.

A menudo se trata de una alianza con la familia, con el deseo de proteger al paciente de sufrimiento innecesario, pero también perpetuando el engaño en el tiempo por no haber adquirido habilidades de comunicación difícil y de malas noticias.

La relación médico-paciente: sobre cómo informar y deliberar con el paciente para la toma de decisiones sanitarias

Como ya se ha dicho, el paciente no solo espera ser atendido por alguien formado y cualificado, sino que también quiere sentirse protegido del mayor daño posible y sentirse seguro a través de un vínculo de confianza, de modo que pueda expresar sus dudas y temores, sus expectativas y su modo de ver la vida y la enfermedad, lo que eso implica según sus propios valores y encontrar respuestas honestas y acompañamiento en ese proceso.

Y para conseguirlo, realmente, hay que tener en cuenta que no es una relación entre dos, el médico y el paciente, sino que se trata de un proceso comunicativo en el que además intervienen los familiares, los cuidadores y otros profesionales sanitarios que, al mismo tiempo, han aportado a ese proceso comunicativo otras informaciones, visiones y puntos de vista, y que el paciente está integrando desde su propio prisma.

Hay que trabajar con un modelo integrado y de continuidad en la información sanitaria, a través de un modelo colaborativo de cooperación con su entorno afectivo y el equipo asistencial de referencia. Todo esto convertirá al paciente en un agente activo, favoreciendo su autonomía y el empoderamiento en la toma de decisiones sobre su salud, lo cual es especialmente importante en situaciones de complejidad clínica, en enfermedades graves y en situaciones de final de vida, como son los pacientes de cuidados paliativos, especialmente cuando el devenir haga que no esté en condiciones de decidir conforme avanza el proceso.

A partir del modelo de relación clínica que se emplee, el paciente podrá ejercer o no su derecho de autonomía y participar en la toma de decisiones de forma adecuada.

Sin el enfoque humano para comprender lo que el paciente valora, o debería valorar, cómo afecta su enfermedad a estos valores, es imposible ejercer una relación médico-paciente adecuada, pilar fundamental para una atención de calidad.

La capacidad del ser humano para elegir libremente entre sus deseos de primer y segundo orden, de modificar sus valores y, para ello, plantearse dudas y realizar un proceso de autorreflexión y deliberación moral, es un proceso dinámico que a menudo, y desde luego en la atención sanitaria, precisa de asesores, consejeros y maestros, y así lo demandan los pacientes.

Por ello, y en función de las características del paciente, se podrá decidir un modelo más deliberativo o interpretativo para informar y acompañar a nuestro paciente en su toma de decisiones.

A la hora de realizar una planificación compartida de las decisiones sanitarias, entran en juego no solo los valores de la bioética que se aplican a los pacientes, ni solo los valores propios de aquel al que se atiende, sino la conciencia moral, la autonomía personal, las intenciones con respecto a los resultados, la relación de poder personal, la relación basada en la confianza y la corresponsabilidad, como valores personales también del profesional.

Contenido de la información, de qué informar

A la hora de tomar decisiones, hay que tener en cuenta que, previamente, hay que haber informado de modo comprensible y veraz al paciente. Pero en decisiones que pueden ser muy importantes para la persona y de gran impacto, la información habrá que dosificarla, para que la persona comprenda el verdadero significado que tiene para su vida, su salud y su calidad de vida, para permitirle integrarla.

Un exceso de información técnica sobre los distintos tipos de pruebas diagnósticas, tratamientos, complicaciones y efectos secundarios, de modo pormenorizado, llegará a ir en contra de la autonomía del paciente, ya que se le puede abrumar y no permitirle discernir el alcance real de esos datos, que no está preparado para analizar en muchas ocasiones.

En otras, por ser una persona controladora o recelosa, puede ser necesario que se le haga un resumen, clarificando la situación más probable y las dudas que le surjan. Y desde luego, siempre es esencial una cierta comprensión de su situación, de las alternativas posibles en su caso concreto, teniendo en cuenta su modo de afrontar las situaciones difíciles, el apoyo sociofamiliar con que cuenta, su trayectoria vital y de los riesgos que pueden presentarse en el camino. Es decir, debemos conocer al paciente y todo lo que le rodea para adecuarse al estilo, la cantidad y la «calidad» de información que precisa, y también a su «ritmo» a la hora de integrar los cambios a los que se enfrenta.

Asimismo, el paciente puede decidir en cualquier momento no ser informado de todo o una parte, y delegar la toma de decisiones en aquella persona a quien elija para que le represente en ello, o en el mismo profesional, pidiendo que se adapte a valores o principios, como son: el evitar el sufrimiento, mantenerse lo mejor posible para llegar a un determinado acontecimiento vital importante para él («la boda de mi hija», «pasar estas Navidades en casa», solucionar asuntos económicos, poder ir a ver a alguien, etc.) y querer que se tomen las decisiones con respecto a los tratamientos que se elijan para intentar permitirlo.

Siempre que sea posible, deberían participar además los familiares, personas de su confianza y, especialmente, la persona designada como su representante, de modo que los cuidadores, interlocutores válidos, las personas que forman parte de su vida en esta etapa, puedan ayudarles participando en el proceso reflexivo que necesariamente tiene que darse para realizar una planificación de calidad, y que puedan actuar en nombre de la persona enferma cuando esta no pueda decidir por sí misma.

No se precisa una actuación médica del consentimiento del paciente, aun en situaciones de gravedad y que impliquen riesgo para la vida de las personas, en los siguientes casos:

- Cuando exista riesgo para la salud pública, según lo establecido por la ley (por ejemplo, sobre el ingreso hospitalario en una unidad de aislamiento en una persona llegada a España contagiada del virus del Ébola, que desea permanecer en su domicilio y ser velada en él por sus familiares a su fallecimiento, y así lo registró en un DVVA, esto no sería posible).
- Cuando exista riesgo inmediato grave para la integridad física o psíquica de la persona enferma y no es posible conseguir su autorización, consultando cuando las circunstancias lo permitan lo dispuesto en la declaración de VVA y, si no existiera esta, a sus familiares o personas vinculadas de hecho (por ejemplo, ante una parada cardiorrespiratoria en un paciente del que se desconocen antecedentes y directrices previas, se inician maniobras de reanimación cardiopulmonar, aunque lo antes posible se consultarán los datos de su historia clínica y se valorarán las medidas adecuadas).
- Por privilegio terapéutico o estado de necesidad terapéutica determinado por el profesional, como, por ejemplo, en menores no maduros, antecedentes de ataques de pánico o de crisis en una persona con enfermedad mental, inestabilidad clínica en un cardiópata o con crisis hipertensivas, necesitando entonces valorar qué información se le puede dar para que consienta una actuación médica. Siempre que se aplique este criterio, se dejará constancia razonada en su historia clínica.
- Por renuncia del paciente a su derecho a la información, que lo recobrará con la simple revocación. Se registrará en su historia.

REGISTRO DE LAS DECISIONES

Para el registro de las decisiones, es importante tener en cuenta los siguientes apartados.

Planificación anticipada de las decisiones

El resultado de este proceso ha de quedar registrado en la historia clínica. En algunas comunidades autónomas, como en Andalucía, existe una pestaña especial dentro de la historia de salud única que la hace completamente visible e identificable, sin tener que abrir informes y evoluciones del paciente, pero hoy por hoy solo puede ser cumplimentada desde atención primaria, y no por los equipos de cuidados paliativos ni por los especialistas encargados de un proceso de enfermedad grave/avanzada.

Documentos de voluntades anticipadas en España

El artículo 11 de la Ley 41/2002, de 14 de noviembre, básica reguladora de la autonomía del paciente y de derechos y obligaciones en materia de información y documentación clínica, regula el documento de instrucciones previas, que define como aquel en que una persona mayor de edad, capaz y libre manifiesta anticipadamente su voluntad para que se cumpla en situaciones en que no sea capaz de expresarlo personalmente sobre los cuidados y tratamiento de su salud, o una vez llegado el fallecimiento, sobre el destino de su cuerpo y órganos.

Este derecho exige que, independientemente de dónde se formalizó el documento, pueda ser conocido por los profesionales de la salud llegado el momento. En el apartado 5 del artículo 11, dispone que, para ello, una vez formalizadas las instrucciones previas, se creará el Registro Nacional de Instrucciones Previas. En el Real Decreto 124/2007, del 2 de febrero, queda regulado.

El Real Decreto 415/2022, de 31 de mayo, modificó este decreto de regulación. Así se facilita que el profesional, a través de su certificado digital, estando previamente registrado en el sistema, pueda consultar la declaración de su paciente por dos motivos: porque este se lo hubiera autorizado o por haber perdido la capacidad de tomar decisiones sanitarias.

Se ven especialmente beneficiados con un registro de VVA aquellas personas que vivan situaciones que puedan generar controversia entre sus valores y deseos y los de los profesionales o sus familiares, aquellas personas que sean especialmente controladoras y celosas de sus decisiones, y aquellos que vivan su enfermedad con muchos miedos e indecisiones.

El ciudadano puede acceder a su declaración a través de un sistema de autentificación con el certificado electrónico, el documento nacional de identidad (DNI) electrónico o el sistema Cl@ve (se puede consultar más información en el sitio web del Ministerio de Sanidad: Ciudadanos: RNIP).

Modelos de instrucciones previas en las distintas autonomías en España

El desarrollo del modelo de documento de instrucciones previas indicado por la persona y destinada al médico o equipo sanitario encargado de asistirle en el futuro ha sido realizado por cada comunidad autónoma, tal como se especificó en el artículo 11 de la Ley 41/2002, lo que ha dado lugar a una gran heterogeneidad de los documentos.

Registro de instrucciones previas en España

Para que sea efectivo este derecho, es preciso que una vez formalizado pueda ser conocido por los profesionales de la salud que correspondan, y para ello se creó el RNIP, regulado en el Real Decreto 124/2007, de 2 de febrero, con un fichero automatizado de datos de carácter personal modificado por Real Decreto 415/2022, de 31 de mayo.

Las personas que hayan otorgado instrucciones previas podrán visualizarlo a través de un sistema de autentificación de certificado electrónico, DNI electrónico o mediante el sistema Cl@ve, entrando en el RNIP (disponible en: https://rnip.mscbs.es).

Cada comunidad autónoma establece cómo el ciudadano formaliza el documento de instrucciones previas. Esto ha dado lugar a que convivan diferentes modelos no solo en su estructura, sino también en el contenido, incluso en el modo que dan nombre a ese documento. En todos los casos, son volcados una vez que se realizan de modo prácticamente inmediato en el Registro Nacional de Instrucciones Previas, siendo cada uno de ellos válido en todo el territorio nacional.

Diferencias y semejanzas en los documentos de instrucciones previas en las distintas comunidades

Los distintos documentos mantienen una estructura y apartados similares, tal como marca la ley. Pero dejar esta en manos de las autonomías ha dado lugar a una gran heterogeneidad, y basta como ejemplo que se menciona con siete nombres diferentes.

Sus diferencias principales son en cuanto a la flexibilidad del contenido, y solo en Andalucía, Asturias y Extremadura se deja espacio libre para que el otorgante se exprese.

En Andalucía, lo hacen sobre sus valores vitales, las situaciones en las que deben aplicarse y las actuaciones médicas concretas sobre las que se pronuncian (en este apartado, hace propuestas concretas, dejando un espacio luego para añadir otras); se crea la dificultad de elaborar el texto de la declaración por el otorgante, subsanada con una guía de ayuda que pone ejemplos, disponible en formato papel y descargable (en castellano y en inglés).

En Extremadura, cada espacio libre va precedido en las tres secciones de un espacio a modo de ejemplo, sin necesidad de acudir a la guía.

A continuación, se analizan brevemente los diferentes apartados.

Datos e identificación del otorgante

Son más simples en unas comunidades que en otras, pero siempre está identificado, al menos con nombre, apellidos y DNI. En algunas, se añaden otros datos, como la dirección, el teléfono o el correo.

En Aragón, se solicita el hospital de referencia, y en Andalucía, Asturias, Baleares y Canarias, el número de tarjeta sanitaria (para aquellos que no la tengan, se les asigna uno al solicitar la cita).

En España, solo pueden realizar un otorgamiento los mayores de edad con capacidad plena y actuando libremente. En Andalucía, se contempla también a los menores emancipados e incapacitados judiciales; en Aragón, a los menores de 14 años cumplidos que cuenten con el consentimiento expreso de sus representantes; y en Navarra, si un menor cuenta con capacidad suficiente, según la ley foral, también podrá otorgarlo.

Representante

Tanto los representantes como su sustituto, si lo hubiera, están incluidos en todos los modelos en la misma declaración o en documentos anexos. No es obligatorio nombrar representante. Algunos ordenamientos optan por un solo representante (Andalucía, Aragón, Castilla la Mancha, Cata-

luña, Comunidad Valenciana, Extremadura, Galicia, Murcia y Navarra), mientras que otros amplían la fórmula a uno o varios (Baleares, Canarias, Cantabria, Castilla y León, La Rioja, Madrid y País Vasco). Entre los que optan por la posibilidad de varios, Baleares, Castilla y León y Madrid especifican la posibilidad de algún tipo de prelación entre ellos, como parentesco o relación económica

Funciones del representante

Las funciones del representante del paciente pueden resumirse en:

- Buscar en todo momento el mayor beneficio y respeto a la persona que representa, teniendo siempre presente los valores de esta.
- Velar para que se cumplan las instrucciones de la persona a la que representa, que se han quedado establecidas en un documento de VVA explícitamente o en la planificación anticipada en la historia clínica.
- Tener en cuenta los valores funciones vitales recogidos para presumir su voluntad en situaciones no contempladas explícitamente en la declaración de VVA.
- Respetar las indicaciones que la persona ha establecido con respecto a su función de representación.

Valores vitales

Andalucía y Cantabria dejan un espacio libre, algo escaso en Cantabria, para expresarse. Asturias, Castilla y León, La Rioja y el País Vasco no contemplan este apartado en la declaración.

Aragón, Baleares, Cataluña, Valencia, Extremadura, Galicia, Madrid, Navarra y Melilla enumeran características imprescindibles para disfrutar de una calidad de vida óptima, como:

- La posibilidad de comunicarse y relacionarse con otras personas.
- No sufrir dolor.
- Mantener independencia funcional suficiente para la autonomía de la vida diaria.
- No prolongar la vida por sí misma en situaciones clínicas irreversibles.

Madrid y Melilla añaden el deseo de que no se les informe sobre el diagnóstico fatal si están transitoriamente en estado de lucidez.

Castilla-La Mancha y Canarias destacan la importancia de tener una muerte digna y priorizar al máximo el ahorro del dolor, aunque ello pueda acelerar la muerte.

En la guía publicada en Andalucía para el asesoramiento de la ciudadanía se pueden encontrar frases al respecto a alguna de estas situaciones enumeradas.

Situaciones clínicas en las que se apliquen las medidas indicadas

En la mayoría de las comunidades, hay un listado más o menos amplio de situaciones o enfermedades graves, si bien La Rioja y el País Vasco recurren a una única situación genérica de padecer una condición incurable irreversible sin expectativas razonables de recuperación, dejando Andalucía y Asturias de nuevo un espacio libre, sin que exista este apartado para las regiones de Murcia y Canarias, que no dedica espacio a esto, pero antecede el apartado de las indicaciones en cada una de ellas con el texto «deseo que en caso de enfermedad incurable o irreversible».

Galicia, Madrid y Melilla optan por utilizar un modelo más genérico:

- Enfermedad incurable avanzada.
- Enfermedad terminal.
- Situación de agonía.

Indicaciones

En algunas comunidades, se hace de forma generalizada; en otras, se especifica el destino para el trasplante, la investigación o la docencia. Se desglosa y distingue entre órganos y tejidos, donación total o parcial y, en algunas, incluso se especifica qué órganos concretos quiere donar.

Canarias es la única que incluye la aceptación expresa para recibir órganos.

Otras

En algunas autonomías, se especifica sobre el destino del cuerpo, sobre la interpretación de la declaración, el acompañamiento de seres queridos, la asistencia religiosa o espiritual, en el lugar del fallecimiento.

En Andalucía, hay un apartado especial de escritura libre, llamado «otras consideraciones», donde se puede expresar más sobre ello y otras cuestiones.

Eutanasia

Para cumplir lo que marca el artículo 52 de la Ley Orgánica 3/2021, del 24 de marzo, de regulación de la eutanasia, en los DVVA, se puede solicitar para cuando la persona no sea capaz de expresarse.

En algunas comunidades, se ha incluido un apartado para ello; en otras, se puede añadir en el apartado de «consideraciones», como sucede en Andalucía o en el de indicaciones clínicas.

Otorgamiento

Se realizará ante testigos, ante notario y entregándolo en un lugar acreditado en la administración, en sobre cerrado o cumplimentando ante el encargado del registro, con distintas modalidades según la comunidad. El documento otorgado ante notario o ante el registrador nombrado en cada autonomía siempre tendrá validez.

PUNTOS CLAVE

- El respeto a la autonomía del paciente es un respeto legal (Ley de autonomía del paciente, 2002) y ético de la profesión sanitaria.
- Una atención de calidad, especialmente en los pacientes con enfermedades crónicas avanzadas y en situación paliativa, precisa la exploración de los valores y preferencias.
- Para una PCA es fundamental: el manejo de la información adaptada a sus circunstancias; y la deliberación con el paciente en situación de capacidad, con el fin de ayudarle a explorar sus valores y preferencias, para planificar juntamente con el paciente los tratamientos y cuidados, así como las medidas de soporte e intervenciones que le son aceptables, especialmente para cuando este no sea capaz, y cómo ser cuidado en el curso de su enfermedad o en situaciones no esperadas, teniendo en cuenta su valor de vida y la calidad de vida, que se verán afectadas.
- Por lo que se refiere al registro, la planificación compartida debe ser conocida por las personas de vínculo y por los profesionales implicados en la atención, por lo que ha
de ser registrada en la historia clínica de modo visible. Cuando el paciente lo desee, se tendrá la obligación de asesorarle para que cumplimente un RVVA.
- En situaciones de incapacidad, no se pueden aplicar medidas de soporte ni tratamientos que, para esas circunstancias, el paciente hubiera rechazado expresamente en un RVVA, y se tendrá en cuenta lo expresado en sus valores vitales y en una PAD para las demás circunstancias.
- Es recomendable realizar un RVVA en los pacientes que precisen sentirse seguros por ser muy controladores o inseguros, o cuando se presuman situaciones que puedan generar controversias.
- La consulta del RVVA es un deber legal para las situaciones de incapacidad.
- El representante nombrado en el DVVA es el garante de que se cumplan las decisiones del paciente y, en función de sus valores vitales, de tomar decisiones cuando estas no se hayan explicitado en el DVVA, para lo que deberá ser consultado.

BIBLIOGRAFÍA

Altisent R, Júdez J. El reto de la planificación anticipada de la atención al final de la vida en España. Med Pal. 2016;23:163-4.

Barrio Cantalejo IM, Simón Lorda P. Criterios éticos para las decisiones sanitarias al final de la vida de personas incapaces. Rev Esp Salud Pública. 2006;80:303-15.

Cárdenas-Cárdenas L. Factores determinantes para la toma de decisiones complejas en pacientes con enfermedades crónicas avanzadas: una mirada desde los cuidados paliativos. Acta Méd Colomb. 2022;47.

Emanuel EJ, Emanuel LL. Cuatro modelos de la relación médico paciente. En: Couceiro A, ed. Bioética para clínicos. Madrid: Editorial Triacastela; 1999. p. 109-26.

Estella Á, Saralegui I, Rubio Sanchiz O, Hernández-Tejedor A, López Camps V, Martín MC, et al. Update and recommendations in decision making referred to limitation of advanced life support treatment. Med Intensiva. 2020;44:101-12.

Lasmarías C, Delgado S, Rietjens JAC, Korfage IJ, Gómez-Batiste X. Definición y recomendaciones para la planificación de decisiones anticipadas: un consenso internacional apoyado por la European Association for Palliative Care (EAPC). [Internet]. Med Paliat. 2019;26:236-49. Disponible en: https://www.medicinapaliativa.es/Ficheros/229/3/09_AE_Lasmarias_MEDPAL26-3_esp.pdf

Lasmarías Martínez C. Desarrollo e implementación de la Planificación de Decisiones Anticipadas en Cataluña: análisis del impacto de su puesta en práctica a partir de la autoeficacia de los profesionales sanitarios. [Tesis doctoral]. Universitat de Vic-Universitat Central de Catalunya. Departament de Ciències Bàsiques i Metodològiques; 2022.

Lázaro J, Gracia D. La relación médico-enfermo a través de la historia. Anales Sist San Navarra. 2006;29:7-17.

Martínez Doallo N. El consentimiento informado del paciente en los Estados Unidos de América: génesis, evolución, fundamentos y breve comparación crítica con el modelo español. Derecho y Salud. 2020;30:57-83.

Martínez Ques ÁA, Braña Marcos B, Martín Arribas C, Vázquez Campo M, Rumbo Prieto JM, López Castro J, et al. Diseño y validación de un instrumento sobre calidad de la planificación anticipada de decisiones para profesionales. Gac Sanit. 2022;36:401-8.

Monzón Marín JL, Saralegui Reta I, Abizanda i Campos R, Cabré Pericas L, Iribarren Diarasarri S, Martín Delgado MC, et al. Recomendaciones de tratamiento al final de la vida del paciente crítico. Med Intensiva. 2008;32:121-33.

Ribeiro-Alves A. La autonomía del paciente desde una perspectiva bioética. J Oral Research. 2012;1:90-7.

Rodríguez JD. Nuevas perspectivas bioéticas: autonomía relacional. ENE Revista de Enfermería. 2012;6:35-42.

Sánchez-Vidal A. Valores morales y opciones vitales: una visión humanista y social de la ética. En: Jornada Internacional de Psicología. San Joao del Rei, Brasil. Oct 2020.

Simón P. Diez mitos en torno al consentimiento informado. Anales Sist San Navarra. 2006;29:29-40.

Velasco Sanz T. Voluntades anticipadas y consentimiento informado en medicina intensiva. Rev Bioética y Derecho. 2020;48:41-59.

Vidal A. Las directivas anticipadas en España: contenido, límites y aplicaciones clínicas. Rev Calidad Asistencial. 2007;22:213-22.

Adecuación del esfuerzo terapéutico. Eutanasia y suicidio asistido

57

J. Bátiz Cantera

OBJETIVOS

- Proporcionar recursos para elegir la solución más adecuada a cada problema, cuando hay que tomar una decisión difícil, en personas que padecen una enfermedad en fase avanzada o en fase terminal.
- Abordar la eutanasia y el suicidio asistido como una prestación sanitaria de la ayuda a morir a la luz de la Ley Orgánica 3/2021, de 24 de marzo, de regulación de la eutanasia (LORE).
- Conocer lo que hay que tener en cuenta de la LORE, así como algunas reflexiones desde la bioética sobre la misma.

INTRODUCCIÓN

Al final de la vida, va a ser necesario tomar decisiones difíciles y trascendentales en las que estén implicados el enfermo, los profesionales y los familiares del enfermo. Cuando al autor le preguntan qué necesita un profesional para dedicarse a los cuidados paliativos, suele decir que, fundamentalmente: conocimientos clínicos para controlar adecuadamente los síntomas que provocan sufrimiento al enfermo, disponer de habilidades en comunicación para poderle transmitir la información necesaria sobre su enfermedad, así como para poder responder a sus preguntas con delicadeza y veracidad, y disponer de conocimientos de bioética y de las habilidades necesarias para poder facilitar la toma de decisiones en esta etapa final de la vida.

La eutanasia y el suicidio medicamente asistido están incluidos desde marzo de 2021 entre las prestaciones a las que tiene derecho el enfermo en España, por lo que conviene conocer con detalle la LORE. Alrededor de esta ley hay conceptos que pueden confundirse y conviene aclararlos.

Los médicos que se dedican a los cuidados paliativos han de estar dispuestos a escuchar algo más que una petición de adelantar su muerte. Comprender cuáles son sus razones para dicha solicitud dará pistas para cuidarle mejor. También es necesario conocer qué ha ocurrido con leyes de este tipo en otros países, para no cometer los mismos errores, y saber cómo afecta la implicación de los profesionales en la administración de esta prestación.

La objeción de conciencia es un derecho que esta ley otorga a los médicos; se explicará en qué consiste y cómo se puede seguir acompañando, aunque un médico se declare objetor de conciencia. Para finalizar esta actividad formativa, se compartirán algunas reflexiones del autor desde la bioética sobre la eutanasia y el suicidio médico asistido.

LA TOMA DE DECISIONES, UNA HABILIDAD NECESARIA EN CUIDADOS PALIATIVOS

Quienes atienden a las personas que padecen una enfermedad avanzada, incurable y en fase terminal, se enfrentan a una triple realidad que es preciso tener en cuenta en todo momento, sobre todo a la hora de tomar decisiones. Esta triple realidad la forman: por un lado, el enfermo que sufre física, emocional, social y espiritualmente; por otro lado, la familia, que sufre por ver sufrir a su familiar enfermo; y, por último, los profesionales sanitarios, a quienes les han formado para luchar contra la muerte.

Ponerse de acuerdo las tres partes implicadas en los cuidados suele ser una tarea muy difícil, por el papel que cada uno juega en el proceso de morir de la persona. Esto hace necesario que quienes han de atender al enfermo y a su familia tengan como herramienta básica, además de las herramientas clínicas y de comunicación, la ética médica, que tendrá como base la compasión, la competencia del profesional y la autonomía del enfermo (Bátiz, 2021). Todas las decisiones médicas relativas al final de la vida no son fáciles de tomar. Se analizará la triple realidad citada al comienzo de este apartado.

El enfermo no quiere sufrir, pero dentro de ese principal deseo, en ocasiones pide que se haga todo lo posible para prolongar su vida, porque aún no se quiere morir. Otras veces desea que se le deje morir y que no se encarnicen con él, porque no quiere vivir a cualquier precio. Y también puede desear que llegue la muerte cuanto antes y que los profesionales le ayuden a adelantarla, porque es en ella donde ve la solución a su sufrimiento.

La familia del enfermo también sufre porque ve sufrir a su ser querido. A veces, desea que se haga todo lo posible por mantenerle con vida; en otras ocasiones, puede desear que se pare ya, incluso que se le adelante la muerte a su ser querido, para que deje de sufrir.

Los profesionales que le atienden en la etapa final de la vida contemplan que, en algunos casos, no coinciden los deseos del enfermo y los de su familia. No hay que olvidar que los médicos han sido formados fundamentalmente para luchar contra la muerte, aunque la deontología y la ética médica orientan para que la atención al final de la vida sea una buena praxis médica.

El *Código de Deontología Médica,* de la Organización Médica Colegial (OMC) de 2011, dice que se intente la curación o mejoría del paciente siempre que sea posible, y que cuando ya no lo sea, se le apliquen las medidas adecuadas para conseguir su bienestar, aun cuando de ello pudiera derivarse un acortamiento de la vida.

También dice que no se emprenda o continúen acciones diagnósticas o terapéuticas sin esperanza de beneficios para el enfermo, inútiles u obstinadas; que se tenga en cuenta la voluntad del paciente a rechazar un tratamiento inútil para prolongar su vida si dicho tratamiento es un tratamiento inútil; que no se provoque intencionadamente la muerte; y que cuando el paciente presente síntomas refractarios a los recursos terapéuticos disponibles y si el paciente lo autoriza, se le aplique la sedación paliativa para aliviar su sufrimiento disminuyendo su conciencia mientras llegue su muerte. La buena práctica médica, ante un enfermo con enfermedad avanzada y en fase terminal, supone la aplicación de medidas terapéuticas proporcionadas, evitando tanto la obstinación como el abandono, el alargamiento innecesario o el acortamiento deliberado.

> **!** Coincidir en la toma de decisiones del triángulo asistencial al final de la vida (enfermo, familia, profesionales) no es cosa fácil. Por ello, es muy importante estar formados para poseer una habilidad competente en la toma de decisiones difíciles, sobre todo al final de la vida.

Proporcionar recursos para elegir la solución más adecuada, cuando hay que tomar una decisión difícil, en pacientes con enfermedad avanzada o terminal, sería el objetivo general de este apartado de la toma de decisiones, pero los objetivos específicos serían los siguientes: en primer lugar, identificar situaciones en las que la decisión a tomar resulta difícil o problemática; analizar las causas por las que resulta difícil tomar determinadas decisiones; aprender a utilizar herramientas que ayuden a tomar la decisión más adecuada; y conocer los aspectos éticos y legales que estén relacionados con el proceso de la toma de decisiones que se ha de llevar a cabo.

Algunas decisiones difíciles de tomar en medicina paliativa, así como algunas cuestiones que se pueden plantear, son: ¿cuándo se debe dejar de transfundir a un paciente con anemia? En cuidados paliativos, indicar una transfusión sanguínea no puede responder solo a los valores de hemoglobina que reflejen los análisis del paciente. ¿Es preciso informar al paciente de la gravedad de su estado?, ¿cuándo?, ¿cómo? y ¿cuánto? ¿Cuándo es correcto retirar la nutrición artificial? ¿Cómo se ha de manejar la disparidad de criterios con la familia de un enfermo en situación terminal? ¿Qué se debe hacer ante una urgencia vital en el domicilio o en el hospital? ¿Se considera la sonda nasogástrica como un medio

desproporcionado o extraordinario? ¿En qué momentos se pueden retirar fármacos esenciales? ¿Qué medios diagnósticos son proporcionados o desproporcionados? ¿La alternativa terapéutica que se propone es proporcionada o desproporcionada? ¿Cuándo hay que nutrir o hidratar? ¿Cuándo se debe sedar? ¿Es preciso reanimar o no? Hay toda una lista importante de situaciones difíciles donde se ha de tomar una decisión importante.

La calidad total de la práctica clínica se compone de elementos técnicos y éticos que se suelen presentar fusionados, lo cual exige que los profesionales desarrollen una particular sensibilidad y capacidad de análisis a la hora de tomar decisiones. Cualquier campo de la medicina está impregnado de ética, pero en medicina paliativa son muy características las decisiones donde los elementos técnicos aparecen mezclados o incluso dominados por los éticos (Altisen *et al.*, 2010).

En cuidados paliativos no se aspira a tomar decisiones ciertas, sino prudentes. Disponer del adecuado conocimiento es necesario, pero no suficiente para tomar decisiones prudentes o, mejor dicho, disponer de la apropiada información es la primera medida que se debe adoptar para actuar con prudencia. Tomar una buena decisión es algo más que hacer una elección razonable entre varias opciones. Se trata de tomar la mejor decisión que está al alcance, es decir, aquella que se estaría en condiciones de defender y justificar frente a otras posibles, lo cual significa tomar una decisión responsable; una decisión de la que se está dispuestos a responder, dando las razones que la fundamentan.

El responsable de las decisiones médicas es el profesional, pero el protagonista es el paciente. Sin embargo, también el profesional tiene derecho de veto si se encontrara envuelto en una potencial decisión que considerara inútil o perjudicial para el paciente.

Pero ¿por qué son difíciles de tomar estas decisiones? Tal vez por la incertidumbre, por el contenido emocional de la decisión a tomar, por la falta de formación en cuidados paliativos, en ética y en comunicación.

> **!** Una característica fundamental de una decisión responsable es que haya sido fruto de la adecuada deliberación (Gracia, 2001). En medicina paliativa se exige también tomar decisiones responsables, es decir, prudentes y, por tanto, deliberadas.

Se debe deliberar con calma y madurez, aunque en ocasiones se tenga que decidir de manera urgente. Lo que pretende el método de la deliberación es definir muy bien el fin de la acción, los medios y las circunstancias. Suele ser aconsejable analizar varias alternativas. En ocasiones, al profesional no le corresponde tomar la decisión, pero puede tener la responsabilidad de ayudar a la deliberación de quién debe decidir, ya sea el paciente o los familiares.

Puede que haya varias posibles decisiones buenas ante una situación clínica, para lo que se debería estar preparado para explicar razonadamente que se adoptó la mejor decisión posible. Por otro lado, es enriquecedor escuchar a las diferentes personas que participan en el cuidado del enfermo, independientemente de su posición en el equipo o de su categoría profesional.

Algunos planteamientos que hay que tener en cuenta para la toma de decisiones difíciles son:

- Autorreflexión basada en los cuatro principios básicos de la bioética:
  - Beneficencia: lo que el profesional considera mejor para el paciente.
  - Autonomía: lo que el paciente o los miembros de su entorno prefieren.
  - No maleficencia: lo que no debe hacerse nunca.
  - Equidad: lo que afecta a la comunidad o a otras personas.
- Consulta del problema con un colega o con el equipo. Ello supone un esfuerzo para poner en orden los elementos del problema y explicar de forma sencilla sus términos tras reflexionar sobre los comentarios aportados.
- Consulta con un asesor de ética o un comité de ética, constituido por miembros familiarizados con un método de deliberación que concluya con un informe escrito.

La toma de decisiones en cuidados paliativos a la cabecera del paciente la mayoría de las veces resulta difícil. Ante esa situación, hay que tener en cuenta que la prudencia y el compromiso personal siguen siendo los principales elementos para mejorar el resultado profesional y el respeto al paciente, y poder tomar buenas y correctas decisiones.

EUTANASIA Y SUICIDIO ASISTIDO

La eutanasia y el suicidio asistido no tienen nada que ver con los cuidados paliativos. Los cuidados paliativos no tienen como objetivo la muerte de la persona que sufre, sino que cuidan la vida mientras esta llega. Por el contrario, la eutanasia y el suicidio asistido tienen como objetivo la muerte de la persona que sufre. La diferencia es evidente.

No obstante, es de interés abordar este tema, ya que tanto la eutanasia como el suicidio asistido son un derecho que se acaba de otorgar a los españoles con la LORE.

Conceptos que se pueden confundir

Las palabras y el lenguaje no son meros envoltorios para el que habla o escribe, sino potentes instrumentos para acceder a la realidad de lo que son y lo que no son las cosas. Esto lleva a considerar como trascendentes los conceptos que en la atención al final de la vida se pueden manejar.

Parece conveniente que exista un lenguaje común que asigne a las palabras un significado preciso para ayudar a los profesionales en su práctica diaria, y a los pacientes y a sus familias, a comprender y entender sobre sus posibilidades y sus derechos. Esta unidad formal del lenguaje también derivará en beneficio para todos, ya que la sociedad recibirá ideas y conceptos con las mismas palabras (Gómez *et al.*, 2015):

- *Cuidados paliativos*: proporcionan una atención integral a los pacientes cuya enfermedad no responde a tratamiento curativo y donde es primordial el control de los síntomas, especialmente del dolor, así como el abordaje de los problemas psicológicos, sociales y espirituales. Tienen un enfo-que interdisciplinario e incluyen al paciente, la familia y su entorno, ya sea en casa o en el hospital. Los cuidados paliativos afirman la vida y consideran la muerte como un proceso normal. Tienen como objetivo preservar la mejor calidad de vida posible hasta el final.
- *Adecuación del esfuerzo terapéutico*: consiste en retirar, ajustar o no instaurar un tratamiento cuando el pronóstico limitado así lo aconseje. Es la adaptación de los tratamientos a la situación clínica del paciente.
- *Obstinación terapéutica*: consiste en la instauración de medidas no indicadas, desproporcionadas o extraordinarias, con la intención de evitar la muerte en un paciente tributario de tratamiento paliativo. Constituye una mala práctica médica.
- *Abandono*: consiste en la falta de atención adecuada a las necesidades del enfermo y su familia.
- *Eutanasia*: es la provocación intencionada de la muerte de una persona que padece una enfermedad avanzada o terminal, a petición expresa de esta, y en un contexto médico.
- *Suicidio médicamente asistido*: es la ayuda médica para la realización de un suicidio, ante la solicitud de un enfermo, proporcionándole los fármacos necesarios para que él mismo se los administre.

Por qué el enfermo desea adelantar su muerte

Los médicos no deben ignorar ni mirar hacia otro lado cuando el enfermo manifiesta que no desea continuar viviendo de la manera que lo está haciendo, acompañado por un sufrimiento continuo e insoportable. Desear tener una buena muerte, morir bien, es una legítima aspiración de los seres humanos. Es un imperativo ético para los médicos cuidar a los enfermos para aliviar su sufrimiento y que mueran bien.

Pero ¿verdaderamente desean la muerte? ¿Cuál es la demanda auténtica de un agonizante que pide la eutanasia? Cuando un enfermo dice: «¡Acabemos con esto!». ¿Cómo hay que comprenderlo? ¿Que se acabe con su vida? ¿Que se acabe con ese dolor insoportable que padece?, ¿tal vez con su angustia?, ¿o con su soledad?

Algunos enfermos dicen: «Doctor, yo no quiero seguir viviendo así». Pues bien, cuando un enfermo está solicitando la muerte de esta manera, lo que hay que hacer es descubrir lo que hay detrás de ese «no quiero seguir viviendo así». Tal vez no quiera vivir así porque le falta apoyo psicológico a su angustia y a su desesperanza o a su depresión; porque presenta síntomas como el dolor, el insomnio o vómitos, que no están siendo bien controlados; porque se siente una carga para la familia por su dependencia de los demás y por su inutilidad. Si se soluciona este «así», es decir, su dolor, su angustia y su sensación de carga para la familia, seguro que no deseará la muerte.

Cualquiera con un poco de experiencia en la atención a enfermos graves sabe que, cuando un enfermo solicita la muerte, es muy importante averiguar qué hay detrás de esa petición. Tal vez sea una llamada de atención para que se le alivie el dolor o se le ponga remedio al insomnio; o quizá una queja encubierta para que se le trate de una manera más humana o se le haga compañía; o, sencillamente, para que se le explique lo que le está ocurriendo.

Los enfermos en fase terminal pasan por fases muy diferentes en su estado de ánimo. Así, quienes pedían la muerte en un momento de desesperanza o de abatimiento, unos días después, quizá tras suprimirles el dolor o facilitarles la posibilidad de desahogarse en una conversación tranquila, vuelven a encontrar sentido a esta última fase de su existencia. Está claro que no desean la muerte como tal, sino que buscan salir de una situación que les resulta insoportable.

Era el mes de junio, y Juan, viudo, padre de una hija y de un hijo y abuelo de tres nietos, había ingresado en nuestra unidad porque había entrado ya en la fase final de su enfermedad. Tanto sus dos hijos como sus tres nietos le hacían compañía todos los días; se turnaban, pero no le dejaban solo ni un instante.

Una mañana, cuando lo visité, como todos los días, para preguntarle en primer lugar cómo había pasado la noche, me dijo: «Doctor, deseo morirme ya, no quiero seguir viviendo, me siento una carga para toda mi familia; fíjese cuánto tiempo llevo enfermo y estoy complicando la vida a mi familia: mis hijos han tenido que dejar de trabajar para venir a cuidarme, les voy a estropear sus vacaciones, que ya las tenían programadas desde hace mucho tiempo; mis nietos no se pueden concentrar en sus exámenes, no se divierten como antes… Les estoy estropeando sus vidas, así que quiero morirme para que no se tengan que ocupar de mí».

Para estos síntomas yo no tenía ningún medicamento, pero se me ocurrió que sería bueno para él recordarle lo que él hizo por su familia, y que tanto sus hijos como sus nietos me lo habían transmitido con un tono de orgullo y de agradecimiento hacia su padre y su abuelo.

Con esta información biográfica que tenía en estos momentos, comencé a decirle: «Juan, cuando tus hijos eran pequeños y estuvieron enfermos, ¿cuántas veces dejasteis de ir al cine tu mujer y tú para cuidarles? ¿Cuántos esfuerzos económicos habéis hecho para que ellos pudieran estudiar, y ahora uno sea ingeniero y otra profesora? ¿Con qué cariño cuidasteis de vuestros nietos cuando vuestros hijos tenían que ir a trabajar y no podían recogerlos del colegio o les cuidabais cuando estaban enfermos? ¿No crees que te mereces que ellos puedan agradecértelo ahora que los necesitas? Ellos, sin duda alguna, están orgullosos de poder devolverte tu cariño ahora que lo necesitas más que nunca. ¡Dales esa oportunidad!».

Juan sonrió entre lágrimas y me dijo: «Tal vez tenga razón, doctor. Creo que ahora, después de oír sus palabras, me encuentro mejor, no me siento una carga, me siento querido, así que ahora no me quiero morir porque sentirme querido me hace feliz».

La petición individual o social de la eutanasia debe ser considerada generalmente como una demanda de mayor atención y suele desaparecer cuando se le ayuda a solucionar el «así». Si su miedo se transforma en seguridad, el paternalismo en autonomía, el abandono en compañía, el silencio en escucha, el dolor en su alivio y la mentira en esperanza, tal vez desee seguir viviendo el tiempo que le quede.

El enfermo necesita sentirse querido por los suyos, precisa sentir que sigue siendo querido por lo que es y que no necesita cambiar. Todo esto va a ser para él un motivo para querer seguir viviendo.

A los médicos les debe preocupar lo que le ocurre al enfermo para que desee la muerte. Este deseo puede ser una llamada de atención para que le alivien todos los síntomas molestos, o quizá sea una queja encubierta para que se le trate de una manera más humana, o se le haga compañía. O, sencillamente, para que se le explique lo que le está ocurriendo.

La tentación de la eutanasia como solución precipitada se da cuando un enfermo solicita ayuda para morir y se encuentra con la angustia de un médico que quiere terminar con el sufrimiento del enfermo porque lo considera intolerable y cree que no tiene más que ofrecerle. Los médicos se sienten fracasados cuando no pueden curar. Pero deberían ser conscientes de que el verdadero fracaso es tener que admitir la eutanasia como solución alternativa al alivio de síntomas y a la comunicación. El fracaso se produce cuando se plantea quitar la vida a un enfermo porque no se sabe cómo mejorar sus síntomas ni cómo modificar las circunstancias personales en las que está viviendo.

Aunque la muerte es inevitable, morir malamente no lo debiera ser tanto. Cuando algo se hace o se deja de hacer con la intención directa de producir o acelerar la muerte del enfermo, entonces corresponde aplicar el calificativo de eutanasia. La atención médica al final de la vida debe evitar su prolongación innecesaria, pero también ha de evitar su acortamiento deliberado.

La acción directa e intencionada, encaminada a provocar la muerte de una persona que padece una enfermedad avanzada o terminal, a petición expresa y retirada de esta, no es ni deberá ser un acto médico. Sin embargo, interrumpir o no iniciar medidas terapéuticas inútiles o innecesarias, así como emplear tratamientos que tienen efectos beneficiosos y otros perjudiciales (doble efecto), sin buscar estos últimos de forma intencionada para aliviar su sufrimiento, sí son actos médicos que hay que realizar para que el enfermo muera bien. Un excelente ejemplo sería la sedación en la agonía.

Ante un enfermo en situación terminal, lo que se hace o se deja de hacer, con la intención de prestarle el mejor cuidado permitiendo la llegada de la muerte, no solo es moralmente aceptable, sino que muchas veces llega a ser obligatorio desde la ética de las profesiones sanitarias.

Los médicos tienen que aprender a ayudar a morir bien y ofrecer todas las técnicas de acompañamiento al moribundo y a su familia. Hay que estar preparados para escuchar algo más que una petición de morir. Cuando se apliquen las medidas terapéuticas que sean proporcionadas, evitando la obstinación diagnóstica y terapéutica, el abandono, el alargamiento innecesario y el acortamiento deliberado, se estará realizando una buena práctica médica: ayudar a morir bien.

> **!** Es preciso comprender y ser sensible al deseo de morir de algunas personas en situaciones dramáticas, en la depresión que acompaña durante años, ante la noticia inminente de un cáncer o una esclerosis lateral amiotrófica (momentos en los que los intentos de suicidio se multiplican por cuatro), ante la soledad no deseada, ante la sensación de sentirse una carga, ante la dependencia que impide una mínima autonomía.

La eutanasia en otros países

Hay siete países en el mundo donde la eutanasia es legal, y la mayoría de los países que la han aprobado son europeos:

- *Países Bajos*: fue el primer lugar del mundo en aprobar la eutanasia activa, en abril de 2002, después de que se tomaran diferentes decisiones judiciales con anterioridad que abrieron paso a la legislación.
- *Bélgica*: también en 2002, legalizó la eutanasia y el suicidio asistido. Años después fue el primer país del mundo donde se aprobó la eutanasia para menores de 12 años en casos de enfermedad terminal.
- *Luxemburgo*: el Parlamento legalizó la eutanasia en marzo de 2009.
- *Colombia*: la eutanasia fue despenalizada en 1997, pero solo se convirtió en ley en 2014.
- *Canadá*: la eutanasia en este país es la llamada «asistencia médica para morir», y fue legalizada junto al suicidio asistido en junio de 2016.
- *España*: tras una votación en el Parlamento con 202 votos a favor, 141 en contra y 2 abstenciones, se aprobó la Ley de eutanasia, que entró en vigor el 24 de marzo de 2021. Desde esa fecha, España fue el primer país de tradición católica en aprobar una legislación que garantiza a los pacientes en fase terminal el acceso tanto a la eutanasia (administrada por un médico) como al suicidio asistido (en el que el paciente recibe los medicamentos con los que podrá poner fin a su vida). Se convirtió en el cuarto país de Europa en aprobarla.
- *Nueva Zelanda*: fue el primer país en el mundo en someter la eutanasia a referéndum junto con las papeletas de las elecciones generales, a finales de 2020. El proyecto de ley entró en vigor en noviembre de 2021.

En otros lugares del mundo, aunque la eutanasia directa o activa está prohibida, existen regulaciones que permiten otras formas de «muerte compasiva», como el suicidio asistido. Es práctica legal en Alemania, Suiza, el estado australiano de Victoria y en los estados estadounidenses de California, Colorado, Hawái, Maine, Nueva Jersey, Oregón, Vermont, Washington y en el distrito de Columbia.

La prestación de ayuda a morir en España

El 24 de marzo de 2021 entró en vigor la LORE, que establece las bases para la puesta en práctica del proceso de prestación de ayuda a morir en España. Esta ley reconoce la eutanasia y el suicidio médicamente asistido como una prestación sanitaria de obligado cumplimiento, con la implicación que eso comporta para el personal sanitario.

Dicha ley recoge el derecho que corresponde a cualquier persona que cumpla las condiciones exigidas, las obligaciones de las administraciones y las instituciones para asegurar el ejercicio correcto y los derechos y deberes del personal sanitario que atiende a estas personas.

Pueden acogerse a esta ley las personas con mayoría de edad, de nacionalidad española, con residencia legal en España o certificado de empadronamiento que acredite: una permanencia superior a 12 meses en territorio español, ser competente en el momento de la solicitud y sufrir por una enfermedad grave o padecimiento incurable, que la persona experimenta como inaceptable y que no ha podido ser mitigado por otros medios.

En el proceso, *participan*:

- *El médico responsable*: es el facultativo que se encarga de coordinar toda la información y asistencia sanitaria del paciente, con el carácter de interlocutor principal en todo lo que hace referencia a su atención e información durante el proceso asistencial. Es designado por la persona que realiza la solicitud.
- *Médico consultor*: es el facultativo con formación en el ámbito de las patologías que padece el paciente y no pertenece al mismo equipo del médico responsable. Asume la responsabilidad de corroborar el cumplimiento de los requisitos que determina la ley, y debe emitir un informe que avale o rechace el procedimiento. Es designado por el médico responsable.
- *Enfermero*: es el profesional que puede hacer el acompañamiento a la persona desde el inicio, aportando la visión integradora del proceso, facilitando la coordinación con el resto del equipo.
- *Comisión de garantía y evaluación*: es el órgano administrativo multidisciplinar propio de cada comunidad autónoma, responsable de homogeneizar criterios, establecer buenas prácticas y acompañar en el ejercicio de la prestación de ayuda para morir en el marco del Sistema Nacional de Salud. Está compuesta por un mínimo de siete miembros, que debe incluir personal médico, de enfermería y juristas. Emite las resoluciones positivas o negativas de la demanda.
- *Otros profesionales*: trabajadores sociales, psicólogos clínicos, psiquiatras o farmacéuticos y otros miembros del equipo asistencial también tienen un rol en el proceso al que se incorporarán, a demanda del médico responsable, a fin de facilitar la toma de decisiones y garantizar una mayor calidad de atención a la persona.

La prestación de ayuda a morir *puede llevarse a cabo en el domicilio, la residencia, el centro de atención intermedia, el hospital* (públicos, privados y concertados). La decisión es de la persona solicitante. Estará siempre acompañada del equipo referente, sea donde sea el lugar elegido. Se entiende como equipo referente al médico representante elegido por el paciente y al enfermero que haya intervenido en el proceso. Ellos deberán estar presentes hasta el momento del fallecimiento.

Según consta en la LORE, la muerte como consecuencia de la prestación de ayuda a morir tendrá la consideración legal de muerte natural. El médico responsable es quien debe *certificar* el fallecimiento, haciendo constar que la causa inmediata de su fallecimiento ha sido la prestación de ayuda para morir según la LORE 3/2021; y como causa inicial o fundamental, la patología de base que genera una enfermedad grave e incurable o un padecimiento grave, crónico e imposibilitante.

Esta ley contempla el *derecho de los profesionales a objetar* ante una demanda de ayuda para morir. Los profesionales directamente implicados en la prestación de ayuda para morir podrán ejercer su derecho a la objeción de conciencia, que tendrán que manifestar anticipadamente por escrito. Es deber de la administración sanitaria velar para que la renuncia de los sanitarios no afecte al acceso y la calidad asistencial de la prestación. Aunque se haga objeción de conciencia, el deber es no abandonar al paciente. Hay que acompañar a la persona hasta que se garantice la intervención de un profesional que no haya objetado y que asuma el seguimiento.

Es preciso estar preparados, porque en cualquier momento se puede recibir la petición de ayuda a morir y no se ha de manifestar rareza ni falta de conocimientos en el instante que la hagan, ya que será una situación altamente sensible para la persona que realiza la petición.

> ! En el acompañamiento a un enfermo que solicita adelantar su muerte, hay que respetar su individualidad y no juzgar su decisión, aunque sea contraria a la propia opinión, y tampoco se le debe abandonar si él desea continuar con la compañía del mismo profesional.

La Ley de eutanasia y los profesionales

Cuando el autor, hace muchos años, salió de la Facultad de Medicina para ejercer la profesión para la que se le había facultado, con los conocimientos suficientes para tratar las enfermedades de las personas, pensó que esa era su única función como médico.

Pero cuando, más tarde, en 1996, leyó el *Informe Hasting Center*, comprendió que los fines de la medicina debían ser algo más que la curación de la enfermedad y el alargamiento de la vida. Había que poner un énfasis especial en aspectos como la prevención de las enfermedades, la paliación del dolor y el sufrimiento; había que situar al mismo nivel el curar y el cuidar, y evitar prolongar la vida indebidamente. Cuando orientó su actividad asistencial a la medicina paliativa, comprendió que había enfermos incurables, pero no enfermos incuidables. La profesión ya tenías tres funciones: prevenir, curar y paliar cuando no era posible ni lo uno ni lo otro.

Los médicos, sobre todo los médicos de familia, que desde siempre se han dedicado a cuidar la vida de las personas, procurar su salud, evitar su muerte prematura o, en su caso, acompañar al moribundo para aliviar su sufrimiento hasta el final, a partir de ahora, con la LORE, han pasado a tener una función más: administrar la muerte de quien la solicita (Bátiz, 2021).

Ahora ya está aprobada la Ley de eutanasia. Pero, cuando opinan sobre esta ley, ¿se conoce del todo su contenido? A lo largo del texto de la ley y del *Manual de Buenas Prácticas,* se puede ver que esta ley puede suponer para los médicos de atención primaria una sobrecarga asistencial y burocrática.

Y ante esto, ¿qué se puede hacer? Porque es verdad que cuando alguien solicita que se le adelante su muerte es porque ya no puede más con su sufrimiento. Y los médicos, en esa situación, no le pueden abandonar. Ante el sufrimiento de una persona no se puede mirar a otro lado. La misma ley permite acogerse a la objeción de conciencia. Pero este derecho que también otorga a los médicos dicha ley parece que supone que, desde ese momento, se manifiesta que se abandona al enfermo; y esto no debe ser así.

¿Quiénes van a poner en práctica esta ley? ¿Quiénes van a realizar la eutanasia? No serán quienes la han aprobado en el Congreso de Diputados. Esta ley dispone que se ponga en práctica la prestación de ayuda para morir (eutanasia o suicidio asistido) por parte de los médicos. Así lo expresa en su artículo 11, apartado 2: «En los casos en los que la prestación de ayuda para morir lo sea conforme a la forma descrita en el artículo 3.g.1ª (la administración directa al paciente por parte del profesional sanitario competente), el médico responsable, así como el resto de los profesionales sanitarios, asistirán al paciente hasta el momento de su muerte».

En su artículo 11, apartado 3, dice así: «En el supuesto contemplado en el artículo 3.g.2ª (la prescripción o suministro al paciente por parte del profesional sanitario de una sustancia, de manera que esta se la pueda autoadministrar para causar su propia muerte), el médico responsable, así como el resto de profesionales sanitarios, tras prescribir la sustancia que el propio paciente se autoadministrará, mantendrán la debida tarea de observación y apoyo a este hasta el momento de su fallecimiento». Es decir, que acompañarán al enfermo hasta que fallezca.

¿Se puede asumir este acompañamiento cuando hay tantas dificultades para acompañar al enfermo crónico, al enfermo dependiente o al enfermo en fase terminal? ¿Tiene en cuenta esta ley la escasez de tiempo para realizar la labor cotidiana? ¿La Administración Sanitaria facilitará este recurso, el tiempo, para poder cumplir lo dicho en la ley y continuar el quehacer diario como médicos en el resto de las muchas actividades asignadas en atención primaria? Hay muchas dudas.

La objeción de conciencia ante la eutanasia

La práctica médica conlleva actuaciones derivadas del conocimiento científico técnico de los médicos, sustentadas fundamentalmente en la medicina con base científica. Además, la medicina incluye diversas acciones que precisan el ejercicio y la práctica de valores humanos, algunas veces implícitos, aunque otras veces conllevan un importante ejercicio de práctica subjetiva.

El estudio de los valores contemporáneos no solo trata de abordar los valores positivos, sino también los negativos, analizando los principios que permiten considerar que algo es correcto o incorrecto, o valioso o no valioso.

La conexión entre valores y principios relacionados con la práctica médica supone un elemento esencial en los juicios valorativos de la acción médica derivada de los cambios en la medicina moderna y los cambios sociales. Los médicos son agentes morales, no simplemente proveedores de servicios, de ahí que el ejercicio del principio de autonomía de la persona, especialmente en el último siglo, haya conllevado el desarrollo del concepto de objeción de conciencia, en tanto que el individuo, la persona y el ciudadano tienen derecho a desplegar su actividad social o profesional teniendo siempre en consideración sus propios valores.

Teniendo en cuenta este escenario, la atención al final de la vida por parte de los profesionales y, sobre todo, en la disciplina de los cuidados paliativos, tiene que plantearse cómo asumir y administrar, en su caso, una nueva prestación sanitaria a la que a partir de ahora tienen derecho los enfermos que cumplan los requisitos para solicitarla en cualquiera de sus dos modalidades (eutanasia o suicidio asistido).

El artículo 16 de la LORE, que se refiere a la objeción de conciencia de los profesionales sanitarios, dice en su apartado 1: «Los profesionales sanitarios directamente implicados en la prestación para morir podrán ejercer su derecho a la objeción de conciencia. El rechazo o la negativa a realizar la citada prestación por razones de conciencia es una decisión individual del profesional sanitario directamente implicado en su realización, la cual deberá manifestarse anticipadamente y por escrito».

La objeción de conciencia profesional es la negativa a cumplir un cometido profesional exigido por la ley o por algún reglamento o protocolo institucional, o impuesto por las autoridades legítimas, aduciendo para ello razones morales o de conciencia. No necesariamente cuestiona la legitimidad de la ley o de la norma, sino su aplicación concreta por cuestiones estrictamente morales.

Esta objeción de conciencia surge del conflicto que se produce cuando hay una confrontación entre el deber moral de un profesional de seguir los dictados de su conciencia y el deber normativo que ese profesional tiene de prestar una determinada asistencia. En este caso, el objetor siente un rechazo moral profundo hacia los actos a los que en conciencia se opone, de tal modo que realizarlos traicionaría su propia identidad y principios.

Sobre la definición recogida en la propia ley, desde los cuidados paliativos habría que hacer la siguiente reflexión: acogerse a la objeción de conciencia no debe llevar a abandonar al enfermo.

Se puede objetar a administrar la muerte y continuar acompañando al enfermo durante su proceso de morir. Ambas acciones, objetar y acompañar, son compatibles con los cuidados paliativos. Nada justificaría el abandono del enfermo. Cuando está todo perdido desde una medicina curativa, aún hay mucho que hacer desde la medicina paliativa.

No sería coherente abandonar al enfermo que pide ayuda en esos momentos tan difíciles y únicos para él porque la propia conciencia no coincida con la de quien solicita adelantar su muerte. Es posible seguir manteniendo la objeción de conciencia, pero cuando llegue el momento, no desde el comienzo del acompañamiento. Una actitud coherente podría ser, al comienzo del compromiso de acompañarle en su sufrimiento, mostrarse sincero con él y comunicarle que se estará junto a él en el camino final de su enfermedad para aliviar su sufrimiento.

En esta situación, también es lícito acogerse a la objeción de conciencia porque hay otras alternativas terapéuticas para aliviar el dolor, como son los cuidados paliativos, que han demostrado a lo largo de los años su eficacia cuando son administrados por profesionales expertos.

Los cuidados paliativos representan una sólida respuesta sanitaria al sufrimiento relacionado con el final de la vida de las personas. Demostrada no solo su eficacia, sino su eficiencia, se han de convertir en un derecho de todos los ciudadanos españoles y en una prestación sanitaria básica. Claro que, si el enfermo persiste en solicitar la ayuda a morir con la eutanasia, es entonces cuando el médico que no esté de acuerdo con administrar esta prestación de administrar

la muerte puede acogerse a la objeción de conciencia como la describe la ley.

Cuando el enfermo padece una enfermedad avanzada, en fase terminal, acompañada de un intenso sufrimiento, lo que solicita es que no se le abandone. Necesita que se le acompañe de manera activa en esos momentos tan difíciles y únicos para él; que no se empeñen en administrarle tratamientos inútiles en esos momentos finales de su vida, que lo único que le van a poder aportar es más sufrimiento que la propia enfermedad; que únicamente se empleen aquellos tratamientos orientados a aliviar su sufrimiento, y que se haga con la generosidad necesaria para controlarlo, aun siendo conscientes de que de esta manera podría adelantar no intencionadamente su muerte.

Si a pesar de todo persistiera un sufrimiento insoportable sin poderlo aliviar, necesitaría que se disminuyera su grado de conciencia con la sedación paliativa, para que no percibiera el sufrimiento insoportable mientras llega su muerte.

Todas estas formas de satisfacer sus necesidades consensuadas con el enfermo están dentro de una buena práctica médica para aliviar su sufrimiento, sin tener que adelantar su muerte intencionadamente. Desde la ciencia médica, concretamente desde la medicina paliativa, es lo que se puede ofrecer antes de ayudar a morir precipitando su muerte.

Es preciso mantener el compromiso con el enfermo de acompañarle hasta al final sin precipitar su muerte, sin prolongar innecesariamente su agonía, pero empleando todo el esfuerzo para aliviar su sufrimiento mientras llega la muerte a su tiempo. Pero si el enfermo, cuando llegue su final, persistiera en su petición de que se le adelante la muerte, será el momento de optar por acogerse a la objeción de conciencia y poner al enfermo en manos de otro profesional que estuviera dispuesto a cumplir su petición.

Algunas reflexiones desde la bioética

Cuando alguien sufre de tal manera que su deseo es morir para evitar el sufrimiento, como sociedad, se le deberían dar otras respuestas a esta situación de sufrimiento insoportable muy diferentes a la eutanasia, que ni es la solución ni resuelve las situaciones de dolor y sufrimiento al final de la vida.

Es preciso evitar soluciones fáciles e inmediatas como la eutanasia en unos momentos en que el cuidado debe ser integral, amplio, planificado y con tiempo. La eutanasia no afronta el problema, acaba con las personas.

En los más de 30 años de historia de los cuidados paliativos en España, quienes se dedican a esta disciplina están de acuerdo en varias cuestiones: en la licitud de una adecuación del esfuerzo terapéutico, en el rechazo de tratamientos fútiles, en dejar morir en paz, en el derecho a rechazar tratamientos desproporcionados, en el valor de las voluntades anticipadas, en el valor de una información adecuada y comprensible del consentimiento informado, en el derecho de saber y no saber, en la importancia de planificar los cuidados al final de la vida, y, por supuesto, en la ilicitud del abandono y de la negligencia en el cuidado y la atención en el final de la vida (Grupo de Bioética de Universidades Jesuitas [UNIJES], 2020).

Desde los cuidados paliativos, no se desea prolongar la vida penosa, precaria y artificialmente de una persona. Es por ello por lo que los médicos están en contra de la obstinación terapéutica. Hay ocasiones en que piensan que lo moralmente adecuado es retirar, adecuar o limitar tratamientos, después de un diálogo y conversación, no siempre fácil, entre el paciente, los familiares y los profesionales sobre la situación y los pronósticos, conversaciones serenas al final de la vida para llegar a decisiones compartidas.

Pero ¿la eutanasia es la solución que la sociedad debe dar cuando no se desea seguir viviendo? En 2015, una joven holandesa de 20 años había logrado que le practicaran la eutanasia por ser incapaz de recuperarse de las secuelas psicológicas que le provocaron los abusos sexuales que sufrió durante su niñez, desde los 5 hasta los 15 años. A causa de ello, padecía un fortísimo estrés postraumático y graves problemas mentales, de los que no conseguía recuperarse a pesar de llevar años y años en tratamiento.

Los médicos que la trataron dieron su visto bueno a que se le permitiera cumplir su deseo de adelantar su muerte para evitar su sufrimiento. El hecho de que un enfermo se pueda sentir aliviado con la perspectiva de una muerte rápida, como en el caso de esta joven holandesa, no es en sí mismo una señal de que sea la decisión adecuada.

Cuando un enfermo encuentra a un médico que comparte su opinión de que la vida solo merece la pena ser vivida bajo ciertas condiciones, la rigidez del paciente se ve reforzada. ¡Cómo no se va a comprender su deseo de morir ante el gran sufrimiento de esta mujer! Tal vez su deseo de «apartarse de la vida» pueda ser compartido por muchos en esas circunstancias. Pero ¿la solución debe ser la eutanasia?

Desear el alivio del sufrimiento, tener una buena muerte, morir bien, es una legítima aspiración de los seres humanos que se encuentran en situación terminal, y los profesionales de salud están obligados a ayudar a los enfermos a aliviar su sufrimiento y a que mueran bien cuando se encuentran en situación terminal, a humanizar el proceso final de su vida para que puedan morir en paz, cuando su enfermedad incurable está abocada a llevarlos a una muerte sin escapatoria.

Cuando se hablaba de la «pendiente resbaladiza», se tachaba a quien la argumentaba de reaccionario trasnochado. Pero se ha comprobado que, en Holanda, la eutanasia se ha extendido gradualmente desde su aplicación a enfermos en fase terminal hasta la aplicación a enfermos crónicos, desde la eutanasia para enfermedades físicas hasta la eutanasia para enfermedades psiquiátricas, etc. ¿Dónde está el límite?

El argumento de esta «pendiente resbaladiza» implica que abrir una excepción puede llevar a otras excepciones semejantes o mayores, que implican ciertos riesgos y peligros que no estaban en la primera excepción (De la Torre, 2019). Este argumento imparable ha servido para poner en duda la permisibilidad de la eutanasia.

Todos los países que han aprobado una ley de eutanasia, incluido España, insisten en que es una ley garantista, y que solo se aplicará en aquellos casos en que sea imposible aliviar el sufrimiento de otra manera, siempre que lo solicite el enfermo. Pero cuando son analizadas cada una de las leyes aprobadas, se puede comprobar que se ha abierto una ventana por la que entran muchos supuestos, que se van añadiendo a los que contemplaba la ley (Bátiz, 2021).

Si se imagina un dique en un embalse de agua, lo peligroso de la pendiente resbaladiza de la eutanasia es siempre la rotura del dique, porque siempre va a más, hasta que lo arrastra todo. Si se permite una pequeña brecha en el dique, con la presión del agua, se hará mayor, y al final el dique cederá, provocándose una catástrofe.

Es decir, se empieza por justificar la eutanasia para casos excepcionales y se termina por considerar que todos los casos lo son. La pendiente resbaladiza va desde la enfermedad en fase terminal a la enfermedad discapacitante, la enfermedad grave, la enfermedad moderada, la enfermedad leve, los síndromes geriátricos múltiples, cuando ya no es rentable vivir, etcétera.

Al principio, se justifica la eutanasia para evitar el sufrimiento del enfermo en fase terminal y se termina por justificar que también es justo aplicarla cuando se está cansado de vivir o la vida ya no es rentable.

En Holanda, está creciendo de manera constante el número de pacientes que padecen demencia, trastornos psiquiátricos o síndromes geriátricos múltiples que solicitan la eutanasia. En este país, la práctica de la eutanasia ha evolucionado desde su aplicación a enfermos en fase terminal hasta la eutanasia para enfermos crónicos, desde la eutanasia para enfermedades físicas hasta la eutanasia para enfermedades psicológicas, y desde la eutanasia voluntaria hasta la no voluntaria e incluso involuntaria. Se empezó a despenalizar la eutanasia de bebés nacidos con graves discapacidades.

En Bélgica, del año 2003 al 2013 aumentaron por 10 los pacientes mayores de 80 años que murieron por eutanasia. También se ha ampliado en este país la eutanasia a menores. Y otra iniciativa en marcha en estos dos países es abrir la eutanasia a las personas sanas que decidan que su vida ya no tiene sentido. Todo esto ilustra que la legalización de la eutanasia supone abrir una pendiente resbaladiza que no tiene límites. La eutanasia indica la existencia de una profunda deshumanización de las sociedades a la que se resisten la inmensa mayoría de los países. Tal vez se comprenda con el planteamiento de la siguiente pregunta: ¿cuántos países hay en el mundo y cuántos países tienen legalizada la eutanasia?

Un tema que entraña tanto sufrimiento exige el máximo respeto hacia quienes pasan por ese trance. Los casos terribles que de vez en cuando se hacen públicos llevan a muchas personas a concluir que el único final de vida bueno es el que ofrece la eutanasia. Sin embargo, en los países donde se ha despenalizado la eutanasia, la práctica de la ley ha conducido a una pendiente resbaladiza que termina desbordando los supuestos iniciales y que afecta a colectivos para los que nunca fue pensada dicha ley, como los enfermos psiquiátricos, los menores de edad y quienes manifiestan cansancio vital. Esta normalización conduce incluso a que algunos médicos y enfermeros ofrezcan la eutanasia como remedio del sufrimiento a pacientes que no la han pedido.

Tal vez convenga hacerse las siguientes preguntas: ante la práctica legal de la eutanasia, ¿puede ser esta la única solución que la sociedad ofrezca a sus ciudadanos? ¿Deben desestimarse o rebajarse los cuidados paliativos por ser más complejos y costosos? ¿Acaso la máxima humanidad se limita a sentir compasión por quien sufre sin siquiera ayudarle a repensar su decisión? ¿O la verdadera ayuda consiste, más bien, en hacerse cargo de él, promoviendo en la sociedad, sobre todo en el ámbito sanitario y familiar, una cultura paliativa que se ocupa del sufrimiento, el deterioro, la soledad y el desamparo de quien sufre?

La tentación de la eutanasia como solución precipitada se da cuando un enfermo solicita ayuda para morir y se encuentra con la angustia de un médico que quiere terminar con su sufrimiento porque lo considera intolerable y cree que no tiene nada más que ofrecerle. Los médicos tienen que aprender a aliviar el sufrimiento de las personas sin que para ello tengan necesidad de eliminar a quien sufre.

¿Es una libre elección la eutanasia? El sufrimiento es una dimensión fundamental de la condición humana y un acompañante frecuente en la fase final de la vida. Los profesionales de la medicina son conscientes de que el único que sabe qué es sufrir y qué le alivia su sufrimiento es quien sufre, esto es, el paciente. Por eso, ante dicho sufrimiento, la profesión médica no mira hacia otro lado.

Para aliviar el sufrimiento de las personas que padecen una enfermedad incurable, avanzada o terminal, la solución no debiera ser su muerte intencionada; es verdad que tal vez sería lo más fácil. Pero para conseguir ese alivio, es preciso garantizar una atención de calidad, centrada en el acompañamiento de la persona sufriente, para restaurar la calidad de vida que la evolución de su enfermedad le está mermando.

Ha de ser un acompañamiento activo para controlar todos aquellos síntomas que le provocan sufrimiento, aunque la intensidad que se emplee para el control pudiera adelantar su muerte; esto no sería una práctica eutanásica. Un acompañamiento activo para no provocarle más sufrimiento con maniobras diagnósticas y terapéuticas innecesarias e ineficaces tampoco sería una práctica eutanásica.

Existe también la opción de un acompañamiento activo para disminuir la conciencia mediante la sedación paliativa y evitar así el sufrimiento mientras llega la muerte, cuando no se haya podido aliviar el sufrimiento con las medidas empleadas hasta el momento; si la sedación está bien indicada, bien realizada y autorizada por el enfermo, será una buena práctica médica. Si todo esto se hace adecuadamente, se estará ayudando a que los enfermos no sufran. Pero si los médicos no son capaces de poderles ofrecer esta atención, bien por falta de recursos sociosanitarios o bien por falta de formación de los profesionales, tal vez se vean abocados a solicitar el adelantamiento de su muerte. ¿Será esto una verdadera demanda de la eutanasia?

Es muy importante potenciar la ayuda a las personas dependientes, que actualmente llega tarde en demasiadas ocasiones a los enfermos en fase avanzada y terminal. En España, por término medio, mueren más de 100 enfermos cada día con la ayuda a la dependencia ya concedida, pero aún no otorgada, y esto sin considerar a los que están en período de espera, que en España es de 425 días de media, desde que la solicitan hasta que se les concede.

En este contexto sociosanitario, la eutanasia no sería una elección libre para muchas personas que simplemente quieren que se les libre de su sufrimiento, no de su vida. Para que fuera libre, sería necesario que existieran unas opciones a las que hoy no pueden acceder estos pacientes, que son los cuidados paliativos.

Con la existencia de la LORE, con la ausencia de una ley nacional de cuidados paliativos y el no cumplimiento de la Ley de dependencia, se ha creado un escenario en el que, para el alivio del sufrimiento de las personas con enfermedad avanzada o terminal, estas no pueden recibir ayuda a la dependencia, con la consiguiente carga familiar en el momento en el que la necesitan, y tampoco pueden elegir ser atendidos por recursos de cuidados paliativos avanzados en las situaciones de complejidad, pero sí pueden «elegir libremente» que los médicos acaben con sus vidas para aliviar su sufrimiento.

Por lógica, muchos enfermos acabarán eligiendo lo único que se les garantiza, pero esa no es una elección totalmente libre, sino condicionada en buena parte por las circunstancias.

> **!** Ayudar a tener una muerte en paz es uno de los fines de la medicina, tan importante como el prevenir la muerte prematura, diagnosticar y tratar enfermedades. La profesión médica, ante quien se encuentra en el final de la vida, tiene el deber de acogerlo, de protegerlo del sufrimiento y de acompañarlo para ofrecerle todo lo que necesite hasta que llegue su final.

Para ello, no deberá alargar su vida con la obstinación terapéutica, prolongado así una agonía innecesaria, pero tampoco deberá acortarla deliberadamente a través de la eutanasia o colaborando en el suicidio médicamente asistido. Se deberá aliviar, de manera enérgica, el sufrimiento mientras llega la muerte.

PUNTOS CLAVE

- El enfermo no quiere sufrir. Pero dentro de ese principal deseo, en ocasiones pide que se haga todo lo posible para prolongar su vida, porque aún no se quiere morir. Otras veces desea que se le deje morir y que no se encarnicen con él, porque no quiere vivir a cualquier precio. Y también puede desear que llegue la muerte cuanto antes y que los profesionales le ayuden a adelantar su muerte, porque es en ella donde ve la solución a su sufrimiento. La toma de decisiones en cuidados paliativos que hay que llevar a cabo a la cabecera del paciente ante estos tres tipos de deseos la mayoría de las veces es difícil.

- La eutanasia y el suicidio asistido no tienen nada que ver con los cuidados paliativos. Los cuidados paliativos no tienen como objetivo la muerte de la persona que sufre, sino que cuidan la vida mientras llega esta. Por el contrario, la eutanasia y el suicidio asistido tienen como objetivo la muerte de la persona que sufre. La diferencia es evidente.

- Los médicos no deben ignorar ni mirar hacia otro lado cuando el enfermo manifiesta que no desea continuar viviendo de la manera que lo está haciendo, acompañado por un sufrimiento continuo e insoportable. Cualquiera con un poco de experiencia en la atención a enfermos graves

(Continúa)

PUNTOS CLAVE *(Cont.)*

sabe que, cuando un enfermo solicita la muerte, es muy importante averiguar qué hay detrás de esa petición. Los médicos han de aprender a ayudar a no sufrir mientras se muere y ofrecer todas las técnicas de acompañamiento al moribundo y a su familia. Hay que estar preparados para escuchar algo más que una petición de morir.

- Es preciso estar preparados, porque en cualquier momento se puede recibir la petición de ayuda a morir, y no se debe manifestar rareza ni falta de conocimientos en el instante que la hagan, ya que será una situación altamente sensible para la persona que la realiza. En el acompañamiento a un enfermo que solicita adelantar su muerte, se debe respetar su individualidad y no juzgar su decisión, aunque sea contraria a la propia opinión, y tampoco se le ha de abandonar si él desea continuar con la misma compañía. Hay que mantener un compromiso con

el enfermo de acompañarle hasta al final sin precipitar su muerte, sin prolongar innecesariamente su agonía, pero empleando todo el esfuerzo para aliviar su sufrimiento mientras llega la muerte a su tiempo. Pero si el enfermo, cuando llegue su final, persistiera en su petición de que se le adelante la muerte, será el momento de optar por acogerse a la objeción de conciencia y poner al enfermo en manos de otro profesional que estuviera dispuesto a cumplir su petición.

- La tentación de la eutanasia como solución precipitada se da cuando un enfermo solicita ayuda para morir, y se encuentra con la angustia de un médico que quiere terminar con su sufrimiento, porque lo considera intolerable y cree que no tiene nada más que ofrecerle. Los médicos deben aprender a aliviar el sufrimiento de las personas sin que para ello tengan la necesidad de eliminar a quien sufre.

BIBLIOGRAFÍA

Altisent R, Bátiz J, Torrubia MP. Tomando buenas decisiones. En: Walsh D. Medicina paliativa. Barcelona: Elsevier España; 2010. p. 643-7.

Bátiz J. Cuestiones sobre la eutanasia. Madrid: Nueva Eva. 2021. p. 123.

Bátiz J. Cuidados paliativos. Cuadernos de ética en clave cotidiana. Fundación Europea para el Estudio y Reflexión Ética. Madrid: Editorial Perpetuo Socorro; 2021. p. 31.

Bátiz J. La Ley de Eutanasia y la atención primaria. Med Gen Fam. 2021;10:159-60.

De la Torre J. La eutanasia, siete argumentos para pensar. El Cronista del estado social y democrático de derecho. 2019;79:22-7.

Gómez J, Altisent R, Bátiz J, Ciprés L, Gándara del Castillo Á, Herranz JA, et al. Atención médica al final de la vida: conceptos y definiciones. Gaceta Médica de Bilbao. 2015;112:216-8.

Gracia D. La deliberación moral: El método de la ética clínica. Med Clín. 2001;117:18-23.

Grupo de Bioética de la Universidades Jesuitas (UNIJES). Declaración ante la proposición de Ley de Eutanasia aprobada por el Congreso. Granada, Bilbao, Barcelona y Madrid: UNIJES. 10 Feb 2020.

Organización Médica Colegial. Código de Deontología Médica. Madrid: Consejo General de Colegios Oficiales de Médicos (CGCOM); 2011.

Situación de últimos días y sedación paliativa

58

C. Lojo Cruz y J. Mora Delgado

OBJETIVOS

- Reconocer la situación de últimos días y sus consideraciones clínicas.
- Identificar las necesidades y cuidados en esta situación para el paciente, la familia y los profesionales.
- Conocer la definición y principios básicos de la sedación paliativa.
- Diferenciar los diferentes tipos de sedación paliativa.
- Establecer la indicación y los requisitos, así como el procedimiento, para llevar a cabo la sedación paliativa.

SITUACIÓN DE ÚLTIMOS DÍAS

Existen múltiples denominaciones utilizadas en la literatura médica para definir el último período previo a la muerte: final de vida, agonía, fase terminal o paciente muriendo activamente. Se ha adoptado el término *situación de últimos días* (SUD), que se define como el período que precede a la muerte cuando esta se produce de forma gradual y en el que existe deterioro físico intenso, debilidad extrema, alta frecuencia de trastornos cognitivos y de la conciencia, dificultad de relación e ingesta y pronóstico de vida de días u horas.

La SUD es la fase más dura y delicada de todo el proceso de la enfermedad, pues significa que está muy próximo ese acontecimiento inevitable (y muchas veces, doloroso) para todos, que es la muerte.

Durante este tiempo, el paciente y la familia requieren de los profesionales sanitarios una atención especial. Necesitan sus mejores cuidados para intentar que este proceso suceda de la forma más serena posible, con la mayor dignidad y el menor sufrimiento, potenciando el bienestar y el confort físico, emocional y espiritual, apoyando a los familiares y a los cuidadores para que el recuerdo de esta etapa sea lo menos negativo posible.

Los síntomas pobremente aliviados en los días previos a la muerte del enfermo son recordados siempre por los familiares, pueden causar un gran sufrimiento durante meses e incluso años, y en ocasiones, generan que se olviden los cuidados de períodos anteriores.

Es importante saber que este proceso de morir no siempre es traumático ni doloroso para el paciente. Hay que identificar las necesidades del moribundo, diferenciándolas de las de la familia e incluso del personal sanitario.

En la SUD, fase final del proceso de la enfermedad avanzada, progresiva y sin posibilidades de curación por la que se sigue al paciente, pueden aparecer nuevas necesidades y causas

de sufrimiento, tanto para el enfermo como para la familia. Es imprescindible estar atentos a ello e identificar claramente que ha llegado este momento de enfermedad, para adecuar la asistencia e intervenciones (evitando, por ejemplo, ingresos innecesarios).

 La SUD es un síndrome, a veces difícil de identificar, en el contexto de uno o varios diagnósticos, pronósticos y complicaciones. Se define mediante una cuidadosa anamnesis y exploración registrada en la historia clínica de salud.

Reconocimiento de situación de últimos días

Identificar cuándo un paciente con enfermedad avanzada e irreversible se encuentra en SUD o de muerte inminente es fundamental para tomar decisiones adecuadas y efectivas que eviten actuaciones fútiles, la obstinación terapéutica, y que puedan permitir a los pacientes y familiares una adecuada gestión del escaso tiempo de supervivencia. Es el primer paso para unos cuidados de calidad al final de la vida.

Algunos estudios han encontrado datos variables de identificación de la SUD, debido a la complejidad y a la incertidumbre que la caracteriza. Todo ello genera inseguridad en el equipo multidisciplinar, lo que podría dificultar la identificación del proceso y, por lo tanto, la no aplicación de un plan de atención al final de la vida, o la identificación errónea de una SUD cuando la muerte puede ser evitable.

Esta incertidumbre parece ser mayor en los enfermos no oncológicos, por el tipo de evolución natural de estas enfermedades y por la presencia de síntomas propios de la enfermedad no siempre indicadores de muerte inminente, lo que podría generar inequidad en el proceso de morir entre enfermos oncológicos y no oncológicos.

Existen herramientas conocidas, como la escala funcional paliativa (PPS, *Palliative Performance Scale*) (**Tabla 58-1**) o los criterios de Menten (**Tabla 58-2**), que pueden ayudar a la predicción del pronóstico al final de la vida, pero ninguna está universalmente aceptada. En la práctica clínica, en un contexto de enfermedad incurable y muy avanzada, el proceso se fundamenta en la impresión subjetiva de los profesionales (basada en sus habilidades, años de experiencia y grado de conocimiento del paciente y del curso natural de su enfermedad), apoyada en signos, síntomas y, a veces, en biomarcadores.

 Los recursos descritos intentan ayudar a los profesionales a manejar la incertidumbre de identificar cuándo una persona está en una SUD y apoyar el juicio clínico del equipo médico en un proceso de transcendencia vital.

Las características más importantes para identificar correctamente una SUD son:

- Cambios cardiovasculares:
  - Hipotensión.
  - Oliguria.
  - Livideces.
- Cambios respiratorios:
  - Respiración ruidosa (estertores).
  - Cambios en el patrón respiratorio: respiración de Cheyne-Stokes, apneas.
  - Disnea.
  - Respiración con movimiento mandibular.
- Cambios del estado físico:
  - Debilidad profunda y progresiva.
  - Pérdida de la habilidad de cerrar los ojos.
  - Indiferencia hacia la comida y la bebida.
  - Dificultad para la deglución.
  - Incontinencia o retención urinaria.

- Cambios cognitivos y neurológicos:
  - Disminución del grado de alerta (desde somnolencia al coma).
  - *Delirium* hipoactivo o hiperactivo (con agitación).
- Cambios psicosociales y emocionales:
  - Aislamiento.
  - Cambios en el estado de ánimo.
- Cambios en la experiencia espiritual.

 Los hallazgos a la exploración física de muerte inminente son:
- Pérdida de reflejos.
- Pulso rápido y débil.
- Pupilas dilatadas y fijas.
- Descenso de la presión arterial.
- Incapacidad para moverse.
- Distrés respiratorio.
- Fases prolongadas de apnea.
- Respiración ruidosa.

Consideraciones clínicas relevantes

Una vez reconocida la SUD, será necesario:

- Ser capaz de ver más allá de los tratamientos, del plan de cuidados, hacia el reconocimiento de las necesidades humanas que tienen todas las personas, valorando sus necesidades fisiológicas, psicosociales y espirituales.
- Conocer los valores, deseos y expectativas de la persona: investigar si se ha realizado una planificación anticipada y compartida de la asistencia o documento de instrucciones previas. En caso contrario, explorar.
- Priorizar el confort sobre la toma de constantes vitales.
- Poner voluntad en las tareas como profesionales: no solo hay que aplicar conocimientos y técnicas, también es importante el aspecto más humano y compasivo.

Tabla 58-1. Escala de funcionalidad en cuidados paliativos (PPS, *Palliative Performance Scale*)

%	Deambulación	Actividad/evidencia de enfermedad	Autocuidado	Ingesta	Consciencia
100	Completa	Normal/sin evidencia	Completo	Normal	Completa
90	Completa	Normal/alguna evidencia	Completo	Normal	Completa
80	Completa	Normal con esfuerzo/alguna evidencia	Completo	Normal o reducida	Completa
70	Reducida	Incapacidad laboral/alguna evidencia	Completo	Normal o reducida	Completa
60	Reducida	Incapacidad para trabajo doméstico o *hobbies*/enfermedad significativa	Ayuda ocasional	Normal o reducida	Completa o confusa
50	Principalmente recostado o sentado	Incapacidad total/enfermedad extensa	Ayuda constante	Normal o reducida	Completa o confusa
40	Principalmente en cama	Incapacidad total/enfermedad extensa	Ayuda constante	Normal o reducida	Completa/confusa/obnubilada
30	Totalmente postrado en cama	Incapacidad total/enfermedad extensa	Cuidado total	Reducida	Completa/confusa/obnubilada
20	Totalmente postrado en cama	Incapacidad total/enfermedad extensa	Cuidado total	Sorbos mínimos	Completa/confusa/obnubilada
10	Totalmente postrado en cama	Incapacidad total/enfermedad extensa	Cuidado total	Cuidados de la boca	Obnubilada o en coma
0	Fallecido		—		—

Tabla 58-2. Criterios de Menten	
1	Nariz fría o pálida
2	Extremidades frías
3	Livideces
4	Labios cianóticos
5	Estertores de agonía
6	Apneas (> 15 s en 1 min)
7	Anuria (< 300 cc en 24 h)
8	Somnolencia (> 15 h de sueño en el día)

- Potenciar la participación de la familia en los cuidados, haciéndoles sentir útiles y dándoles recursos para hacer frente a las diferentes situaciones, haciéndolas abordables, sobre todo si se encuentran en el domicilio.
- Controlar los síntomas hasta el final.
- Dejar registro de todo este proceso de toma de decisiones en la historia clínica.

Otras consideraciones a tener en cuenta en la SUD a la hora de abordarla, ya sea en el contexto domiciliario u hospitalario, son:

- La atención a la familia:
  - Su estado emocional.
  - Su capacidad de adaptación a la situación.
  - Los recursos individuales y grupales: el soporte del familiar cuidador principal por su entorno, el reparto de tareas.
- El contexto hospitalario:
  - La posibilidad de habitación individual para el paciente y su familia.
  - Facilitar el acompañamiento espiritual al paciente o familiares si lo precisaran.
  - Facilitar alimentación, higiene y descanso al cuidador principal.

Cuidados del paciente

Hay una serie de cuidados que debemos tener en cuenta, a la hora de abordar al paciente en la SUD, que van a asegurar su confort y que van a prevenir no generar más sufrimiento, los cuales se detallan a continuación.

Cuidados de la boca

La sequedad de labios y mucosa oral (xerostomía) puede producir dolor y malestar. Los cuidados locales son más eficaces para combatir las molestias que la hidratación con sueros.

Es posible aplicar diferentes medidas para aliviarla:

- Proporcionar pequeños sorbos de agua o infusión si el paciente lo desea y puede tragar, con la ayuda de una jeringa o cucharita (recordar que, en esta situación, el objetivo no es alimentar ni alcanzar valores óptimos de nutrición o hidratación, ya que no solo no va a mejorar el paciente realizándolo, sino que probablemente se empeore

su situación si se le sobrecarga de líquido o se provoca una aspiración).
- Facilitar gasas mojadas en agua, dado que el reflejo de succión se conserva casi hasta el final. La saliva artificial tiene la ventaja de existir en múltiples presentaciones y no presentar efectos indeseables, aunque parece igual de eficaz el uso de un pulverizador con agua, al que se le pueden añadir unas gotas de limón u otro sabor, según las preferencias del paciente.
- Si la boca está muy sucia, se puede limpiar la cavidad bucal con agua oxigenada diluida ¼ de peróxido de hidrógeno (H_2O_2) + ¾ de suero fisiológico o agua.
- No se recomiendan colutorios que contengan alcohol (resecan la mucosa oral), y hay que tener cuidado con las sustancias ácidas (pueden existir pequeñas heridas en la cavidad oral o, si no, puede ser conveniente la estimulación de las glándulas salivares).
- Aplicar cacao, mejor que vaselina, para la sequedad de los labios y comisuras.
- Aplicar lidocaína al 2 % si existe dolor o molestias orales.
- Retirar la dentadura postiza.
- Limpiar las fosas nasales con suero salino para que la respiración sea más fácil y aliviar la boca seca.

Estertores premortem

Son ruidos producidos por movimientos oscilatorios de las secreciones de las vías respiratorias superiores durante la respiración:

- En general, no se recomienda su aspiración (puede realizarse una succión suave en la zona de la orofaringe cuando existen secreciones a nivel alto), ya que supone una molestia añadida para el paciente, y la irritación de la aspiración estimula su secreción. Hay que explicarlo a la familia para intentar disminuir la sensación de angustia que provoca al que lo escucha.
- La posición semiprono puede facilitar el drenaje postural.
- Se recomienda utilizar fármacos antisecretores, que deben iniciarse tan pronto como sea posible, como buscapina y escopolamina.

Medidas de higiene y movilizaciones

Hay que realizar las medidas imprescindibles de higiene y las mínimas movilizaciones, ya que se debe evitar incomodar.

Algunos consejos en estas situaciones que favorecen el confort son:

- Hidratación de la piel: aplicación de aceites hiperoxigenados que prevengan la formación de úlceras por presión.
- Secreciones de los ojos: lavados de los mismos, utilizando para ello gasas empapadas en líquidos no irritantes como el agua.

Eliminación

El objetivo no es tener una deposición diaria, como habitualmente, sino buscar el mayor confort, así que las deposiciones se deben dejar según el ritmo intestinal, utilizando enemas solo en caso de malestar, salvo en situación agónica, que ya no se realizarían, evitando movilizaciones dolorosas o incómodas durante su administración.

Sobre el uso de sondas vesicales, debe estar guiado por la comodidad del paciente cuando el cambio frecuente de pañales sea más molesto que el sondaje vesical o aparezca un globo vesical «sintomático» (situaciones de agitación o anuria donde hay que descartar la presencia de globo vesical).

 Es importante hablar con la familia de cómo la anuria, en la situación de agonía, se debe al fallo renal, y el sondaje no cambiaría en nada la diuresis.

Comunicación

En la relación con el paciente y/o su familia, se ha de evitar la sensación de tener prisa y estar siempre receptivo a cualquier necesidad.

Se debe mantener en todo momento la comunicación con el paciente y la familia, sin olvidar la importancia del lenguaje no verbal, como tocar, coger de la mano, etcétera.

El oído y el tacto parecen ser los últimos sentidos que se pierden.

Hay que hablar con tono tranquilizador, con palabras tranquilizadoras, suaves, evitando temas relacionados con la enfermedad o el estado del paciente, coger la mano, etcétera.

Fiebre

En esta fase, son normales los cambios bruscos de temperatura, lo que produce angustia en la familia. Puede estar originada por la destrucción tisular o la deshidratación, y no por sobreinfección.

 Es fundamental explicar a la familia que la fiebre es un signo más de la fase de agonía y que habitualmente no incomoda al paciente.

Se deben poner paños húmedos templados al enfermo, y no compresas frías con agua, porque pueden ser molestas. Si la fiebre es alta, se utilizarán antitérmicos, preferiblemente por vía parenteral o rectal.

Medicación

Se debe mantener la medicación que estuviera tomando para el control de los síntomas y anular todo lo que no sea indispensable, como protectores de estómago, antibióticos, corticoides, etcétera.

La vía subcutánea, cuando la vía oral se pierde o es dificultosa, sobre todo en el domicilio, resulta muy adecuada para proporcionar la medicación necesaria para controlar síntomas hasta el final. Es preciso evitar así la búsqueda de accesos venosos más agresivos para el paciente que pueden generar más malestar. En caso de que el paciente tenga ya acceso venoso periférico, como ocurre muchas veces en el paciente hospitalizado, normalmente se mantiene esta vía de administración.

Confort (clave de la situación de últimos días)

Hay que proporcionar un ambiente tranquilo y silencioso, con espacios de privacidad entre el paciente y sus cuidadores.

Al enfermo, se le tratará con la misma actitud de respeto de siempre.

Se debe colocar al paciente en su posición preferida. El decúbito lateral con las piernas flexionadas disminuye el ruido producido por los estertores y permite un acceso fácil a la vía rectal, si se quiere utilizar.

Es preciso observar en el paciente signos no verbales de dolor, agitación o inquietud, para administrar tratamiento de rescate.

Se extremarán los cuidados de la vía subcutánea (suele ser la vía de elección en la fase final de la vida para controlar los síntomas, sobre todo en domicilio).

Cuidados de la familia

Se debe mantener informada a la familia de la evolución esperada; sobre todo cuando el paciente está en el domicilio, resulta tranquilizador y muy positivo, y de esta manera se evitará el ingreso por temores innecesarios en el hospital.

Hay que intentar aliviar los sentimientos de culpa que puedan surgir en los familiares, reconociendo sus aportaciones en el cuidado del enfermo y subrayándoles la idea de que han hecho todo lo necesario.

Las reacciones emocionales de los familiares y amigos pueden ser muy variadas, según la madurez personal y cultura de referencia de cada uno de ellos. Se debe respetar la libre manifestación de los sentimientos, aunque no sean consideradas conductas apropiadas (gritos y llantos excesivos, por ejemplo), permaneciendo a su lado para tranquilizarles.

Se debe fomentar la presencia de la familia, incluyendo a los niños, si así lo desean, entendiendo la situación que están atravesando.

Si el paciente está institucionalizado, se deben adaptar en lo posible las normas del centro a sus necesidades (flexibilidad en las horas de visita, posibilidad de espacios para que puedan descansar, sillones, etcétera).

Es preciso animar y apoyar a los familiares en la participación de los cuidados para que, de esta manera, puedan sentirse más útiles. Esta es una medida que les ayudará luego con su duelo.

Algún miembro de la familia, sobre todo los que llegan en los últimos momentos, pueden producir alguna situación de tensión con el equipo, debido a lo que ellos consideran demandas no satisfechas de cuidados. Estas actitudes deben entenderse como signos de estrés emocional. Hay que adoptar una actitud amable y comprensiva, aunque a la vez de firmeza, ante los excesivos requerimientos de cuidados y/o tratamientos que puedan ser desproporcionados al momento de enfermedad.

No se deben prejuzgar posturas de alejamiento de la familia con respecto al enfermo, porque las vivencias previas surgidas entre ellos son desconocidas.

Aunque no hay evidencia científica, se cree que el tacto y el oído son los últimos sentidos que se mantienen hasta la muerte. Hay que aconsejar a los familiares que sean prudentes en los comentarios delante del paciente y estimularlos para que se dirijan al paciente de forma positiva, instruyéndolos en la forma de hacerlo, que ayude a las despedidas, que tan importante son para pacientes y familiares.

Hay que ofrecer disponibilidad y mostrar cercanía a la familia para comprobar si necesitan algo. No es necesario decirles nada en especial, solo ofrecerles ayuda y facilitar que expresen su dolor si así lo desean.

Si el paciente está en el domicilio, hay que dejar instrucciones de a quién pueden dirigirse en caso de necesidad o qué pasos han de seguir después del *exitus*.

Cuidados de los profesionales

Es importante trabajar con los profesionales sanitarios, ya que se van a enfrentar a una situación extrema donde se les exige no solo un conocimiento científico, sino también un esfuerzo compasivo y humano de acercamiento para ayudar, que puede incitar al desánimo o a la distancia y la frialdad, siendo ambos supuestos nocivos para el paciente y el propio sanitario. Hay que trabajar los siguientes aspectos con los profesionales sanitarios:

- *Trabajar y asumir la idea de la muerte ajena y propia*: es imposible trabajar la muerte de otra persona si no se asume la propia como parte de la vida.
- *Capacitación profesional*: no cualquier sanitario está formado para abordar estas situaciones y no se debe dejar ese aprendizaje simplemente a la experiencia, así que parece fundamental una adecuada formación en este aspecto.
- *Respeto a la autonomía del paciente*: el profesional debe aceptar las decisiones del paciente que atañen a su tratamiento y a cualquier decisión en torno a su final dentro de los márgenes de la ley.
- *Aceptar la expresión de sentimientos de la familia*: cada familia tiene unas creencias, unas raíces culturales, una forma de exteriorizar sus emociones, de acompañamiento, etc., que se deben respetar siempre y cuando no dañe a otras personas.
- *Ni sobreimplicación ni frialdad, hay que fomentar la empatía* con el paciente y la familia: la sobreimplicación genera un sufrimiento muy grande en el profesional, que no le hace válido para la atención de estos pacientes y familiares; y la frialdad, que puede parecer un perfecto escudo al sufrimiento del propio profesional, tampoco es válida, porque no sirve de ayuda al paciente y la familia, y al final también genera sufrimiento al profesional al sentirse poco útil.
- *Apoyo del resto del equipo*: es fundamental trabajar a modo de equipo apoyándose en la toma de decisiones y en el afrontamiento de situaciones complejas con vivencias de emociones extremas. En algunos equipos, existe la figura del psicólogo, donde una de sus funciones es trabajar las emociones de los distintos componentes para evitar el quemamiento y mantener la motivación.

- *Seguir los principios éticos*: hay que seguir cumpliendo los principios básicos de beneficencia, justicia, no maleficencia y autonomía, que van a mantener la dignidad de la persona hasta el final.
- *Saber desconectar*: para poder ayudar a los demás, hay que estar en una situación de equilibrio físico y mental propio, por lo que cuidarse y buscar aficiones que sirvan para desconectar no es solo aconsejable, sino que parece fundamental.

SEDACIÓN PALIATIVA

En los últimos días de vida, los pacientes experimentan numerosos síntomas, pudiendo llegar un momento en que estos síntomas no se controlen adecuadamente, a pesar de recibir cuidados paliativos óptimos. En estos casos, la sedación se plantea como una medida terapéutica paliativa.

Existen pocos datos sobre el requerimiento de la sedación paliativa. Según las series publicadas, se estima que entre el 20 y el 25 % de los casos ingresados en unidades de cuidados paliativos requieren sedación paliativa en la agonía.

! La necesidad de disminuir la conciencia de un enfermo en las horas anteriores de su muerte ha sido y es objeto de controversia, en sus aspectos clínicos, éticos, legales y religiosos. Además, quienes no conocen las indicaciones y la técnica de la sedación o carecen de experiencia en medicina paliativa, pueden confundirla con una forma encubierta de eutanasia (antiguamente conocida como eutanasia activa indirecta). La adecuada formación de los médicos en esta práctica será la garantía de que ningún enfermo sufra innecesariamente al final de la vida.

La sedación bien indicada y administrada constituye una buena práctica médica y, en consecuencia, no admite objeción de conciencia.

Definición y conceptos básicos

Se entiende la sedación paliativa como la disminución deliberada de la conciencia del enfermo, una vez obtenido el oportuno consentimiento mediante la administración de los fármacos indicados y a las dosis proporcionadas, con el objetivo de evitar un sufrimiento insostenible causado por uno o más síntomas refractarios.

La sedación debe seguir siempre el principio de proporcionalidad, siendo el objetivo alcanzar un grado de sedación suficientemente profundo como para aliviar el sufrimiento.

Se trata por tanto de una medida terapéutica concreta, que tiene indicaciones y requisitos bien definidos; si bien deberían ser en todo momento objetivos, están influenciados en muchas ocasiones por el universo de convicciones y creencias tanto del facultativo que la indica como del paciente y su entorno cercano. De ahí el reto clínico y humano que se afronta cada vez que se plantea la sedación en el contexto del paciente paliativo. A continuación, se describen una serie de conceptos clave para comprender la sedación paliativa y poder diferenciarla de otros conceptos que habitualmente se confunden, como eutanasia o suicidio asistido:

- *Enfermedad incurable avanzada*: enfermedad de curso gradual y progresivo, sin respuesta a los tratamientos curativos disponibles, que evolucionará hacia la muerte a corto o medio plazo en un contexto de fragilidad y pérdida de autonomía progresivas. Se acompaña de síntomas múltiples y provoca un gran impacto emocional en el enfermo, sus familiares y en el propio equipo terapéutico.
- *Enfermedad o situación terminal*: enfermedad incurable, avanzada e irreversible, con un pronóstico de vida limitado a semanas o meses.
- *Situación de agonía*: la que precede a la muerte cuando esta se produce de forma gradual, y en la que existe deterioro físico intenso, debilidad extrema, alta frecuencia de trastornos cognitivos y de la conciencia, dificultad de relación e ingesta y pronóstico de vida limitado a horas o días. Se recomienda identificar y registrar en la historia clínica los signos y síntomas propios de esta fase.
- *Síntoma refractario*: aquel que no puede ser adecuadamente controlado con los tratamientos disponibles, aplicados por médicos expertos, en un plazo de tiempo razonable (y en la fase agónica, breve). En estos casos, el alivio del sufrimiento del enfermo requiere la disminución de la conciencia.
- *Síntoma difícil*: se refiere a un síntoma que para su adecuado control precisa una intervención terapéutica intensiva, más allá de los medios habituales, tanto desde el punto de vista farmacológico como instrumental o psicológico. A la hora de tomar decisiones terapéuticas que contemplan la sedación paliativa, es esencial diferenciar el síntoma difícil del síntoma refractario.
- *Principio del doble efecto*: es un principio bioético que establece que, si para conseguir un bien o evitar un mal, se origina un perjuicio no deseado, la actuación que los causa es correcta si cumple las siguientes condiciones:
  - La acción es beneficiosa o neutra.
  - La intención es buscar el efecto beneficioso.
  - Existe proporción entre el efecto beneficioso y el perjudicial (mal menor).
  - El efecto deseado no es causado por el indeseado o negativo.

En el caso de la sedación paliativa en la agonía, el efecto deseado es el alivio del sufrimiento, y el indeseado, por ejemplo, la disminución de la conciencia, no la muerte, ya que el fallecimiento se produce por la evolución y las complicaciones de la enfermedad. No hay evidencia científica de que la sedación acorte la supervivencia cuando esta se realiza correctamente.

- *Eutanasia*: conducta intencionalmente dirigida a terminar con la vida de una persona que tiene una enfermedad grave e irreversible, por razones compasivas, en un contexto médico, previa petición reiterada y explícita del paciente.

A pesar de la clara diferencia entre la sedación paliativa y la eutanasia, incluso entre el personal sanitario todavía hay quien no sabe discernir entre las dos opciones, cuanto más el ciudadano de a pie. Es uno de los mitos que hay que seguir aclarando (Tabla 58-3).

Posibles tipos de sedación paliativa

Se pueden distinguir distintos tipos de sedación paliativa:

- Según el objetivo:
  - Sedación primaria: el objetivo es la disminución de la conciencia de un paciente que se busca como finalidad de una intervención terapéutica.
  - Sedación secundaria: el objetivo es la disminución de la conciencia de un paciente como efecto colateral de un fármaco administrado en el curso del tratamiento de un síntoma.
- Según la temporalidad:
  - Sedación intermitente: es aquella que permite períodos de alerta del paciente.
  - Sedación continua: es aquella que mantiene la disminución del grado de conciencia del paciente de forma permanente.
- Según la intensidad:
  - Sedación superficial: es aquella que permite la comunicación del paciente con las personas que le atienden.
  - Sedación profunda: es aquella que mantiene al paciente en estado de inconsciencia.
- Sedación paliativa frente a sedación paliativa en la agonía:
  - Sedación paliativa: es una sedación primaria para aliviar un síntoma que puede ser: según la intensidad, superficial o profunda; y según la duración, continua o intermitente.
  - Sedación paliativa en la agonía: es un subtipo de la sedación paliativa que se aplica en la agonía para aliviar un sufrimiento intenso, de carácter físico o psicológico, en un paciente cuya muerte se prevé muy próxima. Supone hasta un 25 % de las sedaciones realizadas en las unidades de cuidados paliativos de España. Se trata siempre, por definición, de una sedación primaria y continua, en la que puede variar la profundidad de la misma.

Tabla 58-3. Diferencias entre sedación paliativa y eutanasia

	Sedación	Eutanasia
Intención	Aliviar el sufrimiento ante los síntomas, disminuyendo la capacidad de percibirlos	Provocar la muerte, para liberar del sufrimiento
Proceso	Indicación clara y contrastada Ajuste de fármacos según la respuesta que genera el síntoma Evaluación y registro de la historia	Utilizar fármacos a dosis o combinaciones letales, que garanticen una muerte rápida
Resultado	Alivio del sufrimiento, contrastado mediante su evaluación	Muerte

Indicación y requisitos

La sedación es una técnica terapéutica sujeta a una indicación médica, cuyas indicaciones son:

- Prevenir el distrés, previsible y cierto, producido por una maniobra diagnóstica, maniobras terapéuticas o en circunstancias propias de una enfermedad.
- Tratar un síntoma físico o psicológico refractario a otros tratamientos.

Está indicada por los profesionales ante una situación determinada del paciente, lo cual implica la intención deliberada (sopesada y compartida) de disminuir el grado de conciencia como estrategia terapéutica.

El objetivo final de la sedación es proteger al paciente frente al distrés emocional, que no puede conseguirse sin disminuir su grado de conciencia.

Se trata tanto de un derecho del paciente, como técnica para el alivio de su sufrimiento, como de un deber del médico hacia el bienestar del paciente.

Debe seguirse el esquema general de la toma de decisiones, así el paciente tiene derecho a recibirla, pero no a indicarla.

Para una correcta indicación de sedación paliativa, es preciso asegurar:

- Una cuidadosa evaluación del diagnóstico del final de la vida, asegurándose de que el paciente realmente está en la etapa más final de su trayectoria vital, lo cual requiere un conocimiento profundo de cada caso de forma individual y una valoración pronóstica realizada mediante escalas válidas. Cuando aún se está muy al principio de la fase final de la vida, los esfuerzos terapéuticos son más exigibles que cuando se está, por ejemplo, en una situación de últimos días. Por ello se recomienda, siempre que sea posible, que el médico que indique la sedación sea su médico habitual.
- La presencia de síntomas y/o sufrimiento físico o psíquico refractarios. Puede ocurrir que se diagnostique un síntoma refractario por diversos motivos:
  - Que no haya podido controlarse adecuadamente con todos los tratamientos posibles.
  - Que dichos tratamientos no sean apropiados en las circunstancias del paciente.
  - Que el tiempo de espera hasta que surta efecto no sea soportado por el paciente.
  - Que el paciente, capaz y bien informado, rechace los tratamientos indicados.
- Los síntomas refractarios más frecuentes tributarios de sedación paliativa son:
  - La disnea.
  - El *delirium*.
  - El dolor.
  - El sufrimiento psicológico.
  - La crisis de pánico.
  - Las hemorragias masivas.
  - Las náuseas y vómitos incoercibles.
  - El consentimiento informado explícito del enfermo, o de la familia si el enfermo fuera incompetente.

Para la sedación paliativa, es suficiente con el consentimiento verbal, pero es imprescindible que conste en la historia clínica.

Con el fin de entender mejor el concepto del consentimiento informado, es conveniente aclarar una serie de conceptos básicos al respecto:

- *Consentimiento informado*: conformidad libre, voluntaria y consciente de un paciente, manifestada en el pleno uso de sus facultades, después de recibir la información adecuada para que tenga lugar una actuación que afecta a su salud (Ley 41/2002 de Autonomía del Paciente).
- *Declaración de voluntad vital anticipada*: documento público que garantiza el derecho, que tiene toda persona, a decidir sobre las actuaciones sanitarias de las que pueda ser objeto en un futuro, en el supuesto en que, llegado el momento, la persona carezca de capacidad para decidir por sí misma (Ley 5/2003, de 9 de octubre, de Declaración de Voluntad Anticipada).
- *Privilegio terapéutico*: derecho de todo paciente a expresar su voluntad de no querer ser informado respecto a su enfermedad. En este caso, el consentimiento siempre se realizará por representación, siguiendo siempre el principio de beneficencia.
- *Planificación anticipada en la toma de decisiones*: es una filosofía y estrategia de abordaje de las decisiones sanitarias al final de la vida. Facilita y anima a las personas a que expresen y concreten con antelación suficiente, y cuando aún están en condiciones de hacerlo, cuáles son sus preferencias y decisiones respecto a este proceso de muerte digna. Queda registrado por el sanitario en la historia clínica del paciente.
- *Consentimiento en situaciones urgentes excepcionales*: ante una situación en la que se presentan síntomas refractarios que requieren sedación urgente, es responsabilidad del médico tomar las decisiones que atañen al bienestar del paciente. En este caso, se puede iniciar la sedación y, posteriormente, atender a la familia y solicitar el consentimiento por representación, dejando constancia de todo el procedimiento en la historia.

Procedimientos

La aplicación de la sedación paliativa puede llevarse a cabo en el hospital o en el domicilio y exige por parte del médico la comprobación consolidada de las siguientes circunstancias, que serán reflejadas en la historia clínica:

- *Indicación*: existencia de un sufrimiento intolerable causado por síntomas refractarios junto a un diagnóstico adecuado de final de la vida.
- *Obtención del consentimiento* del paciente o de sus representantes según se establece en la normativa vigente. Es de gran importancia que la familia esté adecuadamente informada de este procedimiento asistencial, y hay que procurar que el paciente haya satisfecho, en la medida de lo posible, sus deseos y que haya resuelto sus asuntos pendientes.
- *Prescripción*: empleo de fármacos adecuados y a las dosis proporcionadas a las necesidades del paciente.

- *Evaluación continuada supervisada* por el médico responsable.

Los fármacos de elección en la sedación paliativa son:

- Benzodiacepinas (midazolam).
- Neurolépticos sedativos (clorpromacina o levomepromacina).
- Anticonvulsivantes (fenobarbital).
- Anestésicos (propofol).

Una vez que se tiene clara la indicación, se han cumplido los requisitos y se ha trabajado en esta línea con el paciente y la familia, ya se puede proceder a llevar a cabo la sedación paliativa (**Tabla 58-4**).

Para la elección de la vía de administración, es preciso tener en cuenta los siguientes aspectos:

- La situación clínica.
- El fármaco a usar.
- La rapidez necesaria en conseguir el efecto perseguido.
- La duración prevista de la sedación.
- La ubicación del paciente.

Se optará por la vía venosa en caso de precisar rapidez en el inicio de la sedación. Sin embargo, en casos donde la situación clínica impida una correcta canalización de la misma, por ejemplo, que el paciente se encuentre en su domicilio,

no se precise rapidez en la inducción o bien se haya previsto una sedación prolongada, se considera de elección la vía subcutánea.

Se simplificará el tratamiento farmacológico al máximo, retirando aquellos fármacos fútiles que no colaboren en dar alivio al paciente (protectores de estómago, antibióticos, corticoides, etcétera).

Se mantendrán los fármacos que han servido para controlar los diferentes síntomas, como dolor, ansiedad, náuseas (analgésicos, antieméticos, etcétera).

La elección del fármaco va a depender del tipo de síntoma refractario, pudiendo usar:

- Sedantes: midazolam, diacepam, clometiazol.
- Neurolépticos: levomepromacina, haloperidol, clorpromacina.
- Anestésicos: fenobarbital, propofol.

Aunque pueden ser utilizados indistintamente, hay un consenso orientativo recomendado en diferentes guías de la Sociedad de Cuidados Paliativos y la Consejería de la Junta de Andalucía (**Fig. 58-1**).

Una vez elegido el fármaco, se procederá a inducir la sedación paliativa:

- Se entiende como dosis de inducción aquella que se precisa para llegar al grado de sedación necesario que permita controlar el síntoma refractario que se desea paliar.

Tabla 58-4. Resumen de los fármacos recomendados en sedación paliativa

Fármaco	Dosis recomendada	Observaciones	Compatibilidad
Midazolam	Sedación vía s.c.: inducción: 2,5-5 mg Perfusión: 15-30 mg en 24 h Rescate: bolos de 2,5-5 mg Sedación vía i.v.: inducción: 1,5-3 mg cada 5 min hasta que esté sedado (la suma de dosis requeridas será la dosis de inducción) Perfusión: dosis de inducción × 6 Rescate: dosis de inducción	Doblar la dosis si el paciente ya tomaba benzodiacepinas. Dosis máxima: 200 mg/día (dosis mayores pueden provocar agitación paradójica). Se puede administrar por vía s.c. (uso de la vía no recogido en la ficha técnica). No es necesario diluir para su administración s.c. Presentación: ampollas de 15 mg/3 mL (para vía subcutánea), ampollas de 5 mg/5 mL, ampollas de 50 mg/10 mL	Butiescopolamina Cloruro mórfico Fentanilo Haloperidol Ketamina Levomepromacina Metadona Metoclopramida Octreotida Ondansetrón Oxicodona Tramadol
Levomepromacina	En este caso, las dosis son similares para ambas vías s.c./i.v. Inducción: 12,5-25 mg Perfusión: 75-100 mg/día Rescate: 12,5-25 mg	Sedación cuando el síntoma predominante es el *delirium*. Se puede administrar vía s.c. (no recogido en la ficha técnica). Larga vida media, puede administrarse una dosis única diaria en bolo s.c. Produce irritación en el punto de infusión, por lo que se cambiará la vía frecuentemente. Presentación: ampollas de 25 mg/1 mL	
Fenobarbital	Sedación vía s.c.: inducción: 100-200 mg Perfusión: 600-800 mg/día Rescate: bolos de 100 mg Sedación vía i.v.: inducción: 2 mg/kg lento Perfusión: mg/kg/h, modificar según respuesta	Previamente, suspender perfusión de benzodiacepinas o neurolépticos y reducir los opioides a la mitad. Indicado si fallan midazolam y levomepromacina. Ventaja de uso en el domicilio si fallan los anteriores, por la posibilidad de vía s.c. Presentación: ampollas de 200 mg/mL	No mezclar con otros fármacos
Propofol	Sedación i.v.: inducción: 1-1,5 mg/kg Perfusión: 2 mg/kg/h Rescate: bolos de 50 % de la dosis de inducción	Previamente suspender perfusión de benzodiacepinas o neurolépticos y reducir los opioides a la mitad. Uso hospitalario (uso exclusivo i.v.). Presentación: ampollas de 20, 50 y 100 mL, conteniendo 10 mg/mL. Indicado si fallan midazolam y levomepromacina	No mezclar con otros fármacos

i.v.: intravenosa: s.c.: subcutánea.

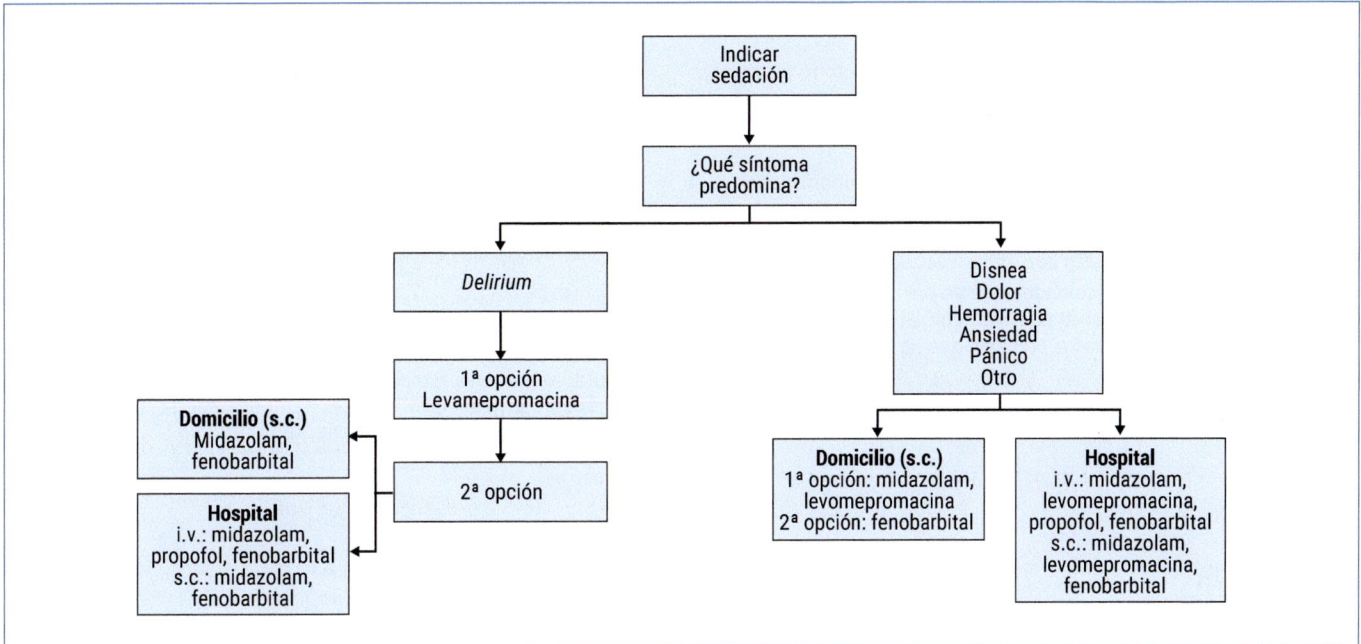

Figura 58-1. Algoritmo sobre la elección de fármaco en sedación paliativa. i.v.: intravenosa: s.c.: subcutánea.

- Una vez calculada esta dosis de inducción, se calcula la dosis de base que necesita, por lo que se multiplica por seis la dosis de inducción, y es la que se deja en perfusión continua para asegurar el confort, dejando una dosis de rescate en caso de reaparecer el síntoma.
- La dosis de rescate es la dosis extra que se emplea en caso de reagudización del síntoma. Inicialmente es igual a la dosis de inducción y se realiza con el mismo fármaco. Posteriormente, la proporción puede variar según el medicamento.

El ajuste de dosis es el proceso por el cual se modifica la dosis diaria de un fármaco en función de los rescates empleados a lo largo de las últimas 24 horas.

Se debe valorar el mantenimiento de la medicación previa a la sedación, ya que esta puede ayudar al control del síntoma en esta nueva etapa.

 Dosis diaria = Dosis basal diaria + Σ Dosis de rescate en las 24 horas previas.

Hay que mantener un seguimiento del paciente y la familia tras la sedación:

- Revisar periódicamente el grado de sedación del paciente mediante la escala de Ramsay (**Tabla 58-5**), de acuerdo con la situación clínica (como mínimo, una vez en cada turno de enfermería).
- Evaluar sistemáticamente y dejar constancia en la historia clínica:
  - Grado de sedación.
  - Respuesta ante la estimulación (despertar tranquilo, despertar angustiado, movimientos erráticos).
  - Temperatura (primero manual, si hay dudas, termómetro).
  - Secreciones bronquiales (palpar el tórax y/o auscultar).
  - Movimientos musculares (faciales o corporales) espontáneos (preguntar/observar).
  - Reacción y estado emocional de la familia.
- Proporcionar siempre:
  - Presencia.
  - Comprensión.
  - Privacidad.
  - Disponibilidad.

En el caso de la sedación paliativa, dada su reversibilidad, puede ser prudente mantener todos aquellos fármacos pautados previamente, siempre que no se considere extraordinario su uso.

En el caso de la sedación en la agonía, se recomienda mantener durante la sedación algunos fármacos esenciales, entre ellos los anticolinérgicos (indicados como antisecretores bronquiales) o los opioides, que no deben ser retirados durante la sedación, aunque puede reducirse su dosis.

Los anticolinérgicos más usados son: el N-butilbromuro de hioscina (ampollas de 20 mg en 1 mL), para prevenir/tratar las secreciones bronquiales (estertores *premortem*) y por su capacidad sedante (dosis: 20 a 40 mg cada 8 horas intravenosa o subcutánea); y la morfina, por su capacidad sedante, y, por supuesto, no hay que retirarla nunca si el enfermo ya la estaba recibiendo.

	Tabla 58-5. Escala de Ramsay
1	Ansioso, agitado, incontrolable
2	Ojos abiertos, colaborador, orientado, tranquilo
3	Ojos cerrados, responde a órdenes y a mínimos estímulos
4	Dormido, responde rápidamente a estímulos lumínicos o auditivos
5	Responde a estímulos importantes (por ejemplo, aspiración traqueal)
6	No responde a estímulos

PUNTOS CLAVE

- La SUD es la fase más dura y delicada de todo el proceso de la enfermedad, pues significa que está muy próximo ese acontecimiento inevitable (y muchas veces, doloroso) para todos, que es la muerte.

- La SUD es un síndrome, a veces difícil de identificar, en el contexto de uno o varios diagnósticos, pronósticos y complicaciones. Se define mediante una cuidadosa anamnesis y exploración registrada en la historia clínica de salud.

- Hay una serie de cuidados que es preciso tener en cuenta a la hora de abordar al paciente en SUD, que van a asegurar su confort y que van a prevenir que no se genere más sufrimiento.

- Es importante trabajar con los profesionales sanitarios, ya que se van a enfrentar a una situación extrema donde se

les exige no solo un conocimiento científico, sino también un esfuerzo compasivo y humano de acercamiento para ayudar, que puede incitar al desánimo o a la distancia y frialdad, siendo ambos supuestos nocivos para el paciente y para el propio sanitario.

- La necesidad de disminuir la conciencia de un enfermo en las horas anteriores de su muerte ha sido y es objeto de controversia, en sus aspectos clínicos, éticos, legales y religiosos. Además, quienes no conocen las indicaciones y la técnica de la sedación, o carecen de experiencia en medicina paliativa, pueden confundirla con una forma encubierta de eutanasia (antiguamente conocida como eutanasia activa indirecta). La adecuada formación de los médicos en esta práctica será la garantía de que ningún enfermo sufra innecesariamente al final de la vida.

BIBLIOGRAFÍA

Acedo Claro C, Rodríguez Martín B. Sedación paliativa. Rev Clin Med Fam. 2021;14:93-7.

Baik D, Russell D, Jordan L, Dooley F, Bowles KH, Masterson Creber RM. Using the Palliative Performance Scale to Estimate Survival for Patients at the End of Life: A Systematic Review of the Literature. J Palliat Med. 2018;21:1651-61.

Barathi B, Chandra PS. Palliative sedation in advanced cancer patients: does it shorten survival time? - A systematic review. Indian J Palliat Care. 2013;19:40-7.

Centro de Investigaciones Sociológicas. Atención a pacientes con enfermedades en fase terminal. Estudio nº 2.803. Madrid: CIS; 2009.

Comisión Gallega de Bioética. Los cuidados al final de la vida: documento de recomendaciones. Santiago de Compostela: Xunta de Galicia, Consellería de Sanidad-Servicio Gallego de Salud; 2012.

Cowan JD, Palmer T, Clemens L. Sedación paliativa. En: Walsh D, coord. Medicina paliativa. Barcelona: Elsevier España; 2010. p. 353-67.

Cherny NI, Portenoy RK. Sedation in the management of refractory symptoms: guidelines for evaluation and treatment. J Palliat Care. 1994;10:31-8.

Cherny NI, Radbruch L, Board of the European Association for Palliative Care. European Association for Palliative Care (EAPC) recommended framework for the use of sedation in palliative care. Palliat Med. 2009;23:581-93.

Chiu TY, Hu WY, Lue BH, Cheng SY, Chen CY. Sedation for refractory symptoms of terminal cancer patients in Taiwan. J Pain Symptom Manage. 2001;21:467-72.

De Graeff A, Dean M. Palliative sedation therapy in the last weeks of life: a literature review and recommendations for standards. J Palliat Med. 2007;10:67-85.

Doyle D, Woodruff R. The IAHCP Manual of Palliative Care. 2ª ed. International Association for Hospice and Palliative Care Press; 2008.

Ellershaw J, Ward C. Care of the dying patient: the last hours or days of life. BMJ. 2003;326:30-4.

Gómez-Sancho M, Altisent R, Bátiz J, Ciprés L, Corral P, González-Fernández JL, et al. Atención médica al final de la vida: conceptos. Rev Soc Esp Dolor. 2010;17:177-9.

Grupo de Trabajo de la Guía de Práctica Clínica sobre Cuidados Paliativos. Guía de Práctica Clínica sobre Cuidados Paliativos. Guías de Práctica Clínica en el SNS. Vitoria: Agencia de Evaluación de Tecnologías Sanitarias del País Vasco; 2008.

Kehl KA, Kowalkowski JA. A systematic review of the prevalence of signs of impending death and symptoms in the last 2 weeks of life. Am J Hosp Palliat Care. 2013;30:601-16.

Kennedy C, Brooks-Young P, Brunton Gray C, Larkin P, Connolly M, Wilde-Larsson B, et al. Diagnosing dying: an integrative literature review. BMJ Support Palliat Care. 2014;4:263-70.

Ley 41/2002, de 14 de noviembre, básica reguladora de la autonomía del paciente y de derechos y obligaciones en materia de información y documentación clínica. BOE. 2002;274. [Actualización 1 Mar 2023].

Nabal M, Palomar C, Juvero MT, Taberner MT, León M, Salud A. Sedación paliativa: situación actual y áreas de mejora. Rev Calid Asist. 2014;29:104-11.

Organización Médica Colegial, Sociedad Española de Cuidados Paliativos. Guía de Sedación Paliativa. [Internet]. OMC-SECPAL; 2021. Disponible en: https://www.cgcom.es/sites/main/files/mig/guia_sedaccion_paliativa.pdf

Porta Sales J. Sedación paliativa y eutanasia. Aten Primaria. 2007;39:45-8.

The SUPPORT Principal Investigators. A controlled trial to improve care for seriously ill hospitalized patients. The study to understand prognoses and preferences for outcomes and risks of treatments (SUPPORT). JAMA. 1995;274:1591-8.

Toscani F, Di Giulio P, Brunelli C, Miccinesi G, Laquintana D; End-of-Life Observatory Group. How people die in hospital general wards: a descriptive study. J Pain Symptom Manage. 2005;30:33-40.

Weisman AD, Hackett TP. Predilection to death. Death and dying as a psychiatric problem. Psychosom Med. 1961;23:232-56.

Donación de órganos en pacientes paliativos

59

M. J. Domínguez Rivas

 OBJETIVOS

- Familiarizarse con el concepto de limitación de tratamientos de soporte vital en las unidades de cuidados intensivos.
- Aprender el concepto de cuidados intensivos orientados a la donación.
- Diferenciar los tipos de donantes de órganos y tejidos que hay, y conocer su evolución en España.
- Conocer el proceso de la donación en asistolia controlada en los pacientes paliativos, fundamentalmente en los que padecen enfermedades neurodegenerativas.

INTRODUCCIÓN

La donación de órganos es un componente fundamental de la estrategia para el progreso hacia la autosuficiencia en trasplante. Cada vez es más aceptado el principio de que la donación ha de formar parte integral de los cuidados al final de la vida.

En este capítulo, se tratará un proceso fundamental en el día a día en los servicios de medicina intensiva: la limitación de tratamientos de soporte vital y la donación de órganos.

LIMITACIÓN DE TRATAMIENTOS DE SOPORTE VITAL EN CUIDADOS INTENSIVOS

Desde hace años, en las unidades de cuidados intensivos (UCI), la limitación de tratamientos de soporte vital (LTSV) es una práctica habitual dentro del marco ético-jurídico, y es una buena práctica médica porque el mantenimiento de tratamientos fútiles y la obstinación terapéutica no tienen justificación ética ni científica.

Para que la toma de decisiones sea prudente, es recomendable que se sustente en un proceso de deliberación sobre los hechos y valores.

 La inconsistencia de los hechos clínicos es una fuente habitual de conflictos, derivada de la incertidumbre pronóstica y una creciente preocupación por las secuelas derivadas de la enfermedad y los tratamientos.

Por ello, la toma de decisiones debe basarse en los valores de las partes implicadas, principalmente del paciente, y en la evidencia científica, afinando en el diagnóstico y el pronóstico, siendo realizada por el equipo asistencial mejor que individualmente. Ha de explorarse la historia de valores del paciente, a través del mismo, en los casos que sea posible, de

sus familiares o allegados, y consultando la existencia de planificación compartida de la atención (PCA) o documentos de instrucciones previas (DIP) en los casos en los que el paciente no tenga capacidad de decisión.

La PCA es un proceso deliberativo, relacional y estructurado, que facilita la reflexión y la comprensión de la vivencia de enfermedad y el cuidado entre las personas implicadas, centrado en la persona que afronta una trayectoria de enfermedad, para identificar y expresar sus preferencias y expectativas de atención. Su objetivo es promover la toma de decisiones compartida en aquellos momentos en que la persona no sea competente para decidir. Puede incluir la designación de algún representante, así como la elaboración y registro de un documento que refleje los valores y preferencias de tratamiento. Todo ello debiera anotarse en la historia clínica para que pueda ser consultado por los profesionales implicados en el proceso asistencial (**Tabla 59-1**).

La denominación PCA es fruto de la evolución de los términos *living will* o testamento vital a las *advance directives* (DIP o voluntades anticipadas) y *advance care planning* (planificación anticipada de cuidados y tratamientos). Actualmente el peso de la autonomía del paciente es cada vez mayor en la práctica clínica diaria, y es lógico y necesario que participe en sus cuidados.

Las ventajas de la planificación de la atención (PCA) son:

- Promueve la calidad de la relación asistencial.
- Ayuda a establecer los objetivos del cuidado y el tratamiento.
- Aumenta la participación de la persona y su familia en la toma de decisiones.
- Disminuye el número de tratamientos no deseados, incluyendo los ingresos hospitalarios y reduciendo costes sociosanitarios, sin comprometer la eficacia y la calidad de los cuidados.

Tabla 59-1. Esquema de actuación en las decisiones de limitación de tratamientos de soporte vital
Paso 1. Valoración de la adecuación y futilidad de los tratamientos Discusión en la sesión clínica diaria Presentada por cualquier profesional del equipo asistencial
Paso 2. Exposición del caso clínico Por parte de su médico responsable y enfermería al resto del equipo Diagnóstico incierto o dudas sobre el pronóstico: se continuará el tratamiento de forma condicionada reevaluando en las siguientes 48 horas
Paso 3. Juicios de futilidad Deliberación ética en equipo En caso de duda, se aconseja iniciar o continuar tratamiento de soporte relegando la deliberación al próximo pase de sala en equipo En los casos de falta de acuerdo, se recomienda presentar el caso al comité de ética asistencial, dejando constancia en la historia clínica Los casos que por circunstancias de urgencias no pudieron deliberarse en las condiciones ideales es recomendable presentarlos *a posteriori* para su deliberación colectiva
Paso 4. Decisión de limitación de terapias de soporte vital Constancia en la historia clínica. Cumplimentación del formulario específico Información al enfermo y/o familiares
Paso 5. Tipos de limitación de terapias de soporte vital Individualización para cada caso concreto Decisión sobre el tipo de limitación de tratamientos Acuerdo sobre medidas diagnósticas y de cuidados Constancia en la historia clínica e información al enfermo y/o familiares
Paso 6. Planificación de posibles cursos evolutivos Flexibilización del régimen de visitas. Acompañamiento. Cuidados paliativos Coordinación en planta de hospitalización en casos de traslado Órdenes de no reanimación cardiopulmonar y no reingreso en unidad de cuidados intensivos en la historia clínica

- Aumenta la satisfacción de la ciudadanía con el sistema sanitario.
- Fomenta la toma de decisiones sanitarias en el final de la vida.
- Facilita el proceso de duelo familiar tras el fallecimiento del paciente.

Concepto de limitación de tratamientos de soporte vital y tipos

Hace más de tres décadas, el Hasting Center definió el tratamiento de soporte vital a las intervenciones médicas, técnicas, procedimientos o medicación que se administra a un paciente para retrasar el momento de la muerte, esté o no dicho tratamiento dirigido hacia la enfermedad de base o el proceso biológico actual. Por tanto, la LTSV se define como la omisión o retirada de todas o algunas medidas de soporte vital, como la ventilación artificial, la hemofiltración o hemodiálisis y la medicación vasoactiva.

 La LTSV engloba las decisiones tanto de omitir como de retirar una medida de soporte vital a juicio de los profesionales sanitarios que atienden al paciente, decisiones fundamentadas en el respeto a la persona y a su dignidad.

Una situación diferente, que no parte de los profesionales, sino de los pacientes, es el *rechazo de tratamiento*; la promoción y la protección de la autonomía del paciente le confiere la libertad de rechazar cualquier tratamiento de soporte vital, aunque ello estuviera indicado desde un punto de vista médico y no tratarse pudiera suponer su propio fallecimiento.

Es importante saber que los pacientes paliativos que aceptan la donación de órganos, en el caso de la esclerosis lateral amiotrófica (ELA), toman la decisión de rechazo de tratamiento.

Tipos de limitación de tratamientos de soporte vital en cuidados intensivos

Hasta hace unos años, los tipos de LTSV en la UCI englobaban las decisiones de no reanimación cardiopulmonar, la omisión de tratamientos invasivos y la retirada de estos.

 Actualmente, más del 10 % de los ingresos en UCI son de personas mayores de 80 años. Este hecho está conllevando un cambio en las decisiones de LTSV, ya que son más frecuentes en este tipo de pacientes. Al cambiar la tipología de pacientes, se ha visto incrementado el tipo de LTSV en el momento ya del ingreso en la UCI.

Tipo 1: decisiones de no ingreso en unidades de cuidados intensivos y órdenes de no intentar reanimación cardiopulmonar

El momento evolutivo de la enfermedad y otros factores, como la fragilidad del paciente, son factores que condicionan las diferentes formas de LTSV.

La fragilidad es un síndrome clínico-biológico caracterizado por una disminución de la resistencia y de las reservas fisiológicas del adulto mayor ante situaciones estresantes, a consecuencia del acumulativo desgaste de los sistemas fisiológicos, causando mayor riesgo de sufrir efectos adversos para la salud. Puede resultar un predictor más robusto de vulnerabilidad y «recuperabilidad» que la edad cronológica por sí sola, sobre todo en el contexto de una enfermedad crítica. La fragilidad se ha convertido en una condición con la que los intensivistas se han ido familiarizando poco a poco.

Un artículo publicado en 2014 encontró que la fragilidad estaba estrechamente relacionada con un resultado adverso en pacientes ingresados en UCI. La fragilidad ha atraído mucha atención durante la pandemia por la enfermedad de coronavirus de 2019 (COVID-19). La fragilidad, determinada por la escala clínica de fragilidad (CFS, *Clinical Frailty Scale*), está fuertemente asociada a la mortalidad, por lo que debe incluirse en las pautas internacionales de manejo de la COVID-19.

El paradigma mayoritario de la LTSV al ingreso en UCI son actualmente los pacientes geriátricos, crónicos complejos y oncológicos críticos. Este tipo de LTSV al ingreso es infrecuente, pero se está incrementando. El ingreso en UCI en ocasiones no lleva aparejado la instauración de nuevos tratamientos más complejos y con más riesgos, sino que puede hacerse para intensificar la vigilancia y/o monitorización del paciente y que esto permita optimizar el tratamiento sin necesidad de «escalar» en nuevas medidas. Si esto puede beneficiar el pronóstico del paciente, no se debería rechazar el ingreso en UCI salvo que haya otras causas para ello.

Tipo 2: omitir o retirar medidas de tratamiento

Con el estudio WELPICUS, se ha establecido un consenso mundial para definir los términos y conceptos relacionados con el final de la vida en la UCI.

Las definiciones son:

- *Omisión del tratamiento de soporte vital*: decisión de no instaurar una intervención de soporte vital. Si se toma la decisión médica de que las posibilidades de supervivencia de un paciente son extremadamente bajas, o que el paciente en las circunstancias médicas actuales no desearía un tratamiento de mantenimiento de la vida continuo, se puede no iniciar el tratamiento de soporte vital.

- *Retirar el tratamiento de soporte vital*: decisión de detener activamente una intervención de soporte vital actualmente en curso. Si se toma la decisión médica de que las posibilidades de supervivencia de un paciente son extremadamente bajas o que el paciente en las circunstancias médicas actuales no desearía un tratamiento de mantenimiento de la vida continuado, se puede retirar el tratamiento de soporte vital. La LTSV no supone una reducción de la atención médica, sino una restricción a medidas consideradas desproporcionadas. Proporcionalidad de métodos diagnósticos y otros tratamientos en estadios al final de la vida.

> **!** Si bien es un criterio que puede interrelacionarse con otros, la edad por sí sola no puede ser un criterio de no ingreso en UCI. Las órdenes de no reanimar pueden acordarse en pacientes ingresados en UCI, en planta o en otras localizaciones. La parada cardíaca, de producirse, no se deberá a una situación inesperada y potencialmente reversible, sino a la evolución de la enfermedad que no ha respondido al tratamiento y no se espera que las medidas de resucitación vayan a resultar útiles.

Tipo 3: extubación terminal

La extubación terminal es una forma de retirada de tratamientos previamente instaurados, acordada en lo posible con el paciente o sus representantes. Se realiza en pacientes en los que el tratamiento de su enfermedad se ha demostrado inútil, no existen nuevos tratamientos eficaces, y el soporte vital respiratorio se ha convertido en un método de soporte vital desproporcionado y sin sentido dentro del nuevo plan terapéutico.

En un porcentaje elevado, la extubación terminal se seguirá, en un tiempo más o menos corto, del fallecimiento del paciente, al progresar los efectos de la enfermedad. La muerte no podrá ser causa directa de los tratamientos, por lo que no deberá realizarse extubación terminal en pacientes con relajación neuromuscular. Por tanto, estos tratamientos no deben emplearse para que el paciente parezca más plácido al retirar el soporte ventilatorio (**Tabla 59-2**).

Tabla 59-2. Diferentes formas de limitación de tratamiento de soporte vital						
	Incidencia	Momento	Motivo	Herramienta	Forma	Mortalidad
LTSV durante el ingreso	20 %	Después del ingreso	Futilidad fisiológica	MBE	No aumento de SV, retirada de SV	80-99 %
LTSV al ingreso	2-8 %	En el momento del ingreso	Futilidad fisiológica, comorbilidad Funcionalidad, edad	MBE + AE PS VGI	No inicio de SVI No LTSV de SVNI Tratamiento condicionado	60 %
LTSV previo al ingreso	4 %	Antes del ingreso	Futilidad fisiológica	Criterios Terminabilidad DIP	Tratamiento condicionado No inicio de SVI	
LTSV condicionada a respuesta inicial al SVI		6º día del SVI	Futilidad fisiológica		Ingreso de SVI con retirada de tratamientos si hay futilidad fisiológica	80 %

AE: análisis ético; DIP: documento de instrucciones previas; LTSV: limitación de tratamientos de soporte vital; MBE: medicina basada en la evidencia; PS: estado funcional (*performance status*); SV: soporte vital; SVI: soporte vital invasivo; SVNI: soporte vital no invasivo; VGI: valoración geriátrica integral.

Si aparecen síntomas de insuficiencia respiratoria tras la extubación terminal, se podrían utilizar oxígeno, corticoides, diuréticos, broncodilatadores y/u opioides para el tratamiento sintomático, además de informar anticipadamente a los familiares y al personal sanitario del desarrollo de estos síntomas.

Cuidados paliativos en la limitación de tratamientos de soporte vital

La atención integral al paciente crítico no puede concebirse actualmente si, además de la prevención, el diagnóstico, la monitorización y el tratamiento de los pacientes críticos, no se aplicaran unos adecuados cuidados paliativos tras la decisión de LTSV.

Se trata de dar gradualmente más importancia a los cuidados en lugar de tratamientos o pruebas diagnósticas, e incluir a los familiares en ese objetivo, no solo durante el acompañamiento en el proceso de morir, sino también con la atención al duelo una vez que el paciente ha fallecido. Además, es recomendable ofrecer apoyo psicológico a la familia.

Si se aplican unos cuidados paliativos integrales, se puede conseguir que la UCI sea también un mejor lugar para morir, con personal formado adecuadamente no solo para tratar síntomas, sino también para acompañar y dar el apoyo necesario al paciente y su familia. Todo ello supone un importante cambio que amplía el abanico de servicios prestados en respuesta a unas necesidades concretas, y que trata en suma de mejorar la calidad de la atención al final de la vida.

CUIDADOS INTENSIVOS ORIENTADOS A LA DONACIÓN

En marzo de 2010, se celebró en Madrid la Tercera Consulta Global de la Organización Mundial de la Salud (OMS) en donación y trasplante, gestándose la denominada *Resolución de Madrid*. Participantes de 70 países de todo el mundo instaban a los gobiernos a progresar hacia el logro de la autosuficiencia en trasplante.

La resolución especificaba que la donación debía formar parte integral de los cuidados al final de la vida, y que dicha opción debía ser considerada en todo paciente fallecido o en situación de fallecimiento inminente en condiciones compatibles con la donación de órganos. Este concepto centra el foco de la donación en el paciente en su proceso de final de vida.

España ha alcanzado una actividad extraordinaria de donación de órganos, con una tasa por encima de los 40 donantes por millón de población (pmp). La donación de órganos se plantea de forma habitual en toda persona en situación de muerte encefálica que no presenta contraindicaciones médicas para ser donante.

Recientemente, se ha creado el marco regulatorio y proporcionado al apoyo institucional necesario para la práctica de la donación en asistolia controlada (DAC), lo que permite plantear la posibilidad de la donación en personas que van a fallecer tras una LTSV por haberse alcanzado una situación de futilidad terapéutica o por rechazo de tratamiento.

En el sistema, es una realidad el ingreso en UCI, así como el inicio o la continuación de medidas de soporte, como la ventilación mecánica, con el objetivo único de incorporar la opción de la donación de órganos en los cuidados al final de la vida de personas con daño cerebral catastrófico, en las que se ha desestimado tratamiento médico o quirúrgico con finalidad curativa por considerarse fútil.

Ingreso en cuidados intensivos para posibilitar la donación de órganos

La primera referencia en las publicaciones científicas a la práctica de ingresar en UCI a pacientes con daño cerebral catastrófico y riesgo inminente de fallecimiento, con la exclusiva finalidad de posibilitar la donación de órganos, data de 1990, con la publicación del protocolo del Hospital de Royal Devon y Exeter en Reino Unido.

El protocolo incluía la intubación traqueal, el inicio de ventilación mecánica y el mantenimiento general del paciente hasta su evolución a muerte encefálica, para luego proceder a la obtención de órganos para trasplante. Desde entonces, en las publicaciones científicas anglosajonas, este tipo de actuación clínica se denomina *ventilación electiva no terapéutica* (VENT). El protocolo generó una gran controversia, lo que provocó el abandono de su práctica por indicación del Ministerio de Sanidad Británico en 1994, al no existir una regulación específica e, incluso, dudar de su legalidad.

El debate generado 25 años después y las reflexiones sobre esta práctica, tanto en el ámbito internacional como en España, han ido cambiando favorablemente. En la actualidad, es una práctica clínica respaldada por numerosos análisis bioéticos y ya instaurada en la realidad de algunos países, como recientemente ha puesto en evidencia el proyecto europeo *Achieving Comprehensive Coordination in Organ Donation thoroughout the European Union* (ACCORD).

La Sociedad Española de Medicina Intensiva y Unidades Coronarias (SEMICYUC) y la Organización Nacional de Trasplantes (ONT) abordaron un proyecto conjunto con el propósito de homogeneizar y mejorar la práctica del ingreso en UCI para posibilitar la donación de órganos y la VENT, revisando su fundamentación legal, deontológica y ética, e intensiva.

El proyecto se centró en el paciente adulto con daño cerebral catastrófico, si bien entendiendo que las recomendaciones resultantes de la iniciativa podían ser parcialmente aplicables al paciente pediátrico con esta misma condición clínica o al paciente con patologías diferentes del daño cerebral catastrófico. (**Fig. 59-1**).

 En el momento actual, se estima que más del 24 % de los donantes en España son personas ingresadas en una UCI con el objetivo de incorporar la opción de la donación en los cuidados al final de la vida. A su vez, el 14 % de las ventilaciones mecánicas instauradas en pacientes fallecidos por daño cerebral catastrófico se consideran VENT.

No se debe plantear la opción de los cuidados intensivos orientados a la donación (CIOD) hasta comprobar que la familia ha comprendido y aceptado el pronóstico de extrema gravedad y su situación emocional les capacite para la toma de decisiones.

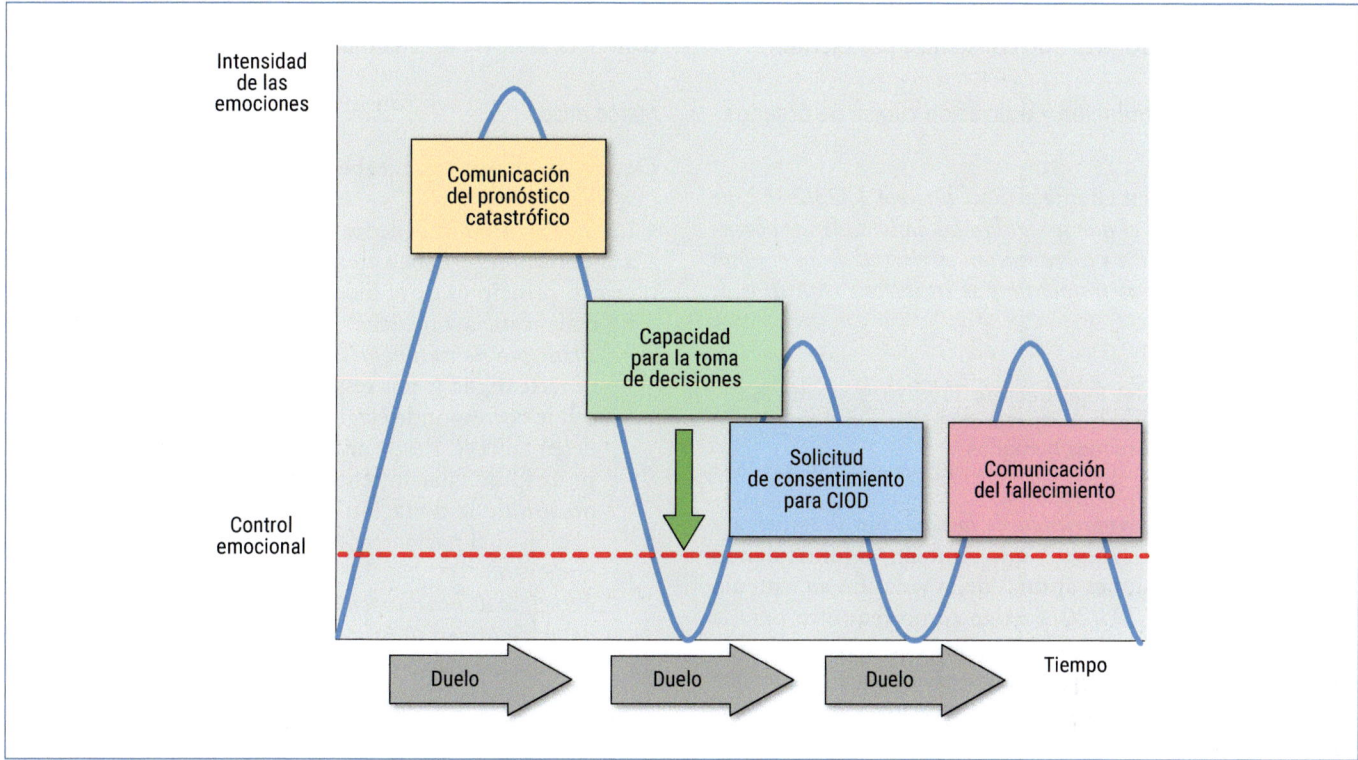

Figura 59-1. Entrevista previa. CIOD: cuidados intensivos orientados a la donación.

Marco legal, deontológico y ético de los cuidados intensivos orientados a la donación

La SEMICYUC dispone de un código ético que recoge la donación de órganos como responsabilidad del profesional de medicina intensiva. Las particularidades y características del modelo sanitario y el contexto legal, deontológico y ético actual permiten garantizar un abordaje íntegro del posible donante en UCI.

Marco legal

La legislación básica que se debe considerar en la práctica de los CIOD incluye la relativa a la obtención y utilización clínica de órganos y tejidos humanos, pero, de forma fundamental, la correspondiente a la toma de decisiones al final de la vida.

En relación con la toma de decisiones al final de la vida

Es importante mencionar la trascendencia de la *Declaración Universal de los Derechos Humanos* de 1948, punto de referencia obligado para los textos constitucionales promulgados posteriormente, así como los del ámbito más estrictamente sanitario.

Cabe subrayar la relevancia del *Convenio del Consejo de Europa para la protección de los derechos humanos y la dignidad del ser humano respecto de las aplicaciones de la biología y la medicina* de 1997 (*Convenio de Oviedo*), en vigor en España desde el año 2000.

La *Ley 41/2002 básica reguladora de la autonomía del paciente y de derechos y obligaciones en materia de información y documentación clínica* permitió desarrollar aspectos básicos ya expresados en la *Ley 14/1986*, reforzando así el derecho a la autonomía del paciente y regulando el documento de instrucciones previas.

Desde el punto de vista normativo, la *Ley 41/2002*, con su modificación a través de la *Ley 26/2015, de 28 de julio, de modificación del sistema de protección a la infancia y a la adolescencia,* es la referencia en la toma de decisiones relacionadas con la atención al posible donante y la aplicación de CIOD.

La *Ley 41/2002* también articula las instrucciones previas, como expresión de autonomía, al igual que también lo es el consentimiento informado:

- A través del documento de instrucciones previas, una persona mayor de edad, capaz y libre manifiesta anticipadamente su voluntad sobre los cuidados y el tratamiento de su salud o, una vez llegado el fallecimiento, sobre el destino de su cuerpo, para que se cumpla en el momento en que no sea capaz de expresarla personalmente. Este documento adquiere, por lo tanto, un valor primordial a la hora de determinar si la donación de órganos y los cuidados intensivos para posibilitarla son prácticas que respetan el beneficio y la dignidad del paciente con daño cerebral catastrófico una vez desestimado el tratamiento con finalidad curativa, por considerarse fútil.
- El otorgante del documento puede designar un representante que sirva de interlocutor con el médico para procurar el cumplimiento de las instrucciones previas.
- No se aplicarán las instrucciones previas contrarias al ordenamiento jurídico (*lex artis*).
- En la historia clínica del paciente, quedará constancia razonada de estas previsiones.

• Las instrucciones previas podrán revocarse libremente en cualquier momento, dejando constancia por escrito.

En relación con la obtención y utilización clínica de órganos y tejidos humanos

Aquí se debe tener en cuenta el *Real Decreto 1723/2012, de 28 de diciembre, por el que se regulan las actividades de obtención, utilización clínica y coordinación territorial de los órganos humanos destinados al trasplante y se establecen requisitos de calidad y seguridad.*

 El artículo 4 del Real Decreto 1723/2012 aborda los principios básicos que rigen la obtención y la utilización clínica de los órganos humanos.

El *principio de voluntariedad de la donación* se refuerza y desarrolla en la *Ley 41/2002,* que también es fundamental en la toma de decisiones al final de la vida. En su artículo 9, el *Real Decreto 1723/2012* exige como requisito para la obtención de órganos del fallecido que este no haya dejado constancia expresa de su oposición, requisito que ya quedaba reflejado en la *Ley 30/1979 sobre extracción y trasplante de órganos.*

Con respecto al principio de equidad, este se ajusta a lo establecido en la *Ley 14/1986.* Se genera, por tanto, una obligación al sistema de *garantizar el acceso a la asistencia sanitaria de un bien escaso como es el trasplante.*

Marco deontológico

El artículo 48 del *Código de Deontología Médica y Guía de Ética Médica,* publicado en el año 2011, especifica que el médico debe promover y fomentar la donación de órganos. Aunque la principal lealtad del profesional sanitario es la que debe a su paciente y la salud de este debe anteponerse a cualquier otra conveniencia, el profesional está también al servicio del ser humano y la sociedad.

La detección del posible donante es un acto médico. En esta actividad, se incluyen actos diagnósticos e intervenciones para posibilitar la donación de órganos. Una vez detectado el posible donante, los principios deontológicos que deben guiar al médico incluyen el deber de salvaguardar todos sus derechos en relación con la información sobre su situación clínica y la toma de decisiones.

La información a la familia es un acto clínico. El médico debe informar de forma comprensible, con veracidad, discreción, ponderación y prudencia, adecuando tanto la información como el entorno en el que se realiza la entrevista. En el ámbito de los CIOD, las decisiones que se deben tomar incluyen las referidas a la aplicación de medidas de soporte vital y realización de pruebas diagnósticas. No suponen ningún beneficio clínico para el paciente, pero son imprescindibles para respetar su voluntad de donar.

Los familiares del paciente deben otorgar el consentimiento para que se apliquen estas medidas cuando sea preciso, y pueden decidir en todo momento también sobre su retirada o interrupción.

La SEMICYUC dispone de un código ético como guía de conducta al servicio de la medicina intensiva.

Marco ético

Dentro del marco ético, cabe destacar (**Fig. 59-2**):

• La *ética principialista* de los cuidados intensivos orientados a la donación: se deben atender, defender y no vulnerar los cuatro principios de la bioética: autonomía, beneficencia, no maleficencia y justicia:
  – *Principio de autonomía*: una vida digna requiere una muerte digna y, por respeto a la dignidad del paciente, a él le corresponde elegir cómo y en qué circunstancias desea fallecer. Respetar la dignidad de la persona en su proceso de fallecimiento exige, por tanto, plantear la opción de la donación de órganos y posibilitar dicha opción si el paciente deseaba ser donante tras su fallecimiento.
  – *Principio de beneficencia*: la incorporación de la opinión del paciente en su proceso asistencial significa que se le permite participar en la definición de lo que él considera como bueno. Respecto a la familia, la donación puede suponer un consuelo ante la pérdida. El planteamiento de la opción de la donación de órganos se convierte además en una oportunidad para la expresión de valores como el de la solidaridad y el compromiso social.

! Se debe realizar una toma de decisiones por representación:
  • Criterio subjetivo: el propio paciente debería haber decidido lo que hay que hacer.
  • Juicio sustitutivo: su representante actúa como lo haría el paciente de ser todavía capaz.
  No ofertar la posibilidad de la donación de órganos a un paciente en base a argumentos de índole compasiva es adoptar una actitud paternalista que se aleja de lo que debe ser la relación médico-paciente.

  – *Principio de no maleficencia*: en todo momento ha de procurarse la ausencia de sufrimiento y el confort del paciente. La entrevista con la familia para plantear CIOD ha de realizarse atendiendo a su situación emocional y al ritmo de asimilación de la información proporcionada. Presentar la opción de la donación a una familia sin atender a su capacidad de control emocional y de toma de decisiones puede constituirse en una agresión. Por otro lado, el fallecimiento del posible donante en UCI no debe interferir con el acompañamiento familiar que ha de ser facilitado. Siempre ha de respetarse la decisión de la familia de revocar el consentimiento para los CIOD en cualquier momento del proceso. En caso de que el posible donante no evolucione a muerte encefálica en el período consensuado, los cuidados del paciente han de reorientarse exclusivamente hacia el mantenimiento de medidas de confort, retirando el resto de medidas y dispositivos, para permitir la evolución natural de la enfermedad.

— *Principio de justicia*: el compromiso de velar por una gestión eficiente y proporcionada de los recursos sanitarios requiere una adecuada selección del posible donante, así como un acuerdo con la familia respecto al tiempo de estancia en la UCI. La adecuada selección del posible

donante, junto con el acuerdo con la familia, genera estancias medias cortas. La utilización de los recursos de UCI se justifica no solo por los beneficios clínicos derivados del trasplante en términos de supervivencia y calidad de vida, sino porque además ayuda a la sosteni-

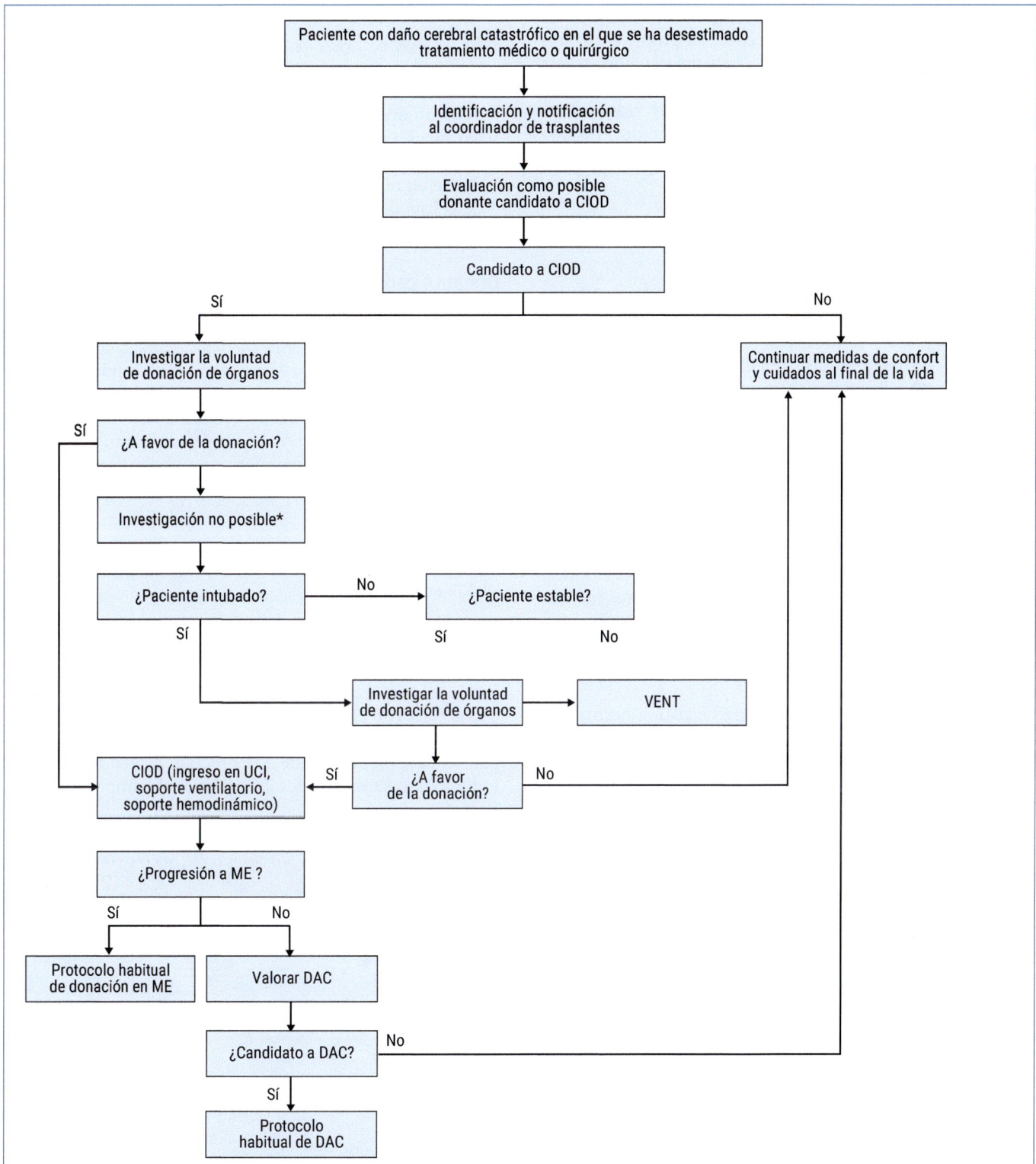

Figura 59-2. Proceso de cuidados intensivos orientados a la donación de órganos. *Por ausencia de familiares o riesgo inminente de parada respiratoria. CIOD: cuidados intensivos orientados a la donación; DAC: donación en asistolia controlada; ME: muerte encefálica; UCI: unidad de cuidados intensivos; VENT: ventilación electiva no terapéutica.

bilidad del sistema, al ser el trasplante un procedimiento coste-efectivo.

- La ética de la *responsabilidad* de los cuidados intensivos orientados a la donación: la responsabilidad del profesional se extiende a la gestión del proceso de morir de los pacientes, a cuyo servicio también se encuentran las UCI. Los CIOD permiten que el paciente gestione su trayectoria vital, incluyendo el derecho a marcar su propio itinerario hacia la muerte. Finalmente, cada paciente incluido en lista de espera, para el cual el trasplante es la única solución para mejorar su supervivencia y calidad de vida, es responsabilidad de todos los profesionales sanitarios, no solo de los coordinadores de trasplantes y los profesionales de intensivos.

TIPOS DE DONANTES DE ÓRGANOS Y TEJIDOS. EVOLUCIÓN EN ESPAÑA

Existen básicamente dos tipos de donantes: vivos y cadáver. Cualquier tipo de donante puede generar: solo órganos, solo tejidos u órganos y tejidos. Los donantes cadáver pueden dividirse, atendiendo al tipo de fallecimiento, en donantes en muerte encefálica y donantes en asistolia.

Donante vivo

Se considera donante vivo a cualquier ser humano vivo del que se extraen células, tejidos y órganos con el objetivo de ser trasplantados. Solo puede hacerse donación de vivo de aquellos órganos o tejidos que no alteren la calidad de vida del donante, por ejemplo, un órgano par como el riñón, o una porción de hígado o pulmón, así como algunos tejidos.

La relación entre el donante y el receptor en un proceso de donación de vivo puede ser:

- En la que existe relación:
  - *Relación genética*: de primer grado: padre, hermano e hijo; de segundo grado: abuelo, nieto, tío y sobrino; otros: primos y otros familiares de menor grado.
  - *Relación emocional*: esposa/marido, adoptados, amigos.

En España, la donación de vivo está autorizada por la Ley de trasplantes y desarrollada en el Real Decreto 1723/2012, garantizando la gratuidad de las donaciones, especificando las condiciones y requisitos, y permitiéndose solo en centros autorizados.

- *En la que no existe relación*: ni genética ni emocional. Incluyen donantes en programas de donación altruista. El donante altruista (o buen samaritano) es la persona que dona un órgano a otra desconocida. Esta donación puede dar lugar a dos procesos distintos: donación del órgano a una persona de la lista de espera (no conocida y anónima); donación renal cruzada (en la que se selecciona un receptor de la lista de espera que tiene un donante vivo no compatible y se proponen una serie de cruces).

Donante cadáver

Se considera donante cadáver a cualquier ser humano declarado muerto por los criterios médicos establecidos por la ley, del que se hayan extraído órganos, células o tejidos con el fin de ser trasplantados. Existen dos tipos de donante cadáver, dependiendo de la causa de muerte, recogidos en la legislación española: *donantes en muerte encefálica*: la muerte ha sido certificada por criterios neurológicos; y *donantes en asistolia* (o a corazón parado): la muerte ha sido certificada por criterios cardiopulmonares.

Los potenciales donantes paliativos van a ser donantes en asistolia.

PROCESO DE DONACIÓN

Es un proceso multidisciplinar en el que intervienen múltiples actores con el propósito último de proporcionar órganos y tejidos para el trasplante (**Fig. 59-3**). El coordinador de trasplantes es la pieza clave de este proceso, debiendo coordinar todos los aspectos y a todos los profesionales implicados en él.

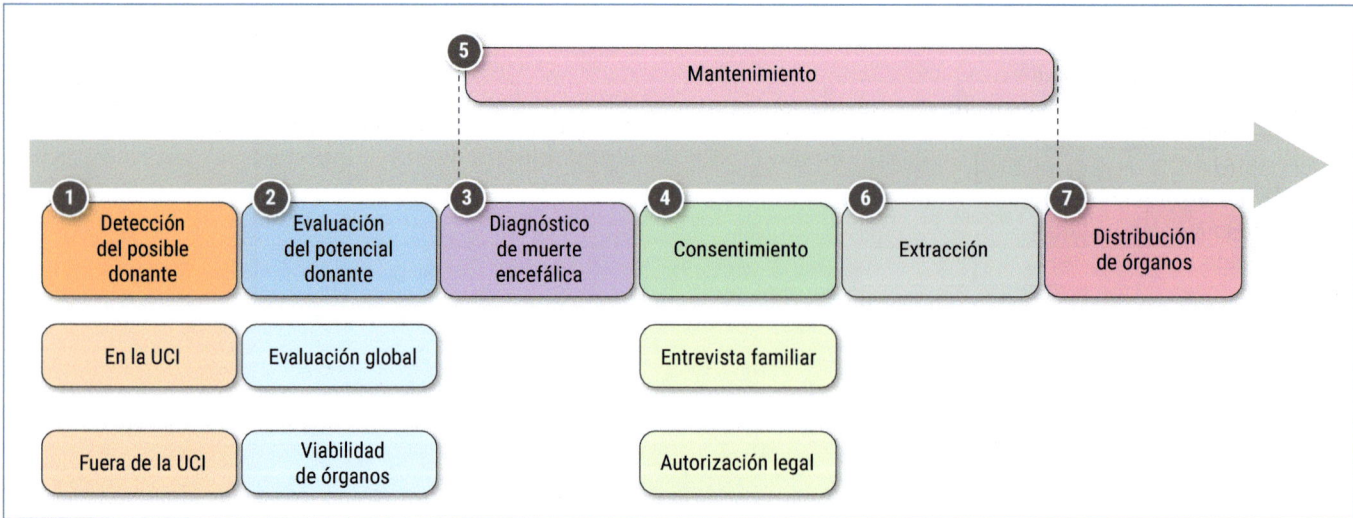

Figura 59-3. Proceso de donación en muerte encefálica. UCI: unidad de cuidados intensivos.

Otras funciones del coordinador de trasplantes son: la promoción de la donación dentro y fuera de su centro; la formación de los profesionales (de todos los ámbitos y estamentos); el seguimiento del proceso de donación de vivo y todos sus actores participantes; la información y formación a los diferentes grupos y sectores de la sociedad; la participación activa en la investigación de nuevos métodos para mejorar la eficacia y eficiencia del proceso de donación; y la gestión adecuada para optimizar el coste-efectividad de todo el proceso.

Los puntos básicos del proceso de donación son:

- Detección del posible donante: es el paso más importante de todo el proceso y el que ha permitido que el modelo español sea uno de los más efectivos. Es el factor limitante porque, sin detección, no hay posibilidad de iniciar un proceso de donación.
- Evaluación del potencial donante y de la viabilidad de los órganos: es realizada por el coordinador de trasplantes, y consiste en la valoración global del potencial donante y el estudio de viabilidad individual de los órganos que se consideran tributarios de trasplante. La evaluación del donante va encaminada a prevenir la transmisión de enfermedades del donante al receptor y a definir la idoneidad del proceso en aras de la eficiencia. Los antecedentes médicos y sociales y los posibles factores de riesgo deben ser revisados con los familiares en la entrevista.
- Diagnóstico y certificación de la muerte encefálica: el acta de certificación de muerte encefálica es una documentación imprescindible para seguir con el proceso en España y lo han de firmar tres médicos: uno de ellos es el neurólogo o neurocirujano (Real Decreto 1723/2012, de 28 de diciembre), y otro es el médico responsable del paciente en la unidad de críticos o jefe de servicio. El rol del coordinador de trasplante en esta fase del proceso es el de facilitador.

 El *diagnóstico clínico de muerte encefálica* se realiza siguiendo una exploración clínica neurológica sistemática, completa y extremadamente rigurosa (anexo I del *Real Decreto 1723/2012, de 28 de diciembre*).

- Consentimiento: a pesar del consentimiento presunto, y aunque no figura de forma explícita en la legislación española, la obligación de la entrevista familiar es una práctica habitual. Es recomendable que los coordinadores de trasplantes expliquen a las personas cercanas al fallecido la posibilidad de la donación y traten de conocer la voluntad del fallecido respecto a esta.

 Según la legislación española (Real Decreto 1723/2012), cualquier persona es donante si: «la persona de la que se pretende extraer órganos no ha dejado constancia expresa de su oposición a que después de su muerte se realice la extracción de órganos».

El coordinador de trasplantes establece una relación de ayuda con los familiares y allegados, que no termina en la propia entrevista, sino que puede ir más allá, ofreciendo una disponibilidad para atender a sus necesidades (por ejemplo, facilitar atención psicológica, facilitar burocracia del traslado al lugar de entierro o incineración, etcétera).

- Mantenimiento del donante: no hay que olvidar que un paciente en muerte encefálica ha perdido su capacidad de respuesta fisiológica ante cualquier agresión, de manera que depende completamente del tratamiento y el manejo profesional.

 El objetivo final del *mantenimiento* del donante es garantizar la perfusión y la oxigenación adecuadas de los órganos para asegurar su viabilidad para el trasplante.

- Extracción: es realizada por los equipos quirúrgicos en colaboración con el coordinador de trasplantes. Este organiza la disponibilidad de todos los recursos de su propio centro para la extracción y, junto con la Organización Nacional de Trasplantes (ONT) y/o las organizaciones autonómicas (Coordinación Autonómica de Trasplantes de Andalucía [CATA] en Andalucía), a los equipos extrahospitalarios implicados en la extracción multiorgánica. El coordinador de trasplantes debe asegurar que se trabaje respetuosamente en quirófano y se restituya al máximo el aspecto externo del donante.
- Distribución y trazabilidad: se planifica desde las organizaciones autonómicas y nacionales en base a criterios establecidos de antemano. El coordinador de trasplantes colabora en la provisión y recepción de toda la información necesaria para garantizar la adecuada distribución de los órganos. Ha de asegurar también la correcta preservación, etiquetado e identificación de los órganos extraídos, así como facilitar toda la documentación relativa al donante. Esta documentación, junto con una muestra de suero (determinaciones analíticas futuras en caso necesario), la debe guardar durante un período de 10 años, asegurando su confidencialidad.

MODELO ESPAÑOL DE TRASPLANTES

La ONT impulsa desde 1998 el Programa de Garantía de Calidad en el Proceso de Donación, que marca tres objetivos específicos: definir la capacidad teórica de donación de órganos según el tipo de hospital, detectar escapes y analizar causas de pérdidas de potenciales donantes como herramienta para la identificación de posibles puntos de mejora, y describir los factores hospitalarios que tienen impacto (puntos fuertes/puntos débiles) sobre el proceso de donación.

 El «modelo español» facilita la labor de detección e identificación del posible donante, que ha sido una de las claves del liderazgo mundial de España en donación y trasplante. Parte importante del éxito del modelo español es la ubicación del coordinador de trasplantes dentro de los hospitales. La mayoría de ellos son médicos (87 %); intensivistas (70 %), nefrólogos (20 %) o anestesistas (10 %).

Tras haber pulverizado el objetivo marcado en 2008 de 40 donantes pmp, la ONT marcó un nuevo plan estratégico en donación y trasplante (2018-2022). Una de sus líneas de estrategia es el plan «50 × 22», que pretende aumentar la disponibilidad de órganos para llegar a 50 donantes pmp.

Pese a que el efecto de la pandemia continúa, la tasa de donación alcanzada en España en 2021 de 40,2 pmp supera a la del resto de países del mundo, lo cual ha sido posible gracias a la adopción de medidas específicas, al desarrollo de protocolos para la evaluación y la selección de donantes, y a los receptores con infección por enfermedad asociada al coronavirus de tipo 2 causante del síndrome respiratorio agudo grave. Los protocolos se han ido adaptando al mayor conocimiento de la COVID-19, permitiendo el trasplante de órganos de donantes que han pasado la enfermedad, incluso de aquellos que persisten con la reacción en cadena de la polimerasa positiva, tras una valoración individualizada.

La ONT ha afianzado un programa específico dirigido a pacientes con enfermedades neurodegenerativas que solicitan ser donantes de órganos tras su fallecimiento. El altruismo de 130 pacientes con ELA ha permitido realizar 324 trasplantes desde 2013 hasta 2021.

PROCESO DE DONACIÓN EN ASISTOLIA

El trasplante de órganos y tejidos es un procedimiento médico que mejora la calidad de vida, incrementando la esperanza de vida de aquellos pacientes con ciertas enfermedades en fase terminal. Sin embargo, el envejecimiento y el aumento asociado de prevalencia de enfermedades como la insuficiencia renal, junto a los avances en las técnicas de trasplante y en el manejo posterior del trasplantado (inmunosupresión y cuidados intensivos), han motivado un incremento en la demanda de trasplantes que supera con mucho a la oferta de órganos, aumentando la lista de espera de todos los órganos susceptibles de trasplante.

En 2012, coincidiendo con la trasposición de la normativa europea sobre donación a la ley española y la publicación de unas recomendaciones nacionales de donación en asistolia, se iniciaron en España las primeras experiencias en este tipo de donación, que desde entonces no ha dejado de crecer (documento de consenso nacional de 2012).

La mortalidad relevante para la donación de órganos (por accidentes de tráfico y por enfermedad cerebrovascular) ha sufrido un descenso ostensible a lo largo de los años en España. Además, se han producido cambios notables en la atención al paciente neurocrítico, con una realización creciente de craniectomías descompresivas.

Estos dos fenómenos están determinando un descenso paulatino en el potencial de donación en muerte encefálica y un aumento potencial de la donación en asistolia. Al mismo tiempo, la edad de los donantes también ha aumentado en las últimas décadas: actualmente más de la mitad son mayores de 60 años, el 28 % mayores de 70 años y hasta un 4 % mayores de 80 años.

TIPOS DE DONANTES EN ASISTOLIA

La terminología aplicada a la donación en asistolia en el mundo anglosajón ha ido evolucionando a lo largo de los años, siendo actualmente reconocido el término *donation after the circulatory determination of death* (donación en paro circulatorio controlado) como el más apropiado.

 Siendo la terminología en el ámbito internacional no homogénea, se ha optado por no formalizar un cambio en la denominación de este tipo de donación, si bien reconociendo la posibilidad futura de dicho cambio. Por este motivo, en el documento de 2012 se continúan utilizando indistintamente términos que se encuentran plenamente integrados en la jerga y las publicaciones científicas, fundamentalmente el de *donación en asistolia*.

La clasificación de Maastricht (1995) (**Tabla 59-3**) sigue siendo ampliamente utilizada en el ámbito internacional. Sin embargo, en España se reconoce que tal clasificación no capta con precisión y claridad la realidad del tipo de donación en asistolia llevada a cabo. Es por ello que surge la *clasificación de Maastricht modificada (Madrid 2011)*.

Otra clasificación más práctica puede hacerse categorizando a los donantes en asistolia en función del grado de «predecibilidad» o control sobre la parada cardiorrespiratoria (PCR). Así se clasifican en donación en asistolia «no controlada» (DANC) si la PCR se produce espontáneamente; o DAC si esta aparece tras la LTSV.

Los donantes tras parada circulatoria no controlados son pacientes que sufren una PCR tanto fuera del hospital como dentro de este, y en los que las maniobras de resucitación han fracasado (Maastricht tipo I y II).

Los pacientes ya diagnosticados de muerte encefálica que sufren una parada cardíaca antes del inicio de la extracción de órganos (Maastricht tipo IV) representan una minoría dentro de la categoría de donaciones en asistolia.

Los pacientes evaluables como potenciales DAC son aquellos en los que, dado su mal pronóstico vital, se decide la LTSV y presentan una alta probabilidad de fallecer poco tiempo después de su aplicación.

Tabla 59-3. Clasificación de Maastricht modificada (Madrid, 2011)

Donación en asistolia no controlada	I	Fallecido fuera del hospital	Incluye víctimas de muerte súbita, traumática o no, acontecida fuera del hospital que, por razones obvias, no son resucitadas
	II	Resucitación infructuosa	Incluye pacientes que sufren una parada cardíaca y son sometidos a maniobras de reanimación que resultan no exitosas Hay dos subcategorías: • II.a. Extrahospitalaria: la parada cardíaca ocurre en el ámbito extrahospitalario y es atendida por el servicio de emergencias extrahospitalario, quien traslada al paciente al hospital con maniobras de cardiocompresión y soporte ventilatorio • II.b. Intrahospitalaria: la parada cardíaca ocurre en el ámbito intrahospitalario, siendo presenciada por el personal sanitario, con inicio inmediato de RCP
Donación en asitolia controlada	III	A la espera del paro cardíaco	Incluye pacientes a los que se aplica LTSV* tras el acuerdo entre el equipo sanitario y este con los familiares o representantes del enfermo
	IV	Paro cardíaco en muerte encefálica	Incluye pacientes que sufren una parada cardíaca mientras se establece el diagnóstico de muerte encefálica o después de haberlo establecido, pero antes de que sean llevados al quirófano. Es probable que primero se trate de restablecer la actividad cardíaca, pero, cuando no se consigue, puede modificarse el proceso al de donación en asistolia

* Incluye la retirada de cualquier tipo de asistencia ventricular o circulatoria (incluyendo ECMO [oxigenación por membrana extracorpórea]). LTSV: limitación de tratamientos de soporte vital; RCP: reanimación cardiopulmonar.

! ¿Sabía que...?

En 2021, la donación en asistolia ha resultado determinante para la expansión del trasplante en los últimos años, ha crecido un 7 % con respecto a 2020. Con un total de 662 donantes, el 35 % de los donantes en España son en asistolia. Más de 120 hospitales de todas las comunidades autónomas están acreditados para este tipo de donación. Más importante aún, la donación en asistolia ha pasado de ser exclusivamente renal a transformarse en multiorgánica. En 2021 se realizaron: 934 trasplantes renales, 289 hepáticos, 93 pulmonares, 11 cardíacos y 8 pancreáticos con órganos obtenidos de donación en asistolia.

Diagnóstico de muerte por criterios circulatorios y respiratorios. Marco legal español

El diagnóstico de muerte a efectos de la donación se encuentra regulado en España por el Real Decreto 2070/1999, de 30 de diciembre, por el que se regulan las actividades de obtención y utilización clínica de órganos humanos, y la coordinación territorial en materia de donación y trasplante de órganos y tejidos.

De acuerdo con la legislación española, el fallecimiento de una persona puede diagnosticarse por medio de la confirmación del cese irreversible de las funciones cardiorrespiratorias o de las funciones encefálicas.

Para diagnosticar la muerte por criterios cardiorrespiratorios, es importante determinar qué se entiende por *pérdida irreversible* y cómo se constata el *cese de la función* cardiorrespiratoria.

Con respecto a la *irreversibilidad* del proceso, es importante establecer una diferenciación entre la DANC y la DAC. En el ámbito de la DANC, la irreversibilidad viene determinada por la imposibilidad de restaurar la función cardiorrespiratoria tras la aplicación de maniobras de reanimación cardiopulmonar avanzada durante el tiempo y atendiendo a las pautas establecidas en los protocolos de actuación desarrollados por las sociedades profesionales competentes.

La condición de irreversibilidad también exige respetar un *período de observación* sin maniobras de cardiocompresión y ventilación mecánica durante el cual se constate el cese de la función cardiorrespiratoria, que en España se encuentra estipulado en *5 minutos*, tanto en la DANC como en la DAC.

En lo que se refiere al marco legal español, España ha sido un país con una legislación claramente favorable a la donación y, por tanto, al trasplante.

La primera Ley de trasplantes de 1979 se basa en el consentimiento presunto: «Todos somos donantes si en vida no hemos expresado oposición a la donación». Sin embargo, no establece cómo se debe explicitar la oposición, por lo que en la práctica se recurre a preguntar a la familia en lo que constituye la entrevista familiar.

Los sucesivos reales decretos han servido para incorporar (y en cierto modo regularizar) los distintos tipos de donantes que han surgido debido a los avances médicos. Además, ha permitido ir incluyendo las distintas herramientas diagnósticas que han aparecido con las nuevas tecnologías. En definitiva, se ha adaptado a una realidad cambiante tanto de la medicina como de la sociedad.

El primer Real Decreto 426/1980 regulaba la extracción de órganos de donante cadáver solo en muerte encefálica. *El segundo Real Decreto 2070/1999* definía el marco legal para la extracción de órganos tanto de donante cadáver en muerte encefálica como en asistolia.

La última modificación legal es el *Real Decreto 1723/2012*, de 28 de diciembre, que supone la trasposición de la Directiva 2010/53/UE del Parlamento Europeo, de 7 de julio de 2010, que incluye y define las tres situaciones anteriores: muerte encefálica, DANC tipo I-II de Maastricht y, por primera vez, la DAC o tipo III de Maastricht.

El nuevo Real Decreto 1723/2012, de 28 de diciembre, evita uno de los puntos más controvertidos a lo largo de los años, que ha supuesto un verdadero obstáculo a la implementación de este tipo de donación: la definición y el momento de muerte, así como la definición de irreversibilidad.

En este momento, en España hay un *marco legal* (Real Decreto 1723/2012, de 28 de diciembre), por el que se regulan las actividades de obtención, utilización clínica y coordinación territorial de los órganos humanos destinados al trasplante, y se establecen requisitos de calidad y seguridad y unas recomendaciones científicas específicas: *Documento de Consenso Nacional de Donación en Asistolia* para desarrollar programas de DAC y DANC a lo largo de todo el territorio nacional.

La DAC es un proceso multidisciplinar. El objetivo es ofrecer la posibilidad de donar a aquellos pacientes a los que, por futilidad de tratamiento, se ha decidido retirarles las medidas de soporte vital. Es un proceso complejo, tanto por las dificultades técnicas que puede presentar como por las dificultades emocionales que puede generar. Una vez tomada la decisión de LTSV por el equipo sanitario, se debe hacer la propuesta a los familiares del enfermo argumentando los motivos.

El equipo responsable de la LTSV ha de *comunicar al coordinador de trasplantes la existencia de un potencial donante* y evaluar con él la inexistencia de contraindicaciones para la donación. Será el coordinador de trasplantes quien plantee a la familia la posibilidad de la donación en asistolia tras la desconexión de ventilación mecánica y extubación terminal.

No se planteará la donación hasta tener constancia de que la familia ha entendido la situación de su ser querido. Ha de obtenerse un consentimiento específico para la canulación de vasos femorales y la administración de fármacos destinados a la preservación de los órganos antes del fallecimiento. En ocasiones, la familia necesita tiempo para asumir la situación y tomar una decisión, o necesita aclarar sus dudas. Es importante proporcionarles el tiempo que necesitan, y si manifiestan sus dudas u oposición a la LTSV, es recomendable detener el proceso hasta que se alcance un consenso.

> La decisión de limitar el tratamiento de soporte vital a un paciente cuyo pronóstico es infausto y su tratamiento fútil es competencia del médico o equipo sanitario responsable del paciente en consenso con la familia (o tomando en cuenta la expresa voluntad del paciente a través de un documento de voluntades anticipadas [DVA] o DIP). En ningún caso debe estar implicado miembro alguno del equipo de coordinación de trasplantes, ya que esto generaría un conflicto de interés. La actuación en la LTSV ha de basarse en las *recomendaciones de tratamiento al final de la vida del paciente crítico*, desarrolladas por el grupo de bioética de la SEMICYUC.

Una vez retirada la ventilación mecánica, deben registrarse los períodos de hipotensión, hipoxia o anuria para ayudar a la decisión del futuro trasplante de los órganos. El objetivo de la sedación administrada será el confort y el bienestar en los cuidados al final de la vida. Cada hospital dispondrá del propio protocolo basado en las *recomendaciones en el manejo del paciente crítico al final de la vida* elaboradas por el grupo de bioética de la SEMICYUC.

Nunca será el objetivo de estas medidas acelerar el paro circulatorio. Un médico de la unidad de críticos confirmará la muerte tras observar durante 5 minutos la ausencia de curva en la monitorización arterial, la ausencia de respiración (apnea) y la ausencia de respuesta a estímulos.

Selección de donante, tiempos en la donación de asistolia controlada

Se consideran potenciales donantes de asistolia tipo III a aquellos pacientes sin contraindicaciones aparentes para la donación en los que, por su patología de ingreso y su evolución posterior, se ha decidido juntamente con la familia la LTSV, y en los que se espera que, tras la retirada de estas medidas, se produzca la PCR dentro de un período de tiempo que sea compatible con la donación. La mayoría de los potenciales donantes tipo III de Maastricht son *pacientes con patología neurológica grave* con pronóstico funcional catastrófico y en los que la evolución a muerte encefálica no es previsible. Otros pueden provenir de *patologías médicas respiratorias y/o cardiológicas con evolución y pronóstico desfavorables.*

No hay un límite de edad absoluto para la DAC, pero se tiende a ser más restrictivo que en la donación en muerte encefálica. En general, se establece un *límite de 65 años*, aunque puede reevaluarse. Se recomienda que el tiempo transcurrido entre la extubación y la PCR no sea superior a 2 horas, aunque este tiempo es discutible, pues probablemente tengan más importancia las condiciones hemodinámicas y respiratorias del paciente desde la extubación. Los criterios médicos de selección de órganos no difieren de los criterios generales de donación en muerte encefálica.

> La valoración del potencial donante en asistolia bascula en torno a tres ejes fundamentales, que son los criterios clínicos del donante, los tiempos de isquemia y la valoración *in situ* del órgano.

Los diversos tiempos en la donación en asistolia controlada (**Fig. 59-4**) y tipos de preservación son (**Tabla 59-4**):

- *Tiempo de isquemia caliente total*: desde la LTSV hasta el inicio de las maniobras de preservación (perfusión).
- *Tiempo de isquemia caliente verdadera o funcional*: desde el comienzo de una hipoperfusión significativa (pulsioximetría ≤ 80 % y/o una tensión arterial sistólica ≤ 60 mmHg determinada por monitorización arterial invasiva) hasta el inicio de las maniobras de preservación (perfusión fría).
- *Tiempo de preservación*: desde el inicio de las maniobras de preservación (perfusión *in situ* o circulación extracorpórea) hasta el inicio de la extracción.
- *Tiempo de isquemia fría*: desde el inicio de la perfusión fría hasta la cirugía del trasplante.

Existen diversas opciones de preservación-extracción en la DAC. Si se pretende insertar catéteres antes del fallecimiento, es necesario contar con el consentimiento de la familia. Las medidas de preservación solo se pueden iniciar después de la certificación del fallecimiento.

Actualmente en España, si se trata solo de extracción renal, se puede utilizar la *técnica superrápida*, sin ninguna medida de preservación previa. La retirada del soporte vital se hace en el quirófano, para minimizar el tiempo de isquemia caliente.

La *técnica de canulación premortem* y preservación con membrana de oxigenación extracorpórea es la más utilizada hoy en día en la DAC. Se utilizan la canulación *premortem*

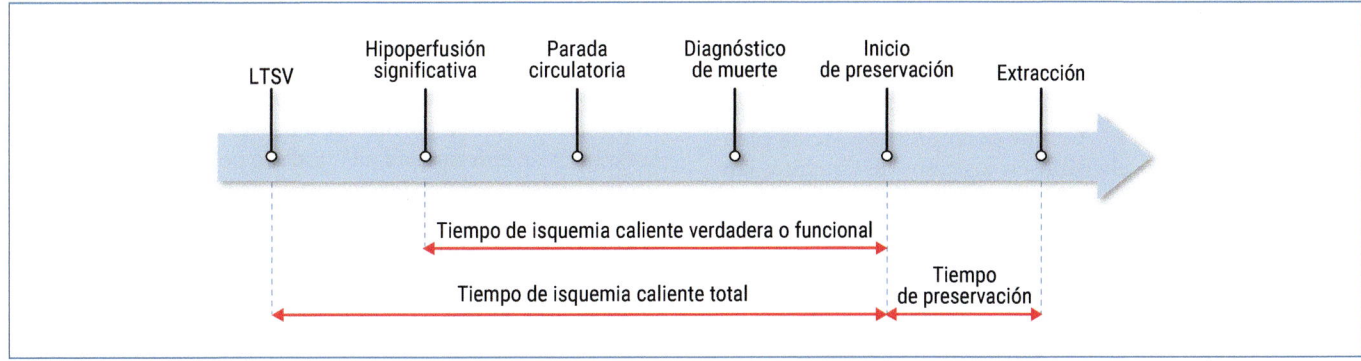

Figura 59-4. Tiempos en la donación en asistolia controlada. LTSV: limitación de tratamientos de soporte vital

en conjunción con la preservación con membrana de oxigenación extracorpórea *postmortem*, restaurando el flujo sanguíneo de los órganos abdominales, con sangre oxigenada y normotermia. Percutáneamente o por disección, se implanta una cánula en la arteria y la vena femoral, que permitan un flujo de 5-6 L/min.

Debe insertarse un catéter con balón en la zona de la aorta torácica descendente, para evitar la perfusión coronaria y cerebral y una hipotética recuperación de la actividad cardíaca y cerebral; su colocación correcta por encima del diafragma se confirma radiológicamente. Tras el fallecimiento, se infla el balón aórtico y se inicia la perfusión normotérmica con sangre oxigenada. Es entonces cuando se comienza la extracción de órganos.

DONACIÓN ASISTOLIA CONTROLADA EN PACIENTES PALIATIVOS

La asistencia médica actual está cada día más volcada en los cuidados de final de vida, empleándose cada vez más recursos sanitarios y sociales para hacer realidad el derecho de cada persona a decidir sobre los tratamientos que desea recibir en ese momento y cómo quiere morir.

Los pacientes que mantienen su capacidad de decisión pueden, a través de la planificación anticipada, decidir sobre la no instauración o retirada de medidas de soporte y sobre cómo desean que los profesionales sanitarios actúen al final de sus vidas.

En diciembre de 2021, se aprueba un *Documento de Recomendaciones Nacionales sobre Donación en Asistolia Controlada en pacientes con Enfermedades Neurodegenerativas.*

Sabiendo que bajo el epígrafe de enfermedades neurodegenerativas se engloban varias enfermedades (esclerosis múltiple, enfermedad de Parkinson, enfermedad de Alzheimer, corea de Huntington, etc.), se ha establecido en este documento, para abordar la donación póstuma, la ELA como paraguas bajo el que cabrían las demás enfermedades neurodegenerativas, porque hasta la fecha son los pacientes con ELA los que con mayor frecuencia han manifestado su deseo de ser donantes póstumos.

 El marco de la donación en el caso de las enfermedades neurodegenerativas se restringe en la actualidad a la donación de órganos, estando excluidos los tejidos, si bien esta restricción regulatoria está bajo revisión y es posible que se modifique en el futuro.

El ámbito de estas recomendaciones son los pacientes diagnosticados de algún tipo de enfermedad neurodegenerativa que se encuentran en alguna de las siguientes circunstancias:

• Pacientes que, según la Ley 41/2002, de 14 de noviembre, básica reguladora de la autonomía del paciente y de derechos y obligaciones en materia de información y documentación clínica, consienten, bien en primera persona o a través de un representante, a ser donantes de órganos una vez fallecidos.
• Pacientes que son diagnosticados en edad pediátrica y llegan a la edad adulta con capacidad de hecho para decidir ser donantes.

En su evolución natural, los pacientes con ELA desarrollan insuficiencia respiratoria, requiriendo soporte ventilatorio. Un número importante de estos pacientes fallecen tras la decisión de no instaurar o retirar dicho soporte, bien por rechazo de tratamiento o por considerarse que se ha llegado a la futilidad terapéutica. Esta circunstancia de fallecimiento

Tabla 59-4. Tiempos de isquemia y complicaciones postrasplante			
	Tratamiento de isquemia caliente total	**Tratamiento de isquemia caliente verdadera**	**Tratamiento de isquemia fría**
Riñón	45-60 min		24 h
Hígado	30-45 min	20-30 min	8-10 h
Páncreas	45-60 min		18 h
Pulmón	60 min		

Duración de los tiempos de isquemia caliente total, isquemia caliente verdadera e isquemia fría, por encima de la cual aumenta la frecuencia de complicaciones postrasplante para los diferentes órganos.

es compatible con la donación de órganos, en concreto, con la DAC.

En cuanto a la posibilidad de transmisión de la ELA al receptor de órganos sólidos, no existe evidencia científica que la sustente o la descarte. Aunque poco probable, se ha planteado que podría ser plausible en los casos de donantes con ELA de etiología genética (mutación en *SOD1*) o cuando el receptor tiene alguna predisposición específica (por ejemplo, una mayor permeabilidad de la barrera hematoencefálica). En cualquier caso, desde que se publicara el primer trasplante de órganos procedente de un paciente con ELA hace 10 años, no se ha descrito ningún caso de transmisión de la enfermedad.

Aspectos ético-legales

Este documento se gestó cuando en España no estaba aprobada la Ley Orgánica 3/2021, de 24 de marzo, de regulación de la eutanasia, por lo que se circunscribe al marco legal en vigor entonces. Los CIOD y la DAC se justifican por el respeto a las preferencias del paciente (dar sentido a su vida y muerte, a su legado), que no son otras que la propia finalidad en sí del proceso de donación: salvar vidas o mejorar la calidad de vida de otras personas en un marco de transparencia.

La DAC en pacientes con ELA es una buena práctica médica establecida y, como tal, se debe ofrecer sistemáticamente como una opción a considerar por los pacientes que no expresen rechazo a la donación. Para los profesionales sanitarios, promover y fomentar la donación de órganos es una obligación ética (artículo 48 del *Código de Deontología Médica de España*) y legal (Disposición Adicional Primera de la Ley 30/1979, de 27 de octubre, sobre extracción y trasplante de órganos).

Respecto de la independencia en la toma de decisiones: la decisión de no iniciar o retirar los tratamientos de soporte vital es exclusivamente del paciente (o del representante legal en caso de incapacidad del paciente) después de que su equipo asistencial le haya informado de todas las opciones terapéuticas.

 La Ley 41/2002, de 14 de noviembre, básica reguladora de la autonomía del paciente y de derechos y obligaciones en materia de información y documentación clínica, entró en vigor el 16 de mayo de 2003.

Información y evaluación de pacientes con esclerosis lateral amiotrófica como posibles donantes

La PCA se define como un proceso deliberativo, comunicativo y estructurado, que facilita la reflexión y comprensión de la vivencia de enfermedad y el cuidado por parte de diferentes profesionales sanitarios (en el caso de pacientes con ELA, neurología, atención primaria, cuidados paliativos, neumología, rehabilitación), así como psicólogos y trabajadores sociales involucrados en la atención del paciente y su familia.

Debe liderar la PCA el profesional que haya establecido un vínculo de confianza con el paciente, atendiendo en primer lugar y en la medida de lo posible a quien el paciente prefiera. El equipo asistencial podrá presentar la información sobre donación póstuma cuando perciba cualquiera de las siguientes situaciones: si el paciente da muestras de haber asimilado el pronóstico de su enfermedad, si manifiesta rechazo de tratamiento o si habla de su muerte.

El coordinador de trasplantes no intervendrá en el proceso de información ni en la decisión sobre la retirada o no instauración de medidas de soporte vital; únicamente comprobará que tal decisión está documentada.

 En caso de que el paciente quiera conocer más sobre la donación, el equipo asistencial se pondrá en contacto con el coordinador de trasplantes, quien concertará una entrevista con el paciente para abordar todos los detalles del proceso.

La información específica sobre la donación debe abordarla un coordinador de trasplantes con experiencia. Una vez haya verificado que no hay contraindicación médica para la donación y atendiendo a las indicaciones del equipo asistencial del paciente, realizará el acercamiento al paciente y su familia con el fin abordar pormenorizadamente todos los aspectos que conllevaría la opción de la donación (**Tabla 59-5**).

Evaluación de un paciente con ELA como posible donante:

- Paciente con ELA en seguimiento por un equipo asistencial en que se plantea por el paciente/representante, de acuerdo con el equipo asistencial, la retirada de medidas

Tabla 59-5. Contraindicaciones médicas para la donación

Neoplasias

Se requiere una evaluación individualizada, consultando con aquellos servicios implicados en el proceso (anatomía patológica, oncología, radioterapia)
Consultar el documento de consenso sobre la evaluación del donante de órganos para prevenir la transmisión de enfermedades neoplásicas

Infecciones que contraindican la donación de órganos de manera absoluta

- Virus de la leucemia de células T de adulto tipos I y II
- Infección por virus de la inmunodeficiencia humana (serología o diagnóstico molecular)
- Enfermedades producidas por priones: Creutzfeldt-Jakob, Gerstmann-Sträussler-Scheinker, insomnio familiar fatal

Para el resto de infecciones, se requiere una evaluación individualizada. Consultar el Documento de Consenso del Grupo de Estudio de la Infección en el Trasplante (GESITRA) perteneciente a la Sociedad Española de Enfermedades Infecciosas y Microbiología Clínica (SEIMC) y la Organización Nacional de Trasplantes (ONT) sobre los criterios de selección del donante de órganos sólidos en relación con las enfermedades infecciosas
Respecto a la evaluación del posible donante con respecto a enfermedades infecciosas emergentes (por ejemplo, la enfermedad por coronavirus de 2019), se seguirán las directrices especificadas por las autoridades sanitarias competentes en la materia

de tratamiento de soporte vital. El paciente expresa que quiere ser donante de órganos. Esta información debe estar escrita, bien en un DVA, en un DIP o en un documento de consentimiento informado *ad hoc*. El coordinador de trasplantes comprueba la existencia de tales documentos y ratifica el asentimiento para la donación.

- Paciente con ELA en seguimiento por un equipo asistencial, que sufre un empeoramiento de la situación clínica y que ha establecido previamente que quiere recibir solo medidas paliativas y que no se instauren medidas de soporte vital. El paciente expresa que quiere ser donante de órganos. El coordinador de trasplantes comprueba que la negativa a instaurar medidas sin las que no puede sobrevivir está escrita en un DVA o DIP, e informa de todo el proceso de donación al paciente o su representante. Si procede, recaba su consentimiento para la donación.

- Paciente con ELA en seguimiento por un equipo asistencial que sufre un empeoramiento por una causa intercurrente o por inevitable progresión de la enfermedad, estando ya instaurados tratamientos de soporte vital. El paciente/representante, junto con su equipo asistencial, deciden la LTSV. El paciente/representante ha expresado su deseo de ser donante o de recibir información a tal efecto. El coordinador de trasplantes informa de todo el proceso de donación al paciente o representante, y si procede, recaba su consentimiento para la donación.

- Paciente que se diagnostica de ELA en su ingreso hospitalario y manifiesta verbalmente o a través de un DVA o DIP que no quiere recibir tratamientos de soporte vital y que desea ser donante de órganos o recibir información sobre esa posibilidad. El coordinador de trasplantes informa de todo el proceso de donación. El paciente, tras reflexionar un tiempo sobre el contenido de la información, asiente o desestima ser donante.

- Después de que el paciente haya aclarado todas sus dudas, que haya reflexionado y expresado su decisión positiva a donar, el coordinador de trasplantes le ayudará a cumplimentar y firmar los siguientes documentos:
  - *Consentimiento informado para cuidados orientados a la donación*: incluyendo la autorización para el traslado al hospital e intervenciones *antemortem*, cuando sean de aplicación.
  Consentimiento informado para la donación: en caso de que el paciente haya perdido la capacidad de hecho para consentir de forma permanente, será el representante o el cuidador principal quien firmará la autorización.

! **¿Sabía que...?**

En el caso de que no se hubieran podido planificar los encuentros con el coordinador de trasplantes y se precipite el final de la enfermedad sin que el paciente haya expresado ningún deseo (ni a favor ni en contra), se recomienda que el coordinador de trasplantes solicite consejo y apoyo al equipo asistencial. Juntos valorarán la pertinencia de realizar un encuentro informativo con el propio paciente, teniendo en cuenta su situación clínica, o con sus familiares.

GESTIÓN, ADMISIÓN Y TRASLADO

A continuación se desarrollan los pasos a seguir en la gestión, admisión y traslado.

1. Paciente en domicilio con asentimiento para cuidados intensivos orientados a la donación

Cuando el equipo asistencial y el paciente decidan que ha llegado su final, y se ratifique su asentimiento para la donación de órganos, el equipo asistencial contactará con el coordinador de trasplantes para acordar la fecha, la forma de traslado y la recepción en el hospital. En función del tratamiento paliativo que en ese momento requiera el paciente, el traslado se realizará en ambulancia asistencial de soporte básico o avanzado, y la recepción en el hospital podrá ser en una planta de hospitalización o directamente en una unidad de críticos para CIOD.

 En todos los casos, el equipo asistencial, en colaboración con el coordinador de trasplantes, asegurarán la disponibilidad de la cama en el servicio hospitalario que la situación clínica del paciente aconseje y la disponibilidad del centro. La organización del traslado recaerá en el equipo asistencial o en el coordinador de trasplantes, según estipule cada centro en su protocolo.

---

2. Paciente en domicilio, sin información previa sobre la opción de donación

Situación en la que se desconoce si el paciente desea ser donante de órganos tras el fallecimiento. En este caso, lo ideal es que el equipo asistencial contacte con el coordinador de trasplantes de su hospital de referencia y le explique la situación.

Si el coordinador de trasplantes decide que no tiene contraindicaciones para la donación de órganos, lo ideal es que una persona del equipo de coordinación, previa conformidad del paciente, se desplace al domicilio y, junto con un miembro del equipo asistencial, le explique la posibilidad de donación, facilitándole toda la información. Si el paciente asiente, se aconsejará que reflexione y se ratifique en su decisión; si no fuera posible por su circunstancia clínica, se seguirán los pasos del apartado 3.

3. Paciente ingresado en un hospital con programa de donación en asistolia, en seguimiento por ELA con asentimiento para donación

Tomada la decisión por parte del equipo asistencial de realizar la retirada de medidas de soporte vital, se pone en marcha el traslado a la unidad de cuidados intensivos, donde se va a realizar la sedación y los CIOD.

4. Paciente ingresado en un hospital, sin información previa sobre la opción de donación en asistolia

Se procedería de la misma forma que se expone en el paso 2, pero en el hospital.

5. Paciente con ELA que acude al hospital por empeoramiento de su enfermedad o por una complicación sobrevenida y no conoce la opción de donación en asistolia

Es la situación más compleja. Requiere que el equipo asistencial determine si es posible y adecuado administrar tratamiento con intención curativa de acuerdo con los valores del paciente. El coordinador de trasplantes debe mantenerse al margen de esta deliberación. Si la decisión fuera la de no aplicar medidas de tratamiento de soporte vital o la retirada de las existentes, el coordinador de trasplantes informará de la opción de donar tal como se explica en el paso 4.

6. Paciente con ELA en cuyo hospital no es posible realizar la donación en asistolia

El paciente ha asentido para la sedación y los cuidados orientados a la donación. El equipo asistencial contacta con el coordinador de trasplantes del hospital que le corresponda y ratificará el consentimiento antes del traslado. El traslado se realizará al hospital con protocolo de DAC activo con los medios adecuados, según las circunstancias del paciente, como se ha indicado en el paso 1.

Si el paciente no ha recibido información sobre la opción de donación, se procederá como en el paso 2; y si el paciente consiente la donación, se trasladará al hospital que tenga protocolo activo de DAC.

¿Sabía que...?

La evaluación del pulmón como órgano donable debe considerarse, en principio, como en todo donante potencial. En los pacientes con ELA, la insuficiencia respiratoria se produce por su patología neuromuscular sin afectación del parénquima pulmonar. Como consecuencia de este patrón restrictivo, se producen atelectasias pulmonares e incapacidad de manejo de secreciones (con riesgo aumentado de infección respiratoria). Algunos pacientes son portadores de traqueostomía, lo que no supondría *per se* una contraindicación para la donación pulmonar.

Cuidados posdonación

Siempre que la situación asistencial lo permita, no se restringirá el deseo de la familia de permanecer junto a su ser querido y se ampliarán los horarios de visitas, facilitándoles la estancia.

También se procurará un teléfono para facilitar el contacto con el coordinador de trasplantes, sobre todo cuando los familiares no estén en el hospital, contribuyendo así a disminuir su ansiedad y favorecer el descanso.

Organizada la logística de la donación, se mantendrá informada a la familia sobre la hora de traslado al quirófano, para que puedan acompañarle si así lo desean.

El momento de la LTSV se preparará con la solemnidad y respeto que merece, teniendo en cuenta las necesidades emocionales y espirituales de la familia y el paciente, garantizando, si así lo desean, su presencia en el quirófano durante dicho momento, y permaneciendo en este caso solo aquellos profesionales sanitarios imprescindibles. El reencuentro del coordinador de trasplantes con la familia después de la donación debe aprovecharse para agradecer su solidaridad y generosidad.

Es importante dejar muy claro todo el bien que están generando cuando van a afrontar la inhumación o la incineración.

Se garantizará el respeto por el cadáver y el rito funerario que se desee:

- En todo momento se debe prestar especial atención a la orientación del duelo.
- Se ofrecerá información del caso al equipo de atención primaria para que estén atentos a cualquier consulta que pudiera recibir por parte de los familiares.
- Es importante explorar si los familiares quieren dar a conocer su opinión sobre el proceso en los meses posteriores a través del coordinador de trasplantes.

PUNTOS CLAVE

- La LTSV es una buena práctica médica, porque el mantenimiento de tratamientos fútiles y la obstinación terapéutica no tienen justificación ética ni científica.
- La LTSV engloba las decisiones tanto de omitir como de retirar una medida de soporte vital.
- La atención integral al paciente crítico no puede concebirse actualmente sin aplicar unos adecuados cuidados paliativos tras la decisión de LTSV.
- En la actualidad, el ingreso como CIOD es una práctica clínica avalada por numerosos análisis bioéticos y una realidad implantada en numerosos países.
- El cambio en el perfil del donante, con la disminución de la mortalidad por tráfico, el aumento de los accidentes cerebrovasculares y el envejecimiento de la población, ha contribuido al aumento de la donación en asistolia.
- La opción a la donación de órganos en los pacientes con enfermedades neurodegenerativas (tipo ELA) debe ser una opción en los cuidados al final de la vida.

BIBLIOGRAFÍA

Bartucci MR, Seller MC. Donor family responses to kidney recipient letters thanks. Transplant Proc. 1986;18:401-5.

Caballero F, Matesanz R, eds. Manual de donación y trasplante de órganos. 2016.

Committee on Bioethics (DH-BIO) of the Council of Europe. Guide on the decision-making process regarding medical treatment in end-of-life situations. [Internet]. Consejo de Europa; 2014. Disponible en: https://rm.coe.int/CoERMPublicCommonSearchServices/DisplayDCTMContent?documentId=090.000.168039e8c5

Cottereau A, Robert R, le Gouge A, Adda M, Audibert J, Barbier F, et al. ICU physicians' and nurses' perceptions of terminal extubation and terminal weaning: a self-questionnaire study. Intensive Care Med. 2016;42:1248-57.

Cuidados Intensivos Orientados a la Donación de Órganos: Recomendaciones Grupo de Trabajo SEMICYUC-ONT. [Internet]. Sociedad Española de Medicina Intensiva, Crítica y Unidades Coronarias-Organización Nacional de Trasplantes; 2017. Disponible en: https://www.ont.es/wp-content/uploads/2023/06/Cuidados-Intensivos-Orientados-a-la-Donacion-de-Organos.-Septiembre-2017.pdf

Estella A, Saraleguib I, Rubio Sanchiz O, Hernández-Tejedor A, López Camps V, Martín MC, et al. Puesta al día y recomendaciones en la toma de decisiones de limitación de tratamientos de soporte vital. Med Intensiva. 2020;44:101-12.

Frost DW, Cook DJ, Heyland DK, Fowler RA. Patient and healthcare professional factors influencing end-of-life decision- making during critical illness: a systematic review. Crit Care Med. 2011;39:1174-89.

Grupo de trabajo de sociedades. Recomendaciones nacionales sobre donación en asistolia controlada en pacientes con enfermedades neurodegenerativas. [Internet]. ONT, AECPAL, SECPAL, SEDAR, SEHAD, SEMES, SEMICYUC, SEN, SEPAR; 2021. Disponible en: https://www.ont.es/wp-content/uploads/2023/06/RECNAC1.pdf

Hessheimer AJ, Coll E, Torres F, Ruíz P, Gastaca M, Rivas JI, et al. Normothermic regional perfusion vs. super-rapid recovery in controlled donation after circulatory death liver transplantation. J Hepatol. 2019;70:658-65.

Hinkle LJ, Bosslet GT, Torke AM. Factors associated with family satisfaction with end-of-life care in the ICU: a systematic review. Chest. 2015;147:82-93.

Holmes BB, Diamond MI. Amyotrophic lateral sclerosis and organ donation: is there risk of disease transmission? Ann Neurol. 2012;72:832-6.

Jefatura del Estado. Ley 41/2002, de 14 de Nov, básica reguladora de la autonomía del paciente y de derechos y obligaciones en materia de información y documentación clínica. BOE. 2002;274. [Actualización 1 Mar 2023].

Jesus JE, Marshall KD, Kraus CK, Derse AR, Baker EF, McGreevy J, et al. Should Emergency Department Patients with End- of-Life Directives be Admitted to the ICU? J Emerg Med. 2018;55:435-40.

Jung C, Flaatten H, Fjolner J, Bruno RR, Wernly B, Artigas A, et al. Guidet B, group Cs. The impact of frailty on survival in elderly intensive care patients with COVID-19: the COVIP study. Crit Care. 2021;25:149.

Jung C, Guidet B, Flaatten H; VIP study group. Frailty in intensive care medicine must be measured, interpreted and taken into account! Intensive Care Med. 2023;49:87-90.

Li B, Cairns JA, Fotheringham J, Tomson CR, Forsythe JL, Watson C, et al. Understanding cost of care for patients on renal replacement therapy: looking beyond fixed tariffs. Nephrol Dial Transplant. 2015;30:1726-34.

Martín-Delgado MC, Martínez-Soba F, Masnou N, Pérez-Villares JM, Pont T, Sánchez-Carretero MJ, et al. Summary of Spanish recommendations on Intensive Care to facilitate organ dona- tion. Am J Transplant. 2019;19:1782-91.

Matesanz R, Domínguez-Gil B, Coll E, De la Rosa G, Marazuela R. Spanish experience as a leading country: what kind of measures were taken? Transpl Int. 2011;24:333-43.

McDermid RC, Bagshaw SM. Scratching the surface: the burden of frailty in critical care. Intensive Care Med. 2014;40:740-2.

Ministerio de Sanidad, Servicios Sociales e Igualdad. Real Decreto 1723/2012, de 28 de diciembre, por el que se regulan las actividades de obtención, utilización clínica y coordinación territorial de los órganos humanos destinados al trasplante y se establecen requisitos de calidad y seguridad. BOE. 2022;313.

National Protocol for Donation after Cardiac Death. [Internet]. En: DonateLife.gov.au. Australian Govenment. Organ and Tissue Authority. Disponible en: http://www.donatelife.gov.au/Media/docs/DCD%20protocol%20020311-0e4e2c3d-2ef5-4dff-b7ef- af63d0bf6a8a-1

Organización Nacional de Trasplantes. Documento de consenso sobre la evaluación del donante de órganos para prevenir la transmisión de enfermedades neoplásicas. [Internet]. ONT; 2019. Disponible en: https://www.ont.es/wp-content/uploads/2023/06/DOCCON1.pdf

Organización Nacional de Trasplantes. Donación en asistolia en España: situación actual y recomendaciones. Documento de Consenso Nacional 2012. [Internet]. ONT. Disponible en: https://www.ont.es/wp-content/uploads/2023/06/Doc-de-Consenso-Nacional-sobre-Donacion-en-Asistolia.-Ano-2012.pdf

Rottler M, Ocskay K, Sipos Z, Görbe A, Virág M, Hegyi P, et al. Clinical Frailty Scale (CFS) indicated frailty is associated with increased in-hospital and 30-day mortality in COVID-19 patients: a systematic review and meta-analysis. Ann Intensive Care. 2022;12:17.

Sociedad Española de Cuidados Paliativos. Claves en la planificación compartida de la atención. Del diálogo al documento. En: Cronicidad avanzada. Monografías SECPAL. Madrid: Inspira Network; 2018. p. 87-9.

Sociedad Española de Medicina Intensiva y Unidades Coronarias. Código ético. [Internet]. En: Semicyuc.org. SEMICYUC; 2005. Disponible en: www.semicyuc.org/sites/default/files/codigo-etico-semicyuc

Sudore RL, Lum HD, You JJ, Hanson LC, Meier DE, Pantilat SZ, et al. Defining advance care planning for adults: a consensus definition from a multidisciplinary Delphi Panel. J Pain Symptom Manage. 2017;53:821-32.e1.

Toossi S, Lomen-Hoerth C, Josephson SA, Gropper MA, Roberts J, Patton K, et al. Organ donation after cardiac death in amyotrophic lateral sclerosis. Ann Neurol. 2012;71:154-6.

Vinen J. Advance care planning and advance directives: time for action. Intern Med J. 2002;32:435-6.

Humanización en cuidados paliativos

60

M. Jiménez García

 OBJETIVOS

- Identificar qué es la humanización de la atención sanitaria.
- Aprender qué es la deshumanización y cuáles son sus causas.
- Valorar dónde fundamentar la humanización.
- Entender que los cuidados paliativos es uno de los modos de concretar la humanización de la atención sanitaria.

HUMANIZAR

Hace unos años, Javier Barbero, en el marco de unas jornadas nacionales de humanización, hizo esta pregunta en voz alta: «¿Es la humanización una tecnología punta?». A lo cual, se respondía afirmativamente.

El autor de la conferencia entendía por humanizar «el uso de la razón y la relación como instrumentos terapéuticos al servicio de los valores que el hombre siente como importantes e identificadores de su ser hombre, y entendiendo tecnología sanitaria como todos aquellos medios y procedimientos, tanto médicos como quirúrgicos, utilizados en la asistencia sanitaria, así como los procedimientos organizativos y de soporte en los que se provee dicha atención».

Siguiendo aquella reflexión podría, en consecuencia, decirse que sería una tecnología de primer orden la promoción de unas relaciones humanas y humanizadoras en el medio sanitario.

Toda aquella reflexión nacía de una hipótesis que parece que se mantiene en el tiempo, la necesidad de humanizar la atención sanitaria. Javier Gafo (1994), eminente bioeticista, decía que, aunque lo que ocupe los primeros lugares de los problemas bioéticos sean temas como la clonación, la procreación asistida, la manipulación genética, el sida, la eutanasia, el aborto, etc., «el principal problema bioético es la humanización».

Para Gafo, lo que constituye el principal problema bioético es cómo humanizar la relación entre aquellas personas que poseen conocimientos médicos y el ser humano, frágil y frecuentemente angustiado, que vive el duro trance de una enfermedad que afecta hondamente a su ser personal.

Qué significa humanizar

Todo aquel que quiere una definición busca en los diccionarios. Alguno define humanizar como «hacer que una cosa o persona sea más humana, más buena o respetuosa con el ser humano».

Hay algo significativo en las definiciones. Todas ellas dan a entender que humanizar es hacer algo más. Que lo humano por ello mismo no humaniza. Lo humano ha de ser desarrollado, mejorado. Da la impresión de que humanizar, ser más humano, es decir, hacerse bueno con los demás, es un reto ético que consiste en llevar las cosas de cómo son a cómo deberían ser.

Etimología de la palabra humanizar

Joan Corominas, en el *Breve diccionario etimológico*, dice que el término proviene del latín *humanus*: relativo al hombre, humano. Estaría relacionado con el término *humus*-tierra y con *homo*-hombre. En latín, el término *humanus* tiene diversas significaciones: amable, afable, benigno, así como culto.

En el siglo XVII, Sebastián de Covarrubias, en su *Tesoro de la lengua castellana o española*, define humano como: «Aquello que puede pertenecer al hombre. Humano, el que es apacible, compasible, acariciador, benigno y manso. Humano se contrapone a divino. Humanarse, humillarse y reconocerse, ser cortés con todos y afable, aunque sea gran señor».

En 1917, José Alemany Bolufer (miembro de la Real Academia Española [RAE]), publica su *Diccionario de la lengua española*. Aparece el adverbio humanalmente o los sustantivos humanismo y humanitarismo, así como humanización: «Acción o efecto de humanizar o humanizarse»; y humanizar. En 1925, el mismo autor definirá *humanizarse* como «ablandarse, desenojarse, hacerse benigno».

Un poco más cerca de nuestros tiempos, el *Diccionario del uso del español* de María Moliner, de 1990, sustituirá humanar por humanizar y lo definirá como: «Hacer una cosa más humana, menos cruel, menos dura para los hombres»; y definirá humanizarse como: «Hacerse más humano, menos cruel o menos severo».

Concepto de humanizar

Humanizar tiene que ver con lo que aún no es del todo. Hay una pregunta que subyace al concepto: ¿cómo debería vivir el ser humano para realizarse plenamente como tal? El concepto humanizar entiende que no es lo mismo ser un ser humano que vivir y comportarse humanamente.

Angelo Brusco (1999) dice que humanizar una realidad significa hacerla digna de la persona humana, es decir, coherente con los valores que percibe como peculiares e inalienables. Se incorpora un nuevo concepto, que es el de valor. Para clarificar su significado, Gevaert (1981) dice que «valor es todo lo que permite dar un significado a la existencia humana, todo lo que permite ser verdadero hombre. Las cosas adquieren valor en la medida en que se insertan en ese proceso de humanización del hombre».

Marchesi (2009), citando a Spinsanti, define la humanización como «una actitud mental, afectiva y moral que obliga al profesional a repensar continuamente sus propios esquemas mentales y a remodelar costumbres de intervención –y sistemas terapéuticos y asistenciales– para que se orienten al bien del enfermo, que es, y sigue siendo, una persona que atraviesa por una dificultad y por ende vulnerable, entre otras cosas, porque no siempre es capaz de formular de modo correcto y directo su verdadera necesidad».

Humanizar pasa por encontrarse con la propia condición de personas vulnerables, la común vulnerabilidad de los seres humanos llama a la corresponsabilidad y al compromiso con los otros seres humanos.

Dice Victoria Camps que «esta relación de compromiso de expectativas o exigencias hace de la responsabilidad una actitud esencialmente dialógica... Esto es así porque uno vive entre otros semejantes y es interpelado por ellos de continuo... La autonomía nunca es absoluta... Las relaciones sociales... constituyen una red de interdependencias».

Para llegar a una primera conclusión de lo que se está exponiendo, se podría decir que humanizar es mejorar la calidad de la propia vida en la búsqueda de la felicidad, desde el cuidado de lo cotidiano y desde el cuidado de otros cuando estos necesitan a los demás. Es decir, preocuparse y ocuparse de los otros, en el caso que se aborda, en el final de la vida, ya que se está hablando de humanización en cuidados paliativos.

Hay diferencias entre *preocuparse y ocuparse*. El ocuparse, es decir, el cuidado humanizado, tendrá un punto entero más adelante, así que me detengo un momento en la «pre-ocupación».

Reich (1993) dice que se articula de una doble manera: el cuidado competente y el cuidado personal. «El *cuidado competente* se refiere al cuidado fragmentario, al cuidado de todos y cada uno de los elementos que integran la corporeidad humana: los pies, los brazos, el tronco, la cabeza. El cuidado competente requiere conocimientos de orden anatómico y fisiológico, y solo puede dispensar dichos cuidados la persona competente en un determinado fragmento de la corporeidad humana. El *cuidado personal*, en cambio, requiere, además del cuidado competente, el cuidado individual, el trato afectivo, la sensibilidad, la complicidad personal, la confidencia, la proximidad de orden ético, y esto exige, además de grandes dotes comunicativas y conocimientos psicológicos, un determinado talante moral, un *ethos* profesional».

Dónde fundamentar la humanización

Entiendo que ser tratados humana y humanizadamente es un derecho de todos los seres humanos, por lo tanto, al igual que el resto de los derechos humanos, se sostienen en la intrínseca dignidad del ser humano; en el caso de la humanización, ocurre exactamente igual: la fundamentación más honda de toda propuesta humanizadora es la dignidad intrínseca de todo ser humano.

No es fácil hablar de *dignidad humana* y de su fundamentación. La dignidad humana significa el valor interno e insustituible que le corresponde al hombre en razón de su ser, no por ciertos rendimientos que sea capaz de prestar, sino por ser un fin en sí misma, como formulará el imperativo categórico kantiano: «Actúa de tal modo que trates a la humanidad, tanto en tu persona como en la persona del otro, no como un mero medio, sino siempre y al mismo tiempo como fin».

Millán Puelles (1993) dice que la palabra *dignidad* admite, al menos, dos acepciones: «como forma de comportarse (portarse digna o indignamente), o como superioridad e importancia de un ser independientemente de su comportamiento». Son, ciertamente, acepciones complementarias, porque una persona se comportará dignamente cuando su conducta se adecúe a la condición superior suya y del destinatario de su relación. De lo contrario, el trato será inhumano.

La dignidad humana

¿En qué consiste la dignidad humana? Aquello de lo que en primer lugar se puede tomar conciencia es que el respeto a la vida aparece como uno de los principios más fundamentales. Si no se conserva el valor de la vida, como algo digno de ser respetado, no hay ninguna posibilidad de convivencia y armonía entre los hombres. Parece que hay algo que es común a todos los seres humanos, que la vida humana merece ser defendida y respetada por todos los miembros de la comunidad.

Martínez Pujalte (1995) considera que es la posibilidad de actuación moral, basada en la racionalidad y en la libertad, el fundamento de la exigencia de respeto incondicionado a la persona humana, exigencia a la que se denomina *dignidad humana*. La dignidad humana radicaría, entonces, en la potencialidad de las cualidades espirituales que definen al ser humano, y tal potencialidad se encuentra en todo ser biológicamente humano, incluso si todavía se encuentra en el primer estadio de su desarrollo (es decir, en la gestación) o, si por cualquier razón se halla privado de las habilidades correspondientes a un desarrollo psicológico moral. Naturalmente, el fundamento último de una dignidad humana así entendida no puede ser sino metafísico.

Se dice, entonces, que esta dignidad que procede de la capacidad de la persona de dirigirse por sí misma hacia el bien y de su aptitud para autodeterminarse está por encima de cualquier circunstancia externa o personal. La persona tiene un valor básico, que le lleva a no ser considerada y tratada nunca como mero medio, a pesar de que esta capacidad de dirigirse por sí misma esté eclipsada, cuando no negada (como pudiera ser en algunos enfermos mentales, enfermos terminales, personas sin formación adecuada o no desarrolladas todavía, como los niños).

La reflexión más inmediata sobre lo específico que le hace al hombre digno sería aquella que ve a la persona por encima de los demás seres en virtud de su racionalidad, lo cual determina a la vez su sociabilidad, su libertad, su responsabilidad y su dimensión trascendente. Dice Feuerbach (1976): «Razón, amor y voluntad son perfecciones, son facultades supremas, constituyen la esencia absoluta del hombre en cuanto hombre y el fin de su existencia. El hombre existe para conocer, para amar, para querer».

Quizás la gloria de la persona no se escribe solo cuando este (el individuo) es capaz de pensar, decidir, amar (como facultades supremas), sino también cuando un semejante piensa «en el qué» y «por el qué» y no es capaz de hacerlo por sí mismo; decide para y por aquel que no es autónomo psicológica o moralmente, y ama a aquel que, si bien conscientemente no es sujeto de afectos, es destinatario del amor: amable por sí mismo, por su semejanza (aunque hubiera que reducirla a «biológica») al amante y por su potencialidad (aunque no desarrollada, educada o ya desgastada), por su vulnerabilidad y pertenencia a la comunidad humana.

Todo lo que se ha apuntado lleva de manera progresiva, una vez más, a considerar que la dignidad humana está en estrecha relación con su condición de vulnerabilidad. Una vez más hay que acudir a la llamada «ética de la fragilidad». El hombre lábil, expresando de manera precisa la naturaleza de la realidad humana, fundamenta una ética humanizadora a partir de la comprensión de la persona como vulnerable, débil, perteneciente a la comunidad humana capaz de hacerle ser y subsistir. La vida humana, especialmente frágil y siempre en el límite, se expresa especialmente en la risa y en el llanto. Y esta expresión del llanto, como símbolo de la fragilidad humana, constituye un rasgo fundamental que revela que la condición de vulnerabilidad desencadena la dimensión ética.

LA DESHUMANIZACIÓN

No es deseo del autor ser un profeta de calamidades y caer en una visión pesimista de la salud y del mundo de la sanidad, pero no es exagerado decir que la deshumanización es un problema generalizado en el mundo y en el mundo de la salud, en concreto en el final de la vida.

Deshumanización es una palabra utilizada en muchos contextos (Haque y Waytz, 2012; Hasslam y Loughnan). El concepto define un proceso mediante el cual una persona o un grupo pierden o son despojados de sus características humanas. Es paradójico que, en el ámbito de las profesiones sanitarias, que son intrínsecamente humanas y humanizadoras, cuyo corazón consiste en salir al encuentro de la vulnerabilidad de los seres humanos para atender necesidades, prevenir sufrimiento de diversa naturaleza, ayudar a afrontar la limitación, recuperar una vida en equilibrio y poderla vivir lo más autónomamente y sanamente relacionada posible, la deshumanización esté tan vigente.

Es evidente que en este mundo no todos acceden a los recursos del mismo modo (por ejemplo, el reparto de vacunas cuando se produjo la enfermedad de coronavirus de 2019), no solo en el mundo, sino en un mismo país o región. No todas las personas son atendidas en el respeto de su dignidad de seres humanos. No todas las relaciones son cuidadas y vividas a la medida de la persona, etc. Con razón, o mejor, con razones, se habla de deshumanización.

Causas de la deshumanización

A continuación, se abordan las principales causas de la deshumanización.

La injusticia

Lo que acaece en el mundo hospitalario hunde sus raíces más allá, tiene que ver con la antropología y con la política, con la economía, con la distribución de los recursos en el planeta.

Una mirada amplia, que tuviera como horizonte el mundo, exigiría levantar el grito ante tanta injusticia. Mientras que en los países ricos se discute sobre la proporción u oportunidad de un tratamiento sofisticado (o de su retirada) en relación con la calidad de vida, en numerosos puntos del planeta la situación es sencillamente escandalosa. Muchos de los recursos no se conocen, el acceso a la mayoría es imposible y el discurso hay que centrarlo en términos de cubrir las necesidades básicas de alimentación, cobijo, higiene, prevención y alivio de síntomas.

Gafo dijo (1994) que: «Cuando los economistas pretenden ser éticamente neutrales, caen en la enfermedad del positivismo y del formalismo. Por otra parte, todo conocimiento científico está impregnado de valores y la neutralidad ética no es posible porque la indiferencia, en sí misma, ya es una posición moral».

El poder en los sistemas de salud

Los procesos de deshumanización están íntimamente relacionados con los sistemas de dominación y poder. En general, los sistemas autoritarios de poder contienen procesos de deshumanización de las personas a ser dominadas.

Detrás de muchos aspectos cotidianos de la deshumanización, a gran y pequeña escala, están personas que hacen un uso del poder en beneficio propio. Un poder sin corazón, un poder que desencadena también legislaciones capaces de mercantilizar la protección social y someter la salud a los dinamismos del mercado y del beneficio.

Una forma de cómo se traduce el despliegue del poder con su potencial deshumanizador es la centralización de las instituciones prestadoras de servicios, de los especialistas y del personal en general, que es resultado de la revolución tecnológica, y el incremento de costes médicos.

También inciden en esa dirección el rápido y masivo incremento del conocimiento médico y la creciente necesidad de especialización. Si los especialistas trabajan dentro de una misma institución, resulta más fácil acudir a ellos y reducir los costes de la terapia.

La burocracia es una consecuencia difícilmente evitable de esa racionalización; en demasiadas ocasiones, se crean montones de informes en torno a los pacientes, entre los que los rasgos personales se diluyen y quedan oscurecidos.

Cultura deshumanizada

El gran volumen de personas que solicitan servicios sanitarios genera una demanda que presiona a los sistemas estimulando su hipertrofia. Hay una creencia de que, para todo problema personal, biográfico, existe una solución clínica. A muchos les gustaría una medicina a la carta que se centra mucho más en los signos y síntomas que en las causas del malestar personal y social.

Esta cultura medicalizada hace que las profesiones sanitarias se encuentren en una situación sumamente vulnerable, amenazadas ante la siempre inminente posibilidad de penalización y sanción. En consecuencia, el paciente se convierte en sospechoso.

Profesionales, pacientes y familiares pueden ser fácilmente víctimas de un dinamismo en el que todo lo posible se debe hacer, cayendo en dinamismos irracionales, desproporcionados e incluso de futilidad en el uso de recursos. Se han olvidado las sabias palabras de Hipócrates en *Sobre el arte*: «El objetivo de la medicina es disminuir la violencia de las enfermedades y evitar el sufrimiento a los enfermos, absteniéndose de tocar a aquellos en quienes el mal es más fuerte y están situados más allá de los recursos del arte».

Desarrollo tecnológico y deshumanización

Para muchos, el desarrollo de la técnica ha generado un proceso de deshumanización. Incluso es habitual un discurso bastante reductivo que lleva peligrosamente a constatar el peligro de contraponer técnica y humanización. A veces, el discurso cobra incluso tonos nostálgicos, halagando aquella medicina pobre en medios (conocimientos, métodos diagnósticos y terapéuticos) que hacía abundante el uso sobre todo de uno de los recursos existentes: la relación humana al servicio del enfermo.

Al modo de entender del autor, la técnica es un medio que, más que deshumanizar, puede humanizar, en función de cómo se utilice. El hombre empieza cuando empieza la técnica. No hay hombre sin técnica. Quien deshumaniza no es la técnica, sino el uso que de ella hace el ser humano.

Despersonalización y deshumanización

La «colonización tecnológica del mundo sanitario» trae como consecuencia el riesgo de reducir al ser humano a un objeto. Este proceso de conversión de lo subjetivo en lo objetivo, de lo singular en lo seriado, se denomina *cosificación*, y a través de él se produce una grave pérdida de identidad personal.

En el análisis fenomenológico que hacía Brusco (1999) en torno a la deshumanización, apuntaba estos ingredientes:

• Tendencia a ver al individuo como un objeto (acogida fría e impersonal, falta de información, escasa participación en los procesos terapéuticos).
• La presencia de una relación humana de tipo funcional (con juegos de poder en la relación personal-paciente, una relación paternalista y, a veces, manipuladora); la marginación de ciertos grupos de enfermos (ancianos, enfermos crónicos, moribundos, discapacitados).

• La instrumentalización y explotación del personal (a causa de la ley de la eficacia del sistema y de la complejidad del aparato organizativo).
• Y la prioridad dada al aspecto técnico y administrativo (que impone leyes de política económica y de racionalidad empresarial).

Burocratización y deshumanización

Como dice Marchesi (1993), fruto de la burocratización, «la persona se convierte en objeto de experimentación y el hospital en una factoría, en la cual los pacientes son atendidos "en cadena", como en un montaje de automóviles. La deshumanización en el servicio aumenta el malestar del enfermo y, con frecuencia, es causa y origen de nuevas enfermedades».

La excesiva burocratización de los sistemas sanitarios provoca que el personal utilice una gran parte de su tiempo en actividades procedimentales, burocráticas. Torralba (1999) dice que resulta evidente que la burocratización es algo inevitable cuando se trata de coordinar y atender a una masa humana; sin embargo, en el plano ético, la burocratización del cuidado altera negativamente el sentido y la esencia de este proceso. Dicha acción requiere el rostro a rostro, la salvaguarda de la identidad personal, y esto, en el seno de un mundo de vida radicalmente burocratizado, es difícil de llevar a cabo. Cabría decir más bien que la burocracia es inevitable.

La burocratización trae como consecuencia el incremento de relaciones funcionales, más que personales. Más alarmante aún es el riesgo de que los enfermos tengan contactos casi exclusivamente con los aparatos sanitarios y muy escaso con las personas.

Corrupción y deshumanización

Todos los sistemas de salud son susceptibles a la corrupción. Esos son especialmente sensibles por características que reúnen, como el desequilibrio en la información, la incertidumbre en los mercados de salud y, fundamentalmente, su propia complejidad.

La corrupción alcanza, en ocasiones, envergaduras inimaginables y constituye porcentajes de desviación de recursos económicos a intereses privados sin límite. En otras ocasiones, el mal uso de los bienes es en pequeña escala (profesionales que hacen uso personal, familiar, de recursos públicos), pero que contribuyen, en todo caso, a degradar el clima ético y a encarecer los costos de los servicios.

La corrupción, junto con la pobreza, la desigualdad, los conflictos civiles, la discriminación y la violencia, es un tema primordial que no se ha tratado lo suficiente dentro del marco de los derechos básicos. Lleva a la distorsión de las prioridades en los gastos de salud y a la disolución de los presupuestos de esta área, lo que redunda en el descuido de algunas enfermedades y de las comunidades afectadas por ellas. También implica que, por lo general, los pobres decidan no seguir un tratamiento que les salvaría la vida porque no pueden afrontar los costos de servicios de salud, que deberían ser gratuitos.

La percepción de la corrupción tiene una influencia directa e indirecta sobre la salud. Después de examinar las características sociales, las personas que perciben al gobierno como más corrupto tienen una mayor probabilidad de mala salud. La corrupción tiene también un efecto indirecto, porque se relaciona con una evaluación negativa del servicio de salud, y un servicio de salud deficiente es malo para la salud de una persona. La percepción individual de la corrupción es más importante para la salud de la persona que la evaluación nacional general.

Dolor y sufrimiento

A finales del siglo xx, Eric Cassell (1992) publicó en *The New England Journal of Medicine* un artículo: «La naturaleza del sufrimiento y los objetivos de la medicina». Pocos años más tarde, un nuevo artículo de Callahan (2000), con el título «La muerte y el imperativo investigador», concluye que los objetivos de la medicina son dos, y ambos de la misma categoría y la misma importancia: «por una parte, permanece el objetivo médico de los últimos siglos, luchar contra las enfermedades; pero, por otra, cuando, a pesar de todos nuestros esfuerzos, llegue la muerte –ya que nuestra especie nunca podrá posponerla indefinidamente–, conseguir que los pacientes mueran en paz».

Pero además de asistir al olvido de la misión de la medicina, causa de deshumanización, se asiste también a una no distinción entre dolor y sufrimiento, cayendo en la deshumanizadora reducción del sufrimiento a los aspectos biológicos y no tratando a la persona en su globalidad.

Una de las causas de deshumanización es la presencia de dolor evitable en el mundo, especialmente por la dificultad de acceso a los procesos diagnósticos, terapéuticos y de control de síntomas (analgesia, en particular). La mayor parte del mundo no cuenta con la facilidad que unos cuantos países tienen de acceder sin límite a medidas de control de síntomas, de tal modo que se puede afirmar que, de la mano de la injusticia, se asiste a un escenario de dolor evitable en una cultura paradójicamente indolora.

Javier de la Torre (2012) dijo: «Una cara de la cultura indolora es la lucha a muerte contra la muerte. La no integración de la muerte conlleva, en muchas ocasiones, dejarse llevar por un gran número de falsas esperanzas: otro centro más avanzado, un fármaco experimental, un aparato más sofisticado van a lograr vencer la muerte. Se depositan esperanzas desmedidas en la medicina, como si fuera la ciencia de alargar la vida, provocando así una profunda deshumanización del morir».

Para Cassel (1992), las personas que padecen dolor declaran con frecuencia que únicamente sufren cuando su origen es desconocido, cuando creen que no puede ser aliviado, cuando su significado es funesto, cuando lo perciben como una amenaza. Pues bien, se está asistiendo a una cultura medicalizada, en la cual no solo no hay acceso suficiente a los fármacos que alivian el dolor, sino que se describe el sufrimiento con el lenguaje del dolor. Y se planifica el abordaje profesional del sufrimiento como si de un mero síntoma físico se tratara, en el mejor de los casos.

Formación de profesionales y voluntarios

La formación centrada de forma casi exclusiva en el desarrollo de habilidades técnicas, en detrimento de los contenidos filosóficos y antropológicos humanistas, unido a la enseñanza de una ética limitada a códigos administrativos y procedimentales o a la presentación de leyes o códigos deontológicos, genera como resultado profesionales con un nivel de saber científico elevado, con gran pericia técnica, pero con una paupérrima formación humana, y la consecuente incapacidad para interactuar con competencias relacionales, emocionales, éticas y espirituales con los pacientes y sus familias. Se está lejos de una perspectiva holística e integradora.

La ausencia de competencias blandas es causa de deshumanización por el perfil de profesional que adquiere la persona que no las desarrolla. Las competencias blandas son aquellos atributos o características de una persona que le permiten interactuar con otras personas de manera efectiva. Son especialmente necesarias para las profesiones de ayuda en la vulnerabilidad.

La formación en *counselling* o relación de ayuda no es una asignatura habitual en la licenciatura en Medicina u otras profesiones del mismo ámbito. Por relación de ayuda, aplicado al mundo de la salud, se entiende el conjunto de actitudes y habilidades que el profesional conoce, interioriza y despliega en la relación terapéutica, dotándola de competencia relacional y emocional (Bermejo, 2012).

Las competencias blandas (como elemento a relacionar con las «duras», es decir, las científico-técnicas) tienen relación con lo que se conoce como inteligencia emocional, inteligencia moral, inteligencia espiritual, inteligencia cultural, etc. La relación y comunicación efectiva se ve afectada principalmente por la capacidad de conocer y manejar las emociones, los valores, tanto en nosotros mismos como en los demás. También se puede utilizar el término de *competencias interpersonales* para agrupar a estas habilidades en una persona.

CUIDAR ES HUMANIZAR

Dame Cicely Saunder, en su libro *Velad conmigo,* dice: «tú importas porque eres tú, y tú importas hasta el último momento de tu vida. Nosotros haremos todo lo que podamos no solo para ayudarte a morir apaciblemente, sino también para ayudarte a vivir hasta que mueras». Estas palabras son evocadoras e inspiradoras de la actitud de cuidado de todas aquellas personas que se acercan al misterio del sufrimiento, en especial, el de aquellas personas que tienen que transitar el final de sus vidas.

Sufrimiento y *misterio* son términos que el autor usa conscientemente aun sabiendo que a día de hoy hay antropólogos o filósofos que no comparten el implícito metafísico que está tras este discurso: la diferencia cualitativa entre lo humano y lo no humano.

Desde la visión del mundo del autor, que a grandes rasgos coincide con la que expresa Torralba, y que está asentada en la fenomenología de Scheler, parte de la existencia de una diferencia cualitativa entre el ser humano y las otras entidades de la realidad. La diferencia fundamental radica en aquello que Kierkegaard denominaba *la interioridad.* Como dice H. Jonas, hay algo en el ser humano que trasciende su animalidad y que lo convierte en alguien enormemente problemático. Ese algo es lo que puede denominarse espíritu o interioridad.

Hay algo propio en el cuidar humano. Hay algo específico del cuidar entre humanos, algo ineludiblemente humano.

La esencia del cuidar

Cuidar es una actividad constitutiva del ser humano. Se desarrolla en muchos ámbitos, el sanitario y el sociosanitario entre ellos. Pero es mucho más que eso. Además de algo necesario para la subsistencia y el desarrollo del ser humano, cuidar es una actividad fundamental en el ser humano, tanto que el autor considera que es una actividad fundante. Los seres humanos nacen como vivíparos, indigentes, vulnerables, y requieren ser cuidados desde el momento de su concepción hasta el momento de su muerte, siendo incluso sus restos cuidados con esmero por los dolientes.

La radical indigencia los define como seres que requieren ser cuidados para poder ser. Quizá, como decía B. Pascal, «la grandeza del ser humano es darse cuenta de su mendicidad». La persona es capaz de darse cuenta de su vulnerabilidad y de su necesidad de cuidar y de ser cuidado para existir.

La práctica del cuidar se fundamenta en la vulnerabilidad

La experiencia de la vulnerabilidad

Decía Jaspers: «De todo lo viviente, el hombre es el único que sabe su finitud». El ser humano puede, aunque no siempre consiga hacerlo, asumir y apropiarse de un modo consciente de su propia finitud. Como decía Fried, de un modo tan salvaje como cierto, «un perro que se muere y que sabe que se muere como un perro, y que puede decir que sabe que muere como un perro, es un hombre».

La finitud no es solo un elemento constituyente de la realidad personal, todo aquello del entorno es tan finito como el ser humano. Todo lo que existe es limitado, incluso el mundo, la existencia.

Esta vulnerabilidad esencial que constituye a la persona es habitualmente negada por el propio ser humano. Este, continuamente despistado de sí mimo, atendiendo incesantemente a las demandas que surgen tanto de su interior como de su exterior, evita el límite. Aunque cuando este se impone, habitualmente se responde con desesperación y con reconstitución.

Como dice F. Torralba: «El precio de esta especie de edulcoración es la pérdida radical de contacto con la vida, con la realidad trágica del hombre, la incapacidad flagrante de aportar una respuesta a una existencia dramática, pero además nos hace incapaces de comprender y de proporcionar a los que viven el consuelo, por modesto que sea».

La gran diferencia de la vulnerabilidad humana respecto a cualquier otra consiste en que la vulnerabilidad humana es una vulnerabilidad abierta. Como dice Torralba, es «una vulnerabilidad abierta, que trata de comprenderse, de justificarse, de explicarse a sí misma y de hallar una razón de ser y una práctica de salvación de la misma». Esta vulnerabilidad abierta es descrita por Jaspers en términos de trascendencia, en cuanto algo que dé razón de la vulnerabilidad constitutiva del ser humano.

Hay personas que, fruto de sus dificultades mentales, jamás llegan a adquirir conciencia de su vulnerabilidad ni del cuidado que necesitan para poder subsistir. Ser consciente de la propia vulnerabilidad, ser lúcidos respecto a la realidad, es lo que hace a las personas ser adultas y maduras éticamente.

Siendo la vulnerabilidad un universal humano, la conciencia de ese universal no es universal. Es viviendo como se aprende que no se puede todo, que la incertidumbre es parte consustancial de la vida, que la desgracia espera acechando y que la enfermedad y la muerte herirán a las personas.

La enfermedad es una de esas experiencias que llaman al ser humano a la reconciliación con su propia vulnerabilidad y a trascender los límites que ella marca. La enfermedad no es solo una alteración del cuerpo, es mucho más, se podría decir que se trata de una experiencia de fractura con el propio cuerpo. El cuerpo se revela como un desconocido, un enemigo desconocido algunas veces.

Tal como dice Torralba: «La enfermedad tiene un impacto sobre la libertad y sobre la conciencia de la persona que la sufre, no solo en el sentido que aniquila completamente o prácticamente de un modo completo la capacidad decisoria, sino porque a través de ella se pone de relieve el carácter precario e inestable de todo ser humano que solo, algunas veces, se insinúa en la existencia».

La persona que no se vive a sí misma disociada reconoce en su corporalidad que su cuerpo amenazado es una amenaza a todo su ser. Lo que toca al cuerpo toca a la persona entera. Como consecuencia de la experiencia de enfermedad, aflora la demanda de ayuda, la apertura al otro en términos de necesidad vital.

Esta petición de ayuda revela, de un modo nítido, la vulnerabilidad sentida en el propio cuerpo; es una salida al encuentro del otro como posibilitante de la propia existencia, un reclamo de cuidados trascendiendo el propio yo, es un destello de luz interior que transforma radicalmente la vida de la persona.

No es lo mismo vivir la vida desde la experiencia de haber integrado la propia vulnerabilidad que no hacerlo. Cuando una persona adquiere conciencia de ello, ya no vive igual. En el mejor de los casos, esta adquisición de conciencia genera en el hombre una metanoia, por lo cual ser cuidado es constituyente de su ser como ser cuidador o ser vulnerable y frágil.

Es cierto que este proceso es arduo y difícil. Lo habitual es lo contrario: el temor a cargar de responsabilidad a los allegados, que se traduce en el miedo a ser un estorbo, una carga moral y material para las personas más próximas; el pudor o la vergüenza que siente el sujeto vulnerable cuando se ve obligado a solicitar la ayuda del otro para poder realizar sus funciones vitales. Este pudor puede inclusive alcanzar las cotas de humillación moral. En este caso, es particularmente importante la reacción del otro-próximo.

Cuidar es comprender la vulnerabilidad del otro

El encuentro con la vulnerabilidad del otro supone un ejercicio de «darse cuenta de» que el otro existe. Es un ejercicio de reconocimiento de la alteridad. No tiene que ver con sintonizar emocionalmente con el otro, sino que en la medida en que uno se silencia a él mismo, el otro brota; y el encuentro se produce en el marco de una actitud en la que el otro es reconocido como simétricamente moral, todo ello gracias a la actitud de la empatía.

Usando palabras de Jaspers, «el ser humano es un ser trascendente», alguien que es capaz de atravesar los límites materiales-sensoriales, superando lo objetual que en toda persona hay para encontrarse con lo que realmente es, un sujeto pleno con anhelo de plenitud.

Lo más asombroso es que el contenido de la experiencia empática, mediante la cual el otro puede ser el otro, es que la experiencia empática no pertenece a la propia persona. Un ser humano cuida al otro porque su alegría no le pertenece, ni su dolor le pertenece. Es su alegría y su dolor. La empatía le permite que su vida sea su vida. Por ello, cuidar empáticamente es cuidar la vida del otro defendiendo que siga siendo su vida. Viendo al otro, la persona descubre al mimo tiempo lo que ella no es.

Cuidar empáticamente es el gran regalo que el otro hace. Lleva a adentrarse más allá de las personas mismas, enriquece y ensancha. Hace que una persona se convierta en sujeto y permite reconocer en los otros a sujetos. La empatía en el cuidado del otro y de los otros descubre que cuidar es lo que hace ser una comunidad humana. Cuidar se convierte en la base de la humanidad.

Cuidar es velar por la autonomía del otro

Cuidar es fundamentalmente acompañar al otro, acompañarlo allí donde él quiera ir, velando por el respeto a su autonomía; supone ponerse a uno mismo en paréntesis y, aun estando convencido de que para el otro lo mejor sería otra cosa, facilitar que el otro se exprese desde su propio mundo de valores y convicciones.

En esta realidad, hay que cuidar también en el conflicto, lo cual supone no tener una actitud pasiva en la que uno no expone su visión de la realidad, pero el respeto a las decisiones libres y responsables del otro es fundamental. Cuidar al otro también es actuar autónomamente respecto al otro.

Velar por la autonomía del otro supone el escrupuloso respeto de la autonomía del otro.

Cuidar es velar por la circunstancia del otro

La circunstancia de la vida de una persona es un elemento determinante a la hora de comprender a una persona y entender por qué actúa de una manera. Las circunstancias de una persona no solo la conforman los elementos externos, sino también lo internos, como son sus valores, creencias e ideales. Las personas que se hallan en situación de enfermedad y sufrimiento viven determinadas circunstancias.

No es posible cuidar al otro si uno no bucea en la circunstancia del otro y comprende lo que está viviendo. Velar por la circunstancia del otro supone el conocimiento y la comprensión de la circunstancia del sujeto cuidado.

Cuidar es resolver el cuerpo de necesidades del otro

El ser humano se describe por ser necesitado. Son muchas las necesidades que experimenta en diferentes órdenes: físico, emocional, social y espiritual. Cuidar es atender tanto las necesidades tangibles como las intangibles.

Para poder atender y resolver las necesidades del otro, es necesario que, en aquel que ejerce el rol de ayudante, se dé la capacidad y recepción del otro, así como la competencia profesional correspondiente.

El objetivo de este cuidado es promover la autonomía del otro, pero no todas las necesidades se pueden resolver autónomamente, y mucho menos si uno tiene una enfermedad crónica que evolucionará. Ayudar a asumir aquellas necesidades que no podrán ser subsanadas es parte fundamental de este cuidar. Porque solo es posible cuidar en la medida en que haya dos personas, una de las cuales quiere cuidar y otra está dispuesta a dejarse cuidar.

Cuidar es preocuparse y ocuparse del otro

Cuidar es anticiparse al otro. Uno solo puede cuidar en la medida en que anticipa el futuro, aun a riesgo de equivocarse. Los seres humanos son animales históricos y, en cuanto tales, anticipan situaciones que aun no viven. En esa anticipación, se prevén las necesidades de futuro. Las instituciones cuidadoras son fundamentales en la prevención de cuidados futuros y han de articular, desde la anticipación, recursos que atiendan las necesidades de futuro de la persona cuidada.

Cuidar es preservar la identidad del otro

No se cuida del mismo modo de un objeto que de un sujeto. Los objetos son neutros, unos más entre otros, pasivos, son abarcables, mientras que el sujeto es alguien inaprensible, inabarcable, único en el mundo, creador de su historia, celoso de su intimidad, abierto a la libertad, en definitiva, dotado de dignidad.

Emanuel Levinás lo expresa meridianamente claro cuando dice: «El rostro no es el conjunto formado por una nariz, una frente, unos ojos... Es todo eso, ciertamente; pero todo ello adquiere la significación de rostro por la nueva dimensión que abre en la percepción de un ser. Por el rostro, el ser no está únicamente encerrado en su forma y ofrecido a la mano; está abierto, se instala en profundidad y, en esta apertura, se presenta, de algún modo, personalmente. El rostro es un modo irreductible según el cual el ser puede presentarse en su identidad. A la cosa se aplica la violencia. Esta dispone de la cosa, la aprehende. Las cosas son aquello que nunca se presentan personalmente y que, a fin de cuentas, no tienen identidad. Las cosas se dejan asir, en lugar de ofrecer un rostro. Son seres sin rostro».

Las cosas no tienen identidad, y por ello no necesitan que nadie vele por su identidad. No necesitan que nadie se las reconozca. Por ello, cuidar es «re-conocer», conocer de nuevo, la dignidad del otro. Cuidar consiste en ayudar a emancipar al otro de sus esclavitudes en vez de colonizarle con las ideas y pensamientos propios. Es promover la identidad propia, ayudando a que uno sea quien realmente anhela y ansía ser: un ser con rostro.

La práctica de cuidar exige el autocuidado

Antes de bombear de sangre al resto del cuerpo, el corazón necesita llenar previamente sus cavidades, su interior. No se puede cuidar a los demás descuidándose a uno mismo.

Cuidar tiene que ver con acompañar, consolar, serenar, pacificar a la persona que está siendo cuidada. Pero no es posible dar a los demás lo que uno no tiene. Todo eso que se quiere para el otro, previamente se ha tenido que elaborar dentro. De lo contrario, el cuidar al otro termina convirtiéndose en una instrumentalización del otro, si no en proyección de uno mismo en los demás.

Cuidar es una tarea propia, pero no solo es eso. Las instituciones inteligentes cuidan a los miembros de la organización porque saben que, si los profesionales de la ayuda se rompen, la institución entra en crisis. Pero además de cuidar de los equipos, las instituciones han de cuidar de sí mismas, porque el modo de las personas y de los equipos se ajan, se desgastan y, por lo tanto, necesitan ser rehidratadas valórica y espiritualmente para que puedan seguir desempeñando su función social.

LOS CUIDADOS PALIATIVOS, UN CUIDADO HUMANIZADOR

El final de la vida puede abordarse de muchos modos, y uno de ellos es el abordaje que propone la mirada que se realiza desde los cuidados paliativos. Aunque sean muchos los errores que cometan los profesionales y voluntarios que se empeñan y desempeñan en el ámbito de los cuidados paliativos, siguiendo a Román (2012), se puede proponer hacer un decálogo humanizador:

- *Primero.* Los cuidados paliativos, desde un modelo centrado en la persona del paciente, hacen que esa persona sea la que ocupe el centro. En los cuidados paliativos, en los que la flexibilidad, la prestancia y el cuidado van a ser claves, se procura prestar especial atención a atender a lo que esa persona en ese determinado momento necesita.
- *Segundo.* Los cuidados paliativos promueven un modelo de cuidado que está en contra de la parcelación y promueve la integridad del ser humano. No se trata de una medicina centrada en el paciente, sino de un modelo biopsicosocial que promueve la atención a la persona en todas sus dimensiones emotivas, relacionales y culturales: más allá de la enfermedad, se trata a la persona con sus vivencias, con sus relaciones y en sus circunstancias.
Como dice Román (2012): «Los profesionales de cuidados paliativos han sido de los primeros en añadir a las dimensiones biopsicosociales la espiritual, pues en los cuidados paliativos se parte no solo de un concepto de persona pluridimensional que deber ser tratada como un fin en sí con valor absoluto, sino de alguien extremadamente vulnerable y dependiente ante la muerte. Es entonces cuando surge la pregunta de si con la muerte del cuerpo y la presencia física en el mundo se acaba todo. Y la pregunta no es solo del tipo racional en una conversación trascendental sobre lo trascendente: es que la pregunta por la muerte lo cuestiona todo, lo impregna todo de absurdo, de misterio, etc. Por eso en los cuidados paliativos están atentos al todo, que es la persona, y a todo lo que la rodea: porque el entorno habitual es desordenado, trastocado, por la presencia inminente de la muerte».
- *Tercero.* El paciente en cuidados paliativos lo conforman el enfermo y la familia que, no siendo el centro, son parte esencial para el objetivo de morir en paz. Los equipos se adaptan a los diferentes modelos de familia. Román (2012) dice que «averiguar qué dosis de verdad deben dar al paciente, cuál a la familia, qué formas de comunicación son las más adecuadas, qué pactos de silencio hay que batallar, cómo gestionar el miedo de muchos, la negación de otros y la ira de alguno hace de la complejidad un ingrediente esencial de la relación asistencial en los cuidados paliativos».
- *Cuarto.* En cuidados paliativos, se cuida como equipo y en buena coordinación con la red sociosanitaria. Dice Román (2012): «el profesional de paliativos sabe bien que él solo no puede, que necesita del resto». No se trata pues solo de un equipo asistencial, el personal de administración y servicios, los trámites, la hospitalidad de todos ellos para este tipo de personas y situaciones al final de la vida «colorean» a la organización sanitaria, la hacen más amable, más hospitalaria.
El ensamblaje de los paliativos con la red es otro elemento importante que tienen en cuenta: cuando este es bueno, el resultado, la buena muerte y lo que esta deja tras de sí, es mejor. Se requiere una buena red para que a los pacientes les lleguen a tiempo y equitativamente, y no dependiendo del tipo de enfermedad que se padezca, los *lobbies* (grupos de presión) que alrededor de ella se hayan generado o de las relaciones de los equipos con determinados hospitales o profesionales.
- *Quinto.* El modelo de los cuidados paliativos ha redefinido los conceptos de eficiencia, éxito y fracaso de la atención sanitaria. Dice Román (2012), citando a Broggi (2011): «En cuidados paliativos la eficiencia ya no consiste en curar, sino en cuidar porque no solo no queda nada más que hacer (de hecho, técnicamente se podría ir interviniendo), sino porque no se debería si lo buscado es que el paciente muera bien, apropiadamente».
- *Sexto.* Los cuidados paliativos son unos cuidados éticos que, además de tener como referencia la ética principialista para la toma de decisión, sus miembros animan su tarea desde una ética de virtudes, trabajando siempre desde el caso particular. En paliativos, la ética del cuidado no está reñida con la ética de los deberes.
- *Séptimo.* Los equipos de paliativos han recuperado la ética de la justicia, reivindicando que el cómo se muere ha de ser un tema prioritario tanto de las políticas nacionales como mundiales. Es cierto que la muerte iguala a todos, pero el cómo se muere no.
- *Octavo.* Dice Román (2012): «En cuidados paliativos se considera la asistencia como un arte que se practica en diálogo». El diálogo que lleva a un cuidado dialógico promueve una autenticidad en las relaciones que permite construir relaciones sanadoras que traigan como fin un buen morir.
- *Noveno.* En cuidados paliativos, la vocación se pone continuamente a prueba. El encuentro personal con el otro que sufre es total o no es buen encuentro. El aprendizaje vicario que se produce con los pacientes y familiares permite a trabajadores y voluntarios un crecimiento vicario que exige cuidarse a uno mismo.
- *Décimo.* Como dice el Grupo Espiritualidad de la Sociedad Española de Cuidados Paliativos (SECPAL), el profesional de cuidados paliativos se confronta con la búsqueda del sentido. Desde la trascendencia y/o desde la inmanencia, se trata de ayudar a los pacientes a encontrar un modelo de espiritualidad que le puede ayudar en su búsqueda. El objetivo es que al final la persona acepte su condición.

PUNTOS CLAVE

- Humanizar es tecnología punta. Tiene que ver con ir respondiendo a la pregunta sobre cómo debería vivir el ser humano para realizarse plenamente como tal.
- Humanización, dignidad y vulnerabilidad son términos estrechamente unidos.
- La deshumanización tiene unas causas claramente conocidas: la injusticia.
- Uno de los medios privilegiados de humanización es el cuidado.

- Los cuidados paliativos, desde un modelo humanizador, ponen a la persona del enfermo y a su familia en el centro.
- Los cuidados paliativos que siguen una mirada humanizadora no tienen una visión fragmentada, sino integral.
- La eficiencia y la eficacia en cuidados paliativos se plantean alrededor del cuidar: cuidando su vulnerabilidad, su autonomía, sus circunstancias, sus necesidades, su identidad.

BIBLIOGRAFÍA

Bermejo JC, Carabias R, Villacieros M, Belda R. Efecto de un curso relacional sobre la elección de respuesta espontánea e identificación de respuesta empática en alumnos de medicina. Med Paliat. 2010;17:262-8.

Bermejo JC, Carabias R, Villacieros M, Moreno C. Humanización de la atención sanitaria. Importancia y significado en una muestra de población de la Comunidad de Madrid. Ética de los Cuidados. 2011;4.

Bermejo JC, Carabias R, Villacieros M. Efecto de un curso de relación de ayuda sobre la elección de respuesta espontánea e identificación de respuesta empática en alumnos de enfermería. Gerokomos. 2012;23:23-8.

Bermejo JC. Apuntes de relación de ayuda. Santander: Sal Terrae; 1998.

Bermejo JC. Counselling humanista. Cómo humanizar las relaciones de ayuda. Madrid: San Pablo; 2018.

Bermejo JC. El arte de sanar a las personas. Entre el counselling y el coaching. Santander: Sal Terrae; 2013.

Bermejo JC. Humanizar la asistencia sanitaria. Bilbao: Desclée De Brouwer; 2014.

Bermejo JC. Introducción al counselling (relación de ayuda). Santander: Sal Terrae; 2011.

Bermejo JC. La relación de ayuda a la persona mayor. Tres Cantos: Sal Terrae; 2004.

Bermejo JC. Relación de ayuda. En el misterio del dolor. Madrid: San Pablo; 1996.

Brusco A. Humanización de la asistencia al enfermo. Tres Cantos: Sal Terrae; 1999.

Callahan D. Death and the research imperative. N Engl J Med. 2000;342:654-6.

Cassel EJ. The nature of suffering and the goals of medicine. N Engl J Med. 1982;306:639-45.

Dowsett SM, Saul JL, Butow PN, Dunn SM, Boyer MJ, Findlow R, et al. Communication styles in the cancer consultation: preferences for a patient-centred approach. Psychooncology. 2000;9:147-56.

Feuerbach L. Principios de la filosofía del futuro. Barcelona: Labor; 1976.

Gafo J. Diez palabras clave en bioética. Estella: Verbo Divino; 1994.

Gevaert J. El problema del hombre. Salamanca: Sígueme; 1981.

Haslam N, Loughnan S. Dehumanization and infrahumanization. Annu Rev Psychol. 2014;65:399-423.

Hussmann K. Enfrentar la corrupción en el sector de la salud. Bergen: Chr. Michelsen Institute; 2013.

Jaspers K. Introducción a la filosofía. Barcelona: Círculo de Lectores; 1989.

Lévinas E. Difícil libertad. Madrid: Caparrós Editores; 2004.

Marchesi PL. Humanicemos el hospital. En: AA.VV., Humanización en salud. Bogota: Selare; 1993.

Marchesi PL. Humanización sanitaria. En: Bermejo JC, Álvarez F, coords. Diccionario de teología pastoral de la salud y bioética. Madrid: San Pablo; 2009. p. 837-99.

Martínez-Pujalte AL. Hacia un concepto constitucional de persona. Cuadernos Constitucionales de la Cátedra Fadrique Furió Ceriol. 1995;11-2:135-55.

Millán Puelles A. Persona humana y justicia social. Madrid: Rialp; 1973.

Santos E, Bermejo JC. Counselling y cuidados paliativos. Bilbao: Desclée De Brouwer; 2015.

Saunders C. Velad conmigo: inspiración para una vida en cuidados paliativos. Barcelona: Fundación La Caixa; 2011.

Torralba F. Lo ineludiblemente humano. Hacia una fundamentación de la ética del cuidar. Labor Hospitalaria. 1999;253:178-82.

Villacieros M, Olmos R, Bermejo JC. The Empathic Process and Misconceptions that Lead to Burnout in Healthcare Professionals. Span J Psychol. 2017;20:E68.

Índice analítico

Los números de página seguidos de *f* o de *t* indican figura o tabla respectivamente